# Ryan´s RETINA

下卷

**6th Edition**
原书第6版

# RYAN 视网膜

原著　[美] Andrew P. Schachat

　　　[美] C. P. Wilkinson

　　　[美] David R. Hinton

　　　[美] SriniVas R. Sadda

　　　[德] Peter Wiedemann

主审　魏文斌

主译　周　楠

中国科学技术出版社
·北京·

图书在版编目（CIP）数据

RYAN 视网膜：原书第 6 版. 下卷 /（美）安德鲁·P. 沙查特（Andrew P. Schachat）等原著；周楠主译.
— 北京：中国科学技术出版社，2022.6

书名原文：Ryan's RETINA, 6e

ISBN 978-7-5046-9218-4

Ⅰ.①R… Ⅱ.①安… ②周… Ⅲ.①视网膜疾病 – 诊疗 Ⅳ.① R774.1

中国版本图书馆 CIP 数据核字 (2021) 第 197226 号

著作权合同登记号：01-2020-6414

Elsevier (Singapore) Pte Ltd.
3 Killiney Road, #08-01 Winsland House I, Singapore 239519
Tel: (65) 6349-0200; Fax: (65) 6733-1817

# 译者名单

主　审　魏文斌

主　译　周　楠

## 内容提要

　　本书引进自世界知名的 Elsevier 出版社，是一部实用、全面的视网膜学指导用书，由国际知名教授 Andrew P. Schachat、C. P. Wilkinson、David R. Hinton、SriniVas R. Sadda 和 Peter Wiedemann 联合众多视网膜领域的专家共同打造。本书为全新第 6 版，分三卷 160 章，对视网膜影像及诊断、基础科学与转化治疗等方面进行了全面细致的介绍。全书包含大量精美高清图片，为视网膜学理论研究和疾病诊疗的工作者提供了非常全面的参考资料。本书内容全面系统，图文并茂，既可作为视网膜专业的临床医生和研究人员的案头工具书，又可为眼科相关的医务人员提供细致的学术参考资料。

## 补充说明

　　本书收录图片众多，其中部分图片存在第三方版权限制的情况，为保留原文内容完整性计，存在第三方版权限制的图片均以原文形式直接排录，不另做中文翻译，特此说明。

　　书中参考文献条目众多，为方便读者查阅，已将本书参考文献更新至网络，读者可扫描右侧二维码，关注出版社医学官方微信"焦点医学"，后台回复"RYAN 视网膜"，即可获取。

# 中文版序

接到 *Ryan's RETINA, 6e* 中文译者恳切的作序邀请，我不由掂量了一下自己是否能承担这样的荣任。我属于新中国第一代眼科先贤的门生，老师们都有长期的留学经历，学贯中西，精通英语，治学严谨。一方面，作为 Stephen J. Ryan Jr.（Steve）的学生，我在 1985—1987 年间得到他的言传身教。在后来的 25 年间，也与他保持了不间断的联系。我还参与了从第 5 版到第 7 版中一个章节的编写修订。另一方面，面对我国中青年眼科一代，我自觉应肩负承前启后的责任。写这个序，自然责无旁贷，而且我愿趁这个机会，讲述一些小故事和观点。

我读过不少眼科学专业英文著作，包括各种教材和专著，但给我留下深刻印象的却屈指可数。在 20 世纪 50 年代末，Duke-Elder 主编过一套眼科全书式的鸿篇巨制，书名为 *System of Ophthalmology*（《系统眼科学》），总共有 15 卷。前 14 卷涵盖了眼科学的各个范围，第 15 卷为索引。直到 20 世纪 70 年代末，我才有机会看到这部系列丛书，但我并没有"系统"读完，只是查阅了其中一些相关章节。时过境迁，遗憾的是这套书未见修订再版。我国的《眼科全书》，后来改名为《中华眼科学》（3 卷本），是老一辈眼科学家编写同类全书愿望的一项伟大实践。我相信 *System of Ophthalmology* 的内容是该书重要的参考资料之一。

另一套令我印象深刻的书是由美国眼科学会主持编纂的 *Basic and Clinical Science Course*（《基础和临床科学教程》）。这套书以教学为目的，设计初衷是为了满足住院医师和执业医师全面学习的需要，可用于自选学习计划和更新临床知识，是眼科医师终身教育（Lifelong Education for the Ophthalmologists, LEO）框架的一部分。该书正文包括 13 个分册，第 14 分册为索引。在 20 世纪 90 年代，国内也组织翻译印刷过部分分册，我也参与其中。这套书一直不断更新，非常适合眼科研究生阅读。此外，在眼科的亚专科中，如青光眼、小儿眼科等，也都有名家编写的广受好评的权威性专著，在此就不一一列举了。

言归正传。前面提到的 *System of Ophthalmology*，其第 1 卷是涵盖视网膜领域的。在 20 世纪 80 年代末，Steve 设计和发展了这个领域，组织出版了 *RETINA* [《视网膜》（第 1 版，1989）]。3 卷本涵盖了基础科学与肿瘤、视网膜内科和视网膜外科。随着医学、眼科学知识技术的爆发式增长，该书平均 5 年更新和修改再版一次。我曾阅读过 *RETINA, 2e*（1994）的大部分内容。直到 2006 年第 4 版，第 1 卷除了基础研究、遗传性疾病和肿瘤之外，还加入了影像学的一些内容。这一版本，于 2010 年出版了中文翻译版，由 130 多位译审者参加，我有幸作为第 3 卷主译参与其中。

视网膜实际上是大脑的一部分，是视觉的基础，包含灰质（神经元）和白质（神经胶质）。人脑是宇宙间最大的奥秘之一。*RETINA*, *5e*（2013）的原书序中披露，当代在科学和医学上获取双倍信息的时间只需要两年半。按此推算，自 2006 年第 4 版出版以来，有关视网膜及其密切互动的人脑信息增加了 4 倍多，新知识极速扩展。对视网膜的新认识，包括从每只眼球中约 1.25 亿个视杆和视锥两类光感受器细胞，到视网膜内的层次回路，再到人脑中参与视觉的 100 万亿个神经元中的近 1/3；还包括胶质和血管结构、视网膜色素上皮和相邻的玻璃体和脉络膜。新的视网膜相关信息来自遗传学和人类基因组计划、神经生物学和免疫学等基础科学，以及药理学和生物工程等应用学科、新兴的再生医学和纳米技术等。可以预见，这些知识对理解视觉系统的结构和功能，进而掌握眼病的发生发展和诊治是非常重要的。此外，繁忙的眼科医生要快速了解这些关键知识，犹如大海捞针般困难。Steve Ryan 和编者们通过自己吸收的这些丰富经验，尤其是那些对临床医学和视网膜专业实践至关重要的信息，进行了增删修订。例如，在第 5 版第 1 卷的第一部分中，增加了"视网膜影像和诊断"。其中包括荧光素、吲哚菁绿血管造影、相干光体层扫描、自发荧光等成像术及影像处理的基本原理和解读，归纳了近年眼底影像学的最新进展，精练而又实用。

*RETINA* 各版本陆续出版后，备受赞誉，被国际上许多同行称为眼底病学的"圣经"，无不肯定其权威性和经典性。这在眼科学专著中，虽非独此一部，但也极为罕见。许多名家评论说，此书是在该领域无可争议的黄金标准读本，是获取有关视网膜疾病新知识、新技术、科学进展、诊断、治疗和手术方法等最新权威信息的最佳选择。尤其是目前的这部第 6 版（2018），对书中内容做了及时更新，增加了新的插图，是眼科医生、进修医生和视网膜专家必备的参考书。有评论说，这部经典的教科书被广泛认可，综合论述了玻璃体视网膜疾病的金标准，每一章都提供了直观的、组织良好的视网膜内科或外科主题，同时辅以大量图像说明检查结果和手术的详细步骤。

这部巨著能够获得誉冠全球的成功，主要得益于两个方面。首先是主编的策划、设计、组织及执行力。Steve Ryan 是一位具有远见卓识和卓越学术成就的眼科医生，一生致力于视网膜疾病、眼外伤和视神经遗传性疾病的研究和诊疗。他最早报道了鸟枪弹样视网膜病变，多次获得研究成就奖。他还是一位杰出的指导教师和领袖人物。他创立的 Doheny 眼科研究所已成为世界眼科人才的培训中心之一。他的睿智、博学多识和人格魅力感染了许多人。2013 年，他不幸辞世，后继者秉承其遗愿，继续更新出版了加上他姓氏的第 6 版，即 *Ryan's Retina, 6e*。

其次是全球范围内最高水平的编者团队。每一章的作者都是该领域国际公认的生物医学科学和眼科的领导者。由杰出的临床科学家撰写文章是极其重要的，因为相应的章节在很大程度上来源于作者的学术研究、内容选择和临床经验。这样才能使每一章都权威地提出准确、适当的目的和内容，提供最新的循证和临床相关信息。迄今已有超过 300 名的全球作者贡献分享了他们的专业知识。

在编者之中，不乏 Doheny 眼科研究所曾经的访问学者。例如，从第 5 版开始担任第 3 卷共同主编的 Peter Wiedemann 教授，就是 1980 年前后在该研究所开展工作的。他最近告诉我，2010 年在柏林举行世界眼科会议时，Steve 邀请他参加主编团队，并希望该书更加国际化。因此他邀请了多位亚洲和欧洲的作者。实际上，2011 年在北京举行的《视网膜（第 4 版）》中文版的发行仪式上，我也向 Steve 表达了扩大中国作者参与的意愿，虽然我此前已加入了作者队伍。在此后的第 5、第 6 版，多位国内教授也相继加入。值得一提的是，第 5、第 6 版关于 PVR 发病机制的眼底彩照是由我提供的。而且，第 6 版原书封面中央的彩图就是其中之一。

此外，编写工作的协助团队、世界一流的出版社及各位编辑们的切实贡献，也是一部著作成功的必备条件。

据我所知，前几版中只有 *RETINA, 4e* 出版了中文版。这让人不得不提出疑问，为什么如此高质量的专著只有一版引进出版了中文版？目前，像这样的英文专著，是否还有必要引进出版中文版？我常听一些同道说，他（她）从来不看中文译著，只看原著。事实上，英语是我国学校教育中的第一外语。在高等教育和研究生课程中，英语教学占据了重要地位。但要真正做到掌握或精通这门语言，并非易事。我国的眼科医生约有 4.5 万人，大概占世界眼科医生总数（据 WHO 的统计数据约为 24 万）的 1/5。这其中能熟练运用"专业"英语的，想必比例并不高。所以，想要完全体会英文原著的准确含义和语言魅力，还是有必要引进出版权威性经典专著的中文版。*Ryan's RETINA, 6e* 就是这样有翻译出版价值、值得多数眼科医师学习、有利于提高眼科诊疗水平的经典著作。

说到要出版合格的中文译著，这就对译者提出了更高的要求。我遇到过一些引进出版的中文译著，关键之处出现错译的现象并不少见。对于眼科专著的翻译，我想多说几句。

翻译也是一门学问。写作和翻译都非天生才能，需要长期磨练。未经培训和严格指导的新手，即便是医学博士或高级职称的专家，也很难翻译出高质量的译文。翻译的实质是实现语际间的意义转换。其基本方法可分为直译和意译。直译（literal translation）应完全忠实原文，符合其语言与文体结构，常用于专业图书。"literal"，是逐字的意思，对任何词都不能轻易忽略丢掉。而意译（liberal translation）则要表达原文大意，不注重细节，使译文自然流畅，但不可添枝加叶，适用于文学作品。严复先生曾提出"信、达、雅"的翻译标准，即忠实原文、表达通顺、译文贴切有美感。翻译的基本功在于理解领会原文，包括分析原文，细致处理词语的所指意义和联想含义，研究句法和语篇结构；还要驾驭译语与专业之间的联系。准确理解词义是一个难点。英语词汇往往一词多义，但其基本含义最为重要。举个最简单的例子，如"medical retina"，是"视网膜内科"的意思，不能译为"医学视网膜"。在专业论文和著作中，应尽量选择含义单纯且准确的词。

在此部第 6 版中文译著即将付梓之际，我才吃惊地了解到，此次翻译工作主要由两位译审者完成。其中大量的基础性工作是由周楠博士完成的。这可是一套 3 卷本近 3000 页，500 万字的巨著啊！首先，我必须称赞译者的勤奋、坚韧与毅力，这需要无数个枯燥无味、夜以继日的伏案工作。而周博士却说，越往下进行，越觉得有兴趣，因为新鲜的知识带来了无尽的乐趣和前进的动力，正所谓"学闻新知如沐春风"。其次，我还要赞赏译者深厚的专业底蕴。如上所述，这部巨著涵盖之广几乎包罗万象，有关基础医学、生物工程和眼科临床等相关知识与技术及其进展如此深奥，能够理解和驾驭，实属难能可贵。再者，我也十分钦佩译者的语言功底。据我所知，周博士在其导师魏文斌教授的指导下，发表了几十篇中英文论文，实为高产出的年轻学者。由极少人员参与完成的译著最明显的特点，就是译文质量与风格可以保持良好的一贯性。当然，主译是位青年医师和学者，还处于不断学习和提升的过程中，部分译文可能还需商榷。当然，只要持之以恒，不懈努力，总会达到炉火纯青、学贯中西、治学严谨的境界的。

最后，我期待此次第 6 版巨著中文版早日出版，为眼科研究生、住院医师和视网膜内外科的专家献上从基础科学到最新临床研究的无与伦比的新知识。

第四军医大学西京医院<br>
教授、主任医师、博士研究生导师

# 译者前言

视网膜是人类机体器官中最令人着迷的组织。现代医学认为，眼球是大脑的延伸；而视网膜是眼球结构中最精细复杂的组织，也是功能最庞大的组织，更是连接外界与大脑中枢的桥梁。

很难想象，直径平均 24mm 的眼球、不足 1mm 厚的视网膜，会发生如此多的疾病与变化；更难想象，科学技术的发展能够让我们以微米为单位观察视网膜、脉络膜及其血管组织。人类从未像今天这样细微地看到过人体终末的血管组织。

但是，尽管如此，视网膜及眼球组织，仍然有很多我们未能看到的地方，依然有很多未解之谜等待我们去努力探索。

*Ryan's RETINA* 一直是国内外眼底科医生的"红宝书"，其中涵盖了视网膜研究领域中各方面的相关知识，从解剖、功能到疾病，从微观、组织到器官，从微生物、免疫、病理、基因到发病机制，从临床表现、辅助检查、鉴别诊断及诊断到非手术治疗及手术治疗，从玻璃体、视网膜、脉络膜到眼球器官，从眼球单个器官乃至全身系统，从不同维度的切入点，遵循逻辑思维观察、认识以视网膜为代表的眼球生物组织，进而透彻认识疾病本身。

本书为全新第 6 版，在既往经典疾病知识的基础上，更新了国际制订的标准诊疗规范，增加了近些年来眼科在 OCTA、视网膜干细胞移植、人工视网膜、人工智能等里程碑式发展的国际前沿知识和研究进展，以及新药临床试验研究的结果等内容，是眼底病知识体系经典与创新的融合。

与此同时，我们也可知晓，在对视网膜相关疾病的发现、认识的历程中，诸多卓越的眼科先驱，他们的天才发现和不懈研究，给后人留下了宝贵知识，在此向他们致敬。更向本书原作的策划者和编者 Stephen J. Ryan、Andrew P. Schachat、C. P. Wilkinson、David R. Hinton、SriniVas R. Sadda 和 Peter Wiedemann 教授表示衷心感谢。

在本书翻译过程中，我们力求做到"信、达、雅"，经思忖、校改多次，但书稿中仍可能存在有待商榷，甚至不完美之处，愿与国内外各位眼科同道讨论、指正。

# 原书前言

*Ryan's RETINA* 旨在为学习、诊断和治疗视网膜疾病的医师提供思路和资源。1958 年，Duke-Elder 主编的 *System of Ophthalmology*（《系统眼科学》）以 14 卷本的篇幅论述了眼科学的整个范畴，并设置索引作为第 15 卷，视网膜主要在其中第 1 卷。20 世纪 80 年代末，Steve Ryan 着手编写这部 *RETINA*，此套书包含 3 卷，即基础科学与肿瘤、视网膜内科和视网膜外科。但是，随着 20 世纪医学知识的爆炸式增长，3 卷书虽然"涉及的不仅仅只有亮点"（hitting more than just the highlights），却不能声称涵盖了读者可能想学习或知道的有关该学科的所有内容，而且当我们在 2018 年推出第 6 版时，力求比以往任何版本更深入、更真实。出版社的编辑们鼓励作者为每一章查询并提供关键的参考文献。我们希望每一章都能为一种疾病或异常提供全面深入的资料，但并不意味着每一章都是完美的。对于那些想要或需要更多信息的人，我们希望搜索的关键词应该在每一章，通过搜索这些关键词并钻研参考文献，便可引导读者找到他们想要学习和了解的知识。

我们平均约 5 年更新和修订一次。整体的医学和专科的眼科变化很快。当本书刚面世时，激光治疗视网膜血管疾病是当时的新标准。在 Duke-Elder 时代，约 50% 的糖尿病视网膜病变患眼会失明；在 *Ryan's RETINA*（《RYAN 视网膜》）出版之前不久，糖尿病视网膜病变研究（diabetic retinopathy study）和早期治疗糖尿病视网膜病变研究（early treatment diabetic retinopathy study）所证实的激光治疗，如果及时应用，能将失明率降低至 1%～2%。目前，激光疗法主要被抗血管内皮因子药物所取代，改善的机会更大。同样，视网膜手术也从开放式玻璃体切除术发展到 20G，现在是 25G 或更小切口的手术。"人工视网膜"已获得美国食品药品管理局的批准，基因治疗试验正在进行中，我们的领域取得了令人瞩目的进展。要把这一切带给读者，恐怕还需要一部 15 卷本的 Duke-Elder 著作。我怀疑现在有多少人会买这样的书。所以，当我们在每一部分增加了新资料使其趋于完善，同时也删除了早期版本中不太重要或过时的内容。正如俗话所说的那样，"书不应该增重"（The book should not gain weight.）。

我们向参编此书的所有作者致敬，他们是来自世界各地不同领域的领先专家。特别是，我（A.P.S.）要赞赏和感谢我的合作编辑 David R. Hinton、SriniVas R. Sadda、C. P. Wilkinson 和 Peter Wiedemann，他们贯彻了 Steve Ryan 对本书的愿景和标准。我们感谢由 Russell Gabbedy、Nani Clansey 和 Joanna Souch 领导的爱思唯尔团队。重要的是，我要感谢我的导师们，A.E. Maumenee、Stuart Fine、Arnall Patz、Morton F. Goldberg 和 Alfred Sommer。我还要感谢我在 Daniel F. Martin 领导的 Cole 眼科研究所的视网膜同事。当然，最感谢的是 Steve Ryan，感谢他允许我参与这项了不起的工作，还要感谢我的妻子 Robin。

Andrew P. Schachat, MD

C. P. Wilkinson, MD

David R. Hinton, MD

SriniVas R. Sadda, MD

Peter Wiedemann, MD

  *RETINA* 的初始版本和所有后续版本是献给那些为我们的医学院学生、住院医师和研究员的教育领域做出贡献的临床医生和科学家，特别是视网膜专家和所有参与继续医学教育的眼科医生。我们认识到我们都是学生，并致力于终身学习，特别是在视网膜领域。

  第 2 版包括对 Ronald G. Michels（1942—1991）的特别奉献，他参与了原版的策划和我们最初的编者和作者团队的招募。Ron 是玻璃体视网膜手术领域一位充满热情和才华的领导者。他的教学和创新对 *RETINA* 的其他编辑及整个眼科领域都产生了重大影响。我们由衷感谢有幸认识 Ron 并与之共事。

  在第 3 版中，我们为 A. Edward Maumenee（1913—1998）提供了额外的特别献词，他是一位真正的巨人，几乎影响了眼科学的每一个领域和亚专科。虽然他后来的大部分贡献都涉及眼前节手术，但他关于黄斑变性的最初观察为随后在这一领域的临床和基础研究提供了基础。作为一个天才的教师，不懈的研究者和宝贵的导师，Ed 启发了本书的编者和许多作者，以及世界各地众多的院士和临床医生。他是教授们的教授。

  在第 4 版中，我们为 Arnall Patz（1920—2010）添加了特别的献词，他是初版的编者。Arnall 是医学视网膜领域的先驱和领导者。他在威尔默研究所（Wilmer Institute）创立了视网膜血管中心（Retinal Vascular Center），随后成为威尔默研究所的主任。他培养了许多今天在该领域的领导者和对 *RETINA* 有卓越贡献的作者。Arnall 是世界各地众多视网膜专家的灵感源泉。

  在第 5 版中，我们希望强调知识的发展和国际视网膜专家团体的贡献。从 1989 年第 1 版开始，我们从科学的快速发展中获益，包括基础和临床，涉及生物学和医学的所有领域，尤其是眼科和我们所选择的视网膜专业。世界各地同事的知识和贡献的演变表明，知识没有国界；信息的自由交流，直接有利于我们的患者预防由视网膜疾病所引起的最常见的失明。因此，我们认为第 5 版的《视网膜》献给国际的视网膜临床医生和教育工作者，是完全合适的。

  编者们将这部 *RETINA*, 6e 献给 Stephen J. Ryan。Steve 于 1940 年出生在檀香山。他毕业于约翰斯·霍普金斯大学医学院（John Hopkins University School of Medicine），后来被南加州大学（University of Southern California）聘为眼科系第一位全职主任。在他的领导下，该眼科成为全美国眼科的主要部门之一。1991 年，他成为南加州大学医学院院长，该校后来成为凯克医学院（Keck School of Medicine）。出版这部书是他的主意，我们希望现在的版本能很好地反映他学术思想的精髓。

Andrew P. Schachat, MD

C. P. Wilkinson, MD

David R. Hinton, MD

SriniVas R. Sadda, MD

Peter Wiedemann, MD

Stephen J. Ryan, MD（1940—2013）

Stephen J. Ryan，医学博士，*RETINA*（第 1 版至第 5 版）创始主编，在约翰斯·霍普金斯大学（Johns Hopkins University）获得医学博士学位，并在约翰斯·霍普金斯大学的 Wilmer 眼科研究所开始了他的学术生涯。1974 年，他被美国南加州大学洛杉矶分校录取，担任眼科系主任和 Doheny 眼科研究所所长。在接下来的 39 年里，他把自己的才华和精力都投入到了 Doheny 眼科研究所（Doheny Eye Institute）的建设中，使其成为眼科教育、患者护理和视觉研究的卓越中心。

Ryan 博士著有 9 本书和 250 多篇同行评议文章，他获得了许多荣誉，包括美国眼科学会桂冠奖（Laureate Award）、视觉和眼科研究协会库普费尔奖（Kupfer Award）以及当选加入美国国家科学院医学研究所（National Academy of Sciences Institute of Medicine）。他的许多朋友都记得 Ryan 博士是一位杰出的学者、科学家和有远见的人。

Bradley R. Straatsma MD, JD

# 目  录

# 上  卷

## 第一部分  视网膜影像及诊断
## Retinal Imaging and Diagnostics

## 第二部分　基础科学与转化治疗
## Basic Science and Translation to Therapy

# 中　卷

## 第三部分　视网膜变性和营养不良
## Retinal Degenerations and Dystrophies

# 第四部分　视网膜血管病
## Retinal Vascular Disease

# 第五部分　脉络膜血管 /Bruch 膜病
# Choroidal Vascular/Bruch's Membrane Disease

# 第六部分　炎症性病变 / 葡萄膜炎
# Inflammatory Disease/Uveitis

## 第一篇　炎　症

# 第七部分　其　他
## Miscellaneous

# 下　卷

## 第八部分　视网膜手术
## Surgical Retina

## 第九部分　视网膜、脉络膜和玻璃体的肿瘤
## Tumors of the Retina, Choroid, and Vitreous

**第一篇　视网膜肿瘤**

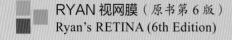

# 第八部分
# 视网膜手术
## Surgical Retina

### 第一篇　视网膜脱离的病理生理及相关问题
The Pathophysiology of Retinal Detachment and Associated Problems

第四篇　玻璃体手术治疗黄斑病变
Vitreous Surgery for Macular Disorders

第五篇　玻璃体手术：额外的考虑
Vitreous Surgery: Additional Considerations

# 第一篇　视网膜脱离的病理生理及相关问题

## The Pathophysiology of Retinal Detachment and Associated Problems

## 第98章　视网膜脱离的发病机制

### Pathogenetic Mechanisms of Retinal Detachment

Sebastian Wolf　Martin Zinkernagel　著

### 一、概述 Introduction

"视网膜脱离"（retinal detachment，RD）一词用来描述神经感觉层视网膜与视网膜色素上皮层（retinal pigment epithelium，RPE）的分离。本章讨论维持视网膜附着的机制及导致最常见类型视网膜脱离的发病机制。具体类型的视网膜脱离及其治疗的细节将在其他章节中讨论。

### 二、主要类型 Major Types

根据牵引成分的存在，视网膜脱离可分为以下几类[1]：具有牵引成分的视网膜脱离包括孔源性视网膜脱离、牵引性视网膜脱离、牵引-孔源性视网膜脱离和近视眼中央视网膜脱离。无牵引成分的视网膜脱离包括渗出性和出血性视网膜脱离。

最常见的形式是孔源性视网膜脱离（源自希腊语单词 rhegma，意思是裂孔），它是继发于玻璃体牵引或与玻璃体牵引结合的全层视网膜裂孔的结果。第二类，牵引性视网膜脱离，发生于玻璃体视网膜粘连机械性地将视网膜从视网膜色素上皮脱离。在牵引-孔源性联合视网膜脱离中，牵引成分先于视网膜裂孔，因此是致病成分。无牵引成分的视网膜脱离可能是由于如肿瘤或炎症发生过程引起的视网膜下液体产生，或是由于血液和（或）血清在视网膜下空间积聚所形成的。

视网膜下积液是所有视网膜脱离的特征。当维持视网膜和视网膜色素上皮之间接触的正常生理力（如视网膜色素上皮的代谢泵[2]、脉络膜的渗透压[3]和光感受器细胞间基质的较小机械力）受到损害或抑制时，就会发生视网膜脱离。各种病理状态可破坏正常的视网膜压力梯度平衡，导致视网膜下积液[4]。

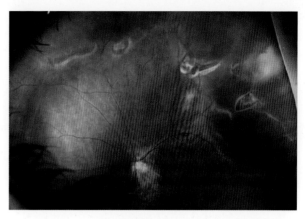

▲ 图 98-1　孔源性视网膜脱离伴多处全层视网膜裂孔

## 三、孔源性视网膜脱离 Rhegmatogenous Retinal Detachment

如上所述，孔源性视网膜脱离是由一个或多个全层裂孔合并玻璃体牵引引起的[1]。

大多数是"马蹄形撕裂"（horseshoe tears），发生在玻璃体视网膜强粘连的部位，最常见于后玻璃体脱离（PVD）时玻璃体基底部不规则的后缘。在颞上象限较常见，其次是鼻上象限。"U 形撕裂"（U-tears）是马蹄形撕裂的另一个术语，由一个孔瓣组成，其顶端被玻璃体向前拉，而基底仍然附着在视网膜上（图 98-1）。实际的撕裂是由两个从顶端向前延伸的前伸角（horns）组成的。

术语"视网膜破裂"（retinal break）是指视网膜撕裂（retinal tear）或视网膜裂孔（retinal hole）。在 PVD 期间，视网膜撕裂（马蹄孔）通常与玻璃体基底部后缘清晰的玻璃体视网膜牵引有关。相反，视网膜裂孔（圆孔）更常见于局部视网膜萎缩或退化。上覆的盖层通常表明该区域玻璃体视网膜牵引力减轻[5-7]。

然而，在某些情况下，视网膜裂孔可能与裂孔附近的玻璃体牵引有关。在格子样变性区内的视网膜裂孔尤其如此。这些圆孔可能表现为持续牵引的撕裂，更容易导致孔源性脱离。

孔源性视网膜脱离的特征包括三个方面：①部分液化的玻璃体凝胶存在异常的流动性；②导致视网膜破裂的牵引力；③视网膜破裂的存在，使得液化玻璃体进入视网膜下空间（图 98-2）。这三个因素都必须存在才能导致孔源性视网膜脱离。例如，如果在没有牵引力和玻璃体液化的情况下出现撕裂

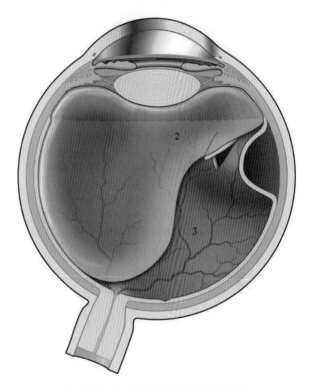

▲ 图 98-2　孔源性视网膜脱离的特征

1. 视网膜破裂的存在；2. 玻璃体对视网膜破裂的牵引力；3. 存在液化玻璃体，可通过视网膜裂孔进入感觉神经视网膜下

或裂孔，视网膜就不太可能分离。尸检眼的检查表明，5%～10% 的眼有全层视网膜裂孔所形成的缺损，无明显的视网膜脱离[8]。自发性孔源性视网膜脱离通常先于 PVD。随着年龄的增长，胶原纤维的断裂和蛋白多糖在断裂碎片周围的聚集被认为是导致玻璃体凝胶不稳定和液化 [凝缩（syneresis）] 的原因[9, 10]。随后玻璃体凝胶体积的减少与胶原纤维网的塌陷和聚集有关。液化的玻璃体凝胶可能聚集

成一个大的腔隙，模仿真正的 PVD[11]。

致密的玻璃体后皮质破裂时，液化的玻璃体可进入后界膜下间隙，将玻璃体后表面与内层视网膜界膜分离，形成真正的 PVD。40 岁以上的患者 90% 以上可以用裂隙灯看到玻璃体凝缩[12]。玻璃体液化程度和 PVD 患病率均与年龄有关[10]。在一项研究中，27% 的 60—69 岁患者和 63% 的 70 岁后患者出现 PVD[13]。其他加速玻璃体凝胶液化的因素包括 ocriplasmin 酶促玻璃体溶解、白内障摘除、高度近视、炎症和外伤[14, 15]。

在 PVD 的存在下，浓缩的玻璃体在玻璃体腔内移动，眼球的旋转运动在玻璃体仍然附着在视网膜的部位施加牵引力，最常见的是在玻璃体底部。这些牵引力可能导致视网膜破裂。

眼外伤可导致外伤性完全或部分性 PVD，可导致视网膜破裂和随后的孔源性视网膜脱离。在年轻患者中，外伤可能导致锯齿缘离断（retinal dialysis），表现为锯齿缘处的视网膜脱离，通常与 PVD 无关。一般情况下外伤后锯齿缘离断在颞下象限更为常见，尽管鼻上象限的大多数锯齿缘离断都与此前明确的外伤病史有关[16]。巨大视网膜裂孔（环周视网膜裂孔 ≥ 90°）通常由周边玻璃体基底部的玻璃体牵引引起，伴有 PVD。巨大视网膜裂孔最常见于锯齿缘的后方，但也可发生在赤道（15%），有时在赤道后方[17, 18]。大多数巨大视网膜裂孔是特发性的。然而，外伤、既往手术、近视和遗传性玻璃体视网膜病变已被报道为危险因素[19]。遗传性玻璃体视网膜病变包括一组导致玻璃体和视网膜异常遗传性疾病，易发生孔源性视网膜脱离（RRD）。最常见的遗传性玻璃体视网膜病变与 Stickler 综合征有关[20, 21]。这种遗传性疾病主要与 COL2A 基因和 COL11A1 基因有关[22]。孔源性视网膜脱离是这些患者非常常见的并发症[23, 24]。

起源于赤道后方的孔源性视网膜脱离是高度近视的特征[25]。后极部视网膜脱离非常罕见，约占美国视网膜脱离的 1%，但在亚洲的患病率可能要高得多[26, 27]。大多数位于后极的非外伤性视网膜裂孔继发于黄斑裂孔，并伴有后巩膜葡萄肿[20]。我们发现后极部裂孔也可能与 ocriplasmin 的使用有关（图 98-3）。后玻璃体脱离不完全，基于视网膜前膜的

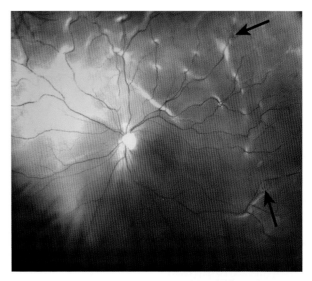

▲ 图 98-3　ocriplasmin 注射 1 周后孔源性视网膜脱离。后面的裂孔处有箭标记

玻璃体视网膜牵引（"玻璃体劈裂"）[28, 29] 以及 RPE 萎缩导致视网膜对脉络膜的粘连减少[30] 被认为是与近视黄斑裂孔相关的视网膜脱离的病理生理因素。一些作者认为，在这些情况下手术失败与眼轴的轴向延长和后巩膜葡萄肿形成有关[31]。

无晶状体眼和人工晶状体眼通常与锯齿缘附近玻璃体基部后缘的周边视网膜破裂有关。在这一区域，视网膜相对较薄，发育较差。随着多年来手术技术的改变，从囊内白内障摘出和无晶状体眼矫正到超声乳化，再加上在后囊完整的情况下植入后房型人工晶状体，与白内障摘出相关的视网膜脱离的发生率降低[32]。视网膜脱离的发生率取决于白内障摘除术的技术，囊内白内障摘除术的发生率为 1%～8.1%，囊外白内障摘除术的发生率为 0%～7.5%，超声乳化术的发生率为 1.8%[33-36]。

有学者将其归因于白内障手术后玻璃体的前移：现代超声乳化手术在术后 1 年内可诱导 60% 的 PVD[37]。Rowe 等[38] 预测，无论是超声乳化术还是白内障囊外摘除术后 10 年，视网膜脱离的累计概率都是预期的 5.5 倍。据报道，在 57.4 个月的平均随访期内，第一只眼出现人工晶状体相关的孔源性视网膜脱离的患者的对侧眼发生孔源性视网膜脱离的发生率为 7.8%[39]。Nd:YAG 激光后囊切开术与视网膜脱离的发生率增加有关[40]。

各种眼内炎症和感染可导致玻璃体凝胶液化、

PVD 和视网膜破裂。眼部弓形体病、弓蛔虫病以及扁平部炎与玻璃体视网膜形态改变有关，导致玻璃体视网膜牵引和视网膜破裂[41-43]。某些形式的感染性视网膜炎，如急性视网膜坏死综合征和巨细胞病毒性视网膜炎，可导致萎缩性视网膜与正常视网膜交界处和坏死视网膜区域内出现多处小破裂[44, 45]。葡萄膜炎本身是孔源性视网膜脱离的一个整体危险因素[46]。此外，葡萄膜炎并发孔源性视网膜脱离的患者在出现时增殖性玻璃体视网膜病变（proliferative vitreoretinopathy，PVR）发生率较高，且总体预后较差[46]。然而，葡萄膜炎也可能被长期的孔源性脱离所掩盖。

视网膜劈裂引起的视网膜脱离是孔源性视网膜脱离的一个亚类。当视网膜内层和外层都有孔时，液体进入裂孔腔和视网膜下空间，从而产生视网膜脱离。在大量视网膜脱离患者中，视网膜脱离合并视网膜劈裂的发生率高达 1.6%[47]。

## 四、牵引性视网膜脱离 Tractional Retinal Detachment

牵引性视网膜脱离的第二个最常见的原因是玻璃体视网膜的机械力将视网膜从视网膜色素上皮（RPE）牵拉脱离。牵引性视网膜脱离常见于糖尿病视网膜病变、PVR、穿通伤、视网膜分支静脉阻塞和早产儿视网膜病变（ROP）。牵引力可以发生在玻璃体内部，视网膜内表面，甚至视网膜下，如视网膜下纤维化。在大多数情况下，牵引与临床上明显的增殖膜有关。这种膜通常有成纤维细胞、胶质细胞和 RPE 细胞作为细胞成分。实验证据表明这些细胞群具有收缩性[48]。

与孔源性视网膜脱离相比，典型的牵引性视网膜脱离通常有一个凸面，甚至呈大疱状，可能更局限，通常不延伸至锯齿状缘（图 98-4）。

牵引性视网膜脱离是糖尿病视网膜病变的常见特征[49]。玻璃体凝胶挛缩常发生于增殖性视网膜病变的眼内。当玻璃体凝胶与纤维血管组织收缩时，这些血管和下伏的视网膜被向前拉向玻璃体基底部。由于沿着颞侧血管弓有较强的玻璃体视网膜粘连，这些区域最容易分离，脱离可向周边和黄斑中央扩散。在儿童期发展为有新生血管的糖尿病视网膜病变患者容易发生这种牵引性视网膜脱离。然而，与糖尿病相关的牵引性脱离并不一定会累及黄

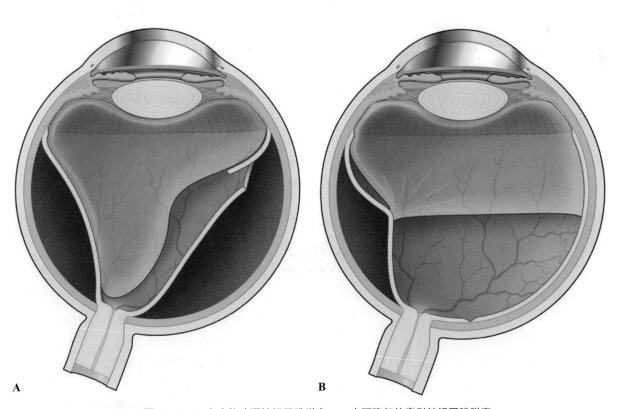

▲ 图 98-4　A. 大疱状孔源性视网膜脱离；B. 表面隆起的牵引性视网膜脱离

斑。在一个系列中，只有 14% 的患者在 1 年内发展为黄斑脱离[50]。

ROP 是美国儿童致盲的主要原因，每年有超过 500 例新诊断病例（见第 118 章，早产儿视网膜病变的外科治疗）。大约 90%，在一些系列中达到 100% 的 ROP 存在阶段 1 和阶段 2 异常。然而，有报道称，高达 17% 的侵袭性 ROP 患儿后极部出现牵引性视网膜脱离[51]。尽管有光凝治疗，妊娠小于 29.5 周、后极部 1 区疾病和激光治疗前的视网膜前出血被认为是发生牵拉视网膜脱离最重要的危险因素。病理生理学认为是血管化视网膜和无血管视网膜交界处的内皮细胞增殖和迁移到玻璃体支架上所致。如果不进行治疗，这些膜的收缩和玻璃体后皮质与视网膜的明显粘连可导致完全的视网膜脱离[52]。

视网膜血管疾病，如 Eales 病和 Coats 病，除了主要引起渗出性视网膜脱离外，偶尔也会导致玻璃体纤维增生和膜形成，以及继发性牵引性视网膜脱离[53, 54]。

随着抗血管内皮生长因子（VEGF）药物用于渗出性和新生血管性视网膜疾病的治疗，人们担心抗 VEGF 治疗可能导致纤维血管组织收缩，从而增加牵引力，导致牵引脱离[55, 56]。

## 五、合并牵引性视网膜脱离的孔源性视网膜脱离 Combined Tractional and Rhegmatogenous Retinal Detachment

一些视网膜脱离合并牵引和孔源性成分。这种脱离的特点是全层视网膜破裂同时存在重要的牵引成分。尽管存在视网膜裂孔，但这些脱离通常不是大疱性的，呈凹形。它们倾向于保持局部性，但可能进展为完全性视网膜脱离。

牵引 - 孔源性联合视网膜脱离最常见于增殖性糖尿病视网膜病变（图 98-5A）、PVR、增殖性镰状细胞视网膜病变（proliferative sickle-cell retinopathy）和穿透性眼内损伤。PVR（见第 101 章，增殖性玻璃体视网膜病变的发病机制；第 111 章，增殖性玻璃体视网膜病变）是孔源性视网膜脱离的并发症，是这些病例手术修复失败的最常见原因，发生在 7%～10% 的一期手术和较高比例的二期手术中（图 98-5B 和 C）[57]。一般来说，当细胞通过视网膜裂孔分散到玻璃体腔时，PVR 就发生了。这些细胞在视网膜内表面和玻璃体后表面形成膜，能够使视网膜重新脱离，并可能导致视网膜裂孔重新开放或产生新的裂孔[58]。

黄斑皱褶（macular pucker）与 PVR 有一些共同的细胞特征，但通常不被归类为这个疾病。它不典型地与视网膜破裂有关，通常也不伴有视网膜脱离。与 PVR 相比，黄斑皱褶的总体预后要好得多，尽管它常常损害中心视力。外层视网膜表面异常膜的形成在临床上被称为视网膜下纤维化（subretinal fibrosis）。视网膜下纤维化可破坏光感受器与视网膜色素上皮之间正常的细胞间关系，从而阻止光感受器外节段再复位后的再生。（见第 101 章，增殖性玻璃体视网膜病变的发病机制。）

在晚期增殖性糖尿病视网膜病变中，牵引 - 孔源性视网膜脱离通常开始于牵引性视网膜脱离，继发于后期形成的裂孔。在这一阶段，它们往往有一

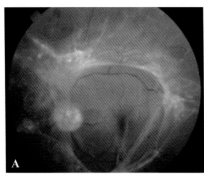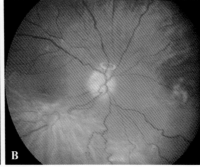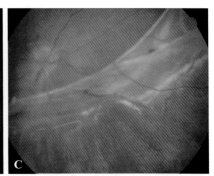

▲ 图 98-5　**A.** 视网膜前膜同源于视盘和颞侧血管弓的新生血管；**B.** 硅油下两个后极部的星状皱褶合并下方孔源性视网膜脱离；**C.** 从周边到后极部视网膜脱离处可见附着的视网膜下条索

个表面凸出的活动视网膜的外观，并可能延伸到锯齿缘。视网膜裂孔通常位于纤维血管增生区附近。

## 六、渗出性和出血性视网膜脱离 Exudative and Hemorrhagic Retinal Detachment

视网膜脱离可以在没有视网膜破裂或玻璃体视网膜牵引的情况下发生。这些脱离是由于脉络膜和视网膜色素上皮（RPE）或视网膜本身的疾病引起的视网膜下液的集聚。视网膜色素上皮主要负责视网膜下液体的吸收。正常情况下，视网膜色素上皮通过主动转运、产生渗透梯度和较小程度的静水压力维持视网膜黏附和吸收视网膜下液体。渗出性视网膜脱离是由于视网膜色素上皮的损伤或过多的液体分泌破坏了液体产生和液体吸收之间的平衡。炎性疾病和肿瘤性病变是渗出性（浆液性）视网膜脱离的主要原因。渗出性疾病包括 Vogt-Koyanagi-Harada 病、后巩膜炎、胶原血管病、恶性高血压、交感性眼炎、先兆子痫、恶性黑色素瘤、脉络膜血管瘤和脉络膜转移性病变等肿瘤。在中心性浆液性脉络膜视网膜病变（特发性中心性浆液性脉络膜病变）等情况下[59]，RPE 的代谢活性可被广泛损害，视网膜下液体的吸收可能较低。吲哚青绿血管造影显示脉络膜血管的高通透性也被视为疾病过程的一部分[60]。类固醇和皮质醇增多是中心性浆液性脉络膜视网膜病变发展和恶化的危险因素[61]。视网膜血管疾病，包括 Coats 病（图 98-6）和家族性渗出性玻璃体视网膜病变，可能导致视网膜下液和渗出物的过度分泌，从而导致渗出性视网膜脱离[62]。据报道，异型蛋白血症（paraproteinemia）可引起浆液性黄斑脱离，治疗效果不佳[63]。"特发性葡萄膜渗漏"（idiopathic uveal effusion）可导致浆液性视网膜脱离和类似的脉络膜脱离，可能是脉络膜静脉流出受阻所致。当与真性小眼球（nanophthalmos，平均轴长 16mm）或高度远视（平均 +16 屈光度）相关时，这种情况与巩膜基质中胶原纤维束的紊乱和蛋白多糖的沉积有关，可通过巩膜切除术成功治疗[64]。

外伤尤其是挫伤后可出现视网膜下血。视网膜下血液引流有利于视网膜色素上皮的复位，对视网膜下大出血或大疱性视网膜脱离的患者，适当的气

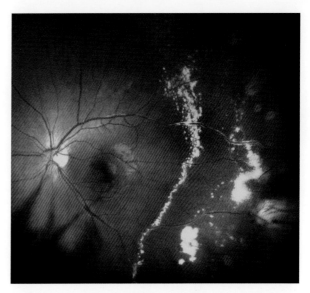

▲ 图 98-6　渗出性视网膜脱离：患者是一名 12 岁男孩，患有 Coats 病引起的广泛渗出性视网膜脱离

性视网膜固定术有助于实现长期的解剖附着[65]。年龄相关性黄斑变性、眼组织胞浆菌病综合征、息肉样脉络膜新生血管、外伤和视网膜下新生血管膜也可能导致大量出血性视网膜脱离[55]。对于后者，除了高血压和心血管疾病外，抗凝血药物的使用也是一个主要的危险因素[56]。血液已经证明对视网膜和视网膜色素上皮有毒性[66]。用气泡置换视网膜下血治疗新生血管性年龄相关性黄斑变性视网膜下出血可降低血液对中心凹光感受器的毒性[67]。

位于周边的视网膜下出血常被误解为脉络膜黑色素瘤（假黑色素瘤）[68]。脉络膜上腔出血在滤过性手术、白内障手术、外伤和玻璃体切除术后可观察到[69, 70]。

脉络膜上腔出血的危险因素包括术前高眼压、既往视网膜脱离、年龄、性别、抗血小板或抗凝药物的使用[69, 71]。

## 七、结论 Conclusion

视网膜脱离是各种条件的损害或压倒维持视网膜和视网膜色素上皮之间接触的正常生理力量的结果。视网膜脱离可分为有牵引成分的视网膜脱离和无牵引成分的视网膜脱离。有牵引成分的脱离主要类型为孔源性、牵引性和复合牵引 - 孔源性，而渗出性和出血性脱离没有牵引成分。导致第一类视网

膜脱离的机制包括玻璃体凝胶液化及视网膜牵引和视网膜破裂之间的相互作用。牵引性视网膜脱离的机制是玻璃体视网膜牵引，机械地将视网膜从视网膜色素上皮拉离。渗出性和出血性视网膜脱离的机制包括过多分泌液体，如肿瘤；RPE 功能降低，如炎症；流出不良，如特发性葡萄膜渗漏综合征；出血，如脉络膜新生血管。每种类型的视网膜脱离都需要治疗来解决潜在的致病过程。

# 非孔源性视网膜脱离
## Nonrhegmatogenous Retinal Detachment

Po-Ting Yeh　Chung-May Yang　Chang-Hao Yang　Chang-Ping Lin　著

**第99章**

## 一、概述 Introduction

各种各样的疾病可以表现为感觉层视网膜脱离而没有视网膜破裂。非孔源性视网膜脱离（nonrhegmatogenous retinal detachment）可能是渗出性或由玻璃体视网膜牵引引起。有些导致视网膜升高的疾病可能有渗出性和牵引性成分。偶尔，视网膜下间隙与玻璃体腔等眼部其他结构的沟通可能导致视网膜脱离。在渗出性视网膜脱离中，视网膜下液可能局限于一个局部区域，通常是后极部，也可能延伸到周边，甚至形成大疱性视网膜脱离。显著渗出性视网膜脱离的特征是存在移位的视网膜下液[1]。当患者改变体位时，液体移动到最依赖的位置。脱离的视网膜表面通常是光滑的；然而，在一些与视网膜下纤维化相关的疾病中，可能发生视网膜折叠。为准确诊断以渗出性视网膜脱离为表现的多种疾病，有必要进行仔细的眼底检查、荧光素血管造影（FA）、吲哚菁绿血管造影（ICGA）、光相干断层扫描（OCT）、超声、计算机断层扫描（CT）和磁共振成像（MRI）。

### 病理生理学 Pathophysiology

视网膜内或视网膜下有三种可能的液体积聚来源：玻璃体液体、视网膜血管和脉络膜血管。玻璃体水循环的主要途径是视网膜、脉络膜和涡静脉。脉络膜循环中的脉络膜毛细血管是一种单层毛细血管结构，血管壁上有许多小孔，可自由地渗透血管内液体。保持视网膜处于脱水状态的主要机制是内外血-视网膜屏障的存在，以及液体通过视网膜色素上皮（RPE）上的运动。内屏障是由视网膜血管内皮紧密连接而成，外屏障是由视网膜色素上皮细胞紧密连接而成。有三种机制保证了液体在 RPE 中的单向运动：①RPE 的主动输运；②脉络膜侧较高的血浆渗透压；③静水压。因此，RPE 和视网膜血管内皮对维持正常状态下的视网膜干燥至关重要。

当 RPE 受损时，紧密的连接可能受损，导致视网膜外屏障破坏。此外，液体的主动运输可能受到影响，从而影响流体运动的单向模式。任何能够显著增加脉络膜毛细血管通透性的疾病，以及引起 RPE 的损伤导致外部屏障破坏的疾病，都可能导致视网膜下液体的积聚。或者，影响视网膜血管内皮的疾病导致内部屏障的严重破坏，如果液体的量超过视网膜内的保水能力，则可能导致液体首先聚集在视网膜内空间，然后进入视网膜下空间。

除了限制液体进入视网膜下间隙的解剖结构和生理特性外，视网膜还需要足够的液体流出以保持脱水状态。有几种流出途径可以排出液体：玻璃体视网膜-脉络膜流出通过前面提到的 RPE 的泵送作用，将玻璃体液体输送到 RPE 和脉络膜；葡萄膜巩膜流出途径依次携带脉络膜的液体，通过脉络膜涡静脉流出离开眼睛；经巩膜流出途径允许蛋白质和液体通过导水管排出。当疾病导致流出道阻塞时，液体可能积聚在视网膜下间隙和（或）脉络膜上间隙，导致渗出性或出血性视网膜脱离或脉络膜脱离。本章将总结与渗出性视网膜脱离和其他与牵引无关的非孔源性视网膜脱离相关的常见疾病类别。

## 二、特发性 Idiopathic

### （一）中心性浆液性脉络膜视网膜病变 Central Serous Chorioretinopathy

中心性浆液性脉络膜视网膜病变（CSC）是一种相对良性的视网膜疾病，其特征是视网膜后极部浆液性脱离的圆形区域，多见于中青年健康人。虽然 CSC 大多是自限性的，但这种疾病的临床变异有非典型的表现，可能会极大地降低视力。大多数非典型 CSC 或变异 CSC 与感觉视网膜或 RPE 下液体过多积聚有关。这些非典型表现可分为两大类：急性大疱性视网膜脱离和慢性 CSC。

### 1. 大疱性视网膜脱离 Bullous Retinal Detachment

部分急性大疱性视网膜脱离（bullous RD）患者可能有以下病史：长期服用皮质类固醇治疗系统性疾病，如系统性红斑狼疮（SLE）、类风湿关节炎（RA）或肾或心脏移植；经常服用草药（有些可能含有类似类固醇的成分，或在药物中添加类固醇）；或接受类固醇治疗推定的原田病。其他受影响的患者没有特定的类固醇摄入史。

大疱性 RD 通常有急性发作，同时或连续累及双眼。眼底检查显示视网膜后极部有多个浆液性视网膜脱离区，伴有低的大疱性视网膜脱离。可能存在多发性视网膜色素上皮脱离（RPED）和一个或多个类似于局灶性脉络膜视网膜炎的视网膜下浅灰色或黄色渗出斑（图 99-1）。在某些情况下，视网膜皱褶可能是由纤维蛋白斑块、纤维膜或分离的外层视网膜表面上的条带收缩形成的。小而分散的淡黄色颗粒性视网膜下沉积物可能有沿视网膜血管沉降的趋势（图 99-2）。玻璃体通常是透明的，但可能有 1～2 个以上的细胞。视盘没有充血。

FA 表现为多发性高荧光斑点或斑块，晚期增大；RPE 脱离边缘可见高荧光素渗漏，并与彩色眼底可见的局灶性灰白色或黄色斑块相关。视网膜血管未见渗漏。

ICGA 显示一个不清的高荧光区，在晚期可能变得更强烈，提示脉络膜通透性改变。

OCT 可显示视网膜色素上皮脱离伴或不伴邻近或上覆的感觉层脱离；视网膜下液可清澈或轻度混浊，RPE 上方及脱离视网膜外表面有多个颗粒沉积，有时在视网膜下间隙内形成不完全的间隔（图 99-3）；视网膜下可见纤维蛋白样支架伴周围感觉层视网膜脱离[2]。最近的研究显示，受累眼及对侧眼的脉络膜增厚[3, 4]。

大疱性视网膜脱离的并发症包括大的视网膜色素上皮撕裂、视网膜广泛皱褶、黄斑下斑块或纤维化条索、周边血管旁渗出物、周边视网膜毛细血管扩张、阻塞，甚至纤维血管增生[2, 5]。周围血管的改变可能继发于长期的感觉层视网膜脱离。

在治疗大疱性视网膜脱离时，应停止使用全身性类固醇；患者应在睡眠期间保持头部抬高，以防止液体转移到黄斑区；FA 引导激光光凝渗漏点

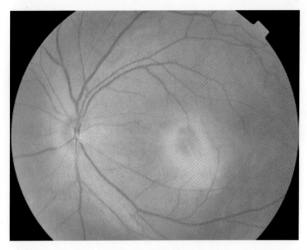

▲ 图 99-1　急性大疱性视网膜脱离的视网膜下纤维蛋白样沉积与脉络膜视网膜炎相似

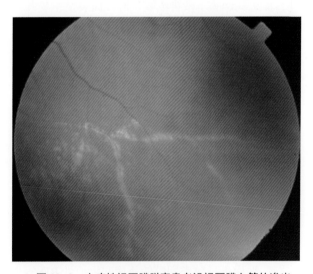

▲ 图 99-2　大疱性视网膜脱离患者沿视网膜血管的渗出

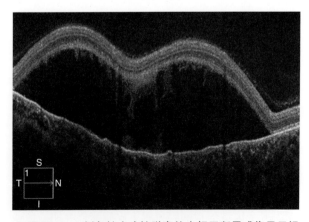

▲ 图 99-3　1 例急性大疱性脱离的光相干断层成像显示视网膜下不完全的垂直间隔

可减少视网膜下积液。一旦液面下降，应重复 FA，以确定持续的渗漏点和其他先前被脱离的视网膜所隐藏的渗漏点。通常需要多次激光治疗才能完全吸收液体。如果在采取上述措施后视网膜下液（SRF）持续存在，则可以进行 SRF 的外引流[6]。应注意确保手术引流部位足够靠近后极部，以进入视网膜下间隙，该间隙取决于脱离区。另一种方法是，在玻璃体切除术中注入全氟化碳液体，同时通过前巩膜切开术进行外引流，然后用局部激光光凝暴露的渗漏部位并进行气液交换。玻璃体切除联合内引流加硅油填充术的效果存在争议。最近，贝伐单抗注射液已被证明能迅速减少活跃的液体漏入视网膜下间隙，并减少纤维蛋白或蛋白质物质的沉积[7]。光动力疗法（PDT）可减少血流灌注，降低脉络膜通透性，促进视网膜下液再吸收，RPE 撕裂是主要并发症[8]。大疱性 RD 的预后是可变的，并受黄斑脱离持续时间、黄斑下纤维化的存在、黄斑下 RPE 撕裂的发展、黄斑下或周围纤维血管增生的发生等因素的影响。

大疱性视网膜脱离的鉴别诊断包括与大面积视网膜脱离有关的疾病。原田病是最常见的与大疱性脱离相混淆的疾病。两者均为双侧渗出性脱离，多处渗漏，视网膜血管正常。充血的视盘、玻璃体细胞、针尖样渗漏点、自视盘的放射状视网膜下 RPE 皱褶、脉络膜增厚，以及显示视网膜外间隙含有不均匀反射物质的独特 OCT 图像有助于原田病的诊断。误诊可导致类固醇的使用和大疱性 RD 的加重，有时可将其误认为是孔源性 RD 而进行手术治疗。应排除引起单侧或双侧渗出性 RD 的其他原因，如高血压视网膜病变、胶原血管疾病、白血病、毒血症、脉络膜转移癌、葡萄膜渗漏综合征、后巩膜炎、多发性脉络膜炎（结核、梅毒、莱姆病）、脉络膜视网膜炎、结节病和淋巴瘤。息肉状脉络膜血管病可能与 CSC 相似，无视网膜下出血的重度 PCV 可能与大疱性脱离有相似的表现。

2. 慢性中心性浆液性脉络膜视网膜病变 Chronic Central Serous Chorioretinopathy

由于视网膜色素上皮病变的特征性血管造影表现为多个区域的视网膜色素上皮病变伴晚期染色或轻度渗漏，故又称为视网膜色素上皮失代偿、弥漫性视网膜色素上皮病。这个疾病不应与典型的持续性视网膜下积液的 CSC 混淆。它更常见于中年拉美裔或亚裔患者。个人和病史可能长期使用类固醇所导致。

典型的临床表现是后极多个界限不清的慢性持续性或复发性视网膜脱离区域。视网膜色素上皮改变的细微或明显区域可见于后极部和视盘附近区域，通常可见形成垂直带或反漏斗状色素脱失的重力束，以及视网膜束内和下半部分色素迁移所形成的色素改变或骨细胞样改变（图 99-4）。浅的或大疱性脱离在下方视网膜常见。

FA 可表现为斑片状强荧光区或斑点状强荧光区，与检眼镜下发现的色素改变区相对应，且比之更明显。这些区域可能出现不同程度的晚期染料渗漏或染色。在典型 CSC 中常见的圆形扩大的渗漏点或喷射点可在强荧光区内或两者之间被发现。窗样缺损改变的带状或倒漏斗状重力束常出现。视网膜脱离区域内的周围血管可能出现渗漏、血管阻塞或新生血管。

OCT 检查可显示黄斑下的视网膜下液或由附着的视网膜分隔的视网膜脱离区域，一些区域可能有类似于急性 CSC 的局限性视网膜下液。上覆的视网膜可能有囊性改变，提示有慢性疾病。

光凝仍是主要的治疗方法。传统激光或最近发

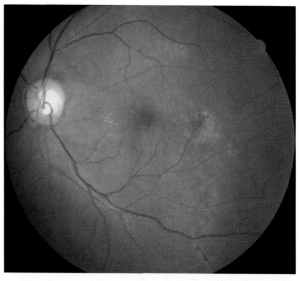

▲ 图 99-4　慢性中心性浆液性脉络膜视网膜病变的视网膜色素上皮改变和重力束

展起来的微脉冲激光对 RPE 渗漏点和随荧光素染色时间的延长而改变的渗漏点区域光凝，可以阻止渗漏[9]。采用降低注量的 PDT 对 FA 上出现的渗漏点和晚期渗漏的区域进行处理，取得了良好的效果。玻璃体腔注射贝伐单抗也有一定的疗效[10]。然而，由于反复的复发和永久性黄斑 RPE 紊乱，预后是有变化的。

### （二）葡萄膜渗漏综合征 Uveal Effusion Syndrome

特发性葡萄膜腔积液综合征（idiopathic uveal effusion syndrome，IUES）患者多为中年男性，眼球大小正常，表现为单侧或双侧浆液性脉络膜、睫状体和视网膜脱离。黄斑浆液性视网膜脱离或浆液性视网膜脱离所致的上方视野缺损可导致中心视力下降或变形。外眼检查可显示表层巩膜血管扩张，前房通常无细胞，眼压正常，Schlemm 管内可能有血，常见玻璃体细胞。最初的疾病严重程度从黄斑浆液性脱离伴不明显的睫状体和脉络膜脱离到明显的睫状体脉络膜脱离和大疱性视网膜脱离。视网膜下液的蛋白质浓度是正常血浆的 2.5～3 倍。另一只眼可能在第一只眼出现病变后的几周或几个月内受到影响。这种疾病可能有一个漫长的过程，随着视网膜下液体的消退，最终留下混合性视网膜色素上皮萎缩和豹点状色素团（leopard-spot）沉积。一些患者可能在黄斑区出现黄色渗出斑或严重的脉络膜视网膜变性，导致视野丧失。

在疾病的早期，FA 可能不会显示特定的渗漏点。随着病情的进展，FA 可见典型的豹点斑，在眼底检查中不明显。脉络膜灌注可能缓慢，多处可见局灶性渗漏区。

超声检查或超声生物显微镜检查（UBM）能清楚地显示睫状脉络膜脱离，甚至在可检测到的眼底改变之前，通常在周边形成环状。视神经周围无巩膜增厚及液体集聚在 Tenon 囊下形成典型的后巩膜炎的眼球后壁 T 征。

组织病理学检查显示富含蛋白质的细胞外物质在脉络膜上和视网膜下间隙积聚。脉络膜血管扩张，无炎性细胞浸润。视盘周围脉络膜下腔扩大。巩膜纤维紊乱，内有糖胺聚糖沉积[11]。巩膜细胞培养显示细胞内有糖原样物质沉积[12]。组织病理学研

究表明，小眼球和短轴眼胶原纤维束结构紊乱，胶原纤维大小不一[11, 13]。在小眼球巩膜中观察到硫酸软骨素蛋白多糖的丢失。这种改变可能与胶原纤维的异常组织有关[13]。

发病机制尚不清楚，可能与先天性巩膜异常和涡静脉发育不良有关。过多的糖胺聚糖积聚在巩膜内，结合有缺陷的涡静脉，导致通过巩膜外流途径的巩膜导水通道外渗蛋白的排出减少；葡萄膜炎巩膜流出道的功能降低也会影响液体引流，导致脉络膜上间隙蛋白质和液体积聚过多。随后，当细胞外蛋白浓度与血管内蛋白浓度相等时，蛋白质和液体进入视网膜下间隙。视盘周围脉络膜上腔间隙的蛋白质可进入蛛网膜下腔和硬膜下腔，导致 50% 的患者即使没有脑脊液细胞增多的脑脊液蛋白含量增加[14]。Forrester 及其同事认为 IUES 是一种眼部黏多糖病，其最初的缺陷在于巩膜成纤维细胞合成和（或）降解蛋白皮肤素[15]。其他证据也表明，巩膜黏多糖异常在 IUES 发病机制中起重要作用。眼压通常在正常范围内，因为葡萄膜炎巩膜流出道阻塞引起的眼压升高趋势被睫状脉络膜脱离引起的房水减少所抵消。

最好的治疗方法一直在争论。涡静脉减压术联合巩膜切除术最初是治疗葡萄膜渗漏综合征合并小眼球的首选方法。Gass 认为涡静脉减压术的治疗效果不如巩膜切除术，后者更能促进巩膜蛋白和液体的排出[16]。他建议采用部分厚度巩膜切除术或全层厚度巩膜切除术。治疗后，渗出物可能在几个月内逐渐消失（图 99-5）。然而，脉络膜视网膜退行性变可能是由持续发展的渗出的慢性轻度复发或黏多糖代谢异常所致。

其他可引起葡萄膜渗漏的疾病包括小眼球、硬脑膜动静脉瘘、巩膜炎、原田病、葡萄膜束弥漫性肿瘤、长期低眼压等。

豹斑样色素沉着可能出现在全身大细胞淋巴瘤、白血病、双侧葡萄膜黑色素细胞增殖和器官移植性脉络膜视网膜病变中。

## 三、血管性 Vascular

### （一）Coats 病 Coats Disease

这是一种非家族性发育性视网膜血管病。这

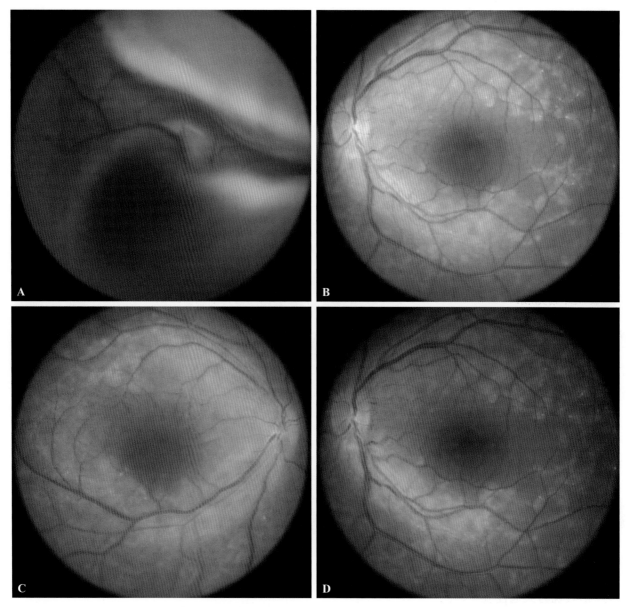

▲ 图 99-5　36 岁真性小眼球患者的大疱性视网膜脱离（A）和多个视网膜下黄色斑块（B）。在两个象限的巩膜切除术后 1 年，视网膜变平，显示出与对侧眼相似的黄色斑块（C）。而对侧眼的变化和 1 年前一样（D）

种疾病在男性中更为常见，通常是单侧受累，可能发生于婴儿。症状通常发生在儿童或年轻人身上，1/3 的症状在 30 岁以上出现。所有血管（动脉和静脉）都会受到影响，表现为毛细血管扩张并伴有大量硬性渗出物，偶尔会出现出血性视网膜病变。另一方面，一种轻微的疾病可能会发生，主要累及中心小凹旁区域。直到成年后，当黄斑出现硬性渗出和水肿时，视力才会下降。受累面积的大小直接影响预后。有时，其他血管异常可能出现在病变眼或对侧眼，如黄斑大血管或动脉扭曲（图 99-6）。这

种情况可能偶尔与其他异常有关，如进行性面部半侧萎缩（rogressive facial hemiatrophy）、面部肩胛肱肌营养不良和耳聋（facial scapulohumeral muscular dystrophy and deafness）或 Alport 综合征[17]。很少伴有全身性血管异常。

　　眼底检查显示各种严重程度不一的变化。轻度表现为局灶性毛细血管扩张和微动脉瘤，常位于黄斑颞侧，有或无轻度硬性渗出。中度表现为囊样黄斑水肿伴毛细血管扩张或微动脉瘤周围明显硬性渗出，以及更广泛的血管异常伴大量渗出，可进入视

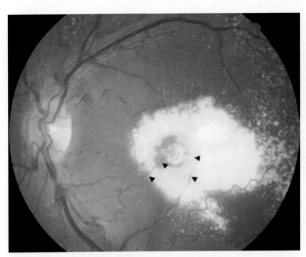

**▲ 图 99-6　Coats 病的视网膜动脉扭曲**
眼底图像显示密集的黄斑渗出物，伴有黄斑下纤维化，视网膜脉络膜吻合，箭头所示

网膜下间隙。严重者表现为血管病变广泛、弥散，硬性渗出物在视盘周围和后极积聚，引起渗出性视网膜脱离。黄斑可脱离并伴有大量的视网膜内和视网膜下渗出物，随后可转变为排列有序的视网膜下盘状肿块或萎缩性瘢痕。这些变化可能发生于婴儿和儿童，往往因单侧视力低下或后极大量渗出物引起的异常红色反射而出现明显的斜视而到眼科就诊。黄斑部渗出物的积聚可能是由于睡眠期间重力引起的视网膜下渗出物向中央区域迁移所致。富含脂质的物质随巨噬细胞的沉积而演变为纤维组织。视网膜或脉络膜血管可长入病变内形成盘状瘢痕。最晚期表现为大疱性脱离，视网膜直接与晶体接触，胆固醇晶体积聚在视网膜下间隙[18]。视网膜表面或视网膜可能有扩张的异常血管、硬性渗出物或出血。然而，异常的扭曲血管并没有进入视网膜下间隙，这是典型的外生型视网膜母细胞瘤的特点。

FA 清楚地显示视网膜血管的动脉瘤样扩张，包括动脉、静脉和毛细血管，毛细血管无灌注也很明显。正常出现的血管不显示染料渗漏。也可见黄斑囊样水肿。

临床过程各不相同。如果黄斑病变位于周边，特别是视网膜的下半部分，则黄斑可能在生命后期才开始受累。视网膜新生血管罕见，尽管有广泛的毛细血管无灌注。然而，一些严重病例会出现毛细血管无灌注区域增加，导致新生血管形成，随后出

现玻璃体积血、玻璃体膜形成、渗出性和牵拉性视网膜脱离以及新生血管性青光眼，导致无光感。另一些则可能因有毒物质刺激而引起眼内炎症甚至急性眼眶蜂窝织炎。一些患者出现中周部或周边隆起、排列有序的渗出结节或肿块，颜色淡黄色，并伴有出血斑，类似肉芽肿、外生型视网膜毛细血管瘤或黑色素瘤（图 99-7）。偶尔，可能会出现自发消退。

病理组织学研究显示受影响的视网膜动脉、静脉和毛细血管不规则扩张，在外层视网膜层可见 PAS 阳性渗出物，在外层视网膜和视网膜下间隙可见富含脂质的巨噬细胞。在婴儿重症中，可观察到严重的血管内皮增生和出血性梗死。遗传检测显示 Xp11.2 染色体上的 NDP 基因发生了体细胞突变。

治疗通常包括针对病变的激光或冷冻治疗，以减少渗出物和保持视力（图 99-8）。严重渗出性脱离应先行外引流，然后对异常血管行冷冻治疗。巩膜扣带可促进视网膜复位，提高冷冻治疗效果，促进异常血管的消退。然而，新的病变可能在附近或较远的区域发展。随访是发现和治疗新病变的关键。扇形全视网膜光凝（sector panretinal photocoagulation，PRP）可用于无灌注区和异常血管。对于严重的病例，可以考虑玻璃体切除术，以解除玻璃体牵引，同时进行视网膜下液体外引流、激光或冷冻。最近，反复玻璃体腔注射贝伐单抗已

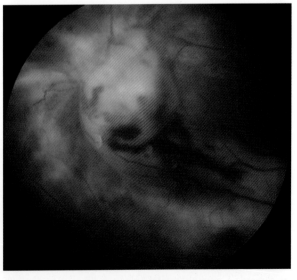

**▲ 图 99-7　1 例 17 岁 Coats 病男性患者眼底中周部隆起的渗出结节，结节周围有大量黄白色渗出**

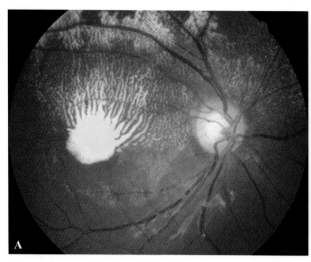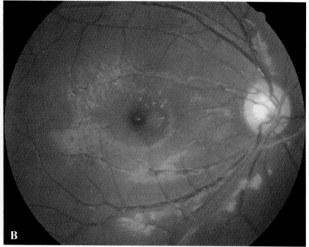

▲ 图 99-8　A. Coats 病；B. 对周边部异常血管进行冷冻治疗 1 年后，硬性渗出消退

经被报道可减少视网膜下液体，促进随后的激光或冷冻治疗。

鉴别诊断包括婴儿白瞳症的所有可能原因。与动静脉瘤和渗出液相关的局部毛细血管扩张可能类似于视网膜海绵状血管瘤、获得性视网膜大动脉瘤、陈旧性视网膜分支静脉阻塞、双侧特发性视网膜炎、血管炎、动脉瘤和神经视网膜炎（IRVAN）。

（二）急进型高血压与妊娠高血压综合征 Accelerated Hypertension and Pregnancy-Induced Hypertension

长期或严重高血压可损害视网膜血管系统、脉络膜循环和视盘循环。血管结构、自动调节和组织阻力的差异决定了这三个系统对血压升高的不同敏感性。虽然视网膜血管和视盘的渗漏可能是视网膜下液体的来源，但高血压引起的脉络膜病变是导致渗出性视网膜脱离的主要类型。

虽然慢性中度高血压很少与脉络膜病变相关，但脉络膜缺血更常与急进型高血压相关。与视网膜循环不同，脉络膜血管不具有自动调节功能，系统血压波动时的血流主要受交感神经张力的调节。当血压高时，交感神经张力增高可防止压力对脉络膜毛细血管的直接损伤；但如果血压迅速升高，交感神经张力过大可引起脉络膜动脉和微动脉的严重收缩，导致脉络膜毛细血管缺血性改变。脉络膜病变可分为三个阶段：①急性缺血期；②慢性阻塞期；③慢性修复期[20]。前两个阶段，眼底检查可观察到外层视网膜白色或红色斑块，可能由 RPE 坏死引起，渗出性脱离常出现。FA 可表现为片状脉络膜充盈延迟区域形成的汇合区或散在区。在中晚期，可见到 RPE 渗漏引起的多点或强荧光镶嵌式图案。在修复期，可见到大面积不规则的 REP 萎缩、Elschnig 斑（中央为色素沉着被环状低色素沉着包围的 RPE 改变）或 Siegrist 斑（色素改变斑类似于 Elschnig 斑，沿赤道区脉络膜血管线性排列），渗出性脱离消失，但脉络膜延迟充盈仍然存在。

（三）妊娠高血压综合征 Pregnancy-Induced Hypertension

1%～2% 的孕妇在妊娠晚期出现严重的高血压、蛋白尿和水肿，并伴有继发于渗出性视网膜脱离的视力损害。渗出性脱离可局限于黄斑部或表现为大疱性脱离。视网膜可能出现或不出现棉絮斑或其他继发于高血压视网膜病变的变化（图 99-9），可见 RPE 坏死的黄白色斑块。FA 显示脉络膜充盈延迟和 RPE 受损的多个渗漏点。分娩后，随着高血压的控制，渗出性脱离迅速消退。大多数患者视力恢复良好。后极部可出现 RPE 改变，形成色素沉着线或斑块，并伴有 RPE 萎缩的黄色斑点。双侧改变可能被误认为黄斑营养不良。严重者可有广泛的渗出性脱离。广泛的视网膜色素上皮改变类似于视网膜毯层营养不良（tapetoretinal dystrophy）和可能会导致严重的视力损害。妊娠高血压综合征脉络膜视网膜改变的原因尚不清楚。渗出性脱离发作前血压可能

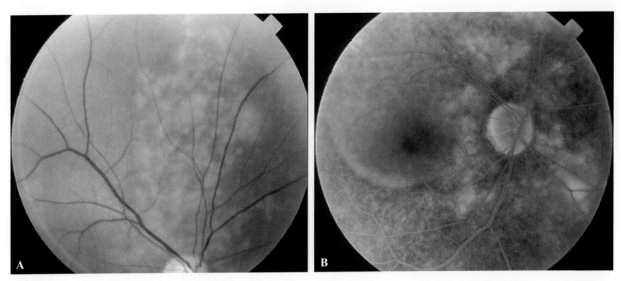

▲ 图 99-9 妊娠高血压综合征患者的彩色照片（A）和荧光素血管造影图像（B），显示渗出性视网膜脱离和多个视网膜下黄白色斑块

不是很高。受影响的患者可能有其他与弥散性血管内凝血相关的症状和体征，如溶血、血小板计数低和肝酶升高。有可能导致弥散性血管内凝血的机制（见下文）也在脉络膜中起作用，导致脉络膜缺血、RPE 损伤和渗出性脱离。

### （四）糖尿病视网膜病变 Diabetic Retinopathy

严重的糖尿病黄斑水肿（diabetic macular edema，DME）有时可伴有局限性黄斑脱离。从血管中渗出的液体首先积聚在视网膜内，超过某一临界点，液体可能进入视网膜下间隙，导致视网膜感觉层脱离。严重的黄斑水肿不仅导致视网膜脱离，而且可能伴有大量硬性渗出物（图 99-10）。硬性渗出物是视力下降的独立危险因素之一[21]。除了与糖尿病血管病变相关的血管通透性增高外，紧绷的玻璃体后界膜也可能导致黄斑水肿以及由于机械牵引力或牵引引起的血管通透性增高而引起局部脱离。

临床上，导致严重黄斑水肿的早期眼底改变可表现为视网膜中央静脉阻塞样改变，视盘周围有火焰状出血和散在的血管周围渗出物，但没有视盘渗漏和静脉延迟充盈的迹象。在其他情况下，多个微动脉瘤簇可能分布在后极部，并伴有明显的毛细血管无灌注。感觉层视网膜脱离和大量渗出物可能在后期发展。渗出性视网膜脱离合并黄斑水肿代表内层视网膜屏障的严重破坏。在这种情况下，单独应用激光几乎没有效果。在大多数情况

下，单独或联合应用多次玻璃体内抗血管内皮生长因子或联合应用 Tenon 囊下或玻璃体内类固醇可有效地促进视网膜下液体吸收，使视网膜平覆。目前尚未证实后续的局部激光光凝治疗对血管节段或微动脉瘤的渗漏是否能获得更持久的疗效。然而，糖

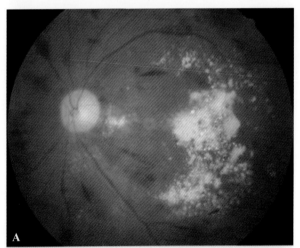

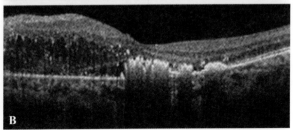

▲ 图 99-10 彩色照片（A）和光相干断层图像（B）显示糖尿病视网膜病变中大量硬性渗出物伴囊样黄斑水肿改变和神经感觉性视网膜脱离

尿病视网膜病变临床研究网（Diabetic Retinopathy Clinical Research Network）及其他多中心临床研究表明，与使用研究方案的多次玻璃体内抗血管内皮生长因子治疗 DME 相比，局灶激光光凝没有显示出额外的效果[22-26]。在一些病例中，渗出性脱离没有表现明显的囊样黄斑水肿。可能是因为水肿处于消退期，因此对治疗的反应可能更快。严重者，渗出物可在黄斑内或黄斑下凝固和沉积。如果经过几次治疗后病情没有改善，可以施行玻璃体切除联合后界膜和内界膜剥除术，以减少水肿和硬性渗出物（图 99-11）[27]。因为大量硬性渗出物的形成表明视网膜处于相对缺氧状态或已经进入早期增殖期，术中需要全视网膜光凝抑制血管生成因子的产生，后

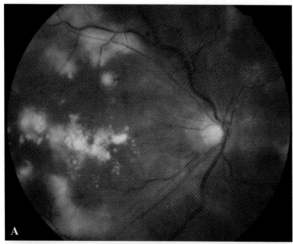

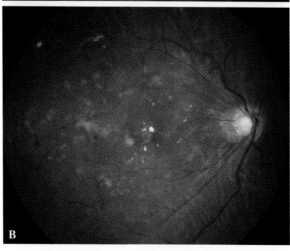

▲ 图 99-11 A. 糖尿病视网膜病变患者大量的硬性渗出；B. 进行玻璃体切除联合后界膜剥除，播散激光光凝治疗，术后 8 个月硬性渗出吸收。最佳矫正视力从 20/800 提高到 20/200

者可能导致黄斑进一步水肿或新生血管，导致术后玻璃体积血甚至新生血管性青光眼[27]。对于已经存在的后玻璃体脱离，可考虑视网膜前膜剥离和内界膜剥离[28]。大量渗出物通常形成黄斑下斑块，严重影响视力。手术后，斑块可能会缩小，但不会完全消失，留下残留的纤维化或晶体样沉积，导致视力永久性下降。经视网膜切开术切除视网膜下渗出物的手术治疗已有报道，其效果尚未明确[29]。严重水肿的患者应进行全身检查，包括血压、血脂和肾功能，任何异常都应进行治疗，因为这些情况可能会干扰治疗的局部反应。

### （五）血管阻塞性疾病 Vascular Occlusive Diseases

严重的视网膜静脉阻塞偶尔伴有浆液性视网膜脱离。渗出性脱离在分支性、半侧性和中央视网膜静脉阻塞中均有描述。黄斑区外充血的视网膜静脉血管渗漏的是黄斑区视网膜下液的主要来源。此外，缺血视网膜产生血管生成因子，如 VEGF，进而增加血管通透性。血管内压升高和血管通透性增加都会导致液体和血液成分漏入视网膜下间隙。在视网膜静脉阻塞的眼中，浆液性视网膜脱离通常位于中心凹下方，视网膜脱离的高度在中心凹处最大（图 99-12）。

OCT 的最新研究表明黄斑浆液性视网膜脱离是视网膜静脉阻塞的常见并发症。Spaide 等[30] 首次描述了视网膜分支静脉阻塞继发的浆液性视网膜脱离，在 14 只眼中，有 10 只眼（71.4%）有浆液性视网膜脱离。Yamaguchi 等通过 OCT 检查研究了 109 只眼的视网膜分支静脉阻塞，发现大血管 BRVO 组浆液性 RD 发生率（63%）高于黄斑小血管 BRVO 组（21%）[31]。Ozdemir 等发现 CRVO 中浆液性黄斑脱离的发生率很高（81.8%）[32]。在 OCT 检查的 91 例视网膜静脉阻塞患者中，Tsujikawa 等报道 76 眼（83.5%）有浆液性视网膜脱离累及中心凹[33]。他们的观察结果表明，在视网膜静脉阻塞的眼中，一个小的点状 RD 最初出现在中心凹的下方，但随后变成了一个穹顶状 RD；中心凹结构，特别是 Müller 细胞锥的结构，可能参与了浆液性 RD 的形成。

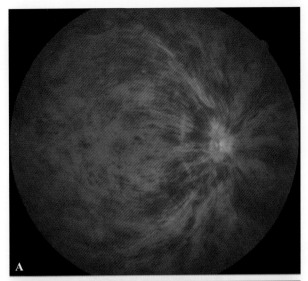

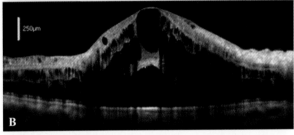

▲ 图 99-12　彩色照片（A）和光相干断层图像（B）显示视网膜中央静脉阻塞伴明显黄斑水肿和局限神经感觉性黄斑脱离

应用激光光凝治疗视网膜分支静脉阻塞的病变区已被报道可治疗浆液性视网膜脱离，并可促进视网膜下液体的吸收。激光治疗的有益效果可能是通过消融缺血的视网膜、减少 VEGF 的产生、关闭功能不全的血管、刺激 RPE 增强液体的再吸收。据报道，玻璃体腔注射贝伐单抗、雷珠单抗、曲安奈德和 Ozurdex 治疗视网膜静脉阻塞引起的浆液性视网膜脱离[34-38]，重复注射对反复发作的黄斑水肿是必要的。据报道，激光或手术诱导的脉络膜视网膜吻合术可解决黄斑水肿[39-41]，玻璃体切除术伴内膜剥除也有不同的效果[42, 43]。

视网膜静脉阻塞伴浆液性视网膜脱离的视觉预后是可变的。在伴有视网膜静脉阻塞的浆液性视网膜脱离的眼中，外层视网膜不连续并不一定导致视力下降。黄斑水肿和浆液性视网膜脱离后，如果中心凹周围的光感受器外节段得以保留，将保持良好的视力。然而，即使在黄斑水肿和浆液性视网膜脱离完全消失后，中心凹下光感受器外节弥漫性紊乱常常导致视力低下（图 99-13）。此外，穹顶状 RD 有时伴有浆液性 RD 之上光感受器外节段的局灶性缺损。当缺损累及中心凹时，视力预后通常较差。

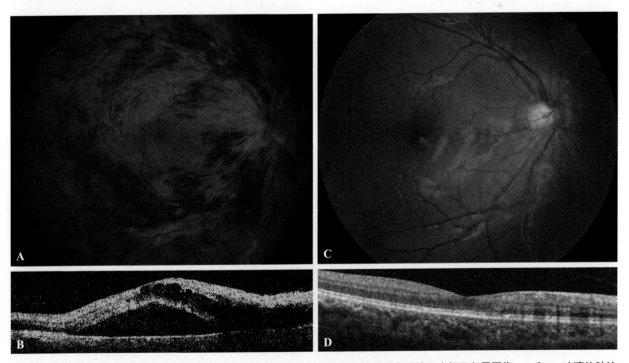

▲ 图 99-13　A 和 B. 显示非缺血性视网膜中央静脉阻塞患者严重黄斑水肿的眼底照片和光相干断层图像；C 和 D. 玻璃体腔注射贝伐单抗 1.25mg 两次和后 Tenon 囊下注射曲安奈德 40mg 后黄斑水肿的消退

### （六）胶原血管病 Collagen Vascular Diseases

胶原血管疾病，如系统性狼疮性脉络膜视网膜病变，在疾病活动性加剧期间，可表现出类似于高血压引起的脉络膜病变和视网膜病变。血压可能高，也可能不高。渗出性脱离可能继发于 RPE 受损后外层视网膜屏障的破坏。应注意的是，当给予大剂量的类固醇治疗时，渗出性脱离也可能出现在疾病的静止期，类似于伴有大疱性 RD 的 CSC。虽然在第一种情况下应使用类固醇，但在 CSC 样的情况下激素剂量应保留或减少。

## 四、炎症性和感染性 Inflammatory and Infectious

### （一）Vogt-Koyanagi-Harada 综合征 Vogt-Koyanagi-Harada Syndrome

Vogt-Koyanagi-Harada 综合征是一种多系统炎症性疾病，可引起神经、眼部和皮肤症状。眼部受累包括前葡萄膜炎和后葡萄膜炎。多发性浆液性视网膜脱离（SRD）伴视盘充血是典型的表现。严重者可出现大疱性视网膜脱离。已发现 VKH 与人类白细胞抗原 DR4（HLA-DR4）和 HLA-DRw53 相关，与 HLA-DRB1*0405 单倍型相关的风险最强。

这些关联在许多人种中都很高，包括日本人、西班牙裔、韩国人、印度人、意大利人、墨西哥人和中国人[44]。

VKH 的病程包括三个阶段：急性期、恢复期和慢性期。VKH 的表现通常以头痛开始，伴随或随后出现眼红、视物模糊、耳鸣和眩晕。眼部症状包括前房、玻璃体细胞反应及多发斑片状 SRD 或大疱性脱离。轻度时，少量的玻璃体细胞，仅可见轻度脉络膜皱褶伴轻度充血的视盘。头痛、视盘水肿、脑脊髓液轻度细胞增多等症状可误诊为无菌性脑膜炎。

FA 表现为早期斑片状脉络膜弱荧光区，随后出现多发性点状渗漏和染料积存，通常形成多发性分叶状。早期低荧光和晚期高荧光的散在轻度升高的黄白色病变可能类似于急性后极部多灶性盘状视网膜色素上皮病变。ICGA 可显示早期高荧光脉络膜间质血管，间歇性低荧光暗点，晚期弥漫性脉络膜高荧光[45]。弱荧光暗点最可能代表炎性病灶。在长期的 VKH 疾病中，75% 的患者有 ICGA 所示的与疾病相关的持续性脉络膜炎症[45, 46]。

OCT 具有独特的特点。除了通常的视网膜下液体积聚模式外，视网膜下间隙可能在外界膜外形成囊性空腔（图 99-14）。囊性空腔的基底主要由膜状结构组成，连续的线代表附着区域中光感受器细胞内外节段的连接。有人认为，膜结构不仅由炎症产物组成，而且还由视网膜组织组成，很可能是外节段。内层脉络膜可能呈波浪状。

急性期首选大剂量皮质类固醇治疗。一些人主张使用甲泼尼龙冲击治疗，每日 1g，分次给药，然后在 2~3 个月内逐渐减量。剂量不足可能导致该病复发更频繁。当类固醇减量过早或过快时，会发生浆液性视网膜脱离的复发，需要重新开始高剂量类固醇或补充眼周注射曲安奈德。在严重的 VKH 病例中，可能需要联合免疫抑制治疗。除非有慢性炎症或脉络膜新生血管，否则预后通常良好。

在恢复期，会有皮肤和头发的变化，包括脱发、毛发变白，白癜风往往在疾病发生后的 2~3

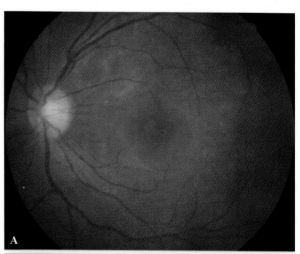
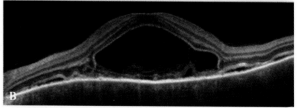

▲ 图 99-14　A. Vogt-Koyanagi-Harada 综合征患者的彩色照片显示后极部渗出性视网膜脱离。B. 光相干断层成像显示视网膜神经感觉层视网膜脱离和外层多叶状囊腔形成

个月后发生。出现晚霞样眼底，表示色素上皮和脉络膜中黑色素的弥漫性丢失。脉络膜增厚消退后从视盘放射出的色素线表示以前曾发生过急性炎症（图 99-15）。周围视网膜上散在的穿凿样白色病变（与 Dalen-Fuchs 结节的组织学诊断相对应）常可见。恢复期后复发通常表现为慢性虹膜炎而不是渗出性视网膜脱离。大约 2% 的 VKH 患者可能出现中心凹下 CNV，可能需要玻璃体腔内注射抗 VEGF 药物。

10%～20% 的 VKH 可能演变成慢性炎症。大多数 VKH 患者慢性炎症多表现为慢性前葡萄膜炎。慢性 VKH 的治疗常使用环孢素。慢性前葡萄膜炎是导致白内障、青光眼等并发症的主要原因。

### （二）交感性眼炎 Sympathetic Ophthalmia

交感性眼炎（sympathetic ophthalmia，SO）是眼外伤或内眼手术后发生的一种双侧肉芽肿性葡萄膜炎。非手术性眼外伤所致的发病率约为 0.3%，手术性所致的发病率为 0.01%。对侧交感眼最早可在外伤后 2 周发生炎症反应。大约一半的病例在受伤后 1 年内出现这种疾病。在手术诱导的 SO 中，虽然这种疾病更容易发生在因复杂的玻璃体视网膜病变而接受多次眼内手术的眼睛中，但据报道，简单的经巩膜视网膜下液体引流术与 SO 有关[47]。

SO 有各种类型的眼底改变，从类似于伴有少量视网膜下液的多灶性脉络膜炎到类似于 VKH 的

明显渗出性脱离。其临床过程和治疗反应与 VKH 相似。

其症状包括视物模糊，尤其是与调节障碍相关的近视力下降、发红和眼痛。典型的临床症状包括前房和后房的细胞、多发斑片状或融合性浆液性脱离，以及与 Dalen-Fuchs 结节相对应的周边眼底散在的奶油色斑块。FA 还显示早期多发性针尖样渗漏和晚期视网膜下荧光积存。在恢复期，皮肤和头发也会发生变化。治疗的主要方法是皮质类固醇。在糖皮质激素抵抗的情况下，可能需要免疫抑制剂。脉络膜新生血管膜可发生在晚期。治疗 CNV 的首选是抗 VEGF 药物。

### （三）后巩膜炎 Posterior Scleritis

后巩膜炎的主要症状是视物模糊和伴有眼球运动的眼部疼痛。临床表现包括浆液性视网膜脱离，眼底检查可见脉络膜皱褶，FA 上多发性针尖样渗漏，超声诊断病理性 T 征。当有视盘肿胀和眼球突出时，应行 CT 或 MRI 检查以排除假瘤。在罕见的情况下，后巩膜炎可表现为孤立性肿块而不是弥漫性巩膜炎[48]。

后巩膜炎是巩膜炎的一个亚组，也包括前巩膜炎。后巩膜炎的病因和治疗与前巩膜炎相似，但前部坏死型在后巩膜炎中非常少见。来自大多数大学或三级转诊中心的报道发现，大约一半的巩膜炎病例与全身疾病有关。类风湿关节炎是最常见的全身性疾病，其次是韦格纳肉芽肿和复发性多软骨炎。在以社区为基础的转诊病例中，1/3 的巩膜炎病例与系统性疾病有关，大多数在系统性疾病诊断后发展为巩膜炎。类风湿关节炎是最主要的病因，脊椎关节病和病原体感染是第二和第三常见的病因[49]。与巩膜炎相关的其他全身疾病包括：Cogan 综合征、单纯疱疹和带状疱疹感染、曲霉菌病、炎症性肠病和结节病。

仅局部皮质类固醇治疗巩膜炎的成功率不到 10%。非感染性，非坏死性巩膜炎应首先用局部皮质类固醇和口服非甾体抗炎剂治疗。坏死性巩膜炎或对非甾体抗炎剂不耐受的非坏死性巩膜炎患者，通常开始口服泼尼松。如果患者在 1 个月内对治疗没有反应，可以采用免疫调节疗法

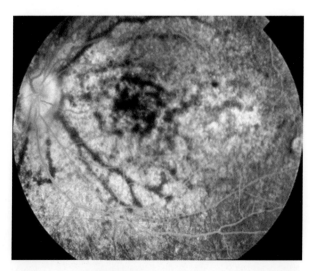

▲ 图 99-15　恢复期 Vogt-Koyanagi-Harada 综合征患者的荧光素血管造影显示放射状的色素线

（immunomodulatory therapy，IMT）。保留类固醇的 IMT 可包括抗代谢药（即甲氨蝶呤、硫唑嘌呤和霉酚酸酯）、烷基化剂（即氯霉素和环磷酰胺）、T 细胞抑制剂（即环孢素和他克莫司）、肿瘤坏死因子 α 抑制剂（即英夫利昔单抗或阿达木单抗）和利妥昔单抗（一种在 B 细胞上发现的抗 CD-20 的嵌合单克隆抗体）。结膜下和 Tenon 囊下注射曲安奈德是另一种治疗方法[50]。

### （四）与渗出性脱离相关的感染 Infections Associated With Exudative Detachment

许多病原体，包括细菌、立克次体、真菌和病毒，已被报道能够感染脉络膜或视网膜，并导致渗出性视网膜脱离。感染性炎症引起的脉络膜血管通透性增加是积液的主要原因。适当治疗后的视力恢复情况各不相同。

### （五）细菌感染 Bacterial Infection

据报道，梅毒、结核分枝杆菌、巴尔通体猫抓病和布鲁氏菌病可引起渗出性视网膜脱离。

眼部梅毒有时可能并发人类免疫缺陷病毒（HIV）感染，导致更猛烈和更具破坏性的过程[51]。伴有或不伴有 HIV 感染的眼部梅毒可能与渗出性视网膜脱离有关。

严重的眼内结核可出现渗出性视网膜脱离。视网膜下新生血管可能会在某些情况下发展并导致脉络膜出血。

猫抓综合征患者有视盘周围浆液性视网膜脱离和中心浆液性脉络膜视网膜病变样表现[52]。渗出液可自行吸收，有无抗生素治疗，但一些严重的神经性视网膜炎可留下视盘苍白、色觉异常和相对传入性瞳孔阻滞[53]。

侵袭眼睛的布鲁氏菌病很少见，但眼睛的每一个结构都可能受到这种疾病的影响。临床表现为视力下降、视盘水肿和浆液性视网膜脱离[54]。

### （六）真菌感染 Fungal Infection

眼部真菌感染通常来源于全身真菌血症，引起多发性脉络膜炎。在眼部真菌感染中，会发生浆液性和出血性视网膜脱离。在一些糖尿病或免疫功能低下的患者中，毛霉菌病可能是一种致命的真菌感

染。有报道严重的鼻 – 眶毛霉菌病并发浆液性视网膜脱离和视网膜坏死[55]。

### （七）病毒感染 Viral Infection

最常见的能引起浆液性视网膜脱离的病毒属于疱疹病毒家族。疱疹病毒科引起急性视网膜坏死、玻璃炎、视网膜动脉炎、视网膜出血、渗出性视网膜脱离和视神经病变。巨细胞病毒（CMV）视网膜炎通常发生在 HIV 感染的患者。巨细胞病毒性视网膜炎也可能同时伴有孔源性和渗出性视网膜脱离[56]。

### （八）其他感染 Other Infections

眼弓形体病是由弓形体引起的，弓形体是一种世界性的原生动物寄生虫。临床上，眼弓形体病可引起视网膜血管炎和局灶性坏死性视网膜脉络膜炎，表现为椭圆形或圆形黄白色隆起病变，并伴有上覆的玻璃炎。在近一半的眼部弓形体病患者中，浆液性视网膜脱离发生在活动性弓形体性视网膜脉络膜炎期间，对常规治疗反应良好，与总液体量无关[57]。

Q 热是一种人畜共患病，由感染 Coxiella burnetti（立克次体 burnetti）引起，立克次体是一种严格的细胞内生物。Q 热可能改变免疫系统，诱发自身免疫性疾病。因此，它可以通过类似的免疫过程暴发 VKH 综合征或模拟 VKH 综合征，导致渗出性视网膜脱离[58]。

## 五、退行性 Degenerative

### 年龄相关性黄斑变性与息肉脉络膜血管病变 Age-Related Macular Degeneration and Polypoidal Choroidal Vasculopathy

在伴有 CNV 的年龄相关性黄斑变性（AMD）中，视网膜常发生浆液性和出血性脱离。新生血管膜导致浆液性渗出物和红细胞漏入 RPE 下间隙，随后进入视网膜下间隙。眼底检查通常显示一个浅灰色隆起的肿块，对应于视网膜色素上皮和感觉视网膜的浆液性和出血性脱离。肿块样病变应与脉络膜黑色素瘤鉴别。FA 有助于鉴别诊断。在伴有 CNV 的 AMD 中，新生血管漏呈高荧光区，出血性病变

由于视网膜下血的遮蔽而呈现低荧光。黑色素瘤早期呈斑点状高荧光，晚期染色增强。此外，CNV 引起的肿块样病变往往在短时间内改变形态。盘状瘢痕最终由 CNV 演变而来，伴有大量渗出物。广泛出血性黄斑脱离可能导致玻璃体积血，玻璃体混浊的颜色往往是黄色而不是红色，表明玻璃体中存在陈旧性血液或血液变性产物。在极少数情况下，活动性病变或盘状瘢痕的大出血可导致严重出血性脉络膜和视网膜脱离（图 99-16）。

息肉状脉络膜血管病变是近年来公认的一种独特的渗出性黄斑病变[59]。它通常被认为是一种原发性脉络膜血管异常，具有两个不同的特征：一个由分支血管网和多个终末红橙色动脉瘤或息肉样病变组成的复合体。临床上，PCV 表现为 RPE 和神经感觉性视网膜的多发性、复发性血清样脱离，继发于脉络膜血管病变的渗漏和出血（图 99-17）[60]。它可能是导致严重出血性脉络膜视网膜脱离的原因。PCV 是否是渗出性 AMD 的一个变体尚未明确。然而，PCV 和渗出性 AMD 在人口统计学特征、眼底图像、自然病史、视觉结果和对不同治疗方式的反应方面存在显著差异。ICGA 鉴别特征性息肉样血管扩张是确诊 PCV 的主要方法。近年来，OCT 被广泛应用于渗出性黄斑病变的研究。OCT 图像还可以区分 PCV 与渗出性 AMD 的渗出性改变。在 Ozawa 等的研究中，78% 的 PCV 患者和 53% 的渗出性 AMD 患者观察到浆液性 RD[61]。此外，与渗出性 AMD 相比，PCV 眼的浆液性 RD 高度更高，大的感觉脱离发生率高。虽然息肉样病变位于视网膜色素上皮下，但活动性息肉样病变的渗漏更为严重，息肉样病变的液体可能通过视网膜色素上皮漏入视网膜下间隙，引起较大的浆液性视网膜脱离。

在某些 PCV 病例中，黄斑部的浆液性神经感觉层脱离而无出血是 RPE 萎缩的主要临床特征。FA 仅显示多灶性的颗粒状强荧光。这种类型的 PCV 可以伪装成 CSC。ICGA 可能有助于建立更明确的诊断。Yannuzzi 等报道了一系列 13 例先前诊断为 CSC 的患者，但经过进一步评估和随访，他们被诊断为 PCV[62]。这些眼睛表现出渗出性黄斑脱离的特征，ICGA 显示出小管径、息肉状异常血管。因此，作者建议 ICGA 应在以下情况下进行：①根据年龄、

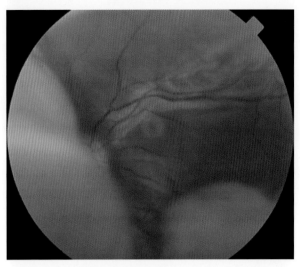

▲ 图 99-16　年龄相关性黄斑变性患者大量的视网膜下、视网膜色素上皮下和脉络膜上腔出血

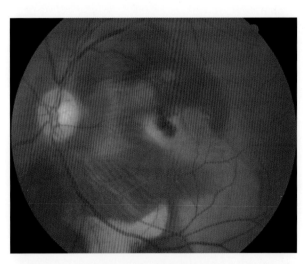

▲ 图 99-17　息肉状脉络膜血管病患者的彩色眼底照片，显示多发的橙色视网膜下结节、出血性视网膜色素上皮脱离、视网膜下出血和神经感觉层脱离

性别或种族，不存在 CSC 风险的患者；②黄斑部持续性浆液性脱离伴脂质积聚的患者；③伴有视网膜下出血的复发性浆液性脱离。

外周渗出性出血性脉络膜视网膜病变（peripheral exudative hemorrhagic chorioretinopathy）是一种少见的脉络膜视网膜肿块样病变。其特征是高龄患者，女性占优势，色素上皮脱离频繁，多位于赤道颞侧，呈高度出血性和渗出性表现，有时延伸至黄斑。它与 PCV 有许多共同的特征，包括息肉样脉络膜毛细血管扩张、异常脉络膜血管网、渗出性和

出血性表现[63]。在 Mantel 等的研究中，ICGA 显示 69% 的眼病变区脉络膜有强荧光息肉样结构，50% 的眼脉络膜血管网异常。OCT 显示血管息肉表面色素上皮呈典型的穹窿状隆起[64]。外周渗出性出血性脉络膜视网膜病变与 PCV 的关系有待进一步研究。

AMD 或 PCV 的血清性视网膜脱离可通过手术治疗。在大多数情况下，通过玻璃体腔内注射膨胀性气体（含或不含 tPA）来气动置换黄斑下出血是首选治疗方法（图 99-18）[65]。主要并发症包括玻璃体积血和孔源性视网膜脱离。玻璃体切除术中视网膜下注射组织型纤溶酶原激活物（tPA）和使用全氟化碳液体从黄斑下间隙排出液化凝块已有报道[66]。Oshima 等描述了视网膜下大面积出血延伸至周边并累及两个或以上象限的出血性和大疱性视网膜脱

离患者的手术结果[67]。术前 12～24h 行玻璃体腔注射 tPA，玻璃体切除术采用周边视网膜切开，全氟化碳液经视网膜切开术引流视网膜下出血，气体填充，术后俯卧位。然而，最终的视觉结果受到黄斑病变的限制。

## 六、肿瘤与恶性肿瘤 Tumor and Malignancy

### （一）脉络膜血管瘤 Choroidal Hemangioma

脉络膜血管瘤可分为局灶型、孤立型和弥漫性脉络膜增厚型。两者都可能与广泛的渗出性视网膜脱离有关。

局灶性脉络膜血管瘤患者多为中年男性或女性，主诉单侧视力下降或扭曲。眼底检查可在后极的视盘旁区、黄斑区或黄斑外区发现直径 2～10 个视盘直径（disc diameter，DD）的橙色局限性病变。表面通常光滑，但病变上方可见视网膜增厚及囊性间隙。纤维化生小点或黄白色斑块有时存在于肿瘤与上覆的视网膜之间。病变内部通常没有色素增生，但周围可能有轻度色素沉着环。肿瘤上方和周围或下方周边视网膜可能发生渗出性脱离。黄斑部受累时，可出现囊样黄斑水肿（CME）。肿瘤与下方脱离的视网膜之间可见色素沉着的重力道。虽然脱离通常是局限的，但可能会发生严重的大疱性脱离（图 99-19）。视力受肿瘤、液体或 CME 的影响。

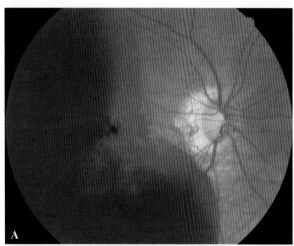

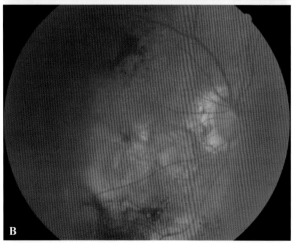

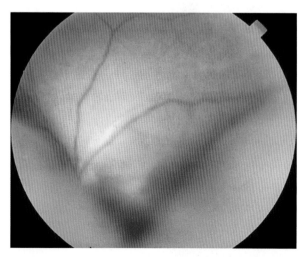

▲ 图 99-18　A. 息肉状脉络膜血管病患者的视网膜下大量的出血；B. 应用 0.2ml C₃F₈ 和 1.25mg 贝伐单抗玻璃体腔注射进行气动性置换术后，出血吸收

▲ 图 99-19　孤立性脉络膜血管瘤继发大疱性视网膜脱离 1 例

FA 表现为动脉前期肿瘤内大血管灌注，肿瘤表面出现不规则的高荧光，晚期可出现囊样黄斑水肿的多房型改变[68]。肿瘤周围可见环状低荧光。在没有明显视网膜或色素改变的小肿瘤中，病变仅显示轻微的高荧光，有时很难与周围的正常脉络膜区分。ICGA 检查能更清楚地显示早期肿瘤血管。

OCT 显示脉络膜抬高、RPE 紊乱、上覆视网膜囊性改变和视网膜下液（图 99-20）。劈裂样改变可见于肿瘤上方或邻近的外层视网膜，有时是在 PDT 或经瞳孔温热疗法（TTT）治疗期间。超声显示内部反射率高[69]。

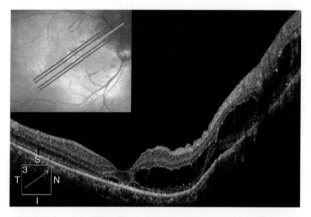

▲ 图 99-20　1 例脉络膜血管瘤的光相干断层扫描图像，显示黄斑液囊和肿瘤上方视网膜的囊性改变

组织学上，海绵状脉络膜血管瘤由大而扩张的薄壁的血管和少量的间质组织组成，并与周围的正常脉络膜血管融合。

不引起黄斑病变的肿瘤不需要治疗。传统上，对于黄斑外肿瘤伴黄斑下积液的患者，激光治疗的靶点是肿瘤表面的渗漏。多次治疗可能是必要的，以获得眼底液体再吸收。用这种治疗方法，肿瘤的大小可以缩小，也可以不缩小。ICGA 增强型半导体激光是另一种促进液体再吸收的治疗方法。近年来，TTT 和 PDT 被提倡用于肿瘤的治疗[70, 71]。每隔 2～3 个月进行一次或几次治疗，可能出现液体再吸收和肿瘤缩小，在某些情况下，肿瘤完全变平（图 99-21）。大的肿瘤可采用巩膜外冷冻疗法、热疗、外照射或巩膜敷贴治疗。在严重的情况下，肿瘤可能隐藏在脱离的视网膜下，因此无法进行激光或其他治疗。在这种情况下，可以通过手术引流视网膜下液，使肿瘤再次暴露，以获得更好的治疗效果。或者，重复注射贝伐单抗可用于促进液体再吸收[72]。这种疗法的效果尚未得到很好的证实。

第二种类型是 Sturge-Weber 综合征伴弥漫性脉络膜血管瘤。与对侧眼相比，病变眼的眼底背景颜色更红，正常脉络膜标记不可见（图 99-22）。在某些情况下，这可能是唯一重要的眼底发现。多数

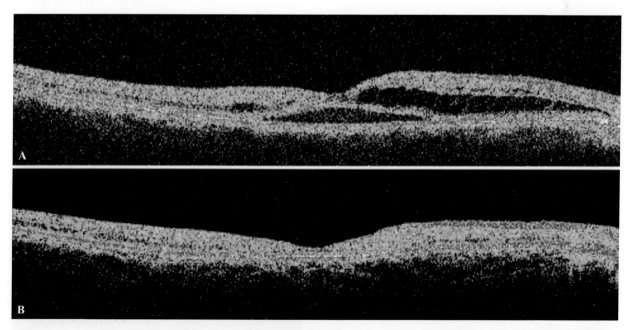

▲ 图 99-21　A.1 例上方脉络膜血管瘤黄斑区的光相干断层扫描图像，显示了黄斑下液和视网膜内囊肿；B. 脉络膜血管瘤经光动力治疗后黄斑病变消退

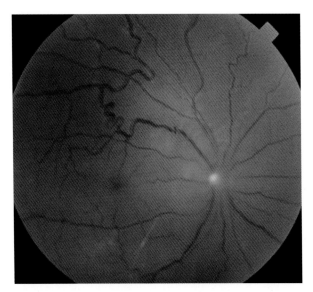

▲ 图 99-22 深红色背景的弥漫性脉络膜血管瘤，脉络膜纹理模糊，视网膜血管迂曲

病例有轻度视网膜血管扭曲或不同程度的散在色素改变。超声检查可发现脉络膜增厚。其他更严重的病例可能出现大疱性 RD，继发于房水流出阻力增加或小梁网异常的青光眼。除脉络膜弥漫性增厚外，还可能有局灶性增厚。FA 可能表现出轻微的异常，或只是色素紊乱引起的斑片状低荧光区和高荧光区。渗出性视网膜脱离可出现晚期渗漏和囊样间隙。

Sturge-Weber 综合征的青光眼很难用药物控制，通常需要手术。滤过性手术常合并严重脉络膜脱离，多数情况下可自行恢复。对于有潜在有用视力的渗出性脱离，可在漏液处进行氩激光光凝，以促进视网膜下液体的再吸收。其他治疗方式包括低剂量外照射（1200～2000cGy），分为几个疗程[73]。近年来，PDT 在治疗弥漫性脉络膜血管瘤时，应用多点、多疗程的方法，以减少渗出性脱离和脉络膜厚度[74]。可能需要进一步的研究来确认其用途。

## （二）脉络膜黑色素瘤 Choroidal Melanoma

脉络膜黑色素瘤通常与渗出性视网膜脱离有关。肿瘤病变常在常规眼科检查或特定的眼底检查中发现，因为黄斑部的感觉层脱离或肿瘤本身增大而导致视物模糊或视野缺损。闪光可能是肿瘤生长或肿瘤侵入视网膜时的一种症状。

黑色素瘤通常表现为视网膜下的宽基或穹顶状

色素团块（图 99-23）。一个小肿瘤的表面可能含有橙色色素，部分或整个病灶可能是无色素的。渗出性脱离可发生在肿瘤上方和周围或远离肿瘤位置的较低部位。在肿瘤生长过程中，脉络膜黑色素瘤可能侵入脉络膜毛细血管，导致视网膜下出血。以后它可能会突破 Bruch 膜，形成有色素或无色素的蘑菇样病变。肿瘤血管可见，尤其是如果 Bruch 膜上方无色素的部分。当肿瘤突破 Bruch 膜时，可能引起脉络膜、视网膜下或玻璃体积血。黑色素瘤可能侵犯视盘引起视盘水肿。当侵入玻璃体时，它可能导致玻璃体内的色素播散和视网膜表面的色素沉积。当侵入视网膜时，引流静脉可能会变得扭曲和充血。肿瘤呈弥漫性生长少见，引起弥漫性脉络膜增厚[75]。临床上弥漫性病变比穹隆状病变更具侵袭性，更易侵犯视盘并扩散到巩膜外，预后更差。

组织病理学研究表明，不同的肿瘤可能含有不同类型的细胞：梭形细胞 A 和 B、上皮样细胞或混合细胞类型。上皮样细胞型视力预后较差。在 FA 上，典型的病变表现为早期针尖高荧光和晚期渗漏。如果有 Bruch 膜突破，可见肿瘤血管和视网膜血管，呈现所谓的双循环征（double-circulation sign）[76]。ICGA 可在晚期显示肿瘤血管。超声对显示结节的大小、高度和眼外延伸有重要价值。典型的病变表现为穹隆状或蘑菇状脉络膜隆起伴声学空

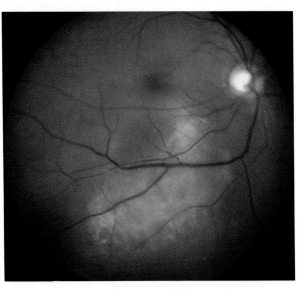

▲ 图 99-23 黄斑下方的恶性脉络膜黑色素瘤

腔和脉络膜凹陷。A 超扫描通常显示在具有紧密梭形 A 或 B 细胞类型的肿瘤中，具有快速衰减的初始峰值[77]。上皮样细胞型更容易在肿瘤内出现中等程度的高低尖峰。MRI 不可避免地显示黑色素的顺磁效应，呈 $T_1$、$T_2$ 逆征：病灶显示 $T_1$ 呈高密度影，$T_2$ 呈低密度影，与玻璃体的密度相反（图 99-24）[78]。在不确定的病例中，细针活检用 25 号针穿过扁平部进入肿瘤获取细胞可用于细胞学检查。

恶性黑色素瘤应与脉络膜痣鉴别。有利于黑色素瘤诊断的要点包括五个方面：①穹窿状隆起超过 3mm；②表面橙色色素沉着；③在没有 CNV 的情况下肿瘤周围和上方的感觉层脱离；④ Bruch 膜突破的证据；⑤ FA 上的多处针尖样渗漏。

一些研究者建议，基底径大于 16mm、高度大于 3mm 的黑色素细胞病变应被视为恶性；基底径大于 2.5mm、有典型眼底图像并有生长迹象的病变也应被视为恶性，应予以治疗。另一些人则认为，肿瘤大小本身并不是唯一需要考虑的因素，应强调急性或慢性变化的迹象。以下征象显示慢性改变，有利于良性病变：①肿瘤显示纤维化生区，表现为纤维斑块或 CNV；②有证据表明视网膜下色素团或视网膜内色素迁移或重力道表明长期渗出性脱离；③存在 drusen。

治疗选择应考虑生长潜力、大小、位置和年龄。对于小肿瘤，如果渗出性脱离累及黄斑，激光可仅用于治疗渗漏点，以促进视网膜下液体的再吸收[79]。对于明确的小的恶性黑色素瘤，考虑激光或经瞳孔温热疗法[80, 81]。PDT 的使用结果不一。对于中等大小或较大的后极部肿瘤，可考虑有巩膜外敷贴或带电粒子的辐射。$^{60}$Co 或 $^{125}$I 是常用的巩膜外敷贴放射粒子[82]。$^{106}$Ru 敷贴治疗在欧洲也被广泛使用[83]。其他治疗方案包括类似于 PDT 治疗 AMD 的光辐照、局部切除、超声热疗和放疗及光凝敷贴治疗。可以使用伽马刀或赛博刀进行远程治疗。严重炎症反应是最常见的并发症。

眼部黑色素瘤协作研究（COMS）发现，术前对大的脉络膜黑色素瘤（高度＞ 8mm，基底径＞ 16mm）进行放射治疗不能提高 5 年生存率；对中等大小的肿瘤（高度 3～8mm，基底径≤ 16mm）进行眼球摘除和近距离敷贴放射治疗的生存率相似[84]。然而，有一系列临床证据表明，放射治疗后未能达到肿瘤的局部控制，即使是通过随后的眼摘治疗，也会增加转移的风险[85]。

### （三）转移性肿瘤 Metastatic Tumors

转移性肿瘤是眼部最常见的恶性肿瘤[86, 87]，脉络膜是最常见的肿瘤生长部位。脉络膜和眼眶转移

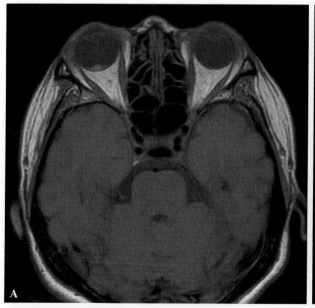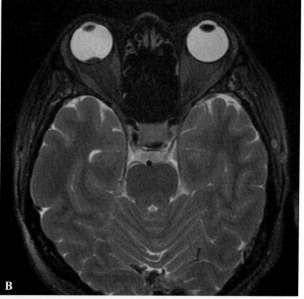

▲ 图 99-24　上述病例的磁共振成像坚持显示了典型的玻璃体 $T_1$ 高强度（A）和 $T_2$ 低强度（B）图像

最常见的原发部位是乳腺，其次是肺[88]。大约 1/3 的患者在眼科诊断时没有原发性癌症的病史[87]。尽管医学肿瘤专家进行了系统的评估，但大约 50% 的患者没有检测到原发部位。眼内转移最常见的症状是视物模糊。当视力受到影响时，通常会下降到 20/200 到数指的范围。其他症状包括闪光、漂浮物和疼痛。疼痛症状很少出现在其他原发性葡萄膜恶性肿瘤，如恶性黑色素瘤。

在眼底检查中，典型的脉络膜转移显示一个或多个孤立的黄色、乳脂状、扁平或稍高的病灶，其上覆色素紊乱形成斑点状，通常位于视网膜后极部，双侧受累 20%～40%，多灶性 20%，75% 与渗出性脱离有关。单凭眼底检查不可能确定病变的起源。

大多数转移癌的 FA 在动脉期和早期静脉期呈低荧光，在随后的影像中呈进行性高荧光。在静脉期肿瘤上方出现高荧光点，并在晚期血管造影中持续存在。转移瘤旁的浆液性视网膜下液可能有中度晚期高荧光。FA 在确定脉络膜肿瘤的起源方面的价值有限，但在区分转移性肿瘤和非肿瘤性疾病（如炎症过程、视网膜下新生血管膜和组织性出血）方面很有用。

超声显示转移癌呈扁平状，表面积较厚度大。大多数脉络膜转移癌呈扁平状或圆顶状的轮廓，厚度为 3～4mm。较厚的肿瘤通常伴有胃肠道、肾脏、肺和前列腺转移。Shield 和同事报道转移性胃肠道癌的平均厚度为 4mm[87]。

CT 扫描显示眼内转移癌的存在和形态。在磁共振成像上，转移癌在 $T_1$ 加权像上与玻璃体呈等信号或稍高信号，在 $T_2$ 加权像上与玻璃体呈低信号。钆增强检查显示轻度至中度增强。

其他辅助眼科手术可能有助于转移性肿瘤的诊断，包括放射性磷试验、细针穿刺活检和楔形活检。

脉络膜转移癌的鉴别诊断包括无色素性黑色素瘤、无色素性脉络膜痣、脉络膜骨瘤、脉络膜血管瘤、后巩膜炎和孔源性视网膜脱离。

脉络膜转移的检查包括头部的核磁共振成像，以排除脑转移和确定肿瘤的范围。眼部转移发生后，中枢神经系统转移的发生率由 6% 上升到 28%[88]。原发部位不明的患者应进行彻底的体格检查，并进行胸片和乳腺 X 线检查。在没有乳腺癌的女性和男性中，最初的评估应该针对肺、消化道、肾脏、甲状腺、胰腺和其他器官中的原发性肿瘤。Kole 等认为正电子发射断层扫描（PET）可能有助于发现未知来源的恶性肿瘤[89]。

常见的治疗方法包括化疗、外照射、敷贴放疗、激素治疗、局部切除、观察和综合治疗（图 99-25）。TTT 被认为能增强视网膜下液的再吸收[90]。

脉络膜转移患者预后差。平均存活时间为诊断

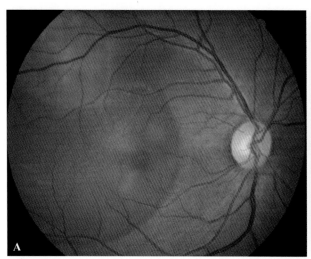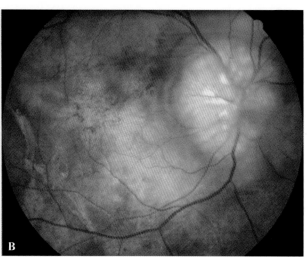

▲ 图 99-25　乳腺癌脉络膜转移 1 例

A. 最初发现脉络膜肿瘤伴有局限性神经感觉层视网膜脱离和视网膜下沉积物。随后的检查发现肿瘤迅速增大。全身化疗后肿瘤消退伴视网膜色素上皮广泛改变。B. 注意视盘有肿瘤浸润

后 8～9 个月 [91]。皮肤肿瘤预后最差（生存期 1～2 个月），乳腺肿瘤预后最好（7～31 个月）。中国台湾某教学医院收集 11 年 36 例脉络膜转移瘤的资料。平均年龄（53.9±12.8）岁。肿瘤原发部位：肺 18 例（50%），乳腺 8 例（22.2%），胃肠道 3 例（8.3%），胰腺 2 例（5.6%），卵巢 2 例（5.6%），肾 1 例（2.8%），肝 1 例（2.8%），不明 1 例（2.8%）[92]。

### （四）淋巴瘤 Lymphoma

原发性眼内淋巴瘤（primary intraocular lymphoma，PIOL）是一种罕见的疾病，很少能引起浆液性视网膜脱离，是原发性中枢神经系统淋巴瘤（primary central nervous system lymphoma，PCNSL）的一个亚型。高达 80% 的 PIOL 患者在 PIOL 诊断时或诊断后有中枢神经系统受累。大约 1/4 的 PCNSL 患者出现眼内受累 [93]。它被认为是葡萄膜炎伪装综合征（uveitis masquerade syndrome）的最重要原因（见第 82 章，中间葡萄膜炎；第 126 章，葡萄膜炎的诊断和治疗性玻璃体切除术）。临床症状包括类似玻璃炎的玻璃体细胞浸润和表面有色素团的多个冰激凌样视网膜下浸润灶（图 99-26）。一些病例可表现为局部的视网膜下黄白色浸润伴渗出性脱离或类似急性视网膜坏死的视网膜内浸润。PIOL 的诊断需要高度的怀疑指数。当老年患者出现玻璃体混浊伴玻璃体细胞时，PIOL 应列入鉴别诊断的名单中，特别

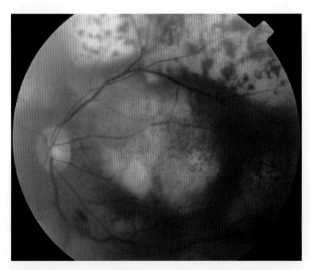

▲ 图 99-26　眼内淋巴瘤显示多发的黄色视网膜下病灶，上方的视网膜有色素团

是当所谓的玻璃体炎对皮质类固醇治疗无效时。当怀疑有 PIOL 时，平坦部玻璃体切除和腰椎穿刺是两种重要的诊断方法。玻璃体标本的细胞学检查可做出明确诊断。当患者接受皮质类固醇治疗时，可能会出现阴性结果。有人发现 PIOL 患者玻璃体中 IL-10 水平较高，或 IL-10/IL-6 比值较高。尽管细胞因子水平不能诊断 PIOL，但它们是细胞学检查的有用辅助手段。当临床怀疑 PIOL 的 IL-10 高或 IL-10/IL-6 比值高时，即使初次玻璃体切除和腰椎穿刺阴性，也需要进行更积极的诊断程序。在一些仅有少量玻璃体浸润的病例中，可能需要对视网膜下活检的样本进行细胞学检查 [94]。

PCNSL 的治疗方法可选择静脉注射大剂量甲氨蝶呤，通过血脑屏障和血眼屏障，达到玻璃体治疗水平。一些人主张在 PCNSL 和 PIOL 患者中额外玻璃体腔内注射甲氨蝶呤（0.4mg/0.1ml）（图 99-27）。玻璃体腔注射甲氨蝶呤的不良反应包括角膜上皮毒性和白内障。对于仅累及眼内的复发病例，仅玻璃体腔注射甲氨蝶呤治疗成功。对于难治性病例，对脑部和受累眼进行放射治疗可能是一种选择。然而，对于单独应用放疗，复发常见。玻璃体腔注射利妥昔单抗是治疗 PIOL 的一种有前途的方法，无明显不良反应。

### （五）白血病 Leukemia

40%～70% 的白血病患者有眼部受累 [96]。从前段到后段可能发生病理变化，包括角膜环形溃疡、虹膜浸润、青光眼、视网膜病变、脉络膜病变和视神经病变 [96]。结构改变可能是由白血病细胞直接浸润或伴随血液学异常引起的，如贫血、高黏血症，或两者兼而有之 [96]。后段表现通常与视网膜血管改变、视网膜出血甚至视网膜浸润有关。渗出性视网膜脱离有时可继发于白血病脉络膜病变 [96]。

既往的研究显示约一半的白血病患者有葡萄膜浸润 [97]。大多数没有临床症状或眼底改变。超声检查可显示轻度脉络膜增厚。一些患者可能出现局限性或弥漫性豹点斑改变，继发于脉络膜毛细血管广泛白血病浸润或化疗引起的视网膜色素上皮损伤。白血病，尤其是急性淋巴细胞性淋巴瘤的脉络膜浸润，有时可见到局灶性或弥漫性脉络膜抬高。渗出

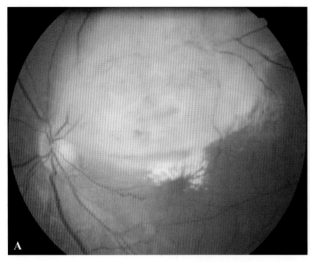
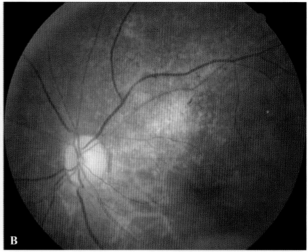

▲ 图 99-27　A. 1 例细胞学证实的眼内淋巴瘤患者的彩色眼底照片，显示大量的视网膜下淋巴瘤细胞浸润灶和渗出性视网膜脱离；B. 全身化疗和玻璃体腔注射甲氨蝶呤后渗出消退

性脱离和 RPE 脱离都可能发生（图 99-28）。当病灶局限性时，它可能与 CSCR 相似；在更广泛的脱离中，FA 可能显示继发于 RPE 损伤的针尖样渗漏，类似于原田病、后巩膜炎或其他脉络膜浸润性疾病。全身化疗可促进视网膜下液的再吸收[98]。

在这个过程中，视网膜下可见大量黄色渗出物样斑块（图 99-29）。

### （六）其他 Others

其他良性肿瘤，如骨瘤或星形细胞瘤，可能与邻近病变部位的渗出性视网膜脱离有关（图 99-30）。

## 七、视盘异常 Disc Anomalies

### （一）视盘小凹 Optic Nerve Pit

视盘小凹是视神经头内的先天性缺陷，呈灰色凹陷。它的大小不一，但平均宽度不到 1/3 DD。临床检查显示，视盘的局部凹陷通常测量不到 DD 的一半。50% 的小凹位于颞侧，1/3 位于中央，与视网膜脱离无关。该病的发病率为 1/11 000[99]，25%～75%（40%）与视网膜脱离有关[100]。90% 的病例是单侧的。85% 的病例，异常视盘大于对侧眼视盘。小凹的颜色可以是灰色、黄色，也可以是不常见的黑色。在 95% 的患者中存在着各种各样的视

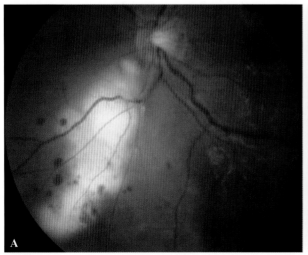
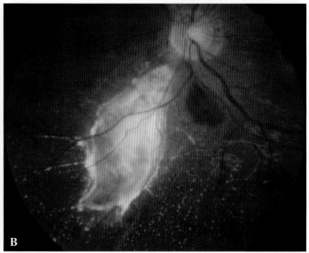

▲ 图 99-28　A. 急性髓细胞性白血病患者左眼融合性结节，视网膜下浸润伴周围渗出性视网膜脱离；B. 全身化疗后病灶吸收，残留视网膜下渗出

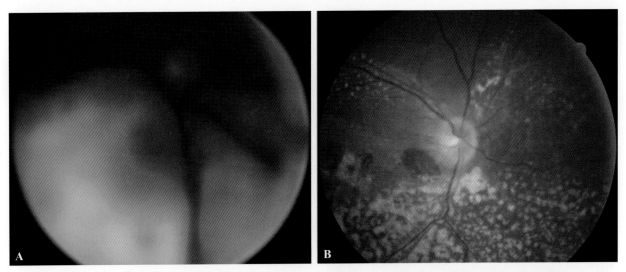

▲ 图 99-29　**A.** 急性白血病出血性脉络膜脱离和视网膜脱离；**B.** 全身化疗后病灶吸收，残留视网膜下渗出

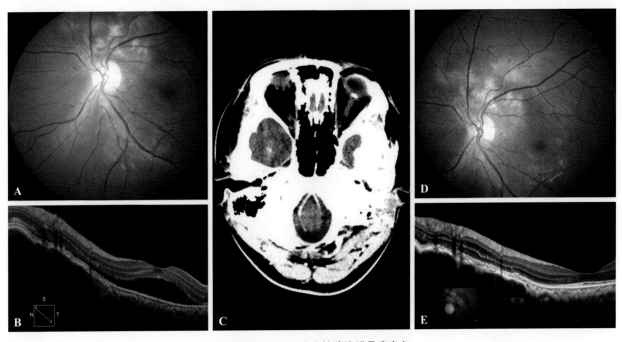

▲ 图 99-30　**25 岁女性脉络膜骨瘤患者**

A 和 B. 病变位于视乳头旁的上部，伴有局限性视网膜脱离，累及左眼黄斑。C. CT 扫描显示病灶钙化。D 和 E. 经瞳孔温热治疗 1 次后视网膜下积液消退

盘旁的改变，包括视盘周围视网膜色素上皮改变或脉络膜萎缩或两者兼而有之。视野缺损 40% 是由于视网膜抬高升高所致，60% 是由于视盘小凹扩大所致。视野缺损的类型有鼻侧和颞侧阶梯、垂直缺损、旁中心暗点、弓状暗点或全部或局部缩窄 [99]。

黄斑可表现出以下变化：浆液性黄斑隆起、黄斑囊性变性和劈裂形成，或黄斑斑驳无 RD 迹象。劈裂和 RD 可同时出现（图 99-31）。劈裂腔或视网膜下间隙与视盘凹陷之间有联系。40% 发生视网膜脱离包括劈裂，通常延伸到黄斑区或稍远 [101]。较大的小凹、颞侧小凹和黄斑裂孔可能是视网膜脱离的易感因素。长期的浆液性视网膜脱离可导致黄斑囊样变性和视网膜色素上皮色素的丢失。可能出现板层黄斑裂孔，很少出现全层黄斑裂孔。25% 的病例报告黄斑脱离自发消退。

劈裂或视网膜下的液体来源仍有争议。科利

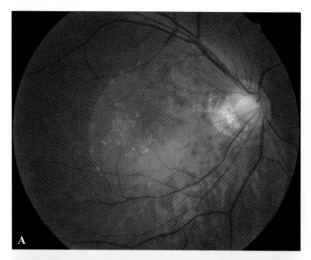

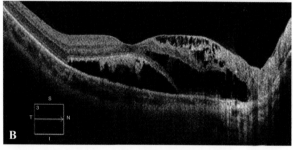

▲ 99-31　彩色眼底图像（A）和光相干断层图像（B）显示视盘小凹伴黄斑神经感觉层视网膜脱离，视网膜下黄色沉积物及从视鼻侧至黄斑中心凹的视网膜劈裂

犬的模型显示玻璃体腔和视网膜下间隙之间有联系（印度墨水）[102]。OCT 可能显示一层薄薄的有孔组织覆盖在凹陷处。此外，一些接受玻璃体切除和填充术的患者术后有气体进入视网膜层间或进入视网膜下。Regenbogen 等提出视网膜下液可能源于脑脊液的观点[99, 103]。Lincoff 和 Kreissig 认为，从视盘小凹流出的液体造成内层视网膜劈裂样的分离。色素上皮的外层脱离是从黄斑中心开始脱离的继发过程，与视盘小凹不相连[104]。

未经治疗的 RD 自然病程较差。在 50%～80% 的患者中，VA 最终可能降至 20/100 以下，尤其是黄斑脱离的患者。

持续性黄斑抬高可能需要手术（图 99-32）。视盘周围视网膜色素上皮与视网膜的分离范围越大，治疗成功的机会就越小。有报道应用激光光凝（沿邻近 RD 的视盘边缘）、气动移位、平坦部玻璃体切除术、自体血小板平坦部玻璃体切除术和黄斑兜带术（垂直于后极）治疗该病[104-106]。Cox 和同事比较了各种手术方式。他们的结论是玻璃体切除、气体注入和激光光凝视盘颞缘联合手术是最有效的治疗方法[106]。

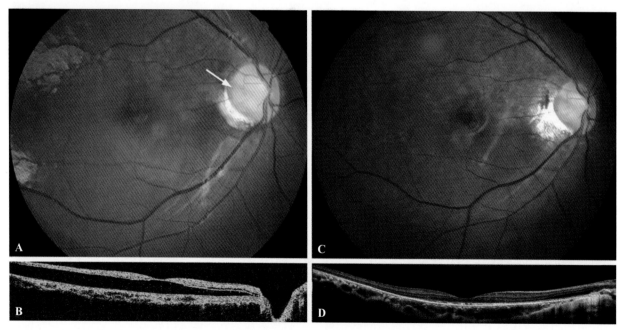

▲ 图 99-32　彩色眼底照片（A）和光相干断层扫描图像（B），显示视盘小凹合并黄斑感觉脱离（箭）。彩色眼底照片（C）和 OCT 图像（D）显示 1 次气体填充视盘颞侧 3 次激光光凝后视网膜下液体吸收

在一些病例中，黄斑部 RD 和劈裂没有凹陷。这可能是由于一个非常小的凹陷或慢性 CSCR。在其中一些病例中，OCT 可在视盘边缘发现一个片状有小开窗的组织。

鉴别诊断包括：黄斑劈裂伴 / 不伴视盘小凹、黄斑脱离伴 / 不伴小凹；CSC、近视及年龄相关性黄斑变性、病理性近视视乳头周围脱离（peripapillary detachment in pathologic myopia，PDPM）、恶性肿瘤、PCV。

### （二）牵牛花综合征 Morning Glory Syndrome

牵牛花综合征（MGS）是一种先天性视盘异常，由胚胎裂孔异常闭合，视盘和视乳头周围组织向外突出引起。它的特点是一个巨大的凹陷的视盘，中心覆盖着一簇神经胶质组织，周围环绕着一个隆起的色素环。狭窄而直的视网膜血管呈放射状穿过视盘边缘。该病可在婴儿或幼儿中诊断，因为斜视或其他相关异常（如白内障、小眼畸形或眼前段异常），或学龄儿童在视力筛查后发现。视力通常低于 20/200。在常规的眼科检查中可能会发现一些罕见的微小变化。

大约 1/3 的病例出现 RD[107]。它可能局限于视盘周围区域或涉及整个视网膜的大部分（图 99-33）。脱离可能是孔源性的或非孔源性的，原因很难单独从临床表现来确定，虽然大疱性脱离更可能发生在孔源性脱离中。明确的诊断依赖于视网膜裂孔的识别，裂孔通常很小，在异常视盘的表面或边缘呈狭缝状。由于对比度差，术前很难找到视网膜裂孔。在操作过程中，通过主动或被动抽吸，可以看到 SRF 从隐蔽的裂缝中出来。

对于非孔源性脱离，脱离可能会自发改善和复发。液体的来源是有争议的。视网膜下间隙和蛛网膜下腔或玻璃体腔之间可能有联系，如在视盘小凹中。某些病例在视神经开窗手术后成功复位，提示脑脊液可能是视网膜下积液的重要来源[108, 109]。

限局的脱离可观察，更广泛的脱离可予以玻璃体切除治疗，玻璃体后界膜和胶质组织切除，内引流，如果发现裂孔则在孔周围进行激光光凝。虽然有硅油转移到视神经鞘的低危险，但顽固的病例可以用硅油填充治疗。视神经开窗术可用于对玻璃体切除术无效的病例。

### （三）视乳头周围脉络膜内空腔 Peripapillary Intrachoroidal Cavitation

视乳头周围脉络膜内空腔（ICC）是高度近视眼视盘下方的一种黄橙色病变。ICC 被认为是一种稳定的病变，不会引起视力障碍。然而，在罕见的患者中，黄斑脱离可能发展，视力可能因此受损。临床和影像学研究表明，视网膜下液的积聚可能起源于与 ICC 的交通束，ICC 又可能与玻璃体腔交通（图 99-34）。最佳治疗方法尚不清楚，尽管玻璃体腔内气体填充已被证明可促进黄斑部复位[110, 111]。这种情况最近在非高度近视眼中也有报道[110]。

## 八、其他 Other Conditions

### （一）术后渗出性视网膜脱离 Postsurgical Exudative Retinal Detachment

糖尿病性玻璃体切除术后，术后早期有时会出现短暂的渗出性脱离，特别是在过度光凝（图 99-35）或外周冷冻治疗的情况下。脱离通常位于下半部分，术后 1 或 2 天可见明显液体。脉络膜脱离也可能发生。有时液体在后极积聚，导致术后几天视力严重下降。在这种情况下，超声显示黄斑穹隆状隆起。病情通常在 1～2 周内好转。渗出性脱离的处理需要仔细检查和适当的眼压监测。如果视网膜脱离与异

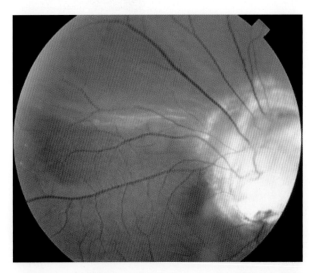

▲ 图 99-33　1 例牵牛花综合征合并上方神经感觉性视网膜脱离的彩色眼底照片

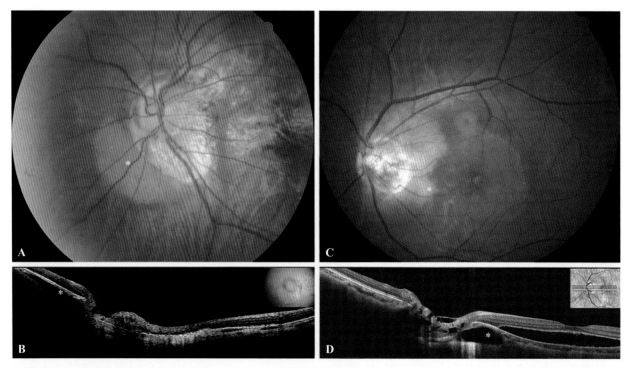

▲ 图 99-34　高度近视患者的眼底彩色照片（A）和光相干断层扫描图像（B），显示了位于视乳头鼻下的脉络膜内空腔（ICC）。高近视患者的彩色眼底照片（C）和 OCT 图像（D）显示视乳头周围 ICC 伴黄斑脱离

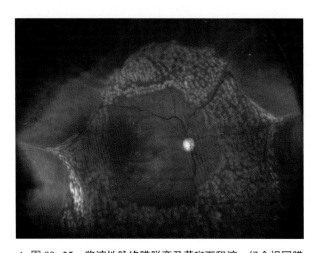

▲ 图 99-35　浆液性脉络膜脱离及黄斑下积液，经全视网膜光凝（360°）术后
液体吸收后视力提高到 20/20（图片由 Dr. Yong Ren and Dr. Chirag Jhaveri 提供）

常低眼压有关，应高度怀疑孔源性视网膜脱离。

巩膜扣带联合冷冻治疗孔源性视网膜脱离术后可发生渗出性脱离[112]。扣带周边嵴过高或多条涡静脉压迫可导致脉络膜脱离伴或不伴渗出性视网膜脱离。老年和心血管疾病病史是危险因素[112]。冷冻过量可导致渗出性视网膜脱离、视网膜下液的延迟吸收或短暂增加。但只要视网膜裂孔位于嵴上，就无须再进行特殊治疗。脉络膜脱离可用全身类固醇治疗，尤其是前房深度变浅或眼压升高时。

Kim 等报道，在成功的视网膜脱离手术后，约 20% 的患者发现有多发视网膜下液体泡，尤其是年轻患者。谱域 OCT 对视网膜下液泡的连续测量表明，这些液泡可能是视网膜脱离吸收过程中视网膜色素上皮和光感受器主动复位的结果[113]。

激光治疗早产儿视网膜病变可导致急性渗出性视网膜脱离[114]。全身应用类固醇或玻璃体腔注射类固醇可能对这种情况有很好的效果。

外引流可导致脉络膜出血进入脱离区的视网膜下间隙。如果黄斑下有视网膜下积血，视力可能会受影响。冷冻治疗后由于脉络膜血管充盈，冷冻后引流，并发症发生率高。为了避免这种并发症，当巩膜扣带术后认为有必要进行引流时，应尽可能少地进行外引流，或改行玻璃体切除术。一旦视网膜下出血和脉络膜出血发生，头部向下定位的气体注射可能有助于将血液从黄斑区推离[115, 116]。同时使用玻璃体腔 tPA 可以更好地吸收血凝块[117]。

内眼手术中或术后长期低眼压可导致浆液性

或出血性脉络膜脱离，伴有或不伴有渗出性或出血性视网膜脱离。这种并发症可能发生在白内障手术中，包括白内障超声乳化术或白内障囊外摘除术、青光眼滤过术、穿透性角膜移植术、二期人工晶状体植入术，特别是缝线人工晶状体植入术或玻璃体切除术。微创玻璃体切除术的推广应用，可能导致更多的患者因巩膜伤口渗漏而出现术后低眼压，导致脉络膜脱离，特别是高度近视眼[118]。

手术的适应证和时机取决于脱离的程度、脉络膜上腔内血凝块的溶解程度、眼压水平、症状的严重程度及是否存在孔源性视网膜脱离。其他信息可在线获取。

浆液性脉络膜脱离，眼压正常，无孔源性视网膜脱离，可安全随访。药物不能控制的高眼压、眼内内容物丢失和高度怀疑孔源性视网膜脱离是手术适应证。部分溶解脉络膜上腔血凝块需要 1～2 周的等待期，在此期间可能需要服用全身类固醇。手术期间，外科医生应确保灌注套管的尖端位于眼内。巩膜切开引流术应放置在脉络膜最高位。脉络膜上腔引流和眼内灌注应同时进行，以保持眼压并获得最大量的引流。然后进行玻璃体切除术以释放玻璃体牵引力，随后进行全氟化碳液体灌注以铺平视网膜并通过巩膜切开引流术将残余血液排出。

### （二）弥散性血管内凝血 Disseminated Intravascular Coagulopathy

弥散性血管内凝血病（disseminated intravascular coagulopathy，DIC）可导致异常凝血状态。多种全身疾病与 DIC 相关，包括恶性肿瘤、恶性或妊娠高血压、胎盘早剥、胶原血管疾病、烧伤、败血症和器官移植。弥散性血管内凝血容易导致纤维蛋白凝块形成过多，导致脉络膜（而不是视网膜）循环中的小血管阻塞。这被认为是由快速减速引起的，随后是毛细血管内的淤血。血栓形成导致纤维蛋白样坏死和上覆的 RPE 破裂，可能导致浆液性 RD。

### （三）器官移植或血液透析后渗出性脱离 Post-Organ Transplantation or Hemodialysis Exudative Detachment

眼底改变有两种类型：1 型有橘色 RPE 增生并伴有 RPE 萎缩改变，形成豹纹斑型，伴有渗出性视网膜脱离。FA 显示多个 RPE 泄漏点，但没有 RPE 脱离。视网膜下积液通常在数周或数月内消失，复发常见。病变的发生可能与移植物排斥反应无关。大多数患者正在接受类固醇或其他抗代谢药物如环孢素或硫唑嘌呤的治疗。这些损伤与急性 RPE 损伤相一致。RPE 色素斑可能与黄斑部相似。潜在原因可能是由于局部血管内凝血继发的脉络膜缺血。另一种表现为多灶性视网膜色素上皮脱离，伴有视网膜下浆纤维蛋白样物质和大疱性脱离，与不典型 CSC 相似[119, 120]。这种情况往往发生在血液透析患者或肾移植后。大多数报道的血液透析患者服用全身类固醇。其发病机制可能与诱发非典型 CSC 相似，激光光凝或 PDT 可减少渗漏区的液体可能有助于视网膜复位。

### （四）其他 Miscellaneous

与局部或广泛渗出性视网膜脱离相关的其他疾病包括家族性渗出性玻璃体视网膜病变、急性渗出性多形性卵黄样黄斑病变、视网膜母细胞瘤、反应性淋巴增生、双侧弥漫性葡萄膜黑色素细胞增生、颈动脉海绵窦瘘，以及慢性肾衰竭、低蛋白血症等全身性疾病。

## 九、结论 Conclusion

许多疾病可以发展为渗出性视网膜脱离继发于通过视网膜的流入和流出之间液体的不平衡。大多数是由于脉络膜血管通透性增加和 RPE 功能障碍引起的。一些是由视网膜血管过度渗漏引起的，而较少是由流出道阻塞引起的。治疗应针对潜在的机制，并旨在纠正病因。

# 第100章 退行性视网膜劈裂症
## Degenerative Retinoschisis

David Reed　Sunir J. Garg　著

## 一、定义与病理学 Definitions and Pathology

Bartels 于 1933 年首次报道[1]，退行性视网膜劈裂是获得性视网膜层间劈裂所致。它与囊样变性密切相关，即视网膜层内的囊样间隙，从锯齿缘向后延伸约 3mm，几乎发生在所有成人中。组织学上，囊样变性分为典型型和网状型。典型的囊样变性发生在紧邻锯齿缘的外丛状层。相反，网状囊样变性发生在典型囊样变性后的神经纤维层。巩膜压陷有助于观察囊样变性，但临床上很难区分这两种类型。

视网膜劈裂（retinoschisis）是由于囊样变性合并成视网膜层间的平行分裂所致（图 100-1）。视网膜劈裂同样具有典型的网状结构，组织学上分别定位于外丛状层和神经纤维层[2]。一种黏稠的液体，富含黏多糖，在层与层之间逐渐积聚。视网膜劈裂的病因尚不清楚。

视网膜破裂（retinal breaks）可发生在视网膜内

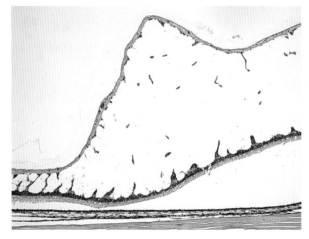

▲ 图 100-1 典型的囊样变性导致典型的视网膜劈裂（图片由 Ralph Eagle，MD 提供）

层、外层或两者，并不一定导致视网膜脱离[3]。事实上，由于劈裂之间的液体没有进入视网膜下间隙的途径，内层破裂本身不能导致视网膜脱离。

有两种类型的视网膜脱离与视网膜劈裂有关：①劈裂 – 脱离（schisis-detachment）描述了一种无

内层裂孔的外层孔，使得劈裂内液体迁移到视网膜下间隙的情况；②进行性孔源性视网膜脱离（RRD）伴随着视网膜劈裂，当内层和外层的破裂同时使液化的玻璃体进入视网膜下间隙。

## 二、视网膜劈裂 Retinoschisis

虽然退行性视网膜劈裂可能偶尔出现在年轻人，但大多数患者都超过 50 岁[3]。在 50 岁以上的人群中，有 1%～4% 的人患有此病[4, 5]，85% 的人是双侧的，而且男女比例均等[3]。与视网膜脱离和近视性中心凹劈裂相反，退行性视网膜劈裂与远视有关，尽管它可能在任何一只眼睛中发生。

与视网膜脱离形成倾斜的相对或绝对暗点不同，视网膜劈裂区在视野检查中形成明显的绝对暗点。然而，即使是极后极部视网膜劈裂症患者也几乎总是无症状的[3]。

在检眼镜下，视网膜劈裂通常表现为周边视网膜的薄而光滑的隆起（图 100-2），在巩膜压陷时更易鉴别。尽管急性、有症状的孔源性视网膜脱离的

波纹状外观很少会被视为视网膜劈症而混淆，但将视网膜裂劈与典型伴有小萎缩孔的慢性、亚临床的视网膜脱离区分开来是很重要的。表 100-1 比较了视网膜劈裂和孔源性视网膜脱离的特点。视网膜劈裂 70% 发生在颞下象限，30% 发生在颞上象限[3]。

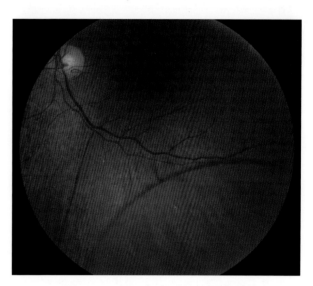

▲ 图 100-2 颞下方可见大疱性视网膜劈裂

表 100-1 视网膜劈裂和视网膜脱离的比较

| | 视网膜劈裂 | 视网膜脱离 |
| --- | --- | --- |
| 患者典型年龄 | 中年到老年 | 中年 |
| 相关屈光状态 | 远视 | 近视 |
| 症状 | 几乎总是无症状 | 急性：即刻发生 |
| | | 慢性：无症状 |
| 暗点 | 绝对的 | 相对的 |
| 玻璃体积血或色素 | 无 | 常见 |
| 位置 | 颞下，颞上 | 急性：通常是上方 |
| | | 慢性：通常是下方 |
| 结构 | 光滑的 | 急性：波纹 |
| | | 慢性：光滑 |
| Müller 细胞足板 | 常见 | 无 |
| 活动性 | 相对不动 | 急性：活动性好 |
| | | 慢性：相对较固定 |
| 随巩膜压陷的活动性 | 作为单个单元移动 | 高度降低 |
| 巩膜压陷后颜色 | 外层可见"压迫性变白" | 无"压迫性变白" |
| 裂孔 | 可能有 | 有 |

（续表）

| | 视网膜劈裂 | 视网膜脱离 |
|---|---|---|
| 视网膜格子样变性 | 不常见 | 有 |
| 视网膜色素上皮 | 正常（除非伴有视网膜脱离或退行性变） | 急性：正常 |
| | | 慢性：萎缩，可能有分界线 |
| 光学相干层扫描成像 | 视网膜层间劈裂 | 视网膜下液 |
| 激光光凝视网膜裂孔的治疗效果 [6] | 通过内层断裂：吸收 | 全层断裂：无吸收 |
| 自然病史 | 进展罕见，如果出现，则缓慢 | 急性：进行性 |
| | | 慢性：可能是非进展性或缓慢进展性 |

75% 的病例最远出现在赤道后 [3]。在巩膜压陷时，整个劈裂区作为一个整体的封闭结构向内移位。这个特征有助于将其与视网膜脱离区分开来，在视网膜脱离中，当视网膜下液体通过视网膜裂孔逸出进入玻璃体腔时，巩膜压陷倾向于减少视网膜隆起的面积。可能存在俗称"雪花"（snowflakes）的白色小点。这些被认为是连接或先前连接劈裂腔的Müller 细胞足板和（或）神经元。病变区域的视网膜血管可能是硬化的。另外，与视网膜脱离不同的是，由于光感受器和视网膜色素上皮保持接触，激光的应用会使视网膜劈裂的外层变白 [6]。

典型视网膜劈裂与网状视网膜劈裂不能通过检眼镜检查来区分，但以下线索指向其中一个或另一个：①典型性视网膜劈裂为低洼型，网状视网膜劈裂为大疱型；②典型的视网膜劈裂位于赤道前，网状视网膜劈裂位于赤道后；③外层孔仅见于网状劈裂 [2]。

超声检查在疑似视网膜劈裂的病例中应用有限，而且根据升高的视网膜层的厚度来区分视网膜劈裂和视网膜脱离的准确性不够。然而，超声上有些信号是有用的。视网膜劈裂的 A 超检查产生单峰峰值 [7]。视网膜劈裂症的 B 超表现为低洼或穹窿状，相对静止的视网膜隆起。浆液性脉络膜脱离在 B 超上也表现为穹窿状、不可移动的隆起。然而，脉络膜脱离的升高层明显比视网膜劈裂厚，并在 A 超上引起双峰峰值 [7]。

视网膜劈裂的光相干断层扫描（OCT）显示了视网膜劈裂的活体解剖细节（图 100-3）。OCT 是鉴别视网膜劈裂和视网膜脱离的可靠而有效的方法。在视网膜劈裂症中，外层视网膜与视网膜色素上皮（RPE）接触，而在视网膜脱离中，外层视网膜与 RPE 分离。视网膜劈裂的周边位置很难用OCT 成像，但广域 OCT 可能使周边病变的成像更容易。

一项 218 只眼的大的病例系列，在平均 9 年的随访中均未接受治疗，为我们提供了视网膜劈裂的最佳自然史资料 [3]。劈裂腔扩大的发生率很低：6%出现侧面延伸，5% 出现高度增高，3% 出现距黄斑部 3 个视盘直径的向后延伸。无黄斑部受累的病例。在发生劈裂腔向后延伸的患者中，进展缓慢（每 10年约 2.5 个视盘直径）。研究中没有患者出现症状，也没有患者接受治疗。视网膜劈裂扩大累及黄斑的报道极为罕见 [8-11]。无论是后玻璃体脱离还是白内障手术都不能破坏视网膜劈裂的稳定性。这种现象可以解释为视网膜劈裂是一种视网膜内异常，不是由玻璃体视网膜界面牵引引起的。

据报道，治疗视网膜劈裂有多种不同的侵入性技术，包括透热、冷冻、光凝、几种巩膜手术（如切除或折叠）、巩膜扣带、劈裂液外引流和平坦部玻璃体切除伴内引流术 [3, 12]。目前还没有一种治疗方法能确切地阻止视网膜劈裂向后极部进展，而即使是相对无创性的视网膜激光光凝治疗也有并发症的报道 [13]。对视网膜劈裂患者每 1~2 年进行一次随访是合理的。

### 小结 Summary

鉴别退行性视网膜劈裂与视网膜脱离是非常重

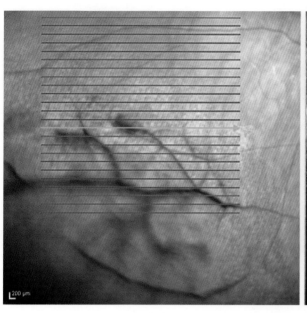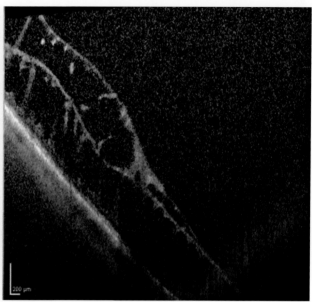

▲ 图 100-3　光相干断层扫描显示视网膜中部劈裂和神经纤维层大疱状劈裂

要的。退行性视网膜劈裂通常是无症状和非进展性的，即使是非常靠后的劈裂。目前尚无有效的治疗方法，治疗可能会导致并发症。因此，退行性视网膜劈裂应在不经治疗的情况下进行观察。

## 三、视网膜劈裂伴视网膜破裂 Retinoschisis with Retinal Breaks

网状视网膜劈裂可表现为内层和（或）外层破裂。内层破裂通常很小、很圆、很难检测（图 100-4）。由于它们不导致视网膜脱离也不伴有外层破裂，它们比外层破裂的临床意义小。

视网膜劈裂症患者的外层裂孔发生率在 11%～24%[3, 14, 15]。测量 1～3 个或更多的视盘区域，外层破裂通常大于内层破裂。外层破裂通常也在赤道后，可能有卷边（图 100-4，图 100-5A 和 B）。

有人认为，大的外层破裂可能更容易发展为视网膜脱离[16-18]。在 Byer 的自然史研究中，14/24（58%）有外层破裂的眼形成了劈裂 - 脱离。218 只眼中有 25 只眼（11%）出现或发展为视网膜破裂。5 只眼两层都有破裂。然而，在这项研究中，没有患者出现症状或接受治疗[3]。

由于外层破裂无症状，一般有良好的自然病史，且治疗可能导致并发症，仅观察是合理的。然而，在获得更多确凿的数据之前，外科医师的判断

和患者的意愿应该个体化考虑。每 6 个月随访一次是合理的。

### 小结 Summary

伴有视网膜内层或外层破裂的视网膜劈裂不

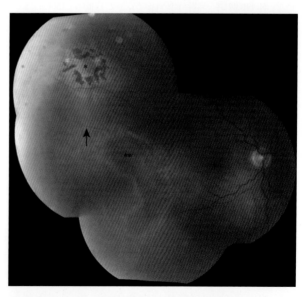

▲ 图 100-4　激光视网膜固定术曾试图在颞上部（*）包围圆形的内层裂孔，但裂孔内的激光吸收证明这是视网膜劈裂的内层裂孔，而不是全层裂孔。颞侧到黄斑部是一个不规则形状的外层裂孔（**）。沿着外层裂孔的后缘的灰色色素表明裂孔边缘有慢性视网膜下液。对该后部视网膜下液无治疗，随访 3 年，病情稳定。几乎整个颞侧周边都是视网膜劈裂区，其中可见硬化血管（箭）

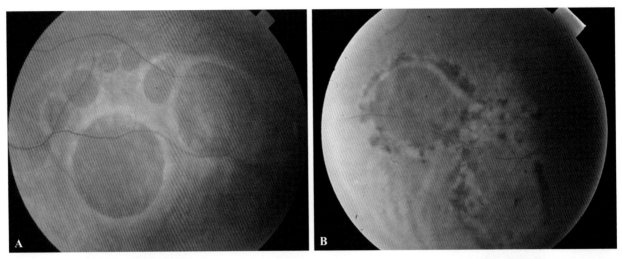

▲ 图 100-5　A. 数个大的后部圆形外层裂孔。B. 外层裂孔周围的分界线表示为慢性病程。注意穿过外层裂孔的视网膜血管（图片由 William Tasman，MD 提供）

太可能导致进行性视网膜脱离。仅观察随访是合理的。

## 四、劈裂 - 脱离 Schisis-Detachment

劈裂 - 脱离（schisis-detachment）发生在没有内层裂孔的情况下，劈裂层间液体通过外层裂孔进入视网膜下空间。在劈裂 - 脱离中，有 14/24（58%）眼有外层裂孔，有 14/218（6.4%）眼有视网膜劈裂[3]。由于劈裂 - 脱离通常不会在劈裂腔的后缘之后发展，所以它们几乎总是无症状的。

四条线索指向一个劈裂 - 脱离，包括以下方面[19]：①存在外层破裂；②劈裂的高度、纹理或透明度不均匀；③劈裂的内层可能有一条与外层相对应的浅黄色曲线；④在慢性劈裂病例可能有色素分界线。

有症状的视网膜下液向后延伸至劈裂区的情况很少见（图 100-6）[16, 20, 21]。当流体确实向后发展时，它的运动非常缓慢[21]。劈裂 - 脱离的相对稳定性可能部分是由于劈裂内液体的黏性，导致只有部分液体穿过外层破裂进入视网膜下间隙[19]。

Byer 报道的自然病史资料显示，劈裂 - 脱离患者通常无症状，长期随访稳定[3]。即使是非常靠后的劈裂 - 脱离的患者也能多年保持稳定[19]。因此，无症状患者的观察是合理的，但在获得更确切的数据之前，外科医师的判断和患者的意愿应该被考虑在内。劈裂 - 脱离患者可每 6 个月左右随访一次。

有症状的视网膜下液向后扩展的病例极为罕见。当它们真的发生时，后部的液体很浅；大的进行性的视网膜脱离可以多年不发展[22]。1972 年报告的 25 例劈裂 - 脱离患者显示，采用巩膜扣带术、透热术、冷冻固定术和激光视网膜固定术等多种方法，外层复位成功率达 100%[23]。然而，靠后的硅胶外垫压可导致明显的黄斑变形，需要移除植入物[16]。联合冷冻治疗外层视网膜层裂孔、视网膜下液外引流和眼内空气注入也在少数患者中获得成功[24]。最近，18 例有症状的后部大的外层破裂的劈裂 - 脱离患者接受了不同的激光视网膜固定术、冷冻固定术、巩膜扣带术和（或）玻璃体切除术。尽管他们中 13/18 取得了解剖上的成功，仅 3 例视力提高，6 例视力下降[25]。鉴于文献中很少有症状性劈裂 - 脱离的病例，对于最佳的治疗方法目前尚无明确的意见，外科医师判断必须基于坚实的外科原则来指导临床决策。然而，用目前的技术，玻璃体切除术可能是治疗后外层破裂的最佳方法。下一节将讨论与视网膜劈裂症相关的视网膜脱离的特殊考虑。

### 小结 Summary

在有外层破裂的眼中，经常可以发现劈裂 - 脱离。它很少有症状，仅观察随访是合理的处理。对于罕见的有症状的液体向后延伸的病例，最佳治疗方法目前尚不清楚。

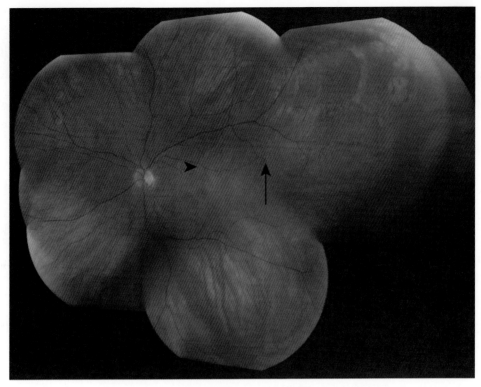

▲ 图 100-6  1 例罕见的劈裂性视网膜下积液向后延伸的病例

注意颞上方两个巨大的外层裂孔。在黄斑颞侧可见劈裂腔的后缘（箭）。视网膜下液（箭头）向后延伸累及中心凹

## 五、进行性孔源性视网膜脱离伴视网膜劈裂 Progressive Rhegmatogenous Retinal Detachment Associated with Retinoschisis

伴发的内层和外层破裂（可能不在劈裂的同一区域）可导致液化的玻璃体进入视网膜下间隙并形成进行性视网膜脱离。进展性 RRD 伴视网膜劈裂并不常见，据计算，仅 0.05% 的视网膜劈裂患者发生 RRD。进行性 RRD 比劈裂 - 脱离少见得多。据 Byer 计算，进行性 RRD 与劈裂 - 脱离的比例为 1∶178 [3]。像大多数 RRD 一样，这些进展性 RRD 通常是有症状的。检查显示一个不透明、波纹状视网膜的典型急性视网膜脱离，但有明显的外层破裂。内层破裂可能难以发现（图 100-7）[22]。

与视网膜劈裂相关的进行性 RRD 显然需要治疗。1973 年一份使用巩膜扣带和冷冻及 SF6 气体固定术报道显示 96% 达到解剖成功 [26]。另一项小规模研究报道，巩膜扣带术在 5/6 的患者中获得成功 [17]。20 世纪 90 年代，几位作者报道了玻璃体切除术治疗进展性视网膜脱离合并视网膜劈裂 [27-29]。一项平均随访 11 年的研究报告，43/45（96%）的巩膜扣带手术和 6/6 的平坦部玻璃体切除术获得了解剖成功 [30]。在对巩膜扣带术和平坦部玻璃体切除术的回

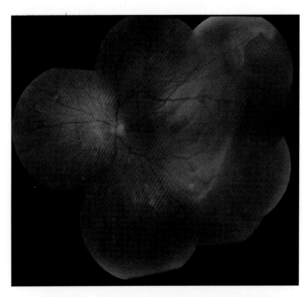

▲ 图 100-7  进展性孔源性视网膜脱离伴视网膜劈裂

可见视网膜隆起、混浊、波纹状，视网膜下液体穿过黄斑。颞上方有一个大的外层视网膜裂孔，但内层裂孔不容易识别。注意穿过外层裂孔的视网膜血管

顾性比较中，其他作者发现巩膜扣带组比平坦部玻璃体切除组有更好的最终最佳矫正视力和单次手术成功率（76% vs. 62%）。作者认为，在有周边外层视网膜破裂的患者中，巩膜扣带术优于玻璃体切除术，而玻璃体切除术在具有后部外层破裂的患者中具有优势[31]。

与视网膜劈裂相关的进行性 RRD 的治疗似乎遵循与任何 RRD 治疗相同的原则，但有一些特殊考虑。首先，手术的主要目的是关闭外层破裂，治疗内层破裂和塌陷劈裂腔是可选的[22]。如果术中劈裂腔塌陷，术后很可能复发。即使劈裂腔保持塌陷，但这个区域的暗点也不会逆转[32, 33]。

玻璃体切除术和（或）巩膜扣带术可用于固定 RRD。有利于平坦部玻璃体切除术的因素包括后部位置的外层破裂和 PVD 的存在。前部外壁破裂和无 PVD 有利于巩膜扣带术[31]。当进行玻璃体切除术时，可以在覆盖外层破裂口的内层上建立一个视网膜切开术引流来引流视网膜下液体[22]。或者，可以完全切除劈裂腔内壁。虽然这项技术在理论上有助于阐明解剖结构和识别外层破裂，但外层破裂通常很容易识别，特别是视网膜变平后。此外，切除劈裂内壁可导致外科医师意外切除全层视网膜。然后可以使用腔内激光治疗所有破裂，然后像往常一样进行硅油、气体填充[22]。

### 小结 Summary

与视网膜劈裂相关的进行性 RRD 在大多数视网膜劈裂患者中不太可能发生，即使是那些有破裂的患者。它是有症状的和进行性的。幸运的是，外科治疗往往是有效的，应该立即开始。

## 六、结论 Conclusions

视网膜劈裂和视网膜脱离的临床鉴别很重要，因为这些疾病有不同的自然病史，需要不同的治疗。视网膜劈裂、伴有视网膜裂孔的视网膜劈裂和劈裂 – 脱离都有良好的自然史，因此一般需要观察。唯一明确的治疗指征是有症状的向后延伸发展的劈裂 – 脱离（这是罕见的）和进行性 RRD。这些疾病的治疗采用与无视网膜劈裂的 RRD 相同的手术原则，并且通常是有效的。

### 致谢 Acknowledgments

感谢 Norman Byer 博士，他对视网膜劈裂的自然史进行了基础性工作；感谢 William Benson 博士，慷慨地提供大量的图像和批判性地审查数字的准确性描述；感谢 Elaine Gonzalez，RN，眼科摄影师，她为获得出版物质量图像所做的不懈努力，以供本章使用。

# 增殖性玻璃体视网膜病变的发病机制
## Pathogenesis of Proliferative Vitreoretinopathy

Peter Wiedemann    Yanors Yandiev    Yan-Nian Hui    著

第101章

## 一、概述 Introduction

增殖性玻璃体视网膜病变（proliferative vitreo-retinopathy，PVR）是一种非血管源性纤维化疾病，由复杂的细胞反应引起，表现为玻璃体视网膜的伤口愈合反应，导致典型的临床表现。PVR 可由多种事件诱发，包括孔源性视网膜脱离（RRD）、手术干预或外伤。PVR 是 RRD 外科手术修复失败的主要原因。

据报道，PVR 的发病率为所有 RRD 的 5%～10%[1]，被认为是 RRD 手术最终失败的最常见原因。后节手术或疾病如巨大视网膜裂孔、黄斑部转位手术、眼内肿瘤切除术和芯片植入术后也有高 PVR 发生率的报道。近 1/3 的人类免疫缺陷病毒（HIV）阳性的巨细胞病毒性视网膜炎相关视网膜脱离（RD）的患者在首次手术时就有 PVR[2]。在儿童中，术后 PVR 发生率较高，其特点是发展迅速且具不断进展[3]。PVR 也是眼外伤的常见并发症，穿孔伤和贯通伤后 PVR 的发生率最高[4]。PVR 是玻璃体切除术的一个特异性指征。

对 PVR 发病机制认识的变化反映在不同的分类体系中。最初，它被认为主要是由于玻璃体凝胶的变化（"大量玻璃体收缩""大量视网膜前收缩"）。然后，细胞的参与被确认，并修复"大量视网膜周围增生"[5]。视网膜协会（Retina Society）的分类是试图通过生物显微镜参数来对疾病的严重程度进行分类[6]。该系统的一个主要问题是不能反映预后和手术难度。Cologne 分类法（Cologne classification）和硅油研究分类法（silicone oil study classification）通过分离前部 PVR 和后部 PVR 考虑了这些方面。更新的视网膜协会分类（Retina Society classifica-tion）是一个折中，它描述了严重程度（A、B、C）、定位、更新的等级和收缩类型[9]。未来的分类应提供额外的相关临床信息，如生物活性和手术难度[10]。

临床上，PVR 的早期特征是内层视网膜表面反射增强和玻璃纸样外观。此外，小血管和大血管的迁曲需定期观察。晚期 PVR 的病理特征包括视网膜周边膜的形成，引起表面皱褶和单发或多发性星状皱褶（图 101-1）。在最后阶段，由后部和（或）前部 PVR 产生的多向牵引力形成一个狭窄或闭合漏斗[11]。

视网膜破裂是 PVR 发生的先决条件。几乎所有的 PVR 危险因素都与视网膜色素上皮（RPE）细胞的玻璃体腔内分散或血 – 视网膜屏障（blood-retinal barrier，BRB）的破坏有关[12, 13]。破裂的大小、脱离的程度、术前炎症或低级别 PVR 的存在及医源性并发症是 RRD 术后严重 PVR 发病的重要因素[14, 15]。

一些研究者强调了 PVR 与一般伤口愈合过程之间的相似性[16, 17]。PVR 的发生有三个重叠的阶段：炎症、细胞增殖和细胞外基质（ECM）重塑。目前对 PVR 发展的时间历程研究较少。临床资料显示，术后 PVR 的发展平均需要 4～8 周[10, 18]。在巨噬细胞诱导 PVR 的实验动物模型中，对详细的时间生物学特性进行了评价。巨噬细胞注射后立即进入炎症期。细胞增殖最早在（4±7）天出现，（10±14）天达到高峰期。瘢痕形成诱导的 RD 发生在巨噬细胞注射后的第 2 周和第 3 周[19]。

## 二、PVR 的细胞基础 Cellular Basis of PVR

在认识到 PVR 的细胞基础后，参与 PVR 过程的细胞的识别及其作用一直是大量实验和临床形态学研究的课题。各种细胞因子 / 生长因子（GF）、

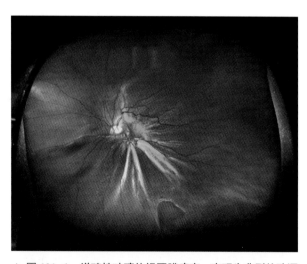

▲ 图 101-1　增殖性玻璃体视网膜病变，表现为典型的孔源性视网膜脱离后的表面皱褶和多灶性的星形皱褶

基质蛋白和不同细胞类型之间的相互作用导致视网膜周围膜的不良形成[20]。

### （一）膜的组成 Composition of Membranes

PVR 发生过程的特征是视网膜周围纤维细胞膜的形成和视网膜内纤维化。膜的形成是视网膜和视网膜外细胞与细胞外基质成分相互作用的结果。膜由不同来源的细胞组成：视网膜胶质细胞（包括 Müller 细胞、小胶质细胞和纤维星形胶质细胞）、视网膜色素上皮细胞和睫状体上皮细胞、透明细胞、血源性免疫细胞（巨噬细胞、淋巴细胞和中性粒细胞）、纤维细胞，最后是肌纤维细胞。

膜的组成成分随时间而变化，从早期的细胞成分到晚期的少细胞的纤维膜[21]。在纤维增殖膜中，胶质细胞、RPE 细胞和纤维细胞转分化为可收缩的肌纤维细胞[22]，通过收缩蛋白 α- 平滑肌肌动蛋白的表达产生牵引力。成纤维细胞的转分化导致细胞特异性蛋白如胶质纤维酸性蛋白（GFAP，胶质细胞）和细胞角蛋白（RPE 细胞）减少，而参与运动和增殖的蛋白，如 α- 平滑肌肌动蛋白（通常细胞不表达）上调[22-24]。这种细胞的转分化可能是造成这种矛盾的原因，即用常用的免疫细胞化学标志物在视网膜周围膜中可以检测到相对较少的胶质和色素上皮细胞。

### （二）RPE 细胞与上皮 – 间质转化 RPE Cells and Epithelial–Mesenchymal Transition

RPE 细胞是 PVR 发生发展的主要细胞类型。上皮 – 间质转化（epithelial-mesenchymal transition，EMT）是上皮细胞形态和表型向间质细胞转化的主要病理过程[25]。增殖牵引级联反应的致病步骤包括 EMT、转化 RPE 细胞的增殖和定向迁移[26]，从而在玻璃体和视网膜的这两个表面形成产生牵引的纤维细胞膜。

在疾病进展过程中，RPE 细胞失去细胞 – 细胞黏附，经历 EMT 及 ECM 沉积导致组织纤维化。当 RRD 发生时，细胞因子进入视网膜下间隙，诱导 RPE 细胞迁移，这是 PVR 的初始步骤[27]。RPE 细胞迁移是一个复杂的过程，包括细胞黏附、扩散和细胞骨架重组的变化，受细胞基质、基质依赖性酶、细胞因子和 GF 的调控。迁移也由细胞膜相关

信号传导介导[28]。细胞-细胞接触的中断和丢失启动了 EMT 和 RPE 细胞的增殖[29, 30]。

　　EMT 是上皮细胞向间充质细胞转化、极化组织和细胞间黏附发生改变、迁移和侵袭的重要过程。它的关键作用也被认为是在许多病理条件，包括肿瘤进展和纤维化。EMT 在 PVR 中起着关键作用。当视网膜色素上皮细胞通过视网膜裂孔进入玻璃体腔时，它们黏附在脱离的视网膜上并进行 EMT。在 EMT 过程中，RPE 细胞失去其上皮表型，获得间充质、成纤维细胞样特性和表型。各种因素，如细胞因子、修饰的 GF 信号、正常基质黏附的丧失，以及细胞-细胞黏附谱的改变，都可能启动 EMT 过程[31, 32]。EMT 的特征是 α- 平滑肌肌动蛋白和波形蛋白的上调、ZO-1 闭塞带蛋白丢失、细胞间黏附力的降低、运动能力的增强和迁移能力的增强[33]，这是由增强的基质金属蛋白酶（MMP）活性支持的。

### （三）胶质细胞 Glial Cells

　　近 40 年来，RPE 细胞的作用在文献中被广泛讨论，而胶质细胞在 PVR 发病机制中的作用却常常被忽视。胶质细胞，特别是 Müller 细胞，在视网膜生理中起着重要作用。它们支持神经元活动、BRB 的完整性，并维持离子和渗透稳态。几乎所有的视网膜疾病都与反应性胶质增生有关，其特征是细胞肥大和中间丝波形蛋白和 GFAP 的上调。Müller 细胞是各种形式视网膜损伤和疾病的活跃分子[34]。此外，Müller 细胞胶质增生与增殖有关，PVR 是大量和持久性细胞增殖的关键例子[35]。反应性胶质增生在实验性视网膜脱离后的几分钟内即可观察到，只要视网膜保持脱离状态，反应性胶质增生就会继续进行[36]。在 PVR 过程中，Müller 细胞增殖并迁移出视网膜，在那里它们是纤维细胞膜的恒定部分。纤维增生膜通过 Müller 细胞的肥大过程与视网膜相连，从视网膜组织上升到膜中[1, 37, 38]。

　　Müller 细胞的增殖伴随着膜电导的改变。PVR 患者的 Müller 细胞和 PVR 动物模型的 Müller 细胞显示出由内向整流钾（Kir）通道介导的钾电导的严重下调[39-42]。功能性 Kir 通道下调导致细胞去极化，是细胞重新进入增殖周期的先决条件[43]。此外，视网膜钾稳态受损可能有利于神经元兴奋过度和谷氨酸中毒。因此，Müller 细胞的去极化可能导致视网膜中规则的胶质-神经元相互作用的损伤，从而导致 PVR 中观察到的神经元变性[44]。此外，活化的 Müller 细胞可以作为免疫和炎症过程的调节剂，例如通过产生促炎细胞因子[45]。反应性胶质增生是视网膜复位术后视力恢复的限制因素[38]。在健康的视网膜中，Müller 细胞作为神经元的柔软、顺应性包埋物，也是神经突起生长和促进神经元可塑性所需的软性基质[46]。肥大和增生的神经胶质细胞填补了死亡神经元和退化轴突留下的空间，并产生所谓的神经胶质瘢痕。反应性胶质增生与 Müller 细胞硬度增加有关[47]。这种坚硬的神经胶质瘢痕可能是再生轴突生长的机械障碍。因此，减少 Müller 细胞胶质增生可能是抑制视网膜变性和支持视网膜复位后神经再生的一个有希望的工具[38, 44]。内界膜剥离似乎减少了原发性 RRD 患者术后 ERM 的发生，ERM 被认为是 PVR 的早期征象[48, 49]。

### （四）血源性细胞 Blood-Borne Cells

　　炎症是 PVR 发病机制中的一个重要步骤，与血源性细胞进入视网膜组织和玻璃体有关。血源性细胞如巨噬细胞和纤维细胞常见于 PVR 膜。巨噬细胞样细胞也可能来源于经 EMT 的 RPE 细胞。循环纤维细胞和巨噬细胞在 PVR 膜中可能作为肌成纤维细胞的前体发挥作用，并可能直接参与纤维细胞膜的形成[50, 51]。透明细胞（皮质玻璃体中的细胞）属于单核 / 巨噬细胞系，在 ECM 的合成、免疫反应的调节和炎症的调节中起着重要作用。透明细胞的强收缩特性也提示在 PVR 的发生中起关键作用[52]。

### （五）细胞增殖和迁移的刺激 Stimulation of Cellular Proliferation and Migration

　　大量证据支持包括 GF 和细胞因子在内的可溶性因子在 PVR 的发病机制中起核心作用，诱导细胞的趋化、增殖、迁移和细胞外基质重塑等关键反应[53]。生长因子是与细胞表面受体结合的蛋白质，其主要作用是激活细胞增殖和（或）分化。细胞因子特指在细胞通信中广泛使用的信号蛋白。它们经常表现出生长因子的活性，能像激素一样发挥自分泌、旁分泌和内分泌作用。白细胞介素是专门针对白细胞的细胞因子。许多可溶性因子都有助于 PVR

的发生，但迄今为止积累的证据表明，以下因素对 PVR 的影响最大。

### 1. 血液成分（凝血酶、纤维连接蛋白、纤溶酶）Blood Components (Thrombin, Fibronectin, Plasmin)

BRB 的破坏是 PVR 发病机制中的一个重要特征性事件。进入视网膜和玻璃体的血清似乎在有丝分裂信号传递到 Müller 细胞和 RPE 细胞中起着重要作用。凝血酶是一种血清成分，刺激视网膜胶质细胞和静止的 RPE 细胞的增殖[54-58]。PVR 患者玻璃体中凝血酶水平显著升高，并参与促炎和促纤维化途径的激活[59]。凝血酶通过自分泌激活 PDGF 受体信号的，促进肌动蛋白应激纤维的形成，这是 EMT 和 RPE 细胞迁移的重要决定因素。凝血级联诱导的视网膜色素上皮 EMT 可能有助于 PVR 中纤维化视网膜的形成[60]。纤维连接蛋白刺激胶质细胞[54]的迁移，并在细胞外基质重塑中发挥重要作用（见下文）。实验性 PVR 动物和视网膜手术患者的玻璃体含有血清源性蛋白酶纤溶酶。它负责生成活性血小板衍生生长因子 C（PDGF-C），这是参与 PVR 发生的主要 PDGF 亚型[61]。

### 2. 血小板衍生生长因子（PDGF）Platelet-Derived Growth Factor (PDGF)

PDGF 在 PVR 的发展过程中起着重要作用。玻璃体 PDGF 在 9 例 PVR 患者中有 8 例检测到，但在其他玻璃体视网膜疾病患者中很少检测到[61]。PDGF 和 PDGF 受体（PDGFR）均存在于 PVR 膜中[62]。视网膜色素上皮和视网膜胶质细胞产生 PDGF 并拥有其受体[62]。PDGF 是一种有效的趋化剂和有丝分裂原的许多细胞类型，包括 RPE 和胶质细胞[63]。

在四个 PDGF 家族成员中，PDGF-C 是 PVR 标本的主要亚型[61]。纤溶酶是 PDGF-C 的主要加工蛋白酶[64]。RPE 和胶质细胞均表达活化的 PDGFRα 受体[65]。PDGF-C 与 PDGFRα 的大量结合解释了 PDGFRα 激活在 PVR 发病机制中的作用比 PDGFRβ 激活更为重要的原因[61]。在兔 PVR 模型中，携带显性阴性 PDGFRα 的逆转录病毒抑制 RD 的发生[66]。此外，口服酪氨酸激酶抑制剂可阻断 PDGF 受体的信号传导，减少 PDGF 诱导的转基因小鼠视网膜前膜形成和 RD[67]。最近的研究表明 PDGFRα

也可以被其他 GF 激活[68]。PDGFRα 的间接激活涉及细胞内活性氧（ROS）的形成。玻璃体能够通过参与 ROS 介导的自我维持循环，不断地激活 PDGFRα[69]。初步研究表明，玻璃体注射抗氧化剂 N-乙酰半胱氨酸可阻止实验性 PVR 的发展[70]。

### 3. 转化生长因子 β（TGF-β）Transforming Growth Factor-Beta (TGFβ)

细胞因子 TGF-β 与增殖性糖尿病视网膜病变、PVR 等不同纤维病变的组织收缩有关[71, 72]。PVR 患者玻璃体中 TGF-β 含量较高[73]。TGF-β 也定位于 PVR 患者的视网膜下[74]。Müller 细胞是视网膜 TGF-β 的来源之一[75]。实验性 RD 增加了 Müller 细胞和肥大 Müller 细胞过程中 TGF-β 和 TGF 受体 Ⅱ 的表达，这些过程有助于视网膜周边膜的形成[76]。非极性 RPE 细胞 TGF-β2 的分泌显著增加，支持了 PVR 中 RPE 极性丧失导致玻璃体腔 TGF-β2 升高的论点[77]。TGF-β 处理的 RPE 细胞沿肌成纤维细胞途径分化[33]。差异表达的 microRNAs 在 TGF-β 诱导的 RPE 细胞 EMT 中具有潜在作用[78, 79]。Snail 转录因子在 TGF-β1 诱导的 EMT 中被激活[80]。TGF-β 激活激酶 1（TAK1）是 EMT 过程中的关键分子[81]。此外，可溶性 TGF-β Ⅱ 型受体（其捕获 TGF-β）的基因转移抑制实验性 PVR 的进展[82]。这些实验和临床研究表明，抑制 TGF-β 信号转导可能是预防 PVR 进展的一种治疗途径。收缩抑制剂辛伐他汀可以剂量依赖性地阻止 PVR 的进展[83]。TGF-β 可能通过激活 Rhoinase（ROCK）途径介导瘢痕收缩，该途径也被其他多种 GF 激活。它使其成为治疗 PVR 的一个有趣的靶点[84, 85]。

### 4. 胰岛素样生长因子（IGF）Insulin-Like Growth Factors (IGF)

众所周知，IGF 系统存在于玻璃体中。RPE 和 Müller 胶质细胞对 IGF 系统反应性的研究表明，IGF-1 和 IGF-2 都是非常有效的牵引力促进剂，这一活性与 PVR 的病理生物学有关[22, 86]。GF 及其结合蛋白在眼部疾病中既有保护作用又有有害作用。IGFBP-5 最近被认为与介导 PVR 纤维化有关，但也可减少新生血管的形成[87]。IGFBP-6 参与 PVR 的发生发展，可能起保护作用[88]。胰岛素样生长因子和胰岛素样生长因子结合蛋白之间的调节平衡可以对靶组织产生深远的影响。

5. 单核细胞趋化蛋白 -1（MCP-1）Monocyte Chemotactic Protein-1 (MCP1)

趋化因子 MCP-1 在 PVR 早期有一定作用。在实验性 RD 中，MCP-1 在 1h 内表达增强，MCP-1 蛋白在 6h 内表达增强[89]。MCP-1 刺激 RPE 细胞迁移，地塞米松抑制这种作用[90]。MCP-1 在 PVR 患者玻璃体标本中的检出率较高[91]。

6. 碱性成纤维细胞生长因子（bFGF）Basic Fibroblast Growth Factor (bFGF)

许多观察表明 bFGF 可能是 PVR 治疗的一个潜在靶点。PVR 玻璃体 bFGF 水平升高[92]。纤维增生膜含有 bFGF[93]。PVR-D 组玻璃体 bFGF 表达水平明显高于 PVR-C 组、玻璃体积血组和对照组[94]。阻断整合素受体可抑制 bFGF 刺激的 RPE 细胞黏附、迁移和侵袭[95]。

7. 肝细胞生长因子 Hepatocyte Growth Factor (HGF)

肝细胞生长因子（hepatocyte growth factor，HGF）也称为散射因子（scatter factor）是一种多潜能细胞因子，在视网膜细胞的散射、趋化和 EMT 中起作用[96, 97]。HGF 在玻璃体和视网膜前 PVR 膜中的表达增加[98, 99]。在 PVR 患者的视网膜前膜中，HGF 及其受体 c-Met 酪氨酸激酶的表达可定位于多种细胞类型，包括胶质细胞和 RPE 细胞[62, 100]。

8. 结缔组织生长因子 Connective Tissue Growth Factor (CTGF)

体内外研究表明，结缔组织生长因子（connective tissue growth factor，CTGF）是 PVR 发病的关键因素[101]。体外 RPE 单层刮伤模型中 CTGF 表达上调。重组人 CTGF 蛋白能以剂量依赖性方式刺激 RPE 的迁移，地塞米松可抑制这种作用[102]。CTGF 在 PVR 患者的纤维增生膜和玻璃体中表达[99, 103]。在 PVR 的发展过程中，CTGF 在视网膜前膜的表达从早期到晚期逐渐增加，并在 PVR 的早期定位于 RPE 细胞，在 PVR 晚期定位于胶质细胞[62]。

9. 表皮生长因子 Epidermal Growth Factor (EGF)

表皮生长因子（epidermal growth factor，EGF）可能通过 EGF-EGFR-MAPK 信号途径诱导 PVR 中 RPE 细胞的迁移和增殖[104]，并呈浓度依赖性[105]。EGF 还能促进整合素 α5 的表达，进而激活 RPE 细

胞[106]。此外，EGF 可诱导 RPE 细胞的 EMT[33]。

10. 血管内皮生长因子 Vascular Endothelial Growth Factor (VEGF)

VEGF 是细胞增殖和血管通透性的调节介质。抗血管内皮生长因子治疗广泛应用于治疗视网膜或脉络膜新生血管疾病。PVR 患者玻璃体中 VEGF 含量明显高于 RD 和黄斑裂孔[107]。VEGF 也在 PVR 膜中表达[108]。慢性 PVR 常与视网膜远周边、睫状体和眼前节的新生血管有关，VEGF 可能参与新生血管的诱导。作为自分泌和旁分泌刺激因子，RPE、胶质细胞和其他细胞分泌的 VEGF 可能参与纤维血管膜的形成。值得注意的是，VEGF 不仅激活 VEGF 受体，而且通过与 PDGFRα 结合的非特异性能力促进 PVR[109]。

11. 细胞因子介导的炎症（白细胞介素和 TNF-α）Cytokine-Mediated Inflammation (Interleukins and TNF-α)

细胞因子介导的炎症途径在 PVR 的发生发展中起重要作用。炎性细胞、RPE 细胞和视网膜胶质细胞可能是 PVR 玻璃体中白细胞介素 6、白细胞介素 1β、肿瘤坏死因子 α 和干扰素 γ 的来源[42]。玻璃体中的细胞因子可能刺激重要的细胞过程[110]，包括迁移、增殖和 ECM 的产生。在实验性 PVR 的早期和增殖期，细胞因子大量存在于玻璃体 ["细胞因子风暴"（storm of cytokines）]中，细胞因子水平在重塑（瘢痕形成）期降至正常[111]。在炎症条件下，肿瘤坏死因子 α（TNF-α）是眼部炎症的关键介质，在肿瘤坏死因子 α 的作用下，RPE 细胞维持BRB 和免疫特权的能力可能丧失，促进 RPE 细胞的增殖[112]。这强调了促炎细胞因子在 PVR 发病中的作用。

## 三、细胞外基质重塑与肌成纤维细胞 ECM Remodeling and Myofibroblasts

细胞外基质（ECM）由一系列动态复杂的胶原、糖蛋白、糖胺聚糖和蛋白聚糖组成。所有这些分子形成细胞和组织周围的基质，提供机械和结构支持，调节自分泌信号环和细胞的聚集[113]。此外，ECM 与细胞骨架和细胞因子相互作用，传递影响细胞行为、发育、迁移、增殖、转分化、收缩和重塑的生物信号。细胞表面的整合素和蛋白多糖是促

进信号转导的主要黏附受体[114]。Bruch 膜和光感受器细胞间基质是围绕 RPE 和光感受器细胞的特殊类型的 ECM。在 RRD 和 PVR 的早期阶段，视网膜神经层与 RPE 层分离，导致光感受器之间的基质解体[115]。RRD 导致 RPE 细胞与 Bruch 膜分离，细胞分散到玻璃体腔（A 级 PVR）。PVR 膜细胞外基质含量的时间依赖性增加表明 ECM 的成分以自分泌 / 旁分泌的方式刺激其产生[10]。

伤口愈合过程是一个复杂的、动态的组织结构和器官功能恢复过程。当它变得过多时，如在 PVR 中，对组织功能是有害的。在 PVR 的各个阶段，ECM 元件都起着中心作用。细胞外基质重塑与纤维细胞膜收缩是这一过程的高潮。在重塑阶段，转分化的视网膜色素上皮细胞、胶质细胞和血细胞可以通过玻璃体和新合成的细胞外基质的收缩产生牵引力，导致视网膜表面皱褶、星状褶形成和牵引性视网膜脱离。视网膜两侧 ECM 成分的合成和沉积是重塑期的关键事件。结构蛋白、黏附蛋白和抗黏附蛋白是 PVR 膜 ECM 的三个组成部分[113]。胶原（包括各种类型）是 PVR 膜的主要结构蛋白和成分之一，可由 RPE、胶质细胞和成纤维细胞样细胞产生[116-118]。纤维连接蛋白（fibronectin，一种黏附蛋白）在正常视网膜中的表达较低，在病理条件下，其在玻璃体中的浓度迅速增加[119]。纤维连接蛋白促进细胞与 ECM 间的黏附，可能刺激 RPE 细胞向膜方向迁移[120]。此外，纤维连接蛋白增强 TGF-β 诱导的 RPE 细胞的 EMT[121]。TGF-β 还诱导细胞外基质成分如胶原和纤维粘连蛋白的合成[85, 116, 122]。抗黏附蛋白的功能与黏附蛋白相反。PVR 膜中的抗黏附血栓反应蛋白能促进活化细胞从 ECM 中分离并迁移到损伤区[123]。基质金属蛋白酶和基质金属蛋白酶组织抑制剂（TIMP）之间的平衡调节着细胞外基质的转换和 PVR 相关的组织重塑。PVR 膜的细胞成分，包括 RPE 细胞、胶质细胞和成纤维细胞，合成 MMP[124]。MMP-2 和 MMP-9 在 PVR 膜中的表达显著上调[94]。此外，MMP 活性可能是 ECM 收缩所必需的[125]。

肌成纤维细胞在组织重塑中起关键作用。它们是 PVR 视网膜前膜的主要细胞成分[126]。它们参与多种现象，起源于不同的前体细胞，表明肌成纤维细胞一词描述的是一种功能状态，而不是固定的细胞类型[127]。RPE、胶质细胞和血液细胞向肌成纤维细胞转化的特点是 α- 平滑肌肌动蛋白的表达，α-平滑肌肌动蛋白是一种被认为是牵引力所必需的收缩蛋白[127]。肌成纤维细胞表面的跨膜整合素将肌动蛋白微丝束与细胞外基质连接起来。通过这种机械传导系统，应力纤维产生的收缩力可以传递到周围的 ECM[128]。细胞因子和细胞外基质成分调节肌成纤维细胞的收缩活动。血清成分及 PDGF、IGF 和（TGF）-β 家族成员被认为是 ECM 收缩的主要介质[22, 129]。

在实验动物模型中，玻璃体腔注射 RPE 细胞或 RPE 和胶质细胞的混合物显示出一种渐进性的收缩反应[130]。转分化的 RPE 细胞可以附着在单个的胶原链上，并通过交替伸展和收缩足板来牵引胶原[131]。玻璃体皮质由密集的胶原纤维组成，可形成纤维细胞增殖的支架，是重塑过程中的活跃分子。细胞介导的凝胶收缩的研究表明，PVR 患者的玻璃体样本含有足够数量的生物活性因子来诱导 ECM 收缩[129, 132]。临床资料也支持玻璃体作为 PVR 刺激环境的作用。用重硅油填充可以将 PVR 环境从眼底下方转移到上方视网膜，导致上方 PVR[133]。玻璃体切除（scaf 褶皱和 PVR 刺激环境）是 PVR 的合理治疗目标。

### 生物标志物与遗传图谱 Biomarkers and Genetic Profiling

近年来，分子生物学技术的深入发展，使 PVR 的细胞生物学特性得到了广泛的鉴定，并加强了对 PVR 易感性的预测性分子危险因素（生物标志物）的研究。为了寻找与 PVR 不同病理生理事件相关的蛋白，我们对玻璃体蛋白组进行了研究。对照组与 PVR 组玻璃体蛋白组成差异显著[134, 135]。目前已鉴定出 100 多种 PVR 特异性蛋白，包括参与代谢功能障碍、免疫应答和细胞骨架重塑的蛋白。当细胞骨架和代谢蛋白，如烯醇化酶，在严重的 PVR 中表达下调，补体成分、丝氨酸蛋白酶抑制剂（serpin）和参与细胞增殖的蛋白表达上调[136-139]。此外，PVR 患者玻璃体中 MMP 水平升高。MMP（MMP-1、MMP-2、MMP-3、MMP-8、MMP-9 和 TIMP-1）[140] 和趋化因子 CXCL-1[141] 的玻璃体含量与 PVR 的分级有关。炎症相关蛋白 α1- 抗胰蛋白酶、载脂蛋白 A- Ⅳ、血清白蛋白和转铁蛋白含量的升高与炎症在 PVR 发病中的意义一致[142]。提示类固醇可能有助于 PVR 的辅助治疗[143]。激肽原 1（激肽释放酶 – 激肽系统组装所必需的）是 PVR 患者玻璃体和血清中相对丰富的蛋白质之一，因此可能代表 PVR 的血清生物标志物[137]。激光闪辉光度法（Laser flare photometry）可以为以后的 PVR 研究提供简单的风险评估。升高的激光闪辉值对应于促纤维化眼内细胞因子环境的改变[144]。

也有人试图评估遗传因素对 PVR 的贡献[145]。有趣的是，肿瘤坏死因子位点与 PVR 之间存在着强烈的遗传联系，这强调了炎症在 PVR 发病中的重要性[146]。除了已知的临床生物标志物外，RRD 患者的基因谱可能提高 PVR 的可预测性[147, 148]。

## 四、结论 Conclusion

PVR 的发病机制尚不完全清楚。我们当然无法

防止这种可怕的并发症[149]。目前，PVR 可被认为是一种过度的玻璃体视网膜伤口愈合过程，其特征是炎症、增殖和重塑阶段（图 101-2）。一旦脱离恶性循环和"细胞因子风暴"的开始，视网膜结构的改变导致的永久性功能衰竭就开始了。PVR 是一种复杂的综合征，涉及代谢功能损害、细胞骨架和细胞外基质重塑、免疫反应和炎症。多种不同的细胞因子和可溶性因子参与了其发病机制。因此，基于抑制某一因素或现象的治疗方案可能会被怀疑。

进一步研究了解不同因素在 PVR 形成和发展中的相对重要性，可能为 PVR 的治疗提供更有效的方法。在此之前，手术是治疗的首选。切除活化的细胞和膜及"完全"玻璃体切除术是手术治疗的合理目标。然而，关于首选手术策略的共识仍然存在争议[150]。在未来，临床危险因素和生物标志物的联合分析将能提高对 PVR 形成高危患者的识别能力，并可能允许有针对性地应用适当的辅助治疗以保持视力。

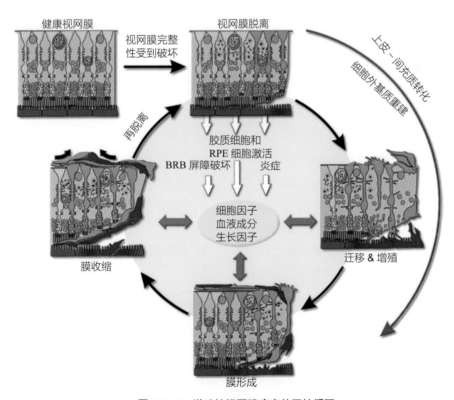

▲ 图 101-2　增殖性视网膜病变的恶性循环

视网膜完整性的破坏伴随着血 – 视网膜屏障（BRB）的破坏和炎症组织反应。这些过程导致血液来源的细胞因子和可溶性因子（包括生长和炎症因子、血清、纤维蛋白和金属蛋白酶）流入玻璃体和视网膜。这些因素刺激视网膜和视网膜外起源细胞的散射、迁移和增殖，然后形成视网膜周围膜。在上皮 – 间质转化和细胞外基质重塑过程中，肌纤维母细胞在纤维增生膜内的转分化导致膜收缩，导致视网膜固定（再）脱离（图片由 J.Grosche，Leipzig 绘制）

# 眼外伤的病理生理学
## Pathophysiology of Ocular Trauma

Sun Young Lee　著

## 一、概述 Introduction

眼外伤是眼部发病的主要原因，也是单眼视力丧失的主要原因。据估计，美国每年有超过 200 万人眼睛受伤[1]。儿童和年轻人尤其处于危险之中，因此，社会因这些常见伤害而遭受重大的社会经济损失和人身损失。1990 年，国家预测估计，每年仅眼外伤导致的住院天数超过 227 000 天，仅住院费用就达 1.75 亿~2 亿美元[2]。

Kuhn 和他的同事用标准化的术语对眼外伤进行了分类[3]。国际眼外伤学会（Internation Society of Ocular Trauma）随后使用该术语制订了眼机械损伤分类系统（框 102-1）。该系统已被证明有助于描述眼外伤，而无误沟通，并有助于提供最佳的患者护理。

不同类型的眼外伤有不同的病理生理和治疗结果，因此，了解黄斑或视神经损伤的初始机制对判断视力预后至关重要[4-6]。随后导致眼内增生、牵引性视网膜脱离和外伤后增生性玻璃体视网膜病变（PVR）的伤口愈合反应可在决定最终视觉结局方面发挥主要作用[4, 6-9]。在进行玻璃体切除术之前，伤口闭合通常会使玻璃体嵌顿在伤口的巩膜或角膜

---

框 102-1　眼外伤的分类标准

**闭合性眼外伤**
- 挫伤（无全层伤口）
- 板层撕裂伤（眼球壁部分厚度伤口）

**开放性眼外伤（眼球壁的全层伤口）**
- 破裂伤
- 撕裂伤
- 穿透伤（单发入口伤口；无出口伤口）
- 贯穿伤（既有入口又有出口的伤口）
- 眼内异物（进入伤口的异物残留）

边缘的唇部，为将来的增殖提供支架。在1952—1970 年进行的第一项大型前瞻性研究中，只有 6%的开放性眼外伤患者获得了 5/200 或更好的视力[10]。我们对伤口愈合的进一步了解和 20 世纪 70 年代玻璃体切除技术的出现，使得后段伤口的修复更加成功，并导致眼球摘除手术明显减少[8, 9, 11, 12]。

本章回顾了后段开放性眼球损伤的病理生理学和治疗方面的研究进展（见第 94 章，外伤性脉络膜视网膜病变；第 101 章，增生性玻璃体视网膜病变的发病机制；第 114 章，眼外伤手术：治疗原则和技术）。

## 二、解剖改变 Anatomic Change

眼组织的直接损伤取决于外伤的性质，而玻璃体视网膜屏障的完整性通常被眼外伤破坏。玻璃体通常附着在所有相邻的结构上，包括晶状体后囊、睫状体平坦部、视网膜和视盘，但这种附着的强度不同。玻璃体最牢固地附着在玻璃体基底部，相对牢固地附着在晶状体、中心凹 – 中心凹旁区、视神经边缘和沿视网膜分布的主要大血管[13]。机械力引起的玻璃体视网膜交界面减弱可导致从视网膜发生急性后玻璃体脱离（PVD）。当脱离达到视网膜更牢固的附着点时，通常是玻璃体基底部，它对视网膜施加牵引力。突如其来的 PVD 和（或）脱垂以及玻璃体通过穿透性伤口的嵌顿，使眼睛容易受到玻璃体对视网膜的牵引和发生牵引性视网膜脱离（图 102–1）[14-18]。

创伤后血视网膜屏障的破坏是创伤愈合过程中的关键触发机制。血 – 视网膜屏障（blood–retinal barrier，BRB）由视网膜毛细血管内皮细胞（内 BRB）和视网膜色素上皮细胞（外 BRB）之间的紧密连接组成。这种高度特化的屏障系统的破坏导致炎症细胞的迁移和血清成分的渗漏，使视网膜和玻璃体的生化环境发生深刻的变化。

## 三、组织病理学表现 Histopathologic Findings

在回顾摘除人眼的组织病理学时，必须认识到确定标本的偏差。在 1970 年施行玻璃体手术之前，更多的受伤眼睛被摘除，无论是因为眼睛在晚期变

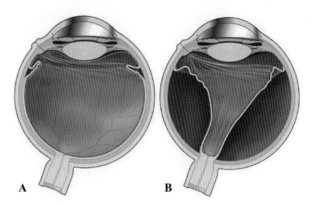

▲ 图 102–1　牵引性视网膜脱离的发生可能与两种机制有关
A. 玻璃体嵌顿在伤口中，伤口沿玻璃体支架生长的纤维可能导致周边视网膜牵引，在玻璃体基底部和锯齿缘交界处向前滚动；B. 周边部和赤道部视网膜表面的视网膜前纤维组织收缩可能导致视网膜缩短。这两种机制中的任何一种（但通常两者结合），都导致牵引性视网膜脱离（图片经许可转载自 Cleary PE, Ryan SJ. Method of production and natural history of experimental posterior penetrating eye injury in the rhesus monkey. Am J Ophthalmol 1979; 88:212–20.）

得疼痛和失明，还是作为预防早期交感性眼炎的可能。无论摘除的指征是什么，病理学家和读者必须始终考虑到情况是由临床指征决定的，而不是因为确定发病机制的最佳时机的原因。因此，我们回顾眼球摘除的文献，然后考虑实验模型，以更好地了解病理生理学。

穿通伤后眼球摘除的组织病理学研究表明，角膜缘和巩膜伤口的愈合比角膜伤口的愈合快[17]。早在损伤后 4 天，睫状体和脉络膜间质开始发生成纤维细胞增殖；1 周时开始增殖；2 周时，大量血管化纤维组织连接伤口边缘；4～6 周时，形成一个致密的纤维瘢痕。角膜缘或巩膜伤口的纤维长入与玻璃体嵌顿、晶状体损伤和（或）玻璃体积血有关。玻璃体纤维在玻璃体基底上凝结后发生 PVD。典型地，玻璃体仍然向前附着，而浓缩的玻璃体纤维仍然附着在周边视网膜上，经常从与成纤维细胞相关的角膜缘或巩膜伤口形成放射状（图 102–2）。视网膜脱离多见。虽然有几只眼发现了视网膜裂孔，但由于并非所有的眼睛都是连续切片的，因此不能排除孔源性成分。视网膜出血和脉络膜出血分别发生在伤后 2 个月和 2 周。伤后 6 周，周边视网膜和后极部视网膜均出现视网膜前膜。伤后 1 周和 2 周，视网膜下膜呈纤细、分支和树突状，后期增厚并附

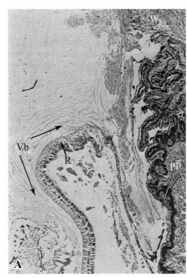
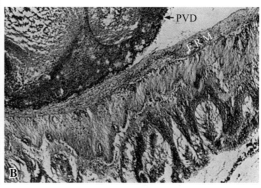

▲ 图 102-2　**A.** 显示穿通性伤 **2** 个月后玻璃体基底部的周边视网膜的显微照片。周边视网膜（**R**）脱离，似乎被向前拉过平坦部（**PP**）。玻璃体浓缩，玻璃体纤维嵌顿在角膜伤口周围（**W**）。玻璃体从后部视网膜上脱离，但仍附着在玻璃体基底部（**Vb**）上方的周边视网膜上。**B.** 显微照片显示穿通伤 **2** 个月，眼球摘除后视网膜表面的多层视网膜前膜（**ERM**）。后玻璃体脱离（**PVD**）存在，在玻璃体凝胶内形成血凝块。玻璃体后界膜内表面有红细胞碎片。视网膜前膜位于玻璃体后界膜和视网膜内界膜之间。相邻切片可见全层视网膜皱褶（**HE 染色，37×**）

图片经许可转载自 Winthrop SR, Cleary PE, Minckler DS, et al. Penetrating eye injuries: a histopathological review. Br J Ophthalmol 1980; 64:809–17.

着在视网膜皱褶上。前房或玻璃体可见以单核细胞为主的眼内炎性浸润。几乎所有的眼睛都含有一些巨噬细胞，要么在 PVD 周围，要么在视网膜下出血区域积聚。玻璃体内的成纤维细胞增生出现在伤口区域，在损伤后的早期几周内形成一个周期性膜，并在损伤后 2 个月内含有成纤维细胞样细胞。

## 四、实验模型 Experimental Models

从手术中获得的人类标本，如视网膜周围膜、玻璃体抽吸物和眼球摘除，提供了有关开放性眼球损伤的病理生理学信息[17, 18]。然而，由于这些标本通常只代表疾病的晚期，并且由于包含视网膜脱离和 PVR 的继发效应，它们对我们理解外伤性损伤的复杂机制的贡献是有限的。因此，复制各种类型眼外伤的动物模型对我们了解其发病机制起到了重要作用。

Cleary 和 Ryan 用一种标准技术在兔子和恒河猴身上建立了穿透性损伤模型[19–24]。用刺刀切开平坦部造成刀伤，然后用剪刀延长到 8mm。玻璃体凝胶通过伤口中脱出，玻璃体表面破裂的方式类似于人眼穿孔。然后仔细闭合伤口，将 0.5ml 自体血注入

玻璃体中部。用这种标准化的方法，牵引性视网膜脱离获得了显著的重复性。伤后第 2 周，血液变为收缩的血凝块，后玻璃体脱离。早在伤后 4 周，纤维组织从伤口长入玻璃体，血凝块形成纤维组织，后玻璃体脱离。视网膜前膜在这段时间变得清晰可见，并持续了 15 周。视网膜脱离一般发生在伤后 6～11 周。视网膜脱离的形态反映了视网膜脱离的关键过程。当玻璃体向后分离时，玻璃体的前、后缘部分仍牢牢地附着在玻璃体基底部的周边视网膜上。随后，周边的视网膜通过其整个圆周被拖向平坦部，形成具有全层褶皱的漏斗状结构[19, 20, 25]。玻璃体内血液的存在是一个强有力的刺激，以发展这种级联伤口愈合过程。在 25 只猴眼玻璃体腔内注射血液后，约 73% 的猴眼出现牵引性视网膜脱离，而只接受平衡盐溶液注射的猴眼仅为 24%[19]。人眼穿透伤常伴有挫伤。一种用于研究这一组合的动物模型使用猪，因为猪的巩膜足够坚固，能够承受钝性弹丸损伤[26–28]。气枪以标准化的撞击力将弹丸射向猪眼角膜缘。如前所述，在平坦部做一个 8mm 的切口，主要表现为玻璃体增生和牵引性视网膜脱离。此外，视网膜下出血常伴发，导致视网膜下纤

维膜形成。

动物模型有助于再现在人类眼外伤中观察到的结果。此外，这些模型对评估手术技术和治疗药物有重要价值[29, 30]。例如，在这个挫伤的动物模型中，已经研究了伤口的形态和玻璃体切除的效果。由于最初的葡萄膜充血和炎性肿胀，早期手术是危险的。这一发现支持了一种临床印象，即对于有严重挫伤的外伤眼，玻璃体切除术最好推迟 1 周或 2 周[26, 27]（见第 114 章，眼外伤手术：治疗原则和技术）。

人类 RPE 培养系统是研究 RPE 细胞迁移、增殖、表型改变、生长因子和细胞因子分泌等行为模式的又一有效疗法，有助于理解 PVR 的发生过程[31-36]。

## 五、外伤性增殖性玻璃体视网膜病变与创伤愈合 Wound Healing and Traumatic Proliferative Vitreoretinopathy

眼睛的伤口愈合与其他身体组织相似，包括三个阶段：渗出 / 炎症、增殖和再生[37]。眼部解剖环境中典型的伤口愈合反应和玻璃体视网膜关系解释了穿透性眼外伤后牵引性视网膜脱离的发生。

开放性眼球损伤导致血 - 视网膜屏障的破坏，允许多种细胞进入眼内环境，导致多种趋化因子、炎性细胞因子和生长因子的表达，影响邻近的视网膜色素上皮、成纤维细胞和胶质细胞。作为回应，这些先前静止的细胞在改变其基因表达模式时经历增殖和迁移，导致其自身细胞因子、细胞外基质和受体谱的改变。一些细胞，如肌成纤维细胞——增殖并产生强烈的收缩力，这些收缩力与通常情况下保持视网膜附着的生理力相反，从而发生牵引性视网膜脱离。在自然过程中，增殖伴随着细胞外胶原的逐渐积累，炎症和炎症介质的减少[18, 20]。这种伤口愈合过程是最终导致牵引性视网膜脱离和开放性眼外伤后 PVR 的共同途径的中心（图 102-3）。

因此，在解释人类组织时，必须强调伤口愈合反应的阶段：早期以多细胞为特征，包括一系列炎性细胞、肌成纤维细胞、RPE 等。晚期以较少的慢性细胞和较多的细胞外基质（如胶原）为特征。

### （一）细胞成分 Cellular Constituents

本文分析了外伤后玻璃体手术切除的视网膜前膜，以了解其细胞成分的来源和特点[38-40]。根据损伤的性质和反应的阶段，这些膜包含不同数量的细胞，这些细胞表型上被鉴定为炎症细胞、RPE 细胞、胶质细胞、成纤维细胞和肌成纤维细胞。

炎症细胞是最早出现在伤口愈合反应中的细胞类型之一。它们可能被创伤视网膜组织中上调的趋化因子、血 - 视网膜屏障的破坏或眼内血液的反应所吸引[31, 41-45]。这些细胞的细胞因子产物可能对其他视网膜细胞类型的激活、炎症细胞的进一步聚集和胶原的形成至关重要。巨噬细胞是实验性牵拉性视网膜脱离的一个常见特征[42, 43]。在灵长类动物的后极穿透损伤模型中，巨噬细胞存在于成纤维细胞或 RPE 细胞的侵袭和增殖之前[19, 20]。视网膜脱离和实验性 PVR 后对视网膜抗原的细胞和体液免疫反应的发现提示了 PVR 中存在自身免疫成分的可能性，尽管这种反应的致病作用的证据尚不完全[45-48]。

RPE 细胞是创伤后 PVR 病理生理反应的中心。RPE 细胞具有迁移和增殖等关键特性[32, 33, 38]。创伤后刺激对 RPE 改变的具体作用还不完全清楚。RPE 细胞的生长似乎同时受旁分泌和自分泌刺激的调节。猫视网膜脱离后 24h 内 RPE 细胞增殖并形成多层去分化的 RPE 细胞集落[49]。在穿透性损伤动物模型的膜中也发现了它们的存在[20, 22, 26]。此外，培养的 RPE 细胞，就像视网膜下的 RPE 细胞一样，产生有丝分裂和趋化生长因子，如血小板衍生生长因子（PDGF）和肝细胞生长因子（HGF），并拥有这些生长因子的受体。RPE 细胞不仅对来自 RPE 细胞（自分泌）的生长因子有反应，而且对来自周围组织或来自血清（旁分泌）的生长因子也有反应，导致额外 RPE 细胞的募集，从而增强 RPE 细胞的过程[34-36, 50-56]。作为对这些刺激的反应，RPE 细胞可能经历上皮 - 间充质转化（EMT），改变其表型为巨噬细胞、成纤维细胞或肌成纤维细胞形态的细胞[32, 33, 38]。

这种成纤维细胞 RPE 可以合成和重塑视网膜表面的基质，促进膜的形成。结果表明，RPE 在人类膜中的比例随膜龄的变化而变化。在早期（＜ 4 个月）的标本中，RPE 细胞的数量更多，并且随着细胞膜的成熟，细胞外基质增多，RPE 细胞数量逐渐减少[57]。

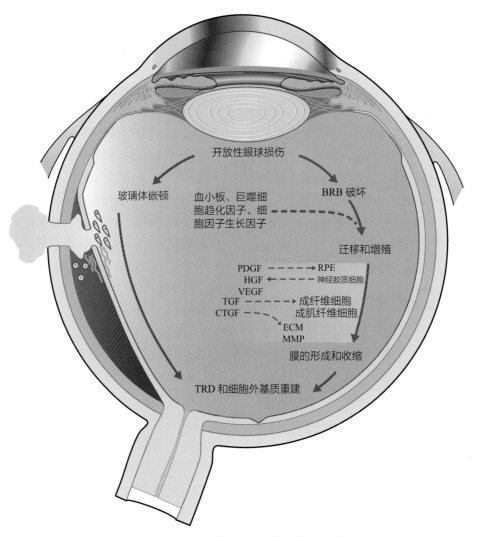

**▲ 图 102-3　外伤性增殖性玻璃体视网膜病变途径**

BRB. 血 - 视网膜屏障；RPE. 视网膜色素上皮；PDGF. 血小板衍生生长因子；HGF. 肝细胞生长因子；VEGF. 血管内皮生长因子；TGF. 组织生长因子；CTGF. 结缔组织生长因子；ECM. 细胞外基质；MMP. 基质金属蛋白酶；TRD. 牵引性视网膜脱离

在 PVR 手术中获得的全层视网膜切除标本的神经感觉视网膜和膜中发现了胶质细胞，其典型的形态学特征和对胶质纤维酸性蛋白（GFAP）的免疫反应性表明，胶质细胞的表达增加与创伤后变性的严重程度相关[57-60]。胶质细胞通过迁移到视网膜表面参与 PVR 的形成，并可能参与视网膜内突触的重塑，可能有助于视网膜损伤后的视力恢复。

成纤维细胞增殖是创伤后增殖反应发展的关键。虽然成纤维细胞通常来源于 RPE 和胶质细胞，但在一些成纤维细胞中，这些细胞的免疫组化标记缺失，使其来源不确定[38, 61, 62]。在研究中，使用了一种后段长伤口的眼球穿孔动物模型，并注射了玻璃体内血液，在玻璃体内和膜中发现了从伤口延伸

的膜和 β- 半乳糖苷酶标记的 Tenon 层成纤维细胞，确定至少一些成纤维细胞可能起源于伤口边缘的 Tenon 层（图 102-4）[20, 24, 25, 63, 64]。

肌成纤维细胞是肉芽组织伤口收缩的重要组成部分。类似地，尽管这些细胞的起源尚不明确，但 RPE 细胞、成纤维细胞和其他类型的细胞也受到牵连[38, 61, 62]。超微结构分析显示，肌成纤维细胞含有肌原纤维和平滑肌肌动蛋白，提示这些肌成纤维细胞可能产生收缩力，导致 PVR 中玻璃体、视网膜和膜的收缩[65-67]。这种细胞牵引力可以通过细胞附着到邻近组织直接传递，也可以通过附着在组织上的胶原纤维间接传递。实验结果提示 RPE 细胞与胶原的相互作用是膜收缩的另一种机制[14]。胶原纤维

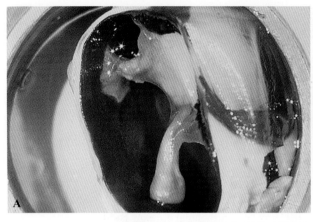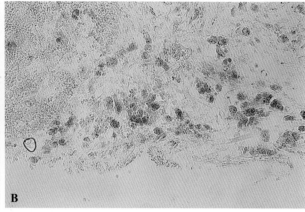

▲ 图 102-4　实验性眼外伤模型，增殖性玻璃体视网膜病变膜中的 Tenon 成纤维细胞

用逆转录病毒载体导入成纤维细胞表达 β-半乳糖苷酶。将这些标记细胞注入兔 Tenon 囊，2 天后进行双重穿孔。30 天时，动物出现漏斗状视网膜脱离，玻璃体膜在伤口之间延伸。用 X-gal 染色后，标记细胞呈蓝色。A. 后 Tenon 囊的玻璃体条索是蓝色的，表明它含有来自 Tenon 囊的标记细胞；B. 显微镜切片显示膜内有许多标记的（蓝色）细胞（图片经许可转载自 Santos RO, Murata T, Cui JZ et al. The role of Tenon fibroblasts in the pathogenesis of proliferative vitreo-retinopathy due to perforating eye injury. ARVO abstract 1998; 517.）

被 RPE 细胞通过交替伸展和收缩其板足而牵引。胶原堆积在 RPE 细胞附近，随后收缩组织变短。

## （二）生长因子 Growth Factors

血小板源性生长因子（PDGF）、血管内皮生长因子（VEGF）、肝细胞生长因子（HGF）、转化生长因子-β（TGF-β）和结缔组织生长因子（CTGF）等多种生长因子发挥着重要作用。这些生长因子在玻璃体膜和 PVR 膜中的丰度表明它们在伤口愈合反应中起重要作用[31, 34-36, 55, 56, 68]。

PDGF 信号网络由 5 个配体（PDGF-AA、PDGF-BB、PDGF-AB、PDGF-CC 和 PDGF-DD）和 2 个受体（PDGFR-α 和 PDGFR-β）组成。组织损伤后血小板 α 颗粒或 RPE 细胞等内源性视网膜细胞可能释放血小板源性生长因子。PDGF 受体（PDGFR）信号作为 RPE 和胶质细胞有丝分裂和趋化因子，在 PVR 的发生发展中起着重要作用[36, 69]。对 PVR 患者视网膜前膜的分析显示 PDGFR 在这些膜中被激活[70]。用器官培养模型进行的实验研究表明，RPE 细胞介导的视网膜收缩可被抗 PDGF 的中和抗体所抑制。用小鼠成纤维细胞诱导的 PVR 模型进行的实验表明，当从 PDGF 受体敲除小鼠中分离出的成纤维细胞被使用时，PVR 减少[71, 72]。然而，最近的证据表明实验性 PVR 依赖于 PDGFR-α，而 PDGFR-α 可以被更大范围的生长因子激活，而

不仅仅是 PDGF 的浓度。中和 PDGF 不能有效地减弱实验性 PVR，但抑制 PDGFRα 的活化可阻止 PVR 的发展[73]。非 PDGF 生长因子如表皮生长因子（EGF）、成纤维细胞生长因子（FGF）、胰岛素、HGF 和 VEGF-A 可间接激活 PDGFRα 而不参与其配体结合域[74-76]。非 PDGF 家族生长因子间接激活 PDGFRα 可能通过慢性激活 Akt 和抑制 p53 促进 PVR[77]。

血管内皮生长因子也定位于 PVR 膜。最近的研究表明，VEGF-A 竞争性地阻断 PDGF 依赖的 PDGFR-α 的激活[76]。进一步的研究表明，VEGF-A 的中和抑制了非 PDGF 介导的活化，从而保护 PVR[78]。

肝细胞生长因子也是 RPE 细胞的有丝分裂和趋化因子，在 PVR 患者的玻璃体中发现[34, 50, 51, 53]。实验上，培养的人 RPE 细胞对 HGF 的反应是上皮细胞对间充质细胞形态的改变和细胞迁移反应，随 HGF 浓度的增加而增加[34, 50, 51, 53]。丝裂原活化蛋白激酶（MAPK）的激活是 HGF 诱导 RPE 改变的一个组成部分[54]。中和抗体的存在降低了这种反应[51]。兔体内研究表明，RPE 中 HGF 的过度表达导致 RPE 视网膜下增殖[55]。

众所周知，转化生长因子-β 作为有效的纤维化因子在 EMT 中起着关键作用，在 PVR 患者的玻璃体中过度表达[79, 80]。含透明细胞的胶原凝胶的收

缩作用与玻璃体中活化 TGF-β2 的浓度有关[81]。同样，人 PVR 膜中 CTGF 具有较强的免疫反应性，CTGF N 末端片段在 PVR 患者玻璃体中积聚[82]。CTGF 是 TGF-β 作用于成纤维细胞和 RPE 的下游介质，它刺激细胞迁移和细胞基质沉积[34, 82]。体内研究表明，CTGF 促进了兔高纤维化 PVR 膜的形成[82]。近年来，CTGF 通过与 TGF-β 和 TGF-β 受体Ⅱ的蛋白相互作用调节纤维连接蛋白额外结构域 A（EDA），从而促进 TGF-β 的促纤维化活性[83]。

除多种生长因子外，促炎性细胞因子如肿瘤坏死因子 –α 和白细胞介素似乎对许多细胞类型（包括 RPE）有显著影响，并可能通过刺激细胞表面整合素和细胞黏附分子的增殖、迁移和表达来改变细胞功能，以及细胞外基质的产生和侵袭[35, 84, 85]。此外，浸润性巨噬细胞、常驻 RPE 或胶质细胞可能是这些细胞因子的来源[35, 68]。在一项病例对照研究中，发现肿瘤坏死因子基因座的多态性与 PVR 之间有很强的相关性[86]。

生长因子在 PVR 发育过程中的表达具有阶段特异性，PDGF-AA 在 PVR 各阶段均表达，HGF 在 PVR 中期表达高峰，CTGF 在 PVR 晚期达到高峰。这些结果可能适用于 PVR 的分期治疗[87]。

### （三）细胞外基质 Extracellular Matrix

除细胞反应外，细胞外基质（ECM）是人 PVR 膜的重要组成部分，类似于其他器官的伤口愈合过程。最初，可以观察到富含纤维蛋白膜的形成[88, 89]。眼内纤维蛋白可能通过刺激 RPE 细胞沿纤维蛋白的迁移为复合膜的形成提供结构[90]。随后，膜的特征是膜内存在间质胶原Ⅰ和Ⅲ和纤维粘连蛋白[57, 84, 91, 92]。胶原和纤维连接蛋白可能来自 RPE、胶质细胞或巨噬细胞，尽管最一致的关联是 RPE。在兔成纤维细胞注射产生的实验性 PVR 中也发现了类似的 ECM 表达模式[93]。PVR 膜中的临时 ECM 成分（Ⅰ型胶原、纤维粘连蛋白）可能通过激活整合素受体刺激 RPE 和胶质细胞，从而改变细胞行为，包括趋化和迁移，在创伤愈合反应的进展中发挥重要作用[85, 94]。

PVR 创面愈合过程涉及基质金属蛋白酶（MMP）及其组织抑制剂在细胞外基质降解和收缩中的不平衡作用[95-98]。MMP-9 和 MMP-2 是 PVR 患者玻璃体和增殖膜中检测到的主要 MMP[96, 97, 99]。在 RPE 介导的胶原收缩的体外模型中，合成的 MMP 抑制剂以剂量依赖的方式显示了抗收缩作用[100]。

## 六、特殊情况 Special Conditions

### （一）外伤性眼内炎 Traumatic Endophthalmitis

眼内炎是开放性眼球损伤的一种特别严重的并发症，与眼内手术（高达 0.1%）相比，在没有眼内异物（intraocular foreign body, IOFB）的情况下，开放性眼球损伤后感染的报道率更高（3.1%～31%）[101]。外伤后培养阳性眼内炎约 75% 由革兰阳性菌感染，约 20% 由芽孢杆菌引起[102]。与眼内炎发生相关的危险因素包括 IOFB 的存在、晶状体破裂、一期修复时间延迟、年龄 > 50 岁、女性、伤口较大、伤口位置、眼组织脱垂、一期人工晶状体植入和农村地区[103-105]。

IOFB 穿透伤后感染性眼内炎的发生率较高，为 1.3%～60%[101, 105, 106]。外伤后超过 24h，IOFB 取出或伤口一期修复的延迟与眼内炎风险增加相关（见第 90 章，内源性眼内炎：细菌性和真菌性）[107]。

### （二）眼内异物 Intraocular Foreign Body

IOFB 的存在在三个方面影响视力预后：① IOFB 引起的结构损伤（如视网膜撕裂）；②作为传染源的运输工具；③ IOFB 的化学成分（如纯铜是具有炎性的）。

术前视网膜脱离、IOFB 的位置和大小、巩膜或角巩膜入路伤口是术后视网膜脱离的预测因素[102, 106, 108]。IOFB 也有相关的更高的眼内炎风险，当 IOFB 是非金属材料时，眼内炎风险显著增加[106]。当铁在眼部组织中逐渐沉积时，长期滞留的铁离子会导致视网膜电图消失和失明，称为眼部铁质沉着症（ocular siderosis）。在眼细胞的细胞质和细胞器中可见密集的铁蛋白颗粒，人们推测，这些大的铁蛋白颗粒积聚会造成物理损伤，杀死视网膜细胞[109]。铜 IOFB 特别值得关注，因为铜能迅速引起无菌性眼内炎样反应与低眼压和视网膜脱离。铜的离子化会引起神经感觉视网膜的变化，如果不加以治疗，几小时内就会导致视力丧失[110]。

创伤后感染和 IOFB 的存在可能增加 PVR 的风险。最终的治疗包括玻璃体切除、IOFB 取出、玻璃体腔内和全身抗生素治疗[111]。

### （三）对抗眼外伤 Combat Ocular Injury

军事人员中开放性眼球损伤的主要机制是继发于爆炸，例如简易爆炸装置（IED）引起的爆炸。由于手术的复杂性和广泛的钝性眼震荡损伤，尽管进行了手术治疗，但冲击波相关的损伤已被证明会导致不良的功能预后[112, 113]。

与战斗有关的眼外伤中的眼内异物可能降低眼内炎的风险，因为它们通常以高速从爆炸中推进，并可能达到高温，导致自我消毒。可以预见的是，视觉效果与 IOFB 的穿透深度密切相关，而与取出时间无关[113]。

## 七、治疗方面 Therapeutic Aspects

### （一）手术入路 Surgical Approach

纵观眼外伤病理生理学和相关伤口愈合过程的文献，玻璃体切除术被证明是有益的，因为它可以去除血液、玻璃体支架和其他 PVR 刺激物（关于外伤原理和治疗技术的描述，见第 114 章，眼外伤手术：治疗原则和技术）。尽管器械和外科技术的进步极大地改善了解剖修复，包括修复裂伤、视网膜复位和开放性眼球损伤后取出 IOFB，但可能会出现各种晚期并发症，包括新的或复发性视网膜脱离和进行性增生膜[114-115]。因此，药理学的方法已经被研究通过抑制 PVR 的发展来改变伤口愈合过程。

### （二）药理学方法 Pharmacologic Approach

皮质类固醇能减少眼内炎症并对伤口愈合产生不利影响[116]。Machemer 和 Tano 等建议在侵袭性PVR 患者的玻璃体腔内应用类固醇以局部抑制炎症和减少细胞增殖[117, 118]。由于可溶性可的松在一次玻璃体腔注射后约 24h 内被冲洗出眼睛，结晶曲安奈德已被描述用于 PVR 的治疗。玻璃体腔注射曲安奈德作为其广泛应用于许多其他视网膜疾病的一部分，目前常用于 PVR[119]。然而，创伤后 PVR 是一种长期并发症，可能需要数月的药物释放，长期注射曲安奈德与并发症有关，如眼压升高、白内障形成和眼内炎[120]。

抗增殖药物已被认为是治疗 PVR 的有效药物，许多药物，如 5- 氟尿嘧啶、柔红霉素、环孢素、丝裂霉素 C、金丝桃素和紫杉醇已在实验模型或人体临床试验中进行了试验，以降低玻璃体视网膜界面细胞不受控制的有丝分裂活性[30, 121-128]。然而，这些药物没有一种是完全令人满意的，因为它们的抑制作用是短暂的，而且大多数具有狭窄的治疗窗口[127, 128]。

阻断生长因子及其信号传导的药物也被认为可以改变伤口愈合过程。通过直接结合阻滞剂、受体阻滞剂和基因治疗等途径靶向 PDGFR-α、HGF 和蛋白激酶 C 在实验模型中似乎具有潜力，但在临床应用之前，还需要在人体中进行进一步的试验[129-132]。最近的研究表明，PDGFR-α 的非 PDGF 介导的激活与 PVR 的发生有关，并且通过 ranibizumab 中和 VEGF-A 来抑制这一途径，从而对兔 PVR 的发生具有保护作用[78]。这些结果提示 PDGFR-α 及其相关通路的抑制剂可能是预防 PVR 发展的潜在靶点，但对 PVR 的治疗尚需进一步研究。

由于 MMP 介导了 PVR 中细胞介导的胶原收缩、细胞迁移和侵袭，各种 MMP 抑制剂被认为可以减轻 PVR 的严重程度，这些抑制剂可能是其他药理学方法的补充[95-97, 100]。

尽管这些疗法可能在治疗已形成的膜上没有用处，但它们在预防特定高危人群眼外伤眼内增殖方面的可能用途正在探索中。近年来，药物在玻璃体和视网膜的传递方面的进展，包括可注射颗粒和可植入装置，可能对这些治疗 PVR 的药理学方法更有帮助[133]。

## 八、结论 Conclusion

严重的眼球开放性损伤仍然是眼部发病的主要原因。20 世纪 70 年代玻璃体切除术和辅助手术的出现，使解剖结果更加成功，眼球摘除率降低。然而，功能上的成功仍然有限。除了损伤的性质和初始损伤的位置和程度外，随后的伤口愈合过程还进一步造成解剖和功能损伤。眼部伤口愈合的方式、过程和细胞周期与其他身体组织相似。玻璃体损伤和血 - 视网膜屏障破坏是 PVR 发展的主要危险因素，其表达的多种细胞因子和生长因子对 RPE、成纤维细胞和胶质细胞产生影响。这些细胞增殖、迁移、改变基因表达模式，并形成视网膜前膜。这些细胞的收缩特性可以克服神经感觉视网膜和视网膜色素上皮之间的正常黏附，导致牵引性视网膜脱离。

玻璃体手术和辅助手术仍然是主要的治疗方式，因为这些治疗消除了刺激因素，并移除了增殖的支架。未来的进展可能包括药理学方法。理论上有理由支持强调抑制细胞增殖、抑制生长因子和细胞因子，或抑制细胞内信号通路，或可能通过基因治疗改变细胞功能的策略。对于未来，这些方法需要进一步研究，不仅要促进伤口愈合，而且要恢复功能性视力丧失。

# 第二篇 视网膜复位：一般外科原理和技术

## Retinal Reattachment: General Surgical Principles and Techniques

## 第103章

# 巩膜扣带术治疗视网膜脱离的生物力学研究
## The Biomechanics of Scleral Buckles in the Treatment of Retinal Detachment

John T. Thompson 著

## 一、概述 Introduction

巩膜扣带术联合视网膜裂孔周围的脉络膜视网膜粘连是一些非复杂孔源性视网膜脱离的治疗基础。视网膜复位的其他技术，如玻璃体切除术和气泡或气动视网膜固定术，在其他章节中也有描述。了解巩膜扣带术的生物力学特性有助于外科医师何时选择最适合于视网膜脱离复位的巩膜扣带术。本章探讨了巩膜扣带术对眼睛的生理影响以及巩膜扣带术促进视网膜复位的作用机制。

## 二、巩膜扣带术对眼几何结构的影响 Effects of Scleral Buckles on the Geometry of the Eye

巩膜扣带会改变眼睛的形状，主要取决于所用扣带材料的类型、巩膜缝线的位置和张力，以及环形扣带的周向松紧度。眼球结构的改变可能会有一些不良反应，这些不良反应对患者可能具有临床意义。这些变化包括眼轴长度的变化、诱导的球面等效性和散光屈光不正、眼体积的变化及巩膜扣带植入后顺应性（眼球壁硬度）的改变。这些效应中的一些也有助于帮助视网膜复位。

### （一）巩膜扣带术后眼轴长度的变化 Axial Length Changes After Scleral Buckles

放置巩膜扣带后，眼轴长度可能改变。径向柔软的硅胶海绵似乎不会引起眼睛轴向长度的变化。

节段性外加压可能引起远视漂移，而环形巩膜扣带可能产生轴向长度的增加或减少，这取决于外加压的材料、位置和高度[1, 2]。硬环形硅胶扣带最常见的是增加眼睛的轴向长度[3-5]，虽然有些眼球在放置环形扣带后轴向长度没有明显变化[6, 7]。偶尔，高的环形嵴可能会减少眼睛的轴向长度[4, 8]。

环形巩膜扣带引起的眼轴长度变化可以通过分析环形扣带眼的几何结构来理解。如果在眼球赤道周围收紧一个环形扣，第一个效果是在冠状面上减小眼球周长，使眼球在水平截面上呈椭圆形。正常人眼球在放置一个宽的环形扣带后形成一个椭圆球体的形状（图 103-1）。眼球在冠状面上仍然是圆形的，因为环绕的扣带把眼球的赤道收缩成一个较小的圆周。眼球在矢状面和水平面上变得更加椭圆形。由于巩膜扣带在冠状面上的凹陷导致眼球周长减少，伴随着眼球在矢状面和水平面上的前后尺寸的增加（图 103-1），眼球因巩膜扣带环绕赤道收缩而变长。这种从圆球体到长椭圆球体的变化主要是由于充满液体的眼球在生理性眼压下巩膜相对无弹性造成的。如果环扎扣的嵴过于高，眼球就会呈现哑铃的形状。由于巩膜在水平和矢状截面上的部分周长用于在巩膜上形成哑铃状凹陷，因此在很高的环形扣带时，眼睛的前后轴长度减小（图 103-1）。

每个象限放置两条褥式缝合线，将巩膜内陷到环形扣带下，对眼球的几何结构和轴向长度有额外的影响。如果环形扣带没有相应的周长缩短，则通过收紧褥式缝线在坚硬的硅胶植入物周围造成的巩

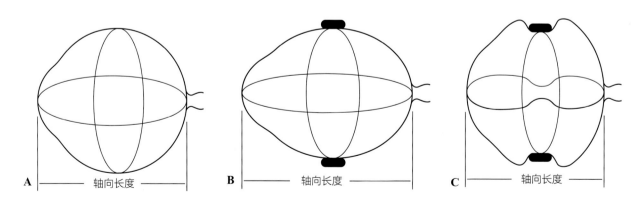

▲ 图 103-1　A. 眼睛的正常球形。B. 球形的眼睛在放置中等高度的环形扣后获得长球形的形状。眼睛的水平和矢状横截面在具有宽的环形扣带形成中等高度的嵴时，呈椭圆形。眼睛的冠状面上有一个环形扣带，表示一个圆圈。中度嵴压陷高度时，眼球的前后轴长度增加。C. 在非常高的环扣高度，眼球形成一个哑铃形状。环形扣带嵴很高的眼球在冠状面仍呈圆形，但矢状和水平面呈哑铃状。当扣带嵴高度很高时，眼球的轴向长度减小

膜凹陷会导致眼球的轴向长度减少[4]。褥式缝线将缝线咬合处的前后巩膜拉在一起，减少了眼的轴向长度。随着褥式缝合线的收紧，巩膜被缝线下的环形扣带缩进，使眼球在水平和矢状截面上获得类哑铃形。

在理解环形巩膜扣带植入术后眼的几何形态时，必须考虑到这两种效应，即环向缩短和褥式缝合巩膜内陷。第一个效应，周长缩短，通过改变眼睛的形状，从一个球体到一个长椭圆球体，轻到中度的周向收紧一个环扣，增加了轴向长度。第二个效应是巩膜内陷，用褥式缝线环绕一个大的环压物，导致眼轴长度减少。

眼球周向缩短引起的眼轴长度的增加主要是在低至中度扣带的高度时巩膜内陷引起的眼轴长度的减少，产生向近视的飘移。在非常高的扣带高度时，巩膜内陷引起的轴向长度的减少往往大于轴向长度的增加。当周向缩短和巩膜内陷精确平衡时，部分中高度环形扣带眼的眼轴长可以无变化。最好尝试调整环扣，以尽量减少轴向长度变化，但这很难实现，因为其他因素，如封闭视网膜裂孔和减轻玻璃体视网膜牵引是更重要的手术目标。

为了提高巩膜环形扣带对轴向长度变化的可预测性，建立了一个解释环形巩膜扣带对轴向长度影响并预测轴向长度变化的几何模型。巩膜环形扣带对眼轴长度影响的几何模型基于以下假设：首先，巩膜扣带眼的整体轮廓假设为椭圆。第二，眼球的周长是恒定的，因为环形扣带并没有实质性地拉伸或收缩巩膜。图 103-2 根据术前眼球周长和巩膜扣带在赤道处的眼球壁凹陷量，给出了巩膜扣带后凹陷眼球壁周长（等于 π 乘以轴向长度）的粗略估

计。在放置巩膜扣带后，可以计算眼的轴向长度，使用轴向长度的求解公式来预测巩膜扣带对屈光度的影响。

### （二）巩膜扣带引起的屈光不正 Refractive Errors Caused by Scleral Buckles

用于视网膜复位的巩膜扣带可引起三种主要类型的屈光不正。第一种是角膜曲率变化引起的散光误差；第二种是由晶状体的轴向长度、前房深度或位置的改变引起的球面当量变化；第三种是高阶像差，当使用节段性巩膜外加压而不是环形扣带时，引起的高阶像差更大[9]。高阶像差至少持续 3 个月，但可能随着时间的推移而改善。

#### 1. 散光误差 Astigmatic Errors

规则和不规则的角膜散光最有可能是由于节段性外垫压或放射状外加压物的放置[8, 10-13]。有些散光可能持续存在，需要矫正[1]，但是许多散光在手术后几个月内有所改善[14]。角膜散光通常由于嵴较高，靠前的放射外加压所导致。由于巩膜和角膜的无弹性，前部巩膜上的放射嵴的凹陷可以传递到角膜。如果眼球像气球一样有很高的弹性，那么眼球从放射状外加压物处的凹陷只会出现在外加压的正下方。放射状外加压将对周围巩膜无影响。由于巩膜的弹性比气球的小，放射状外加压会在周围巩膜上造成一些超出加压物本身范围的凹陷。当一个节段性外加压跨越一到两个象限时，眼球将出现大的散光[15]。均匀宽度的环形扣带很少产生实质性的散光。

#### 2. 球面等效误差 Spherical Equivalent Errors

由巩膜扣带引起的眼轴长度和晶状体位置的变

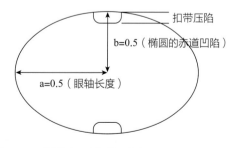

$$P = 4a \int_0^{\frac{\pi}{2}} \sqrt{1 - \left(\sqrt{\frac{a^2-b^2}{a}}\right)^2 \sin^2\theta}\ d\theta$$

P= 眼周长 − 4（扣带压陷）

a=0.5（眼的轴向长度）

b=0.5（椭圆的赤道凹陷）

**A**

扣带压陷

b=0.5（椭圆的赤道凹陷）

a=0.5（眼轴长度）

**B**　　P= 眼周长 −4（扣带压陷）

▲ 图 103-2　**A.** 如果已知眼的原始周长、扣带凹陷量和赤道缩短量，则可通过此公式通过求解"A"的方程粗略估计由环形巩膜扣带所引起的轴向长度变化；**B.** 与环形扣带缩短、巩膜凹陷和轴向长度有关的几何模型

化比散光更常见。大多数有环形扣带的眼球有一个小的近视飘移，这与轴长的增加有关[5, 8, 16]。在有晶状体眼中，前房变浅与晶状体前移有关，并伴有一个环形扣带也可能对近视飘移有影响[8]。在视网膜复位后的几个月内，大多数眼的晶状体前移位变得不那么明显[16]。带放射外加压的扣带的眼在数月的时间内扣带的嵴的高度显著降低，而环状外加压的扣带眼的环形嵴的高度没有降低那么多[17]。有些高的环形巩膜植入物的眼会发生屈光向远视飘移[7]。文献中报道了不同巩膜扣带对眼轴长度和屈光度的影响，总结见表 103-1。当在儿童中放置巩膜扣带时，巩膜扣带可能会延缓与生长有关的眼轴长度的增加，从而导致手术眼的近视发生率低于对侧眼[21]。

### 3. 屈光改变随时间的变化 Change in Refractive Error Over Time

由于以下两个主要因素，巩膜扣带引起的屈光不正在几个月后也趋于正常：①在有 40 型和 240 型硅胶带的眼中，随着时间的推移，硅胶带会出现应力松弛[22]。这可以理解为使用一个橡皮筋其拉伸力逐渐接近打破的过程，将橡皮筋拉伸到相同长度所需的拉伸力随着连续拉伸循环而减小。这就解释了为什么环扎带的屈曲效应会随着时间的推移而减小。②在用缝合线固定硅海绵或硅胶块的眼中，因为缝合线在巩膜隧道中进出而侵蚀巩膜，缝合线引起的巩膜内陷也随着时间的推移而减少。这在手术后数年减少了环扎带的效果和屈光变化。

### （三）巩膜弦长与巩膜弧长 Scleral Chord Versus Scleral Arc Length

测量眼球表面的距离时，必须考虑球体的曲率。卡尺通常用于测量巩膜缝线放置的距离，并测量球形球体上两点之间的最短直线，称为巩膜弦长（scleral chord length）（图 103-3）。沿眼球曲面测量两点之间的距离为巩膜弧长（scleral arc length）。用卡尺测量的巩膜弦长总是小于巩膜弧长[23]。使用图 103-4 中的公式，可以从巩膜弦长计算巩膜弧长，反之亦然。当巩膜弧长与巩膜弦长在眼球半径的百分比很小时，两者相似。卡尺的 8mm（弦长）对应于 8.16mm 的巩膜弧长，误差为 2%；卡尺的 13mm 对应于 13.74mm 的巩膜弧长，误差为 5.7%。当用卡尺测量眼球的长距离时，巩膜弦长和巩膜弧长之间的差异呈非线性增加。

### （四）对眼球内部几何结构的影响 Effects on the Internal Geometry of the Eye

这是由表层巩膜扣带造成的扣带效应，是闭合视网膜裂孔和减轻玻璃体视网膜牵引的理想方法。在视网膜脱离修复的早期，巩膜内扣带曾被使用，但由于难以形成大的、部分厚度的巩膜瓣，目前已不再使用。巩膜上巩膜扣带的几何形状、巩膜扣带和缝线的位置决定了巩膜嵴的形状和高度。在某些视网膜脱离的治疗中，可能需要产生高的屈曲效果，缝线的位置很重要。需要至少 4～5mm 长的深缝线咬合，以便将最大张力放在缝线上并传递

表 103-1　不同巩膜扣带对眼轴长度和屈光不正的影响

| 作　者 | 扣带样式 | 眼轴向长度（mm） | 屈光度 |
| --- | --- | --- | --- |
| Jacklin[18] | 窄扣带 | −1.3 | |
| Rubin[8] | 2mm 扣带，下扣<br>2mm 扣带，中扣<br>2mm 扣带，高扣 | +0.44<br>+1.09<br>−0.35 | −1.25<br>−1.89<br>+0.47 |
| Burton et al.[19] | 植入物 + 外植体 | 没有变化 | |
| Larsen and Syrdalen[5] | 2mm 扣带 | +0.98 | |
| Kiernan et al.[7] | 半块 7.5mm 海绵 | 无变化 | 无变化 |
| Smiddy et al.[20] | 扣带 ± 硅胶 | +0.99 | −2.75 |

到巩膜扣带上。浅表或短的巩膜缝线咬合容易撕裂巩膜，降低有效扣带高度。用抗拉强度测试仪测量 4-0 丝线穿过巩膜的撕裂强度，深缝线咬口（50%～90% 深度）明显大于浅缝线咬口（20%～30% 深度）（Thompson，未发表的数据）。

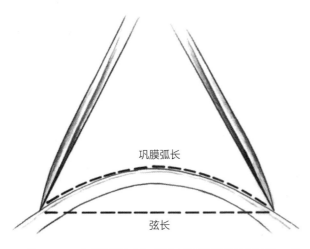

▲ 图 103-3　卡尺用于测量巩膜扣周围缝线的放置距离，并测量巩膜上两点之间的最短距离（巩膜弦长）。巩膜表面两点之间的距离（巩膜弧长）总是大于巩膜弦长

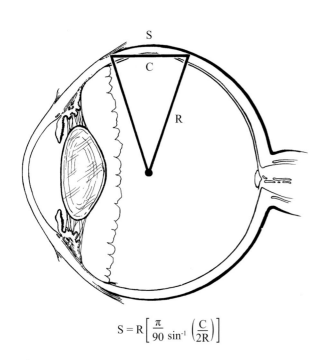

$$S = R\left[\frac{\pi}{90}\sin^{-1}\left(\frac{C}{2R}\right)\right]$$

▲ 图 103-4　巩膜弧长（S）可由巩膜弦长（C）计算，反之亦然

公式中的反 sin 必须以度为单位计算才能得到巩膜弧长。随着卡尺测量距离的增大，巩膜弧长与巩膜弦长的差值呈非线性增加。R. 眼球半径

决定巩膜扣带及巩膜外加压物引起凹陷的内部几何结构的主要包括以下变量：①扣带的形状；②扣带的组成（硅胶海绵与硬的硅胶）；③相对于扣带的尺寸的缝线位置；④缝线的张力；⑤从缝线到扣带的张力分布；⑥眼压。对 5mm 放射状硅海绵巩膜凹陷的分析表明，以下因素降低了巩膜凹陷：①缝线咬入过近或过远；②高眼压；③巩膜缝线咬入过短；④缝线松动；⑤与全厚硅海绵相比，使用半厚硅海绵。增加巩膜凹陷的因素包括低眼压和缝线紧密[24, 25]。

巩膜扣带的方向也有助于确定巩膜凹陷的形态。放射状外加压似乎在孤立马蹄形视网膜裂孔方面具有优势[26-28]。中度到高度环形巩膜扣带导致视网膜径向折叠。这种径向折叠的发生是因为环绕扣带迫使赤道子午线中眼球的正常周长减少。巩膜和视网膜无法缩小到新的更小的周长，因此"多余"的视网膜、脉络膜和巩膜被压陷到放射状褶皱中，以符合由环绕扣带引起的较小的眼球周长（图 103-5）。环形扣带下眼球的周长缩短是形成鱼口现象的

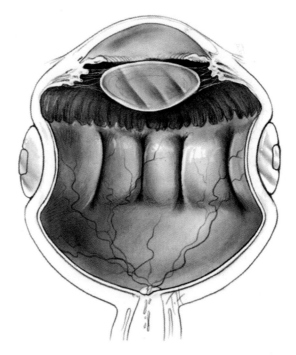

▲ 图 103-5　由于缩短眼球周长而引起的宽环形嵴上的视网膜形成径向褶皱

巩膜、脉络膜和视网膜无法缩小到巩膜扣带压陷下较小的眼球周长，因此扣带嵴上"多余"的视网膜形成折叠

基础（图 103-6）[29, 30]。楔形扣带和放射状巩膜扣带可将鱼口现象的风险降至最低，因为它们比环形巩膜扣带造成的裂孔周围的视网膜缩短更少。

如果多发性视网膜破裂、玻璃体视网膜环周牵引或视网膜前膜引起的视网膜环周缩短，有些眼睛需要环形扣带。增殖性玻璃体视网膜病变眼因细胞介导的玻璃体基底部或周边视网膜前膜收缩引起的前部环玻璃体视网膜牵引，导致周边视网膜有效周长减小，并伴有漏斗状视网膜脱离。在这种情况下，一个宽的环形扣带更可取，因为它减少了眼球壁的周长，允许视网膜重新复位到视网膜色素上皮。这可以让外科医师避免进行环形周边视网膜切开术来复位缩短的视网膜。在各种情况下，必须评估放射状或环形扣带的风险和益处，以便为特定的视网膜裂孔和视网膜脱离形态选择最佳的巩膜扣带的几何形状。

### （五）巩膜扣带术后眼球容积变化 Volume Changes in the Eye After Scleral Buckles

巩膜扣带的压力造成眼球壁凹陷，使液体从

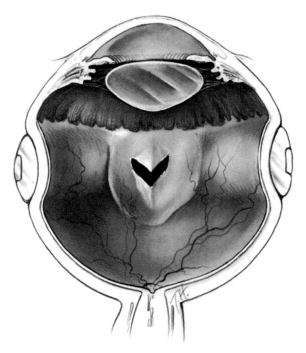

▲ 图 103-6　视网膜裂孔下方的放射状皱褶会产生鱼口现象
放射状皱褶倾向于阻止裂孔落在扣带的嵴上，并可能导致持续性视网膜脱离。鱼口现象最常见的原因是由一个环形的扣带造成眼球的周向缩短，导致一个径向皱褶穿过马蹄形的视网膜裂孔而形成。通过放射嵴或楔形扣带，使眼球的周向缩短最小化，则可降低鱼口现象发生的可能

玻璃体腔排出，导致玻璃体腔体积缩小。这是因为眼球内包含的流体体积最大，表面积最小。排出的液体量取决于扣带的类型和形状。对于大多数扣带环，体积位移（volume displacement）量较小，但对于较宽的环形扣带，体积位移量可能较大。在以下几种情况下，估计巩膜扣带眼的眼内容积是很重要的：①估计有多少液体必须从玻璃体腔排出或从视网膜下排出，才能放置特定的巩膜扣带；②当必须考虑治疗浓度和毒性浓度时，向玻璃体注射抗生素或抗代谢药物等药物；③向玻璃体注射膨胀性气体。巩膜扣带的体积位移可以通过以下变量的函数来预测：①眼轴长度 =2× 内半径；②赤道前或（和）后测量的扣带宽度；③扣带的周长；④扣带的高度。图 103-7 给出了用巩膜扣带测定眼球容积位移的公式。直径为 5mm 的硅胶海绵仅能置换约 0.2ml 或 5% 的玻璃体腔体积[31]。这就是为什么在非引流手术中放置放射状硅海绵只会偶尔大幅度提高眼压的原因。一个 2.5mm 宽的硅胶环扎带（240 型）可置换约 0.5ml 或 12% 的玻璃体腔体积[31]。一个 7mm 宽的硬硅胶环扎带（287 型）置换晶状体眼玻璃体腔容积的 1.3ml（33%）至 1.7ml（43%），具体取决于扣带的几何结构和高度[31]。如表 103-2 所示，玻璃体腔体积的减少随环扎扣带宽度和高度的增加而增加。磁共振成像已被用来证实巩膜扣带引起的眼球体积的减小。在这项研究中，环扎带使玻璃体腔体积平均减少了 1.7ml。

### （六）巩膜扣带、眼球壁硬度和角膜迟滞 Scleral Buckles, Ocular Rigidity, and Corneal Hysteresis

巩膜扣带的放置改变了正常的眼球壁硬度。眼球壁硬度是眼内容积变化时眼压的变化，是衡量眼球弹性的指标。眼压通常会随着注入眼球的微升容积而迅速升高。环形巩膜扣带眼的眼压升高（眼球壁硬度）降低，因为巩膜扣带的放置减少了玻璃体腔的体积[33, 34]。这种体积的减少与巩膜扣带引起的眼球形态变化有关[31]。当向眼内注入盐水或气体使眼内压升高时，随着固定扣带的缝线受到应力或环扎带被拉伸时，眼睛变得不那么椭圆，而更接近球形。净效果是减少屈曲效应，增加眼内容积，使眼压不会像正常眼球那样迅速升高。如果一只眼睛

$$V = c\, \frac{\pi}{360}\, (2\,rh\text{-}h^2)\,(w1 + w2)$$

V——排出容积（mm³）
c——扣带的周长（度数）
r——眼的内径（mm）
h——扣带的高度（mm）
w1——赤道前的扣带宽度（mm）
w2——赤道后的扣带宽度（mm）

▲ 图 103-7　巩膜扣带嵴造成的巩膜凹陷可将液体从玻璃体腔排出

巩膜嵴所形成的眼容积置换是扣带的周长、眼球的半径、扣带嵴的高度和扣带宽度（1ml=1000mm³）的函数

表 103-2　巩膜扣带对玻璃体腔容积置换改变的估计

| 巩膜扣带 | 玻璃体容积置换（ml） |
| --- | --- |
| 一半 5mm 硅海绵 | 0.09～0.15 |
| 3mm×5mm 硅海绵 | 0.11～0.20 |
| 5mm 圆形硅海绵 | 0.14～0.22 |
| #240 型（环扎） | 0.47～0.48 |
| #276 型（环扎） | 1.08～1.13 |
| #287 型（环扎） | 1.32～1.57 |
| #280 型（环扎） | 1.82～1.88 |

引自 Thompson JT, Michels RG. Volume displacement of scleral buckle. Arch Ophthalmol 1985;103:1822-4.

有环形扣带，巩膜缝线没有内陷，可以更好地理解这种效果。如果水注入眼睛，当眼睛呈球形时，环形扣带会拉伸。一旦扣带拉伸，使眼球恢复到原来的球形（扣带放置前），眼压将迅速增加。眼球强直的变化有几个重要的临床结果。首先，依靠标准眼球壁硬度测量眼压的方法，如压陷式眼压计（Schiøtz）、电子压陷式眼压计（Tonopen®）、回弹式眼压计和眼反应分析仪（ocular response analyzer，ORA），在有巩膜扣带的眼睛中不太准确。ORA 倾向于低估真实眼压[35]。第二，如果所有其他因素都相同，在放置巩膜扣带的眼内注射液体或气体比向正常眼睛注射相同体积的液体或气体引起的眼压升高要小。将眼内气泡注入玻璃体本身也会降低眼球壁硬度，因为玻璃体腔内的气体比它所替代的玻璃体液体更具可压缩性。这已经在一项研究中得到证实，有巩膜扣带和眼内小气泡的眼比没有巩膜扣带的眼在空中旅行时的眼压增加更少[36]。由于眼内气

泡和巩膜环形扣带导致的眼球壁硬度降低，与眼压升高的正常眼相比，后者需要更多液体吸入量来降低眼压[37]。

角膜迟滞（corneal hysteresis）是一种通过比较空气喷射角膜时的压力差与曲率恢复正常形状时的压力差来测量角膜弹性的特性。与没有巩膜扣带的眼睛相比，玻璃体切除术后有巩膜扣带的眼增加了角膜迟滞，这对眼压测量有次要影响[35]。

### （七）巩膜扣带与眼部血流 Scleral Buckles and Ocular Blood Flow

环绕巩膜的环扎带也会改变眼部的血流量[38]。在大多数接受巩膜扣带视网膜复位术的患者中，这不会造成临床可识别的问题，但会造成眼部缺血或周边视野缺损[39]。因此，一些外科医师主张在视网膜复位后，常规地切断环扎带，以改善眼部血流[40]。

## 三、巩膜扣带对视网膜色素上皮及视网膜的影响 Effects of Scleral Buckles on the Rpe and Retina

许多力与视网膜撕裂和脱离的产生有关，也有促进视网膜附着的力。巩膜扣带可以改变前者，增强后者。

### （一）视网膜受力综述 An Overview of Forces Acting on the Retina

玻璃体视网膜牵引力在视网膜裂孔、孔源性视网膜脱离和牵引性视网膜脱离的发病中起重要作用。作用在视网膜上的力有大小和方向，最好用矢量来表示。力矢量用有长度和方向的箭头以图形方式表示。矢量的长度与力的大小成正比，方向指示力的作用方向（图 103-8）。可以对向量执行简单的算术运算，以确定作用于同一点的两个力产生的净力。添加向量的最简单方法是绘制向量，以便第一个向量的箭头连接到第二个向量的尾部。从第一个向量的尾部到第二个向量的头部（图 103-8）绘制新向量，即两个向量的和。

第二个重要的概念是矢量力的平衡。如果两个大小相等的矢量力同时作用在同一点的相反方向上，则该点处的物体不发生位移。在后玻璃体脱离（PVD）边缘视网膜上的局部玻璃体牵引中发现

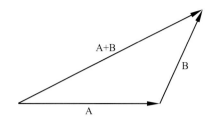

▲ 图 103-8　玻璃体视网膜牵引力有大小和方向
这些力可以用矢量表示。简单的算术运算，例如向量 A 和 B 的加法，可以通过从 A 的尾部到 B 的箭头绘制结果向量 A+B 来执行

了一个涉及相反矢量力的简单平衡例子。如果 PVD 边缘玻璃体对视网膜的牵引力与视网膜对眼球壁的黏附力相平衡，则不会产生撕裂。如果视网膜上的玻璃体牵引力超过视网膜光感受器细胞对视网膜色素上皮的黏附力和视网膜抗拉强度，将发生视网膜撕裂来重建平衡（图 103-9）。向量代数可以用来理解作用在视网膜上的各种力如何导致视网膜撕裂、牵引性视网膜脱离和孔源性视网膜脱离。巩膜扣带有助于改变这些载体的大小和方向，从而促进视网膜裂孔闭合和视网膜复位。

（二）导致视网膜撕裂和脱离的力 Forces That Lead to Retinal Tears and Detachments

大多数视网膜破裂是由多种力量共同作用形成的，包括玻璃体牵引力和旋转眼球运动时的液体运动，有时还包括与视网膜前膜相关的牵引力。

## 1. 玻璃体牵引 Vitreous Traction

玻璃体牵引可在视网膜曲面的许多不同方向（即垂直、切向或斜向）施加。相对单纯垂直（或放射状）玻璃体牵引的一个例子是，后玻璃体脱离导致上方马蹄形撕裂（图 103-10）。当后玻璃体脱离时，重力使玻璃体凝胶从视网膜上方脱离。如果玻璃体对视网膜施加的力超过光感受器对视网膜色素上皮的黏附力和视网膜的抗拉强度，则玻璃体对视网膜的局灶性黏附可能导致撕裂。玻璃体所施加的力主要垂直于或倾斜于视网膜表面。观察到大多数马蹄形撕裂发生在上方视网膜，强调了撕裂的引力对重建后玻璃体脱离牵引力在视网膜撕裂形成中的平衡的重要性。视网膜表面相对单纯切向牵引的一个例子是视网膜前膜的局部牵拉导致黄斑变形（图 103-11）。大部分来自视网膜前膜的牵引力发生在视网膜表面的切线方向，尽管由于眼球壁的凹陷形状，这种牵引力有一个小的向内的径向分量[41]。

看来，视网膜上的向心性牵引比切线方向牵引更容易导致视网膜破裂。大多数导致视网膜撕裂、牵引性视网膜脱离或孔源性视网膜脱离的玻璃体视网膜牵引都是倾斜于视网膜表面的。斜向玻璃体视网膜牵引可分为正交矢量（方向为 90°），正交矢量由径向（向心性）和切向牵引混合组成（图 103-12）。可引起视网膜牵引的力包括以下类型：①附着

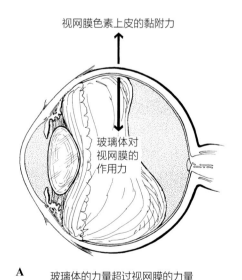

A　玻璃体的力量超过视网膜的力量　　　B　视网膜撕裂后的平衡重建

▲ 图 103-9　A. 如果后玻璃体脱离的力超过视网膜色素上皮对视网膜的黏附力和视网膜的抗拉强度，则会导致视网膜裂孔；B. 视网膜裂孔重建视网膜上的玻璃体后界膜的牵引力和视网膜色素上皮黏附力之间的平衡

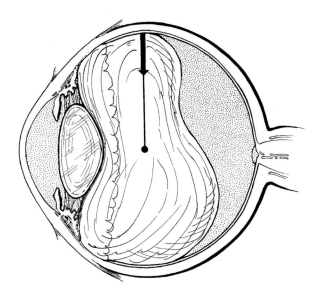

玻璃体直接向眼中心牵引

▲ 图 103-10　放射状视网膜牵引

玻璃体视网膜附着在上方视网膜上时，玻璃体上的重力使视网膜上的牵引力径向指向眼睛中心。径向视网膜牵引比切向视网膜牵引更容易导致视网膜裂孔。玻璃体对视网膜的引力可以解释上方马蹄形视网膜裂孔的发生率更高

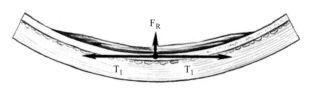

▲ 图 103-11　切向视网膜牵引

附着在视网膜表面的视网膜前膜的弹性力引起相对纯切向的视网膜牵引（$T_1$）。牵引力平行于视网膜上每个点的曲面。牵引力（$F_R$）也有一个小的向内的径向分量，由视网膜前膜引起，因为眼球的表面是弯曲的

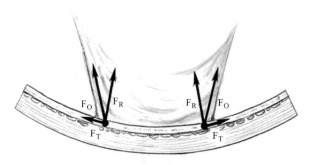

▲ 图 103-12　斜向视网膜表面的玻璃体视网膜牵引是由不同的径向和切向牵引混合而成的

由玻璃体视网膜牵引产生的斜矢量（$F_O$）可分为正交矢量，正交矢量由指向眼球中心的径向矢量（$F_R$）和与视网膜表面相切的矢量（$F_T$）组成

在视网膜上的玻璃体凝胶上的重力引力，特别是当玻璃体附着在上方视网膜的局部区域并被玻璃体脱离的区域所包围时；②眼球运动或钝性外伤时，惯性力从玻璃体传递到视网膜；③细胞增殖引起的玻璃体视网膜附着部位的玻璃体凝胶收缩；④ PVD 发生后，视网膜表面可收缩的纤维细胞膜。与正视眼相比，眼轴长的近视眼在眼球运动时对视网膜的剪切力更高，这可能会使近视眼易发生视网膜撕裂[42]。

**2. 液体运动与视网膜破裂 Fluid Movement and Retinal Breaks**

后玻璃体脱离时眼球的扫视运动可引起视网膜牵引，这种牵引可导致视网膜撕裂[43]。有视网膜裂孔的眼中的液体流动可能使液体从玻璃体腔进入视网膜下间隙，从而造成孔源性视网膜脱离。旋转眼球运动在迫使液体通过视网膜裂孔，导致视网膜脱离方面显得尤为重要[44, 45]。当玻璃体牵引升高视网膜裂孔的孔瓣（tear）时，与旋转眼球运动相关的液体运动比没有玻璃体牵引的视网膜裂孔（hole）更容易导致视网膜脱离。玻璃体牵引下的视网膜瓣升高可使玻璃体滞留并流入裂孔。然后，玻璃体液体可以充当一个楔子，当眼睛旋转时插入视网膜和视网膜色素上皮之间（图 103-13）[46]。一旦视网膜与视网膜色素上皮的正常黏附被破坏，眼球旋转运动会迫使更多的液体进入视网膜下间隙，从而扩张视网膜脱离。在没有玻璃体牵引的情况下，视网膜裂孔不会像旋转眼球运动那样容易捕捉到玻璃体液体，因此不太可能导致视网膜脱离。如果发生视网膜脱离，通过视网膜裂孔的持续液体流动对维持和扩大视网膜脱离范围非常重要[47~49]。

**3. 视网膜前膜、细胞增殖和视网膜破裂 Epiretinal Membranes, Cellular Proliferation, and Retinal Breaks**

视网膜表面细胞增生的视网膜前膜也可能导致视网膜破裂和视网膜脱离。当视网膜前膜收缩时，它们寻找视网膜凹面内表面附着区域之间的最短距离。视网膜曲面上两点之间的最短距离是直线或弦，视网膜曲面上三点之间的最短距离是单个平面内的一系列直线。最初与视网膜凹面内表面一致的视网膜前膜可导致平面形状的视网膜牵引性脱离。平面结构的出现是因为这将最小化视网膜前膜内的切向张力（图 103-14）。在大多数情况下，玻璃体

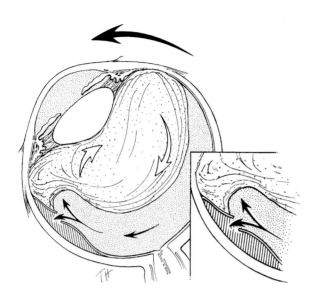

▲ 图 103-13　当玻璃体凝胶插入玻璃体基底部的视网膜时，眼球的旋转会对视网膜造成牵引

玻璃体液体的惯性可在马蹄形裂孔的下瓣形成剥离，导致视网膜脱离。其他玻璃体液体可能通过眼球旋转运动而进入视网膜下（图片经许可转载自 Wilkinson CP, Rice TA. Michels' retinal detachment.2nd ed. St. Louis: Mosby; 1997.）

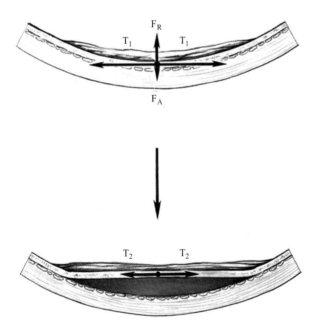

▲ 图 103-14　视网膜前膜（$T_1$）及其相关的放射状视网膜牵引（$F_R$）的切向张力可能超过视网膜对视网膜色素上皮（RPE）的黏附力。如果放射状视网膜牵引力（$F_R$）超过 RPE 对视网膜的黏附力（$F_R > F_A$），就会发生局部牵引性视网膜脱离。牵引性脱离消除了将视网膜从眼壁（$F_R$）上拉离的径向力，也使视网膜前膜的张力最小化（$T_2 < T_1$）

凝胶也有助于牵引性视网膜脱离。玻璃体凝胶附着在纤维细胞视网膜前膜上可能会对视网膜产生额外的径向或斜向牵引，导致更复杂的视网膜脱离形态，例如有时在患有严重增生性糖尿病视网膜病变的眼中看到的呈平面的牵引性视网膜脱离（图 103-15）。这些对视网膜的径向、切向和斜向力也可能导致视网膜破裂，产生牵引 - 孔源性视网膜脱离。这些脱离的生物力学更为复杂，因为它们的结构是由玻璃体视网膜牵引、视网膜弹性和通过视网膜裂孔的液体流动和视网膜下液体吸收的平衡决定。脱离的视网膜将呈现出平衡所有这些协同和对立力量的结构。

### （三）促进视网膜附着的力 Forces That Promote Attachment of the Retina

许多生理力维持或试图恢复视网膜神经感觉层与视网膜色素上皮的附着（见第 31 章，神经视网膜和视网膜色素上皮脱离和再附着的细胞效应）。视网膜神经感觉层和视网膜色素上皮 / 脉络膜之间的粘连也有助于维持再附着。巩膜扣带改变玻璃体牵引、视网膜前膜和液体运动的影响。

#### 1. 视网膜与视网膜色素上皮的生理性粘连 Physiologic Adhesion Between Retina and RPE

有几个因素促进视网膜和视网膜色素上皮之间的黏附。首先，RPE 和光感受器的黏附是由与光感受器交指的 RPE 绒毛过程之间的黏性黏多糖物质辅助的[50]。这似乎只解释了视网膜和 RPE 之间粘连

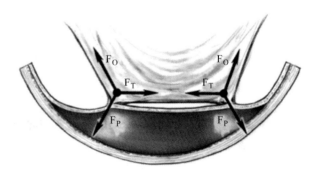

▲ 图 103-15　餐桌巾样牵引视网膜均衡分离的结构由切向（$F_T$）和斜向（$F_O$）玻璃体视网膜牵引力的组合决定。这与促进视网膜再附着的力相反，如视网膜下液（$F_P$）的吸收

的一小部分。第二，脉络膜和视网膜下间隙之间的有效渗透压压差对促进视网膜与 RPE 的黏附有另一个小的作用 [51, 52]。有效渗透压差的产生是因为脉络膜中的蛋白质不易通过 RPE 和 Bruch 膜进入视网膜下间隙 [53]。第三，视网膜上的静水压促进视网膜与 RPE 的黏附。静水压是生理性眼压下玻璃体腔内液体挤压视网膜的结果。液体从视网膜下间隙通过巩膜的速度比从玻璃体通过视网膜的速度更快，从而产生静水压 [54]。静水压被比作内胎（视网膜）被压在轮胎（巩膜）的内壁上。静水压独立于 RPE 泵，并解释了为什么在眼球壁切除术（如有时用于切除脉络膜黑色素瘤）中，脉络膜和 RPE 切除后视网膜可以保持附着 [55]。静水压在视网膜下间隙产生的液压比在玻璃体腔产生的压力低。然而，直接测量这种微小压差的尝试并没有成功 [56]。最后，维持视网膜附着的最重要因素是 RPE 泵，它能主动清除视网膜下间隙的液体，促进 RPE 与光感受器细胞的黏附 [27]。这四种力维持视网膜和 RPE 的黏附。

RPE - 光感受器粘连的一些特性对于确定玻璃体视网膜牵引可能发生的视网膜裂孔和视网膜脱离的类型非常重要。矛盾的是，体外小牵引力作用下 RPE 与光感受器之间的黏附力似乎比较大的牵引力弱 [57]。视网膜和 RPE 之间黏附强度随视网膜牵引力的变异性是黏多糖黏弹性的结果，这是黏多糖将视网膜和 RPE 黏弹性结合的结果。这些黏弹性特性可以通过考虑从表面撕下胶带所需的力来理解。在较低的牵引率下，胶带对表面的附着力低于牵引率较高时的附着力。因此，在较低的牵引率下视网膜与 RPE 的黏附率比在较高的牵引率下要低 [57]。

当牵引力引起视网膜伸长时，视网膜本身也表现为黏弹性物质。视网膜在较低的剥离率下比在较高的剥离率下有更大的伸长 [57, 58]。在较长时间内施加在视网膜上的较小牵引力比在短时间内施加较大牵引力更容易产生更大的牵引性视网膜脱离 [59]。这可以解释为什么相对较小的慢性玻璃体牵引可以产生广泛的牵引性视网膜脱离，而与眼外伤相关的短暂玻璃体牵引所产生的较大作用力可能不会产生视网膜撕裂或脱离。由于 RPE 泵等有利于视网膜粘连的代谢过程，体内产生视网膜撕裂和脱离所需的力比体外大 [60]。

玻璃体牵引、视网膜破裂和眼内液流的存在可以克服这些黏附力，导致视网膜脱离。巩膜扣带和脉络膜视网膜粘连抵消了使视网膜脱离的力，有助于在视网膜和 RPE 之间重建粘连。

### 2. 热性脉络膜视网膜粘连 Thermal Chorioretinal Adhesions

三种不同的热模式可用于在视网膜脱离相关的视网膜裂孔周围形成脉络膜视网膜粘连。第一种是透热疗法，即在巩膜外施加电流。电流通过巩膜，造成包括巩膜、RPE 和视网膜的烧伤。当 RPE 在烧伤部位发生增生时，会产生脉络膜视网膜粘连或瘢痕。第二种类型的热粘连是冷凝固定，即在巩膜外或偶尔在视网膜表面内部进行冷冻。冷冻通过巩膜、RPE 和视网膜，形成热诱导瘢痕。与透热疗法相比，冷冻疗法对巩膜的影响很小，而透热疗法会导致一些巩膜坏死。第三种热粘着是由激光产生的。这种类型的粘连是通过激光聚焦在视网膜上而在内部形成的。激光能量主要被色素性视网膜色素上皮和脉络膜吸收，导致脉络膜视网膜瘢痕。激光光凝对下方的巩膜无影响。

通过透热冷冻和激光形成的最终脉络膜视网膜粘连具有相似的强度，如果视网膜上没有实质性的牵引作用，它们当然足以维持视网膜和 RPE 的并置。然而，这三种方法引起脉络膜视网膜粘连的速度并不相同。激光光凝比冷冻或透热法更能迅速诱导脉络膜视网膜粘连 [61, 62]。激光光凝引起的脉络膜视网膜粘连在治疗后 24h 内开始，3 天内迅速增加，而冷冻或透热形成的粘连至少需要几天开始形成，直到 2 周左右才达到最大强度 [61, 62]。在一项随机试验中，巩膜扣带术时进行冷冻治疗与术后 1 个月激光光凝在维持视网膜复位方面的疗效相似 [63]。

### 3. 巩膜扣带与玻璃体牵引 Scleral Buckles and Vitreous Traction

巩膜扣带在几种方面有助于抵消视网膜分离的力。在孔源性视网膜脱离中，巩膜扣带造成的眼球壁凹陷可减少玻璃体对视网膜裂孔的牵引力。巩膜扣带也可能减少牵引性视网膜脱离的玻璃体牵引力，导致脱离的大小减小或完全消退。玻璃体牵引引起牵引孔源性视网膜脱离中视网膜裂孔的升高，允许来自玻璃体腔的液体通过视网膜裂孔进入视网膜下间隙，可使视网膜脱离永久化。巩膜扣带可以通过减少玻璃体牵拉的大小和改变玻璃体牵拉对视网膜撕裂的方向来减轻玻璃体对视网膜的牵引。环形巩膜扣带通过减小玻璃体基底部的直径和周长有助于减少经视网膜牵引力。通过比较玻璃体和弹簧并应用 Hook 定律可以理解这种效果。拉伸弹簧施加的力大于拉伸最小的弹簧（图 103-16）。拉伸力与弹簧拉伸的距离成正比。环形扣带可减少玻璃体基底部玻璃体腔的直径，可减少玻璃体牵引力，使力的平衡移向视网膜复位方向。光相干断层扫描已被用来对覆盖在巩膜扣带上的视网膜进行成像，并证实残余的玻璃体牵引和无支撑的视网膜破裂是导致视网膜持续脱离的重要原因[64]。当巩膜扣带用于治疗视网膜脱离而不使用任何脉络膜视网膜黏连时，已证实巩膜扣带具有缓解牵引和促进视网膜粘连的能力。两项随机试验发现，无论是否使用视网膜固定术（retinopexy），巩膜扣带的视网膜复位率没有差异[65, 66]。

### 4. 巩膜扣带与视网膜表面牵引 Scleral Buckles and Traction on the Retinal Surface

黏附在视网膜表面的细胞性视网膜前增生也可能通过对视网膜施加牵引力来促进牵引性视网膜脱离，或者如果牵引力足以撕裂视网膜，则可能导致孔源性视网膜脱离。视网膜表面的视网膜前膜沿凹陷的眼壁产生视网膜牵引力。这个牵引力由两个矢量组成。第一种是与视网膜相切的，是由可收缩的视网膜前膜的张力引起的。第二个是径向向内，朝向眼球中心，是曲面上切向牵引的结果（图 103-17）。在视网膜前膜的每一点上都有一个与视网膜相切的小力，和一个朝着眼球中心向内的小力。径向向内的力倾向于把视网膜前膜和视网膜从视网膜色素上皮中拉出来。这种径向力通常被视网膜与视网膜色素上皮的黏附所平衡。如果视网膜前膜上的张力足够大，则径向内向力可能超过 RPE 黏附能力，从而导致牵引性视网膜脱离或视网膜撕裂（图 103-14）。

视网膜上切向牵引产生的径向力可用图 103-18[41] 中的公式近似。单位长度上视网膜上的径向内向力与视网膜前膜的张力成正比。视网膜前膜内的张力越大，倾向于脱离视网膜的径向内向力就越大。视网膜前膜的径向内向力与眼球壁曲率半径成反比。因此，如果所有其他变量都相等，曲率半径小的眼球上的视网膜前膜比曲率半径大的眼睛上的视网膜前膜对视网膜施加更多的径向内向力。

图 103-18 中的公式还解释了巩膜扣带如何有助于促进裂孔邻近视网膜前膜的眼和继发于视网膜前增生的牵引性视网膜脱离眼的视网膜复位。巩膜扣带将眼球壁的形状从正常的凹形轮廓改变为巩膜扣带上的凸形轮廓。在没有巩膜扣带的情况下，视网膜上的视网膜前膜所产生的径向力是朝着眼睛中心向内的。使用巩膜扣时，径向力朝向径向扣带的凸出曲率中心（图 103-19）。巩膜扣带使视网膜前

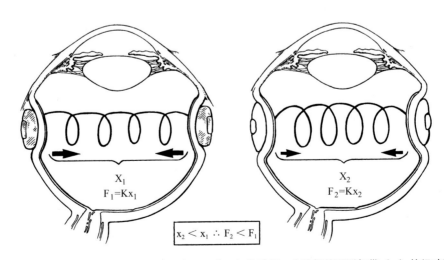

▲ 图 103-16 玻璃体收缩力是常数（K）和玻璃体距离（$x_1$ 或 $x_2$）的乘积。由于低的环形扣带（$x_1$）的经玻璃体距离大于高的环形扣带（$x_2$）的经玻璃体距离，因此低的环形扣带（$F_1$）的经玻璃体力大于高的环形扣带（$F_2$）的经玻璃体力

图片经许可可转载自 Wilkinson CP, Rice TA. Michels' retinal detachment. 2nd ed. St. Louis: Mosby; 1997.

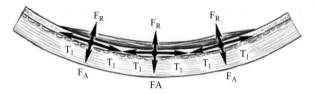

▲ 图 103-17 附着在视网膜凹面上的视网膜前膜的张力在视网膜前膜的每个点上产生切向力（$T_1$）和径向力（$F_R$）。径向力倾向于把视网膜从视网膜色素上皮（RPE）上拉下来。这种向内的径向力通常被视网膜的 RPE 黏附力（$F_A$）抵消，使得 $F_R < F_A$

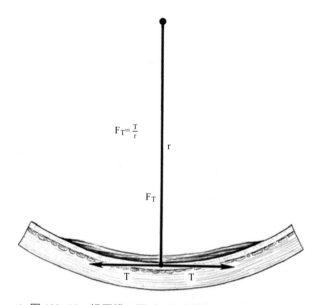

▲ 图 103-18 视网膜凹面（$F_T$）上的视网膜前膜产生的向内径向力的大小可由视网膜上的张力（T）和眼睛的曲率半径（r）计算。视网膜前膜单位长度的径向力与视网膜前膜的张力成正比，与眼壁曲率半径成反比

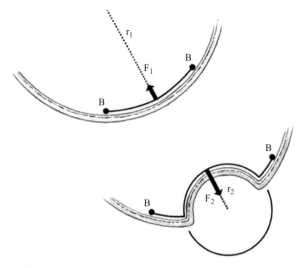

▲ 图 103-19 巩膜扣带将视网膜上的径向内力（$F_1$）的方向逆转为向外力（$F_2$），从而促进有视网膜前膜的视网膜再附着。B 是视网膜前膜附着的部位。促进视网膜复位的力的大小大于原来的倾向于脱离视网膜的向内力。这是因为巩膜扣带上的巩膜曲率半径（$r_2$）小于正常凹陷眼球壁曲率半径（$r_1$）

发生，如果没有黏附力来抵消视网膜前膜对视网膜的径向向内力。当手掌扁平和过度伸展时，弹性外科手套紧紧地拉在手掌上。当手过度伸展时，将外科手套从杯状手上拔下的力矢量会反转，将手套拉向手掌的凸面。这类似于巩膜扣带改变凹形眼球壁为凸形，促进视网膜复位的效果。放射状巩膜扣带也可以通过在巩膜扣带上稍微拉伸视网膜来帮助闭合视网膜破裂，因为视网膜必须符合巩膜扣带增加的弧长（图 103-20）[26]。

5. 巩膜扣带与液体运动 Scleral Buckles and Fluid Movement

如前所述，与眼球旋转运动相关的液体流动对视网膜脱离的形成和维持非常重要[45]。巩膜扣带可改变视网膜脱离眼内液体流动的方向和大小，减少玻璃体液体通过裂孔进入视网膜下间隙的运动。巩膜扣带可以改变通过视网膜裂孔的液体流量。当眼球壁被巩膜扣带缩进时，RPE 和视网膜裂孔之间的距离减小。这会将先前存在的视网膜下液体从裂孔中移开，有助于使 RPE 和视网膜裂孔更紧密地结合在一起。视网膜裂孔到视网膜色素上皮的距离是决定视网膜是否会再附着或保持分离的重要因素。视网膜裂孔离 RPE 越近，促进视网膜复位的力就越大。有研究建立了视网膜复位力的定量模型，试图

膜所产生的径向力由向内的力（倾向于分离视网膜）逆转为向外的力（促进视网膜复位）。此外，由于巩膜扣带上视网膜的凸曲率半径远小于眼球的凹曲率半径，因此促进巩膜扣带视网膜复位的径向外向力的大小大于倾向于脱离视网膜的原始径向内向力。

这种由视网膜前膜引起的矢量力的分析可以通过在手上戴紧手术手套来理解。当手呈杯状时，手套会从手掌上提起，因为手套就像一个紧密的蹦床，架起手掌凹面边缘的桥梁。杯状手上的手套类似于视网膜前膜将视网膜从 RPE 上提离。牵引性视网膜脱离总是伴随着视网膜表面的视网膜前增生而

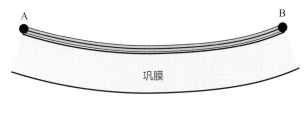

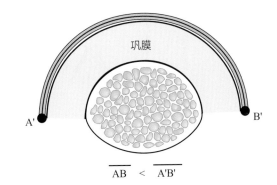

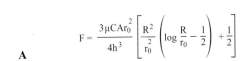

▲ 图 103-20　当使用巩膜扣带压陷眼球壁时，视网膜被拉伸。上图中 A 到 B 的距离小于下图中 A′ 到 B′ 的距离，因为视网膜现在必须符合扣带和巩膜较长的外周长，而不是无扣带巩膜较短的周长

预测经放射状扣带治疗孔源性视网膜脱离患者的视网膜复位力大小（图 103-21）[47]。该模型中的视网膜再附着力是视网膜下液被 RPE 泵吸收的结果，因此使视网膜与 RPE 泵更接近。该模型预测视网膜再附着力与视网膜裂孔到扣带上 RPE 的立方成反比。将视网膜裂孔到扣带的距离减半会导致视网膜复位力增加 8 倍。这项分析可以预测，RPE 3mm 范围内的大部分视网膜裂孔将在不排出视网膜下液体的情

况下自动复位，这似乎得到了临床观察的证实[47]。

随后使用该模型进行的有限元分析得出了一个有些令人惊讶的预测，即快速的眼球运动实际上可能比相对眼球静止更好地帮助视网膜复位，而多年来一直提倡这种静止有助于吸收持续存在的视网膜下液体[67]。

巩膜扣带也能将玻璃体液体从裂孔中排出，用固体的玻璃体凝胶堵塞裂孔。当裂孔被固体玻璃体凝胶堵塞时，液体从玻璃体腔通过裂孔的运动受阻[68]。较大的巩膜扣带可能会置换更多的液体玻璃体，在玻璃体腔内留下固体玻璃体凝胶，以堵塞视网膜裂孔。如果需要额外的视网膜裂孔填充，由于视网膜裂孔处气液界面的高表面张力，眼内气泡可以消除或减少玻璃体液体通过视网膜裂孔的运动。如图 103-22 所示，只需向玻璃体腔注入约 0.625ml 空气，即可覆盖周边 4 个钟点的视网膜[46]。当视网膜裂孔周围有大量持续的视网膜下液体时，使用补充的玻璃体腔空气和适当的气泡位置覆盖视网膜裂孔是非常有帮助的。

巩膜扣带有助于减少玻璃体牵引力，减少玻璃体液体通过视网膜裂孔的流量，从而促进视网膜重新复位到 RPE。巩膜扣带解除玻璃体视网膜牵引和形成脉络膜视网膜粘连有助于维持术后视网膜的附着。正是促进视网膜附着的力和促进视网膜脱离的力之间的平衡，决定了视网膜是否仍然附着或脱离。

$$F = \frac{3\mu CAr_0^2}{4h^3}\left[\frac{R^2}{r_0^2}\left(\log\frac{R}{r_0} - \frac{1}{2}\right) + \frac{1}{2}\right]$$

**A**

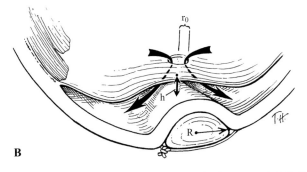

**B**

▲ 图 103-21　**A.** RPE 对视网膜下液体的吸收在具有圆柱形放射状扣带的眼睛中诱导液体从视网膜下空间流入 RPE 和液体从玻璃体到视网膜下间隙的二次流动。这就产生了一种将脱离的视网膜推向 RPE 的力。视网膜复位力（**F**）与玻璃体腔液黏度（**μ**）、脉络膜吸收率（**C**）、柱状扣带半径（**R**）、视网膜脱离暴露面积（**A**）成正比。只要扣带大于视网膜裂孔，视网膜复位力与脱离高度（**h**）和视网膜裂孔半径（**r₀**）成反比。**B.** 与 RPE 吸收液体的速率相比，通过视网膜裂孔进入视网膜下空间的液体玻璃体流量减少（箭）会产生一种力，该力倾向于使视网膜相对于 RPE 变平。这个力取决于视网膜裂孔的半径（**r**）、裂孔与巩膜扣带的距离（**h**）和巩膜扣带的半径（**R**）

图片 B 经许可转载自 Wilkinson CP, Rice TA. Michels' retinal detachment. 2nd ed.St. Louis: Mosby; 1997.

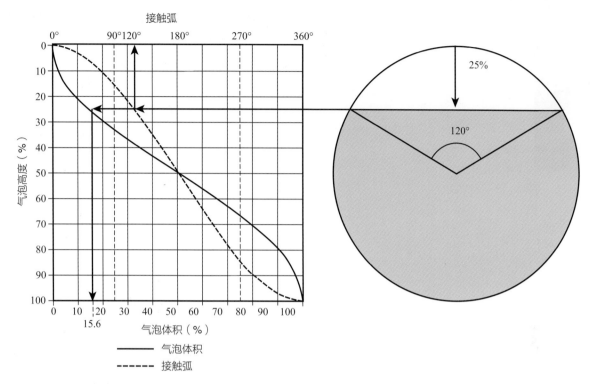

▲ 图 103-22　眼内气泡的弯月面高度、气泡体积和眼内接触弧的关系。气泡弯月面的高度为 **25%** 的气泡以 **120°** 或 **4 个**钟点的接触弧度置换玻璃体腔体积的 **15.6%**。相对较小的眼内气泡体积可在 **8:00—4:00** 经线为视网膜裂孔提供填充物，当视网膜裂孔周围有持续的视网膜下液体时，可进行适当的头位体位

图片经许可转载自 Wilkinson CP, Rice TA. Michels' retinal detachment. 2nd ed. St. Louis: Mosby; 1997.

## 四、结论 Conclusion

巩膜扣带通过改变眼球的几何形态和生理，在治疗孔源性视网膜脱离中发挥重要作用。巩膜扣带可引起眼轴长度、角膜地形和眼内容积的继发性变化，这是由于眼球几何结构的改变所形成的。通常维持视网膜附着的力包括光感受器和 RPE 之间的黏多糖"胶连"、脉络膜和视网膜下间隙之间的胶体渗透压差、玻璃体液体对视网膜的液压力及视网膜色素上皮泵。当促进视网膜附着的力量被促进视网膜脱离的力量压倒时，就会发生视网膜脱离。可能导致视网膜脱离的因素包括玻璃体牵引、视网膜撕裂和视网膜前细胞增生。正常的眼内稳态可能被视网膜撕裂破坏，然后建立一个新的平衡点，从而导致视网膜脱离。巩膜扣带有助于通过玻璃体流体动力学和玻璃体视网膜界面的几何结构的变化来有力地改变这种平衡。巩膜扣带的使用有助于在大多数眼中克服倾向于引起视网膜脱离的力，从而成功地治疗孔源性视网膜脱离。

# 第104章 巩膜扣带术的技巧
## Techniques of Scleral Buckling

Paul Sullivan 著

## 一、概述 Introduction

虽然几乎所有的孔源性脱离都可以通过巩膜扣带术进行治疗，但有一种趋势是越来越多地使用气性视网膜固定术（pneumatic retinopexy）和玻璃体切除术[1]。本章介绍巩膜扣带术中使用的技术和技巧。第109章视网膜脱离修复的最佳方法中介绍了扣带术和其他术式之间的选择。

术语"扣带"（buckle）是指结构在应力作用下的变形。有时，"扣带"这个术语被用作某种形式的环扎植入物的同义词，而其他人则用这个术语来描述局部外垫压植入物[2]。在本章中，这个术语在更一般的意义上被用来指代任何类型的巩膜外植入物。

不同流派的巩膜扣带技术已经产生了不同的观点，特别是在环扎和视网膜下液体外引流的方面。本章旨在反映这种实践的多样性。

巩膜扣带术闭合视网膜裂孔，最初是通过巩膜板层剥离和加压缝线的结合来实现的，直到证明使用生物巩膜植入物和随后的巩膜外硅海绵、硅胶等可以更有效地实现[4-6]。巩膜植入物现在纯粹是历史性的兴趣。同样，在过去广泛用于视网膜固定的透热疗法也被光凝和冷冻疗法所取代[4]。巩膜扣带术的基本技术也有了进一步的改进，包括眼内气体注射和视网膜下液体外引流。然而，与玻璃体视网膜手术的其他领域相比，在过去的 20 年里，巩膜扣带的基本技术没有重大的革新。

## 二、外科解剖学 Surgical Anatomy

### （一）眼球壁外层 Coats of the Eye

结膜在角膜缘与巩膜粘连，所以进入结膜下平面的放射状切口必须在角膜缘后方进行。随着年龄的增长，结膜变得易碎，必须小心避免撕裂。无齿镊（如切口镊）用于抓取球结膜。

Tenon 囊是一层筋膜，从角膜缘到视神经包裹着眼球（图 104-1）。眼外肌可以穿过。从肌肉穿过 Tenon 囊的点开始，一个手套状的筋膜套沿着肌肉向前（直肌插入处）和向后（数毫米）延伸。在

前方的直肌之间，这些套袖由一层筋膜连接：肌间隔。肌间隔和筋膜袖有时统称为后 Tenon 囊。这种复杂排列的结果是，必须切开几层组织才能进入巩膜表面（或 Tenon 囊下间隙）。前 Tenon 囊可沿结膜（由小的筋膜丝附着在结膜上）与巩膜分离。然后分开肌间隔。剥离直肌筋膜时必须小心，因为从直肌到眶壁的韧带在肌肉活动中起着重要的作用[7]。眼球巩膜的厚度也不同。最厚的在视神经周围（1.2mm），最薄在下直肌附着处，因此，试图通过下直肌的巩膜缝线是特别危险的。巩膜床褥式缝线通常通过赤道处，厚度约为 1mm。胶原纤维的层状排列有助于缝合线的通过，这使得扁平 [ 或 "侧切"（side cutting）] 的针头沿着巩膜板层之间的平面移动。

### （二）眼外肌 Extraocular Muscles

直肌贴附于 Tillaux 螺旋处的巩膜。该环的位置与锯齿缘的位置相对应（图 104-2）[8]。因此，环形巩膜硅胶外加压通常放置在直肌止点的前方。在这个位置，它们支撑着视网膜，一直向前延伸到前面的锯齿缘（"锯齿缘离断的扣带"）。

上斜肌从滑车向上直肌下插入。从肌肉的颞侧通过上直肌钩可以减少无意中 "钩住" 上斜肌的风险，同时也可以保持斜视钩的扫掠。上斜肌插入常发生在肌肉颞侧，有时可能会造成巩膜缝线的障碍。为了便于缝合而将上斜肌止端的一小部分

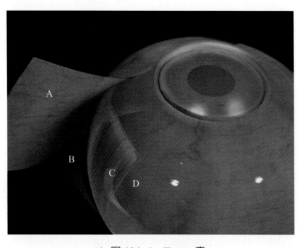

▲ 图 104-1　Tenon 囊
结膜（A）和前 Tenon 囊（B）已被解剖，以揭示后 Tenon 囊沿直肌和相关肌间隔的手套状延伸（C）。裸露的巩膜（D）位于下方

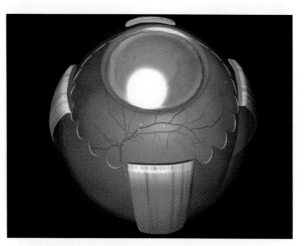

▲ 图 104-2　锯齿缘和 Tillaux 螺旋（直肌止点）
巩膜已经变得透明，以显示锯齿缘和肌肉止点之间的关系。巩膜扣带尽可能在直肌止点处向前，防止前漏

（＜1/3）离断似乎对眼球运动没有什么影响。注意，涡静脉通常出现在上斜止端的颞缘下。

下斜肌经过外直肌的下方。当从上方通过外直肌的下方钩肌肉时，不经意钩住它的机率会降低。

### （三）脉络膜血管系统 Choroidal Vasculature

后长动脉（及相应的神经）在 3 点钟和 9 点钟方向从赤道向前延伸，并可能因这些解剖位点的严重光凝或视网膜下液体外引流而受损（图 104-3）。

涡静脉的解剖结构有些变化，但有一种倾向是离开眼球后在赤道后垂直直肌的任一侧。如果肌肉钩在赤道后通过，它们可能会不经意地与直肌钩在一起。涡静脉损伤可导致脉络膜引流中断和脉络膜脱离。在直肌附近手术时，应识别涡静脉的位置以防损伤。

脉络膜毛细血管本身具有很强的血管性，一旦被穿透容易出血。由于涡静脉往往位于垂直直肌附近，因此尽可能在靠近水平方向而不是垂直直肌的位置进行视网膜下液体引流。

睫状前动脉是直肌插入巩膜组织的有用指标（图 104-4）。由于它们供应虹膜的动脉环，手术创伤（包括透热疗法）应该最小化。

### （四）神经支配 Innervation

眼球和球结膜的感觉神经通过睫状神经节。这一区域的局部麻醉，例如 Tenon 囊下麻醉将有效地

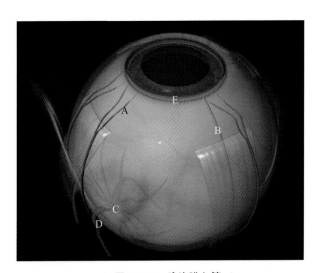

▲ 图 104-3 脉络膜血管

手术时应尽量减少所有这些结构的创伤。A. 睫状前动脉；B. 睫状后长动脉；C. 涡静脉壶腹部；D. 涡静脉；E. 虹膜大动脉环

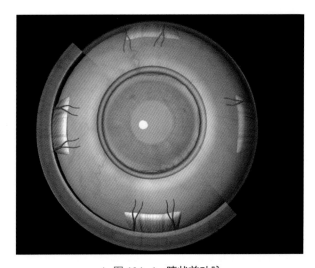

▲ 图 104-4 睫状前动脉

指示直肌位置的有用解剖标志，尤其是在再次手术中。注意外直肌只有一条睫状前动脉

麻醉眼球。眼睑和睑结膜的神经支配是由泪腺神经、额神经和眶下神经支配的，这些神经不通过肌锥。因此，单纯的睫状神经节阻滞不能为巩膜扣带手术提供足够的镇痛效果。

## 三、术前评估 Preoperative Assessment

每个病例都需要仔细的术前评估。仔细记录病史（并注意到相关的全身健康问题和既往的眼科病史），使用裂隙灯生物显微镜和间接检眼镜仔细检查眼前段和后段。特别说明如下：①黄斑部受累；②提示视网膜脱离是非孔源性的特征（见第 99 章，非孔源性视网膜脱离）；③玻璃体脱离；④显著的眼部共同病理（ocular co-pathlolgy），可能影响治疗（如青光眼性视神经病变、前房无晶状体伴玻璃体、斜视手术史）；⑤视网膜裂孔的数量和位置。

### （一）发现视网膜裂孔 Finding the Retinal Break

视网膜裂孔漏诊是手术失败的重要原因，因此术前检查应非常彻底[9]。即使发现了裂孔，也必须对视网膜进行全面检查，因为大多数视网膜脱离不止一个裂孔[10]。它们的位置被仔细记录在一张图表上，可以在随后的手术中参考（图 104-5）。这些图纸应显示视网膜破裂的位置与容易看到的视网膜标志物，如小出血、血管分叉和色素沉着区域。

这种仔细记录的术前评估有很多优点。如果

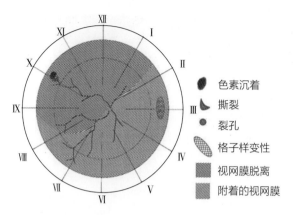

▲ 图 104-5 视网膜图，注意强调容易看到的特征，这些特征可以作为术中裂孔位置的指导。外圈对应于睫状体平坦部和皱襞部交界处的位置。中间的圆圈表示睫状体锯齿缘的位置，内圈代表眼球赤道的位置

色素沉着
撕裂
裂孔
格子样变性
视网膜脱离
附着的视网膜

有疑问，可以用间接检眼镜和裂隙灯生物显微镜交替检查视网膜的某个区域，以确定是否真的存在裂孔。如果手术过程中视网膜视图变得模糊，可以参考所绘制的图纸。如果不容易看到裂孔，则图纸上的其他视网膜特征为其位置提供了有用的参考点。

对于儿童和不合作的患者，术前可能无法确定视网膜裂孔的位置。则需依赖麻醉下的术中检查。

**Lincoff 原则 Lincoff's Rules**

Lincoff 展示了视网膜裂孔的位置如何决定视网膜下液体的分布（图 104-6）[11]。因此，对视网膜图的回顾将确定裂孔位置是否与视网膜下液体分布一致。当液体的分布似乎不符合 Lincoff 的规则时，重新检查视网膜以确保没有遗漏任何裂孔。

### （二）安排手术 Scheduling Surgery

视网膜脱离在"黄斑上"时，一般应安排紧急手术，防止黄斑脱离。牵引性裂孔进展迅速，应紧急治疗。无症状的视网膜脱离和无牵引性裂孔的视网膜脱离（如由于视网膜锯齿缘离断、年轻近视眼的萎缩性视网膜破裂和有"潮痕"（tide marks）的病例）进展较慢。如果允许手术的最佳条件，一些延迟是可以接受的。

减少眼睛和头部的运动似乎会降低视网膜下液体的积聚速度。卧床休息、眼罩遮眼和直肌缝合都被用来减少视网膜下液体的数量。这可能会阻止视网膜下液体延伸到黄斑部，从而更容易识别视网膜裂孔。也可以避免视网膜下液体引流的必要[12]。这

些措施现在很少应用，因为大多数视网膜脱离护理都是在门诊或半门诊环境下进行的[13]。

### 四、术前准备 Preparation for Surgery

#### （一）麻醉 Anesthesia

全麻为年轻患者、不合作患者和再次手术（局部麻醉可能效果较差）提供了理想的手术条件。

球周注射 50∶50 混合利多卡因和布比卡因，特别是与辅助性玻璃化酶一起使用时，可提供良好的麻醉和运动阻滞。它的作用并不局限于运动在肌锥或 Tenon 囊下间隙活动的神经。

理论上，单用 Tenon 囊下麻醉是不够的（见上文）。在实践中，Tenon 囊下麻醉与其他麻醉技术相当[14]，可能是由于麻醉药向球周间隙过量注射所致。Tenon 囊下麻醉的一个特别的优点是易于在术中"加满"（topped up）[15]。Tenon 囊下麻醉也可以作为全麻的一个有用的辅助手段[16]，既可以阻断迷走神经（防止心动过缓或直肌牵引引起的心脏停搏），也可以在术后即刻用于镇痛。扣带和瘢痕的存在可能使这项技术在再次手术中变得更困难，效果也较差。

#### （二）为手术固定头部位置 Positioning the Head for Surgery

当眶缘水平时，手术入路最好。这是通过稍微伸展颈部并使鼻子远离手术眼（图 104-7）来实现的。一旦到达正确的位置，可以用一圈临床胶带固定头部。

#### （三）准备和覆盖 Preparation and Draping

用消毒液（如聚维酮碘）清洁皮肤和睫毛。可将稀释的碘水溶液注入结膜囊（避免使用未稀释或酒精制剂）。在使用无菌自粘贴膜前，皮肤应彻底干燥。如果采取了这些措施，当使用眼睑镜时，应该可以将睫毛塞入贴膜下，因此无须在术前修剪睫毛。

如果眼睑太窄，可以进行外眦切开术。

### 五、手术步骤 Surgical Steps

#### （一）球结膜切开术 Conjunctival Peritomy

整齐的切口和结膜边缘的解剖复位防止了一些

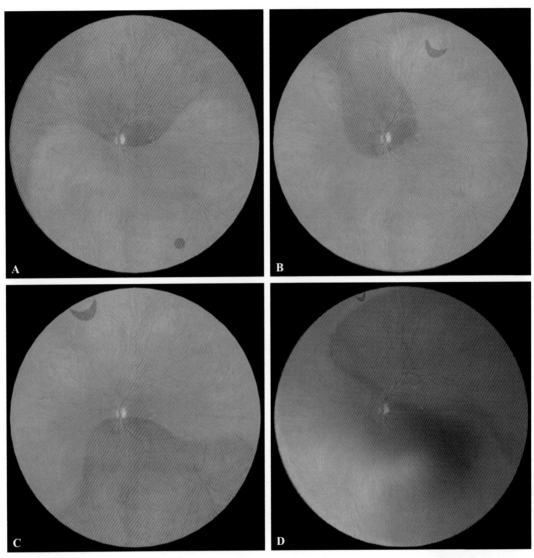

▲ 图 104-6 如 Harvey Lincoff 所述，视网膜裂孔的位置可以从对脱离的地形的仔细分析中推断出来

A. 颞侧稍高的下方脱离，指向颞侧的裂孔。B. 视网膜次全性脱离，裂孔通常靠近最高一侧的液体上缘。C. 液体在中线上方横穿，这意味着在 12 点钟附近有一个明显的裂孔。如果液体进一步追踪到了鼻侧，这意味着裂孔的位置稍微偏向鼻侧。D. 大疱状的视网膜脱离的存在意味着一个更高的裂孔。浅的液体窦导致鼻上一个小的裂孔

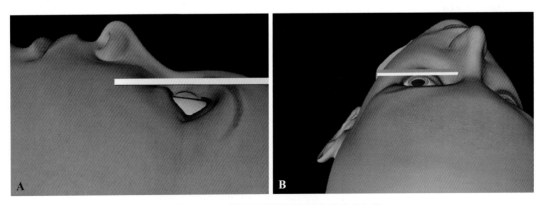

▲ 图 104-7 通过压平眼眶边缘改善手术入路

A. 颈部延伸；B. 稍微倾斜头部

不好的后遗症。结膜错位伴瘢痕堆积可引起泪膜功能障碍。扣带结结膜穿孔可导致肌腱脱垂，延迟愈合。结膜切口边缘凹陷，巩膜裸露，使随后的再手术困难。

采用环形角膜缘结膜切开放射状松解切口[17]。用镊子抓住角膜缘后 3～4mm 的结膜，轻轻提起，形成一个放射状的结膜褶皱（图 104-8）。使用钝头弹簧剪刀进行垂直径向剪切分离。第二个切口通常需要通过腱膜延伸到巩膜。注意不要撕裂球结膜。剪刀可以很容易地在任何一只手上，而且随着切口的不同方向进展。剪刀在结膜下的轻轻伸展动作即可打破与巩膜上组织的微弱粘连。

如果对这项技术稍加修改，在角膜缘后 2mm 处的环形切口留下一个褶边，在闭合时可能有用

（图 104-9）。

打开球结膜的范围取决于所计划的扣带的大小。如果计划进行局部外加压，则不需要 360° 打开球结膜。注意，由于直肌牵引缝线可以经球结膜通过，所以不必完全地进行 360° 球结膜打开分离术来悬吊所有四条肌肉。

## （二）直肌悬吊 Slinging Rectus Muscles

两到四条直肌悬吊取决于手术所计划扣带和外加压物的大小。

一把闭合的钝性剪刀穿过两个直肌之间的肌间隔。通过展开剪刀叶片来扩大开口（图 104-10）。这样就打开了 Tenon 囊下间隙，暴露了裸露的后巩膜。

肌肉通过一个特殊的斜视钩（图 104-11）在全

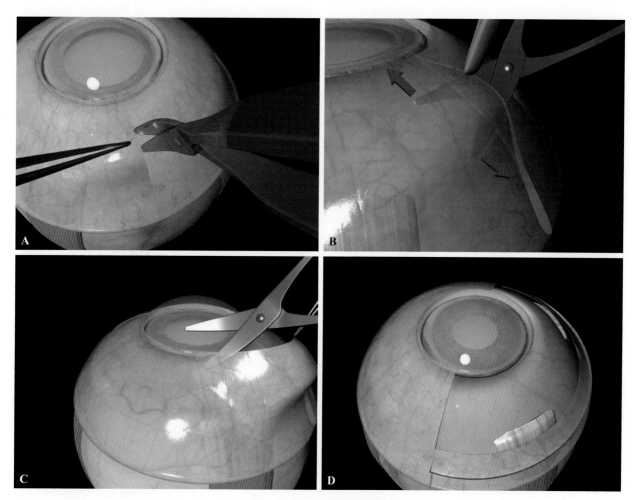

▲ 图 104-8　角膜缘结膜切开术
A. 结膜用无齿镊子夹持并抬高，形成褶皱。用剪刀将其放射状剪开，开始结膜切开术；B. 用剪刀扩张分离结膜切口；C. 边缘切口延长；D.180° 打开球结膜，用于单纯巩膜外垫压

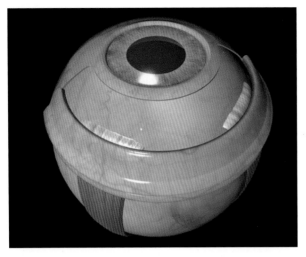

▲ 图 104-9　180° 结膜膜打开，角巩膜缘处保留 2mm 球结膜，以促进结膜闭合

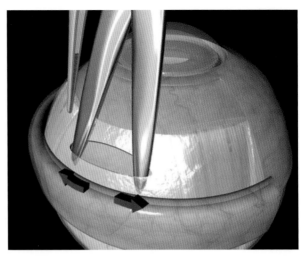

▲ 图 104-10　用剪刀钝性扩张开大肌间隔。这就打开了 Tenon 下间隙，暴露了后方的巩膜

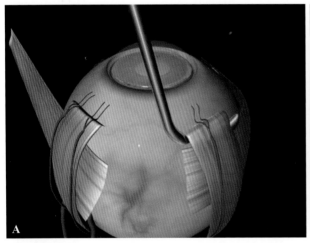

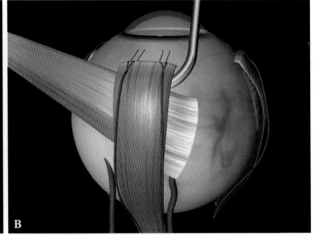

▲ 图 104-11　以斜视钩通过上方的外侧直肌（A）和颞侧的上直肌（B），避开斜肌

眼球范围内进行全面的后向和圆周运动。注意眼球过于后方的"清扫"（sweeps）有可能损伤涡静脉。一旦一个直肌被成功钩住，眼球就会随着斜视钩移动。如果肌肉不经意地断裂，第二把斜视钩可以从肌肉的另一侧穿过。剩下的肌隔前纤维可被切断或清除。分离切开的范围应该局限于巩膜可视化所需的范围。

在肌肉下方穿过一条（如 4-0）缝合线。有多种方法可以实现这一点，包括将缝线反向穿过肌肉下方（以避免针尖损伤巩膜）。或者，可以使用一个改进的肌肉钩，其顶端有一个穿线孔眼[18]。这些缝合线可以夹在手术巾上，以便随后定位和稳定眼球（如缝合时）。当需要自由移动眼球时（如在寻找断点时），释放固定牵引线。

接着检查巩膜有无暗色扩张区（巩膜薄变区）（图 104-12）。缝合，甚至冷冻治疗或压陷这些部位可能都是危险的，因此对其进行早期鉴定是非常必要的。

（三）再手术 Reoperations

在再次修复手术中必须采取特别的预防措施。结膜和巩膜之间常有粘连。用剪刀剪断比钝性分离粘连组织更有效。必须小心避免分层进入巩膜或扣结处的球结膜。

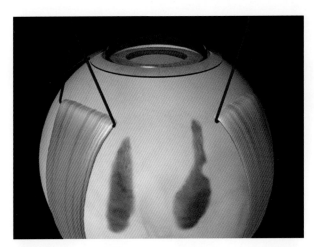

▲ 图 104-12　巩膜软化症（scleromalacia）。手术开始时检查巩膜是否有巩膜薄变。由于有巩膜穿孔的风险，因此要避免在这些区域进行手术操作

既有的外加压周围形成纤维囊。切开纤维囊暴露了外加压物的表面。由此打开有助于悬吊的直肌。斜视钩可以放在外加压物的肌肉周围，然后再移除。外加压包膜的其余部分与巩膜齐平。巩膜床被扣带长期压迫，特别是有周围的纤维包裹，巩膜通常很薄。因此，当从直肌下非常薄的巩膜上剥离囊膜时，必须特别小心。剪刀在合上刀刃的同时轻轻地从眼球上移开。

### （四）在麻醉下检查及裂孔定位 Examination Under Anesthesia and Break Localization

在麻醉下对全周边视网膜进行仔细的巩膜外压迫检查，以确定视网膜裂孔的位置。如果很难定位，术前图纸，可提供有用的参考。

大多数外科医师使用冷凝间接检眼镜的无菌镜头。一些外科医师提倡使用内照明（如插在平坦部的吊顶灯）和间接观察系统（如 Biom）进行显微可视化观察[19]。

每个裂孔的定位都标记在巩膜上。这一重要步骤是在角膜透明的情况下进行的，并可以计划接下来的手术。巩膜在间接检眼镜下用细（但不锋利）的尖端仪器（如 Gass 巩膜压头）进行压痕[20]。一旦发现压痕与视网膜裂孔的位置相对应，则应用持续（数秒）压迫形成压痕。由此产生的暂时性巩膜变薄产生了巩膜半透明的局灶区域，下方的脉络膜显示为透明，然后用非常温和的透热法或外科标记

笔标记这一点。如果使用记号笔，在使用前后都要干燥巩膜，以防止染料扩散。较大的马蹄孔，可以标记 3 个点。

裂孔定位错误可能导致扣带及外加压物放置的错位。定位误差往往是径向的（确定一个孔前后的距离），而不是周向的（确定其时钟点）。例如，如果视网膜裂孔高度升高（如大疱性脱离），视差误差可能使裂孔看起来比实际情况更后（图 104-13）。

通过引流视网膜下液体，然后用空气注入眼球 [DACE：引流（drain）、空气（air）、冷冻治疗（cryotherapy）、外加压（explant）手术 ]，可以避免视差误差（图 104-14）[21, 22]。通过气泡观察视网膜对经验不足的医师来说还是一个挑战。

角膜混浊的发生使手术非常复杂，尤其是在手术的早期。术前使用无防腐剂滴眼液扩张瞳孔，定期用生理盐水冲洗角膜上皮或使用分散性黏弹性涂层，避免角膜上皮干燥。如果角膜上皮水肿发展，可以通过在角膜上滚动一个潮湿的棉球同时对眼球施加轻微的向下压力，瞬间改善视野。如果失败，角膜上皮清创可能成为必要的步骤。

### （五）视网膜固定 Retinopexy

巩膜外加压物产生的凹陷封闭视网膜裂孔，但固定视网膜，需要在视网膜和视网膜色素上皮之间产生持久的结合，即使压陷去除，这种结合也会持续[23]。

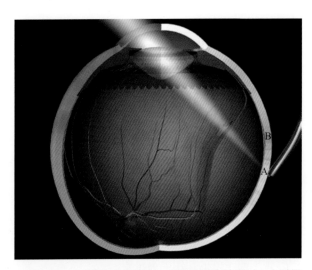

▲ 图 104-13　裂孔定位错误。当裂孔脱离较高时，由于视差，它们看起来比实际上的要更靠后一些
A. 所见位置；B. 实际位置

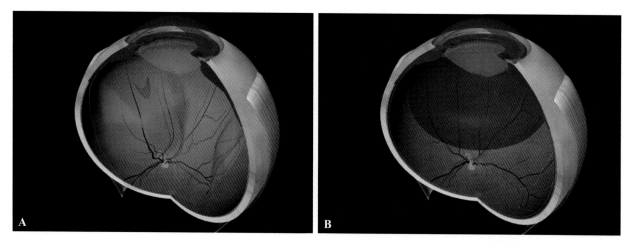

▲ 图 104-14　大疱性视网膜脱离

A. 采用 DACE 治疗；B. 手术从视网膜下液体引流和空气注入开始。这有助于后续的裂孔定位

视网膜固定最初是通过板层巩膜剥离术和巩膜植入物结合透热疗法实现的[4]。冷冻疗法已经取代了透热疗法，因为它可以在不需要巩膜剥离的情况下进行，而且治疗可以通过检眼镜进行监控。最近还使用了光凝。

### 1. 冷冻疗法 Cryotherapy

第 110 章（视网膜脱离的预防）详细介绍了冷冻治疗技术。其目的是在所有视网膜裂孔周围正常的视网膜产生冰冻。使用间接检眼镜监测治疗。当在视网膜裂孔下看到低温冷冻笔探头尖端的凹痕时，低温探头被激活。几秒钟后，可观察到视网膜变白。较小的裂孔可以用一个冷冻点来处理。裂孔被视为冻结区内较暗的区域，这有助于确认整个裂孔是否已得到处理。较大的裂孔可能需要多点冷冻。通过在裂孔边缘周围有条理地进行冷冻来实现，以确保具有最小重叠的相邻视网膜的冷冻粘连（图 104-15），避免大间隙裸露中心 RPE 进行重复冻结，降低 RPE 扩散的风险[24]。

我们可以设想，只要冷冻笔处于活动状态，即刻的组织反应就是一个冰球从探针尖端向各个方向逐渐向外膨胀的过程。一些因素（直肌的绝缘作用、脉络膜循环的散热作用）阻碍了视网膜上可见的反应的发展。另一些因素（高度近视眼脉络膜血流减少、眼内气体的隔离作用）加速了视网膜冷冻的发展。视网膜下液的作用尤为重要。

在视网膜下液体浅的情况下，低温冷冻笔尖端的凹痕接近视网膜的色素上皮，两者几乎同时冻

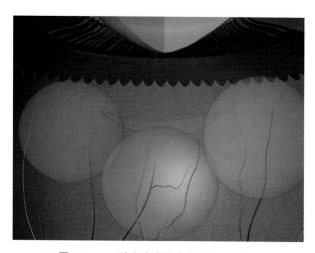

▲ 图 104-15　融合冷冻治疗冷冻斑，重叠最小

结。如果裂孔更高，色素上皮就不能与视网膜相对应。然后可以清楚地看到色素上皮的冻结先于视网膜的冻结，有时是几秒钟（图 104-16）。在这种情况下，治疗的最佳终点是：色素上皮或视网膜的冷冻？这是一个特别重要的问题，因为人们担心过度冷冻疗法对其他组织可能产生的不良影响[25-27]。在一个实验模型中，仅仅冷冻视网膜色素上皮产生的粘连缺乏色素上皮和视网膜之间正常存在的微绒毛交指结构。由此产生的脉络膜视网膜粘连比冰冻延伸到视网膜时弱[28]。实际上，单纯色素上皮冷冻形成的脉络膜视网膜粘连似乎已经足够了。然而，冷冻视网膜的另一个好处是，视网膜裂孔的"亮起"（lighting up）是一个有用的确认，即裂孔的所有边缘都已得到处理。

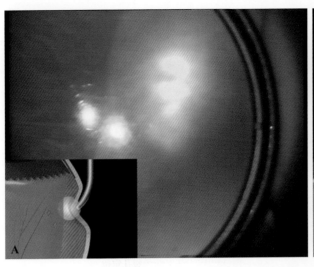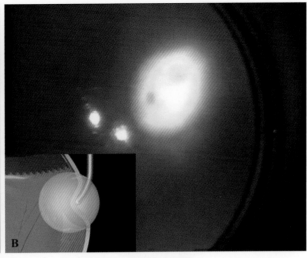

▲ 图 104-16  有视网膜下液体的冷冻治疗
A. 视网膜色素上皮的冷冻首先出现。B. 当冰球变大时，视网膜会随着裂口的亮起而冻结

在存在大疱性视网膜下液的情况下，可能无法将视网膜贴近于视网膜色素上皮。在这种情况下，视网膜下液体引流可能比过量的冷冻疗法更安全，后者可能会导致严重的术后玻璃炎和视网膜增殖反应。

在尝试停止冷冻前，冷冻笔的尖端必须完全解冻，否则可能会发生脉络膜出血甚至巩膜撕脱。

当冷冻笔杆上的压痕被误认为是笔尖时（图 104-18），会造成视盘或黄斑进行冷冻效应（图 104-17）。这种认知问题可以通过鼓励受训者

有意向后缩进来避免（实际上没有激活冷冻笔）（图 104-19），使其熟悉冷冻笔杆压痕的独特外观。

初学者发现裂孔前缘的冷冻治疗具有挑战性，因为冷冻笔有滑过眼球表面的倾向。这可以通过对侧直肌的牵引缝线的反牵引来克服（图 104-20）。或者，冷冻笔有意放在裂孔处的前面，使用冷冻笔的尖端旋转眼球。然后，当使用间接检眼镜观察冷冻笔压痕时，稍微释放冷冻笔的压力。当眼球缓慢地返回到初始位置时，可以看到尖端压痕缩进移动。当笔尖的凹痕在裂孔下时，施加的压力的微小

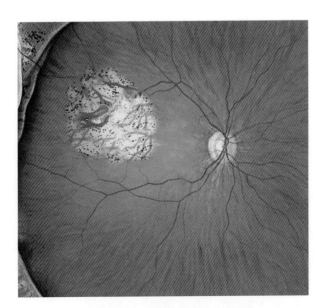

▲ 图 104-17  后极部的意外冷冻治疗

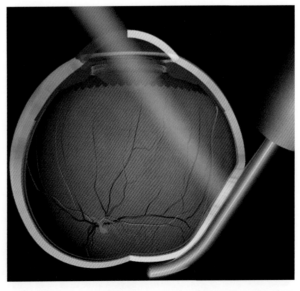

▲ 图 104-18  冷冻笔的轴压迫巩膜，后极部被冷冻的原因

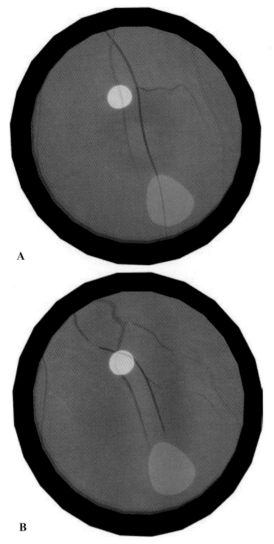

A

B

▲ 图 104-19　冷冻笔尖端压痕（A）与冷冻笔轴压痕（B）
的外观比较

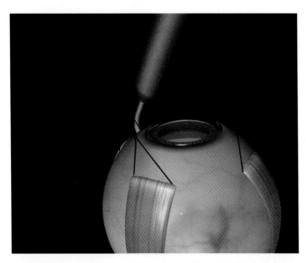

▲ 图 104-20　在治疗大的前部裂孔（如锯齿缘离断）时，
使用额外的直肌牵引线来稳定眼球

增加使眼球稳定，再激活低温冷动笔。

2. 二极管激光器 Diode Laser

经巩膜半导体激光器的传输技术是在间接检眼镜下，使用一个压入巩膜的探针。二极管激光瞄准光束有助于精确放置尖端。治疗终点可能很难确定，尤其是在金色的眼底，在学习过程中可能会出现脉络膜出血和巩膜变薄的过度治疗[29]。二极管激光的理论优势（较少的炎症、血-眼屏障的破坏和色素的分散）似乎没有转化为临床实践，因为一项大型随机试验未能找到任何优于冷冻疗法的优势[30]。

3. 光凝 Photocoagulation

视网膜复位后，可以在术后几天到几周内进行光凝[31, 32]。激光视网膜固定组术后视力恢复较快，但最终解剖和视力结果与冷冻组相当。扣带上光凝有不适感，需要局部麻醉。因此，这种技术的主要缺点是需要额外的步骤。

4. 视网膜固定技术的选择 Choice of Retinopexy Technique

术中冷冻仍是一种快速简便的技术。希望寻找生产视网膜固定术的其他方法，是因为人们相信冷冻疗法本身是危险的。这种观点已经受到了挑战[33]。

冷冻治疗后对眼球的操作会使色素释放到玻璃体腔内[24]，有些外科医师更愿意在手术后期进行冷冻治疗。

5. 巩膜外加压物的选择 Choice of Scleral Explant

了解所有视网膜裂孔的位置和裂孔的高度，可以规划手术的其他步骤，包括选择巩膜外加压物的选择。

放置巩膜外加压物的目的是在眼球壁上形成一个压陷，为所有升高的视网膜裂孔提供足够的支撑。没有裂孔的脱离区不需要外加压。视网膜附着区的破裂可以单独用视网膜固定术治疗。

历史上，许多材料曾被用于巩膜外加压物的选择[34]。所有这些似乎都不像硅胶那样具有良好的耐受性，硅胶具有生物惰性，可以无限期地留在巩膜原位[6, 35]。

目前常用的有两种圆柱形硅胶外植入物：实心硅胶片和由充气细胞组成的硅胶海绵（图 104-21）。

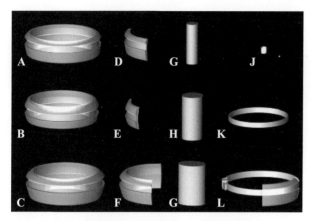

▲ 图 104-21　可以使用各种类型的外植体

各种尺寸和外形的实心硅橡胶轮胎（A 至 C）被修整成所需尺寸（D 至 F）。硅胶海绵也有不同的尺寸（G 和 H），可能有圆形或椭圆形截面（I）。Watzke 袖套（J）与环扎带（K）和硅橡胶轮胎一起使用，以形成包围圈（L）

早期的硅胶海绵有连通的空气细胞，感染的风险增加[36]，使用带有封闭空气细胞的硅海绵大大减少了这个问题。

固体硅胶在实际应用中是不可压缩的。硅海绵，由于其细胞组成，因此很容易变形和压缩。当硅海绵最初缝合时，海绵被压缩，眼压升高。眼压随后降至生理水平时，硅海绵扩张，有助于视网膜裂孔的闭合。（关于巩膜扣带的作用机制，见第 103 章，巩膜扣带术治疗视网膜脱离的生物力学研究。）

巩膜外加压物产生的压陷高度是考虑缝线跨度和加压物直径的一个因素。硅胶轮胎通常比硅海绵薄，因此会产生的压陷较低。当用于治疗高位裂孔时，如果使用环形硅胶，则更可能需要辅助措施，如视网膜下液体引流或注射气体。

外加物压陷的轮廓也不同。硅胶往往会产生宽而均匀的凹痕，尽管高度相对较低。硅海绵，特别是那些具有圆形横截面轮廓的硅海绵，中央要高得多。因此，当使用具有圆形横截面轮廓的硅海绵时，横向子午线的精确定位是至关重要的。

实心硅胶片的设计反映了其最初作为环形巩膜植入物的用途。在上表面上有一个凹槽，该槽凹具有矩形轮廓以容纳环状带。后来发现它们可以作为外加压物[37]。一些外科医师不使用这条环扎带，而是将其作为单纯的局部外加压物。

硅胶轮胎通常是周向的。硅海绵可以是周向的，也可以是径向的。当治疗视网膜裂孔时，硅海绵凹陷的几何形状有利于径向方向的裂孔[2]。虽然在某种程度上，硅胶和硅海绵的选择取决于外科医师的偏好，但它们不同的物理特性有利于在不同的情况下使用，这取决于视网膜裂孔的数量、大小和位置。这可以通过一些例子来说明：

例 1：单一、抬高的赤道牵引裂孔的脱离（图 104-22）。使用单一的放射状硅海绵可以成功地闭合，而无须引流视网膜下液。如果在相同的情况下使用硅胶，压陷可能不够高，无法在不进行视网膜下液引流和（或）气体注射的情况下闭合视网膜裂孔。

例 2：由一系列圆形视网膜裂孔引起的脱离（图

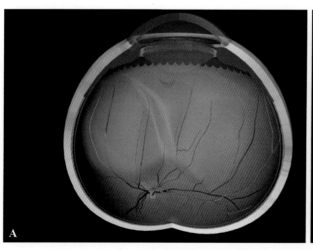

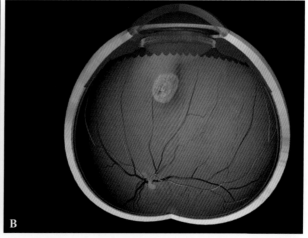

▲ 图 104-22　较高裂孔（A）用径向硅胶海绵（不放液）封闭后（B）

104-23）。这些孔在赤道前，与锯齿缘有不同的距离。可以用周向外加压物进行治疗。不需要很高的压陷，因为裂孔处的视网膜没有牵引力，而且液体很浅。当与锯齿缘的距离变化时，硅胶上较宽的凹痕可以闭合所有的裂孔。

例 3：人工晶状体眼的全视网膜脱离。周边囊膜的混浊和瞳孔扩张受限阻碍了周边视网膜的良好显示（图 104-24）。看不到裂孔。采用平坦部玻璃体切除术的内路手术有许多优点[38]。如果不进行内路手术，可以使用环形硅胶。硅胶扣带可以固定在直肌止点之后，以支撑视网膜前部可能出现裂孔的区域。硅胶外加压物支撑着视网膜下液体的整个区域 ["干-干"扣带（"dry-to-dry" buckling）]。在硅胶外加压的凹槽中放置一个环绕的环扎硅胶带，以保持凹痕的高度，从而使未检查到的视网膜裂孔保持闭合。

例 4：出现三处牵引裂孔（图 104-25）。它们可以用单独的径向硅海绵或单个环形扣带进行治疗。

例 5：再次出现的三个牵引裂孔，但它们太靠近，无法用单独的径向硅海绵轻易闭合（图 104-26）。一个"筏"（raft）的径向硅海绵缝边到边是可能的，但环扎扣带是一个更容易的选择。可以使用高的周向硅海绵，但由于与边缘的距离可变，很难闭合所有的裂孔。此外，高的周向硅海绵特别可能导致鱼口（fishmouthing）现象（图 104-27）。可使用环形硅胶结合视网膜下液体引流和（或）气体注射。

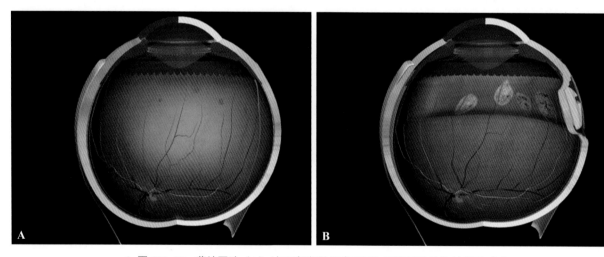

▲ 图 104-23　萎缩圆孔（A）（与平坦部的距离不同）用宽硅胶轮胎封闭后（B）

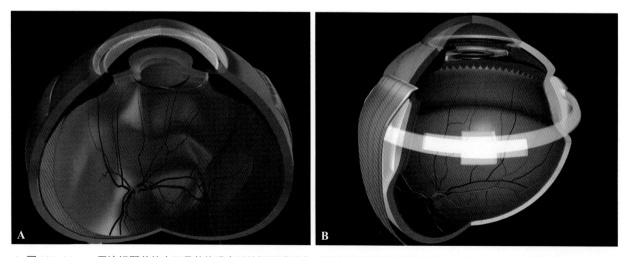

▲ 图 104-24　A. 周边视野差的人工晶状体眼广泛的视网膜脱离。裂孔很可能是相当靠前的。B. 使用了一个环形轮胎来封闭它们

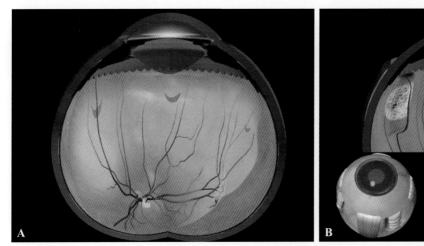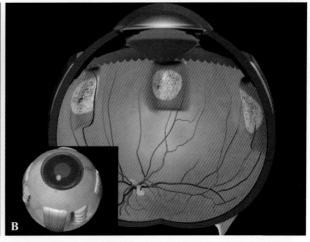

▲ 图 104-25 A 和 B.用多个硅胶海绵封闭的多处裂孔

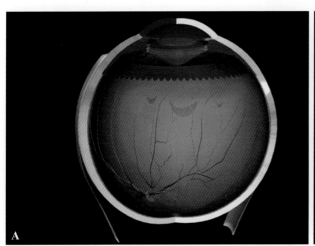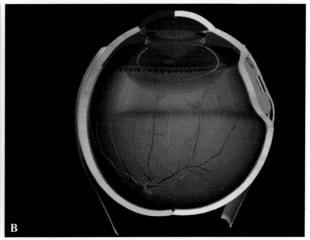

▲ 图 104-26 多个视网膜裂孔（A）用硅胶轮胎和气泡封闭后（B）

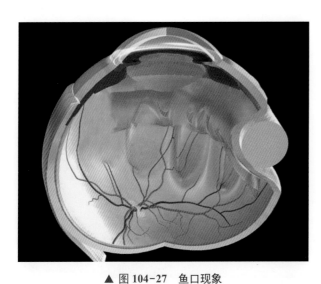

▲ 图 104-27 鱼口现象

高的嵴压痕导致径向冗余视网膜褶皱，使裂孔保持打开的状态

例 6：视网膜锯齿缘离断。如果凹陷足够高（3mm 的环向硅海绵通常作用良好），则不需要非常宽，通常不需要视网膜下液体引流（图 104-28）[39]。

**（六）巩膜缝线 Scleral Sutures**

一旦裂孔被标记，所需扣带的大小和位置应该是明确的，以便可以预先放置部分厚度的巩膜褥式缝线。有些外科医师更喜欢在冷冻治疗后进行这一步骤。

巩膜缝线的理想物理性能是耐久性、生物相容性和易操作性。单丝尼龙线和聚酯纤维线都具有这些特性。表面改良的聚酯纤维线比单丝尼龙缝合线更容易处理：在张力作用下，线结之间的摩擦使线

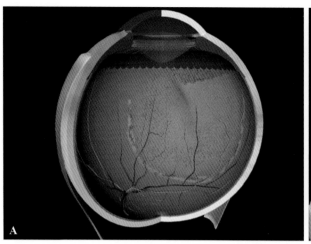
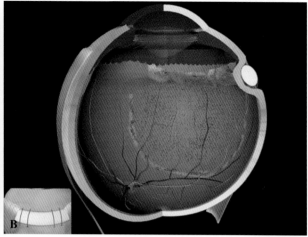

▲ 图 104-28　慢性锯齿缘离断（A）用靠前的环形 3mm 硅胶海绵封闭后（B）

结更容易打结。但是尼龙线，具有更好的"记忆"，几次打结后将保持线结的张力，而不会产生滑结。

缝线入口的方向与外加压物的长轴平行（即径向外加压物的径向缝合入口，周向外加压物的周向入口）。

缝线入口之间的距离要大于外加压物的宽度。这样使得巩膜部分包裹外加压物而形成凹陷。例如，缝合 5mm 硅海绵时，缝线入处相距 8mm。硅胶外加压通常需要比其宽度大 2mm 的缝线入口间隔。缝线跨度距离过近，巩膜压陷的高度则不够。卡尺用于确保准确的巩膜缝线的间隔跨度（图 104-29）。缝线入口的方向相反，这样巩膜床缝合线就成了盒子状，缝线就不会在扣带环上交叉。交叉的缝合线会减少压陷的长度（图 104-30）。放射嵴的后部缝合可能很难实现箱形缝合，因为靠前的放射嵴缝合比靠后的放射嵴缝合更容易、更安全。使用双针缝合可以使针前后两次通过，或者，一个 8 字形缝线可以通过在缝线之间分割缝线而转换为箱形缝线（图 104-31）。

箱式缝合线应为方形，缝合处相互平行，长轴与外加压物平行。不规则的非平行缝线会导致不太有效的压陷（图 104-32）。

缝线需要部分厚度（1/3～1/2）穿过巩膜。由于巩膜只有 1mm 厚，需要注意避免巩膜穿孔。使用平三角针（spatulated needle）而不是切割针（cutting needle）。所述三角针轮廓具有平坦的顶部和底部以及切割的侧边（图 104-33）。巩膜呈假板层结构[40]。

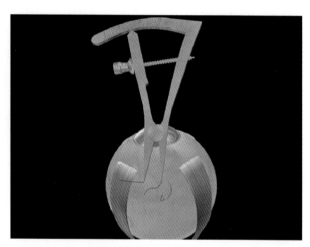

▲ 图 104-29　用于确保缝线正确间距位置的卡尺，在这种情况下，5mm 的硅胶海绵距离为 8mm

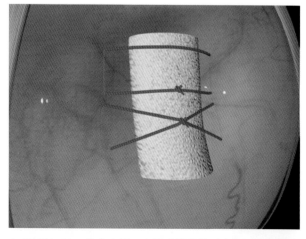

▲ 图 104-30　单个交叉 8 字褥式缝合线（底部）和箱形褥式缝合线（顶部）不支撑硅胶海绵的末端

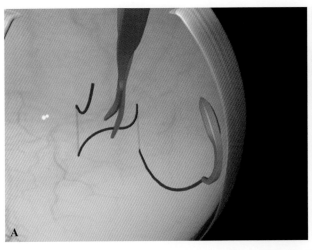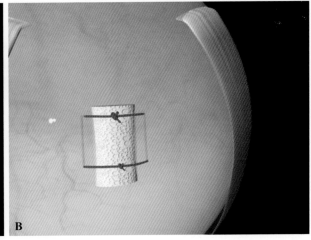

▲ 图 104-31　交叉 8 字褥式缝合线（A）转换为箱形褥式缝合线（B）

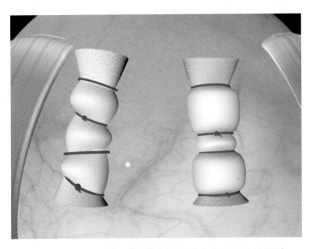

▲ 图 104-32　不规则不整齐的缝线产生不均匀的压痕

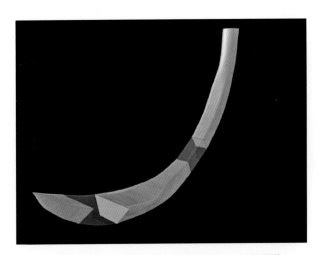

▲ 图 104-33　三角针（spatulated needle）的结构
侧切尖有利于形成巩膜片之间恒定深度的通道。这是一个 3/8 圈的针头，当进入困难时可能需要 1/2 圈（如后巩膜缝线）

适当使用时，三角针的针头倾向于在巩膜片之间滑动。

缝合时（以及将针头放入眼球时，如在引流过程中），用非支配手上的镊子抓住直肌止点固定。在这个位置固定球为缝合，也允许调整眼压，如果眼球是非常软的。可将针安装在一个弯曲的（如 Barraquer）持针器中，距针尖 2/3 的距离。

针尖放在巩膜上，使针尖切线与眼球表面平行。重要的是确保针不会倾斜，因为这可能导致针横向切割（图 104-34）。当放置后部缝线时，从手术区坐在眼球的另一侧最容易实现（图 104-35）。事实上，这是一个很好的原则，总是操作"角膜上方"（over the cornea），因为这样可以更好地进入凹处的 Tenon 下空间。

轻微的向下压力会产生一个小凹痕（图 104-36）。针头向前移动，针尖的切线与眼球表面保持平行。使它逐渐深入巩膜。一旦达到所需深度，就不再施加向下的压力。三角针设计的针允许它的巩膜片在一个恒定的深度滑动（或分层）。

在针穿过巩膜的过程中，不断监测针孔的深度。在 500μm 的深度，只能看到针头。在通过过程中，针的深度可以改变。向下的压力，同时推进针将使它深入巩膜和轻微的旋转（或提起）针可以减少其深度。虽然必须注意不要穿透巩膜，但巩膜的入口和出口不应太浅（图 104-37）。如果缝合的入针或出针是非常浅的，缝合线可能在张力下部分撕裂。一旦缝合被认为有足够的长度（通常为

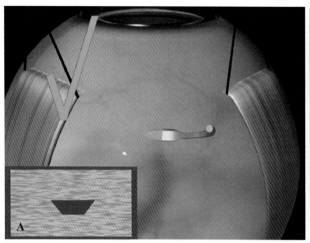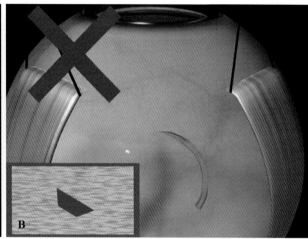

▲ 图 104-34　三角针的扁平部应该平放在巩膜上（A），如果它如（B）倾斜，则可能切到巩膜

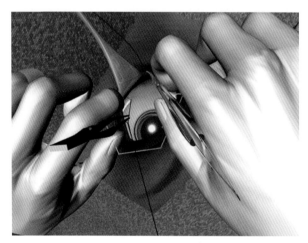

▲ 图 104-35　从另一侧（"角膜上方"）操作，以进入后
Tenon 囊下间隙

4～5mm ），针被旋转以使尖端脱离巩膜。

在这个阶段，必须非常小心地使用针的脚，以防止它穿透巩膜。一个好的规则是一旦脚尖脱离巩膜，就把注意力集中在脚跟而不是脚尖上。

根据经验，可以通过在压平针尖、下压和推进针头之前，可以通过最初使巩膜纤维与针尖更垂直地接合来改良该技术。

深缝合的结果取决于视网膜的状态。如果穿孔发生在有深部视网膜下液的部位，视网膜一般不受影响，除非有明显出血，否则没有不良后果。如果深部缝线穿过附着的视网膜区域，可能会造成视网膜切开，这将需要视网膜固定术。在任何情况下，

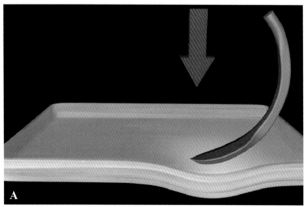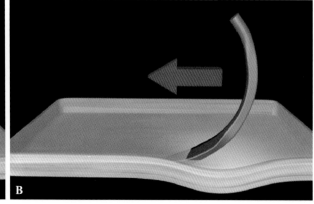

▲ 图 104-36　巩膜缝线安全通过

针的深度是通过它的通视度来衡量的。在正确的深度，当针头穿过巩膜时，针头的主体是可见的。如果非常清晰可见，针迹可能太浅，缝合时可能会撕裂巩膜。如果针体根本看不见，可能已经穿透巩膜

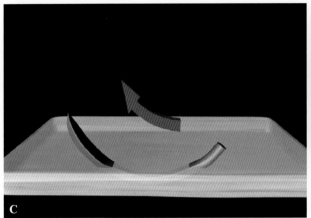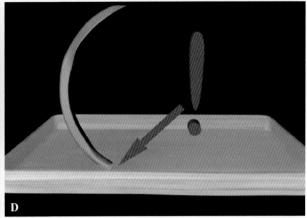

▲ 图 104-36（续） 巩膜缝线安全通过

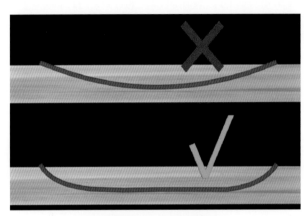

▲ 图 104-37 缝合线轨迹
如果入口或出口太浅，缝合线可能会切断巩膜

缝线都可以作为微生物进入眼睛的通道，应该更换。Tillaux 螺旋线前的深缝线（用于环形外加压）不会损伤视网膜。

### 缝合线 Tying the Sutures

有抱负的玻璃体视网膜外科医师应充分了解基本的手术原则。外科结（surgeon's knots）（图 104-38A）和滑结（slip knots）（图 104-38B）的特性尤其重要[41]。巩膜床垫缝合线必须在张力下打结，以形成一个凹痕。有很多方法可以做到这一点。

滑结（1-1-1）可在第二次打结时拧紧。在这种情况下，两次单次打结都没有产生外科结所需的

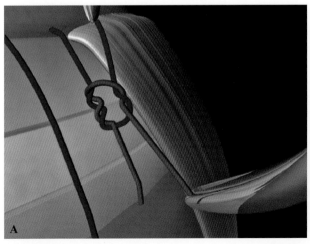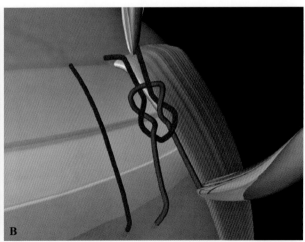

▲ 图 104-38 手术结

图示两端缝线的颜色不同，以突出线结的结构。外科结（A）是一个正方形（或礁石状）的结，有一个额外的向前抛伸。它是安全和紧凑的，但会在向前和向后的抛伸之间松弛，除非在向前抛伸中的张力通过应用第二个工具抓住它们来保持。或者，多个向前抛伸保持它们的紧张固定。线结中的张力不能像滑动结（B）那样容易调整，如果使用低摩擦材料，滑动结可以很容易拧紧。注意，除非再增加缝合线的匝数，否则线结本身就不太稳定

特殊效果。通常默认情况下会出现滑结。确保这一点的一个简单方法是，先做一个"向前打结"，然后再做一个"反向"或"向后"打结，但在两个打结的时候，将缝合端拉向相同的方向（即不要像外科结那样交替拉向）。滑结只需要较低的缝合摩擦就可以发生移动，尤其是合成单丝缝线，如尼龙线，而用 Ethibond 缝线几乎不可能发生移动。滑结需要额外的打结后，张力已调整，以防止后来打的滑结和松散的结。

一个"锁定"结，缝合线的两端在两次打结之间牢牢地拉到一端，在第一次打结后保持其张力（尽管需要两次甚至三次的第一次打结）。这可以通过使用任何缝线材料来实现。

如果助手在第一次和第二次打结之间用一把钳子夹住绳结以保持第一次打结的张力，则可以使用外科结（类似于礁石结，但结构为 2-1）。这样的结会很紧。

或者，一个人可以依靠大量打结的摩擦力和"记忆"来维持第二次和第三次打结之间的张力。由此产生的结比外科结要大。

使用可松开的蝴蝶结允许随后的翻新调整扣带的高度。最后，通过剪断环并将剪断的缝合线较短的一端拉过结，可以转变为外科结。

突出的缝线末端可能会侵蚀结膜，最终导致扣带的脱出。一旦结牢固打结，应双手旋转缝合线，使结位于后方（图 104-39）。如果使用尼龙线，末端应该修剪得接近线结。

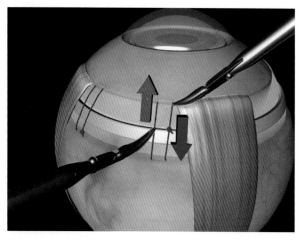

▲ 图 104-39　双手旋转调整缝合线，使线结位于后方

### （七）视网膜下液体引流 Subretinal Fluid Drainage

#### 1. 放液指征 Indications for Drainage

对于视网膜下液体引流的作用还没有达成共识。视网膜裂孔的近似程度足以导致视网膜复位（见第 103 章，巩膜扣带术治疗视网膜脱离的生物力学研究）[42]。视网膜下液体引流已被用来降低眼压，但这可以通过其他方式实现，例如通过前房穿刺[43]。前房深度很快恢复，特别是近视眼和无晶状体眼，允许反复穿刺。一项随机对照试验显示，对于中等复杂度的病例，视网膜下液体引流并无优势[44]。

更容易说明哪些眼不需要视网膜下液体引流。巩膜扣带在闭合裂孔而无玻璃体脱离时尤其有效。因此，由于萎缩性圆孔和视网膜锯齿缘离断引起的视网膜脱离通常可以在没有视网膜下液体引流的情况下进行治疗。相反，大多数视网膜外科医师会在抬高的牵引性裂孔、长期脱离或增生性玻璃体视网膜病变的眼中排出视网膜下液。是否排出视网膜下液的决定不是孤立的，而是整个手术计划的一部分。例如，环扎带的选择或眼内空气注射的需要可能影响放液引流的决定。如果一个病例可以用放射状硅海绵的非引流技术来处理，那么如果使用环形硅胶外加压，可能需要视网膜下液体引流。虽然视网膜下液体引流术以前在 75% 的病例中有应用，但随着玻璃体切除术和气动视网膜固定术在大疱性脱离中的应用越来越多，在许多外科医师的手术中需要进行视网膜下液体外引流的病例数量减少了[45]。

#### 2. 放液技术 Technique of Drainage

(1) 时机（timing）：视网膜下液体引流可在手术的不同阶段进行。大疱性视网膜脱离建立了 DACE [引流（drain），空气（air），冷冻（cryotherapy），外加压（explant）] 序列。视网膜下液体引流，然后注入空气，以恢复眼球形态，防止在裂孔定位时出现视差误差。也有人认为，冷冻治疗可能导致脉络膜毛细血管充血，因此，在冷冻治疗后不应进行视网膜下液体引流[46]。实际上，视网膜下液体引流在冷冻治疗后并不显得更危险[47]。甚至可以在手术结束时进行[48]。

(2) 放液点的位置（location of drain site）：睫状长神经血管复合体在 3 点钟和 9 点钟位置穿行，这些部位应该避免，涡静脉周围的区域也应该避免。从避免脉络膜血管的角度来看，靠近水平直肌（但不低于）的部位是最佳的[46]。

前路放液可降低出血率，但与后路放液相比，前路放液可能不完全。赤道附近的放液通常是一个合理的折中方案。"在扣带床上"（in the bed of the buckle）放液的一个优点是，一旦扣紧，任何视网膜嵌顿或破裂都将得到支撑。在进行放液之前，应通过间接检眼镜检查计划的引流位置，以确保视网膜下液体足够深。在视网膜下液体非常浅的地方放液不仅有不完全引流的可能，而且有视网膜损伤的风险。

(3) 放液技术（drainage technique）：有许多不同的方法排出视网膜下液。每种方法都依赖不同的策略来避免并发症，如脉络膜出血和视网膜嵌顿。这些技术可以分为两个阶段，一个是大的 [ 切开（cut down ）] 巩膜造口加单独的脉络膜切开术，另一个是非常小的巩膜造口加脉络膜切开术。

切开技术（cut down technique）：在巩膜上做一个长度为 3mm 的巩膜切口，反复扩展边缘，然后切开所形成的凹槽的底部（图 104-40）。脉络膜在切口底部变得越来越明显。最后，一小片裸露的脉络膜微微突出。

脉络膜切开可以用针头来做。透照可以用来观察和避免较大的脉络膜血管，但仍有脉络膜毛细血管出血的风险。

热性脉络膜切开术（ther mal choroidotomy）可以减少出血的风险。透热针可用于凝结脉络膜血管[49]，并可用于穿透脉络膜[50]。或者，可以使用光凝。激光内镜的尖端非常靠近脉络膜关节（图 104-41）。激光在高功率（600mW）下激活 1～2s，直到看到视网膜下液体向前涌出。高光束发散使得无意的视网膜切开术不太可能，而且这种技术已经成功地应用于存在相当浅的视网膜下液体的情况[51]。在这一步骤中使用间接激光避免了眼内激光光凝的费用[52]。

单级技术（single-stage technique）：Charles 描述了一种在眼底镜下使用 25G 针头连接到开放式注射器的技术（图 104-42）。针头从前方进入眼球，

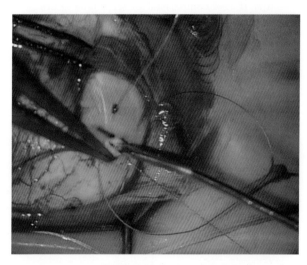

▲ 图 104-41　使用激光探头进行的热性脉络膜切开术

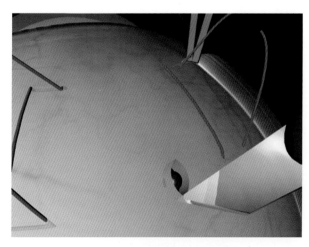

▲ 图 104-40　巩膜切开引流放液术
注意位置在扣带床的后方

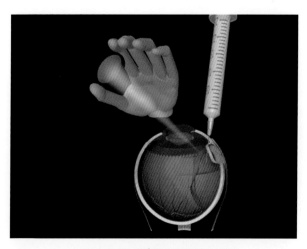

▲ 图 104-42　静脉注射器针刺引流
注意斜面远离视网膜

在扣带下穿过，斜向后方进入视网膜下间隙[53]。视网膜嵌顿是极不可能的，任何视网膜裂孔都会在扣带床上，因此可以很好地支撑。然而，有报道称眼内出血的风险增加[54]。这可以通过增加眼压关闭脉络膜血管床来避免，例如，在放液前收紧环扎带[48]。

缝合针放液是使用一个三角的针头，针尖突出2.5mm（限制穿透深度）（图 104-43）[55]。在直肌止点处用镊子用力按压眼球，可升高眼压，在引流前和引流后 5min 关闭脉络膜毛细血管。一次快速而果断地刺入巩膜，立即拔出针头。

也可以用一种特殊设计的透热针同时穿透巩膜和脉络膜，烧灼以减少出血的风险[56]。

技术比较（comparison of technique）：在进行切开放液时，避免眼压升高，防止视网膜嵌顿。另一方面，在针头放液术中，嵌顿的风险小（因为脉络膜切开术很小），高眼压是减少出血风险的理想方法。当手术治疗大疱性脱离时，液体的快速释放会使维持足够的眼压变得困难，这可能是使用这种技术增加视网膜下出血风险的原因[57]。

### 3. 放液后 After Drainage

无论采用何种放液引流技术，术后低眼压的预防都是谨慎的。在扣带手术中长时间的低眼压是危险的。可能导致脉络膜上腔积液、出血、前房积血和瞳孔缩小。因此，巩膜缝线应预先放置并准备好打结，并在手边用小口径针头注射空气或生理盐水，以恢复眼球。

如果视网膜下液体不流动或比预期的更早停止，则检查放液点部位以排除视网膜嵌顿，并重新评估引流部位的视网膜下液体的多少。从放液引流的部位放射出的星状褶皱表明视网膜嵌顿（图 104-44）。通常情况下，不可能将被嵌顿的视网膜重新归位在眼睛中，这样做很危险。嵌顿的部位由一个外加压物支撑，以减轻该部位的牵引力，如果还有视网膜裂孔，则需结合视网膜固定术。

如果引流处有深的视网膜下液，轻轻按摩眼球或转移巩膜切开的边缘可重新开放液流，否则可能需要进行新的脉络膜切开术。

视网膜下放液的主要并发症是脉络膜出血。视网膜下的血液倾向于被吸引到视网膜下液体最依赖的区域——如果黄斑是脱离的。发生这种情况的速度可能取决于视网膜下液体的黏度（因此也取决于脱离的时间）。它会对视力恢复造成严重的后果，所以首先应该采取措施限制出血，其次是转移出血。首先，通过收紧缝线或玻璃体腔注射（如果这样做，应使用预置的缝线关闭引流切口）来升高眼压。患者的头部也可能向放液引流处倾斜。中心凹下出血可以气动移位，或随后通过玻璃体切除术来清除。

### 4. 注射空气 Air Injection

当只有小孔存在时，可以用生理盐水重塑柔软的眼球，但在大的裂孔出现时，液体会迅速离开眼球，眼球会重新软化。气泡的表面张力阻止了它通过裂孔。空气和气体注入的另一个优点是，它们

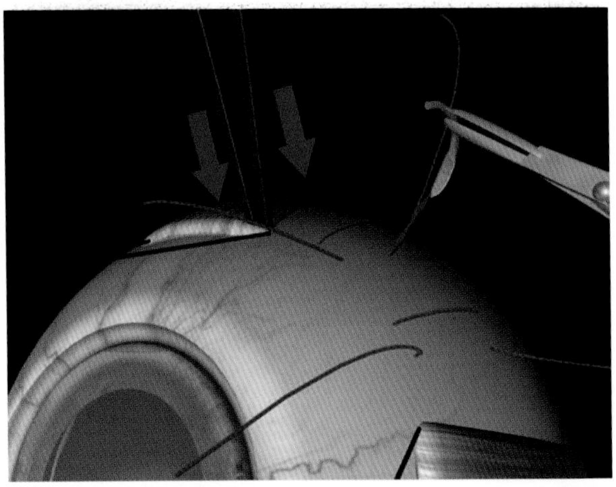

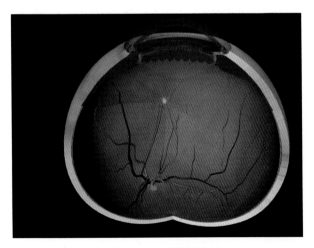

▲ 图 104-43　缝合针引流
注意眼球上关闭脉络膜血管的强大压力

▲ 图 104-44　视网膜嵌顿

能够通过内部填充裂孔来补充外部扣带效应。使用空气或气体的主要缺点是，它们可能使眼底观察困难，特别是在注射技术较差的情况下。气体注入技术在第 107 章（气动视网膜固定术）中有详细描述，但在巩膜扣带手术中使用气体时有一些特殊考虑。

利用空气或气体来重塑一个坍塌的眼球，需要气体注入一只柔软的眼球。对基本的气动视网膜固定技术进行了一些修改，可以使这一过程变得更容易。使用气泵对经验不足的外科医师特别有帮助（图 104-45）。在夹紧之前，23 号针头连接在空气管路上，泵压力设定在生理水平（即 20mmHg）。按照第 107 章（气动视网膜固定术）所述的预防措施将针头插入眼球。松开空气管路上的卡箍，空气迅速进入玻璃体腔，直到达到泵的预设压力。气流速度是最佳的，是最终的生理性压力。这项技术相对来说可以不受针头放置的错误的影响（实际上从来没有遇到过形成气体鱼卵样气泡）。

黄斑皱褶是一种罕见的视网膜下液体、空气注射和扣带的并发症（图 104-46）[61, 62]。关于避免这种毁灭性的复杂情况的最佳方法，还存在一些不确定性。术后立即面朝下摆姿势将视网膜下液体从黄斑移开可能有帮助。

使用可膨胀气体的气动视网膜固定术可用于治疗鱼口现象或促进扣带术后显著升高的裂孔闭合。如果使用全身麻醉，一氧化二氮（笑气）应在

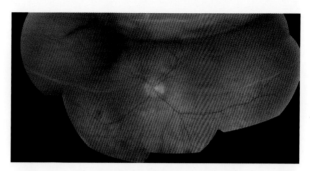
▲ 图 104-46　在放液、空气和外加压后视网膜的压缩皱褶
这可以通过俯卧位姿势来避免

注射前至少 15min 停止使用，以防止气泡不可预测的膨胀[63]。避免使用一氧化二氮则完全消除了这种风险。

5. 巩膜环扎 Encirclement

节段性外加压提供局部支持，往往会减退。如果视网膜固定的范围不足，这可能会导致裂孔重新开放[23]。环扎产生玻璃体基底部视网膜的永久性支持。事实上，在没有任何视网膜固定术的情况下，使用了环扎[64]：由于裂孔处是永久支撑的，因此无须密封。

第 109 章视网膜脱离修复的最佳方法中更广泛地回顾了环扎的适应证和证据。很少有证据支持在扣带手术中常规使用环扎术，而且这个手术似乎比节段性外加压有更大的并发症风险。在实践中，必须根据具体情况来判断收益（增加的成功机会可能相当小）是否证明了风险的合理性。

环扎在某些情况下有特殊的作用：①早期PVR；②广泛性巩膜软化症（scleromalacia）；③很难发现裂孔的广泛脱离（如在一些前囊膜混浊的人工晶状体眼中较为靠前的裂孔）；④在 3 个或多个象限中存在多个裂孔。

环扎是由一个局部硅胶轮胎（仅限于可见的裂孔区域）和一个 2mm 的环扎带组合而成的，环扎带位于轮胎的沟槽中，在附着到眼球上之前包围眼球（图 104-47）。2mm 的环扎带通常太窄，无法支撑裂孔，其主要目的是保持硅胶块压陷的高度。

步骤如下。

第一，360° 打开球结膜，行四条直肌悬吊。

第二，裂孔定位、视网膜固定（冷冻或透热）

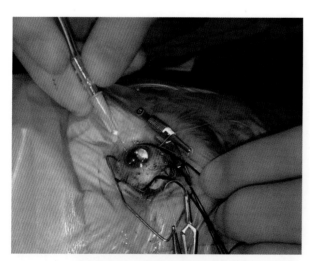
▲ 图 104-45　用气泵进行空气眼内注射
注意形成单个气泡，尽管位置不太理想

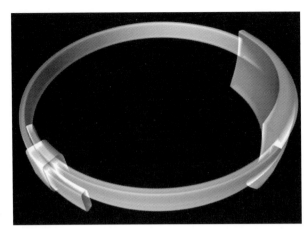

▲ 图 104-47　环扎带的基本元件：硅胶加压轮胎、环扎带和硅胶袖套

和环扎带预置缝线。一般每个象限都需要有两对缝线。

第三，将加压块和环扎带穿在一起，置于直肌和缝线的下方。确保所有巩膜缝线的两端都在扣带上方，因为错误地将其中一条放在外加压物的下方并不少见。在这个阶段，需要考虑到外加压块合适的位置。同样重要的是要确保环扎带不扭曲。在环扎带绕眼球一圈后，可以通过对两端的倾斜修剪来检查方向（因为 180° 的扭曲会立即显现出来）。

第四，大多数病例需要视网膜下放液外引流。执行的确切阶段是可变的，但在这一步进行可以为巩膜压陷创建空间。

第五，拉紧硅胶带上的巩膜缝线，以形成局部凹陷。

第六，在每个象限的无外加压块的环扎带上固定针，一般是在赤道上（大约在角膜缘后 12mm）。

第七，把环扎带的两端互相收紧。Watzke 袖套是一种小型硅橡胶管，设计用于固定环扎带止端，并允许调整环扎带张力。图 104-48 中示出了使用特殊设计的交叉作用（Watzke）镊子将环扎带端接合在袖套中的步骤。

第八，将环扎带的末端拉紧来形成环绕眼球的压陷。不管眼球体积的大小，6mm 的缩短将产生大约 1mm 的压陷。这种收紧的终点最好用检眼镜来判断，浅的凹陷应该刚好可见。在放液后收紧环扎带以恢复眼球的做法是危险的，因为它可能导致严重的环扎带过度压陷。

第九，应该检查视神经灌注，必要时采取措施使其正常化，譬如前房穿刺、视网膜下液体外引流或调整扣带的长度。

## 六、最后检查视网膜 Final Examination of the Retina

现在检查视网膜，以确定扣带的充分性和视网膜中央动脉的灌注。

扣带应位于正确位置，高度足以支持所有视网膜裂孔（图 104-49）。无支撑的裂孔可以通过移动现有的外加压物或根据需要放置额外的外加压物来支撑（例如，在环扎带下添加更多的径向硅海绵）。

判断扣带的正确高度可能很困难，因为即使在手术结束时没有完全闭合的裂孔也可能在术后闭

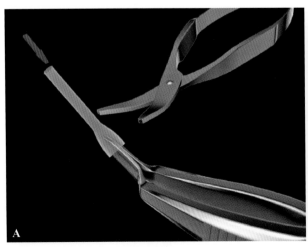
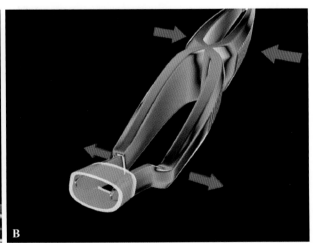

▲ 图 104-48　使用 Watzke 袖套和镊子接合（A 至 D）和拧紧扣带（E）

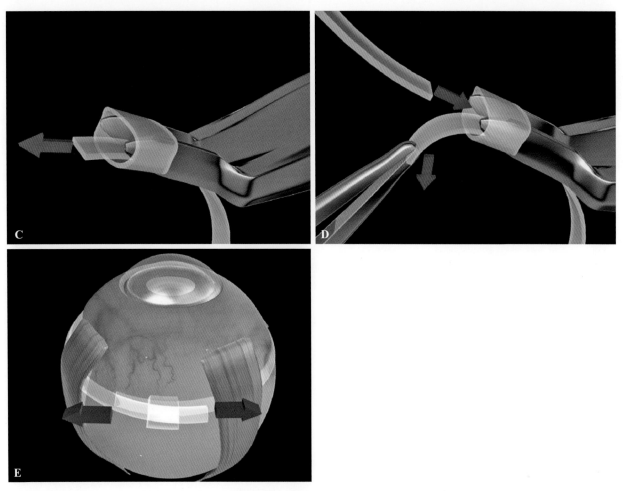

▲ 图 104-48（续）　使用 Watzke 袖套和镊子接合（A 至 D）和拧紧扣带（E）

合，从而使视网膜色素上皮排出残留的视网膜下液体。如果脱离的视网膜轮廓跟随扣带的轮廓，则裂孔很可能闭合（图 104-50）。扣带的高度可以通过

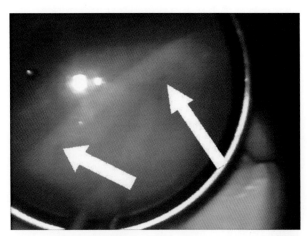

▲ 图 104-49　最后的检查：所有视网膜裂孔（箭）都在扣带形成的嵴上

调整巩膜缝线（如果系在加压块上）或更换巩膜缝线（通常用较宽的跨度）来调整。否则，可以更换外加压。在这个阶段，扣带的高度也可以通过视网膜下液体外引流来调整。一个更简单的选择是辅助气动视网膜固定术[65]。

红色的视盘及较粗的视网膜血管，表明压力低于视网膜血管的舒张关闭压。视网膜动脉的自发搏动表明眼压介于收缩压和舒张压之间。眼压大于视网膜动脉的收缩期关闭压会导致一个带有线状血管的苍白视盘。为了防止永久性的视力丧失，降低眼压是必要的，通常是通过前房穿刺，以防止永久性视力丧失。手术中此时角膜往往水肿模糊不清，难以判断视网膜中央动脉是通畅。在这种情况下，通常仍然可以看到血管搏动。如果在眼球上的压力能引起动脉搏动，眼压是可以接受的（低于视网膜动脉舒张压）。

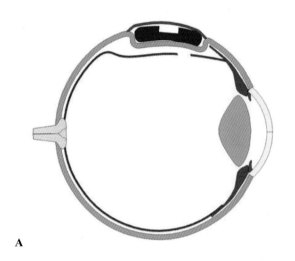
A

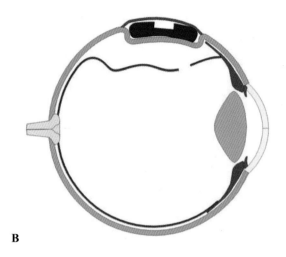
B

▲ 图 104-50　视网膜的最终检查

如果脱离遵循扣带的轮廓：脱离很可能在术后沉降（A）。如果没有，需要采取进一步的措施 – 调整巩膜扣带的带扣、放液、眼内注气或上述方式的组合（B）

## 七、关闭球结膜 Closure

修剪硅海绵（图 104-51）的突出边缘、旋转径向巩膜缝线以使线结位于后面并确保外加压在 Tenon 囊下，避免放射嵴受挤压移位。有时可能需要在关闭球结膜前将 Tenon 囊作为一个单独的层闭合，特别是在暴露和挤压的风险更大的情况下使用放射状海绵[66, 67]。

可吸收缝线如 7-0 Vicryl 线缝合球结膜。需正确识别球结膜的边缘（注意不要弄错 Tenon 囊或球结膜形成半月皱襞卷边）。使用"船到岸"（ship to shore）原则实现了精确的重新对位缝合：缝线从较易移动的结膜皮瓣向切口边缘移动靠近。

必要时结膜下注射广谱抗生素和类固醇激素。

## 八、手术记录文档 Documentation

清晰的手术记录文件，用图表显示所有外加压物（包括 Watzke 袖套）的位置和缝线，如果眼球必须进行后续手术，这是非常有帮助的。

## 九、结果 Outcomes

报道的巩膜扣带术的主要成功率通常很高。4325 例患者中，单次手术成功率达 84%[68]。报道的成功率有一些变化，许多失败是可以避免的[69, 70]。这就强调了良好的手术技术对获得满意结果的重要性。

中心视力的功能恢复成功率略低于解剖成功率[71]，取决于术前黄斑脱离出现的阶段和持续时间。重要的是要记住，双眼视觉功能、眼部外观和舒适度是患者最重要的结果。因此，为最大限度地提高解剖成功率而采取的措施（例如在简单病例中常规使用环扎带），如果发病率更高，则可能是不合理的[72]。

## 十、术后并发症 Postoperative Complications

### （一）复发性视网膜脱离 Recurrent Retinal Detachment

持续性视网膜下积液常出现在术后早期，特别

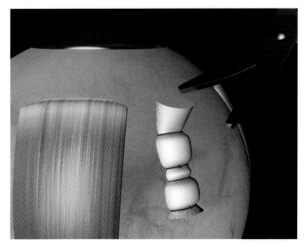

▲ 图 104-51　修剪巩膜外加压的突出部分使其不影响压痕，并降低挤压的风险

是在不放液的手术中。液体的吸收可能需要更长的时间（图 104-52），特别是在伴有视网膜下沉淀物和分界线的慢性视网膜脱离中[73]。视网膜下液的持续存在并不能作为再手术的指征。早期再手术的指征是可见的开放性视网膜裂孔或视网膜下积液增多[74]。

复发性视网膜脱离通常是由于初次手术中的错误造成的[9]。成功的再手术首先要分析失败的原因。有开放的裂孔吗？巩膜压陷的地方对吗？嵴是否足够高，可以关闭裂孔？通过仔细观察视网膜下液的分布、视网膜下液在嵴上的存在以及明显的开放或无支撑的裂孔来回答这些问题[9]。

例 1：外加压不充分（inade quate buckle）。一位由于几个萎缩孔而导致视网膜浅脱离的患者，用一个局部环形外加压进行了不放液手术。术后，视网膜下液体的分布与术前相比没有变化，这意味着其中一个原来的裂孔还是开放的（图 104-53）。在 6 点钟位置的嵴上有视网膜下液，与一个开放性裂孔相关。巩膜外加压的高度不均匀，再手术时在裂孔处附近没有发现缝线。增加额外的缝线来支持这个区域，成功地重新复位了视网膜。

例 2：遗漏视网膜裂孔（missed retinal break）。一个儿童表现为广泛的下方视网膜脱离。手术记录显示，未发现明确的裂孔，但冷冻治疗和放射状硅海绵置于于下方"可能有孔的视网膜薄区域"。术后

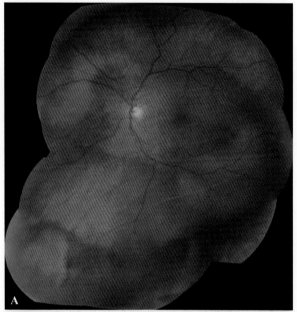

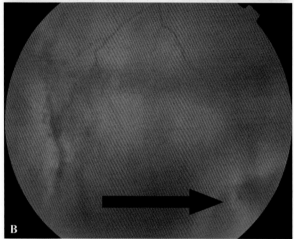

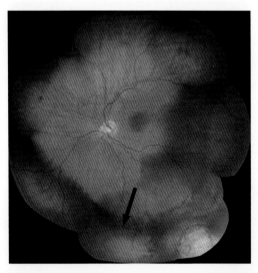

▲ 图 104-52 视网膜下液体吸收（箭）有时可能需要数月

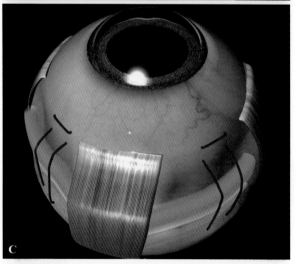

▲ 图 104-53 巩膜扣带手术失败，扣带下方有视网膜下液
A. 有些地方压陷的嵴很高，但在 6 点钟位置的裂孔处没有形成压陷的嵴。B. 放大视图显示为开放的裂孔（箭）。C. 在再次手术时，由于外加压的缝合线位置不当，下方的压陷嵴形成很低

液体量及分布无变化。流体分布不符合 Lincoff 定律。这表明在最初的手术中遗漏了裂孔。在再复位手术中，发现了鼻上方视网膜锯齿缘离断（图 104-54）。

例 3：扣带错位（misplaced buckle）。一位患者在环扎术后出现复发性视网膜脱离。嵴处没有视网膜下液。仔细检查发现嵴后面有一个小裂孔（图 104-55）。这是通过放射状外加压局部增强包围来实现的（图 104-56）。

例 4：鱼嘴现象（fishmouthing）。一名患者因视网膜一个象限有几处小的牵拉性裂孔，接受了局部环形硅海绵非引流手术。术后出现持续性视网膜下积液伴嵴上视网膜皱褶（图 104-57）。其中一个褶皱与视网膜裂孔有关。诊断出有鱼嘴现象[75]。注射 0.3ml 100% $SF_6$ 迅速解决了问题[76]。

例 5：错位带扣（misplaced buckle）：放射状硅海绵错位。一个单一的裂孔引起的视网膜脱离，使用放射状硅海绵进行不放液的手术。术后液体的数量和分布没有变化（图 104-58）。裂孔在嵴的边缘。在正确的子午线放置一个放射状的硅海绵，就可以封闭裂孔。

增殖性玻璃体视网膜病变是导致视网膜最终不能复位的最重要原因，在第 111 章（增殖性玻璃体视网膜病变）中讨论过。

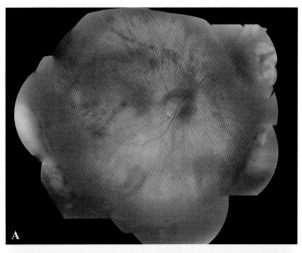

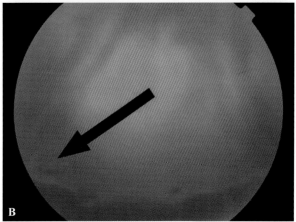

▲ 图 104-55　A. 环扎术后复发性视网膜脱离。扣带的嵴上没有液体。B. 放大视图，显示在环扎带之后的裂孔（箭）

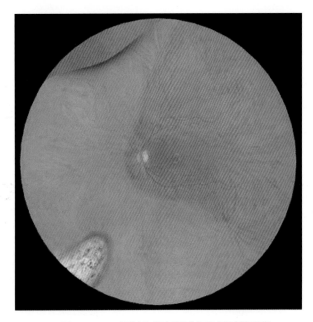

▲ 图 104-54　因锯齿缘离断引起的视网膜脱离 Lincoff 的规则表明有未被发现的鼻上方裂孔

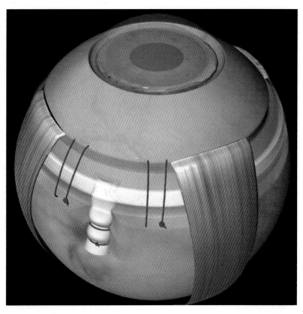

▲ 图 104-56　图 104-55 中的情况是通过使用局部硅胶海绵增加嵴来进行处理

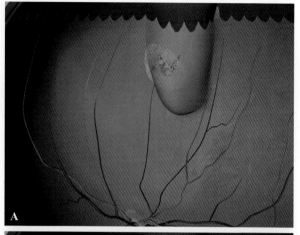

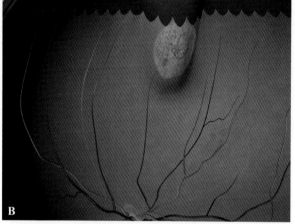

▲ 图 104-58　硅海绵错位

裂孔位于硅海绵的边缘，硅海绵（A）必须重新定位才能闭合裂孔（B）。当使用放射状硅海绵时，嵴的顶点在裂孔处的位置至关重要

## （二）青光眼 Glaucoma

视网膜脱离与青光眼有关[77]，因此在某些情况下术后青光眼可能在术前出现。

类固醇反应是扣带术后开角型青光眼最常见的病因。与扣带手术相关的闭角型青光眼多发生在无瞳孔阻塞的情况下[78]。由于睫状体前移，中央前房较浅（图 104-59）。这可能是由于脉络膜静脉引流中断和大的外加压的质量效应共同作用的结果。这种情况对虹膜切开或缩瞳（往往会加剧）没有反应。大多数病例通过保守治疗（包括类固醇、睫状肌麻痹和局部降压药）1 周后痊愈。在难治性病例中，Watzke 套袖可能需要松开或环扎带松解。

## （三）视网膜前膜 Epiretinal Membranes

黄斑部的视网膜前膜是巩膜扣带术后视力丧失

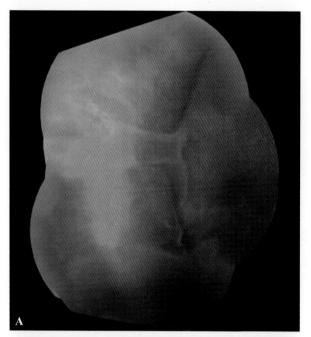

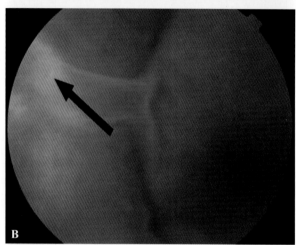

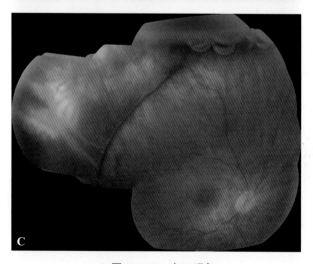

▲ 图 104-57　鱼口现象

A. 在硅胶轮胎上视网膜有折叠。B. 在放大视图中可以看到裂孔（箭）。C. 应用气动视网膜固定术后治疗成功

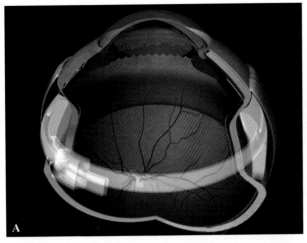 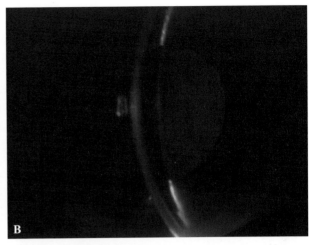

▲ 图 104-59　巩膜扣带术后无瞳孔阻滞的房角关闭

A. 环扎带过高引起脉络膜静脉充血，使睫状体移位，从而使整个晶状体 – 虹膜隔前移。B. 裂隙灯照片显示中央和周边前房变浅（瞳孔阻滞时中央前房深）

的最常见原因[79-81]。第 120 章（视网膜前膜、玻璃体视网膜牵引和囊样黄斑水肿）讨论其处理方法。

### （四）挤压 / 感染 Extrusion/Infection

典型表现为术后数周或数月眼部炎症伴脓性分泌物。即使扣带暴露不明显，也有可能通过结膜裂开来排出脓液。由于感染和挤压常常是相关联的，所以很难确定哪一个是先发生的。这种风险似乎很大程度上受到手术技术的影响，放射状海绵比环状硅海绵的风险更大[67]。这一事实，加上迟发的临床表现，表明在大多数情况下，微生物通过扣带或缝线突出部分裂开的球结膜进入外加压，而不是在手术时进入的。这突出了修剪缝线和外加压的末端，并在缝合过程中覆盖它们的重要性。将 Tenon 囊和球结膜分开封闭可能是达到这一目的的最佳方法，尤其是在结膜特别薄的情况下。

细菌在外加压物上产生一层生物膜，这使得在医学上无法根除它们[82]。唯一确定的治疗方法是去除外加压[83]。如果进行了充分的视网膜固定术，复发性视网膜脱离是不常见的[84, 85]。如果对此有任何疑问，在拆除扣带之前，可在裂孔周围进行补充性视网膜固定术。

暴露的放射状海绵的去除通常很容易，通常可以在裂隙灯下完成。环扎带的取出在技术上更具挑战性，可能需要全身麻醉。偶尔暴露在外且症状轻微的环扎带可以保守治疗，特别是如果患者的一般

健康状况不佳，或者初始手术复杂或复杂性视网膜脱离。

扣带暴露往往遵循着一个相对慢性的过程，但偶尔患者会出现急性威胁视力的并发症，如眼内炎或巩膜炎[86, 87]，需要紧急清除所有异物（外加压和缝线）及应用局部和全身抗生素。

### （五）外加压块偏移 Band Migration

环扎带可以侵入或迁移到眼球表面，通常在前方。

侵入（intrusion）通常是一个偶然的发现，但可能会导致较少的玻璃体积血，或不太频繁的扣带手术多年后视网膜脱离复发。它通常是保守治疗的。玻璃体积血和视网膜脱离都可以通过玻璃体切除术来处理，而不干扰环扎带。

环扎带前移可能影响直肌的功能，甚至使加压块前移并突出于角膜缘的结膜。

### （六）复视 Diplopia

复视是巩膜扣带术后常见的症状[88]。它往往随着时间的推移而改善，干预只适用于对棱镜无反应的持续性复视。仅去除外加压物就可以解决这个问题。由于扣带和粘连的存在，斜视手术可能具有挑战性。对于不能安全取出的大面积外加压的患者，重复注射肉毒杆菌毒素可能是有用的[90]。

黄斑脱离后的视物变形可能导致感觉融合不良

和复视。重要的是要辨别这些病例，因为手术治疗对复视没有很好的反应。

### （七）前段缺血 Anterior Segment Ischemia

前段缺血现在很少见，因为很高的环扎和直肌离断，两者都损害了葡萄膜循环，很少使用。镰状细胞病患者的风险特别高[91]，尤其是在必须使用环扎带的情况下，往往需要进行换血治疗才能从中获益。临床表现为角膜水肿、疼痛、前房闪辉和深前房。最初眼压可能很高，但随着睫状体功能衰竭而下降。轻度病例可以用局部类固醇治疗，但重度病例预后不良，应考虑松解或剪短环扎带。

# 第105章

## 玻璃体手术的原则与技巧
## Principles and Techniques of Vitreoretinal Surgery

Steve Charles 著

## 一、概述 Introduction

玻璃体视网膜手术是应用复杂的病理生物学系统与最困难的高科技显微外科技术的复杂融合。这一迅速发展的领域需要不断的研究和培训，并真实地评估一个人的外科技能、知识和经验。手术团队必须训练有素、高效、技术过硬，复杂的设备必须随着技术的进步而不断更新。

为了解决玻璃体视网膜手术的复杂性，作者提出了一种基于场景的手术算法。手术场景同样由更小的元素组成，称为任务、工具、相关模拟参数（压力、功率）和互连（液体－气体交换、空气－硅油交换）。任务是共同的手术方法，以不同的疾病状态，共享共同的病理解剖配置。每种算法都包含具有多个备选方案的决策节点。决策过程需要结果数据、物理原理知识、患者个体因素和经验信息。本章将首先介绍相关的一般病理解剖，并将具体信息留给关于特定疾病状态的其他章节。了解所用工具的机制将有助于讨论如何执行每项任务的细节。本章最后为每个常见疾病状态提供了一个建议的算法，并将具体的管理细节再次留给其他作者。

## 二、玻璃体视网膜手术解剖 Vitreoretinal Surgical Anatomy

玻璃体可视为胶原纤维和透明质酸凝胶的三维基质（图 105-1）。在正常状态下，玻璃体的外表面与视网膜、平坦部和睫状体接触，呈大致球形，前

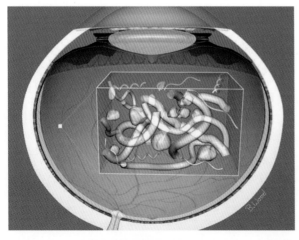

▲ 图 105-1　玻璃体是胶原纤维和透明质酸凝胶的三维基质

部与晶状体相邻。疾病诱导的视网膜色素上皮和胶质细胞迁移、细胞与细胞外基质的附着以及胶原基质的细胞收缩，大部分相关变化发生在皮质表面。前玻璃体皮质（anterior vitreous cortex，AVC）与后玻璃体皮质（posterior vitreous cortex，PVC）相邻，大部分没有相通。

活化的视网膜胶质细胞、视网膜色素上皮细胞和血源性细胞沿视网膜和玻璃体的前后表面迁移。这些细胞被纤维结合蛋白覆盖，使它们能够附着和收缩胶原基质。

详细了解异常的玻璃体视网膜界面及其衍生几何结构是进行玻璃体视网膜手术的必要条件。这项任务包括玻璃体结构的可视化和基于观察到的视网膜拓扑结构的膜的系统搜索。一般来说，膜是白色的，表面粗糙，而视网膜有反射的表面光泽，呈淡黄色。如果没有发生完全的后玻璃体脱离，视网膜前膜（ERM）和邻近的分离 PVC 之间通常是连续的。由于视网膜本身不收缩或发展实质性的视网膜内增殖，轮廓的改变是由于垂直或倾斜的玻璃体视网膜牵引（漏斗状、平台状或脊状隆起）或切向 ERM 相关牵引（星形褶皱、黄斑前膜）引起的。

视网膜裂孔导致正常的跨视网膜压力梯度丧失。孔内液体流动与眼压、RPE 泵容量、液体黏度、视网膜裂孔面积和大小有关。

## 三、玻璃体视网膜手术机制 Mechanics of Vitreoretinal Surgery

对手术工具物理原理的理解提高了玻璃体外层视网膜科医师的能力。下面讨论切削力和热效应。切割可以简单地定义为将组织分成两部分。

### （一）剥膜 Peeling

沿着胶原纤维束轴线的力会导致非弹性胶原纤维轻微拉伸并最终失效。附着结构的损伤是纤维数量、附着物和基底强度的函数。膜剥离需要的力最好是与视网膜相切的力，这会导致玻璃体视网膜界面的附着物因伸长而失效。由于致密、高度黏附的膜，如糖尿病牵引性视网膜脱离的膜，其强度约为视网膜的 100 倍，视网膜表面缺损或视网膜破裂通常在膜移除之前发生（图 105-2）。因此，在糖

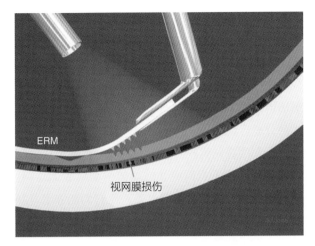

▲ 图 105-2　设计用于将一个刀片置于视网膜前膜（ERM）下的镊子损坏视网膜表面。同样，pics 和刮膜器也会损伤视网膜表面

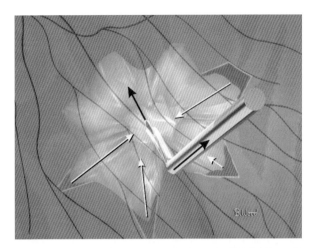

▲ 图 105-3　剪刀产生一个向外推的力，如果它们被打开然后关闭，它们会在视网膜前膜附着点处撕裂视网膜

尿病牵引性视网膜脱离的病例中，剥膜可能是不合适的。

### （二）剪切 Shear

当力沿两个相对的直角边施加时，剪切切削就发生了，这两个直角边相互移动并相互挤压。玻璃体切割头和剪刀使用剪切来切割组织。玻璃体切割头等包容式切割头可防止在专用切割器（剪刀）闭合时产生的推出力（图 105-3），将组织推离支点，但需要组织因传输压力梯度而弹性变形进入端口中，这可能导致液体激增和医源性视网膜破裂（图 105-4）。

### （三）疲劳失效 Fatigue Failure

当重复运动、伸长和压缩削弱组织结构并导致失效时，就会发生疲劳失效（fatigue failure）。超声空化（破碎、超声乳化）就是这种切割方式的一个例子。

## 四、灌注系统管理 Infusion System Management

在整个玻璃体视网膜手术的历史中，玻璃体手术的外科医师在玻璃体视网膜手术中偶尔会遇到眼压过低的情况。重力式灌注系统过于简单，只有当瓶子太低或灌注液耗尽时，才可能导致低眼压。如果套管最初放置在脉络膜上腔而未经外科医师识别或在术中移位从而导致脉络膜上腔灌注，则缝合的

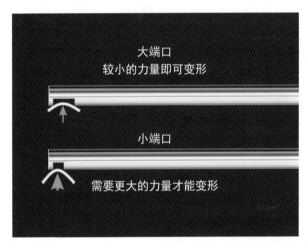

▲ 图 105-4　全套剪切机（玻璃体切割机）需要将组织弹性变形到端口中

20G 玻璃体切除术导致术中眼压低。在核心玻璃体切除术中，尤其是使用粉碎模式时，当灌注压力与典型流速下的眼压差实际上高达 25mmHg 时，由机器中的气压源驱动的灌注数字显示造成了眼压被控制的假象。与玻璃体切割头不同，粉碎不受内针或端口打开和关闭的阻碍。通过使用足够的灌注压力来补偿灌注管和套管阻力引起的损失，可以防止术中低眼压。欧姆流体阻力定律，压力 = 流量 × 阻力，解释了灌注系统在流动过程中的压降。玻璃体切除术中引起眼压过低的原因有很多，我们将逐一讨论。在 23-25-27G 玻璃体切除术以及使用了 30 多年的 20G 缝合系统中，意外的脉络膜上腔灌注是导致低压及其他更严重并发症的一个相对常见的原

因。无缝线 25G 玻璃体切除术最初采用套管针内直管轨迹产生垂直于巩膜的巩膜切口。23G 后采用无缝线手术，斜置套管针（trocar–cannula entry）入路，建立巩膜隧道，减少切口渗漏。最初，外科医师采用双平面入路，套管针插入段与巩膜成 30° 角，第二段与巩膜垂直。一些外科医师甚至认为是双平面切口，虽然这是不正确的，因为巩膜隧道是在改变轨迹之前建立的。最近，使用 23G 和 25G 系统的外科医师已经转向斜入路，以形成一个长的巩膜隧道[1-3]。不幸的是，一些外科医师使用过陡的角度（约 10°）。尽管近切向入路形成了一个长的巩膜隧道，但它增加了注入脉络膜上腔或视网膜下间隙的机会（图 105-5）。如果套管位于脉络膜上间隙，外科医师没有观察到的周围脉络膜在病例早期扩张，允许在没有低眼压的情况下灌注，随后脉络膜不能再扩张，灌注变得受限，需提醒外科医师注意这个问题（图 105-6）。认为低眼压引起脉络膜积液导致不正确的治疗。单平面，30° 的轨迹是长巩膜隧道的优势和脉络膜上腔灌注的灾难之间更好的折中。插入后和开始灌注前用手术显微镜检查灌注套管是缝合 20G 玻璃体切除术的标准操作。自从 23/25G 无缝线玻璃体切除术开始以来，许多外

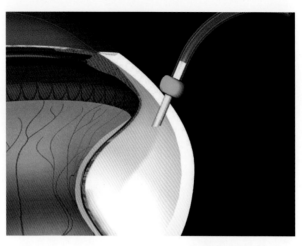

▲ 图 105-6 灌注进入脉络膜上腔导致周边脉络膜扩张

科医师已经停止了这种做法。显然，观察灌注管尖端的关键步骤不应被忽略。最好在灌注时将灌注插入套管，以防止气泡，然后立即检查灌注管尖端。肉眼和内照明提供的放大倍数不足，无法确定套管是否穿透脉络膜和无色素的扁平部上皮，所以显微镜下观察是必要的。为了防止灌注管和眼睛受到牵引，必须将灌注管和相关的旋塞阀及接头粘在布巾上。助手或外科医师未经确认的拔管很容易导致套管部分拔出，导致脉络膜上腔灌注。当眼睛处于主要位置时，用一个短管环将灌注套管粘在布巾上，当眼球旋转以观察周围从而对套管产生张力时，可导致脉络膜上腔灌注。巩膜压陷是另一个原因，眼球被顶压时，疏忽导致的套管扭曲而造成脉络膜上腔灌注。此外，巩膜受压可迫使血液凝块、致密瘢痕组织、周边玻璃体或硅油进入灌注套管和导管，有效封堵，造成灌注系统故障的假象。将灌注管放置在距离下眼睑太近而不是仅仅低于水平子午线的位置是造成脉络膜上腔灌注的一个常见原因，当眼球向下旋转以观察下方周边时，灌注管旋转进入脉络膜上间隙。医师或助手不小心拉动灌注管，可能会导致灌注管较软的硅胶管终端段扭结。使用过低的灌注设置（10～25mmHg）不足以理顺灌注管的扭结，从而加剧了这一问题。作者一直使用 45mmHg，除非是在儿童或全身血压很低的患者手术时，通常是在全身麻醉下。一些外科医师最近提倡使用 10～20mmHg 的灌注，因为他们完全没有根据地认为玻璃体切除术中隐匿性缺血是常见的。使

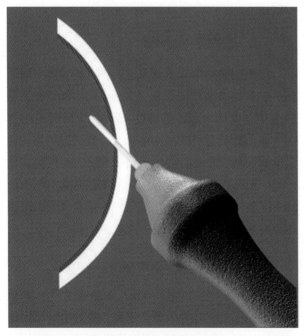

▲ 图 105-5 过度接近切向的进入角会形成一个长的巩膜隧道，但会增加进入脉络膜上腔或视网膜下间隙的风险

用 10～20mmHg 的灌注设置会导致瞳孔缩小、出血和角膜散光，这是由于角膜上的接触镜的压力和巩膜切口处的器械力及巩膜内陷，常常被误认为是脉络膜。灌注管路中的扭结和多个气泡会增加流动阻力并导致压力下降，最终导致眼压过低。术中低眼压的外科修复应系统化，第一步是用显微镜检查套管，以确保其一直延伸到脉络膜和无色素性睫状上皮。如果没有，可以使用 25G MVR 刀片切开覆盖套管的组织，同时用光滑的镊子将套管压入眼睛（图 105-7）。另一个选择是将灌注系统端口移到鼻上套管。应检查灌注管是否扭结或意外断开。当使用过低的灌注压力设置时，管路在液体 - 气体旋塞阀 / 阀门处弯曲时，扭结最为常见。如果发生脉络膜上腔灌注，用 25G 穿刺刀（如果是 25G 手术，或如果是 27G 手术的 27G 穿刺刀）通过套管向眼球中央灌注，会将脉络膜压迫到巩膜上，并常可通过套管周围的出口使脉络膜上腔液体消失（图 105-8）。几乎没有必要减少灌注。如果在手术开始时出现脉络膜脱离，可以使用 6mm 而不是 4mm 的套管和（或）使用如上所述的 25G 穿刺刀开始灌注。

## 五、玻璃体切割机注意事项 Vitreous Cutter Considerations

目前所有的玻璃体切割机都采用抽吸和包涵式剪切。理想的组织切割是指能使被切除的组织零位移，且无玻璃体视网膜牵引。最安全的方法是使用

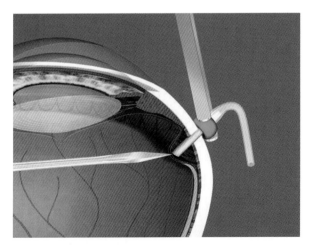

▲ 图 105-7　如果灌注管未进入玻璃体腔，则可使用 25G MVR 刀片切开覆盖在灌注头尖端的组织

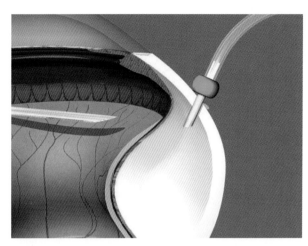

▲ 图 105-8　通过 25G 穿刺刀灌注会压迫脉络膜并导致脉络膜上腔液体在套管周围流出

最小的吸力将组织或玻璃体覆盖到切割口。高切割率（7500～10 000 次 / 分）可减少脉动液体流动和脉动玻璃体视网膜牵引（图 105-9）。通过高切割速率和较小规格的切割头，基于端口的流量限制了致密 ERM、瘢痕组织或晶状体通过端口突然弹性变形后的液体激增，从而减少医源性视网膜破裂。双重驱动消除了涡流（spring），使其在保持有效的占空比控制的同时提高了切削速度（图 105-10）。总之，使用最高可用切割率通常是所有任务和所有情况下的最佳方法，除非所有玻璃体已被首先移除。

## 六、流体学 Fluidics

与使用蠕动泵或活塞泵进行所有玻璃体视网膜任务的流量控制相比，基于文丘里泵的真空控制抽吸系统是首选。当致密的玻璃体或 ERM 暂时阻塞了孔口，蠕动泵产生高的经孔压，当切割的物质通过孔口突然变形时，导致浪涌和医源性视网膜裂孔产生。此外，蠕动泵和活塞泵不能在充满空气的环境中工作，从而妨碍了在空气中使用有价值的玻璃体界面切除技术[4, 5]。

## 七、控制系统 Control Systems

使用手术力的模拟参数，如抽吸水平、电动剪刀和镊子及电动注射器的速度，最好由外科医师的脚按比例下降来控制（线性控制）。理想情况下，阀门、泵、电子设备和激光的切换是由一个单一的

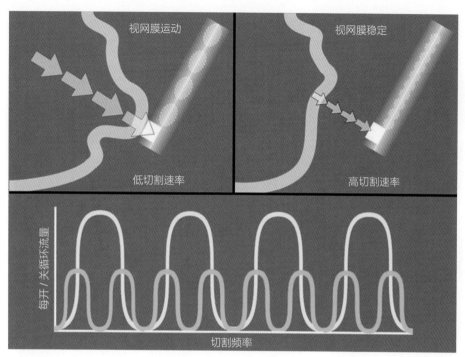

◀ 图 105-9　高切割速率减少搏动性玻璃体视网膜的牵引

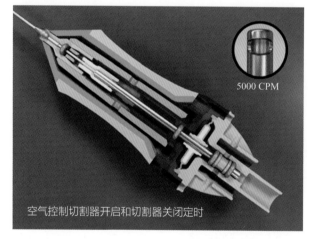

▲ 图 105-10　双动刀头消除了回弹，使切割效率更高

集成系统控制的，其功能由外科医师控制，而不是由巡回护士甚至是清洁技术人员控制。

## 八、显微镜要求 Microscope Requirements

需要一台放大倍数高达 30 倍、同轴照明的立体操作显微镜。显微镜应该有一个分束器，使助手能够进行立体光学观察，手术室团队可以观看手术录像视频。照明开关应由外科医师的脚控制。所谓的平视手术，就是用基于电视系统和平板显示器观看手术，大大降低了分辨率和动态范围，没有任何

优势。

显微镜 XY 定位必须通过外科医师脚踏开关控制。需要功率变焦和焦距定位。显微镜和患者头部的物理稳定性是维持显微外科手术视野尺寸稳定性的必要条件。吸顶式显微镜的机械稳定性不如落地式显微镜，因为它的力矩臂较长，而且吸顶固有的刚性不足。外科医师的手应该与患者的头部接触，这样手的运动可以与头部的运动相协调。目的是在显微镜、患者的头部、外科医师的手和放在地板上的手术台之间提供一个稳定的机械关系。

手术工具的所有电源和控制源应集成到一个单一的系统中，以提高效率。先进的玻璃体视网膜手术系统具有统一的人机界面，将所有手术功能组合成一个集成系统（图 105-11）。照明、透热和灌注被称为全局功能，并且始终可用。灌注最好由基于传感器的数字化加压灌注系统控制。

## 九、工具工效学 Tool Ergonomics

所有的手术工具都应该尽可能轻，能够放在外科医师的指尖上。它们应该是波浪状的，而不是圆柱形的，以减少所需的力量，以防止下降和约束抓持力在一个一致的位置。它们不应超过从指尖到与手接触点的距离。较短的手柄减少了重量产生的扭

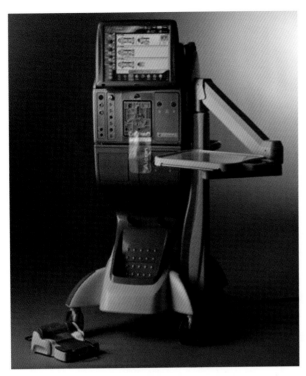

▲ 图 105-11　先进的玻璃体视网膜手术系统利用直观的人机界面，将所有手术功能组合成一个集成系统

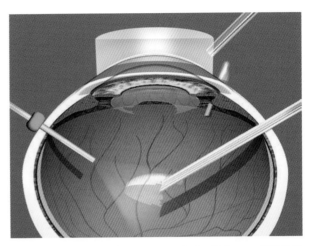

▲ 图 105-12　当使用 25G 手术入路时，单个 20G 巩膜切开术可用于小切口玻璃体切除术中的碎片进入或异物取出

矩，并减少了用于连接手术工具的电缆、纤维和管道在布巾上滑动时产生的摩擦。尽量减少握持工具所需的力，增加外科医师的本体感觉 [ 韦伯 - 费希纳定律（Weber-Fechner law）]，减少疲劳和震颤。标准化的针尖夹持所有工具有助于促进所谓的肌肉记忆。如果视野突然消失，外科医师的小脑、运动带和额叶轨迹发生器会知道针尖的位置。

## 十、手术步骤 Surgical Steps

### （一）经结膜小切口玻璃体切除术 Transconjunctival, Small-Gauge Vitrectomy

无缝线 23/25/27G 经结膜玻璃体切除术系统已经改进到不再需要 20G 玻璃体切除术，将 20G 玻璃体切除术称为"金标准"（gold standard）是一种神秘的说法。23/25/27G 的优点在于减少医源性视网膜裂孔，减少手术时间，减少患者不适，加快视力改善，从而提高了安全性[6-8]。一个 20G 的巩膜切开术需要去除眼内异物，而粉碎去除致密的晶状体物质（图 105-12）。没有确凿的证据表明巩膜扣带术联合玻璃体切除术可以改善视网膜脱离的预

后，特别是在没有严重增殖性玻璃体视网膜病变（PVR）的情况下。巩膜扣带的消除支持了无缝线、经结膜玻璃体切除术的许多优点，即没有屈光不正和斜视。巩膜扣带的去除消除了结膜切口的需要。同样，在无缝线玻璃体切除术中，在接触镜环上缝合也没有意义。

### （二）巩膜切开术 Sclerotomies

结膜移位确保结膜套管针切口覆盖巩膜套管针切口（图 105-13）。结膜移位是经结膜无缝线技术的关键，它可以封闭玻璃体流出道，防止泪膜进入巩膜切口，从而降低眼内炎的风险。

没有规定巩膜切开术应该在特定的某个钟点或直肌的边缘进行，它们的位置应该避免结膜瘢痕、滤过泡和异常的平坦部区域，并便于尽可能大的立体角眼内入路（图 105-14）。颞下部巩膜切口应位于水平子午线的正下方，以减少转动眼球观察下方视网膜时撞击下眼睑的风险。鼻上巩膜切口应位于鼻梁最低点至瞳孔轴的虚拟线上。颞上巩膜切口应位于眶上缘最低点至瞳孔轴的虚拟线上，然后套管中心将立即与颞下套管中心相邻。在先天性或病理性近视平坦部异常的病例中，需要更靠前的位置或非标准位置。

### （三）玻璃体切除术 Vitreous Removal

传统的算法强调的顺序是：如果不存在后玻璃体脱离（posterior vitreous detachment，PVD），则在

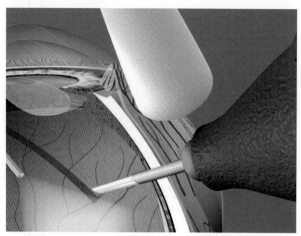

▲ 图 105-13　25G 玻璃体切除系统利用经结膜套管针，无须缝合，减少手术时间，增加患者舒适度。结膜移位确保结膜伤口不会与巩膜伤口重叠

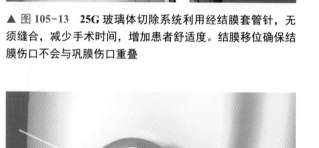

▲ 图 105-14　巩膜切口的位置应避免结膜瘢痕、滤过泡、平坦部异常的区域，并允许双手进入眼内操作的最大角度

致后玻璃体脱离后进行核心玻璃体切除术，然后是所谓的周边玻璃体刮除，最后是视网膜前膜的处理。

切割技术、手术技术和对病理解剖的理解已经提高到一个点，线性算法不再满足；因此，每种算法都应根据具体的病理解剖情况进行选择。如果 AVC 是半不透明、不透明的，通常应首先将其切除。如果是透明的，晶状体要保留，除非有前部环状牵拉（前 PVR）或需要切除的间隔（见下面的晶状体处理）。在大多数情况下，"核心"（core）玻璃体不需要特别注意，算法应该先决定是截断 PVC 还是分层 ERM。如果 PVC 是不透明或半不透明的，

通常需要截短后才能剥离或切除 ERM（图 105-15）。当存在部分 PVD 且 ERM 与 PVC 截面连续时，分层切除通常应先于将 PVC 截短（图 105-16）。

如果在截短 PVC 的过程中遇到 PVC 下出血，应使用软头套管或玻璃体切割机去除血液，这称为挤压（extrusion）（图 105-17）。如果在切断 PVC 的过程中，PVC 区域在 ERM 区域之间被拉伸，只有在不过度牵拉视网膜的情况下，才能用切割头将其分割。如果担心在萎缩的、升高的视网膜中产生医源性视网膜裂孔，弯曲剪刀比垂直剪刀更适合分割 PVC 的这些部分（图 105-18）。

前部环状牵拉（放射状纤维）是前部 PVR 的一个重要特征，多见于一些外伤病例和严重增殖性

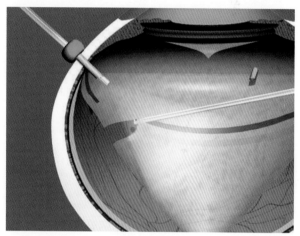

▲ 图 105-15　切除不透明的后玻璃体皮质时应远离黄斑和周边部，进入一个已知的与视网膜附着的区域或远离视网膜。玻璃体切割应沿周向延长，以完成切除

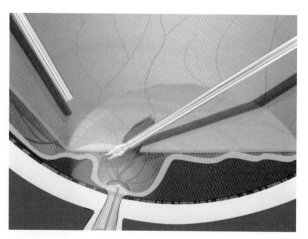

▲ 图 105-16　进行切割时，可分段，由内向外地分层进行玻璃体切割

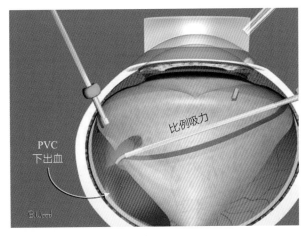

▲ 图 105-17 比例式控制吸引，而不是用长笛针或切割头，允许安全，非脉冲切除不完全后玻璃体脱离导致的出血

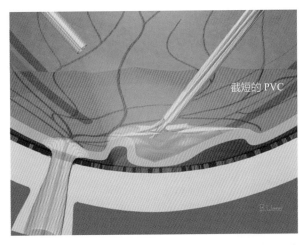

▲ 图 105-18 后玻璃体皮质的切除。对于不太常见的、致密的、高度黏附的膜，需要从内到外的分割和分层。在处理萎缩的视网膜或视网膜脱离比较高时，如果担心医源性视网膜裂孔形成，应使用弯曲剪刀将这些区域的 PVC 切开

糖尿病视网膜病变（PDR）的前部玻璃体纤维血管增生（晶体后新生血管）。前皮质纤维通过从玻璃体基底部向前延伸及平坦部、睫状体甚至虹膜后表面的前后方向延伸的低细胞性玻璃体收缩而引起。在 PVR 病例中，它们通常位于下方，或者在严重病例中，这种病理解剖可以延伸 360°。前部环状牵拉与玻璃体核心切除术后留下的"裙"（skirt）不同。前部环状牵拉可通过接触的广角镜观察、由外科医师使用吊灯照明（chandelier illumination）的巩膜顶压或由助手顶压巩膜进行可视化。广角观察系统对于观察周边至关重要，基于接触式广角观察比非接触系统提供 10° 更大的视野，消除所有角

膜非球面，并且需要更少的眼球旋转。巩膜顶压是非常有效的，但需要一个熟练的助手或吊灯照明，这降低了可视化清晰玻璃体的能力。前部环状牵拉通常可应用 23-25-27G 玻璃体切割系统切除（图 105-19）。

## 十一、晶状体处理 Lens Management

除了对患者的正常光学功能外，晶状体还影响以玻璃体切除术为基础的视网膜脱离治疗。细胞及细胞因子、蛋白质和炎症成分保留在玻璃体腔中，因此在有晶状体眼和人工晶状体眼中暴露于视网膜的时间更长。在严重炎性 PVR、严重葡萄膜炎和严重创伤的情况下，摘除晶状体有利于完成眼部前后节的隔室封闭（图 105-20）。无晶状体眼还可以更好地去除前玻璃体，消除对随后白内障手术的担忧，改善视力，促进流通。在 PDR 中，有一个折中点，即晶状体的存在减少了抗血管内皮生长因子药物治疗的新生血管性青光眼，但促进了前纤维血管增生（晶状体后血管新生），并大大延长了术后出血的滞留时间。晶状体摘除联合玻璃体切除术通常最好采用晶状体、玻璃体切除术和丙烯酸后房型晶状体。

如果不考虑人工晶状体植入，囊内摘出术是一种安全有效的方法。第一步是使用手术显微镜，而不是肉眼，通过脉络膜和无色素的平坦部上皮放置和验证灌注套管的插入。晶状体切除术前应行玻璃体前切除术，以防止碎片对视网膜的牵引。然后

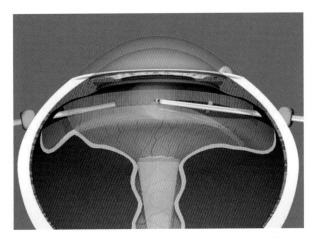

▲ 图 105-19 前部的环形牵引通常可用 23G 或 25G 玻璃体切割刀切除

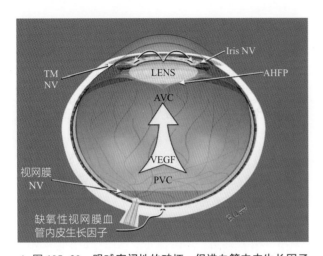

▲ 图 105-20 眼球密闭性的破坏，促进血管内皮生长因子进入小梁网（TM）和虹膜，但在视网膜水平降低
NV. 新生血管；AVC. 前玻璃体皮质；AHFP. 前部玻璃样纤维血管增生；PVC. 后玻璃体皮质

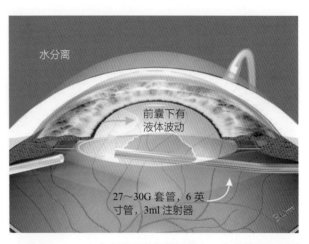

▲ 图 105-21 在水分离和分层的过程中，应在前囊下方看到液流波

用切割头在后囊膜上做一个圆形的破口。应使用27-30G 钝套管进行水分离（hydrodissection）和分层（delineation）。应在晶状体前囊下看到一个液体波（图 105-21）。助手持注射器或优选与短管连接的机械控制流体注射器有助于此步骤。下一步是用中等功率的粉碎雕刻外核、核和内皮质（图 105-22）。用 20G 碎核同时超声和抽吸比间歇超声粉碎和不抽吸好，因为它不可能引起巩膜烧伤。需要恒定的流体流动来耗散摩擦热。然后用玻璃体切割头以仅抽吸模式抽吸皮质（图 105-23）。当皮质从囊袋中移出后，切割头可以在切割模式下使用。如果出现严重的瞳孔缩小，巩膜顶压或注射不含防腐剂的1∶10 000 肾上腺素（肾上腺素）将有助于清除所有外周玻璃体皮质。在囊袋中，应使用比例式（线性）抽吸，典型抽吸水平为 100～150mmHg。如果不打算植入晶状体，在所有皮质切除后，应使用MVR 刀片或切割头切开囊袋，以便于用镊子取出囊袋。然后，应使用带纹理的末端夹持钳，使用环形、带状流变运动移除整个囊膜组织（图 105-24）。去除完整的囊膜可防止炎症和周边增生，这些炎症和增殖与晶状体物质的保留及周边虹膜切除术的纤维化关闭有关。

白内障超声乳化联合玻璃体切除术是目前较为常见的手术方式。对于孔源性视网膜脱离、牵引性视网膜脱离和伴有严重白内障的 PVR 患者，超声乳

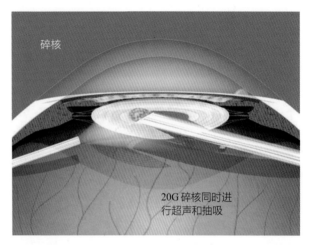

▲ 图 105-22 用 20G 中等功率碎核的同时进行超声和抽吸，用于粉碎晶体外核、内核和皮质

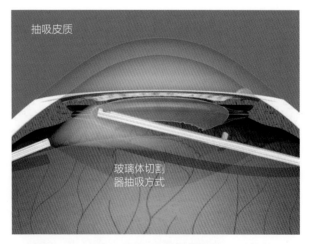

▲ 图 105-23 在仅抽吸模式下使用玻璃体切割头抽吸皮质，然后在皮质从晶体囊中移出后切换到切割模式

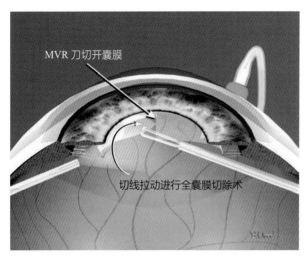

▲ 图 105-24　应使用末端 - 抓握镊或 ILM 纤维镊，使用环形、带状撕裂技术撕除整个囊膜

化联合玻璃体切除术是理想的手术方式。许多外科医师错误地认为玻璃体切除术总是导致白内障，这根本不是事实。玻璃体切除术几乎总会导致原已存在的核硬化的进展，但不会导致新发性白内障。由于错误地认为白内障是不可避免的，因而摘除透明晶状体是过度的。白内障手术后患者会出现正视，而由于轴向长度测量误差和手术变量的影响，这在超声心动图切除术中很难实现。一个更好的做法是，如果术前检查显示白内障会干扰玻璃体切除术中的最佳视觉效果，那么请白内障外科医师在玻璃体切除术前几周进行超声乳化。如果存在中度核硬化，当白内障进展时，可在玻璃体手术后延迟 1 个月进行超声乳化及人工晶状体植入术，这种方法可产生更好的屈光效果。

对于最严重的葡萄膜炎、AVC 纤维血管增生和纤维蛋白综合征病例，应摘除人工晶状体。摘除手术应采用白内障手术式切口，并使用专用剪刀将植入物切成较小的部分，从而减小伤口大小。伤口应采用多条 10-0 型单丝缝线缝合，以防止伤口渗漏和术中虹膜脱垂。残余的包膜、皮质和相关的纤维增生应完全清除，以减少炎症和周边增生。

## 十二、视网膜前膜的处理 Epiretinal Membrane Management

ERM 处理中的决策节点有三个分支。ERM 可以通过剥离、分割或分层来处理。如果膜被分割以

解除切线方向的力量，则膜的中心将被保留。选择什么样的处理取决于疾病本身，糖尿病性牵引性视网膜脱离通常需要先分层再分段切割。PVR 要求剥膜在大多数早期、较少粘连的情况下剥离，在少数晚期，致密、高度粘连的膜，可使用切割头分割或分层切割。

使用一次性的 25G 或 27G，末端夹持式剥膜钳（内界膜镊）是作者首选的剥离 PVR 膜的工具，同时也是黄斑前膜和内界膜（ILM）剥离的工具（图 105-25）。末端夹持钳剥膜取代了 pics、膜刮刀、MVR 刀片的使用，所有这些都会损害视网膜表面。

分层和分割的首选工具是 25G 或 27G 弯曲剪（图 105-26）。由于曲率半径与视网膜轮廓相似，因

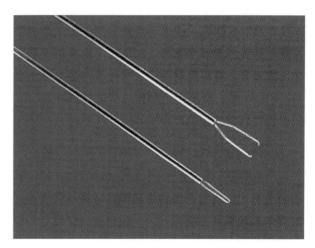

▲ 图 105-25　内界膜镊是黄斑前膜和内界膜剥离的理想工具

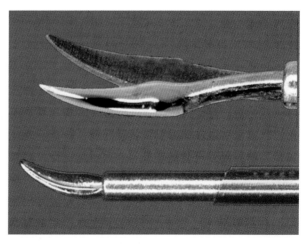

▲ 图 105-26　25G 弧形剪刀的半径与视网膜曲率相似，减少了医源性视网膜裂孔的机会

此与 135°（"直角"）剪刀相比，医源性视网膜裂孔的机会减少。由于刀片厚度远小于刀片宽度（图 105-27），弯曲剪刀也比垂直剪刀更适合分割。当刀片从底部插入 ERM 和视网膜之间的潜在空间时，医源性视网膜裂孔的可能性较小。此外，从通道分割到分层的过渡不需要更换刀具，只需要小角度的刀具旋转即可将两个叶片置于 ERM 下方并开始分层。

从生物学角度来看，其目的是尽量减少对视网膜的损伤，消除视网膜上的所有切向力，并减少因出血导致的残留 ERM 之间纤维蛋白桥的再增殖。

剥膜时，应谨慎使用吲哚菁绿和曲安奈德。在许多报道中，ICG 被证明对视网膜和 RPE 有毒性，曲安奈德颗粒可能被困在黄斑裂孔或视网膜下间隙。作者只使用末端抓握式 ILM 钳，对所有需要剥离 ILM 的病例使用亮蓝染色法或不使用亮蓝染色法。在需要手术的黄斑裂孔病例中，ILM 剥离去除了黄斑表面的切向牵引力，保证了 ERM 的成功去除，增加了视网膜弹性，所有这些都增加了裂孔成功闭合的可能性。虽然从未被用作主要的手术方法，但弓状视网膜切开术在闭合大的、不能手术的黄斑裂孔方面取得了一些成功[9]。

### 十三、视网膜下增殖的处理 Management of Subretinal Proliferation

视网膜下增殖可呈板状、带状或环状（图 105-28）。由于生物行为似乎不太可能导致再增殖，视网膜下膜的去除取决于几何因素。如果由于视网膜下增生，视网膜不能与未变形的黄斑复位，则应进行视网膜下手术。

视网膜下手术可分为剥离和剪断。如果视网膜裂孔位置合适，可以通过裂孔用镊子抓住增殖膜，并循序渐进地依次去除长的增殖膜（图 105-29）。如果没有合适的裂孔，用闭合的镊子尖端造孔，视网膜切开术是首选技术（图 105-30）。如果膜是片状的，则应使用镊子切除。有时，视网膜下增殖是纤维血管的，需要剪断而不是用镊子去除。

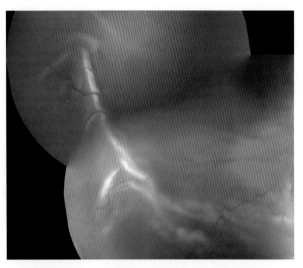

▲ 图 105-28　视网膜下增生可呈片状、带状或环状

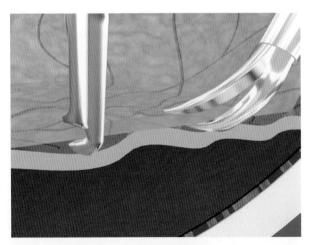

▲ 图 105-27　弯曲剪刀的刀片厚度远小于垂直剪刀的刀片宽度，有助于进入视网膜前膜和视网膜之间的空间，同时降低视网膜裂孔的可能性

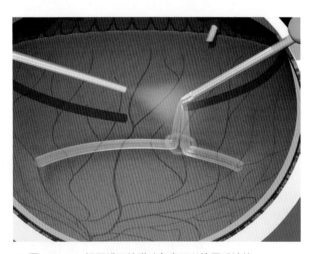

▲ 图 105-29　视网膜下的增殖条索可以使用后续的 regrasping 技术去除

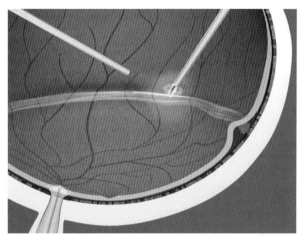

▲ 图 105-30　纤维剥膜镊可通过现有的裂孔或视网膜切开术去除视网膜下增殖条索

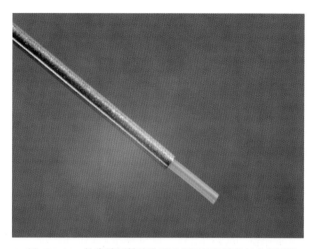

▲ 图 105-31　软尖端插管优选用于视网膜下液体的内部引流、PFO（全氟辛烷）去除、流体 – 空气交换和空气 – 气体交换

## 十四、挤压技术 Extrusion Techniques

带有软头套管（图 105-31）的笛针可用于使用脚踏控制的机器驱动抽吸从眼内移除物质，这称为挤压（extrusion）。软针头 25～27G 低吸力套管，在用切割机去除玻璃体后，非常适合从视网膜表面或玻璃体腔中取出游离的血液、全氟辛烷（PFO）、油滴或小的晶体碎屑。挤压比使用凹槽套管更可取，因为覆盖手柄上的出口孔会导致意外的尖端移动，挤压提供更精确的吸入控制和脚踏控制的精确回流。

对于视网膜下液（SRF）的内部引流，首选柔性套管，因为它们可以成角进入视网膜下间隙（图 105-32），不太可能损伤脉络膜，以及避免并随着患者的移动或定位而导致出血影响视觉效果。SRF 内引流的算法是先进行引流，再进行气 – 液交换，再进行连续或重复的 SRF 内引流。如果在视网膜下液体内引流之前进行气 – 液交换，则 SRF 会被局限在后极部，从而产生视网膜切开引流的需要，有可能分离附着的黄斑，并导致术后黄斑皱褶。

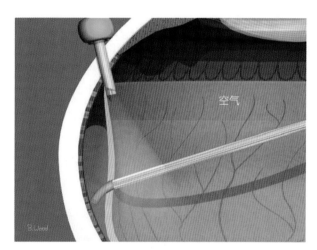

▲ 图 105-32　笛针软套管靠近视网膜色素上皮，由比例式抽吸控制，安全引流视网膜下液

## 十五、界面张力的处理 Interfacial Surface Tension Management

空气（气体）与水（72dyn/cm$^2$）的界面张力大于硅油 – 水的界面张力（40dyn/cm$^2$）（图 105-33）。血液或炎症中的黏弹性物质和脂蛋白降低了硅油 – 水界面的界面张力，导致硅油乳化。

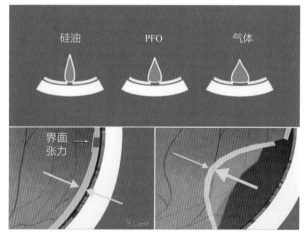

▲ 图 105-33　空气 / 气体与水之间的界面张力大于硅油 / 水或全氟辛烷 / 水的界面张力

由界面张力产生的力远比空气、气体或硅油提供的浮力效应重要。这些充填物质的作用是消除经孔液体流动，从而恢复经视网膜的压力梯度。当使用长效硅油时，这种效应被称为孔源性限制（rhegmatogenous confinement）。它解决了没有发现的裂孔、随后表面增生的裂孔，以及在发炎的眼中稳定视网膜。硅油也有助于减少增殖，避免与视网膜固定术增殖有关的大面积视网膜裂孔或视网膜切除。视网膜固定术可以在数周或数月后视网膜水肿、视网膜下积液及炎症消退时进行。

硅油和气体可能通过在视网膜表面隔离细胞因子、蛋白质和细胞而促进再生（图 105-34）。最好的硅油是电阻最高、蒸汽压最低、黏度为 1000cSt 的硅油。几乎没有科学证据表明 5000cSt 油的乳化率低于 1000cSt，5000cSt 油的注入和取出时间是 1000cSt 油的 5 倍。

无晶状体眼或人工晶状体偏心及囊膜缺损眼的下方周边虹膜切除术允许房水从下方进入前房，减少硅油接触角膜的机会。不到 5% 的长效硅油患者会因为虹膜切除术和现在高质量的硅油而出现角膜问题。如果采取适当的预防措施，硅油乳化继发的青光眼相对不常见。随着硅油质量的提高，乳化性青光眼（emulsification glaucoma）的发病率现在不到 20%，正如以前报道的那样[10]。然而，在大多数情况下，硅油应该在视网膜附着后去除，特别是年轻患者，因为硅油最初在小梁网的亚临床乳化和常引起的黄斑水肿。

填充硅油的眼需要额外的手术（对于黄斑前膜、增生性玻璃体视网膜病变、复发性视网膜脱离等），可以安全地在油"下"进行手术[11, 13]。采用两切口入路，在视网膜下液体被吸出后间歇注入硅油以维持稳定的眼压。这种技术避免了过多的操作、复杂性、操作时间和成本，这些都与硅油的彻底清除和更换有关。

### （一）液体 – 空气交换 Fluid-Air Exchange

用于表面张力处理的空气应通过输液管注入，同时去除液体和 SRF（图 105-35），如前所述（比例抽吸、挤压）。恒压空气泵可控制眼压，无脉冲，并可提供大流量以补偿切口漏。如果发现持续牵引，可在空气下进行渐进性视网膜切除和进一步玻璃体视网膜牵拉的去除、镊子剥膜、分割或分层[13–15]。

### （二）空气 – 气体交换 Air-Gas Exchange

如果选择长效气体来维持表面张力，直到视网膜固定术"封闭"视网膜缺损，则应在液体 – 空气交换和眼内激光视网膜固定术完成后，通过输液套管以等膨胀浓度（25%$SF_6$ 或 18%$C_3F_8$）注射（图 105-36）[16–23]。在视神经附近用恒定的低吸力吸入空气，以确保完全交换和准确的气体浓度。向充满空气的眼睛中注入小份气体，由于眼球体积未知，对气体浓度和随后气泡大小的控制很差。这项技术增加了眼压过高的可能性，可能导致中央动脉阻塞抑或充气不足。

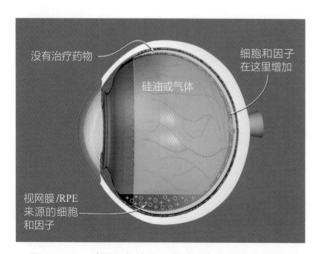

▲ 图 105-34　硅油和气体可以通过隔离视网膜表面的细胞和因子来促进再增殖，同时减少药物进入视网膜的机会

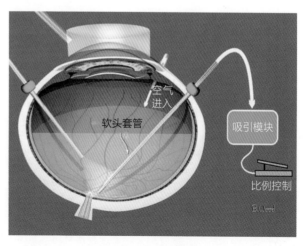

▲ 图 105-35　空气泵通过灌注套管注入空气并保持眼压，同时用比例式控制的笛针软头套管取出眼内和视网膜下液

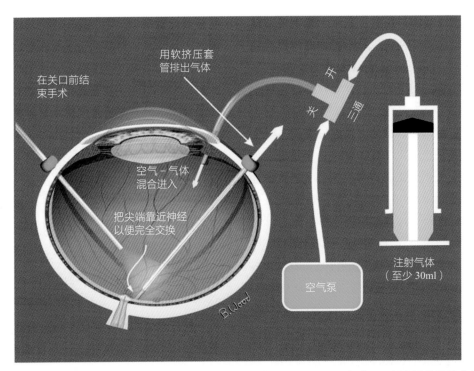

▲ 图 105-36　使用等膨胀气体浓度的空气 – 气体交换产生可预测的术后气泡，而不会导致眼压升高

（三）液态全氟化碳 Liquid Perfluorocarbon

全氟化碳液体，如全氟辛烷（perfluoro-n-octane，PFO）对视网膜巨大裂孔的复位至关重要，可用于视网膜下液体的清除和视网膜的稳定，以抵消膜剥离力（图 105-37）[24-27]。此外，在下方视网膜脱离的病例中使用中期全氟辛烷可以在手术后进行直立体位 [28-30]。7～10 天后，约 30% 的眼全氟辛

烷出现异物反应 [31]。这种反应与 PFO 持续时间较长有关，但与年龄、种族、视力结局或持续性眼压升高无关。

人工晶状体后表面起雾是因为室温输液使人工晶状体冷却，注入的空气被水蒸气饱和（图 105-38）。囊膜缺损以及前部玻璃体皮质的不连续性是发生雾化的必要条件。聚甲基丙烯酸甲酯（PMMA）

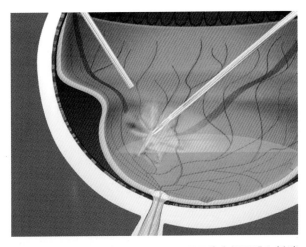

▲ 图 105-37　全氟辛烷（PFO）可用于稳定视网膜和抵消剥膜的张力

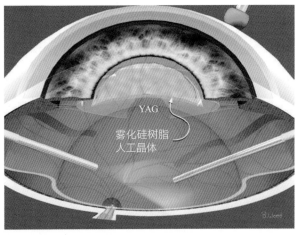

▲ 图 105-38　当潮湿空气接触到已被输液冷却的人工晶状体（IOL）时，可能会发生雾化。只有在没有完整的后囊膜和前玻璃体皮质的情况下才会出现雾化

和丙烯酸人工晶状体可发生雾化，但由于后囊混浊（PCO）率较高和热质量较大，硅树脂人工晶状体更常见。如果出现雾化，最好的做法是回到平衡盐溶液灌注，去除空气，用全氟辛烷（PFO）重新复位视网膜，并在用等膨胀 $SF_6$ 或 $C_3F_8$ 进行全氟辛烷 - 气体交换之前，用腔内激光治疗所有视网膜裂孔。全氟辛烷可用于所有视网膜脱离病例，但液体 - 空气交换和视网膜下液体内引流是有效的，且不增加成本。在 PVR 病例中，应谨慎使用 PFO，因为由于视网膜裂孔合并视网膜僵硬而导致的中心凹下 PFO 残留并不少见[32]。

全氟辛烷应在直视下注射，首先用 25G 双孔套管在视神经头注射一个小重水泡。该气泡通过注射扩大，使用一个具有 10psi 比例喷射压力的动力喷射器在注射期间抽出双孔套管，保持顶部与 PFO 泡顶点之间的接触。近端液体出口始终保持在全氟辛烷上方，以避免全氟辛烷的损失，但允许液体出口和正常液压过程（图 105-39）。在非巨大视网膜裂孔的情况下，PFO- 空气交换是相反的。软针头套管总是位于流体 -PFO 界面的边缘，并向后推进，因此在去除 PFO 之前，所有流体都被去除并用空气替换。

## （四）空气 - 硅油交换 Air-Silicone Exchange

由于空气比硅油具有更高的界面张力，所以在注入硅油之前，应先进行液体 - 空气交换，并内部引流 SRF 以重新复位视网膜。硅油应通过用压力控制的动力注射器由 23/25G 的短直管经颞上套管注入，而不是通过灌注管注射（图 105-40）。空气将通过打开的开放的鼻上套管流出，直到硅油到达瞳孔平面。注意需要有装置来保持带瓣的套管打开。如果前房变平或硅油进入前房，应使用黏弹剂置换维持前房。

## （五）全氟化碳 - 硅油交换 Perfluorocarbon-Silicone Oil Exchange

在巨大的视网膜裂孔病例中，可以直接使用全氟化碳 - 硅油交换代替液体 - 空气交换和空气 - 全氟化碳交换的中间步骤。这种方法的基本原理是减少巨大裂孔后滑脱的机会。目标是完全的全氟辛烷填充和消除所有的视网膜下液体、眼内液和液态玻璃体。带软头套管的笛针用于去除全氟辛烷，动力注射器用于通过专用灌注套管来注入硅油（图 105-41）。如果一个标准的套管是用于硅油注射，外科医

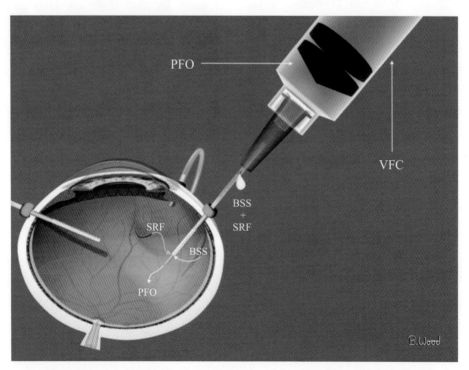

▲ 图 105-39　用动力喷射器 VFC 以 10 psi 的压力注入全氟辛烷（PFO），双孔套管允许同时流出液体。VFC. 黏性液体控制（Alcon Laboratories, Inc.）；BSS. 平衡盐溶液；SRF. 视网膜下液

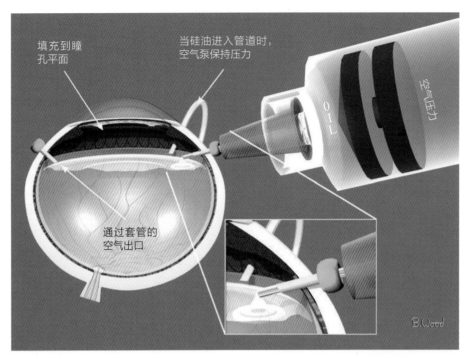

▲ 图 105-40　通过一个 23/25G 的短而薄的套管针注入硅油，空气通过鼻上套管流出，以实现正常血压的空气 - 硅油交换

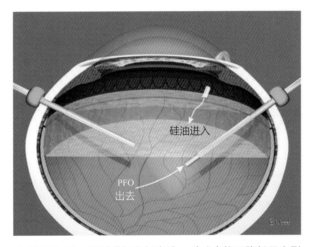

▲ 图 105-41　同时进行全氟辛烷 - 硅油交换可降低巨大裂孔向后滑脱的发生率

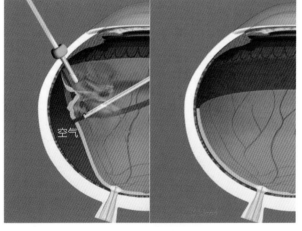

▲ 图 105-42　液体 - 空气交换和视网膜下液体初始引流后，应在空气下进行增量视网膜切除术，以处理视网膜缩短或残余的牵引

师的双手都在使用，因此需要一个吊灯照明。

## 十六、视网膜切除术 Retinectomy

与松解性视网膜切开术（retinecotomy）相比，视网膜切除术更为可取，因为切除切口前缘的组织可减少低眼压和复发性 PVR。应结合液体 - 空气交换和 SRF 内引流进行视网膜切除（图 105-42）（见第 112 章，视网膜切开术和视网膜切除术）。如果

在 SRF 内引流缓慢时出现视网膜下空气，则视网膜下空气的位置表明存在残余的视网膜牵引。需要进一步玻璃体切除、镊子剥膜、剪断 / 分层、视网膜下手术或视网膜切除术来实现再复位。视网膜切除术应该用玻璃体切割头逐步进行，直到视网膜复位。在液体下进行的视网膜切除术难度更大，可能导致视网膜切除过多或不足。大血管应采用双极透热法进行预凝。

## 十七、止血 Hemostasis

暂时（大约 5min）升高眼压是控制术中出血的初始方法，最好使用脚踏控制系统。首次发现出血时眼压迅速升高，可防止广泛、顽固的视网膜前血凝块的形成。在 ERM 附着点的解剖血管出血时，可将眼压控制在毛细血管和舒张动脉压之间。凝血发生后几分钟内眼压应恢复正常。任何仍在出血的血管都应采用眼内光凝治疗，这比双极透热眼内电凝治疗更可取。与激光相比，透热疗法导致的视网膜坏死面积更大，这可能导致晚期的所谓的萎缩性裂孔。用透热法或激光光凝对血管区域进行广泛的预治疗，会导致视网膜坏死和不必要的待切除组织凝固是不可取的。对于出血可能性高的病例，术中应密切监测全身的血压升高。

## 十八、视网膜固定术 Retinopexy

所有形式的视网膜固定术都会造成组织破坏和再生，因此应尽量少用。与成排的光凝斑点相比，围绕视网膜裂孔和视网膜切除的连续（喷绘）眼内激光光凝更为可取，因为它会导致更均匀的组织破坏和更大的拉伸强度（图 105-43）。全视网膜光凝

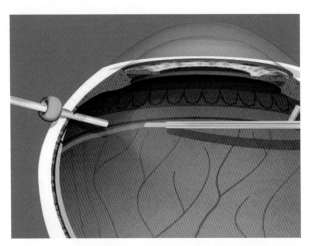

▲ 图 105-43　与多排单个光凝斑相比，融合眼内激光光凝（喷绘）导致更少的组织破坏、更均匀的视网膜固定和更强的视网膜－视网膜色素上皮黏附的拉伸强度

只能用于新生血管性视网膜病变，不能用于 PVR。冷冻比激光或透热更能引起增殖，在我们看来，在玻璃体手术中应避免冷冻。

## 十九、全视网膜光凝 Panretinal Photo-coagulation

全视网膜光凝减少血管内皮生长因子的产生，使 RPE 释放抗血管生成细胞因子 RPE 衍生生长因子，并增加脉络膜氧向视网膜的转运。二极管倍频 YAG（532nm）激光器比近红外二极管激光器更为理想，因为它们对脉络膜的损伤较小，止血效果好。

## 二十、结膜下药物疗法 Subconjunctival Pharmacotherapeutics

玻璃体切除术后可考虑使用结膜下抗生素治疗革兰阴性和革兰阳性细菌及产青霉素酶葡萄球菌。局部抗生素不能达到无晶状体眼或人工晶状体眼玻璃体腔内最低抑制浓度（minimal inhibitory concentration，MIC）以上的水平。应该考虑结膜下类固醇注射，如地塞米松，除非患者已知有皮质类固醇诱导的青光眼或有免疫缺陷。

## 二十一、外科算法 Surgical Algorithms

本章的前几节提供了物理、生物学和外科原理的知识框架。每一个手术场景都有图解和描述。将这些场景组合成手术算法取决于疾病状态，并且在其他章节中会详细讨论各类疾病状态下手术的适应证和具体处理方式。

## 二十二、结论 Conclusion

玻璃体视网膜手术的最佳结果需要严格的适应证、积极使用最佳技术和技巧及仔细的随访。玻璃体外层视网膜科医师需要在器械和生物治疗方面不断改进，以便在治疗可能有高复发率和偶尔有不良结果的疾病方面取得更好的效果。

# 第106章

# 玻璃体切除术治疗孔源性视网膜脱离
## Primary Vitrectomy in Rhegmatogenous Retinal Detachment

Young Hee Yoon  Shwu–Jiuan Sheu  Hiroko Terasaki  著

## 一、概述 Introduction

目前，孔源性视网膜脱离（rhegmatogenous retinal detachment，RRD）仍然是导致视力丧失的重要原因。视网膜复位的基本原则包括识别所有视网膜裂孔和解除玻璃体牵引。传统上，巩膜扣带术（scleral buckling，SB）被认为是治疗单纯RRD的金标准。平坦部玻璃体切除术（pars plana vitrectomy，PPV）传统上是用于治疗有并发症的眼，如出现巨大视网膜裂孔或出现明显增殖性玻璃体视网膜病变（proliferative vitreoretinopathy，PVR）的病例。20世纪80年代，RRD患者PPV的适应证扩大到包括不太复杂的病例，Klöti引入了术语"原发性玻璃体切除术"（primary vitrectomy）[1]。

随着显微镜技术、增强的内照明和广角观察系统的发展，PPV的必要器械和安全性不断提高，玻璃体切除术在RRD中的适应证已进一步扩大到包括大多数RRD的患者。事实上，PPV比SB更适用于需要同时白内障摘除或人工晶状体眼的患者[2-6]。

与 SB 相比，PPV 有几个优点。它增强了视网膜周边的观察，使视网膜破裂的识别变得更容易，实现完的术中视网膜附着是可能的，消除了在 SB 期间应用外引流放液程序所潜在的出血或视网膜嵌顿的风险，而且这种技术不太可能引起屈光变化。此外，小切口玻璃体切除术的引入将标准玻璃体手术的模式转变为创伤小、恢复快、无缝合的微切口玻璃体切除术（microincision vitrectomy surgery，MIVS）。由于这些进展，玻璃体视网膜外科医师在治疗 RRD 患者时有了更多的手术选择。此外，最近受过训练的玻璃体视网膜外科医师可能更熟悉 PPV（与 SB 相比）在具有挑战性的情况下的应用。

在这一章中，将解释和评价初级玻璃体切除术治疗 RRD 的应用，以及采用不同规格玻璃体切除系统的优缺点。

## 二、孔源性视网膜脱离的发病机制 Pathogenesis of Rhegmatogenous Retinal Detachment

玻璃体牢固地附着在玻璃体基底部，直径 3～6mm，横跨视网膜周围的锯齿缘。玻璃体基底部的后缘在老年人会更靠颞侧和更靠后。因此，玻璃体脱离后后，在这类患者中，视网膜裂孔更有可能发生在颞侧周边。

有三个因素易导致视网膜脱离：①液化的玻璃体凝胶的存在；②促使视网膜脱离的牵引力；③视网膜裂孔的存在，液体可以进入视网膜下间隙。

玻璃体液化随着年龄的增长会自然发生，在有严重近视、手术或非手术创伤和（或）眼内炎症的眼睛中发展更快。除液化外，玻璃体细胞外基质的改变有助于后玻璃体脱离视网膜。后玻璃体脱离（posterior vitreous detachment，PVD）通常表现为急性发生，在 50 岁以上的患者中更为普遍，发病率高达 53%[7]。PVD 常导致 RRD，急性症状性 PVD 患者的视网膜撕裂发生率从 8% 到 46% 不等[8]。进展的危险因素包括新鲜的、有症状的马蹄形裂孔；提示有亚临床视网膜脱离（RD）的裂孔；人工晶状体眼或无晶状体眼。

## 三、孔源性视网膜脱离的分类 Categories of Rhegmatogenous Retinal Detachment

视网膜裂孔传统上分为圆孔（round hole）、马蹄裂孔（tear）或视网膜锯齿缘离断（retinal dialysis）引起的裂孔。因此，视网膜脱离可分为：①圆孔性视网膜脱离；②继发于视网膜马蹄孔的视网膜脱离；③视网膜锯齿缘离断引起的视网膜脱离。这种分类和玻璃体的状态，在探索治疗方案时非常重要，特别是是否应该采用 SB 或玻璃体切除术。

视网膜圆孔是一种全层视网膜缺损，通常由局部萎缩性视网膜内发育异常或格子样变性引起，与玻璃体视网膜牵引无关。典型的有圆孔的 RD 患者表现出一个或多个局限性视网膜脱离区域，因此可以用激光分界光凝或局部 SB 进行最佳治疗，而不是玻璃体切除术。

视网膜裂孔通常由 PVD 和随后的玻璃体视网膜牵引产生。由于边缘持续的玻璃体牵引通常会导致脱离进展，这一类的绝大多数 RD 患者需要手术治疗。在各种可用的方法中，通过 PPV 释放牵引力是许多玻璃体外层视网膜科医师的首选方法。

视网膜锯齿缘离断通常与钝性眼外伤有关，很少自发发生。锯齿缘离断最常见于颞下象限。玻璃体仍然牢固地附着在整个周边视网膜上，重力引起的玻璃体视网膜牵引导致视网膜缓慢脱离。凝胶状附着的玻璃体进行玻璃体切除术在技术上是困难的，可能会引入不必要的复杂性的手术。因此，玻璃体切除术不如其他治疗方法，如巩膜环扎扣带手术。

在过去的几十年里，患有 RRD 的无晶状体 / 人工晶状体患者的数量显著增加。白内障手术后，玻璃体液化加速，导致早发性 PVD 和随后的 RD。无晶状体眼 / 人工晶状体眼倾向于有小的（有时是多个）前部的裂孔。后囊的状态也影响玻璃体液化的速度。一项研究发现，Nd:YAG 激光后囊切开术使白内障摘除术后 RD 的风险增加了 4.9 倍[9]。由于无晶状体眼 / 人工晶状体眼裂孔的特点和玻璃体的状况，玻璃体切除术是许多外科医师的首选，成功率较高[10]。

## 四、首选玻璃体切除术的患者选择 Patient Selection for Primary Vitrectomy

SB 和（或）气性视网膜固定术（pneumatic retinopexy）是一个象限内局限性脱离伴单一邻近裂孔患者的首选治疗方法。年龄小且位于前部的有晶状体眼小孔患者鼓励使用 SB。最后复位成功率为 90%～95%[11]。

PPV 适用于广泛大疱性 RD 患者及老年玻璃体液化患者。有明显牵引力的 RD 和不同的前后裂孔、多象限多个裂孔的存在或人工晶状体眼患者没有发现明显的视网膜裂孔，都是 PPV 的良好候选者。术前 PVR C 级 RD、巨大裂孔导致的 RD、黄斑部裂孔 RD 均采用 PPV 治疗。

玻璃体切除术器械的最新进展，包括小口径切口系统、广角观察系统和内照明系统，以及包括曲安奈德悬浮液、全氟化碳液体和眼内填充剂在内的佐剂，使得了中等或复杂度 RRD 的手术选择越来越趋向于 PPV[12, 13]。一些比较 PPV 和 SB 在 RRD 手术患者中的试验也已经报道[14-18]。一般来说，PPV 更适合于治疗人工晶状体眼的有不明显裂孔的有效方法，或用来治疗低眼压的眼或黄斑脱离的眼。迄今为止的研究结果表明，SB 或 PPV 是有晶状体眼 -RRD 的一种良好治疗选择，而 PPV 在拟治疗人工晶状体眼 -RRD 时可能优于 SB[14]。重要的是要考虑患者的个体因素、外科医师的偏好和设备的可用性，以做出最佳的治疗决策。

## 五、玻璃体切除术原理 Principles of Vitrectomy

异常的玻璃体视网膜牵引（垂直或切向）增加了 PVD 引起的玻璃体活动性，玻璃体前基底不典型的后伸易导致视网膜裂孔的形成。因此，去除玻璃体凝胶和任何异常的视网膜前结构都会释放导致视网膜裂孔和脱离的牵引力。

玻璃体视网膜牵引异常解除后，必须将脱离的视网膜复位。为了稳定和展平脱离的视网膜，最初使用一种重液体，随后用无菌空气代替。如果视网膜是活动的，在空气中变平，则使用非膨胀性的气体 - 空气混合物来实现术后气体填充。虽然硅油不

常用于不复杂 RRD 的情况，但如果眼睛有多处下方裂孔，如果存在 PVR，或者如果眼睛是一只独眼，则应考虑使用硅油。视网膜固定术已被用于制造永久性视网膜 - 视网膜色素上皮黏附。这两种形式的视网膜固定术（冷冻和激光光凝）都会导致组织破坏和细胞增殖，应尽量少用。

## 六、外科技术 Surgical Techniques

玻璃体切除术通常在与手术显微镜相连的广角观察系统下使用。使用无缝线 MIV 的玻璃体切除术的手术步骤如下所述（图 106-1 至图 106-4）。

### （一）麻醉 Anesthesia

初次玻璃体切除术中全麻和局麻的选择取决于几个因素，包括患者年龄、外科医师的偏好及预期的手术难度和持续时间。虽然全身麻醉仍然是复杂手术或年轻患者的首选，但局部麻醉用于玻璃体切除术有几个优点：可以降低患者的心肺风险，周转时间缩短，成本效益高[19]。

### （二）经平坦部创建三个切口 Create Three Ports Through the Pars Plana

牢固插入灌注管。灌注压力设定在 20～35mmHg，具体取决于操作系统仪表的选择。用外光源检查灌注管的位置，确认灌注管在玻璃体腔内。

### （三）核心玻璃体切除术 Core Vitrectomy

首先，切除中央玻璃体（图 106-1）。当无 PVD，或者在造 PVD 时，可注射曲安奈德，以更好地显示玻璃体凝胶，促进 PVD，并完全清除残余玻璃体。玻璃体后界膜可以用金刚石刮刀去除，这样可以防止继发性黄斑皱褶（图 106-5）。

### （四）周边玻璃体切除术 Peripheral Vitrectomy

在核心玻璃体切除术后，PVD 使用广角观察系统进一步扩大。通常 PVD 已经存在，直到视网膜裂孔的位置。但是，在其他位置可能会发现异常附着。如果视网膜裂孔位于赤道区的后方，则必须分离并移除裂孔与锯齿缘离断之间的玻璃体桥。如果裂口在赤道区周围，则应在巩膜顶压的协助下完全切除裂孔瓣上的玻璃体。在大疱性视网膜脱离的情况下，可以注射全氟化碳（PFCL）液体使脱离的视

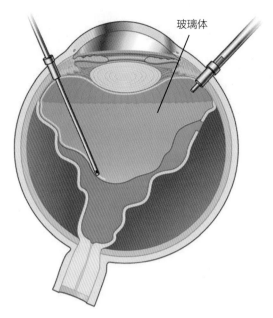

▲ 图 106-1　视网膜脱离伴后玻璃体脱离。进行核心部玻璃体切除术

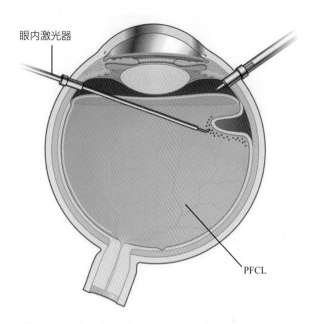

▲ 图 106-3　在全氟化碳（PFCL）液体气泡下的视网膜裂孔周围应用眼内激光光凝固定术

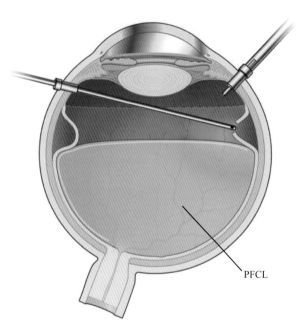

▲ 图 106-2　注射全氟化碳（PFCL）置换视网膜下后极部液体

在稳定后极部脱离的视网膜的同时，安全地切除周边玻璃体基底部，切断视网膜裂孔的孔瓣，以释放玻璃体视网膜牵引力

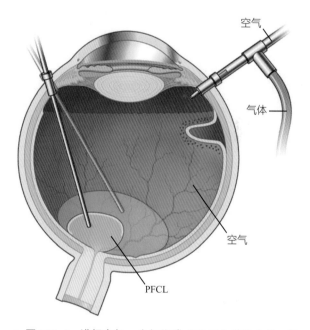

▲ 图 106-4　进行空气 - 全氟化碳（PFCL）液体交换，用 SF₆、C₂F₆ 气体代替空气

网膜展平，这样可以安全地切除周围玻璃体，而不会造成医源性裂孔（图 106-2）。

## （五）液体 - 空气交换 Fluid-Air Exchange

在有空气灌注的情况下，用笛针从裂孔中清

除视网膜下液体。可以注射 PFCL，直至达到裂孔后边缘的水平。下一步，在 PFCL 液泡顶部的气液交换可能通过裂孔置换周边视网膜下液。PFCL 并非适用于所有眼。较好的适应证是大疱性 RD 或

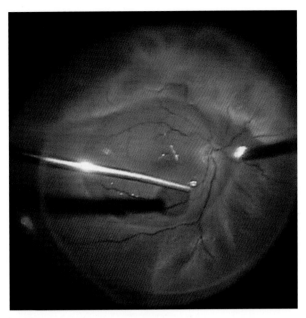

▲ 图 106-5　进行了核心部玻璃体切除术，并注入一个小 PFCL 泡以稳定后极部视网膜

与赤道区前的视网膜裂孔有关的 RD，可以在无须进行视网膜切开引流的情况下移除视网膜下液体（图 106-4）。

### （六）视网膜裂孔的光凝 / 冷冻 Photocoagulation/Cryopexy of the Retinal Tear

当发现视网膜裂孔时，可使用眼内透热法来标记裂孔。一旦视网膜复位完成，在空气或 PFCL 气泡下进行眼内光凝。在每一个裂孔和格子样变性的部位，可以应用 2~3 排激光光凝（图 106-3）。对于视网膜下残留液体的浅脱离的薄视网膜，应避免强光凝。或者，如果裂孔位于无晶状体眼 RD 的远周边，可以使用冷冻疗法。

### （七）填充 Tamponade

如果视网膜在空气中变平，则进行不膨胀的气体 - 空气交换，以实现术后气体填充。$SF_6$ 的最大浓度为 20%，$C_3F_8$ 的最大浓度为 14%，$C_2F_6$ 的最大浓度为 17%，这些浓度确保了眼压不会增加。单独位于下方象限的 RD，或在不同象限中的多个裂孔，是使用诸如 $C_3F_8$ 等长效气体的指征。在少数例外情况下，如在独眼中出现 RD，应考虑使用硅油。

### （八）术后体位 Positioning After Surgery

手术后应尽早开始面朝下体位，以确保黄斑首先附着，并防止重新附着的视网膜发生任何移位。根据视网膜裂孔的位置调整头部的位置是气体填充术后一个有效和安全的选择[20]。在某些情况下，首次玻璃体切除术可与附加手术相结合，如环扎术或超声乳化术。

### （九）环扎扣带联合玻璃体切除术 Vitrectomy With Encircling Buckling

环扎带的位置取决于每个外科医师的偏好。可以在赤道前区放置一个环扎带，以支撑残余的玻璃体基底部，防止术后周围视网膜裂孔复发。然而，由于最近的技术进步，包括高速切割机、术中使用曲安奈德、广角观察系统和枝形吊灯照明，使得外科医师能够完全缓解玻璃体基底部的牵引力，所以放置此类环扎带的需要越来越少。

### （十）玻璃体切除联合超声乳化及人工晶状体植入术 Vitrectomy With Phacoemulsification and Intraocular Lens Implantation

在周边角膜或角膜缘做一个小切口（2~2.75mm），进行标准超声乳化术。根据外科医师的偏好，可以在玻璃体切除术前或术后植入人工晶状体。目前，较硬的丙烯酸可折叠人工晶状体是首选。由于硅油附着在硅酮人工晶状体上，不建议使用此类植入物。

### （十一）无缝线微切口玻璃体切除术 Sutureless Microincision Vitrectomy Surgery

与传统的 20G 手术相比，使用 25G 器械的经结膜无缝线 MIVS 具有手术时间短、术后炎症少、术后角膜散光风险低等优点。这些因素最终会提高患者的舒适度和更快的视力恢复。美国视网膜专家协会（American Society of Retinal Specialists）在 2009 年进行的偏好和趋势（PAT）调查显示，近 80% 的受访者通常使用小切口的 MIVS 系统[21]。

2002 年引入最初的 MIVS 手术程序有一些局限性[22]。第一代 25G 器械的过度灵活性使得外科医师很难充分切除周边玻璃体，刮除玻璃体基底部和转动眼球。这些限制使得处理尤其是 RRD 时会变得非常麻烦。此外，术后结膜下巩膜切口的气体或硅油的渗漏也是一个值得关注的问题。

23G 仪器的引入解决了其中的几个问题。这类仪器的更大硬度、更好的照明和改进的流体学有助于对周边视网膜的操作，这在治疗视网膜脱离时非常重要。MIVS 系统技术不断发展，新引进的 25G 仪器，即 25G+ 系统，比以前的仪器要严格得多。此外，仪器内径的增加改善了输液流速和照明度。此外，新的套管针的出现，系统和仪器的不断发展，提高了 23G 和 25G 系统的性能。最近 27G 玻璃体切除术被证明是一种可行的治疗原发性 RRD 的方法[23]。图 106-6 至图 106-8 使用 25G+ 系统和广角观察系统显示经巩膜无缝线玻璃体切除术的手术视图。

最新的玻璃体切割系统采用气动双驱动切割机，切割速度超高达 7500cpm（每分钟切割），有效降低玻璃体视网膜牵引力[23-25]。在该仪器中，端口也比传统的切割头近 50%，内腔直径增大。因此，外科医师可以在离视网膜非常近的位置工作，而组织的移动很小。其他功能包括通过直接控制灌注压力进行眼压补偿，以及直接控制占空比（这控制了端口打开的时间占切割周期总时间的比例）。这些特点提供了一个恒定的切割速度，从而在不牺牲速度的前提下提高精度的流量控制。

一种新的巩膜入路系统使用一种具有后缘的 MVR 型刀片，这样可以通过线性切口插入套管。这样的切口需要在套管针插入时更少的力，并且保持良好的形状，导致术后漏液比 V 形切口少[23-25]。

这一领域的另一个进展是广角观察系统，与接

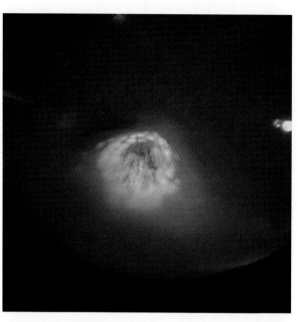

▲ 图 106-7　在全氟化碳（PFCL）液体气泡下的裂孔处应用眼内激光光凝封闭

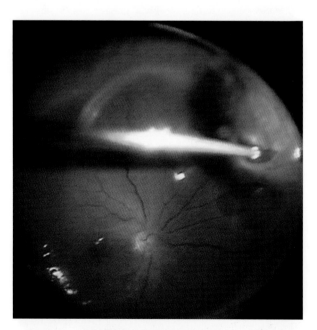

▲ 图 106-6　周边玻璃体基底部切除术后，更多的全氟化碳（PFCL）液体注入周边裂孔的水平。视网膜下液随之被 PFCL 前移，然后通过周边的视网膜裂孔抽吸

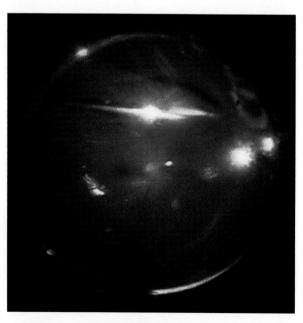

▲ 图 106-8　在通过周边视网膜裂孔排出视网膜下液体的同时进行空气 - 全氟化碳液体交换

触镜相比，它提供了更好的视野，提高了外科医师对周围眼底病理的认识，使病变得到安全有效的治疗。在用 23G-25G MIVS 治疗 RRD 的过程中，眼底的广角视野变得越来越重要，因为玻璃体切除术中很难旋转眼球和缩进周边巩膜。此外，在瞳孔较小或有轻度角膜混浊的眼睛中，广角观察系统可提供相对良好的眼底视野。此外，在玻璃体切除术结束时进行液体 – 空气交换时，外科医师不需要更换接触镜。

有几个组报道了用 25G 或 23G 系统经结膜 MIVS 治疗 RRD 的良好手术结果（表 106-1）[5, 6, 12, 26-30]。虽然有少数报道发现，这种 MIVS 比 20G 玻璃体切除术的单次手术成功率（single-operation success rate，SOSR）低[5, 27]，但大多数作者获得的成功率（91.7%~97.4%）与 20G 玻璃体切除术相似[6, 26, 28, 29]。据报道，MIVS 的主要优点包括大多数患者术后第 1 天无疼痛或轻微疼痛[27]、手术时间更短[6]、术后视力恢复更快[31]。虽然 MIVS 术后出现短暂性低眼压的病例已有报道，但没有患者出现明显的术后渗漏或眼内炎[5, 6, 12, 27-31]。

## 七、手术结果 Surgical Outcomes

在任何类型的 RD 发生后，大约 40% 的患者无法达到阅读能力，10%~40% 的患者需要一次以上的手术，大约 5% 的患者将遭受永久性的解剖和视功能衰竭。报道的 PPV 修复 RRD 的主要成功率在 64%~96%[2, 3, 14, 17]。

自 1985 年首次报道使用不联合 SB 的 PPV 治疗视网膜脱离以来，已有大量病例报道（表 106-2）[32]。尽管原发性玻璃体切除术过去主要用于治疗伴有上视网膜裂孔的人工晶状体眼 RD，但一些研究发现，该技术在有晶状体眼 RD 患者和伴有下视网膜裂孔的患者中也很有用[17, 33]。总的来说，SOSR 和视力的改善似乎与 SB 相当。利用外科技术的最新进展，包括 MIVS，一些最近的病例系列报道 SOSR 提高到 90% 以上，最终平均视力为 20/40 或更好。

比较 SB、PPV 和（或）SB/PPV 联合应用的几个回顾性系列和前瞻性临床试验发现，在不同的治疗方法中，SOSR 没有统计学上的显著差异（表 106-3）[3, 14, 15, 17, 18, 37-43]。然而，一些研究报道 PPV

**表 106-1　小切口玻璃体切除术治疗视网膜脱离的手术结果**

| 作　者 | 年　份 | 研究设计 | MIVS 类型 | 患者 (*n*) | SOSR | 最后的成功 | 并发症 | 评　论 |
|---|---|---|---|---|---|---|---|---|
| Tsang 等[26] | 2008 | 前瞻性 | 23G | 24 | 91.7% | 100% | 1: 低眼压 | 29.2% 下部破裂 |
| Lai 等[27] | 2008 | 回顾性比较性 | 25G | 53 | 74.0% | 100% | | 79.1% 术后第 1 天没有或轻度疼痛 |
| Von Fricken 等[28] | 2009 | 回顾性比较性 | 25G<br>20G | 64<br>61 | 90.6%<br>91.8% | 100%<br>100% | 2: 低眼压（25G） | |
| Bourla 等[29] | 2010 | 回顾性 | 25G | 42 | 97.4% | | 36.4%: 术中缝合巩膜切口 | |
| Kunikata 等[6] | 2010 | 回顾性连续性 | 25G | 84 | 95.2% | 100% | 6%: 增加的 IOP<br>0%: 术中缝合 | |
| Colyer 等[5] | 2010 | 回顾性连续性 | 25G<br>20G | 30<br>48 | 83.3%<br>89.6% | | 20%: 一过性低眼压 | |
| Acar 等[30] | 2008 | 前瞻性 | 25G (oblique sclerotomy) | 22 | 95.5% | 100% | 9%: 一过性低眼压 | |
| Lewis 等[12] | 2011 | 回顾性 | 25G<br>23G<br>20G | 100 | 93.3%<br>88.9%<br>89.3% | 100% | | All PsRD; 全部局部麻醉 |

G. gauge；IOP. 眼压；MIVS. 小切口玻璃体切除术；PsRD. 人工晶状体眼视网膜脱离；SOSR. 单次手术成功率

表 106-2　择期行玻璃体切除术治疗视网膜脱离

| 作　者 | 年　份 | 患者（n） | SOSR | VA 结果 | 评　论 |
|---|---|---|---|---|---|
| Escoffery 等[32] | 1985 | 29 | 79% | 在 81% 中＞ 20/50 | 有晶状体眼 RD 和 PsRD |
| Sharma 等[17] | 2004 | 48 | 81% | 平均值为 20/66 | 下方裂孔 |
| Martinez-Castillo 等[33] | 2005 | 15 | 93% | 平均值为 20/30 | PsRD，下方裂孔，空气塞充 |
| Heimann 等[14] | 2006 | 512 | 70% | 在 48% 中＞ 20/50 | 一些 PPV/SB |
| Johansson 等[34] | 2006 | 131 | 87% | 平均值为 20/80 | 有晶状体眼 RD 和和 PsRD |
| Mendrinos 等[4] | 2008 | 100 | 92% | 平均值为 20/50 | 有晶状体眼伴 68% 晶状体混浊 |
| Schneider 等[35] | 2012 | 93 | 96% | 在 77.4% 中＞ 20/40 | 非复杂 RD |
| Figueroa 等[36] | 2013 | 133 | 96% | 平均值为 20/30 | 有晶状体眼 RD 和 PsRD |

PPV/SB. 玻璃体切割联合巩膜扣带术；PsRD. 人工晶状体眼视网膜脱离；SOSR. 单次手术成功率；VA. 视力

表 106-3　选择性对比试验：巩膜扣带术与一期玻璃体切除术治疗视网膜脱离

| 研　究 | 年　份 | 患者（n） | | | SOSR |
|---|---|---|---|---|---|
| | | SB | PPV | PPV/SB | |
| Tewari 等[18] | 2003 | 20 | 0 | 20 | 等同于 SOSR（70% SB，80% SB/PPV），平均 VA（中位数 20/120 SB，20/200 SB/PPV） |
| Afrashi 等[37] | 2004 | 30 | 0 | 22 | 高于 SOSR（80% SB，90% SB/PPV） |
| Stangos 等[38] | 2004 | 0 | 45 | 26 | 等同于 SOSR（98% PPV，92% SB/PPV），平均 VA（在 60% PPV 和 69% SB/PPV 中改善≥ 3 行） |
| Sharma 等[17] | 2005 | 25 | 25 | 0 | 所有 PsRD，等同于 SOSR（76% SB，84% PPV），更好 VA 伴 PPV（20/105 SB，20/71 PPV） |
| Brazitikos 等[15] | 2005 | 75 | 75 | 0 | 所有 PsRD，higher SOSR for PPV（83% SB，94% PPV），平均视力（20/50 SB，20/43 PPV） |
| Halberstadt 等[39] | 2005 | 190 | 0 | 53 | Phakic RD 88.9% SB，82.1% SB/PPV<br>PsRD 87.7% SB，77.6% SB/PPV |
| Heimann 等[14] | 2007 | 342 | 339 | 0 | Phakic RD 63.6% SB，63.8% PPV<br>PsRD 53.4% SB，72% PPV<br>在 VA 中无差异 |
| Azad 等[40] | 2007 | 31 | 30 | 0 | 80.6% SB，80% PPV |
| Pastor 等[3] | 2008 | 108 | 278 | 160 | Global SOSR 94.7%，平均（phakic RD/PsRD） |
| Orlin 等[41] | 2014 | 0 | 52 | 22 | 83% PPV，86% PPV/SB |
| Wong 等[42] | 2014 | 308 | | 415 | 84.6% SB，84.6% PPV 或 PPV/SB |
| Falkner-Radler 等[43] | 2015 | 0 | 30 | 30 | 93.3% PPV，93.3% PPV/SB |

PPV. 经平坦部玻璃体切除术；PPV/SB. 联合平坦部玻璃体切除术 / 巩膜扣带术；PsRD. 人工晶状体眼视网膜脱离；SB. 巩膜扣带；SOSR. 单次手术成功率；VA. 视力

在解剖和视觉方面都优于 SB [14, 15, 17, 40, 44]。此外，一些比较 PPV 和 PPV/SB 联合手术的报道也发现，使用联合手术对解剖或视觉结果没有显著影响 [38, 39, 41]。

对 29 项人工晶状体眼 RD 患者的研究进行荟萃分析，发现 PPV 和 PPV/SB 联合治疗比单纯 SB 具有更高的 SOSR 和更好的视力 [45]。对 9 份 PPV 与 SB 比较报道的另一项回顾发现，与 SOSR 或视力预后无统计学显著差异 [46]。

尽管这些数据并不完全一致，但大多数外科医师都认为无扣带的 PPV 能有效地治疗人工晶状体眼 RD，其远期疗效优于常规 SB [4]。单独使用 PPV 治疗人工晶状体眼 RD 患者的基本原理是：周边视网膜可视化良好，可正确识别和治疗视网膜裂孔，无扣带相关的并发症，无 PPV 诱发白内障的风险。当认为再次手术的必要性是外科技术质量和疗效的（阴性）指标时，SPR 研究表明，与 SB 相比，在人工晶状体眼中使用 PPV 可显著降低此类手术的风险，但在有晶状体眼中不使用。结果还显示人工晶状体眼亚组和有晶状体眼亚组的预后因素不同 [47, 48]。

## 八、预后因素 Prognostic Factors

在初次就诊时确定有高失败风险的患者，将允许外科医师能够对患者进行个性化的处理。报道的 RRD 复位术中 PPV 后手术失败的危险因素包括症状持续时间、年龄、RD 程度、黄斑脱离、下象限受累、未发现的视网膜裂孔、高度近视、低眼压和 PVR 相关的危险因素，如人工晶状体眼 / 无晶状体眼、葡萄膜炎、玻璃体积血，以及术前 PVR [4, 17, 45-52]。最近的一项研究强调了遗传因素作为鉴别 PVR 高危患者的有用工具的作用，并指出减少细胞凋亡可能是 RD 术后 PVR 预防的一个新靶点 [53]。

视网膜脱离的程度可以作为视网膜脱离持续时间的替代指标，尽管视网膜裂孔的位置可能影响视网膜脱离的速度。然而，这些患者可能有更高水平的视网膜胶质细胞上调和 RPE 细胞分散，也可能发展 PVR，这是手术失败的一个重要危险因素 [54]。许多研究发现，先前的晶状体摘除是 PVR 发生的危险因素，并且与较差的预后相关 [55]。人工晶状体眼 / 无晶状体眼与手术失败的关系可能与以下观察结果有关：①人工晶状体眼 / 无晶状体眼患者常有小的、

有时是多个前部裂孔，在手术时可能会错过；②此类患者在玻璃体切除术后往往出现新的视网膜裂孔，由残留的玻璃体基底牵引引起。人工晶状体眼的许多特征，包括前囊或后囊纤维化、皮质残余物的存在、瞳孔扩张不良、玻璃体混浊和人工晶状体植入术后继发的视觉功能异常，本身可能严重损害手术视野，导致不良结果。

OCT 检查到的黄斑脱离和随后的结构改变似乎会逐渐降低最终的视力 [50, 51]。一项实验研究表明，快速视网膜复位可以逆转与视网膜脱离相关的视网膜变性 [56]。由于大多数患者在玻璃体切除术中能完全贴附黄斑，术后视力恢复更快。术中 OCT 的最新发展使外科医师能够检测到黄斑区任何术前不可见的视网膜前膜，并实现黄斑视网膜术后良好的形态学恢复（图 106-9 和图 106-10）。SB 治疗黄斑脱离 RD 后视力恢复延迟或不完全可能与黄斑视网膜下液持续存在有关，这也可以用 OCT 进行评估 [57]。

下方裂孔也被报道与 RRD 的 PPV 手术失败有关 [2, 17, 30, 58]。SPR 组的功能研究表明，在人工晶状体眼 / 无晶状体眼亚组中，4 点钟和 8 点钟位置以下的下方裂孔是一个显著的危险因素 [49]。然而，其他的研究并没有显示 PPV 联合 SB 和单独 PPV 治疗视网膜下方裂孔的优势 [50]。

## 九、并发症 Complications

最常见的术中并发症是医源性视网膜裂孔

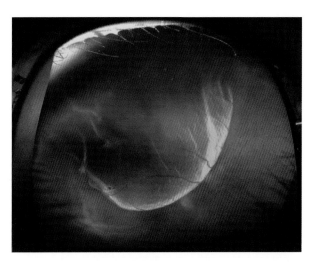

▲ 图 106-9　术前广角眼底摄影显示黄斑部大疱性视网膜脱离。无法获得光相干层扫描成像

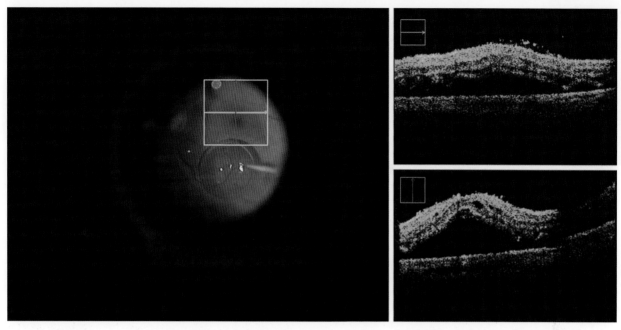

▲ 图 106-10 术中用全氟化碳液体，进行光相干断层扫描显示黄斑上有一层细微的视网膜前膜，用金刚石擦去除

（0.78%～24%）[4, 15, 17, 18, 37, 38, 40, 59] 和晶状体损伤（0.03%～9%）[16, 37, 59, 60]。一些不太严重的并发症包括视网膜切开处的视网膜嵌顿（0.6%～2.9%）、角膜擦伤（0.6%）和脉络膜积液（0.5%），如一份国家审计报告所述[61]。

据报道，15%～24% 的患者出现短暂或持续性眼压升高[4, 36-38, 40, 59-61]。有晶状体眼患者患核性白内障的风险很大，尤其是 50 岁以上的患者（21%～86%）[14, 37, 40, 60, 61]。其他前段问题，发生频率较低，包括出血、人工晶状体半脱位或夹持、后囊混浊、粘连[2, 4, 14, 29, 36-38, 40, 59-61]。主要的术后并发症包括视网膜再脱离，有或无 PVR，通常是新的或遗漏的裂孔，或以前裂孔的重新开放。在某些再脱离病例中，气动视网膜固定术可作为一种抢救方法[62]。如上所述，在手术结果方面，外科技术的最新进展，包括 MIVS 和广角观察系统的发展，降低了解剖失败的频率。除复发性脱离外，还可能发生多种后段并发症，包括囊样黄斑水肿和黄斑皱褶[2, 4, 37, 60, 61]。

眼内炎和交感性眼炎虽然很少见，但也有报道[61]。玻璃体切除术后后者的潜伏期为 4 周至 2 年[63, 64]。

近年来，随着 MIVS 技术越来越普遍，术后低眼压和眼内炎的风险也越来越受到关注。然而，最近的病例系列发现眼内炎的发生率并不比传统玻璃体切除术后更常见，而且 MIVS 术后的低眼压在大多数患者中是暂时性的并且可以自发缓解[5, 6, 17, 18, 26, 28-30]。

## 十、展望 Perspectives

未来的研究应该从多个角度评估外科干预措施，不仅是临床的，而且是社会经济的。除了最终的解剖和功能结果外，还应考虑恢复率和二次手术的需要。随着玻璃体切除术的模式从传统的 20G PPV 转变为使用 25G 或 23G 的无缝线 MIVS，现在必须评估患者的预后，包括术后疼痛和不适、离开工作的时间和生活质量。相关的社会结果包括手术成本和成本效益，随着技术的迅速发展，这些问题不容忽视。

# 第107章 气动视网膜固定术
## Pneumatic Retinopexy

Daniel A. Brinton　Allen Chiang　著

## 一、概述 Introduction

半个多世纪以来，巩膜扣带术（scleral buckling，SB）一直是治疗原发性视网膜脱离的首选手术。75%～88% 的病例通过一次手术获得永久性再附着[1-3]。然而，它经常导致组织损伤、并发症、相对较高的费用，并需要使用医院或外科手术室[4]。

近几十年来，平坦部玻璃体切除术已成为工业化国家治疗原发性视网膜脱离、复杂和继发性视网膜脱离，特别是人工晶状体眼视网膜脱离最常用的手术。这项技术也有潜在的并发症，并需要在手术室进行，费用较高。

气动视网膜固定术（pneumatic retinopexy，PR）在一部分有适应证的患者，可以尽量减少这些问题。这种门诊视网膜复位手术包括玻璃体腔内注射气体，经结膜冷冻或激光光凝，然后保持一段时间的适当的头部体位[5]。PR 不需要切口，比巩膜扣带术或玻璃体切除术的费用低得多，并且已成为部分视网膜脱离患者的治疗选择被广泛接受，西方国家有绝大多数玻璃体视网膜外科医师采用了这种手术[6, 7]。一项多中心随机对照临床试验表明，在选定的病例中，PR 的解剖成功率与 SB 相当，发病率较 SB 低，视觉效果明显优于 SB[8]。SB 术后白内障手术比 PR 术后发生率高，玻璃体切除术后白内障手术则更多。对于没有下方裂孔的脱离、视网膜广泛裂孔或明显增生性玻璃体视网膜病变的患者，应考虑 PR。

## 二、历史 History

Ohm[10] 于 1911 年进行了第一次玻璃体腔空气注射治疗视网膜脱离。1938 年，Rosengren[11] 报道了在 256 例视网膜脱离患者使用玻璃体腔空气注射并引流视网膜下液。1973 年，Norton[12] 报道了玻璃体腔注射六氟化硫联合 SB 或玻璃体切除术治疗各种手术问题，如巨大视网膜裂孔、大的后极部裂孔以及有"鱼嘴"现象的马蹄孔。Blodi 和 Folk[13] 使用玻璃体腔内气体治疗黄斑裂孔引起的脱离。Dominguez 等描述了用"反复注入膨胀气体"治疗视网膜脱离的情况[14, 15]。1985 年 Hilton 和 Grizzard 提出了"气动视网膜固定术"的概念[5]，这是一种只用经结膜冷冻和气体注射而不需要结膜切口的手术。

与 SB 或玻璃体切除术不同，PR 不能永久缓解玻璃体视网膜牵引。几十年前，Ohm[10] 和 Rosengren 证实，脱离可以在不永久缓解牵引力的情况下治愈，1979 年，Lincoff 等[16] 再次证实了这一事实，他们引入了使用气囊实现暂时巩膜扣带。这个程序的有效性已经被证明，但它从来没有被拓展，且眼眶内气囊也不是商用的。然而，没有永久解除玻璃体牵引的视网膜脱离修复，经 Lincoff 技术证实，再加上玻璃体腔内气体的安全性，形成了 PR 的基础。

1989 年 Tornambe 和 Hilton[8] 共同主持了一项多中心、随机对照临床试验，比较 PR 和 SB。Tornambe[17] 回顾了 200 多个关于 PR 的研究，包括 1300 多个病例的统计报告。在这些联合手术系列中，单次手术成功率为 80%，在再次手术后成功率提高到 98%[18]，该结果随后被重复[19]。Chan 等[20] 回顾了 1986—2007 年所有已发表的 PR 病例报告，共 4138 眼。单次手术成功率为 74.4%，一次或多次手术成功率为 96.1%。

## 三、基本原则 Basic Principles

### （一）眼内气体 Intraocular Gases

六氟化硫（sulfur hexafluonde，$SF_6$）和全氟丙烷（perfluoropropane，$C_3F_8$）是 PR 最常用的气体，无菌空气也有成功的报道[21]。1993 年，美国食品药品管理局批准某些 $SF_6$ 和 $C_3F_8$ 产品用于 PR。

眼内气泡的价值基于三个特征：浮力、表面张力和隔离视网膜裂孔与眼内液[22, 23]。浮力（buoyancy）对脱离的视网膜施加向上的压力。气泡的表面张力闭合视网膜裂孔，阻止气泡进入视网膜下间隙。当裂孔闭合时，视网膜色素上皮泵排出视网膜下液体。

由于 $SF_6$ 在水中的溶解度较低，特别是 $C_3F_8$ 在眼睛中的扩散非常缓慢。然而，眼睛周围组织中溶解的氮和氧更易溶解，并按照分压定律较快地进入气泡。最终的结果是玻璃体内的纯 $SF_6$ 或 $C_3F_8$ 气泡开始膨胀，然后逐渐吸收。$SF_6$、$C_3F_8$ 和空气的气体膨胀和再吸收特性见表 107-1。

$SF_6$ 和 $C_3F_8$ 具有化学惰性，无色，无味，无

表 107-1　玻璃体腔内气体持续时间和膨胀系数

| 气　体 | 典型剂量 | 平均持续时间 | 最大尺寸 | 平均膨胀 |
|---|---|---|---|---|
| 空气 | 0.8ml | 4 天 | 立即 | 不膨胀 |
| $SF_6$ | 0.5ml | 12 天 | 36h | 2 倍 |
| $C_3F_8$ 型 | 0.3ml | 38 天 | 3 天 | 4 倍 |

$C_3F_8$. 全氟丙烷；$SF_6$. 六氟化硫

毒[24]。$SF_6$ 在实验动物中得到了广泛的研究，从电生理学和电子显微镜的检测来看，$SF_6$ 是无毒的[25]。一项对兔子的研究得出结论："眼睛只有部分填充了 $C_3F_8$，没有显示出永久性损伤，玻璃体皮质基质、凝胶和液态玻璃体完全恢复[26]。"尚未证实玻璃体腔注气后 PVR 的早期发生[27]。0.22μm 的 Millipore™ 过滤器足以使气体无菌[25]。

Lincoff 等[28] 指出，气泡与晶状体接触几天后会产生白内障，但通过适当的调整体位，这是可以避免的。Mougharbel 等[29] 用 Scheimpflug 摄影证明了 PR 不会引起白内障。

### （二）视网膜 – 气体界面 Retina-Gas Interface

较大面积的填充要求气泡体积不成比例地增加。一个 0.3ml 的气泡覆盖了超过 45° 的视网膜弧度范围，但大约需要 1.2ml 气泡覆盖 80°～90° 范围[5]。由于表面张力导致气体呈现出相对球形的轮廓，特别是较小的气泡，视网膜 – 气体接触的程度明显小于模型眼研究结果。为了覆盖相同的视网膜弧度，高度近视的眼需要比正视眼更大的气体体积。在决定注入多少气体时要考虑这些因素。

### （三）病例选择 Case Selection

多中心临床试验排除了具有以下特征的病例[8]：①脱离的视网膜裂孔超过 1 个钟点，或多发的裂孔超过 1 个钟点；②下方视网膜 4 点钟以内的裂孔脱离；③PVR C 级或 D 级（视网膜学会术语委员会，1983 年）[31]；④身体上的残疾或精神上的障碍妨碍所需保持的体位；⑤严重或不受控制的青光眼；⑥屈光介质混浊阻碍了对视网膜的全面评估。

对 1000 个连续视网膜脱离病例的研究显示[5]，有 41% 符合这些限制标准而应用 PR。后来的经验表明，一些不完全符合这些标准的病例也可以成功地用 PR 治疗[32, 33]。在我们手中，大约一半的原发性视网膜脱离是用 PR 治疗的，使用的扩展标准如下所述。

**1. 裂孔的程度 Extent of Breaks**

超过 1 个钟点的裂孔脱离可以用 PR 治疗。单纯 2 个钟点甚至 3 个钟点的单个或多个裂孔脱离不合并其他特殊问题。脱离的裂孔间隔 6 个钟点很难复位，虽然采用交替体位的办法已成功应用在某些病例中，甚至有巨大视网膜裂孔的视网膜脱离也可以用 PR 治愈[34]。然而，巩膜扣带或玻璃体切除术通常是广泛脱离或巨大裂孔的首选。在决定一个病例是否适合 PR 时，通常可以忽略附着的裂孔，术后不需要计划用气泡来闭合该裂孔。附着的裂孔通常应在注气前用激光处理。需要注意的是，如有必要，使用蒸汽压路机技术（steamroller technique），以防止气泡将视网膜下液体推入附着的裂孔，并导致其脱离。通过遵循这两个步骤，在计算气泡大小和体位时可以忽略多个附着的裂孔。

**2. 下方裂孔 Inferior Breaks**

尽管进行了各种尝试，但大多数情况下眼部位置（4:00—8:00）下方 4 个钟点的裂孔脱离很难用 PR 治疗[33]。患者也很难长时间将头部倾斜到水平面以下，尽管这在两个研究系列中效果很好[35, 36]，而另一个显示成功的体位仅 8h[37]。Hilton 等[38] 通过在办公室进行部分玻璃体切除术来增强 PR，允许注入足够大的气泡，以侧向体位关闭裂孔，从而治疗伴有下方裂孔的视网膜脱离。我们认为，在大多数情况下，下方 4 个钟点的裂孔脱离是 PR 的禁忌证，尽管在体位非常灵活的患者中，可以尝试 4:00—4:30 或 7:30—8:00 位置的裂孔，使用侧卧位和额外的头部向下倾斜体位。如果按上述方法处理，附着的下方裂孔倒不一定是 PR 的禁忌证，应注意避免气泡引起附着的医源性脱离。

**3. 增殖性玻璃体视网膜病变 Proliferative Vitreoretinopathy**

由于 PR 不能像玻璃体切除术或 SB 那样减轻牵引力，术前对视网膜裂孔的显著切向牵引（如视网膜周围增生）是气动视网膜固定术的禁忌证。当裂孔与星状褶皱相邻时，PR 通常不是手术的选择。

轻度至中度增生性玻璃体视网膜病变（如星状皱褶）远离视网膜裂孔，一般不是 PR 的禁忌。更严重的 PVR 需要玻璃体切除术或 SB，或两者兼行。

#### 4. 无法保持体位 Inability to Maintain Positioning

未能长期地保持适当的姿势是 PR 失败的重要原因，在决定 PR 之前，询问患者背部或颈部的问题并评估其心理能力是很重要的，有些姿势很容易保持，而另一些则比较困难。在 11 点钟到 1 点钟之间的裂孔最容易保持体位。水平方向撕裂孔（2 点钟到 4 点钟或 8 点钟到 10 点钟位置）的体位可能比斜向撕裂孔（1 点钟到 2 点钟或 10 点钟到 11 点钟位置）的体位容易保持。

#### 5. 青光眼 Glaucoma

大多数原发性开角型青光眼患者可以用 PR 治疗而没有问题。对于严重青光眼（如青光眼导致的黄斑裂孔）的患者，在注射气体之前先进行穿刺可能是谨慎的，因为即使是短暂的眼压升高，也可能造成明显的损害。对于青光眼患者，如果已经做过小梁切除术，或者将来可能需要做该手术，PR 比 SB 更有优势，因为它能最大限度地减少结膜瘢痕。除非小梁流出道严重受损，无须连续测量注气后的眼压。

#### 6. 云状混浊的屈光介质 Cloudy Media

为了使 PR 成功，所有脱离的视网膜裂孔都需要被识别和治疗。周边视网膜的混浊，如周边玻璃体积血或人工晶状体囊膜混浊，是 PR 的相对禁忌证。但是，如果周边视网膜的脱离程度可以确定，先用冷冻治疗，然后用气体覆盖，则没有禁忌证。因为有证据表明 PR 不会危及将来玻璃体切除术或 SB（如果需要的话）的眼[8, 17]，所以即使当混浊模糊了不能被气体覆盖的脱离视网膜部分，我们也将经常使用气动视网膜固定术，但成功的机会可能更低。

#### 7. 格子样变性 Lattice Degeneration

许多研究表明，格子样变性对单次手术的成功没有不利影响[17, 39]，尤其是在 3 个钟点之内。广泛的格变可能表明玻璃体视网膜牵引的风险增加，这些病例可能会更受益于玻璃体切除术或 SB。

#### 8. 无晶状体眼和人工晶状体眼 Aphakia and Pseudophakia

无晶状体眼或人工晶状体眼的视网膜脱离，无论做什么手术，其预后都比有晶状体眼差[9]。在一些病例研究系列中，无晶状体眼在 PR 中表现不佳[40]，尤其是在后囊打开的情况下[41]，但在其他报道中，情况并非如此[8, 9]。无晶状体眼和人工晶状体眼容易出现多发性、微小、远周边的裂孔，需要特别仔细的术前检查。人工晶状体眼中，如果周围有大量的囊膜混浊，则周边视网膜的视野可能非常有限。在这些病例中，除非视网膜脱离相当局限，否则不应进行 PR。在我们看来，如果周边视网膜可以充分检查，无晶状体眼或人工晶状体眼不是 PR 的绝对禁忌证。

#### 9. 后玻璃体脱离 Posterior Vitreous Detachment

完全玻璃体脱离后的有晶状体眼 PR 的成功率高于部分后玻璃体脱离的有晶状体眼[42]。

### （四）具有特殊优势的 PR 案例 Cases Where PR Presents a Particular Advantage

与玻璃体切除术相比，PR 尤其有利于以下三种情况的处理：①有晶状体眼。PR 避免了玻璃体切除术容易引起的白内障；②即将发生的黄斑脱离。由于 PR 可以在办公室内迅速进行，而无须延迟患者准备手术室的时间，因此 PR 可以最好地治疗有脱离危险的黄斑，使用蒸汽压路机操作（见下文）将视网膜下液体从黄斑移开；③使用手术室受限。财务和后勤困难可能会妨碍手术室的使用，并有利于在办公室进行手术。

与 SB 相比，PR 在以下五种情况下的处理尤其具有优势：①黄斑裂孔和其他视网膜后部裂孔：视网膜后部裂孔很难用 SB 治疗，因此 PR 是许多此类病例的首选方法，特别是在有晶状体眼，故也被认为是治疗视盘小凹黄斑脱离的有效方法[43, 44]；②巩膜扣带术后再脱离或持续性脱离：当上方裂孔 SB 后视网膜下液积聚或持续时，PR 可能比再次进行扣带手术修复容易得多，且特别有效，如果裂孔位于嵴上或嵴前；③在垂直运动的肌肉下放置节段性扣带，会有医源性复视的风险，可通过 PR 消除；④滤过泡：如果存在功能性滤过泡，或者如果将来可能需要进行滤过手术，则应考虑行 PR 或玻璃体切除术，而不是 SB；⑤大疱状视网膜脱离：当视网膜脱离是隆起高的大疱样脱离，视网膜裂孔可能难以定位和应用 SB 治疗，而两步 PR 可以有效地避免这个问题。

### （五）术前咨询 Preoperative Counseling

应向患者解释手术的细节，并审查潜在的风险和并发症。描述所需的术后体位，并评估患者的依从性。解释复发或持续性视网膜脱离的可能性，以及可能需要额外的手术。告知患者眼内感染是一种非常罕见但潜在的毁灭性并发症。医师需解释在眼内有膨胀性气体的情况下空中旅行的限制，以及前往更高海拔旅行的限制。

## 四、外科技术 Surgical Technique

### （一）麻醉 Anesthesia

表面麻醉，通常是结膜下麻醉或使用利多卡因浸湿的纱布，有可能是足够的，但对于敏感患者或如果计划广泛冷冻，球后麻醉通常是有益的。

如果随后的全身麻醉用于眼内有气体的患者，则不应使用一氧化二氮（笑气）。当手术中气体进入眼内时，应在气体注入前至少 15min 关闭一氧化二氮。

### （二）一个疗程与两个疗程过程 One-Session vs. Two-Session Procedure

关于一个疗程和两个疗程的适应证，见框 107-1。

PR 可以在一个疗程内完成，在注射气体之前

---

**框 107-1 一个疗程与两个疗程的适应证**

**冷冻一次的手术适应证**
- 手术条件所限
- 很小或很难找到裂孔
- 屈光介质不透明妨碍激光治疗
- 色素萎缩，妨碍激光光凝
- 没有合适的激光器的情况下

**激光二次手术的适应证**
- 使用"蒸汽压路机"技术治疗
- 大面积或广泛的裂孔（以减少视网膜色素上皮分散）
- 大疱性脱离无法进行精确的冷冻
- 巩膜扣带嵴上的裂孔
- 最近手术的眼，巩膜切口未愈合
- 非常靠后的裂孔

**冷冻二次手术适应证**
- 最初为大疱性视网膜脱离，但首选的冷冻治疗
- 屈光介质的不透明性妨碍激光治疗
- 持续的视网膜下液体，妨碍进行充分的激光光凝

---

对视网膜进行冷冻，也可以作为两个疗程进行，在视网膜复位的 1 天或 2 天后，先注射气体，然后进行激光光凝。由于激光不能应用的脱离视网膜，一个疗程的手术总是需要冷冻。两个疗程通常但并不总是用激光完成。

通过两个疗程的手术，在随后应用视网膜固定术之前，用气体压平视网膜，特别是在出现视网膜大裂孔或使用"蒸汽压路机"技术的情况下，可将视网膜色素上皮细胞分散到玻璃体中的机会降到最低。此外，如果泡状脱离的裂孔，以至于冷冻无法到达视网膜，那么很难准确地放置冷冻点，因此两步手术可能更可取。一旦视网膜重新复位，很小或很难找到的裂孔可能就无法定位，因此在一个疗程的过程中，气体注射前的冷冻治疗最大限度地提高了治疗所有裂孔的机会。当选择两个疗程的手术时，重要的是要在术前仔细绘制与血管和其他标志物相关的裂孔的位置。由于这些原因，气动视网膜固定术通常在一个疗程内完成。

### （三）冷冻与激光 Cryopexy vs. Laser

如果玻璃体积血或其他介质混浊使激光治疗困难，可能需要冷冻。激光治疗色素萎缩区的裂孔可能无效。对于一些眼睛难以保持固定的患者，冷冻可能比激光更容易应用。在某些情况下，即使经过几天的定位，仍有足够的视网膜下液体残留，无法使用激光，可能需要冷冻。

如果无法使用激光间接检眼镜（laser indirect ophthalmoscope，LIO），则用裂隙灯激光可能无法治疗远周边的裂孔，需要进行冷冻。LIO 是 PR 的理想选择，因为它允许对远周边视网膜进行处理，并有助于气泡的移动[35]。虽然大多数裂孔可以通过裂隙灯输送系统通过必要时倾斜患者头部的方式以将气泡从裂孔中移开，用激光治疗，但从 11 点钟到 1 点钟裂孔是很难治疗的。虽然可以像玻璃体切除术那样，透过大气泡进行激光治疗通常是可能的，但由于光学因素，小气泡进行 PR 治疗则非常困难。由于气体的绝缘作用，激光在气体中的应用会导致热量集中，并可能导致过热烧伤。

某些情况可以应用激光而不是冷冻。如先前放置的巩膜扣带嵴上出现裂孔，则需要激光，因为冷

冻不能穿透硅胶。对于近期进行手术的眼（在过去4～6周内），激光可能比冷冻手术更安全，因为冷冻探针的巩膜压陷会升高眼压。尽管在狭小的空间一个小的结膜切口允许冷冻探针从后面通过，但激光治疗后部裂孔比冷冻更容易。

使用激光而不是冷冻，脉络膜视网膜粘连可能更快更牢固[47, 48]。此外，一些作者认为冷冻与增殖性玻璃体视网膜病变和其他并发症的发生率较高有关[49, 50]，尽管其他人没有发现这种联系[51]。与冷冻相比，激光具有发病率低的优点，尤其是在多发或大面积裂孔的情况下。

虽然激光一般不能应用于视网膜脱离，但如果脱离很浅，就有可能通过巩膜顶压使视网膜变平并增加激光功率。然而，这项技术可能会由于激光强度过大而导致视网膜破裂，必须谨慎使用。

### 视网膜固定术的应用 Applying Retinopexy

经结膜冷冻凝固术包括完全围绕视网膜裂孔的多个相邻点的冷冻应用，并通过双目间接检眼镜进行监测。如有可能，应避免在孔的中间进行冷冻至裸露的 RPE。如果可能的话，视网膜色素上皮被推到与上方视网膜并置的位置，在视网膜上引起可见的白色反应。当视网膜色素上皮不能与脱离的视网膜接触时，如在大疱性脱离中，冷凝的终点是色素上皮层出现暗橙色发光。在治疗后，不要试图移动冷冻笔，直到尖端的冰冻解冻。

激光应用从低强度开始，逐渐增加，直到达到灰白的暗瘢。如果使用红激光或红外波长，则需要强度更低的烧灼。几乎相邻的多排激光瘢完全包围所有的裂孔，对马蹄形裂孔沿着最有可能延伸的前缘进行较大范围的光凝治疗。

### （四）注入气体的数量和类型 Amount and Type of Gas to Inject

PR 通常需要一个足够大的气泡来同时覆盖所有脱离的裂孔约 5 天。气泡的大小应反映裂孔的程度。一般来说，膨胀前注入的气泡必须适度大于最大的视网膜裂孔，以防止气体进入视网膜下。在大多数情况下，我们希望气泡体积为 1ml 或更多，这需要注入至少 0.5ml 的纯六氟化硫（$SF_6$）。

如果注入经过滤的消毒空气，我们建议至少注入 0.8ml。如果需要注入超过 0.6ml 的空气，可能需要多次穿刺（气体注入前一次，气体注入后一次或多次）或多次气体注入。

我们认为，气泡最好能覆盖裂孔 5 天，然后尽快消失。然而，有报道称，当下方裂孔的体位颠倒时只要填充 6～8h，就可以成功复位[37]。

在大多数情况下，气泡的存在的时间可能足够长，但有时当空气吸收过快时，脉络膜视网膜粘连可能不够成熟。空气的使用也丧失了眼内注射后气泡膨胀的优势，需要注射更大的体积，但它具有降低费用和普遍可用的优势。

在大多数情况下，延长全氟丙烷（$C_3F_8$）气泡的寿命是一个缺点。使用 $C_3F_8$ 需要在很长一段时间内禁止空中旅行，并且要求患者在气泡消失之前不要仰卧睡觉，以防止气泡与晶状体长时间接触。然而，如果出现新的裂孔，使用 $C_3F_8$ 可以消除重新注入气体的需要，并且 $C_3F_8$ 允许最初注入少量气体，从而减少穿刺的需要。我们建议只有在需要非常大的气泡时才推荐 $C_3F_8$。

我们通常的程序是进行注射前穿刺，然后注射 0.5～0.6ml 纯 $SF_6$。通过穿刺排出的液体量有助于确定注入多少气体。一个人通常可以注射等量的气体再加 0.15～0.2ml 而不需要进行第二次穿刺，特别是如果眼球最初被冷冻所软化。需要注意，在液体进入注射器的测量刻度室之前，需要超过 0.05ml 才能填充针头的轮廓。例如，如果穿刺注射器注满 0.40ml，则从眼中取出大于 0.45ml。在这种情况下，在不造成视网膜中央动脉关闭的情况下，可以向眼内注入 0.55ml 的气体。注射高达 0.60ml 的气体也是可行的，特别是当眼球在冷冻过程中因紧绷的压陷而明显软化时。

### （五）眼表消毒 Sterilizing Ocular Surface

必须严格注意无菌技术。眼表消毒需要局部消毒，只是抗生素是不够的。我们建议使用聚维酮碘溶液（povidone-iodine solution）[52]，不建议使用含有洗涤剂或酒精的其他制剂。使用无菌薄膜覆盖。将几滴聚维酮碘溶液直接滴入结膜囊内，在准备气体时与眼表接触。注射部位用无菌棉头涂抹干燥，眼睛准备好进行穿刺和气体注射。有了这些预防措施，PR 后眼内炎的发生极为罕见，文献报道的病例很少[53, 54]。

### （六）气体的准备 Preparing the Gas

减压系统连接在气瓶上，从低压系统吸入气体。采用高压会吹坏微孔过滤器，则无法对气体进行消毒[55]。如图 107-1 所示，安全套导管可以连接到气瓶上，也可以使用降压阀系统。或者，可以将气体吸入大的注射器，然后转移到小注射器内。

所选气体以无菌方式通过微孔过滤器进入 3ml 注射器。连接气瓶和注射器（包括过滤器）的管子用气体冲洗，以确保不被室内空气所稀释。注射器充满几毫升的气体，将此气体丢弃。然后再重新注满注射器。气体由气瓶被动注入注射器可确保室内空气不被吸入。然后，将一次性 30G（12mm，0.5 英寸）针头紧密固定在注射器上，并排出多余的气体，以留下需要注射的准确的注射量。注射前，气体不应在注射器中储存超过几分钟，因为室内空气可以渗入注射器并稀释气体[56]。

### （七）进行穿刺 Performing a Paracentesis

虽然在穿刺前可以注射气体，但我们通常建议先进行穿刺。注气后进行穿刺可导致前房内有气体。注射前穿刺有助于确定要注射多少气体，避免明显的眼压升高。最近有报道，PR 术后未进行注气前穿刺，导致透白内障明角膜切口出现裂开[57]。

对于穿刺术，我们使用安装在 1ml 注射器上的 30G 针头，无须柱塞。眼表消毒后，针头斜穿过角膜缘进入前房，针尖保持在周边虹膜上方，避免接触晶状体。

眼压很快就会下降，必须在眼球外部施加压力，以便液体继续进入注射器。用无菌的棉头涂抹轻轻按压角膜中心，迫使房水进入房角（图 107-2）。但是，必须注意避免角膜和晶状体接触。相反，我们更喜欢用棉头在眼球的赤道处施压，促进液体进入前房，并允许对眼球施加更为坚实和持久的压力。

做穿刺时需要耐心。液体最初会自由流入注射器，但随后会变慢。通过继续按压眼球并在几分钟内逐渐拔出针头，通常需从眼睛中取出 0.05～0.2ml 的液体，这通常是注射 0.5～0.6ml 气泡所必需的。高度近视的眼睛往往前房更深，但他们也要求更大的眼内气泡。

如果后囊完好无损，或者小的囊膜切开术紧靠人工晶状体，可以在有晶状体眼和人工晶状体眼中

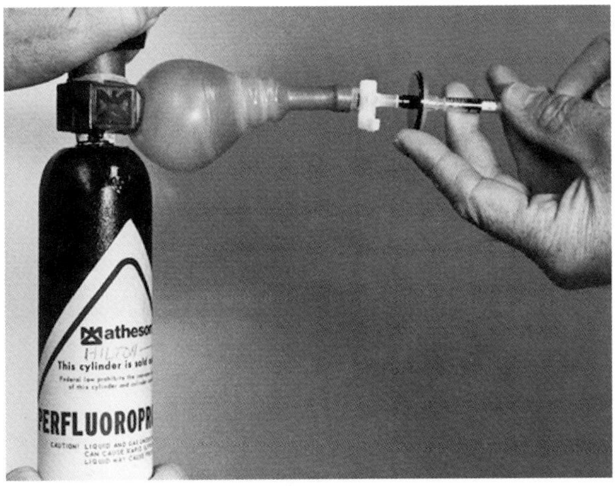

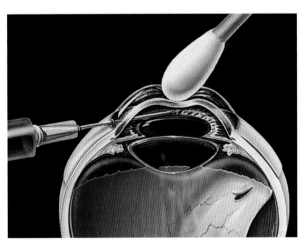

▲ 图 107-1　气体从高压罐转移到由外部导尿管制成的低压气囊中

天然气很容易提取。气囊中的压力将气体通过微孔过滤器推入注射器。为避免空气稀释，注射器中的气体会被排出并重新填充 2 次（图片经许可转载自 Hilton GF, Grizzard WS. Pneumatic retinopexy. A two-step outpatient operation without conjunctival incision. Ophthalmology 1986; 93:626–41. ©1986, American Academy of Ophthalmology 版权所有）

▲ 图 107-2　在不带针栓的 1ml 注射器上使用 30 号一次性针头进行前房穿刺

内腔向角膜开放，位于周边虹膜上方。用棉签头轻轻按压角膜，迫使水进入针尖附近的前房周边，从而促进更彻底的引流（图片经许可转载自 Hilton GF, Tornambe PE, and the Retinal Detachment Study Group. Pneumatic retinopexy: an analysis of intraoperative and postoperative complications. Retina 1991; 11:285–94.）

通过角膜缘进行穿刺。否则，通常应通过平坦部进行穿刺，以防止玻璃体束嵌顿在角膜缘中。当通过人工晶状体眼的平坦部进行穿刺时，柱塞留在注射器中，以防止针头与玻璃体的阻塞。但在有虹膜支持的前房型人工晶状体的情况下，由于植入物有可能接触到内皮细胞，所以前房穿刺是禁忌。

### （八）注入气体 Injecting Gas

当针头固定后，气体从注射器中排出，直至达到预期注入眼内的量。在眼表仍然无菌和患者仰卧的情况下，头部和眼球共向一侧旋转约 45° 以将平坦部注射部位置于最上方。气体通常是暂时性注入，除非平坦部睫状上皮脱离或该区域出现大的视网膜裂孔，在这种情况下，应选择另一个部位。用

30G 针头在角膜缘后 3~4mm 处注射。针头朝向玻璃体中心，插入深度为 7 或 8mm，以确保穿透平坦部睫状上皮和前玻璃体面。然后将其部分拔出，以便在眼外看到约 9mm 的针轴，在球体内只留下 3mm 的针尖。注气点在最上方，针头垂直向心，注气均匀、适度轻快，但不能太用力。我们估计注射时间应该在 0.5~1.0s。这种技术在针尖产生一个气泡（图 107-3C），而不是多个小气泡，通常称为"鱼卵"（fish egg）（见下述）。

无须用检眼镜观察玻璃体内的针尖。当针头从眼内拔出时，在拔出针头的同时，立即用无菌棉头涂抹器覆盖注射处，以防止气体流失。然后将头部旋转到另一侧，将气泡从注射部位移开，然后移除棉签头。或者，可以在拔出针头后旋转头部。几秒

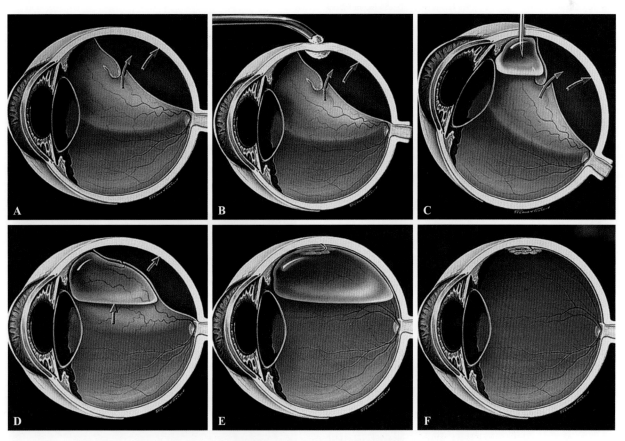

▲ 图 107-3　气动视网膜固定术总结

A. 视网膜下液体的体积由玻璃体液体的流入量（绿箭）和视网膜色素上皮泵入脉络膜的流出量（红箭）决定。B. 视网膜裂孔区域采用多个相邻的经结膜冷冻治疗。C. 当平坦部注射部位在最上方，针头垂直，针尖在玻璃体内浅置时，气体通过 30 号针头适度快速地注射。为了便于说明，绘图者在视网膜裂孔的同一子午线上画出了注射，但通常避免在这个子午线上进行注射。D. 头部的体位使玻璃体内的气泡封闭视网膜裂孔。E. 视网膜裂孔闭合后，通常在术后第 1 天再附着。F. 气泡是自发吸收的（图片经许可转载自 Hilton GF, Kelly NE, Salzano TC, et al. Pneumatic retinopexy. A collaborative report of the first 100 cases. Ophthalmology 1987; 94:307-14. ©1987, American Academy of Ophthalmology 版权所有）

钟内针道肿胀闭合，防止进一步渗漏。

#### （九）评估眼压 Assessing Intraocular Pressure

尽管在注射前进行了穿刺，但有时在气体注射后视网膜中央动脉会关闭。几项研究表明，由于血压升高，视网膜可以耐受 60min 而没有血流[26, 58-62]。如果动脉在大约 10min 内没有重新开放，应通过重复穿刺降低眼压。

在等待视网膜中央动脉重新开放的同时，间歇性眼球压迫可以加速眼压恢复正常。巩膜压迫器压在眼睛的外侧，使眼睛紧靠眼眶内侧壁。这会升高眼压，增加液体排出量并拉伸巩膜壁[63]。但对于最近接受过手术或有穿透性外伤的眼，或有严重青光眼的眼，不建议这样做。

检眼镜检查视网膜中央动脉是否通畅。如果很难判断动脉是否通畅，则在用间接检眼镜监测的同时，用逐渐增大的力压迫眼球。如果视网膜中央动脉的搏动不能以这种方式诱发，它很可能是关闭的。除了确保视网膜中央动脉的通畅外，检眼镜还可以排除前节气体滞留或鱼卵泡可能造成的并发症。

一旦视网膜中央动脉恢复通畅，房水流出就足以补偿非青光眼中气泡的膨胀所致的高眼压。因此，我们不再检查术后眼压，除非出现严重青光眼。

#### （十）指导患者 Instructing the Patient

冲洗眼睛以冲洗聚维酮碘，滴入抗生素类固醇软膏，然后棉垫遮盖眼睛。大多数患者不需要止痛药。视网膜裂孔的轴线用绷带上的箭头标记，头部倾斜，使箭头指向天花板。或者，商业生产的"肺活量水平"（pneumol-level）盘可以连接到前额，以指示所需的头部倾斜。使用镜子演示，仔细指导患者定位头部，使裂孔处位于最上方。患者被告知不能仰卧，原因有三：第一，气体很可能无法顶压视网膜裂孔；第二，长时间与晶状体接触气体可能导致有晶状体眼患者白内障；第三，眼内液流出可能受阻，导致眼压升高。视网膜裂孔最上方的适当位置应保持（至少在清醒时）5 天。如果可能的话，在睡眠中保持体位是有帮助的，特别是在视网膜重新复位之前。成功的视网膜复位被描述为保持体位少于 5 天，并且体位保持 3 天或少于 3 天通常是足够的[37]。

### 五、特别情况 Special Procedures

#### （一）鱼卵样气泡 Fish Eggs

多个玻璃体内的小气泡或"鱼卵"（fish egg）[18]（图 107-4）可导致气体进入视网膜下，特别是在视网膜出现大面积裂孔的情况下。这种情况通常可以通过执行以下步骤来预防（图 107-5）：①注射时，确保针尖位于玻璃体腔内较浅的位置；②确保注射部位在最上面；③适度快速注射（0.5～1.0s）；④针头垂直注射。

如果真的出现鱼卵样气泡，患者的体位保持要严格，以使气泡远离视网膜裂孔。如果所有的视网膜裂孔都很小，这可能是不必要的，但请记住，裂孔可能会有一点伸展。气泡通常在 24h 内自发合并，然后患者可以采用视网膜裂孔在最上方的体位。

或者，气泡通常可以通过用无菌的棉签或戴手套的手指轻按摩眼球来使气泡聚结。转动眼睛，使没有潜在视网膜裂孔的巩膜位于最上方，然后适度用力地弹开该部位。由于不可能使鱼卵远离上方裂孔，因此，如果上方有几个钟点的大的裂孔，此操作尤其重要。即将发生的黄斑脱离也可能应用这一过程，或采取一个面朝下的体位，直到气泡合并。

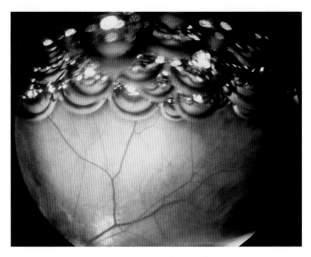

▲ 图 107-4　鱼卵现象
玻璃体内的多个小气泡，通常由不恰当的注射技术引起 - 可导致气体进入视网膜下方（图片经许可转载自 Hilton GF, Tornambe PE, and the Retinal Detachment Study Group. Pneumatic retinopexy: an analysis of intraoperative and postoperative complications. Retina 1991; 11:285-94. ）

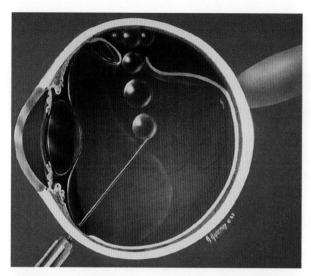

▲ 图 107-5　在视网膜裂孔脱离的情况下如何不进入气体
图片经许可转载自 Hilton GF, Tornambe PE,and the Retinal Detachment Study Group. Pneumatic retinopexy: an analysis of intraoperative and postoperative complications. Retina 1991; 11:285-94.

## （二）注气部位的气体滞留 Gas Entrapment at the Injection Site

注气后，将头部转向另一侧，通过检眼镜确认气体的流动性。如果气泡仍滞留在注射部位，则可能被困在 Petit 管中（位于前部玻璃体、晶状体和悬韧带及平坦部睫状上皮之间）。通常情况下，在晶状体后的周围可以看到被困在这条通道中的气体，形成一个部分环，被称为"百吉饼"、"甜甜圈"或"香肠"标志（图 107-6）。

如果只有少量气体滞留，则无须处理。如果大

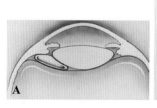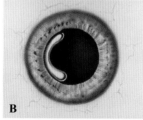

▲ 图 107-6　**Gas entrapment at the injection site. (A) Gas trapped in the canal of Petit (between the anterior hyaloid, the lens and zonules, and the pars plana epithelium). (B) Gas is visible peripherally behind the lens, forming a partial ring (the "sausage sign"). (Reproduced with permission from Hilton GF, Tornambe PE, and the Retinal Detachment Study Group. Pneumatic retinopexy: an analysis of intraoperative and postoperative complications. Retina 1991;11:285-94.)**

部分气体被捕获，建议患者面朝下体位 1 天。当气体随后膨胀时，通常会突破此处并漂浮到黄斑。此后，患者采取视网膜裂孔位于最上方所需的体位。

等待滞留气体释放时可能会危及附着的黄斑发生脱离。可将 27 号针头穿过注射部位，可以去除滞留的气泡。该针头安装在不带柱塞的注射器上，含有少量无菌盐水溶液。进入点位于最上面，针垂直穿过气泡。有时需要一点操作来打破气泡的表面张力，使其进入针内。大部分气体会通过注射器中的液体冒泡逸出。在另一个部位，气体被重新注入玻璃体的深处，在球体内有 4~5mm 的针头。如果在面朝下体位后被滞留的气体不能移动，这也可采用该处理过程，这可能是发生较罕见的在睫状体平坦部上皮下或脉络膜内的气体滞留[64, 65]。

## （三）蒸汽压路机技术 Steamroller Technique

如果大疱性视网膜下液体几乎延伸到附着的黄斑，在大疱性脱离周围放置一个气泡可能会将液体推入黄斑并使其脱离[66]。这种并发症及即将发生的自发性黄斑脱离的威胁，通常可以通过"蒸汽压路机"技术来避免（图 107-7）[67]。

在赤道部视网膜附着的区域中选择一个注射部位。注入气泡后，患者的头部朝下，然后将患者转向计划的体位，以确保气泡在到达黄斑的途中只穿过附着的视网膜。超过 1~10min 后，患者的头部位置逐渐改变，直到视网膜裂孔最上方的体位，这样气泡从黄斑向视网膜裂孔方向滚动，将视网膜下液体从黄斑推开并返回玻璃体，使视网膜变平。因为冷冻会导致色素上皮细胞的释放，如果色素上皮细胞进入玻璃体腔，可能会导致 PVR，所以冷冻通常不应在蒸汽滚压之前进行。

"蒸汽压路机"技术是否有必要防止黄斑脱离取决于以下几个因素：①距离脱离的黄斑有多近（只有血管弓内的脱离通常需要蒸汽压路机技术）；②大疱性视网膜脱离的情况；③气泡有多大。

"蒸汽压路机"技术的可能适应证包括以下方面：①预防医源性黄斑脱离；②预防医源性视网膜裂孔；③减少悬在视神经上的大疱性脱离，防止手术过程中可见视网膜中央动脉搏动；④减少视网膜下液体以促进视网膜脱离的更快吸收（可能用于所

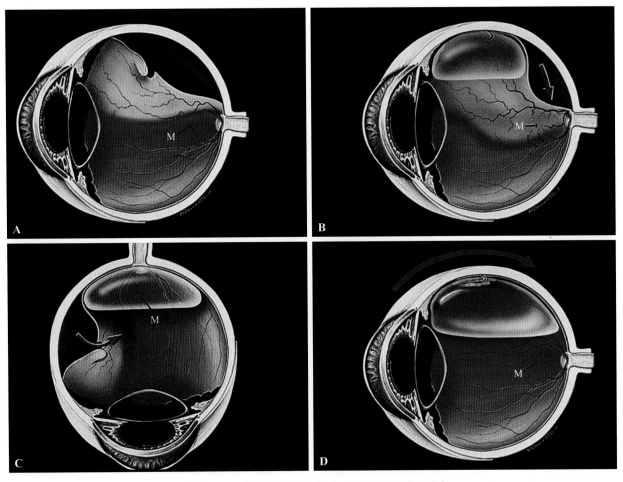

▲ 图 107-7 "蒸汽压路机"技术：预防医源性黄斑脱离

A. 黄斑附近附着的大疱性视网膜脱离，显示"蒸汽压路机"操作。B. 要避免的是，气泡可能会迫使视网膜下液体向后移（箭），导致医源性黄斑脱离。C. Steamroller 步骤 1：在注射气体后，立即将患者置于面朝下的位置，确保气泡在到达黄斑的过程中穿过附着的视网膜，从而防止医源性黄斑脱离。这将使得一些视网膜下液体通过裂孔进入玻璃体（箭）。D. Steamroller 步骤 2：超过 1～10min，患者的头部位置沿着黄斑和视网膜裂孔（箭）之间的子午线逐渐移动，直到视网膜裂孔位于最上方。这导致气泡向视网膜破孔方向滚动，将视网膜下液体从黄斑推开，再回到玻璃体中，使视网膜变平。冷冻通常不应在蒸汽压路机技术操作之前进行（图片经许可转载自 Hilton GF, Kelly NE, Salzano TC, et al. Pneumatic retinopexy. A collaborative report of the first 100 cases. Ophthalmology 1987; 94:307–14. ©1987, American Academy of Ophthalmology 版权所有）

有视网膜裂孔不能一次被气泡覆盖的情况）；⑤避免在出现在视网膜大裂孔的情况下发生裂孔后缘向后移位和气体进入视网膜下（最极端的例子是展开巨大视网膜裂孔的倒转瓣）。

视网膜下液体进入玻璃体腔的运动引起了学者对 PVR 产生的理论关注。然而，两项研究表明，在进行蒸汽压路机技术的情况下，PVR 没有增加[68, 69]。

## 六、手术过程概要 Summary of Procedure

以下是典型的气动视网膜固定术固定手术过程的顺序（图 107-3）：①麻醉：局部 / 结膜下或球后；②冷冻治疗视网膜裂孔：如果一次手术，代替激光治疗；③眼表消毒：聚维酮碘溶液；④穿刺术：角膜缘，或通过平坦部，如果晶状体囊膜是打开的；⑤玻璃体腔内注气：0.4～0.6ml $SF_6$；⑥第二次穿刺和（或）眼球压迫：如果需要开放视网膜中央动脉；⑦特殊程序：例如，如果需要，蒸汽压路机技术（蒸汽压路机之前不应进行冷冻）。冲洗，使用抗生素和眼贴：绘制箭头；⑧激光光凝视网膜裂孔：第二天或视网膜复位时（代替冷冻，作为两次手术），如果需要，使用 360° 外周激光光凝。

## 七、术后管理 Postoperative Management

患者通常在术后第 1 天或第 2 天在办公室检查，此时视网膜通常被重新复位（图 107-3E），尽管偶尔的病例可能需要额外的一两天。如果液体没有再吸收，可能有新的或漏诊的裂孔，牵引可能使得裂孔再度开放，气泡可能太小，或患者可能没有保持正确的体位。因此正确定位裂孔的重要性应该重新强调。

罕见的情况下，视网膜下液或视网膜下液体囊泡会持续数周或数月。只要液体不增加，视网膜裂孔没有开放，黄斑复位，就不需要再手术。

作为一般指导原则，患者在术后 1 或 2 天、5～7 天和 14～21 天接受检查，此后定期检查，特别是寻找新的视网膜裂孔。如果密切的随访能够早期发现和治疗，这些裂孔不会危及最终的结果[8]。至少有一半可以通过办公室手术治愈，而无须玻璃体切除或 SB。

气泡会自发地重新吸收（图 107-3F）。在此之前，建议患者不要乘飞机旅行，因为飞行中较低的气压会导致气泡膨胀，眼压明显升高。我们建议在气泡变小之前限制活动。例如，最好避免撞击性的活动（如慢跑）和快速的头部倾斜运动（如空翻）。

## 八、结果 Results

1991 年，一项来自 7 个国家的 26 项统计资料汇编显示，共有 1274 只眼接受 PR 治疗，单次手术成功率为 80%，其中 98% 通过一次或多次手术治愈[18]。最近，Chan 等[20] 对 1986—2007 年出版的 81 个 PR 系列进行了回顾，共计 4138 只眼。单次手术成功率为 74.4%，一次或多次手术成功率为

96.1%。11.7% 的眼出现新的视网膜裂孔，5.2% 出现 PVR（表 107-2）。

Tornambe[17] 回顾了失败的原因，并得出结论：人工晶状体眼 / 无晶状体眼、视网膜脱离 > 50% 和多个视网膜裂孔对单次手术的成功有不利影响。一些研究表明[9, 70]，与玻璃体切除术或 SB 相比，初始 PR 失败，随后需要玻璃体切除术或 SB，不会对最终的视觉结果产生不利影响。不成功的初始 PR、SB 或玻璃体切除术通常可以通过随后的 PR 手术安全有效地挽救[71]。

### （一）PR 与巩膜扣带术的比较 Comparison of PR With Scleral Buckle

多中心随机对照临床试验对 198 只眼 PR 和 SB 进行比较，建立两组术前视力相似、统计学相似的对照组。研究结论如下[8]：① PR 组术后并发症少，病程短；②对于黄斑脱离达 2 周的患者，PR 组术后视力明显优于 SB 组（P=0.05）。在这一组中，80% 的 PR 患者恢复了 20/50 或更好的视力，而 SB 患者只有 56%；③一次手术加上偶尔的术后冷冻或激光治疗，SB 组视网膜复位率为 84%，PR 组视网膜复位率为 81%。这一差异没有统计学意义。然而，随后的研究证实，SB 的单次手术成功率稍高[72]；④再次手术时，SB 组和 PR 组的最终再复位率分别为 98% 和 99%，两组间差异无统计学意义。随后的研究证实了可比的最终再复位率[72]；⑤根据评分系统，术后激光或冷冻治疗的需要非常重要，并发症也很相似；⑥ SB 术后白内障手术次数是 PR 术后的 4 倍；⑦ PR 后视网膜新裂孔和漏诊裂孔的发生率更高，但通常不会产生不利的结果。SB 术后新的和漏诊的视网膜裂孔预后最差，需要更广泛的再手术，视力下降；⑧在两组中，后囊膜开放或缺失

表 107-2　1986—2007 年 81 份已发表的气动性视网膜固定术统计报告摘要：解剖结果和两种术后并发症

| 报道例数（n） | 眼睛（n） | 再固定 | | 并发症 | |
| --- | --- | --- | --- | --- | --- |
| | | 一次手术 ª | 再手术 | 新发视网膜裂孔 | PVR |
| 81 | 4138 | 74.4% | 96.1% | 11.7% | 5.2% |

a. 一些系列包括术后补充激光光凝或冷冻治疗

引自 Chan CK, Lin SG, Nuthi AS, et al. Pneumatic retinopexy for the repair of retinal detachments: a comprehensive review (1986–2007). Surv Ophthalmol 2008;53:443–78.

与同样较低的单次手术成功率相关；⑨ SB 组和 PR 组术后增殖性玻璃体视网膜病变发生率分别为 5% 和 3%（无统计学差异）。

### （二）PR 与玻璃体切除术的比较 Comparison of PR With Vitrectomy

不幸的是，直接比较 PR 和原发性玻璃体切除术的类似前瞻性数据，目前尚缺乏。近年来，由于 SB 在视网膜外科医师中的支持率下降，玻璃体切除术治疗原发性孔源性视网膜脱离在玻璃体视网膜器械、显微切除技术、内照明和广角视野系统等的不断进步，已获得了极大的普及[73, 74]。与 PR 类似，玻璃体切除术避免了 SB 的一些常见并发症，如诱发近视。与 PR 不同的是，它容易诱发白内障，并且需要手术室相关的时间和费用。

玻璃体切除术在某些 PR 不足的情况下具有优势。这是处理严重 PVR 和玻璃体视网膜牵引的首选方法，当玻璃体或囊膜混浊导致视力不良时，这可能是理想的方法。通过促进大气泡的放置，玻璃体切除术与 SB 对治疗下方且裂孔广泛分布的病例较为可靠。

因为玻璃体切除术容易诱发白内障，所以它最常用于人工晶状体眼。在玻璃体切除术中，微小的裂孔，常见于人工晶状体眼，最容易通过眼内部检查来识别。在一项 SB 与原发性玻璃体切除术治疗孔源性视网膜脱离的多中心临床试验中，玻璃体切除术在人工晶状体眼的单次手术成功率明显高于 SB，但在最终视力上没有差异[75]。在有晶状体眼中，玻璃体切除术的视觉效果比 SB 差，但单次手术的成功无优势。

在更简单的适合 PR 的病例中，尤其是在有晶状体眼的患者中，PR 可能比玻璃体切除术或 SB 更好。

## 九、并发症 Complications

鱼卵、气体滞留和医源性黄斑脱离在上述"特殊手术过程"中已经讨论。PR 术中其他并发症很少。文献中已注意到一些术后并发症，但大多数并发症的发生率低于 2%（表 107-3）。两个主要问题是 PVR 和新的或遗漏的视网膜裂孔。视网膜下气

表 107-3　10 个病例系列 [b]565 眼术后并发症 [a]

| | 眼　睛 | |
| --- | --- | --- |
| | n | (%) |
| **手术中** | | |
| 玻璃体嵌顿 | 8 | 1.4 |
| 结膜下气体 | 6 | 1.1 |
| **术后** | | |
| 新的或遗漏的裂孔 | 75 | 13.3 |
| PVR | 26 | 4.6 |
| 再脱离 | 17 | 3.0 |
| 轻度黄斑皱褶 | 10 | 1.8 |
| 持续性视网膜下液 | 12 | 2.1 |
| 微小视网膜前膜 | 8 | 1.4 |
| 原裂孔重新开放 | 6 | 1.1 |
| 玻璃体混浊，3～8 天 | 6 | 1.1 |

a. 遗漏 0.3%～1.0% 的并发症：脉络膜脱离、前部气体潴留、玻璃体积血、视网膜下气体、视网膜下液体移位和黄斑裂孔。并发症包括视网膜下出血、前房积血、平坦部脱离、白内障、恶性青光眼、眼内炎（各 1 例，0.2%）
b. 参见参考文献 [5, 8, 33, 35, 40, 41, 67, 76-78]
PVR. 术后增殖性玻璃体视网膜病变

体的处理也值得讨论。

### （一）增殖性玻璃体视网膜病变 Proliferative Vitreoretinopathy

PVR 是各种视网膜复位术的主要并发症。对 PR 文献的回顾显示发病率为 4%（表 107-2）。在多中心临床试验中，PR 治疗组的 PVR 发生率为 3%，而 SB 对照组为 5%[8]。有证据表明玻璃体腔内气体可能刺激 PVR。

### （二）新的或漏诊的视网膜裂孔 New or Missed Retinal Breaks

在 81 个系列（包括 4138 只接受 PR 治疗的眼）中，新的和漏诊的视网膜裂孔的发生率为 11.7%（表 107-2）。值得注意的是，这低于一项对 171 只眼的研究中报道的 14% 的数字，这些眼的视网膜裂孔没有明显的视网膜脱离，用激光光凝或冷冻治疗，但没有气体注射[79]。这和其他证据表明，

玻璃体腔内气体在引起新的视网膜裂孔方面所起的作用微乎其微，并强调了该病的自然史包括相当频繁地出现额外裂孔。气动视网膜固定术后需要再次手术的最常见的原因似乎是新的视网膜裂孔，而不是持续性视网膜脱离[80]。

在长期随访中，89% 的病例在术后 3 个月内需要再次手术[19]。无论有无气体，大多数新的裂孔出现在术后 1 个月内，提示不完全性后玻璃体脱离可能是术后裂孔的原因[8, 79]。在 B 超确定的完全性而非部分性后玻璃体脱离的有晶状体眼中，Rezende 等[42] 报道了更高的单次手术视网膜复位率，特别是在用 PR 治疗的眼中。

由于 PR 失败有时是由于视网膜未经治疗的区域出现新的视网膜裂孔引起的，Tornambe 建议在玻璃体基底部和锯齿缘之间应用 360° 激光视网膜固定术。他报道说，这种方法在单次手术成功率上有显著提高，但只有大约 1/12 的 PR 外科医师采用这种技术[81]。

气动视网膜固定术后新的视网膜裂孔并不意味着预后不良。在多中心试验中，约 96% 的此类眼睛得到了成功治疗[9]。

气动视网膜固定术后新的视网膜脱离不一定需要玻璃体切除或巩膜扣带术，通常可以通过重复的气动视网膜固定术单独治疗。

### （三）视网膜下气体 Subretinal Gas

如上所述，视网膜下气体通常是一种可预防的并发症（见"鱼卵样气泡"章节）。然而，如果气体确实进入视网膜下面，如果裂孔大于气泡，或者在气体膨胀之前及时诊断，气泡通常可以通过裂孔被回位。在间接眼底镜下，利用巩膜压陷将气泡移动至裂孔处并迫使其通过。

如果失败，但视网膜下气体的量相对于玻璃体腔内气体来说很小，则可能不需要移除视网膜下气体。在这种情况下，严格的长时间保持体位仍然可以解决脱离，因为玻璃体腔内气体将超过视网膜下气体。大量的视网膜下气体可以用针头穿过巩膜进入视网膜下间隙，类似于上述"注射部位气体滞留"中所述的技术。很少需要玻璃体切除术用来清除气体。

### 十、气动视网膜固定术的应用 Utilization of Pneumatic Retinopexy

在 2002 年对美国视网膜专家协会（当时被称为"玻璃体协会"）的一项调查中，72% 的被调查者选择 PR 用于 12:00 裂孔的有晶状体眼黄斑脱离，如果眼睛是人工晶状体眼，PR 也是最常用的选择（PR 为 45%，而原发性玻璃体切除术为 13%）[81]。然而，欧洲对 PR 的接受程度远远少于于美国[82, 83]。玻璃体切除术的普及主要是以巩膜扣带术为代价的。2010 年对医疗保险索赔的分析显示，1997—2007 年，原发性视网膜脱离的玻璃体切除术增加了 72%，而 SB 减少了 69%，PR 保持相对不变[73]。根据 2015 年的一项调查，在人工晶状体眼中，微小切口玻璃体切除术现在比 PR 或 SB 更频繁[84]。

尽管视网膜脱离的治疗无论采用何种治疗方式都是非常有益的[85]，但通过提高 PR 的利用率，在维持解剖和视觉结果的同时，可以实现显著的成本节约[86]。

#### 视网膜脱离手术中 PR 与其他手术的选择策略 Algorithm for Choosing PR Versus Other Procedures for Retinal Detachments

在《视网膜脱离：原则与实践》一书中，Brinton 和 Wilkinson[1] 提出了一种算法（图 107-8），旨在组织对给定视网膜脱离病例所采用的手术类型的决定。该算法不能反映出可能影响决策的所有因素。还应考虑到每个特定患者的个人情况及外科医师的经验和设备的可用性。该算法提供了反映作者意见的指南，并不打算为给定的病例建立护理标准。

### 十一、结论 Conclusion

气动视网膜固定术（PR）可能是选择无下方裂孔或广泛裂孔或明显增生性玻璃体视网膜病变的单纯性视网膜脱离的手术方法。PR 后新的视网膜裂孔或脱离也可以通过激光或重复气动视网膜固定术来处理。PR 需要彻底的术前评估，合适的病例选择，持续的术后体位和密切的随访。

有证据表明，与玻璃体切除术和（或）巩膜扣带术相比，在选定的病例中，PR 能提供更好的视觉效果并以显著降低的费用将发病率降至最低。PR 的单次手术成功率略低于这些手术，但如果需要后续治疗，PR 失败不会影响成功率。

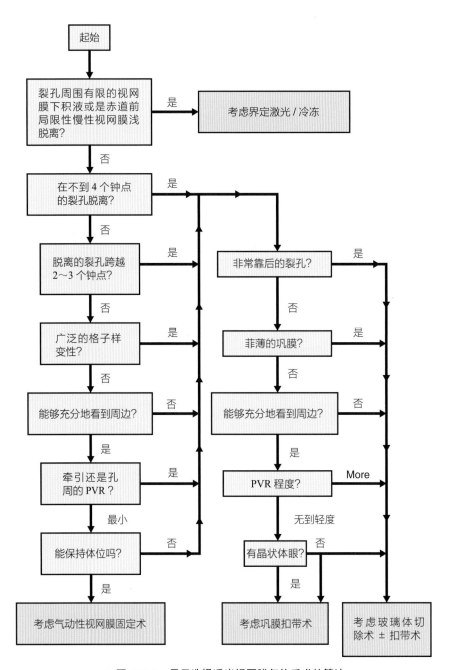

▲ **图 107-8** 显示选择适当视网膜复位手术的算法

PVR. 增殖性玻璃体视网膜病变；RD. 视网膜脱离（图片经许可转载自 Brinton DA, Wilkinson CP. Retinal detachment: principles and practice. 3rd ed. New York: Oxford University Press/American Academy of Ophthalmology. ©2009, Oxford University Press 版权所有）

# 特殊辅助治疗
# Special Adjuncts to Treatment

Ian Y. Wong　David Wong　著

第<br>108<br>章

## 一、概述 Introduction

第一次使用眼内气体治疗视网膜脱离可追溯到 1 个世纪前[1]。那时，视网膜破裂和视网膜脱离之间的因果关系还没有被充分认识。后来，当人们认识到视网膜裂孔定位和封闭的重要性时，才引入了空气注射的概念[2]。Rosengren 描述了他在视网膜下液引流后用空气进行内填充，结合外部透热以形成粘连的技术，并证明了在视网膜脱离修复中成功率的提高[2]。巩膜扣带术在 20 世纪 50 年代和 60 年代被引入，采用巩膜扣带联合眼内注气治疗复杂性视网膜脱离[3]。随着空气被迅速吸收，人们开始寻找其他更持久的气体[4]。六氟化硫和全氟化碳被证明是最受欢迎的眼内气体。20 世纪 80 年代，气动视网膜固定术首先由 Lincoff 引进，后来由 Hilton 和 Grizzard 推广[5]。使用膨胀性气体使之成为可能，并且该手术避免了一些患者需要巩膜扣带手术。更重要的是，气动视网膜固定术将视网膜脱离手术从住院手术转变为以办公室为基础的手术，在选定的患者中具有相当高的复位率。随着玻璃体切除术的出现，眼内气体的使用变得必不可少。闭合式三切口平坦部显微手术入路结合长效气体治疗，提高了手术成功率，特别是对于增殖性玻璃体视网膜病变和巨大裂孔等更复杂的情况。眼内气体扩大到黄斑裂孔修复及黄斑下出血气动置换术的适应证。有外科医师会有争议：玻璃体切除术联合气体治疗的情况下，可能会等同于巩膜扣带术。随机试验的结果并没有改变这一趋势[7]。

### （一）眼内气体的物理性质 Physical Properties of Intraocular Gases

理想眼内气体的性质见框 108-1。实际上，没有一种气体产品具有所有期望的特性。目前已经研究了各种气体产品在眼内的应用[8-12]。了解现有产品的不同特点，使我们作为外科医师能够做出合理的选择。临床医师感兴趣的是气体在眼内的持续时间、纯气膨胀率和非膨胀浓度。气体可以纯气形式使用，也可以与空气混合使用。可通过将纯气形态与不同比例的空气混合来调整其膨胀性（表 108-1）。在日常实践中，空气、六氟化硫（$SF_6$）、全氟乙烷（$C_2F_6$）和全氟丙烷（$C_3F_8$）是最常用的。表

| 框 108-1 | 理想的眼内气体的性质 |
|---|---|

**可利用性**
- 随时可用
- 便宜 / 可负担的

**生物相容性与安全性**
- 无毒
- 无味
- 无色
- 易燃
- 不会导致晶状体混浊

**寿命和膨胀性的变化**
- 水溶性

**与空气混合时稳定**

表 108-1　眼内可用气体调查

| 非膨胀 | 膨胀的 |
|---|---|
| 空气 | 六氟化硫（$SF_6$） |
| 氙气（Xe） | 全氟甲烷（$CF_4$） |
| 氮气（$N_2$） | 全氟乙烷（$C_2F_6$） |
| 氦（He） | 全氟丙烷（$C_3F_8$） |
| 氧气（$O_2$） | 全氟丁烷（$C_4F_{10}$） |
| 氩（Ar） | 全氟戊烷（$C_5F_{12}$） |
| 氖 | 八氟环丁烷（$C_4F_8$） |
| 二氧化碳（$CO_2$） | |

108-2 突出显示了这些气体的物理性质。从历史上看，氙气的眼内持续时间最短。

空气是最初应用于视网膜手术的气体。如果玻璃体腔完全充满空气，则气泡在 5～7 天内会溶解或消失。对于所有情况来说，空气都是不可膨胀的。这不是缺点，而是优点。在欧洲，空气常用于常规巩膜扣带手术。首先排出 SRF，然后注入空气。这有效地恢复了解剖结构，因为视网膜重新贴附在视网膜色素上皮和脉络膜上。然后可以进行冷冻治疗。由于不需要大的冷冻或通过 SRF 深度冻结，因此手术过程精确且简单。同样，视网膜裂孔的定位也很精确。巩膜扣带术只需要根据视网膜裂孔的位置保持体位，因为视网膜已经附着[13]。空气注射有三种特别的用途。首先，空气注射后眼压恢复。第二，气泡的表面张力使视网膜保持相对附着

表 108-2　常用眼内气体的物理性质

| | 化学式 | 分子量 (g/mol) | 无 味 | 无 色 | 易 燃 | 惰 性 | 惰性膨胀（倍于原始尺寸） | 最大膨胀时间（h） | 非爆炸浓度（%） | 寿 命 |
|---|---|---|---|---|---|---|---|---|---|---|
| 空气 | — | 29 | 是 | 是 | 是 | 是 | — | — | — | 5~7 天 |
| 氙气 | Xe | 131 | 是 | 是 | 是 | 是 | — | — | — | 1 天 |
| 六氟化硫 | $SF_6$ | 146 | 是 | 是 | 是 | 是 | 2.0 | 24~48 | 18 | 1~2 周 |
| 全氟乙烷 | $C_2F_6$ | 138 | 是 | 是 | 是 | 是 | 3.3 | 36~60 | 15~16 | 4~5 周 |
| 全氟丙烷 | $C_3F_8$ | 188 | 是 | 是 | 是 | 是 | 4.0 | 72~96 | 14 | 6~8 周 |

（如果注入生理盐水，液体可能会穿过视网膜破裂，视网膜可能会再次脱离）。第三，空气是不膨胀的。这消除了对引起下方视网膜牵引和新的裂孔形成的担忧。这最后一点不常被理解。空气联合巩膜扣带术在欧洲非常流行。但也有许多并发症，包括由于注射技术不好，气泡破裂形成"鱼卵"。然而，尽管有大量关于这项技术的研究报道，但下方裂孔并没有作为并发症之一而被注意到[14]。这与气动视网膜固定术形成对比。事实上，气泡延伸可能会导致玻璃体凝胶在反式凝胶牵引下进一步崩塌。由于气泡的上方漂浮，这种跨凝胶牵引力向下传递到玻璃体基底部，导致下方视网膜裂孔[15]。事实上，空气不会膨胀，这使得它与巩膜扣带术联合应用于非玻璃体切除术眼时具有独特的安全性。当与玻璃体切除术结合时，空气也重新流行起来。视网膜脱离的成功取决于对所有视网膜裂孔的识别和封闭。随着眼内激光的应用越来越广泛，人们普遍认为激光治疗可以使粘连发展得更快。因此，减少了长时间填充的必要性。气泡填充的持续时间只需要足够长，就可以形成脉络膜视网膜粘连。在没有任何发展增殖性玻璃体视网膜病变的危险因素的情况下，当导致视网膜裂孔的范围限制在 1 或 2 个钟点内时，空气是完全可以接受的填充物[16]。快速吸收是一个优势。这仅仅意味着患者可以更快地康复，他们可以更快地乘飞机旅行。

当视网膜裂孔是多发性的，并且裂孔位置相距甚远时（以时钟点数为单位），术后最好有一个较大的气泡。如果预计不存在发生增生性玻璃体视网膜病变的可能，则不需要长时间的填充。在这些情况下，六氟化硫（$SF_6$）可能是合适的。$SF_6$ 的非膨胀浓度为 20%。根据经验，如果玻璃体腔完全充满，20%$SF_6$/ 空气的气泡将持续大约 2 周[17]。在最初的几天内，气泡会相对较大，以提供足够大的填充面积，覆盖到广泛分离的视网膜裂孔。$SF_6$ 很少使用。它是惰性的，无毒，无色，比空气重 5 倍。水解仅在高温（＞500℃）下发生。我们将在本章后面讨论眼内填充剂的选择。

全氟化碳气体具有通用的化学式（$C_xF_{2x+2}$，其中 x 可以是 1 到 4）。均为无色无味的惰性气体。水溶性随碳链长度而变化。碳链越长，在水中的溶解度越低，因此眼内寿命越长。例如，作为一个粗略的指导，1ml 纯 $C_2F_6$ 注入眼内时会膨胀 3.3 倍，并在眼内停留 4~5 周；而 1ml $C_3F_8$，同样的体积会膨胀 4 倍，并停留 6~8 周。

当气泡被注入眼睛时，两个力作用在气泡上。有重力引起的向下的力，也有浮力引起的向上的力。重力等于眼内气体的重量。阿基米德原理指出，任何漂浮物体都会使其自身的流体重量发生位移。例如，1ml 的 $C_3F_8$ 重 0.001g，因此 1ml 的 $C_3F_8$ 置换 1ml 的液体，液体重 1g（水的比重为 1.0）。因此浮力向上为 1g（1g 等于 0.0098N；为了便于理解，此处使用 g）。因此作用在 $C_3F_8$ 气泡上的净重为 0.999g（即 1g 浮力减去 0.001g 重力）。这个力把气泡往上推。就量级而言，这种向上的力与硅油（SO）泡相比是很大的。这种向上的力与全氟化碳液体的向下力大小相同，比重接近 2g/ml。普遍接受的说法是全氟化碳（PFCL）液体太重，不能留在眼内，因为这可能会造成视网膜损伤[18]。有趣的是，没有人提到气泡压迫太大，导致视网膜上方发生毒性的变化[19]。

填充的经典概念是气泡与视网膜接触，阻止水通过视网膜裂孔进入视网膜下间隙。水和气体的界面张力很高。因此，气泡希望保持为一个气泡，它不会通过小的孔径，如视网膜裂孔。为此，它需要变形。气泡需要假设半径更小，这需要更高的表面能。

实际上，气泡或气体很少有机会通过视网膜裂孔，除非它们与固定的视网膜皱褶有关。如果视网膜脱离是可移动的，只要注入气泡，气泡就会浮到玻璃体腔的最上方。任何 SRF 的位移都将低于气泡。上方视网膜将与下伏的视网膜色素上皮相对，包括可能位于视网膜上半部分的任何视网膜裂孔。此外，有人认为视网膜裂孔或气泡之间的直接接触可能是不必要的。临床研究表明，玻璃体切除、气体填充不联合无巩膜扣带术可成功治疗视网膜下方裂孔[20]。有一种学派认为，气泡（对于这种物质来说，是油泡）在眼内部起到夹板的作用，从而减少眼内液流。在没有牵引力的情况下，眼内液流的缺乏会使视网膜复位。气泡和视网膜裂孔之间可能需要也可能不需要直接接触[20]。

然而，如果接触是重要的，那么气泡的形状将决定填充的效果。当浮力较大时，气泡呈玻璃体腔状，呈平底。这样，大部分的体积将有助于接触视网膜。从另一个角度考虑，在弯月面形成过程中浪费的体积很少。如果浮力很小，那么气泡的形状就会变圆。换言之，很少的体积有助于与视网膜接触。大部分气泡会形成半月状，而半月状不会与视网膜接触。最极端的情况是球形空腔中的球形气泡。除非填充率为 100%，否则接触将从零变为全。在实践中，完全填充几乎是不可能的。大多数外科医师使用所谓的非膨胀性气体浓度。根据定义，气泡的体积在术后阶段减小。那些使用"轻微膨胀"（slightly expansile）浓度的患者有高眼压的风险。在正常的眼睛中，眼压的任何增加都会导致眼内流出量的增加，进而降低眼压。如果玻璃体腔充满气体，唯一能增加流出的水是前房（AC）。玻璃体有气体的情况下，前房会很浅。如果虹膜晶状体横膈松弛，则可能发生继发性房角关闭。实际上，对于一个给定的个体患者，我们无法确切地知道每种气体的非膨胀浓度可能是多少。因此，使用膨胀性浓

度将是不必要的风险。

## （二）气体的作用 Functions of Gas

眼内气泡的主要功能包括五项：①提供眼内填充物；②展平视网膜及视网膜皱褶；③使可视化；④替换眼球体积；⑤减少眼内液流。

### 1. 眼内填充 Internal Tamponade

为视网膜脱离提供眼内填充是眼内气体使用的主要指征[21]。其目的是利用气泡的表面张力来对抗视网膜裂孔。气体的表面张力比液体填充剂（如 SO）高。浮力、重量、眼内气泡形状和接触之间的相互作用已被提及。

值得一提的是，气泡的形状随体积而变化。当注入一个小气泡时，它呈圆形。当进行气动视网膜固定术时，通常会观察到这一点。例如，当注入 0.3ml 的 $C_3F_8$ 时，气泡保持相对圆形，直到在接下来的 24～48h 内膨胀。然后它明显地采用了一个扁平的形状 [ 这个形状被称为"球形帽"（spherical cap）]。当气泡很小时，其形状主要由表面张力决定。因为表面张力很高，气泡是圆形的。当气泡膨胀时，浮力变得很重要。气泡的每一个分子都想向上漂浮，这就是为什么气泡底部的形状是扁平的。Lincoff 在很多年前就做了这个观察，并提出了一种通过观察气泡的平坦底面来评估眼内气泡大小的方法[22]。就向上的力而言，它在气泡的顶部最大，而在底部接近于零。表 108-3 给出了注入气体的体积和填充有效弧的估计值。通过使用表面修饰聚甲基丙烯酸甲酯构建的模型眼模拟了亲水性视网膜表面，已经证明了这一点。效率曲线根据填充百分比绘制接触弧。结果表明，曲线呈"S"形。最初，这个曲线图是指数型的。结果表明，一个相对较小

表 108-3　与气泡体积接触的弧度的变化（假设玻璃体腔直径为 21mm）

| 接触弧（°） | 气泡体积（ml） |
| --- | --- |
| 90 | 0.28 |
| 120 | 0.75 |
| 150 | 1.49 |
| 180 | 2.40 |

的气泡将提供一个大的接触弧。曲线图是线性的，填充和接触是成比例的，接近终点时，曲线图又是指数型的。这里，少量的填充不足会使气泡与脱离视网膜的大弧线不相接触[23]。

填充液气泡也能起到封闭裂孔的作用，使细胞成分无法再从视网膜下空间逃逸到玻璃体腔。这在预防增殖性玻璃体视网膜病变中被认为是重要的。然而，已经进入玻璃体腔的细胞成分往往集中在气泡下方的液体薄膜中。这解释了为什么术后 PVR 更常见于下方[24, 25]。

### 2. 视网膜的展开和折叠 Unfolding and Folding of the Retina

气泡的表面张力和浮力有助于视网膜的展开。高的放射嵴有时出现环形皱褶。如果排干 SRF 并注入空气，这些褶皱将不那么突出。所谓的视网膜冗余将被最小化，因为视网膜将紧跟嵴轮廓的凹痕。同样，如果 SRF 引流不完全，并注入一个大气泡，则可能发生视网膜皱褶。当这些皱褶累及黄斑时，患者会有非常明显的症状，表现为视物变形和视力差[26]。这种并发症可以通过在注射前更彻底地引流 SRF 和术后立即对患者做出正确的体位姿势来预防。这种姿势可能包括"蒸汽压路机技术"，患者先躺在床上，视网膜裂孔最低，然后慢慢转动，将气泡定位到后极部，然后在正确的一侧摆体位姿势[27]。这种手法的目的是利用气泡通过视网膜裂孔排出 SRF，保护黄斑不受视网膜皱褶的影响[28, 29]。

### 3. 术后可视化 Postoperative Visualization

玻璃体切除及气体填充术后，玻璃体积血可使眼底视野模糊。通过观察气泡通常可以看到上方眼底。然而，观察者的位置必须低于患者。具体来说，其目的是透过气泡较低的平坦底面来观察。让患者站着，医师坐着，可以很好地进行观察工作。如果要观察眼底的其他部分，可以要求患者侧卧位。同样，如果有利位置低于液体水平，眼科医师可以很容易地看到鼻下或颞侧眼底的一半。如果是很小的泡沫，那么眼底镜检查就很困难。最好依靠 B 超检查。另外一点应该注意，即透过气泡看，视网膜经常看起来是附着的，即使在有液体残留的情况下也是如此。这可能仅仅是由于气泡的浮力横向

和后向置换了 SRF。

### 4. 全眼球替换 Replace Globe Volume

常规巩膜扣带术在 SRF 引流放液后可应用空气填充。空气阻止 SRF 再次聚集。空气还能恢复眼压。在这个阶段，一个浅的视网膜裂孔将得到有效的治疗。如果没有 SRF 的存在，冷冻治疗将受到限制，裂孔定位将更加准确。眼压正常也意味着缝线可以更安全地缝在巩膜上。这样，空气在术中起到了工具的作用。

## （三）眼球内气泡的动力学 Dynamics of the Gas Bubble Inside the Eye

### 1. 气体吸收的不同阶段 Different Phases of Gas Resorption

注射后，眼睛内的气泡在完全吸收前经历三个阶段。这三个阶段是膨胀（expansion）、平衡（equilibration）和溶解（dissolution）。当注入纯膨胀性气体（即 $SF_6$、$C_2F_6$ 和 $C_3F_8$）时会发生这种情况。空气不膨胀，这将在稍后讨论。由于水溶性低于氮气，纯 $SF_6$、$C_2F_6$ 和 $C_3F_8$ 注入眼睛后会膨胀。这是因为进入气泡的氮扩散速率高于气体在周围组织液流腔中的溶解速率。所有气体的膨胀都很相似，在最初的 6～8h 内膨胀最快。这是因为速率主要受周围玻璃体液体中的对流液流的影响[30]。当气泡内外的气体扩散达到平衡时，气泡达到最大体积。对于 $SF_6$，这发生在注射后 1～2 天；对于 $C_3F_8$，需要 3～4 天才能达到最大膨胀[31]。这具有实际意义，因为如果流出量不能平衡眼内容量的快速增加，眼压可能会升高。已经发现，眼内可以容纳高达 1.2ml 的纯膨胀性气体注入，而眼压没有明显变化[12, 31]。这相当于玻璃体腔体积的 20%～25%。因此，对于有房角阻塞的眼睛，应避免使用纯膨胀性气体，或预防性的使用降眼压药物。

当气泡中氮气的分压等于周围液流腔中的氮分压时，平衡相开始。在这一阶段，膨胀气体有一个小的净扩散进入液流腔。这可以用氮的高溶解度来解释，氮的平衡速度比其他气体更快。因此，在此阶段，气泡的体积略有减小。此阶段的持续时间因不同的膨胀气体而不同，并取决于溶解度。对于 $C_3F_8$，此阶段持续 2～3 天[31]。

当气泡内所有气体的分压等于液流腔的分压时，溶解阶段开始。随着气体溶入液流腔，气泡的体积逐渐减小。体积的减少遵循一阶指数衰减[32]。这个阶段是所有三个阶段中最长的。尽管泡沫可能需要 6～8 周的时间才能完全再吸收，但眼内填充通常只在气泡寿命的最初 25% 时间内有效。这是因为它需要至少 50% 的初始大小，以提供一个有效的填充。如果气泡小于 50% 或破裂成几个较小的气泡（即鱼卵），眼内填充已无效，即使仍可能长时间留在眼内，也无法达到治疗效果。图 108-1 示出了在这三个阶段中气泡内、外的气体转移。

空气已经是气体的混合物，在注入后不会膨胀并立即进入溶解阶段。这是因为氮、氧和二氧化碳的分压大致等于血液中的分压。由于在肺部气体交换过程中已经达到平衡状态，注射后立即开始溶解阶段。在临床实践中，膨胀性气体常与空气混合以获得"非膨胀性"（nonexpansile）浓度。这可以解释为将两种独立的气体注入眼内，一个是纯膨胀气体，另一个是纯空气。空气容积的减小补偿了膨胀气体容积的增大。当这两种气体以适当的比例满足时，总的气体容积保持不变。表 108-2 列出了产生非膨胀体积的气体 / 空气混合物的百分比。

气泡完全吸收所需的时间还取决于其他因素，如晶状体状态、房水循环、玻璃体、视网膜周围膜、眼的血流量和眼球壁的弹性[32]。有晶状体眼 $SF_6$ 和 $C_3F_8$ 的寿命可能是玻璃体切除术后无晶状体眼的 2 倍以上[33]。

### 2. 全身麻醉时的特殊注意事项 Special Considerations When Under General Anesthesia

全身麻醉时，吸入的麻醉气体可能会干扰眼内气体量。$N_2O$ 的水溶性分别是氮和 $SF_6$ 的 34 倍和 117 倍[33]。因此，当眼内有气泡时，一氧化二氮（$N_2O$）迅速从液流腔扩散到气泡中，增加气泡体积。如果使用 SF，在使用一氧化二氮（$N_2O$）麻

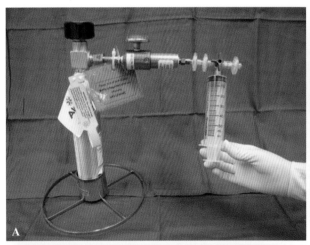

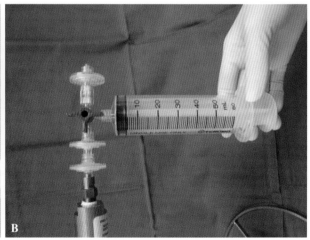

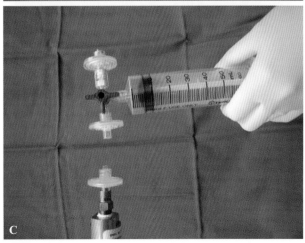

▲ 图 108-1　注气准备
A. 纯气体储存在带有调节阀的钢瓶中。在使用中的注射器和筒体之间应连接两个无菌过滤器。B. 由于系统内存在生理死腔，这些区域内的空气可能会影响精度。然后从钢瓶中抽出纯气体，并冲洗注射器几次，以确保从该区域内完全排出空气。然后将适量的纯气体吸入注射器。C. 然后断开带有一个过滤器的注射器。接着，将三通龙头转到另一个未使用的过滤器上，吸入空气以获得适当浓度的空气 - 气体混合物

醉期间，气泡可能会增大到原来大小的 3 倍。由于其高溶解度，最大眼压升高可能发生在使用一氧化二氮（$N_2O$）15～20min 后；一旦停止，眼压降低，因为它可通过通气扩散。研究发现，停药 10min 后，肺泡中的一氧化二氮（$N_2O$）浓度降低了 90%。因此，在实际操作中，一氧化二氮（$N_2O$）应在眼内气体注入前至少 15min 停止，以避免干扰理想的气泡体积。如果在注气过程中一氧化二氮（$N_2O$）继续进行，则注入的气泡要小于预期设定值。

在非眼科目的进行全身麻醉的患者，当他们存在眼内气体时，需要特别注意。有报道视网膜中央动脉阻塞和脉络膜缺血引起的严重视力丧失[34, 35]。这被认为是由于手术过程中一氧化二氮（$N_2O$）扩散到气泡中导致眼压快速升高所致。因此，每一个有眼内气泡的患者都应该戴上腕带，清楚地标明眼内气体注入的类型和时间。它应该在气泡的整个寿命期内佩戴。

### 3. 对海拔高度变化的反应 Response to Changes in Altitude

假设大多数患者在眼内气体注入后仍保持在相似的海拔高度，气泡大小不会发生显著变化。然而，当海拔高度发生变化时，气泡大小可能发生显著变化。这对于手术后不久进行空中旅行的患者尤其重要，因为飞机座舱压力仅等于约 2.44km（8000英尺）高度的大气压力。在飞机上升过程中，爬升速度大约为每分钟 0.61～0.91km（2000～3000 英尺），气泡大小的快速膨胀可能转化为眼压迅速升高[36]。可能导致视网膜中央动脉阻塞。据动物研究报告，一个相当于 10% 玻璃体腔或 0.6ml 的气泡可以进行安全的空中旅行。据报道，高达 1.0ml 的气体是可以耐受的，没有明显的眼压变化[36]。然而，这完全取决于眼内液流出的畅通，一些外科医师认为没有气体在眼内才是安全的航空旅行[17]。

同样的原因，在潜水过程中气泡的大小也会发生变化[37]。在潜水过程中，从压缩空气罐吸入氧气可能会影响大气条件下的气体平衡。当潜水员返回水面时，气泡在眼内膨胀，导致眼内压升高。

### （四）注射准备 Preparation for Injection

应使用一次性或可重复使用钢瓶中纯度高的

气体。在从钢瓶中获取气体之前，应检查钢瓶内的气体压力，以确保没有发生气体泄漏，这可能会影响钢瓶内气体的浓度。硅胶管首先在一端连接到气瓶，然后在外端连接到两个 0.22μm 微孔过滤器（Millex GS）。然后将 50ml 注射器连接至过滤器。然后对注射器进行两到三次冲洗，以清除管道和过滤器内的空气。然后将纯气体吸入注射器至所需体积。对于纯气体注射，注射器可以连接到针头或输液器上使用。对于空气 - 气体混合物，注射器应在两个过滤器之间的连接处与气瓶断开，其中一个过滤器仍连接在注射器上。然后将无菌空气吸入注射器，以达到所需的空气 - 气体混合物浓度。过滤器断开，注射器连接到输液针上使用。应立即使用气体或气体混合物，以避免因空气从周围流入而导致浓度不准确。图 108-2 说明了如何制备用于注入眼内的气体。

在制备气体的过程中可能会出现人为错误。因此，所有手术室工作人员必须熟悉气体制备技术。同样重要的是，不要混淆不同的气体使用，并做适当的标记，以确保正确的气体注入正确的眼睛。在将纯气体与空气混合时，确保配制准确的浓度也尤为重要。因为眼内的膨胀气体可能会产生毁灭性的后果。

### （五）临床应用与外科技术 Clinical Applications and Surgical Techniques

眼内注气最常见的适应证是辅助手术：①玻璃体切除治疗视网膜脱离手术；②气动视网膜固定术；③巩膜扣带治疗视网膜脱离手术；④黄斑裂孔手术；⑤视网膜下出血移位；⑥玻璃体切除术后的气体交换。下面讨论的技术基于作者的个人外科经验和偏好，不一定适用于所有病例。

### 1. 玻璃体切除术治疗视网膜脱离 In Vitrectomy for Retinal Detachments

这是眼内注气最常见的指征之一。在完全玻璃体切除和牵引解除后，用液体 - 空气交换使视网膜变平。残余牵引表现为持续的 SRF 和视网膜不能展平。需要重新注入液体，在继续操作之前必须释放所有牵引力。当视网膜平坦，空气处于原位时，可以进行腔内激光治疗。在空气中进行激光的优点是

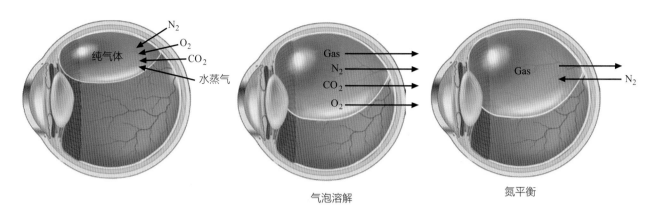

▲ 图 108-2　注入纯的可膨胀气体后的气体传输三相

周边视网膜更容易观察。如果需要 PFCL 使视网膜展平或协助 SRF 引流，可以在 PFCL 下进行腔内激光，然后进行 PFCL- 空气交换。一般不建议直接进行 PFCL- 气体交换，因为在提取 PFCL 时可以看到残余牵引力，必须重新注入液体以进行进一步干预，并且注入的气体会浪费；气体注入后关闭切口可能导致气体泄漏和术后低血压。

当眼睛充满空气时，可以进行空气 – 气体交换。输液管路应保持在原位，眼压由玻璃体切割机的充气泵控制。其他两个巩膜切口应该关闭。应在 20G 系统中缝合切口，或在 23G 系统中拔出套管，并确保气密性。然后，保持所需气体或气体 / 空气混合物的注射器应连接到输液管，位置应尽可能靠近眼睛。这是为了尽量减少管道中可能干扰所需气体浓度的死腔。一个 27G 的针头连接到一个空注射器上，针栓被取出，然后插入巩膜切口，或通过与巩膜切口相同的平面，以允许内部空气的排出通道。然后，气体或气体 / 空气混合物通过灌注管注入眼内。用至少 25ml 的气体或气体 / 空气混合物冲洗眼睛，以达到与原始注射器中相同的浓度。然后拔出灌注管，关闭最后一个巩膜切口。另一种方法是通过巩膜或巩膜切口将气体或气体 / 空气混合物直接注入眼睛，让里面的空气通过灌注管道排出，灌注管道在另一端与大气连通排出内部空气。在这两种技术中，针尖无论是用于出口通道还是用于注射，在进行任何空气 – 气体交换之前，都必须通过角膜清楚地看到。这是为了避免不小心将针头插入脉络膜上间隙。如果在巩膜切口气体泄漏，可以在手术结束时直接注入额外气体以保持正常眼压。相反，如果眼压高，可以通过压迫巩膜切口或将注射器插入眼内以释放部分气体来调整眼压。图 108-3 演示如何执行此操作。

气体的选择有时是基于气体的可用性，以及基于外科医师的经验和偏好。一般来说，气体的选择取决于填充的预期持续时间。对于所需时间较短的简单情况，可使用空气[16, 38]。在需要较长填充时间的更复杂情况，应使用非膨胀浓度的气体 / 空气混合物（18%$SF_6$ 或 14%$C_3F_8$）[33, 39]。当需要较大的气泡时，应使用浓度可膨胀的气体 / 空气混合物。这对于较低的裂孔尤其重要，较大的气泡可以提供更好的填充。更大的气泡还具有能够展开折叠视网膜的优点。在硅油研究中，发现 $C_3F_8$ 比 $SF_6$ 在 PVR 患者中更有效[14, 40, 41]。

2. 在气动视网膜固定术中 In Pneumatic Retinopexy

如前所述，慎重的选择患者是很重要的，因为顶压视网膜失败可能会使患者接受进一步的手术。据报道，这是唯一一个成功率高达 63% 的手术[42]。在注入气体之前，有几个先决条件：①视网膜脱离必须是在视网膜的上半部分；②理想的裂孔是单个或局限在 1～2 个钟点内；③没有下方裂孔或视网膜薄变；④最好有后玻璃体脱离。这可以是一个在办公室内实施的手术，对经验丰富的手术医师而言局麻通常是足够的。与巩膜扣带手术病例相比，眼内牵引不能消除，因此视网膜与脉络膜的贴附最初由气泡提供，随后由冷冻疗法诱导的脉络膜视网膜粘连支持。

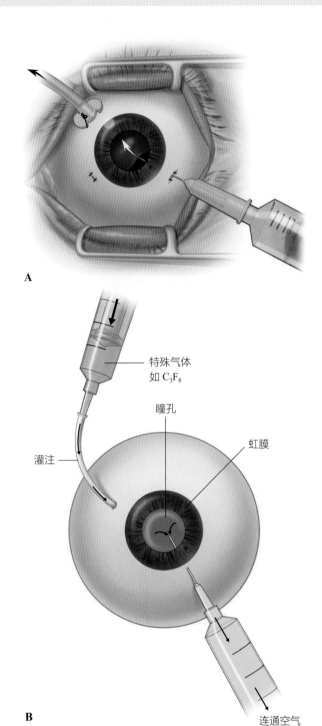

**A**

**B**

▲ **图 108-3　玻璃体切除眼内气体交换技术**

A. 通过与针头相连的注射器注入气体。眼睛内的空气通过灌注管排出，灌注液从外部断开；B. 通过与灌注液相连的注射器注射气体，气体被注入眼内。空气可以通过插入的针头从眼中排出，注射器的针栓也被移除

　　只有在充分的冷冻治疗后才能注入气体。应使用纯膨胀性气体[43]。实际上，最常用的是 0.3ml 的 100%$C_3F_8$。同样体积的 $SF_6$ 也可以使用。首先，注射应该在裂孔的一侧。如果中裂孔位于 12 点钟位

置，则注入点应位于中线。然后通过 27G 针头注入气体，针头位于角膜缘后 3.5~4mm。通常使用 0.3ml 100%$C_3F_8$。为了避免"鱼卵"的形成（小气泡而不是一个大气泡），注射部位应旋转，使其位于最上部。针的插入深度应刚好能穿透眼球壁，注射力应迅速且恒定，旨在形成单个气泡。注射后，在将针头拔出眼睛之前，注射部位应侧向旋转。这是为了确保在取针之前气泡从开口处移开，防止泄漏。如果鱼卵已经形成，可以轻轻拍打巩膜几次，促进小气泡融合。图 108-4 说明了如何进行注气过程。注入气体后，可以进行 AC 穿刺术以对抗眼内容积的增加。然后将患者的头部旋转 180° 至面朝下的位置。这有助于展开与裂孔相关的折叠视网膜。然后指导患者尽可能地保持这种姿势，直到气泡完全溶解。术后需要仔细监测视网膜的正常对位、SRF 的消退及下方段任何新的裂孔形成。如果视网膜贴附不确定，SRF 持续，或发现新的裂孔，必须进行巩膜扣带或玻璃体切除术。

　　3. 巩膜扣带术治疗视网膜脱离 In Scleral Buckling for Retinal Detachments

　　一般不需要眼内注气，只要充分引流 SRF，并用扣带解除牵引。然而，在某些情况下，它的使用仍然是需要的，例如，当看到嵴上的裂孔的鱼嘴现象并且没有被扣带充分贴附时，或者作为再次手术中补救措施的"挽救"（salvage）手术过程。

　　对于在术中的使用，我们更喜欢在手术结束时注入气体。这主要是因为注射后气泡会使眼底的视野变得模糊。注射技术与气动视网膜固定术相同。应该强调的是，在这种情况下，主要的治疗作用仍然是巩膜扣带术，而气泡只是作为一个辅助物，不应完全依赖注气治疗视网膜脱离。

　　巩膜扣带后的"挽救"手术是挽救患者避免再次手术的宝贵方法。当巩膜扣带术后，巩膜下仍有一层持续性的 SRF，或存在经向皱褶，或有鱼口状裂口时，注入气体可能有帮助。该技术与气动视网膜固定术相同，术后需注入 0.3ml 气体，行前房穿刺术。根据裂孔的位置和再脱离的可能性，可以使用不同的气体。例如，对于有少量 SRF 的上方裂孔，可以使用空气。对于有鱼口现象的上方裂孔，需要 0.3ml 100% $C_3F_8$ 的膨胀气体，尽管有需要重

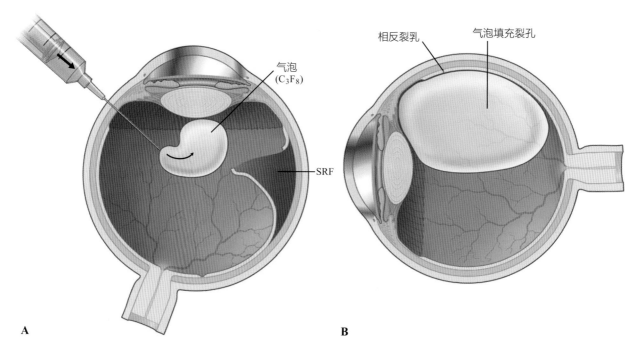

**A**  **B**

▲ 图 108-4　在气动性视网膜固定或巩膜后扣带术后的病例中注射气体
A. 脱离位于上方。通过针头注射气体，患者仰卧；B. 当患者处于直立体位时，气泡压迫会使裂孔处移位，并使视网膜下液移位。脱离的视网膜与原来的位置相反

新手术的可能。

#### 4. 黄斑裂孔手术 In Macular Hole Surgery

当第一次被描述时，如果不注射眼内气体填充物，然后面朝下体位 1 周，黄斑裂孔手术是不完整的。这通过气泡在黄斑孔上方的浮力提供了机械效应，有助于黄斑裂孔闭合。注射技术与视网膜脱离玻璃体切除术手术相同。术后体位持续时间是近年来争论的话题。空气与 20% $SF_6$、20% $SF_6$ 与 12% $C_3F_8$ 的裂孔封闭率相似[44]。气体的选择通常基于外科医师的偏好和经验。作者选择的气体是 12% 的 $C_3F_8$，然后是面朝下的姿势，直到气泡溶解。

#### 5. 视 网 膜 下 出 血 的 置 换 In Displacement of Subretinal Blood

视网膜下血凝块的气动置换在治疗息肉状脉络膜血管病变、大动脉瘤、脉络膜新生血管和外伤等方面具有重要的临床应用价值。它已经被证明可以更快地恢复视力，并可能减少血液对光感受器的有害影响。最初的治疗方法是在出血开始后 1 周内进行治疗，同时注射组织型纤溶酶原激活剂（TPA）。最近有报道显示，在使用 TPA 后，视力改善，瘢痕面积减少[45, 46]。

在注射之前，应仔细选择患者。应区分视网膜下血和视网膜内血。视网膜内血液注入气体不会置换血块，反而会增加血液扩散到玻璃体的机会。当有视网膜变薄或格子样变性形成时，尤其是在下方或当没有 PVD 时，不能忽略诱发视网膜裂孔的风险，应进行密切监测。

注射技术与气动视网膜固定术相同，在注射或不注射 TPA 的情况下，应使用 0.3ml 100% $C_3F_8$。接下来的几天是保持严格的面朝下的姿势体位。

#### 6. 玻璃体切除术后气体交换 In Postvitrectomy Gas Exchange

这项技术对于复发性视网膜脱离是非常有用的，并且可以避免再次手术的需要[47]。当没有 PVR 的证据时，成功率最高。如果 PVR 已经开始，气体注入可能会因新的视网膜裂孔的形成或现有裂孔的延长而变得复杂，这些裂孔通常发生在激光标记的边缘。在裂隙灯下可通过 30G 针头与充满所需注射气体的注射器进行液 – 气交换。针头从一个相关的角度从角膜缘后 3.5～4mm 处插入，在颞下象限，对准眼球的中心。然后通过推拉技术进行流体 – 气体交换。当柱塞被推动时，气体被注入眼睛。然后

通过拉动柱塞抽吸眼内液体。重复此循环，直到气泡达到所需大小。在柱塞移动之前，必须特别注意观察针尖。这是为了避免针意外进入脉络膜上间隙。如果患者无晶状体，可以通过角膜将针头插入AC，而不是通过平坦部入路。气体的选择取决于再附着的条件。如果需要较大的气泡，则应注入可膨胀气体；而如果需要较小的气泡，则可使用空气或气体/空气混合物的非膨胀浓度。图108-5示出了如何在裂隙灯下实现这一点。

有时需要气体-气体交换。例如，当患者需要在气泡预期溶解之前进行空中旅行时，可以交换另一种寿命较短的气体（即空气或氙气）。这可以使用上述相同的技术，针头通过三通塞子连接到两个注射器。眼睛中的气泡被吸入一个注射器，然后从第二个注射器将所需气体注入眼睛。应注意的是，用这种方法很难确定第二个气泡的准确浓度。

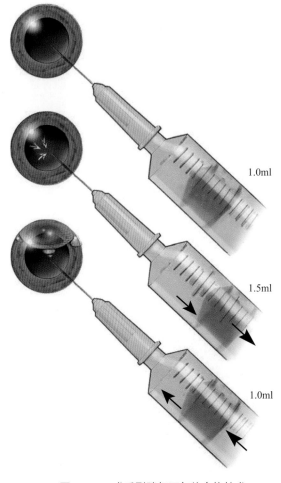

1.0ml

1.5ml

1.0ml

▲ 图 108-5　术后裂隙灯下气体交换技术

### （六）术后护理 Postoperative Care

#### 1. 眼内注气后头位 Head Posture After Intraocular Gas Injection

只有正确的头部体位才能保证准确的闭合裂孔。这样做的目的是使裂孔位于眼内的上方，并与气泡直接接触。使用可膨胀气体的面朝下体位还有一个优点，可以防止瞳孔阻塞性青光眼或视区后囊嵌顿。另一个潜在的优点是，在有晶状体眼的患者中，这可以减少晶状体后表面与气泡之间的接触，并降低白内障发展的风险。手术后应立即采取面朝下或俯卧体位。如果面朝下或俯卧体位很困难，或者患者需要从长时间面朝下的姿势休息，也可以在休息的另一侧侧卧位（即在右侧裂孔时，左侧卧位）。使用专为保持体位而设计的枕头可以实现这一点。由于激光或冷冻治疗引起的脉络膜视网膜粘连需要2～3天才能见效，所以最初的气泡填充是维持视网膜粘连的主要力量。应将此信息传达给患者，每次就诊或通过电话检查患者的依从性。如果患者对俯视体位有良好的依从性，则可在中央角膜内皮上观察到沉淀物，有时称为"体位点"（positioning spot）。这是由于眼内炎性成分的重力沉积所致，这通常在联合白内障摘除病例中更为明显。在非玻璃体切除手术的病例中，患者采取适当的体位尤为重要。气泡的移动可能导致玻璃体凝胶中的牵引力，并可能导致新的裂孔。存在的问题是，如果下方裂孔是诱发的，因为气体不能提供这些裂孔的填充，再次手术是可能的。在气泡完全溶解之前，需要保持正确的体位。当气泡变小时，视力预后良好的患者可能会报告看到气泡的程度较低。眼底检查，有时历史记录可以告诉气泡何时已经完全溶解。此时能移除指示气泡原位的腕带。

#### 2. 术后眼底检查 Fundal Exam in the Postoperative Period

没有经验的人很难在气体多的情况下检查眼底。当有一个接近完全填充，通过气泡检查是相对容易的。当气泡变小时，视网膜更容易透过气室看到。这是由于气-液界面的反射。要想看到整个眼底，头部必须倾斜，让气泡覆盖不同区域进行检查。当气体室比液体室小时，仰卧时检查患者有助于将气泡带到瞳孔后面并减少眩光。

### 3. 眼压测量 Intraocular Pressure Measurements

气泡最大膨胀发生在术后第 1 天。在此期间，眼内压的监测很重要，因为过度充盈的扩张性气泡可能会导致视网膜中央动脉阻塞。压平式眼压计比其他测量方法（包括动态轮廓眼压计）更精确[48, 49]。空气注入或非膨胀性气体会降低眼压升高的风险。对于高危病例，应给予口服乙酰唑胺和外用噻吗洛尔预防，特别是在有青光眼的病例中。

### 4. 激光光凝 Laser Photocoagulation

当眼内需要进行更多的光凝时，可以通过气泡进行。当用接触镜对眼睛进行光凝时，低眼压可能引起角膜纹。这可以通过暂时向眼睛内注入空气以增加眼压来克服，然后用针头和注射器降低眼压。使用广角接触镜可能不容易看到周边眼底，可能需要通过激光间接检眼镜（laser indirect ophthalmoscopy，LIO）进行光凝。在不能进行 LIO 的情况下，应使用冷冻疗法。据报道，采用液气交换结合辅助光凝技术可使 85.7% 的再脱离变平[50]。

术前应强调注气后视力下降。这在黄斑部视网膜脱离的病例中尤其至关重要，因为术前视力可能是正常的。在气泡的未吸收期间，视力通常很差，主要是由于衍射和眩光。气泡溶解后，只要患者视力预后良好，视力可能会缓慢恢复。

### 5. 海拔变化 Changes in Altitude

如上所述，气泡的大小在不同的高度会发生变化。因此，建议患者不要改变海拔高度是很重要的。如果高度的变化是渐进的，并且可以通过流出通路进行补偿，眼压的变化可能不明显，也不会造成重大问题。然而，高度的快速变化可能导致气泡体积和眼压的突然膨胀，这可能无法及时得到补偿，并可能发生视网膜中央动脉阻塞。巩膜扣带术可降低巩膜变形的能力，因此可能使患者在空中旅行时更容易发生显著的眼压变化。因此，只有在气泡完全溶解后才允许空中旅行[51]。

## （七）并发症及处理 Complications and Management

### 1. 白内障形成 Cataract Formation

气体诱发的白内障通常为羽毛状后囊下白内障。它也可以表现为晶状体上方的液泡。如果眼睛充满气体 2/3 或更多，发病率会更高。如果所选择的气体纯度更高、使用寿命更长，也更有可能发生这种情况[11, 52]。保持俯卧的姿势，以及留下一层薄薄的前玻璃体有助于防止这种情况的发生。这些有助于将气泡与晶状体隔离。如果是轻度的，气体诱发的白内障往往不经治疗就可以缓解。对于与气体长时间接触有关的持续性混浊来说，这时更可能发生，有时可能需要手术切除，特别是当眼底视野受到影响时。如果必须在气泡还在原位时进行白内障摘除，则需要在白内障摘除前抽吸气体。否则，气泡会将后囊向上推，增加并发症的风险。

### 2. 眼压升高 Raised Intraocular Pressure

膨胀性气体或高纯度气体/空气混合物往往会导致眼压更频繁地升高。各种危险因素包括联合使用环扎带、填充剂和联合白内障摘除术。在最近的一系列研究中，有气体填充的病例眼压升高的风险高达 37.9%[53]。这通常是由于气泡的过度填充或膨胀，而流出量无法补偿。这通常是短暂的，可以使用抗青光眼药物处理。难治性病例可能是由于眼内液外流受限所致。对于周边前粘连（peripheral anterior synechiae，PAS）、原发性闭角型青光眼或新生血管型青光眼，在选择注射用气体时必须小心。一般来说，这些病例应使用空气或非膨胀性气体/空气混合物，以降低术后眼压升高的风险。除了药物治疗，多余的气体可以部分吸入，以减少体积，从而降低眼压。

使用眼内气体的继发性青光眼并不常见。它可能是由一个大气泡引起的晶状体-虹膜隔前移引起。这在术后不能采取俯卧姿势的患者中更为常见。因此，对于颈椎病患者或不能采取面朝下姿势的患者，应使用非膨胀性气体或空气，并应避免完全填充。

### 3. 低眼压 Hypotony

无论是在手术结束时，还是在术后，通过一个渗漏的切口，气泡都可能从巩膜切口处渗漏出来。这会导致低眼压。这一点不应忽视，因为长时间低眼压可能发生脉络膜积液或出血。对于轻度的病例，观察就足够了，但是当低眼压持续或有脉络膜出血的风险很高时，用更多的气体回注眼内是有必要的。这可以通过裂隙灯下经睫状体平坦部入路来完成。

#### 4. 视网膜下气体 Subretinal Gas

气体向视网膜下间隙的迁移可在术中或术后发生。这可能是因为气泡比裂孔小，或者是持续的牵引使视网膜升高并允许气体进入视网膜下空间造成。如果在手术中发现气泡，可以借助于外部巩膜顶压来移位。在术后期间，如果气泡进入视网膜下间隙，它会影响裂孔的正确附着，并可能导致再脱离。如果气体远离裂孔，并且它不影响裂孔附着，通常会在几天内被吸收。如果影响到裂孔粘连，可能需要再次手术，在回注气体之前，应检查并释放残余牵引力。

#### 5. 前房气体与角膜失代偿 Gas in the Anterior Chamber and Corneal Decompensation

这可能发生在无晶状体眼或后囊不完整的人工晶状体眼。如果发生这种情况，眼底的视野往往会受到影响。如果术中发现，AC 可以在术前填充黏弹剂。如果术后发现，它通常可以在几天内吸收。很少需要再手术。然而，在无晶状体眼中长时间使用膨胀性气体接触气泡可能会诱发角膜内皮细胞缺氧和失代偿[54]。这主要是由于流向内皮细胞的房水流动中断，进而减少氧气供应。避免仰卧可能减少气泡－内皮接触，并有可能降低这种情况下角膜失代偿的风险。对于颈椎有问题的患者，要避免出现大气泡。

#### 6. 人工晶状体嵌顿 Intraocular Lens Capture

联合进行晶状体超声切除术和眼内注气，人工晶状体可能会被推进 AC，导致后囊嵌顿。这可以通过限制前囊膜的大小小于人工晶状体的光学部来预防。还应建议患者避免面朝上的姿势。如果人工晶状体没有倾斜，对视力的干扰很小，就可以不受影响。然而，如果发生 IOL 脱位或色素明显分散，则可能需要人工晶状体复位。

### （八）结论 Conclusion

眼内气体已成为玻璃体视网膜手术不可缺少的一部分。它的用途已经扩展到视网膜脱离以外的适应证。高表面张力和浮力的气体是可用的玻璃体替代物中使用率最高的。可用气体种类和浓度的多样性使外科医师能够根据临床情况操作手术，并大大提高了手术成功率。清楚地了解可用气体的性质对于根据不同情况做出正确选择至关重要。

## 二、全氟化碳液体在玻璃体视网膜手术中的应用 Perfluorocarbon Liquid in Vitreoretinal Surgery

### （一）概述 Introduction

全氟化碳（perfluorocarbon liquid，PFCL）液体最初设计用作血液代用品[55]。Clark 和 Gollan 在小鼠模型中首次将其用作氧转运蛋白[55]。在人类中，它的使用参与了冠状动脉成形术，为缺血心肌组织输送氧气。PFCL 具有很高的携氧能力，并且具有化学惰性。1982 年，Haidt 和同事首次研究了它作为玻璃体替代物的用途[56]。Clark 后来研究了它作为术中工具以及术后玻璃体替代物的可能性[57]。

1987 年，Chang 率先将其用于人类[58]。他研究了在复杂视网膜脱离中 PFCL 作为术中辅助视网膜操作的工具的可能性。许多学者认为这是一项重大进展。PFCL 的使用大大提高了视网膜复位率，特别是在复杂的 RD 中。本章将介绍 PFCL 的物理和化学性质、手术技术及使用 PFCL 可能引起的潜在并发症。

### （二）全氟化碳液体的类型和性能 Types and Properties of Perfluorocarbon Liquid

PFCL 是一种含碳氟键的合成氟化烃。有些还含有其他元素，如氢、溴和氮。它们的化学结构可以是直链，也可以是环状的。直链化合物含有从 $C_5$ 到 $C_9$ 的碳链，而环状化合物则由从 $C_5$ 到 $C_{17}$ 的碳链组成。对于碳链短于 $C_5$ 的化合物，如 $C_3F_8$ 和 $C_2F_6$，它们在室温下以气态存在。一般来说，所有的 PFCL 都是无味、无色、低黏度的，并且比水具有更高的比重和密度。它们在高温下稳定，不吸收常用激光的波长。几种低密度 PFCL 已被研究用于眼科。这包括全氟正辛烷（$C_8F_{18}$）[59]、全氟乙基环己烷（$C_8F_{16}$）[60]、全氟萘烷（$C_{10}F_{18}$）[61]、全氟辛基溴化物（$C_8F_{17}Br$）[62]、全氟对甲苯（$C_{14}F_{24}$）[18, 62]、全氟三丁胺（$C_{12}F_{27}N$）[63] 和全氟三正丙胺（$C_9F_{21}N$）[64]。详见表 108-4。化学和物理性质因化学结构而异。

表 108-4　眼内用全氟化碳液体的特性

| 化学式 | 分子量 (g/mol) | 比 重 | 表面张力 (25℃时为 dyn/cm) | 折射率 | 蒸气压 (37℃时为 mmHg) | 黏 度 (25℃时为 cSt) |
|---|---|---|---|---|---|---|
| $C_8F_{18}$ | 438 | 1.76 | 14 | 1.27 | 50 | 0.8 |
| $C_{10}F_{18}$ | 462 | 1.94 | 16 | 1.31 | 13.5 | 2.7 |
| $C_{14}F_{24}$ | 624 | 2.03 | 16 | 1.33 | < 1 | 8.03 |
| $C_2F_6$ | 138 | 1.83 | n/a | 1.29 | 55 | 0.94 |
| $C_6F_{13}C_8H_{18}$ | 433 | 1.35 | 20 | 1.34 | n/a | 2.5 |
| $C_{12}F_{27}N$ | 671 | 1.89 | 16 | 1.29 | 1.14 | 2.6 |
| $C_8F_{17}Br$ | 499 | 1.93 | 18.2 | 1.30 | 1.1 | 2.3 |

cSt. 厘斯

其中，$C_8F_{18}$ 被发现具有更高的疗效，并被美国食品药品管理局批准用于眼内。

有几个优点使 PFCL 流行：①高光学清晰度允许在 PFCL 下操作；②高密度和比重允许视网膜变平和折叠展开，也避免了后极视网膜切开引流 SRF 的需要；③与生理盐水不同的折射率可形成一个可见的 PFCL- 液体界面，这有助于眼内操作，并且易于去除；④它比水有更高的沸点，并且对激光波长没有干扰，允许在 PFCL 下进行内光凝[59]；⑤低表面张力和高界面张力倾向于将其保持一个大范围气泡，并降低 PFCL 通过裂孔进入视网膜下间隙的风险；⑥低黏度，即使是小切口玻璃体切除术，也易于注射和抽吸；⑦与水不混溶，可抵抗盐水和血液的侵入，即使术中出血，也能提供清晰的手术区域；⑧与硅油不混溶允许 PFCL-SO 交换，这有助于治疗巨大的视网膜裂孔时降低视网膜滑脱的风险。

（三）全氟化碳液体注入技术 Technique of Perfluorocarbon Liquid Injection

常用 PFCL 在 25℃下的黏度范围为 0.8～2.7 毫帕斯卡秒（mPa·s）（表 108-4）。使用 20G 玻璃体切割系统时，应使用双孔套管注入 PFCL。在标准的三切口玻璃体切除条件下，所有的孔都将被灌注管、导管和 PFCL 注射套管所占据。如果使用单孔套管，在这个过程中眼压会升高，对注射的阻力也会增加。双孔注射套管为眼内液体提供一个出口通道，并在注射过程中减少阻力。高阻力加强力注射可将套管从注射器中滑落，如果套管撞击到视网膜和脉络膜，会出现严重并发症。因此，首选带有 Luer 锁的注射器。当使用枝形吊灯内照明光源时，在注入 PFCL 之前，应堵塞任何空端口。通过空端口的逃逸液流可能导致活动视网膜嵌顿其中。

当使用 23G 或 25G 系统时，如果有单独的导光套管，应使用单孔套管注入 PFCL，同时使用切割器抽吸液体。这个系统对交换过程有更多的控制。另一个并发症是玻璃体可能会被这种高的注射压力强行嵌顿，无论是在灌注口还是在任何一个剩余的巩膜切口处。如果外科医师不知道情况，灌注口的阻塞会导致眼压过低和眼内出血。

注射速度应该是持续的和渐进的。这就给了 SRF 移位、视网膜展开和变平的时间。如果要使用双孔插管，注射必须是渐进的，并且必须使用 Luer 锁定注射器。这将防止由于注射器内注射压力的积聚而使针头从注射器移位。如果牵引力没有完全清除，注射过猛，PFCL 可能会通过裂孔进入视网膜下间隙。还应观察与流体的界面，当达到所需水平时停止注入。在注射过程中，注射器尖端应始终浸入 PFCL 形成的气泡中。这可以防止形成小气泡的 PFCL，也可以避免迁移到视网膜下。

在 20G 系统中，特别是当端口自由流动时，从其中一个端口移除仪器可能会导致注入液体喷射到玻璃体中。这样的流体喷射会导致 PFCL 破裂成微小的液滴。在现代 23G 或 25G 系统中，一些套管被保护起来，以防止输液自由流出巩膜切口。同样，一些玻璃体切割机的设计与眼压的流量相匹配。尽管如此，外科医师对这种潜在并发症的认识可以防止其发生。理想情况下，PFCL 应该注射一次然后去除。然而，由于视网膜的复杂操作，有时需要去除 PFCL 并重新注射。这又是分散成液滴的主要原因。

### （四）全氟化碳液体移除技术 Technique of Perfluorocarbon Liquid Removal

当 PFCL 发挥作用后，应将其从玻璃体腔中完全取出。根据使用 PFCL 的指示，PFCL- 液体、PFCL- 空气或 PFCL-SO 可以进行交换。在这方面，应使用长笛针或软头笛针。在不同的场景下技术应用会有所不同，下面将讨论。

应使用带 IOP 控制的空气喷射泵。随着 PFCL 水平的降低，吸气笛针的尖端应该放在 PFCL 气泡的边缘。当眼处于主要位置时，PFCL 气泡将具有圆顶上表面。为了在取出 PFCL 之前吸出所有的玻璃体液体，需要一个广角的光学观察系统来进入 PFCL 和视网膜之间的凹处。应避免眼球转动。当眼睛旋转时，任何玻璃体液体都不易接触。

对于 PFCL-SO 交换有两条途径可以注入 SO。第一种选择是使用枝形吊灯内照明和通过其中一个巩膜切口的自动注射。这为被动挤出 PFCL 释放了一个端口。第二种选择是通过灌注口注。在这两种情况下，应首先将 SO 注射套管插入眼内并定位注射，然后将长笛针插入并放置在 PFCL 气泡内。吸入 PFCL 通常是被动的，一旦 SO 开始输注就开始。因为它比 PFCL 轻，所以它漂浮在 PFCL 的顶部，从前到后填充眼内（图 108-6）。

为避免滑脱（slippage），引流针应穿过进入的 SO 气泡，进入 PFCL 泡，反复数次。这会使 PFCL 泡与 SO 泡连接起来。由于这两个泡都是疏水性的，它们会优先保持相互接触，形成一个单一的气泡。任何水分子都将被排除在界面之外，并在侧面或上方移动。这样就避免了打滑。滑脱是视网膜下的玻

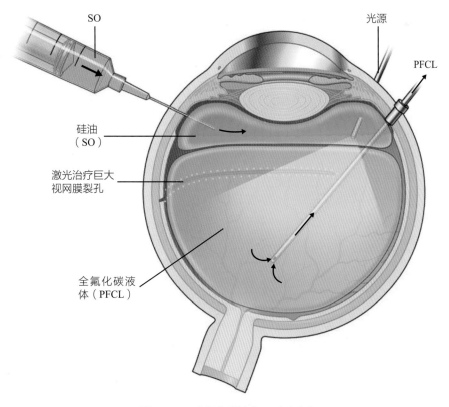

▲ 图 108-6　全氟化碳液体 - 硅油交换

SO 是逐步填充在上方，而 PFCL 是通过长笛针挤压形成一个大的 PFCL 泡。巨大的视网膜裂孔被填充物保持恒定的水平以避免滑动

璃体液体，通过进入的 SO 泡向后移位到视网膜后极。通过将 SO 泡与 PFCL 泡连接，这样的后移发生的可能性要小得多[65]。

另一个确保眼内中没有水的方法是，在开始 PFCL-SO 交换过程之前，将 PFCL 充满眼内，一直到三通头。这种方法将所有的水从眼内和输液管中排出，并在逐步填充时减少滑脱的风险[66]。

### （五）使用说明 Indications for Use

#### 1. 增殖性玻璃体视网膜病变 Proliferative Vitreoretinopathy

PFCL 的使用改变了增殖性玻璃体视网膜病变（PVR）的治疗方法。在引入 PFCL 之前，PVR 将从前到后处理。引入 PFCL 后，可以从后极开始剥离膜（图 108-7）[67]。这是一种更安全的方法，因为它减少了医源性裂孔和视网膜损伤的风险。严重 PVR 的成功率为 84%～96%。它的使用也缩短了手术时间，并允许更彻底的膜去除[68]。

对于有 PVR 的病例，一些外科医师在进行玻璃体切除术前更喜欢先做一个环形扣带。这提供了额外的缓解前部牵引的力量和最大限度的解剖成功率。在核心玻璃体切除术和最初的前路剥离术后，在视盘上注射 PFCL 以打开漏斗状脱离。通常 PVD

已经发生，但如果没有形成 PVD，这有助于从视盘和视网膜上分离后部玻璃体。这样做，视盘周围的视网膜变平，为接下来的玻璃体切除提供了一个解剖平台。随着前部玻璃体分离切除的进行，更多的 PFCL 被注入以帮助显示残余膜[67, 69]。这就提示了需要进一步剥离的区域。随着剥离过程的进行，更多的 PFCL 被注入，以稳定视网膜和帮助可视化增殖膜。只有当整个视网膜在 PFCL 下变平，并且没有剩余的牵引力留在玻璃体基底部时，手术才完成。严重 PVR 患者需在巩膜顶压下进行玻璃体基底部切除，以降低再增殖的风险[70]。据报道，一种使用带导光的 pic 和剥膜镊的双手操作技术可以减少医源性裂孔发生的可能性。在严重的 PVR 中，纤维膜不能被完全去除，因此会应用视网膜切开术来消除或缓解牵引力[71]。PFCL 只能在视网膜切开术后注入，以避免进入视网膜下。当所有的牵引力都被解除后，PFCL 可以在视网膜切开术后注入眼内展平视网膜。如果所有牵引力都得到缓解，并且 PFCL 仍在一个气泡中，则视网膜下迁移的风险很低。眼内光凝可在 PFCL 下进行。

根据所需内部填充的范围和持续时间，可以使用 PFCL- 空气或 PFCL- 进行交换。对于较轻的病

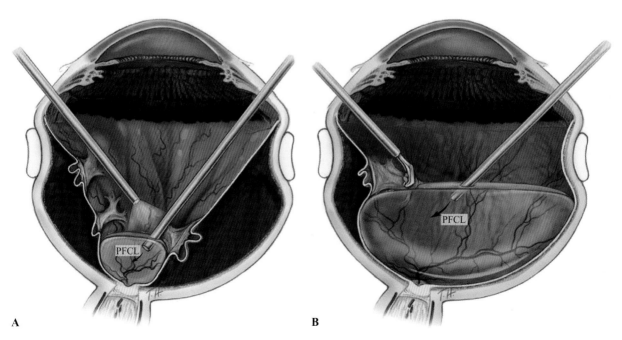

A          B

▲ 图 108-7　使用全氟碳液体（PFCL）促进膜的去除

例和不需要视网膜切开的病例，PFCL- 空气交换，然后用可膨胀的气体 / 空气混合物（如 C₃F₈）进行眼内填充就足够了。这可以通过上述技术来实现。对于需要延长填充时间的更严重病例，需要进行 PFCL-SO 交换。这样做的优点是在整个过程中对整个视网膜进行填充，保持视网膜稳定，防止滑脱发生。眼内光凝也可以在 PFCL 交换后进行，无论是在空气中还是通过 SO。

在最近的一系列研究中，我们探讨了在复杂的视网膜脱离术后使用 PFCL 作为中短期填充剂以保持视网膜平坦的可能性[72-74]。据报道，80%～92.4% 的人成功地进行了视网膜复位。存在的主要问题是白内障形成、短暂的眼压升高和异物反应[73]。

总的来说，PFCL 在 PVR 手术中提高了解剖复位成功率和视力效果[72-76]。在膜分离过程中，PFCL 提供了最好的内填充物。它已被证明是处理 PVR 不可或缺的工具。

### 2. 玻璃体基底部的刮除 Vitreous Base Shaving

即使在有 PFCL 的情况下，玻璃体基底部的分离也是困难的。原因是视网膜已经伸展到一定长度。另外，玻璃体基底部不能与视网膜分离。大多数外科医师认为，在 PVR 的情况下，了解玻璃体基底部解剖和玻璃体基底部玻璃体的细致刮除是很重要的。玻璃体基底部刮除的挑战是要将玻璃体可视化。PFCL 使玻璃体前移，高折射率显示 PFCL 与玻璃体液体有明显的界面。然而，由于玻璃体液体和凝胶具有相似的折射率，它们之间的对比度很差。有人建议曲安奈德与经巩膜透照联合应用以增加光散射。周边玻璃体凝胶中的曲安奈德颗粒很容易被发现，特别是当光线垂直于视线照射时。Veckeneer 和 Wong 介绍了 PFCL 和曲安奈德联合应用于玻璃体刮除的技术[77]。在所有情况下，玻璃体基底部刮除应该是由外科医师控制巩膜顶压的双手技术。在平坦部插入一个或多个光纤可以使手术中操作高度可控。PFCL 稳定视网膜的有效性大大降低了医源性视网膜切开的风险。这是因为视网膜在 PFCL 压塞下不太可能意外地与切割头相接触。

在 PVR 病例中，需要玻璃体基底部刮除，这不仅是为了更彻底地解除前部牵引，还需要确保更彻底地切除玻璃体凝胶。这反过来又会形成更完整的眼内 SO 填充。Fawcett 和他的同事在既往的研究中已经证明，少量的 SO 填充不足会导致大面积的视网膜无支撑[23]。如果玻璃体切除术后残留大量玻璃体凝胶，它会被硅油泡压缩和脱水，从而增加眼内容量导致填充不足。注射 PFCL 时，在充分解除牵引力之前，必须注意不要过度填充玻璃体腔。否则，PFCL 有进入视网膜下的风险。

### 3. 巨大裂孔 Giant Tears

在世界上许多地方，在 PFCL 出现之前，需要使用 Stryker 手术台进行巨大裂孔的修复，如 Peyman 所述[78]。这包括术中将患者翻转成俯卧位，并借助眼内气泡展开视网膜。事实证明，这很困难，成功率也很低[79]。PFCL 的引入使得整个手术可以在患者仰卧的情况下进行。对于无 PVR 的眼，折叠的网膜瓣可以通过在视盘上缓慢注射 PFCL 来缓慢地重新复位。并允许以更温和的方式处理视网膜，并确保在视网膜附着于视网膜色素上皮的情况下进行内光凝（图 108-8）。这种方法大大提高了解剖复位成功率，即使没有联合进行巩膜扣带术的情况下成功率也超过 88%[80]。

对于不可移动的翻转瓣和 PVR 的病例，彻底的膜分离是视网膜复位的关键。使用 PFCL 后，预期的成功率可以高达 90%[70]。一些医生喜欢附加环扎带。眼内光凝是在 PFCL 下进行的，因为 PFCL 的眼内压塞使视网膜与视网膜下的 RPE 相对应，确保了激光能量的良好吸收。在裂孔边缘形成 2～3 排融合的激光瘢。另外 360° 眼内光凝可以在扣带产生的凹痕上进行。然而，是否应该例行该过程是有争议的。大多数外科医师都会这样做，认为这样可以降低再脱离的风险。过度的 360° 眼内光凝与术后葡萄膜炎密切相关。同样的，在 3 点钟和 9 点钟位置进行重度眼内光凝治疗可能会损伤睫状前神经，导致瞳孔永久性扩张和调节能力下降。

为了防止 PFCL-SO 交换过程中视网膜的滑动，Li 和 Wong 推荐了一种改进的 PFCL 注射技术[66]。首先，灌注管在三通接头处向外部大气开放，眼内充满 PFCL，直到它溢出到灌注管中。填充更多的 PFCL，使所有水从三通龙头开口排出。直到 PFCL 从三通龙头中滴出为止。这可确保在注射 PFCL 期

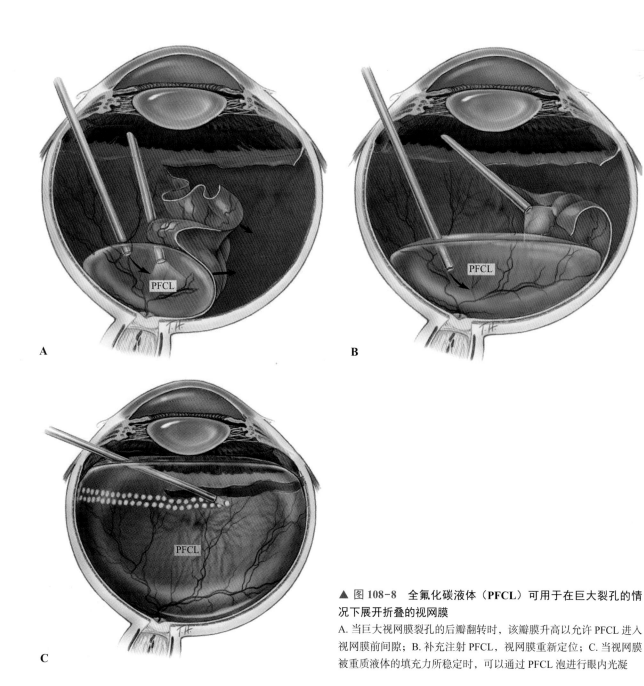

**A**

**B**

**C**

▲ 图 108-8　全氟化碳液体（PFCL）可用于在巨大裂孔的情况下展开折叠的视网膜

A. 当巨大视网膜裂孔的后瓣翻转时，该瓣膜升高以允许 PFCL 进入视网膜前间隙；B. 补充注射 PFCL，视网膜重新定位；C. 当视网膜被重质液体的填充力所稳定时，可以通过 PFCL 泡进行眼内光凝

间完全排空水。在随后的 PFCL- 空气或 PFCL-SO 交换过程中，由于系统中没有残留液体，视网膜滑脱风险降低（图 108-9）。

　　以前，有使用 PFCL 进行长时间的内填充的报道[69, 81]，已经尝试了不同的 PFCL 和相应的持续时间。在一项使用全氟全氢菲（perfluoroper hydrophenanthrene）的研究中，它被留在眼内平均20.5 天[69]。在另一项使用全氟对萘（vitreon）的研究中，它被留在眼内长达 4 周[81]。然而，由于潜在的眼内毒性和其他并发症，如白内障形成，目前很少使用 PFCL 做长期填充。特别是澳大利亚的外科医师，正在选择 PFCL 来治疗巨大视网膜裂孔。PFCL 通常留在眼内 1～2 周，然后进行第二次手术，在手术过程中去除 PFCL 并对视网膜进行进一步评估。如果视网膜被认为是稳定的，则使用气体，否则进行进一步的操作，包括光凝和视网膜的膜剥离，然后使用 SO 作为长期填充物。

　　使用 PFCL 的基本原理是避免在空气 -PFCL

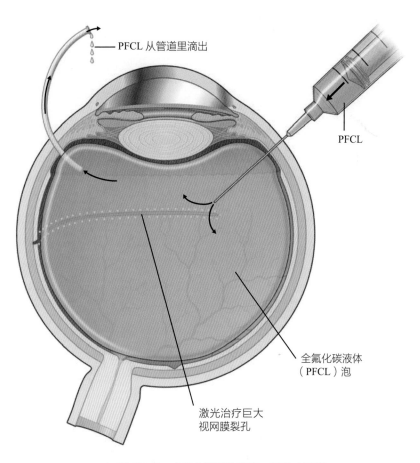

PFCL 从管道里滴出

PFCL

全氟化碳液体
（PFCL）泡

激光治疗巨大
视网膜裂孔

▲ 图 108-9  全氟化碳液体填充，以防止滑脱
PFCL 逐渐充满眼球。灌注液外端断开，允许多余的 PFCL 从灌注管外端滴出。这样可以确保整个系统充满 PFCL，并防止由于系统中残留的水而导致打滑

交换或 SO-PFCL 交换过程中发生视网膜滑脱。使用 Li 和 Wong 所描述的技术，报道的滑脱率非常低[66]。如果用 PFCL 治疗巨大视网膜裂孔和长时间的眼压填充，患者在恢复期最好保持相对静止。其基本原理是，PFCL 分散性可能会降低。相应地，炎症也可能会减少。与使用 PFCL 相关的并发症将在下面讨论。

#### 4. 眼外伤 Ocular Trauma

外伤性视网膜脱离可借助 PFCL 治疗[82]。并发眼内出血是常见的，出血可能位于脉络膜上腔、脉络膜、视网膜和玻璃体腔。大多数患者没有建立 PVD。在撕裂或破裂的情况下，玻璃体嵌顿是一个显著特征，则对这些病例的处理提出了巨大的挑战。在这种情况下使用 PFCL 有以下几个优点：①在玻璃体切除术中稳定视网膜；②协助分离后玻璃体和视网膜；③置换视网膜前、视网膜下或脉络膜上腔的血液；④协助取出嵌顿的玻璃体或视网膜；⑤协助取出脱位的晶状体、眼内人工晶状体植入物（IOL）或眼内异物（IOFB）；⑥保持清晰的视野。

外伤性巩膜视网膜嵌顿可借助 PFCL 复位[83]。任何嵌顿的玻璃体必须首先完全切除。然后将 PFCL 注入玻璃体腔，以填充视网膜后极部。这会对视网膜后极部产生填充效应，将嵌顿的视网膜拉回到眼内。用这种方法，有时可以在没有损伤的情况下恢复嵌顿的视网膜。当视网膜不能被释放时，局限的视网膜切开术来解除被限制嵌顿的视网膜被认为是需要的，以防止随后该部位的增殖，PVR 和发生复发性脱离。PFCL 的使用确保通过这种透明的介质可以进行这种操作，同时稳定了视网膜。

PFCL 在眼内异物（IOFB）的去除中也有价值。有机或非金属的 IOFB 通常漂浮在 PFCL 上，因此

可以通过巩膜切口或前入路取出。对于金属或下沉的 IOFB，填充 PFCL 有助于稳定和更容易抓取。如果异物撞击视网膜，那么 PFCL 对任何用于取出异物的拉力提供反压力。漂浮的大异物可由 PFCL 悬浮，以便于通过平坦部或角膜切口取出。眼内异物取出术后可能导致视网膜下出血。而在黄斑上前置一个小的 PFCL 泡可以确保出血不会扩散到黄斑下区域。

### 5. 晶状体脱位 Dislocated Lens

PFCL 有助于晶状体脱位、晶状体碎片脱落和人工晶状体植入的治疗[84, 76]。在注射 PFCL 之前，一般建议进行彻底的玻璃体切除术，包括分离玻璃体后表面。

不需要使用重水就可以成功地除去晶状体碎片。这项技术通常包括使用玻璃体切割或超声粉碎技术。晶状体碎片应采用抽吸方式去除，然后悬浮到玻璃体腔中部，再激活脉冲超声碎裂。一些外科医师在后极部注入一个小的 PFCL 泡，作为一个"缓冲物"（cushion），以抵抗传导的超声能量，从而对黄斑、视盘和主要血管等重要结构造成的损伤。另一些人认为 PFCL 阻碍了碎片的去除，而不是帮助它，因为它倾向于将碎片移到气泡边缘，而气泡边缘更不易接近。对于较大的碎片，包括整个晶状体，PFCL 被用作将整个晶状体提升到玻璃体腔中央的一种方法，在那里可以通过切割或超声粉碎将其安全地粉碎和去除。PFCL 也可以用于将整个晶状体漂浮到无晶状体眼的前段，在那里它可以通过巩膜或角膜切口取出。如果尝试这样的操作，一些 PFCL 可能会通过角膜或巩膜切口渗漏，这样晶状体似乎会进一步落入玻璃体腔。实际上，对于一些外科医师来说，没有足够的 PFCL 将晶状体浮起后从眼内去除。一种方法是对晶状体进行"娩出"，很像白内障囊外摘除术中使用的技术。伤口的后唇张开，巩膜压陷会导致晶状体被"娩出"出到眼外。当晶状体脱落与视网膜脱离有关时，PFCL 尤其有用，因为视网膜下的晶状体碎片的取出受到了更大的阻碍[76, 84]。

在人工晶状体脱落的情况下，PFCL 被用来漂浮人工晶状体。然后，可以从前入路抓住晶状体并通过角膜缘取出，或者如果有足够的囊膜残留，可

以在睫状沟中重新复位（图 108-10）。无论是人工晶状体还是晶状体，如果要使用 PFCL，晶状体通常会发生横向移位。眼内的 PFCL 气泡的上表面是凸的。因此，不能预期晶状体或人工晶状体停留在凸度最高的中间。相反，晶状体滑落到周围，常常与残留的玻璃体结合。因此，在尝试使晶状体漂浮之前，应对玻璃体基底部进行适度彻底刮除。

### 6. 脉络膜上腔出血 Suprachoroidal Hemorrhage

脉络膜上腔出血不一定需要引流。这特别适用于不累及后极或黄斑的局限的脉络膜上腔出血。在尝试引流之前，B 超可以用来评估脉络膜上腔出血的液化程度。这种液化是通过斑点状超声信号的布朗运动来识别的。在绝大多数情况下，简单成形的巩膜切口切开可以显著引流改变的深色血液。因此，在脉络膜后部切开巩膜是不必要的，除非有一个大的后部脉络膜上腔出血，在这种情况下，可以尝试注射 PFCL。液化的血液会比 PFCL 轻，因此会被前移到切口。否则，可以使用专门为引流而设

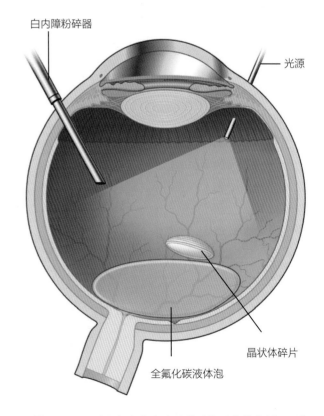

▲ 图 108-10　对于复杂白内障手术后核后落的病例，可使用全氟化碳液体将核碎片从瞳孔中漂浮出来。全氟化碳液体可用来漂浮核碎片使其远离视网膜表面。这使得在晶状体超声碎裂过程中更容易操作晶状体碎片，并降低损伤视网膜的风险

计的巩膜切开术。完全引流脉络膜上腔的出血是很难做到的。部分引流就足以减轻与脉络膜上出血相关的疼痛，或防止脉络膜吻合和视网膜形成固定的视网膜折叠现象。

然而，PFCL 在某些情况下是有帮助的。玻璃体切除术后，在角膜缘后 4mm 处的上方、鼻侧和颞侧象限，形成 3mm 的环形巩膜切开，然后用 PFCL 进行眼内填充，以便于通过巩膜切开口排出血液（图 108-11）[85]。也有尝试空气或气体填充，但发现用 PFCL 进行填充对出血的取出更为有利[86]。

### 7. 其他应用 Other Indications

据报道，PFCL 在某些情况下也很有用[87]。其中包括糖尿病性视网膜病变相关的视网膜脱离[68]、视盘缺损相关的视网膜脱离[88]、早产儿视网膜病变相关的视网膜脱离[89]、眼内炎玻璃体切除术[90]、术中引流过程中的黄斑下出血的移位[91]及视网膜下膜切除术。手术原理是一样的。它有助于稳定视网膜，置换视网膜下血液，显示视网膜前膜，并协助引流 SRF。PFCL 具有诸多优点，已成为一种不可或缺的手术工具。

### （六）并发症及处理 Complications and Management

虽然 PFCL 主要作为一种术中的辅助工具使用，具有良好的安全性，但在动物和人类的报告中都有关于长期眼内使用的毒性报道[66, 92]。当 PFCL 在兔眼中滞留 48h 时，虽然没有观察到毒性，但当 PFCL 在兔眼中停留更长时间时，会出现白色沉淀。在人类中，Elsing 及其同事报道在眼内的结构上出现白色片状沉积物，并显示以巨噬细胞为特征的炎症反应[93]。因此，建议在手术结束时将 PFCL 从眼内完全取出。由于存留 PFCL 的影响，与 PFCL 使用相关的并发症可分为手术期间或手术后出现的并发症。

### 1. 视网膜下 PFCL Subretinal PFCL

PFCL 可能在手术中进入视网膜下间隙，也可能在术后出现在视网膜下。在手术过程中，PFCL 进入视网膜下的易感因素包括：① PFCL 破裂成小球状；②巨大视网膜裂孔；③视网膜牵引膜没完全松解。

PFCL 泡对水具有很高的界面张力，因此倾向于结合在一起。但是，如果注射过程太用力或注射速度过快，则可能会破裂成较小的气泡。通常这些气泡很快融合在一起形成一个大的气泡。然而，如果裂孔太大，或者由于牵引导致视网膜升高，小的 PFCL 泡可能进入视网膜下间隙。因此，注射速度应该是渐进的，并进行监测，注射针尖埋入已经形成的 PFCL 泡中，以避免形成小的球状水泡。如果 PFCL 被反复注入、吸入和再注入，也是会出现小气泡。因此，理想情况下，PFCL 应该一次注射并去除。然而，在复杂的手术操作中，反复注射、抽吸和回注是不可避免的。小切口玻璃体切除术采用双孔套管是目前的发展趋势。最近发表的文献示一种带有 4 个排气口的新型双孔套管被证明能够产生一个与针头轴向垂直的宽扇形流体出口[94]。这种新的套管可以避免由于 PFCL 喷射而造成视网膜损伤的风险，也可以避免 PFCL 因此而进入视网膜下的风险。一些外科医师使用 PFCL 来测试牵引力的缓解情况。我们的理解是，没有视网膜前膜的脱离视网膜可以很容易地用注射 PFCL 进行复位。当在一个或多个视网膜裂孔的情况下注射 PFCL 时，这种操作可能是危险的。缓解牵引不足的第一个迹象可能是 PFCL 进入视网膜下间隙。远离黄斑的视网膜下间隙中的 PFCL 小气泡可能被忽略。一个大的气泡，尤其是位于黄斑上方的气泡，应该被移除，因

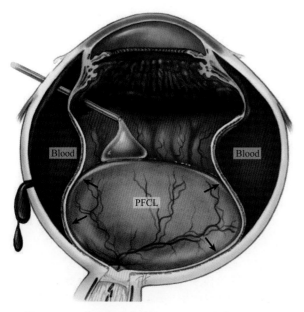

▲ 图 108-11　在全氟化碳液体（PFCL）的帮助下，通过巩膜切开术移开脉络膜上腔的血凝块

为它可能迁移并累及中心凹。

如果 PFCL 意外进入视网膜下，在手术过程中应尽量将其取出，因为它最终会随时间迁移到中心凹下，即使它最初是位于周边的。它可能损害视网膜功能，并可能导致中央暗点的形成[95]。在长期存在的视网膜下 PFCL 中也有形成视网膜裂孔的报道[96]。在最近的报道中，损伤的视网膜功能在去除 PFCL 后部分可以恢复[97]。这可以通过邻近 PFCL 泡的小的视网膜切开引流术来完成，也可以通过创建周边视网膜切开术并在视网膜正下方插入长笛针进行引流来完成。前一种技术使用一个小口径套管（39～50G），插入邻近气泡的视网膜进行直接抽吸[98, 99]。如果视网膜下有大量的 PFCL，则应采用后一种方法。至少要做一个 90° 的周边视网膜切开，以便在视网膜下插入一根长笛针进行直接引流，然后进行气体或硅油充填。如果术后才发现视网膜下 PFCL，则应进行引流，促进 PFCL 引流后视网膜敏感性的恢复[97]。最近的一份报道利用术中光相干断层扫描来帮助在手术过程中观察残留的 PFCL，以确保完全清除残留的视网膜下 PFCL[100]。后一种方法可以改良。部分脱离视网膜后，PFCL 泡被液体包围，呈圆形。然后，可以通过视网膜切开术和通过视网膜切口的长笛针进入视网膜下的 PFCL 来去除重水泡。同样，也可以通过简单地将气泡注入眼内以置换 PFCL。这可能是创伤最小的手术，适用于黄斑下或正上方的 PFCL 泡。这一策略实质上只是将 PFCL 泡移到黄斑之外和下方，而不是完全去除 PFCL。

### 2. 眼内毒性 Intraocular Toxicity

大多数毒性与术后未完全清除 PFCL 有关，据报道其发生率为 0.9%～11.1%[98, 101]。当行周边视网膜切开术的风险更高，尤其是那些进行 360° 视网膜切开术的患者[101]。残留的 PFCL 可以在眼底检查时看到，表现为液面较低，或者当它渗透到 AC 时，表现为低于液面，或者表现为位于房角下方的小 PFCL 泡（图 108-12）。PFCL 在 AC 中的存在并不意味着玻璃体腔中有广泛的 PFCL。这是因为一旦它渗入 AC，虹膜就会阻止它回流，因为一个人大部分时间都保持直立姿势。

对眼部组织的毒性可能是化学的或机械的。化学毒性与高携氧能力和极性杂质的存在有关[102]。高携氧能力的 PFCL 可能通过两种途径对视网膜和血管造成损伤[102]。首先，残留的 PFCL 气泡中的高氧分压导致视网膜血管收缩[102, 103]。第二，如组织学报告所示，直接氧中毒也能导致视网膜血管损伤[102, 104]。损伤包括视网膜血管周细胞和内皮细胞的丢失[104]。杂质可能改变 PFCL 界面，使其对脂蛋白吸收的抵抗力降低，而脂蛋白被认为是形成纤维膜的重要因素[105]。在各种 PFCL 中，全氟辛烷是一些医师的首选，因为它是 FDA 批准的。它也有最纯粹的形式。在兔眼中放置 1 周后，发现它没有毒性[64]。

机械毒性是由于存留的 PFCL 由于其更高的比重而长期压迫下方视网膜所致。长时间压迫引起的视网膜组织学改变包括外丛状层丢失，光感受器细

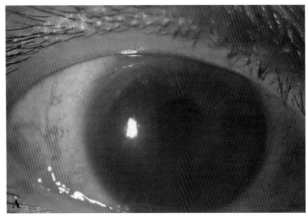
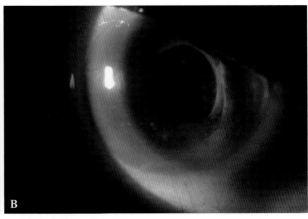

▲ 图 108-12　前房全氟化碳液滴
A. 裂隙灯照片显示前房内有 PFCL 滴；B. 角膜内皮上可见角膜后沉淀物。这意味着由于保留了 PFCL，前房出现炎症

胞核移位到外节段，视网膜色素上皮萎缩[63]。我们还假设，在视网膜中观察到的营养变化可能是由于排出了视网膜表面的水分，从而破坏了 Müller 细胞对钾的虹吸机制。这反过来又可能导致兴奋性毒性。PFCL 的重量不能解释使用 SO 时在表层视网膜观察到的类似组织学变化。SO 泡的浮力和施加在表层视网膜上的力要小几倍，但对视网膜的改变是相似的[106]。

### 3. 前房 PFCL PFCL in the Anterior Chamber

如果存在于 AC 中，PFCL 可引起视觉障碍、角膜内皮细胞丢失及眼压升高[93]。如果 PFCL 液平足够高，可能会阻塞视轴，引起视觉障碍。

PFCL 可引起炎症和小梁损伤，引起兔继发性开角型青光眼[85, 107]。使用 PFCL 后也有瞳孔阻塞性青光眼的报道[107]。在这种情况下，可以在裂隙灯下去除 PFCL。灭菌后，一根连接注射器的细针从下缘插入 AC。将 PFCL 缓慢吸入注射器（图 108-13）。这可以根据需要重复分次进行，间隔几个小

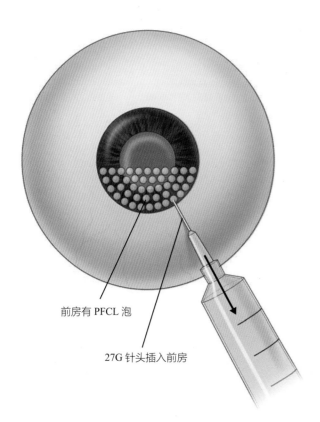

前房有 PFCL 泡

27G 针头插入前房

▲ 图 108-13 裂隙灯下前房吸出全氟化碳液体
在接近 6 点钟的位置，将一根 27G 针头插入前房，针头与注射器相连，针柱已被移除。然后，由于重力作用，PFCL 将通过针排出

时，为 AC 深度补充提供足够的时间。偶尔需要行玻璃体切除术进行后引流。

最近的一份报道描述了一种新的技术，使用安装在结核菌素注射器顶端的 Rycroft 套管，通过前房保持器进行持续冲洗[108]。这可能是一种从 AC 中去除 PFCL 的新尝试。然而，这需要更多的干预，因为必须使用 AC 维持装置。

### （七）结论 Conclusion

全氟化碳液体已被证明是视网膜外科医师处理棘手病例的宝贵工具。它的使用大大改善了增殖性玻璃体视网膜病变相关的视网膜脱离的预后，而且 PFCL 的使用也被证明有助于协助摘除脱位的晶状体、巨大裂孔视网膜脱离、脉络膜上腔出血的引流和外伤病例。我们预计随着新技术的发展，PFCL 的适应证可能会增加。

## 三、硅油在玻璃体视网膜手术中的应用 Silicone Oil in Vitreoretinal Surgery

### （一）概述 Introduction

20 世纪 60 年代初，硅油（silicone oil，SO）作为眼内填充剂首次被引入[109]。自那以后，它已经成为视网膜外科医师在处理复杂的孔源性视网膜脱离，特别是那些严重的 PVR 的宝贵工具。SO 的适应证已经扩展到治疗巨大视网膜裂孔、病毒性视网膜炎、外伤性视网膜脱离、增殖性糖尿病视网膜病变、复杂的儿童视网膜脱离、黄斑裂孔手术和眼内炎（上述举例并不是详尽无遗的）。SO 的使用有其倡导者和怀疑者。本文就 SO 的理化性质、目前的使用指征、所涉及的手术技术、潜在的并发症及其处理进行综述。

### （二）背景 Background

SO 治疗视网膜脱离的临床应用最早由 Paul Cibis 于 20 世纪 60 年代引入平坦部玻璃体切除术之前首次提出[109]。其最初被注射到非玻璃体切除的眼中，作为克服牵引力和视网膜前膜剥离的辅助手段[110]。最初的结果满足了上述要求，但后来由于遇到并发症和组织学研究报告的可能毒性作用而减少了使用[111]。因此，许多外科医师停止使用它，特别是在美国。尽管如此，一些医师坚持使用它，后来

还将硅油与玻璃体切除术相结合[112]。这在解剖学上取得了更高的成功，特别是在先前认为无法治疗的 PVR 病例中。通过一些外科医师的不懈努力，逐渐获得了较高的解剖复位成功率。

到了 20 世纪 80 年代，SO 成功地在许多欧洲国家重新确立了其作为内填充剂的角色。长效眼内气体在美国得到了广泛的应用。在选择填充剂上的分歧最终导致了一个"头对头"的比较研究：硅油研究（silicone study）。硅油研究是一系列随机对照试验，比较了 SO 对比眼内气体六氟化硫（SF₆）和全氟丙烷（C₃F₈）治疗 PVR 视网膜脱离的疗效和安全性[21, 113]。结果表明，SO 与眼内气体的差异没有预期的那么显著。有观察显示，欧洲和美国选择的制剂不同，所以和长效气体都有各自的优缺点[114]。时至今日，SO 适应证仍有争议。

### （三）硅油的化学性质 Chemical Properties of Silicone Oil

硅酮（silicone）是由硅氧烷的重复单元组成的。实际上，术语硅油是一个通用术语，指由硅氧烷构成的所有材料，包括液态硅氧烷（如 SO）和固态硅氧烷（如环扎带、排水管和硅胶轮胎）。硅氧烷由硅酮和氧分子组成，其化学式为 -Si-O-。由于硅酮能够在其侧边形成两个附加键，因此可以将不同的有机或无机侧链连接到硅酮分子上，形成具有不同性质的聚合物。

硅油（silicone oil）被描述为比水轻或重。事实上，聚甲基硅氧烷和半氟化烷烃或烯烃的混合物的溶液比水重。轻于水的硅油（即传统 SO）的黏度不同（表 108-5）。重于水的 SO 设计用于较低的填充目的。例如，最常见的 SO 由聚二甲基硅氧烷（polydimethylsiloxane）（具有两个附加甲基侧链的硅氧烷）组成，也称为 PDMS。PDMS 的比重为 0.97，比水轻。另一方面，甲基和三氟丙基侧链可添加到硅氧烷单元中以形成聚三氟丙基甲基硅氧烷，也称为氟硅油（fluorosilicone olis）[115]。氟硅油的比重为 1.25～1.3，因此其比水重。

硅油也被描述为高纯度。这是指去除通常存在的杂质，这些杂质会影响最终产品的化学性质。例

**表 108-5　硅油和其他常用眼内填充剂的化学性质**

| 填充剂 | 化学成分 | 比重（25℃时为 g/cm³） | 黏度（25℃时为 cSt） | 表面张力（mN/m） |
|---|---|---|---|---|
| 硅油（1000cSt） | PDMS – 100% | 0.97 | 1000 | 21 |
| 硅油（2000cSt） | PDMS – 100% | 0.97 | 2000 | 21 |
| 硅油（5000cSt） | PDMS – 100% | 0.97 | 5000 | 21 |
| $C_8F_{18}$ | $C_8F_{18}$ – 100% | 1.94 | 0.69 | 14 |
| $C_{10}F_{18}$ | $C_{10}F_{18}$ – 100% | 1.76 | 2.7 | 16 |
| $F_6H_8$ | $F_6H_8$ – 100% | 1.35 | 3.44 | 19.7 |
| 重硅油（Densiron 68） | $F_6H_8$ – 30.5%<br>PDMS（5000cSt）– 69.5% | 1.06 | 1349 | 19.13 |
| 重硅油（Oxane HD） | RMN3 – 11.9%<br>Oxane 5700 – 88.1% | 1.02 | 3300 | N/A |
| HWS 46–3000 | $F_4H_6$ – 55%<br>PDMS（100 000cSt）– 45% | 1.118 | 2903 | 18.8 |
| Air | N/A | < 0.0001 | N/A | 70 |
| $C_3F_8$ | N/A | < 0.0001 | N/A | 70 |
| $SF_6$ | N/A | < 0.0001 | N/A | 70 |

cSt. 厘斯；PDMS. 聚二甲基硅氧烷；$F_4H_6$. 全氟丁基己烷；$F_6H_8$. 全氟己基辛烷；$C_8F_{18}$. 全氟正辛烷；$C_{10}F_{18}$. 全氟萘烷

如，通常存在未聚合的残余单体、低分子量低聚链、高分子量聚合物链、硅氧烷的环状形式及末端带有甲基的硅氧烷链[116]。除了具有非期望长度的聚合物链之外，还可能存在其他杂质，如制造过程中的残留催化剂。催化剂参与环硅氧烷的离子开环聚合，得到不同长度的聚硅氧烷链。催化剂，如四甲基硅氧烷酸铵，通常是剧毒的[117]。目前，尽管一些SO已获得美国食品药品管理局批准用于眼科用途，但对于商业上可获得的SO产品的生产工艺和纯度等级仍没有国际标准[118]。商业上销售的SO平均黏度将其分类。低分子量SO有利于乳化。高纯度的SO指的是除去了杂质和低分子量组分的SO。聚合物链的分子量是黏度的决定因素，且呈比例关系。因此，如果生产更多的高分子量聚合物，总黏度可能高于预期，如果生产更多的低分子量聚合物，总黏度可能低于预期。虽然产品本质上是化合物的混合物，但通过测量整体平均值来判断黏度[119]。因此，市面上销售的SO根据平均黏度（代表平均分子量）进行销售和分类。

### （四）硅油的物理性能 Physical Properties of Silicone Oil

#### 1. 比重 Specific Gravity

水的比重约为1.01。因此，我们可以假设它和水（1.00）大致相同。聚二甲基硅氧烷（polydimethy-lsiloxanes, PDMS）的比重均为0.97。必须注意的是，对于所有的PDMS，无论其链长或分子量如何，其比重都保持不变。这是因为二甲基硅氧烷重复单元的分子密度与链长无关。因此，所有的PDMS具有相同的0.97的比重，它们都漂浮在水或水溶液中。重于水的SO和重填充物的比重将在本章后面讨论。

#### 2. 浮力 Buoyancy

在前面讨论了有关物理的细节。与视网膜接触的区域、气泡的大小和形状决定了气泡填充的效果。这主要由浮力控制。当浮力很大时，如在气泡中，气泡呈球形盖。球形帽是一个底部平坦的球体。相反，当浮力很小时，气泡呈相对球形，如在这种情况下。因此，气泡与视网膜表面的接触面积比等量的SO泡大。已经证明，在眼内接近50%充满之前，SO气泡实际上不会与视网膜接触。相反，

一个小气泡（小到0.28ml）已经填充在视网膜上形成90°的弧线（图108-14）[120]。巩膜扣带导致一个凹痕进入另一个接近球形的玻璃体腔。所以已经被证明不与视网膜在凹痕的两边接触。因此，SO保留球形，并且不会填充由缩进创建的凹处。因此，当打算使用时，必须达到接近100%的填充率，以达到良好的填充效果。

#### 3. 表面张力和界面张力 Surface Tension and Interfacial Tension

表面张力（surface tension）是指分子间的范德华力。在空气中的一滴液体中，中心的分子平均地被其他分子所吸引。然而，表面上的一个分子只被它邻近的分子所吸引。因此，在给定的体积内，表面能总是试图减少表面积。界面张力（interfacial tension）是与两种不相溶液体之间的表面张力有关的一个更一般的术语。表面张力是指两种液体中的一种为空气时的表面能。表面自由能保持在最小值时，力达到平衡。所有相似的分子都位于一边，而不同的分子则位于另一边时，达到这种情况。因此形成了一个界面，它的作用就像一个跨两相的膜。

这里，界面张力指的是保持气泡完整的力[121]。研究发现，只要界面张力大于6mN/m，油泡就保持完整。这一点很重要，因为单个气泡可以提高填充剂的效果。当SO（1000cSt）与纯水接触时，界面张力为40mN/m；当它是体液时，界面张力降低到33mN/m。杂质的存在，如蛋白质和脂质，或者仅仅是血液，也可以改变界面张力。例如，发现在血液存在下，界面张力可以进一步降低到14mN/m[122]。

#### 4. 黏度 Viscosity

黏度是测量流体在剪切应力作用下变形的阻力的度量。因此，它也被称为剪切黏度（shear viscosity）。它是由紧密接触的分子间的引力和分子链间的摩擦力引起的。高黏性液体变形需要更高的能量，而低黏性液体变形则需要更低的能量。通常，链长较长的SO具有较高的黏度。这具有实际意义，因为注射和去除的容易程度与黏度成正比。

涉及两种黏度，即"剪切"（shear）黏度和"拉伸"（extensional）黏度。研究表明，剪切黏度越低，分散性越大，这一点已被证明可达到12 500cSt

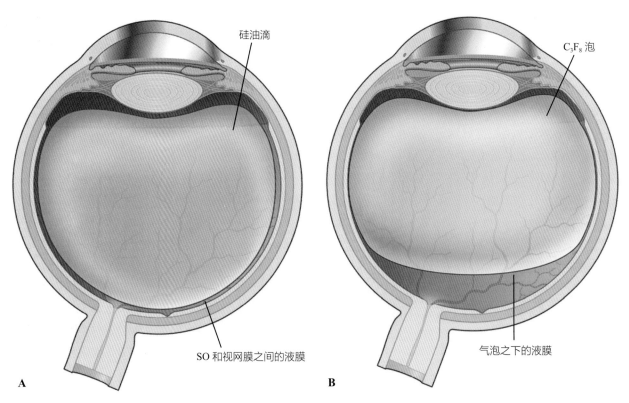

▲ 图 108-14　轻度填充不足易在硅油泡和视网膜之间形成液膜

由于 SO 的浮力小于眼内气体的浮力，这会降低填充效果。A. 由于较低的浮力，所以 SO 注入眼内时呈圆形，在眼内和视网膜之间留下一层液体。即使只有轻微的填充不足也会发生这种情况；B. 当眼内填充 $C_3F_8$ 稍微不足时，气泡下面只有一层液体，填充效果相对较好

的黏度。研究还表明，低分子量组分的存在也增加了油的分散性。第二类黏度是指拉伸黏度。这是测量当一个球体被拉成一条线时，SO 的抗破裂能力。当链断裂时，会形成卫星小液滴（图 108-15）。Williams 和同事将这些高分子量聚合物添加到低黏度 SO（1000cSt）中，并成功地将拉伸黏度提高到与 5000cSt 的 SO 相同的水平[123]。在 1000cSt SO 中加入 5% 或 10% 的 423kDa，可使混合物的剪切黏度分别提高到 2000cSt 和 5000cSt。同时，当液体受到剪切应力时，拉伸黏度也会增加。这些硅油在眼部使用时是否更稳定，尚待临床试验证明。

"分散"（dispersion）和"乳化"（emulsification）是有时可以互换使用的术语。从技术上讲，分散是指把一个大的油泡分解成更小的油滴。这些液滴自然具有更高的表面能，并将倾向于聚集成单个气泡。只有当表面活性剂的存在降低了表面能时，才会发生乳化。因此，液滴是稳定的，不会变成单一的油泡。

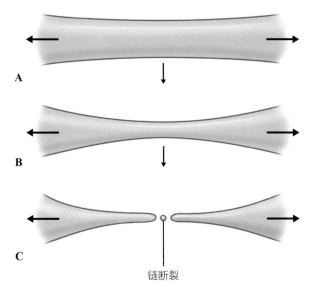

▲ 图 108-15　硅油细丝被拉开时如何断裂的演示

（五）适应证 Indications

Cibis 所描述的 SO 的使用并没有在玻璃体切除术中[109]。因此，关于其使用相关并发症的报道

较晚导致许多外科医师对其应用缓慢[124, 125]。只有在玻璃体切除术后，SO 的使用才变得越来越普遍，特别是在硅油研究之后。

### 1. 视网膜脱离伴增殖性玻璃体视网膜病变 Retinal Detachments With Proliferative Vitreoretinopathy

硅油研究（siliconestudy）明确了 SO 在视网膜脱离治疗中的作用[21, 113]。这是一项多中心前瞻性随机临床试验，比较了 SO 与长效眼内气体（$SF_6$ 和 $C_3F_8$）治疗与 PVR 等级 $C_3$ 或以上（即三个或更多象限的全视网膜皱褶；视网膜协会分类）相关的复杂视网膜脱离的效果。一般来说，SO 在视网膜复位方面与 $C_3F_8$ 一样有效，优于 $SF_6$[21]。SO 和 $C_3F_8$ 在改善视觉功能和降低并发症的发生率方面相当[21]。至于术后并发症，特别是低眼压和角膜病变，SO 优于 $SF_6$[21]。

尽管有相同的结果，但亚组分析在一定条件下显示出相对优势。受试者分为组 1（既往无玻璃体手术史）和组 2（至少有一次使用气体的玻璃体切除术）。在需要视网膜切开术使视网膜变平的组 1 眼睛中，使用 SO 最初增加了视力恢复的可能性，并降低了 6 个月时出现低眼压的风险。然而，在 24 个月时，在使用眼内 SO 的眼睛中观察到恶化趋势，而在使用眼内气体的眼睛中观察到改善趋势。作者还研究了 SO 取出术后复发性脱离的风险。在一对配对的队列中，将 SO 取出的眼睛与 SO 原位的眼进行比较，结果表明如果 SO 取出，复发性脱离的风险增加。然而，如果视网膜保持附着，尽管取出 SO，视力往往更好，并发症发生率也较低。

在 Cochrane 协作组织最近发表的一项荟萃分析中[126]，评价者们得出结论，硅油研究仍然是唯一一个在比较 SO 治疗视网膜脱离的效果方面进行得很好的随机对照试验。硅油研究的证据没有显示 SO 和 $C_3F_8$ 之间有任何显著差异。虽然 $SF_6$ 在研究的第 1 年内被发现低于两者，但在第 2 年随访结束时，两者的差异减小。审查人员指出，在进行硅油研究时，仅使用了 1000cSt，而目前其他黏度（1300cSt、5000cSt、5500cSt 等）是可使用的。全氟化碳液体只在硅油研究的后期引入，因此研究中的大多数受试者在没有使用 PFCL 的情况下进行了手术。

在 PVR 脱离中使用 SO 的一些相关指征仍然存在争议。除了外科医师的偏好外，患者遵守术后姿势的能力及术后不久空中旅行的需要，也被用作使用 SO 的理由。因此使用的相对禁忌证包括虹膜隔缺陷（如无虹膜），可能会导致角膜病变。

### 2. 巨大视网膜裂孔 Giant Retinal Tears

在巨大的视网膜裂孔中，视网膜裂孔的后瓣是独立活动的。这是因为后瓣的边缘没有玻璃体附着。因此，它有向后滑动的趋势，特别是当撕裂程度大于 90° 时。传统上，SO 在治疗巨大视网膜裂孔中的作用有两方面：①打开折叠的视网膜；②作为一种长效的眼内填充剂。随着 PFCL 的引入[58]，视网膜的展开变得更加容易。

手术修复的原则是在不滑脱或大面积视网膜色素上皮裸露的情况下，将脱离的视网膜复位。在 PFCL 的帮助下，折叠的视网膜瓣被展开并重新定位。然后沿裂孔的两边进行眼内光凝。然后是 PFCL-SO 交换，或者 PFCL-空气交换和空气-SO 交换。研究表明，PFCL-SO 交换降低了交换过程中的视网膜滑移风险。

在没有 PVR 的巨大裂孔中使用 SO 仍然存在争议。在欧洲仍然是首选，而在美国一些医师仍然更喜欢眼内气体充填。有报道说，无论是 SO 还是气体，在解剖学上都取得了良好的成功[128]。特别是，据 Leaver 和 Lean 报道，SO 的成功率为 100%[129]。到目前为止，还没有随机对照试验来比较 SO 和气体的疗效。当患者不能保持相应的体位姿势或裂孔超过 90° 时，特别是当涉及下方视网膜的裂孔时，该作者更喜欢使用气体。

### 3. 严重增殖性糖尿病视网膜病变 Severe Proliferative Diabetic Retinopathy

在欧洲，眼内填充常被用于伴有严重增殖性糖尿病视网膜病变的牵引性视网膜脱离的一期玻璃体切除术[130]。然而，在这方面仍然没有随机对照试验来说明其疗效和结果。虽然主要缺点是需要第二次手术将其从眼内取出，但如果在玻璃体切除术后用作填充剂，则具有一些理论上的优势。它能快速恢复视力，减少术后玻璃体积血，检查时能清楚地看到眼底，对术后不能严格保持体位的患者可提供更好的眼内填充[131]。因为 SO 占据了玻璃体腔的大部分，它可能将所有溶解的氧限制在眼前段。它还可以防止后段的血管增殖因子前移。这对严重的 PDR 患者是有益的，尤其是在术后时期[132,133]。在 18 例有前段增生和前节新生血管的患者中，玻璃体切除术联合 SO 填充稳定了 83% 眼的新生血管，56% 的眼实现了视网膜附着[133]。一般情况下，只有在止血并且大部分（如果不是全部）视网膜前出血被吸出后，才应开始注入 SO。这降低了手术后增生性改变的风险。

#### 4. 黄斑裂孔 Macular Hole

传统上，玻璃体切除术伴或不伴内界膜剥除（internal limiting membrane，ILM），然后用气体或其他方法进行眼内填充，结合术后面朝下的体位一直是治疗特发性黄斑裂孔的首选方法。有人认为，填充剂产生的机械力和体位姿势有助于封孔。在 Goldbaum 及其同事的一项早期研究中，第一次手术的 80% 的闭合率是通过玻璃体切除和填充来实现的。两次手术后这个数字上升到 92.5%[134]。然而，Lai 在随后的一项试验中比较了玻璃体切除术后用气体或 SO 填充的裂孔封闭率，发现 SO 的封闭率较低[135]。由于研究结果的不同，气体作为首选填充剂越来越受欢迎。

目前的研究焦点已经转移到观察内界膜剥离的疗效、气体填充的选择和持续时间及术后体位的需要[136-139]。最近的一项利用光谱域光相干断层扫描技术来捕捉小孔闭合的研究表明，在玻璃体切除术联合 ILM 剥离和气体填充术后，裂孔闭合率达到 77%，术后第 1 天就显示了快速的闭合[140]。另一项类似的研究在术后第 1 天得出 90% 的闭合率[141]。这支持了使用眼内寿命较短的气体（如空气）的想法，并消除了摆体位姿势的必要性。最近的一项荟萃分析未能显示出在延长术后体位对裂孔闭合率的任何显著益处[142]。成功率的决定因素之一似乎是孔的大小。对于小于 400μm 的孔，可以采用较小的算法，即较短的作用气体，无须摆体位，也无须剥膜。随着气体填充和体位在特发性黄斑裂孔修复中的成功，SO 的作用已经减弱。不过，对于那些需要在手术后不久乘飞机旅行的人来说，这仍然是可以考虑的。

再手术的情况尚不清楚。事实上，所有的系列报道都显示了气体填充的合理成功率（70%～80% 闭合率）。一些人报道说使用了重型填充剂可以达到 100%[143]，而另一些人则显示出不太一致的结果[144]。一个大的病例系列研究表明，对于未闭合的孔，再手术后的闭合率远远低于闭合后又重新开放的孔。对于较大且第一次手术未能闭合的裂孔，建议与患者就视觉期望和进一步手术成功的可能性进行彻底沟通讨论[145]。

对于病理性近视合并黄斑裂孔的视网膜脱离，目前的趋势是用眼内气体填充物行玻璃体切除术。这种方法在解剖学上取得了令人满意的成功[146]。我们采用双剥离技术（double-peel technique）进行了一项前瞻性病例对照研究，分别使用曲安奈德（Triamcinolone，TA）和台盼蓝（Trypan blue，TB）协助去除附着的玻璃体后皮质和内界膜。研究眼的再附着率为 70%，而没有进行染色剥膜的对照眼为 44%[147]。有更多的证据支持使用 SO 作为治疗高度近视黄斑裂孔脱离的主要填充剂。Chen 将 57 例用气体或 SO 填充的结果进行了比较，显示使用 SO 有利于提高再附着率[148]。在 Nishimura 和同事的另一项研究中，SO 作为玻璃体切除术后的主要填充物，可达到 100% 的再附着率[149]。在这些病例中，应进行前瞻性随机对照试验，比较气体与 SO 的疗效。

#### 5. 病毒性视网膜炎 Viral Retinitis

与病毒性视网膜炎相关的视网膜脱离的性质往往是弥漫性的、严重的，并且有很高的再脱离率[150]。这通常是由于巨细胞病毒（CMV）视网膜炎，如见于免疫功能低下的患者，或由于急性视网膜坏死（ARN）与单纯疱疹 1 型[151]。视网膜坏死引起大面积视网膜缺损，导致视网膜脱离。在这种情况下，SO 可以提供长期的，有时是永久的眼内填充，并降低再脱离的风险。Azen 及其同事进行了一项前瞻性的多中心观察研究，以评估玻璃体切除和 SO 填充治疗 CMV 相关视网膜脱离的首次手术解剖成功率。术后 6 个月，78% 的患者视网膜保持复位[152]。在一个与 ARN 相关的视网膜脱离的系列研究中，玻璃体切除和 SO 填充术获得了 100% 的解剖成功率[153]。这些都是研究病例。其个体的表现和疾病进展速度都有变化。反应也取决于干预的及时程度。

大多数 CMV 视网膜炎患者免疫功能低下，通常与获得性免疫缺陷综合征（AIDS）有关。这些患者往往比较年轻，他们通常在视网膜脱离时有透明的晶状体。Tanna 进行了一项回顾性队列研究，以调查那些需要玻璃体切除和填充术的患者中白内障的发生率。结果显示，用 SO 填充视网膜脱离术后白内障形成的中位时间估计为 1.8 个月。与无视网膜脱离的眼相比，调整后的相对风险为 6.74（< 0.001）。白内障超声乳化术后，受试者仅在中位时间 7 天出现后囊混浊[154]。结果提示，在视网膜脱离修复术中应用 SO 填充术中摘除透明晶体可能是有益的。后来，Engstrom 等的一项研究证实了这一点，他们在玻璃体切除的同时进行了透明晶状体摘除和人工晶状体植入术，因此对 12 例伴有 CMV 视网膜炎的视网膜脱离患者进行了 SO 填充。视网膜复位率为 83%，中位最佳矫正视力由术前的 20/75 提高到术后的 20/50[155]。在 CMV 视网膜炎的病例中，可以考虑这样的联合治疗。

当术后眼内充满 SO 时，玻璃体腔注射更昔洛韦会集中在 SO 与视网膜之间的薄层液膜中。因此，玻璃体内注射的正常浓度会增加。这将引起视网膜毒性并产生不良影响[156]。合适的方法是植入更昔洛韦[157]。更昔洛韦植入物已被证明在玻璃体切除和非玻璃体切除的眼中具有相同的浓度[158]。最近的一项研究表明，玻璃体切除、SO 眼内填充和更昔洛韦植入联合应用，可获得 100% 的视网膜再附着率，80% 的患者无 CMV 视网膜炎进展[159]。在入选的患者中，视网膜炎仍然活跃，存在视网膜脱离，这将是一个合理的选择。否则，必须通过全身途径进行抗病毒治疗。

#### 6. 小儿复杂性视网膜脱离 Complicated Pediatric Retinal Detachments

儿童 SO 填充的主要适应证是外伤性视网膜脱离、早产儿视网膜病变、先天性畸形如缺损或视盘小凹和近视（见第 119 章，小儿玻璃体视网膜病变的手术治疗）。

Wong 和他的同事已经发表了一种方法，在这种方法中，连续使用常规 SO 和 densiron（一种比水重的 SO）有助于减少再手术的次数。10 例患者术前平均 LogMAR 视力为 1.57，术后平均视力为 0.82。在我们的系列中，尽管需要进行多次手术，但视觉效果良好[160]。

#### 7. 脉络膜缺损伴视网膜脱离 Retinal Detachments Associated With Choroidal Coloboma

脉络膜缺损是一种先天性疾病，其特征是一个区域的脉络膜缺损，通常位于视盘的下方，无视网膜、视网膜色素上皮和脉络膜。据报道，这些眼的视网膜脱离发生率为 23%~42%[161, 162]。由于脱离区邻近视盘，暴露困难，应用巩膜扣带术的手术效果差[161, 162]。过去，放射状加压块在鼻侧和颞侧边缘都被应用过。形态有时与"八"的汉字相似，也被称为"八"字法。但报道只有不到 60% 的解剖复位成功率[161, 162]。在现代玻璃体切除术和填充术中，Pal 及其相关人员报道 6 个月时的长期附着率为 88.1%[163]。在这一系列的病例中，在 21 例患者中，只有 2 例发生了再脱离。这显示了玻璃体切除和 SO 填充在处理这些病例中的有效性。视网膜裂孔可以覆盖裸露的巩膜，因为没有脉络膜供视网膜附着，就不可能实现脉络膜视网膜粘连。因此覆盖在缺损上的视网膜裂孔保持开放。一些外科医师试图通过激光光凝缺损边缘形成屏障。这种激光需要应用于缺损的整个范围，可能有效，也可能无效。因为这个原因，很多孩子手术后最终形成 SO 依赖眼。最后，使用 SO 的术后远视漂移对弱视的影响是非常小的。几乎所有的患儿都需要从术后早期开始进行弱视训练。

#### 8. 外伤 Trauma

对于严重外伤的眼，用 SO 填充有助于展平视网膜和防止出血，这两者是众所周知的增加 PVR 形成的高风险因素[164]。在 435 只眼外伤中，Spiegel 及其同事在 24h 内对 13 只眼（3%）进行了玻璃体切除及 SO 眼内填充手术[165]。这些眼要么视网膜裂伤大于 4 个视盘直径，要么术中持续出血，伴有或不伴有视网膜脱离。平均随访 28.7 个月，13 只眼中有 11 只眼视力达到 20/200 或以上，最高为 20/25。13 只眼中有 11 只眼在平均 6 个月的时间内完成了 SO 的取出，其中 2 只眼有复发性 PVR。虽然创伤病例的标准化比较困难，但本研究的结果表明，在创伤的一期修复中使用 SO 填充物是可行的，并且可以获得相对理想的视觉效果。

在最近的一个回顾性病例组中，88 例眼外伤合并视网膜脱离的患者，Nashed 及其相关人员在伤后 8h 内进行了一期玻璃体切除术和 SO 眼内填充术[166]。增殖性玻璃体视网膜病变发生率为 44%，再脱离 38%。眼球破裂的视力结果最差。眼内炎发生率为 3.4%。Nashed 接着得出结论，眼内炎的发生率相对较低，大多数病例术后 PVR 的发生是可以避免的。这可能是 SO 保留在原位的结果。在任何情况下，损伤程度的差异变化使得很难得出 SO 在这些病例系列中的作用和必要性的结论。

### 9. 眼内炎 Endophthalmitis

除作为内填充剂外，SO 还被认为具有抗菌活性。Azad 及其同事进行了一项前瞻性随机对照试验，比较玻璃体切除联合或不联合 SO 填充治疗外伤性眼内炎的效果[167]。在使用 SO 的病例中，58% 的病例（12 例中有 7 例）的视力达到 20/200 或更高水平，而不使用 SO 的病例只有 8%（12 例中有 1 例）。在另一项研究中，Yan 和他的同事对 18 只外伤性眼内炎的眼进行了玻璃体切除和 SO 填充术。术后视力提高 83%[168]。在另一个最近的病例系列中，108 例连续的细菌性眼内炎患者被随机分为单独接受单纯玻璃体切除术和玻璃体内注射抗生素治疗，或使用硅油作为填充物。使用硅油组的总成功率明显高于未使用硅油组（分别为 67.3% 和 43.4%，$P=0.01$）[169]。

因此，很难确定所用抗生素的正确浓度。利用磁共振成像，我们已经证明了一个抗生素的水团相对较快地从油泡外部进入，并与油水膜结合。这种水性薄膜通常很小。因此，抗生素的浓度将高于预期。确保正确给药的一种方法是在玻璃体切除术结束时进行液体 - 空气交换。在注射 SO 之前，使用正确浓度的抗生素注入充满空气的玻璃体腔。这种方法确保了不造成药物的毒性剂量。

### （六）硅油注入的手术技巧 Surgical Techniques of Silicone Oil Infusion

#### 1. 一般考虑 General Considerations

尽管手术技术在不同的外科医师之间有很大的不同，但是 SO 作为填充剂的作用原理仍然是不变的。应考虑 SO 的物理性质，如界面张力、比重和黏度，它们决定 SO 的生物学行为。

市售 SO 的黏度范围为 1000～5700cSt。低黏度 SO（即 1000cSt）用于硅油研究，而 5000cSt SO 是美国食品药品管理局批准用于眼内的唯一一种 SO。不同黏度的 SO 之间的实际差异有三个方面：①随着黏度的升高，注射难度更高；②随着黏度的降低，去除的难度更高；③乳化的风险。不同黏度的 SO 的填充效应相似[170]。

必须注意的是，SO 与水之间的界面张力低于气 - 水之间的界面张力。因此，当视网膜在 SO 注入前在气体下显得平坦时，当 SO 注入时视网膜可能仍然抬高，因此可能在仍然存在牵引力的情况下视网膜在 SO 下移动[171]。

由于 SO 的高黏度，需要高压将其从容器（即注射器）注入眼内。一般情况下，5～10ml SO 被消毒并储存在 20ml 注射器中，可以通过两个开放性巩膜切口中的任何一个进行灌注。注射器首先连接到注射套管，可以是金属的也可以是塑料的。首选带 Luer 锁的注射器，因为它们在高注射压力下更安全。短金属注射套管可以按原样使用，而塑料注射套管应适当剪短后再使用。由于流量与其长度成反比，也可以通过灌注管进行注射。套管也应短而圆，以避免在注射过程中泄漏或破裂。

SO 注射可以用自动气动泵或手动完成。大多数外科医师现在更喜欢使用一个自动输液泵，连接到 SO- 注射器。这样做的好处是速度更快，并允许更多的外科医师通过脚踏板控制系统进行控制。该系统的缺点是没有压力反馈机制，因此存在填充过度或不足的风险，这取决于外科医师的个人经验。建议外科医师在手术过程中对眼压进行数字监控。手术结束时眼压宜在 10mmHg 左右。液体不可压缩，巩膜相对缺乏弹性。轻微的过度填充会导致眼压呈指数级上升。眼球破裂，在超声乳化时 AC 容易塌陷或虹膜脱垂可能是由于意外的填充过度造成的。

#### 2. 晶状体状态的考虑 Considerations of Lens Status

在有晶状体眼中，当需要 SO 填充时，有关晶状体的实际问题就会出现，包括是否摘除晶状体、是否植入人工晶状体。如果原发性病灶在后极部，晶状体可以保留。一些人认为，有晶状体眼会增强硅油对上下视网膜的填充作用。白内障总是在 SO 填充后发生，即使是在 SO 填充术后不久（即 6 周）即取出[172]。在这方面，许多外科医师更喜欢在一次手术中摘除晶状体。人工晶状体眼有助于玻璃体基底部分离和刮除。在除美国外的大多数国家，白内障超声粉碎术通常是视网膜外科医师的标准方法，在美国，转诊模式不鼓励视网膜专家自己进行白内障超声乳化手术。白内障和视网膜外科医师之间的联合努力有时是可行的。或者，一些外层视网膜科医师仍然使用晶状体切除术，可能保留前囊，以便随后再次植入晶状体。多数不主张患者完全摘除晶状体，因为即使行下方周边虹膜切除术，也会增加患者硅油相关角膜病的风险。保留晶状体前囊也有报道，以减少使用气体或 SO 相关的并发症，并能保持正常的虹膜外观[173]。

应使用由聚甲基丙烯酸甲酯（PMMA）或丙烯酸材料的人工晶状体，以避免 SO 与人工晶状体发生不良粘连的风险。当这种情况发生时，患者的主诉症状非常明显。附着的油滴通常会引起高折射率。高度散光和不规则散光不能用眼镜完全矫正。会使患者出现单眼复视、视物重影、视物模糊和视物变形的症状。

### 3. 硅油注入在小切口玻璃体切除术中的应用 Silicone Oil Infusion in Small–Gauge Vitrectomy Systems

随着无缝线小切口玻璃体切除系统（sutureless small-gauge vitrectomy systems，如 23G 或 25G 系统）的出现，探讨了与这些系统联合应用 SO 的可能性[174-178]。Kapran 和他的同事报道了一种 25G 经结膜无缝合系统在去除硅油中的应用。平均去除时间为 8.93 ± 0.85min[175]。在 Lewis 另一个系列中，使用 20G、23G 和 25G 系统时没有发现不同[176]。对于 25G 玻璃体切除系统，Riemann 及其同事报道了他们在 35 例接受 25G 玻璃体切除术的患者中成功地注入了 1000cSt 和 5000cSt 的 SO[177]。由于在研究时没有 25G 套管，所以使用 24G 血管导管进行注入。在他们的病例研究系列中，使用 1000cSt 和 5000cSt 的 SO，在使用 5000cSt SO 的情况下，作者将导管修剪到 4mm，以加快注射过程。没有遇到任何困难，这得到了 Altan 等后来的一项研究的支持[178]。Altan 和同事在 14 名接受 25G 玻璃体切除

术的患者中 SO 注射中使用 1000cSt，使用一个设计用于输注 SO 的 25G 套管（Polytip VFI, MedOne, Sarasota, FL）。灌注过程中没有遇到困难。随着小切口玻璃体切割系统的日益普及，以及相应的仪器设备的出现，将 SO 与这些系统结合起来是未来的发展趋势。所有这些注射技术都需要使用短套管。注射所需时间较长，因为流量与套管半径的四次方成反比。

新引入的含高分子量添加剂（HMWA）的 SO 被证明更容易注入和去除。原因是物理上的，例如，Siluron 2000 是 1000cSt SO 与 5% 423kDa PDMS 的混合物。HMWA 增加了剪切黏度和拉伸黏度。然而，在拉伸流动（即当被迫流过狭窄的套管时）下，PDMS 大分子的剪切黏度约为 2000cSt，并随着流动而展开和排列。在这种状态下，流速增加。实际上，在注射或去除方面，Siluron 2000 的性状与 1000cSt 非常相似。

### 4. 气体 – 硅油交换 Air–Silicone Oil Exchange

这通常是在手术结束时，进行空气 – 液体交换。此时，视网膜在空气中应该是平坦的，没有或很少的 SRF。玻璃体腔内液体的存在易导致 SO 的充盈不足。应该进行眼内激光光凝来封闭所有的视网膜裂孔，然后注射 SO，通过两个开放性巩膜切口中的任何一个插入注射套管。内导光应在注入 SO 的初始喷流后撤回。这允许眼睛内的空气通过空的巩膜切口逸出，因此才能逐步填充。为确保 SO 的良好填充，空置的巩膜切口应移动到最独立的位置，这样当 SO 填充到巩膜切口的内部时，不会出现气泡。SO 输注的终点是当它填充到空的巩膜结切口时（从内部填充输注管也可见），或者当它到达无晶状体眼的虹膜平面时。在人工晶状体眼中，一个标志是当增大的泡沫接触后囊的底面时，表示接近完全填充，这在显微镜下很容易看到（图 108-16）。眼压应该是正常的，或者在手术结束时达到 10mmHg 左右，否则很可能会充填过度。过度充填阻止了房水从前房正常流出，并易导致浅 AC 和难治性眼压升高。因此，如果眼压倾向于偏高，SO 则应通过巩膜切口被动流出，直到压力正常化为 10mmHg 左右。

在后囊切开或有悬韧带断裂的人工晶状体眼

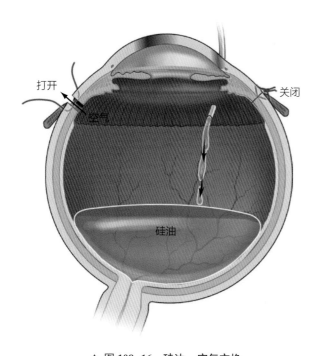

▲ 图 108-16　硅油 - 空气交换

这是最常用的技术。在进行此操作之前，必须进行空气 - 液体交换。在注入前，必须确保视网膜下液体充分引流

中，SO 进入 AC 内则很常见，有时会比较麻烦。可以使用冲洗和抽吸套管抽吸 SO 液滴，如果失败，可以向 AC 中注入黏弹性材料，以置换 SO 到后方。对于无晶状体眼，需要做下方周边虹膜切除术避免

硅油进入前房[179]。这可防止 SO 滴阻塞瞳孔，并允许水通过瞳孔平面流出（图 108-17）。首先将玻璃体切割器的尖端置于虹膜下所需造孔的位置，然后进行主动抽吸，这很容易操作。这会在虹膜上产生一个小窝。如果定位正确，切割头具将激活以创建虹膜开口。如果需要调整位置，则释放吸力并在另一个位置再次进行吸力。

5. 全氟化碳液体 - 硅油交换 Perfluorocarbon Liquid–Silicone Oil Exchange

这项技术在有严重视网膜滑脱风险的情况下是有用的[58, 180]。当液体被进入的气泡后移时，就会发生视网膜滑移。为了防止这种情况的发生，我们的目标是清除玻璃体腔内残留的水。首先，必须进行 PFCL- 液体交换。通过其中一个切口注射 PFCL，而另一个切口则空着，直到眼内几乎充满为止。当 PFCL 套管仍在眼内时，关闭平衡盐溶液（BSS）灌注。这是通过断开三通接头处的输液来完成的，这样输液就可以向大气开放。然后，注入更多的 PFCL 以保持正常眼压。由于灌注向大气开放时，任何过量的 PFCL 都会置换眼内和三通水龙头之间灌注管中的水。接下来，通过切口插入笛针，以提取最后一滴水。整个眼内，包括灌注管都是充满了 PFCL 的状态。然后，可以将三通头切换

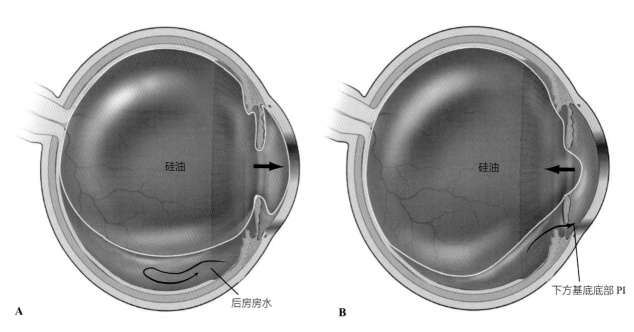

▲ 图 108-17　下位周边虹膜切除术可防止瞳孔阻滞性青光眼和硅油进入前房的机会

PI. 周边虹膜切除术

为连续空气注入[66]。在这之后，一个确定的直接的 PFCL- 空气交换就可以充分进行，不会发生视网膜滑移，因为在整个系统中根本没有水。然后，用上述技术将 SO 注入充满空气的眼内。

同样，一个直接的 PFCL-SO 就可以进行交换。一只手拿着长笛针，另一只手拿着装有 SO 的注射器。需要一个独立的光源，因为两个巩膜切口都会被使用。这可以通过一个照明输液器或一个独立的吊灯照明系统来实现[181-187]。或者，SO 也可以通过灌注切口注入，这样两个巩膜切口被导光管和长笛针占据。当 SO 的主动注入开始时，PFCL 将通过笛针被动挤出（图 108-18）。PFCL-SO 接口可以可视化 PFCL 气泡缩小的过程。在整个过程中，笛针尖必须埋入 PFCL 泡中。随着 PFCL 泡逐渐变小，通常很难将笛针尖保持在 PFCL 泡中。如果发生这种情况，SO 会堵住长笛针。如果 SO 持续注入，眼压会迅速升高。因此，在这一过程中监测视网膜中央动脉的灌注也是非常重要的。当所有的 PFCL 都从眼内抽吸出来时，应该判断用 SO 填充是否合适，并根据上述原则闭合伤口。

研究表明，对于巨大视网膜裂孔或 360° 视网膜切开术，直接的 SO-PFCL 交换不太可能导致视网膜滑脱[66]。SO 和 PFCL 都是疏水性的，它们更喜欢相互接触。一旦结合，这两种液体形成一个单一的气泡，并排出水界面。这个气泡最初的比重会大于水。例如，如果使用 1ml SO 与 4ml PFCL 连接，生成的气泡的比重为（1×0.97+4×1.94）/5=1.75（假设使用的 PFCL 的比重为 1.94）。重要的是，房水在前方和侧面向巩膜切口处移位，可能从玻璃体腔排出。

这项技术的重要特点如下：①在交换之前，将 PFCL 充满以排出尽可能多的水；②当注入硅油时，应将仪器从 SO 通入 PFCL，以促进两种液体之间的接触，使它们结合形成单个气泡。不会发生视网膜滑移，因为在交换的初始阶段，SO 和 PFCL 形成的单个气泡实际上是一个比水重的气泡。

### （七）并发症 Complications

#### 1. 硅油入前房 Silicone Oil in the Anterior Chamber

这种情况发生在晶状体 - 虹膜隔水平的屏障不足以阻止其迁移到 AC 的情况下。这可能是由于无晶状体、松弛的悬韧带支撑、下周边虹膜周切孔的阻塞或后囊破裂所致。SO 到 AC 可以发生在手术期间或术后。当 AC 内完全充满 SO 时，由于不存在液体弯月界面，因此常常无法检测到。完全充满 SO 的 AC 的证实性征象包括虹膜稍后隆起，虹膜隐窝有闪光反射，AC 内无房水闪辉。瞳孔也可出现中度扩张，眼压升高。角膜通常是完全透明的，因为 AC 完全充满了 SO，角膜不可能水合。如果 SO 被清除后角膜水肿，是 SO 对角膜内皮细胞造成严重损害所致。

SO 可以在手术结束时用空气或黏弹剂置换回玻璃体腔。需要做下方周边虹膜切除术，患者应保持直立或稍微面朝下的体位。AC 中的任何 SO 小泡都将自身排空，进入玻璃体腔后面的大 SO 泡中。这是因为拉普拉斯定律（Laplace's Law）指出，较小的硅油泡比较大的硅油泡具有更高的表面能。如果 AC 中的一个小硅油泡无法与后面的大硅油泡相聚，并且没有引起任何并发症，则可以将其留在原位。

SO 在人工晶状体眼或晶状体眼的手术过程中可以进入 AC。这意味着晶状体 - 虹膜隔屏障效应不足、悬韧带断裂或后囊缺损。这种情况有时可能是由于 SO 眼内过量填充造成的。因此，保持眼睛正常眼压以避免过度充盈是很重要的。可以尝试用黏弹性剂将 SO 液滴置换回玻璃体腔。人工晶状体眼常规下方周边虹膜周切术是不必要的。

在术后期间，SO 有时会发生向 AC 的迁移。这可能是由于晶状体 - 虹膜隔不完整，或者是下方周边虹膜切口过小。如果进行复杂的大范围手术包括视网膜切开术、360° 光凝术和广泛的冷冻治疗，则经常发生周边虹膜周切口的阻塞。如果 SO 留在前房，它会引起视觉障碍，诱发角膜内皮细胞丢失和小梁损伤。YAG 激光对虹膜周切术后再开放通常无效。通常需要做一些外科手术。如果 SO 的量很小，可以通过向 AC 内注入黏弹性剂使其向瞳孔后面移位，也可以通过虹膜切除术注入黏弹性剂以保持其通畅，促使硅油向后转移。有时，患者需要被带回手术室进行硅油取出和再注入手术。

晚期 SO 进入 AC 的迁移通常是由于复发性脱

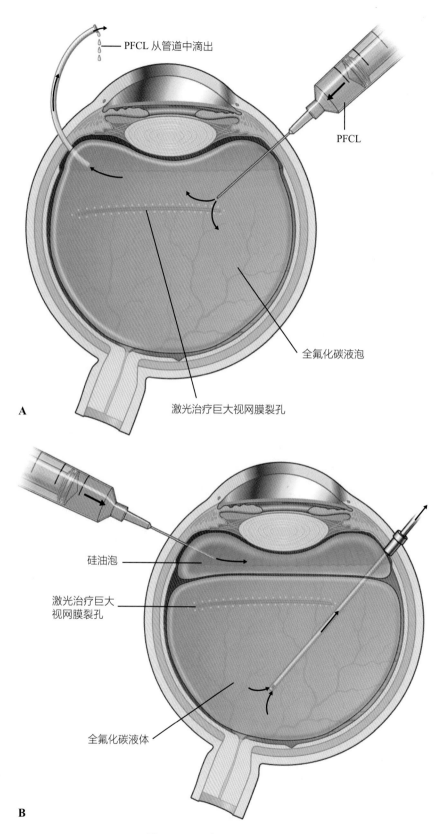

PFCL 从管道中滴出

PFCL

全氟化碳液泡

激光治疗巨大视网膜裂孔

**A**

硅油泡

激光治疗巨大
视网膜裂孔

全氟化碳液体

**B**

▲ 图 108-18　硅油 - 全氟化碳交换

当滑脱风险很高时，这种方法特别有用。全氟化碳液体在 PFCL-SO 交换过程中的"过度充填"技术。这种方法有效地消除了系统中的所有水分。采用"三明治"技术将视网膜下液挤入玻璃体腔引流。A. 用 PFCL 过度填充整个眼球确保去除所有水分并防止打滑；B. 完成过充 PFCL 后，眼内从前方填充硅油。当 SO 被注入时，长笛针吸入 PFCL。这可以防止视网膜的滑动

离或低眼压所致。低眼压通常是由睫状体功能衰退和葡萄膜巩膜途径过度引流（特别是在大的视网膜切开术中）共同引起的。保守处理是适当的，过度手术处理玻璃体基底部很少产生满意的效果。

### 2. 青光眼 Glaucoma

SO 术后眼压升高可分为五个方面：①瞳孔阻滞性青光眼（pupil block glaucoma）；②SO 过量；③继发性开角型青光眼；④SO 向 AC 内迁移；⑤继发性闭角型青光眼。

瞳孔阻塞性青光眼发生在无晶状体眼，通常在术后早期，周围虹膜切除术不起作用。这可能是由于虹膜周切口的关闭所致，据报道其发生率高达33%[184]，或是由于炎症产物如纤维蛋白或血液的阻塞所致。当虹膜周切口不起作用时，房水在虹膜后积聚，迫使 SO 泡通过瞳孔，则会发生瞳孔阻滞现象。治疗包括用 YAG 激光或外科手术重新开放虹膜周切口[179, 185]。如果病因是纤维蛋白或血凝块阻塞，则有报道向 AC 注射组织型纤溶酶原激活剂（tPA）已取得成功[186]。

如果眼压升高的原因是由于 SO 填充过量，则AC 会显得比较浅。在无晶状体眼中，AC 可能很浅，可能继发角关闭。在人工晶状体眼或有晶状体眼中，过度填充可导致硅油进入晶状体或人工晶状体的前面，并通过瞳孔疝出[187]。对于无晶状体眼，可以通过角膜或平坦部切口去除硅油来治疗硅油过量。必须注意确保周边虹膜周切口通畅。在人工晶状体眼或有晶状体眼中，一旦硅油被困在晶状体或人工晶状体和虹膜之间，从后段取出硅油可能是不够的。它的去除是困难的，患者可能需要二次进行硅油取出和再注入的手术。为避免硅油填充过量，手术结束时眼压应正常。这尤其适用于 SO 注射后使用环扎或巩膜扣带的情况。外加压物或缝线可能阻碍眼球壁弹性，造成顽固性青光眼，除非硅油被取出。为了避硅油免过度充盈，手术结束时的眼压应该保持正常偏低。

继发性闭角型青光眼是一种排除性诊断。必须注意确保虹膜周切口的通畅，AC 中没有硅油，虹膜或晶状体与虹膜之间没有硅油。一些患者可能会引起对侧眼眼压升高或患眼有发生青光眼倾向。在视网膜脱离的情况下，他们的眼压可能正常。然

而，当视网膜复位时，闭角型青光眼的症状可能会变得明显。继发性开角型青光眼合并 SO 的原因可能是机械性小梁网阻塞或 SO 乳化引起的小梁网炎症（图 108-19）[188]。初始治疗包括药物治疗。如果眼压持续升高，青光眼手术采取引流装置的形式比小梁切除术更可取。小梁切除术导致失败的原因之一被认为是纤维化。结膜下 SO 众所周知会引起眼周纤维化，包括异物巨细胞反应（图 108-20）。在没有玻璃体的情况下，一个简单的无防护的小梁切除术或无瓣膜的引流装置，甚至是一个不合适的瓣膜植入物，在这些情况下都很容易过度引流，而不是仅仅显示浅 AC。后段没有玻璃体意味着整个眼球都可能会塌陷。脉络膜上腔大出血是一种严重的并发症。在硅油研究中，8% 的经 SO 填充患者在术后 36 个月的随访中出现青光眼（2% 为眼内气体，$P < 0.05$）[189]。在 Al-Jazzaf 及其同事的一系列研究

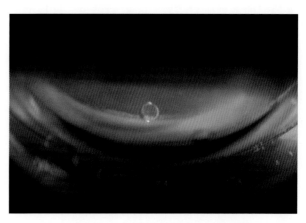

▲ 图 108-19　上方房角乳化硅油透视图

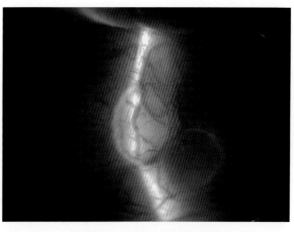

▲ 图 108-20　结膜下的硅油小滴

中，450 只眼接受玻璃体切除 SO 填充术后继发性青光眼的发生率为 11%。51 只眼继发性青光眼中，78%（40 只眼）仅用药物治疗成功，22%（11 只眼）需要青光眼引流装置（使用 Ahmed 青光眼阀）[190]。在这方面，引流装置在降低眼压方面的有效性已经得到了很好的证明[191]，尽管与没有玻璃体切除和 SO 填充病史的病例相比，这些病例的失败率更高[192]。

一些人还建议，行简单的 SO 取出术对眼压有利[193]。Budenz 及其同事比较了 51 例因 SO 填充引起的继发性青光眼的手术结果[194]。在他们的系列手术中，采用了三种手术方法：单纯取出 SO，单独使用青光眼引流装置，以及青光眼引流装置与联合取出 SO。结果表明，这三种方法均能有效降低眼压，但单纯行 SO 取出术的患者中，因眼压失控而再次手术的风险更大；联合应用 SO 取出术和青光眼引流阀时，术后低眼压的风险更大。因此，根据他们的系列研究结果，Jonas 总结说，这种类型的继发性青光眼在 SO 取出后是可逆的[195]。另一方面，Flaxel 及其同事报道，即使取出了 SO，所有眼的眼压仍会升高[196]。根据我们的经验，大多数患者即使 SO 取出后眼压仍然升高。这可能是由于 OS 不能完全从眼内清除，特别是那些黏附在小梁网中的 SO。如果已经对小梁网造成了损伤，并且已经形成瘢痕，那么在后期去除 SO 眼压可能不会降低。

难治性病例可采用经巩膜睫状体光凝术（transscleral cyclodiode photocoagulation，TSCP）降低眼压。Ghazi-Nouri 及其同事通过这种治疗获得了至少 1 年的持续降眼压效果[197]。这与 Han 的一项类似研究是一致的[198]。一些人主张 TSCP 作为与 SO 使用相关的开角型青光眼的一线治疗[199]。直到最近，有报道指出 TSCP 的降眼压作用效果可能是不持续的[200]。虽然争议还在继续，但 TSCP 仍然是治疗难治性病例的合理选择，特别是那些视力预后低且已经尝试过其他治疗无效的病例。

### 3. 慢性低眼压 Chronic Hypotony

这种并发症通常发生在术后晚期。在硅油研究中，其定义为眼压 ≤ 5mmHg[189]。这个仅依靠眼压水平的定义是不标准的。有眼压 < 5mmHg 的患者，但眼睛相对正常和健康。同样，也有眼压超过这个水平的患者，会合并有视盘肿胀、黄斑水肿和视网膜前膜形成。不同的临床表现可能是由于引起低眼压的不同机制所致。据推测，低眼压可能是葡萄膜 - 巩膜途径水流出量增加和房水生成减少的联合作用。

大范围的视网膜切除被认为是导致葡萄膜 - 巩膜途径房水流出增加的原因。睫状体的改变被认为是房水生成减少的原因。Nehemy 和同事用超声生物显微镜（UBM）对 44 眼玻璃体切除 SO 填充术后慢性低眼压患者的睫状体进行了成像检查[201]，以玻璃体切除术后眼压正常的 20 只眼为对照。结果显示，对照眼均无睫状体病变，而 98%（44 只眼中 43 只眼）的研究眼有 UBM 检测到的睫状体异常。其中包括牵引性睫状体脱离（$n=16$）、渗出性睫状体脱离（$n=11$）、牵引性脱离合并睫状体萎缩（$n=7$）、睫状体萎缩（$n=5$）、牵引性合并渗出性视网膜脱离（$n=3$）、睫状体水肿（$n=1$）[201]。在硅油研究中，36 个月时玻璃体切除合并 SO 充填术后的慢性低眼压发生率为 18%[189]。预后因素包括术前低眼压、赤道前视网膜弥漫性收缩、虹膜红变和视网膜大裂孔。

到目前为止，对这种情况的治疗效果仍然不佳。超声生物显微镜检查结果显示，睫状突和睫状体上残留的膜可能导致牵拉和纤维化，导致水分泌减少。再次手术并进一步去除睫状体上的细胞膜是一种治疗选择[202]。但治疗效果通常令人失望。取出 SO 可能导致眼球痨，因此眼压 < 10mmHg 的低眼压是取出 SO 的相对禁忌证。最后，葡萄膜 - 巩膜途径外流患者的眼压测量应谨慎进行。用压平眼压计，眼压开始时可能看起来很高。压平和凹陷的动作会导致葡萄膜流出量增加。通过反复测量，眼压可以降到零。这些眼睛实际上是低张的。取出 SO 将进一步增加房水进入葡萄膜 - 巩膜途径的机会，并促进眼球痨发生。因此，在这些情况下，SO 最好留在原位不取出。

### 4. 白内障形成 Cataract Formation

有晶状体眼玻璃体切除术后白内障的形成是多因素的。除 SO 填充之外，白内障也可由玻璃体切除或手术创伤形成。许多早期的研究已经提供了证据，表明长期的 SO 填充与白内障的形成有关。确切的机制仍不确定，尽管已经猜测是后囊膜代谢交换受损和直接毒性的可能性。与气体填充一样，术后早期可见后囊下羽毛状晶状体混浊。SO 诱发白内障的一个更为特殊的早期特征是在晶状体后形成晶状体空泡。早期晶状体后囊混浊可能会消退，晶状体核硬化取而代之。与玻璃体切除术相关的白内障形成一样，与 SO 相关的核硬化可以发生或核硬化程度并不重。后期白内障可迅速发展到过熟期。当蛋白质漏入 AC，葡萄膜炎活跃，晶状体在几天内迅速膨胀。然而，这通常会随着时间的推移而自发缓解。如果为了长期的 SO 填充而不取出 SO，白内障的发生则不可避免，可能是后囊下白内障或核硬化。尽管早期取出 SO 有助于降低白内障形成的风险，但有报道称，即使在术后 6 周内取出 SO，也会导致白内障的形成[203]。因此，向外科医师提出的一个实际问题是，是否需要摘除白内障，如果需要，何时摘除。

使用 SO 做填充白内障的形成是不可避免的。Leaver 及其同事表示，在相对年轻的患者中，尽管早期取出了 SO，但 2 年的随访期间仍有白内障发生。因此，一些外科医师在行 SO 充填术时更喜欢联合常规的联合超声乳化摘除术。优点是可以实现更完整的玻璃体摘除术，从而更好地填充 SO。在硅油充填后的有晶体眼，进行超声乳化，联合后囊环形切除，并在囊内植入人工晶状体，是一种令人满意的手术方法。

如果没有事先的计划，人工晶状体的度数计算是很困难的。建议所有接受玻璃体切除术和 SO 填充的患者在手术前常规进行 AB 超眼轴测量。SO 与人工晶状体后表面接触会大大降低屈光力。大多数人工晶状体有双凸结构。有专门为使用 SO 而设计的人工晶状体，具有凹面后表面，这样即使 SO 存留，预期的最终矫正视力也将是良好的[204]。

随着聚甲基丙烯酸甲酯（PMMA）和丙烯酸类人工晶状体的引入，硅树脂人工晶状体的应用越来越不受欢迎。硅树脂人工晶状体植入的风险在于，硅油在人工晶状体表面形成难以处理的 SO 黏附[205]。SO 附着于人工晶状体会导致视物模糊、视物重影和视物变形。为了理解这一点，外科医师需要认识到，在某些情况下，造成屈光力可以高

达 -60 屈光度，并常导致不规则散光，不能用镜片矫正。这种情况多发生在后囊有裂口的患者，SO 直接接触到人工晶状体。黏着的 SO 液滴对患者造成视觉障碍[206]。事实证明，除去这些 SO 液滴是困难的[207]。也已经有研究描述了各种技术和溶剂来帮助去除这些 SO 液滴[207-211]。在 Stappler 和同事最近的一项实验室研究中，$F_4H_5$ 是一种疏水性的半氟化烷烃，被用来溶解附着在人工晶状体上的 SO 液滴[209]。通过简单的浸泡，91.4% 以上的 SO 液滴被成功地从人工晶状体表面清洗掉。浸泡时间超过 1min，去除率达到 93.7% 以上。用 $F_4H_5$ 治疗后，人工晶状体仍保持光学透明。目前，$F_4H_5$ 还没有上市。它能有效地去除 SO，无疑是一种治疗 SO 相关性青光眼的新方法。与使用适当的溶剂相比，使用 PFCL、甲基纤维素和用海绵进行机械擦洗的其他选择都是笨拙和有创伤的。此外，当 SO 滴可以用 $F_4H_5$ 冲洗掉时，人工晶状体置换似乎是不必要的。在最近一项对 72 名需要使用硅油的黄斑裂孔玻璃体切除术患者的研究中，Stalmans 和他的同事比较了使用或不使用 $F_4H_5$ 从眼中去除硅油滴的结果。使用 $F_4H_5$ 的那一组只剩下少量的硅油滴，没有出现严重的并发症[212]。利用超声生物测量技术，测量眼内填充物的眼轴长度可能会受到玻璃体内声波传播速度等因素的影响。SO 中的声波速度为 986m/s，而玻璃体液体中的声波速度为 1552m/s。因此，如果一只眼睛充满 SO，声波返回接收传感器所需的时间比同一只眼睛充满玻璃体所需的时间长。如果使用未经校正的测量值计算 IOL 的度数，则产生的轴向长度可能是错误的，这将导致术后远视偏移。要注意，特殊的 SO 公式是在眼睛充满 SO 时使用的。此外，在使用超声生物测量时，SO 气泡内的杂质和 SO 填充不足可能会对信号造成干扰[213]。在最近的一项研究中，发现浸没式 B 超引导下的超声生物测量术比接触式 A 超生物测量术在 SO 填充眼内的表现更好[214]。"转换因子"（conrersion factor）为 0.71 被发现具有良好的准确性，术后屈光度预测值与实际值的平均值仅相差 0.74[215]。虽然有特殊公式的超声生物测量仍然是测量 SO 填充眼轴向长度的"金标准"，但使用部分相干激光干涉术（partial coherence laser interferometry，PCI）的研究却与日

俱增[216-219]。Parravano 及其同事最近的一项研究表明，在 SO 取出的前后，眼轴长度的测量值没有显著差异[219, 220]。与超声波不同，光速是恒定的，因此不受超声波的影响。利用红外部分相干干涉法，还可以测量轴向长度。另一个需要考虑的问题是，在有或没有眼内填充的情况下，联合晶状体超声乳化和人工晶状体植入术后出现近视漂移。这种近视转变的确切原因尚不清楚。有些人认为对患者进行不完全的矫正是很重要的。然而，它的测量受到角膜混浊或介质混浊的限制，如带状角膜病变和白内障，尤其是 SO 充填眼。因此，需要进一步研究比较超声生物测量和 PCI 的测量结果。

### 5. 复发性视网膜脱离 Recurrent Retinal Detachment

硅油不是万能的。成功的视网膜脱离修复依赖于明确闭合所有视网膜裂孔。即使在没有 PVR 的情况下，漏诊的视网膜裂孔也会导致复发性视网膜脱离，无论是 SO 存留还是 SO 取出术后。用 SO 这种填充物是否能达到完全填充的状态是非常值得怀疑的；相反，SO 填充不足，会有较大面积的视网膜失去支撑[23]。

硅油研究的结果显示，比较随机分组的 SO 或气体填充眼时，术后再脱离率没有显著差异。因此，在术后发生视网膜再脱离可能与是否使用了 SO 做填充没有直接关系。Jonas 及其同事在 225 名患者中发现了与 SO 取出术后再脱离相关的危险因素[221]，包括先前失败的视网膜脱离手术的次数、术前视力、玻璃体基底部的不完全切除及没有环扎带。SO 的取出方法和 SO 存留的持续时间与再脱离发生率无关。在另一项研究中，Jonas 发现从 SO 取出到再脱离发生的平均时间是 1.3 个月[222]。如果视网膜在 SO 取出术后 3～5 个月保持贴附，那么再脱离的可能就很小。术前检查，以确定所有的裂孔和所有牵引膜切除和视网膜切除（如有必要），是最终解剖成功复位和减少这再脱离发生的关键。

在一项前瞻性随机试验中，Avitabile 和他的同事研究了在需要 SO 填充的情况下预防性 360° 激光的潜在益处。研究对 151 只眼进行了预防性 360° 激光治疗，152 只眼未进行激光治疗。研究眼的再脱离发生率为 8.63%，对照组为 20.93%（P=0.007）[223]。Falkner-Radler 及其同事的一项回顾性研究中证实

了这一点，进行预防性 360° 激光治疗，其可比的视网膜再脱离率仅为 9%[224]。Laidlaw 和他的同事的另一项研究表明，360° 激光可以在 SO 取出术前进行，这可能会降低再脱离的风险[225]。因此，360° 激光可作为高危患者的预防措施，作为一种辅助手段，提高手术后解剖复位成功的机会。

### 6. 硅油乳化 Emulsification

SO 的乳化是一个固有的问题。大 SO 泡分裂成更小的液滴也是如此。这些小液滴的表面能较高，因此它们有聚结形成较大 SO 泡的趋势。只有当液滴的表面能在表面活性剂存在下降低时，才会发生乳化。表面活性剂可能包括磷脂、蛋白质、脂蛋白，甚至固体细胞碎片。分散需要硅油和视网膜表面之间的剪切力，并且取决于眼球运动的速度。正常的眼球扫视速度达到 300～400/s。当眼睛运动时，所有眼内液体保持相对静止。因此，峰值剪切速度接近眼睛的扫视速度。剪切力取决于这个相对速度及 SO 和视网膜表面之间的水膜厚度。虽然这层水的厚度在体内还没有测量过，但当眼睛的 SO 填充接近完全时，这层水膜可以非常薄。相应地，分散的剪切力也会很高。

研究发现，黏度越高的 SO 越难分散。在体外，其原因可能纯粹是生理上的。剪切黏度越高，拉伸黏度越高（拉伸黏度通常是剪切黏度的 3 倍，取决于剪切强度）。然而，很少有证据表明，使用超过 5000cSt 的硅油时，剪切黏度将有任何好处。原因是有很多混淆因素，包括血 - 眼屏障破坏的程度、炎症的程度、硅油填充的完整性。这些因素对特定的患者来说是有差异的，因此，偶尔，我们会在相对正常的眼中看到 SO 早期明显的乳化。然而，人们一致认为，如果 SO 用作永久性填充物，则应使用 5000cSt 的 SO。

硅油乳化可导致青光眼、炎症和 PVR 形成[152, 226]。乳化最快可发生在术后 1 周，但最常见的时间范围是术后几个月[227]。这被认为是 SO 与各种眼内液摩擦的综合结果，以及由于 SO 从眼内液中吸收活性成分而导致的界面张力降低，从而导致乳化过程。SO 乳化的程度与其黏度成反比[228]。

然而，随着小切口玻璃体切除系统的出现，低黏度的 SO 的使用明显增加，主要是因为它易于通

过小口径的套管针注射和取出。Williams 和他的同事们发现，在低黏度 SO（1000cSt）中加入高分子量的聚合物，可以成功地降低 SO 乳化率[123]。

在最近一项对需要硅油填充的黄斑裂孔手术患者的研究中，与更稳定的替代品 Siluron 5000 相比，Siluron 2000 似乎同样有效和安全。在乳化方面的结果也相似，但应用更便捷，并有可能缩短手术时间[212]。

### 7. 角膜病变 Keratopathy

长期使用 SO 与角膜病变有关，要么是早期常见的带状角膜病变（band keratopathy），要么是晚期的大疱性角膜病变（bullous keratopathy）。在 24 个月的随访中，硅油研究观察到的角膜病变率为 27%[229]。这与随机分组的 $C_3F_8$ 充填眼的比例相同。硅油研究中确定的相关危险因素包括：术前为人工晶状体眼或无晶状体眼、术前虹膜新生血管的存在、术后房水闪辉、需要再次手术。SO 与角膜内皮细胞的接触被认为是角膜病变发展的主要因素。降低角膜病变风险的策略主要包括减少 SO 进入 AC 的机会，这包括确保虹膜周切口的操作、保持周切口通畅及尽早行 SO 取出。

随着原发性玻璃体切除术和人工晶状体植入术的应用，确保了一个更有效的屏障，防止油进入 AC。一些外科医师认为，晶状体切除术甚至暂时性无晶状体眼状态并不是一个好的手术选择。应努力保留一个完整的后囊膜，直到硅油被取出为止。

### 8. 硅油填充后不明原因的视觉丧失 Unexplained Visual Loss Following Silicone Oil Tamponade

确切的机制尚不清楚。其特点是光相干断层扫描和血管造影均无明显异常。多焦视网膜电图显示仅累及中心凹部分的异常。推测可能是生理环境的突变影响了离子交换。在最近的一份报道中，Scheerlinck 调查了 16 例取油患者的 retro-oil 油液和配对血清的含量。结果表明，retro-oil 油液和玻璃体中的平均钾水平相似。然而，与玻璃体体液相比，retro-oil 油液中镁和氯化物的含量较低。另一方面，在 retro-oil 油液中乳酸脱氢酶水平较高。这可能会降低钾积累理论的可能性。然而，retro-oil 油液和玻璃体液中镁水平和低密度脂蛋白的差异，可能会给进一步的研究提示，以找出最终的原因[230]。此外，在取出 SO 的过程中，油泡呈球形，可能形成一个强烈的聚光透镜，聚焦显微镜发出的光，尽管时间很短。事实上，这一机制仍不清楚。

### （八）硅油取出 Silicone Oil Removal

在实践中，决定何时取出 SO 是很困难的。理论上，脉络膜视网膜粘连在 1 个月内就已经形成了。然而，SO 的存留时间往往比这更长，其基本原理是，硅油和压塞的存在可能会抵抗再增殖引起的任何牵引力。因此，如果视网膜仍然附着，增殖过程的精确持续时间就不那么确定了。假设 PVR 的细胞活动过程会自然停止，然而，牵引可能没有临床表现。Hiscott 和同事介绍了等张收缩和等长收缩的概念，当视网膜附着时，视网膜前膜可以引起"等长"牵引，而视网膜表面没有任何褶皱，这表明存在此类膜[231]。只有当油被清除，这种牵引力导致视网膜脱离时，这种"等长"收缩才会表现为固定或星形皱褶。决定何时取出 SO 及它是否安全在很大程度上是一种经验判断。

当 SO 泡达到其目的，并且继续存留可能增加其使用相关并发症的风险时，应进行硅油取出[232]。在硅油研究中，手术后至少 8 周才允许取出。一般建议在术后 6 个月内取出。已经有研究描述了从眼内中去除 SO 的各种技术[233-237]。

一般来说，灌注管必须首先固定在平坦部，以允许生理盐水代替取油时的眼球体积。在无晶状体眼中，可以通过角膜伤口被动或主动地取出 SO。在有晶状体眼或人工晶状体眼中，有些人更喜欢双切口系统。一个用于灌注，另一个用于吸入 SO。SO 出口的切口应放在最高的位置，因为 SO 漂浮在眼球的顶部（图 108-21）。除油后，可使用同切口使用导光结合广角光学巩膜顶压进行内部检查。很多外科医师认为这样做非常有必要。这些可能包括去除可能存在的视网膜前膜，或重复进行液体 - 空气交换，以更彻底地去除乳化 SO。抽吸 SO 始终是主动的吸力。但需要了解的是，能够产生的最大吸力并不是无限的。即使在一个完全的真空，驱动硅油流出眼内的压力差会是大气压力加上灌注压力。因此，如果使用被动抽吸，抽吸压力将是输液瓶的高度（如 30mmHg）。然而，如果使用主动

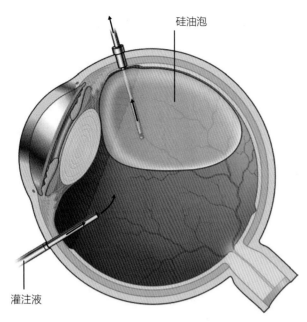

硅油泡

灌注液

▲ 图 108-21　机械辅助主动吸除硅油技术。引流巩膜切口必须放置在相对最高的位置

抽吸，真空驱动流会高得多（760mmHg+灌注液的瓶高）。这在假设的一个完美真空状态下可以实现。事实上，对于大多数玻璃体切割机，最大吸力 600mmHg 是可以实现的。另一个重要的考虑因素是抽吸套管的长度。在机器和眼球之间使用一段管子的线性挤压根本不起作用。主动抽吸必须在靠近眼球的位置实现，并且必须使用短套管提供最小长度。实际上，可以使用 SO 注射驱动器或手动抽吸。

事实上，完全取出 SO 基本是不可能的。乳化液滴附着在睫状突、悬韧带和虹膜后方。它们可能只会在术后变得更加明显，并导致患者抱怨，当他们把头低下时，这些气泡会接近视线。乳化液滴有时会黏附在细胞碎片上，因此它们几乎是密度中性的。它们可能经常在视野中漂移，产生漂浮物的感觉。建议术中进行多次的空气 - 流体交换 [233]。这个想法的原理是，任何残留的液滴都会被迫聚集在液体表面形成"浮油"。然而，这是否有效仍存在疑问。

在去除 SO 的过程中，套管必须保持在大的油泡内。通过抽吸，术者可以看到硅油内部正在形成一个"漩涡"。如果套管从 SO 泡中出来，单个的油泡就可以被隔离并滞留。因此，在手术过程中，应密切观察涡流，并对套管进行操作，使其不会吸入

灌注液或从油滴中脱出。

通常使用塑料套管抽吸。一般来说，塑料对 SO 无穷大。硅油泡倾向于黏附在套管的外部，在那里它们不能被去除。黏附的油可以从套管轴的外侧刮下，在玻璃体腔中自由漂浮，很难被捕获。在这些情况下，液体 - 空气交换可以更容易地去除这些液滴。

如果同时进行超声乳化术，可以行后囊切开来进行 SO 取出。这与无晶状体眼使用的技术相似。在这种情况下，可以用 AC 维持器代替扁平部灌注，但使用 AC 维持器时，输液瓶高度必须更高。人工晶状体植入术可在 SO 取出后进行。

### 永久性硅油填充 Permanent Silicone Oil Tamponade

取出硅油的决定可能会受到视网膜附着以外因素的影响。在视力预后低或无视力预后的眼中，当进展为眼球痨的风险不能被忽视时，或当另一只眼功能良好时，考虑到没有出现症状性并发症，所以可以保持 SO 存留。然而，在做出这样的决定之前，外科医师和患者必须彻底讨论利弊。在眼中永久存留 SO 的原因不止一个。最常见的情况是，没有取出 SO 的适应证，尤其是对于视力预后不良的患者。在其他情况下，低眼压使外科医师和患者对取出 SO 望而却步。还有一些情况，是患者仅仅是因为多次手术而筋疲力尽。一些外科医师考虑到患者只有一只眼且有不良再脱离病史，患者本人也不愿意再进行硅油取出手术。因此，长期的 SO 填充可能是合理的。然而，对这些患者必须进行频繁和长期的随访以避免并发症的发生。

### （九）结论 Conclusion

硅油已被证明是一种有效的眼内填充剂，特别是在与增殖性玻璃体视网膜病变相关的复杂视网膜脱离的治疗中。然而，这并不是万能的，还有很多问题没有回答，包括 5000cSt SO 是否优于 1000cSt SO、重 SO 是否有作用、高分子量添加剂是否能降低乳化风险、使用 SO 后视力下降的机制是什么、需要多长时间发生。尽管硅油研究已经过去了近 30 年，但它仍然是指导我们今天实践的主要循证研究。SO 的功效已在硅油研究中得到证实，并且与 $C_3F_8$ 相比，它同样有效。尽管有其缺点，因此仍

是视网膜外科医师非常重要和不可缺少的工具。SO 和 $C_3F_8$ 都有各自的相对优势和劣势，在选择长期使用的填充剂时，应根据具体情况做出决定。从根本上说，视网膜解剖学上的复位成功取决于牵引膜的完整去除，无论是眼内气体还是 SO 填充剂，填充都只是起到辅助作用。

## 四、重填充剂的概念 the Concept of Heavy Tamponade

### （一）背景 Background

传统的 SO 在 25℃时的比重都是 0.97，比水的比重低，所以它们是漂浮的。当患者处于直立位置时，这会对上方视网膜产生良好的填充效果。然而，对下方视网膜的填充效果往往不理想。填充不足的硅油泡会使大面积的视网膜失去支撑[23]。PVR 易发生于下方视网膜。在这方面，长期以来一直在寻找一种比水重的眼内填充剂。

20 世纪 80 年代发展起来的氟硅油与并发症的高发生率有关，包括 PVR 的发展和眼内炎症[238, 239]。而全氟化碳（PFCL）液体的使用目前仅限于某些需要短期或中期填充的病例，如巨大视网膜裂孔[240]。尤其是，PFCL 作为眼内填充剂在澳大利亚已被普遍接受。使用它的主要用途是防止视网膜滑移。PFCL 通常在眼内存留 2 周，然后将其转换为气体或其他物质。然而，PFCL 长期存留在眼内都会引起炎症和乳化，并不是公认的填充剂[241]。另一种方法，即所谓的"双重填充"（doublefilling），结合使用 SO 和氟硅油[242]、SO 和 PFCL[243] 或与全氟己基辛烷（$F_6H_8$）[244, 245]，但整个方法存在很大的缺陷。这些液体都是相对疏水性的，它们结合在一起形成一个单一的气泡，将水性液体从它们之间的界面排出。实际上，它们只是比水泡重。不能同时提供上下填充。相反，双重填充只是简单地创造一个新的横向和上方的水室[242, 246]。对它们的使用目前仍有争议。

重填充剂的重量是否会引起视网膜毒性也一直是争议的话题。在 PFCL 的情况下，有人认为全氟化碳液体由于其高的比重而不适合作为眼内填充剂。普遍接受的观念认为是视网膜上向下的力引起

了所观察到的组织学变化。我们已经证明，最重的 PFCL 所施加的力为 2～3mmHg，其大小与眼压的日变化相同。更重要的是，就作用在视网膜上的力而言，PFCL 对下方视网膜的向下力不超过作用在上方视网膜上的任何气泡的向上力[19]。

在 25℃下，半氟化烷烃和烯烃的比重约为 1.35。$F_6H_8$ 最初被设计为 SO 的溶剂。数字 6 和 8 是指含氟的碳原子数 6，而不是含氢的碳原子数 8。$F_6H_8$ 在兔子上被发现具有良好的耐受性，后来在人类被测试可作为一种长期的眼内填充物，用于视网膜下方裂孔。临床上，它们已经作为眼内填充剂使用了 3 个月，但明显的乳化、炎症和 PVR 是令人担忧的并发症[247]。然而，并不是所有的半氟化烷烃都是相同的。Mackiewicz 等的研究已经表明，一些半氟化烷烃在兔眼中比其他烷烃更具惰性。他们推测，含氢的碳原子数与含氟的碳原子数比值可能是毒性的一个重要决定因素[248]。用于自身，低黏度的半氟化烷烃容易分散成小泡[247, 249-251]。作者推测这些液滴能刺激巨噬细胞和异物巨细胞反应。炎症可促进 PVR 发生和形成[252]。

半氟化烷烃或烯烃是两亲性的。例如，$F_6H_8$ 有一个直的碳骨架。氟化端具有亲水性，烷基化端具有疏水性，这意味着它们可以部分溶解在 SO 中。溶解度取决于所用的单独药剂，可溶解的量也取决于所用 SO 的温度、混合方法和黏度。所得溶液"比水重"，有时被称为"重硅油"（heavy silicone oil）[248]。它们的黏度可以超过 1000cSt，因此，与自身使用的半氟化烷烃和烯烃相比，它们更不容易分散和乳化。这可能是可以相对耐受的原因之一。溶液的确切性质尚未完全阐明。可能是分子的氟化部分位于溶液的表面并与周围的水接触，而分子的烷基化部分在硅酮中内化。可能是 $F_6H_8$ 在油中形成胶束。无论是较高的黏度还是 $F_6H_8$ 的分子排列，事实上，当重 SO 单独使用时，它比 $F_6H_8$ 的耐受性好得多。

市场上有许多代理商。其中包括 Densiron 68、Oxane HD 和 HWS 46-3000。表 108-6 显示了新的重型填充剂和一些较旧填充剂之间的物理性能比较。本节旨在为读者提供重型眼内填充剂的当前发展概况。

表 108-6　新一代重填充剂与其他重填充剂相比的物理性质

| | 重量分量 | 比　重 | 黏度（25℃时为 cSt） | 表面张力（mN/m） | 界面张力与水（mN/m） |
|---|---|---|---|---|---|
| Densiron 68 | $F_6H_8$ – 30.5%<br>PDMS（5000cSt）– 69.5% | 1.06 | 1349 | 19.13 | 40.82 |
| Oxane HD | $RMN_3$ – 11.9%<br>Oxane 5700 – 88.1% | 1.02 | 3300 | n/a | 44.9 |
| HWS 46-3000 | $F_4H_6$ – 55%<br>PDMS（100 000cSt）– 45% | 1.118 | 2903 | 18.8 | 41.3 |
| $F_6H_8$ | $F_6H_8$ – 100% | 1.35 | 3.44 | 19.7 | 45.3 |
| $C_8F_{18}$ | $C_8F_{18}$ – 100% | 1.76 | 0.69 | 14 | n/a |
| $C_{10}F_{18}$ | $C_{10}F_{18}$ – 100% | 1.94 | 2.7 | 16 | n/a |

cSt. 厘斯；$F_6H_8$. 全氟己基辛烷；$F_4H_6$. 全氟丁基己烷；$C_8F_{18}$. 全氟正辛烷；$C_{10}F_{18}$. 全氟萘烷

## （二）新一代重填充剂 Newer Generation of Heavy Tamponades

市售的重填充剂之一 Densiron 68 是 SO（5000cSt）和 $F_6H_8$ 的溶液。使用这种剂型的临床经验被广泛报道。它的比重为 1.06（高于水），黏度为 1350cSt。Wong 和同事对 42 例下方裂孔视网膜脱离合并 PVR 的患者进行了初步研究[253]。一次手术的解剖复位成功率（在所有的填充物被移除后）为 81%，而进一步手术的成功率增加到 93%[253]。90% 的病例在研究结束时去除了眼内填充剂。视力从平均 1.41 显著提高到 0.94（LogMAR 图）。这一结果得到了 Herbrig 等后来的一项研究的支持，相似的解剖复位成功率为 87.6%[254]。另一种市售的重质填充物 Oxane HD，是 SO（氧烷 5700）和 $RMN_3$（一种部分氟化和氢化的烯烃）的混合物。它的比重为 1.02，黏度为 3300cSt。Wolf 和同事首次报道了一项使用 Oxane HD 对 33 例下方视网膜脱离患者进行长时间眼内填充的研究。术后即刻视网膜完全附着，术后至少 12 个月黄斑仍附着[115]。在另一项研究中，Rizzo 和他的同事使用了 Oxane HD 治疗 28 眼下方视网膜脱离。平均 88 天去除 Oxane HD，15 眼视网膜获得有效复位[255]。

$RMN_3$ 具有低溶解度，当温度低于 23℃时，混合物可以分离成其原始成分。这可能发生在运输或储存过程中。一项利用核磁共振对 Oxane HD 进行的研究表明，Oxane HD 并不均一[256]。Lai 和他的

同事已经证明，当 Oxane HD 乳化时，液滴倾向于漂浮[257]。作者对 Oxane HD 能否作为一种眼内填充剂持有严重怀疑态度。

另一种重质填充剂，HWS 46-3000，已经由 Rizzo 和同事进行了临床试验[258]。HWS 46-3000 是 45% 超纯 SO 10 万 cSt 和 55% 全氟丁基己烷（$F_4H_6$）的混合物，这是一种新的半氟化烷烃，黏度为 1.28cSt，25℃ 下的比重为 1.254。该混合物的黏度为 3109cSt，在 25℃ 下的比重为 1.105。在 36 只眼中，视网膜复位最初全部实现。HWS 46-3000 在 45～96 天后被取出，一次手术 6 个月时视网膜附着率为 84.6%，第二次手术为 100%[258]。

鉴于有希望的结果，有必要比较传统的轻于水的 SO 和重填充剂在治疗伴有下方裂孔视网膜脱离中的疗效。重填充研究（the heavy tamponade study，HSO 研究）由 Joussen 和他的同事发起[259]。该假说认为，重度 SO 会将任何含增殖细胞因子和活化细胞的水转移到没有视网膜裂孔的上方视网膜。这是一项前瞻性、多中心、随机对照试验，比较重型填充（Densiron 68）和常规填充（SO）对下方、后极部 PVR C 级及以上方视网膜脱离眼的疗效。入组患者随机接受 Densiron 68 或常规剂量的 1000cSt 或 5000cSt SO 填充。所有填充剂在初次手术后 2～3 个月从眼部取出。93 例招募病例，12 个月随访的中期结果表明，46 例接受 HSO 治疗，47 例接受标准 SO 治疗，显示两组在解剖复位成功率和视觉预

后方面没有显著差异[260]。在研究过程中没有观察到明显的不良反应，包括 SO 的乳化。

研究人员得出结论，在下方和后极部 PVR 病例中，使用重填充剂并没有显示出比传统的 SO 有任何显著的益处。他们还得出结论，该结果不能推广到单纯的原发性下方孔源性脱离的病例。作为一种主要的填充剂，重填充剂是否优于常规填充剂还需要进一步的研究[261]。

这些试剂的比重随分子密度的不同而变化，但都在 1.0 以上。更高的比重已经导致了研究人员的争论，尤其是使用这些药物延长眼内填充是否会对视网膜造成损害。Stolba 和他的同事发现，当眼内充满全氟乙烯（比重几乎是玻璃体的 2 倍）时，视网膜会受到损害（图 108-22）[262]。然而，Mackiewicz 最近的一项研究没有显示出这样的发现[263]。在他们的研究中，Mackiewicz 将全氟己基辛烷（$F_6H_8$）或全氟萘烷或两者的混合物注入兔眼玻璃体切除术后眼中，持续 3 个月。组织学结果未能显示与这些液体的高比重有关的任何损伤[261]。视网膜的改变也可能是由于水从视网膜表面排出引起的[19]。Winter 等利用光相干断层扫描技术测量了

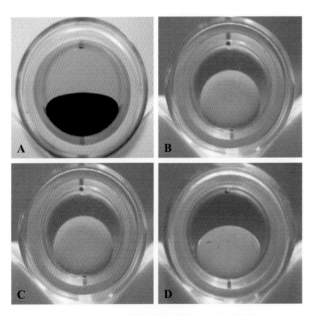

▲ 图 108-22　模型眼内重填充剂泡的形状

A. 显示一个比重为 1.94 的全氟萘烷油泡。油泡呈椭圆形（此处油泡呈黑色，因为被苏丹黑染色）。B. 油泡的比重为 1.02。C. 油泡的比重为 1.03。D. 油泡的比重为 1.06。油泡的比重逐渐增加（B → D）表明油泡的形状是如何随着比重的增加而变化的

SO 气泡和视网膜之间的液膜厚度，他们发现液膜很薄，可能没有足够的水进行离子交换[106]。

在一项基于实验室的研究中，Williams 等生产了另一种新的药剂，通过向苯基三甲基甲酮中添加气溶胶二氧化硅，并通过滚筒、顶部搅拌和超声波进行混合而制成。该产品为 11% 二氧化硅，比 Densiron 68 或 Oxane HD 更容易注射。兔眼体内试验无明显毒性。该产品还具有良好的光学清晰度，并优于氧烷 HD 和 Densiron 68 的填充效率[264]。

### （三）技巧 Technique

重 SO 可在空气 – 液体交换或 PFCL/ 重硅油交换后注入[247, 253, 255, 260, 265, 266]。在这方面，重 SO 的用法与传统 SO 非常相似，也可以直接注射。在没有 PVR 的巨大视网膜裂孔中，可以在后极部注射。当油泡变大时，视网膜就会展开并伸展到一定长度。

必须指出的是，有些人认为，重质填充剂与 PFCL 之间的接触有可能"污染"重硅油。这可能会增加乳化、炎症和黏性 SO 形成的风险[267-269]。当用重硅油填充无晶状体眼时，必须特别注意。在玻璃体腔完全填充后，应做一次上方的周边虹膜切除术。

传统上，通过一根长的 18G 针在视盘前方主动抽吸来取出 SO（图 108-23A）。因为重硅油自然下沉，这被认为尤其是必要的。对于 18G 套管，巩膜切口需要适当放大。但我们的研究已经证明，通过视盘抽吸是不必要的（见下文）。

与所有硅油取出过程一样，使用长管进行线性提取是不可行的。它可能会在最初短暂的起作用，但一旦油管开始充油，流量就会减慢到停止。Poiseuille 定律表明，流量与油管长度成线性反比关系。为使此长度最小化，不应使用长油管。抽吸需要在直接连接到抽吸套管的注射器上。

Stappler 和他的同事已经证明，用一个短的小口径套管可以成功取出重填充剂[252]。用一个 20G 的聚氨酯套管（Venflon），长度切到 7mm，结果表明，它可以提取重硅油，而不必触及视盘。这种解释归因于"无管虹吸"（tube less siphoning）现象（图 108-23B）。黏弹性流体和正常流体一样是重的。在抽吸作用下，发生伸展流动。吸出的重油气泡呈圆

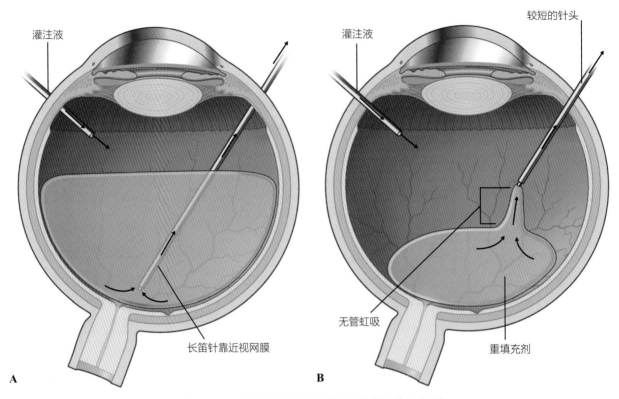

▲ 图 108-23　无管虹吸如何通过较短的套管去除重填充剂
A. 传统的切除方法是如何使用紧靠视网膜的挤压笛针；B. 如何利用"无管虹吸"现象，用较短的针头成功地去除重填充剂

锥形，这样就可以用一个短套管一次性将所有的油都吸出[252]。使用这种方法，Romano 等已经证明，即使使用 23G 套管也可以去除重油[270]。

使用短的 20G 或 23G 套管清除重油，无须使用大的巩膜切口。使用高吸力和靠近视网膜表面的长套管可以避免意外损伤视网膜的风险。当使用短套管时，重要的是针尖在任何阶段都不能从重油气泡中出来。如果发生这种情况，需要使用更长的套管来接触油泡。

还应考虑所用套管的类型。塑料套管比金属套管更疏水，所以经常会顽强地黏在塑料套管的外面，以至于很难除去最后一滴油。从玻璃体腔取出套管可能会导致黏在套管上的一点油被刮掉，并使少量的油留在玻璃体腔中。幸运的是，对于重油，任何剩余的油倾向于聚集成一滴，并下沉到后极，在那里它可以被动或主动吸出。

（四）并发症 Complications

对炎症和乳化的担忧限制了重填充剂的使用[250, 271]。也有保守的医师对重 SO 的出现持保守态度，其至怀疑一个重于水的填充物是否真的安全或确实必要。而一定程度上，Densiron 68 和 Oxane HD 在患者中被发现具有良好的耐受性，即使长时间存留在眼睛中，其使用也很少出现并发症[253, 258]。

Densiron 68 与传统 SO 一样存在一些常见问题[238]。例如，它不符合玻璃体腔的轮廓，也不可能对眼内一些缝隙有作用[23, 272]。在有高的巩膜外加压嵴的情况下，重的 SO 会接触到嵴的顶部，但不能支撑嵴斜坡上的视网膜。

我们建议避免使用 Oxane HD。结果表明，烯烃 RMN₃ 可以从溶液中析出[256]。作者认为，氧烷 HD 缺乏均一性，应排除其作为一种重型填充物的使用。

**1. 角膜毒性 Corneal Toxicity**

使用 F₆H₈ 有角膜损伤的报道[250, 271, 273, 274]。Gerding 和 Kolck 在他们的 17 例患者中报道，使用 F₆H₈ 后 35% 的患者出现角膜基质和上皮水肿[271]。Roider 等[250]、Schatz 等[274] 和 Vote 等也报道了类似的问题[273]。然而，在 Kirchhof 和他的同事的另

**图内标注：**
灌注液
较短的针头
灌注液
长笛针靠近视网膜
无管虹吸
重填充剂
A
B

一份报道中，23 只眼进行了手术，$F_6H_8$ 存留，平均 76 天，没有发现角膜损伤[202]。到目前为止，还没有关于使用 Densiron68、Oxane HD 或 HWS 46-3000 引起的角膜毒性的报道。然而，没有理由相信，如果 AC 充满重硅油，重质 SO 可能不会导致油性角膜病变。

### 2. 白内障形成 Cataract Formation

玻璃体切除加重硅油填充术后白内障的形成可能是多因素的，可能是手术创伤、玻璃体切除术本身、使用填充剂的影响，也可能是上述所有因素的综合作用。重硅油仍然是一种油，因此，白内障形成的机会是 100%，因为已经发现，使用传统的 SO 必然导致白内障形成[275]。Wong 及其同事在 Densiron 68 的初步研究中发现，所有患者术后早期均出现轻度核硬化并伴有后囊下改变[253]。Lappas 及其同事也报道了类似的观察结果[276]。Kirchhof 等发现 90% 的患者在使用 $F_6H_8$ 后出现羽毛状后囊下混浊[247]。使用 Oxane HD 和 HWS 46-3000 后也观察到白内障形成[255, 258]。白内障的形成被认为与晶状体细胞增殖的增加和与重硅油接触时晶状体代谢的改变有关[273, 277]。除了白内障的形成外，后囊混浊的进展也可以通过使用重填充物来观察[278]。

由于白内障的形成与使用重硅油或普通硅油似乎都不可避免，一些外科医师更喜欢在初次手术时进行有晶状体眼的玻璃体切除术中联合超声乳化和人工晶状体植入术。这有利于玻璃体前界膜的打开。而其他外科医师更喜欢在眼内填充重硅油时保留晶状体。有充分的理论依据表明，如果保留晶状体，视网膜后部的填充可能会更好[279]。

### 3. 眼内炎症 Intraocular Inflammation

严重的眼内炎症是早期重型填充剂停用的主要原因之一。纤维蛋白反应的高发生率和瞳孔后纤维膜的形成导致 O62 等剂型停止使用[260, 271, 273, 280, 281]。有人认为，使用重型填充剂会导致炎症反应增强，从而加重 PVR[271]。对于前段炎症，Theelen 和他的同事观察到，在他们的 19 名接受 Oxane HD 作为重填充剂的患者中，37% 的眼出现了角膜后沉淀物[267]。在这些患者中，炎症反应是肉芽肿性的，但有些似乎对局部类固醇没有反应。然而，Wolf 等（33 只眼）[115] 的病例系列和 Rizzo 等（28 只眼）[255]

的类似研究中没有观察到过度炎症，在这些病例中只观察到轻微的炎症反应。在 Densiron 68 的病例中，Wong 和同事在术后 1 周观察到中度炎症反应[253]。这与 Sandner 和 Engelmann 的观察结果一致，在 48 只眼中有 10 只眼（21%）出现了类似的反应[282]。在 Sandner 和 Engelmann 的系列研究中，6 例有炎症反应的患者最终发展为无菌性的低眼压，所有患者均通过局部使用类固醇滴眼液缓解。Majid 及其同事报道了 40 只眼中 1 例严重的 AC 葡萄膜炎[283]。对于 HWS 46-3000，目前还没有严重眼内炎症的报告[258]。

炎症可见于后段。Kirchhof 等在 23 例以 $F_6H_8$ 为填充剂的患者中，17% 的患者在后囊后面可见色素团[247]，但还发现有明显炎性细胞的增殖膜[277]。一些人认为后段炎症的危险因素包括填充剂乳化[277]、填充剂在手术中被 PFCL 污染[267]、低黏度填充剂在眼内运动造成的机械损伤[273]。这些危险因素主要适用于半氟化烷烃和烯烃。使用重硅油，至今没有严重的后段炎症的报告[115, 253, 255, 258, 262, 284, 285]。

### 4. 乳化作用 Emulsification

乳化是所有液体填充剂的固有问题。重 SO 可有以下表现：①明显乳化-使用重填充剂时，这可能会沉降为前房积脓样液平；②炎症，即有一些迹象表明重 SO 可能会导致更多炎症反应，尽管这在随机对照的重硅油研究中没有显示；③ PVR-炎症可以促进 PVR。虽然，当视网膜脱离复发时，很难知道 PVR 是由填充剂引起的，还是实际上是疾病自然过程的一部分；④青光眼，小梁网的机械性阻塞在某些情况下被认为是开角型青光眼的可能原因。

在 Hoerauf 及其同事输注 O62 的系列中，从滴注该药剂后 2 周开始出现 100% 的乳化[281]。在 $F_6H_8$ 中，Gerding 和 Kolck 也注意到了 100% 的乳化率，尽管只有 59% 的乳化率在临床上是明显的，有些乳化甚至早在术后第 1 天出现[271]。$F_6H_8$ 的黏度相对较低，为 1~2cSt 重 SO。Densiron68 的黏度约为 1350cSt。报道的乳化率变化很大。使用重硅油（Oxnane HD）时，Rizzo 等[245] 和 Wolf 等[115] 在该系列中未发现乳化[115]。在其他系列中，报道了一个（8%~20%）的比例[253, 266, 267, 282, 283]。

乳化速度取决于重填充剂的组成成分。黏度很重要，剪切黏度越高，将大油泡分散成小液滴所需的能量就越大。然而，分散的液滴，除非被表面活性剂稳定，否则将倾向于凝聚成一个单一的油泡。有个别患者的因素，包括血-眼屏障破坏的程度、炎症、磷脂和其他可能影响乳化率的表面活性剂的存在。

在 Chan 等最近的一份报道中。用模型眼研究了影响剪切速率的各种因素。作者的结论是，眼球内的凹痕，如巩膜扣带造成的凹痕，可能对减少眼球运动引起的剪切力有最大的影响[286]。因此，放置一个环扎带，即使不是更有效，也可以同样有效地防止重 SO 的乳化。然而，这是在模型眼上完成的，这是否可以完全应用于体内环境需要进一步的研究。

目前，尚无法预先确定哪位患者会发生严重乳化。我们只能得出这样的结论：在所有患者中，或多或少的乳化是使用 SO 固有的。

### 5. 黏性硅油 Sticky Silicone Oil

硅油可黏附在视网膜表面、囊膜后表面、睫状体和虹膜下表面[238, 239, 258]。有人推测，由于后玻璃体的不完全切除，所以 SO 黏附在视网膜表面[238]。黏性 SO 也可能与 PFCL 的使用有关，因为少量 PFCL 可能改变重硅油的物理性质[268, 269]。Sim 和 Hero 报道了 1 例有晶状体眼患者在使用 Oxane HD 后出现黏滞性 SO 的病例[278]。到目前为止，只有传闻报道使用 Densiron 68 和 HWS 46-3000 存在这样的问题。

### 6. 人工晶状体硅油附着 Adherent Silicone Oil on Intraocular Lens

结果表明，SO 溶剂全氟丁基戊烷（$F_4H_5$）对去除附着在人工晶状体后表面的 SO 液滴非常有效。它是半氟化烷烃中的一种，可与 SO 在各种比例下混溶。Liang 等对 11 例患者使用 $F_4H_5$，所有病例均成功清除了所有残余物[208]。在一项实验研究中，Stappler 等表明 $F_4H_5$ 能够成功地去除三种不同材料（硅胶、PMMA 和丙烯酸）制成的几乎黏附在人工晶状体上的 SO。通过简单的冲洗和非机械擦洗，从 PMMA 透镜表面去除了高达 100% 的 SO（硅树脂晶状体去除率 93.7%，丙烯酸树脂透镜去除率 98.8%）[209]。然而，他们也表明，尽管几乎完全去

除了硅油滴，但在疏水性方面，人工晶状体的表面性质是不可逆的。很明显，尽管这层油的厚度可能只有几个分子，但它仍然黏附在人工晶状体上。

### 7. 低眼压 Hypotony

低眼压是最难处理的并发症之一。这个问题并不是使用重型填充剂所特有的，可能与 PVR 的严重程度和手术切除的范围有关。在 $F_6H_8$ 中，Gerding 和 Kolck 在他们的 16 个病例中观察到高的低眼压发生率[271]。其他研究报道的发生率只有 7%～11%[274, 279]。据报道，使用 Oxane HD、Densiron 68 和 HWS 46-3000 后的低眼压发生率在 0%～8%[115, 253, 255, 279, 282]。

### 8. 眼压升高 Raised Intraocular Pressure

使用重填充剂引起眼压急性升高的机制在理论上与常规 SO 相同。无晶状体眼可发生瞳孔阻滞性青光眼。避免过度填充和进行一个上方做一个虹膜周切术可能是有效的预防这一并发症。

当玻璃体腔已填充重硅油后，使用环扎带时，可能会无意中发生重填充剂的过度填充。环扎带的收紧可以提高眼压，但房水的流出不能弥补这一点。因此，当要放置一个环带时，应在注射硅油前进行。

对于慢性眼压升高，其机制可能包括以下几个方面：①眼内炎症；②乳化硅油滴和堵塞小梁网；③类固醇反应。据报道，使用 Oxane HD 后眼压的慢性升高的发生率为 0%～18%[115, 255, 267]。使用 Densiron 68 的发生率为 8%～19%[253, 282, 284]。HWS 46-3000，32 只眼中只有一只眼有慢性眼压升高发生[258]。在一份报道 100 只眼采用重型 SO 行玻璃体视网膜手术，术前平均眼压为 13.3±5.6mmHg。术后上升至 23.3±8.5mmHg，硅油取出后下降至 13.7±7.2mmHg[287]。一般来说，轻度至中度的慢性眼压升高可借助于抗青光眼滴眼液进行治疗。对于严重的病例，可以尝试去除或冲洗 AC 中的残余物或油滴，但这种情况有时会使高眼压依然持续，最终可能需要青光眼手术。

### 9. 视网膜再脱离与增殖性玻璃体视网膜病变 Redetachment and Proliferative Vitreoretinopathy

使用重填充剂后再脱离通常发生在视网膜的上半部分[253, 255, 271, 281]，下方视网膜脱离也可能发

生 [282]。视网膜再脱离可以在填充剂存在和取出后发生 [253, 255, 260, 265, 271]。当重填充剂在位时，完全的视网膜再脱离是不常见的。而更常见的情况是，下方视网膜和后极部仍然附着，而上方视网膜因 PVR 而发生再脱离 [253, 255, 265, 271]。Wong 及其的同事建议，在常规 SO 失败的情况下，可以使用重型填充剂。他们认为，在常规填充术（反之亦然）后，顺序使用重填充剂可能会形成长期的解剖复位成功 [160]。在他们的系列中，10 名患者接受顺序"轻" SO 和"重"（Densiron 68）填充。9 例先常规 SO 填充，后重 SO 压塞，其余 1 例相反。所有 10 名患者在取出填充剂后，无论是重的还是轻的，视网膜都保持附着状态。平均 logMAR 视力从术前的 1.57 提高到最新随访的 0.82（平均随访 19.5 个月）[160]。Wong 等得出结论，序贯使用轻 – 重填充物可能是减少复杂视网膜脱离再手术次数的一种策略。如果在重 SO 后发生视网膜再脱离，则可在再手术时使用 $C_3F_8$ 等长效气体。这将有利于气体被自发吸收，从而避免进一步的取油手术。

据报道，与传统的 SO 相比，重硅油填充患者黄斑脱离术后发生再脱离的发生率较低 [160, 253]。这也许可以解释为当患者仰卧时视网膜后部的填充效果比患者睡着时好。Densiron 68 与常规 SO 的眼内气泡形态非常相似。因此，理论上没有理由相信 Densiron 68 是一种比传统的填充剂更好的填充剂 [272]。

### （五）结论 Conclusion

早期的重填充剂，如氟硅油、全氟化碳液体和 $F_6H_8$，显示出较高的并发症发生率，不被临床所接受。新一代的重型填充剂，即 Densiron 68、Oxane HD 和 HWS 46-3000，显示出较低的并发症发生率和较好的体内耐受性，在这方面与传统填充剂相当。如上所述，Oxane HD 不是一种均匀的溶液，因此作者不建议使用它。到目前为止，Densiron 的临床试验已经显示出多样化的结果。虽然一些非对照性研究报道了良好的结果 [253, 258]，但其他研究包括最近的多中心随机对照"重硅油研究"（heavy silicone oil study）[261] 表明，结果并不优于传统的 SO [115, 282, 284]。Densiron 68 有足够的临床经验表明其

耐受性良好。重 SO 确实增加了研究者的外科手术技巧，并且有大量的拥护者使用它们。最终，我们认为解剖成功的关键在于仔细的术前评估，以确定视网膜裂孔，术前精心的手术设计和熟练的手术操作，以消除牵引和封闭视网膜裂孔。填充剂，不管是重的还是轻的，在视网膜脱离患者的整体治疗中只是一个次要的辅助因素。

## 五、预防增殖性玻璃体视网膜病变的药物 Drugs for the Prevention of Proliferative Vitreoretinopathy

### （一）概述 Introduction

随着手术器械的进步，再附着率逐年提高。我们中有一组报道一次手术的成功率为 84%，6 个月多次手术的成功率为 97.9% [288]。与 20 年前首次采用玻璃体切除术治疗视网膜脱离相比，这是一个显著的进步。视网膜再脱离的发生有多种原因。漏诊的视网膜裂孔是一方面，而 PVR 常常被认为是视网膜再脱离的主要原因。据报道 PVR 的发生率为 5.2%～11.7% [164, 289]。

相应地，PVR 过程涉及不同的致病机制，在 PVR 的动物模型或人类临床试验中已经检测到多个靶点。PVR 的详细发病机制和外科治疗在本书的其他章节进行了讨论（见第 101 章，增殖性玻璃体视网膜病变的发病机制；第 111 章，增殖性玻璃体视网膜病变）。本节旨在总结一些已被用于预防 PVR 形成的药物。

### （二）已经过临床试验中测试的药物 Pharmacologic Agents That Have Been Tested in Clinical Trials

#### 1. 皮质类固醇 Corticosteroids

皮质类固醇被测试作为抑制眼内增殖的抑制剂。它通过抑制眼内炎症发挥作用，维持血 – 眼屏障的完整性。类固醇也能抑制成纤维细胞样活性。在早期的动物研究中，玻璃体腔注射地塞米松或曲安奈德被证明能有效降低牵引性视网膜脱离（TRD）的发生率 [290-294]。眼周注射甲泼尼龙也被证明可以降低 PVR 发生率（图 108-24）[295]。

系统性不良反应是这样的，在缺乏良好的临床

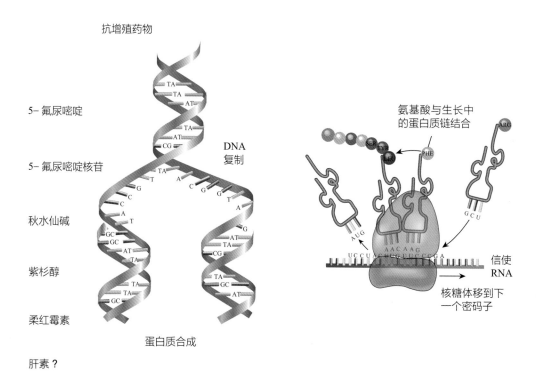

抗增殖药物

5- 氟尿嘧啶

5- 氟尿嘧啶核苷

秋水仙碱

紫杉醇

柔红霉素

DNA
复制

蛋白质合成

肝素？

氨基酸与生长中
的蛋白质链结合

信使
RNA

核糖体移到下
一个密码子

▲ 图 108-24　DNA 的结构表现和各种化学物质在预防增殖性玻璃体视网膜病变中的作用部位

图的上半部分显示了嘌呤和嘧啶对之间的关联，它们共同构成了 DNA 的双螺旋结构。抗代谢药如柔红霉素直接插入 DNA 结构，从而干扰其复制。另一些通过限制必需的前体（氟嘧啶）的可用性或通过它们对完成 S 期和有丝分裂所必需的调节蛋白（紫杉醇、秋水仙碱）的影响来干扰 DNA 合成

证据证明其有效性的情况下，常规使用系统性类固醇预防或治疗 PVR 似乎是不合理的。近年来，玻璃体腔曲安奈德已成为玻璃体切除术的重要组成部分。它并不是基于其药理作用而被大量使用，而是作为一种术中鉴定玻璃体皮质的工具，甚至作为一种"染料"来辅助内界膜剥离。保留晶状体可减少术后炎症反应，有时是有意为之[290-294]。

在最近的一项回顾性对比试验中，曲安奈德在辅助玻璃体切除术治疗伴有 PVR 的人工晶状体视网膜脱离中的作用正在被研究[294]。尽管曲安奈德辅助和非曲安奈德辅助的病例之间的差异在统计学上并不显著，但它确实指出了使用曲安奈德的病例中较低的再脱离发生率，并强调了未来使用曲安奈德的前瞻性研究的潜力。再脱离的减少是否是由于术中使用曲安奈德，或是否是单纯由于类固醇药物的药理作用，目前仍然是推测。

### 2. 氟嘧啶 Fluoropyrimidines

氟嘧啶，尤其是 5- 氟尿嘧啶（5-FU），是第一个被研究用于眼内抑制 PVR 形成的抗代谢药物[296, 297]。其相对较低的眼内毒性和抑制细胞增殖的高效性使其成为这方面的理想药物。5-FU 通过抑制细胞的增殖和收缩而对快速生长的细胞发挥作用。5-FU 发挥作用的途径不止一个。它通过与核糖核酸结合抑制蛋白质合成，进而影响有丝分裂和细胞骨架功能。

在动物实验中，5-FU 的抑制作用已被广泛研究。在兔 PVR 模型中，单次玻璃体腔注射 1mg 5-FU 在 28 天时成功地阻止了 41% 的动物 PVR 的形成[298]。在另一项研究中，将 1mg 5-FU 加载到可生物降解的聚合物上，植入玻璃体中并保持 14 天。治疗组动物的 TRD 发生率显著降低[299]。除单独使用外，还对其与其他药物的联合使用进行了调查。将 5-FU 联合曲安奈德或低分子肝素（LMWH）注入兔 PVR 模型[300, 301]。结果显示 TRD 和 PVR 的严重程度明显降低[300, 301]。就毒性而言，动物眼没有明显的损伤。

Blumenkranz 和他的同事在 20 世纪 80 年代早期率先在人类身上使用 5-FU。在一项涉及 22 名

PVR 患者的研究中，5-FU 玻璃体腔注射似乎没有引起任何毒性作用，并且被认为在预防术后 PVR 复发方面具有潜在的有效性[296]。随后，Asaria 等发表了第一个关于使用 5-FU 预防术后 PVR 形成的随机对照试验[302]。在研究中，术中向玻璃体内注入 200μg/ml 5-FU 和 5U/ml 低分子肝素（low-molecular-weight heparin，LMWH）。174 名患者分为治疗组和安慰剂组，结果显示治疗组在 6 个月时 PVR 的发生率显著降低（分别为 12.6% 和 26.4%）[302]。两组的主要成功率没有显著差异，重要的是，两组的并发症发生率没有统计学差异。所谓的"英国鸡尾酒"（British cocktail）5-FU 和肝素是安全和有效的。治疗组和对照组有相似数量的再脱离发生。目前尚不清楚这些再脱离是由 PVR 引起的，还是由遗漏裂孔引起的。然而，当出现视网膜再脱离的患者时，对照组的 PVR 发生率是上述的 2 倍。值得进一步指出的是，本组患者均具有 PVR 的高危特征。用回归公式计算患者是否有发生 PVR 的高风险。这个公式是基于先前治疗过的患者进行的研究。在这个回归公式中，视网膜脱离的象限数、早期 PVR 分级 A 和 B 的程度、既往的冷冻治疗和葡萄膜炎都是重要的决定因素。

尽管这项研究是随机设计的，但结果令人失望。PVR 治疗的基本原理是降低再脱离发生率，但结果并非如此。也许基本的前提是错误的，即 PVR 不是再脱离的最重要原因。如果是由于未被发现或未经治疗的视网膜裂孔，任何药理学辅助药物都不会有效。此外，研究的外部有效性也是一个重要的考虑因素。这些患者是根据严格的标准和回归公式精心挑选的，但我们需要知道的是，这种鸡尾酒疗法是否对已形成的 PVR 有效。

在同一组对已发生的 PVR 患者的另一项研究中，174 名患者接受了玻璃体切除术。纳入标准如下：PVR 分级为 C 级的眼；前或后，至少 1 个钟点的范围受累；类型 1、2、4 或 5。主要转归指标为 6 个月后在不进行任何再次手术的情况下，移除 SO 后视网膜复位。次要观察指标为后极部视网膜脱离、局限性 / 牵引性视网膜脱离、视力、黄斑皱褶、低眼压、青光眼、角膜病变和白内障。同时记录 SO 的取出和再手术。6 个月时，84% 的患者完

全视网膜复位，94% 的患者有稳定的后极部视网膜复位。两组在主要结果指标（56%，治疗组；51%，安慰剂组；P=0.59）或次要结果指标或并发症发生率无显著差异。治疗组继发性黄斑皱褶发生率较低（6 个月时为 6%，而 6 个月时为 17%；P=0.068）。研究者得出结论，围术期联合灌注 5- 氟尿嘧啶和低分子肝素并不能显著提高玻璃体视网膜手术的成功率。

事实上，联合用药在高危人群中有效降低 PVR，但在已形成的 PVR 中无效。在已形成的 PVR 中，视网膜前膜已经成熟。增殖可能不是如此重要的特征。在 PVR 晚期，视网膜的前膜可能细胞成分比较少。可能还有一个问题是，这些药物是否能穿透致密的膜。虽然药物联合作用的靶点不止一个，但可能细胞反应的调节是最重要的。也可以合理地得出结论，这种鸡尾酒药物疗法只有在视网膜脱离的自然史早期使用时才有效，而在 PVR 建立时，这些药物可能没有那么有效。这也是三次临床试验中第三个也是最大的一个。

研究涉及 615 例原发性孔源性视网膜脱离患者[288]。使用相同剂量的 5-FU/LMWH 灌注液。6 个月时，治疗组和安慰剂组在 PVR 发生率方面没有统计学差异。因 PVR 发展而失败的患者数量无统计学意义：治疗组 23 例（7.0%），安慰剂组 14 例（4.9%，P=0.309）。安慰剂组 6 个月时的平均视力（0.48）与治疗组（0.53，P=0.072）相比无显著性差异。更值得关注的是黄斑脱离患者的视力结果。治疗组 6 个月时保留黄斑的视网膜脱离的患者的视力明显较差（P=0.0091）。两组中出现黄斑部视网膜脱离的患者之间无显著性差异（P=0.896）。目测结果提示，联合用药可能具有轻微的视网膜毒性。过去，使用大剂量的 5-FU 被认为是安全的。然而，它们一直用于预后不良的患者。如果视觉效果稍有减退，则可能无法检查到。试验首次对部分视力预后良好的患者采用药物联合治疗。

关于这三个试验结果的总结，请参考 Cochrane 眼科和视力小组的最新报告。Sundaram 等建议，到目前为止，这些研究还不能得出明确的结论，因此，应仅对高危患者进行进一步的研究[303]。由于目前缺乏支持性证据，因此，5-FU 不应常规用于

视网膜脱离修复手术中以防止 PVR 的形成，直到有进一步研究的证据和良好的结果。

### 3. 柔红霉素 Daunorubicin

柔红霉素是一种蒽环类抗生素，其抑制 PVR 形成的作用机制与细胞周期无关。它对细胞的增殖和迁移有明显的抑制作用，但对细胞收缩的作用有限。在动物实验中已经证明它能够降低 PVR 的发生率[304, 305]。已证明其毒性大于 5-FU，但在手术期间注入眼睛时，高达 7.5μg/ml 的剂量被发现具有良好的耐受性[304]。第一项研究是对外伤性玻璃体切除术患者中进行的。15 例患者中仅 1 例出现增殖，未见毒性反应[304]。后来的一项研究表明，柔红霉素治疗晚期 PVR 在视网膜再脱离和视力改善方面的疗效是一致的[306]。

随后进行随机对照试验，研究柔红霉素预防 PVR 的疗效[307]。Wiedemann 及其同事对已建立 PVR 的患者进行了多中心 RCT，在玻璃体切除术中将柔红霉素注入玻璃体腔 10min，以减少术后 PVR 的形成。在标准化手术后 6 个月，柔红霉素组 62.7%（89/142）的眼在没有额外玻璃体视网膜手术的情况下获得完全视网膜复位，而对照组 54.1%（73/135）（$P$=0.07，单侧）。然而，柔红霉素组在术后 1 年内进行的玻璃体视网膜再手术明显减少（$P$=0.005，单侧），以达到相同的 1 年视网膜再附着率[80.2%（105/131）vs. 81.8%（103/126）]。柔红霉素组无玻璃体视网膜再手术发生率为 65.5%（95/145），对照组为 53.9%（76/141）。最佳矫正视力无差异[307]。

### 4. 维 A 酸类 Retinoids

在眼睛中，维 A 酸在视觉色素的代谢和周转中起着重要作用。它被认为对肌成纤维细胞的增殖和细胞介导的收缩有影响，如 PVR 所见。用维生素 A 处理人 RPE 细胞的实验室研究表明，细胞增殖和迁移显著减少[308]。兔玻璃体腔注射维 A 酸（RA）成功地减少了 PVR 的发生[309]。在人类中，13 顺式维 A 酸是一种全反式维 A 酸的亚型，被发现对 PVR 患者切除离体膜具有抑制作用，并且没有显示出毒性作用[310]。

Fekrat 和他的同事们在一小群 PVR 患者中进行了第一个初步研究。受试者术后 4 周口服 13 顺式维 A 酸（80mg/d）。结果显示 PVR 下降，视网膜附着率增加[311]。最近对 35 名患者进行的前瞻性 RCT 似乎与结果一致，并指出维 A 酸对 PVR 的形成具有保护作用。在这项研究中，治疗组的受试者在视网膜脱离手术后 8 周内每天给予 20mg 的剂量。结果 1 年时，治疗组视网膜附着率显著高于安慰剂组（93.8% vs. 63.2%，$P$=0.047）[312]。治疗组黄斑部皱褶形成率明显降低，视力明显改善。这是一个令人鼓舞的结果，因为这种药物已经在其他疾病中广泛使用，并且显示出良好的安全性（在寻常痤疮中[313]、在预防头颈部鳞状细胞癌的第二原发肿瘤中）[314]。到目前为止，关于这种药物的结果是有希望的。在将其纳入常规使用之前，应进行进一步的研究以确定其疗效。

### 5. 肝素与低分子肝素 Heparin and Low-Molecular-Weight Heparin

肝素是从硫酸肝素中提取的葡萄糖氨基多糖，以其抗凝能力而闻名。它通过与抗凝血酶结合并改变其性质，最终使凝血酶失活而起作用。除了抗凝作用外，肝素还有其他几种能力。它与多种生长因子结合，包括成纤维细胞生长因子、血小板衍生生长因子和内皮细胞生长因子。它通过抑制成纤维细胞与纤维连接蛋白涂层基质的黏附而减少细胞聚集，并引起平滑肌和周细胞的细胞骨架改变[315]。它还抑制 I 型胶原的聚合，减少成纤维细胞和 RPE 细胞的低细胞凝胶收缩。它还抑制巩膜成纤维细胞和 RPE 细胞的增殖[316]。

尽管肝素具有多种功能，但其抗凝特性常导致大量出血，限制了其临床应用。鉴于此，肝素被分解成平均分子量小于等于 5000 的片段。这些 LMWH 片段提高了生物利用度，延长了半衰期[317]。它们保留了肝素的抗血栓作用，但出血较少。这可能是由于 LMWH 抑制血小板聚集的能力降低，有人认为，LMWH 虽然仍能抑制凝血因子 X a（如肝素），但却失去了直接抑制凝血酶活化的能力[318]。低分子肝素可减少玻璃体切除术后纤维蛋白的形成[319]。LMWH 成为肝素的更好替代品，同时保留了肝素的许多优点，特别是在预防 PVR 形成方面。在早期的动物研究中，在玻璃体切除术中注入低分子肝素成功地降低了 PVR 诱导的牵引性视网膜脱离的发生率[320]。除上述效果外，LMWH 还降低了玻璃体切除术后兔眼的纤维蛋白含量,增加了术后角膜的透明度[319]。更重要的是,术后玻璃体积血的发生率似乎没有增加[319]。

在抑制 PVR 形成方面,LMWH 的作用机制似乎不同于抗代谢药和皮质类固醇。因此,在临床研究中,LMWH 与其他药物联合使用,最常见的是与 5-FU 或类固醇联合使用[321-323]。在一项对 62 例严重 PVR 患者的初步研究中,注入肝素和地塞米松的玻璃体切除术并没有降低再增殖率,反而显著增加了术后出血率[324]。自从这项研究的结果以来,人们对使用低分子肝素代替普通肝素的兴趣与日俱增。Kumar 等提供的另一项研究表明,加入低分子肝素(LMWH)有一些有益的效果[321]。然而,Cochrane 图书馆最近的一篇综述回顾了两个随机对照试验,共有 789 名参与者使用 LMWH 和 5-FU 预防 PVR[325]。然而,作者发现关于这种方案在预防 PVR 中的疗效的不一致证据。

### (三)抗血管内皮生长因子 Anti-Vascular Endothelial Growth Factor

在眼科领域,抗血管内皮生长因子(VEGF)在治疗各种眼病,如年龄相关性黄斑变性[326]、糖尿病性视网膜病变[327, 328]、视网膜静脉阻塞等方面的应用取得了巨大进展[329]。这也被认为是一种预防 PVR 抑制的方法[330]。血小板衍生生长因子受体 α(platelet-derived growth factor receptor α)是实验性 PVR 发病机制的关键受体酪氨酸激酶,在 PVR 形成过程中可能与血管内皮生长因子 A 等生长因子有关[325, 331, 332]。因此,通过抑制 VEGF,PVR 可能被潜在地阻止。

Ghasemi 等进行了一项研究,评估贝伐单抗在视网膜脱离手术结束注入硅油时预防 PVR 的作用[333]。在他们的系列中,38 只 C 级或以上的 PVR 眼被分为两组,一组接受贝伐单抗治疗,另一组不接受贝伐单抗治疗。然而,他们的结果表明,使用贝伐单抗并不能消除术后 PVR 形成的风险[333]。在 Hsu 等的另一个类似试验中,20 只患有 PVR 的眼睛在玻璃体切除术后接受了一系列的硅油注射贝伐单抗,并在再脱离率、最终视力和视网膜前膜形成方面与历史对照组进行了比较[334]。在玻璃体切除术后连续给予贝伐单抗时,作者未能发现任何测量参数的显著改善。因此,关于通过拮抗 VEGF 预防 PVR 的理论需要进一步的验证。

### (四)尚待临床试验的化学品 Chemicals yet to Be Tested in Clinical Trials

许多其他的化学物质也被用来抑制 PVR 的形成。其中包括紫杉醇[335]、秋水仙碱[336]、免疫毒素[337]、基质金属蛋白酶(MMP)[338]、硫替帕[339]、VP16[339] 和长春新碱[339]。尽管该清单并非详尽无遗,但迄今为止,由于毒性问题或疗效有限,这些都没有在临床实践中得到实施。这些化学品的详细情况见表 108-7。

### (五)总结 Summary

目前为止,药物辅助治疗 PVR 的结果令人失望。有三个基本问题:第一,基础科学家的目标和外科医师的要求之间存在分歧。外科医师需要能提

表 108-7  增殖性玻璃体视网膜病变实验模型中使用的各种化学品

| 化学名称 | 类 别 | 浓度 / 剂量 | 作用机制 | 动物模型 |
|---|---|---|---|---|
| 紫杉醇[335] | 植物源性有丝分裂抑制剂 | 0.0005mg | 抑制胶原凝胶收缩 | 两种兔视网膜牵拉性脱离模型的实验研究 |
| 秋水仙碱[336] | 植物生物碱 | $(1.3\sim1.7) \times 10^8 mol/L$ | 抑制有丝分裂和细胞运动 | 用从猪眼睛获得的细胞培养物抑制细胞增殖 |
| 免疫毒素(转铁蛋白 - 蓖麻毒素 A 链)[337] | 单克隆抗体 | 0.002mg | 核糖体失活抑制蛋白质合成 | 兔牵拉性视网膜脱离模型的实验研究 |
| 基质金属蛋白酶[338] | 与细胞外基质重塑有关的酶 | 0.5mg | 抑制细胞外胶原重塑和收缩 | 外伤后增殖性玻璃体视网膜病变兔模型的缩小牵引性视网膜脱离 |

高视网膜修复手术主要成功率的药物。我们可能自欺欺人地认为 PVR 是视网膜脱离的主要原因。有时，这可能只是其中一个促成因素，因为还必须考虑其他因素，包括外科医师的训练、技术和能力，以及我们掌握的帮助识别和闭合所有导致视网膜裂孔的技术。然而，临床医师告诉科学家，我们需要的是一种能够抑制 PVR 的特效药。因此，特效药可能给我们想要的，也可能不给我们想要的，即高的初次成功率。第二，PVR 可能是视网膜脱离修复手术成败的一个不良指标。相反，如果视网膜前膜远离视网膜裂孔，其收缩和牵引可能再次会打开视网膜裂孔并导致视网膜再脱离。同样，如果没有视网膜前膜，如果在最初的手术中没有发现和闭合裂孔，视网膜再脱离可能仍然会发生。第三，我们对视网膜脱离修复的解剖成功率的痴迷也可能完全忽略了这一点。事实上，尽管我们已经通过多次手术达到了 90% 以上，但黄斑脱离的视觉效果仍然令人失望。视觉效果差似乎与细胞凋亡导致的光感受器丢失的数量不成比例。有必要进一步了解为什么视力恢复如此之差。最近从光谱域 OCT 得到的证据表明，一些细胞可以恢复和重塑[340, 341]。光感受器的再生或重排可能是由 OCT 的内外节段连接的完整性来估计的[342]。如果我们要改善视觉预后，也许具有神经保护作用的药物可能与靶向 PVR 过程同样重要。毕竟，视力恢复最终是患者和外科医师的愿望。

# 视网膜脱离修复的最佳方法
## Optimal Procedures for Retinal Detachment Repair

Louisa Wickham　　G.W. Aylward　著

## 一、概述 Introduction

据报道，孔源性视网膜脱离（rhegmatogenous retinal detachment，RRD）的一期修复成功率在64%～91%[1-6]，与1912年首次报道的成功率相比有了显著的改善，当时估计的治疗成功率为1‰[7]。现在对视网膜脱离的病因已经有了更深入的了解，大多数外科医师都认为视网膜裂孔应该先闭合，然后用视网膜固定术永久封闭。随着玻璃体视网膜手术技术的进步，现在外科医师可以采用更广泛的治疗策略来实现视网膜复位，从而使他们能够调整治疗方法，以提高主要的成功率和视觉效果。这一点可以从外科医师在为特定视网膜脱离选择手术方式上的巨大差异中看出[8]。在评估任何一种特定类型的视网膜脱离的手术方式时，诸如熟悉技术、外科医师的级别和脱离的严重程度等因素也很重要。

目前还没有一项大规模的前瞻性试验显示，对于非复杂 RRD 患者，所有不同的治疗方案的结果有统计学差异。在比较玻璃体切除术与巩膜扣带术的结果时，马蹄形撕裂（horseshoe tear，HST）脱离的证据等级最高[9]。鉴于一期手术的成功率很高，进行此类试验的成本可能会高得令人望而却步，因此所需的数字显示了成功率的显著差异。因此，本章旨在介绍目前正在使用的手术方式，并帮助读者对于非复杂 RRD 的眼如何选择更好的手术方式。

## 二、圆形孔视网膜脱离 Round Hole Retinal Detachment

### （一）概述 Introduction

在圆形孔视网膜脱离的眼睛中，导致裂孔的是小的圆孔，通常与格子样变性（lattice degeneration）有关。受影响的患者通常青年多见，有近视，表现为视物模糊和视野缺损。一些患者无症状，并在常规检查中发现（图 109-1 和图 109-2）。圆孔视网膜脱落比较少见，在 Tillery 和 Lucier 报道的一系列 RRD 中，只有 2.8% 的病例视网膜脱离是继发于圆孔[10]。其他系列报道的频率更高，其中 13.9% 的报道来自 Morse 和 Scheie[11]，21% 的报道来自日本[12]。这些患者的一个重要临床发现是后玻璃体通常附着。例如，在一系列 110 个需要治疗的圆孔视网膜脱离中，只有 8 只眼（7%）有后玻璃体脱离，在这些病例中，相关的临床发现表明视网膜脱离早于后玻璃体脱离（posterior vitreous detachment, PVD）[13]。

### （二）自然史 Natural History

我们对圆孔视网膜脱离自然病史的大部分理解来自 Norman Byer 的艰苦工作。在无症状视网膜病变患者的长期随访中，有 17 只眼 18 个区域的圆形孔视网膜脱离[14]。大多数患者（75%）随访 5 年以上，部分患者长达 12 年。18 个脱离区中有 13 个没有变化，只有 3 个区（18%）有轻微变化。在随后的一份报道中，Byer 报道了 19 只眼，并进行了长达 33 年的随访[15]。19 只眼中有 22 个亚临床脱离区，其中 7 个表现为某种程度的进展，其中只有 2 个需要治疗，两个治疗均获得成功。因此，可以说，在这一系列的患者中，没有一个因为最初决定推迟手术而丧失视力。

一个常见的误解是色素线或"潮痕"（tide mark）或"分界线"（demarcation line）后面的分离区域，将阻止进展。但事实并非如此，尽管这样一条线确实意味着至少在几个月内分离范围的稳定。Benson 研究了 66 例有分界的视网膜脱离（一个更大的系列的亚组，所有都需要手术），其中 20 例在常规检查中被发现。这些患者大多年轻（中位年龄 33 岁），有继发于圆孔的视网膜脱离。在 66 例患者

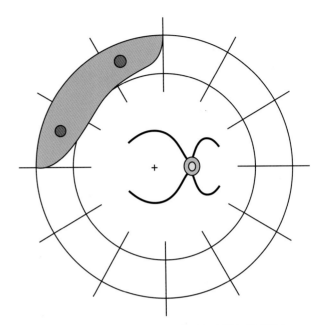

▲ 图 109-1　与圆孔相关的典型局限性视网膜脱离
患者无症状，接受激光堤坝式光凝治疗

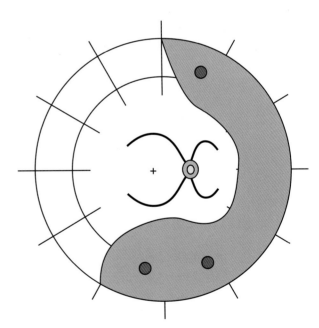

▲ 图 109-2　与圆孔相关的广泛性视网膜脱离
尽管患者在验光师发现脱离之前没有症状，但她从那时起意识到颞侧区缺损并要求治疗。患者巩膜扣带手术治疗效果良好

中，有 51 例的分界线未能阻止进展[16]。

Brod 等观察了 28 例患者（31 眼）0.5～12.1 年（平均随访 3.4 年）。患者年龄 17—82 岁，平均 49 岁。大多数眼是近视眼，76% 的患者屈光不正在 −2 屈光度或以上。23 只眼（74%）存在分界线。3.3

年后，仅有 1 例患者出现黄斑脱离症状，视力下降至 20/30。手术成功后视力恢复到 20/20。另一个患者从随后的 PVD 和视网膜 "U" 形（马蹄形）裂孔发展出新的视网膜脱离[17]。

Jarrett 报道了 16 例视网膜脱离患者，其手术延迟或没有进行手术。其中 11 名患者有圆孔或锯齿缘离断。8 名患者在被发现后 8 年内接受了扣带手术，手术延迟的原因多种多样，包括无症状患者不愿接受眼科手术。7 只眼病情发展，但只有一名延迟手术的患者后来出现了黄斑脱离[17]。

### （三）保守治疗 Conservative Management

对于周围性或无症状性脱离不危及黄斑部的患者，可考虑保守治疗。这种方法的可接受性不仅仅取决于脱离的特征，而是取决于患者的因素，如观察患者的能力及他们在出现进展症状时是否有能力紧急治疗。许多外科医师主张定期进行常规检查，例如每 6 个月或每年进行一次[18]。然而，进展更可能发生在两次随访检查之间，如果患者无法检测到变化，那么在进行治疗前仍有黄斑脱离的风险，患者会出现长期的视觉后遗症。这种风险必须与无症状性视网膜脱离患者的手术并发症的可能性相平衡，而无症状视网膜脱离进展的风险很小。无症状手术后出现慢性不适、复视或视力减退的患者感到不满意并不意外。

### （四）治疗 Treatment

#### 1. 激光标定 Laser Demarcation

对于周边或小面积视网膜脱离的患者，通常建议使用激光划界治疗，以形成一条有效的脉络膜视网膜粘连带，完全包围脱离区。脉络膜视网膜粘连的区域就像一个堤坝屏障，限制了视网膜下液的进一步发展[19]，但不能解决现有的脱离，患者会在该区域形成一个暗点。这可能适用于无症状的视网膜脱离患者，或那些症状非常轻微的患者。

激光治疗通常从锯齿缘到锯齿缘，就在视网膜下液边缘的后面（图 109-3）。虽然可以使用冷冻疗法，但激光光凝是首选方法，因为它可以减少组织损伤，减少对外眼的炎症反应。有证据表明，在治疗后的 24h 内出现了比正常情况下更强的粘连[20]，但在 3~14 天内达到最大强度[21]。因此，激光标定

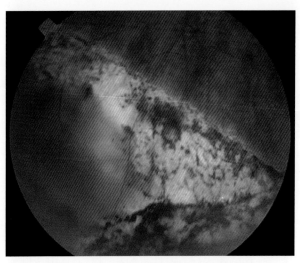

▲ 图 109-3　继发于圆孔的局部周边脱离
这是通过从锯齿缘到锯齿缘的宽频带激光光凝治疗，以 "隔离" 液体，并防止其在从后极部发展而威胁黄斑

不适用于进展快的视网膜脱离。

支持激光标定视网膜脱离的证据基础是有限的，通常是回顾性的或由小队列组成的。Okun 等 1968 年讨论了划界问题。作者治疗 48 只眼，随访 0.5~6 年，42 只眼（88%）稳定。在剩下的 6 只眼中，3 只眼出现了新的脱离区域，3 只眼在激光治疗时被判定需要手术治疗。Gratton 治疗 42 例局限性视网膜脱离伴黄斑部附着的有晶状体眼患者。大多数患者（54%）是近视眼。随访 1~4 年，仅 1 例进展。在这名患者中，手术成功地复位了视网膜，没有视觉损失或并发症发生[23]。在 Vrabec 和 Baumal 的类似研究中，在 34 只眼的队列中，只有一例在激光反应不足后病情进展[24]。

广泛的圆孔视网膜脱离仍然可以考虑用激光标定治疗。然而，在激光视网膜固定术后，受累的视网膜面积及因此而产生的视野缺损面积将会增加。这可能导致出现一些以前没有的症状。同样，有症状的视网膜脱离患者可能会因其症状而变得更困扰。在视网膜下液向后延伸至血管弓的患者中，附着的视网膜和分离的视网膜之间的界面可能变得更加难以确定。在这些情况下，裂隙灯激光治疗对于后极部视网膜脱离来说，在根据需要转换为间接激光光凝治疗之前，技术上的挑战性可能较小。

#### 2. 巩膜扣带术 Scleral Buckling

对有发展风险的圆孔视网膜脱离，巩膜扣带术

的首次成功率很高。Tillery 和 Lucier 报道了在格变区圆孔继发视网膜脱离的病例中进行巩膜扣带手术的结果（其中一些无症状）。巩膜扣带术后视网膜复位率为 98%。但是，术后视力下降 10 只眼占 15%[10]，亚组中术前视力 20/40 及以上者，在术后视力下降占 31%[10]。然而，值得注意的是，在这个队列中，巩膜加压块被放置在巩膜瓣下，并辅以环扎带，这可能导致术后发病率增高的原因。

Greven 等报道了 27 例 28 只眼的亚临床脱离的结果。16 只眼（57%）在常规检查中发现视网膜脱离，8 名患者的另一只眼以前有过视网膜脱离的症状。所有患者均行节段性巩膜扣带术，其中 2 例为环扎术。初次复位率为 100%，但 1 只眼在 14 个月后出现新的视网膜脱离并伴有新发的裂孔。一只眼发生"没有明显原因"的视力下降，视力从 20/20 下降到 20/30，但没有提到任何其他并发症[25]。剑桥大学的 Ung 等报道了一系列继发于圆孔的视网膜脱离的巩膜扣带术的良好结果。110 例中除 1 例外，其余均采用一次手术修复，成功率 99%[13]。

### 三、玻璃体切除术 Vitrectomy

玻璃体切除术通常不推荐用于圆孔视网膜脱离的治疗，因为在脱离的视网膜上诱发后玻璃体脱离可能有潜在的困难。然而，随着玻璃体切除术在某些眼科中心的应用日益增多，加上巩膜扣带术的开展相对减少，一些中心提倡玻璃体切除术治疗圆孔视网膜脱离。到目前为止，还没有大规模的研究显示这种适应证的成功率和并发症。

### 四、锯齿缘离断视网膜脱离 Detachment Due to Retinal Dialyses

#### （一）概述 Introduction

视网膜锯齿缘离断是指视网膜从锯齿缘处开始的一种环状撕裂。有些锯齿缘离断是继发于外伤，最常见于颞下象限[26]。非创伤性特发性锯齿缘离断也可能发生，并倾向于双侧和颞下方[27, 28]，有些这样的病例可能与遗传有关[29]。在以玻璃体视网膜为主的视网膜脱离中，锯齿缘离断所占比例很小，为 4%~17%[30-32]。大多数患者年龄较小（平均 30 岁左右），男女比例为 1.3∶1[30, 31]。虽然外伤通常被认为是最常见的诱发事件，但最近的一项回顾性研究发现，只有 22% 的患者有严重的眼外伤史或在临床调查中发现有眼外伤[33-35]。这也可能反映了创伤定义的不同，一些研究包括头部创伤，而不仅仅是直接打击眼球。绝大多数病例玻璃体后表面附着，仅 2%~3% 的病例出现 PVD[31, 36]。

#### （二）自然史 Natural History

从锯齿缘离断的发生到症状性视网膜脱离的发展通常有很长的间隔。在 Cox 等描述的一系列外伤性视网膜脱离中，从外伤到视网膜脱离的时间长达 40 年，但 80% 的病例少于 2 年[37]。在另一组 50 名患者中，41% 的外伤性锯齿缘离断导致的视网膜脱离是在损伤后 1 年以上被诊断出来的[34]。晚期的表现可以解释为后玻璃体脱离进展缓慢，这可能与缺乏后玻璃体脱离有关。如果直到黄斑部受累才发现脱离，那么最终的视力可能会受损。在 Ross 的病例系列中，84% 的眼在手术前已有黄斑脱离[34]。在北爱尔兰一份关于外伤性视网膜脱离患者的报道中，延迟诊断的患者比那些在外伤后 6 周内即被诊断的患者的视力预后更差[38]。值得注意的是，患者可能出现不止一次视网膜锯齿缘离断，在 63 例患者中，29% 的患者有不止一处的锯齿缘离断，这说明了彻底检查所有象限的重要性[31]。

#### （三）保守治疗 Conservative Management

锯齿缘离断后局限性视网膜脱离患者的治疗考虑和选择与圆孔视网膜脱离患者相同。有慢性症状的病例，如色素带和视网膜囊肿，可能已经稳定了一段时间，因此进展的风险相对较低。在一系列 71 例锯齿缘离断后视网膜脱离中，3 例有慢性症状，随访无进展[31]。

#### （四）治疗 Treatment

##### 1. 激光标定 Laser Demarcation

继发于锯齿缘离断的局限性脱离对激光分界线光凝治疗的反应良好。这尤其适用于绝大多数在颞下象限的锯齿缘离断。隔离受累区域会导致永久性的鼻上象限的野缺损，这对患者来说可能比颞下视野丢失更不重要。在 Kennedy 的 71 例患者中，5 例局限视网膜脱离的锯齿缘离断患者，成功地接受了视网膜光凝治疗[30]。

### 2. 巩膜扣带术 Scleral Buckling

锯齿缘离断对节段性外加压巩膜扣带术反应良好。在 49 例外伤性视网膜脱离患者中，一期成功率为 96%[38]。在另一组来自法国的 48 例锯齿缘离断后视网膜脱离患者中，一期成功率为 100%[36]。Ross 描述了一组病例 50 只眼，一次手术的成功率为 94%，最终成功率为 98%[34]。Kennedy 病例系列手术的首次成功率为 97%[30]。在锯齿缘离断视网膜脱离患者中，PVR 的存在是罕见的。然而，在有PVR 的患者手术时，手术成功率会降低[31, 32]。

## 五、"U"形（马蹄形）裂孔继发视网膜脱离 Retinal Detachment Secondary to "U" (Horseshoe) Tears

### （一）概述 Introduction

这一类是最常见的孔源性视网膜脱离[32]。视网膜脱离是继发于一个或多个牵引 "U" 形裂孔，接着发生 PVD（图 109-4）。一个典型的患者会出现视力丧失，有症状的视野缺损，以及几周前出现过漂浮物和闪光的病史。

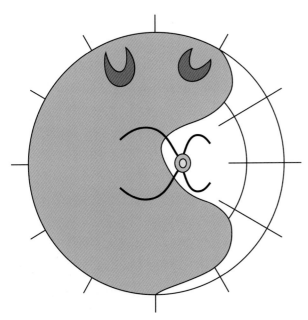

▲ 图 109-4　继发于牵引性裂孔的广泛视网膜脱离
在发现闪光和漂浮物后的 2 周，患者突然视力丧失，"就像从下方升起的帘子"，有两个大的后极部裂孔，视网膜脱离呈大泡状。用玻璃体切除术和 SF₆ 充填治疗成功

### （二）自然史 Natural History

与 HST 相关的视网膜脱离由于持续的玻璃体牵引而进展迅速，进一步汇聚形成视网膜下液体。正如 Machemer 在 1988 年杰克逊纪念讲座（Jackson Memorial Lecture）中所描述的那样，眼睛内的液体流动在视网膜脱离的发生和进展中也起着重要作用[39]。上方裂孔的视网膜下液比下方眼裂孔的视网膜下液聚集速度快，这一点需要在计划黄斑附着眼的手术时机时加以考虑。发病速度意味着患者通常在视野丧失或同时出现 PVD 症状。然而，在人工晶状体眼患者中，有证据表明，来自先前存在的 PVD 的慢性牵引可能导致新的，通常是小的前部的裂孔[40, 41]。在这类患者中，大多数脱离的快速进展意味着在出现黄斑受累之前，黄斑受累的风险增加。在 Burton 的 953 例原发性视网膜脱离中，69.5% 的患者术前有黄斑脱离[42]。最近苏格兰的视网膜脱离研究（Scottish Retinal Detachment Study）报道显示，49.4% 的 HST 视网膜脱离患者表现为黄斑受累，而圆孔脱离患者黄斑受累为 41%[32]。如果不进行治疗，视网膜脱离会导致严重的视力丧失及严重的不适和美容问题[43]。

### （三）保守治疗 Conservative Management

由于圆孔或锯齿缘离断所导致的视网膜脱离，与 RRD 相比保守治疗较少被采用。这是因为患者通常表现出与 PVD 相关的症状，而且很少有液体长期存在的迹象。因此，人们对液体保持静止或进展缓慢的信心大大降低。此外，持续的玻璃体牵引是导致更快进展的另一个因素。

偶尔，一个小的无症状的周边脱离 "U" 形裂孔可能看起来稳定，随后出现色素带标记，在这种情况下，仔细观察可能是适当的（图 109-5）。由于这些脱离往往发生在老年群体，所以也有严重的医学共病禁忌任何形式的治疗。

### （四）治疗 Treatment

#### 1. 激光标定 Laser Demarcation

虽然激光光凝可以产生瞬间的粘连，但在长达 14 天的时间内，这种粘连并不能达到完全的强度[21]。在形成足够强的黏附力之前，快速集聚发展

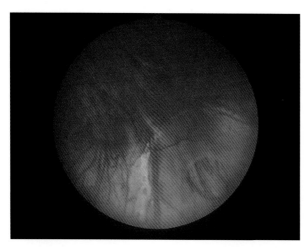

▲ 图 109-5 继发于"U"形裂孔的长期视网膜脱离

有一个潮水标志表明其病程是慢性的。这个患者用堤坝式激光来减少进展的风险

的液体可能会通过分界区。在后玻璃体脱离的急性期，有视网膜下液囊的 HST 与早期 HST 视网膜脱离的区别并不总是很清楚。视网膜下积液和视网膜脱离进展的速率可能取决于患者的病史、位置、大小和裂孔数量。在激光作用下，在形成足够的黏附力之前，出现短期的大的视网膜裂孔更有可能使病情发展，在这些情况下，应谨慎使用激光。在使用激光治疗的患者中，在脱离边缘和激光烧伤位置之间应留有足够的空隙，以便在粘连发展之前允许视网膜下液体的某些进展。

### 2. 气动视网膜固定术 Pneumatic Retinopexy

现代气动视网膜固定术（见第 107 章，气动视网膜固定术）由 Hilton 和 Grizzard 于 1986 年推出[44]。膨胀的气体注入玻璃体腔，然后进行冷冻治疗或激光光凝。该技术可应用于门诊局麻下。术后患者调整头部体位，使气泡与裂孔或破裂处相对。这限制了液体进入视网膜下空间的流动，并允许视网膜色素上皮对现有液体的再吸收。这项技术最适合于只有一个象限的脱离，通常具有优越的效果。气动视网膜固定术的并发症包括眼压升高和气体进入视网膜下[45]。膨胀的气体也可能在较低的位置施加牵引力，导致新的、下方的裂孔，特别是在下方存在格子样变性的情况下[46]。新发的或漏诊的裂孔是气动视网膜固定术后常见的失败原因，约占一半[47]。

在 120 例前瞻性随机对照试验中，发现气动视网膜固定术的成功率与玻璃体切除联合冷冻治疗和气体治疗相当[48]。一项大型多中心随机试验比较了 198 例巩膜扣带术与气动视网膜固定术。巩膜扣带组一期复位率较高（82% vs. 73%），但差异无统计学意义（P > 0.05）。最终复位率（98% vs. 99%）无差异。然而，气动视网膜固定术患者发病率较低，最终视力较好[49]。在最近对 422 名患者的研究中，初次成功率为 61%，最终成功率为 99.5%[50]。

Cochrane 最近的一项比较气动视网膜固定术和首次巩膜扣带术的回顾报道指出，有一些证据表明巩膜扣带术有较高的首次成功率。然而，回顾者承认他们不能排除这两种手术之间没有差异[51]。大多数研究表明，两者的最终成功率没有差别，更重要的是，最终视力没有差别。然而，有证据表明，气动视网膜固定术对无晶状体眼和人工晶状体眼的疗效较差。在 56 只眼中，在无晶状体眼和人工晶状体眼的首次成功率分别为 81% 和 43%[52]。

考虑到气动视网膜固定术是一种相对快速和简单的手术，其发病率低于巩膜扣带术，因此值得作为一种初始手术来考虑。对于有"经典"手术指征的患者尤其如此，因为在这组患者中成功率似乎更高。在一组有晶状体眼、单个裂孔、液体局限于上方一个象限的患者中，首次手术成功率为 97%[53]。即使治疗失败，在进一步的手术后也能预期良好的最终结果。尽管如此，美国视网膜专家协会（American Society of Retinal Specialists）最近的一项调查显示，在过去 8 年中，人们对气动视网膜固定术作为首次手术的偏好有所下降，并评论说，这可能反映了人们对玻璃体切除术的信心增强[54]。

大多数使用气动视网膜固定术的外科医师将其作为主要手术，如果失败则采用巩膜扣带术。然而，气动视网膜固定术也可以作为治疗巩膜扣带术失败后脱离的有效方法。在上述大多数情况下，视网膜裂孔在扣带嵴上持续不闭合，此时可以应用视网膜固定术。所需要做的就是暂时减少通过裂孔的液体量，让视网膜沉降贴附。有研究在 36 眼巩膜扣带手术失败后，25 眼（69.4%）行注气后视网膜复位成功[55]。在最近对 42 例连续病例的研究中，巩膜扣带术或玻璃体切除术后需再次应用性气动视网膜固定术后，巩膜扣带组和玻璃体切除组的再复位率分别为 100% 和 90%[56]。

### 3. 巩膜扣带术 Scleral Buckling

巩膜扣带手术的目的是在视网膜裂孔下方形成巩膜凹陷。可能的作用机制在本卷的其他章节有很好的描述（见第 104 章，巩膜扣带术的技巧），但其效果是降低进入视网膜下间隙的液体流速，从而使得视网膜脱离复位。重要的是要了解，扣带能达到闭合裂孔，视网膜固定术也能封闭视网膜裂孔。这意味着无论是否使用视网膜固定术，单用巩膜扣带术具有相同的初始成功率，但如果凹陷消失或扣带被移除，视网膜再脱离将再次发生。Chignell 证实了这一观点，他报道了 29 例视网膜脱离中 26 例采用巩膜扣带术治疗成功，并没有应用视网膜固定术。随访时间从 6 个月到 2 年，没有再脱离的报告，尽管在这段时间内无须取出扣带。经长期随访，46 例患者中 4 例出现视网膜晚期再脱离。在所有这些病例中，视网膜再脱离是由于原来的视网膜裂孔重新开放，并与巩膜扣带嵴的高度逐渐降低有关[58]。在另一个更大的病例系列没有应用视网膜固定术的巩膜扣带术中，175 例中 143 例（82%）获得了首次治疗成功，158 例（90%）获得了最终成功。首次失败的原因都与扣带的位置不正或新的裂孔的发生有关，而与是否应用视网膜固定术无关。随访仅 6 个月，对这些患者的远期疗效尚不清楚[59]。

对于在任何特定情况下使用的最佳外加压类型，人们缺乏共识。局限性视网膜脱离伴单发裂孔可用放射状外加压物或小节段扣带治疗。许多外科医师用一个环扎带来补充节段外加压物。这有助于长期保持外加压的高度。然而，如果视网膜固定术已经应用到所有的裂孔，那么这在理论上是不必要的。一些非随机病例系列研究表明，在单用外加压不用环扎的视网膜脱离患者，在长期随访中取得了良好的效果[60]。相比之下，环扎与较高的运动风险和屈光变化相关，也可能导致长期问题，如扣带穿透巩膜[61]。Singh 在一项前瞻性随机对照试验中研究了无晶状体眼视网膜脱离患者的巩膜环扎作用。将 84 例无晶状体视网膜脱离患者随机分为局部巩膜外垫压术和巩膜环扎术。两组初治成功率分别为

90% 和 91%[62]。Ho 等在一项 128 只眼的非随机研究中报道了三种不同的巩膜扣带手术方法在成功率上没有差异。然而，在应用巩膜环扎的那组眼中有更多的并发症发生[63]。

### 4. 玻璃体切除术 Vitrectomy

（1）常规适应证（conventional indication）：玻璃体切除术的传统适应证是巩膜扣带术在技术上具有挑战性的疾病。玻璃体切除术可为玻璃体混浊的单纯视网膜脱离或后极部裂孔需要宽大的巩膜扣带者提供更为成功的手术入路。其他公认的适应证包括巩膜薄的眼，这将使巩膜扣带实施困难或手术风险增高。

随着外科医师越来越熟悉玻璃体切除技术来处理玻璃体病理和复杂视网膜脱离的病例，很明显内部入路的优势也适用于更简单的病例。目前与巩膜扣带手术的适应证有相当大的重叠，因此在许多单位，玻璃体切除术比巩膜扣带手术优先应用[8, 54, 64]。在 1997—2007 年对医疗保险受益人的分析中，在研究期间使用玻璃体切除术（用或不用巩膜扣带）治疗原发性 RRD 的人数增加了 72%。

目前，关于中度复杂性、大疱性、视网膜脱离的治疗存在争议，这些病例占大多数（图 109-6）。一些中心已经从巩膜扣带转移到玻璃体切除术作为主要治疗手段[8, 65]。玻璃体切除术的支持者认为，

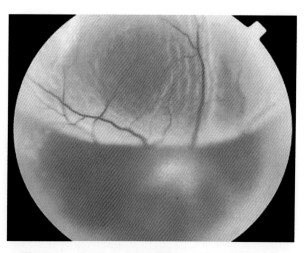

▲ 图 109-6　继发于后玻璃体脱离和 "U" 形裂孔的上方大疱性视网膜脱离

这种类型的脱离很难通过巩膜扣带技术来治疗，采用玻璃体切除术来治疗

它可以直接消除玻璃体牵引，消除介质混浊，并允许更好地检测和定位视网膜病变，特别是在使用广角观察系统时。玻璃体切除术消除了扣带相关并发症的风险，如外放液引流问题[66]、脉络膜渗漏[67]、复视[68]和外加压物的挤压[69]。然而，玻璃体切除术的应用带来了一系列新的潜在并发症，包括进入部位破裂[70]、术后晶状体核硬化[71]和增殖性玻璃体视网膜病变[72]。

许多病例报道了一期玻璃体切除术治疗 RRD。首次复位率在 64%~100%[73]。一项来自日本的大型研究比较了 225 只有晶状体眼和伴有"U"型马蹄孔的上方视网膜脱离患者，其中 138 眼采用巩膜扣带术，87 眼采用玻璃体切除术。两组的首次解剖成功率和最终解剖成功率分别为 92% 和 100%[74]。比较巩膜扣带术和玻璃体切除术的复位率相对容易，当这两种手术完成后，其结果是相似的。然而，对手术有效的比较还应包括对并发症的评估，这是出现困难的地方。因为并发症的性质不同，而且没有科学的方法来比较，例如巩膜扣带术后复视与玻璃体切除术后核性白内障的发生。

巩膜扣带术与原发性玻璃体切除术在孔源性视网膜脱离研究（scleral buckling versus primary vitrectomy in rhegmatogenous retinal detachment study，SPR study）中的应用是第一个比较两种不同手术方法治疗视网膜脱离的疗效的大型前瞻性随机临床试验[9]。25 个中心共有 45 名外科医师招募了 681 名"中等复杂度"（medium complexity）视网膜脱离患者。中度复杂性患者为原发性 RRD，1~2 个钟点内出现大小不等的裂孔，多发性裂孔，上大泡脱离，裂孔中央延长，或有明显的玻璃体牵引。病例随机分为有晶状体眼组和无晶状体眼 / 人工晶状体眼组。该方案允许手术外科医师自行决定在接受 PPV 的病例中是否联合使用巩膜扣带辅助治疗。在参与这项研究之前，外科医师使用每种方法至少进行了 100 例病例的研究。主要观察指标是在 12 个月的初始检查和最终随访之间最佳矫正视力的变化。次要观察指标是 PVR 的发生率和主要解剖成功率。后者被定义为在最后一次随访时视网膜中央到后极部附着在赤道内，而不需要额外的视网膜手术。根据这一定义，补充激光或治疗黄斑皱褶的病例将被归类为失败，因此重要的是要认识到，初次解剖成功率并不等同于既往许多外科医师理解的初次视网膜复位率，这可以从研究中提供的视网膜再脱离数据中得出。研究的主要结果如表 109-1 所示，综上，有晶状体眼巩膜扣带术后 BCVA 有较好的改善，无晶状体眼 / 人工晶状体眼玻璃体切除术的一次成功率较高。

SPR 研究是视网膜脱离手术的重要证据基础。自从这项研究开始计划以来，人们一直关注外科试验中的"外科医师因素"（surgeon factor），因为大多数外科医师都有一种他们可能获得更好结果的首选技术。传统的随机化结果是只有一半的患者选择外科医师进行他们喜欢的手术，而且未来试验的更好的研究设计可能是基于专业知识（expertise-based）的[75]。然而，在 SPR 研究中，外科医师对结果的分析发现，大多数外科医师在两种手术中的成功率相似[76]。

(2) 辅助扣带手术（supplementary buckle）：玻璃体切除术后，甚至在玻璃体基底部刮除时，仍有部分玻璃体残留，可继续对视网膜裂孔施加牵引力，为以后 PVR 的发展形成支架。视网膜下方裂孔的闭合取决于患者的体位，以保持与填充剂的接触。由于这两个原因，许多外科医师都提倡补充巩膜扣带术。Gartry 提出了一个系列的 114 只眼玻璃体

表 109-1　SPR 研究主要结果汇总表

| 结　　果 | 巩膜扣带术 | 玻璃体切除术 |
| --- | --- | --- |
| **有晶状体眼** | | |
| BCVA 的提高 | −0.71* | −0.56 |
| 首次成功 | 63.60% | 63.80% |
| 一期复位 | 73.70% | 74.90% |
| **无晶状体眼 / 人工晶状体眼** | | |
| BCVA 的提高 | −0.56 | −0.65 |
| 首次成功 | 53.40% | 72.0%* |
| 一期复位 | 60.10% | 79.5%* |

*. 差异有统计学意义（$P < 0.05$）
BCVA. 最佳矫正视力；SPR 研究，巩膜扣带术与首次玻璃体切除术在孔源性视网膜脱离研究中的比较

切除术治疗单纯 PVR 的视网膜脱离。玻璃体切除术的指征主要是屈光间质混浊或大的后极部裂孔。辅助扣带手术用于先前手术过的病例，以及在水平子午线以上 1~4 个钟点的下方视网膜裂孔的病例[77]。然而，对 275 只眼行玻璃体切除术后无扣带术的患者进行了一系列的研究，结果显示没有因巩膜扣带缺失而导致失败的证据。一次手术解剖成功为 241 例（88%），最终成功为 265 例（96%）。在这个系列中没有关于液体分布和视网膜裂孔位置的细节。然而，由于患者是连续的，因此可以合理地假设他们中的许多患者裂孔位置较低。在 34 只眼没有进行过一次复位手术的患者中，17 只眼与新的裂孔或旧的裂孔有关。16 例 PVR，1 例脉络膜上腔出血。随后的手术包括 12 只眼巩膜扣带术[6]。一项对 4 点钟位置到 8 点钟位置之间视网膜脱离的回顾性研究旨在探寻附加扣带的优势，但没有发现增加的成功率[78]。在 SPR 研究中，根据外科医师的判断，允许在随机分为玻璃体切除组的病例中使用扣带手术。亚组分析发现，在人工晶状体眼 / 无晶状体眼组中，使用辅助扣带治疗与更好的成功率相关，但在有晶状体眼组中没有发现两者的相关性[9]。附加巩膜扣带的缺点是增加了风险和并发症。虽然在某些案例中可能有理论上的优势，但没有证据能支持其广泛应用。

（3）激光与冷冻治疗（laser versus cryotherapy）：所有的视网膜复位技术都需要某种形式的视网膜固定术，以形成脉络膜视网膜牢固粘连，从而封闭视网膜裂孔或脱离区域。Gonin 用热疗来达到这一目的，但目前只有激光光凝和冷冻疗法被广泛应用。关于每种技术的相对优点的争论还在继续。

冷冻疗法使用冷冻笔，同时用间接检眼镜或广角观察系统观察治疗区域。一个实际的优点是，它可以用于中等程度的屈光介质混浊，并且由于视网膜裂孔 "亮起"（light up），外科医师增加了治疗信心，有时难以看到的裂孔能够得到治疗。许多外科医师更喜欢使用激光，或是作为内入路手术的一部分，或是在巩膜扣带手术中使用间接激光检眼镜光凝。眼内激光很容易应用，但间接检眼镜激光使用可能的困难是中等程度的屈光介质不透明，或浅的视网膜下液体的存在。一旦巩膜扣带术后视网膜复位，可以通过对裂孔应用间接激光来解决相应的

问题。

冷冻疗法已被证明能促进存活的视网膜色素上皮细胞的分散，并导致血 - 视网膜屏障的破坏。Ryan 报道了 2 例囊样黄斑水肿，发生在黄斑部视网膜脱离单纯巩膜扣带术后[79]。也有报道单独冷冻治疗后发生囊样黄斑水肿和内界膜皱褶[80]。然而，必须记住的是，黄斑病变，特别是视网膜前膜，也发生在 PVD 后而没有裂孔，与冷冻治疗不一定有病因联系。

冷冻疗法已经被证明会导致血 - 视网膜屏障的破坏。在一只眼用融合激光和另一只眼用等效冷冻疗法治疗的兔眼中，冷冻疗法治疗眼的玻璃体荧光光度计读数显著增加。然而，14 天后，双眼恢复正常读数[81]。在常规视网膜脱离手术中应用冷冻治疗和激光光凝的随机试验中，也证实了类似的发现。术中采用冷冻治疗，术后 4 周采用激光光凝治疗。术后用激光闪光光度法测定，冷冻组明显高于激光组。此外，冷冻治疗组的视力恢复较慢。但术后 10 周，两组视力无明显差异[82]。冷冻治疗比激光治疗产生更广泛的视网膜水肿和坏死。14 天时病变相似，视网膜和脉络膜萎缩，产生色素性脉络膜视网膜瘢痕[83]。

许多研究探讨了 PVR 发展的危险因素，但结果是矛盾的。Cowley 等对 65 只 PVR 眼和 325 名对照组进行了大规模回顾性研究。发现冷冻量和玻璃体切除术是 PVR 的独立危险因素[72]。在另一项对比激光和冷冻治疗的回顾性研究中，术前无 PVR 的圆孔视网膜脱离或无 PVR 的牵拉孔视网膜脱离的眼在术后 PVR 发生率上没有差异。然而，在有牵引性裂孔和一些术前 PVR[ "后缘卷边"（curled posterior edge）] 的眼中，冷冻治疗与发生 PVR 的高风险（13/88，14.7%）相关，激光组为 1/56（1.7%）。但是，视网膜裂孔的大小和数量并没有被包括在多变量分析中[84]。另一项多变量分析的结果说明了纳入混杂因素的重要性，这是一项前瞻性研究，收集了良好的数据，研究了与大样本量的孔源性视网膜脱离患者巩膜扣带成功相关的因素。绝大多数的失败都是由于 PVR。虽然单因素分析发现冷冻治疗的应用数量与失败相关，但当包括其他变量，如裂孔的大小和数目时，它并不是一个显著的因素[85]。对

140 例接受玻璃体切除术治疗的视网膜脱离患者进行的一项前瞻性研究发现，冷冻治疗不是形成 PVR 的独立危险因素[86]。

总之，没有有力的证据表明冷冻疗法不如激光光凝。这两种技术都有自己的优势，它们的选择很大程度上取决于外科医师的偏好。

(4) 无缝线玻璃体切除术（sutureless vitrectomy）：使用 25G 和 23G 的小切口玻璃体切除术越来越流行，但在 RRD 的治疗中使用这些系统还存在一些争议[87]。大多数外科医师认为切除周边玻璃体很重要，周边巩膜顶压有助于确定视网膜裂孔的位置。这两个步骤在 25G 手术中都比较困难，而且早期有报道显示视网膜再脱离发生率很高。在 25G 玻璃体切除术治疗的 53 只眼中，一期成功率仅为 74%，失败的原因可能是新的视网膜裂孔或 PVR。此外，术后 3 只眼（6%）发生脉络膜出血[88]。作者推测，与 25G 相关的较低流量可能会在眼内留下较高浓度的细胞因子。然而，最近的研究显示 23G 和 25G 系统的成功率与巩膜扣带术和 20G 手术相当[89-92]。在一项使用 23G 玻璃体切除的 133 只眼的研究中，一次手术的成功率为 96.2%[89]。类似地，最近的研究也报道了在不使用辅助扣带术的情况下，25G 玻璃体切除术和气体填充的类似的成功率（一次手术成功率超过 90%）[91-93]。

(5) 实践中的变化（variations in practice）。同一个视网膜脱离的病例可能有几种不同的治疗方法，这取决于他们在哪个国家或哪个视网膜外科医师。技术上不仅有地理上的差异，而且随着时间的推移变化也很快。

自 Gonin 的开创性工作以来，视网膜脱离手术的成功率有了很大的提高。一份来自英国单一中心的报告显示，在 10 年的时间里，三个检查周期的首次复位率显著上升，从第 1 次检查（1987—1989 年）的 67% 上升到第 3 次检查（1995—1997 年）的 87%（P=0.0004）[94]。在本次检查中，成功率的提高归因于该科室的重组，视网膜脱离手术仅由玻璃体视网膜组的专家执行。

在对英国实施的一项关于 RRD 一期手术的国家检查中，也强调了亚专业化对提高成功率的影响。在做出反应的外科医师中，38% 进行了视网膜

脱离手术。其中 105 人（41%）宣布对视网膜手术有特殊兴趣，因此在检查中被定义为"专家"[95]。根据视网膜裂孔的分布和视网膜脱离的范围，将视网膜脱离的严重程度分为 1～4 级，例如，2 级脱离定义为在同一象限内的裂孔和（或）小于 2 象限的视网膜脱离。在 2 级脱离中，专家组的成功率为 87%，而非专家组的成功率仅为 70%（P=0.001）[4]。首次成功率（专家和非专家）为 77%[4]。

玻璃体切除术作为原发性视网膜脱离修复首选方法的趋势越来越明显[54, 96, 97]。在 1995 年英国对 RRD 一期手术的检查中，83% 的患者使用了巩膜扣带术，其余 17% 进行了玻璃体切除术[98]。有趣的是，在这项调查中，没有患者应用气动视网膜固定术，这反映了英国和美国在实践中的显著差异。然而，最近英国的国家数据库报道，原发性视网膜脱离的手术选择是玻璃体切除术 79.1%，巩膜扣带术 12.1%，巩膜扣带联合玻璃体切除术为 8.7%[97]。在美国也有类似的趋势，53% 的人更喜欢用玻璃体切除术、25% 的气动视网膜固定术和 21% 的巩膜扣带术治疗继发于上方裂孔的 RRD。这项调查还发现，在过去 8 年中，使用气动视网膜固定术作为主要手术方式的比例有所下降，并评论说，这可能反映了人们对玻璃体切除术有更大信心[54]。首选技术的变化也可能反映出病理学范围的变化，主要是由于人口老龄化和白内障手术患者数量的增加。在 RRD 患者中，无晶状体眼 / 人工晶状体眼的比例在 1999 年的 10 年间增加到 30%[64]。伦敦的一项类似研究证实了这些发现。与 1979—1980 年相比，1999 年有更多的病例为人工晶状体眼，而无晶状体眼的病例较少。玻璃体切除术在 1999 年是 63% 的病例的主要手术，但在 1979—1980 年仅占 1%。解剖成功率在统计学上是相似的：1979—1980 年 79.8% 的首次复位成功和 88.8% 的最终手术成功率，而 1999 年 84% 的初次成功和 93.6% 的最终手术成功率[65]。

## 六、结论 Conclusion

自 Gonin 开创性工作以来，孔源性视网膜脱离的治疗有了长足的进展。初次和最终的成功率现在都很高，只有少数病例在一次或多次手术后视网

膜仍保持脱离。对于某些类型的脱离，最佳治疗方法有广泛的共识，但对于大多数情况，既缺乏一致性，也缺乏合理选择技术的证据基础。目前的证据基础表明，许多外科技术可以在专科单位取得类似的成功率，也许对手术的熟练程度和外科医师的偏好是选择特定手术方式的更令人信服的原因。尽管 SPR 研究做出了贡献，但仍需要从进行良好的试验中获得进一步证据，在进行此类试验时，必须考虑成功率以外的因素。治疗的目标应该是为任何一个特定的病例选择一种方法，这种方法在解剖上成功的概率最大，但引起进一步眼部疾病的风险最低。医疗保健经济和患者各自治疗的费用也可以考虑。正如 Wilkinson 所说："在获得更合适的数据之前，修复特定视网膜脱离的最佳方法仍将是一个猜测和存在偏见的问题[99]。"

### 致谢 Acknowledgment

感谢医学博士 Maninder Bhogal MBBS，演示本章所附玻璃体切除术治疗原发性视网膜脱离的手术技术。

# 视网膜脱离的预防
## Prevention of Retinal Detachment

C.P. Wilkinson 著

## 一、概述 Introduction

孔源性视网膜脱离仍然是导致视力下降和失明的重要原因。在一个连续的系列病例研究中，首次尝试视网膜复位的手术失败率为 10%～20%，再次手术失败率高达 5%[1-3]。解剖上的成功在一个连续的病例系列眼中非常少见，其特征强烈提示增殖性玻璃体视网膜病变（proliferative vitreoretinopathy，PVR）的风险增加[4]。在解剖上复位成功的手术后，只有大约 50% 的病例视力恢复到 20/50 或更好[5]。因此，预防视网膜脱离是一个有价值的目标，自 20 世纪 20 年代 Jules Gonin 首次描述这种以前无法治愈的疾病的发病机制和治疗效果以来，人们研究了各种预防方法。然而，尽管眼科界对预防性治疗的兴趣由来已久，但还没有最佳的临床试验来检验任何形式的预防性治疗的合法价值[6-9]。

玻璃体液化和视网膜裂孔是孔源性视网膜脱离的先决条件，通常的病理顺序是玻璃体液化和一定程度的后玻璃体脱离（posterior vitreous detachment，PVD）。虽然 PVD 发生时通常被认为是"完全"的，但现在很明显，有症状的患者中有 1/4～1/2 可能是不完全的 PVD，即使在有症状的事件发生后仍有继续发生裂孔的风险[10, 11]。无论如何，玻璃体视网膜粘连处的玻璃体视网膜牵引导致视网膜裂孔（图 110-1）。或者，可以对含有萎缩性视网膜裂孔的格子样变性区域施加牵引。在视网膜裂孔附近持续的玻璃体视网膜牵引似乎是导致绝大多数临床视网膜脱离的必要条件。因此，防止玻璃体液化和相关的 PVD，可避免视网膜脱离；减轻玻璃体视网膜牵引；在玻璃体视网膜粘连和视网膜裂孔周围形成脉络膜视网膜粘连来避免。

虽然在白内障囊外手术后保持完整的晶状体后囊可以减少或延缓这些变化，但目前还没有办法防止玻璃体液化和后来的 PVD[12]。玻璃体切除术或巩膜扣带术可减轻玻璃体视网膜牵引。然而，预防性玻璃体切除术并没有实施，因为完全清除周围玻璃体凝胶存在技术困难，而且相对危险。巩膜扣带术仅在少数情况下使用，例如在高危病例中，其中一只眼已经发生非外伤性巨大视网膜裂孔的对侧眼[13]，或者在后段开放性眼球损伤的情

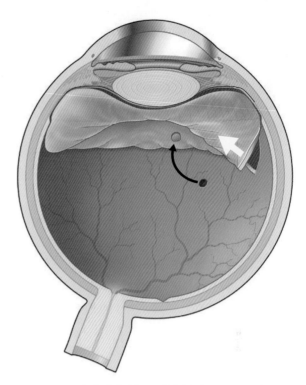

▲ 图 110-1　异常玻璃体视网膜粘连部位的视网膜牵引（白箭）造成视网膜裂孔
如果不进行治疗，玻璃体凝胶后面的液体玻璃体将通过视网膜裂孔进入视网膜下间隙，造成视网膜脱离。除非附近有玻璃体视网膜粘连，否则手术后的裂孔通常不再有牵引力（黑箭）（图片经许可转载自 Brinton D, Wilkinson CP. Retinal detachment: Principles and practice. 3rd ed.New York: Oxford University Press with the cooperation of the American Academy of Ophthalmology. © 2009, Oxford University Press 版权所有）

况下[14]。因此，预防视网膜脱离的主要方法是使用激光光凝或冷冻疗法，在可见的玻璃体视网膜粘连和视网膜破裂部位周围，或在包括"正常"区在内的周边 360° 视网膜，形成脉络膜视网膜粘连。尽管这在封闭治疗裂孔等病变并防止其引起临床视网膜脱离方面常常是成功的，但在大多数情况下，这种与简单观察相关的治疗的真正价值仍然不清楚，因为大多数可见的无症状视网膜裂孔和玻璃体视网膜变性病变不会引起视网膜脱离。相反，裂孔导致脱离更频繁地发生在周边视网膜的区域，这些区域在 PVD 前看起来是正常的[6, 7]。此外，相对广泛的预防性治疗可能导致玻璃体改变，从而增加随后玻璃体视网膜牵引和视网膜脱离的机会[6, 15]。

## 二、视网膜脱离的危险因素 Risk Factors for Retinal Detachment

在任何有可见视网膜裂孔或玻璃体视网膜粘连性病变易导致视网膜脱离的眼中，许多附加因素被认为与随后视网膜脱离的相对高风险相关（表 110-1）。急性 PVD 的症状和体征使眼睛处于特别高的风险中。其他因素包括各种遗传性、先天性、后天性和医源性问题。

在评估这些病例的自然病史或视网膜脱离风险时，必须特别注意收集各种视网膜病变的自然病史和术后资料[16]。视网膜脱离的风险在不同的亚组眼之间有很大的不同，这一事实影响了自然病史数据和治疗结果的解释。例如，由于急性 PVD 是大多数视网膜脱离的主要原因，并且由于大多数视网膜裂孔发生在 PVD 期间或之后不久，因此，无论是否存在其他危险因素，没有 PVD 的眼比有 PVD 病史且没有后续视网膜裂孔的眼有更高的后期发生视网膜脱离的风险[17]。同样，玻璃体液化和 PVD 在老年患者和近视眼和人工晶状体眼中发生率更高[18, 19]。因此，关于正常、年轻、非近视眼病变的

**表 110-1 孔源性视网膜脱离的危险因素**

**遗传性 / 先天性 / 发育性 / 退行性**

男性
遗传性玻璃体视网膜病变
近视
格子样视网膜变性
囊样视网膜簇
退行性视网膜劈裂
视网膜裂孔

**眼科手术前**

- 无晶状体眼 / 人工晶状体眼
- Nd:YAG 后囊切开术
- 其他涉及玻璃体凝胶的手术

**眼外伤**
**炎症**

- 巨细胞病毒性视网膜炎
- 急性视网膜坏死

**其他**

- 对侧眼非外伤性视网膜脱离

数据与其他风险因素的病例数据不具有可比性，这些因素大大增加了 PVD 的可能性。由于通常存在不止一个因素，如果不记录所有特征，数据分析就很困难。例如，近视性人工晶状体眼伴格子样变性，且有视网膜脱离病史者，其视网膜脱离的风险比其他正常眼伴格子样退行性变者高得多。目前尚无进行预防视网膜脱离治疗的前瞻性随机试验[6-9]。少数已发表的关于已治疗和未治疗可比眼睛的研究是回顾性的，大多数关于预防性治疗的报道只是描述了一系列治疗的结果。

本章简要讨论了已发表的关于易导致眼睛视网膜脱离的病变的自然过程和这些视网膜裂孔和玻璃体视网膜粘连病变预防性治疗的结果。由于"亚临床视网膜脱离"（subclinical retinal detachment）一词的非特异性，因此不将其作为单独的疾病来讨论。本章区分症状性和无症状性病例，并根据视网膜裂孔或玻璃体视网膜粘连障碍的类型及其他高危因素的存在进行组织。在回顾治疗结果和并发症之前，先简要讨论治疗方法。

## 三、有症状眼 Symptomatic Eyes

如果患者表现为玻璃体漂浮物增多和（或）闪光感，通常与急性 PVD 有关，则视为有症状。大约 15% 的症状性 PVD 的眼会出现各种类型的视网膜裂孔[20-22]。视网膜裂孔的风险与症状相关的玻璃体积血量直接相关，而在玻璃体中发现色素细胞是与相关视网膜裂孔发生率相关特别高的征象[23]。在有症状的眼睛中，与持续性玻璃体视网膜牵引相关的视网膜裂孔特别容易引起视网膜脱离，在有其他高危因素的情况下，这种可能性甚至更高。

由症状性 PVD 引起的视网膜裂孔应与 PVD 后检测到但不是由 PVD 引起的先前存在的视网膜裂孔区分开来。因此，格子状变性区域内的萎缩性视网膜孔不被认为是"症状性的"，即使它们是在急性 PVD 症状引起的检查中首次观察到的。症状性视网膜裂孔可分为持续性玻璃体视网膜牵引和视网膜缺损区牵引消失而发生的裂孔（图 110-1）。

### （一）持续性玻璃体视网膜牵引裂孔 Tears With Persistent Vitreoretinal Traction

大多数症状性裂孔伴持续性玻璃体视网膜牵

引，呈马蹄形，极易引起临床视网膜脱离。很少情况下，有游离盖的视网膜裂孔可能由于视网膜裂孔附近残留的玻璃体视网膜粘连而有持续的玻璃体视网膜牵引，最常见的是在视网膜血管的位置（图 110-2）。

### 1. 马蹄形裂孔 Horseshoe-Shaped Tears

据报道，未经治疗的症状性视网膜裂孔伴持续性玻璃体视网膜牵引导致视网膜脱离的病例至少占 33%～55%（表 110-2）[24, 27]。这种类型裂孔的治疗大大降低了视网膜脱离的风险（表 110-2）[24]，并且这些病变的及时治疗可以防止视网膜下液体的积

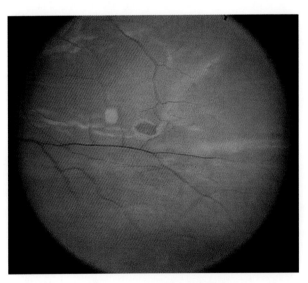

▲ 图 110-2　颞上部视网膜脱离

左眼，由一次手术性视网膜裂孔引起。在主要眼球扫视期间，眼球的最小运动表明，在视网膜孔附近存在持续的玻璃体视网膜粘连

聚 [7, 9, 25-30]。在紧邻局限性视网膜下液的平坦视网膜上形成脉络膜视网膜粘连（图 110-3）。文献也对其他治疗技术进行了综述[31]，本章稍后将对这些技术进行简要讨论。

### 2. 圆形裂孔 Round Tears

与视网膜裂孔附近持续性玻璃体视网膜牵引相关的有盖的视网膜裂孔的百分比尚不清楚，但相当低。据报道，只有 2 例有症状的视网膜裂孔进展为视网膜脱离，且均与邻近视网膜血管持续性玻璃体视网膜牵引有关 [27, 29]。在少见的情况下，有盖的视网膜裂孔是与临床视网膜脱离相关的唯一视网膜裂孔，推测异常持续性玻璃体视网膜粘连位于视网膜裂孔附近（图 110-2）。有盖视网膜裂孔治疗失败的病例尚未报道（表 110-2）。

### （二）与持续性玻璃体视网膜牵引无关的裂孔 Tears Unassociated With Persistent Vitreoretinal Traction

与玻璃体视网膜牵引无关的视网膜裂孔和玻璃体视网膜粘连不太可能发展为视网膜脱离。

### 1. 视网膜裂孔 Retinal Tears

与视网膜裂孔附近持续玻璃体视网膜牵引无关的有症状的、有盖的视网膜裂孔，尚未报道进展为临床视网膜脱离（表 110-2）。类似地，尽管大量的这些裂孔已经过预防性治疗，但文献中没有治疗失败的报道（表 110-2）。除非不能排除持续性玻璃体视网膜牵引的可能性，否则这种视网膜裂孔的治疗似乎是不必要的 [9]。

### 表 110-2　有症状的视网膜裂孔至视网膜脱离（RD）的进展

| 裂孔类型 | 作　者 | 病例（*n*） | RD（%） |
|---|---|---|---|
| 经治疗的马蹄形裂孔 | Shea et al. 1974[24]<br>Robertson and Priluck 1979[15]<br>Verdaguer and Vaismon 1979[25]<br>Pollack and Oliver 1981[26] | 48<br>88<br>74<br>74 | 4.2<br>7.8<br>5.4<br>1.4 |
| 未经治疗的马蹄形裂孔 | Colyear and Pischel 1960[27]<br>Shea et al. 1974[24] | 20<br>21 | 55<br>48 |
| 经治疗的有盖的裂孔 | Robertson et al. 1981[28] | 47 | 0 |
| 未经治疗的有盖的裂孔 | Colyear and Pischel 1960[27]<br>Davis 1973[29] | 22<br>6 | 4.5[a]<br>17[a] |

a. 在每个序列中，一个单一的裂孔显示持续的玻璃体视网膜牵引作用于附近的视网膜血管，并导致随后的视网膜脱离

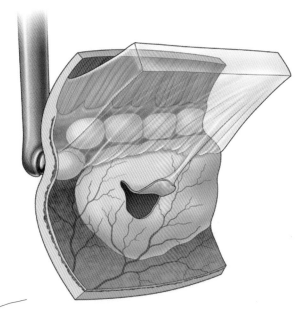

▲ 图 110-3 冷冻治疗包围和界定周边，有症状的、马蹄形裂孔伴亚临床视网膜脱离

光凝术通常可以应用于脱离的后部，但如果激光治疗不能延伸到玻璃体基底部，则可能需要冷冻治疗（图片经许可转载自 Brinton D, Wilkinson CP. Retinal detachment: Principles and practice. 3rd ed. New York: Oxford University Press with the cooperation of the American Academy of Ophthalmology. © 2009, Oxford University Press 版权所有）

2. 视网膜裂孔与视网膜脱离前病变 Retinal Holes and Precursors of Retinal Detachment

有急性 PVD 症状和体征的眼常有萎缩性视网膜裂孔，这不是由于急性玻璃体视网膜牵引所致。在本次讨论中，这些病变被认为是预先存在的，而不是症状性的 [21]。类似地，视网膜脱离前病变，包括格子样变性、视网膜囊样变性和与年龄相关的视网膜劈裂，都是最初在无症状的眼中发现并一样进行处理的。

## 四、无高危因素的无症状眼 Asymptomatic Eyes Without High-Risk Factors

无视网膜脱离家族史和既往对侧无非外伤性视网膜脱离患者，非近视、有晶状体眼，不太可能发生视网膜脱离，无论是否存在玻璃体视网膜病理性改变。然而，预防性治疗有时被推荐用于治疗可见的视网膜脱离前病变和无症状的视网膜裂孔。

（一）视网膜裂孔的玻璃体视网膜前病变 Vitreoretinal Precursors of Retinal Breaks

视网膜破裂（retinal breaks）和脱离的重要前兆包括视网膜格子样变性、囊样变性和视网膜劈裂变性。其中，格子样变性显然是最重要的。视网膜格子样变性和囊样变性可以是在 PVD 时玻璃体视网膜牵引形成视网膜裂孔。萎缩性视网膜裂孔通常发生在格子样变性的区域内，也发生在变性视网膜劈裂的外层。然而，这些孔是发生进行性视网膜脱离的相对少见的原因。

1. 格子样变性 Lattice Degeneration

大约 30% 的视网膜脱离存在格子样变性，约 94% 的视网膜脱离发生在原发眼（非对侧眼）[6]。

由于格子样变性可见，约 8% 的人群出现格子样变性，因此通常被认为是预防性治疗的候选者。然而，Byer 对 276 例患者和 423 只眼的自然史研究表明，平均随访近 11 年，有晶状体眼的非对侧眼的格子样变性并不特别危险 [32]。随访结束时，150 只眼（35%）出现萎缩性视网膜裂孔。在 10 只有裂孔的眼中观察到亚临床视网膜脱离，定义为视网膜下液体从裂孔开始延伸超过一个视盘直径（DD），但不在赤道后方（图 110-4）。其中 6 只眼在观察期出现亚临床脱离，4 只眼在初检时出现这种改变。只有一个亚临床脱离被认为是需要治疗后，为一个小的无症状的视网膜下液体后延。

在最初的检查中，423 只眼中有 3 只眼观察到 4 处无症状的牵引性视网膜裂孔，另外 5 只眼在 1.5～18 年的随访中出现无临床脱离的症状性牵引性裂孔 [32]。5 例有症状的和所有无症状性裂孔中的 3 例发生在格子样变性区附近。所有症状性裂孔均得到成功治疗，无无症状性牵引裂孔得到治疗，随访 7 年、10 年和 15 年均无改变。

423 只眼中有 3 只眼出现临床视网膜脱离 [32]。其中 2 例是由于 20 多岁的患者在格子样变性中出现圆形视网膜孔，另一例是由于有症状的牵引裂孔。这些数字清楚地表明，有晶状体眼的对侧眼的格子样变性患者，除非出现症状，否则不应进行预防性治疗 [9]。然而，伴有萎缩性视网膜裂孔的格子样变性上的玻璃体视网膜牵引有关的视网膜脱离在近视眼中相对常见 [33-35]。重要的是，关于周边视网

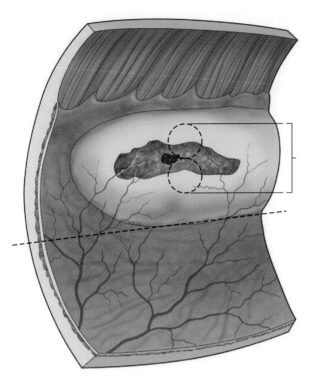

▲ 图 110-4　亚临床脱离是指液体在视网膜裂孔各侧延伸超过一个视盘直径，但还不到赤道后方的脱离

图片经许可转载自 Brinton D, Wilkinson CP. Retinal detachment: Principles and practice. 3rd ed. New York: Oxford University Press with the coope-ration of the American Academy of Ophthalmology. © 2009, Oxford University Press 版权所有

膜的自我检查和定期随访检查的讨论是为了使近视患者减少由于格子样变性中的圆孔导致缓慢进行性脱离，进而导致黄斑病变的机会。

#### 2. 囊样视网膜变性 Cystic Retinal Tufts

囊样视网膜变性部位的视网膜裂孔可导致多达 10% 的与 PVD 相关的临床视网膜脱离[36]，并且在没有 PVD 的情况下，它们也与无症状的小马蹄形裂孔和少量视网膜下液相关[37]。Byer[36] 统计囊样视网膜变性患者的临床视网膜脱离的概率为 1/357，这些病变在其他正常眼并不需要预防性治疗。

#### 3. 退行性视网膜劈裂 Degenerative Retinoschisis

在连续的视网膜脱离病例中，临床视网膜脱离与退行性视网膜劈裂相关的发生率不到 2%～6%[38, 39]，而报道的 40 岁及 40 岁以上人群中视网膜劈裂的患病率在 1.65%～7%。然而，由于大多数病例是无症状的，需要对周边视网膜进行广泛的检查，所以在常规检查中，视网膜劈裂常被

遗漏。然而，特别是当它延伸到赤道后，它会与视网膜脱离相混淆，这个主题在第 100 章中已经详细讨论。

视网膜劈裂的存在，特别是与外层裂孔有关时，有时被认为是预防性治疗的指征。然而，一项对 123 名患者 218 只眼的自然病程研究显示，在平均 9.1 年的随访期内，没有出现临床视网膜脱离[39]。在最近的报道中[40]，仅 2.2% 的病例发生了这种并发症，随访时间约为 14 年。绝大多数与外层裂孔相关的小的亚临床脱离仍然很小，而且预防性治疗似乎只适用于赤道后视网膜下液体明显进展的特定病例[41]。

#### （二）无症状视网膜裂孔 Asymptomatic Retinal Breaks

在有晶状体眼的非对侧眼中，无症状的视网膜裂孔是在周边视网膜评估过程中经常发现的，即使是有瓣裂孔，即使发生 PVD，也极不可能导致临床视网膜脱离[42]。在平均 11 年的随访期间，对 196 例 235 只眼的无症状视网膜裂孔进行了研究，45 例出现马蹄形裂孔[42]。9 只眼出现急性 PVD，但对先前存在的裂孔没有不利影响，尽管 3 例出现新的马蹄形裂孔，这些都得到了及时治疗。19 只眼（8%）出现亚临床视网膜脱离。其中 2 例视网膜下液体的进展性扩张需要治疗，第 3 例在观察 14 年后，周边临床视网膜脱离缓慢发展。

预防性治疗有晶状体的非对侧眼中无症状视网膜裂孔通常不推荐[9]。偶尔观察到的例外情况是下方视网膜锯齿缘离断。

这些裂孔可导致缓慢进行性视网膜脱离，通常只有在黄斑部受累后才会出现症状[43]。

### 五、有高危因素的无症状非对侧眼 Asymptomatic Nonfellow Eyes with High-Risk Factors

近视和既往的白内障摘除手术史被认为是玻璃体视网膜病变患者的额外危险因素，据信，玻璃体视网膜病变易导致视网膜脱离。此外，一些作者认为视网膜脱离的阳性家族史很重要。尽管缺乏适当的支持数据，但这些因素中的任何一个在非对侧眼

中的存在都增加了部分医师对此进行预防性治疗的热情。

### （一）非对侧眼近视 Myopic Nonfellow Eyes

近视与视网膜脱离的风险增加明显相关，近视的度数与视网膜脱离的发生率直接相关[38, 44]。在 Byer 的自然病程研究中，与视网膜裂孔相关的格子样变性与近视程度无关[32]，尽管与格子样变性相关的临床进展最慢的视网膜脱离和缺乏广泛的玻璃体后脱离发生在年轻近视患者中，如上所述[33-35, 38]。近视眼内格子样变性的治疗似乎没有增加价值，值得注意的是，如果近视度数超过 6 个屈光度，则不能证明对有晶状体眼的格子样变性病变进行预防性治疗的有利效果[45]。囊样视网膜变性和退行性视网膜劈裂在近视眼中并不常见，在没有进行性亚临床脱离的情况下，不建议进行预防性治疗。

无症状性视网膜裂孔在近视眼比正视眼或远视眼更常见[5]。然而，这些病例中的临床视网膜脱离在没有新症状的情况下是罕见的，并且通常不建议对非对侧眼进行预防性治疗。

### （二）无晶状体眼和人工晶状体非对侧眼 Aphakic and Pseudophakic Nonfellow Eyes

无论采用何种白内障手术方法，晶状体摘除术后视网膜裂孔和脱离的发生率都会显著增加，这可能是由于手术眼的玻璃体改变，特别是 PVD 的发生率增加所致[19, 47, 48]。完整的晶状体后囊与白内障手术后相对降低的视网膜脱离率相关，而 Nd:YAG 晶状体后囊切开术明显增加了随后视网膜脱离的风险[12]。

在无晶状体眼中，格子样变性的自然过程没有被文献很好地记载，并且在这些特殊情况下预防性治疗的结果是不可用的。同样，关于囊样视网膜变性和退行性视网膜劈裂的有意义的信息尚未发表。不建议对有这些病变的眼进行治疗。

无晶状体眼或白内障手术眼的无症状视网膜裂孔有时被认为是预防性治疗的指征。然而，Friedman 等[49]在非近视性无晶状体眼中随访了 18 个视网膜裂孔 3～7 年，均未发生脱离。Hyams 等[50]研究了 103 只近视无晶状体眼，发现 19 只眼中有 25 个无症状视网膜裂孔。25 例中 6 例为马蹄

形裂孔，但无 1 例发生视网膜脱离。关于无症状性无晶状体眼视网膜裂孔的自然过程和治疗的文献综述已经在发表[6, 31]，并且没有足够的数据为无症状性无晶状体眼视网膜裂孔进行治疗或计划进行白内障手术提供可靠的指导。在这些病例中，马蹄形裂孔的治疗似乎经常被推荐，尽管文献中缺乏适当的信息[7, 9]。

### （三）视网膜脱离家族史 Family History of Retinal Detachment

遗传明显影响视网膜脱离的机会，特别是在有玻璃体视网膜退行性疾病的家庭，如 Stickler 综合征。预防性治疗在这些病例中经常被考虑，特别是在主眼发生视网膜脱离的情况下。然而，没有研究对与视网膜脱离相关的几个高危因素进行适当的分级，也没有对家族性视网膜脱离倾向且两只眼均无视网膜脱离的患者的自然病程和预防性治疗的效果进行评估。

## 六、无症状视网膜脱离患者的对侧眼 Asymptomatic Patients with Retinal Detachment in the Fellow Eye

病理性玻璃体视网膜改变常发生在双眼，一只眼视网膜脱离患者另一只眼视网膜脱离的风险显著增加[51]。据估计，这种风险从低至 9% 到高达 40%[31]。因此，预防第二只眼视网膜脱离的尝试受到了相当大的关注，特别是在第一只眼复位手术效果不佳的情况下。尚未进行前瞻性随机研究，但已发表了关于视网膜脱离和无症状视网膜裂孔前兆的回顾性数据[7]。这些可以进一步归类为有晶状体眼和无晶状体眼的对侧眼。

### （一）无症状的有晶状体眼的对侧眼 Asymptomatic Phakic Fellow Eyes

如前所述，有晶状体眼的对侧眼相较于人工晶状体的对侧眼有更低的视网膜脱离风险。视网膜脱离的玻璃体视网膜前病变和无症状视网膜裂孔的治疗均已被考虑。

#### 1. 视网膜裂孔前病变 Precursors of Retinal Breaks

格子样变性在发生与格子样变性相关的视网膜脱离的眼中的发生率是普通人群的 3 倍，而这种

情况一直是研究最多的预防性治疗指征。被广泛引用的 Folk 等[45]的研究回顾性研究了 388 个连续的病例，其中一只眼发生了有晶状体眼视网膜脱离伴格子样变性，第二只眼出现了有或无视网膜裂孔的格子样变性。在超过 7 年的平均随访期内，31 只（20%）未经治疗的眼出现新的视网膜裂孔或脱离（表 110-3）。9 只眼（5.1%）出现新裂孔伴视网膜脱离，10 只眼出现无脱离的新裂孔。在 10 只眼中，在格子样变性区内出现新的裂孔，其余 2 只眼在远离格子样变性区出现萎缩性视网膜裂孔。

Folk 和同事[45]报道，接受预防性治疗的所有格子样变性病变中，新的视网膜裂孔和脱离的发生率降低（表 110-3）。其中 5 只眼（3.0%）出现未脱离的新裂孔。另外 3 只眼（1.8%）发生视网膜脱离，而 151 只未经治疗的有晶状体眼发生视网膜脱离的比例为 5.1%。分别随访 3 年、5 年和 7 年时，治疗所有格子样变性的有益效果是明显的。重要的是，除了 6 个屈光度或以上的近视眼和高度近视眼及超过 6 个钟点范围的格子样变性外，所有患者亚组的有益疗效在统计学上都是显著的。在这些亚组中，治疗不能降低视网膜裂孔或脱离的风险。相反，对于格子样变性区小于 6 个钟点或近视屈光度小于1.25 度的眼，在接受充分治疗后没有发生脱离。

在随后对相同数据的评估中，Folk 等[52]报道，在大约 30% 的治疗病例中，新的马蹄形裂孔出现在与格子样变性无关的区域，Byer[6]估计，在格子样变性的眼中，多达 58% 的视网膜脱离出现在没有可见的玻璃体视网膜异常的区域（图 110-5）。由于这一现实，一些外科医师建议采用预防性治疗，其特点是激光或冷冻疗法治疗周围视网膜 360° 以上（图110-6 和图 110-7）[6, 31]。然而，这种治疗方式的确

表 110-3　对侧有晶状体眼伴格子样变性的预后

| 分　组 | 眼睛（n） | 脱离（%） | 新裂孔（%） |
| --- | --- | --- | --- |
| 未经治疗 | 151 | 5.9 | 12.6 |
| 部分治疗 | 73 | 6.8 | 16.4 |
| 完全治疗 | 164 | 1.8 | 4.9 |

引自 Folk JC, Arrindell EL, Klugman MR.The fellow eye of patients with phakic lattice detachment. Ophthalmology 1989;96:72–9.

切适应证、眼内表现、长期疗效和并发症尚未得到完全描述，并且报道了显著不同的成功率。Haut等[53]描述了 109 只有晶状体眼的对侧眼，随访至少 5 年，只有 1 例发生视网膜脱离和两个额外的裂孔发生在周边脉络膜视网膜粘连的后方。然而，在另一项研究中[54]，在 360° 预防性治疗的 15 个月内，10 例 Stickler 综合征中有 5 例发生视网膜脱离。Byer[6]列出并回顾了 15 份提倡这种治疗的报道中的数据，他得出结论，这种治疗方式在防止随后的脱离方面似乎无效，但在明显加重玻璃体视网膜牵引方面也有危险。这种治疗方法预防巨大视网膜裂孔和玻璃体切除术及其他手术后裂孔方面的价值将在下面的章节中单独讨论。

预防性治疗有晶状体眼格子样变性研究，无论在有晶状体眼的对侧眼中有无裂孔，其价值都是有限的，因为这些研究没有前瞻性，而且现有的回顾性分析中缺少重要的信息[9]。特别是，这些结果还没有作为与 PVD 的因果关系进行研究。Davis[29]证实，如果在初次检查时出现 PVD，有晶状体眼患者的对侧眼发生视网膜脱离是少见的。33 例均未发生视网膜脱离。然而，如果不存在 PVD，112 例有晶状体眼伴格子样变性的对侧眼中有 14 例（13%）发生视网膜脱离。

需要进行适当的前瞻性试验，以正确评估治疗有晶状体眼伴格子样变性对侧眼的价值。未经治疗的视网膜脱离发生率相对较低，正常视网膜出现新裂孔的频率，广泛格子样变性和高度近视眼的治疗明显无效，已知的治疗症状性视网膜裂孔和脱离的成功率表明预防性治疗的价值有限。在治疗所有格子样变性的病变后，明显适度的治疗益处可能对选定的患者有价值，例如第一只眼手术效果不佳的患者、其他无法识别玻璃体和（或）视网膜脱离症状的患者及生活在眼科治疗受限地区的患者。此外，如上所述，格子样变性的病变中有萎缩孔的患者应定期进行检查评估，并就周边视力的丧失提出建议，因为可能会发生缓慢进行性的视网膜脱离。

只有 6% 的病例为双侧囊样视网膜变性，因此囊样视网膜变性不是双侧视网膜脱离的常见原因，也没有数据支持预防性治疗的价值。

退行性视网膜劈裂是进行性视网膜脱离的一个

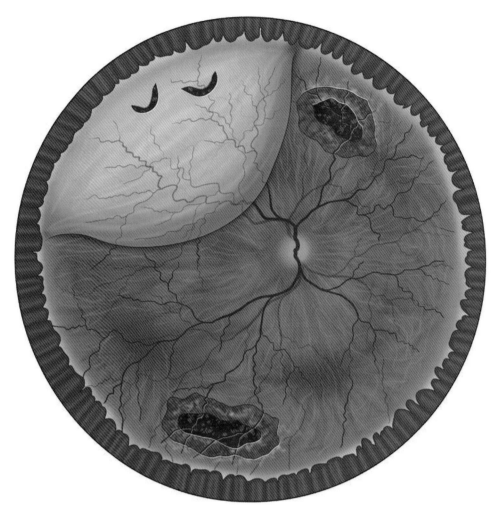

▲ 图 110-5　尽管早期预防性激光光凝治疗格子样变性，但仍发生急性孔源性视网膜脱离。导致脱离的急性马蹄形裂孔发生在先前看起来正常的区域

图片经许可转载自 Brinton D, Wilkinson CP. Retinal detachment: Principles and practice. 3rd ed. New York: Oxford University Press with the cooperation of the American Academy of Ophthalmology. © 2009, Oxford University Press 版权所有

不常见的原因，但退行性的视网膜劈裂疾病本身是常见的，且常见于双侧[40]。因此，一只眼同时有视网膜脱离和视网膜劈裂的患者，在另一只眼经常有视网膜劈裂。由于缺乏完整的病例信息，对有晶状体眼视网膜劈裂的预防性治疗的文献评价是非常困难的[31]。尽管如此，在不寻常的情况下，外层视网膜裂孔导致第一只眼视网膜脱离，外层裂孔和视网膜劈裂出现在另一只眼，一些作者经常推荐预防性治疗。

### 2. 视网膜裂孔 Retinal Breaks

既往有视网膜脱离的有晶状体眼患者的对侧眼的无症状性视网膜裂孔常被认为是预防性治疗的指征[31]。有瓣的裂孔比圆形或无盖的视网膜裂孔更容易引起视网膜脱离（图 110-1）[11, 29, 55]。Merin 等[55]在 966 只对侧眼中的 186 只眼（19%）发现视网膜裂孔，其中 28 只眼（15%）后来发生视网膜脱离。马蹄形裂孔是 28 只眼中 20 只眼（71%）脱离的原因，而 158 只眼的裂孔中有 19% 是有瓣的裂孔，并没有进展为视网膜脱离。然而，Hyams 等[50]对 10 例有晶状体眼对侧眼的无症状马蹄形裂孔进行了随访，没有发生视网膜脱离。先前报道的不足使得我们很难评估在对侧眼进行检查时发现的无症状视网膜裂孔的自然过程和这些病变的治疗结果。这些裂孔大多是圆形的，位于格子样变性的区域内，这些情况已在前面讨论过。关于治疗对侧眼无症状马蹄形裂孔的数据缺乏细节，包括玻璃体凝胶的状态及

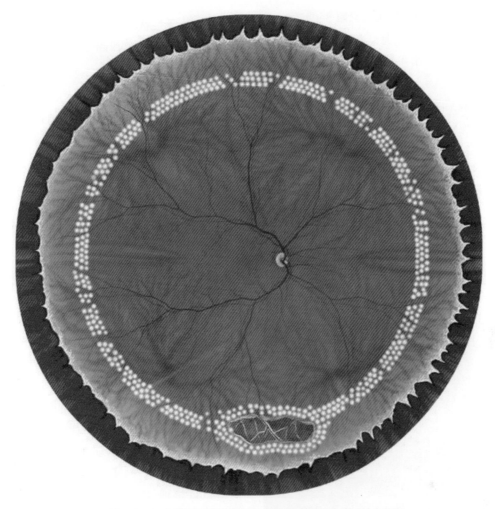

▲ 图 110-6　赤道区和赤道前区预防性激光光凝的接近融合的环

这种治疗，在某些地方很常用，延伸到玻璃体基底部的后缘（图片经许可转载自 Brinton D, Wilkinson CP. Retinal detachment: Principles and practice. 3rd ed. New York: Oxford University Press with the cooperation of the American Academy of Ophthalmology. © 2009, Oxford University Press 版权所有）

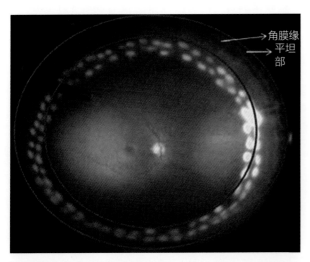

▲ 图 110-7　360° 激光视网膜固定术预防黄斑裂孔玻璃体切除术后视网膜脱离（图片由 Chalam KV 提供）

原发性视网膜裂孔与随后视网膜脱离原因之间的关系。在以色列，一项对侧眼视网膜裂孔进行常规治疗的积极的国家计划并没有降低视网膜脱离的患病率[56]。尽管缺乏最佳的支持性数据，但有时还是推荐治疗在无症状的对侧眼中发现的马蹄形裂孔。

### 3. 巨大视网膜裂孔 Giant Retinal Tears

预防性治疗经常被推荐用于有晶状体眼的对侧眼，其中第一只眼发生了非外伤性巨大视网膜裂孔。Freeman[13] 随访 321 例患者 12 个月至 29 年。未经治疗的 14 只眼（4.4%）出现新的巨大视网膜裂孔，其中 13 只眼高度近视，出现玻璃体液化增加的"高危特征"和程度增加的"压迫变白"。在 Wolfensberger 等[57] 的一份报道中，48 名患者其中一只眼视网膜巨大裂孔修复和第二只眼 360° 冷冻治疗后进行了评估，平均 84 个月。在随访期间，3 名患者出现视网膜脱离，第 4 名患者仅观察到视网膜裂孔。

Ang 等[58] 随后在一项回顾性研究中描述了 360° 冷冻疗法预防 1 型 Stickler 综合征中的巨大视网膜裂孔（图 110-8）。大多数病例为有晶状体眼，结果表明，这种治疗能显著降低晚期视网膜脱离的风险。然而，由于方法论问题，本研究的结果随后遭到了批评[59]。最近，一个更大的队列 487 例在试验中报告，更令人信服的有利结果数据是显而易见的[60]。根据匹配的对照组，未经治疗的眼视网膜脱离的风险增加了 5～10.3 倍。

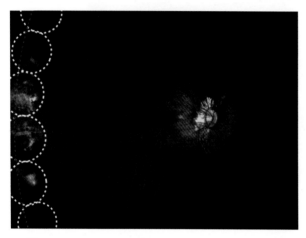

▲ 图 110-8　360° 冷冻治疗预防 Stickler 综合征的治疗方案
图片经许可转载自 Fincham GS, Pasea L, Carroll C, et al. Prevention of retinal detachment in Stickler syndrome. The Cambridge prophylactic cryotherapy protocol. Ophthalmology 2014; 121:1588-97. © 2014, American Academy of Ophthalmology 版权所有

## （二）无症状的无晶状体眼和人工晶状体眼的对侧眼 Asymptomatic Aphakic and Pseudophakic Fellow Eyes

所有的眼在白内障摘除术后视网膜脱离的风险都增加了[31]。如果需要二期 YAG 囊膜切开术，则发生视网膜脱离的机会更高[9, 12]。因此，预防性治疗经常被推荐用于无晶状体眼或计划进行白内障摘除术眼的对侧眼的玻璃体视网膜病变。

### 1. 视网膜破裂的前兆 Precursors of Retinal Breaks

在白内障摘除术前或术后预防性治疗的视网膜裂孔前驱病变中，只有格子样变性被广泛研究，并发表了文献综述[6, 31]。然而，没有前瞻性随机研究将这些病例的自然病程与预防性治疗的结果进行比较[7]。正如有晶状体眼的对侧眼一样，仅治疗可见病变的一个主要问题是在 PVD 前正常的周边视网膜区域里，出现新的视网膜裂孔的频率（表 110-4 和图 110-5）。虽然对可见病变的治疗似乎减少了在治疗部位发生视网膜裂孔的机会，但这种局部治疗并不能预防在这些患者对侧眼中发生的视网膜脱离[8, 61-63]。在预防性治疗无晶状体眼对侧眼格子样变性的研究中，尚未根据 PVD 为基础进行分层。Hovland[17] 通过研究原发性无晶状体视网膜脱离患者，证明了这个变量的重要性。43 只眼中有 1 只眼（2.3%）出现视网膜脱离，另一只眼出现 PVD。40 只眼无 PVD，8 只眼（21%）发生视网膜脱离。同样，Davis[29] 报道，在 21 只无晶状体眼对侧眼中有 5 只眼（24%）在初次检查时没有明显的 PVD（没有 Weiss 环或清晰可见的后皮质玻璃体表面），但在

表 110-4　对侧无晶状体眼的治疗

| 眼　睛 | 脱　离 | | 正常视网膜的裂孔 | | 病变部位的裂孔 | |
|---|---|---|---|---|---|---|
| | *n* | (%) | *n* | (%) | *n* | (%) |
| 初始无晶状体（*n*=90） | | | | | | |
| 治疗（*n*=13） | 0 | 0 | — | | — | |
| 未治疗（*n*=77） | 12 | 16 | 10 | 83 | 2 | 17 |
| 研究期间的白内障手术（*n*=34） | | | | | | |
| 治疗（*n*=11） | 2 | 18 | 2 | 100 | — | |
| 未治疗（*n*=23） | 7 | 30 | 7 | 100 | — | |

引自 Benson WE, Grand MG, Okun E. Aphakic retinal detachment: management of the fellow eye. Arch Ophthalmol 1975;93:245–9.

另外 15 例最初出现 PVD 的病例中没有发生视网膜脱离。

然而，如前所述，这种治疗方式在未手术的眼睛中的风险 - 收益比仍然未知。尽管缺乏支持性的数据，但无晶状体眼的对侧眼格子样变性病变的治疗仍然是经常被推荐的[30]。对于先前发生过 PVD 的眼，是否特别有效或有必要治疗还值得怀疑。在进行适当的试验之前，各种形式的预防性治疗在无 PVD 的眼中的价值仍有待商榷。

囊样视网膜变性和退行性视网膜劈裂是双侧视网膜脱离的不常见原因，目前还没有资料讨论这些病变在白内障手术后的重要性。他们的处理如上文"有晶体眼无症状的对侧眼"所述。

### 2. 视网膜裂孔 Retinal Breaks

在一只眼有过视网膜脱离的无晶状体眼患者中，对侧眼的视网膜裂孔似乎也伴随着较高的视网膜脱离发生率[31]。Davis[29] 描述了 10 只无晶状体眼对侧眼的无症状视网膜裂孔。其中 5 例发生视网膜脱离。造成视网膜脱离的 5 个裂孔中有 4 个是马蹄形裂孔，第五个裂孔的类型未报道。关于治疗与格子样变性无关的圆孔的价值的文献尤其不清楚。治疗可以预期防止由由格变区裂孔引发的视网膜脱离，但由其他区域的裂孔造成的视网膜脱离则无法预防。尽管缺乏最佳的支持数据，但建议对无晶状体眼对侧眼和计划进行白内障摘除眼的无症状马蹄形裂孔进行治疗[30]。

### 3. 巨大视网膜裂孔 Giant Retinal Tears

在非外伤性巨大视网膜裂孔病例中，无晶状体眼对侧眼有很高的视网膜脱离风险。如果观察到明显的玻璃体液化和进行性的"压迫变白"[12]，或在所有此类的病例，建议对这些无晶状体眼患者的对侧眼进行预防性治疗。如前所述，在一位一只眼因巨大裂孔而导致视网膜脱离的 Stickler 综合征患者的对侧眼，有令人信服的数据表明预防性治疗是有价值的[60]。

## 七、玻璃体视网膜手术眼的预防性治疗
## Prophylactic Therapy in Eyes Undergoing Vitreoretinal Surgery

如前所述，由于新的视网膜裂孔倾向于在视网膜看起来正常的区域发展，因此，360° 治疗（图 110-6 至图 110-8）在各种形式的玻璃体视网膜手术中得到提倡[64]。

### （一）在先前手术的眼睛中去除硅油的过程中 During Silicone Oil Removal in Previously Operated Eyes

在玻璃体切除和硅油填充术后的非随机回顾性研究中[65]，360° 激光治疗在取硅油术后似乎更有价值，而最近的一项前瞻性研究显示[66]，在取出硅油后在相似的眼中也有明显类似的结果。

### （二）一期玻璃体切除术治疗非视网膜脱离 During Primary Vitrectomy for Nonretinal Detachment

在一项针对黄斑病变行玻璃体切除术的研究中，Koh 和同事[67] 对连续的 220 只眼进行了回顾性分析。115 例患者接受了外周 360° 激光治疗，并与 105 例未接受治疗的眼进行了比较。术后 11.4% 的未治疗病例发生视网膜脱离，3.5% 的治疗病例发生视网膜脱离。然而，由于先前存在的玻璃体脱离的眼，没有进行分层分析，56 例在随访不到 6 个月即失访。

另一份报道[68] 比较了 76 只眼接受玻璃体切除术治疗黄斑裂孔，然后进行 360° 激光治疗和 68 例未使用激光的"对照"眼病例。术后 1 年随访视网膜脱离发生率分别为 1.31% 和 8.62%。但同样，这些数据是回顾性的，配对对照病例的有效性仍然存在疑问。这些评论也可以应用到最近一篇关于这个话题的手稿中，其中之一证明了 360° 治疗的益处[64]。

### （三）在气动视网膜固定术治疗期间 During Pneumatic Retinopexy

Tornambe[69] 提倡 360° 激光治疗，以防止在接受首次气动视网膜固定术治疗视网膜脱离的病例中出现晚期视网膜脱离，其他作者在会议和非同行评议的出版物中描述了这一技术。治疗后的病例由于新的裂孔导致视网膜脱离的发生率较低。然而，尚未进行最佳的前瞻性研究。

### （四）玻璃体视网膜手术治疗总结 Summary Regarding Therapy During Vitreoretinal Surgery

通过在视网膜周边区域形成 360° 黏合来防止视

网膜脱离的原理是很有吸引力的，在视网膜周边区域，在 PVD 和各种玻璃体视网膜手术后预期会出现持续的玻璃体视网膜牵引。然而，在进行更好的研究之前，这种疗法的真正价值仍不确定。

## 八、治疗方法 Treatment Methods

预防视网膜脱离的治疗方法有多种。通常，脉络膜视网膜粘连是在视网膜裂孔或特定的玻璃体视网膜异常周围形成的，这些异常被认为可能是未来会发生视网膜裂孔的部位。这可以与巩膜扣带术相结合以进一步减少玻璃体视网膜牵引，尽管巩膜扣带术很少用于预防视网膜脱离。

目前可用于形成脉络膜视网膜粘连的三种方法是透热疗法、光凝疗法和冷冻疗法。透热疗法最适用于巩膜剥离术，这是一种目前很少用于预防视网膜脱离的手术技术，当与巩膜扣带术结合时，可用于治疗局限性亚临床脱离。然而，目前预防视网膜脱离的治疗通常需要在冷冻治疗和激光光凝治疗之间做出选择。光凝最初是用氙弧光源进行的，但现在已经被激光治疗所取代。冷冻治疗和激光光凝治疗引起脉络膜视网膜粘连，在预防视网膜脱离方面似乎同样有效，治疗方法的选择取决于病例的个体特征。有时这两种方法在同一只眼中使用，因为一个或多个病变的部分可以用一种方法得到最好的治疗，而其他部分则用另一种方法得到相应的治疗补充（图 110-3）。

### （一）冷冻疗法 Cryotherapy

冷冻治疗通常采用经结膜的方式进行，尽管有时在治疗后部病变时需要打开结膜并将冷冻笔插入巩膜上间隙。在需要 360° 预防性治疗的特殊情况下，打开球结膜和筋膜，尤其是年轻患者（图 110-8）[60]。间接检眼镜可提供良好的视觉效果，这种联合疗法在治疗远前部病变（图 110-3）和眼屈光介质部分混浊（如白内障改变或轻度玻璃体积血）方面特别有效。

冷冻疗法也有一些缺点，其中一些是理论上的问题。首先，除非结膜上有切口，否则对于远的后极部病变，冷冻治疗是很困难的。第二，冷冻疗法的应用不会立即产生明显的效果，因此很难确定治

疗的应用点。这可能导致跳过区域或重复冻结同一区域。第三，冷冻治疗可能通过视网膜裂孔使存活的色素上皮细胞分散进入玻璃体腔，如果同一区域多次重复冷冻，细胞的扩散性可能进一步增加。因此，应用时应避免直接冷冻相对较大的视网膜裂孔中心。冷冻疗法也会导致血 - 视网膜屏障的破坏，血清蛋白会渗漏到眼内液中，一些血清成分能够导致后来的细胞迁移。冷冻疗法做用于睫状长神经后可损害数周或数月的适应能力。最后，冷冻治疗引起的脉络膜视网膜粘连的临床疗效不如激光治疗迅速[70]。

### （二）激光光凝 Laser Photocoagulation

激光光凝有几个优点，也有一定的局限性和缺点。激光应用可立即引起可见反应，这有助于判断每次应用的生物强度和记录治疗区域。每一次应用都是精确聚焦的，这样可以在不影响裂口内的视网膜色素上皮的情况下，治疗裂孔边缘和周围视网膜。激光的应用产生了一种凝固效应，似乎能在视网膜和色素上皮之间引起一些立即的粘连[70]。

激光光凝通常应用于使用眼底接触镜的裂隙灯递送系统或间接检眼镜递送系统。裂隙灯下后极部病变治疗比较容易。根据瞳孔扩张量等因素，远周边的治疗难度要大得多，有时不可能对该区域的病变进行充分的光凝。激光传输系统与双目间接检眼镜相结合，显著提高了周边视网膜的治疗能力。常规巩膜压陷可作为激光治疗时应用于凹陷区的顶部。大量的实践是必要的，以使得尽量保持在裂隙灯和接触镜下产生激光瘢的大小和强度是一致的。这些技术通常用于 360° 预防性激光治疗（图 110-7）[71]。

激光治疗的主要缺点包括需要相对清晰的屈光介质和病变充分的可视化。因此，瞳孔小或屈光间质混浊的眼，如部分性白内障或轻度玻璃体积血，不适合激光治疗。激光能量也会引起特定的并发症。在使用双目间接检眼镜激光传输系统治疗期间，涉及角膜和晶状体的前段灼伤可能比通过裂隙灯和接触镜施加能量时更为常见。以任何方式传递的能量过多都可能导致 Bruch 膜破裂、脉络膜出血，甚至视网膜裂孔形成。激光治疗也会导致血液 - 视

网膜屏障的一些破坏，但这并不像冷冻治疗那么严重。

### （三）外科技术 Surgical Techniques

治疗技术根据所选方法和每个病例的具体特点而有所不同。然而，总的目标是在每一个视网膜裂孔或玻璃体视网膜异常区域周围建立一个脉络膜视网膜粘连区，只需最少的能量，并在直接可视化的情况下进行精确控制。治疗应引起很少或没有不适，并尽量减少潜在的并发症。

#### 1. 冷冻疗法 Cryotherapy

冷冻疗法通常采用经结膜局部和结膜下麻醉药注射相结合的方法，通过球后注射减少对眼球或视神经的机械损伤风险。此外，当患者可以按指令转动眼睛，以帮助可视化，并抵消低温探头施加在眼球上的压力时，经结膜冷冻治疗是最容易的。

冷冻笔在被应用到眼球上之前应先正确地定位，以便活动表面与眼球壁直接接触。这样可以防止邻近巩膜的意外冰冻。当使用冷冻笔时，旋转眼球，然后移动冷冻笔使巩膜在视网膜裂孔或玻璃体视网膜异常下方凹陷。如果病变位于后极部或结膜穹窿较浅，则眼球向相反方向旋转，从而允许将冷冻笔放置在更后面的位置。

低温冷冻笔定位在视网膜病变的下方或附近后被激活。冷冻效应开始进行，直到视网膜有微弱的反应，然后冷冻程序被终止。根据经验，可以预测每个冻结效果的大小和强度。接下来冷冻笔移到邻近的位置，冻结机制被重新激活。通常，冷冻笔移动到同一视野内的相邻位置，以将跳过某个区域或重复冻结同一组织的风险降到最低。

有些视网膜损伤可以用一次治疗，而另一些则需要多次治疗。大的视网膜裂孔被相邻的应用所包围，同时避免冻结开放裂孔内暴露的色素上皮，从而防止色素上皮细胞进一步分散到玻璃体腔中。格子样变性的区域也被多种治疗所包围，每一次烧伤都横跨格子样变性的后缘和侧缘，而这些区域最有可能发生急性视网膜裂孔。由于进行性牵引可能导致视网膜裂孔的前伸（图 110-3），因此在持续性玻璃体牵引的情况下，所有视网膜裂孔前的区域也要接受治疗。

如果相对较远的后部病变必须治疗，需要打开穹窿结膜。补充结膜下麻醉注射，用剪刀切开结膜，在该经络的巩膜上间隙进行解剖分离。当冷冻笔被引入并定位在病灶下方时，用镊子抓住病灶的后缘。结膜切口通常不需要闭合，但也可以用可吸收缝线闭合。需要告知患者，局部肿胀和结膜下出血是经结膜冷冻治疗后常见的，不必担心眼睛的外观。

患者术后活动度由治疗的病变类型决定。在没有视网膜裂孔的情况下治疗格子样变性后允许正常活动。限制活动，有时包括卧床休息和双侧眼遮罩，在治疗伴有局限性脱离的急性视网膜裂孔后可能是合适的，因为有效的脉络膜视网膜反应可能在大约 5 天内不会出现。

#### 2. 激光光凝 Laser Photocoagulation

激光光凝通常在表面麻醉下进行。在光凝过程中，患者根据指令转动眼睛的能力也有助于可视化。当通过裂隙灯和眼底接触镜观察时，最大的困难可能是确定要治疗的病变。对于裂隙灯，光斑尺寸最好为 200～500μm，但如果由眼屈光介质引起的衍射导致光束显著发散，则使用较小的光斑尺寸。在间接激光系统，激光源处的光斑大小是预先确定的，尽管视网膜中的烧伤大小可以随着使用聚光透镜的变化而改变。选择低功率设置并逐渐增加，直到达到所需强度的凝固效果。应用程序通常限制在 0.1～0.15s，因为较长的时间应用程序通常会导致疼痛。

确切的治疗方法因外科医师而异。一些人喜欢在视网膜裂孔和其他病变周围形成网格状图案，但大多数使用相邻的应用，形成 500～1000μm 宽的区域。每一个病变的所有侧缘均需要治疗，特别强调马蹄形裂孔前缘的视网膜和进行性玻璃体视网膜牵引可能导致视网膜裂孔前伸的格子样变性区域。

激光治疗后的不适感通常并不明显，但如果治疗广泛，可以在最初几小时内给予全身止痛。活动限制取决于所治疗病变的性质，如前所述的冷冻治疗。尽管如果存在大量的视网膜下液体，患者的活动仍可能在几天内受到限制，激光治疗的凝固效应似乎比冷冻治疗能更快地引起有效的粘连。

### 3. 巩膜扣带术 Scleral Buckling

巩膜扣带手术很少作为预防性手术，但如果有明显的玻璃体视网膜牵引和显著的视网膜下液体，并且如果认为单独的脉络膜视网膜粘连不足以预防随后的临床视网膜脱离，则可以进行巩膜扣带手术。预防性巩膜扣带是治疗进行性亚临床脱离最常用的方法，大多数病例采用放射状巩膜扣带术。当巩膜扣带术仅用于广泛性玻璃体视网膜病变的预防时，通常需要一个环扎扣带。该手术与宽范围的冷冻或透热治疗相结合，从锯齿缘附近延伸到玻璃体基底后缘或脉络膜视网膜牵引的其他特定区域的后方。

环扎扣带可以用 2.5~4mm 宽的扣带产生，也可以用更宽的槽形元件组合。缝线或巩膜隧道用于将扣带固定到每个象限中间的巩膜上。在应用较宽的加压物的情况下，减少眼球容积是很困难的，因为视网膜下液体的排出不能软化眼球。多次前房穿刺往往是必要的，患者也可以给予静脉注射乙酰唑胺和高渗剂。

## 九、预防性治疗的结果及并发症 Results and Complications of Prophylactic Therapy

如前几节所述，尚未进行前瞻性随机临床试验来评估视网膜裂孔和视网膜裂孔前兆病变的治疗效果，并且由于各自病变的自然过程不确定，难以解释现有的治疗结果 [7, 9, 30, 67, 68]。此外，现有的研究还没有对重要的变量进行适当的分层研究，以便进行分组比较。然而，对格子样变性，退行性视网膜裂孔和无症状视网膜裂孔自然病程的研究表明，在没有对侧眼先前发生过视网膜脱离的患者，上述情况很少导致急性视网膜脱离 [39, 40]。在所有引起临床视网膜脱离的玻璃体视网膜病变中，以持续性玻璃体视网膜牵引的症状性视网膜裂孔的自然病程最为清楚，并且一致认为及时治疗症状性马蹄形裂孔是必要的 [9, 30]。治疗其他类型的视网膜裂孔和可见的玻璃体视网膜粘连的价值尚不清楚，尽管有效的预防性治疗在一只眼有视网膜脱离病史的患者的对侧眼尤其可取。

治疗的并发症也很难评估。这可能包括未能预防视网膜脱离和治疗引起的病理变化。治疗后的一些问题可能是由于视网膜脱离的病理生物学变化造成，而不是真正的治疗并发症。选择治疗的并发症和结果已根据病变或病变治疗方式分类，而其他并发症已研究为非特定问题。

### （一）预防性治疗结果 Results of Prophylactic Therapy

预防视网膜脱离的治疗结果见表 110-2 至表 110-4。这些研究都有些不完整，因为大多数研究都没有描述重要变量的信息，包括屈光不正、晶状体状态、玻璃体后表面状态、视网膜破裂类型，以及是否对侧眼中有过脱离。此外，大多数报道缺乏长期（如 5~10 年）的后续信息。在 1991 年的一项研究中，Smiddy 等 [72] 证明，在最初的预防性治疗后很长一段时间，新的视网膜破裂仍在继续发生。在接受治疗的有症状眼中，治疗后 3 个月和术后 2 年分别观察到 13% 和 21% 新的视网膜裂孔。本报告中的结果没有根据初始视网膜裂孔类型的进行分层，因此数据不包括在表中。另一项研究表明，预防性治疗后发生的大多数脱离都与不完全性初始 PVD 的进展有关 [71]，新的裂孔发生在"正常"的周边视网膜和邻近先前的脉络膜视网膜烧伤 [8, 10]。

### 1. 马蹄形裂孔 Flap Tears

马蹄形裂孔（horseshoe-shaped tears）是临床视网膜脱离的主要原因。有症状的马蹄形裂孔比无症状裂孔更容易引起视网膜脱离，但许多研究尚未区分这两组。然而，对有症状的病例，治疗失败更为常见 [30]。早期的失败通常是由于玻璃体视网膜牵引导致视网膜下液体在形成足够的脉络膜视网膜粘连之前积聚，或由于治疗不完全或不充分。治疗应放置在紧靠视网膜下液位置的平坦视网膜上，并且治疗应延伸到裂孔撕裂的"角"（horn）前方并延伸到玻璃体基底部（图 110-3）[9, 30]。然而，即使是最佳的治疗也可能失败，因为在有效的脉络膜视网膜粘连形成之前，视网膜下液体已经扩展。这种情况可在冷冻治疗中可能比激光光凝术后更常见，因为激光光凝应用后，粘连形成更快 [70]。

### 2. 格子样变性 Lattice Degeneration

如前所述，分析格子样变性的治疗结果有许多困难。表 110-3 列出了一项对侧眼的研究结果。大多数治疗后的新裂孔出现在以前未治疗的部位。

### 3. 视网膜圆孔 Retinal Holes

治疗后圆孔的预后明显好于持续性玻璃体视网膜牵引的有瓣裂孔。如前所述，与持续性玻璃体视网膜牵引或格子样变性无关的圆孔通常不予治疗。

### 4. 既往有过视网膜脱离患者的对侧眼 Patients With Previous Retinal Detachment in the Fellow Eye

第一眼视网膜脱离患者的对侧眼有相当大的视网膜脱离风险，白内障摘除后风险更高。Smiddy 等[72]证明，无晶状体眼和人工晶状体眼是预防性治疗视网膜裂孔后失败的具有统计学意义的危险因素。一份报道中无晶状体眼对侧眼的治疗结果见表 110-4。值得注意的是，对未经治疗的眼的可见病变进行治疗可以预防很少发生的视网膜脱离[61]。

### （二）预防性治疗的并发症 Complications of Prophylactic Treatment

预防性治疗的并发症包括未能预防视网膜脱离、医源性问题增加了视网膜脱离的风险，以及其他治疗引起的问题，在很多研究已经对此进行了详细的回顾[31]。不必要的手术费用也是一个问题。尽管进行了预防性治疗，视网膜脱离仍然是视网膜裂孔周围粘连不足或新的视网膜裂孔的结果。如果治疗的程度或强度不够，则脱离范围的延伸视为治疗的并发症，而治疗马蹄形裂孔失败的一个特别常见原因是在玻璃体视网膜牵引力持续存在的情况下，裂口前缘周围没有足够的脉络膜视网膜粘连[9, 30]。新的视网膜裂孔是预防性治疗的并发症，如果治疗

对视网膜造成过度损害，导致该部位破裂，或者加重玻璃体变性的改变和玻璃体视网膜牵引，导致其他部位撕裂。

引起黄斑部皱褶的视网膜前增殖被认为是预防性治疗的重要并发症，但治疗与黄斑部膜形成的关系尚不清楚。症状性视网膜裂孔几乎都是由玻璃体后脱离引起的，90% 以上的特发性黄斑前膜眼存在 PVD[18]。此外，当玻璃体视网膜牵引导致视网膜裂孔时，色素上皮细胞通常释放到玻璃体腔中，这些细胞可能是随后黄斑前增殖膜的来源。造成脉络膜粘连的方式似乎与术后黄斑部皱褶的发生率无关[73]。

## 十、结论 Conclusion

虽然预防视网膜脱离是一个重要的目标，但由于缺乏适当的试验，对大多数玻璃体视网膜病变的预防性治疗的真正价值仍是未知的。对症状性马蹄孔的治疗是预防临床视网膜脱离的公认方法，因为这些裂孔的自然病程和治疗的结果都有很好的记录。在大多数其他情况下，对可见的异常玻璃体视网膜病变的治疗是有限的，即使在具有高度近视、无晶状体或对侧眼有视网膜脱离病史的眼中也是如此。本章提供的指南试图总结关于这一主题的文献，并应根据病例特点和扩大医学知识，就特定眼的预防做出具体决定。同时，对有高危症状的患者，应及时了解 PVD 和视野丧失的症状，对有此类症状的患者应及时进行评估。此外，还可由审查员自行判断定期进行后续的评估。

# 第三篇　复杂形式的视网膜脱离
## Complicated Forms of Retinal Detachment

# 第111章

## 增殖性玻璃体视网膜病变
### Proliferative Vitreoretinopathy

Ian J. Constable　Manish Nagpal　著

## 一、概述 Introduction

增殖性玻璃体视网膜病变（proliferative vitreor-etinopathy，PVR）是一种与视网膜牵拉和脱离有关的临床综合征，表现为具有增殖潜能的细胞在视网膜表面和玻璃体间隔内增殖和收缩[1-4]。PVR 表现出一系列的严重性，从轻微的视网膜皱褶，到固定的皱褶和有卷边的裂孔，再到完全的僵硬的视网膜脱离，视网膜皱缩和晚期视网膜周围增生（图 111-1 和图 111-2）。PVR 是视网膜脱离手术失败的最常见原因。它可以发生在未经治疗的视网膜脱离，特别是玻璃体积血，或在冷冻治疗，甚至激光视网膜固定术、气动视网膜固定术、巩膜扣带术或玻璃体切除术后，以及发生在各种手术并发症后。它在穿通伤和各种原因所导致的长期炎症中是常见的。尽管大多数情况下，与 PVR 相关的视网膜手术复位是可以实现的，但视觉效果仍然令人失望。因此，通过早期认识 PVR 的危险因素和细微征象，并适当改进视网膜脱离的标准手术技术，预防 PVR 的发生，仍然是非常重要的。高达 10% 的视网膜脱离有一定程度的 PVR[5-7]。

如果 PVR 是进行性的且黄斑复位延迟，那么尽管进行了复杂精细的手术，大多数眼的术后视力依然很低。

## 二、病理生理学 Pathophysiology

第 101 章增殖性玻璃体视网膜病变的发病机制中详细讨论了 PVR 的病理生理学。

PVR 的特征是视网膜色素上皮细胞、胶质细胞或炎性细胞在视网膜表面和玻璃体凝胶内的炎性聚集和增殖[8, 9]。这些化生细胞通过细胞内收缩蛋白和细胞外胶原的转分化并具有收缩特性[10]。它们沿着可用的支架上繁殖和生长，要么是视网膜表

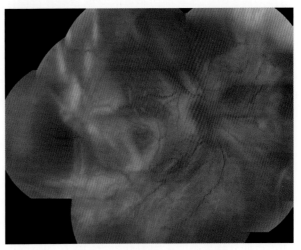

▲ 图 111-1　伴有晚期增殖性玻璃体视网膜病变的视网膜脱离。四个象限（D-2 级）都有固定皱褶形成

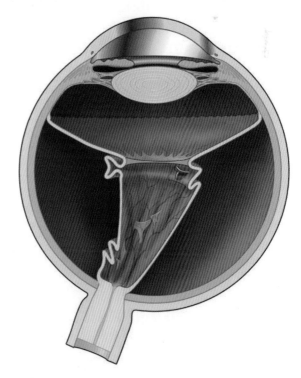

▲ 图 111-2　漏斗状视网膜脱离后壁有固定褶皱，赤道膜收缩（D-3 级）

面，要么是残留的玻璃体凝胶。大量收缩导致视网膜皱褶、皱缩、裂孔和牵引性视网膜脱离。玻璃体腔内通常几乎没有细胞成分，只有少量透明细胞。视网膜的内界膜保护它免受外界侵袭，血-视网膜屏障保护它免受细胞因子和其他化学诱导剂的侵袭。当表面界膜发生中断时，PVR 的过程就开始了，如后玻璃体脱离、局部视网膜前膜形成或周边视网膜裂孔。伴有周边脱离的视网膜裂孔可促使游离的色素上皮细胞通过裂孔流入玻璃体并进入视网膜表面或残余收缩的玻璃体链和玻璃体基底部。随着视网膜脱离或任何眼内炎症的原因，包括冷冻疗法、激光和巩膜扣带相关的创伤，血-视网膜屏障的同时破坏都会导致循环炎症细胞和一系列与炎症相关的蛋白质的涌入[11]。这一过程更有可能在眼后段外伤、葡萄膜炎、脉络膜脱离或严重糖尿病性视网膜病变患者视网膜撕裂时触发。PVR 过程是自发蔓延的，可以认为是伤口过度的创伤愈合反应。细胞增殖和收缩增加了血-眼屏障的破坏，进而导致更多的牵引力和更多的炎性细胞因子和炎性细胞的流入。视网膜脱离修复后黄斑部皱褶可被认为是轻度 PVR。PVR 最常发生在视网膜下方象限，可能是由于视网膜色素上皮和炎性细胞通过视网膜裂孔释放到玻璃体腔中，或与玻璃体积血有关的细胞在重力的作用下下沉所致[12]。在视网膜脱离手术或其他眼部干扰（如外伤）后，PVR 过程通常需要 4~12 周才能形成一个临界的细胞团和显著的视网膜牵引。在正常的伤口愈合过程中，增殖细胞经历一个生命周期，当它们逐渐沉积胶原时，转变为细胞成分减少的细胞膜，在玻璃体腔、视网膜表面、有时在视网膜下留下收缩的胶原片、膜和条索。赤道部膜的收缩可能导致漏斗状视网膜脱离，而下方视网膜的缩短可能导致大的、手术困难的后极部视网膜大裂孔。当伴有视网膜裂孔时，严重的 PVR 也可能叠加在糖尿病牵引性视网膜脱离上。PVR 也可能发生在其他血管性视网膜病变中，如存在视网膜裂孔的 Eales 病，尤其是穿透性眼外伤。PVR 并发视网膜脱离的增殖/炎症过程通常与手术成功后的中心视力丧失有关，这可能是由于炎症诱导黄斑部受体细胞凋亡或与长时间视网膜脱离相关的受体变性所致[13, 14]。PVR 的

细胞和生化过程是复杂的，在第 101 章增殖性玻璃体视网膜病变的发病机制中有详细的探讨。

## 三、PVR 发展的危险因素 Risk Factors for Development of PVR

最常见的临床情况是在先前的视网膜脱离复位术后几周，无论是通过巩膜扣带术、原发性玻璃体切除术，还是两者兼而有之，出现具有临床意义的 PVR（图 111-3）。研究报道少数眼在手术前会自发地出现 PVR 并伴有视网膜脱离[6]。既往外伤、后段持续炎症、后段病毒感染和长时间脉络膜视网膜炎也与自发性 PVR 有关。出现视网膜脱离的风险随着视网膜大裂孔或巨大裂孔、伴有视网膜裂孔的玻璃体积血、先前的多次眼部手术、先前的后段外伤及先前存在的局限性 PVR 的迹象（如固定褶皱）而增加[15-17]。两个象限以上的视网膜脱离和合并脉络膜脱离的视网膜脱离的 PVR 风险增加。与多种全身疾病如 Wagner 病、Stickler 综合征、Marfan 综合征和家族性渗出性玻璃体视网膜病变（familial exudative vitreoretinopathy，FEVR）相关的视网膜脱离的风险地增加。已有报道一系列新的复杂手术，包括黄斑移位、视网膜假体植入和眼内肿瘤切除手术后的高 PVR 发生率。增加 PVR 风险的手术问题包括玻璃体

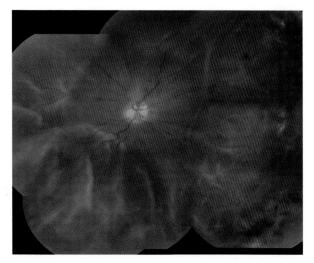

▲ 图 111-3 增殖性玻璃体视网膜病变引起的复发性视网膜脱离

在这种情况下，再次手术可能包括环扎扣带，再次玻璃体切除术，剥膜和清除基底部玻璃体，吸除视网膜下液体，液体-空气交换，眼内激光和硅油填充

和视网膜下出血、脉络膜脱离[18]、未能闭合的导致长期视网膜脱离的视网膜裂孔、视网膜嵌顿在视网膜下液体外引流部位及严重或过度冷冻治疗[19-21]。通过视网膜切开术或视网膜裂孔引流视网膜下液时，色素上皮细胞植入视网膜表面可能会增加风险。视网膜脱离术后持续的炎症增加了 PVR 的风险，特别是如果与术后葡萄膜炎、残余眼内出血或未能去除视网膜上的所有牵引力及未能用巩膜扣带切实支撑视网膜相关。最大危险期为术后 4～12 周。有上述任何易感危险因素的患者，无论是术前就存在还是手术后发生，术后应更频繁地随访，以确保早期发现 PVR 和视网膜脱离复发。

## 四、PVR 的临床表现与诊断 Clinical Signs and Diagnosis of PVR

PVR 的早期征象是细微的，包括玻璃体和视网膜表面的细胞分散及局限的纤维细胞膜，表现为视网膜表面的白色混浊和小皱纹或固定褶皱（图 111-4 和图 111-5）。视网膜裂孔边缘的细胞增殖可导致局部收缩和后缘卷边（图 111-6）。更广泛的 PVR 有固定的皱褶和视网膜脱离，特别是在下方，在形成的皱褶之间有细小的增殖膜形成桥接折叠的山谷，同时脱离视网膜的活动性降低。晚期 PVR 伴后玻璃体脱离，最终形成漏斗状脱离伴赤道部膜收缩（图 111-1 和图 111-2）。在某些情况下，玻

璃体基底部的前部牵引力将视网膜向前拉向睫状体或分离锯齿缘。间接检眼镜和裂隙灯生物显微镜结合 +78 或 +90 屈光度前置镜或角膜接触检眼镜诊断孔源性视网膜脱离的 PVR。在屈光介质不透明的眼中，B 超勾勒出不可移动的视网膜脱离皱褶和突出的玻璃体膜（图 111-7）。在视网膜脱离的术前评估中，应始终寻找和注意 PVR 的早期和细微征象，因为它可能导致在一期修复期间改变以下所述的手术技术选择。术后 1～3 个月内视网膜复位后早期发现 PVR 的迹象，可以进行更及时的干预。在许多早期 PVR，及时的干预可以避免在延迟诊断和再次

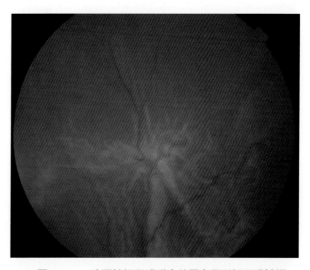

▲ 图 111-5　孔源性视网膜脱离伴固定星形视网膜皱褶

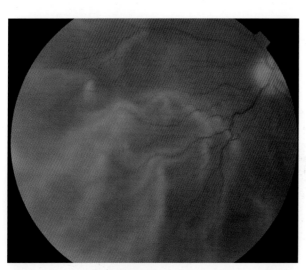

▲ 图 111-4　孔源性视网膜脱离伴多处表面皱纹和皱褶形成 - 增殖性玻璃体视网膜病变的早期征象，与视网膜僵硬和眼球运动灵活性降低有关

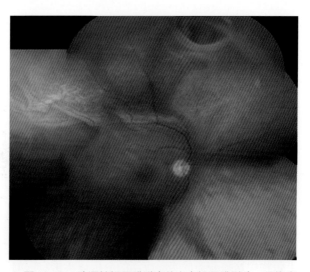

▲ 图 111-6　孔源性视网膜脱离伴上方视网膜裂孔，后缘卷边。这是增殖性玻璃体视网膜病变的早期征象

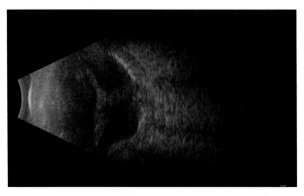

▲ 图 111-7　具有孔源性视网膜脱离和增殖性玻璃体视网膜病变的眼 B 超。高强度的 V 形或漏斗状回声从视盘发出，视网膜脱离缺乏活动性是晚期 PVR 的特征

手术的患者中几乎总是伴随着黄斑脱离而出现的严重的视觉损失。

## 五、PVR 的分类 Classification of PVR

分类和记录所有视网膜脱离患者的 PVR 程度是有意义的。这一活跃的细胞增殖过程促使我们在手术前和术后对所有患者的体征进行彻底的检查。它允许在任何可能被审查或出版的临床系列中交叉比较疾病的严重程度，并且是通过临床试验评估各种治疗效果的基础。最常用的分类系统仍然是视网膜学会术语委员会在 1983 年公布的分类系统[3]。根据临床症状和发病部位的分布将 PVR 分为四个等级（表 111-1）。一个主要的缺点是它忽略了前部 – 后部的视网膜前增殖，以及由此而形成的前部 PVR 所引起的牵引的重要性。这也是一个静态的分类，没有提到细胞增殖活性在分级时的程度。影响所有象限的非活动性 D 级 PVR 比仅影响两个或三个象限的细胞性、活动性、增殖性 PVR（如 C 级）在手术中的预后更好。1991 年修订的 PVR 分类考虑了有关单个眼睛中 PVR 的位置、范围和严重程度的更详细信息，因此在临床试验中更为适用（表 111-2 和表 111-3）[4]。硅油（SO）作为 PVR 辅助治疗多中心对照试验的一部分，对 PVR 的分类提出了进一步的修改，但与更简化的分类相比，不同检查者之间增加的复杂性更难再现[22]。对过去 15 年来 PVR 出版物中这些分类的实际应用的分析证实了它们的不足，因为它们忽略了细胞活动的信息，没有记录视网膜内纤维化和视网膜缩短，并且均没有体现与

表 111-1　视网膜协会增殖性玻璃体视网膜病变分类（1983）

| 分级（阶段） | 特　点 |
| --- | --- |
| A | 玻璃体混浊，玻璃体色素团 |
| B | 内层视网膜表面皱褶，视网膜裂孔卷边，视网膜僵硬，血管扭曲 |
| C | 全层视网膜皱褶 |
| C–1 型 | 一个象限 |
| C–2 型 | 两个象限 |
| C–3 型 | 三个象限 |
| D | 四个象限固定的视网膜皱褶 |
| D–1 型 | 宽漏斗形状 |
| D–2 型 | 窄漏斗形状（漏斗前端可通过带 20 屈光度的间接检眼镜看到） |
| D–3 型 | 闭合漏斗（视神经不可见） |

引自 Retina Society Terminology Committee. The classification of retinal detachment with proliferative vitreoretinopathy. Ophthalmology 1983; 90:121–5. ©1983, American Academy of Ophthalmology 版权所有

表 111-2　最新增殖性玻璃体视网膜病变分级（1991 年）

| 分级 | 特　征 |
| --- | --- |
| A | 玻璃体混浊，玻璃体色素团，视网膜下色素团 |
| B | 内层视网膜表面皱褶，视网膜僵硬，血管扭曲，视网膜裂孔边缘起伏不规则，玻璃体活动性降低 |
| CP1–12 | 赤道后，局灶性、弥漫性或全周的全层皱褶，视网膜下条索 |
| CA1–12 | 赤道前，局灶性、弥漫性或全周的全层皱褶、视网膜下条索[a]、视网膜前移位[a]、浓缩性玻璃体条索[a] |

a. 表示所涉及的总时钟的钟点数
表格经许可转载自 Machemer R, Aaberg TM, Freeman HM, et al. An updated classification of retinal detachment with proliferative vitreoretinopathy. Am J Ophthalmol 1991;112:159–65.

手术解剖成功复位或视觉预后是否具有好的相关性[23]。到目前为止还没有公布更新的分类。尽管如此，PVR 的描述和术前的视网膜绘图应该足够详细，以便对任何一只眼进行分级和临床研究和手术结果的审核。广角数字成像也可用于此目的。

表 111-3　更新的增殖性玻璃体视网膜病变收缩类型
分类（1991 年）

| 类　型 | 位置<br>（相对于赤道） | 特　征 |
| --- | --- | --- |
| 局灶 | 赤道后 | 玻璃体基底部之后的星形皱褶 |
| 弥漫 | 赤道后 | 玻璃体基底部之后汇合的星状褶皱；视盘可能不可见 |
| 视网膜下 | 后 / 前 | 视网膜下的增生；视盘附近的环状条索；线形条索；虫蚀样的片状物 |
| 环形 | 赤道前 | 玻璃体基底部后缘收缩，视网膜中央移位，周围视网膜拉长，后部视网膜呈放射状皱褶 |
| 前部 | 赤道前 | 玻璃体基底部被增生组织向前牵引；周边视网膜深沟槽形成；移位的睫状突可以伸展，可以被膜所覆盖；虹膜可以收缩 |

引自 Machemer R, Aaberg TM, Freeman HM, et al. An updated class-
ification of retinal detachment with proliferative vitreoretino-pathy. Am
J Ophthalmol 1991;112:159-65.

## 六、PVR 的预防 Prevention of PVR

预防 PVR 主要依赖于了解哪些有视网膜脱离
或无视网膜脱离的眼更容易发生 PVR，并认识到这
种情况的早期征兆。提高认识可以使外科医师修改
治疗计划，在大多数情况下，可以预防这种毁灭性
的并发症。当活化的色素上皮细胞以越来越多的数
量溢出到玻璃体和视网膜表面时，视网膜大裂孔或
多个裂孔或巨大裂孔的眼更容易发生 PVR。同样，
既往或目前有穿透性外伤伴或不伴视网膜脱离的眼
可能会出现玻璃体细胞含量增加和炎症反应增强。
慢性视网膜脱离、脉络膜脱离、葡萄膜炎、病毒性
视网膜炎和与视网膜脱离相关的脉络膜视网膜炎的
眼都会增加 PVR 的风险，特别是与视网膜破裂相
关时。在白内障手术后玻璃体中存留晶状体碎片，
或在可能有增强炎症反应的多个前段手术后，发生
PVR 的风险更高。然而，大多数有 PVR 的眼在过
去的 1～3 个月里都经历了孔源性视网膜脱离修复
术，而且其中多半可能已经发展成 PVR，而不管
最初修复的技术是什么。术中并发症包括脉络膜出

血、玻璃体残留出血、强烈的光凝或特别是严重的
冷冻治疗均增加了风险。激光可能导致的血 - 视网
膜屏障的破坏比冷冻治疗少，能活化的色素上皮细
胞也少，这是因为激光只作用于附着的视网膜，且
作用范围比冷冻治疗小。任何早期 PVR 较轻微的
眼，包括玻璃体中的色素颗粒、局部固定的皱褶、
边缘卷边的视网膜裂孔、可见的玻璃体膜、睫状体
平坦部脱离和锯齿状缘离断，以及检查期间视网膜
脱离皱襞对眼球运动的活动性降低，通常需要玻璃
体切除术来减少进展到完全性综合征的机会。早期
PVR 的征象可能表明需要联合玻璃体切除和巩膜扣
带术，也可能需要用填充长效气体或 SO。

## 七、PVR 手术 Surgery for PVR

在过去的 40 年里，PVR 手术的成功率有了很
大的提高[24-27]。PVR 的临床严重程度是非常可变的，
因此手术计划的范围与此是相应的。PVR 的变化范
围从视网膜表面单一的不活动的固定星状折叠到具
有漏斗状的完全视网膜脱离和致密的赤道固定膜。
可能存在仅累及视网膜后极部或玻璃体基底部纤维
化组织的固定皱褶，环形收缩和前部环形牵引将视
网膜向前牵引或分离睫状体平坦部。固定的皱褶可
能覆盖视网膜，相对容易被分离或剥离以减轻牵引
力，或者可能存在广泛的视网膜表面纤维化，从而
导致前 / 后的视网膜缩短，需要进行视网膜切开术
来松解。PVR 的严重程度也可能在目前的炎症和细
胞增殖活性方面有显著差异，或表现为固定的、静
止的、无细胞成分的膜的形式，如果切除或剥离，
这些膜不太可能复发。这些因素可能影响再次玻璃
体视网膜手术的时机。如果黄斑仍然附着或可以挽
救，需要尽快手术。如果黄斑视力在炎症活动减弱
之前无法恢复，有时最好等几天，用皮质类固醇使
眼睛安静下来。另外，一只视网膜脱离和早期 PVR
的眼几乎总是会导致进一步的进展和最终的不可手
术性，因此大多数被认为是可手术的眼应该尽快手
术。玻璃体视网膜手术的目的是永久性地支撑视网
膜并免受任何持续的牵引，关闭任何开放性视网膜
裂孔。这些目标可以通过巩膜扣带手术、玻璃体切
除术解除所有视网膜牵引，以及用长效气体或硅油
暂时或长期填充视网膜来实现的。这些步骤必须在

不引起长期的眼部炎症或进一步的细胞进入视网膜表面的情况下完成，否则复发会很频繁。

### （一）巩膜扣带术与 PVR Scleral Buckling and PVR

尽管完全玻璃体切除和玻璃体置换已成为 PVR 的核心手术，但在许多玻璃体视网膜外科医师看来，360° 环扎巩膜扣带术仍是大多数已形成 PVR 的眼的基本手术技术。这是因为玻璃体基底部，特别是下方，PVR 发展继续纤维化，即使在玻璃体切除术后也会继续收缩，因为玻璃体切除几乎不可能彻底切除整个玻璃体基底部。高的环形巩膜嵴支撑玻璃体基底部，对抗进一步牵引，防止周边变薄的视网膜新的或漏查的小视网膜裂孔所造成的渗漏。有局限性或相对不活跃 PVR 的眼，可通过环扎巩膜扣带、视网膜下液放液外引流和周边激光光凝成功地复位。然而，大多数患者需要玻璃体切除术和眼内填充术，使用 SO 或长效气体。为了达到脉络膜视网膜粘连，激光光凝优于冷冻治疗，但由于放液引流后残留的视网膜下液或与先前手术相关的视网膜萎缩的白色背景，激光治疗并不总是可行的。

### （二）玻璃体切除术与 PVR Vitrectomy and PVR

玻璃体切除术是治疗 PVR 的关键。一些外科医师依赖于细致的玻璃体切除术，因此在没有巩膜扣带的情况下进行填充，并报道与联合手术的类似的结果[28]。在任何情况下，几乎所有视网膜脱离和 PVR 的眼可以通过玻璃体切除术来清除所有的玻璃体凝胶、细胞和炎症物质、血液和成纤维细胞膜。通过分离、剥离或分层切除膜来减轻所有牵引力，并尽可能地去除基底部玻璃体。同样重要的是，分离切除引起前部环形收缩的任何膜，并释放瘢痕缩短对视网膜的牵拉作用。现在技术上的非凡进步极大地促进了这项手术。广角观察系统可以是间接连接到手术显微镜上，或者由手术角膜接触镜和显微镜图像转换器组成。接触镜提供了一个更清晰的图像和更容易的视觉探查下方远周边，但需要经常重新定位和补充黏弹剂。间接观察系统提供的全景视野较少，而且视野依赖于精确的眼球定位，使得角度设置更加困难。广角视野照明是通过一系列光纤光源或一个吊顶灯装置通过一个单独的平坦部入口插入眼睛来实现的。玻璃体切割和抽吸探头（玻璃体切割器）有了很大的改进，外科医师可以选择 25G、23G 和传统的 20G 仪器。气动玻璃体采集器每分钟可循环 5000 次，并具有由电子传感器控制的可变占空比。这允许更快地去除核心玻璃体和混浊，但也更安全的切割和抽吸接近视网膜表面。另一个主要的进展是术中使用比水重的全氟化碳液体，这种液体会向前移位置换视网膜下液体，并使大疱状脱离的视网膜后极部展平。这突出了未解除的牵引膜，通过稳定后极部视网膜更好地进行切除和剥膜。有时需要松解性视网膜切开术来完全缓解由紧密粘连的固定褶皱或缩短的纤维化视网膜所引起的牵引力。很少有视网膜下膜需要通过一个小的人为的视网膜切开术来切除或剥离。视网膜下液的内部引流和玻璃体腔的液 – 气交换允许测试所有视网膜牵引的释放。在液体 – 空气交换后视网膜的任何持续升高意味着牵引力或视网膜缩短尚未完全释放。复位的视网膜和开放性视网膜裂孔用眼内激光光凝或冷冻治疗封闭，并决定是否用全氟丙烷（$C_3F_8$）气体暂时填充就足够或者是用 SO 填充。尽管一项对照试验显示最终结果相似，但许多外科医师更喜欢使用气体，因为它可以减少术后炎症，加快康复，减少再次手术。在严重的 PVR 病例中，使用比水重的重 SO 也可以提高下方视网膜脱离的填充，并且正在被越来越多的使用。

### （三）已成形 PVR 的手术步骤 Surgical Steps for Established PVR

广角显微镜观察系统和完全集成的电子控制手术系统极大地促进了 PVR 的现代手术。大幅度改善的流体学和一系列内置模式提高了玻璃体视网膜手术的效率、持续时间和可预测性。高速 23G 或 25G 切割机能够以高达 5000 次 / 分的速度从视网膜表面切割玻璃体和膜，极大地提高了去除残留玻璃体和膜的能力，特别是基底部周围的玻璃体，同时避免视网膜嵌顿与切割头造成医源性视网膜裂孔。照明镜或吊顶灯眼内照明允许在眼内进行双手操作分离眼内组织，尤其是剥膜。眼内电凝和小型挤压 / 吸引针头允许进行可控的视网膜切开术，用于视网膜下液体的内引流。灵活的腔内激光头有助于 360° 周边激光光凝和治疗视网膜裂孔。在这种情况下，激光优于冷冻疗法，因为它可以封闭平坦的视网膜裂孔，允许 360° 光凝，术后炎症反应小，并刺激细胞增殖。具有眼压自我监测功能的一体化液体 - 气体交换泵有助于进行液体 - 气体交换和正式检查，确保视网膜完全活动和视网膜裂孔完全平坦。在某些情况下，可视化的困难仍然使冷冻治疗成为必要。软硅胶头液体挤压针（23G 或 25G 笛针）具有主动吸引功能，有助于通过视网膜裂孔或有意地后极部视网膜切开术，促进视网膜下液体的完全排出。23G 和 25G 的玻璃体镊子和剪刀以可控的方式提高了剥离、分层和解除视网膜牵引的能力。一个集成的泵，用于将 SO 和氟化重硅油输送到玻璃体作为填充物，同时也展平视网膜。以循序渐进的逻辑方式使用这些工具，意味着高达 90% 的严重、晚期 PVR 患者的眼可以成功复位。晶状体超声乳化吸出术器械的进步也导致许多外科医师从后方晶状体切除术转向正式的从前方晶状体摘出和人工晶状体植入术。在 SO 或气体填充眼，有计划的囊外晶状体摘除术仍然可以在玻璃体基底部进行，同时保留眼前段的屏障。平坦部超声乳化术后无晶状体眼有可能因乳化的硅油在前房或 SO 泡阻塞瞳孔而导致角膜内皮损伤和继发性青光眼。

### （四）麻醉 Anesthesia

与任何玻璃体视网膜手术一样，全身或局部球周麻醉都是可以接受的。如果计划全身麻醉，必须通知麻醉师是否使用长效气体，以避免一氧化二氮。大多数 PVR 患者可在局麻下手术。如果有一个不充分的 Tenon 囊下阻滞麻醉，患者会感到不舒服，手术时间可能会延长，麻醉师术中进一步注射静脉镇静镇痛，可补充阻滞。如果巩膜扣带已经放好，并且手术是完全眼内的，通常不会感到疼痛。

### （五）手术技巧 Operative Technique

手术应该从一个准备充分的术前计划开始，这个计划可以在手术过程中根据检查所见而修改。术前视网膜和生物显微镜图通过确保病变发现的所有方面都得到了检查和考虑，从而有助于这一过程。对已经存在或计划进行 360° 环扎扣带，在角膜缘环形打开结膜。任何术前瘢痕组织都是在直肌下方

和周围轻轻分离打开，并用 4/0 黑色丝线牵四条直肌。然后放置 360° 巩膜环扎带并用永久性巩膜缝线（如 5/0 聚酯纤维）缝合固定。巩膜扣带宽度的选择取决于玻璃体基底部收缩的程度和周围视网膜裂孔的大小。它可以从宽 7.0mm 277 型或宽 5.0mm 276 型环扎带降至宽 2.5mm 240 型环扎带。巩膜外加压物有宽有窄，以永久性支持玻璃体基底部和任何周边视网膜小裂孔。更大、更靠后的裂孔可以由手术结束时放置在裂孔下的额外放射状外加压物支撑，但在大多数情况下，在牵引完全缓解后，可以达到裂孔封闭，并可补充激光光凝永久封闭。巩膜缝线的厚度为巩膜厚度的 2/3，在环扎扣带的前后至少 1mm，每个象限一个或两个。直到手术结束和玻璃体切除完成后，再系好缝线和扣带。如果只使用一个环扎带，一些外科医师更喜欢用巩膜"带环"（belt loop）固定。如果之前的手术中已经有足够的环扎巩膜扣带，那么上述步骤可以省略，并且手术继续进行，插入 3 个 23G 或 25G 的巩膜隧道套管。一些外科医师仍然喜欢 20G 系统，这需要术中缝合固定灌注管。这三个入口分别位于颞下区、颞上区和鼻上区，需要以一定的倾斜角度经巩膜隧道进入到眼内，以减少术后切口漏的风险。第一个巩膜切口位于颞下象限的水平面附近，以防在切除下方玻璃体基底部的手术中妨碍眼球向下旋转。第二和第三个切口用于导光纤维和玻璃体切割头或其他仪器的进入，如眼内电凝、眼内激光、玻璃体剪刀、玻璃体镊和笛针。如果要使用吊顶灯，则通过第四个切口插入。巩膜切口套管放置在离角膜缘后 3.5mm 处，位于中线上方，几乎彼此相对，同样便于在手术过程中上下旋转眼球，有助于观察周围情况。在玻璃体切除术中，必须注意检查睫状体平坦部是否脱离，以及留置套管是否已进入玻璃体，以避免灌注液进入视网膜下或脉络膜上腔。此时，通过将显微镜照明切换到间接的、非接触的广角观察系统，或通过放置广角角膜接触镜，来决定视网膜，特别是周边和玻璃体基底部的可视化是否充分。如果瞳孔很小或虹膜黏在晶状体囊上，则进入前房，用黏弹性透明质酸钠代替房水，进行分离。粘连可以通过注射黏弹剂被打破，瞳孔扩张，或者用柔软的一次性虹膜拉钩通过每个象限的透明角膜切口进入前

房进行机械扩张。

### （六）PVR 中晶状体的处理 Management of the Lens in PVR

在大多数情况下，广角观察系统能够提供足够的周边视野，晶状体得以保留。SO 填充术后总是会发生程度不等的白内障，并且在 SO 取出后明显影响视觉时，可以很方便地进行超声乳化术。尤其是晶状体混浊足以妨碍眼后段的视力，则必须摘除白内障。大多数外科医师现在都倾向于采用正规的超声乳化手术，因为这样可以在手术过程中植入人工晶状体。还有些外科医师仍然喜欢通过平坦部巩膜切口使晶状体碎裂，去除整个囊膜或保留前囊膜的方法。在这种情况下，无晶状体眼的囊膜如果被完全切除，那么从长远来看，与角膜内皮细胞有接触 SO 的风险。下方虹膜切开术降低了这种风险[29]。如果前囊保持完整，在 SO 存在的情况下，前囊会混浊，则在 2～3 个月后将人工晶状体植入睫状沟时，使用 YAG 激光囊切开术或使用锐器进行规范的前囊切开术。

### （七）核心玻璃体切除及玻璃体基底部切除术 Core Vitrectomy and Removal of the Vitreous Base

在玻璃体切除术中，用黏弹性的甲基纤维素涂在角膜表面和广角接触眼镜（如果使用）保持角膜清亮。在插入导光纤探针和玻璃体切割头后，显微镜重新聚焦以便内部观察。三种可用的切割头尺寸都是可以接受的。25G 的开口最小，也是最安全的。但它也是最慢的。因为它更灵活，所以很难将眼球向上旋转到足够高的位置，不能轻松地将玻璃体从可移动的脱离视网膜的视网膜裂孔上切除。20G 探头有最大的开口和最有效的液流，但切口需要缝合。23G 切割头是最受欢迎的折中方案。大多数已经形成 PVR 的眼已有后玻璃体脱离。所有剩余的中心玻璃体凝胶被完全切除，然后周围玻璃体被小心地尽可能彻底地切除，尤其是在色素和炎性细胞倾向于聚集的下方。这一过程是通过现代高速的玻璃体切割系统来完成的。使用这些切割头，可以在不接触视网膜的情况下，将附着的玻璃体从表面刮除。使用双手操作的技术，用一个带导光的玻切头或者用另一只手拿着 pic，也有助于保护

视网膜。通过使用巩膜压迫器、斜视钩或棉棒的辅助巩膜顶压（图 111-8），也有助于下方基底部玻璃体的切除。如果视网膜是脱离和移动的，附着在周边视网膜上的成形的玻璃体也很难切除，在这种情况下，可以在这个阶段通过用重氟碳液体部分填充玻璃体腔来稳定视网膜（图 111-9）[30, 31]。这有双重作用：通过向前置换视网膜下液，使视网膜变平，并打破瘢痕组织的肉眼可见的视网膜桥状增殖牵引膜。如果部分玻璃体仍然附着在后极部视网膜的表面及玻璃体基底部，玻璃体腔内注射曲安奈德可能有助于去除残留玻璃体。白色的悬浮液黏在玻璃体膜和残留的玻璃体凝胶上，使其更加可见[32-34]。

### （八）视网膜前膜切除及全氟化碳重液的应用 Removal of Epiretinal Membranes and Use of Perfluorocarbon Heavy Fluid

在尽可能彻底细致进行玻璃体切除后，必须处理由于视网膜前膜引起的任何固定的皱褶或视网膜收缩。膜从视网膜表面从后极向外剥离。如果发现膜的边缘，最好用玻璃体镊子剥离。如果不是，一个钝的玻璃体钩可能有助于找到一个间隙并抬高膜（图 111-10）。必须小心避免造成医源性视网膜裂

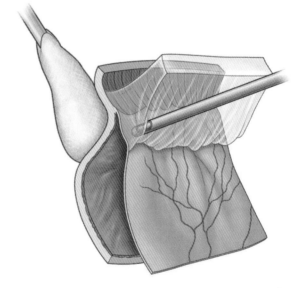

▲ 图 111-8　用高速玻璃体切割机和低吸力去除前部玻璃体和牵引膜

这个过程可以辅助巩膜顶压。成形的玻璃体从视网膜表面刮掉，以减少术后进一步牵引的风险

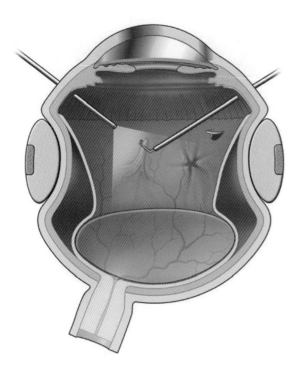

▲ 图 111-9　将全氟化碳重液体注入玻璃体腔有助于去除更多的前膜和玻璃体

当使用玻璃体切割头、笛针或镊子时，这种方法可以向前挤压视网膜下液体并稳定后极部视网膜。必须始终注意避免大量的液体通过视网膜裂孔进入视网膜下

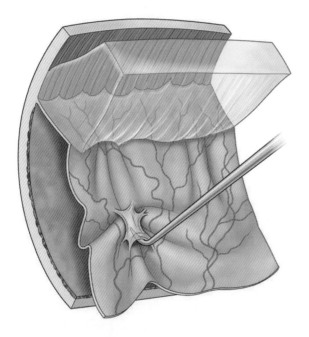

▲ 图 111-10　视网膜前膜剥除，使用玻璃体视网膜镊在视网膜上造成固定的星状折叠

最好用玻璃体镊或钝性器械的钝端剥离表层膜，以减少视网膜撕裂的风险

孔。特别注意任何固定的褶皱，收缩的膜倾向于将视网膜折叠到下面的缝隙中。任何涉及黄斑的膜都必须剥除。一些外科医师主张此时注射亚甲基蓝等重要染料，以染色并使收缩的内界膜脱落，特别是在后极的视网膜表面仍然僵硬或有反光的情况下。视网膜前膜与视网膜表面的黏附程度各不相同，有些膜很容易在一片膜中剥离，而有些膜则必须以分离孤立的方式分解或分层。视网膜表面膜和内界膜的剥离比附着的视网膜容易得多。在许多情况下，通过开放的视网膜裂孔或必要时通过远离表面瘢痕组织区域的小视网膜切开术造孔来引流视网膜下液体，或更经常地通过注射重液体氟碳使后极视网膜展平有助于这一过程[30]。必须始终小心避免液体通过裂孔进入视网膜下。如果牵引膜未去除完全，仍然升高视网膜裂孔，就可能发生这种情况。重质液体填充到视网膜裂孔前缘就停止注射，直到视网膜被处理干净，可以展平。

### （九）去除前部牵引膜 Removal of Anterior Tractional Membranes

玻璃体基底的成纤维细胞组织可引起周边视网膜升高和前部环形收缩牵引。这种情况必须被分割以充分调动视网膜（图 111-8）。为了减少 PVR 复发的风险，尽可能多的成形玻璃体凝胶必须在术前取出。高速玻璃体切割机（23G 或 25G）也极大地促进了这方面的手术，因此通常不需要垂直动作剪刀。双手器械和外部巩膜凹陷（图 111-8）可能有帮助，广角观察非常重要。在剥离过程中，通常需要使用重的全氟化碳液体来稳定视网膜后部。如果术前发现广泛的前牵引，那么有计划的晶状体摘除也可以促进这种分离，但使用现代仪器和观察系统，这通常不再是必要的。

### （十）松解性视网膜切开术是否充分解除牵引 Testing Adequacy of Relief of Traction and Relaxing Retinotomy

此时，视网膜活动的充分性可以通过完全的液体 – 空气交换来测试。将笛针穿过巩膜切口，用正吸力吸出所有玻璃体液体或重水及残留的视网膜下液体。针头上的硅胶软管可促进视网膜下液体的引流。如果存在残余玻璃体牵引或视网膜表面或内层视网膜胶质增生而导致视网膜缩短，则无法完全变平，甚至可能有空气进入视网膜下。这项测试提示外科医师，视网膜的充分活动尚未实现。它可能需要在视网膜裂孔周围进行额外的切开，或者使用玻璃体剪刀或更方便地使用玻璃体切割头进行局限的周边松弛性视网膜切开术，甚至环形或放射状视网膜切开术（图 111-11）[35-37]。严重纤维化、收缩的视网膜也可能需要局部视网膜切除术，以便在全氟化碳重液体下重新复位（另见第 112 章，视网膜切开术和视网膜切除术）。为了防止或封闭切口边缘的视网膜出血，需要进行眼内电凝。这一步骤的终点是在空气或重水液体的作用下视网膜完全变平。然后用眼内光凝彻底密封裂孔边缘（图 111-12）。如果不能完全解除牵引力，视网膜就无法贴附色素上皮表面。这是导致解剖复位效果不佳的最常见原因。另外，松解性视网膜切开术不应轻易进行。在一个大的环形视网膜切开术后，游离的视网膜的后缘可能会收缩，严重者几乎退回到视盘和黄斑，影响视力效果。放射状视网膜切开术有时可以减轻残余牵引力，避免视网膜切开游离边缘的后缩[38-41]。

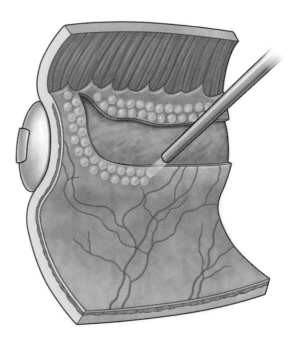

▲ 图 111-12  视网膜切开术后，在重氟碳液体和（或）液体 - 空气交换和视网膜下液体主动抽吸的帮助下，牵引力减轻，视网膜变平。视网膜切开术的边缘和任何其他的视网膜裂孔都要进行广泛的激光光凝治疗

### （十一）去除视网膜下增殖膜 Removal of Subretinal Membranes

在一小部分的眼睛中，特别是长时间的 PVR 和（或）严重的炎症，视网膜下条带索可能发展和收缩引起视网膜帐篷样改变[42]。如果这些阻止视网膜再复位，则在进行液体 - 气体交换之前，用剪刀在增殖膜附近制作一个小的视网膜切开造口，用 25G 玻璃体镊子抓住视网膜下增殖膜，并将其通过视网膜切开口拉入玻璃体腔[43, 44]。然后，可以将其横切或完全拉出（图 111-13）。

### （十二）液体 - 气体交换 Fluid-Air Exchange

在视网膜完全活动和所有牵引力解除后，进行液体 - 空气交换以获得完全平坦的视网膜。所有视网膜下液体、重液体、玻璃体液体和残余混浊（如血液）通过 25G 或 23G 挤压套管抽吸，同时通过持续的空气注入保持恒定的眼压（图 111-14）。视网膜下液体引流可以在有大量液体的情况下通过前视网膜裂孔抽吸完成，或者在液体 - 空气交换的情况下，可能需要小的后视网膜切开术。一个有计划的

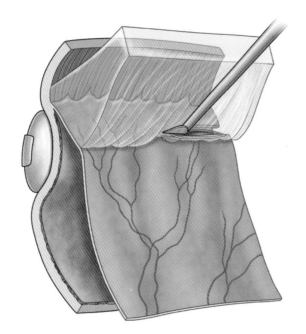

▲ 图 111-11  在前部增殖性玻璃体视网膜病变的严重病例中出现视网膜缩短
这使得视网膜部不能被展压，除非牵引力通过视网膜切开得到缓解。如果存在广泛的视网膜瘢痕组织，也必须进行视网膜切除术

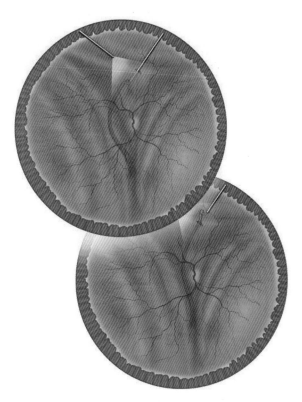

▲ 图 111-13　如果视网膜下增殖条索阻止视网膜再复位，则需将其移除。在有视网膜下条索的附近做一个小的视网膜切开术，用镊子将其从通过视网膜切开处取出。可以简单地将其切断，使其从色素上皮中缩回或直接整体取出

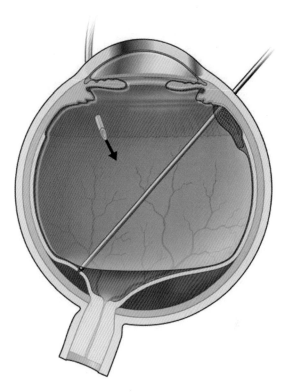

▲ 图 111-14　为了在玻璃体切除术和膜剥离术后重新附着活动的视网膜，视网膜下液体通过视网膜切开术或（如果存在）通过预先存在的视网膜裂孔排出。硅胶头挤压套管和正吸力有助于这一过程，同时进行气体 – 液体交换。先抽吸视网膜下液使视网膜复位，然后用气体置换剩余的玻璃体腔内液。如果出现前部裂孔，另一种方法是注入重全氟化碳液体，并将视网膜下液体向前置换，使其通过开放性视网膜裂孔吸出

引自 Wilkinson CP, Rice TA. Michels' retinal detachment. 2nd ed. St. Louis: Mosby; 1997.

引流视网膜切开术是首先在鼻侧到视盘的一个点上放置一个白色的透热标记，远离任何固定的褶皱，但视网膜过度脱离，避免视网膜血管。然后用 25G 或 23G 的抽吸套管在薄弱部位打一个小孔。注意持续抽吸排出的视网膜下液，避免将活化的色素细胞扩散到视网膜表面。笛针上柔软的硅胶尖端可以通过视网膜切开孔或先前存在的视网膜裂孔进入视网膜下方。

（十三）产生脉络膜视网膜粘连和巩膜压陷 Creating Chorioretinal Adhesion and Scleral Indentation

在视网膜完全活动并通过气液交换展平后，进行广泛的眼内激光光凝（图 111–12）[45]。所有视网膜裂孔或视网膜切开处都要被可见的视网膜灼瘢所包围，激光灼瘢通常覆盖玻璃体基底部并向后延伸至赤道的周边视网膜呈 360° 延伸。如果需要大范围的视网膜切开术或视网膜切除术来压平瘢痕收缩

的下方视网膜，腔内激光几乎覆盖血管弓的后极部。一些外科医师更喜欢使用间接眼底镜输送系统进行激光治疗，尤其是在 360° 的情况下。使用的设置往往比临床使用裂隙灯的设置持续时间更长（0.3～0.5s），但必须注意不要过度增加能量密度，因为这可能导致脉络膜出血和 Bruch 膜破裂。激光光凝优于冷冻疗法，因为它能减少术后炎症反应，并且可能与随后较少的并发症有关，即进一步破坏血 – 玻璃体屏障、细胞增殖和 PVR 复发。然而，在某些情况下，由于在某些区域很难分离所有的增殖膜，并且在巩膜扣带的前部远周边区域持续存在浅的视网膜下液体，冷冻治疗仍然是必要的。如果周边视野受损，冷冻治疗也是必要的。注意不要用

冷冻过度治疗。如果不能通过眼内激光或间接应用获得可见的激光灼癍，通常意味着在视网膜下有液体持续浅脱离的区域，视网膜没有复位。在某些情况下，局部冷冻治疗被应用，预先放置的巩膜扣是通过预置的巩膜缝线来固定的。缩进是通过拧紧由 Watzke 套管或打结的聚酯缝合线连接的环绕元件来实现的。由此产生的巩膜嵴应相对较高，以确保玻璃体基底部的永久性支撑。如果眼球壁巩膜凹陷较低，残留的玻璃体基底细胞进一步增生和收缩可导致新的裂孔或视网膜裂孔重新开放，导致视网膜脱离复发。如果可能的话，任何大的视网膜裂孔的后缘都应该用扣带闭合。这有时需要环扎下应用一个额外的放射硅胶外加压块，或者是一个硅海绵。

## （十四）眼内填充 Intraocular Tamponade

下一步是决定填充短期与长效眼内混合气体或更长期的膨胀性气体或永久性填充 SO[47, 46]。一项对照试验表明，用 $SF_6$ 短期填充 2 周是不够的，但用 $C_3F_8$ 长期填充 4 周是足够的。这些结果在长期疗效上大体上可与填充 SO 的结果相当[48, 49]。然而，实际上，大多数外科医师更喜欢 SO 填充（表 111-4）。这是因为这些眼中的大多数已经做过一次或多次手术，SO 往往会更快地使眼睛安静下来，并确保控制非常困难的临床情况。长效的气体填充术后的复发往往需要再次 SO 填充手术。此外，眼内填

充限制了患者更长时间的活动。长效气体填充禁止飞机飞行达 4 周左右。如果选择八氟环丁烷气体交换，通常使用 15%～18% 的浓度[50]。这类轻度膨胀，依然有术后高眼压的风险，但形成了一个有效的气泡用于填充，占据超过一半的玻璃体室长达 3 周，有利于术后视网膜复位。气体可以通过一台现代化的集成式玻璃体切割机注入，也可以在一个 50ml 的注射器中单独抽出，并用过滤空气稀释到适当的浓度。如果玻璃体填充物不足或吸收过快，可以在术后补充眼内气体，如门诊使用推拉液气交换技术[51]。在球结膜被打开的眼中，或者如果存在薄巩膜、近视眼或以前进行过玻璃体切除术，特别是 23G 或 20G 玻璃体切除术，通常需要缝合巩膜（7/0 丝线）切口，以避免术后早期切口漏，玻璃体腔内气体损失。即使是 25G 的玻璃体切除术的微创巩膜切口也可能会漏，如果术中有任何疑问，都应该进行切口缝合。

### 1. 硅油 Silicone Oil

如果选择 SO 进行较长时间的眼内填充，通常情况下，直接注入充满空气的玻璃体腔（图 111-15）。如果在手术过程中使用了全氟化碳重液体，一些外科医师会直接进行全氟化碳 - 硅油交换，但大多数医师更喜欢在注入 SO 之前进行液体 - 空气交换的中间步骤。这是因为残留的视网膜下液可能

表 111-4 全氟丙烷气体与硅油填充治疗增殖性玻璃体视网膜病变的比较

| | 优 势 | 缺 点 |
|---|---|---|
| 全氟丙烷气体（$C_3F_8$） | 自发吸收，使视网膜暂时压塞<br>用空气调节 $C_3F_8$ 浓度，可控制填充的时间由中到长<br>用气体治疗 PVR 后视力恢复更快<br>与使用相关的长期并发症相对较少 | 手术后 6～8 周视网膜前再生所需的填充时间不够长<br>气泡未被吸收前禁止乘坐飞机<br>俯卧位未保持白内障形成<br>一些短期并发症，如眼压升高<br>术后更可能出现低眼压 |
| 硅油 | 提供数月或数年的长时间填充使外科医师能够确定是否或何时去除硅油<br>对于有多个视网膜裂孔或大范围视网膜切除的眼的最佳填充物在有残余牵引或再生的情况下，视网膜部分<br>复位效果更佳<br>航空旅行不受限制<br>低眼压的眼充填效果更佳眼压升高 | 不能阻止下方视网膜再增殖<br>视力改善有限，导致屈光度发生改变<br>角膜毒性<br>晶状体眼白内障形成<br>硅油乳化<br>眼内压升高<br>必须通过第二次手术来达到最佳的视力 |

在前方被重液截留，当它随着空气再次向后极迁移时变得明显。特殊设计的刚性注射器配有 SO，用于在集成玻璃体切割机的气泵压力下注射。通过玻璃体手术切口或直径 23G 或 20G 的输液管注入油。使用现代设备，可以通过 23G 或 25G 的短针或套管来注射[52]，但有些仍需将巩膜切口扩大到 20G。然后，硅油注射器连接到一个短塑料导管，该导管由可用的静脉一次性套管针／套管制成，切割到约 1cm 长，并倾斜以便于插入。此时，大多数外科医师仍然在无晶状体眼的 6 点钟位置下虹膜处，用玻璃体切割头在切开基底部虹膜切除做周切口，以防止术后睫状体阻塞和继发青光眼[29]。如果晶状体／虹膜屏障完好无损，则无须执行此步骤。SO 通过广角观察系统在直视下注射，而空气灌注仍与眼内相连。在注入过程中，空气从第三个切口流出（图 111-15）。当硅油进入玻璃体腔时，输液压力降低到 10～15mmHg，并维持这个眼压。一旦当硅油到达巩膜切口的水平面时停止输注空气，眼压可能会急剧上升。此时，注入空气的套管被取出，继续

注射，直到排出残余空气。在这个动作中，注意用棉签监测眼压。许多外科医师会在注射 SO 之前关闭其中一个巩膜切口，然后关闭其余两个。最终目的是使玻璃体腔完全充满 SO，但眼压接近正常范围的较低值，介于 10～15mmHg（图 111-16）。硅油的黏度较小，为 1000 或 1300cSt 或黏性更大的 5000cSt 品种。大多数玻璃体视网膜外科医师更喜欢 1000～1300cSt 的硅油，因为它相对容易取出。黏性越大，通过视网膜裂孔的可能性就越小，但如果在牵引力解除或巩膜扣带的嵴支撑不确实，孔并没有被适当地压平，任何油都会通过。

**2. 重硅油 Heavy Silicone Oil**

视网膜压塞的另一种选择是重于水的氟化硅酮液体。标准的 SO 比水轻，因此一旦患者可以活动或直立坐着，在油泡和下方周边视网膜的位置之间就会有一个很小的间隙。这导致细胞碎片和炎性蛋白在 SO 和视网膜之间的水溶液中积聚。再加上缺乏下方视网膜压塞，这往往会导致视网膜表面持续增生和下方眼底局部牵引性视网膜脱离的复

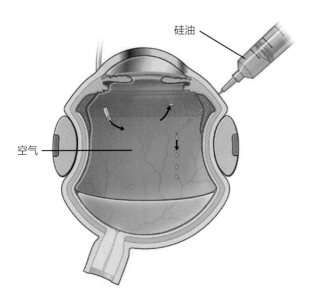

▲ 图 111-15　硅油通过一个特别设计的 **10ml** 加强注射器，通过一个 **19G、20G** 或 **23G** 静脉导管（已修剪至约 **1cm**）经平坦部巩膜切口处注射

这些硅油是在压力下泵入的，当它流入眼内时，空气要么通过一个开放的巩膜切口，要么在更严格的控制下，备份空气注入管道。这有助于在注射期间维持正常眼压。一旦硅油位置达到输液管，压力可能会急剧上升。在这一阶段，通过移除空气注入套管，并轻轻地继续进行 SO 注射，直到所有的空气都从巩膜切口处排出，可以避免这种情况

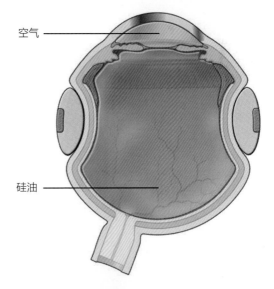

▲ 图 111-16　完全玻璃体切除、纤维组织膜剥离和全视网膜牵引解除后，硅油填充整个眼后段。视网膜裂孔内用 SO 填充，外用硅胶环扎扣带填充。如果是无晶状体眼，眼前段会暂时受到空气的保护。**SO** 可能必须永久性地留在眼内，但通常在 **3 ～ 6** 个月后摘除

发[53, 54]。使用重氟化 SO，当患者术后是直立的时候可以填充下方视网膜（图 111-17 和图 111-18）。重硅油的使用被用于与光凝结合，更多的时候作为一种替代填充物，特别是在做下方松弛性视网膜切开术后的眼内填充[54-68]。第一代（含氟硅酮和全氟化碳液体）和第二代（部分含氟烷烃）重填充物常出现眼内炎症、眼压升高和乳化等并发症。文献报道应用第三代重型 SO 填充有一例发生类似于轻型 SO 并发症的报道[65]。他们能提供更好的下方视网膜和后极部视网膜的填充。长期滞留在眼内的毒性

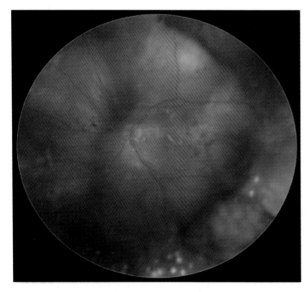

▲ 图 111-17 增殖性玻璃体视网膜病变术后 1 周的视网膜复位，巩膜环扎，玻璃体切除，剥膜，眼内激光光凝，用重硅油填充下方视网膜

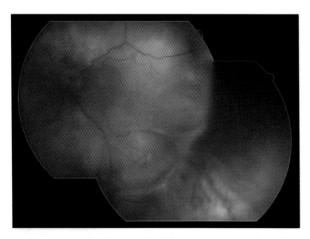

▲ 图 111-18 与图 111-17 相同的眼，2 个月后。视网膜仍然附着，但是在扣带后面的瘢痕组织增生导致了锐利的折叠。视网膜两边都被重硅油所压平

作用尚不清楚，乳化作用也很常见[53-68]。因此，重油通常在 3 个月后取出。

最后，用平衡盐和长效局部麻醉药冲洗眼眶，作为术后疼痛管理。稀释的抗生素，如庆大霉素或头孢菌素，也添加到 Tenon 囊下间隙。如果做了球结膜切开术，用可吸收的 7/0 缝线缝合，在 Tenon 囊下间隙注射长效 Celestone 或曲安奈德，Tenon 囊下结膜会闭合。

3. 硅油下手术 Operating Under Silicone Oil

许多有 PVR 的眼在成功的视网膜复位手术后继续发生视网膜表面增殖膜[69]。这些膜收缩并引起并发症，从视网膜前皱褶到下方视网膜脱离、视网膜裂孔和视网膜缩短。虽然有些外科医师更喜欢在全氟化碳重液下取出 SO 和剥除瘢痕组织，或采用周边视网膜切除术减轻牵引作用，但通常可以在油下进行手术。

输液口与空气相连以保持眼压。膜用玻璃体镊子从黄斑上剥离（图 111-19A 和 B）。继发性视网膜裂孔需要完全解除牵引和进一步激光治疗。视网膜缩短通常需要进行巩膜扣带和（或）周边视网膜切除术。任何残留的视网膜下和视网膜前液体（在有 SO 的情况下）通过主动抽吸排出，SO 根据需要加满。

4. 硅油的去除 Removal of Silicone Oil

两种类型的液态硅油通常与视力不良有关，因为其折射率明显不同，与 PVR 通常不同，即使存在合理的黄斑视觉电位[70]。SO 泡的迁移和神经元的缓慢变性早已被认识。PVR 的伤口愈合顺序与任何其他瘢痕组织一样在 3 个月内成熟，因此至少在这段时间内保持 SO 存留。仔细监测眼内是否有反复牵引和视网膜裂孔，如果眼睛安静，所有周边视网膜病理均由高嵴的巩膜扣带支撑，且所有视网膜裂孔均闭合，大约 3 个月后可取出硅油。延迟 SO 取出达 18 个月不能改善视功能的结果[71]。然而，SO 取出术后视网膜再脱离的风险也很大[72, 73]。在环扎扣带后附加 360° 激光可以降低风险。然而，尽管黄斑展平，但许多眼的视力仍然相对较差，但有证据表明周围有持续的瘢痕组织或局部视网膜脱离。他们可能有多个视网膜裂孔或进行了广泛的视网膜切开。到目前为止，大多数人已经做过多次手术，在所有这些情况下，最好还是保持 SO 存留。外科医

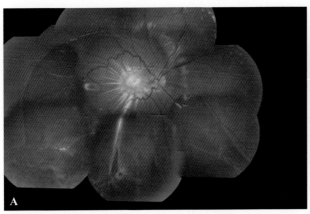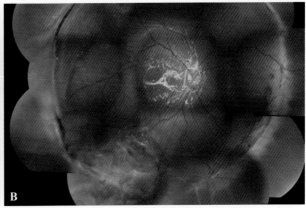

▲ 图 111-19　**A** 和 **B.** 增殖性玻璃体视网膜病变和硅油充填视网膜复位后，黄斑和下方形成致密的视网膜前牵引膜。前一次手术并未取出的黄斑下膜在硅油下用玻璃体镊取出

师根据 PVR 的严重程度和范围，选择视网膜切开的范围为 50%～85%。白内障通常发生在液体硅油填充视网膜后 6～18 个月内。可以在 SO 取出术的同时进行晶状体超声乳化术和人工晶状体植入术。晚期青光眼常见于前房内有或没有乳化的硅油滴，通常是取出硅油及尽可能清除所有乳化硅油滴的指征（图 111-20）。带状角膜病变可发生在年轻人中，即使 SO 局限于玻璃体内。取出 SO 可能会减缓病变进展。SO 通常是在手术室通过一个 20G 的巩膜切口处，使用一个修短的、倾斜的 21G 静脉导管连接到一个 10ml 注射器上主动抽吸。在手术过程中，

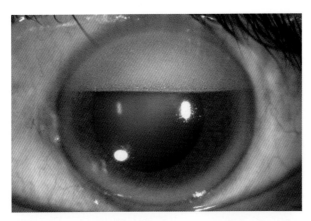

▲ 图 111-20　乳化硅油小滴在前房，与角膜病变和中央角膜基质混浊相关

取出乳化硅油，可预防继发性青光眼和进一步的角膜变性。在这种情况下，也有必要去除眼内硅油，否则将进一步发生乳化的小滴继续进入前房，导致情况再次发生。对于复位不良的视网膜，需同时进行硅油置换术

位于颞下象限的预置输液灌注管可以维持眼压。最后一滴硅油是通过旋转眼球，使剩余的油泡浮出来。通过 23G 或 25G 套管控制主动抽吸是现代玻璃体切除设备的一种方便的选择[74]。许多外科医师会进行 1～2 次液 - 气交换，以确保残留的硅油小滴被清除。这一步也可能检测到被 SO 压塞掩盖的未经治疗的小视网膜裂孔。它们可以在气 - 液交换过程中局部再贴附，然后可以在气下用激光光凝封闭。重氟化硅油更难取出。现在集成的玻璃体切割机上有一个自动抽吸系统来辅助这一过程。使用一个 23G 或 25G 的短管连续抽吸，将重 SO 吸入端口。如果吸力中断，重 SO 会向后落。然后，需要用一根长的静脉塑料导管将其连接到抽吸管并放置在视盘上进行抽吸。玻璃体腔可在取出 SO 后，在术后短暂填充空气，或用生理盐水填充。

## 八、术后管理 Postoperative Management

PVR 术后处理尤为重要。患者应在气体或 SO 取出术后的前 24h 内，面朝下俯卧位护理，以便色素上皮泵出残留的视网膜下液体，并促进光凝或冷冻治疗部位的初始粘连。一些外科医师坚持俯卧位的持续时间要长得多，如果有下方的视网膜裂孔，需要保持体位可以长达 7～10 天。

如果使用重型 SO，患者仰卧 1～2 天，然后活动。眼压升高是在巩膜扣带高嵴环扎及 SO 或空气填充，定期监测是很重要的。大多数外科医师要求患者避免仰卧，因为这会促进 SO 从视网膜表面向

前移动，并可能进入前房。前房变浅也可能发生。皮质类固醇、散瞳剂 / 睫状肌麻痹滴剂通常 1 天使用四次，持续 3~4 周，患者还可能需要降压滴剂和乙酰唑胺片治疗术后高眼压。尽管药物治疗，眼压持续升高通常意味着玻璃体腔 SO 过满，过量甚至可能需要在手术室将少量吸出。如果在没有高眼压的情况下出现眼眶肿胀和疼痛，除了手术用的 Tenon 囊下类固醇和常规止痛药外，还应考虑口服泼尼松龙。

## 九、PVR 术后并发症 Complications After PVR Surgery

PVR 是视网膜脱离的一个非常严重的并发症，尽管解剖上手术复位成功，但术前仍应告知患者严重视力丧失的可能性。术中也存在严重的术中问题和晚期并发症的风险 [75]。术前很难确定视网膜前膜与视网膜表面的黏附情况。因此，在某些情况下，膜并不能被完全剥离，视网膜不能活动，而在另一些情况下，这样会造成视网膜裂孔。然而，现在人们认识到，即使不可避免地产生视网膜裂孔，有效地减轻视网膜牵引力还是更好的。在硅酮研究中，29% 接受硅油治疗的眼需要进行有意的松解性视网膜切开术以减轻牵引力 [35]。随着越来越多的使用重水作为手术辅助和术后填充，趋势是越来越积极地进行眼内手术以减轻牵引力。

### （一）术中并发症 Intraoperative Complications

术中出血可能发生在分离致密膜和视网膜切开术中，这可以通过暂时提高输液压力和必要时进行眼内电凝止血来控制出血。术中角膜水肿、瞳孔缩小或晶状体混浊也可能使视野模糊。在玻璃体切除术中注入 1∶10 000 肾上腺素，使用柔性虹膜牵开器，或很少使用玻璃体切除术 / 括约肌切开术，角膜上皮可以刮除，瞳孔也可以重建。在手术过程中晶状体混浊需要通过平坦部进行 20G 超声粉碎晶状体切除术。如果不能通过内部引流和液 – 气交换使视网膜变平，可以通过滴入重水将视网膜下液向前推近视网膜裂孔，或者通过离散视网膜切开术，远离任何纤维组织，最好是在靠近视盘的视网膜的上半部分。这也可能意味着需要进一步缓解牵引力。

在手术过程中，空气、重水或 SO 等可能通过视网膜裂孔进入视网膜下。视网膜牵引力的进一步缓解通常允许将其抽吸，视网膜可以再次复位，但也有可能需要一个大范围的视网膜切开术。脉络膜出血性脱离可能发生在术中，当放置巩膜缝线时脉络膜血管撕裂，或者如果出现长时间的低眼压，在易感的眼内会自发发生。这种并发症如果范围太大，可通过玻璃体内暂时注入重质液体（如重水），然后通过放射状巩膜切开术外引流脉络膜上腔血液来治疗。有时这样的脉络膜脱离在手术过程中无法引流，需要几天后再次到手术室就诊。浆液性脉络膜脱离也可能发生，但通常是由于视网膜下或脉络膜上腔的灌注输注套管错位所致。可通过将输液灌注套管转移到另一个切口来处理。眼内浆液脱离随后会消退，此时可调整或更换出现问题的套管。全氟化碳重质液体可能通过视网膜裂孔，如果眼内充满超过开放性视网膜裂孔的边缘，则重水容易进入裂孔并沉回后极。可能需要进行视网膜切开术通过液体 – 空气交换的方式将其取出。所以如果不能完全解除牵引，重水会进入到视网膜下，这需要更广泛的视网膜切开术和进一步的交换，使视网膜在完全活动后在重水下展平。

### （二）术后早期并发症 Early Postoperative Complications

复杂的手术后可能会出现多种早期并发症。眼压升高是最常见的，发生在 10%～15% 的眼 [48]。升高到约 25mmHg 可以应用低眼压滴眼液和口服乙酰唑胺进行保守治疗。如果高于这个值，则通常是由于虹膜隔膜向前移动而导致的房角关闭，或是由于气体或 SO 填充过量而导致的。在硅油填充的无晶状体眼中，眼压升高可能是由于下方虹膜周除口不完全或晶状体囊阻塞造成的。眼内气体过量可在门诊或床旁用表面麻醉药处理，用 30G 针头和注射器通过平坦部取出气体约 0.2ml。SO 的取出手术难度更大，需要回手术室抽吸，同时加深前房。广泛的玻璃体视网膜手术后炎症很常见，纤维蛋白可阻塞瞳孔或覆盖人工晶状体后表面。术后用强烈的局部，有时全身的类固醇治疗。组织纤溶酶原激活剂注射也可用于分解前房纤维蛋白，但通常不必要。

使用气体的一个常见并发症是由于气体混合错误或通过巩膜切口处渗漏而导致的填充不完全。如果视网膜下液体持续存在，可以加满气体，或用 SO 代替。如果 SO 填充不完全并有较多液体，则可能需要重新操作注入硅油并排出残余液体，或者可能需要补充注入重硅油。持续性角膜上皮缺损，特别是在手术过程中从混浊的角膜刮除上皮后，可能需要长时间的修复和涂抗生素软膏。眼内炎是非常罕见的，但手术本身是一个长期的手术伴多个仪器进入眼内，因此始终必须考虑眼内炎发生的可能性。玻璃体内抗生素的标准注射由于玻璃体内气体或硅油的存在而变得复杂。眼内填充物可以被移除并将抗生素注入玻璃体，或者外科医师可以依赖大剂量全身抗生素，因为玻璃体替代物将排除炎性副产物进入玻璃体腔并将抗生素集中到硅油屏障之外。

### （三）术后晚期并发症 Late Postoperative Complications

PVR 手术有许多晚期并发症，通常导致视觉康复方面令人失望的结果。最常见的是视网膜表面膜的再生导致视网膜脱离和牵引性视网膜裂孔，或者黄斑部皱褶。在接受 PVR 手术的 1/4～1/2 的眼会发生复发性视网膜脱离[72, 73]。随着更好的器械、可视化和外科技术的出现，尤其是术中使用全氟化碳重水作为缓解牵引的辅助手段，这种高的术后发病率已经显著改善。最常见的情况是伴有或不伴有新的或重新开放的视网膜裂孔下方视网膜脱离的复发。即使临床上完全填充了硅油，当患者直立时，硅油泡稍微向上升起，玻璃体液体的半月形小间隙保持在较低的位置。这是因为内眼的形状不像气泡那样是一个精确的圆。蛋白质、炎性细胞和化生细胞的结合及该区域缺少填充物可导致 50%～60% 的眼睛视网膜表面膜的进一步增生（图 111-21）[75, 76]。这种现象被称为硅油周围增生（perisilicone proliferation）[77]。如果黄斑保持附着，或者用激光将局部脱离的区域围起来[78]，或者，可以通过在硅油中添加重硅油来治疗，利用重硅油液在重力作用下向下压迫并填充视网膜（图 110-17 和图 110-18）。如果液体向后极延伸并威胁到有用的黄斑功能，则应考虑再次手术。如果出现视网膜

裂孔，则需进一步剥离孔边缘的膜，并在环扎带下用巩膜外加压物辅助进行放射状外加压，使裂孔闭合并阻止其进展。黄斑皱褶和不连续的牵引膜可以在 SO 下剥离或分离，而无须去除 SO（图 111-19A 和 B）。在接受玻璃体视网膜手术的 PVR 眼中，黄斑部皱褶的发生率为 5%～15%[79, 80]。如果有明显的视觉提高的可能，并且在 SO 下剥膜不困难，则考虑剥膜[80]。前部表面的增生可能逐渐干扰睫状体的分泌功能，导致低眼压（图 111-22）[81]。这是非常困难的治疗，在某些情况下，可能需要进一步手术剥离睫状体表面的膜，然后用 SO 填充[82]。在松解

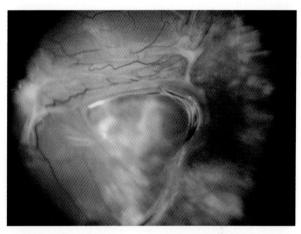

▲ 图 111-21　硅油未完全填充，瘢痕组织的进行性增生和下方视网膜缩短
进行性视网膜缩短可能伴随着下方视网膜大裂孔的形成和晚期 SO 进入视网膜下。重 SO 配方有希望减少这种情况的发生，有时被称为"硅油周围增生"

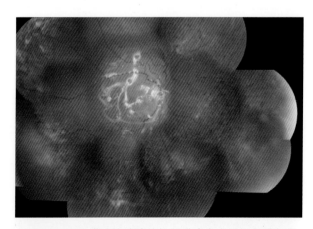

▲ 图 111-22　增殖性玻璃体视网膜病变术后视网膜复位，采用下方周边环形视网膜切开术、广泛激光光凝和硅油充填，未进行巩膜扣带术

性视网膜切开和视网膜切除术后，切口边缘可能会纤维化并回缩到后极（图 111-23）。这种情况可能仍然会带来有用的视力。在手术中未发现的通过视网膜裂孔的重的全氟化碳液体，在术后往往位于黄斑下或重力较低的位置。这可以通过一个 39G 的柔性视网膜下套管进行额外的手术来移除[83]。玻璃体腔内可能会留下少量重水液体，如果体积很小，也需要从前房抽吸[84]。

长时间的眼内存留 SO 有许多并发症。乳化成小油滴非常常见，尤其是低黏度（1000cSt）硅油材料，当它与炎症蛋白或血液混合时，以及在无晶状体、填充不完全的眼中，存在持续的液体 / 油表面相互作用。如果在范围上局限于后段，硅油可以单独放置。微小的乳化油滴可能通过悬韧带进入前房（图 111-19），在各种眼内和眼眶组织中也有发现。尤其是它们可以阻塞眼角，导致晚期继发性青光眼。在前房也会损害角膜内皮功能。如果前房充满 SO，角膜不会水肿，但如果角膜内皮功能受损，则在清除硅油后迅速水肿。硅油研究中治疗成功的有 27% 的眼出现了角膜病变，但大多数是无晶状体眼[84]。这种发生率在人工晶状体植入和环形撕囊的眼中要少得多。带状角膜病变伴角膜退行性变和营养不良性钙化是常见的，特别是在年轻人中长期

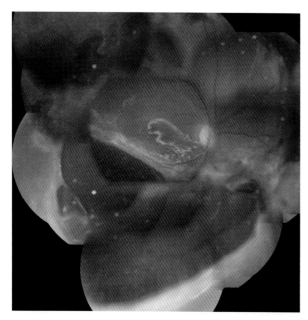

▲ 图 111-23　视网膜切开的后缘收缩，几乎退回到黄斑。尽管如此，在硅油下黄斑仍然附着，有可能获得有用的视力

SO 存留的眼，即使 SO 没有直接接触角膜。带状角膜病变很难治疗，尽管可以通过刮角膜和应用螯合剂 EDTA 暂时去除钙。当更多的油倾向于从玻璃体腔流出时，试图通过冲洗和抽吸去除前房的乳化液滴，其效果有限。在某些情况下，可以用黏性透明质酸钠替换前房液体，然后通过预先放置的角膜缘切口间歇性释放来控制眼压的升高。否则，通常需要完全移除 SO，甚至如果有必要，则用新的 SO 替换，即进行硅油置换手术。

白内障在有晶状体眼中玻璃体切除和硅油填充术后普遍存在。后期行白内障超声乳化及囊内人工晶状体植入术，已经并不困难，硅油可同时取出或永久存留在眼内。一些外科医师主张在 PVR 手术时常规进行超声乳化和晶状体置换，因为这可能有助于玻璃体基底部的剥离和缓解视网膜前部的环状牵引。在现代系统中，这已经不再是必要的了，晶状体可以保留，直到白内障发生。视网膜脱离和 PVR 手术后偶尔可见虹膜红变，但除非患者已经合并糖尿病视网膜病变，否则并不常见[85]。复发性持续性视网膜脱离和眼内炎症时会更常见。现代 SO 杂质较少，虹膜红变的发病率已经降低。如果虹膜红变是活动性的，不是轻度和慢性的，需要注射血管内皮生长因子抑制剂来进行治疗，如果仍有可挽救的视力，则要考虑随后进行青光眼手术。

PVR 手术的其他并发症包括晚期囊样黄斑水肿伴或不伴视网膜前膜[79]。这可以很容易地用光谱域光相干断层成像进行分析。治疗方法是局部使用类固醇和非类固醇滴剂，玻璃体腔注射曲安奈德，在特殊情况下，在视力可以恢复的情况下，剥离黄斑部的内界膜。交感性眼炎在多次玻璃体视网膜手术后也是一种罕见的并发症。

PVR 手术的另一组并发症与巩膜扣带有关。眼外肌周围的瘢痕可能导致斜视和复视。巩膜扣带可能通过结膜侵蚀，导致慢性低度感染。在这种情况下，常常尝试保留巩膜扣带，而不是取出它。可以通过切除局部的扣带来治疗慢性感染，并去除局部有问题的缝线，但通常必须去除所有材料。如果必须取下环扣带，可在取出环扎带前进行术前 360° 预防性激光治疗。如果视网膜上有持续的膜，而且以前没有注射过硅油，那么进行玻璃体切除联合硅油

填充术是确保视网膜脱离不会复发的另一个选择。如果在取出暴露或感染的巩膜扣带后视网膜脱离确实复发，那么 SO 填充通常是最常用的选择。

## 十、PVR 的药物辅助治疗 Medical Adjunctive Therapy for PVR

PVR 对视力预后的破坏性影响，以及多次手术的费用和难度，使得人们一直致力于寻找降低视网膜脱离术后复发和风险的药物治疗方法。全身泼尼松龙和 Tenon 囊下注射长效 celestone 或曲安奈德，长期以来一直被用来抑制炎症及其易导致 PVR 的后遗症。在第 101 章（增殖性玻璃体视网膜病变的发病机制）中详细介绍了 PVR 中激活和上调的非常复杂的细胞和蛋白质因子。玻璃体腔注射曲安奈德乙酰胺是这些研究中最受欢迎的药物，并且在手术中越来越多地被用作辅助物来分层精细的组织平面和成形的玻璃体和膜，这些在常规的手术照明系统下很可能看不到。有希望的是，玻璃体置换术后有益的剂量仍然存在。曲安奈德也可以注射到 SO 中缓慢释放 [86, 87]。与其他类固醇一样，它被认为对炎症级联反应中的因子有广泛的影响，从而减少对细胞增殖和收缩的刺激。包括 5- 氟尿嘧啶 [88, 89] 和柔红霉素 [90] 在内的抗增殖药物已经得到评估，但不幸的是，抑制成纤维细胞组织增殖和对周围敏感神经元细胞毒性之间的治疗窗口还不足以证明对人类的临床益处 [91]。在细胞生物学和蛋白质组学的实验室研究中发现了许多 PVR 的生物信号，如血小板衍生生长因子和结缔组织生长因子，希望有一天能为 PVR 过程中更具体的干预提供一个合适的靶点 [92, 93]。据报道，在硅油中注射抗血管内皮生长因子（bevacizumab）有早期抑制 PVR 的证据 [94]。PVR 患者的基因变异开始出现，如与肿瘤坏死因子相关的基因 [95]。有望出现通过人源化抗体、RNA 干扰或基因治疗来阻断特定生物制剂的临床试验 [96]。

## 十一、PVR 手术结果 Results of Surgery for PVR

解剖上复位的成功，被定义为至少 6 个月的视网膜复位，在过去的 40 年里，随着仪器和手术技术的稳步改进，成功率已经逐步改善 [97-122]。已经

公布结果的汇总列表见表 111-5 和表 111-6。需要注意的是，在病例序列中很难比较结果，这些病例序列可能包括不同严重程度的眼，并且不定义或控制登记参数。30 年前，无玻璃体切除的巩膜扣带成功地修复了 50% 的较轻的病例，而目前，在我们掌握的所有手术技术下，90% 的 PVR 病例可以达到成功的解剖复位 [26]。然而，由于持续的细胞增殖和视网膜牵引，许多眼需要一次以上的手术。图 111-24 所示为中等严重程度的病例用大范围激光成功复位和维持。另一个需要广泛的视网膜切除和长期的 SO 充填的病例如图 111-25 所示。功能上的成功被定义为视力的提高，这是一个更大的问题，因为任何黄斑脱离超过几天都不太可能恢复超过 10%～20% 的中心视力 [14]，在一只眼睛的情况下，这可能或多或少具有临床意义。此外，如第 101 章（增殖性玻璃体视网膜病变的发病机制）所述，与 PVR 相关的实质性和多因素炎症事件导致视网膜细胞凋亡及视网膜神经胶质细胞的活化和功能衰竭。如果这个过程延长或特别严重，那么大部分视觉潜能都会丧失。在多中心、对照的硅油研究中，年龄近 25 岁、约 50% 的眼，无论是否有气体或 SO，都能获得 5/200 的视力或更好的视力 [48, 121, 122]。如果增

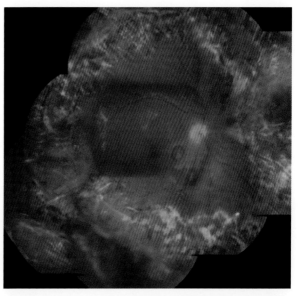

▲ 图 111-24　广泛增殖性玻璃体视网膜病变手术后视网膜复位

进行 360° 较宽范围的激光光凝治疗可降低硅油取出后复发性视网膜脱离的风险

表 111-5 增殖性玻璃体视网膜病变玻璃体手术结果（1978—2003）

| 参考文献 | 眼睛 (n) | 解剖结果：视网膜复位（%） | 功能结果 | 评　论 |
|---|---|---|---|---|
| Machemer and Laqua（1978）[97] | 47 | 36 | 不详 | 空气或 40% 六氟化硫气体 |
| Grey and Leaver（1979）[98] | 105 | 64 | 55% "改善视力" | 玻璃体后同隙注射硅油不行玻璃体切除术 |
| Lean et al.（1982）[99] | 49 | 68 | 不详 | 玻璃体切除及硅油填充术 |
| de Bustros and Michels（1984）[100] | 82 | 66 | 32% > 20/200 | 空气或六氟化硫填充物 |
| Jalkh et al.（1984）[101] | 410 | 59 | 25% > 20/400 | 空气填充 |
| Sternberg and Machemer（1985）[102] | 72 | 33 | 19% > 5/200 | 空气或六氟化硫填充物 |
| Gonvers（1982）[103] | 146 | 62 | 57% > 20/400 | 所有眼均使用硅油；取油 6 个月后结果 |
| McCuen et al.（1985）[104] | 44 | 64 | 57% 5/200 或更高 | 所有眼都曾做过失败的 PVR 手术，硅油填充 |
| Cox et al.（1986）[105] | 51 | 65 | 25% > 20/400 | 结果使用硅油；硅油去除率为 30% |
| Stern et al.（1986）[106] | 19 | 68 | 不详 | 硅油和六氟化硫的结果相似 |
| Glaser（1986）[107] | 19 | 95 | 44% 5/200 或更高 | 所有的眼都有巨大的裂孔和 PVR；所有眼都使用了硅油 |
| Yeo et al.（1987）[108] | 30 | 67 | 53% 5/200 或更高 | 所有眼都使用硅油 |
| Aaberg（1988）[109] | 80 | 70（后天性 PVR），57（先天性 PVR） | 54% 5/200 不详（后天性 PVR），47% 5/200 不详（先天性 PVR） | 使用气体和硅油 |
| Fisher et al.（1988）[110] | 76 | 82 | 69% > 20/400 | 全氟丙烷气体 |
| Hanneken and Michels（1988）[111] | 95 | 80 | 88% 视网膜复位 5/200 或更高 | 气体 84% 眼；硅油 16% 眼 |
| Lewis et al.（1989）[44] | 20 | 65 | 20% 5/200 或更高 | 需要摘除视网膜下膜的 PVR |
| Silicone Study Group（1992）[76] | 265 | 61~73 | 33%~45% 5/200 或更高 | 使用气体或硅油 |
| Körner and Böhnke（1995）[112] | 501 | 85 阶段 C PVR，70 阶段 D PVR | 78% 阶段 C，65% 阶段 D 5/200 或更高 | 69% 的眼使用硅油 |
| Coll et al.（1995）[29] | 223 | 78 一次手术，96 多次手术 | 74% 为 20/400 或更高 | 全氟正辛烷，92% 气体，8% 硅油填充 |
| Scott et al.（2003）[113] | 555 | 78 6个月 | 60% 提高期末考试的视力全氟正辛烷在所有眼睛中使用 | 增殖性玻璃体视网膜病变 |

表 111-6 增殖性玻璃体视网膜病变玻璃体手术结果（2004—2015）

| 参考文献 | 眼睛（$n$） | 解剖结果：视网膜复位（%） | 功能结果 | 评 论 |
|---|---|---|---|---|
| Charteris et al. (2004)[114] | 157 | 84 | 不详 | 5-氟尿嘧啶和低分子量肝素无差异 |
| Tseng et al. (2005)[115] | 38 | 97 | 不详 | 松解性视网膜切开术，硅油 |
| Quiram et al. (2006)[116] | 56 | 93 | 70% 改善或稳定 | 下方视网膜切开术，硅油去除率 58%，优于气体 |
| Grigoropoulos et al. (2007)[118] | 304 | 72 | VA 改善 45%，不变 24%，恶化 29% | 视网膜切开术 |
| Berker et al. (2007)[55] | 21 | 81 | 43% 改善 | 临时重硅油填充 |
| Lam et al. (2008)[72] | 147 | 82 | 与再附着相关 | 12.4 ± 9.8 个月时去除硅油 |
| de Silva et al. (2008)[119] | 145 | 68 | 49% 20/400 或更高；51% < 20/400 | 视网膜切开术 |
| Lim et al. (2009)[38] | 30 | 93 | 67% 改善；27% 相同 | 联合放射状视网膜切开术 / 视网膜切开术 |
| Chen et al. (2011)[86] | 36 | 97 | 84% | 硅油和曲安奈德 2mg 注入 |
| Stopa and Kociek (2011)[39] | 25 | 96 | 2.3 logMAR 预先改善到 1.00 | 视网膜切开术 |
| Hussain and Banerjee (2011)[66] | 12 | 91 | 36% 2~4 条线路 27% 相同 | 重硅油 |
| Joussen et al. (2011)[67] | 93 | 48 SO vs. 28 HSO | 1.24 SO vs. 1.27 HSO | 首次前瞻性随机比较 SO 与 HSO |
| Garnier et al. (2013)[40] | 20 | 70 | 20% 有 20/200 或更高 | 360° 视网膜切开术 |
| Hocaoglu et al. (2015)[41] | 40 | 75~79 | 25% 有 20/200 或更高 | 360° 视网膜切开术、前瓣视网膜切除术和放射状视网膜切开术较巩膜扣带术效果更佳 |
| Mancino et al. (2015)[120] | 33 | 97 | 术前中位数从 1.28 改善到 0.74 | 巩膜扣带术前效果较好 |

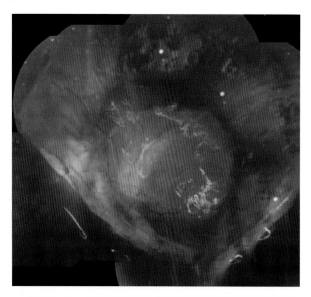

▲ 图 111-25 增殖性玻璃体视网膜病变手术后视网膜复位需要较广泛的下方视网膜切开术

尽管视网膜下方有一个很大的裸露区域，但视网膜边缘是平坦的，硅油充填和激光光凝治疗相结合

殖的程度不是那么严重，SO 可以被移除，在取出硅油后的眼，很多患者的视力改善≥ 3 行。然而，取出 SO 后也有 19% 的眼发生复发性视网膜脱离，是未取出 SO 的眼视网膜脱离风险的 2 倍。术后 6 年视网膜复位者视力相对稳定。仅需要一次手术的患者视觉效果更好。经 6 年长期随访，14% 全氟丙烷气体或 SO 填充前后解剖复位率及视力无显著性差异[122]。

## 十二、什么时候进行 PVR 手术不合理
When Is Surgery for PVR Not Justified

249 例 PVR 患者的对侧眼分析显示，50% 以上的对侧眼存在威胁视力的病变。预防性激光治疗视网膜裂孔或其他脱离前改变，如第二只眼的格子样变性。因此，在一些权威人士看来，在这种临床环境下，最重要的是采取行动，因为此时大多数 PVR 患者实现的实际上只是周边视觉，往往是引起视物变形或诱发复视。需要判断何时不干预。对 PVR 手术的一项成本效用分析表明，与眼科的许多其他医疗干预措施相比，PVR 手术具有成本效益，尤其是在第二只眼存在病理学和低视力的情况下[123]。如果 PVR 发生在第二只眼，而第一只眼已经患有低视力或失明，那么彻底的手术干预和多个步骤是合理的，因为大多数人可以期望恢复合理的有用的生活视力。即使需要进行视网膜切除术，近 50% 的眼视力也能得到改善，解剖复位率约为 70%[117, 118]。如果第二只眼视力正常，经预防性视网膜激光治疗后是安全的，那么具有严重的慢性视网膜脱离、黄斑修复无望、伴有广泛的视网膜内胶质增生和下方视网膜缩短、伴有非常大的视网膜裂孔或后极部视网膜裂孔或 SO 填充失败的眼，可以考虑保守观察，并不建议积极地做进一步的手术。在一项研究中，已有 PVR 的眼平均需要 3.7 次手术，而视网膜脱离和无 PVR 的眼平均需要 1.8 次手术[124]。然而，决策过程必须是灵活的，取决于患者及其亲属对期望和可能的结果有透彻的了解，以便能够进行联合决策过程。希望对 PVR 的分子生物学和细胞生物学的迅速发展的理解将很快改变发展前景，超越精细仪器、外科技术和当前辅助治疗所取得的非凡治疗进展（图 111-19 和图 111-22）。

# 视网膜切开术和视网膜切除术
## Retinotomies and Retinectomies

Gary W. Abrams　Enrique Garcia-Valenzuela　Sumit K. Nanda　著

第112章

## 一、概述 Introduction

术语"视网膜切开术"（retinotomy）是指切开视网膜，而视网膜切除术（retinectomy）是指切除视网膜。视网膜切开术可以是从一个用来引流视网膜下液或去除视网膜下膜的小孔到 360° 切口来释放巨大的周边牵引力。视网膜切除术可能意味着视网膜瓣固定边缘的有限切除或周围纤维化视网膜的完全切除。本章讨论的主题包括视网膜切开术和视网膜切除术的适应证和技术、手术结果和并发症，以及视网膜切开术或视网膜切除术后视网膜的处理技巧。

## 二、引流性视网膜切开术 Drainage Retinotomy

引流性视网膜切开术（drainage retinotomy）是一种视网膜造孔术，用于清除视网膜下液[1, 2]。引流性视网膜切开术通常与玻璃体切除术联合应用治疗视网膜脱离。由于潜在的并发症和其他技术的可用性，后极部的引流性视网膜切开术在今天使用较少。如果需要引流性视网膜切开术，有时可以使用周边视网膜切开引流术。增殖性玻璃体视网膜病变、其他复杂视网膜脱离、增殖性血管性视网膜病变和玻璃体切除术治疗原发性孔源性视网膜脱离，都有可能需要行引流性视网膜切开术。当先前存在的视网膜裂孔找不到，或不足以引流或排出视网膜下液体时，均可采取引流性视网膜切开术。

### （一）一般原则 General Principles

引流性视网膜切开术是在尽可能完全切除视网膜周边膜后进行的，不应在有残留膜或存在牵引的区域内进行。引流性视网膜切开术最容易应用眼内电凝来进行[3]。注意不要电凝封闭大血管，单手双极眼内电凝探头设置为连续模式，并紧靠选定区域

的视网膜。通常会形成一个带有明显白色边缘的坏死性视网膜孔。用眼内电凝法制作视网膜切开术的优点有两项：①视网膜血管完全止血；②孔的边缘变白，当裂孔平贴在视网膜色素上皮上时，便于识别电凝进行的视网膜切开术。如果眼内电凝探针没有穿透坏死区域形成全层视网膜孔，则中心坏死区域用锋利的刀尖或用真空针的钝尖抽吸穿孔。

### （二）联合应用全氟化碳液体的手术技术 Surgical Technique in Conjunction With Perfluorocarbon Liquid

视网膜复位的首选技术是使用全氟化碳液体（perfluorocarbon liquid，PFCL）。PFCL 比水或生理盐水重，可用于视网膜从后到前的再附着[4]。此外，PFCL 可以固定和稳定后极部视网膜，从而有助于周边玻璃体和膜的清除[5]。当在后极部注射 PFCL 时，周边视网膜裂孔是允许视网膜下液体流出的必要条件。先前存在的视网膜裂孔通常存在，但如果裂孔位置不够靠前，视网膜下液可能在周边视网膜的下方、视网膜裂孔的前缘之前形成泡状（图 112-1A 和 B）。在 PFCL- 空气交换过程中，前视网膜下液通常可以通过后方的视网膜裂孔排出。然而，大多数外科医师更喜欢在 PFCL 下而不是气下进行激光治疗，因此用 PFCL 展平视网膜是可取的。如果存在前部裂孔的视网膜下液，可以采取几种方法中的一种来清除。当 PFCL 填充到最前方视网膜裂孔的后缘时，进行部分的液 - 气交换，通过裂孔排出视网膜下液。然后，如果希望通过 PFCL 进行激光治疗，则补充注入 PFCL 到裂孔的后缘水平，然后可以用灌注液代替前面的气体以获得清晰的视野。无晶状体眼存在与空气相关的角膜条纹状变（corneal striate keratopathy）或瞳孔收缩的风险，这会干扰视野，干扰激光治疗和随后的液 - 气交换。在有晶状体眼中，空气可能导致后囊下晶状体混

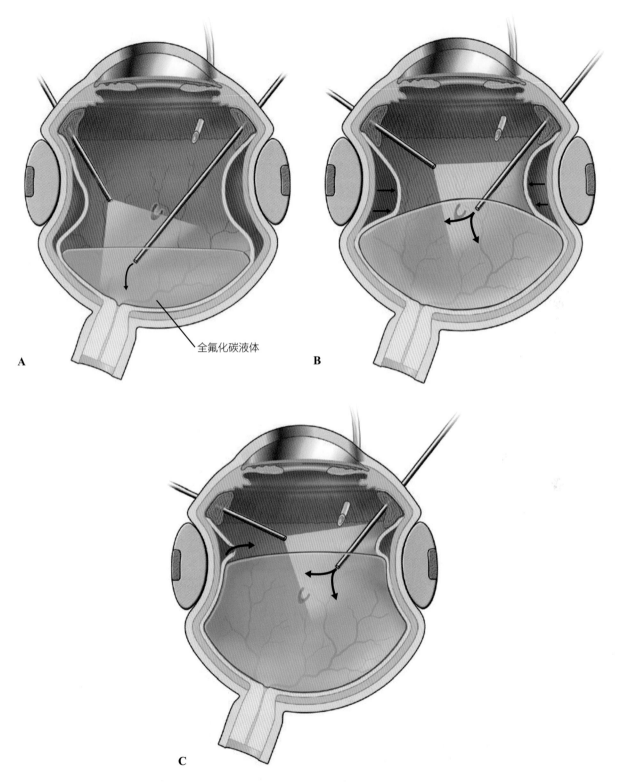

全氟化碳液体

A

B

C

▲ 图 112-1　使用全氟化碳液体进行视网膜复位。引流性视网膜切开术允许前部包裹性的视网膜下液体流出
A. 视网膜脱离伴视网膜中周部裂孔。PFCL 注入后极部，视网膜下液体通过视网膜裂孔流出（箭）。B. 视网膜裂孔被 PFCL 封闭。位于前部视网膜下的液体无法引流出视网膜下间隙。C. 前部巩膜扣带上方的前部视网膜切开引流术允许视网膜下液流出，当注入更多的 PFCL 时视网膜展平

浊，这可能会干扰视野。另一种省时且更容易保持良好视觉效果的方法是在有视网膜下液形成的区域的前部，进行眼内电凝做视网膜切开引流术，以使得视网膜下液体进入玻璃体腔（图 112-1C）。如果不存在巩膜扣带或没有联合应用巩膜扣带的可能，视网膜切开术可以在锯齿缘后方进行；如果已有巩膜扣带，视网膜切开应该在扣带所支撑的视网膜区域内进行，而不是在巩膜扣带的前面或后面。通常选择在视网膜上方而不是下方进行视网膜切开。这样可以最大限度地降低视网膜切开附近的纤维化并发症引起视网膜再脱离的风险。引流性视网膜切开术完成后，注射 PFCL 以重新附着视网膜。如果在牵引区域进行视网膜切开术，则有可能使 PFCL 通过视网膜裂孔并进入视网膜下；但是，如果没有牵引，则可以将 PFCL 水平安全地注射直至裂孔的前缘，以便进行激光治疗。通常进行 PFCL- 空气交换来去除 PFCL。或者，可以直接进行 PFCL- 硅油交换。如果有残留的视网膜下液，最好在交换的早期通过靠前的视网膜裂孔或视网膜切开术排出。这将防止在眼内充满空气或硅油时视网膜下液被压到后极。

### （三）无 PFCL 辅助的外科技巧 Surgical Technique Without PFCL

#### 1. 后部视网膜切开引流术 Posterior Drainage Retinotomy

在引入 PFCL 之前，如果不使用 PFCL 的话，液体 - 气体交换是玻璃体切除术中最常用的视网膜复位技术，现在也经常使用。在没有视网膜后极部裂孔或易于接近的周边裂孔的情况下，可以创建后部视网膜切开引流术。后部引流视网膜切开术通常采用透热法，注意使其位于距视神经至少 1.5 个视盘直径的颞上象限，避免黄斑和大血管，以避免并发症。我们首选的引流性视网膜切开术的位置，视觉影响最小，是在黄斑中心 5 个视盘直径的区域，颞上血管弓之外。通过视网膜切开术抽吸视网膜下液体，将视网膜复位，同时眼内充满由连续输注空气泵供应的空气（图 112-2A）。对于通过引流视网膜切开术进行的液体 - 气体交换，眼内气压通常设定在 30mmHg 左右。在空气被注入之前，液体 - 液

体交换（通过视网膜裂孔或充满液体的眼睛中的视网膜切开术内部排出液体）有时会部分压平视网膜。然后将空气注入并扩大气泡以填充前玻璃体腔。在部分充满空气的眼中，视野被最小化，有必要将手术显微镜重新聚焦在引流视网膜切开术上。将硅胶针头的一端放在引流视网膜切开引流孔内，轻轻吸出视网膜下液体，复位视网膜。当视网膜在视网膜色素上皮上变平时，液体停止流入套管。不要用力将针尖顶在视网膜色素上皮上，因为可能会损伤 Bruch 膜和（或）脉络膜出血。更多的液体通常聚集在玻璃体腔中，有必要从视网膜切开术和视盘上多次抽吸液体，以确保所有液体都被清除。残留的液体通过硅胶头"浸入"视神经上方的半月形液体间隙来清除。当针尖进入半月形液体间隙时，会出现一个明亮的反射；当吸入过程中，液面下降到针尖以下时，这种反射消失。重复浸渍操作，直到清除所有液体。液体倾向于在玻璃体腔的后部积聚，因此在几分钟后，在视盘上重复浸渍过程。在此操作过程中，避免压迫神经，这一点是至关重要的。当无液体残留时，激光内光凝治疗引流性视网膜切开术的边缘。通常在视网膜切开术的边缘周围有一排融合的激光烧伤足以形成粘连。

#### 2. 周边视网膜切开引流术 Peripheral Drainage Retinotomy

后极部视网膜切开引流术可导致严重并发症，包括出血、牵引纤维化、脉络膜新生血管和视野丧失 [6]。在某些情况下，可以使用周边引流视网膜切开术代替后部视网膜切开术来重新附着视网膜（图 112-2B）。虽然同样的并发症也可能发生在外周，但外周并发症在视觉上通常不如后极部并发症明显。Yamaguchi 和他的同事报道了 112 只眼原发性视网膜脱离没有进展性 PVR，通过原发性裂孔引流视网膜下液而不使用后引流视网膜切开术或 PFCL，单次手术成功率为 93% [7]。他们的技术实质是使用非接触广角观察系统，转动头部，使排水裂孔尽可能独立。在 45% 的病例中，他们能够内部排出所有的视网膜下液体，而在其余的病例中，他们能够排出足够的视网膜下液体，从而能够用腔内激光光凝或冷冻疗法治疗裂孔。

如果视网膜裂孔位于不能放置在依赖位置进

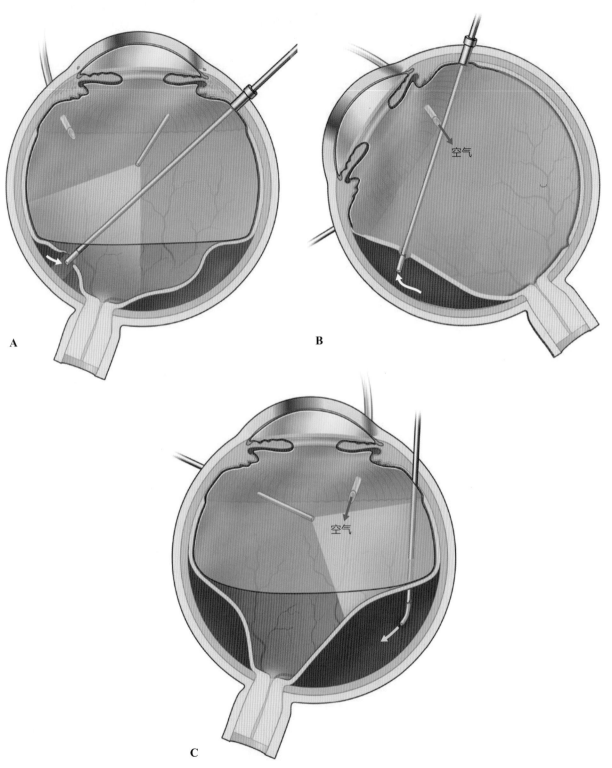

▲ 图 112-2　**A.** 通过后部引流视网膜切开术进行液体 - 气体交换。通过玻璃体切除控制台与可变吸力相连的硅胶针头套管放置在视网膜切开术的正前方或正前方，当眼内充满来自连续输注气泵的气体时，视网膜下液体被吸出。视网膜附着后，视网膜切开术平贴视网膜色素上皮，眼内激光光凝切开的视网膜。**B.** 经外周引流视网膜切开术换气。倾斜或转动头部，将引流视网膜切开术置于视网膜脱离相关的位置，以尽可能彻底地清除视网膜下液。**C.** 经外周引流视网膜切开术换气。从空心笛针的柔性硅胶管穿过周边视网膜切开术插入到视网膜后部。液体 - 气体交换过程中视网膜下液体吸出（下箭）。玻璃体腔的液体水平要低于视网膜切开术的水平，视网膜在视网膜下套管的近端逐渐展平

行引流的位置，另一种技术是在视网膜脱离区域的周边依赖位置进行眼内电凝诱导的引流视网膜切开术，以最大限度地排出视网膜下液。视网膜下液不完全外周引流的一个风险是残余的视网膜下液可能被迫向后极，在黄斑部形成视网膜皱褶[8]。当视网膜次全脱离的边缘靠近黄斑中心时，这种情况最常见。当使用全氟化碳液体重新附着视网膜或当液体通过后极引流视网膜切开术排出时，发生后极视网膜皱褶的可能性较小；然而，在液体 - 空气交换期间，应该可以防止视网膜前皱褶。避免黄斑皱褶的技术包括第 1 天在颞侧体位（手术眼向下），将气泡放在鼻侧视网膜上，以避免液体进入黄斑，或在最初的颞侧体位后，然后使患者滚动到俯卧位，将液体从黄斑移开并压平黄斑（蒸汽压路机操作）。

另一种通过周边视网膜切开或裂孔进行更彻底引流的方法是使用软头空心滑动挤压针（Universal soft Tip，Synergetics，Inc.，St.Louis，MO），该针头具有 20G 或 23G 的金属圆筒，圆筒内有一个滑动硅胶管，以及带有杠杆的手柄，用于将硅胶管移入和移出金属套管。这种技术最初由 Flynn 等描述[9]。该仪器可用主动抽吸或作为凹槽针挤压。软性硅胶针尖可以通过周边视网膜切开术或在裂孔后缘引流视网膜下液（图 112-2C）。当视网膜在硅胶管的后部变平时，硅胶管缓慢地从视网膜下间隙取出，同时轻轻地吸出视网膜下液体。改良的硅胶管在靠近管尖端有多个开窗，减少了视网膜下液体吸入时视网膜嵌顿在管内的可能性[10]。此时，所有或大部分视网膜下液体已被清除。玻璃体空腔液体可通过视神经吸入，完成液体 - 空气交换，然后在视网膜切开术的边缘进行腔内激光光凝。

流体 - 硅油交换过程中的排水与流体 - 空气交换过程中的排水相似。对于液体 - 硅油交换，较低黏度的 1000cSt 油比 5000cSt 油更容易使用，但前者可能导致更多的乳化。硅油可以通过 20G 或更小的输液管泵入。用带凹槽的笛针取出眼内液体是必要的。不能使用真空针，因为它会在硅油注入过程中使眼球塌陷。硅油注入迫使液体通过有凹槽的针头流出眼睛。在进入视网膜下间隙之前，玻璃体腔中尽可能完全充满硅油。大部分视网膜下液可以在

周边视网膜切开术的孔口被清除，与液体 - 空气交换所需的相比，硅胶套管对视网膜下渗透更少。通过在视网膜切开孔口反复清除液体，然后返回并在视盘上使用倾斜动作，可以清除大部分视网膜下液体。

### （四）并发症 Complications

术中并发症是视网膜或脉络膜出血或视网膜切开范围扩大。通过采用透热法进行视网膜切开术和避开较大的血管，通常可以避免视网膜出血。用引流针尖将视网膜嵌顿在视网膜切开的透热边缘之外，有时会导致出血。应尽快进行透热止血。

脉络膜出血可能是由于器械对脉络膜的冲击所致。应该使用硅胶套管，因为与金属套管相比，硅胶套管对脉络膜的损伤较小。如果硅胶管不易滑入视网膜下间隙，则不应强行插入。

过度透热可导致视网膜切开扩大。透热区坏死，如果大面积透热治疗，视网膜切开区域可能在液气交换时扩大。在液体 - 空气交换过程中，由于视网膜切开边缘的视网膜嵌顿在引流针尖中，也可能导致视网膜切开区域增大。

引流性视网膜切开术后并发症很少。McDonald 等[6] 首先描述了细胞增殖和引流性视网膜切开术后的 CNV。Richards 和 Maberley[11] 发现 287 例中 1% 的视网膜下新生血管与视网膜切开处相关，2% 的局灶性 PVR 与视网膜切开处相关。从视网膜切开处视网膜脱离是非常罕见的。如果视网膜的其余部分在术后脱离，视网膜切开处甚至可以保持附着。视网膜切开处的细胞增殖可导致视网膜周围增生。在充满气体的眼睛中，增殖通常保留在视网膜切开处的局部区域，很少导致并发症。在硅油填充眼中，增生可能更广泛，并导致牵引并发症。CNV 可能是由于潜在脉络膜和 RPE 的受损所致。

广泛的视野缺损可能是由于离视盘或黄斑太近的大的视网膜切开引起的。Bourke 等[12] 在 14 只眼的引流性视网膜切开术中，有 12 只眼在 30° 固定范围内发现视野缺损。所有眼球在固定 5 个视盘直径范围内的视网膜切开术均出现视野缺损。研究人员建议视网膜切开位置在距中心凹 5 个以上的视盘直径并位于颞上象限，以尽量减少视野损失。

### （五）内层视网膜开窗治疗视盘小凹合并黄斑病变 Inner Retinal Fenestration for Optic Pit Maculopathy

Spaide 和他的同事描述了一个成功的治疗视池黄斑病变的病例，他们用弯曲的 25G 针尖在视网膜上建立了一个部分厚度的视网膜切开术（开窗术）[13]。他们推测，来自视盘小凹的液体在压力下进入视盘周围的视网膜，一个小的部分厚度的孔将允许液体进入玻璃体腔。在随后的一篇论文中，Ooto 等报道了 18 例内层视网膜开窗术治疗的患者，其中 17 例内层视网膜和视网膜下液体完全消退[14]。他们没有切除 12 只眼的皮质玻璃体，也没有剥离内界膜或用激光治疗任何一只眼。手术结束时，仅有 1 只眼的玻璃体腔中有气泡。

## 三、视网膜切开术进入视网膜下间隙 Retinotomy to Gain Access to the Subretinal Space

有时有必要做视网膜切开术以进入视网膜下间隙。为了去除视网膜下条索或膜、视网膜下出血、视网膜下新生血管膜、视网膜下异物，或罕见的视网膜下肿块（如盘状瘢痕、脓肿、视网膜或视网膜下肿瘤），可能需要视网膜切开术或视网膜切除术。

### （一）视网膜下膜 Subretinal Membranes

合并 PVR 的视网膜下条索或膜是视网膜切开术和视网膜切除术的常见指征。只有当它们产生明显的牵引力，阻碍视网膜前膜切除后视网膜复位时，才应将它们取出或切开。有时视网膜下膜和条带会松弛到足以允许视网膜复位，因此在大多数情况下，可能需要尝试用 PFCL 或空气压平视网膜，以确定是否需要去除膜。有关视网膜下膜处理的详细信息，请参阅第 111 章，增殖性玻璃体视网膜病变。

### （二）脉络膜新生血管与视网膜下出血 Choroidal Neovascularization and Subretinal Hemorrhage

自抗血管内皮生长因子药物问世以来，视网膜切开术移除脉络膜新生血管膜的数量已经大大减少。然而，黄斑下出血的移位仍然是视网膜切开术最常见的原因之一。由于在第 122 章，脉络膜新生血管与视网膜下出血的手术治疗中讨论了这两种方法，我们在此仅简要介绍这项技术。

#### 1. 视网膜下新生血管膜切除术 Removal of Subretinal Neovascular Membrane

在新生血管膜附近做一个小的视网膜切开术，视网膜下新生血管膜与下方的组织和视网膜分离，用视网膜下钳取出。

#### 2. 视网膜下出血移位 Displacement of Subretinal Hemorrhage

视网膜下出血可由外伤或视网膜动脉大动脉瘤引起，但更常见于脉络膜新生血管的并发症。当出血量大且足够集中时，手术移位是必要的。尽管已经描述了多种技术，但大多数技术依赖于在视网膜下凝块附近进行小口径视网膜切开术，在视网膜下注射 12～50μg tPA，注入 0.05～0.1ml 生理盐水。玻璃体腔内空气或气体填充是用来对溶解的血液施加压力，使其远离黄斑。

#### 3. 黄斑移位手术 Macular Translocation Surgery

黄斑移位手术仍在一些对药物治疗无效的年龄相关性黄斑变性中心使用。简单地说，通过经视网膜注入平衡生理盐水使视网膜脱离后，形成 360° 周边视网膜切开术。当视网膜被 PFCL 重新复位时，它被旋转以将黄斑重新定位到视网膜色素上皮的更正常区域（见第 123 章，360° 黄斑转位术）。

### （三）视网膜下异物 Subretinal Foreign Body

视网膜切开术的一个罕见指征是切除视网膜下异物。视网膜下异物可由玻璃体侧的视网膜穿孔引起，或极少数由巩膜斜角穿孔引起，异物在视网膜和脉络膜之间倒伏。如果异物不可移动且位于前方，则通过巩膜和脉络膜进行外部取出可能效果良好。如果异物位于视网膜后部，或者异物在脱离的视网膜下是活动的，则很难从视网膜后部取出异物。在后一种情况下，玻璃体切除加视网膜切开术可能是最好的方法。如果视网膜没有脱离，异物通常位于视网膜穿孔处或附近。玻璃体切除术后，采用激光内光凝包裹异物。覆盖在异物上的视网膜用透热疗法治疗，然后用薄膜镊从异物表面去除视网膜、纤维蛋白或其他物质。炎性包膜常出现在异物周围，如果可能的话，应该用膜镊将其打开，并将异物从包膜中取出。然后可以用异物钳或稀土磁铁抓住异物并将其取出。

如果视网膜脱离，异物可能会移动。在这种情况下，玻璃体切除术后，视网膜切开术是通过内透热进行的。视网膜切开术是在镊子或稀土磁铁能够接触到异物的区域进行的。做视网膜切开术时应避开后极或纤维增生区。在抓住异物之前，通常可以将视网膜下异物操纵到视网膜切开区域。Joondeph 和 Flynn 描述了用空心挤压针柔软的柔性尖端将异物移到视网膜切开处[15]。然后抓住异物，通过视网膜切开术将其拉入玻璃体腔。无论采用何种方法来取出和抓住异物，确保巩膜切开部位足够大是非常重要的。

### （四）视网膜下 PFCL 取出术 Removal of Subretinal PFCL

视网膜切开术的一个偶然的适应证是去除视网膜下的 PFCL。在玻璃体切除术后使用 PFCL，术中或术后可能出现这种适应证。视网膜牵引力释放不足或将视网膜前 PFCL 错误地注入视网膜裂孔可导致术中视网膜下 PFCL。高达 12% 的病例术后发生视网膜下 PFCL 滞留，且最常与大的周边视网膜切除有关[16]。视网膜下 PFCL 的黄斑外小气泡通常在视觉上不明显，除非它们向黄斑下区域移动，否则不应去除。当 PFCL 泡位于黄斑上方的视网膜下，且存在视网膜前膜时，更容易发生迁移。如果 PFCL 泡位于中心凹下，或发现向该方向迁移，鉴于 PFCL 对光感受器细胞和色素上皮的已知毒性，建议重复玻璃体切除术并进行小范围视网膜切开术[16]。视网膜下的 PFCL 被发现在显微视野下可产生致密的暗点[17]。一旦 PFCL 被移除，受影响的视网膜倾向于恢复部分功能，恢复程度可能取决于其视网膜下存在的持续时间。无论在术中或术后，大量的视网膜下 PFCL 都应该被清除，无论其位置如何。如果视网膜是附着的，鉴于 PFCL 泡的高流动性，可能通过小的视网膜切开术去除 PFCL 泡。

最近报道的一种去除中心凹下 PFCL 泡的技术是在保留的中心凹下 PFCL 上方的薄组织中用一个锐利的针尖创建一个小的视网膜切开术，从而创建一个治疗性的黄斑裂孔[18]。视网膜切开术是在将 PFCL 注入覆盖在黄斑上的玻璃体腔后进行的，然后用硅胶针头倒冲针清除视网膜前和黄斑下的 PFCL。去除 PFCL 气泡后，用玻璃体腔完全气体填充封闭黄斑裂孔[18]。另一项报道的技术是在中心凹周围插入一个小口径套管到中心凹下的 PFCL 气泡中，并用主动抽吸去除中心凹下的重水泡[19-22]。当 PFCL 为中心凹下型时，小口径套管可通过中心凹外视网膜切开术注入 BSS，以便将 PFCL 气泡移到中心凹外位置，在那里操作和抽吸更安全。

### （五）视网膜或视网膜下肿块 Retinal or Subretinal Mass

平坦部玻璃体切除术和视网膜切开术已用于切除视网膜血管增生性肿瘤，治疗复发性出血和渗出，并为组织病理学诊断提供标本[23]。Gaudric 等报道了用视网膜切除术治疗 von Hippel–Landau 病[9]眼视网膜毛细血管瘤[24]。视网膜下肿块的切除是视网膜切开术的罕见适应证，尽管视网膜切开术可用于切除视网膜下肿块，如盘状瘢痕[25, 26]。盘状瘢痕切除的手术效果令人失望。脉络膜黑色素瘤的活组织检查现在很常见，有时采用玻璃体切除术（见第 127 章，玻璃体、视网膜和脉络膜活组织检查）。脉络膜黑色素瘤的玻璃体切除术在一些中心已得到推广（见第 151 章，脉络膜黑色素瘤的手术切除）。Harris 等成功地用广泛的视网膜切除术移除了由 *Klebsiella* 引起的视网膜下脓肿[27]。

### （六）视网膜切除术获取异常视网膜组织：视网膜活检 Retinectomies to Obtain Abnormal Retinal Tissue: Retinal Biopsy

视网膜和脉络膜活检使用视网膜切开术和脉络膜切除术获得组织，用于诊断困难问题的病理诊断，如视网膜炎、葡萄膜炎和肿瘤性疾病（本主题包含在第 127 章，玻璃体、视网膜和脉络膜活检）。

### （七）视网膜切除术治疗难治性青光眼 Retinectomy for Treatment of Intractable Glaucoma

前路视网膜切除术的降压作用一直被认为是治疗难治性青光眼（intractable glaucoma）的有效方法[28, 29]。Joussen 等治疗的 44 只眼中，经过至少 5 年的随访，52.3% 的眼长期控制眼压，无并发症发生。余眼并发症是常见的，PVR、低眼压、眼球痨发生率高。视网膜中央静脉阻塞引起的新生血管性青光眼和葡萄膜炎的预后特别差。由于并发症的发生率远高于传统的降低眼压的方法，其他人对使用视网膜切除术治疗青光眼提出了挑战[30]。

## 四、松解性视网膜切开术和视网膜切除术 Relaxing Retinotomy and Retinectomy

松解性视网膜切开术和视网膜切除术是在视网膜缩短的情况下采用，视网膜缩短是由视网膜嵌顿或纤维增生和收缩引起的，阻止视网膜与视网膜色素上皮接触[31-36]。通常，周边视网膜被切除或切开，以保持视觉上更重要的后极视网膜的功能。如果视网膜被切开而没有被切除，这个手术在技术上是视网膜切开术；然而，在讨论松解性视网膜切开术和视网膜切除术时，我们这里将所有视网膜切开术和视网膜切除术称为"视网膜切除术"（retinectomies）。

框 112-1 中列出了放松视网膜切除术的适应证。除了外伤性或手术性伤口的视网膜嵌顿和先天性视网膜劈裂的内壁切除外，所有的适应证都涉及 PVR 或增殖性血管性视网膜病变（proliferative vascular retinopathy），纤维增生导致视网膜收缩和缩短。只有在其他方法失败或没有成功机会的情况下，才应进行松解性视网膜切除术。巩膜扣带有时能充分减轻牵引力，避免切除视网膜。Michels 等[37] 描述了巩膜扣带是如何改变增殖膜收缩的向量力，从而使该力不再将视网膜从色素上皮上拉离。在出现残余收缩时，应考虑扣带。

影响决定进行视网膜切除或放置或修改巩膜

---

**框 112-1　视网膜松解切开术和视网膜切除术的适应证**

- 外伤性或手术性伤口的视网膜嵌顿
- 增殖性玻璃体视网膜病变
  - 局灶收缩（星状皱褶）
  - 弥漫性收缩
  - 环形收缩
  - 视网膜固定收缩
  - 视网膜前移位
  - 视网膜周边广泛纤维增生
  - 巨大视网膜裂孔瓣的收缩和纤维化
- 增殖性血管性视网膜病变
- 先天性视网膜劈裂的内壁

---

扣带的因素包括牵引的位置和程度及修改或放置扣带的难度。使用巩膜扣可以轻松有效缓解的牵引力（牵引力通常在位置上是前部的，在范围上是局部的），应该以这样的方式进行处理；但是，广泛的牵引力和固定的褶皱，扣带通常是不够的。此外，巩膜扣带矫正所需的广泛解剖和范围有时可以比用视网膜切除术解除牵引对眼睛更有害。

玻璃体切除术中的膜剥离术可以减轻大部分牵引力。因为后膜几乎总是可以被切除的，所以很少需要采用后极部松解性视网膜切除术。然而，外周膜剥离往往比较困难，如果牵引力不能充分缓解，可能需要切除视网膜以重新附着视网膜。

### （一）一般外科原理和技术 General Surgical Principles and Techniques

松解性视网膜切除术可在 20G 或更小规格玻璃体切除术后进行。较新的仪器和使用微切口玻璃体切除系统（microincisional vitrectomy system，MIVS）技术向眼睛注入硅油的能力使得使用更小规格的技术成为可能[38]。视网膜切除术只能在膜完全切除后进行。如果在完全膜切除前切开或切除视网膜，进一步剥膜将更加困难，并可能导致不必要的较大视网膜缺损或残留膜，从而导致视网膜再脱离。较大的周边视网膜切除术比较小的后极部视网膜切除术在功能上不那么重要。虽然在手术结束时，较大的周边视网膜切除术可能更难进行，但获得的视网膜功能的更大限度地保留通常是值得的。环形松解性视网膜切除术通常比放射状视网膜切除术更为可取。在环向牵引的情况下，能够充分缓解牵引的放射状视网膜切除术可能会延伸到视网膜中央。

在创建视网膜切除术期间，能够看到要切开或切除的视网膜的完整范围是很有用的。充分的可视化更容易评估视网膜切除术的最佳位置和必要范围。在这个动作中，广角观察系统是视网膜可视化的理想选择。可以使用接触式或非接触式系统。使用广角系统可以减少手术所需的时间，提高激光光凝的应用能力，减少对巩膜顶压的需要[39]。在进行松解性视网膜切除术之前，应在整个切除区域进行透热治疗（图 112-3A）。这个区域的血管应该被阻塞。视网膜可以用剪刀或玻璃体切割头切除。剪刀将进行最精确、受控制的切割，但 23G 和 25G 玻璃切割头可以很好地控制，比 20G 仪器更精确。使用玻璃体切割头比使用剪刀更快。玻璃体切割头用于切除视网膜切开的前皮瓣。对于折叠的视网膜，序贯切割和再次应用透热疗法（如后文所述）是解除视网膜嵌顿的首选方法。PFCL 有助于稳定视网膜切除术后的视网膜[5]。作为一般原则，为了最大限度地松解牵引力，视网膜切除术应延伸至收缩区两端的正常视网膜。对于较短的视网膜切除术，延伸到正常视网膜的长度只需要几度。对于非常大的视网膜切除术，延伸到正常视网膜可能需要高达 30°。如果要切割的正常视网膜是附着的，在视网膜切除术中必须注意不要损伤脉络膜，因为可能会发生出血。透热后，用剪刀尖、软硅胶针头套管（有无抽吸）或镊轻轻地将视网膜从色素上皮上剥出。

在设计视网膜切除术时，外科医师应注意视网膜收缩的模式。视网膜复位后，环形松解性视网膜切除术将具有椭圆形结构（图 112-3B）。视网膜缺损扩散最远的中央区域松弛最大，至少在视网膜切除术的每一端。对于较小的视网膜切除术，没有向末端的广泛牵引，一个简单的环形切开通常是足够

的。对于较大的视网膜切除术，特别是那些向末端牵引的手术，Z 形成形术的手术原理是有用的。通过将切口向前倾斜到锯齿状或有时倾斜到松解性视网膜切除术的环向的平坦部上皮，可以减轻视网膜切除术末端的残余牵引力（图 112-4）[33]。联合环向

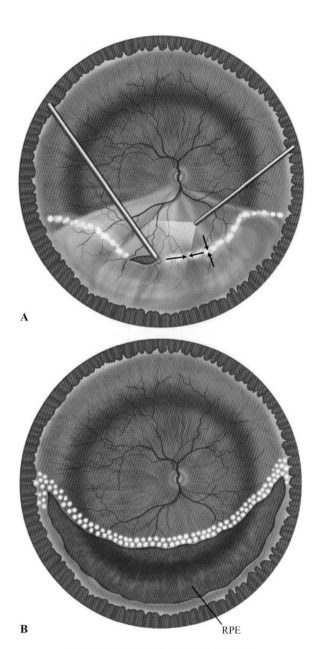

▲ 图 112-4　膜切除后视网膜广泛缩短
A. 箭表示视网膜周向和径向缩短。眼内电凝是应用于拟议的视网膜切开点的视网膜和血管。视网膜切开术是斜向前延伸到未卷曲的视网膜，以最大限度地松解视网膜。B. 视网膜在液体 - 气体交换后变平。切除无功能的视网膜前皮瓣，以减少视网膜切开术区复发牵引的可能性。注意视网膜切除术前部裸露的视网膜色素上皮（RPE）

▲ 图 112-3　膜切除后视网膜持续收缩和缩短
A. 眼内电凝主要应用于视网膜切开术区域的血管部分，而其余部分则应用较少；B. 视网膜切开复位后，视网膜缺损最严重的部位是中央，最少在末端

视网膜切除术可以减轻前后缩短和斜向延伸至正常视网膜解除环向缩短，在面对视网膜广泛缩短时实现了最大程度的视网膜松解。

视网膜切除术前皮瓣无血管，无功能。我们建议在大的视网膜切开术前切除视网膜，这样纤维蛋白和细胞增殖不会重新连接视网膜的切开切缘，或者前皮瓣的增殖不会对睫状体产生牵引力。前皮瓣的切除在环状视网膜切除术的末端尤为重要。如果不能将视网膜切除术延伸至正常视网膜或切除前皮瓣，可能会导致视网膜复发性增生和收缩，从而重新脱离视网膜（图 112-5）。

如果环形视网膜切除术延伸超过 270°，通常最好延伸至 360°。同样，如果完整视网膜的一个小峡部将两个大的视网膜切除区分开，通常最好切除完整的视网膜以连接两个视网膜切除术区域。这些完整视网膜的小区域几乎没有什么功能，可能会成为收缩区域，使视网膜切除的边缘升高。

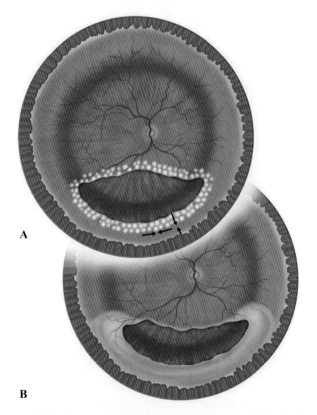

▲ 图 112-5　**A.** 视网膜切开术未向前延伸的眼。箭所示为复发牵引力的方向，在视网膜切除术的末端重新附着视网膜；**B.** 视网膜切除不充分周围的视网膜再脱离。更大、更广泛的视网膜切除术发生脱离的风险低

## （二）外伤性或手术性视网膜嵌顿 Retinal Incarceration in Traumatic or Surgical Wounds

视网膜切除术有时是必要的，以缓解外伤性巩膜穿孔合并视网膜嵌顿引起的牵引力[33, 40]。视网膜嵌顿可能有多种机制。局灶性（有限）视网膜嵌顿发生在局部视网膜被迫或被吸入穿透伤口时。当玻璃体被挤压时，视网膜实际上可能在损伤时被剧烈挤压，或者穿透性损伤后愈合的纤维化可能会逐渐将视网膜拉向损伤部位。在这两种情况下，最终的结果是视网膜整体缩短，褶皱向中央伤口辐射（图 112-6）。另外，在视网膜脱离手术中，视网膜下液引流后，视网膜可能被嵌顿在巩膜切开部位。视网膜嵌顿的另一个机制涉及远离穿透伤的视网膜嵌顿（图 112-7）。这是由于外伤时玻璃体从伤口中急性挤出，并伴有眼球塌陷所致。当玻璃体被挤出时，附着在玻璃体上的远处视网膜被拉入伤口。后一种机制的最极端的例子是玻璃体通过一个切口完全挤出，导致视网膜前部完全撕脱。视网膜呈紧密漏斗状，从后极视神经连接处延伸到前部伤口。视网膜嵌顿在前部伤口中，如白内障手术伤口，可由脉络膜上腔大出血引起，其中玻璃体和视网膜被扩大的脉络膜脱离挤压穿过伤口。当出血通过手术引流或自行解决时，视网膜可能会被留在伤口中。

在有限的嵌顿中，视网膜在嵌顿点有一个局灶性的牵牛花样结构（图 112-6A）。周围的视网膜通常被分离，固定褶皱从嵌顿区放射出来。视网膜缩短和收缩的程度取决于巩膜伤口的大小、视网膜嵌顿的数量以及嵌顿部位纤维增生的程度和时间。只有当从嵌顿处收缩和皱褶阻止视网膜复位时，才应进行视网膜切开术。

### 外科技术 Surgical Technique

在考虑视网膜切除术前，应完成玻璃体切除术，并清除玻璃体内和视网膜表面的出血和膜。如果视网膜被挤压到前部伤口，可能很难将器械穿过平坦部放置在正常位置，外科医师应小心避免将输液管放置在视网膜下间隙。在新鲜伤口中，有时可以用镊子将视网膜从嵌顿处取出，或通过注射黏弹性物质将其复位。在嵌顿后视网膜上注射 PFCL 可使视网膜脱离嵌顿。如果视网膜不能从新鲜伤口中

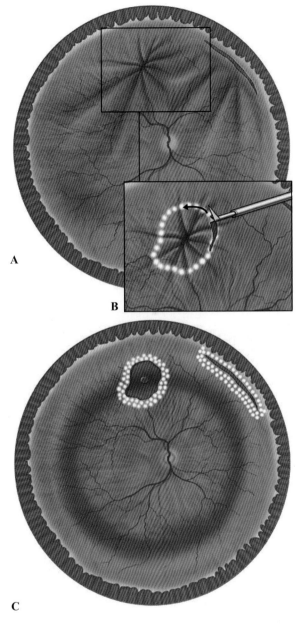

▲ 图 112-6　局灶性视网膜嵌顿的松解

A. 上方外伤性穿透伤伴视网膜嵌顿，视网膜脱离伴周边锯齿缘离断。B. 在嵌顿的周围视网膜进行眼内电凝切开，视网膜被分层切割，随着深层视网膜被揭开，透热法被再次应用。视网膜在嵌顿部位周围被切割成 360°。C. 术后外观。视网膜变平后，切开区域的视网膜扩大。视网膜切开处的边缘采用眼内激光光凝治疗

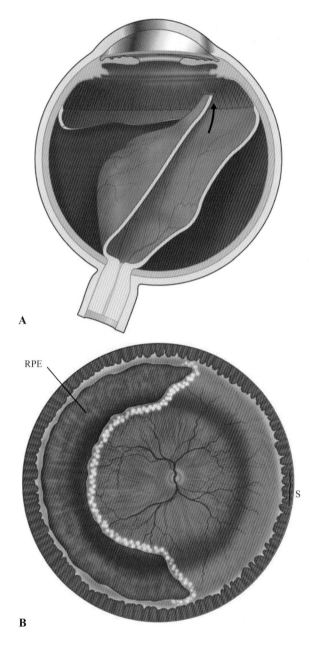

▲ 图 112-7　远距离视网膜嵌顿

A. 撕裂的视网膜嵌顿在眼的另一侧伤口里；B. 从伤口切除视网膜后，视网膜变平。视网膜复位后视网膜色素上皮部分裸露。注意之前嵌顿处的瘢痕

取出，或者如果它被嵌在一个纤维化的、较旧的伤口中，就需要做视网膜切开术。如果在完全玻璃体切除和膜剥离后视网膜仍有明显的缩短和固定的皱褶，视网膜也必须切除。

最初，在嵌顿的边缘对视网膜进行透热电凝，以确保所有血管都关闭（图 112-6B）。嵌顿区内可

能有大血管，因此最好仅在嵌顿区周边切开，而不是直接切开。通常使用垂直切割的玻璃体视网膜剪在嵌顿点周围 360° 切开（图 112-6B）。在视网膜切除术中，嵌顿点后的大泡状视网膜可以被 PFCL 压平和稳定[5]。如果使用 PFCL，则嵌顿部位后面的视网膜应无膜。在 PFCL 覆盖的牵引区域，不应有

开放性视网膜裂孔。PFCL 注射在后极，PFCL 水平正好位于嵌顿的后方。

视网膜可能增厚，部分视网膜可能隐藏在褶皱之间，使透热止血困难。当未经处理的组织被发现时，可能需要分层切割视网膜，重新进行透热治疗[33]。当在嵌顿区域周围对视网膜进行环切时，视网膜的缺损将比最初出现的要大（图 112-6C）。因此，切口离嵌顿区越近，潜在缺损越小。在视网膜与视网膜色素上皮紧密相连的区域，用剪刀可能会损伤脉络膜，并导致出血。在透热后，剪刀片或薄膜镊通常可以通过坏死的视网膜切向放置到视网膜下间隙。切割前将视网膜提离视网膜色素上皮。视网膜切除术造成的视网膜缺损应采用激光内光凝治疗，并用气体或硅油填充（图 112-6C）。

远端视网膜嵌顿的处理是一个特殊的问题。视网膜从伤口上切除时会产生很大的缺损（图 112-7）。这些眼睛可能需要 360° 的视网膜切除术来将视网膜与伤口分离。PFCL 可能有助于治疗广泛的远端视网膜嵌顿。PFCL 可能有助于在视网膜切除术中稳定视网膜，打开视网膜脱离的闭合漏斗，并重

新附着由此产生的巨大视网膜裂孔（图 112-8）[4, 5]。

### （三）PVR 引起的视网膜缩短（收缩）Retinal Shortening (Contraction) Because of PVR

PVR 视网膜缩短分为七类（框 112-1）。在视网膜协会修订的 PVR 分类中，赤道后收缩被归类为后部 PVR，而赤道和赤道前收缩被归类为前部 PVR[41]。前两类，即局灶性收缩和弥漫性收缩是相似的，两者都是由视网膜前膜收缩引起的，并且主要在视网膜受累程度不同（见第 112 章，增殖性玻璃体视网膜病变，进一步了解 PVR 的分类）。

外科技术 Surgical Technique

不同类型 PVR 进行视网膜切除术的手术目的和技术是相似的。对于 PVR 的不同亚组的眼睛，在技术上有一些改进是必要的。在所有形式的 PVR 中，完整的玻璃体切除术和积极的膜切除术对于缓解收缩至关重要。巩膜扣可以减轻较小程度的收缩，但随着广泛的缩短，视网膜切除是必要的。视网膜切除术的大小、位置、方向和结构将根据适应证而异。

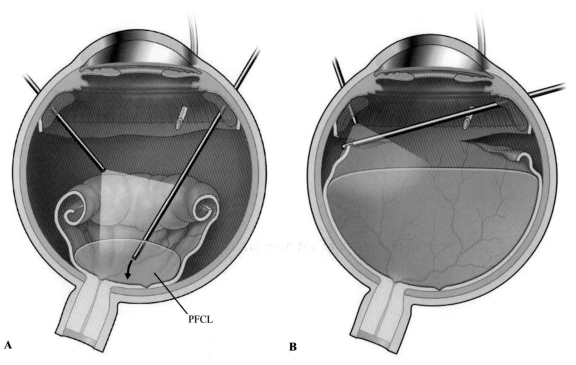

**A**　　　　　　　　**B**

▲ 图 112-8　全氟化碳液（PFCL）治疗巨大视网膜裂孔或视网膜切开术

A. 折叠的巨大裂孔 / 视网膜切除术，周边视网膜明显折叠。后极的视网膜前膜取出后，在后极部注射 PFCL。B. 后部视网膜复位。眼内电凝有序地切除巨大裂孔瓣折叠的边缘，然后应用玻璃体切割头切除

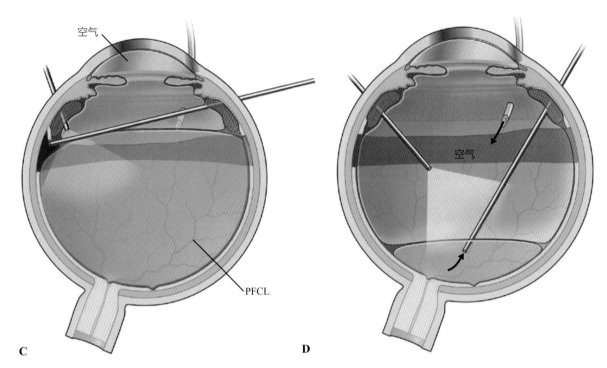

**C**　　　　　　　　　　　　　　　　　　　　**D**

▲ 图 112-8（续）　全氟化碳液治疗巨大视网膜裂孔或视网膜切开术

C. 注入 PFCL 后视网膜完全复位。在液体 - 气体交换的初始阶段用软笛针的头在视网膜前缘下抽吸，"干燥" 巨大裂孔的前缘。D. 连续的液体 - 空气交换以去除残留的 PFCL。没有发生视网膜滑脱

## 五、局部或弥漫性视网膜收缩 Focal or Diffuse Retinal Contraction

通常不需要切开视网膜来控制局部或弥漫性收缩。有时当视网膜萎缩时，如果没有广泛的视网膜撕裂，膜就不会从视网膜上剥离。有时需要在不能切除膜的区域行局灶性视网膜切除术（图 112-9）。透热疗法是应用于被切除区域周围的视网膜，特别是视网膜血管。如果视网膜脱离，通常可以用小口径玻璃体切割机安全地进行视网膜切除；但是，如果视网膜部分或完全附着在收缩区域，则用剪刀切除视网膜是最安全的。

### 环形收缩 Circumferential Contraction

由于玻璃体基底部后部有明显的膜收缩，可发生广泛的环形收缩。在视网膜协会修订后的 PVR 分类中，环形收缩是前 PVR 的一种形式[41]。后玻璃体的冠状收缩将视网膜中央拉成漏斗状，环形收缩形成紧密的视网膜皱褶，以放射状向后延伸（图 112-10A）。即使切除后玻璃体，剥离和切割膜，赤道视网膜嵴有时也可能保持圆形收缩状态。如果环形收

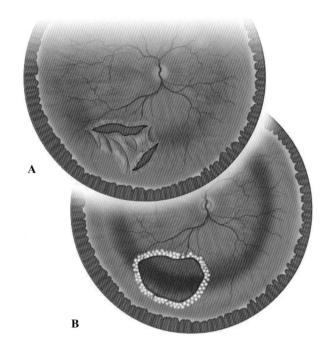

▲ 图 112-9　A. 与视网膜大裂孔相关的弥漫性收缩。去除所有增殖膜。如果增殖膜不能都切除，可进行局部视网膜切除术。B. 视网膜切除术后大面积缺损。牵引力减轻，视网膜复位。裂孔边缘用眼内激光光凝治疗

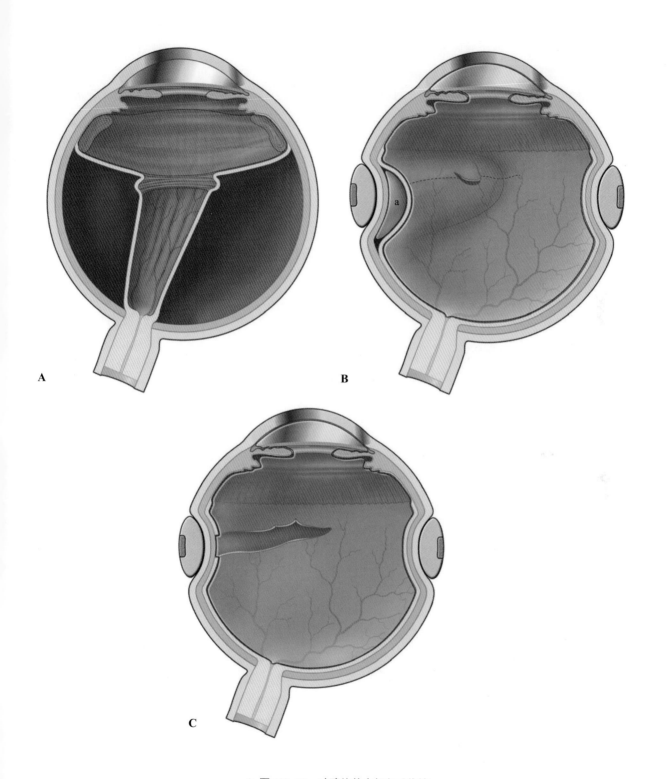

▲ 图 112-10　玻璃体基底部向后收缩

A. 视网膜呈漏斗状。玻璃体基底部视网膜环形收缩伴放射状皱褶形成。B. 进行玻璃体切除、膜切除、巩膜扣带和液体 - 气体交换后，气体（a）通过视网膜裂孔在视网膜下流动。虚线表示拟行视网膜切除术的位置。C. 环形视网膜切除术在空气下进行，视网膜变平。将视网膜切除术延伸到末端附着的视网膜处

缩没有通过膜剥离和切割得到充分缓解，通常在视觉上是显而易见的。如果剥离不能释放牵引力，则应在收缩区（通常是玻璃体基底部的后部）后方进行环形视网膜切除术（图 112-4）。松解性视网膜切除术最好采用 PFCL 稳定收缩区后方的视网膜（图 112-11）。在后极视网膜被 PFCL 固定的情况下，视网膜切除术沿周向延伸至视网膜切除术各端的正常的视网膜，然后向前延伸到锯齿状缘（或如

果平坦部涉及牵引，则延伸到睫状体）（图 112-4 和图 112-11）。视网膜切除术的前缘视网膜应用玻璃体切除头切除。一旦视网膜切除术释放了所有的牵引力，PFCL 就可以位于到视网膜切除的水平的前方，以重新复位剩余的视网膜，而无须担心 PFCL 进入视网膜下。

或者，在注射 PFCL 期间或在液体 - 气体交换后，可能需要在玻璃体基底后部进行松解性视网膜切除术。外科医师可能会注意到视网膜的持续环形帐篷状突起，或者空气或 PFCL 可能通过牵引引起的视网膜裂孔在视网膜下运动。最好是在空气或 PFCL 进入视网膜下之前确定收缩是否已经充分缓解，因为这两种情况都会使手术更加复杂。如果 PFCL 进入视网膜下方，则需要用带凹槽的笛针或抽吸套管将其取出，通常需要折叠视网膜才能看到视网膜下的 PFCL。如果空气已经进入视网膜下面，空气可以描绘出残余牵引的大部分区域（图 112-10B）。重要的是要将松弛的视网膜切除延长到允许视网膜变平的范围之外，因为空气的表面张力可以克服残余的牵引力，当气泡溶解时，残余的牵引力可能会使视网膜重新脱离。视网膜下的空气将与玻璃体腔中的空气结合，当进行视网膜切除术时，视网膜将重新附着（图 112-10C）。

## 六、视网膜前移位 Anterior Retinal Displacement

视网膜前移位是 PVR 视网膜脱离的一个重要原因，主要见于既往接受过玻璃体切除术的患者[41-43]。在这些病例中，由于玻璃体基底部的纤维增生和膜收缩将周围视网膜向前拉至平坦部、睫状体部，甚至虹膜后，都可能导致视网膜前移位、复发性视网膜脱离或睫状体脱离和低眼压（图 112-12）。

如果膜剥离术后牵引力依然不能解除，则必须进行前视网膜切除术（图 112-11 和图 112-13）。视网膜切除术是在所有的膜切除后进行的，并在视网膜有前部牵引的正后方进行，视网膜切除术的方式与广泛赤道收缩的病例处理方式相似。

### （一）视网膜固有收缩 Intrinsic Retinal Contraction

视网膜固有的收缩是在没有视网膜前膜或视网

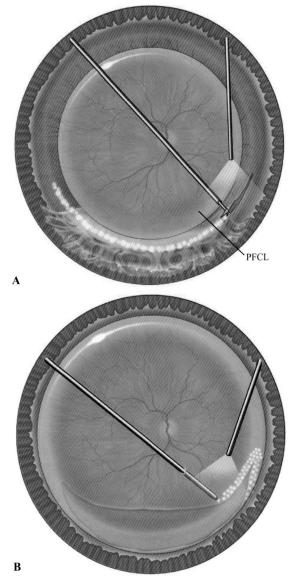

PFCL

**A**

**B**

▲ 图 112-11　**A.** 前部增殖性玻璃体视网膜病变，**5** 点钟至 **8** 点钟位置。后部视网膜由全氟化碳液体固定。在 **PFCL** 前的视网膜进行切除，继而将在视网膜切除的每一端延伸到未受影响的视网膜。**B.** 视网膜切除的全部范围，视网膜被 **PFCL** 压平，并且由于前瓣的切除而变大。眼内激光光凝视网膜切开的边缘

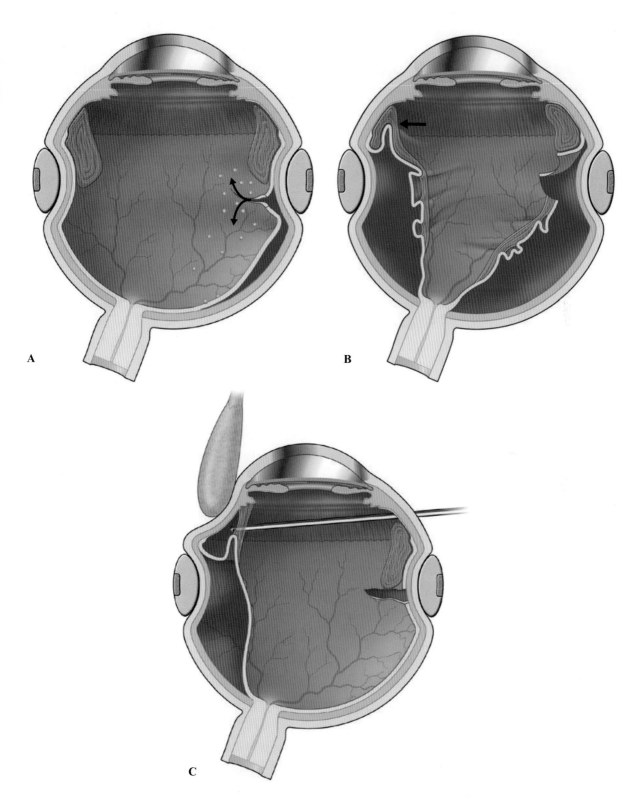

▲ 图 112-12　之前进行过玻璃体切除联合巩膜扣带术后的视网膜前移位（anterior retinal displacement，ARD）
A. 细胞增殖到视网膜上和残留的周边玻璃体。B. 增殖膜收缩后复发性视网膜脱离。注意 ARD（箭）周边视网膜通过收缩玻璃体底部，向睫状体折叠。C. 用剪刀剪开增殖膜解除 ARD

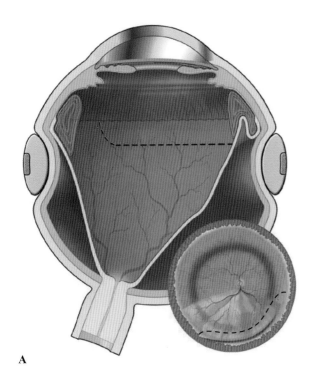

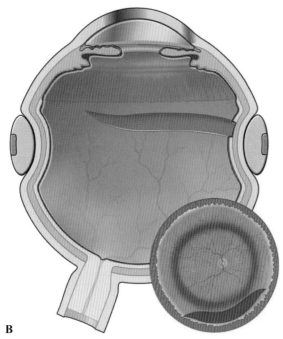

▲ 图 112-13　松解性视网膜切除术治疗局限性视网膜前移位
A. 膜分离未彻底解除收缩。虚线表示建议的视网膜切除处。向前延伸到未受影响的视网膜。B. 视网膜复位后。视网膜切除术，切除前瓣前缘

膜下膜的情况下发生的视网膜收缩，最常见于慢性视网膜脱离的患眼。视网膜固有收缩的视网膜切除术与其他收缩形式的视网膜切除术相似，但视网膜固有收缩通常只有在注射 PFCL 或注入空气后才能

被识别。如果视网膜内收缩区域在周边视网膜，则在收缩区域的后方进行环形视网膜切除术。但由于视网膜内收缩累及的范围往往很广，所以视网膜切除术可能需要相当大的面积。视网膜切除术应在收缩区的每端沿周向延伸至正常视网膜，并向前延伸至锯齿缘。

累及后部视网膜的视网膜内收缩更难处理。累及后部视网膜的环形收缩，如果没有发现视网膜下膜是引起这种收缩的原因，则需要进行视网膜切除术以减轻牵引力。过多的视网膜切除会导致视野丧失，后极部环周视网膜切除术是不可取的。视网膜上的几个放射状切口有时能充分减轻牵引力，然而，这些切口可能向后延伸到视神经。切除一段鼻侧视网膜可以充分减轻牵引力，并允许更具视觉意义的颞侧视网膜重新附着。

### （二）广泛的周边视网膜纤维增生 Extensive Periretinal Fibrous Proliferation

广泛的外伤性视网膜挫伤或坏死后，可发生广泛的视网膜周围纤维增生。视网膜可以被纤维组织所代替，纤维组织在视网膜的前表面和（或）后表面进一步增生。长期的 PVR 和慢性视网膜脱离伴严重的纤维增生，视网膜在纤维增生的区域可能变得非常薄和萎缩，使增殖膜无法去除。硅油周围的增殖可能涉及广泛的纤维增生，特别是在以前视网膜切除开的边缘。周边的视网膜可能会被纤维组织包裹，以致无法与视网膜分离。

在上述情况下，致密的白色纤维组织均无法与视网膜分离。这些区域的视网膜已经没有功能。如果阻止视网膜再复位，就应该切除。通常这些增殖膜是收缩的，导致视网膜发生明显折叠和缩短。受累区域可能有血管，但大多数是无血管的，可以使用眼内电凝沿待切除区域的后缘进行透热切开视网膜，然后用玻璃体切割头进行切除，其技术类似于弥漫性视网膜收缩的视网膜切开术（图 112-9）。

### （三）马蹄形裂孔前瓣的预防性切除 Prophylactic Removal of Anterior Flap of Horseshoe Tears

最常见的一种视网膜切除术是切除马蹄形裂孔的前瓣。这些孔瓣一般有很强的玻璃体视网膜粘连，而且由于术后玻璃体收缩有可能在裂孔的前缘

发生牵引而需要切除。牵引可能导致视网膜脱离色素上皮和（或）马蹄形裂孔向前延伸。裂孔处应呈圆形，这样更容易承受玻璃体牵引，而不会出现延伸或抬高。如果存在马蹄形视网膜裂孔，通常要切除裂孔盖，作为必要的周边玻璃体切除术的一部分。有时视网膜血管会桥接在裂孔的盖或瓣上，在用玻璃体切割头切除孔瓣或盖之前，应先对血管进行透热治疗。

### （四）巨大视网膜裂孔瓣的收缩与纤维化 Contraction and Fibrosis of Flap of Giant Retinal Tear

由于视网膜的正常收缩性，大多数巨大视网膜裂孔的后瓣显示边缘向内卷曲。随着慢性进展和 PVR 的开始，这种折叠可能成为永久性的，并阻止孔瓣边缘的再附着（图 112-14A）。向内折叠的视网膜可能被增殖膜固定，边缘可能增厚、纤维化和收缩。即使在膜去除后，孔的边缘仍可能折叠，需要切除孔缘的部分视网膜，使巨大裂孔的孔瓣完全变平。

由于裂孔边缘向内滚边，常有前后的缩短；由于纤维收缩，视网膜常有周向的缩短。视网膜前后表面的膜都被去除。视网膜可以用两种器械机械地

展开。如果孔瓣不能展开，通常最好切除孔瓣的卷边处的视网膜[44]。或者，可以沿孔的边缘大约每隔 30° 进行一系列的放射状切口，以允许视网膜展开[44]。然而，由这一系列切割产生的不规则视网膜边缘往往更难处理，因此切除孔边缘是首选方法（图 112-14B）。

去除后极部膜后，向后极部注射 PFCL，使其水平达到巨大裂孔纤维化边缘后方的水平（图 112-8B）[4]。PFCL 固定视网膜，使有增殖组织孔边缘的切除更容易。在整个切除范围内对孔瓣边缘进行眼内电凝。通常是用玻璃体切割头切除，注意应用低吸力，以免切除过多的视网膜。如果要进行放射状切割，眼内电凝仅在要切割区域局部应用。

### （五）先天性视网膜劈裂并发症的内层壁视网膜切除术 Inner-Wall Retinectomy for Complications of Congenital Retinoschisis

先天性视网膜劈裂可合并孔源性 – 牵引性视网膜脱离，劈裂 – 孔源性视网膜脱离、玻璃体积血、裂孔外壁遮盖黄斑。Ferrone 等报道了 9 只眼的玻璃体平坦部切除术，切除了周边裂孔的内壁，并伴有各种先天性视网膜劈裂的并发症[45]。术后 9 只眼中有 8 只眼视网膜附着，6 只眼视力提高，1 只眼视力稳定，2 只眼视力下降。在 1 例报道病例中采用后玻璃体分离、局部视网膜切开、42G 套管引流、激光光凝、硅油填充等替代技术成功复位脱离视网膜[46]。

## 七、增殖性血管性视网膜病变致视网膜缩短 Retinal Shortening Because of Proliferative Vascular Retinopathy

视网膜切除术有时可用于修复与糖尿病视网膜病变和其他增殖性血管性视网膜病变（如视网膜分支静脉阻塞、增殖性镰状细胞视网膜病变和早产儿视网膜病变）相关的长期牵引性视网膜脱离[47]。松解性视网膜切除的适应证和处理技巧与 PVR 的适应证和技巧相似。

## 八、视网膜切除术的处理 Management of Retinectomy

制作一个松解的视网膜切除术可以解决一些特

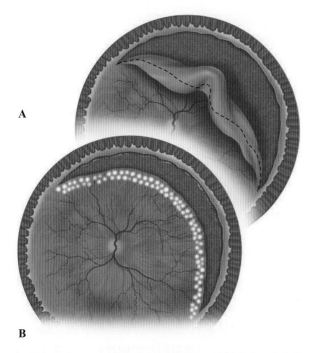

▲ 图 112-14　**A.** 180° 巨大视网膜裂孔，边缘卷曲，未完全打开。虚线表示要切除的边的界限。**B.** 视网膜松解并复位

殊情况，在关闭裂孔和处理一个巨大的视网膜裂孔时，可以翻转视网膜或处理后缩的视网膜。局部的视网膜切除术通常可以用空气压平，并用眼内光凝治疗，而不会使孔的后瓣滑移或翻转。巨大裂孔则需要较大范围甚至是环周视网膜切除术。

PFCL 是处理大面积环形视网膜切除术的最佳方法。PFCL 从视盘附近被注射到眼内，从后到前重新辅助视网膜附着。注射 PFCL 时应仔细观察视网膜的前缘，如果视网膜是完全活动的，那么 PFCL 可以安全地注射到视网膜切除的边缘水平。然而，如果视网膜仍然存在牵引力，PFCL 怎么可能会进入视网膜下。因此，如果牵引力仍然存在，应在进一步注射 PFCL 前切除裂孔瓣的前缘，随着牵引力的减轻，PFCL 泡的曲面可以安全地移到裂孔瓣的前缘完全重新贴附视网膜。PFCL 界面不应与灌注管接触，会产生小的 PFCL 泡，一旦脱离的视网膜抬高，这些分散的重水小泡会在视网膜边缘进入视网膜下。使用带阀门的套管将减少整体流体流量，并减少 PFCL 小泡的产生。

激光光凝可以应用于视网膜边缘，无论是在交换空气或硅油的全氟化碳之前或之后。通过 PFCL 进行眼内光凝治疗，视野通常优于空气或硅油。PFCL 前方的液体能保持良好的角膜透明度和瞳孔扩张，而空气有时会导致条纹状角膜病变、瞳孔缩小和视野缩小。悬浮在硅油中的小气泡有时会干扰硅油的可视性。如果视网膜切除的前缘被 PFCL 完全压平，那么通过 PFCL 激光比通过空气或硅油更容易。但是，如果不能用 PFCL 完全压平裂孔边缘，激光治疗应推迟到将 PFCL 更换为空气或硅油之后。或者，可以做一个前部视网膜切开引流术，以使得视网膜下积液引流进入玻璃体腔（图 112-1）。

将 PFCL 更换为空气或硅油是一个重要步骤，如果操作不当，可能会导致问题。视网膜前缘下常有少量的视网膜下液，视网膜边缘下也可有小的 PFCL 泡。除非这种液体被清除，否则在交换过程中，它们会后移，并可能导致视网膜向后滑动和（或）视网膜下 PFCL 的残留。在 PFCL- 空气交换过程中，应首先用空气替换 PFCL 前面的液体。视网膜"干燥"的前缘是通过倒冲刷或软头笛针挤压或抽吸套管置于视网膜孔瓣正前方完成的（图 112-

8C）。在所有视网膜下液被清除并且前缘完全"干燥"后，交换才算完成（图 112-8D）。

视网膜向后滑脱可发生在巨大视网膜裂孔或视网膜切除的 PFCL- 空气交换中。视网膜滑脱最常见于高度近视的大眼球，其原因是视网膜前缘后面的液体在交换过程中被迫向后移动，液体清除不充分（视网膜前边缘干燥不充分）是导致视网膜后滑的最重要原因。有时可以用反冲洗刷操纵视网膜的前边缘，将视网膜拉到适当的位置。然而，如果视网膜不能恢复到正常位置，则应清除空气，并再次用 PFCL 使视网膜变平。在交换过程中彻底干燥视网膜前边缘通常可以防止视网膜进一步滑动。在去除 PFCL 之前对视网膜边缘进行激光治疗，可能通过使视网膜 RPE 界面脱水，从而对视网膜滑动起到了一部分的保护作用。用硅油交换而不是空气交换时，不太可能导致视网膜滑动。

## 九、结果 Results

在硅油研究中（the Silicone Study）[48]，第 2 组（既往实施过玻璃体切除术）接受视网膜切除的可能性是第 1 组（既往无玻璃体切除术）的 2 倍（42% 对 20%；$P < 0.0001$）。通过逐步 Logistic 回归分析确定的与视网膜切除相关的变量如下：①第 2 组的患者；②存在大于 6 个钟点的视网膜前移位。无论是否使用全氟丙烷气体或硅油，第 1 组接受视网膜切除术的眼的解剖复位预后均明显低于未接受视网膜切除术的眼（50% 与 69% 在 6 个月时复位，$P=0.03$；38% 与 69% 在 24 个月时复位，$P=0.01$）。在第 2 组中，这一差异仅在 24 个月时显著（52% 的患者行了视网膜切除术，而 70% 的患者未行视网膜切除术；$P=0.052$）。无论充填方式如何，1 组（而非 2 组）的视力低于 5/200 的可能性高于未行视网膜切除（6 个月时 32% vs. 59%，$P < 0.01$；24 个月时 28% vs. 55%，$P=0.03$）。在第 1 组（但不在第 2 组中），无论有无填充，有视网膜切除术的患者（6 个月时 35% vs. 17%，$P < 0.05$；12 个月时 24% vs. 14%，无显著性差异）发生低眼压（眼压 ≤ 5mmHg）是未行视网膜切除术患者的 2 倍。解剖和视力预后较差的眼与行视网膜切除术有关，这可能解释了部分研究结果。

最近的系列报道比硅油研究报道的解剖和视觉效果更好，低眼压发生率更低。Bovey 等[49] 报道了 180° 或以上周边视网膜切除术后良好解剖的和视觉结果。报道的 33 只眼（全部用硅油处理）中，24 只眼的硅油被永久取出。85% 患者的最终 VA 为 5/200 或更好，51% 患者的最终 VA 为 20/200 或更好。在最后一次随访检查中，只有一只眼出现低眼压（眼压≤ 5mmHg），但有两只眼由于低眼压需要重新注入硅油。

Eckardt 等[50] 报道了 32 只眼因增生性玻璃体视网膜病变行周边松解性视网膜切除术的硅油取出情况。硅油取出术后仅有 3 只眼发生视网膜脱离，28 只眼的 VA 为 0.1 或更好，15 只眼 VA 为 0.2 或更好。其中 1 眼为低眼压，11 眼为青光眼。

Tseng 等[51] 研究了松解性视网膜切除术对 PVR 手术结果的影响。他们发现硅油在松解性视网膜切除术中长期填充明显优于气体，证实了硅油研究的结果。

Quiram 等[52] 报道了 56 只眼经视网膜切除术治疗的 PVR 复发性视网膜脱离中的 93% 完全复位。在第一次视网膜切除时行玻璃体基底部彻底切除和晶状体切除术的患者，其成功率高于未行此手术的患者。在最后一次随访中，5.4% 的患者出现低眼压。

Grigoropoulos 等[53] 报道了 304 只眼行视网膜切除术的结果。引起视网膜脱离的原因是孔源性视网膜脱离伴 PVR（78%），外伤后（17%），其余为血管增生性疾病、急性视网膜坏死和眼内炎。一次手术完全复位率为 51%，一次以上手术完全复位率为 72%。术前视力更好、硅油填充时间短、硅油取出和局部视网膜切除术与最终视力为 6/24 或更高显著相关。

在 145 名接受视网膜切除术的患者中，de Silva 等[54] 报道视力为 20/60 或以上者占 16%，20/60 至 20/400 者占 33%，低于 20/400 者占 51%。68% 的患者视网膜完全复位。他们发现，随着术前 PVR 分级的逐步提高，最终视力 < 20/40 的风险增加约 15%。他们同时也发现，在取出硅油之前，使用 360° 预防性激光视网膜固定术与更高的视网膜最终复位率相关。

Tan 等[55] 主张对无巩膜扣带的前部 PVR 患者行不辅助巩膜扣带的视网膜切除术。123 只眼中，单次手术成功率为 77%，一次或两次附加手术后的最终再复位率为 96%。患者的视力明显改善，有 4.1% 的患者出现低眼压。

关于 360° 视网膜切除术的结果有几篇报道。Faude 等[56] 报道了 30 只眼采用 360° 视网膜切除术治疗晚期 PVR 或增殖性糖尿病视网膜病变。所有的眼都用硅油填充。10 个月时，视力改善 47%，视网膜复位 83%。6 只眼出现低眼压。

Zhang 和 Jiang[57] 报道 26 例严重眼外伤行 360° 视网膜切除的患眼，术后随访 6 个月以上。视网膜复位率 77%，视力 4/200 以上者占 70%，20/400 以上者占 35%，20/200 以上者占 11.5%。Kolomeyer 等[58] 报道，在一组 30 只眼中，有一半以上继发于眼外伤，均进行 360° 视网膜切除术，30 只眼在 6 个月时其中 83% 的眼实现视网膜复位，但只有 11% 的眼具有动态视力。Garnier 等报道了 20 只眼的相似结果[59]，只有 10% 的人恢复了 20/200 或更好的视力。

Williamson 和 Gupta 报道了一项计划性延迟性视网膜切除术治疗晚期 PVR 的 27/87 只眼[60]。在第一次手术中，他们用玻璃体切除术和硅油部分复位视网膜，并在随后的手术中进行松解性视网膜切除术以完全复位视网膜。硅油取出后，24/27 眼（89%）视网膜完全复位。

在一项非随机研究中，Stopa 和同事比较了 25 名成人患者和 20 名儿童患者的视网膜解剖复位和视力结果，每组患者均接受玻璃体切除和视网膜切除术治疗视网膜脱离[61]。成人视网膜的复位率高于儿童（88% vs. 60%，$P=0.041$），成人组的视力更好。儿童需要更多次的再手术（$P=0.008$），术后 PVR 在儿童眼中更为常见（$P=0.003$）。

## 十、并发症 Complications

松解性视网膜切除术可能会有一些潜在的严重并发症。由于这些并发症有时会导致手术失败，因此进行视网膜切除术应慎重，如有可能，应采用其他方法。视网膜切除术的主要并发症是出血、视网膜无法打开和复位、视野丧失、眼压降低、视网膜切除处纤维增生，以及当视网膜切除太小时依然有导致视网膜脱离的持续牵引。

出血可能是由于对血管的电凝止血不足造成的。应采用相对较重的透热疗法封闭视网膜切除区内的血管。虽然在某些情况下，血管之间的视网膜可能不会出血，但在其他情况下，可能会从较小的血管渗出。系统血压的最佳控制也可以减少出血的机会。

由于可能出血，我们更喜欢在切割前用均匀的一排透热疗法电凝视网膜。纤维化的视网膜可能有许多血管需要更广泛的透热疗法。通过暂时抬高输液瓶，导致眼压升高，通常可以控制术中出血。使用有导光的眼内电凝（光纤组织操纵器，fiberoptic tissue manipulator，Alcon 实验室，得克萨斯州沃思堡）组合，可以在视网膜切除术中出血时随时进行眼内电凝止血[62]。这个器械，目前只有 20G 的规格，可以进行灌注，所以一小股液体可以注入并指向出血部位，以发现出血血管，并允许精确的电凝止血。

术中对血管的彻底止血是必要的，因为不充分电凝的血管可能会重新开放，导致术后大出血。术后硅油下出血可导致严重的纤维增生。在充满气体的眼中，复发性出血有时可以通过重复的术后液 - 气交换来清除。

视网膜切除术后，由于长期 PVR 中视网膜收缩或其他情况下，如早产儿视网膜病变，视网膜向后收缩并形成了视网膜的折叠时，可能会出现视网膜无法打开和重新复位的情况。大多数切开的视网膜瓣可以用 PFCL 操纵和展开。只有很少有患者会遇到这样一种情况：眼内视网膜的收缩非常严重，以至于视网膜无法用任何方法展开。

术后视网膜前新生血管可能继发于视网膜切除术前的缺血，是一种可能导致出血的晚期并发症[63]。为了避免这种不良反应，必须彻底切除或用激光消融残留的视网膜前缘。

在大的视网膜切除术后，有些术眼出现低眼压。在 Morse 等的报道中[64]，43% 的视网膜复位眼出现低眼压（眼压 ≤ 5mmHg）。在硅油研究中[48]，12 个月时，视网膜切除术后低眼压的发生率为 24%。最近的一系列报道显示，在视网膜切除术后，低眼压的发生率要低得多[49-52, 55]。这种并发症可能最常与伴有纤维变性的 PVR 的过程有关，以及伴有前部增生的睫状体脱离。低眼压的另一个可能的病因是大面积暴露的视网膜色素上皮对眼内液体的吸收增加。后者是否是导致低眼压的重要因素尚不清楚。

PFCL 在视网膜下残留发生在 12% 的病例中，通常发生在有较大范围周边视网膜切除术后[16]。后极部小到中等范围的视网膜切开术很少导致这种并发症。去除 PFCL 后的灌注液冲洗可能对视网膜前和视网膜下 PFCL 残留都有预防作用。如上所述，是否需要去除术后视网膜下残留的 PFCL，取决于其数量和位置。

如果视网膜切开术或视网膜切除术离视神经或黄斑太近，可能会导致视野丧失[12]。松解性视网膜切除术应在周边部视网膜进行，最好是做一个更大范围的周边视网膜切除术，甚至在必要的情况下折叠视网膜以获得更多的处理后极部病变的机会，而不是做一个可能导致明显视野丧失的后极部视网膜切除术。

视网膜色素上皮和脉络膜损伤可能发生在视网膜切除术中，因为剪刀、玻璃体切割器械、眼内激光探针或其他设备造成的医源性创伤。这种并发症最有可能发生在视网膜附着或仅浅脱离的情况下，例如在黄斑移位手术中，在靠近锯齿缘的视网膜切除术中。它可能导致脉络膜出血，需要通过提高眼压或眼内电凝烧灼来控制。有时 Bruch 膜损伤会导致术后脉络膜新生血管的形成[65]。

在使用硅油后，纤维增生最常见于视网膜切除部位。如果硅油下有出血，则通常会发生纤维增生。纤维增生可能在切割的视网膜边缘和更多的前部组织之间架起桥梁，偶尔纤维组织的收缩会使视网膜重新脱离。糖尿病患者的视网膜前膜可能是血管性的，覆盖了视网膜的大部分；也可能有细胞从暴露的 RPE 床上释放，导致其他部位的纤维增生。外科医师应通过精心控制出血来避免再出血。

术后纤维蛋白可能是再生的基质，如有可能，应防止纤维蛋白的积聚或沉积。术前和术后皮质类固醇和非类固醇抗炎药可能在阻止纤维蛋白沉积方面发挥作用。组织纤溶酶原激活剂可溶解术后纤维蛋白[66]。如果发现有明显的再生和牵引作用，早期再手术切除增殖膜可成功稳定病情。

当视网膜切除范围过小时，持续牵引导致视网膜脱离不是视网膜切除的并发症，而是视网膜切除不足的并发症。重要的是将视网膜切除术延伸到牵引区以外正常的视网膜。做一个大的环形视网膜切除斜向前延伸到锯齿状缘，同时切除视网膜前缘的边，应能最大限度地释放牵引力。

玻璃体切除联合视网膜切除术后视力恢复的主要限制因素之一是术后黄斑的状态异常。Stopa和 Kociecki[67] 发现，视网膜切除术后 25 名患者中75% 的患者存在黄斑异常的光相干断层扫描证据，包括视网膜色素上皮不规则、囊样黄斑水肿、视网膜前膜、视网膜下液和视网膜下 PFCL。荧光素血管造影对视网膜切除术后视网膜的研究表明，视网膜切除术后复位的视网膜变化很小[65]。在未暴露的视网膜色素上皮区域发现完整的血视网膜屏障。血管造影发现的并发症包括视网膜切开处偶发脉络膜新生血管膜、囊样黄斑水肿、视神经萎缩、色素沉着和脉络膜皱褶。大多数并发症被认为是玻璃体切除和视网膜脱离手术后的非特异性表现。

在一项非随机对照研究中，Odrobina 等比较了两组，每组玻璃体切除术和视网膜切除术＞180°[68]。A 组后极部剥除内界膜，B 组未剥除。尽管视力结果相似，但 ILM 剥离组黄斑部皱褶形成明显减少（0/33，0% vs. 9/51，17.6%，$P=0.008$）。

# 第113章 视网膜巨大裂孔
## Giant Retinal Tear

Lingam Gopal　Tarun Sharma　Pramod S. Bhende　Muna Bhende　著

## 一、概述 Introduction

视网膜巨大裂孔（giant retinal tear）顾名思义是指超过 90° 以上范围的视网膜裂孔[1]。由于玻璃体后脱离，玻璃体凝胶黏附在孔的前瓣上。因此孔的后瓣有折叠的倾向。相反，在巨大的视网膜锯齿缘离断中，视网膜要么在锯齿缘处撕裂，要么在睫状上皮上有裂缝，玻璃体附着在后部的视网膜上[2]。因此，后瓣没有折叠的倾向，因为它由玻璃体凝胶支撑。

新鲜的视网膜巨大裂孔的是需要急诊处理的。手术干预的延迟可能导致明显的增殖性玻璃体视网膜病变（PVR）改变，影响视网膜的再复位和最终的视觉增益。在 Stanley Chang 引入全氟化碳液体之前[3]，视网膜巨大裂孔的处理是一项挑战，且收效有限。目前治疗视网膜裂孔巨大的方法相当简单，且成功率高[4]。

## 二、病因学 Etiology

大多数巨大的视网膜裂孔是原发性的，男性的风险更高。外伤性视网膜巨大裂孔通常位于鼻上和颞下象限，在男性中也较为常见。在英国的一项以人口为基础的研究中，Ang 等报道，每年每 10 万人口中有 0.091 名患者发病[5]。其中大多数为特发性（54.8%），男性占优势（71.7%）[5]。高度近视的关联已经很清楚了[6]。据报道，在 Marfan 综合征中，11.3% 的视网膜脱离是由巨大视网膜裂孔引起[7]。视网膜脱离，特别是巨大视网膜裂孔，被认为是 Stickler 综合征的重要并发症[8, 9]。与巨大视网膜裂孔相关的其他疾病包括 Ehler–Danlos 综合征[10]、晶状体缺损[11] 和无虹膜[12]。急性视网膜坏死后也可发生巨大视网膜裂孔[13]。

### 医源性巨大视网膜裂孔 Iatrogenic Giant Retinal Tear

应特别注意内眼手术中 / 术后视网膜巨大撕裂的发生。

- 在白内障手术中发生意外。如果试图寻找脱位的晶状体核，由于不受控制的玻璃体牵引，很容易发生巨大的视网膜裂孔。

- 在玻璃体视网膜手术中，易发生这种情况的情况如下：①不经意间大面积巩膜切开伴玻璃体凝胶脱出；②在取出异物的过程中，尤其是表面不规则的大异物，它能与基底部凝胶状玻璃体粘连而发生撕脱孔；③玻璃体切除术前频繁更换进出眼内器械。但现在随着套管针的应用，这方面的并发症已经逐渐减少。

采用微创玻璃体切除术和广角视野观察镜的应用，明显降低了医源性巨大视网膜裂孔的发生率。

- 在气动视网膜固定术后也有发生视网膜巨大裂孔的报道，并被认为是由于部分玻璃体脱离在膨胀气体气泡膨胀后产生牵引力所致[17, 18]。

- Shinoda 等报道了在玻璃体积血的眼内进行手术时，由于套管中的 25G 仪器卡住而导致巨大的视网膜裂孔[19]。

- 在屈光手术后的视网膜裂巨大裂孔也有报道，如 LASIK[20] 和有晶状体眼 IOL[21]，尽管其因果关系仍有待商榷。

- 在极少数情况下，亚临床视网膜脱离的堤坝式激光（barrage laser）治疗可能导致视网膜巨大裂孔[22]。其发生是由于高度近视和过度治疗导致的视网膜变薄所致。

- 在伴有 PVR 的视网膜脱离手术中，巨大的视网膜裂孔可能是松解性视网膜切开术的结果。

## 三、发病机制 Pathogenesis

Schepens 首先描述了玻璃体在发生巨大视网膜裂孔中的重要作用。其与中央玻璃体液化与周边玻璃体基底部的冷凝导致周边视网膜的牵引有关[1]。随着牵引的不断进展，临床上表现出明显非压迫变白范围的扩大。随后，玻璃体皮质凝胶发生收缩，沿玻璃体基底部呈拉链状撕裂视网膜。有时，沿玻璃体基底部之后可形成多个马蹄形裂孔，并合并形成巨大的视网膜裂孔。在巨大的视网膜裂孔的两端可以出现放射状延伸 [ 角（horns）]。对裂孔放射状扩张的眼，由于裂孔从后面划过较大的血管，常有一定量的玻璃体积血。

一个巨大的视网膜裂孔呈环向延伸，周向接近 180° 则有折叠的趋势。巨大视网膜裂孔的大小也会影响视网膜色素上皮细胞进入玻璃体腔的数量，从而增加 PVR 的风险。穿通伤后出现的巨大视网膜裂孔有很高的 PVR 风险，而巨大的锯齿缘离断则往往进展非常缓慢。

## 四、巨大视网膜裂孔的治疗史 History of Management of Giant Retinal Tear

巨大视网膜裂孔的处理可经典地划分为使用全氟化碳液体前后两个时代。PFCL 时代前使用的大多数技术具有历史重要性。然而，对这些技术的简要介绍对于全面了解巨大视网膜裂孔的处理是有意义的。外科医师面临的主要问题是受重力驱动的视网膜裂孔瓣折叠和后退的趋势。对于较小程度（约 90°）的裂孔，进行巩膜扣带术。一个相对嵴较低，但作用范围较宽的环扎扣带的目的是，减少孔瓣后滑和不可避免的大的孔瓣向中心下垂的趋势[23]。还尝试过旋转患者体位，借助气泡重新定位视网膜瓣[24]。玻璃体视网膜手术有助于移动视网膜巨大裂口孔倒转的瓣，但外科医师仍面临着展开和固定视网膜的困难。一种策略是用视网膜钉或缝线将巨大视网膜裂孔边缘分成更小的部分，将裂孔边缘固定到 RPE/ 脉络膜复合体上[25-27]。这使得常规的液体 - 空气交换能够固定视网膜而不会使视网膜瓣发生滑动。另一项技术是俯卧位进行液体 - 气体交换。玻璃体切除术后（有时会放置扣带），关闭巩膜切口，患者采取俯卧位。在不污染手术野的情况下，进行液体 - 气体交换，在视盘前进行气体注射，并从前房排出液体[28]。气体从后向前逐渐附着在视网膜上。患者恢复仰卧位，根据情况注射内填充剂——气体或硅油。在所有这些技术中，玻璃体切除术后的液体 - 气体交换可能是最好的使得视网膜无褶皱或滑脱而形成复位的技术步骤。

然而，随着 PFCL 的应用，手术变得简单多了。

## 五、术前评估和计划 Preoperative Evaluation and Planning

对前段和后段进行全面的评估对于正确地规划手术非常重要。必须注意角膜和晶状体的状况。穿通伤相关的视网膜脱离伴玻璃体嵌顿和巨大的视网膜裂孔可伴有相关的角膜问题，如水肿、混浊、后弹力膜皱褶等引起的雾样混浊。钝性外伤可导致晶状体半脱位，也可导致白内障。

人工晶状体眼也可能有特殊问题。人工晶状体可以倾斜或半脱位（特别是在白内障手术中有晶状体囊破裂和玻璃体异常的眼）。人工晶状体上的沉淀物和后囊混浊都会干扰手术。根据评估结果，决定是否需要摘除人工晶状体。然而，没有理由移除放置良好的人工晶状体。

眼压（IOP）可以是低、正常或高。低至极低的眼压见于相对较新鲜的巨大视网膜裂孔，常与脉络膜脱离有关。这类病例可以在手术前用一个疗程的全身类固醇治疗几天（3～5 天）。高眼压在出现急性巨大视网膜裂孔时是罕见的，即使是在已经存在青光眼的眼中也是如此。然而，尽管有视网膜脱离，外伤性锯齿缘离断的眼仍可能有持续的高压。视网膜复位后，眼压会急剧升高。因此，必须安排进行频繁的眼压监测。青光眼手术和视网膜复位手术联合实施是很少见的。

与锯齿缘离断不同，巨大的视网膜裂孔会发现后玻璃体脱离。在有钝性外伤的眼中，玻璃体基底部可以被撕脱，玻璃体中可见靠近平坦部的绳状结构（rope-like structure）。在穿孔伤或白内障手术后发生意外的眼中，玻璃体可能被嵌顿在伤口处，可见一层经玻璃体的膜样结构。视网膜巨大裂孔或锯齿缘离断通常出现在相反的象限[14]。

视网膜脱离的程度可能不同。锯齿缘离断可伴有高水痕（high-water marks）的慢性、部分视网膜脱离，而视网膜巨大裂孔通常伴有更迅速扩展的视网膜脱离。裂孔呈 90° 左右的眼，其特征是裂孔中心向后极下垂，但不显示孔瓣倒转。然而，如果视网膜巨大裂孔的两个尖端明显地向后（角）延伸，则位于中间的视网膜瓣可以向后发生折叠。视网膜裂孔周向接近 180° 时，会表现向后折叠的趋势。翻转的瓣有时会遮住视盘（图 113-1）。裂孔的边缘往往向内形成滚边，尽管在其他地方没有明显的 PVR。由于玻璃体基底部的牵引，睫状体平坦部睫状上皮可在撕裂区脱离，有时睫状上皮的脱离甚至会超过撕裂区。视网膜前瓣可发生格子样变性。在玻璃体基底部之后附近的其他象限，也可以看到另外的马蹄形裂孔。黄斑裂孔可以共存，特别是在高

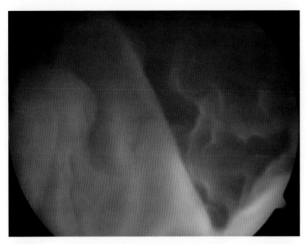

▲ 图 113-1　眼底照片显示巨大的视网膜裂孔，伴有翻转瓣遮挡视盘。注意可见视网膜血管通过水肿的翻转视网膜

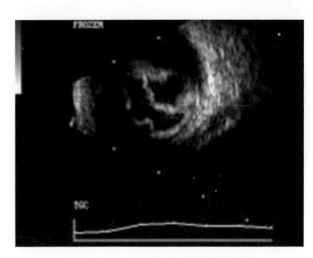

▲ 图 113-2　视网膜巨大裂孔的超声检查
注意靠近视盘的双线性回波：内层不连续，外层与眼球轮廓连续

度近视的眼，或由于眼钝性损伤形成的视网膜巨大裂孔。在玻璃体腔内可见明显的色素播散，色素常附着在视网膜表面。外伤性锯齿缘离断常伴随着锯齿缘平坦部 RPE 和脉络膜损伤的证据。

### （一）巨大视网膜裂孔的超声诊断[29]Ultrasonographic Diagnosis of Giant Retinal Tear[29]

在屈光介质混浊的眼中，怀疑视网膜巨大裂孔可以进行超声检查。一个特征性提示是视网膜前回声不连续，并延伸超过一个象限。由于视网膜的两层非常接近，在视盘附近可以看到双线性回声，一层代表巨大的视网膜裂孔的瓣，因此与眼球轮廓不连续，另一层代表脱离的视网膜，与眼球的轮廓连续（图 113-2）。

### （二）增殖性玻璃体视网膜病变 Proliferative Vitreoretinopathy (PVR)

玻璃体基底部可以周向和前后收缩，形成一个明显的前部环形收缩，见于周边未被巨大视网膜裂孔累及的视网膜。视网膜的翻转瓣可以贴附在脱离的视网膜上，特别是当玻璃体嵌顿在伤口中时。广泛的增殖膜可以在视网膜的两侧形成，无论是局部的还是弥散的。在严重创伤的眼中，解剖结构损坏严重，视网膜脱离的真实性质和巨大的视网膜裂孔的形态将在手术期间比术前更明显。有 PVR 的360° 视网膜裂孔的形态最差。整个视网膜可以看到后退，在视盘周围皱缩，被纤维组织包裹。在上述

情况中，术前彻底评估视网膜的病变及手术的可操作性是不太可能的。

急性视网膜坏死的眼可以在视网膜炎斑的后缘形成巨大的视网膜裂孔。前面会有先前视网膜炎的迹象，特征是在受累区域有非常薄的、萎缩的、羊皮纸状（parchment-like）的视网膜。

## 六、非手术治疗的作用 Role of Nonsurgical Treatment

### （一）堤坝样激光光凝 Laser Barrage Photocoagulation

偶尔，如果在导致临床视网膜脱离之前发现病变，可能有机会用激光光凝阻塞锯齿缘离断 / 撕裂。这种情况更可能发生在临床视网膜脱离需要一段时间才发展的锯齿缘离断中。激光治疗包括沿锯齿缘离断撕裂的后界形成 2～3 排视网膜烧灼光凝瘢，并继续向前治疗，直到两侧的睫状体平坦部。采用巩膜顶压辅助激光光凝，可使治疗效果满意。冷冻治疗也是一种选择，但鉴于增加 PVR 的风险，最好避免冷冻。

### （二）门诊液体 – 气体交换术后冷冻或激光光凝 Outpatient Fluid-Gas Exchange Followed by Cryopexy or Laser Photocoagulation

玻璃体视网膜手术后发现的新鲜视网膜巨大裂孔，有时可以通过门诊液体 – 空气交换，然后采用

激光或冷冻进行视网膜固定，从而避免复杂的再次手术。采用推拉技术（push-pull technique）或双针技术（two-needle technique）注入 12%～14% 的 $C_3F_8$ 气体，同时清除玻璃体液体。双针技术的优点是眼压不会发生大幅度的波动，而且不易出现未切除的玻璃体凝胶或巨大视网膜裂孔膜瓣被针头夹住的风险。在液体 - 气体交换之后，激光在第 2 天就可以实施，此时的视网膜已经完全附着，气体已经形成一个单一的气泡（没有鱼卵现象）。

## 七、单纯巩膜扣带的作用 Role of Simple Scleral Buckling

在当今时代，玻璃体手术已成为治疗马蹄形裂孔视网膜脱离的理想方法，大多数外科医师不会对任何程度的巨大裂孔进行简单的巩膜扣带术。巩膜扣带的作用可能仅限于巨大视网膜裂孔锯齿缘离断的病例。在没有玻璃体脱离的情况下，通常是在较年轻的患者中，玻璃体切除术可能不适合锯齿缘离断的治疗，而巩膜扣带就可以取得很好的疗效。

### 单纯巩膜扣带术的技巧 Technique of Simple Scleral Buckling

直肌标记后，锯齿缘离断的两端被定位。预计锯齿缘离断的中心会在一定程度上下垂，因此使用比预期更宽的轮胎外加压来容纳中心的预期下垂。外科医师应该进行形成比较浅的嵴的扣带手术。冷冻是在锯齿缘离断的后缘进行的，范围要达到与锯齿缘相连的两端。大多数锯齿缘离断相关的视网膜脱离往往是慢性发展的，最好要进行放液。外放液时要尽可能靠后引流，避免玻璃体通过开放性锯齿缘离断进入裂孔部位。用棉棒头或顶压器在前面轻轻顶压是有用的，这样可以有效地将锯齿缘离断的边缘接近下方的 RPE，同时有助于 SRF 的排出，而不会有玻璃体进入到放液孔位置的风险。

类似的技术可以潜在地应用于 90° 左右的巨大视网膜裂孔中。脱离的视网膜中央向后方凹陷的风险甚至比锯齿缘离断更大。注入气体有助于平复扣带嵴上的褶皱。如果视网膜巨大裂孔的边缘明显脱离于视网膜色素上皮，那么冷冻其边缘也可能造成问题。裸露的 RPE/ 脉络膜存在过度治疗的风险。

## 八、玻璃体手术 Vitreous Surgery

在目前，大多数视网膜巨大裂孔都是通过玻璃体视网膜手术入路治疗的。

### （一）环扎带在玻璃体视网膜手术中的作用 Role of Encircling Band With Vitreoretinal Surgery

许多外科医师即使在进行玻璃体视网膜手术的眼也会放置一个环扎带[30]。一个环扎带可以支撑玻璃体基底部，并降低无视网膜裂孔的象限发生复发性脱离的风险。然而，有报道称，新鲜的巨大视网膜裂孔的手术成功率并不因为没有放置扣带而降低[31]。此外，如果不放置环扎扣带，微创无缝线玻璃体手术是可能的[32]。关键在于使用广角可视化系统和彻底的玻璃体基底切除术[33]。在存在某种程度的 PVR 的情况下，需要放置一个环绕的扣带。

### （二）晶状体的处理 Lens Management

晶状体处理有四种选择：①不处理；②晶状体切除术，使眼睛无晶状体；③摘除晶状体，保持后囊完整，以便将来人工晶状体植入；④同时摘除晶状体和进行人工晶状体植入。确切的手术方法将取决于具体的病例，外科医师的选择，以及合理确定人工晶状体植入度数的能力。一般情况下，严重 PVR 眼避免人工晶状体植入。在新鲜的巨大视网膜裂孔中，人工晶状体植入是可能的，特别是在没有放置巩膜扣带的情况下。需要以前的屈光状态和对侧眼测量的指导，计算将需要植入的人工晶状体的度数。对于晶状体严重半脱位的眼，经巩膜固定人工晶状体是一种选择，但最好推迟到二期手术。在使用硅油作为填充剂的眼中，可以在第一次手术时切除晶状体，在硅油取出时植入人工晶状体。

### （三）人工晶状体的处理 Management of Intraocular Lens

在巨大视网膜裂孔的治疗中，位置良好的人工晶状体不是问题。然而，人工晶状体的存在可能与色素沉积和炎症沉淀物沉积在人工晶状体表面、后囊混浊、人工晶状体倾斜和移位等问题有关（尤其是在白内障手术不成功的情况下）。只要视觉不受阻碍，人工晶状体就不必受到干扰。简单的操作，如在后囊开孔或在前房黏弹性填充物下轻轻刮除人工晶状体表面的沉淀物，可以大大提高视觉效果。硅胶型人工晶状体在注入硅油时可能会出现问题，特别是在有后囊开口的情况下。硅油倾向于黏在人工晶状体的后表面，在硅油取出时，一层油膜会永久地黏在人工晶状体表面。然而，这并不是绝对的取出人工晶状体的手术指征。

人工晶状体的植入最好通过巩膜隧道口，而不是透明的角膜切口。在随后的玻璃体视网膜手术中，巩膜入路可以更好地维持角膜的透明性。如在巩膜压陷时，即使眼球扭曲，巩膜伤口也不容易泄漏。

### （四）可视化 Visualization

随着广角观察系统的出现，巨大视网膜裂孔的处理有了很大的改善。它是一个巨大的优势，能够可视化周边视网膜也不失去后极部的清晰视野，特别是当 PFCL 交换气体或硅油时。Landers 透镜系统即使是棱镜透镜，对周边视网膜的观察也非常不理想。然而，如果有黄斑裂孔，Landers 透镜或类似的接触镜将有助于内界膜剥离。

对于新鲜的巨大视网膜裂孔，手持式照明和三切口玻璃体切除术就足够了。严重外伤合并巨大视网膜裂孔（尤其是 360° 裂孔）和严重 PVR 的患者手术需要进行双手操作。选择是使用一个组合仪器，如一个照明 pic 或做第四个巩膜切口来放置一个吊顶灯。

### （五）玻璃体切除术 Vitrectomy

玻璃体切除可能是巨大视网膜裂孔手术中最简单的步骤。巨大的视网膜裂孔通常伴随着完全的PVD，所有的玻璃体都位于前方，很容易被切除。在新鲜的巨大视网膜裂孔中，孔瓣往往是可移动的，应注意在切割玻璃体的过程中，防止意外不必要地啃咬孔瓣。在放置灌注管时，应注意，一些严重低血压的眼可能有明显的睫状脉络膜水肿/脱离。放置一个 6mm 的灌注管可以降低脉络膜上腔灌注的风险，外科医师必须确保在打开灌注液前，能看到玻璃体腔内的套管尖端。如果看不到套管尖端，可以使用通过上方其中一个巩膜切口引入的 MVR刀来切割覆盖在输液套管尖端的组织。一段疏松的

扁平部睫状上皮也可以覆盖在灌注管周围，但可以很容易地被切割头切除。

对于眼前段有玻璃体损伤和视网膜巨大裂孔的眼，第一步是切除嵌顿的玻璃体，让视网膜在进行其余玻璃体切除术之前回落。

### （六）玻璃体基底部彻底切除 Radical Excision of the Vitreous Base

基底部玻璃体可以采用"剃头"的方式最大限度地切除。然而，为了能够充分执行这一步骤，后极部视网膜裂孔和视网膜瓣应保持在 PFCL 气泡的下方。否则，即使在对侧象限操作，视网膜孔瓣也会被不断地吸入切头中。在有晶状体眼，在不牺牲晶状体的情况下，巩膜顶压有助于进行玻璃体基底部的切除。

### （七）视网膜移动与视网膜前缘瓣的处理 Mobilizing the Retina and Management of Anterior Retinal Flap

有粘连玻璃体的视网膜前缘的瓣应尽量切除，否则会发生纤维化，并发生对睫状体的牵引力。如前所述，巨大的视网膜裂孔边缘倾向于向后卷边，这并不一定意味着边缘有纤维化。但是，如果边缘很硬，可以切除。视网膜检查应包括评估 PVR 分级和纤维化的位置——在视网膜前和视网膜下。新鲜的巨大视网膜裂孔，视网膜可以自由移动，用眼内器械可以提起倒置的视网膜瓣。尽管没有明显的PVR，但经常看到色素沉积在视网膜表面，尤其是在视网膜的下方。此时，如果色素团黏附在视网膜表面，可能预示着早期的 PVR 增殖的开始。术者可能不得不使用精细的工具，如刮膜器来去除这些未成熟的增殖膜。用刷子的针头可以去除松散的色素。细致地去除这些未成熟的膜可以减少发生复发性视网膜脱离的风险。

### （八）有 PVR 的眼 Eyes With PVR

在有 PVR 的眼中，解剖结构可以随着 PVR 的严重程度而改变。应该将对病理的解剖描述作为术前评估的一部分。一般情况下，先清理后极部的玻璃体和膜，注入一个 PFCL 泡以稳定后极部视网膜，然后进行其余部分的解剖分离。需要使用切割头、

刮刀和镊子。随着解剖的进行，越来越多的膜变得明显，特别是通过增加 PFCL 使视网膜处于伸展状态时。在初始阶段注入过多的 PFCL，如果后极部视网膜的牵引没有充分解除，将导致重水泡进入视网膜下间隙。在进一步解剖分离之前，可能需要先清除视网膜下的 PFCL。一旦大部分的视网膜前的牵引被解除，可以识别视网膜下纤维化。如果是巨大的视网膜裂孔，去除视网膜下膜应该不困难。牵引力完全缓解的难易程度取决于 PVR 的严重程度。前部环形牵引在后极部应用 PFCL 后，通常需要双手操作，进行剥膜和解剖分离。

在出现 360° 巨大视网膜裂孔和 PVR 的眼中，用镊子剥膜可能会变得困难，因为脱离的视网膜是不固定的，没有任何阻力，随着镊子而移动。通过双手操作技术，可以提高手术操作的效率和解剖分离的程度。外观有时候是具有欺骗性的，可能看起来像是一个明显不可操作的后极部成束的视网膜，其实可以打开，剥膜后显示出一个相对健康的后极部视网膜。穿通伤后延迟手术，极大地增加了视网膜收缩和不能手术的风险。

## （九）360° 翻转的裂孔 Conversion to 360-Degree Tear

如果周边牵引解除不充分，最好是切除伴有纤维化的周边视网膜，而不是试图在周边未缓解牵引区域的下方放置一个环扎扣带来缓解。将巨大视网膜裂孔转变为 360° 裂孔不会使预后恶化。

当切除周边视网膜时，附着在平坦部上的视网膜留下标记可能是值得的，直到 PFCL 被注入后到达血管弓处。然后标记之外的视网膜可以被切割成 360° 的裂孔。这能允许黄斑的正确定位及复位。鉴于 PVR 导致的视网膜极度扭曲，黄斑可能会有转移到异常位置的趋势，需要在 PFCL 下操作视网膜使其归位。在某些情况下，在用 PFCL 重新复位视网膜后，会发现残余牵引的区域。有些膜可以在 PFCL 下去除。如果没有，可以移除 PFCL。巨大的视网膜裂孔的边缘可以折叠在 PFCL 下。只要没有纤维化，这些发生折叠的孔的边缘很容易被器械展平，也可以用硅油刷（silicone brush）来铺平视网膜。已发生纤维化的，僵硬的边缘必须切除。

## （十）全氟化碳液体 Perfluorocarbon Liquids

有几个特性使这重水液体非常适合玻璃体视网膜手术，其比重（大于水）、透明度（可以看到和治疗下面的视网膜）、低黏度（易于注射和移除）、极好的填充效果（良好的视网膜展平效果）和不同于灌注液的折射率（可见界面）。PFCL 在手术的几个阶段都是有用的：①在膜剥过程中稳定后极；②有助于剥除脱离视网膜黄斑孔周围的内界膜；③用于活动视网膜的复位，无须担心后滑脱；④作为中期眼内填充物。

### 1. 注射 PFCL Injection of PFCL

在这一步中，广域的可视化非常有用。从视盘上方注射 PFCL 的初始水泡，以展开折叠的视网膜。然后进一步注入主重水泡，防止形成多个小鱼卵泡。由于重水的喷射会穿透视网膜，甚至会导致脉络膜出血，因此在注射重水时要慢，应避免强力注射。注射 PFCL 泡直到它压平巨大视网膜裂孔的边缘。我们应该认识到，在视网膜没有从锯齿缘撕裂的区域中，重水泡的前面有视网膜下液体。

在 360° 视网膜裂孔和存在视网膜固有挛缩的眼中，注射 PFCL 可能不会立即使得视网膜平滑附着。视网膜会在视盘周围形成环状褶皱。如果挛缩不严重，可以用钝性器械，如可以使用平坦的视网膜刮刀、球形刮刀，甚至玻璃体切割头的尖端，轻轻按摩视网膜，抚平皱褶。在严重视网膜挛缩的眼中，PFCL 气泡会从视网膜上滚下来，聚集在视盘周围。此时，需要将视网膜增殖膜剥除，松解挛缩的视网膜，才能使其复位。

### 2. 视网膜固定术 Retinopexy

眼内激光光凝是首选的视网膜固定方法。通过将眼球向同一侧倾斜，巨大的视网膜裂孔的边缘可以完全保持在 PFCL 下，从而促进激光光凝孔的边缘。一般来说，沿着边缘有 3～4 排激光烧灼瘢。最好光凝 360°，包括周边视网膜，超过视网膜巨大裂孔的区域[34]。

巨大裂孔以外的周边视网膜，在 PFCL 泡前仍会有视网膜下液，从这个区域直到锯齿缘，这将使眼内光凝很难产生烧灼粘连。一旦 PFCL 与硅油或气体交换，前部残留的视网膜下液被清除，此时对视网膜的光凝治疗就更容易了。对有晶状体眼，术前可以采用间接检眼镜激光光凝（indirect ophthalmoscope，LIO）治疗。只有极少数情况下采用冷冻治疗。

### 3. 眼内填充 Internal Tamponade

眼内填充物的选择主要在长效气体，如 12%～14% 的 $C_3F_8$ 或硅油之间。$SF_6$ 和空气不适合，因为裂孔很大，需要较长的支撑时间。

### 4. PFCL– 气体交换 PFCL-Air Exchange

在这个步骤中，可能会发生视网膜瓣的滑脱。在去除主 PFCL 泡之前，应保持裂孔边缘的干燥。鉴于相对快速的手术步骤顺序（与硅油不同），有一种趋势是，起初液体因重水泡的存在而被局限在前面，随着 PFCL 泡被移除而被推到视网膜下方，从而导致视网膜滑脱，其特征是在视网膜撕裂的象限中存在环形褶皱。根据视网膜撕裂的程度和残留的视网膜下液体的量，发生视网膜滑脱的程度不同。在颞侧撕裂的情况下，这些褶皱往往会累及黄斑。在这一阶段干燥裂孔边缘的尝试通常不会成功，因为空气会使液体在后极部滞留。一些外科医师建议残留一些玻璃体液体，术后将患者保持一定的体位，使得视网膜皱褶展平。不建议进行后极部视网膜切开术。最好重新注入 PFCL，并更小心地与气体进行交换，或者选择硅油 –PFCL 交换。

### 5. PFCL– 硅油交换 PFCL-Silicone Oil Exchange

用硅油直接交换 PFCL，视网膜滑脱的概率最小。我们应该了解这个过程中的流体动力学，以获得最佳的结果和最少的并发症。

（1）当注入硅油时，它最初会形成一个圆形油泡。一旦它接触到 PFCL 泡半月形界面的中央部分，进一步的注射会使 PFCL 泡的前表面变平，从而使其扩散到视网膜的更大表面上。

（2）平衡盐溶液（balanced salt solution，BSS）将缓慢地被推入四周的一个环中，夹在硅油和 PFCL 之间。不要忘记在视网膜巨大裂孔 PFCL 覆盖区域前方边缘，还存在视网膜下液（图 113–3）。

（3）BSS、视网膜下液和 PFCL 都可以很容易地被主动和被动吸引装置吸收而排出。硅油会堵塞抽吸装置。因此，当注入硅油时，如果吸液口位于硅油泡内，眼压会突然升高。未能注意到眼压升高会

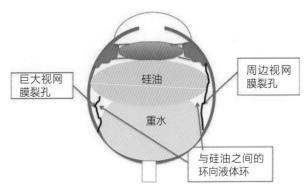

▲ 图 113-3　所示为硅油和全氟化碳液体之间流体的环形模式图

除非在取出 PFCL 前彻底清除眼内液体，否则巨大视网膜裂孔的孔瓣可能会滑脱

导致一些不良的后果，即：①视网膜瓣边缘被吸进吸引装置的端口；②近期修复的角膜伤口的缝线断裂；③通过为人工晶状体植入而制造的巩膜切口裂开或角膜伤口处的虹膜脱垂。

（4）间歇性注射硅油，同时在视网膜巨大裂孔的边缘和 PFCL 泡边缘之外仔细定位笛针尖端，刚好超过 PFCL 泡的边缘，使得环周 BSS 缓慢排空。即使是局限于对侧象限的视网膜下液也会到达吸引位置，视网膜下间隙变得完全干燥。残余液体和硅油很容易区分，因为液体更容易进入吸入口。一旦所有的液体被清除，PFCL 泡就可以被清除。间歇性回到视网膜巨大裂孔的边缘，以确保是干燥的。缓慢注入硅油，允许控制性去除 PFCL，并且终点清晰可见。

（5）如果吸液口被硅油堵塞，眼压将迅速升高，表现为视网膜中央动脉搏动和迅速发展的角膜水肿。将吸入口转移到 PFCL 泡内，当 PFCL 冲洗硅油时，阻塞重新打开，可以清楚地看到灌注恢复。

图 113-4 和图 113-5 显示了 1 例巨大视网膜裂孔的术前和术后照片。注意术后照片显示下方早期的 PVR。

### （十一）替代技术 Alternative Techniques

1. PFCL 作为中期眼内填充物：在这项技术中，PFCL 在第一阶段注射并保留 5～10 天，在此期间鼓励患者仰卧位。然后执行第二个步骤，用气体或硅油交换 PFCL [35, 36]。

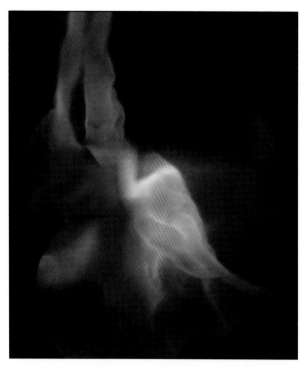

▲ 图 113-4　术前 180° 巨大裂孔并孔瓣折叠的眼底照片

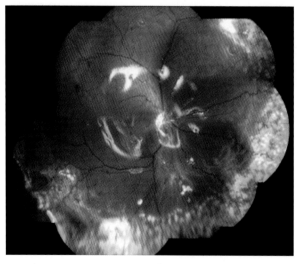

▲ 图 113-5　图 113-4 中的眼睛术后照片显示视网膜附着和下方早期增生性玻璃体视网膜病变。注意硅油引起的反射

2. 气体 –PFCL 交换后气体 – 硅油交换：有些外科医师对直接硅油 –PFCL 交换不太满意，先进行气体 –PFCL 交换后进行硅油 – 气体交换。然而，这在手术的第一步中往往有视网膜滑脱的风险。

3. 重硅油的使用：Densiron 比水重，由全氟辛烷（$F_6H_6$）和常规硅油组成。这种混合物的比重为 1.06，黏度为 1480mPa。它既可以用来固定视网膜（因为它比水重），也可以作为内部填充物。与硅油不同，下方的视网膜能得到更好的支撑。关于它的效用，一直有相互矛盾的报道。主要的问题似乎是，即使在注射后 12 周内，Densiron 也出现了明显的乳化，可能导致炎症和增殖膜形成[37, 38]。

（十二）附加步骤 Additional Steps

1. 一旦整个视网膜在 PFCL- 空气或硅油交换后重新附着，未经治疗的前部视网膜可以继续实施适当的治疗。

2. 在无晶状体眼中，周边虹膜切除术在下方进行，以减少瞳孔阻塞的风险。此步骤最好在硅油 -PFCL 交换之前完成。在充满油的无晶状体眼中，虹膜切除术仍然可以通过下方切除的方法完成：首先用 BSS 填充前房，然后在 6 点钟方向将切割头放在虹膜后面蚕食虹膜。

3. 如果在手术开始时已经完成了超声乳化，并且计划植入人工晶状体，则此步骤最好在 PFCL- 空气或硅油交换之前完成。或者，可以在超声乳化术后直接植入人工晶状体，然后进行玻璃体视网膜手术。当然，如果人工晶状体在视网膜复位后放置，则避免了术中人工晶状体形成的额外的光学界面的干扰。

4. 相关黄斑裂孔的处理：黄斑裂孔与巨大的视网膜裂孔共存并不罕见，特别是在外伤眼和高度近视眼。一旦视网膜被移动，黄斑孔周围的内界膜就可以被剥离。在黄斑部放置一个小的 PFCL 泡有助于实现这一目标。在 PFCL 泡下用亮蓝对 ILM 进行染色。通过在 PFCL 泡就位的情况下注入少量的染料，可以避免染料进入视网膜下间隙。一些高度近视和黄斑区广泛脉络膜视网膜萎缩的眼可能会出现大的黄斑裂孔。过去，在这些眼中，治疗的目的是用激光封闭孔，因为视网膜脱离很可能复发。随着玻璃体手术技术的进步，现在一些比较大的黄斑裂孔也可以得到封闭，但术后视功能的提高依然有限。

## 九、结果 Results

在前玻璃体切除术时代，Schepens 和 Freeman 只能在 14 只眼中的 2 只眼获得成功的视网膜复位[39]。Machemer 等报道，玻璃体切除术后，采用俯卧液体 – 气体交换和 SF₆ 气体，最终成功率为 43%，尽管 14 例中有 12 例在手术中成功[40]。Aylward 等报道了玻璃体切除加硅油填充治疗外伤性巨大视网膜裂孔的成功率为 89%[41]。Batman 等报道了硅油和长效气体填充的成功率没有差异[42]。

常规使用环扎术仍有争议，Goezinne 等报道在没有环扎的情况下失败率较高[30]，而 Kreiger 等[31]（11 只眼）和 Hoffman[43]（6 只眼）报道在没有环扎的情况下成功。Loewenstein 等比较了全氟全氢菲和全氟辛烷，发现两组之间没有统计学上的显著差异[44]。两组总成功率分别为 71.7% 和 78.3%。但作者发现，与全氟辛烷相比，全氟对映体残留的发生率更高。这是由于其（全氟乙烯）比重大，蒸汽压小，与 BSS 的界面不明显所致。Al-Khairi 等分析了与手术结果相关的预后因素，并确定有晶状体眼 / 透明晶状体、巨大视网膜裂孔的未折叠瓣、术后无白内障、术后无 PVR 与 20/200 以上的视力相关[45]。他们还发现，环扎带的放置和硅油填充与一次手术中较高的解剖复位率相关。在一系列 24 只眼视网膜巨大裂孔大于 180°，Dabour 采用了直接 PFCL-硅油交换技术和环扎术。术中无视网膜滑脱发生，最终解剖复位成功率为 83.3%[46]。

在 36 名儿童患有视网膜巨大裂孔的（4—16 岁组）未公开治疗数据中，41.7% 的儿童在就诊时有严重的 PVR，提示诊断有延迟[47]。近 50% 的患者有对侧眼异常（眼球痨 16.8%，无眼球 8.3%，视网膜脱离修复史 19.4%，巨大裂孔相关视网膜脱离史 5.7%）。25% 的患者需要一次以上的手术才能获得解剖上的成功。术后复位率 91.6%，但视力 > 20/200 者仅占 58.3%。

## 十、对侧眼的治疗 Management of the Fellow Eye

在一项对对侧眼自然史的研究中，Freeman 报道了 14% 的视网膜巨大裂孔和 36% 的其他视网膜裂孔的发生率[10, 48]。高危眼包括高度近视眼、进展性非压迫变白区、后边缘锐利、玻璃体浓缩及 Wagner–Stickler 综合征患者。在 204 例 1 型 Stickler 综合征患者中，Ang 等报道说，通过在锯齿缘后方进行预防性 360° 冷冻治疗，风险从 73% 降低到 6.5%。该研究未治疗后部病变[8]。Wolfensberger 等报道了一系列 48 只眼的巨大视网膜裂孔，其中对侧眼用冷冻进行了 360° 预防性治疗[49]。他们发现在 84 个月的随访期内，8%（4 只眼）的视网膜裂孔（3 只眼伴有视网膜脱离）发生率，其中 1 名患者在治疗区后方有巨大的视网膜裂孔。根据他们的数据，作者认为预防性治疗是有道理的。

虽然 Freeman 提倡预防性冷冻和巩膜扣带术[48]，但大多数外科医师只采用了冷冻治疗或激光光凝术，而未采用巩膜扣带术[45, 49, 50]。激光的优点是作为一个门诊治疗，可以间隔两次或两次以上，以减少由治疗引起的炎症。

尽管有这些报道，人们不得不承认，在以下方面仍然没有共识：①预防的必要性；②治疗方式（冷冻或激光）；③治疗部位（平坦部或赤道）；④治疗方法（可见的格子样退行性变 / 非压迫变白或仅 360° 治疗的可见白色区域）仍然没有共识。在预防对侧眼巨大视网膜裂孔的干预措施的文献综述中，Ang 等没有找到确凿的证据来支持或反驳预防措施的价值[51]。然而，在 Stickler 综合征中，更有力的证据证明对侧眼预防性治疗是有利的[8]。

# 第 114 章

# 眼外伤手术：治疗原则和技术
## Surgery for Ocular Trauma: Principles and Techniques of Treatment

Franco M. Recchia　Paul Sternberg Jr　著

## 一、眼外伤程度 Extent of Ocular Injuries

据估计，全世界每年有 160 万致盲性眼外伤，另有 230 万人因外伤而导致双侧眼低视力，近 1900 万人患单侧眼失明或低视力[1]。在美国，眼外伤是仅次于白内障的最常见的视力损害原因。在每年 240 万眼外伤中，有多达 5 万人严重受损[2]。近 100 万美国人因眼外伤而视力受损，其中 7% 严重受损，约 5% 的人一只眼失明。美国眼外伤的年费用，仅医院护理一项，估计在 1.75 亿~2 亿美元[3]。根据 2000—2010 年在美国公布的数据，在这 10 年中，军事眼外伤造成的总经济成本估计超过 250 亿美元。这一数字包括医疗和视力康复的直接费用、联邦残疾津贴及视力残疾服务人员剩余寿命的预计费用[4]。

根据美国和国外的创伤登记，眼外伤在年轻人、男性和那些受教育程度和财富较少的人中更为常见[5]。美国国家职业安全与健康研究所（National Institute for Occnpational Safety and Health）有关工伤的统计数据显示，美国每年报道的工伤眼部伤害超过 80 万。眼外伤的影响因个人和国家的经济负担而加重。总成本（直接工人赔偿索赔和间接成本，如非受伤工人损失的时间和生产放缓）超过 40 亿美元[2, 6]。

## 二、眼外伤分类 Ocular Trauma Classification

1996 年，Kuhn 等出版了眼外伤术语，旨在为眼外伤学建立一种标准化和明确的语言（表 114-1）[7]。1997 年，眼外伤分类小组（ocular trauma classification group）将这一新术语纳入了一个更广泛的分类方案，旨在提高临床实践和研究的一致性和准确性[8]。在这个"机械性眼外伤分类系统"（classification system for mechanical injuries of the globe）中，纳入了解剖和生理变量，这些变量已经被证明是眼外伤后视觉预后的预测因素。除了损伤的机制和程度外，这些变量还包括视力、是否存在相对传入瞳孔缺损和损伤区（眼外段、前段或后段）。这些分类方案改善了医师之间的沟通，并已纳入许多后续的回顾性研究。

## 三、闭合性损伤 Closed-Globe Injuries

### （一）前房积血 Hyphema

外伤性前房积血或前房出血，常在钝性外伤后出现。大多数前房积血是自发清除的，不会造成残留的视力损害。然而，永久性视力损害可能是由前房积血的并发症引起的。这些并发症包括：①角膜血染[9]；②红细胞阻塞小梁网导致的流出受阻导致的鬼细胞性青光眼[10]；③眼压升高导致的视网膜中

央动脉阻塞[11]。所有这些并发症在继发性出血时更为常见，通常发生在伤后 48～72h。

外伤性前房积血的实验室检查是为特定的患者量身定做的。虽然大多数前房积血患者没有进行实验室评估，但对于已知有出血素质或系统相关检查的患者，应考虑进行凝血试验。非裔美国患者应该被询问镰状细胞病的家庭或个人病史或特征。如果未知，应获得镰状细胞标本或血红蛋白电泳。镰状细胞血红蛋白病和外伤性前房积血的患者由于其承受适度眼压升高的能力下降而出现特殊问题。视神经萎缩可能由于灌注压降低、红细胞淤滞和镰状化及随后的梗死而导致这种情况[12]。此外，由于醋甲唑胺（Methazolamide，Neptazane）较乙酰唑胺（acetazolamide，Diamox）更不易引起系统性酸中毒，从而导致镰状细胞病，因此应使用醋甲唑胺而不是乙酸唑胺来降低这类患者的眼压。甘露醇只使用一次，以避免血液浓缩。

外伤性前房积血的主要治疗是防止再出血，再出血可使 35% 的病例复杂化[13]。先前的临床研究已经证明了保护受伤的眼以防止意外的重复创伤、使用阿托品治疗睫状肌麻痹及每天检查视力、角膜状态和眼压的益处[14]。另一方面，对于强制卧床的住院治疗或双侧遮盖以减少眼球运动，在预防再出血方面没有益处[15]。

一些药理学措施被用来防止再出血。皮质类固醇，局部（1% 泼尼松龙醋酸酯，每天 4 次）和全身[泼尼松龙 0.5～1.0mg（kg·d）]，减少虹膜炎和

表 114-1 眼外伤术语新标准分类

| 术　语 | 定　义 |
| --- | --- |
| 眼球壁 | 巩膜和角膜 |
| 闭合性眼球损伤 | 眼球壁没有全层伤口 |
| 开放性眼球损伤 | 眼球壁有一个全层伤口 |
| 破裂 | 钝性物体造成的眼球壁全层损伤；冲击导致眼压瞬间升高，损伤机制由内而外 |
| 裂伤 | 眼球壁的全层伤口，通常由锐利的物体引起；伤口在撞击处，损伤机制由外到内 |
| 穿通伤 | 眼球壁的一处裂伤，通常由锐利的物体引起 |
| 眼内异物 | 残留异物造成身体伤害和入口裂伤 |
| 贯通伤 | 眼球壁的两处全层裂伤（入口＋出口），通常由锐利的物体或导弹引起 |

睫状体痉挛，增加患者舒适度，理论上稳定血栓形成，从而降低再出血率。临床试验已经证明了口服 ε- 氨基己酸（Amicar，Lederle Laboratories，Pearl River，NY，连续 5 天每 4 小时给予 50mg/kg）和局部（Caprogel，ISTA Pharmaceuticals Irvine，CA，每 6 小时给予 5 天）和氨甲环酸（Cyklokapron，Pfizer，New York，NY）减少继发性出血的发生率[16, 17]。这些抗纤维蛋白溶解剂通过抑制纤溶酶原向纤溶酶的转化（纤溶酶是导致血栓破裂的蛋白质）来减少创伤血管中血栓的降解。

最近的一项回顾和荟萃分析检查了抗纤维蛋白溶解剂、皮质类固醇、睫状肌麻痹、缩瞳、阿司匹林、结合雌激素、中药、单侧或双侧修补、头部抬高和卧床休息的使用情况。在这篇综述中，外伤性前房积血在没有其他眼内损伤的情况下罕见地导致永久性视力丧失。无论是在创伤后 2 周内还是以后的时间点测量，没有干预对视力有显著影响。与安慰剂相比，全身性氨基己酸降低了复发性出血的发生率，但延长了前房积血清除所需的时间，并与恶心、呕吐和其他不良事件增加有关。抗纤维蛋白溶解疗法降低继发性出血（即角膜血染、周边前粘连、眼压升高和视神经萎缩）并发症风险的证据受到这些事件数量较少的限制[18]。由于没有确凿的证据支持使用睫状肌麻痹、皮质类固醇或非药物干预，如眼罩、头部抬高或卧床休息，这些措施应根据患者的需要和情况进行个体化应用。

在大多数情况下，前房积血随着医疗处理而改善。然而，手术评估的经验标准已经制订[14, 19, 20]：①药物治疗后仍顽固性眼压升高（镰刀细胞阴性患者 > 60mmHg 持续 2 天，镰刀细胞阳性患者 > 24mmHg 持续 1 天）；②眼压 > 25mmHg 持续 5 天以上的全前房积血；③角膜血染；④持续前房积血至少占前房的一半。有人提出了几种外科技术来解决这个问题，包括前房穿刺、单针灌洗或灌洗 - 抽吸法进行前房冲洗、双针冲洗法[21]，通过大的角膜缘切口用镊子或冷冻探针清除血栓[22]，或与小梁切除术滤过手术相关的血栓清除[23]。

使用前房维持器（anterior chamber maintainer，ACM）可以减轻术中眼压波动和出血复发时前房变浅的风险。在这项技术中，颞下部角膜穿刺以容纳

连接到平衡盐水溶液的 ACM。然后在角膜上方进行第二次穿刺，以排出血栓和血液[24]。

通过角膜缘切口插入玻璃体切割器械的双器械双手技术可以控制性进行前房积血的清除（图 114-1）[25, 26]。外科医师通过一个切口插入一个钝的输液套管（20G 或更小）或弯针头（通常为 23 号），针头与平衡盐溶液相连，玻璃体切割头通过第二个切口。利用切割头的抽吸和切割功能，尽可能多地清除血栓和游离血液。注意避免损坏晶状体和角膜内皮。在手术结束时可以留下一些残余血液。切口用 9-0 或 10-0 单丝尼龙"X"形缝合，切口内埋线结。使用较新的小口径（23G 或 25G）玻璃体切割器械，切口自闭可能也是可行的。

## （二）晶状体半脱位和脱位 Lens Subluxation and Dislocation

钝性外伤可导致晶状体半脱位或脱位。在晶状体半脱位中，悬韧带状纤维断裂，晶状体不再牢固地固定在原位，但是仍然留在瞳孔区内。晶状体脱位发生后，完全断裂的悬韧带状纤维和晶状体从瞳孔位移。外伤是晶状体脱位的主要原因[27]。

脱位或半脱位本身不是问题。晶状体完全脱位，无晶状体矫正，患者可以视力正常。然而，挫

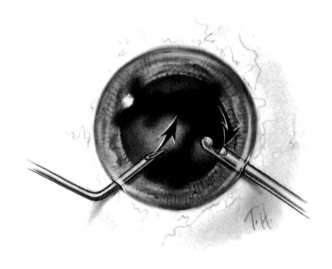

▲ 图 114-1　双器械双手技术允许控制性清除前房积血
通过鼻侧切口插入一个有角度的钝的 20G 输液套管，玻璃体切割头暂时插入。仔细抽吸和切割来排出血栓。这些器械可以转位，以达到无法触及的初始出血部位。或者，小口径的输液和玻璃体切除器械可用于相同的手术

伤可能导致白内障的形成。摘除半脱位或脱位的白内障晶状体时需要特殊的注意事项和高的手术技术。

在评估钝性外伤后白内障患者时，必须记住晶状体可能半脱位。裂隙灯检查时，必须寻找虹膜震颤或晶状体偏位的证据。这通常是在不扩瞳的状态下更明显，剩下的未断的悬韧带细丝处于较少的张力，可以通过让患者快速地从一侧到另一侧或上下看，或通过敲击裂隙灯检查台来检测晶状体震颤。如果存在相关的虹膜根部离断，则可以通过观察缺失虹膜的区域来确定是否存在悬韧带纤维（图 114-2）。前房玻璃体的存在是韧带断裂和晶状体半脱位的证据。

只有当白内障引起严重的视力损害时，才应考虑摘除半脱位或脱位的白内障晶状体。对于瞳孔阻塞性青光眼、难治性葡萄膜炎或晶状体 - 角膜接触导致角膜失代偿的病例，应进行紧急干预。对于儿童，有发生弱视的可能性，可能需要手术。如果眼底的可视化受损，且超声对视网膜状态不明确，则可能需要摘除晶状体。当计划对半脱位或脱位的白内障晶状体进行手术时，玻璃体很可能丢失，手术的成功很大程度上取决于对玻璃体的处理。

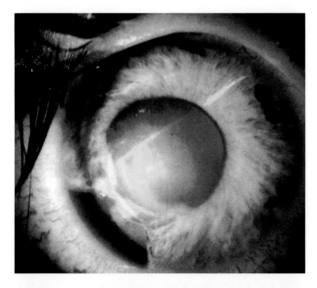

▲ 图 114-2　这名 **13** 岁男孩因 **BB** 颗粒造成非穿透性损伤而发生虹膜根部离断和晶状体半脱位，并出现悬韧带断裂。伤后 2 周内出现白内障

对于脱位不严重的晶状体，可采用传统的角膜缘或巩膜隧道切口的超声乳化术，彻底的水分离，并注意尽量减少对晶状体区和玻璃体的压力。囊袋支撑装置，例如囊袋张力环可以通过稳定囊袋来增加超声乳化的安全性和易操作性。或者，可以使用较大的撕囊术，晶状体可以脱出进入前房进行超声乳化。最令人关注的是通过白内障伤口的玻璃体脱垂，如果玻璃体被拉扯，牵引力传导到玻璃体底部会导致视网膜撕裂、巨大的视网膜裂孔和视网膜脱离[28]。因此，外科医师必须认识到，玻璃体脱垂通过伤口是可能的，并对其处理做好准备。

使用玻璃体视网膜的平坦部入路，器械避免了许多与角膜缘切口相关的风险（图 114-3）。采用二切口或三切口系统，将鼓膜切开刀片或弯曲的 21G 或 23G 蝶形静脉针连接到冲洗器，通过平坦部插入晶状体内固定，或将玻璃体切割头或超声粉碎仪插入对侧平坦部切割晶状体。如果晶状体是软的，如儿童和年轻人（最常见的外伤者），整个晶状体切除术可以用玻璃体切割头进行。晶状体周围的玻璃体可采用高速切割和低真空吸力处理，以防止玻璃体基底部的牵引。如果晶状体核变硬并需要晶状体超声粉碎，则应注意在引入晶状体超声粉碎前在晶状体周围进行局限的玻璃体切除术，或仅在晶状体囊内使用晶状体超声粉碎术。这样可以避免对玻璃体的意外吸力，从而导致视网膜损伤。

如果有任何晶状体碎片落在后方玻璃体腔，可以通过巩膜切口插入导光纤，并使用标准玻璃体切除术切除晶状体碎屑。为了在操作过程中尽量减少玻璃体的牵引力，必须首先小心地去除晶状体周围的所有玻璃体。视网膜表面的晶状体碎屑应在其破裂前置于玻璃体中部或前部，避免在视网膜表面进行操作。轻微的巩膜顶压可使皱褶区清晰可见，有助于去除残留在周边的晶状体碎屑。玻璃体切除术（包括后部玻璃体的机械分离）应尽可能完整，以减少术后视网膜脱离、后部玻璃体收缩或玻璃体黄斑牵引的机会。然而，即使诱导后玻璃体脱离（PVD）是理想的，外科医师也不应冒着医源性视网膜损伤的风险试图强行造成玻璃体分离。

如果有足够的悬韧带能相对完整地支撑睫状沟人工晶状体固定，可以考虑一期植入 IOL。如果

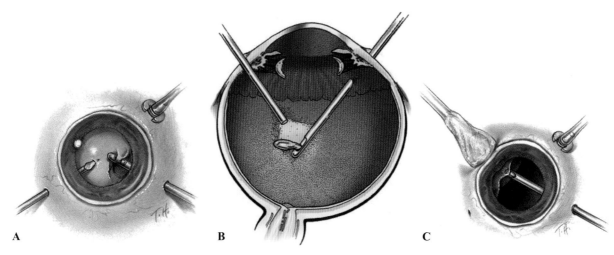

▲ 图 114-3 半脱位性白内障，经平坦部进行晶状体切除术

A. 在颞下象限平坦部缝合灌注管，经平坦部巩膜切口插入器械固定晶状体。玻璃体切割头（如果晶状体是软的）或超声粉碎器（如果晶状体核是硬的）通过对面的平坦部切口插入晶状体。B. 如果有任何晶状体碎片落在后方，则在经平坦部巩膜切口插入一个导光纤维，并采用标准的双手玻璃体切除术去除晶状体碎屑。C. 使用仔细的巩膜顶压技术去除残留的周边晶状体碎屑，使睫状体皱襞部区域清晰可见

仅剩少量的囊膜支持，残余的囊膜应该被移除，因为这可能增加术后晚期睫状体和视网膜前纤维增生和牵引的风险。使用双手技术最容易完成囊膜的完全切除：一手持纤维囊膜镊抓住囊膜末端，轻轻地将其拉向中心，另一手持玻璃体切割头抽吸并切割残留的囊膜和悬韧带纤维。晶状体切除术后所产生的屈光不正可以通过术后应用无晶状体隐形眼镜或在晶状体切除后植入人工晶状体来矫正。人工晶状体植入的选择包括一个开环柔性前房型人工晶状体（AC-IOL）、虹膜固定晶状体或后房型人工晶状体（PC-IOL），通过多种方式（缝线、纤维蛋白胶或无缝线巩膜固定）固定在睫状沟或平坦部[29, 30]。

平坦部玻璃体切除联合人工晶状体植入术（PPV/PPL）可治疗外伤性合并大面积悬韧带损伤的外伤性白内障半脱位。Kazemi 等报道了 9 只这样的患眼，其中放置了前房人工晶状体。9 只眼中有 6 只眼的矫正视力达到 20/40 以上[31]。Kodjikian 等报道了连续 9 例外伤性白内障，其悬韧带离断至少为 180°，视力为 20/100 或更差。在 PPV/PPL 和植入虹膜固定型人工晶状体后，所有患者的矫正视力均达到 20/30 或更好[32]。其他作者报道了使用 PPV/PPL 和睫状沟缝合人工晶状体的类似结果[33]。在这些研究中一致的发现是，术后视力的主要决定因素是与原发损伤相关的后段病变[34]。

虹膜根部离断可使用 10-0 的 Prolene 缝线通过

角膜进行修复，这是对 McCannel[35] 所述技术的改进，用于将人工晶状体固定到平坦部（图 114-4）。在手术结束时，应在巩膜顶压下仔细检查周围视网膜，以确定是否有视网膜裂孔、锯齿缘离断或视网膜脱离。检查可采用双目间接检眼镜或配备广角镜的显微镜。如果出现视网膜裂孔或脱离，应立即用视网膜固定术治疗，如有必要，还应使用巩膜扣带

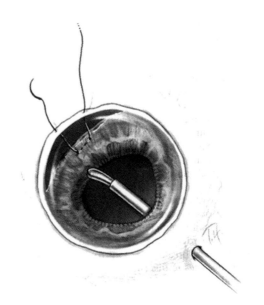

▲ 图 114-4 虹膜根部离断可通过改进 McCannel 缝合技术进行修复

一个弯曲的针连接到一个 10-0 Prolene 缝线通过角膜缘引进。当虹膜被显微镜械抓住并推回原位时，针头穿过虹膜并从角膜缘返回。然后将针线打结好，将虹膜重新复位，固定在初始的位置

和眼内填充。

### （三）玻璃体积血 Vitreous Hemorrhage

玻璃体积血可能是由于睫状体、视网膜或脉络膜的血管受损所致。钝性外伤的玻璃体积血可能与视网膜撕裂有关，应在巩膜顶压下进行间接检眼镜细致的检查以确定视网膜异常。眼底可视化通常在初次检查时是最好的，因为出血扩散或进一步出血可能会影响以后的检查。如果怀疑隐匿性巩膜破裂，则应延迟巩膜顶压。

超声检查对眼内出血的诊断具有重要意义。结合接触式 A 超和 B 超技术，可以确定后段的许多细节，包括视网膜脱离、PVD、隐匿性巩膜破裂、出血性或浆液性脉络膜脱离和巨大的视网膜裂孔（图114-5）。例如，如果超声显示玻璃体束从赤道部位发出，则可以推断出一个隐匿性巩膜破裂，玻璃体嵌顿在伤口中，需要进行结膜打开和探查术。

一般来说，有非穿通性眼外伤和玻璃体积血而没有相关视网膜裂孔或脱离的患者应予以观察。对于微小的弥漫性出血，间接检眼镜检查可能足以明确视网膜复位。但是，如果血液没有沉淀，患者应每隔几周进行一次超声检查以确认视网膜复位情况。如果超声检查发现或怀疑视网膜脱离，应行平坦部玻璃体切除术。

如果对非穿通性外伤引起的非透明性玻璃体积血行平坦部玻璃体切除术，推荐标准的三切口技术。在灌注管固定到位并确认在玻璃体腔内后，应进行核心玻璃体切除术以去除出血性玻璃体。在大

多数情况下，PVD 会在损伤和手术之间形成。用玻璃体切割头一次切开分离的玻璃体后表面，可从视网膜前间隙吸出后界膜下出血（subhyaloid blood）。一个钝的套管连接到玻璃体切除系统进行动力挤压，或连接到一个凹槽手柄进行被动挤压，将允许有控制地清除血液。残余的玻璃体，包括后部玻璃体，用玻璃体切割头切除。应仔细检查周边视网膜，以确定可能导致原发玻璃体积血的视网膜裂孔或锯齿缘离断。

如果无 PVD，术者应尝试诱导 PVD。我们发现，在简单的玻璃体核心部切除术后滴入曲安奈德（全浓度或在平衡盐溶液中稀释 20%）可以显著地使 PVD 的诱导更容易和更安全。用这种方法，残留的皮质玻璃体被曲安奈德颗粒标记，可以清楚地看到。后玻璃体皮质可以通过玻璃体切割头或软头挤压套管轻轻地抽吸，并小心地从视网膜表面剥离。其他诱导 PVD 的技术包括用玻璃体视网膜镊、鼓膜切开刀或在视神经周围用菱形刮刀切割后部玻璃体。PVD 可用带照明的玻璃体视网膜器械延长，玻璃体则可用挤压套管或玻璃体切割头抬高。如果后玻璃体在某些部位仍然粘连，则应将其从周围玻璃体中分离出来，以便解除所有局部玻璃体视网膜的牵引。如果牵引力持续，可能需要放置一个局部巩膜外加压物。持续性玻璃体视网膜牵引的区域应仔细检查，因为它们可能代表隐匿性巩膜破裂和玻璃体嵌顿的部位。

小切口玻璃体切割器械可成功地用于外伤性玻璃体积血，甚至伴有视网膜脱离和增殖性玻璃体视网膜病变的病例。外科医师应记住经结膜小切口手术的几个方面，特别是与眼外伤相关的。首先，由于灌注管未缝合到位，即使在最初放置时能很好地看到，灌注管也可能向后滑入脉络膜上间隙。这种风险在脉络膜出血、脉络膜充血或前玻璃体基底部血液或纤维蛋白积聚的眼中更高。通过术前超声检查确认无脉络膜脱离，选择周边相对清晰的象限，以及选择可用的最长的灌注管，可以将这种风险降到最低。其次，小切口玻璃体切割头（尤其是早期的 25G 和 27G 切割头）可能会被大量出血或玻璃体碎片堵塞。第三，治疗相关的玻璃体视网膜病变可能需要额外的器械（如眼内镊、剪刀、照明器械

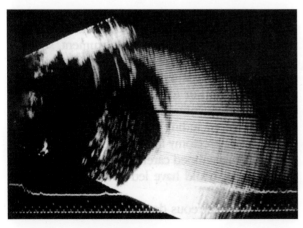

▲ 图 114-5　在有玻璃体积血的情况下，接触式 B 超可显示视网膜脱离，有时也可确定引起视网膜裂孔的原因

或输液设备）。外科医师必须尽可能多地掌握有关眼部解剖的详情，并随时准备必要的手术器械。

非穿通性外伤合并玻璃体积血的视力预后取决于相关的黄斑损伤（脉络膜破裂、外伤性黄斑裂孔、黄斑水肿或黄斑挫伤）、相关视网膜脱离引起的视网膜功能障碍和儿童阻塞性弱视（occlusional amblyopia）。在一项 33 眼严重玻璃体积血合并闭合性眼球损伤的研究中，54% 的患者在出血消退和（或）治疗后的最佳矫正视力＜ 20/200。视力不良最常见的原因是黄斑瘢痕。预后不良的因素包括治疗前视力光感或更差、前房积血、外伤性白内障、年龄 55 岁或以下[36]。

### （四）"视网膜震荡"、玻璃体基底部撕脱、视网膜裂孔"Commotio Retinae," Avulsion of the Vitreous Base, and Retinal Tears

钝性外伤可以在许多方面损害视网膜，从视网膜水肿到视网膜脱离。"视网膜震荡"（commotio

retinae）常见于眼球挫伤后，在检眼镜下表现为视网膜变白（图 114-6A）。累及黄斑的水肿 [ 称为伯林水肿（Berlin edema）] 可导致类似樱桃红斑点的外观。实验和组织病理学研究表明，视网膜白化是由于光感受器细胞外节段的破坏和视网膜色素上皮的损伤所致。视网膜震荡可明显降低视力，但随着肿胀数周后消退，视力通常会改善[37]。然而，长期来看，当黄斑出现萎缩性外观并伴有颗粒性色素沉着或囊样区合并形成黄斑裂孔时，视力仍会下降（图 114-6C）。

钝性外伤可导致大面积不规则的锯齿状视网膜裂孔。这些裂孔几乎是在挫伤后立即被观察到，并认为是视网膜机械性破裂的结果。在一个眼球震荡损伤的实验模型中也产生了类似的破裂[38]。这种综合征有多种名称，包括"急性视网膜坏死"（acuteretinal necrosis）[38] 和"巩膜脉络膜视网膜炎"（chorioretinitis sclopetaria）[39]。我们更喜欢术语"挫

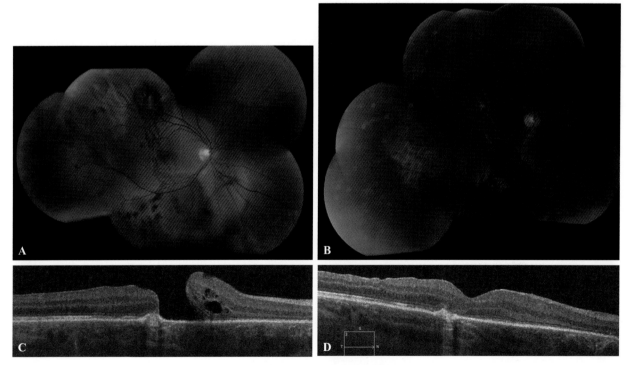

▲ 图 114-6　这名 40 岁的直升机飞行员在被气压软管击中左眼受到闭合性眼球外伤

A. 彩色眼底拼图显示弥散性玻璃体积血，视网膜内和视网膜下出血，以及弥漫性视网膜白化（视网膜震荡）。视力为数指。B 和 C. 2 个月后，彩色眼底拼图和光谱域光相干断层扫描显示视网膜白化的好转和眼内出血的减少，但患者已经形成全层黄斑裂孔，最佳矫正视力为 20/400。考虑到 6 周后黄斑裂孔未自发闭合，患者接受了经平坦部玻璃体切除、内界膜剥除、14% 全氟丙烷气体填充术，术后 3 天俯卧位。D. 术后 6 周的 SD-OCT 显示黄斑裂孔完全闭合。视力为 20/60，有偏心固定，可能因为受到外层视网膜解剖结构破坏的影响

伤性或外伤性视网膜病变"（contusive or traumatic retinopathy），因为它更准确地描述了临床发现的病因和机制，避免了与疱疹病毒起源的急性视网膜坏死炎症综合征（acute retinal necriosis inflammatory syndrome）混淆。

在患有巩膜脉络膜视网膜炎的眼中，由于视网膜裂孔的大小不一，且通常位于视网膜后部，很容易以某种方式进行治疗干预（图 114-7）。然而，在这种情况下，视网膜很少脱离，可能是因为坏死的视网膜边缘的炎症导致脉络膜视网膜牢固粘连。因此，我们不建议对巩膜脉络膜视网膜炎区域进行常规预防性视网膜固定术。如果发生视网膜脱离，通常是从另一个部位，而且常在损伤的最初几周内发生[40]。这种情况的患者往往有视力差的表现，因为严重的钝器对黄斑损伤的影响。

钝性外伤也可通过将力传递到玻璃体基底部而导致视网膜破裂，导致急性严重的玻璃体视网膜牵引。玻璃体的快速移位可通过多种方式撕裂视网膜，包括伴有或不伴有玻璃体基底部撕脱的视网膜锯齿缘离断、有盖的视网膜裂孔、黄斑裂孔和玻璃体基底部后缘、经向褶皱边缘或赤道部的马蹄形视网膜裂孔[41, 42]。Cox[38] 的一项研究得出结论，不同形式的视网膜异常是由钝性损伤的撞击作用点造成的。

外伤后视网膜破裂（钝性眼外伤的特征）通常是视网膜锯齿缘离断。这是最常见的在鼻上和颞下象限，因为钝性创伤经常击中眼球的颞下方[43]。钝性的力量导致眼球赤道的伸展，导致在撞击点和正对侧的玻璃体基底上的牵引力。Cox 等[41] 回顾了 160 例钝挫伤性视网膜脱离患者。在这一系列中，视网膜锯齿缘离断大于一个锯齿弧度被发现是最常见的视网膜破裂。

对所有有钝性外伤史的患者进行仔细的巩膜顶压间接检眼镜检查是很重要的。作者建议对任何已确定的视网膜锯齿缘离断或裂孔进行预防性冷冻或光凝，以减少随后视网膜脱离的可能性。

### （五）视网膜脱离与黄斑裂孔 Retinal Detachment and Macular Hole

钝性外伤后发生急性孔源性视网膜脱离的患者并不常见。大多数外伤的患者都是年轻人，有着固态的玻璃体，尽管有视网膜裂孔或锯齿缘离断，但仍能为视网膜提供内部支撑物。然而，随着时间的推移，玻璃体液化，液体逐渐在玻璃体空腔中形成，它可以通过视网膜裂孔并分离视网膜。在损伤后不久，通过仔细检查视网膜并治疗视网膜损伤区域，在许多情况下可以防止视网膜脱离。

大多数外伤性视网膜脱离可用常规巩膜扣带术治疗。由于撞击点 180° 范围内都可能造成视网膜损伤，建议使用环扎扣带。选择脉络膜视网膜粘连

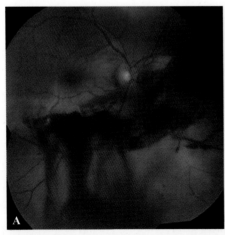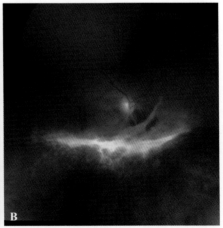

▲ 图 114-7　A. 彩色眼底拼图显示下方视网膜脱离，由沿着下方血管弓的巨大视网膜裂孔（GRT）引起，上覆玻璃体积血。下方周边视网膜是白色的，由小动脉横断引起的梗死。眼后节损伤常由对冲力和玻璃体视网膜牵引引起。由于玻璃体与视网膜的机械性分离，赤道后视网膜上血管周围异常强烈的玻璃体牵引可能是本例 GRT 的特点。B. 在进行玻璃体切除、巩膜扣带、眼内激光光凝和眼内气体充填术后 10 个月，彩色眼底拼图

手术和确定是否需要外放液引流视网膜下液应由外科医师决策，采用与非外伤性视网膜脱离相同的原则。Johnston[44] 报道了 77 只眼挫伤后视网膜破裂，65 只眼发生孔源性视网膜脱离。通过手术治疗后 96% 的眼恢复或保持了视网膜复位。

在极少数情况下，钝性外伤可导致黄斑裂孔或巨大视网膜裂孔（裂孔大于 3 个钟点）的孔源性视网膜脱离。尽管这些脱离在过去已经通过各种巩膜扣带技术成功修复，但现代玻璃体视网膜手术显著提高了解剖复位率。玻璃体手术允许通过切除粘连的玻璃体来移动视网膜瓣。借助于手术辅助剂，如全氟化碳液体和当前的手术技术（如第 109 章，视网膜脱离修复的最佳方法），此类病例的视网膜复位成功率已大大提高。

外伤性黄斑裂孔不常见。像特发性黄斑裂孔一样，外伤性裂孔可以通过玻璃体切除术修复。然而，相当数量的外伤性黄斑裂孔可以自发闭合。有研究在连续 18 例此类病例中，8 例（44%）出现自发性闭合并伴有视力改善，发生于损伤后 1 周至 4 个月[45]。在一项回顾性研究中，27 例外伤性黄斑裂孔至少观察 6 个月，进行多元回归分析，以确定影响自发性闭合的因素。孔径较小（平均 245μm）且视网膜内囊肿较少的孔更容易在未经手术的情况下闭合[46]。尽管视觉效果可能受到相关黄斑损害（如黄斑脉络膜破裂）的限制，但有令人鼓舞的报道称玻璃体切除术在解剖和功能上取得了成功。由于外伤性黄斑裂孔的患者通常较年轻且为有晶状体眼，我们选择使用 14% 全氟丙烷的长效气体来优化黄斑裂孔闭合的机会（图 114-6D）。有人认为手术辅助剂如自体纤溶酶[47] 或去除内界膜可提高解剖成功率[48, 49]。据报道，69%~94% 的病例至少 Snellen 视力表达到 2 行的视力改善[48-50]。

## 四、开放性损伤 Open-Globe Injuries

### （一）术前对病情的评估 Preoperative Evaluation

重要的是要从任何被评估可能眼睛受伤的患者那里获取病史。尽管许多外伤患者由于相关的休克、中毒或神经系统问题而对病史的叙述不详细，但病史可以提供有关眼部损伤的重要线索。例如，

如果患者在钉钉子时感觉有东西飞入眼睛，但没有注意到任何视觉障碍，医师必须仔细寻找眼内异物（intraocular foreign body，IOFB）的证据，即使没有明显的眼部裂伤迹象。此外，由于许多针对玻璃体视网膜专家的医疗事故案件都涉及外伤，因此，在将来的诉讼中，仔细记录损伤的细节可能在未来的诉讼中很有价值[51]。

当根据眼外伤评分（ocular trauma score，OTS）作为评估标准时，仔细的评估也有助于预测视觉结果。OTS 是由 Kuhn 等[52] 在对 2500 多例眼外伤登记病例进行回顾性研究后开发的，并已在成人和儿童的人群中得到验证[53, 54]。OTS 提供了眼外伤患者在伤后 6 个月获得特定范围内视力的单一概率估计[52]。在 OTS 中，数字分数是根据初始视力、是否存在眼球破裂、眼内炎、眼球穿孔、视网膜脱离或传入性瞳孔阻滞来加或减分得出的。OTS 评分越高，视力预后越好[52]。因此，OTS 可作为眼外伤患者咨询和判断视力预后良、差的辅助手段。

检查的第一步是用近视力卡或 Snellen 视力表测定视力（visual acuity，VA）。当对穿透性损伤患者进行回顾性分析时，VA 是最终视力结果的最重要的决定因素。初始视力为 5/200 或以上的患者在此水平上恢复视力的概率是视力低于 5/200 的患者的 28 倍[55]。随后对穿透伤的两项前瞻性研究证实了这一发现。在第一个系列中，94% 的初始 VA 为 20/200 或更好的患者最终 VA 为 20/200 或更好[56]。在第二个系列中，多变量分析显示视力 5/200 或更差是导致视力不良的最重要因素，统计上不显著的因素是受伤后的时间、白内障和 IOFB 的存在[57]。在一项对 167 例开放性眼外伤的回顾性研究中，只有 3% 的视力好于光感的眼最终被摘除，而 39% 的眼有光感，89% 无光感眼进行了眼球摘除术[58]。

存在或不存在传入性瞳孔阻滞（afferent pupillary defect，APD）是预后的有力预测因素[59, 60]。一项对 240 只外伤眼的多变量分析发现，69% 的无 APD 眼的最终 VA 为 20/200 或更好，而有 APD 眼的占 34%（$P < 0.000\ 01$）[59]。

在极少数情况下，当遇到一个完全不规则的眼球，眼内容物（包括视网膜）脱垂时，外科医师可

能会考虑一期眼球摘除术。在这些情况下，重要的是要仔细确定患者是否能感知光。最好是在未受伤的眼睛被遮盖的情况下，用最大强度的间接检眼镜光，并将光保持在足够的距离，以便患者无法感知检眼镜光的热量。不幸的是，由于许多具有这种严重损伤的患者经常是醉酒或有其他损伤影响他们的精神状态，所以对光感的确定是有疑问的。此外，有一些报道称，术前测量无光感的眼睛在重建眼部手术后可获得光感的视力或更好的视力[61-63]。由于这些原因，一期手术行眼球摘除很少进行。

重要的是进行一次足以确定损伤程度的检查，但检查范围不要太广，以免对眼球造成进一步损害。必须避免对眼球施加可能导致眼球内容物进一步脱垂的压力。当眼睑肿胀无法看到眼球时，可小心使用眼睑牵开器。如果病史高度提示有穿透性损伤，且检查不确定，可能是由于配合不良，应在麻醉下进行检查，必要时可进行修补。

偶尔，巩膜破裂可能是隐匿的（隐藏在结膜、腱膜或直肌下）。弥漫性球结膜水肿或结膜下出血提示隐匿性破裂。一个开放的眼球通常有低眼压，但正常或高眼压不排除眼球破裂的可能性。有时，裂隙灯生物显微镜或前玻璃体超声检查可显示前部的玻璃体指向隐匿的巩膜破裂部位（图 114-8）。计算机断层扫描也可以显示隐匿性破裂，巩膜后轮廓变平 ["爆胎"征（"flat tire" sign）][64]。

确认是否存在 IOFB 对术者至关重要。IOFB 通常可通过裂隙灯生物显微镜或间接检眼镜进行识别（图 114-9）。然而，如果眼内介质因角膜损伤、前房积血、白内障或玻璃体积血而混浊，则需要辅助技术（通常是超声和 CT）。超声可以准确定位异物，特别是通过系统的方法提供所有经纬度的横向和纵向视图（图 114-10）。然而，当眼球破裂时，超声波的分辨率可能会受到限制，因为通常必须通过上覆盖的盖子轻轻地进行检查。由于空气等高反射表面造成的阴影、某些 IOFB 产生的混响伪影及技师的检查技能和对眼部病理解剖的熟悉程度等，超声成像检查的应用受到限制[65]。

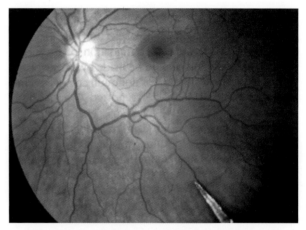

▲ 图 114-9　这名患者在步枪射击时造成玻璃体内异物
眼内异物无磁性，经玻璃体切除术用异物钳取出异物成功

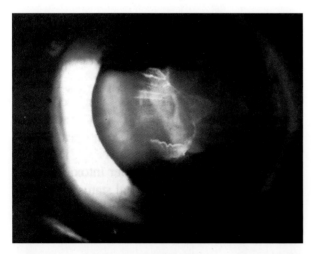

▲ 图 114-8　在隐匿性巩膜破裂的病例中，裂隙灯生物显微镜可以显示朝向破裂部位的玻璃体条索

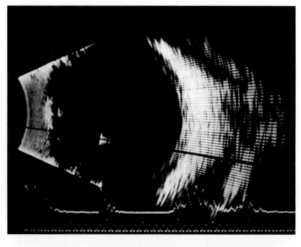

▲ 图 114-10　接触式 B 超可显示眼内金属异物
由于异物吸收声波并在其后面留下痕迹，因此它具有典型的三角形。异物具有很强的反射性，即使在低增益下也仍然可见

CT 已经成为评价 IOFB 的首选成像技术，因为它需要最少的患者合作，并且可以成像透射线和不透射线的异物（图 114-11）。通过集成多个连续的眼眶切片来展示眼部解剖结构，并使用计算机生成的三维重建，可以确定 IOFB 的位置。在一项确定检测小 IOFB 所需 CT 切口大小的实验研究中，Dass 等得出结论，使用现代螺旋 CT 扫描，3mm 和 1mm 切面在检测 0.5mm 金属、玻璃或石头 IOFB 时都是有效的（100% 灵敏度）[66]。用 Hounsfield 单位对异物的吸收特性进行了量化，并可与各种已知材料的吸收特性进行比较。Zinreich 等[67] 表明，木材是非金属异物中密度最小的，其次是塑料，然后是玻璃。不幸的是，所有的金属异物都有相同的吸收率，无法区分。CT 扫描确实有局限性，因为金属 IOFB 通常会产生明显的散射伪影，可能会模糊其的精确位置。当试图确定异物是在视网膜内还是在巩膜内时，这可能特别麻烦。此外，CT 扫描可能难以识别一些密度较低的异物，如木材。[68]

磁共振成像（magnetic resonance imaging，MRI）可用于眼内肿瘤及其他病变的成像。然而，磁共振扫描时产生的磁场和热量限制对怀疑有眼内或眶内金属异物的患者的检查，因为这些异物在受到磁共振扭转力时可以在脉络膜上或玻璃体空间内移动[69]。早期磁共振成像的另一个缺点是无法成像骨骼。与 CT 相比，MRI 的主要优势在于它能检测出木头和塑料 IOFB。随着影像技术的进步，一些高分辨率的 MRI 对骨性组织也具有了一定的显像能力。

眼内感染的可能性也必须在最初的评估中要考虑到。眼内炎是穿透性损伤的严重并发症，其预后与许多因素有关，包括诊断的时间。一般来说，典型的眼内炎的眼睛会很痛，结膜肿胀，眼内有明显的炎症，包括低眼压。然而，由于这些症状在一个已经受到创伤的眼球上可能更难识别，只有在医师认为有可能的情况下才能诊断感染。外伤性眼内炎将在本章后面详细讨论。

在世界许多地区，甚至在发达国家，拥有为眼外伤患者提供全面护理所需人员和资源的急诊科和医疗中心数量有限。因此，许多患者在初步评估后需要转移到一个单独的专业中心。至少有一项研究表明，在对关键检查标准进行适当专科教育的情况下，急诊医师和普通外科医师可以确定眼科干预的需要，其准确性与普通眼科医师相当[70]。玻璃体视网膜专家在建议初始评估和简化及时提供最终治疗方面是非常有价值的。我们建议，例如，在疑似开放性眼球损伤的情况下，在可行的情况下，接诊评估医师应确认患者的全身状况和神经系统的稳定性，保护受伤的眼睛，评估是否有其他损伤，检查毒理学检查，使用玻璃体腔内高渗透性广谱全身抗生素（最好是第四代氟喹诺酮），使用破伤风类毒素，并对头部和眼眶进行非对比 CT，以检测异物和确定眼球是否变形。在进行初步评估的同时，眼外伤外科医师可以计划适当的治疗，并调动适当的手术人员和服务。如果最初的评估不能有足够的质量或及时性，那么我们建议直接和立即转诊患者。

## （二）裂伤修补术 Repair of Laceration

无论是直视下可见的角膜裂伤还是伴有眼球内容物脱垂的复杂角巩膜裂伤，指导眼球裂伤或破裂修复的原则是相同的。首先，必须恢复眼球的结构完整性，对所有伤口进行水密封闭，恢复正常眼压。其次，必须避免医源性眼球损伤。在上述原则的基础上，应努力保护视轴。

在修复裂伤之前，确定损伤的程度至关重要。如果角膜裂伤延伸至角膜缘，有必要进行局限结膜切开并探查，以评估是否有巩膜的延伸情况。确定损伤程度后，必须确定是否存在虹膜或玻璃体的嵌顿。

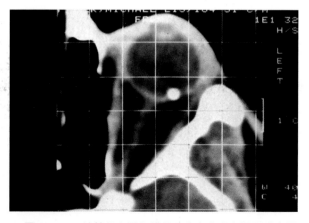

▲ 图 114-11　计算机断层扫描显示患者左眼有视网膜内霰弹枪颗粒

无组织嵌顿的简单角膜裂伤应该用 10-0 尼龙缝线间断的缝合。组织缝合深度应该放在伤口两侧大约 2/3 深的角膜基质中。闭合可以从一端开始，向另一端进行；或从两端开始，向中心进行；或者从中间开始，不断地将裂伤平分，直到伤口水密为止。我们更喜欢最后一种方法。如果随着伤口拉紧，一些早期缝线变得松动，则通常需要更换。在某些情况下，在伤口初始接近时使用较大的缝合线可能会有帮助，类似于穿透性角膜移植手术中使用的主缝合线。在锯齿状角膜撕裂伤的修复中，主缝线的位置可能特别有帮助。如果角膜伤口的边缘水肿，缝合处需要在离伤口边缘较远的位置。打结后，外科医师应尽量将线结头掩埋，但当角膜水肿时，这可能是不太可能做到。

角膜星状裂伤很难做到水密闭合。在某些情况下，伤口甚至在多处缝线交叉缝合裂伤的情况下也会出现渗漏，可能需要用荷包线缝合。缝线通过角膜的各个部分形成一个圆圈，然后与伤口内的结相连。如果这项技术不起作用，角膜组织可能已经丢失，组织黏合剂可以密封渗漏部位。当有太多的组织损失，胶水无法发挥作用时，可以使用角膜移植补片。

当虹膜嵌顿在角膜伤口中时，大多数情况下虹膜可以复位。我们主张只有当葡萄膜组织看起来非常严重时才切除，通常组织外露超过 24h。嵌顿虹膜的复位通常可以通过虹膜恢复器或睫状体分离刮刀或 27G 套管来完成，该套管通过离裂伤约 90° 的角膜缘刺切口与黏弹性物相连。此操作最好在前几次缝合部分恢复角膜完整性，并用平衡盐溶液、空气或黏弹性物质对前房进行重建后进行。当有正压或有前房积血时，外科医师可以在放置缝合线的同时，让助手复位虹膜。后续虹膜成形术和瞳孔重建术的成功与虹膜在一期修复时的保存量直接相关。因此，外科医师在抢救尽可能多的虹膜组织时应小心谨慎，不提倡单纯切除所有脱垂组织的决策。

虽然角膜裂伤的位置和程度是显而易见的，但巩膜裂伤需要仔细探查。因此，良好的暴露是很重要的。眼睑缝合线可用于眼睑回缩，而无须对眼球施加过大压力。结膜切开术应进行 360° 打开，然后从四个象限的巩膜锐性分离结膜和 Tenon 膜，以避免对眼球造成过大的压力。

巩膜裂伤应采用 8-0 或 7-0 不可吸收缝线修复。我们更喜欢类似于巩膜扣带缝线的喷溅针。一般情况下，我们使用间断缝合来关闭伤口，从前到后进行。如果巩膜裂伤被很好地探查出来，一条小的缝合可以提供一个水密的闭合。

在某些情况下，巩膜裂伤可能位于直肌下方，也可能延伸至肌肉下方。在这些情况下，肌肉下方的区域可以通过轻轻地将肌肉钩穿过肌肉下方，并使用拉钩将其提离。如果不成功，或是对眼球造成太大的压力，肌肉应该预置 6-0Vicryl 缝合线，并从眼球上离断。巩膜伤口修复后，肌肉复位到原来的位置。如果巩膜破裂导致组织广泛缺失，如严重的弹伤，可能需要使用巩膜补片移植。

葡萄膜组织经常通过巩膜裂伤挤出。在大多数情况下，当外科医师关闭上覆巩膜时，这些组织可以由助手重新复位。即使当组织出现坏死时，切除组织也会导致明显出血；如果在损伤后 24h 内进行修复，则很少需要切除嵌顿组织。

通过裂伤脱出的玻璃体必须切除，以减少嵌顿和随后的玻璃体视网膜牵引的机会。通常，脱出的玻璃体用锋利的剪刀沿巩膜剪平。或者，可以使用高切割速度和低吸力的玻璃体切割头切除。上述方法都是可取的，因为减少了对玻璃体的牵引力，并避免传递到视网膜。玻璃体切割头不需要通过巩膜裂伤插入眼内，以去除受挤压的玻璃体，因为可能会损坏脉络膜或视网膜。如果外科医师怀疑视网膜也受到挤压，应尽一切努力使视网膜复位，尽可能避免切除或嵌顿。

在某些情况下，巩膜裂伤延伸到锯齿状的后部，可能伴有视网膜裂伤。由于与此相关的玻璃体积血，在一期修复中很少发现视网膜裂伤。除非能看到明确的视网膜裂孔，否则不应进行预防性冷冻治疗，因为冷冻治疗可能导致过度炎症，从而促进后来牵引性视网膜脱离的发展[71]。

如果角膜和巩膜都有裂伤，必须首先确定裂伤的程度。为了恢复结构的完整性，角膜缘是最好的起点，因为它提供了一个可识别的解剖学标志。用 9-0 尼龙缝线缝合角膜缘伤口（图 114-12）。角膜缘裂伤闭合后，先修复角膜裂伤，再修复巩膜裂伤

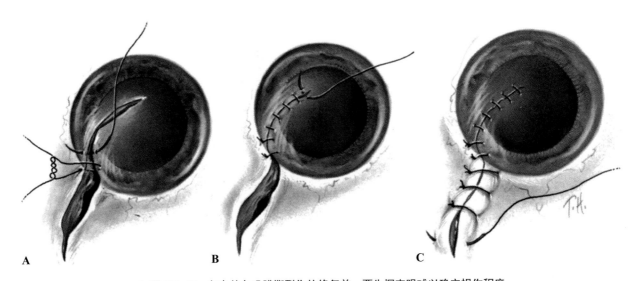

▲ 图 114-12　复杂的角巩膜撕裂伤的修复前，要先探查眼球以确定损伤程度
A. 用 9-0 尼龙缝线重新缝合角膜缘；B. 然后用 10-0 尼龙缝线修补角膜裂伤；C. 随后，巩膜部分用不可吸缝线收间断缝合

更容易。对于仅限于角膜或巩膜的撕裂伤，应采用相同的技术和原则。

在某些情况下，在裂伤修复时发现前房积血或白内障。由于在一期修复时尝试重大的眼内手术可能会对眼睛造成额外损害，我们通常主张将前房冲洗或晶状体切除术推迟到二期手术。下面将更详细地讨论这些问题。

通过几项回顾性研究，探讨了巩膜扣带在一期开放性眼球修补术中的价值[72-74]。预防性巩膜扣带术（通常只在角膜缘后大于 5mm 的裂伤眼中考虑）的理由是对玻璃体基底的支撑可以减少玻璃体视网膜牵引和随后的视网膜裂孔或脱离，这种情况发生在多达 2/3 的病例中[75]。在一期修复时放置一个扣带比较容易，因为在开放探查的眼球时直肌已经被分离，并且此时的伤口、Tenon 筋膜或结膜没有瘢痕。来自美国两个研究所的配对队列研究[73]和最近对以色列的 38 名患者进行的回顾性病例对照研究[74]阐述了上述问题。根据这些研究，与我们的经验一样，在选择的高危眼在眼球修复时进行巩膜扣带术，增殖性玻璃体视网膜病变的发生率显著降低，并且有降低晚期视网膜脱离发生率的趋势。

（三）眼内异物的处理 Management of Intraocular Foreign Body

传统观点认为，IOFB 应在一期眼球修复时或之后不久移除。这项建议基于以下几点考虑：①由于 IOFB 引起的炎症，它们通常被纤维囊迅速包围，这会使延迟手术切除变得更加困难；②含有铜或铁的金属异物可能对眼内结构造成炎性损伤；③外伤性眼内炎，特别是与蜡样芽孢杆菌相关的眼内炎，较之其他形式的穿透性损伤相比，IOFB 更为常见，由于眼内炎的风险增加，主张在损伤后 24h 内取出 IOFB[76, 77]。然而，在这些系列中，尚不清楚是否使用了全身性抗生素。

另外，在某些情况下，IOFB 必须延迟取出，包括由于无法获得适当的专业资源，外科医师缺乏异物取出的经验，或由于系统性医疗不稳定。在最近一份关于军队士兵眼外伤的报道中，尽管眼内异物取出的平均延迟时间为 38 天，79 只眼中没有一只出现眼内炎。由于 97% 的患者使用抗生素（最常见的是全身给药，最常见的是左氧氟沙星），作者认为及时使用抗生素有助于减少眼内炎的机会[78]。因此，对于一些患者来说，有理由考虑可以推迟 IOFB 的取出，特别是在一期修复没有足够的设备或人员的情况下。在受伤后立即出现且无眼内炎迹象的患者中，可考虑采用这种分阶段手术的模式，在这些患者中可使用适当的全身和（或）玻璃体腔抗生素，并确保依从性和及时随访。在涉及 IOFB 的情况下，它有助于在术前确定物体是否具有磁性。如果不知道 IOFB 是否有磁性，外科医师可以尝试用磁铁取出异物。如果应用磁铁时异物不移动，则必须使用替代方法。

三种工具通常可用于 IOFB 的提取：外部磁铁、眼内镊、眼内磁铁。对于可以立即进行异物取出的病例（当 IOFB 被包裹时成功率下降[79]），以及当眼底显示良好且相关后段损伤最小的情况，最好应用外部磁铁。（在一项对具有类似损伤的眼的研究中，采用玻璃体切除术和眼内磁铁取出治疗的眼获得了明显的更好的解剖和视功能结果[80]。）

表 114-2 总结了我们治疗 IOFB 的手术方法。当玻璃体内的磁性异物可以很好地观察到时，用外部电磁铁提取通常是有效的（图 114-13）。这应该是通过修复穿通道后的一个平坦部巩膜切口完成。重要的是要使巩膜切口足够大，这样异物就可以从眼球上通过而不会被困在平坦部。如果使用巩膜裂伤的部位进行取出，则应将其扩大，因为弹性巩膜和眼组织在初次进入 IOFB 后会拉伸，使伤口小于 IOFB 的最长尺寸。当外科医师用间接检眼镜观察 IOFB 并控制磁铁的脚踏板时，最好由助手将磁铁固定在巩膜切口上进行磁铁吸取。如果需要大的巩膜切开，有助于需要预先放置巩膜褥式缝线，以便在取出 IOFB 后能迅速闭合，以减少低眼压的时间。我们不提倡对这类患者进行预防性冷冻或巩膜扣带术。

当磁性玻璃体腔异物因白内障或玻璃体积血而显示不佳时，必须进行平坦部玻璃体切除术和（或）晶状体切除术（图 114-14）。异物可以通过多种技术去除。使用 IOFB 镊插入平坦部巩膜切口或使用稀土眼内磁铁，可以最大程度地控制 IOFB 的取出。如果使用眼内磁铁吸住异物并将其带入前部玻璃体腔，通常有助于将 IOFB 转移到眼内异物钳上，使其通过巩膜切口而取出。

外科医师在通过巩膜切口取出异物时，必须牢牢抓住异物。如果异物掉落，很可能会击中黄斑。在这种情况下，建议注射全氟化碳液体来保护黄斑。然而，实验研究表明，这些重于水的液体不会支撑金属异物。

由于存在发生视网膜脱离的风险，视网膜内异物的取出更加困难和危险（图 114-15）。如果眼内屈光介质清晰，IOFB 可通过间接检眼镜定位，可通过经巩膜途径移除（图 114-16）。制作一个活的巩膜瓣，用外透热疗法治疗脉络膜床，切开脉络膜，用镊子或外部磁铁取出异物。如果发生视网膜嵌顿，则应进行巩膜扣带术。巩膜外加压物的选择取决于玻璃体视网膜牵引的范围和位置。例如，如果进行了玻璃体切除术，并解除了经玻璃体所形成的所有牵引，则在嵌顿区的局部性外加压就足够了。如果经玻璃体牵引尚未完全消除，则应放置一个环状扣带，以减少可能在与嵌顿位置相对的视网膜上发生的牵引力。由于周围区域已经进行了透热治疗，所以不必再进行冷冻治疗。

视网膜内异物也可以通过玻璃体切除手术取出，特别是当间接检眼镜无法很好地观察到异物时（图 114-17）。玻璃体切除术后，用异物钳轻轻地将异物取出。在许多情况下，异物会在某种程度上附着在视网膜或脉络膜上。如果 IOFB 被纤维囊包围，在取出之前，可以用鼓膜切开刀片切开纤维囊。所有这些操作都是为了避免视网膜发生进一步撕裂。释放 IOFB 后，可使用镊子或眼内磁铁使用上述方

**表 114-2　眼内异物的处理**

| | 可视化好 | 可视化差 |
| --- | --- | --- |
| **玻璃体腔** | | |
| 磁性的 | 外部磁铁 | 玻璃体切除术，镊子 /REM |
| 非磁性 | 玻璃体切除术 / 镊子 | 玻璃体切除术 / 镊子 |
| **视网膜内** | | |
| 磁性的 | 经巩膜顶压或玻璃体切除术，镊子 /REM | 玻璃体切除术，镊子 /REM |
| 非磁性 | 经巩膜顶压或玻璃体切除术，镊子 | 玻璃体切除术 / 镊子 |

REM. 稀土磁铁

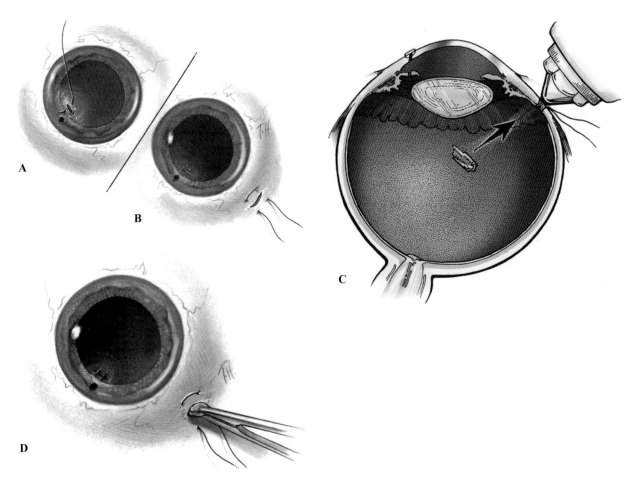

▲ 图 114-13　玻璃体内磁性异物的处理

A. 进行伤口缝合；B. 用预置的褥式缝线制作平坦部巩膜切口；C. 当外科医师用间接检眼镜观察异物并控制磁铁的脚踏板时，外部磁铁放置在巩膜切口处；D. 有时，异物需要用镊子在巩膜切口处抓住并取出

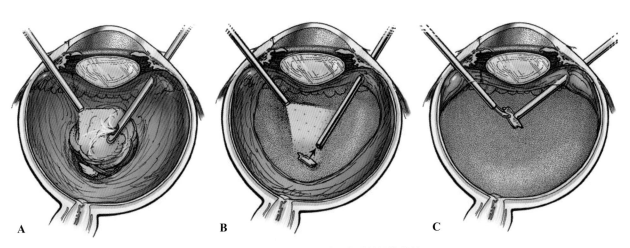

▲ 图 114-14　玻璃体积血时眼内磁性异物的处理

A. 玻璃体切除术是为了清除玻璃体积血，以便观察和移动异物；B. 异物用眼内稀土磁铁吸住，进入前部玻璃体；C. 异物被转移到异物钳上，并通过巩膜切口取出

法将其取出。

当需要进行玻璃体切除术以去除视网膜内异物时，重要的是去除覆盖在嵌顿部位的后玻璃体。在某些情况下，会出现 PVD，否则必须创建一个

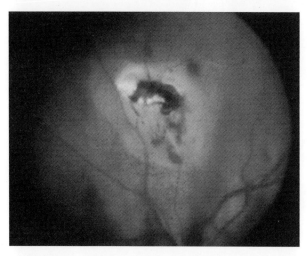

▲ 图 114-15 这个患者在用锤子敲击凿子时，眼睛受到了穿透性损伤

眼内金属异物位于视网膜内。损伤后 6h 内出现炎性视网膜白化

PVD。残留的后玻璃体可能导致术后玻璃体视网膜牵引或视网膜前膜形成（图 114-18）。在一份早期的报道中，描述了使用平坦部玻璃体手术技术去除视网膜内异物，90% 的眼出现黄斑皱褶或增生性玻璃体视网膜病变[81]。作者认为，仔细切除后部玻璃体可以减少这种并发症的发生率。在最近一个病例系列研究中，34 只眼接受玻璃体切除术去除内层视网膜异物时，1/4 的眼出现黄斑皱褶和（或）瘢痕，1/3 的眼出现与巩膜切开术相关的视网膜破裂。2/3 的眼术后视力为 20/200 或更好，与异物的大小、形状或类型无关[82]。

对于异物引起的视网膜裂孔的最佳处理方法也存在争议。一些外科医师强调在这个部位用冷冻或光凝造成脉络膜视网膜粘连的必要性。根据我们的经验，异物嵌塞引起的炎症足以预防视网膜脱离，特别是如果外科医师密切注意到玻璃体的正确处理。还讨论了术前在视网膜内异物周围进行光凝以降低异物取出时视网膜脱离的风险的必要性。同样，根据我们的经验，这是不必要的。Ambler 和 Meyers[83] 报道了 5 只眼在没有视网膜固定或液体 −

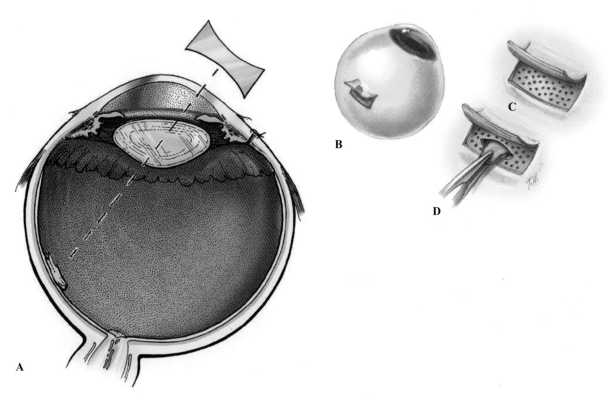

▲ 图 114-16 经巩膜入路治疗视网膜内异物

A. 异物用间接检眼镜定位；B. 创建一个开窗式巩膜瓣；C. 脉络膜床采用体外透热电凝治疗，行脉络膜切开；D. 异物用镊子或外磁铁取出

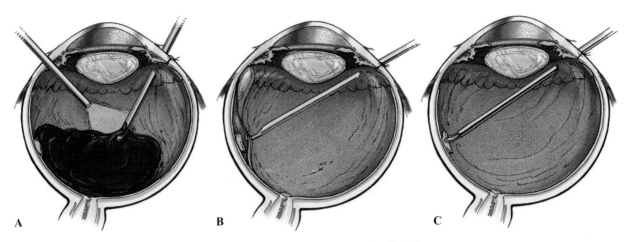

▲ 图 114-17　玻璃体积血时视网膜内异物的处理

A. 经平坦部玻璃体切除术去除玻璃体血；B. 如果无后玻璃体脱离，则通过抽吸或玻璃体视网膜镊轻轻抽吸后部玻璃体形成后玻璃体脱离；C. 用异物钳夹住异物，并从眼内中取出

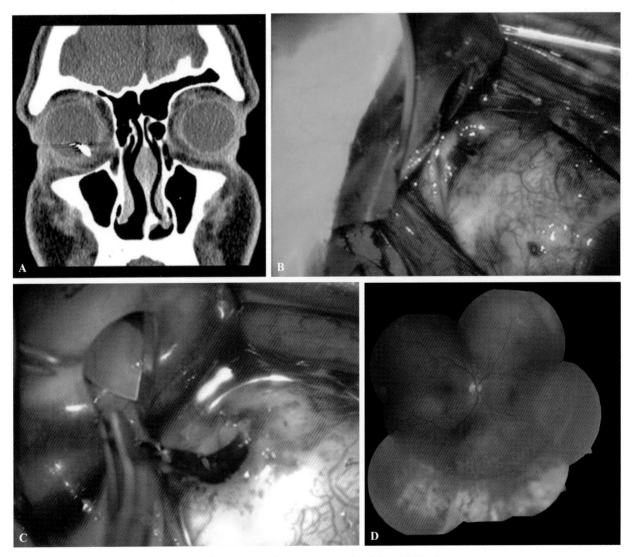

▲ 图 114-18　这名 19 岁男子因锤击金属而受穿透伤

A. 眼内金属异物卡在下方巩膜；B 和 C. 放置环扎带后，从出口的伤口取出异物，然后闭合伤口并由巩膜扣带支撑。采用玻璃体切除、眼内激光光凝、硅油填充等方法复位下方脱离视网膜；D. 术后 3 个月硅油取出后拍摄的照片显示视网膜复位和下方出口陈旧性损伤

气体交换的情况下处理视网膜内异物，没有发生视网膜脱离或视网膜前纤维化。然而，如果视网膜脱离确实发生在取出时，则在液体–气体交换以重新附着视网膜之前，尝试去除粘连的后皮质玻璃体尤为重要。在这些情况下，应在视网膜裂孔周围进行眼内光凝。如果外科医师无法取出所有粘连的玻璃体，则视网膜裂孔应该用巩膜扣带支撑。我们对接受玻璃体切除术的所有眼进行预防性的巩膜环扎术，以治疗穿通性损伤，如本章后面所述。

非磁性玻璃体腔异物需要用眼内镊取出，无论其是否清晰可见或部分被玻璃体积血或白内障所掩盖[84, 85]。在这些病例中，我们根据晶状体的清晰度，进行玻璃体切除术，联合或不联合晶状体切除术。异物用 IOFB 镊子夹持，经平坦部硬结切开处取出。对于惰性的非磁性异物，如玻璃或塑料，可以观察，无须立即清除。然而，由于很难知道他们是否被感染，我们提倡在取出 IOFB 之前使用全身抗生素治疗。

巨大的异物会给试图通过平坦部入路切口的外科医师带来很大的困难。经 20G 或 19G 巩膜切口设计的异物钳无法抓取大的 IOFB，譬如 BB 枪的子弹。当它们能被抓住时，体积过大，往往不能通过巩膜切口处取出，必须通过在边缘形成的第二个切口取出。当怀疑异物不能通过平坦部手术切口取出时，应考虑使用巩膜隧道、角膜缘开口，甚至开放的开窗（open-sky）入路。在许多此类病例中，存在严重的角膜损伤伴星状裂伤，使得后方结构的可视化变得困难。通过移除角膜并进行开窗式玻璃体切除术，可以识别并取出异物。

晶状体内异物通常必须与晶状体摘除术同时进行。然而，如果前囊撕裂很小且异物由无毒物质构成，则囊膜伤口可能纤维化，导致可观察到的局部、视觉上不明显的白内障[86]。如果白内障已经形成，或者物体是金属的，则应使用标准的囊外白内障摘除方法进行晶状体和异物摘除。当怀疑有眼内炎或异物脏污（如农村外伤）时，我们也建议对小的囊膜缺损行晶状体切除术。

总的来说，IOFB 患者可以有一个很好的结果，大约一半的眼达到 20/50 或更好的视力[87]。预后差的结果通常与体积大的 IOFB，葡萄膜脱垂，BB 枪

损伤或其他子弹损伤相关[88, 89]。

### （四）贯通伤 Perforating Injury

贯通伤是眼外伤的一小部分，仅占眼球撕裂伤的 4.4%[90]。在玻璃体视网膜手术引入之前，这些眼由于纤维血管组织在后出口处向内生长，导致严重的视网膜脱离，预后一直很差。我们目前对这类损伤的治疗是以 Topping 等的实验研究为指导进行的[91]。伤后第 7 天，巩膜伤口自闭，此后玻璃体增生程度（及随后发生牵引性视网膜脱离的风险）显著增加。

理想的情况是，玻璃体切除术应该尽早进行，以防止玻璃体增生，但除非巩膜破裂部位被封闭，否则这是不可能的。外科医师可以使用本章前面描述的标准技术来修复伤道。然而，试图关闭后方的裂口可能是困难的，而且是危险的，会对眼球和视神经造成过度牵引，并可能导致眼内容物挤出。我们从实验研究中得知，到第 7 天巩膜伤口就会封闭，所以我们通常会推迟玻璃体切除手术到这个时间或以后。我们主张在受伤后立即缝合前部"入口部位"（entry site）（见第 102 章，眼外伤的病理生理学）。

我们采用标准的三切口玻璃体切除术，从前面到后面，清除混浊的玻璃体（图 114-19）。在贯通性损伤的玻璃体切除术中，重要的是确定后玻璃体，如果它仍然附着在视网膜上，则需要诱导形成 PVD。通过出口处生长的增殖残端应减少，但不应消除，这样后方出口处就不会重新开放。在计划手术和选择玻璃体切除术时，外科医师应该记住，这种纤维血管的生长通常非常厚，用较小口径的玻璃体切割头很难切割。因此，在可能遇到纤维内生的情况下，外科医师可以使用足够坚固的切割头或剪刀来切断和修剪坚硬的纤维组织。视网膜裂孔可通过气液交换、眼内光凝或巩膜扣带冷冻进行治疗。我们提倡环形巩膜扣带，即使是在没有视网膜脱离的眼也是如此。

总的来说，通过这种治疗，这些眼的预后似乎有所改善（图 114-20）。在一项穿通性损伤的病例对照研究中，对那些接受玻璃体切除术的眼显示出有益的趋势[93]。Martin 等[94] 在 51 只眼中有 41 只

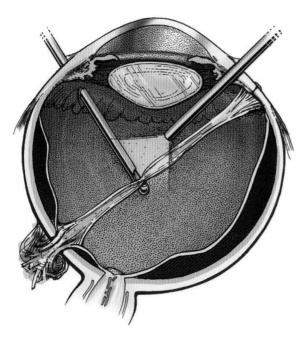

▲ 图 114-19　贯通伤伤口的一期修复处理
7～10 天后，玻璃体切除术切除后部玻璃体。通过出口处的增殖应尽量去除

眼解剖成功，32 只眼达到视功能改善（视力优于 5/200）（63%）。出口位置对最终视力有着深远的影响。如果出口的位置是通过黄斑或视神经，那么最终的视力明显受限。出口的位置也影响玻璃体切除的成功。当出口位于玻璃体基底后时，完全切除更容易。

最近的研究表明，脉络膜视网膜切除术 [ 在撞击或穿孔部位切除脉络膜和（或）视网膜 ] 可提高最终视力，增加挽救眼球的机会[95]。在这项技术中，Zivojnovic 在近 30 年前首次提出[96]，任何嵌顿在穿孔部位的视网膜或葡萄膜组织都用玻璃体切除，并在伤口出口 / 撞击部位周围的 1mm 环形区域中，视网膜 / 脉络膜被透热治疗破坏。通常使用高切割速度（高达 7500cpm）和低负压的玻璃体切割技术。在坏死的嵌顿组织中，出血虽然不常见，但可以通过内热疗法或短暂的输液压力升高来控制。在 Kuhn 等 2004 年报道的一系列小规模的"主动技术"（Proactive Technique）试验中，在眼球穿孔伤后 100h 内，连续 5 眼进行脉络膜视网膜切除术。他们的策略包括在一期修复时进行局部的玻璃体切除术（通过双目间接检眼镜进行检查）、强化局部皮质类固醇治疗，然后在 3 天后进行完全玻璃体切除术、局部视网膜切除术、视网膜下出血清除术、激光视网膜固定术和硅油充填术[97]。两个回顾性的系列比较了眼贯通伤早期玻璃体切除术和脉络膜视网膜切除术和晚期单独玻璃体切除术的疗效[98, 99]。在脉络膜视网膜切除术的患者中，观察到较高的眼球保留率和视网膜复位率及较低的增殖性玻璃体视网膜病变发生率。然而，只有具备丰富经验的外科医师，以及在术中后段进行充分可视化并确认视网膜或脉络膜脱离最小的情况下，才应考虑使用这种技术。

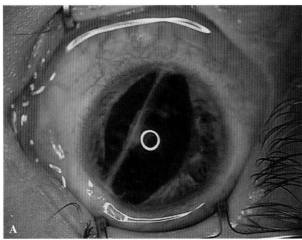
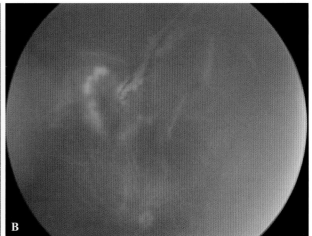

▲ 图 114-20　患儿被一把削刀造成贯通伤
A. 在角膜裂伤紧急修复后，随后进行了晶状体切除术和玻璃体切除术。B. 2 个月后，患儿再次就诊，牵引性视网膜脱离，伴有出口处纤维组织内生

## （五）玻璃体积血与视网膜脱离 Vitreous Hemorrhage and Retinal Detachment

尽管眼贯通伤的治疗取得了进展，但仍有大量患者预后不佳。这些较严重的损伤通常累及眼后段。一项评估贯通性眼外伤预后的开创性研究发现，除了初始视力外，还有其他一些因素与最终视力不良相关。包括瞳孔传入性缺损、巩膜或直肌后延伸的伤口、大于10mm的伤口及玻璃体积血[55]。研究强调贯通伤后的预后受初始的损伤性质、损伤部位和程度的影响。这些眼的功能丧失是由无法进行手术的视网膜脱离或睫状体功能损害引起的，由玻璃体内的纤维血管和纤维胶质增生导致。这种增生似乎更常见于睫状体和视网膜撕裂伤和玻璃体积血。这些初步结论在一项对69只眼贯通性损伤的前瞻性观察研究中得到证实[57]。

在一项关于开放性眼球损伤后视网膜脱离的研究中，Stryjeski等报道了893例在马萨诸塞州眼耳医院急诊修复的开放性眼球损伤的临床过程。该队列中视网膜脱离的总发病率为29%。其中，大约1/4是在受伤后24h内确定，约1/2在受伤后1周内确定的，约3/4在受伤后1个月内确定的[100]（大多数情况下，特别是在第1周内，诊断是通过超声进行）。通过多变量回归分析，与视网膜脱离的发生相关的因素（在任何时间点）是在损伤后就诊时视力较差、损伤区域增加和有玻璃体积血。作者构建了一个有用的模型（RD-OGI，或开放性眼球损伤后视网膜脱离评分），将这三个临床变量结合起来估计视网膜脱离的可能性[100]。

玻璃体积血在眼外伤后视网膜脱离的病理生理学中的重要性已被认识几十年。此外，早期病例系列提示玻璃体手术治疗严重贯通性眼损伤的疗效[101-103]。1972年Coles和Haik[104]首次倡导采用玻璃体切除术治疗穿透性眼外伤，当时他们在检查外伤后摘除的几只眼睛时发现，在外伤后数小时内，玻璃体积血区域出现成纤维细胞组织。从1979年开始，Cleary和Ryan[105]发表了一系列的论文，他们描述了一种贯通性眼外伤合并玻璃体积血的实验模型。几乎都会导致牵引性视网膜脱离。在随后的动物研究中，他们证明在损伤后1～14天进行玻璃体切除术可以显著降低牵引性视网膜脱离的风险[106]。这些优秀的转化研究结果支持了共同的临床印象，即玻璃体切除术可以通过切除眼内纤维细胞增殖的支架和降低循环中促进生长的趋化因子水平，减少穿透性损伤后严重视力丧失的发生率。

对所有具有光感视力、巩膜裂伤和中重度玻璃体积血的眼均应行玻璃体手术。越来越多的临床经验也支持了在无光感的眼行二期玻璃体视网膜手术的实用性。在几组接受玻璃体视网膜手术（通常在初次修复后进行）的患者中，23%～83%的患者恢复了光感，7%的患者达到了20/200或更高的视力。相比之下，延迟二次玻璃体切除术的眼几乎一致进展为眼球结核或眼球摘除[62, 63, 107-109]。在接受二次玻璃体切除术的眼中，良好的术后结果（即至少有光感的解剖恢复的眼）与初次眼球修补和初次修复后14天内玻璃体切除术后的光感恢复相关。术后结果不良（NLP、眼球痨、眼球摘除）的眼更容易发生持续性眼球破裂（而不是撕裂伤）、Ⅲ区损伤、睫状体损伤、脉络膜脱离和（或）闭合性漏斗状视网膜脱离[107, 108]。

虽然对于贯通性损伤患者进行玻璃体切除的适应证可能有普遍的共识，但玻璃体切除手术的适当时机尚未明确[110]。一些有经验的外科医师喜欢在48～72h内手术，而另一些医师则喜欢在受伤后14天内延迟手术。

早期干预的优点包括及时显示眼底并在需要时立即进行视网膜手术，减少与玻璃体嵌顿有关的并发症，以及通过玻璃体切除术与一期修复相结合而不需要二期手术。

将玻璃体手术推迟到伤后72h后，可以进行进一步的诊断评估，包括超声和电生理检查，这可能有助于外科医师确定预后，就患者的现实的期望向患者提供咨询，并制订手术计划。它还允许在比紧急情况更有利的条件下进行操作。此外，当玻璃体切除延迟时，切除后玻璃体皮质（玻璃体切除术中的一个关键步骤）可能更容易。

此外，在尝试早期玻璃体切除术，可能会出现严重出血，这可能继发于急性损伤引起的葡萄膜充血。出血性脉络膜脱离可导致极难插入输液套管或其他玻璃体切除器械而不损害视网膜。延迟手术可以降低术中出血失控的风险，也可以使脉络膜出血消退或更容易引流。

然而，大多数作者同意，对于严重的穿透性损伤，玻璃体切除术不能延迟超过 14 天[103]。首先，如果玻璃体切除术失败，这些眼可能会有发生交感性眼炎的危险，需要摘除以防止其发展。如果在伤后 14 天内进行眼球摘除术，可降低交感性眼炎的风险。第二，穿透性眼损伤的组织学研究表明，损伤后 1 周内眼内细胞增殖，2 周内膜已经形成[111]。

一旦决定进行玻璃体切除术，外科医师有以下目标：①通过摘除白内障晶状体或玻璃体积血来清除眼内混浊的介质；②从巩膜裂伤道部位取出嵌顿的玻璃体支架；③去除后玻璃体，后者为视网膜前膜的形成和玻璃体视网膜牵引提供一个发展的支架；④识别和治疗视网膜裂孔和脱离。

在大多数情况下，外伤后玻璃体切除术采用气管插管全麻。球周或球后麻醉有增加眶眶压力导致眼内容物挤出的风险，但已成功用于选定的患者，典型的是那些角膜或角膜缘伤口较短且前房形成的患者[112]。历史上，在诱导过程中需避免应用氯化琥珀酰胆碱。然而，在一项实验研究中，琥珀胆碱的使用只导致虹膜和晶状体的向前移位，而不会导致

眼内内容物的挤出，这表明历史上对其使用的一些担忧可能是没有根据的[113]。在大多数情况下，玻璃体切除术前伤口已经闭合，但仍应检查眼球，开放或渗漏的伤口应重新缝合，使眼球不漏水。

在手术开始时，外科医师必须做出几个关键的决定，这些决定可以深刻地影响手术的成功。首先，必须确定出血性脉络膜脱离的存在与否，最好通过术前超声检查完成。如果存在，血液通常可以通过巩膜切口排出，同时向眼内注入空气或平衡盐溶液。灌注维持正常眼压，可通过套管或短针插入角膜缘（无晶状体眼）或平坦部（有晶状体眼）（图 114-21）。脉络膜出血引流后，可插入一个长的平坦部输液套管（6mm），但在玻璃体腔中能看到套管尖端之前，不应打开灌注。

第二，外科医师必须决定手术是从平坦部开始，还是从角膜缘切口开始。例如，在前房充满积血的情况下，视网膜的状态未知，前房积血可通过角膜缘切口排出，通过第二切口插入冲洗输液针（图 114-22）。在无晶状体眼中，同样的问题也可以通过将一根长的冲洗输液针穿过平坦部切口插入前房，在前房中可以看到，然后打开灌注。类似地，玻璃体切割头也可以通过平坦部巩膜切口插入，并

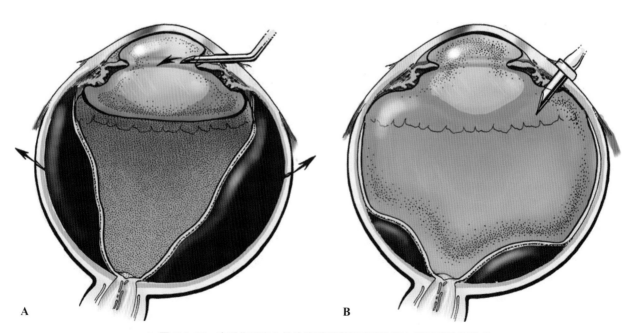

▲ 图 114-21 穿透伤后出血性脉络膜脱离的玻璃体积血的玻璃体切除术

A. 巩膜切开术排出脉络膜上腔出血，同时空气通过插入角膜缘的灌注管注入眼内；B. 引流出血后，插入一个 6mm 的扁平部灌注管，只有在玻璃体腔内可以看到套管时才开始输液灌注

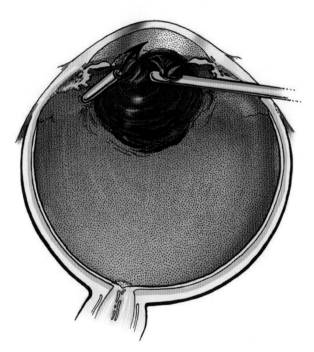

▲ 图 114-22 当前房积血使穿透伤后玻璃体积血的玻璃体切除术开始时无法看到灌注管时，可将一根 20G 的钝输液针穿过平坦部插入前房，在那里可以通过角膜看到灌注管，灌注开始。玻璃体切割头可以以类似的方式进入前房，去除前房积血并开始玻璃体切除。当前房积血被清除，以充分显示平坦部输液套管时，可以移除钝的输液针，并用导光纤维替换

向前移动以排出前房积血。所有的巩膜切口必须足够深，以确保通过葡萄膜组织进入玻璃体腔。近年来，小切口（23G 和 25G）玻璃体切割器械的刚度有所改善，以及可用器械的扩展，使外科医师能够成功地将这些系统用于眼外伤的治疗。然而，我们必须认识到，在巩膜切口的准备过程中，插入一个25G 套管针比插入一个 20G 穿刺刀对眼球施加的力要大得多。相应的高眼压可能导致新缝合的破裂部位渗漏。因此，为了避免潜在的渗漏或低眼压，在放置小口径套管或插入器械之前，可以使用 25GMVR 刀片进行初始巩膜切开术。

第三，必须决定是否需要摘除晶状体。通常，晶状体在受伤时已经缺失。在其他情况下，晶状体会变得混浊、半脱位或脱位，需要摘除。如果晶状体因白内障或前、后表面有血液而妨碍眼后段的显示，则必须将其取出。对于有环状膜、玻璃体条索延伸至前部损伤部位或前部玻璃样出血的病例，必须摘除晶状体以达到手术目的。在大多数情况下，

晶状体是通过玻璃体切割头或超声粉碎装置通过平坦部切除的。

眼前段清除后，可以从前到后进行玻璃体切除术。切除后皮质玻璃体至关重要（图 114-23）。然后仔细检查周围视网膜是否有视网膜裂孔和脱离。我们通常放置一个 3.5mm 或 4mm 的环扎带，以支撑玻璃体基底部，并降低随后视网膜脱离的风险。

当视网膜裂孔被发现时，需进行眼内光凝治疗。由于担心炎症反应增加和促生长细胞因子的释放，应尽量避免冷冻。对于邻近视网膜裂孔后部存在的持续牵引病例，建议放置放射状巩膜外加压物。

当出现视网膜脱离时，必须通过膜剥离、分层或分割来解除视网膜裂孔上的所有切向和前后方向的玻璃体对视网膜牵引力。如果牵引力无法缓解，则需要放置一个大小合适的巩膜外加压或巩膜扣带，以减轻牵引力或进行松解性视网膜切除术。视网膜下液通常在液体-气体交换过程中经玻璃体排出，或通过视网膜后部的裂孔排出，或通过在无牵引区（理想情况下是鼻上至视神经）进行的后部

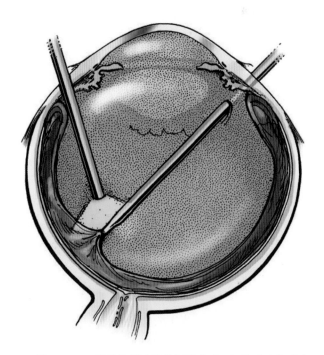

▲ 图 114-23 眼外伤行玻璃体切除术时，切除玻璃体后皮质至关重要。当不存在后玻璃体脱离时，可以通过抽吸、玻璃体视网膜镊或用 myringotomy 刀小心切开后部玻璃体，然后用镊将其提起来形成后玻璃体脱离

视网膜切开术排出。在某些情况下，挤压可以通过周边视网膜裂孔排出视网膜下液使后极部视网膜变平。可注入长效气体，如六氟化硫或全氟丙烷或硅油，以提供更持久的眼内填充[114]。

巩膜裂伤处的视网膜嵌顿可引起复杂的视网膜脱离。在大多数情况下，可以通过玻璃体切除和巩膜扣带术来处理，特别是当嵌顿位于前方时。然而，当嵌顿的位置较靠后时，巩膜扣带术则更困难，可能需要进行视网膜切开。Han 等[115]回顾了他们在这个问题上的经验，并建议当巩膜扣带不足以减轻牵引力或当嵌顿位置太靠后而不能用巩膜扣带治疗时进行视网膜切除。在前一种情况下，他们进行了一次环形松解性视网膜切除术。在后一种情况下，他们在视网膜嵌顿部位的周围进行视网膜切开术。视网膜切开术前进行眼内电凝透热止血。通过这些技术，他们在 15 只眼中的 11 只眼（73%）获得了解剖上的成功，但只有 6 只眼恢复了 5/200 或更好的视力。外伤性视网膜脱离合并视网膜嵌顿的患者，即使积极治疗，其预后也很差。

眼内出血是眼穿通伤玻璃体切除术中常见的危险因素，如果出血量大且不受控制，可能会妨碍玻璃体切除术的成功。术中出血可以通过多种方法来控制，包括提高灌注液压力以增加眼压、对活动性出血部位进行眼内透热电凝止血或眼内光凝、液体 – 气体交换、注射黏弹性物质（即透明质酸钠）或注射重水液体（即氟化烃，如全氟辛烷或全氟代烷）。有使用浓度为 100U/ml 的凝血酶溶液控制出血的报道[116]。

必须确保眼后段结构的可视化。当角膜因上皮水肿而变得混浊时，可以用手术刀片小心地刮除上皮。用透明质酸钠覆盖角膜内皮表面可以克服后弹力层的皱褶[117]。在某些情况下，使用广角观察系统可以改善通过瘢痕角膜的可视化效果。在角膜严重水肿、因多处缝合的星状裂伤而明显变形或因组织丢失而受损需要补片移植的情况下，玻璃体视网膜手术可采用临时性人工角膜或内窥镜可视化下进行。第一个临时性人工角膜 Landers–Foulks 装置，是一个透明的圆柱形聚甲基丙烯酸甲酯透镜，它可以安装在有环钻角膜床上，无须额外的接触镜即可对玻璃体和视网膜进行良好的可视化[118]。虽然这是

一个巨大的进步，但人工角膜有一个凹透镜，使视网膜图像变小，并且有一个长的光学圆柱体，阻碍了前部视网膜和玻璃体基底部的可视化，而在外伤眼中可能存在许多重要的病理变化。我们的首选是 Eckardt 临时性人工角膜[119]，它由透明硅橡胶制成，具有正常放大率和短光学圆柱体，可以看到前部玻璃体视网膜解剖以及眼后段的病变。在一个 11 只外伤眼的病例系列中，有 5 只（45%）获得了 20/400 或更好的视力[120]。

穿透性角膜移植（PKP）可结合玻璃体切除术和临时性人工角膜重建严重外伤眼。然而，其术后的功能结果通常令人失望，通常是由于移植失败和睫状体功能减退引起的低眼压。在最近一系列 34 只眼的 PKP 联合玻璃体切除术中，不到 1/3 的患者在术后获得优于手动的视觉效果，而在术后 1 年以上，只有不到 15% 的移植物保持透明[121]。

对于因角膜混浊而视力受损的眼，内镜手术是可以代替临时人工角膜的方法[122]。这种方法特别适用于供体移植物或角膜外科医师不易获得的情况，或硅油放置计划中存在角膜移植物失败的情况。内镜手术的缺点包括需要专用设备、角膜移植的附加手术和较长的学习曲线。

没有前瞻性对照研究评价玻璃体切除术治疗穿透性眼外伤的疗效。大量玻璃体切除术治疗的研究已经发表，结论认为没有玻璃体视网膜手术技术就不可能有好的结果。获得 5/200 以上功能性视力的比例为 52%～78%。1984 年的一项病例对照研究，将接受玻璃体切除术的眼与未接受玻璃体切除术的眼进行了匹配[93]。玻璃体切除术对初始视力低于 5/200 的严重损伤有潜在的益处。在一个最近的回顾性研究中，36 只眼同时接受了即时玻璃体切除术和硅油填充治疗，64% 的患者术后获得了动态视力。如果患者在术前就有动态视力且无黄斑脱离，则他们最有可能获得动态视力[123]。

（六）眼内炎 Endophthalmitis

眼内炎是穿透性损伤的潜在破坏性并发症。报道的发生率为穿透性损伤的 1%～16%[124-126]。但在过去几十年里，这一数字一直在稳步下降[127]。

外伤性眼内炎的眼部症状与术后感染性眼内炎

相似：房水细胞和房水闪辉、低眼压、玻璃体细胞和房闪超过损伤本身的所引起的症状。水样或玻璃体绒球征是真菌感染的特征。然而，外伤后眼内炎的初步诊断可能是困难的，因为这些眼中经常发生的大量术后炎症和疼痛可以掩盖感染性眼内炎。延误诊断及这些病例中涉及的毒性致病菌，使得预后和康复尤其严峻。

在一项回顾性调查中，对穿透性眼外伤后眼内炎的危险因素进行了单因素和多因素分析[128]。调查了巩膜损伤、前房积血、葡萄膜脱垂、视网膜脱离、脉络膜上腔和玻璃体积血、晶状体破裂、眼内异物（IOFB）等因素。只有晶状体破裂对眼内炎的发生有独立意义，相对感染风险为 15.8。在最近的一项比较队列研究中，对发生外伤后眼内炎的患者进行了前瞻性的确定，并与开放性眼球损伤患者的历史对照组进行了比较。一期修复延迟、晶状体囊破裂和伤口脏污都与外伤后眼内炎的发生独立相关[129]。IOFB 的存在有 1.9 的相对感染风险，但未达到统计学意义。在 1985—1991 年进行的国家眼外伤研究（National Eye Trauma Study）中，IOFB 残留眼的眼内炎发病率在统计学上显著增加，尤其是在外伤后 24h 以上进行手术治疗时（13.4% vs. 3.5%，$P < 0.0001$）[130, 131]。然而，我们不能从这项研究中推断，及时取出 IOFB 始终是首选治疗方法，因为目前尚不清楚哪些患者（如果有的话）接受了及时的全身性抗生素治疗，而且这项研究是在广泛使用具有玻璃体高渗透性的抗生素之前进行的。

最近的三个系列报道了较低的眼内炎发病率，作者将其部分归因于系统使用抗生素[78, 125, 126]。在其中一个病例系列研究中，迅速给予静脉注射万古霉素（或克林霉素，如果过敏）和头孢他啶（或氟喹诺酮，如果过敏）并持续至少 48h[125]。

虽然大多数术后眼内炎是由致病性较低的凝固酶阴性葡萄球菌（尤其是与金属异物相关的损伤）引起的，但创伤后眼内炎通常是由诸如芽孢杆菌、链球菌和革兰阴性菌等致病性生物引起的[132]。蜡样芽孢杆菌（Bacillus cereus）最常见于发生在农村地区的穿透性眼外伤，虽然在术后眼内炎中很少见到，但占外伤后眼内炎病例的 25%～46%[126]。这种生物体所分泌的多种酶和外毒素导致了绝大多数眼睛失明或进行眼球摘除[126]，尽管已经报道了一些成功的治疗和保留有用视力的病例[133]。20% 的外伤后眼内炎是由革兰阴性菌引起的[75]。这些病例的预后也很差，1/3 的眼睛没有光感或眼球摘除[134]。

外伤性眼内炎的处理与术后眼内炎相似。获得房水和玻璃体培养物，去除残留的异物，并进行抗生素治疗。培养物应包括血琼脂、巧克力琼脂、细菌在 37℃ 下培养的硫代乙醇酸盐肉汤和真菌在 25℃ 下培养的沙氏琼脂。还应获得革兰染色，并可能为抗生素的选择提供有用的信息。应评估患者的破伤风免疫史，尤其是接触土壤或铁锈的伤害，并给予适当的加强剂或疫苗接种。

我们建议通过全身、结膜下、眼内和局部途径给药。虽然眼内炎玻璃体切除术研究（Endop-Hthalmitis Vitrectomy Study，EVS）没有显示使用静脉注射头孢他啶或氨基糖苷类药物的益处，但应注意的是，EVS 只研究白内障摘除或晶状体置换术后急性眼内炎的患者[135]。在外伤性眼内炎中，我们仍然认为全身抗生素的使用是治疗的标准。我们更推荐第三代或第四代氟喹诺酮（每天左氧氟沙星 500～750mg 或莫西沙星 400mg，服用 7 天），因为它的常见病原体覆盖范围广，静脉或口服给药后玻璃体渗透性好。

疑似眼内炎的眼内抗生素应针对广泛的革兰阳性和革兰阴性微生物，眼内毒性必须可以忽略不计。万古霉素（Vancomycin）对革兰阳性菌有活性，具有杀菌作用，很少促进耐药性，在有效剂量（1.0mg/0.1ml）下眼睛耐受性良好。头孢他啶（Ceftazidime）（2.25mg/0.01ml）是一种 β 内酰胺酶第三代头孢菌素，对大多数革兰阴性菌和一些革兰阳性菌（包括产青霉素酶的金黄色葡萄球菌）具有良好的抗菌活性。可供选择的眼内抗生素包括克林霉素磷酸酯（Clindamycin phosphate）（1mg/0.1ml）和阿米卡星（Amikacin）（400μg/0.1ml）。

预防性眼内注射抗生素预防穿透伤患者眼内炎是有争议的。然而，当高度怀疑受到污染的异物造成的损伤，或出现眼内炎的早期症状（如显著的前房细胞、血管周围的视网膜鞘）时，应考虑使用玻璃体内抗生素进行预防性治疗。在一项穿透性损伤的前瞻性研究中，患者随机接受眼内注射抗生素（40μg 硫酸庆大霉素和 45μg 硫酸克林霉素）或生理盐水。抗生素治疗组 2 周内眼内炎的发生率显著降低（2.3% vs. 0.3%），但这一差异是由 IOFB 眼内感染的高发生率（对照组 28% vs. 抗生素组 0%）引起的[136]。

外伤性眼内炎由于穿透伤的复合作用，预后困难。预后还与特定的机体和诊断间隔有关。总的来说，Brinton 等[124] 报道 42% 的病例获得 20/300 或更好的最终 VA，26% 获得 20/30 或更好的最终 VA。Affeldt 等[137] 报道，只有 22% 的患者有 20/400 或更好的 VA。Lieb 等报道，在细菌培养阳性且有明显眼内炎症状的开放性眼球中，只有 50% 的最终 VA 为 20/400 或更好[138]。

### （七）白内障 Cataract

穿透伤后白内障的处理是有争议的。白内障的诊断可能很困难，因为几乎在损伤后不久前房内的纤维蛋白可以同时模糊晶状体的显示，并导致白内障的出现。在这种情况下，我们很少在角膜裂伤修复时进行晶状体切除术。然而，在某些情况下，可在晶状体前囊中发现伴随有晶状体混浊的裂口。正是在这种情况下，可以考虑在裂伤一期修复时白内障摘除，以减少术后炎症和感染的机会。

在决定进行一期晶状体切除术后，外科医师应首先使用本章前面描述的技术和原则修复撕裂伤。然后必须决定白内障摘除是通过角膜缘切口还是通过平坦部进行。当裂伤仅限于角膜且后晶状体囊完好无损时，应制作角膜缘切口，进行晶状体抽吸或超声乳化术。如果在手术过程中，后囊明显受损，则必须妥善处理玻璃体的丢失，确保在裂伤部位或角膜缘切口中没有玻璃体嵌顿。在选定的病例中，一期人工晶状体植入术被证明是有效的，并且不会增加眼内炎或其他术后并发症的风险。然而，人工晶状体的度数选择可能不准确，外科医师可能会错误判断后囊的完整性。用 20MHz 探头进行超声检查在评估重度外伤性白内障后囊完整性方面具有高度的准确性[139]。

在一个系列中，64% 的患者在穿透性眼外伤一期修复时接受了晶状体切除和人工晶状体植入术，

获得了 20/40 或更好的视力[140]。因此，如果囊袋支持允许，可以进行人工晶状体植入术。如果囊膜太少，前房人工晶状体或缝合后房人工晶状体应作为延期的二期手术进行。儿童人工晶状体植入术也已成为公认的视觉康复手段。在 4—17 岁的儿童中，高达 87% 的穿透性眼损伤主要通过晶状体抽吸和人工晶状体植入治疗，获得了 20/40 或更好的视力[141]。

然而，婴儿人工晶状体植入术仍有争议，可能应推迟到二期手术。

白内障手术在一期修复后更容易进行。手术延期可清除纤维蛋白和眼内炎症，并可正确确定白内障的范围、晶状体位置、囊膜完整性和人工晶状体的度数。

当白内障手术计划时，角膜缘或平坦部入路的选择取决于韧带支持的程度。如果晶状体在原位置，无虹膜或晶状体颤动的迹象，可以通过角膜缘或透明角膜切口进行标准白内障手术。如果晶状体被认为是脱位或半脱位，手术应通过平坦部进行，并使用玻璃体切除器械，如非穿透性损伤相关白内障所述。由于穿透性损伤患者前房角结构损伤的发生率较高，我们常规不主张在行晶状体平坦部切除术后植入前房人工晶状体。然而，后房人工晶状体睫状沟固定技术的发展为无晶状体患者提供了一种潜在的可接受的替代隐形眼镜的方法。

### （八）贯通伤晚期并发症 Late Complications of Penetrating Injury

尽管对角巩膜撕裂伤进行了良好的修复，并对玻璃体出血，白内障和其他穿透性损伤的即时并发症进行了恰当的玻璃体视网膜手术，但仍可能出现各种晚期并发症。

纤维膜是外伤性白内障后残留晶状体组织所形成。在这种情况下，仅用玻璃体切割头往往很难切割这类质硬的物质（图 114-24）。然而，在用鼓膜切开刀片或剪刀分割后，用玻璃体切割头可能更容易切除。如果上述操作不成功，可以用眼内剪分解后用眼内镊抓取组织片段，然后通过巩膜切口取出。如果组织已经血管化，可能有必要使用眼内电凝透热止血。通过这些技术，几乎所有的病例都能获得清晰的瞳孔间隙。最终的视力取决于后段的解

剖结构的完整和功能，在儿童中，还取决于弱视的存在。

一些无晶状体眼出现瞳孔阻塞（图 114-25）。这通常是由残留的晶状体碎片物质引起的，但也可能是由于嵌在角膜或角膜缘裂伤中的玻璃体碎屑收缩所致。在后一种情况下，可以通过将玻璃体碎屑物质从伤口中取出并切除来重建瞳孔，尽管在某些情况下用玻璃体切割头切除虹膜是必要的。

瞳孔膜可发生在没有残留晶状体物质的穿透伤后。这可能是由前巩膜裂伤引起的瞳孔后间隙的增生，或是由与穿透性损伤相关的炎症引起的组织增生引起的。虽然这些膜可以损害眼后段结构的可视化，更严重的环形增殖膜可以导致睫状体脱离和低眼压。

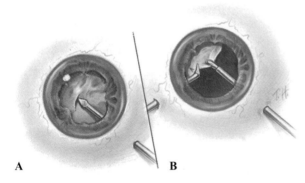

▲ 图 114-24　残留晶体物质可导致不透明瞳孔
用玻璃体切除器械很难取出这种纤维膜。在这些情况下，纤维膜被切开（A），然后用一只手握住一个显微镊夹持，用另一只手握住一把眼内剪刀（B）或玻璃体切除头进行玻璃体切割

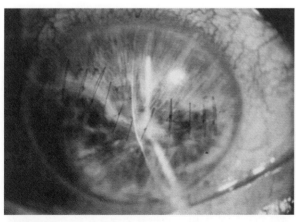

▲ 图 114-25　该患者在角膜大面积撕裂合并晶状体挤压后出现瞳孔阻塞

总的来说，我们提倡通过平坦部对这些膜进行手术，使用类似于所描述的残余晶状体碎屑的技术。然而，如果怀疑有环形增殖膜，必须小心避免误入视网膜下或脉络膜上腔。手术应使用弯曲的输液针进行，直到可以看到缝合的平坦部输液套管。在这些情况下，可考虑使用较小规格的玻璃体切割头。然而，较大的 20G 切割头可能是有效切割和抽吸通常厚的环状增殖膜所必需的。

黄斑皱褶可在穿透性损伤后形成，其处理方式与特发性黄斑皱褶相同。视网膜脱离，无论是牵引性的还是孔源性的，也可能是穿透性损伤的晚期并发症[142]，其治疗方法与非外伤性视网膜脱离相似。然而，当进行结膜打开和分离直肌时，应格外小心，因为有可能出现与裂伤相关的巩膜变薄区域，需避免误伤。

## 五、交感性眼炎 Sympathetic Ophthalmia

交感性眼炎是葡萄膜束的一种双侧炎症，其特征是淋巴细胞和上皮样细胞呈结节状或弥漫性浸润。其发病隐匿，临床特点是恶化和缓解交替发生。尽管病因不明，但几乎所有报道的病例都与穿透性损伤有关[143]。非手术创伤后发生交感性眼炎的风险估计为 0.3%～1.9%[144]。在英国和爱尔兰进行的交感性眼炎前瞻性监测研究中，计算出发病率为 0.03/100 000。有趣的是，在 23 例报道的病例中，最常见的原因是视网膜手术[145]。

炎症通常出现在眼受伤（exciting，兴奋）后的 4～8 周。受伤的眼不容易"安静"，仍然持续出现轻度葡萄膜炎。虹膜增厚，对光无反应，瞳孔边缘有结节，可见角膜后沉淀物（KP）。最终，可能发展为眼球痨。

交感（sympathizing）眼同时或很快就受累。它通常发展为轻度葡萄膜炎伴疼痛，畏光和角膜 KP。虹膜变厚，后粘连，导致瞳孔膜血管化，可能继发青光眼。在某些病例中，该病开始于后段，伴有白色脉络膜小病变（组织病理学上称为"Dalen-Fuchs 结节"），视网膜和脉络膜肿胀，可能伴有渗出性视网膜脱离。

有证据表明，如果伤眼在伤后 2 周内摘除，发生交感性眼炎的风险极低。因此，我们建议在这个时间范围内进行二次玻璃体视网膜手术，以确定受伤的眼是否可以挽救。如果认为玻璃体切除术后的眼没有视觉潜能，则进行眼球摘除（而不是眼眶内容物剜除）。然而，在交感眼中，孤立的炎症病例在受伤后 5、8 和 10 天都有报道[146]。

一旦诊断出交感性眼炎，就不应该对刺激眼进行眼球摘除，因为这只眼睛可能是两者中较好的眼。然而，如果视力很低或没有视力，摘除可能是有益的，尤其是在症状出现后 2 周内进行。

皮质类固醇仍然是交感性眼炎的首选治疗方法，但由于皮质类固醇的不良反应或长期使用的需要，保留类固醇（steroi-sparing）的免疫调节剂如英夫利昔单抗可能是必要的。前 7～10 天大剂量泼尼松（高达 200mg/d）对患者的预后可能特别重要。前段炎症应经常使用局部皮质类固醇。对于那些对皮质类固醇无反应的患者，细胞毒性药物可能是有效的。在受伤时开始使用皮质类固醇并不能阻止交感性眼炎的发展[147]。

虽然对于最佳的治疗方法还没有达成共识，但人们普遍认为，及时识别和治疗交感性眼炎对保持视力至关重要。Kilmartin 等报道，16 名患者中有 12 名最初接受全身皮质类固醇治疗，但 11 名患者接受了额外的免疫抑制治疗，其 1 年视力为 20/40 或更好[145]。在来自三个葡萄膜炎三级护理中心的 85 名患者中，59% 的患者的交感眼保持 20/50 或更好的视力，75% 的患者保持 20/200 或更好的视力[148]。

## 六、在线资源与新技术在眼外伤中的应用 Application of Online Resources and Newer Technology to Ocular Trauma

许多关于眼外伤的发病率、范围和预防的在线资源可供患者和全科医师使用。我们推荐以下两个网站，分别由美国眼科和儿科学会赞助：① http://www.geteyesmart.org/eyesmart/living/eye injuries/prevention.cfm；② https://www.healthychildren.org/English/tips-tools/Symptom-Checker/Pages/eye-Injury.aspx。

智能手机技术的出现使眼科远程医疗的概念接近实现。在这种情况下，可使用基于智能手机的眼科检查设备（如检眼镜或便携式裂隙灯）进行眼部检查。图像数据通过无线传输进行实时分析（由经过培训的阅读器或人工智能算法进行），并根据需要存储起来，供专家稍后完成分析。专业眼科检查工具包（www.peek.org）是一个基于智能手机的平台，通过它可以进行各种视力测试和眼部成像。这种模式允许在无法访问必要诊断服务的远程环境中进行实时检查。例如，在眼外伤的情况下，实时远程医疗评估将有助于现场人员确定转诊的相对紧迫性和最终治疗的适当目的地。

## 七、预防 Prevention

由于绝大多数眼外伤是可以预防的，医师应该加强对所有可能导致眼外伤的职业或娱乐活动的眼睛保护的重要性。主要职业风险包括金属加工和电动工具的使用。受伤风险较高的运动包括篮球、棒球、台球和球拍运动[149]。在一份联合政策声明中，美国眼科学会（American Academy of Ophthalmology）和美国儿科学会（American Academy of Pediatrics）建议，所有一只眼睛最佳矫正视力低于 20/40 或接受过眼科手术的年轻运动员必须佩戴防护眼镜[150]。各种类型的护目镜、面罩、护面罩和为个人运动量身定制的面具随时可供选择。运动眼镜应符合美国材料与试验协会（ASTM）的要求，该协会提供适合特定运动的防护标准。在美国，防护眼镜认证委员会（PECC）已经开始认证符合 ASTM 要求的护目镜。推荐使用聚碳酸酯材料（或 CR-39，烯丙基 / 树脂塑料，用于更强烈的处方）制成的镜片。

特定国家的立法对某一特定物体造成的严重眼外伤的发生率有重大影响。例如，在美国（在合法使用枪支的地方），枪支、BB 枪和烟花的伤害率是匈牙利的 10 倍，匈牙利的个人使用枪支是非法的[151]。类似地，国家高中协会联合会（National Federation of State High School Associations）（美国）在 2011 年要求高中曲棍球运动员佩戴防护眼镜，导致运动员眼眶和眼睛受伤人数与之前相比减少了 3 倍[152]。因此，旨在规范与眼外伤相关的行为或限制已知与眼外伤相关的物品的立法可能会降低眼外伤的发生率和严重程度。

# 增殖性糖尿病视网膜病变的手术治疗
## Surgery for Proliferative Diabetic Retinopathy

Simon Brunner　Susanne Binder　著

**第115章**

## 一、概述 Introduction

对于非危及生命的疾病，手术治疗必须与保守治疗保持谨慎的平衡。同样，决定推荐糖尿病视网膜病变并发症进行手术取决于许多因素。必须确定当前和未来可能的视觉功能，并与患者的期望和需求进行比较。所有潜在的手术益处和不必要的不良反应，以及包括观察在内的替代策略的后果，必须与每位患者详细讨论。

平坦部玻璃体切除术最初是由 Machemer 于 1971 年开发的一种封闭系统，允许安全的眼内操作和持续观察视网膜[1]。当时的适应证主要是持续时间大于 1 年的非透明性玻璃体积血和伴有黄斑病变的复杂视网膜脱离。然而，在过去的几十年里，技术和器械的改进扩大了玻璃体切除术的应用范围[2-5]。今天，它与许多期他外科手术一起在糖尿病视网膜病变的许多严重并发症的治疗中发挥着重要作用[6,7]。这种疾病的主要病理基础是视网膜缺血，最终可能导致纤维血管增生和膜形成，并有继发性青光眼、玻璃体积血和（或）视网膜脱离的风险。本章所述的原理和技术也可应用于其他增殖性血管性视网膜病变的内科和外科治疗，如视网膜静脉阻塞、Coats 病或早产儿视网膜病变（ROP）。

在增殖性糖尿病视网膜病变的病因演变之后，基础是进行性视网膜微血管闭塞伴缺血（见第 50 章，非增殖性糖尿病视网膜病变与黄斑水肿；第 51 章，增殖性糖尿病视网膜病变）。它们是组织缺氧的主要原因，随后黄斑水肿和（或）视网膜和虹膜新生血管形成。这些过程由多种局部促血管生成因子触发，如胰岛素样生长因子 1（IGF-1）、碱性成纤维细胞生长因子（bFGF）等[8-12]。

从非增殖性糖尿病视网膜病变到增殖性糖尿病视网膜病变的转变被认为涉及视网膜血管内皮细胞的募集和增殖，最终由局部激活的细胞因子如血管内皮生长因子（VEGF）促进。这种细胞因子刺激内皮细胞生长和通透性[8-12]，与较高的白细胞计数和其他炎症标志物有关。VEGF 蛋白在视网膜和视神经胶质细胞、视网膜星形胶质细胞、色素上皮细胞、血管内皮细胞和神经节细胞中均有表达[12]。血管内皮生长因子也被怀疑通过作为一种趋化蛋白来

动员和增强骨髓内皮祖细胞（EPC）[13-16]。然后假设循环的内皮祖细胞直接进入缺血或新生血管的部位，启动新血管和组织的形成[13,14]。新的（纤维）血管组织可能会在视网膜和玻璃体之间的空间增殖。随着进一步生长，它可能收缩，可能导致玻璃体积血，这可能刺激进一步纤维化和玻璃体收缩，导致视网膜裂孔或牵引脱离[12]。

## 二、手术适应证和时机 Indications and Timing of Surgery

### （一）白内障 Cataract

在没有前段新生血管的晚期糖尿病视网膜病变中，白内障囊外摘除联合人工晶状体植入术通常具有良好的耐受性[17,18]。去除混浊的晶状体可以更好地评估和显示眼底，例如，全视网膜光凝。过去，囊内白内障摘除术后与增殖性糖尿病视网膜病变相关的虹膜新生血管、继发性青光眼和玻璃体积血的发生率较高，特别是 Aiello 等的研究中[19]。然而，近年来，随着小切口白内障手术、光凝术及抗血管内皮生长因子药物应用广泛，治疗的关键已从虹膜和视网膜新生血管转移到糖尿病黄斑水肿（DME）。当在白内障手术前使用格栅 / 局灶激光光凝，或在晶状体摘除后而不是之前使用全视网膜光凝时，病情的进展可能较慢[20]。一般来说，增殖性糖尿病视网膜病变应尽可能在白内障手术前用全视网膜光凝联合 / 不联合玻璃体内抗血管内皮生长因子药物治疗，但全视网膜光凝也可在手术时或术后不久进行[21]。随着玻璃体切除术技术的进步，近几十年来玻璃体切除术和白内障联合手术的趋势越来越明显，晶状体切除术对玻璃体切除术的促进或预后差的眼尤其有帮助[22,23]。任何白内障摘除术的优点都是术中视野和玻璃体基底部可视化良好，这在糖尿病性视网膜病变或增生性玻璃体视网膜病变的纤维血管增生病例中至关重要，Schiff 等也有证据表明，玻璃体切除术中摘除晶状体后，再手术率似乎降低了[24]。类似地，在联合手术后对虹膜新生血管的恐惧也通过在手术中小心应用全视网膜光凝和抗血管内皮生长因子药物而减轻[24]。对于年轻的透明晶状体患者，必须权衡调节功能的丧失与术中和术后可能出现的并发症，如早期白内障形成需要再

次手术[17, 24]。

### （二）高危视网膜新生血管 High-Risk Retinal Neovascularization

#### 1. 纤维血管增生 Fibrovascular Proliferations

增殖性糖尿病视网膜病变中严重的纤维血管增生可在无手术干预的情况下产生严重视力丧失的主要威胁。尽管有 Hutton、Smiddy 和 Ho 所描述进行了全视网膜光凝，但纤维血管视网膜前组织仍可能进行性增生（图 115-1 至图 115-3）[17, 18, 25]。

糖尿病视网膜病变玻璃体切除术研究（Diabetic Retinopathy Vitrectomy Study，DRVS）在回顾自然史研究的基础上，确立了"晚期、活动性、新生血管或纤维血管增生"的定义。根据标准照片和尺寸定义，DRVS 中定义了新血管或纤维血管增生的术语"严重"[26, 27]。基本上，随着新生血管的严重程度的增加，手术的益处趋于增加。最适合早期玻璃体切除的是那些有严重的纤维血管增生和至少中度严重的新生血管，尽管有广泛的全视网膜光凝[6, 27]。最近的研究报道了对严重的糖尿病纤维血管增生同样有利的手术结果[28, 29]。

平均 78% 的病例可获得稳定或改善的视觉功能。良好的预后因素包括基线年龄较轻（＜ 40 岁）、术前全视网膜光凝、视力较好（＞ 5/200）、无虹膜新生血管、术中无医源性破裂[26, 30]。因此，建议在早期玻璃体切除术前进行广泛的全视网膜光凝和（或）抗血管内皮生长因子药物治疗，以改善患者的预后[25, 31-33]。在相对无症状的患者中，加强咨询是必要的，因为有些眼睛即使经过仔细的手术也会失去视力。

#### 2. 玻璃体积血 Vitreous Hemorrhage

糖尿病视网膜病变的非透明性玻璃体积血是 20 世纪 70 年代最早的玻璃体切除术适应证，占当时玻璃体切除术的 70%[2]。今天，它仍然是玻璃体切除术最常见的适应证之一，尽管在许多情况下手术可以避免或至少推迟。等待、头部抬高或玻璃体腔注射透明质酸酶可导致自发的血液清除，从而允许全视网膜光凝诱导活跃的视网膜新生血管消退[34, 35]。二极管激光系统，最终通过间接检眼镜进行，在某些情况下可能比氩激光更有效[25]。根据 DRVS 的定

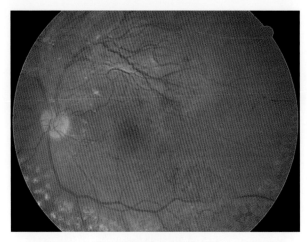

▲ 图 115-1　增殖性糖尿病视网膜病变伴广泛新生血管

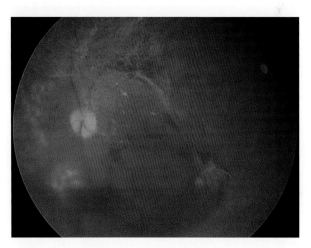

▲ 图 115-2　尽管进行了全视网膜光凝，纤维血管增殖和玻璃体积血依然进展

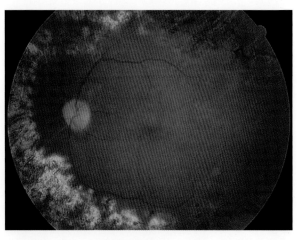

▲ 图 115-3　严重纤维血管增殖，玻璃体切除术后的外观

义，在发病后 1～4 个月内进行早期玻璃体切除术，可在 2 年和 4 年后尽早恢复视力和并获得更好的功能结果[27]。与 2 型糖尿病相比，1 型糖尿病患者的获益更大。老年 2 型糖尿病患者黄斑病变和玻璃体后脱离的发生率较高可能会影响这种差异[36]。

增殖性糖尿病视网膜病变伴密集的黄斑前（后皮质下）玻璃体积血时，血液滞留在玻璃体后界面和内界膜之间。出血通常界限清楚，导致严重的视力丧失。它可能与纤维血管增生、视网膜前膜形成或牵引性黄斑脱离有关，这是早期玻璃体切除术的常见指征（图 115-4 和图 115-5）[26]。微创的治疗方法包括观察、激光膜切开或玻璃体腔注射重组组织

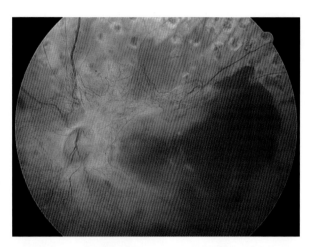

▲ 图 115-4　致密性黄斑前出血。注意视网膜血管广泛的纤维血管增殖、收缩和扭曲

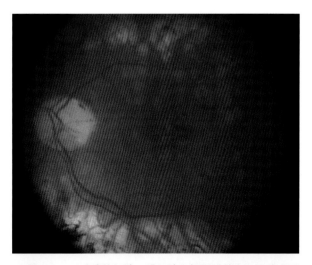

▲ 图 115-5　玻璃体切除、膜切除和视网膜前出血切除术后的外观

型纤溶酶原激活剂（r-tPA）或气体。当这些方法不成功时，玻璃体切除术可以改善功能恢复或降低并发症的风险[26, 32, 37]。而且，不建议手术延迟数月以上，因为增殖过程可能会进展，手术切除变得更加困难[25, 38]。在非透明性玻璃体积血中玻璃体切除术的另一个相对紧急的适应证是虹膜红变和（或）对侧眼的严重进行性增殖，尤其是在没有进行全视网膜光凝的情况下[25, 27]。

### （三）黄斑牵引与黄斑水肿 Macular Traction and Macular Edema

增殖性糖尿病视网膜病变患者的玻璃体黄斑牵引综合征、玻璃体视乳头牵引、糖尿病黄斑水肿、视网膜前膜或黄斑裂孔形成在表现和治疗上有其特殊性，代表了玻璃体切除术的新适应证[39-43]。玻璃体后皮质混浊或视网膜前膜形成单独导致严重的视觉损失，有时伴有视物变形或复视[31, 44]。这些变化可能发生在黄斑前出血或广泛的全视网膜光凝术后[26]。与非糖尿病患者相比，玻璃体黄斑牵引可能与更复杂的玻璃体视网膜粘连有关，最终导致牵引性视网膜劈裂[45]。玻璃体视乳头牵引是一种相对较新的、有争议的玻璃体切除术适应证，功能改善的证据有限[46]。在合并黄斑水肿的眼中，玻璃体视乳头牵引可能是导致黄斑水肿的原因之一[47]。与特发性视网膜前膜相比，糖尿病视网膜前膜更有可能在黄斑部有更多的局灶性附着和更多的增殖活性[41, 42]。糖尿病黄斑水肿、切向牵引或以前进行过玻璃体腔手术，可能会出现黄斑裂孔[39, 40, 48]。为避免糖尿病黄斑水肿的进展，全视网膜光凝可分次分疗程进行或在玻璃体内注射抗血管内皮生长因子药物后实施[49, 50]。

所有这些病变都是早期、广泛和细致的手术治疗的相对适应证，通常以玻璃体切除术和中央膜剥除为特征[51]。一般来说，视功能结果与术前视力和黄斑病变程度呈负相关[39, 52]。

### （四）视网膜脱离 Retinal Detachment

#### 1. 牵引性视网膜脱离 Traction Retinal Detachment

随着增殖性糖尿病视网膜新生血管膜在附于视网膜的皮质玻璃体凝胶内生长，它们可能产生牢固的玻璃体视网膜粘连，并随着时间的推移而收

缩[43, 53]，导致牵引性视网膜脱离[54]。因此，糖尿病牵引性黄斑脱离是玻璃体切除术最常见的手术适应证[25]。然而，周边视网膜牵引性脱离的治疗近年来似乎已经改变。传统上，这些病例观察一段时间，因为复杂玻璃体切除的风险似乎超过了低的进展率[55]。由于玻璃体切除术后的解剖和功能结果明显改善，早期手术治疗周边牵引脱离似乎是合理的[56, 57]。尽管如此，在严重的黄斑牵引脱离中成功的玻璃体切除术后的功能结果仍然很差（图115-6 和图 115-7）[57]。此外，糖尿病牵引性脱离的慢性病例可能是手术的次要指征，因为牵引性纤维血管增生下的视网膜通常会发生萎缩[6, 18, 57]。糖尿

病牵引性视网膜脱离，玻璃体切除术后再手术率一般在 24%～47%[58-60]。

文献中预后较好的因素有年龄＜50 岁、术前全视网膜光凝、视力＞5/200、没有或很少有虹膜新生血管或视网膜增生、黄斑脱离＜30 天、没有医源性破裂[6, 25, 61]。

**2. 牵引 - 孔源性合并视网膜脱离 Combined Tractional-Rhegmatogenous Retinal Detachment**

增生性糖尿病视网膜病变中严重的纤维血管增生可导致进行性牵引和膜收缩，导致视网膜后极部裂孔。与牵引性视网膜脱离相比，视网膜的形状显得凸出呈帐篷状，脱离的范围往往更大，往往延伸到锯齿状缘[43, 62, 63]。视网膜表面经常出现白色的水化线，这是视网膜破裂的诊断。它们通常很小，位于后部，血管旁或紧邻玻璃体视网膜牵引和视网膜隆起的地方[63, 64]。有时，可能出现视网膜下出血[65]。玻璃体切除联合硅油填充术在特别严重的病例中经常被发现，特别是当第二只眼显示出视觉功能较差时（图 115-8 和图 115-9）[63, 66]。硅油手术的报告通常显示出较高的复位率，但功能改善的可能性较小（见下文）。硅油最终有助于减少并发症的发生率，如新生血管性青光眼和眼球痨这些令人绝望的情况[63, 66]。

**（五）新生血管性青光眼 Neovascular Glaucoma**

新生血管性青光眼是增殖性糖尿病视网膜病

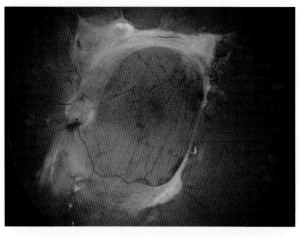

▲ 图 115-6 累及整个黄斑的牵引性视网膜脱离
这位患者有严重的纤维血管增殖和沿着血管弓的牵引性脱离累及黄斑

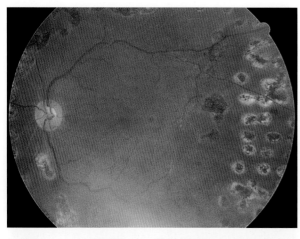

▲ 图 115-7 经玻璃体切除、增殖膜切除和视网膜复位术后的外观

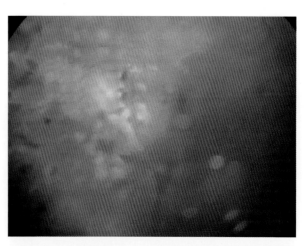

▲ 图 115-8 合并牵引性 - 孔源性视网膜脱离伴视神经和血管弓上密集的纤维血管增殖

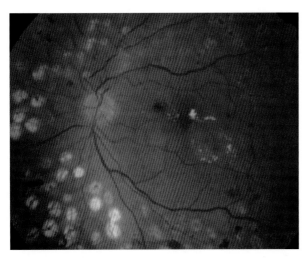

▲ 图 115-9 经玻璃体切除、膜切除、眼内光凝术和硅油填充 / 取出术后的眼底外观

变的严重并发症。据推测，缺血的视网膜是血管增殖生长因子的来源，可能扩散到眼前段。因此，房角新生血管和纤维血管膜的生长阻碍房水流出和眼压升高，新生血管性青光眼的不同阶段已被描述[67, 68]。因此，第一个治疗靶点应该是新生血管刺激的原因，譬如广泛的全视网膜光凝或冷冻治疗[69]。玻璃体腔内或前房内抗血管内皮生长因子药物，如贝伐单抗，可作为全视网膜光凝的短期辅助药物，或当全视网膜光凝不能使得虹膜红变消退时[70-72]。单独的抗 VEGF 治疗通常会诱导新生血管的消退，然而，前房角的纤维血管增生膜可能收缩，眼压仍然会高[62]。

对于不透明的屈光介质，如玻璃体积血或白内障，只有在玻璃体切除和（或）白内障摘除后才能进行控制性全视网膜光凝，这已被证明能减少虹膜红变和改善新生血管性青光眼[73, 74]。此外，硅油填充可预防复发性玻璃体积血，并可导致虹膜红变消退[75]。

玻璃体切除术可与睫状突眼内环形光凝或部分视网膜切除术相结合，以改善灌注和降低眼压[76, 77]。晚期新生血管性青光眼伴粘连性房角关闭的患者几乎都需要进行某种类型的青光眼手术。

糖尿病新生血管性青光眼的滤过手术成功率明显低于原发性或继发性开角型青光眼[78]。强烈建议术中使用抗代谢药物，如 5- 氟尿嘧啶和丝裂霉素 C。此外，围手术期加强抗炎和抗增殖治疗，以及进行抗血管内皮生长因子注射和全视网膜光凝，均

可以改善预后[71, 79]。

青光眼引流管的植入（如 Molteno、Baerveldt 或 Ahmed 植入物）也很常见，尽管引流能力可能会因眼球外瘢痕或反复发作的前房内或玻璃体积血而受损[80, 81]。非穿透性青光眼手术及氩激光小梁成形术通常不推荐用于糖尿病新生血管性青光眼，因为术后虹膜红变过程可能导致房角关闭更加恶化[78]。

在增殖性糖尿病视网膜病变的早期阶段，应考虑进行额外的玻璃体切除术，而不应仅限于晚期新生血管性青光眼[82]。它应与全视网膜光凝术联合应用。此外，还可考虑使用平坦部青光眼引流植入物来稳定青光眼[80]。

睫状体破坏性手术联合巩膜冷冻或半导体激光睫状体凝固术是一种治疗晚期新生血管性青光眼的有效方法。然而，这种治疗通常是针对视觉功能低下的眼[83, 84]。失明、疼痛的眼可能仍然需要球后酒精注射，或在最坏的情况下需要眼内容剜除或眼球摘除[85]。

## 三、术前评估和知情同意 Preoperative Evaluation and Informed Consent

由于晚期糖尿病视网膜病变的存在可能意味着显著的大血管和微血管疾病，所有患者在手术前都应咨询内科医师或内分泌医师。评估患者的医疗和血糖状况及高血压、高脂血症、心血管或肾脏疾病等并存问题，是非常重要的。这些发现将影响手术范围、时机和预后的决定[86, 87]。最佳血糖管理可预防围手术期感染[88]。患者应充分了解药物的调整，特别是血糖和血压的控制。抗凝药和抗血小板药物可以在外科医师的建议下停用或替代。另一个问题是需要肾透析的患者。在这些情况下，手术必须安排在透析期间。在任何情况下，最佳的医疗控制将优化手术成功率，减少糖尿病患者的术中和术后并发症。

每个患者在手术前都必须接受彻底的眼科评估，以确定所有的解剖异常及实际和可能的未来视觉功能的预测。重要的是将视力下降的历史与可能的解剖变化联系起来，这些变化可以从既往病史或转诊的眼科医师中获得。这种相关性是手术成功的主要预后因素。一个完整的眼部检查，最佳矫正距

离和近视力、瞳孔功能、眼压和视野测试是必不可少的。裂隙灯生物显微镜检查所有解剖异常，如果可能的话，用间接双目镜进行眼底检查，为计划手术入路提供进一步的重要信息[89, 90]。应避免硅胶人工晶状体植入，因为硅油眼内填充物会牢固地附着在硅胶人工晶状体上，从而影响眼底和术后的可视化和视觉功能[91, 92]。如适用，荧光素血管造影和光相干断层扫描可增加更多细节，如视网膜或虹膜新生血管的存在和范围、黄斑或视网膜缺血、黄斑水肿、玻璃体视网膜牵引和视网膜前膜形成[87, 89, 93]。

在有混浊的屈光介质阻碍眼底可视化的情况，如白内障、前房积血或玻璃体积血，应进行眼超声检查。它可以提供最相关的信息，如是否存在玻璃体视网膜粘连、玻璃体劈裂、视网膜脱离或其他视网膜下混浊和肿瘤[90, 94]。

术前电生理检查（视觉诱发电位、VEP 或视网膜电图）是评估这些患者功能的另一个工具。然而，在临床实践中并不经常使用，因为预测术后结局的结果有时是矛盾的[95]。手术前，必须治疗眼睑、结膜、角膜或眼附属器的可能感染。当眼内炎的风险增加时，抗生素预防可能是合理的，尽管没有基于证据的一般建议[43, 96]。虹膜新生血管或大量纤维血管增生是早期手术的一个指标，如有可能，术前在玻璃体内或前房内应用抗 VEGF 药物和全视网膜光凝[97, 98]。尤其是在 1 型糖尿病患者的严重增殖性糖尿病视网膜病变中，有强有力的证据表明进行充分的全视网膜光凝，特别是在前部周边，以减少进一步的前部新生血管或纤维血管增生的风险[6, 31, 99, 100]。

在进行任何治疗之前，患者及其家人和（或）负责人应彻底被告知疾病的性质和预定的手术，以及可能的替代治疗或不治疗。这一重要的决策过程取决于医师对所有全身和眼部疾病的了解，以及患者对手术影响的理解。只有根据患者的所有需求和期望，才能做出有希望的最终决定。必须获得书面知情同意，其中应包括所有信息的详细说明。可以使用预先打印的表格，包括一些额外的图形插图。

## 四、手术 Surgery

### （一）教育和培训 Education and Training

糖尿病视网膜病变并发症的手术，特别是玻璃体切除术，需要卓越的手术判断和熟练的手术技巧，并使用高度有效的仪器和设备。器械和外科技术发展的技术进步要求对所有手术人员的外科技能进行定期和频繁的培训，并对所有外科设备和器械进行现代化和适当的维护[87]。采用动物模型的 Wet 实验室在现代眼科外科住院医师培训中发挥着重要作用。最近，新的虚拟现实模拟器可以作为专家级基准的门控、可量化的性能目标（图 115–10）[101, 102]。

### （二）麻醉 Anesthesia

增殖性糖尿病视网膜病变的手术可在局部或全身麻醉、深静脉麻醉或两者结合的情况下进行。适当的麻醉形式取决于许多因素，如手术的范围和持续时间、患者的精神或身体状况或仅仅是患者和外科医师的选择。这还取决于地理和经济因素，因为不同国家的麻醉标准不同。即使在局部麻醉期间，有经验的手术人员也应持续监测患者的生命体征。局部麻醉的优点是对糖尿病代谢的干扰很小，

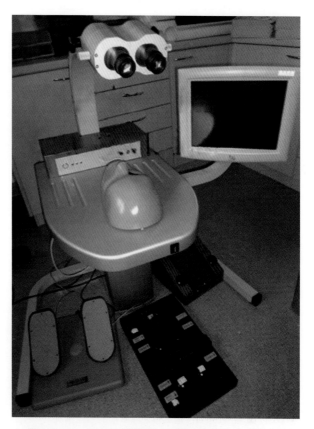

▲ 图 115-10　**EYESI** 模拟器，用于在虚拟现实系统中训练眼内手术。该模拟器配备了一个双目显微镜和一个眼影模型，以训练或提高视觉协调和数字显微操作的技能

但患者在手术过程中可能会感到疼痛或移动。局部麻醉也可在麻醉或全身麻醉期间应用，以减少患者术后的不适[103]。全身麻醉或深麻醉只能由麻醉师进行，麻醉师可以稳定患者或帮助从医疗上降低眼压。在注入眼内气泡之前，应终止含亚硝酸盐的药物[87, 103]。

### （三）术前准备 Preoperative Preparation

为了提供足够的眼内可视化，瞳孔扩大是必要的。术前应反复滴不同的散瞳眼液、拟交感神经液和睫状肌麻痹液，以使瞳孔最大限度扩张[87]。可添加其他局部药物，如抗生素或消炎滴剂和全身镇静或利尿药物，以优化患者的准备。如果计划全身麻醉，应与麻醉师讨论额外的术前用药或患者药物的修改。

在手术室，必须分别在眼睑和在结膜囊内滴5% 聚维酮碘溶液，并应干燥至少 3min，以确保充分消毒[104]。然后用无菌塑料贴膜覆盖眼睛，配有1~2 个侧袋，放入开睑器（图 115-11）。

### （四）手术设备 Surgical Equipment

#### 1. 显微镜和透镜 Microscope and Lenses

作为先决条件，现代双目手术（立体）显微镜需要同轴照明，应允许放大 10~30 倍。它应该配备电动变焦、功率聚焦，并通过脚踏板进行 X-Y 定位。显微镜必须安装相应的激光滤光片，以便进

行光凝。分光器对于手术人员的共视化和视频系统或其他成像功能的集成是必要的，如术中 OCT[105]。

对于眼底可视化，可以使用不同的透镜系统来中和角膜的屈光力。中央视网膜的最初显示是使用手持、平凹镜或由助手或巩膜固定的金属环为中心的各种接触镜进行的。为了更好地显示眼底周边，特别是有气体的有晶状体眼，研制了 20°~35° 的双凹透镜[106, 107]。如今，130° 广角观看系统可用，并且通过立体对角反相器校正反转图像。非接触广角系统（BIOM，EIBOS）应用广泛，可由外科医师单独管理[105, 108]。它们通过不透明的介质提供更大的景深和更好的可视化效果。此外，术后上皮缺损或视网膜脱离的发生率也较低[109, 110]。为了保护角膜上皮并保证最佳的眼底显示，必须保持角膜泪膜。在手术中辅助使用羧甲基纤维素凝胶或类似物质将提高角膜的透明度。

#### 2. 显微器械与照明 Microinstruments and Illumination

多年来，各种手术器械都得到了发展和改进。仪器提供的功能数量各不相同。目前，一个趋势是使用一次性仪器或其部件，提供最大的无菌条件。20G 系统已成为长期的标准，目前仍在少数情况下使用，以最小的弹性提供最多数量的补充器械[87, 111]。

小切口系统（small-gauge system）：最近几年，23G、25G 和 27G 仪器已经被开发出来提供无缝合玻璃体切除术，从而将炎症和术后不适降至最低（图 115-12）。然而，由于术后低眼压发生率较高，它们在复杂病例中的疗效，如晚期糖尿病视网膜病变，仍有争议[116]。在最近的文献中，23G 和 25G 系统，与 27G 相比，即使在严重增殖性糖尿病视网膜病变中也显示出更稳定和可重复的结果[112, 117, 118]。

基本设备（basic equipment）：玻璃体切除术的标准设备包括一个玻璃体切割机、一个吸引装置、一个导光纤维、一个平衡盐溶液（BSS）的灌注和一个气泵。现代的玻璃体切除装置提供所有这些基本功能，与眼内透热电凝、眼内激光光凝、气体填充或超声乳化模块等进行不同的组合（图 115-13）。

玻璃体切割头（vitrectomy cutter）：玻璃体切除术探针除了用于玻璃体凝胶外，还用于切割和解剖膜或纤维血管增生。使用较新的切割头（探头端

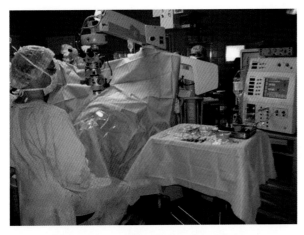

▲ 图 115-11　玻璃体切除术前的术前情况

眼睛被一块蓝色的手术孔巾覆盖，旁边有两个侧袋，开睑器开睑。无菌的把手固定在双目显微镜上，所有必要的仪器，以及一个现代的超乳玻璃体切除手术装置都已准备好

口离探头尖端较近），对周围玻璃体或膜性纤维血管增生的刮除变得更加安全。

照明（illumination）：手持式照明器包括单功

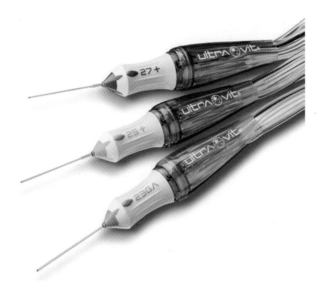

▲ 图 115-12　20G、23G、25G 和 27G 玻璃体切割头的比较。值得注意的是，较细的切割头的端口更靠近探头的尖端

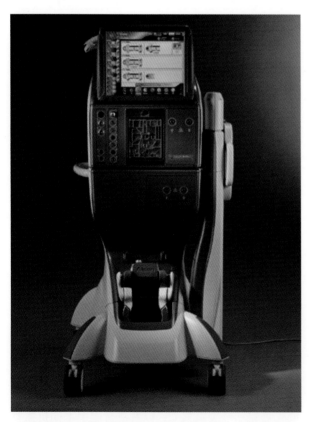

▲ 图 115-13　在一台机器上提供超声乳化、玻璃体切除、眼内光凝、眼内电凝和空气 / 气体 / 硅油填充的 Constell-ation© 玻璃体切除装置的前视图

能照明探头、多功能照明剪刀、镊子或玻璃体切割头。使用"枝形吊顶灯"（chadelier）照明器手动插入或通过额外的巩膜切口进入眼内，允许进行双手操作[119-121]。

膜解剖分离器械（membrane dissecting instrument）：各种各样的组织剪刀、镊子、刮刀、镐或套管都可用于剥离或移除视网膜前膜。同样，玻璃体切割头可在外科医师决定的以较低的抽吸率使用。垂直剪刀可用于复杂纤维血管增生的组织分割，而水平剪刀有利于玻璃体皮质从视网膜分层剥离[122, 123]。

视网膜固定器械（retinopexy instrumentation）：不同切口大小的眼内激光探针可用于全视网膜光凝或视网膜固定术。带压头的巩膜顶压器可用于周边视网膜的治疗。眼内电凝透热疗法在手术中止血或准备视网膜切开术部位是有用的。

3. 染料和填充物 Dyes and Tamponades

各种染料被用来识别玻璃体和视网膜前结构。皮质类固醇结晶体可用于更容易识别玻璃体皮质，特别是在视网膜脱离手术中。例如，曲安奈德在玻璃体上标记，显示视网膜上留下肉眼不可见的残留的玻璃体[104, 124-126]。此外，它可能有助于防止增殖性糖尿病视网膜病变的纤维蛋白渗出，因为它具有抗炎作用。玻璃体腔注射 2～4mg 曲安奈德无视网膜毒性[105, 127]。必须小心去除视网膜前膜或纤维血管增生膜，以防止复发性增殖性玻璃体视网膜病变或牵引脱离。台盼蓝等染料有助于染色视网膜前膜，吲哚菁绿、次菁绿和亮蓝对内界膜的识别更具特异性，视网膜前的结构对这些染料不染色因而很好辨认[128-131]。对于次菁绿或吲哚菁绿是否具有毒性视网膜效应，引起（周边）视野缺损，人们有不同的看法。然而，这种效应可能是时间和剂量依赖性的[131, 132]。玻璃体腔内填充术，使用各种气体和液体。全氟化碳液作为一种短期的术中辅助器械是最常用的。它有助于重新附着视网膜或保护视网膜免受白内障超声乳化术、眼内异物或晶状体碎片的损害[133-136]。过滤后的空气可作为短期无毒的填充物，对于视网膜脱离或增殖性糖尿病视网膜病变需要更长期的填充物，可以使用不同的气体，如 $SF_6$、$C_2F_6$ 或 $C_3F_8$，提供 2～8 周的填充时间。对于上方或后极部的病变，或不可能进行手术切除的患者，术后可以保持一定的体位，则首选气体作为填充剂[137-139]。

硅油仍然是最严重情况下作为长期眼内填充的首选。可提供 1000～10 000 厘斯（centistokes）的不同硅油类型。它们还可以作为保护屏障，抑制新生血管生长因子和细胞因子在眼部组织中的溶解。硅油通常应在短时间（通常 3～6 个月）后去除，以避免硅油相关的并发症[140-144]。

#### 4. 附加设备 Additional Equipment

为了提高增殖性糖尿病视网膜病变的手术疗效和预后，近年来发展了不同的辅助治疗方法。围术期或术中注射抗血管生成药物可降低复发性玻璃体积血或伴有虹膜红变的新生血管性青光眼的风险。术前 7 天注射治疗，有助于改善糖尿病性牵引脱离的手术疗效和简化手术操作[145, 146]。为了促进后玻璃体脱离和缩短手术时间，开发了用纤溶酶、微纤溶酶和（或）透明质酸酶的药物性玻璃体溶解术。这些药物可以减少术中并发症，如视网膜裂孔[147, 148]。当严重的前部玻璃样纤维血管增生或极度的角膜混浊或囊性纤维化的患者需要看到睫状体时，内镜提供了一种新颖、优雅的方法。内镜通过平坦部插入，直接显示整个玻璃体视网膜解剖结构[149, 150]。

## 五、外科手术 Surgical Procedure

### （一）白内障手术 Cataract Surgery

增殖性糖尿病视网膜病变行玻璃体切除术的患者可能伴有白内障。手术治疗方案包括白内障手术后玻璃体切除术或单一手术中的联合手术[151]。进一步的变化包括白内障摘除术，然后在手术结束时进行玻璃体切除和晶状体植入术，或者白内障摘除术后进行一期人工晶状体植入术，然后进行玻璃体切除术。白内障和玻璃体切除术可由一名外科医师或两名不同的外科医师进行，这取决于各个地区不同的地理和文化差异[151]。

随着白内障手术安全性的提高和小切口白内障超声乳化术的应用，本组对 60 岁以上有白内障体征的患者进行白内障超声乳化联合后房型人工晶状体植入术。对有玻璃体积血的眼中，在没有红色反射的情况下进行撕囊术是很有挑战性的。在这里，

玻璃体外科医师也必须是一个有经验的白内障外科医师，或者这部分手术由前段外科医师完成。在任何情况下，建议前囊染色。在 20G 口径玻璃体切除术中，灌注管在晶状体手术前预先放置，但不打开，以避免在灌注和缝合过程中产生压力。在小切口玻璃体切除术中，出于同样的原因，三种巩膜切口均在白内障手术前进行，并插入套管针。

任何白内障摘除术的优点是术中可更好地接近玻璃体基底部，这在糖尿病性视网膜病变或增生性玻璃体视网膜病变的纤维血管增生病例中至关重要。还有证据表明，玻璃体切除术中摘除晶状体后，再次手术率似乎有所下降[24]。

在白内障手术前应用格栅 / 局灶激光光凝治疗，或在晶状体摘除术后应用全视网膜光凝术，可降低糖尿病合并黄斑水肿的进展[20]。所有增殖性糖尿病视网膜病变的患者在白内障手术前应尽可能采用全视网膜光凝和（或）抗血管内皮生长因子注射治疗，以避免术后虹膜新生血管的发生率更高。全视网膜光凝也可在手术时或术后不久应用[21, 24]。在白内障形成较轻的年轻患者中，白内障摘除术后的可调节性丧失必须与未摘除晶状体时可能出现的严重术中和术后并发症相权衡。应告知患者玻璃体切除术后早期白内障形成很常见[17, 24]。同样，有报道称，在没有晶状体的眼中，更完整的全视网膜光凝和增殖物切除是可能的[24]。

### （二）青光眼手术 Glaucoma Surgery

#### 1. 房水分流术 Aqueous Shunt Procedures

糖尿病合并难治性晚期开角型青光眼或不同程度闭角的新生血管性青光眼患者几乎都需要青光眼手术，这取决于视功能的预后。

非穿透性手术，如黏小管成形术或黏液性小管造口术，通常不适用，特别是前房角闭合时[152]。类似地，滤过性手术如小梁切除术在新生血管性青光眼中的成功率明显低于原发性或继发性开角型青光眼[78]。原因是这些眼有过度的炎症和出血风险。为了提高疗效，建议术中使用抗代谢药物，如 5-氟尿嘧啶和丝裂霉素 C，以及进行围手术期抗血管内皮生长因子注射和全视网膜光凝[71, 79]。

最近的研究表明，玻璃体腔注射贝伐单抗，

1～2 周后进行全视网膜光凝和青光眼手术，可以产生更好的眼压控制[153]。或者可以植入青光眼引流管，如 Molteno、Baerveldt 或 Ahmed 植入物，也可以植入。它们既可以在玻璃体切除术后使用，也可以与玻璃体切除术同时使用。如果房角是闭合的，导管可以放置在前房或睫状沟中，也可以通过平坦部放置[152]。

对于非糖尿病患者，术后结果低于标准的小梁切除术，因为眼球外组织瘢痕、滤过泡形成或复发的前房内或玻璃体内出血可能会影响引流能力[80, 81]。此外，还描述了其他长期并发症，如小管材料暴露或角膜内皮失代偿[153-155]。贝伐单抗也被报道可以改善青光眼植入术后的预后，然而，还需要更多的试验来阐明抗血管内皮生长因子药物在糖尿病青光眼手术中的作用。

此外，增殖性糖尿病视网膜病变的青光眼早期也可考虑玻璃体切除术，因为玻璃体切除术很容易与播散式全视网膜光凝术相结合[74, 75, 82]。此外，平坦部青光眼引流植入物可以用来稳定眼压[80]。

#### 2. 睫状体破坏性疗法 Cyclodestructive Therapy

在严重视网膜缺血或视神经损伤的晚期新生血管性青光眼患者中，如果视力预后很差，可能不接受小梁切除术或青光眼植入术[152]。在这些眼中，可选择睫状体破坏性手术，如经巩膜冷冻或半导体激光睫状体光凝，可能会有帮助，取决于房角关闭的程度[83, 84]。在正确的适应证下，它已被证明与小梁切除术或引流植入手术一样有效[156, 157]。

经巩膜睫状体光凝术前，通常给予球后注射 2% 利多卡因，并使用眼睑扩张器。半导体激光器的机头有一个为此程序设计的脚板[152]。脚板沿角膜缘放置，使光纤尖端位于睫状体正上方的表面，以将激光能量集中在靶组织中。通常采用 1500～2500mW 的功率设置，脉冲传输时间为 1.5～2.0s。在整个圆周上总共应用 15～30 次激光，只应保留水平子午线的部分[152, 158]。手术后，局部使用泼尼松龙、双氯芬酸和阿托品，最终使用结膜下泼尼松龙琥珀酸氢。术后平均降低眼压 6～8 周，67% 的患者可以达到有效控制眼压[152, 158]。几个月后可重复治疗。以类似的方式对睫状体进行冷凝或间接检眼镜下的周边视网膜进行冷凝可能是一种替代方法，然而，"盲"冷冻凝固具有过度治疗和诱发脉络膜新生血管的风险[73, 159]。

失明、难治、疼痛的眼可以通过球后酒精注射或最后通过眼内容剜除或眼球摘除来治疗[85]。

### （三）平坦部玻璃体切除术 Pars Plana Vitrectomy

#### 1. 做巩膜切口的准备 Preparation of Entry Sites

三切口玻璃体切除术（three-port vitrectomy）仍然是最常用的技术，其中两个巩膜切口在颞上和鼻上，第三个颞下侧平面切口允许眼内灌注。切口选择在离边缘 3.5～4.0mm 的距离。经结膜套管针引导系统越来越多地用于较小规格（23G、25G 和 27G 规格）的糖尿病相关适应证，为患者提供更高的舒适度，减少手术创伤[112]。

为避免术中或术后伤口裂开，巩膜穿刺刀应与角膜缘平行，套管针应与巩膜表面呈 20°～30° 斜角插入（图 115-14）。

然而，27G 和 25G 系统可能应用于较为不复杂的糖尿病病例，如玻璃体积血或黄斑水肿[111, 118]。对于有可能注射硅油的有复杂病变的眼，23G 甚至 20G 切口为外科医师提供了更大范围的器械和更容易的硅油填充[111, 116, 118]。硅油使用时建议缝合巩膜切口，因为硅油可以通过未缝合的伤口结膜下逃逸。精确的灌注管放置是避免脉络膜上腔灌注和脉络膜脱离的关键（图 115-15）。

对于视网膜前移位或与视网膜紧密相连的纤维化组织，可使用 6mm 套管代替常规使用的 4mm 灌注套管。有时用镊子和剪刀分离视网膜前组织需要双手。然后，需要进行四切口玻璃体切除术，其中一个切口（枝形吊顶灯）光源探头固定在鼻下象限或在 12 点钟位置两个上巩膜切口之间。

#### 2. 玻璃体切除术 Vitrectomy

导光纤维和玻璃体切割头通过套管针／巩膜切口插入，然后在晶体或人工晶状体后面开始玻璃体切除（图 115-16）。只有当切割器在眼内里时，才能打开输液，同时开始玻璃体切除。否则，注入压力会使晶状体植入物前移，虹膜可能嵌顿在伤口中。在显微镜下切除玻璃体前部，然后插入广角观察系统（如 BIOM）并进行中央部玻璃体切除。

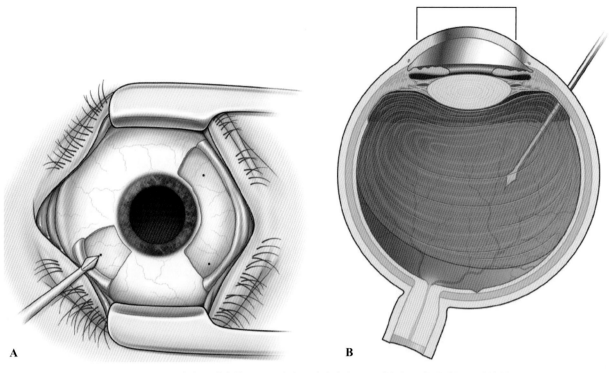

A     B

▲ 图 115-14　穿刺刀或套管针朝向玻璃体腔的中心，以避免与晶状体或视网膜接触

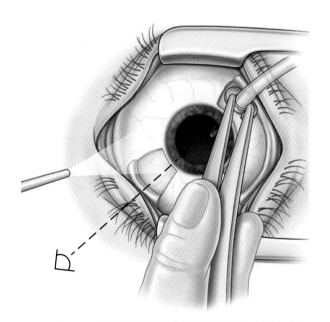

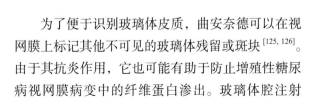

▲ 图 115-15　在颞下玻璃体平坦部的巩膜切口中插入灌注套管并用缝线固定。灌注管压陷可以使其在瞳孔后面的玻璃体腔内的针尖清晰可见

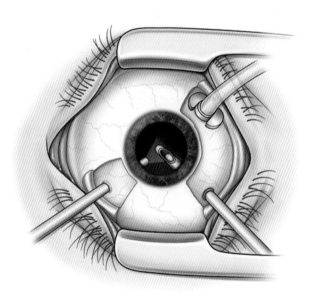

▲ 图 115-16　玻璃体切割头和导光照明纤维位于前玻璃体腔内，通过瞳孔可见

　　为了便于识别玻璃体皮质，曲安奈德可以在视网膜上标记其他不可见的玻璃体残留或斑块[125, 126]。由于其抗炎作用，它也可能有助于防止增殖性糖尿病视网膜病变中的纤维蛋白渗出。玻璃体腔注射

2～4mg 曲安奈德可提供足够的染色，且无视网膜毒性[105, 127]。

　　(1) 完全后部玻璃体分离的眼（eye with complete posterior hyaloid separation）：如果在前部和中央玻

璃体切除后，后部玻璃体几乎完全分离，则切开后玻璃体膜，并沿周向扩大开口，以充分显示视网膜区域（图 115-17）[12]。虽然切割速率通常最高（3000～7000 次 / 分），进行至玻璃体中部时的吸力可能会增加，但在玻璃体后部切除时应再次减小吸力，以避免不必要的牵引。血液可能聚集在后极，通常不发生堵塞，可以用软头液体针抽吸（图 115-18）。随着视网膜的精确可视化，可以识别出新生血管或小的出血源区域。出血源应采用眼内电凝透热疗法，然后进行周边玻璃体清除。巩膜顶压是用来清除几乎所有位于前面的血液和玻璃体。否则，这可能是再出血、组织收缩和虹膜红变的来源。由于同样的原因，现在播散的眼内全视网膜光凝应到周边视网膜。

如果中心凹上有反射样反光，可以使用染料或术中 OCT 系统（图 115-19）寻找残留的视网膜前膜。同时，也可以剥除内界膜。然而，去除内界膜是否能改善最终的视觉效果仍不确定。

相反，一项初步研究报告称，增生性糖尿病视网膜病变伴纤维血管增生时，内界膜剥离可减少术

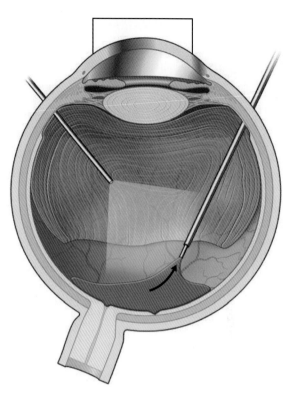

▲ 图 115-18　使用软套管清除分层的出血

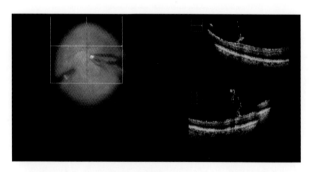

▲ 图 115-19　术中光相干断层扫描成像，观察视网膜前膜的形成和移除

后视网膜前膜的形成。同样，在原发性视网膜脱离修复手术中也有此报道[51, 160]。

最后，在小切口玻璃体切除术中，空气填充可以避免低眼压和出血。在有晶状体眼中，前玻璃体切除术可以采用巩膜顶压的方法，但通常比人工晶状体眼残留的玻璃体更多。

(2) 后部玻璃体分离不完全的眼（eye with incomplete posterior hyaloid separation）：如果后玻璃体出现不完全分离，手术可能会很困难，应该由有经验的医师来做。通常核心部玻璃体切除术是在

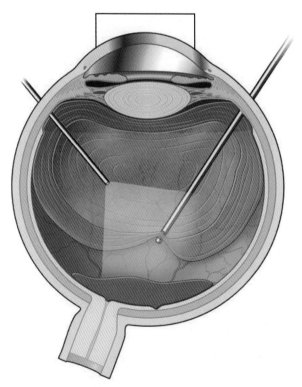

▲ 图 115-17　玻璃体切割头很容易切开玻璃体后表面，因为存在完全的后玻璃体脱离

开始时进行的，以充分观察粘连区域及其之间的联系。如果成形的玻璃体和视网膜之间有广泛的分离，用玻璃体切割头可以实现前后牵引的周向释放。但是，如果后玻璃体在某些区域紧密地覆盖在视网膜上，则必须注意不要损伤视网膜（图 115-20）。如果视网膜是附着的，用玻切头轻轻抽吸可能足以进一步分离玻璃体和视网膜，如果视网膜脱离或有孔存在，可以使用一些黏弹性材料来实现组织分离，以提供更高的安全性[161-163]。无论如何，必须小心地分离，通常是用剪刀。目前已经发展出几种膜切除的外科技术。首先是分层（delamination）和分割（segmentation）[164]。在分割中，粘连中心之间的牵引被移除（图 115-21 和图 115-22）[12, 55, 165]；而在分层中，后玻璃体和（或）纤维血管组织与内界膜之间的连接被切断（图 115-23）[165-167]。后来发展的"整块"（en bloc）技术包括将玻璃体膜和相关的玻璃体视网膜膜作为一个整体移除（图 115-24）[168]。如果只存在一个或几个局灶性粘连，玻璃

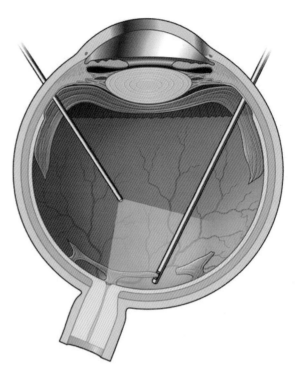

▲ 图 115-21　玻璃体切割头通过切除玻璃体视网膜粘连区域之间剩余的后部玻璃体和纤维血管组织，释放切向的牵引力

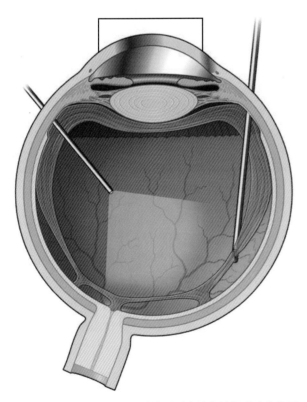

▲ 图 115-20　不完全性后玻璃体脱离伴多灶性玻璃体视网膜粘连

在玻璃体视网膜分离区的外层皮质玻璃体中，有一个开口进入玻璃体后界膜间隙。切割口紧靠皮质玻璃体，远离视网膜

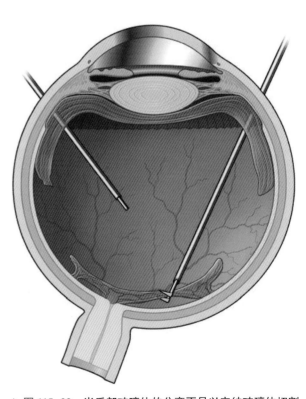

▲ 图 115-22　当后部玻璃体的分离不足以容纳玻璃体切割头时，可使用垂直膜剥离器 - 切割头剪刀在后部玻璃体和视网膜之间创建一个平面

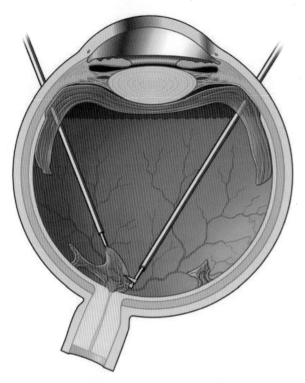

▲ 图 115-23　分层时，用水平剪刀平行于视网膜表面切除后玻璃体的纤维血管粘连

体切除术可以从核心玻璃体切除开始，然后在 360°切除后玻璃体，以分离小的粘连岛。如果存在广泛、牢固的粘连，"整块"技术可能有助于手术：进行核心玻璃体切除术，在靠近或超过视神经的区域打开后玻璃体。纤维血管组织现在被一个末端夹持钳夹住，分离组织。轻轻地牵引以避免出血或形成孔洞。如果可以逐步松开后极上的连接组织，则周边玻璃体的剩余玻璃体后界膜将剩余玻璃体和膜提升到玻璃体中腔，在那里可以安全地将其移除（图 115-25）。尽管听起来很吸引人，但有两件事需要提及：第一，在有不同强度粘连的情况下，完全切除膜和玻璃体几乎是不可能的。其次，多个来源的出血可能会造成不太可控的情况。如果在"整块"技术中遇到牢固的黏合，则建议更改为分层或分段。23G 和 25G 系统中较新的切割器有一个接近末端的开口，不需要额外的剪刀或镊就可以分割组织（图 115-26）。如果桥接膜已经被移除，使用一些全氟化碳来防止出血进入中心凹区域可能是有帮助

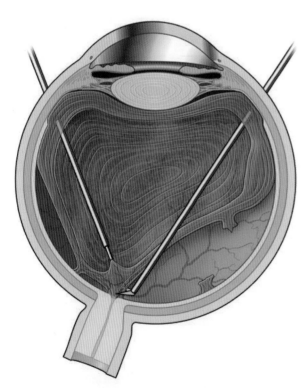

▲ 图 115-24　整块玻璃体切除术。在靠近血管中心的后玻璃体上开一个口后，剥膜器械 - 切剪进入玻璃体后界膜间隙。未切除的成形的玻璃体提供前牵引，有助于将玻璃体和纤维血管组织与视网膜分离，并有助于识别粘连部位

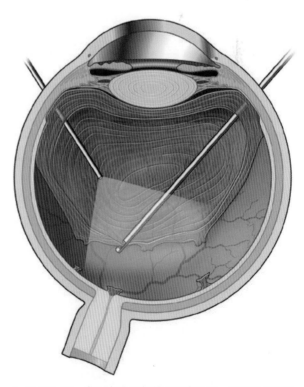

▲ 图 115-25　在所有的后部粘连被释放后，玻璃体切割头被用于整块切除分离形成的玻璃体和相关的纤维血管膜

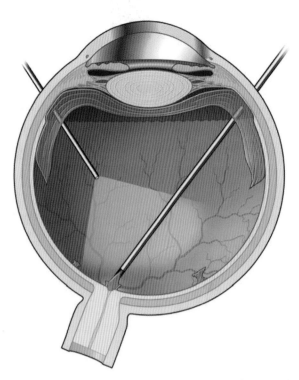

▲ 图 115-26　用玻璃体切割头将牢固附着在视盘上的纤维血管组织切除

的，但是还需要在视网膜中周边做进一步的解剖。如果视网膜从所有纤维血管组织到周边都被清除，出血源被烧灼，则在巩膜顶压的辅助下，在锯齿缘之下进行环形眼内光凝治疗。

（3）后部玻璃体次全粘连的眼（eye with subtoal posterior vitreous adhesion）：如果玻璃体后界膜几乎完全附着在视网膜上，则很难进入后界膜下间隙。在进行核心部玻璃体切除术后，可以使用温和的抽吸来发现玻璃体粘连较少的区域。通常，这些是后界膜下出血的区域。由于不能用玻璃体切割头切开该组织，所以使用锋利的刀片或视网膜下镝来形成一个进入后界膜下间隙的开口。这种操作最安全的区域是视盘周围。一旦部分玻璃体被抬起，就需要分离纤维血管组织。

通常，解剖是向心进行的。同样，出血源需要立即烧灼，必须保持在可控状态。如果在增殖组织下发现或在制备 PVD 过程中形成视网膜孔，则必须切除周围组织，而不留残余牵引。在这里，一些全氟化碳可能有助于展平局部视网膜脱离和促进充分的激光治疗裂孔。如上所述，一旦玻璃体清除干

净，就要进行仔细的全视网膜激光治疗。选择的填充物可以是长效气体或硅油。

在识别糖尿病患者的后玻璃体皮质时，外科医师应注意后部的玻璃体劈裂，常常伪装成后玻璃体分离（图 115-27）[94, 169]。如果不认识到这一现象，只能将玻璃体劈裂的内壁切除，留下许多牵引力并未被解除[12]。

（4）合并牵引性和孔源性脱离的眼（eye with combined tractional and rhegmatogenous detachment）：对于除了牵引性视网膜脱离之外还存在孔源性视网膜脱离的眼，必须非常小心避免误吸和无意中切割视网膜。核心部玻璃体切除术的吸力比平时小，切割前仔细检查组织。一旦对视网膜的情况有了一个清晰的概述，组织的分离通常在远离脱离的视网膜的区域开始。尽管如此，从中心到外周切除组织还是可取的。全氟化碳可用于稳定视网膜后极部，同时进一步切除周边组织。然而，如果出现萎缩性视网膜脱离，使用全氟化碳可能是危险的，因为视网

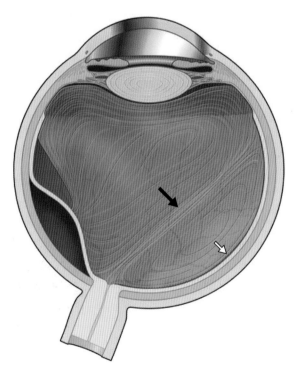

▲ 图 115-27　后部玻璃体劈裂
玻璃体部分分离的劈裂玻璃体。虽然有未分离的后部玻璃体（白箭），但有一个假玻璃体后界膜（黑箭），给术者玻璃体分离的错觉。假玻璃体后界膜可能是玻璃体胶原浓缩的结果，这种浓缩的玻璃体胶原通常在形成的玻璃体积血后发现

膜缺乏弹性且缩短，一个原本很小的视网膜孔可以变成一个很大的视网膜孔，全氟化碳可以进入视网膜下。当过早使用硅油填充物且视网膜仍处于牵引状态时，也会出现类似的情况。需要在巩膜顶压下仔细检查周边，前部的脱离视网膜要么从纤维组织上分离，要么切开。视网膜切除术和视网膜切开术只能在选定的病例中使用，并作为最后的手段进行（见第 112 章，视网膜切开术和视网膜切除术）。它们不能代替仔细的膜分离。需要再次手术和严重的前部玻璃体纤维血管增生的眼，通常需要进行周边视网膜切开术。视网膜切开前，对视网膜前后缘及待切除的血管进行眼内透热电凝。视网膜切开术的延长应达到牵引区的正常视网膜区域。视网膜可以用眼内电凝、切割头或剪刀切开。如果还没有脱离，必须建立一个浅脱离，以便在切割时不会损伤脉络膜或造成出血。在糖尿病玻璃体切除术中，在使用填充物之前，必须释放视网膜裂孔周围的所有牵引力。视网膜切除术中，视网膜前缘也要修剪和烧灼，以避免残留的前部视网膜继发纤维化和对周围组织和（或）睫状体造成的牵引。如果陈旧的裂孔周围存在持续牵引，较小的后部视网膜切开也是必要的。硅油是需要视网膜切除的糖尿病眼的首选填充物。需要视网膜切除的眼比不需要视网膜切除的眼有更差的结果和视力预后[170]。在糖尿病玻璃体切除术的复杂手术中，可以增加巩膜扣带的放置。它通常是在再次手术中进行，或在年轻的糖尿病患者中作为一种初次手术的联合手术进行，在这些患者中存在大量活动和纤维血管增生和脱离，但仍然存留有用视力。

在初次手术中，视网膜通常更具弹性，附加的环扎带可能使大范围的视网膜切开术变得不必要。通常，手术是从巩膜表层开始的。结膜在距角膜缘 1～2mm 处 360° 切开，分离四条眼外肌，在每个直肌下放置 4-0 缝线，在每个象限准备 1 个 5-0 尼龙床垫缝合线以固定环扎带。前部缝线位于直肌后 2～4mm 处，后缝线取决于环扎带的大小。对于 4mm 的环扎带，必须选择缝合线之间的跨度至少 6mm 的距离，以便产生有效的压陷。或者，也可以为此目的建立巩膜隧道。当硅胶带被放置在肌肉和缝线（或隧道）下面时，缝线固定，环扎带的末端可以有多种固定选择。

扣带的嵴应相对较低，主要支撑玻璃体基底部。可以进行前房穿刺，以减少扣带环放置期间的压力。当然，环扎带的固定可以推迟到玻璃体切除术后，但这就需要从内部手术改为外部手术。在计划进行晶状体手术的眼中，下方的巩膜切口可以让一些液化的玻璃体逸出。然后准备好灌注管，但不打开。如果眼压太高，就进行第二次或第三次穿刺。如果前房足够深，可以进行白内障手术，就做一个小的角膜缘切口，前房充满黏弹剂。下一步为常规超声乳化及人工晶状体植入术。在复杂的糖尿病性玻璃体切除术中，在术中和术后眼压可能发生变化的情况下，永久性或暂时性的 10-0 尼龙缝线可用于封闭白内障伤口。

### 3. 光凝 Photocoagulation

在糖尿病性玻璃体切除术中，经常使用眼内光凝进行全视网膜光凝，以控制新生血管，并在视网膜裂孔、视网膜切开和视网膜切除的视网膜周围形成粘连[6, 43, 163, 171]。尽管先前存在的全视网膜光凝可能存在，但通常会进行额外的光凝，特别是在视网膜周边和新生血管周围区域。

充分的凝固效果需要视网膜与视网膜色素上皮黏附，视网膜色素上皮最终需要术中使用内填充物，如气体或全氟化碳液体[172]。根据介质的清晰度、视网膜下色素沉着的密度以及到视网膜的距离，激光束的功率是不断调整的。仪器相对于视网膜平面的角度也会影响凝结的强度。白色的激光效果应该是可见的，但是，应避免硬高强度的光凝治疗[43, 173]。

目前很少对视网膜周边进行内光凝，因为可以使用弯头的眼内光凝头进行光凝，借助于巩膜顶压，这使得锯齿缘的治疗成为可能[174]。此外，低温冻冷通常比标准的全视网膜光凝术能引起更多的术后炎症反应，而且效果不可预测[43]。

### 4. 眼内充填 Tamponades

各种气体和液体被用来提供玻璃体腔的内部填充。重氟碳液作为一种短期的术中辅助器械是最常用的。它有助于视网膜复位，允许全视网膜光凝或膜剥离。全氟化碳必须在手术结束前完全清除，因为其有视网膜毒性[133-136]。过滤后的空气作为短期填充剂使用几天。对于液体－气体交换，关闭输液，并通过带有连续气泵的输液口供应气体。然后使用硅胶针头或套管从玻璃体腔中抽吸液体。如果存在视网膜下液，可以通过先前存在的或医源性视网膜裂孔来抽吸[12]。对于牵引性视网膜裂孔、视网膜脱离或弥漫性出血的更长时间的填充，使用不同的气体，如 $SF_6$、$C_2F_6$ 或 $C_3F_8$，提供 2～8 周的填充时间。气体是首选的上方或后极部病变填充剂[137-139]。在液体－气体交换后，眼内气体通常被转换成长效气体。用所需非膨胀浓度的气体冲洗眼，通常 $SF_6$ 为 18%，$C_2F_6$ 为 16%，$C_3F_8$ 为 14%，以保证最大持续时间内不存在眼压升高的风险。如果全身麻醉中使用一氧化二氮，则必须在气体注入前 20min 停止使用，以防止气泡中氮含量过高，导致术后气泡过小[12]。

最后，在再次手术或病情严重的情况下，如果需要更长时间的填充，如果体位保持困难，或者如果需要空中旅行，硅油是首选的工具。硅油可以直接注入，也可以在液体－空气交换后注入。对于无晶状体眼，应做下方虹膜周边切除术，以防止硅油进入前房。

如果可能的话，硅油应在几个月（3～6 个月）后清除，以避免晚期硅油相关并发症，如白内障、继发性青光眼、角膜病变或视神经萎缩[134, 140, 141, 143, 144]。

### 5. 伤口闭合 Wound Closure

巩膜切口的关闭可防止玻璃体腔液体、气体或硅油渗漏，并有助于维持正常眼压。在闭合上方巩膜切口中，灌注维持稳定的眼压。如果使用自封闭切口，则在取出套管前应稍微降低眼压。在 20G 口径玻璃体切除术中，巩膜切开术要小心缝合，使用 7-0 或 8-0 的 Vicryl 缝线。在 25 或 23G 口径经结膜小切口玻璃体切除术中，伤口可以保持不缝合。在这里，套管针套管将被移除，眼球将被一个气泡加压。如果使用硅油，建议小心闭合切口，以避免结膜下硅油溢出。此外，应记住糖尿病患者伤口愈合延迟，同时感染的可能性更高，因此小切口缝合更具必要性。在 Tenon 囊或球结膜注射抗生素和（或）类固醇可预防感染和术后炎症。在手术结束时，可能需要进行穿刺以使眼压正常化。局部使用抗生素、睫状肌麻痹和类固醇，同时使用无菌敷料和（或）防护眼罩。

## 六、术后护理 Postoperative Care

### （一）检查 Examinations

定期的眼科检查是根据具体情况安排的，但通常应在术后第 1 天后的每天进行。当患者抱怨异常或疼痛加剧时，特别是有青光眼病史或使用膨胀气体时，有必要进行额外的非计划检查。在第 1 个月每周和每月进行进一步的评估是合理的，直到眼睛稳定和（或）停止局部或全身药物治疗[87]。最后，根据糖尿病视网膜病变的严重程度，建议每 3～6 个月定期进行常规检查。在常规评估中，必须检查前段是否有意外的炎症、介质混浊或新生血管性青光眼的征象，如虹膜红变。眼压监测和标准化，以防止疼痛或最终的视野损失。必须始终仔细检查眼后段，观察愈合过程并确定可能的并发症。黄斑水肿或牵引性脱离可能需要时间来解决，可以通过光相干断层扫描来监测。书面指示，如医疗处方或就诊，始终是首选[43, 87, 175]。

### （二）住院和康复 Hospitalization and Convalescence

住院时间由入院规则、手术范围和患者状况决定。白内障手术通常在门诊进行，而在玻璃体切除术或复杂手术后，住院治疗在许多国家是常规。对于疼痛或眼压升高的患者，需要更频繁的检查和药物调整，在医院里的治疗总是更有效的[87]。此外，良好的糖尿病和一般医疗控制是必要的（见下文）。

在门诊手术时，仔细指导患者进一步的行为、用药和就诊是很重要的。对于困惑或迷失方向的患者，责任人始终陪伴他们是很重要的。当使用眼内气体时，术后体位非常重要，这取决于视网膜裂孔的位置，这可以通过枕头和桌子来实现[43]。正常情况下，视网膜与视网膜色素上皮的粘连发生在激光视网膜固定术后 1～4 天[176, 177]。面朝上的体位可能会加速有晶状体眼的白内障形成、人工晶状体眼的虹膜嵌顿或无晶状体眼的前房消失[178, 179]。如果眼中有气泡时需要额外的激光治疗，外科医师应注意液体／气体界面处激光束反射造成的意外视网膜损伤[180]。对于眼内硅油填充的病例，定位不太重要。然而，硅油会改变眼睛的屈光力，干扰诊断超声，可能会妨碍后续检查或眼轴向长度测量[181, 182]。尽管由于并发症需要早期取出硅油，但根据外科医师的决定，如果视网膜复位好，硅油通常在 3～4 个月后取出。硅油取出后复发性视网膜脱离并不常见，且与硅油填充时间无关[183, 184]。在最严重的情况下，硅油也可以作为长期的填充剂，以防止眼球痨[144, 185]。

### （三）药物 Medications

对于增殖性糖尿病视网膜病变手术后，尤其是在更复杂的情况下，眼科对少数局部药物的普遍偏好可能有所不同。玻璃体切除术后患者很少会感到剧烈疼痛，但在额外的扣带手术后，疼痛会更频繁[87]。口服止痛药通常是足够的，但有时需要额外的静脉注射止痛药。使用贴片似乎对控制角膜擦伤引起的疼痛没有帮助。但是，由于糖尿病神经病变，角膜上皮缺损引起的疼痛可能更为常见[186, 187]。眼压升高需要局部或全身降压药物。局部使用的睫状肌麻痹滴剂可以扩张瞳孔，固定睫状体，减轻炎症，但有形成粘连的危险[87]。此外，局部抗生素、类固醇和抗炎滴剂在术后的第 1 天或几周内使用，以减少炎症和预防感染。类固醇可以在手术期间或手术后经眶周给药。在严重的情况下，可能会添加全身性抗炎药或皮质类固醇，但它们会干扰患者的糖尿病药物治疗。突然发生的、越来越多的炎症需引起眼内炎的怀疑，需要紧急的玻璃体内抗生素注射、玻璃体培养和玻璃体切除术。

### （四）进一步手术 Further Surgery

白内障手术后，增殖性糖尿病视网膜病变如果在白内障手术时没有进行全视网膜光凝，则必须进行充分治疗或重新治疗[21]。同样，当晶状体摘除后而不是之前使用格栅/局灶激光和（或）抗血管内皮生长因子药物时，糖尿病黄斑水肿的进展可能略轻[20]。在接受玻璃体切除术后硅油填充的患者中，硅油取出后复发性视网膜脱离是不常见的，似乎与硅油填充的持续时间无关[183, 184]。在最严重的情况下，硅油可以作为一个长期的填充剂，以防止眼球痨[144, 185]。对于术前未进行全视网膜光凝的继发性或新生血管性青光眼，辅助性治疗包括全视网膜光

凝、抗血管内皮生长因子注射或青光眼滤过术可能是有用的[24, 152, 188]。

### （五）糖尿病控制 Diabetes Control

初级保健医师和糖尿病专家在管理所有糖尿病视网膜病变患者方面面临的挑战是实现良好的血糖控制、积极的血压控制和血脂正常化[189]。在增殖性糖尿病视网膜病变手术后，糖尿病患者的不良结局风险增加，这与糖尿病原有的并发症有关，特别是动脉粥样硬化性疾病、肾病、周围神经和自主神经病变。同样，高血糖与伤口愈合不良或是感染的高风险相关[190]，可能是由于糖尿导致营养流失[191]。在大多数糖尿病患者的术后治疗中，胰岛素的使用在时间和剂量上具有很大的灵活性。短效胰岛素类似物已被证明在门诊和住院患者中可作为良好的药物治疗或快速对抗明显的高血糖[191]。

另外，速效胰岛素类似物可能会增加低血糖的风险，特别是如果延迟下一餐的时间太长[192]。因此，口服磺脲类药物和其他胰岛素促分泌剂可显著降低血糖水平。然而，使用非磺脲类药物时，低血糖的风险较小[191]。一般来说，住院治疗提供了一个组织长期糖尿病管理问题的机会：在此期间应提供有关最佳营养、精确血糖控制、高血压或血脂异常管理的建议和信息以及足部护理的基本指南。最后，对新诊断或控制不良的糖尿病患者进行适当的糖尿病教育、安排医疗营养和定期的医疗随访，对于获得尽可能好的长期手术和医疗结果是重要的[191, 192]。

## 七、并发症 Complications

### （一）术中并发症 Intraoperative Complications

新技术和对疾病过程的进一步了解降低了糖尿病玻璃体切除术并发症的发生率和严重程度。然而，并发症确实会发生，正确的处理是成功完成手术的关键。

**1. 角膜、前房、晶状体 Cornea, Anterior Chamber, Lens**

（1）降低可视化（reduced visualization）：角膜水肿、瞳孔小和晶状体混浊是糖尿病患者玻璃体切除术中眼内视野不足的主要原因[12]。从这三个方面来看，角膜水肿仍然是最棘手的问题。

(2) 角膜水肿（corneal edema）：糖尿病患者上皮细胞黏附性降低和上皮基底膜异常易使这些眼在手术中发生角膜水肿[12, 193, 194]。由于水肿，细节的清晰显示受到妨碍，这可能发生在手术过程中最重要的步骤中。角膜水肿的发生可能与眼压、干燥、手术时间、上皮或内皮损伤有关[194, 195]。如果可能的话，应该避免早期在糖尿病患者几乎常规进行的上皮机械磨损。用棉头轻轻擦拭角膜以减少水分含量可能在短期内有帮助。另外，在前房放置黏弹性材料可以改善视觉效果。在玻璃体切除术中，使用不同成分的甲基纤维素等角膜润滑剂可保持更长的角膜完整性和透明度，减少术中清创的需要[196]。如果上皮清创不可避免，手术结束时应为患者提供医用隐形眼镜，以提供上皮缺损的无痛和快速愈合。结果显示，注射式接触镜的清创率为23.8%，而缝合式接触镜为 13.0%，非接触式广角（如 BIOM）镜为 15.6%[197]。后弹力膜皱褶可能在液气交换过程中形成，导致眼内结构变形。将黏弹性材料放置在角膜内皮下可以改善这一问题[12]。

(3) 瞳孔收缩（pupillary conotriction）：术中瞳孔缩小减少周边眼底的显示。在白内障摘除术中，它通常发生在长时间手术、低眼压或白内障摘除术中直接的手术创伤之后。由于现在几乎所有玻璃体切除术都使用广角系统，因此如果瞳孔在手术中变为中等大小，也可以提供很好的可视化效果。扩张瞳孔的药物，如散瞳剂或黏弹性物质，可以局部使用，也可以通过穿刺注入前房。或者，可以暂时使用灵活的虹膜拉钩，以实现更好的周边可视化[198, 199]。

(4) 晶状体碰触，白内障形成（lens touch, cataract formation）：晶状体混浊可能是由手术中的直接器械接触、有晶状体眼患者长时间手术后发生的，或者，偶尔如果患者的血糖比灌注液高得多而导致[12, 200]。据报道，糖尿病眼玻璃体切除术后白内障形成的总发生率为 17%～37%[17]。必须避免用仪器接触透明晶状体。随着糖尿病性玻璃体切除联合晶状体手术和人工晶状体植入术的数量不断增加，这一问题已变得罕见。然而，如果在玻璃体切除术中发生晶状体混浊，如果手术不完全，建议立即摘除晶状体。如果晶状体混浊是局灶的，玻璃体切除术

可以最终完成，白内障手术可以适当地推迟。仔细解剖，特别是在水平操作中，可以防止晶状体接触。或者，可以在晶状体囊后留下少量玻璃体凝胶，以保护晶状体免受输液或机械损伤[194, 200]。

2. 眼内出血 Intraocular Hemorrhage

增殖性糖尿病视网膜病变常出现眼内出血，是一种潜在的严重并发症。手术中出血主要是由于意外切割血管破裂所致。如果不立即控制，它可能会阻碍手术成功完成，在不受控制的情况下最终需要硅油填充。一般来说，即使发生小出血，也需要确定和控制出血源。如果全身血压过高，应立即进行评估并积极治疗。有时暂时性眼压升高可能足以控制出血，但主要应采用眼内透热法电凝烧灼巩膜切口处、虹膜血管、脉络膜或视网膜血管。现代玻璃体切割机允许灌注系统自动加压，这样眼压可以更快更准确地控制。然后，升高的压力应尽快恢复正常，以防止眼部结构缺血性损伤[12]。提供灌注和电凝烧灼的组合器械是有用的，因为它们消除了交换器械的需要。对于小出血，黏弹剂或全氟化碳可用于防止血液在后极聚集；对于大出血，凝血酶可用于控制出血[201, 202]。术前或术中应用抗血管内皮生长因子药物可减少严重增殖性糖尿病视网膜病变的术中并发症，提高手术疗效[203, 204]。最后，在不引起新的出血的情况下，应小心地清除眼内的血块。最好在出血部位放置一小块纤维蛋白来止血[121]。在手术结束时降低眼压可能会发现潜在的出血部位，可以在完全结束前进行治疗[12]。

3. 视网膜裂孔和脱离 Retinal Breaks and Detachment

视网膜裂孔是玻璃体切除术中或术后一种典型的严重并发症，然而，在增殖性糖尿病视网膜病变中，这种情况更为常见[161, 205]。先前存在的隐匿性视网膜裂孔有时可在纤维血管组织下发现，或在组织操作过程中发生。通常它们位于后极，一旦裂孔周围的所有牵引力得到缓解，就可以进行治疗。它们主要发生在长期牵引性视网膜脱离的眼中，视网膜萎缩且脆弱。尽管应避免形成小孔，但医源性小裂孔比没有彻底分离的后玻璃体皮质更容易解决，后者导致持续或反复牵引。如果出现局部视网膜脱离，通常使用全氟化碳使视网膜变平并促进裂孔的

光凝。气体填充也可能足以封闭裂孔和视网膜脱离[161]。由于现在新型的玻璃体机器能更好地控制流体动力学，因此视网膜的嵌顿和进入部位的裂孔形成变得罕见。用于小口径玻璃体切除术的套管系统可以防止组织过度嵌顿。然而，与巩膜切开后残余纤维血管组织收缩有关的入口部位视网膜脱离仍可能在术后发生。视网膜后极部或中央裂孔最常见于慢性牵引脱离、大量玻璃体视网膜粘连或牵引性纤维血管增生的眼[205, 206]。

对于后部裂孔，当在空气或气体下进行激光凝固时，可使用眼内电凝透热法识别裂孔。

#### 4. 视网膜下全氟化碳或硅油 Subretinal Perfluorocarbon or Silicone Oil

如上所述，如果视网膜萎缩并处于紧张状态，全氟化碳和硅油可以在视网膜下滑动。在任何情况下，移除都是必要的。如果原发性视网膜裂孔位于周边，并且不能通过液体针或主动抽吸套管抽吸，则可以创建一个更位于后部的视网膜切开孔取出。对于视网膜下硅油，很少可能通过液体针抽吸。视网膜切除术可能是去除视网膜下物质的最后手段。如果全氟化碳或硅油能够被成功地去除，则必须进行一步准备组织以松解视网膜，即使这意味着扩大视网膜切除术。在保持较低的眼压的同时，再次缓慢地在视盘上注射全氟化碳，并在视网膜切开术和视网膜切除术周围进行额外的光凝，然后小心地用硅油交换全氟化碳。

### （二）术后并发症 Postoperative Complications

糖尿病视网膜病变玻璃体切除术后最常见的并发症是眼压升高、角膜糜烂、纤维蛋白形成、出血和视网膜脱离。

#### 1. 前段并发症 Anterior Segment

（1）结膜并发症（conjunctival complication）：伤口裂开和缝合脓肿可能最终发展为结膜炎、巩膜炎或眼内炎。从感染部位取拭子后，通常采用局部或全身抗生素治疗，治疗应持续到所有缝线吸收为止。仔细缝合或埋线结可防止切口部位或巩膜植入物暴露。结膜下硅油肉芽肿可通过精确闭合巩膜切口来预防[193]。

（2）角膜并发症（corneal complication）：糖尿病患者玻璃体切除术后角膜上皮缺损较为常见。它们可能是由于手术时间延长或医源性清创所致，通常是糖尿病神经病变和病理性基底膜的结果。糖尿病患者角膜大面积糜烂愈合缓慢，需要立即治疗以防止瘢痕和额外的视觉损失。治疗性角膜接触镜可以预防疼痛，并可以辅以眼凝胶和抗生素[194-196, 207]。

（3）葡萄膜炎（uveitis）：糖尿病玻璃体切除术后虹膜和葡萄膜炎通常较轻。明显的炎症或纤维蛋白沉积合并疼痛是罕见的，应引起开始眼内炎的怀疑。玻璃体腔注射曲安奈德后的白色沉淀物可以模拟炎症或前房积脓［"假性眼内炎"（pseudoendophthalmitis）］，但可以通过结晶样的粉白色外观识别[43, 208]。

（4）虹膜新生血管与新生血管性青光眼（iris neovascularization and neovascular glaucoma）：见下文，循证试验的手术结果。

（5）白内障形成（cataract formation）：见下文，循证试验的手术结果。

#### 2. 眼压升高 Intraocular Pressure Elevation

眼压升高是增殖性糖尿病视网膜病变玻璃体切除术后早期最常见的问题之一[209-212]。此外，由于长期的视网膜缺血，糖尿病患者的眼特别容易受到压力升高的影响。在文献中，术后 48h 内 ≥ 30mmHg 的显著压力升高发生率约为 36%[210]。眼压升高可能是由于术后炎症、出血或与使用填充剂有关。除了抗炎药和散瞳药，局部抗青光眼治疗是主要治疗。可在术后第 1 天或第几周口服乙酰唑胺。如果眼压仍然很高，但炎症或血液已经消退，可能需要经巩膜激光治疗。在某些情况下，滤过手术是必要的。对于眼内气体填充的眼，气泡可能会引起晶状体虹膜隔前移位而导致房角闭合[213, 214]。

面朝下的体位可能会使前房内积聚眼内液体，对前房进行额外的穿刺可以缓解过多的液体。在无晶状体眼中，扩张的大眼内气泡也可以通过平坦部或角膜缘用注射针清除。对于有额外巩膜扣带的眼，房角关闭可能是由脉络膜脱离或肿胀引起的，可通过局部使用睫状肌麻痹和皮质类固醇治疗[12]。

#### 3. 纤维蛋白样综合征 Fibrinoid Syndrome

糖尿病患者的玻璃体切除术可能导致血 - 视网膜屏障的破坏，从而导致眼内纤维蛋白沉积[12]。有些患者前房纤维蛋白会引起瞳孔阻滞。在年轻的视网膜大面积缺血患者中，玻璃体腔内大量的纤维蛋白形成（纤维蛋白样综合征）可能导致牵引性视网膜脱离、瞳孔阻塞、睫状体脱离、低眼压，或者最终导致虹膜红变伴新生血管性青光眼[215, 216]。其他危险因素包括晶状体切除术、广泛剥离术、过度全视网膜光凝术或巩膜扣带手术。纤维蛋白样综合征合并视网膜脱离的发生率为 5%[215]。反复出现纤维蛋白沉积、眼内出血和牵引脱离的眼预后不良[217]。预防性治疗包括术后结膜下注射地塞米松。术后纤维蛋白形成主要通过白天经常使用局部皮质类固醇治疗。如果玻璃体中也有大量纤维蛋白，则可将重组组织型纤溶酶原激活剂（r-tPA）注入前房[218, 219]。在存在角膜糜烂的眼中，球周或结膜下注射皮质类固醇可能比局部治疗更好，以避免伤口愈合延迟。当大量纤维蛋白沉积发生时，最好通过反复玻璃体切除、纤维蛋白去除和硅油填充来处理[12]。

#### 4. 玻璃体积血 Vitreous Hemorrhage

玻璃体切除术后玻璃体积血是常见的。大约 65% 的患者术后发生一次玻璃体积血，而 35% 的患者会出现两次或两次以上的玻璃体积血[64, 175, 209, 220]。然而，绝大多数术后即刻玻璃体积血是轻微的，不会损害眼底的可视化，其中 80% 会发生在术后第 1 年[220]。玻璃体积血也可能与虹膜或房角新生血管、视网膜纤维血管增生或前部玻璃体纤维血管增殖（anterior hyaloidal fibrovascular proliferation，AHFVP）有关[12]。小心控制术中出血可预防或减少术后玻璃体积血（见上文）。术后玻璃体积血的处理包括观察、玻璃体腔冲洗或重复玻璃体切除。未使用硅油的眼可能会有轻微出血。如果在 1～3 周内清除，则无须进一步治疗。如果出血量很大，3 周后视网膜复位的眼可能需要冲洗。对于无法眼底可视化的情况，必须进行一系列的超声检查。如果视网膜情况不清楚，就必须重复进行玻璃体切除术。只有 4%～10% 的病例需要再次玻璃体切除术，包括清除血液和可能残留的纤维血管组织、额外的光凝治疗及最有可能的硅油填充[25, 32, 167, 221, 222]。

#### 5. 前玻璃样纤维血管增殖 Anterior Hyaloidal Fibrovascular Proliferation

AHFVP 是糖尿病玻璃体切除术后最严重的并发症，发生在高达 13% 的严重增殖性糖尿病视网膜病变患者中（图 115-28 和图 115-29）[43, 223]。AHFVP 的表现包括新生血管组织在玻璃体基底部、前部视网膜、睫状体、晶状体囊和虹膜上的生长。因此，患者可能出现虹膜红变、玻璃体积血、周边牵引性视网膜脱离或低眼压[43]。AHFVP 的危险因素包括男性、1 型糖尿病、有晶状体眼、全视网膜光凝不足、严重缺血伴复发性新生血管、既往行巩膜扣带术[223]。这种疾病可能起源于巩膜切口处或周边视网膜[43, 100]。对于治疗，白内障摘除、晶状体切除、巩膜扣带、广泛的激光或冷冻及前路剥离和最终的视网膜切除可能是必要的[223]。由于膜高度血管化，术前注射贝伐单抗有助于玻璃体切除术中

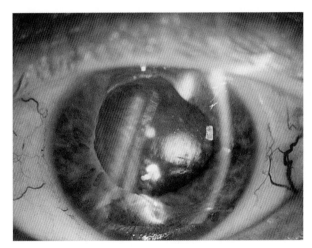

▲ 图 115-28 前部玻璃样纤维血管增殖
晶状体后囊可见周边视网膜纤维血管增殖

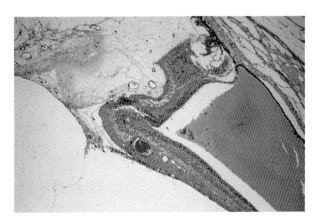

▲ 图 115-29 前部玻璃样纤维血管增殖的显微特征
周边视网膜被起源于视网膜的纤维血管组织向前剥离和移位，并沿着前部玻璃体向晶状体后囊延伸（HE 染色，30×）

的短期消退。功能的预后差，因此应尽一切努力预防和早期发现 AHFVP。

## 八、循证试验显示的手术结果 Results of Surgery as Indicated by Evidence-Based Trials

### （一）白内障 Cataract

白内障和增殖性糖尿病视网膜病变经常并存[225, 226]。白内障手术后，55% 以上的患者的视力可以得到改善[227, 228]，但长期效果通常不如无糖尿病的患者[229, 230]。糖尿病视网膜病变早期治疗研究（ETDRS）显示，白内障术后 1 年，64.5% 的早期患者出现≥2 行的视力受益，而在延迟行全视网膜光凝患者中为 59.3%[189, 231]。然而，关于白内障手术和全视网膜光凝的最佳时机，以及最大视觉增益和最小糖尿病黄斑水肿风险的文献很少[73]。有报道称，有 20% 的患者在白内障囊外手术后出现未经治疗的增生性糖尿病视网膜病变进展，或在囊内手术后出现玻璃体积血[19, 20, 232]。另一项随机研究报告称，与白内障手术前的全视网膜光凝治疗相比，白内障手术后不久的全视网膜光凝治疗可减少黄斑水肿和视力损失[73]。由于白内障手术后眼内 VEGF 和其他细胞因子水平升高，如果在白内障手术前不能充分进行全视网膜光凝，眼内注射曲安奈德或抗 VEGF 药物可以稳定眼睛[233-237]。

同样，这些药物可能有助于缓解糖尿病黄斑水肿患者白内障摘除术后病情恶化[238]。据报道，玻璃体切除术前或术中的白内障手术可使视力恢复更快，减少玻璃体切除术后的再手术[239-243]。缺点是玻璃体积血的眼底红光反射差，术后炎症反应或粘连发生率高[244-247]。在两个独立的手术或玻璃体切除联合平坦部晶状体切除术中，炎症反应较低，特别是在需要硅油填充的复杂牵引性视网膜脱离病例中[22, 245, 248-252]。

在所有联合手术的病例中，不受手术时机的影响，可能会出现其他并发症，即囊膜撕裂、睫状小带松解（10%）、前囊混浊和牵引、低眼压或睫状体渗出[245, 253-255]。另外，适当应用全视网膜光凝可降低虹膜红肿和新生血管性青光眼的风险使其 < 1%[6, 243, 256]。根据 ETDRS，视觉结果与糖尿病视

网膜病变的严重程度有关[256]。因此，增殖性糖尿病视网膜病变患者比非增殖糖尿病视网膜病变患者更不可能达到 20/40 或更好的视力[227, 256]。总之，白内障手术对糖尿病视网膜病变进展、糖尿病黄斑水肿或增殖性糖尿病视网膜病变的总体影响仍存在争议。尽管文献报道不足，但如果在白内障手术前用激光和（或）抗血管内皮生长因子药物充分治疗糖尿病黄斑水肿或增生性糖尿病性视网膜病变，则糖尿病视网膜病变不会发生显著进展[256-258]。

### （二）玻璃体积血 Vitreous Hemorrhage

在有比较厚的玻璃体积血的糖尿病眼中，DRVS 清楚地显示了早期玻璃体切除术（定义为发病后 1～4 个月）的益处[27]。将视力 < 5/200、玻璃体积血 1～6 个月的患者随机分为早期和晚期手术组，其中延迟玻璃体切除 12 个月。术后 3 个月（50% vs. 17%）和 2 年（25% vs. 15%）时，早期手术的视力恢复明显优于晚期手术。早期手术组在 4 年的随访中也报道了稍好的结果。1 型糖尿病患者（36% vs. 12%）比 2 型糖尿病患者（16% vs. 18%）获益更高，可能是因为 1 型糖尿病患者增殖性糖尿病视网膜病变的病程更为严重[27]。另外，2 型糖尿病患者的预后较差可能是黄斑病变或后玻璃体脱离发生率较高的结果。此外，应该指出的是，DRVS 先于最现代的设备，包括眼内和间接激光系统。其他针对糖尿病性玻璃体积血的回顾性研究表明，80% 以上的手术患者的视力得到了改善，48%～72% 的患者的最终视力为 20/200 或更高，38% 的患者最终视力为 20/40 或更好[32, 221]。良好的预后因素是术前视力 > 5/200，无新生血管性青光眼或红膜红变，无或轻微白内障，至少一个象限内已有全视网膜光凝[32, 221]。伴前段新生血管（虹膜红变或明显新生血管性青光眼）和（或）对侧眼严重进行性增生是早期玻璃体切除的指征[25, 27]。玻璃体切除术后玻璃体积血是常见的，但据文献报道，只有 4%～10% 的病例需要再次玻璃体切除术[25, 32, 167, 221, 222, 259, 260]。

### （三）糖尿病黄斑病变与黄斑牵引 Diabetic Maculopathy and Macular Traction

早期玻璃体切除术治疗晚期增生性糖尿病视网膜病变和黄斑牵引（尽管有出血或视网膜脱

离）的益处自 DRVS 以来就已为人所知[7, 261]：在早期玻璃体切除术后的眼中，44% 的患者在 4 年后的最终视力可达到 10/20 或更好，而非手术眼为 28%（$P < 0.005$）[7, 73, 261]。其他作者报道黄斑牵引性脱离玻璃体切除术后视力改善 59%～80%，21%～58% 的患者术后视力 ≥ 20/200[66, 262-264]。从 20 世纪 90 年代开始，几位作者报道了玻璃体切除术对持续性糖尿病黄斑水肿的良好解剖和功能影响[265-270]。手术诱导玻璃体黄斑分离的过程基于以下发现：弥漫性糖尿病黄斑水肿患者的后玻璃体脱离频率低于无水肿的糖尿病对照组[271-274]。同样，一项试验报道 55% 的后玻璃体脱离患者的糖尿病黄斑水肿吸收，而无后玻璃体脱离的患者只有 25%[274]。因此，我们进行了大量的回顾性病例系列和试验，对紧绷的玻璃体后界膜（taut hyaloid）附着于黄斑的糖尿病黄斑水肿行玻璃体切除术[266-268, 275, 276]；附着非增厚的玻璃体后界膜但未脱离的眼[277-280]；既往接受过激光或抗 VEGF 治疗但仍有持续性糖尿病黄斑水肿的眼[281-283]；或作为严重糖尿病黄斑水肿的主要治疗，而不考虑后玻璃体脱离[284-288]。一项对激光治疗无效的糖尿病黄斑水肿患者和紧绷、粘连的玻璃体患者的研究表明，49% 的患者视功能改善 2 行，94.5% 的患者糖尿病黄斑水肿减轻[73, 268]。然而，这些试验中的大多数缺乏同质的纳入标准，甚至缺乏对此类标准的准确定义（如"紧绷的玻璃体后界膜"或"黄斑增厚"）[288]。同样，内界膜剥离的作用仍有争议，释放牵引力的潜在益处必须与手术并发症（如吲哚菁绿染色的可能毒性效应）相权衡[289-291]。其他开放性问题包括可能影响糖尿病黄斑水肿的不同术中步骤：酶辅助治疗、全视网膜光凝或局部激光治疗、白内障摘除或同时注射抗血管内皮生长因子药物[286, 287, 289, 292-294]。有趣的是，在一个病例系列中，玻璃体切除术的效果与先前存在的后玻璃体脱离无关，表明糖尿病黄斑水肿的其他致病因素是不同的细胞因子[287, 295]。最后，结果显示玻璃体切除术后有多种结果。即使在那些报告形态和功能改善的试验中，对形态的影响总是比视力增加更为明显。这可能是缺血、视网膜下渗出物增多、糖尿病黄斑水肿持续时间延长或先前治疗损害的结果[296-299]。因此，至少关于哪些情况可能对糖尿病黄斑水肿玻璃体切除术后的结果产生负面影响方面存在一些共识：先前的局灶 / 格栅样激光治疗、存在黄斑下液体、糖尿病黄斑水肿持续时间较长、严重缺血或视网膜下纤维化[298, 300-303]。总之，为了获得最佳的眼科治疗，不仅需要了解糖尿病黄斑病变玻璃体切除术的不同技术、风险和益处，临床上最重要的问题是在手术前是否尝试局部 / 格栅样激光治疗或玻璃体内抗血管生成注射治疗糖尿病黄斑水肿的非牵引性成分[288, 304]。

在未来，大规模的、随机的、多中心的研究有望更好地定义玻璃体切除术在糖尿病黄斑水肿中的作用和疗效，例如，药物性玻璃体溶解术可与小口径玻璃体切除术联合使用，用一种新的脉冲电子刀几乎可以无牵引地精确切割膜[305, 306]。

### （四）视网膜脱离、牵引性脱离和增殖性玻璃体视网膜病变 Retinal Detachment, Tractional Detachment, and Proliferative Vitreoretinopathy

增殖性糖尿病视网膜病变玻璃体切除术治疗视网膜脱离的疗效比单纯糖尿病性玻璃体积血差[6, 307]。对于糖尿病视网膜病变所导致的牵引性视网膜脱离，60%～75% 的患者有 ≥ 2 行视力改善，47%～57% 的患者术后平均视力 ≥ 20/200，69%～77% 的患者术后平均视力 ≥ 5/200（表 115-1）[57, 58, 168, 309-312]。据报道，6 个月内，黄斑部解剖复位成功率为 80%～100%[304, 313]，总的持续复位率为 82%[57, 59, 312, 314, 315]。相反，对于完全牵引性脱离的病例，平均再复位率约为 56%[58]。结果合并孔源性和牵引性脱离或大范围的牵引性脱离（包括黄斑部）比单纯牵引性脱离更为严重。这些亚组的视力改善率为 20%～53%，最终视力 ≥ 20/200 的患者为 25%～36%，平均 55%～68% 的患者最终视力 ≥ 5/200[61, 262, 307, 313]。视网膜复位率为 47%～82%。使用环扎扣带和硅油可以达到 73%～93% 的复位率[43]。视力改善增加到 64%～81%，55%～68% 的眼最终视力 ≥ 5/200[43, 66, 307, 316-318]。同时，眼球痨的发病率从 10% 下降到接近 0%。

功能结果通常令人失望，尽管在解剖上取得了良好的成功，而这可能是（长期）视网膜或黄斑缺

表 115-1 玻璃体切除术治疗糖尿病牵引性视网膜脱离的文献综述

| 作 者 | n | Scl. Buckl. | Lensect. | % Gas/Silicone | 结 果 | | | | | | | |
| --- | --- | --- | --- | --- | --- | --- | --- | --- | --- | --- | --- | --- |
| | | | | | Ret. Attached | ≥ 5/200 | ≥ 20/200 | Reop. | Improv. | Phthisis |
| Tolentino et al.（1980）[264] | 140 | ± | 4% | None | 75% | 67% | 51% | NR | 65% | 9% |
| Rice et al.（1983）[262] | 197 | ＞ 35% | 47% | ± Gas; no Sil | 57% | 59% | NR | 29% | 57% | 9% |
| Thompson et al.（1987）[263] | 360 | 22% | 29% | Gas 42; no Sil | 69% | 64% | NR | 24% | 48% | 11% |
| Oldendoerp and Spitznas（1989）[308] | 100 | 39% | None | Gas 65; Sil 9 | 81% | 77% | 47% | 9% | 71% | 4% |
| Williams et al.（1989）[59] | 69 | 17% | 7% | Gas 51; no Sil | 83% | 71% | NR | 47% | NR | 6% |
| Han et al.（1994）[60] | 30 | 17% | 3% | Gas 40; no Sil | 97% | 77% | 54% | 27% | NR | None |
| Steinmetz et al.（2002）[57] | 67 | 24% | 6% | Gas 64; Sil 1 | 93% | 70% | 57% | 33% | 72% | None |

Improv. 功能（视觉）改善的百分比；Lensect. 晶状体切除术；n 试验中的病例数；NR 未报告；%Gas/Silicone 液体 - 气体交换或硅油注入人的百分比；Phthisis 术后眼球痨的百分比；Ret. 视网膜；Reop. 再手术率；Scl. 巩膜扣带术

血、视盘萎缩或视网膜变薄的结果。其他对预后有负面影响的情况包括术前虹膜红变、新生血管性青光眼、年龄 > 50 岁、视力 < 5/200、缺血性黄斑病变、玻璃体视盘牵引、缺乏全视网膜光凝、玻璃体积血、纤维蛋白样综合征或 AHFVP [6, 55, 58, 61, 73, 248]。随着玻璃体切除术后的解剖和功能结果的显著改善，近年来周边视网膜牵引脱离的治疗也有了很大的改善 [318]。一般来说，预后较好，每年严重视力丧失的风险仅为 14% [55, 73, 319]。然而，在这些病例中，早期的手术似乎是合理的，可以避免黄斑病变的风险以及较差的预后 [56-58, 244]。除激光治疗外，糖尿病性牵引脱离后玻璃体切除术再手术率一般在24%～47%，孔源性和牵引性联合脱离后玻璃体切除术再手术率一般在 29%～90% [57, 59, 61, 66, 185, 288, 307]。

### （五）继发性青光眼（新生血管性青光眼）
Secondary Glaucoma (Neovascular Glaucoma)

在伴有虹膜红变和眼压正常或中度升高的新生血管性青光眼早期，仅全视网膜光凝可使 33%～88% 的患者的眼压恢复正常 [320]。根据有多少个象限的前粘连，33%～94% 的患者虹膜红变可以消退 [152, 321]。在更晚期的难治性新生血管性青光眼中，青光眼滤过手术仍然是最有前途的方法。然而，长期成功率相对较低，只有 25%～30% 的手术眼能有效地控制 5 年的眼压。使用 Ahmed、Molteno 或

Baerveldt 瓣膜植入青光眼也有类似的结果 [152, 322-324]。最近，在玻璃体腔注射贝伐单抗 1～2 周后，全视网膜光凝和青光眼植入手术显示了对眼压的更好控制 [153, 325]。贝伐单抗联合全视网膜光凝的成功率为85%，而单纯光凝的成功率为 70% [152, 326, 327]。玻璃体切除联合光凝治疗虹膜红变是一种可供选择的治疗方法 [74, 75]。在早期的研究中，8%～26% 的有晶状体眼和 31%～55% 的无晶状体眼在玻璃体切除术后虹膜新生血管发生或进展的风险被描述 [15, 328]。然而，最近的系列不再支持这一假设，将风险量化到 < 5% [152, 308]。

在没有术前全视网膜光凝的情况下，风险可能稍高（OR=1.7）[64]。对于晚期新生血管性青光眼和低视功能的患者，经巩膜冷冻或半导体激光睫状体凝固术已被证明与小梁切除术或引流植入术一样有效 [156, 157]。

### 九、结论 Conclusion

现代玻璃体切除术显著降低了糖尿病患者的严重视力丧失率。主要的手术原则是去除玻璃体腔出血，切除后皮质玻璃体表面以缓解玻璃体视网膜牵引，激光治疗视网膜缺血区，以及使用填充物或抗血管生成物质。先决条件是完整的、最新的技术设备，精良的技能，最后还要有训练有素和经验丰富的外科医师。

# 炎症合并孔源性视网膜脱离的处理
## Management of Combined Inflammatory and Rhegmatogenous Retinal Detachment

Marc D. de Smet　Karina Julian　著

## 一、概述 Introduction

视网膜脱离（RD）在眼内炎症中并不常见，但对玻璃体视网膜外科医师和葡萄膜炎专家来说都是一个特殊的挑战。它们最常见于眼内感染期间或之后，最常见于患有病毒性视网膜炎的眼睛。无论是否与眼部感染有关，由于不同形式的视网膜病变有不同的治疗方法和预后，因此诊断和治疗方法可能很困难。浆液性视网膜脱离（serous retinal detachment，SRD）是最常见的与活动性、单纯的炎症性疾病相关的形式，通常，其存在有助于确定诊断，如 Vogt-Koyanagi-Harada 病（见第 78 章，Vogt-Koyanagi-Harada 病）。有时，它可能会被误诊为孔源性视网膜脱离（rhegmatogenous retinal detachment，RRD），但 SRD 的治疗是药理学上的，目的是控制眼内炎症，尽管在极少数情况下，可能需要手术引流视网膜下液体[1]。大多数 SRD 病例的视觉预后良好，前提是免疫抑制剂的剂量足以使其快速吸收，并且逐渐减量。

幸运的是，在活动性葡萄膜炎中，孔源性视网膜脱离是罕见的，但即使采用现代玻璃体视网膜手术技术，也能保护视力预后。无论是感染性葡萄膜炎还是非感染性葡萄膜炎均可观察到牵拉性视网膜脱离（tractional retinal detachment，TRD），无论是在无后玻璃体脱离（posterior vitreous detachment，PVD）的眼中形成玻璃体组织，还是在增殖性玻璃体视网膜病变（proliferative vitreoretino pathy，PVR）使眼内炎症过程复杂化。RD 的组合形式也是可能的。为了确定正确的治疗方法和确保视力恢复，需要确定每个病例的确切病因和机制。

## 二、流行病学 Epidemiology

对 1970—2009 年发表的基于人群的 RRD 研究的系统回顾发现，报道的发病率在 6.3/10 万人年～17.9/10 万人年，具有显著的地理差异[2]。普遍认为 RRD 的发生因种族而异，并与年龄、近视、玻璃体视网膜变性和人工晶状体眼密切相关[3, 4]。葡萄膜炎本身并不被认为是发展 RRD 的易感因素。然而，在荷兰进行的一项回顾性研究发现，在 1387 名葡萄膜炎患者中，RRD 的患病率为 3.1%，表明炎症是其发展的独立危险因素[5]。

并非所有类型的葡萄膜炎都有相同的 RRD 风险。这种并发症最常见于感染性病因引起的后葡萄膜炎，在病毒性视网膜炎病例中风险最高。急性视网膜坏死（acute retinal necrosis，ARN）（见第 91 章，急性视网膜坏死综合征）在 50% 以上的病例中发展为 RRD，出现后的中位时间为 53 天[6]。进行性外层视网膜坏死（progressive outer retinal necrosis，PORN）的风险更高，近 70% 的受累的眼在不久将发展为 RRD[7]。对于巨细胞病毒（cytomegalovirus，CMV）性视网膜炎（见第 84 章，HIV 相关感染），尽管随着高活性抗逆转录病毒治疗（highly active antiretroviral therapy，HAART）的引入，病程发生了积极的变化，RRD 的发生率仍高达每年 2.3/100 眼[8]。

当脉络膜过程延伸到视网膜和玻璃体，或当视网膜过程导致上覆的玻璃体凝结和收缩时，寄生虫感染可导致 RD。弓形体性视网膜脉络膜炎（toxoplasmic retinochoroiditis）（见第 88 章，眼弓形体病）的 RRD 风险为 3.5%～6%[9-11]。在为玻璃体视网膜手术治疗的弓形体病患者中，Adan 等发现 53.3% 的 RD 患者，其中大多数为单纯 RRD，少数为牵引合并 RRD[12]。渗出性脱离很少与眼弓形体病有关，但在文献中已有描述[13, 14]。眼部弓蛔虫病（ocular toxocariasis，OT）威胁视力的特征（见第 89 章，蠕虫病）主要是严重的玻璃炎、囊样黄斑水肿和黄斑牵引脱离。一项关于 OT 回顾性研究中发现，无论脉络膜肉芽肿位于何处，黄斑牵引的患病率约为 30%。在伴有视网膜牵引的周边病变中，约 40% 的病例出现 TRD[5, 15]。急性梅毒性全葡萄膜炎

可能并发视网膜脱离：虽然 SRD 在这些病例中是众所周知的，但最近有 11 例患者在文献回顾后报告了 RRD。其中 75% 是 HIV 病毒阳性。脱离发生在严重玻璃体炎症反应后的恢复期[16]。

在非感染性葡萄膜炎中，RRD 的风险小于 1%。大多数出现视网膜裂孔和脱离的患者似乎是伴随视网膜病变的结果，通常发生在与炎症部位无关的区域。然而，影响玻璃体基底部的炎症过程可能是这一规则的一个例外。在愈合阶段，严重炎症后，玻璃体收缩可对视网膜产生重要牵引力。因此，如果长时间不治疗或严重，平坦部炎会发展为 TRD[17] 和视网膜劈裂[18]。真正的视网膜劈裂和 TRD 之间的鉴别有时是困难的，特别是对于位于远周边的病变[19]。结节病也可以发展成各种形式的 RD（见第 81 章，结节病），尽管这种并发症是罕见的。浆液性 RD[20]、RRD[21]、视网膜色素上皮脱离[22]，甚至罕见的眼部结节病中坏死性视网膜炎合并 RRD 的病例也被描述，但大多是孤立病例。RRD 也可能是 Behçet 病后段并发症谱的一部分，无论是在活动期还是恢复期。这些患者应定期进行详细的眼底镜检查，特别是在视网膜炎愈合或玻璃体浓缩（vitreous shrinkage）的情况下[24]。还有作者报道了 1 例年轻 Behçet 病葡萄膜炎患者继发于黄斑裂孔的 RRD，强调复发性玻璃体炎和玻璃体牵引在这一严重并发症的发病机制中的作用（见第 80 章，自身免疫性视网膜病变）[25]。

## 三、病理生理学 Pathophysiology

炎症或感染过程的性质决定了分离发生的机制，并提供了解决方法的指示。SRD 通常是免疫介导的脉络膜、RPE 和视网膜血管损伤的结果。其原因是视网膜内皮细胞之间的紧密连接丢失，导致视网膜血管系统的液体向外流量增加，视网膜色素上皮细胞之间的紧密连接丢失，视网膜色素上皮细胞的代偿泵功能失效。玻璃体腔和脉络膜之间的正常渗透梯度的破坏也可能损害被动转移机制，导致大部分正常液体流向脉络膜。炎症介质调节血管通透性，调节视网膜（主要是 Müller 细胞）和视网膜色素上皮内水通道蛋白的类型和表达，以及视网膜附着所必需的氯受体，如 CLIC4[26-28]。浆液性脱离的

吸收需要通过适当的全身或局部免疫抑制抑制体液和细胞炎症机制来重建现状（图 116-1）。

在 RRD 和 TRD 患者中，玻璃体牵引起主要作用。在与弓形体病相关的 RRD 中，活动性弓形体性视网膜脉络膜炎常先于或与 RRD 同时发生[9]。炎症不仅增强了玻璃体液化，而且导致胶原纤维之间的交联，特别是那些靠近视网膜界面的胶原纤维，导致异常 PVD 和视网膜撕裂的形成[29-31]。在近50% 的患者中，视盘和眼弓蛔虫肉芽肿之间存在玻璃体条索（图 116-2）。这些条索通常是视网膜牵引和脱离的来源。玻璃体基底部的收缩，尤其见于长期的慢性葡萄膜炎中，导致纤维或纤维血管带的形成，这些纤维或纤维血管带可以很好地附着在下面的视网膜上[30, 32]。在手术时，将其切除是非常困难的（图 116-3）。

在葡萄膜炎性眼病合并 RD 的玻璃体中发现高水平的 s-ICAM1（1 型可溶性细胞间黏附分子），与增殖性玻璃体视网膜病变（PVR）中观察到的情况相似，在 PVR 中，感觉到细胞因子介导的血管反应可能促进 PVR 的形成[33-35]。它与玻璃体中肿瘤坏死因子 α（TNF-α）的水平呈正相关，TNF-α 是一种细胞因子，在炎症级联反应的启动和葡萄膜炎的发病机制中起关键作用[36]。虽然在这方面确切的作用尚不清楚，但它可能是疾病严重程度的标志，是任何 RD 发生的重要倾向。

病毒性视网膜炎引起 RD 的原因有些不同。疱疹性视网膜感染（CMV、HSV、VZV）的特征是视网膜坏死，在感染后遗留下一层透明的胶质膜（图116-4）。任何对这些区域的牵引都很容易导致视网膜撕裂和脱离。取决于病毒和宿主免疫系统之间的相互作用，它与中重度玻璃体炎症有关。巨细胞病毒性视网膜炎典型地见于获得性免疫缺陷综合征或严重免疫抑制。时至今日，它仍然是一种定义为获得性免疫缺陷综合征的感染，但也见于对 HAART无反应、不能耐受或停止反应的患者。传统上，它与玻璃体炎症无关，因此脱离很少并发增殖性玻璃体视网膜病变。在 HAART 时代，炎症反应、晚期脱离和 PVR 的发生率有所增加，有报道称 CMV 视网膜炎患者中有 30% 并发 PVR[37]。在新诊断的患者（诊断为 CMV 视网膜炎后 45 天内）中，RD 的

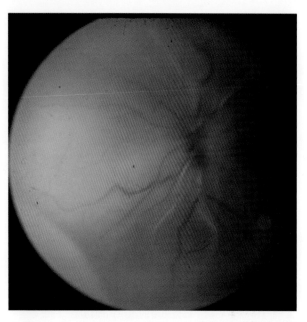

▲ 图 116-1　Vogt-Koyanagi-Harada 病患者的浆液性视网膜脱离

脱离通常是大疱性的，有流动的液体，但没有起伏的视网膜表面。常有视神经头充血

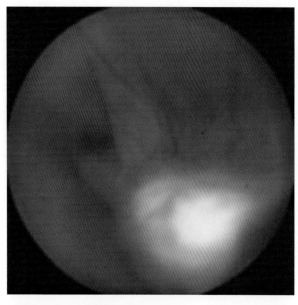

▲ 图 116-2　一例弓蛔虫病的眼底照片。周边肉芽肿导致中央视网膜牵拉性视网膜脱离

发病率最高，为每年 4.9/100 眼，而获得性免疫缺陷综合征患者中 CMV 视网膜炎的总发病率为每年2.3/100 眼[8]。RD 的其他危险因素包括病变面积大、前部病变位置、相关视网膜病变（如近视）和高龄[38, 39]。局部和全身治疗可能会稍微降低 RD 的风

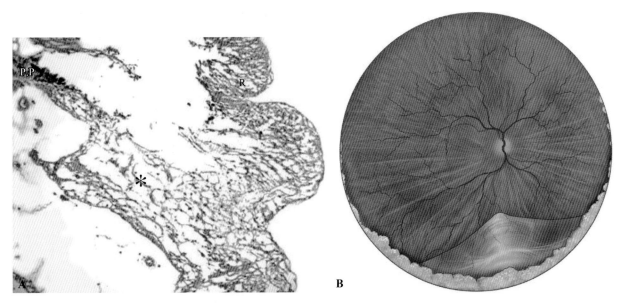

▲ 图 116-3　A. 扁平部炎患者的组织病理切片。纤维增生（＊）导致睫状体平坦部（pars plana，PP）和视网膜（R）之间的玻璃体收缩。这种组织可能特别难以通过手术切除（HE 染色，110×）；B. 绘图者再现的平坦部渗出导致玻璃体基底部纤维化和周围视网膜牵引

图片 A 由 Dr. Chi-Chao Chan,National Eye Institute, Bethesda, United States. 提供

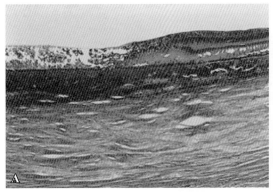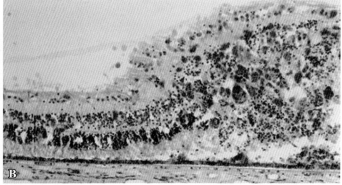

▲ 图 116-4　A. 急性视网膜坏死的视网膜组织病理切片，显示愈合组织和受累组织之间的清晰的边界；B. 巨细胞病毒性视网膜炎视网膜的组织病理切片，在愈合期也显示一个锐利边界

险，这可能是由于视网膜炎的快速缓解[40]。大多数脱离发生在最初感染消退后。治愈的视网膜炎留下一层薄薄的胶质膜，在上面可以看到视网膜前膜，可能含有浓缩的玻璃体（图 116-5）[41]。在光相干断层扫描（OCT）图像上，玻璃体视网膜胶质增生常出现在正常和异常视网膜的交界处，但临床上很难观察到。在这些患者中，胶质增生可能有助于视网膜脱离的形成。

急性视网膜坏死（图 116-6A）的特征是大的、周边的、经常融合的视网膜炎区域[42-44]。病理上以全层视网膜坏死和闭塞性血管炎为特征（图 116-4B）[45]。玻璃体受累，通常最初不明显，在几天内发展，可以遮挡后极部的观察。一种从后极部开始的更具侵袭性的形式，称为进行性外层视网膜坏死（PORN，图 116-6B），也会影响视网膜全层，代表眼科急症，因为如果不积极治疗，可能会在数小时内导致完全失明[46-48]。在这两种情况下，由于萎缩的视网膜上的玻璃体牵引而发生脱离，通常是由于 PVD 的发展。当出现严重的炎症时，甚至在活动性视网膜炎消退之前就可能发生。ARN 视

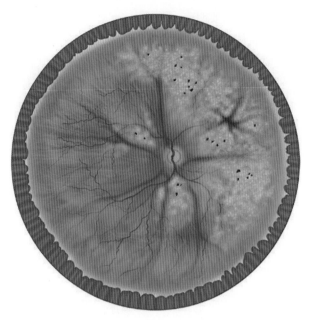

▲ 图 116-5　巨细胞病毒性视网膜炎后的视网膜脱离的示意图。愈合的视网膜炎的萎缩性瘢痕常伴有视网膜裂孔

网膜脱离常伴有沿玻璃体基底部的前部玻璃体收缩。视网膜破裂通常是多发性的，位于正常视网膜和胶质细胞视网膜的交界处。玻璃体视网膜粘连很常见，视网膜脱离既有牵引成分，也有孔源性成分（图 116-7）。

## 四、临床检查和发现 Clinical Examination and Findings

如上所述，葡萄膜炎中的 RD 可能以多种方式出现。TRD，甚至是劈裂腔，也常被误诊为 RRD（图 116-8）[18]。作为初始检查的一部分，确定脱离的性质、眼部炎症或感染的病因、严重程度和阶段，以及视网膜和玻璃体的状态非常重要。尤其重要的是，确定视网膜脱离与视网膜炎症或感染区域、是否存在 PVD、是否存在外周玻璃体基底纤维化和缩短之间的关系。这些观察和检查常常因后粘连、白内障、玻璃体混浊或细胞浸润导致的视野不良而受阻。在感染性病例中，尤其是 ARN，玻璃体炎症在开始治疗后不久可能会增加到眼底不可见的程度。与外伤病例类似，在这些病例中，尽早记录玻璃体和视网膜的发现是很重要的。

当可视化变得不充分时，可能需要辅助测试。为了通过一个小瞳孔来评估黄斑区域，免散瞳相机、SLO（扫描激光检眼镜）或 OCT 可能是有用的。不幸的是，他们没有提供任何关于周边视网膜状况的信息。B 超（10MHz 和 50MHz）可能是评价周围眼底最有用的工具。葡萄膜炎相关的 RD 在脱离时通常有一个高度反射的玻璃体后界膜（它甚

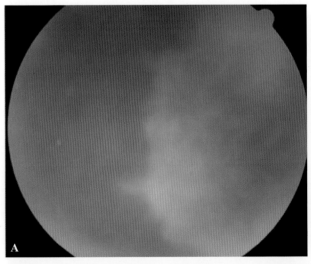
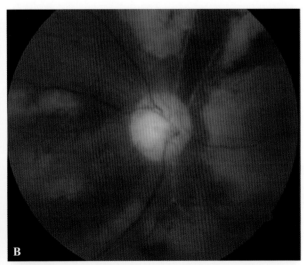

▲ 图 116-6　病毒性后葡萄膜炎视网膜受累的眼底照片

A. 在单纯疱疹相关的急性视网膜坏死病例中，由于严重的玻璃体炎，视网膜周围大面积白化，边缘弥漫，视野模糊；B. 在患有水痘 - 带状疱疹相关的进行性外层视网膜坏死的免疫抑制患者中，通过非炎性玻璃体清楚地观察到围绕视神经的几个视网膜白化区域

（图片 A 经许可转载自 Alvaro Fernández-Mendy, MD, Instituto de la Visión, Buenos Aires,Argentina. Panel B courtesy of Eric Campos, MD, Universidad Nacional de Trujillo, Perú.）

至可以模仿 RD ）[49]。偶尔，在活跃的炎症过程中，在玻璃体间隙内可见细回声，与玻璃体内的炎症细胞相对应。如果玻璃体视网膜界面的可视化变得困难，并且设想使用玻璃体腔类固醇治疗，曲安奈德将改善超声信号并促进后部结构的可视化[50]。脉络膜增厚（厚度 ≥ 2mm）和双眼不对称有助于确定受累眼脉络膜炎症的诊断[49]。脉络膜脱离并不少见，

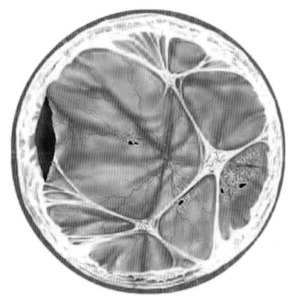

▲ 图 116-7　绘图者对伴有急性视网膜坏死的视网膜脱离的再现，显示玻璃体条索、玻璃体基底部纤维化、视网膜变薄、裂孔和视网膜前纤维化。在视网膜胶质增生的区域形成大的裂孔。胶质增生的范围越广，就越有可能发生视网膜脱离

其前部范围需要明确。

睫状体脱离可能是葡萄膜炎的结果，导致或易患低眼压。超生物显微镜（UBM）是观察睫状体的首选工具。也可以评估周围玻璃体的状态，特别是如果它黏附在虹膜后表面导致虹膜平面后移（玻璃体基底纤维化的间接迹象，可能导致视网膜缩短）（图 116-9）[51, 52]。

炎性视网膜脱离中的裂孔通常使用与标准视网膜脱离相同的规则发现和定位。在治疗后的视网膜脱离中，裂孔常位于萎缩性瘢痕边缘或玻璃体后界膜与视网膜粘连的表面。

## 五、处理 Management

与所有视网膜脱离修复一样，干预的决定和方式是基于对潜在风险的分析，并与解剖成功和视力改善的概率进行对比。在没有活动性炎症的情况下，大多数病例的反应就好像它们是简单的视网膜脱离，因此益处大于手术风险。如果患有活动性炎症，或是获得性免疫缺陷综合征患者，视力恢复可能会更有限，而且复发或 PVR 的风险更高。在这方面，可能需要调整时机，采取更积极的做法。

在葡萄膜炎患者的眼内手术中，如果没有炎症，效果最好。在干预之前，应将其控制在尽可能低的水平。术前、术中和术后的全身和局部药物（皮质类固醇、抗病毒药物和抗生素）应针对每个特定病例进行调整。

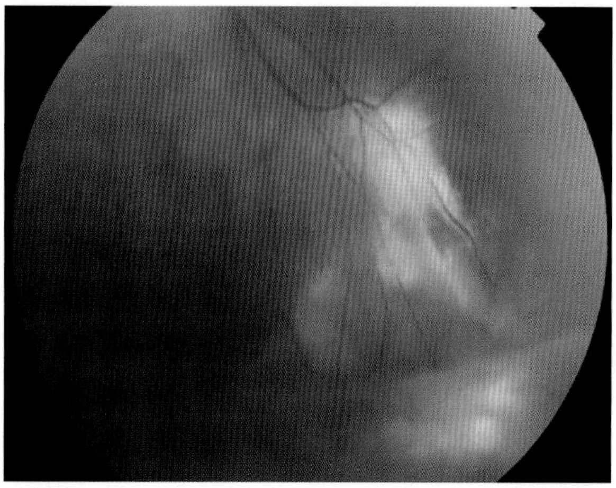

▲ 图 116-8　扁平部炎因玻璃体条索和收缩引起的周边牵引，玻璃体基底部新生血管导致渗出物进入视网膜下间隙。视网膜表面可见一条玻璃体条索

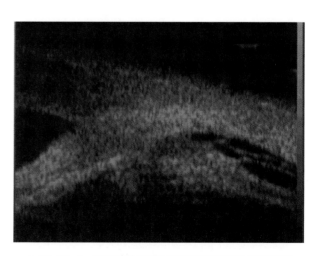

▲ 图 116-9　结节病患者扁平部区域的超声生物显微镜虹膜后表面的玻璃体冷凝和收缩也导致睫状突的牵引和脱离

### （一）孔源性视网膜脱离伴活动性炎症 Rhegmatogenous Retinal Detachment With Active Inflammation

活动性炎症期间视网膜脱离的手术效果通常很差[5, 53, 54]。炎症导致术后视力下降，视网膜表面和晶状体后间隙出现新增殖膜。通过全身和局部治疗的结合来充分和积极地处理炎症成分是至关重要的。手术前应进行全身治疗。选择将取决于炎症的性质和先前对治疗的反应。如果在手术中需要对虹膜进行操作，前列腺素抑制剂应该在手术前一天开始局部和全身添加应用。这通常是在接受葡萄膜炎患者的白内障手术中应用较多，可以显著减少术后前段炎症[55]。手术结束时，应考虑眼周和眼内应用类固醇。使用长效（或缓释）类固醇制剂将降低术后任何复发的严重程度。

一般来说，采取更积极的手术方法可以获得更好的手术成功。如果有晶状体被摘除，是否植入人工晶状体将取决于炎症程度和潜在诊断。如果选择植入，则首选疏水性丙烯酸或聚甲基丙烯酸甲酯人工晶状体囊内固定（因为在这些情况下使用硅油填充几乎是规则，将进一步讨论）。在所有需要玻璃体基底刮除或预期术后有明显纤维蛋白反应的情况下，即使在有透明晶状体的情况下，也应考虑摘除晶状体。如果不摘除晶状体，很难达到 360° 以上的前玻璃体充分切除。通过前房引流使晶状体前移通常是不够的。

在核心平坦部玻璃体切除术（最好使用小口径器械）之后，诱导后玻璃体脱离并进行到玻璃体基底部（图 116-10A）。这可以通过使用玻璃体腔曲安奈德或着色剂来实现。如果不可能完全切除后玻璃体，则将玻璃体剃至视网膜表面（图 116-10B）。这在玻璃体基底部尤为重要（图 116-10C），因为任何剩余的支架都有收缩和拉扯睫状体和周围视网膜的趋势，可能导致低眼压和（或）复发性脱离（图 116-9）。视网膜表面的膜被剥离，考虑到它们的韧性，最好使用 pic 和镊子的双手技术（图 116-10D）。

照明由吊顶灯或经巩膜照明系统提供。使用全氟化碳有助于剥离，全氟化碳作为"第三"只手，为要剥离的膜提供后极部视网膜的稳定。一旦视网膜在全氟化碳下完全复位，裂孔的边缘将通过光凝进行处理。应避免冷冻疗法，因为冷冻疗法可促进血–眼屏障的破坏，并会增加术后炎症[56]。硅油是首选的填充剂，因为它可以在炎症得到控制的情况下继续观察视网膜结构（图 116-11）。它也被认为可以限制促炎细胞因子在玻璃体腔内的积聚[57]。当视网膜完全愈合，炎症得到完全控制时，硅油可以被取出。这可能需要 6 个月或更长的时间。

### （二）持续性炎性浆液性视网膜脱离 Persistent Inflammatory Serous Retinal Detachment

如果炎症已经得到控制，并且至少 3 个月的皮质类固醇和（或）免疫抑制治疗后 SRD 持续存在时，对于黄斑受累和视力下降的患者，可以考虑手术引流以加速恢复。Galor 等[1] 报道了 5 例序列性 SRD 的手术引流病例，包括完整的玻璃体切除术、外周及上方引流视网膜切开术、全氟化碳辅助引流术、眼内激光和气体填充术。所有病例均采用巩膜扣带在引流区提供周边支撑。根据我们自己的经验，只要激光在视网膜和脉络膜之间形成牢固的粘连之前可以实现填充，就不需要扣带。正如作者所指出的，这种方法是为了引流静止性炎症患者的持续性视网膜下液体。如果炎症持续，视网膜下积液会重新聚集。

### （三）视网膜脱离伴视网膜坏死 Retinal Detachment With Retinal Necrosis

#### 巨细胞病毒视网膜炎 Cytomegalovirus Retinitis

在某些 CMV 相关的视网膜脱离病例中，光凝可有效地划定或标定病变区域[58-60]。这种方法可显著延迟黄斑脱离。延迟这些患者的内眼手术是一个有效的策略，因为成功的手术复位，如几项研究所建议的，往往与一定程度的中心视力丧失有关，可能与微血管病变、视神经病变或硅油相关毒性有关[61-65]。一旦选择手术治疗，CMV 引起的视网膜脱离，无论是否与 PVR 相关，都应以标准化的方式进行治疗。CMV 复发或进展的风险应与内科医师一起评估，因为这将决定填充物的选择和并发白内障摘除的必要性。

手术以标准的三切口玻璃体切除术开始（图 116-10）。当先前存在后玻璃体脱离时，识别后玻

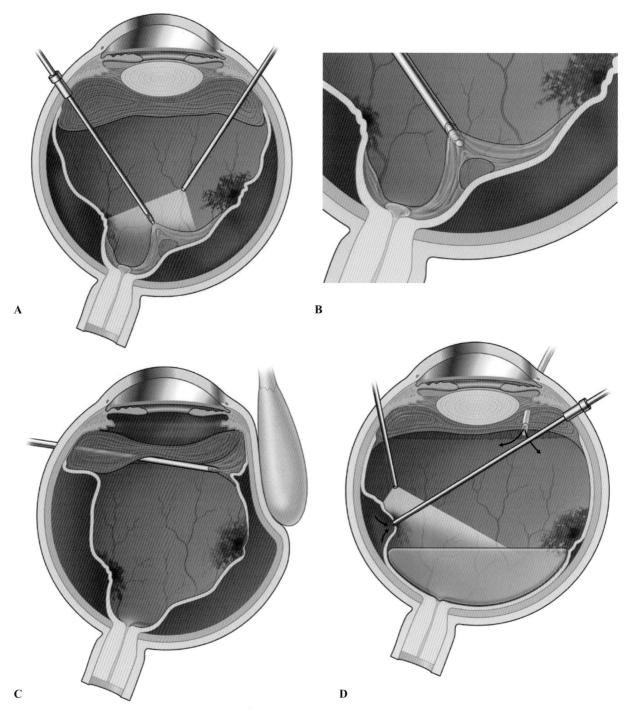

▲ 图 116-10　活动性葡萄膜炎患者视网膜脱离的玻璃体切除术

A. 进行标准的经平坦部玻璃体切除术，然后诱导后玻璃体脱离。玻璃体切除术通常是在摘除晶状体并植入人工晶状体后开始的。B. 当后玻璃体即使使用着色剂也不容易脱离时，玻璃体被切除到视网膜表面。C. 玻璃体切除术在玻璃体基底部进行，刮除视网膜表面的残余玻璃体。D. 剥离视网膜表面的膜最好使用双手技术、全氟化碳和吊顶灯照明系统

璃体并切除至玻璃体基底部后缘。然而，在某些情况下，玻璃体并未从后面分离。如果它能被机械地咬合并且很容易从视网膜上升起，需要人为创造一

个后玻璃体脱离。在某些情况下，这种技术分离不能安全地完成。应尽可能接近视网膜表面切除玻璃体，而不引起玻璃体脱离。在巨细胞病毒（CMV）

导致大面积视网膜坏死的情况下，可以对透明视网膜和玻璃体进行整块剥离，但在大多数情况下，应在玻璃体与周围健康视网膜分离后进行，或至少在玻璃体从视网膜表面刮除后进行。视网膜裂孔边缘或切除区用眼内电凝透热法标记（图 116-12）。这使得以后的识别更加容易。视网膜下液体的内部引流与空气-液体或液体-硅油交换一起进行，以使视网膜变平（图 116-11）。视网膜裂孔周围使用眼内光凝治疗（图 116-13）。

许多外科医师主张用激光划出萎缩区及那些可能有视网膜破裂的区域。在某些情况下，播散性光凝应用于下方至血管弓的边缘，有助于减轻以后发生视网膜脱离的出现，特别是如果 CMV 预计在接下来的几个月在该区域有所进展。此时进行硅油-空气交换或空气-气体交换。选择将取决于分离的结构和复发的活动性。如果病情有进展可能，硅油是一个更好和更持久的选择。术后，患者面朝下保持 12h，之后不需要特殊的定位。术后随访的目的

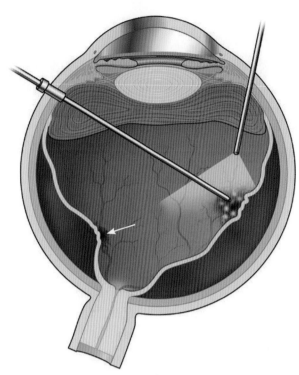

▲ 图 116-12　用眼内电凝透热法识别和标记视网膜裂孔，特别是当选择气体交换展平视网膜时

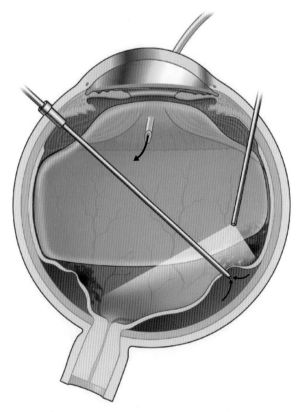

▲ 图 116-11　一旦视网膜活动性良好，进行空气-液体交换以重新附着视网膜。如果牵引力没有完全缓解，需要做视网膜切开术。或者，可以进行硅油-全氟化碳交换

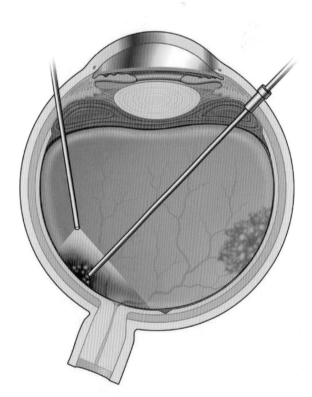

▲ 图 116-13　一旦视网膜在空气、全氟化碳或硅油下附着，所有裂孔和视网膜切开的边缘都要进行眼内激光光凝治疗

是确定硅油毒性的证据，病毒感染的重新激活，并检测复发性视网膜脱离[39, 61, 62, 64-69]。

视网膜再脱离可能在术后的任何时候发生，可能是由于新的视网膜破裂或先前治疗过的裂孔重新开放引起的。通常，复发性视网膜脱离较浅且位于下方，硅油泡可能不完全与视网膜接触。如果再脱离局限在黄斑外，观察通常是最好的策略。如果先前视力良好的眼出现黄斑受到威胁或脱离，则可能需要再次手术。通常，视网膜下液体引流加上注入更多的硅油和额外的光凝是治疗的选择。如果视觉效果不佳，在注入硅油之前，必须如上所述取出硅油并重新复位视网膜。

晶状体切除术可能是必要的，最好是植入人工晶状体，保持后囊。然而，后囊膜混浊是常见的，在某些病例中应考虑行后囊膜切开术[70]。无晶状体眼必须行下方虹膜切除术，并应考虑在人工晶状体眼也建议行下方虹膜周切，以防止瞳孔阻塞。

如果取出晶状体，平凸聚甲基丙烯酸甲酯（PMMA）或疏水性丙烯酸人工晶状体可提供理想的光学矫正[71, 72]。Engstrom 等报道了在玻璃体切除和硅油注射的同时行晶状体切除和人工晶状体植入术而达到令人满意的结果[71]。这一策略是用来避免硅油引起的屈光参差，并避免以后白内障摘除的需要，因为硅油几乎总是会诱导白内障形成[70]。

### （四）急性视网膜坏死 Acute Retinal Necrosis

手术应根据疾病的严重程度进行调整。在大多数情况下，感染消退后，残留在易碎视网膜组织中的血管支架上部分分离的玻璃体的牵引力减弱，导致前部和后部出现多孔、下方视网膜脱离和 PVR。

进行标准的三切口玻璃体切除术（图 116-10）。与 CMV 病例一样，由于这些患者的缺血性视神经不能承受标准的灌注压力，所以以输液压力应保持在较低水平。在手术开始时观察神经以避免搏动灌注，并且在手术期间周期性地观察，可以避免视网膜长期缺氧导致的视力进一步丧失。几乎所有的病例都需要摘除晶状体，以充分暴露玻璃体基底部，从而消除所有冷凝的玻璃体和玻璃体牵引。

在存在 RRD 的情况下，会出现自发性的玻璃体后脱离。玻璃体凝胶必须切除到健康和萎缩视网

膜之间的边缘或玻璃体基底的后缘（图 116-14）。用切割头和镊子识别并移除覆盖在健康视网膜上的视网膜前膜。枝形吊顶灯照明系统可促进此操作（图 116-15）。

一旦后极部健康的视网膜没有增殖膜，全氟化碳就被用来填充视网膜，直到萎缩的视网膜边缘。如果视网膜脱离，萎缩的视网膜应整体切除。其透明性使得膜很难剥离，并且不能很好地产生激光凝结。由于这是非功能性视网膜组织，它没有生理功能，最好将其切除。较大的血管，即使它们衰减变细了，也应该用眼内电凝透热疗法治疗，因为它们可能会出血。为了便于取出，可以使用深层巩膜顶压。这可能会导致 360° 视网膜切开术，留下一片相当中心区域的健康的视网膜。

一旦玻璃体、视网膜前膜和脱离的萎缩性视网膜被移除，剩余的视网膜破裂被识别并用内透热电凝标记。在全氟化碳下，健康视网膜和任何残留的萎缩视网膜之间的边缘，以及先前形成的游离边缘，都通过眼内光凝进行治疗，在健康视网膜边缘打数排激光。

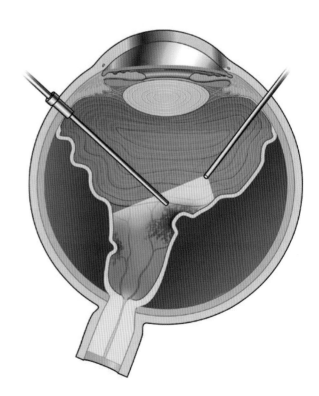

▲ 图 116-14 急性视网膜坏死综合征通常有后玻璃体脱离。往往可以直到玻璃体的基底部

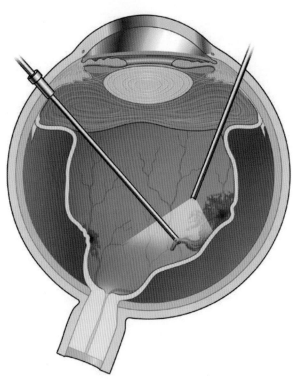

▲ 图 116-15　在急性视网膜坏死综合征中，用 pic 和剥膜镊识别并去除后极部的视网膜前膜

如果需要周边支撑，特别是在下方，可以放置一个环扎带或一个完整的巩膜扣带。然而，在许多情况下，它是不需要的，最好避免，因为它可以导致脉络膜缺血和损害残存的视网膜功能。

在大多数情况下，硅油被用来填充视网膜。理想情况下，应在 3～6 个月内取出硅油，以避免出现与硅油有关的长期并发症。只有在重新注入硅油的风险被认为是最小的情况下，才应考虑取出硅油。

在处理与 PORN 相关的视网膜脱离时，手术原则与 ARN 相同。然而，坏死的程度几乎总是大于与 ARN 相关的视网膜脱离患者，因此玻璃体操作必须格外小心，并且为了包围和保护黄斑区，所需的光凝量通常要大得多 [46, 73]。

## 六、预后 Prognosis

SRD 后的视力恢复通常很好，经过适当的治疗，大多数眼睛视力达到 20/40 以上。葡萄膜炎相关 RRD 后的视觉功能经常受到限制，如果 RD 在炎症活动期得到修复，70% 的眼仍保持在 20/200 以下。这种不良的视力预后既与眼部炎症本身有关，也与术后出现的高频率增殖性玻璃体视网膜病变（PVR）有关。为了减轻炎症的影响，有必要预测其后果，因此使用硅油，即使在手术时可能很少有 PVR 的迹象，或移除完全透明的晶状体，以便完成玻璃体基底部上方完成玻璃体切除。在病毒性视网膜炎中，通常需要类似的方法。此外，在这些情况下，手术应尽可能在低眼压下进行，因为即使在标准的输液压力下，通过视神经的循环也可能被阻塞。增殖性视网膜病变是由炎性细胞因子和趋化因子增强，这些细胞因子通常存在于葡萄膜炎患者的前房和玻璃体。减少这些分子可以改善预后，并意味着协调一致的局部和全身努力，以尽量减少眼内炎症。最好是由玻璃体视网膜外科医师和葡萄膜炎专家共同完成。

## 七、结论 Conclusion

炎症或感染患者视网膜脱离的治疗不仅需要了解手术方案的选择，还需要充分掌握潜在疾病，估计可能的术后过程及复发的可能性。在大多数情况下，多学科方法最有可能提供最佳结果。在过去，手术后的视觉效果相对较差，但更好的设备的出现，微创的手术方法，以及更好地理解疾病的病理生理过程，改善了短期和长期的结果。手术的时机和范围都是关键问题，这取决于病因。通过合并几个不同中心的结果得到的更大的病例系列将有助于在未来几年更精确地定义这些参数。

# 第117章

# 高度近视与玻璃体视网膜并发症
## High Myopia and the Vitreoretinal Complications

Yasushi Ikuno　Masahito Ohji　著

## 一、概述 Introduction

高度近视（high myopia）的发病率因民族、种族和国家而异，但在亚洲国家发病率较高。全世界的一些发病率为美国黑人 1%[1]、美国白种人 2%[1]、中国人 2.6%[2]、日本人 5.5%[3]。近视的患病率似乎在增加[4]，而且是造成视力损害的主要原因之一，特别是在欧洲和东亚[5, 6]。

高度近视的定义略有不同，然而，一致认为球面等效屈光不正超过 −6 屈光度（D）和（或）轴长超过 26.5mm。病理性近视被定义为高度近视，由于过度的眼轴伸长而引起的任何后极部特异性近视性病理改变。病理性近视以后巩膜葡萄肿形成作为特征，也与黄斑部的特殊并发症如脉络膜新生血管和脉络膜视网膜萎缩有关。近视性黄斑劈裂和黄斑裂孔伴或不伴视网膜脱离，也是近视的特异性疾病，也是手术治疗的主要指征。

使用接触镜或非接触镜观察近视黄斑区一直

是一个挑战，因为萎缩会降低对比度。这妨碍了对其病理生理学的详细观察和理解，尽管近视性黄斑病变早已为人所知。光相干断层扫描（OCT）等技术不仅有助于在病理条件下观察视网膜的微观结构，而且有助于了解发病机制、相互作用和疾病进展。例如，最近的 OCT 研究显示，使用扫描源 OCT（SS-OCT）发现并描述玻璃体和视网膜之间（图 117-1）有更精细的相互作用，即使在可见 Weiss 环后，玻璃体皮质仍然留在黄斑上[7]，这可能在黄斑裂孔和视网膜劈裂等近视病理的发展中发挥重要作用。这一信息导致了近视性黄斑病变疾病概念的革命性变化。病理性近视现在比 20 年前更多见。

　　在高度近视眼中，检查者往往难以获得清晰的高对比度 OCT 图像。这些眼的 OCT 图像特征是：①相对较低的信噪比；②深的后巩膜葡萄肿，周围组织常从图像的上边缘丢失；③由于脉络膜视网膜萎缩形成的大的中央暗点导致固定不良；④主要位于中心凹外的重要特征。OCT 检查的要点如下。首先，光谱域 OCT（SD-OCT）比时域 OCT（TD-OCT）具有更高的灵敏度和扫描速度。其次，主要的病理学部位必须位于 OCT 图像的顶部附近。由于所谓的信号衰减，SD-OCT 信号在顶部最强，在底部最弱。这一过程最大限度地增加了信号，增强了对靶向病理部位的对比度。第三，对

于中心暗点较大的病例，必须采用大的内固定或外固定，以避免不必要的眼球运动。最后，必须注意中心凹外的病理变化。例如，一个小的黄斑裂孔有时在中心凹外，而其他微观病理学如视网膜血管皱襞、内界膜脱离和血管旁微孔则远在黄斑外。使用 5 线或网格扫描比单独使用单一的 B 扫描有更高的检出率。

　　影像学技术已经证实近视性中心凹劈裂（foveoschisis），这是一种相对较新的病理学改变，大约 15 年前就被确认[8]。现在人们普遍认为这种病理学在高度近视的眼中很常见，近视性中心凹劈裂被认为是黄斑裂孔和视网膜脱离形成的先决条件。OCT 对近视性中心凹劈裂的研究揭示了近视性黄斑疾病的许多潜在的临床前和病理条件，如下所述。这些信息也有助于了解黄斑裂孔和视网膜脱离的过程和病理生理学，黄斑裂孔和视网膜脱离是玻璃体视网膜外科医师最棘手的并发症。在这一章中，我们回顾了近年来的研究，并对高度近视的玻璃体视网膜并发症进行了讨论。

## 二、周边裂孔视网膜脱离 Retinal Detachment From Peripheral Breaks

　　周边视网膜裂孔引起的视网膜脱离在高度近视眼中很常见。任何类型的视网膜脱离的患病率都随着负性屈光不正程度的增加而增加[9]。高度近视超过 -6.0D 的病例占所有病例的 16%，其终身风险是正视眼的 20 倍以上[9]。此外，根据近视程度，年轻人的视网膜脱离的发病年龄较小[10]。视网膜周边变性的发生率随眼轴长度的增加而增加[11]。严重高度近视眼的玻璃体液化程度越高，后玻璃体脱离发生的年龄越小[12]。这些事实似乎解释了视网膜脱离发病率增加的原因。

　　对于非高度近视性视网膜脱离，孔源性视网膜脱离（RRD）必须采用巩膜扣带术或玻璃体切除联合气体或硅油填充术治疗。巩膜扣带术是非玻璃体牵引或最小玻璃体牵引的视网膜裂孔的首选方法，而玻璃体切除术是治疗玻璃体牵引的首选方法。我们通常使用 25G 的玻璃体切割系统，小口径系统在高度近视的病例中效果良好。

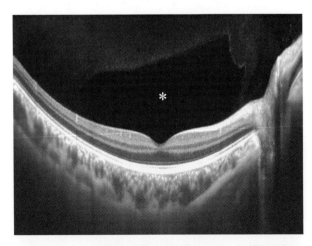

▲ 图 117-1　正常高度近视眼后玻璃体状态。扫描源光相干断层扫描可以显示玻璃体凝胶，从而显示玻璃体和视网膜之间的相互作用。这张 OCT 图像清楚地显示了一个皮质玻璃体囊袋样结构（星号）

### 三、黄斑手术并发症的流行病学研究 Epidemiology of Surgical Macular Complications

近视特异性黄斑并发症的发生率，如近视性中心凹劈裂、黄斑裂孔伴或不伴视网膜脱离的发生率，由于这些并发症是罕见的，目前尚未得到充分的记录。9% 的后巩膜葡萄肿患者存在近视性黄斑劈裂[13]。在黄斑裂孔和视网膜脱离的患者中，8.5% 的患者在 4 年内对侧眼出现了相同的病变[14]。

**屈光手术后孔源性视网膜脱离 Rhegmatogenous Retinal Detachment After Refractive Surgeries**

孔源性视网膜脱离是屈光手术后的主要并发症。准分子激光原位角膜磨镶术（LASIK）后发病率不高，据报道为 0.25%[15]，但屈光性晶状体置换术后发病率要高得多，3 年内为 7.3%[16]。视网膜脱离是白内障手术后一种罕见但普遍的并发症，在普通人群中发生率为 0.9%[17]，在高度近视眼超声乳化术后发生率为 1.5%~2.2%[18, 19]。术后 5 年内发生 PVD 的可能性很高[20]，似乎也与较高的发病率有关。

### 四、病因学与病理生理学 Etiology and Pathophysiology

#### （一）近视性中心凹劈裂 Myopic Foveoschisis

近视性中心凹劈裂以视网膜劈裂伴或不伴局限性视网膜脱离为特征，是高度近视的特异性疾病。OCT 能很清楚地描述病理过程（图 117-2）。近视

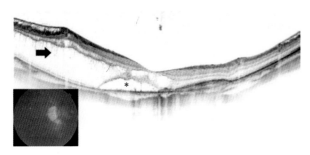

**▲ 图 117-2 典型的近视性黄斑中心凹劈裂**

眼底照片（插图）显示视网膜后极部有轻微升高，尽管在视觉上并不明显。通过黄斑的水平光相干断层扫描显示视网膜多层劈裂和中心凹（星号）视网膜脱离。视网膜劈裂的内层和外层之间有胶质组织（所谓的柱状结构，箭）

性中心凹劈裂也被称为高度近视眼中无黄斑裂孔的后部视网膜脱离，Phillips 于 1958 年报道了一例后巩膜葡萄肿内有视网膜脱离，但没有明显的黄斑裂孔[21]。几十年来，OCT 技术的发展对其的详细病理学及其机制有待于进一步研究。Takano 和 Kishi 用 OCT 检查了 32 只高度近视眼，发现 9 只眼有视网膜劈裂，1 只眼有中心凹脱离，说明高度近视眼中视网膜劈裂和中心凹脱离很常见[8]。据报道，近视性中心凹劈裂的特征是中心凹结构的变化，包括 47% 的中心凹囊肿，29% 的板层孔和 29% 的中心凹脱离[22]。

近视性中心凹劈裂的发病机制最近已被揭示。这些近视眼的各种 OCT 图像导致了一种假设，即内层视网膜的柔韧性不如外层视网膜[23]。限制内层视网膜柔韧性的因素包括附着在视网膜上的玻璃体皮质、视网膜前膜（ERM）、内界膜（ILM）和视网膜血管。高度近视眼的视网膜前膜，临床上很难识别，只能在显微镜下发现[24]，其会导致视网膜的柔韧性下降。

组织学研究显示视网膜劈裂在外丛状层、内丛状层、神经节细胞层和神经纤维层多个层次中发生[25]。视网膜前也有纤维膜。对玻璃体切除术中剥除的 ILM 标本进行的电子显微镜研究表明，70% 的近视性黄斑劈裂的 ILM 内表面存在胶原纤维和细胞碎片，明显多于特发性非近视性黄斑裂孔（0%）[24]。另一项研究显示，高度近视眼玻璃体切除术中识别的视网膜前膜的发生率（61.8%）要比对照组高得多（7.0%）[26]。

ILM 脱离，有时被认为是"内层视网膜劈裂"（inner retinoschisis），常见于高度近视眼，这解释了 ILM 对视网膜其他层的潜在的牵引作用（图 117-3）[27]。在 OCT 图像上，可以观察到内层视网膜隆起以及被认为是帐篷状病变（tent-like lesions）的视网膜血管，即所谓的视网膜血管微皱褶（retinal vascular microfolds），特别是在垂直扫描图上更易见（图 117-4）[28]。这个发现代表了视网膜表面血管的牵引力。一项对 200 只高度近视眼的大规模 OCT 研究显示，6% 的 ILM 脱离发生率，13.5% 的视网膜劈裂发生率，20% 的视网膜血管微皱褶发生率[29]。这些成分在内层视网膜产生向内的牵引力，

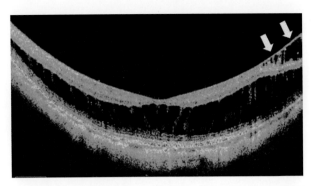

▲ 图 117-3　高度近视眼内界膜剥离（箭）的典型光相干断层扫描表现。ILM 层与其他视网膜层分离

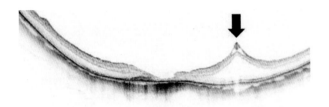

▲ 图 117-4　高度近视眼视网膜微皱褶（箭）的典型光相干断层扫描外观
这种微皱褶与视网膜血管有关，提示对视网膜的微血管有牵引

可能分裂视网膜，导致视网膜劈裂，最后导致中心凹处视网膜脱离。

### （二）黄斑裂孔伴或不伴视网膜脱离 Macular Hole With or Without Retinal Detachment

黄斑裂孔视网膜脱离是高度近视眼的典型并发症。玻璃体皮质附着在孔周围的视网膜表面，引起切向牵引，在高度近视眼的深部后巩膜葡萄肿中产生向内的矢量成分，导致视网膜脱离[30]。视网膜牵引力的释放是成功复位的关键，因此，玻璃体切除联合玻璃体皮质和膜去除是有效的。一项 OCT 研究报告称，黄斑裂孔开放后黄斑裂孔边缘的持续牵引是引发视网膜脱离的关键[31]。伴有视网膜劈裂的黄斑裂孔比伴有视网膜囊肿的黄斑裂孔更容易发展为视网膜脱离，类似于特发性非近视黄斑裂孔（图 117-5）。

黄斑裂孔合并视网膜劈裂通常表现为较深的后巩膜葡萄肿，这解释了该亚型视网膜解剖复位的成功率较低的原因[31, 32]。深的后巩膜葡萄肿在 ERM 或 ILM 的切向牵引作用下产生较大的矢量成分，作为一种内牵引力作用于视网膜。此外，深部葡萄

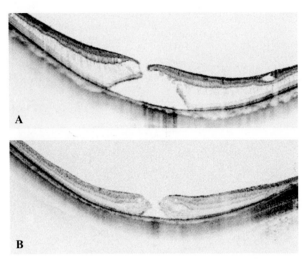

▲ 图 117-5　高度近视黄斑裂孔中两种不同亚型的光相干断层成像
A. 伴有周围视网膜劈裂的黄斑裂孔通常表现出更高的视网膜脱离可能性，B. 没有视网膜劈裂的黄斑裂孔只有视网膜囊肿，通常是较为稳定的

肿，由于视网膜过度拉伸，黄斑孔更难闭合。后巩膜葡萄肿较浅时，牵引力较小，视网膜平坦，如非近视眼所见。这种平坦的结构在视网膜上施加的拉伸较小，因此，黄斑裂孔更容易闭合。黄斑裂孔的类型与后巩膜葡萄肿的深度和牵引力密切相关，影响解剖复位的成功率。因此，术前 OCT 观察黄斑裂孔边缘的为预后提供了一条线索。

在高度近视眼中，多数情况下多个成分黏附在视网膜表面，在玻璃体手术中常被发现。电子显微镜研究表明，它们是玻璃体皮质、细胞 ERM 和 ILM[33]，这表明在复位的玻璃体手术中，完全去除这些牵引力是必要的。

### （三）血管旁微孔的后极部视网膜脱离 Posterior Retinal Detachments From Paravascular Microholes

血管旁微孔（paravascular microhole）引起的视网膜脱离在高度近视眼中也具有特异性（图 117-6）。微孔是典型的小的、圆形或椭圆形视网膜裂孔，与后极部的大血管相关[34]。有时在大血管附近有多个孔。一项针对高度近视眼的 OCT 研究表明，视网膜囊肿和血管旁小孔的发生率分别为 50% 和 27%[35]。玻璃体视网膜粘连通常在血管旁区域很紧密，玻璃

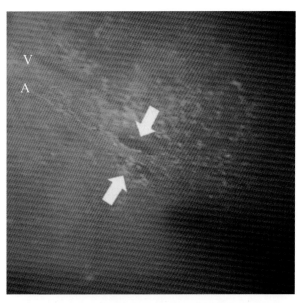

▲ 图 117-6 术中观察高度近视性视网膜脱离中血管旁微孔。多个小而圆的视网膜小孔位于颞侧血管弓处的视网膜血管上（箭）

A. 视网膜颞上动脉；V. 视网膜静脉

体在该部位的牵引被认为是导致视网膜稀薄的主要原因，导致视网膜囊肿和破裂[36]。血管旁微孔常与血管微皱褶和视网膜劈裂同时存在[28]，提示与视网膜血管的牵引密切相关。

### （四）伴有或不伴有视网膜脱离的近视性黄斑裂孔和黄斑劈裂的症状 Symptoms of Myopic Foveoschisis and Macular Holes With or Without Retinal Detachments

近视性中心凹劈裂和黄斑裂孔伴或不伴视网膜脱离通常发生在高度近视的中老年女性。在作者的诊所里，2000—2005 年 52 名患者中有 44 名是女性[37]。当视网膜脱离开始时，如果患者只有视网膜劈裂和与受累区域相对应的中心暗点，他们通常会意识到中央视觉扭曲。当黄斑裂孔打开时，患者可能会意识到在相对暗点中心有一个绝对暗点。如果广泛的复杂的视网膜脱离发生，患者也报告受累区域的视力丧失。即使患者出现黄斑裂孔，Watzke-Allen 试验通常为阴性。

### 五、临床表现 Clinical Findings

在高度近视的眼中，近视性中心凹劈裂可以被认为是视网膜后部的轻微隆起。然而，没有 OCT

很难准确诊断，尤其是在萎缩的眼底。OCT 和其他成像工具对于手术决策的视网膜状态的完整评估是必不可少的，例如，确定视网膜裂孔的存在 / 不存在以及视网膜劈裂或视网膜脱离的区域。这些信息对手术计划至关重要。例如，如果在 OCT 图像上发现中心凹脱离，黄斑裂孔的形成很可能在不久的将来发生，手术必须很快计划（通常在 1 或 2 个月内）。然而，如果患者只表现为视网膜劈裂而不是中心凹性视网膜脱离，手术就不是那么紧急了。高度近视黄斑裂孔的演变及其诊断是一个难点[38]。OCT 也有助于评估孔的存在 / 不存在及其大小。

### （一）光相干断层成像特征 Optical Coherence Tomography Features

近视性中心凹劈裂表现为视网膜多层的劈裂。分裂的视网膜各层之间通常有一个桥，即所谓的柱（column），这被认为是残留的 Müller 细胞（图 117-2）。在萎缩严重的视网膜中，很难区分视网膜劈裂和视网膜脱离，而柱状结构的存在是诊断视网膜劈裂而不是脱离的重要线索。如早期 OCT 研究所示，追踪光感受器内、外节段（IS/OS）连接线的完整性也有助于鉴别视网膜脱离和视网膜劈裂[39]。还观观察到 ILM 与其他视网膜层分离，即所谓的 ILM 脱离（ILM detachment），是 ILM 牵引力的一个指标[27]。在 OCT 图像上可以观察到内层的视网膜帐篷状峰。这与视网膜血管和所谓的视网膜微血管牵引是一致的[28]。由于视网膜血管通常在黄斑区周围水平分布，因此在垂直面上比水平面上发现的概率更高，因为观察视网膜血管横截面的概率更高。光感受器的 IS/OS 连接线有时在视网膜脱离区消失[40]；然而，IS/OS 连接线在视网膜劈裂区通常保存良好，这表明该亚型光感受器功能保存良好。

黄斑裂孔形成前有两个阶段与视网膜劈裂有关（图 117-7）。第一阶段是所谓的视网膜劈裂型的发展，其中只有视网膜劈裂而不是视网膜脱离。几个月后（有时几年）在中心凹周围开始视网膜脱离。这一阶段是所谓的中心凹脱离型，视网膜脱离累及中心凹和黄斑周围的视网膜劈裂。一段时间后，视网膜脱离上方的内层部分被拉伸和撕裂，黄斑裂孔表现出视网膜劈裂合并视网膜脱离共同作用的结

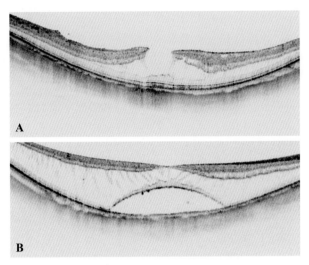

▲ 图 117-7　近视性中心凹劈裂的两个不同亚型
A. 视网膜劈裂型的特征是只有视网膜劈裂而没有视网膜脱离；B. 中心凹脱离型以小范围局限性视网膜脱离为特征，内 / 外节段线与视网膜色素上皮分离。视网膜劈裂型的发展先于中心凹脱离型

果。因为固视点已经移动，小的黄斑裂孔通常很难在 B 扫描图像中看到。

黄斑裂孔的边缘提供了有价值的信息。如前所述，高度近视眼有两种类型的黄斑裂孔[31, 32]。一种类似于特发性黄斑裂孔，通常见于非近视眼（图 117-5B）。其孔的边缘常有视网膜囊肿并增厚。临床上裂孔周围无视网膜脱离，一般数月或数年内无进展。另一种类型的视网膜裂孔周围有视网膜劈裂而不是视网膜囊肿（图 117-5A）。这种类型的黄斑裂孔是由近视性中心凹劈裂引起的，可以认为是近视性中心凹劈裂与视网膜脱离之间的过渡。这种类型的黄斑裂孔通常进展迅速，由于潜在的牵引作用，很可能使视网膜脱离复杂化（见上文）。典型的 OCT 表现为黄斑裂孔边缘相对较高且呈直线状，与 RPE 线成锐角，黄斑裂孔顶部边缘呈锐角[31]。因此，观察黄斑裂孔边缘是准确诊断的关键，对玻璃体手术的决策和计划至关重要。

### （二）眼底自发荧光 Fundus Autofluorescence

眼底自发荧光刺激 RPE 中积累的脂褐素发光，是 RPE 氧化应激水平和功能的指标[41]。在近视眼萎缩的眼底，FAF 有助于区分视网膜脱离和视网膜劈裂，因为光感受器和 RPE 之间的接触丧失导致自发荧光降低[42]。弱荧光区指示视网膜脱离的区域，

是监测视网膜脱离进展、视网膜色素上皮损伤程度和随后视力转归的良好指标[43]。

## 六、中心凹劈裂的治疗 Treatment of Foveoschisis

近视性中心凹劈裂的自然病程是较差的。研究人员报道，69% 的患者视力下降，31% 的患者随访 3 年后出现黄斑裂孔[44]，50% 的患者随访 2 年后出现黄斑裂孔或视网膜脱离[45]。这些观察结果鼓励手术治疗近视性中心凹劈裂，成为预防黄斑裂孔导致视网膜脱离的方法。

### （一）手术适应证 Surgical Indications

近视性中心凹劈裂有时无症状，特别是在单纯性视网膜劈裂、无视网膜脱离的情况下。这些病例不是玻璃体手术的良好适应证。即使患者意识到视觉障碍、视物模糊或视觉丧失，手术也可以推迟，直到视力下降到 20/40 左右，因为玻璃体切除术后仍有视力恶化的机会。术后视力改善的概率在中心凹脱离的病例中约为 80%，单独视网膜劈裂的病例为 50%[46]。另一项研究报道了类似的趋势，显示 70% 的中心凹脱离的眼有明显的视力改善，而在视网膜劈裂组为 42%[47]。如果手术前出现黄斑裂孔，视力改善的机会大大减少[46, 48]，部分原因是黄斑裂孔在手术后闭合率很低。黄斑裂孔形成后出现视网膜下液提示预后较差[49]。因此，黄斑裂孔形成前的手术干预被认为是有益的，尽管目前还没有强有力的证据证明这一点。

黄斑裂孔后巩膜葡萄肿的局限性视网膜脱离经常发生，然而，只有在特定的病例中才可能有手术益处。这种脱离有时是稳定的，不会进展。视网膜与视网膜色素上皮分离，并沿着最小距离桥接相应位置的葡萄肿后边缘，保持平衡，并代偿视网膜牵引力。如果视网膜脱离不超出后巩膜葡萄肿的边缘，手术可以推迟，其进展应通过 OCT 和（或）FAF 监测（见上文）。如果病情进展，手术应该尽快进行，因为患者有完全丧失视力的危险。

黄斑裂孔伴广泛视网膜脱离是手术的良好指征。手术的目的是去除在视网膜上产生牵引力并导致脱离的所有成分，包括玻璃体皮质、ERM 和

ILM。然而，有时即使在玻璃体切除术后，视网膜血管的牵引力仍然存在，导致视网膜脱离复发。这些病例理论上需要治疗后巩膜葡萄肿，并且可以考虑放置黄斑兜带。在早期病例系列中曾尝试过简单的气体注入，特别是对于有 PVD 的眼。然而，这种方法不能减轻 ERM 所施加的牵引力。因此，对于解剖成功的期望并没有玻璃体切除术伴任何牵引力完全解除的期望高[50]。

### （二）手术预后 Surgical Prognosis

手术后视网膜通常缓慢地与视网膜色素上皮重新附着（图 117-8）。如果没有黄斑裂孔的出现，与近视性中心凹劈裂相关的视觉结果是有利的。我们报道，两组玻璃体切除术后均获得了显著的视觉增益，中心凹脱离型和视网膜劈裂型的最终视力相似，但中心凹脱离组的视觉变化明显大于视网膜劈裂组[46, 47]。

术后黄斑裂孔的形成是近视性中心凹劈裂的

一个重要问题。我们调查术后黄斑裂孔形成的发生率，并探讨其危险因素。术后黄斑裂孔的发生率为 19.8%，OCT 上可见术前 IS/OS 线不连续（IS/OS 缺损）的眼是黄斑裂孔发展的预测因素。其他因素，如年龄、性别和视力，对黄斑裂孔形成率没有影响（图 117-9）[51]。高度近视眼一旦出现黄斑裂孔，玻璃体切除术后该裂孔很难闭合[52]。视觉效果也不如非近视眼好[53]。根据 OCT 图像，伴有视网膜劈裂或视网膜脱离的黄斑裂孔闭合率为 40%～50%[54, 55]。黄斑裂孔合并视网膜脱离玻璃体切除术后平均视力低于 20/200，玻璃体切除术后初次复位率为 50%～70%[56]。较长的眼轴长度通常是一个不良的预后因素[57, 58]。长期使用气体填充似乎能改善视力[59]。黄斑兜带术（macular buckling）可以补偿任何牵引力，在伴有视网膜脱离的黄斑裂孔中显示出比玻璃体切除术稍高的初始再附着率[60, 61]。

### （三）手术治疗 Surgical Procedures

#### 1. 玻璃体分离 Vitreous Separation

25G 玻璃体切除系统是高度近视眼的一线治疗方法。玻璃体起着重要的作用，因此，创建 PVD 对于视网膜的重新复位至关重要。高度近视眼的玻

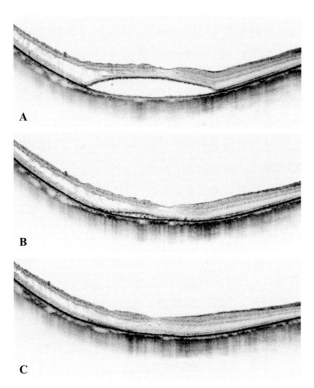

▲ 图 117-8 光相干断层扫描图 117-7（下图，中心凹脱离型）所示，一名因近视性中心凹劈裂而接受玻璃体切除联合内界膜剥离和气体填充的患者的术后外观
A. 术后 2 个月的 OCT 图像显示视网膜变平；B. 术后 6 个月，同一位置的 OCT 图像显示视网膜劈裂已经消失，但仍有大量的视网膜下液；C. 术后 12 个月的 OCT 图像显示视网膜脱离完全消失

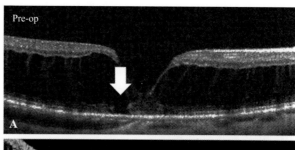
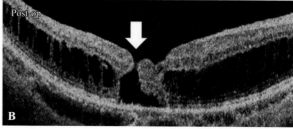

▲ 图 117-9 玻璃体切除术后近视性黄斑裂孔的术前光感受器内 / 外段缺损和术后黄斑裂孔形成
A. 一位 66 岁女性术前中心凹（箭）及周围视网膜裂孔处有 IS/OS 缺失；B. 玻璃体切除术联合内界膜剥离后 1 个月，黄斑裂孔开放（箭）

璃体广泛紧密地附着在视网膜表面。使用曲安奈德是必要的可视化和识别残余皮质的方式。为了造成后玻璃体脱离，通常使用玻璃体切割头和硅胶头的反冲针主动抽吸，对于非常薄的玻璃体皮质，金刚石膜刮刀是另一种选择[62]。玻璃体视网膜粘连通常在视盘周围是紧密的，因此，外科医师可以考虑在粘连通常最弱的地方开始。重要的是，需要非常小心地分离黄斑部的玻璃体，因为黄斑与玻璃体紧密黏附；对黄斑部施加压力可能导致黄斑裂孔的形成。这个过程在已经脱离的视网膜上很难进行，可以考虑采用双手技术进行安全的分离。

### 2. 内界膜剥离 Internal Limiting Membrane Peeling

在近视性中心凹劈裂患者中，内界膜剥离的必要性仍然存在争议，有一组报道说，即使没有剥除内界膜，也有很高的成功率[63]。然而，在大多数眼的 OCT 图像上，ILM 与视网膜其他层是分离的[27]，这表明 ILM 的韧性在这一病理过程中起主要作用。此外，在初次手术中，没有内界膜剥离的眼黄斑脱离的复发率较高[64]。这一事实证明，至少在某些病例中，近视性中心凹劈裂有必要进行膜剥离。

在近视性黄斑裂孔合并视网膜脱离的情况下，ILM 剥除术还可以增强黄斑裂孔的闭合，消除对视网膜的任何牵引[65]，从而提高初始手术的成功率[66]。在最初的病例系列中，吲哚菁绿被用来染色 ILM 膜，然而，术后它在眼中的停留时间超过 6 个月[67]。亮蓝 G（brilliant blue G，BBG）可选择性地染色 ILM，且毒性较小[68]。然而，最近一项对视网膜表面的 OCT 研究显示，手术后在 ILM 剥离区域内的浅凹数量不断增加[69]。

据推测，在近视性中心凹劈裂的中心凹处，由 ILM 剥离引起的损伤可能导致中心凹处的全层组织丢失。这个想法导致我们试图离开中心凹 ILM。最近，为了避免黄斑裂孔，引入了一种新颖的保留中心凹的 ILM 膜剥离技术（图 117-10）[70]。一项研究报道显示术后黄斑裂孔的发生率显著降低。然而，即使解剖成功率较高，视力水平也相似[71]。

高度近视眼的黄斑裂孔闭合的可能性很小。部分原因是后巩膜葡萄肿内眼后壁的机械张力较高。对特发性黄斑裂孔患者应用了 ILM 瓣翻转技术（inverted ILM flap technique），被应用于高度近视患者。视觉效果尚未得到证实，特别是在视网膜脱离的病例中[72]。然而，黄斑裂孔闭合率似乎高于传统的 ILM 剥离技术（图 117-11）[73]。最近，通过使用自体血凝块对该技术进行了改进，使解剖成功率高

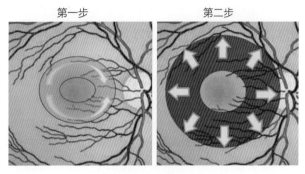

▲ 图 117-10　非中心凹内界膜剥除术治疗近视性黄斑劈裂的两步法

第一步：后玻璃体脱离完成后，切除视网膜前玻璃体，在离中心凹一定距离处开始剥离 ILM。ILM 以甜甜圈的方式剥除，中心凹周围保留一条圆形的 ILM 膜带。第二步：ILM 膜剥除，然后向周围延伸，中心凹的内界膜保留

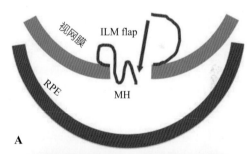

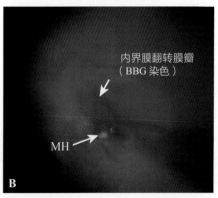

▲ 图 117-11　高度近视眼黄斑裂孔视网膜脱离的内界膜翻转剥除术的模式图和术中观察

A. 以通常的方式剥离 ILM，然而，ILM 仍然附着在黄斑孔的边缘。然后将剥离的 ILM 倒置并放置在孔内。B. 在手术过程中，用镊子夹住膜瓣并将其推入孔中。在此之后，进行液体与空气交换，并进行气体填充。ILM. 内界膜；MH. 黄斑裂孔；RPE. 视网膜色素上皮；BBG. 亮蓝 G

达 96%[74]。我们还报道了一个病例系列，颞侧巩膜缩短有助于视网膜复位（100%）和黄斑裂孔闭合（75%）[75]。

### 3. 眼内填充 Tamponade

对于黄斑裂孔伴或不伴视网膜脱离的病例，必须在手术结束时进行气体填充。必须使用长效气体填充（即全氟丙烷），因为它具有较高的解剖复位成功率[59, 76]。由于黄斑周围没有凝固运动，因此长时间支撑视网膜以恢复萎缩的视网膜色素上皮和光感受器之间的完整性至关重要。硅油填充也是一个有效的选择[55, 77]。

### 4. 黄斑兜带术 Macular Buckling

在复发性视网膜脱离的病例中，可以考虑放置一个扣带来固定后巩膜葡萄肿的尺寸异常。一些病例系列报道在黄斑裂孔和视网膜脱离较好的手术效果[60, 61]。玻璃体切除术更常用于治疗近视性中心凹劈裂[78]，但黄斑兜带术也被认为是另一种选择[79, 80]。在最初的病例中尝试了直接黄斑兜带，然后发展了改良的银夹法（silver clip）[81]。最近有报道称，使用在硅胶海绵内部有可弯曲金属丝的硅胶海绵[82]。切形颞上的球结膜，放置褥式缝线固定扣带的顶部。起压陷作用的部分在另一侧。调整扣带的位置以适应巩膜的曲率形态，并使扣带的尖端到达黄斑。

据报道，黄斑兜带术比玻璃体切除术有更高的视网膜复位成功率[60, 61]，这可能是由于矢量力的变化。切向牵引在后巩膜葡萄肿的后部产生向内的矢量力，呈凹形。黄斑兜带将黄斑区域改变为凸面形状，矢量力改变方向，重新附着视网膜。因此，黄斑兜带被认为是在视网膜和视网膜色素上皮之间提供更强的接触。

然而，黄斑兜带手术后的主要问题是后极部隆起引起的视物变形和脉络膜循环中断。这与把尖端置于黄斑这个关键步骤的学习曲线有关，因为这是一种盲法操作。

作者通常将玻璃体切除术作为黄斑裂孔和视网膜脱离的一线治疗方法，并尝试去除玻璃体皮质、ERM 和 ILM 的所有牵引力及长效气体或硅油填充。这项技术的成功率为 70%～90%。然而，如果视网膜因为黄斑裂孔重新开放而再次脱离，就要进行黄斑兜带手术，因为再行一次玻璃体切除术的效果往往欠佳。因此，作者将此手术视为再脱离病例的补救性手术。

## 七、术后并发症 Postoperative Complications

在接受玻璃体切除术治疗近视性中心凹劈裂的患者中，10%～20% 出现黄斑裂孔[46, 47, 51]。如果在极薄、拉伸的中心凹存在的情况下进行内界膜剥除，则有发生这种并发症的危险。玻璃体切除术前必须注意发现任何小的黄斑裂孔，因为这些裂孔通常在术后被拉伸和扩大。单纯使用长效气体注射治疗术后黄斑裂孔是不被接受的，因为这种并发症是由于缺乏视网膜造成的。再次手术和去除任何残余牵引力可能是有用的。

视网膜脱离复发是玻璃体切除术治疗黄斑裂孔合并视网膜脱离的主要并发症。去除残留的玻璃体皮质和 ERM 是再手术中的关键。然而，有时很难确定发生再脱离的明确病因。在这些病例中，持续的牵引，如微血管牵引，有可能是相关的病因。在这些情况下采取黄斑兜带术是必要的。

## 八、结论 Conclusion

由于眼成像技术的发展，近视性黄斑病变的病理生理学变得更加容易理解。许多有趣的发现提示高度近视眼存在潜在的牵引力。我们必须仔细评估这些病理学的术前特征。这有助于决定近视黄斑并发症患者玻璃体切除术中最微创、最有效的手术方式。

# 早产儿视网膜病变的手术治疗
## Surgical Management of Retinopathy of Prematurity

**第 118 章**

Yoshihiro Yonekawa　Lisa J. Faia　Michael T. Trese　著

## 一、概述 Introduction

早产儿视网膜病变（retinopathy of prematurity，ROP）每年影响数千名儿童。幸运的是，ROP 导致失明的比例很小。ROP 以前被称为"晶状体后纤维组织增生症"（retrolental fibroplasia）。Kinsey 等[1]、Patz 和 Kinsey[2] 在 20 世纪 50 年代的最初的研究表

明，氧参与了被称为 ROP 的组织学变化。人们认为，如果动脉血氧浓度保持在规定的范围内，ROP 可能会被消除。然而，由于新生儿学家能够维持极低出生体重和极年轻胎龄的新生儿的生命，尽管严格控制了氧分压，但 ROP 还是死灰复燃。

氧在 ROP 中的作用已被广泛研究。许多研究者在动物模型中已经证明，可以产生具有 ROP 特

征的未成熟血管，但不会产生视网膜脱离[3-6]。许多研究者的临床观察表明，85%～90% 的低出生体重儿在暴露于氧气时会出现 ROP[7]。足月婴儿、家族性渗出性玻璃体视网膜病变和母亲吸食可卡因的婴儿也有类似的临床表现[8, 9]。

血管内皮生长因子（VEGF）在 ROP 中的作用已被证实。在氧浓度或视网膜缺血的控制下，VEGF 可以克服形成正常视网膜血管的遗传调控，而有助于视网膜周围新生血管或异常的视网膜内血管模式的形成[10]。

在密切观察的低出生体重（＜1500g）婴儿中，ROP 的轻微阶段非常常见，这表明这些早期变化是未成熟眼对氧气的生理反应。在预产期产生的内源性转化生长因子 β（TGF-β）导致大部分眼的视网膜脱离过程消退，但只有很小比例的病例会继续发展为视网膜脱离。

## 二、分类系统 Classification System

在过去，ROP 有多种分类，这导致了眼科、新生儿和儿科医师之间的许多混淆。然而，随后采用了国际早产儿视网膜病变分类（International Classification of Retinopathy of Prematurity，ICROP）[11]。

它描述了眼睛的三个区域。Ⅰ区以视神经为圆心，半径为中心凹与视神经距离的 2 倍。Ⅱ区以水平径向的鼻侧锯齿缘和视神经中心之间的距离作为半径的区域。所剩余的视网膜部分都是Ⅲ区（图 118-1），也就是说，Ⅲ区存在于除鼻侧水平经向外的所有经向视网膜。

第一次检查时血管仅位于Ⅰ区的儿童往往预后较差，可能有"侵袭性后极部 ROP"（aggressive posterior ROP，AP-ROP），在这些眼中有很高的进展为视网膜脱离的风险。视网膜缺血似乎至少是 VEGF 支持新生血管过程的机制之一。因此，只有 32 周的经后年龄（postmenstrual age，PMA）和一个非常大的、同心的无血管（缺血）区域的眼，预后最差是有意义的。

ICROP 定义了 ROP 的五个阶段。ROP 的发生始于血管性视网膜和无血管性视网膜的交界处。如果交界处存在狭窄的白线，则将 ROP 描述为第 1 阶段。第 2 阶段是一个活动性的嵴，显示该线增厚（图 118-2）。除了增厚外，由于嵴内有血管分流，有时还会出现红色外观。第 3 阶段包括血管从视网膜向紧靠嵴后并与脊相邻的玻璃体腔生长（图 118-3）。第 4 阶段是部分性视网膜脱离，分为 4A 黄斑附着和 4B 黄斑脱离。第 5 阶段意味着血管化视网膜的完全脱离（图 118-4），并且可以根据前部和后部的打开或关闭进一步分类。即使严重的视网膜脱离导致晶状体后白色的视网膜外观，非常远的周边无血

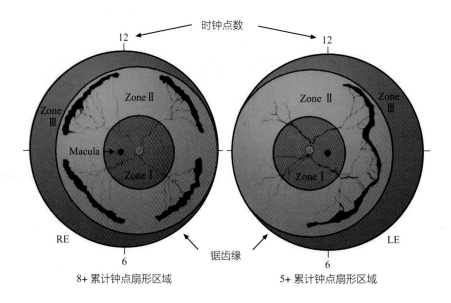

▲ 图 118-1　早产儿视网膜病变冷冻治疗（cryotherapy for retinopathy of prematurity，CRYO-ROP）研究中使用阈值标准的视网膜区域

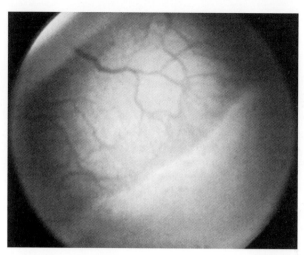

▲ 图 118-2　早产儿第 2 阶段视网膜病变血管化视网膜与无血管性视网膜交界处增宽线

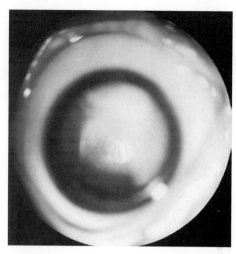

▲ 图 118-4　晚期早产儿视网膜病变的白瞳症

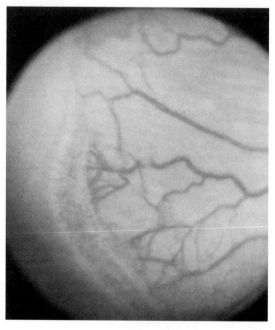

▲ 图 118-3　紧靠嵴后的视网膜外新生血管。几点钟区域的新生血管可见

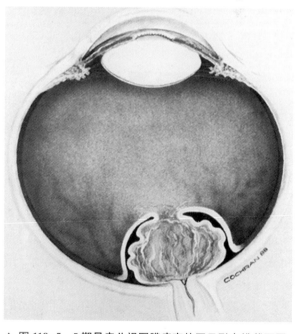

▲ 图 118-5　5 期早产儿视网膜病变的罕见形态横截面图，尽管血管化视网膜完全脱离，但仍有大面积的周边视网膜附着，如后极 I 区病变所示

管视网膜通常仍然附着（图 118-5）。然而，无血管的周边视网膜如果发挥功能，只能产生低的视力。

ICROP 也解决了"附加病变"（plus disease）的问题，它不是一种与 ROP 不同的疾病，而是一个描述后极部血管扩张和扭曲的术语。另外，plus 病的眼前段病变常表现为虹膜血管扩张（图 118-6）。这些虹膜血管可能不是真正的前段新生血管，但可能代表一个既存的晶状体血管膜的扩张[11]。眼前段血

管扩张似乎是眼内 VEGF 浓度普遍升高的表现[12]。

2005 年更新了 ICROR[12]。随着新生儿学的发展，更小的婴儿得以存活，而这些婴儿出现更多的后遗症。有三个特点值得探讨。

第一，如前所述完全位于 I 区或 II 区的 ROP 通常有一个更具侵袭性的过程，这种类型的 ROP（AP-ROP）可能也需要更积极的消融治疗。

第二，ROP 的第 3 阶段新生血管的出现可能因

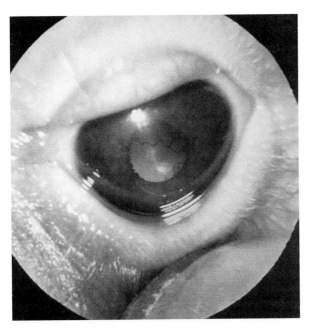

▲ 图 118-6　虹膜红变的血管

虹膜呈红色，可表现为持续扩张的晶状体血管膜。"plus 病" 是指后极部扩张的扭曲血管，可有或没有眼前段的变化

受累区域的不同而有所不同：①Ⅱ区的中、前部和Ⅲ区新生血管始终位于脊组织后方，并生长到玻璃体腔中；②Ⅰ区和Ⅱ区后部可以是平坦的，沿着视网膜表面，没有典型的嵴组织特征。

第三，"附加病变"（plus disease）是一个开放的分流血管的功能，它包含在嵴组织的深处。随着动静脉分流的建立，周围的血管开始扩张。广角摄影技术的出现，这种情况很容易被捕捉到。虽然 plus 病变是一种持续存在的后极部疾病，但扩张的外周血管也被称为 "pre-plus"，表明发生完全的 "plus 病变" 的风险更高。

在这三个发现中，侵袭性的后极部病变的形似乎包含了一个非常 "血管活跃"（vascularly active）的眼的许多特征，即后极部病变，严重的附加病变，缺乏嵴组织，但有明显的外周分流血管和扁平的新生血管区域，可以非常广泛。这样的眼提示局部有高度的血管活动性和进展为视网膜脱离的高风险。对这些眼需要考虑早期激光治疗。本章稍后将讨论早产儿视网膜病变的早期治疗研究。

为了尝试识别进展风险高的眼，作者采用了一种改良的 ICROP 分类系统。也就是说，我们用指定完全位于Ⅰ区的时钟点数及下标来表述病变。例

如，如果所有 12 个钟点都在Ⅰ区域，则将写为Ⅰ区 12（Ⅰ$_{12}$ 区）。此外，如果存在扁平新生血管，我们使用另一个下标 "F"。Stage 3$_F$ 表示存在扁平新生血管。由于这些血管平行地位于视网膜上，并出现在分流血管的前面，结果图显示了 Stage 3$_F$ 的钟点范围（图 118-7）。这一命名最好通过照片筛选来完成，这样可以仔细研究图像[13-15]。

在我们的经验中，在Ⅰ区有 1 个钟点血管且无扁平新生血管（Ⅰ$_1$ 区第 3 阶段）的眼比在Ⅰ区有 12 个钟点血管且无扁平新生血管（Ⅰ$_{12}$ 区第 3$_F$ 阶段）的眼表现更好。如果这两只眼没有附加病变的话，它们的风险都会降低。很少有Ⅰ区 12 个钟点血管的眼没有附加病变。我们发现 plus 病变是血管活跃的眼（过度 VEGF）的一种典型的临床表现，需要进行治疗。这一点尤其适用于在预产期（40 周经后年龄）之前发现这些病变的小儿。

## 三、组织病理学特征、临床相关细胞生物学和病理生理学 Histopathologic Features, Clinically Relevant Cell Biology, and Pathophysiology

### （一）第 1 阶段和第 2 阶段 Stages 1 and 2

为了促进对血管性视网膜和无血管性视网膜交界处早期变化的认识，人们做了大量的工作。Foos[8] 提到了有助于组织变化的细胞前锋

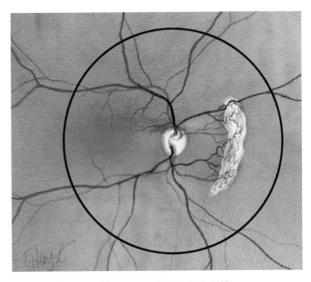

▲ 图 118-7　扁平的新生血管

（vanguard）和后卫（rearguard）。这些细胞很少以活体的形式被研究，因为这些新生儿大多存活下来，眼睛也不能用于研究。其他作者[16] 将这一区域的细胞描述为"梭形"（spindle shaped），这些梭形细胞存在于许多增殖过程中，这个描述术语对定义细胞生物学并无特异性。无血管视网膜和有血管视网膜的组织学特征显示视网膜的厚度不同，后极部血管视网膜比周边的无血管视网膜稍厚。

　　Terry[17] 可能是第一个发现 ROP 患儿玻璃体也存在异常的学者。玻璃体在新生儿中通常是坚硬和致密的，在 ROP 中是浓缩的，并组织成液体腔隙和胶原片层。这种玻璃体异常似乎存在于 ROP 病变较轻的儿童中，当然也存在于病变较晚期的儿童中。这些玻璃体异常的意义可能与渗出性和牵引性视网膜脱离的发展及晚期孔源性视网膜脱离的发展有关。ROP 应该被正确地认为是一种血管性玻璃体视网膜病变。第 1 阶段中可见的白线，它将有血管和无血管的视网膜分开。在第 2 阶段，当分流血管打开时，这条白线变宽，并可能变成三文鱼色（salmon color）。

## （二）第 3 阶段 Stage 3

　　ROP 新生血管的经典概念是，视网膜血管收缩继发于吸氧或氧浓度的增加（仅在出生时出现），随后是血管扩张和缺氧后相关的血管芽。然而，一些婴儿即使在接受补充氧气时也表现出明显的血管舒张或附加病变。无论其发生机制如何，第 3 阶段 ROP 的新生血管具有有趣的特点。一是活动性的血管通常出现在组织的后嵴。此外，在 Ⅱ 区和 Ⅲ 区，血管通常朝向晶状体后极顶点的方向。对于更为后部 ROP 最奇怪的发现之一是有广泛分流血管和附加病变的眼中却缺乏嵴组织。Foos 和梭形细胞的概念是基于眼在 Ⅱ 区中部的变化，嵴组织的缺失是后极部一个发现。一种观点认为，在 ROP 动物模型中，血管母细胞和星形胶质细胞只有在祖细胞从视盘区域发展到 Ⅱ 区的中间区域时才会相遇[18]。这仍然留下了 Ⅰ 区第 3 阶段扁平新生血管的外观差异。这可能是由血管化视网膜形成的次级玻璃体至少在一定程度上决定了新生血管丛的位置。后部体积较小的玻璃体腔可以产生足够的次级玻璃体，沿视网

膜表面逐渐压迫视网膜前部。正如糖尿病视网膜病变所知，这些分叶的血管丛倾向于生长在后玻璃体表面。随着血管化的视网膜扩张，填充玻璃体腔所需的次级玻璃体体积可能无法跟上步伐，并允许血管沿着正在发育的次级玻璃体的前表面向玻璃体腔的中心或向晶状体生长。玻璃体胶原组织或低细胞凝胶收缩需要很少的细胞来组织大量的胶原，如第 5 阶段 ROP 眼组织样本所示（图 118-8）。在组织培养中，已鉴定出细胞具有组织大量胶原蛋白的能力（图 118-9）。据信，这些细胞将前玻璃体胶原组织成一个平面，使血管在一个面向晶状体后部的前方表面生长。

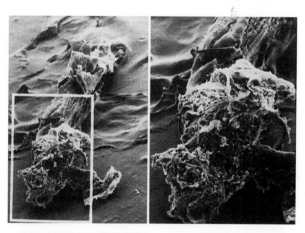

▲ 图 118-8　第 5 阶段早产儿视网膜病变患者眼内致密的玻璃体胶原核的扫描电镜照片
它被组织成一个紧密的中心核心，只有几个细胞和细胞突起，如表面所见（最终放大倍数 1000×；插图放大倍数更高 2500×）

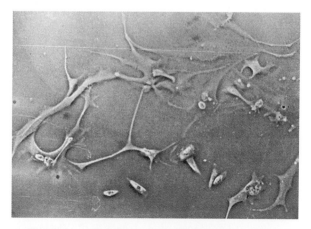

▲ 图 118-9　从细胞体伸出的长突起细胞的相衬显微照片。抗血清免疫荧光技术证实这些细胞来源于神经胶质细胞

### （三）视网膜血管结构畸变 Distortion of Retinal Vascular Architecture

Machemer[19] 认为，无血管视网膜更具弹性，因为它缺少视网膜血管，这有助于解释为什么周边无血管视网膜可以伸展到大面积的视网膜色素上皮。相反，我们认为由血管化视网膜形成并紧密附着于血管化视网膜的皮质玻璃体胶原的组织，使得血管化视网膜的伸展变得困难。这种非弹性的皮质玻璃质胶原和视网膜嵴抑制血管化视网膜的伸展。正是由于无血管视网膜区域缺少皮质胶原，使得无血管视网膜得以在大面积的视网膜色素上皮上伸展。由于视网膜血管的扭曲，视网膜的周向环形伸展常被认为与不完整的视网膜嵴有关。

### （四）第 4 阶段和第 5 阶段 Stages 4 and 5

ROP 既有渗出性视网膜脱离，也有牵引性视网膜脱离。在 ROP 视网膜脱离的演变过程中，至少涉及三个因素。第一种是存在渗透性的、渗漏的血管，如第 3 阶段 ROP 所见。这些血管，在分流血管内和嵴后，能够向玻璃体腔和视网膜下渗出大量的蛋白质液体。第二，如 Ashton 和 Cook 所示[20]，通常认为只长入玻璃体腔的新生血管也可长入视网膜下间隙（Hirose, pers. comm.）。第三，这些血管的出血可以同时进入玻璃体腔和视网膜下间隙。Foos[21] 显示，玻璃体积血的眼容易发生视网膜脱离，并且似乎对全视网膜脱离的预后更差。

Okamoto 等[22] 建立了一种小鼠模型，显示随着 VEGF 表达的增加，从视网膜到视网膜下间隙的新生血管可以发生。视网膜嵴或退化的透明玻璃体和晶状体血管膜的细胞形成玻璃体胶原，紧密附着在视网膜上。这会在这些可渗透的血管产生牵引力，并导致这些血管中的液体或血液发生额外渗漏。在第 4 阶段 ROP 患儿中，视网膜嵴是视网膜脱离最常见的开始部位。在嵴区域没有牵引力的脱离常会自发地沉降[23]。

大多数 ROP 视网膜脱离既有牵引成分，又有渗出成分。通过确定主要成分，可以更好地选择临床治疗。我们认为渗出性脱离是由血管渗漏和对这些血管的牵拉引起的。牵引力使渗出成分加重。当血管在明显的牵引（玻璃体组织）发生前自发消退时，就会出现吸收。然而，如果有足够的细胞迁移到玻璃体皮质，即使渗漏的血管消退，细胞介导的玻璃体组织可以继续导致复杂的以牵引性为主的视网膜脱离。

在 ROP 眼中，组成玻璃体的细胞似乎从无血管视网膜和有血管视网膜之间的视网膜嵴和视盘区域迁移到玻璃体皮质。这意味着对这两个区域的操作对于解决视网膜脱离的牵引成分非常重要。也可能是初始玻璃体或晶状体血管膜的细胞，或是源于两者，现在被称为"眼 – 胎儿血管系统"（ocular fetal vasculature），可能促成这种少细胞凝胶的收缩。在 VEGF 的作用下，能在临床上发生减缓或逆转由基因决定的原始玻璃体和晶状体血管膜细胞凋亡可能。VEGF 浓度越高，细胞凋亡越少，可用于组成玻璃体胶原和促进视网膜牵引的细胞越多[24]。

我们和同事在组织培养了来自第 5 阶段 ROP 眼的晶状体后膜生长的细胞。这些细胞已经通过免疫荧光技术进行了研究，似乎主要来源于神经胶质细胞。有些细胞看起来很不成熟，可能代表了从视网膜迁移到玻璃体腔的多能干细胞。这些细胞在体外表现出组成大量胶原蛋白的能力，以及产生胶原蛋白。当这些细胞对增生性玻璃体视网膜病变和牵引性糖尿病视网膜脱离的细胞进行胶原组织检测时，ROP 细胞比增生性玻璃体视网膜病变细胞能够组成更多的胶原[25, 26]。玻璃体胶原的这种组织形成的薄片状由 Terry[17] 在 ROP 眼内的原始观察所支持。

### 第 4A 阶段视网膜脱离的发生 Development of Stage 4A ROP Retinal Detachments

在第 4A 阶段 ROP 中，视网膜嵴开始脱离。液体可能会在后极部的视网膜下集聚，导致后极部视网膜脱离。当原发性渗出性视网膜脱离形成时，视网膜表面光滑，没有视网膜前增殖或峰状皱褶的迹象。这是我们的临床实践经验中观察到的一个重要特征。在视网膜前表面光滑的眼，尽管有大面积（约四个视盘区域）的视网膜脱离，有时会在几个月内自发变平。然而，当视网膜变平时，视网膜色素上皮经常被破坏，因而许多眼没有有用的视力。当细胞沿着血管化的视网膜表面，从视网膜嵴的前方和从视盘的后方，迁移到玻璃体皮质时，则可以在视网膜上形成褶皱。这些细胞可以将以渗出性为主的视网膜脱离转变为以牵引性为主的视网膜脱离。Machemer[19]、Charles[27] 和其他人经常讨论周边视网膜 "槽"（trough）或前部环状牵引，均与 ROP 相关。ROP 患儿玻璃体的组成方式使得视网膜在远周边形成一个槽。随着视网膜脱离的发展，其形态在一定程度上取决于视网膜嵴的对称性。在前部环形牵引下，一个均匀收缩且与视盘距离相等的嵴往往形成中央部闭合的漏斗状视网膜脱离。

视网膜下液可有多种临床表现。它可以是乳白色或红色，在视网膜下间隙是血清或血液。除了视网膜脱离本身对光感受器的预期退化作用外，这种液体可能对神经感觉视网膜和视网膜色素上皮有毒性作用。这种视网膜下液体被发现含有高浓度的结合的和未结合血红蛋白和铁[28, 29]。此外，胆固醇通常存在于视网膜下间隙，或结晶或溶解。因此，不透明的视网膜下液即使是在视网膜自发复位后，似乎依然会使视网膜色素上皮受损，并可能产生不良的视觉效果。

## 四、临床考虑 Clinical Considerations

许多年前，在一家教学机构中，对婴儿眼进行 ROP 的检查常常被指派给一位间接检眼镜经验有限的住院医师。现在有了关于 ROP 的新信息，有必要让有经验的医师仔细检查那些在眼底照相和床边确认检查中有高度 ROP 风险的婴儿。

在早产儿视网膜病变冷冻治疗研究（Cryotherapy for Retinopathy of Prematurity Study）[30] 和早产儿视网膜病变早期治疗研究（Early Treatment for Retinopathy of Prematurity Study）[31] 的结果中，报道了积极的治疗效果，并建议婴儿在出生后 4 周或 31 周 PMA 检查，如果他们小于 1500g 或小于 30 周胎龄。这些婴儿需要仔细检查，包括间接检眼镜检查、前段血管化、瞳孔扩张、plus 疾病、眼部受累区域及疾病过程的阶段。作者发现，Alfonso 开睑器（图 118-10A）和 Kelge 压迫器（图 118-10B）配合间接小瞳孔检眼镜和 28D 屈光镜是检查新生儿周边视网膜的最佳仪器。当需要床边检查时，我们不使用表面麻醉，因为这会导致角膜混浊。

即使是在插管的新生儿，这种检查通常也有很好的耐受性。重要的是，巩膜压陷会遮挡小的分界

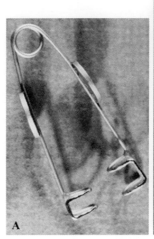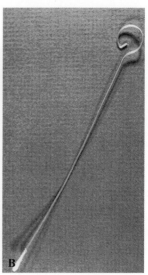

▲ 图 118-10　A. Alfonso 开睑器；B. 用于巩膜压陷的巩膜压迫器

线或嵴线。因此，巩膜压陷时应尽量少用力。偶尔可能会引起一些沿着嵴的出血，有时甚至会进入玻璃体腔，但这通常能吸收而不至于形成不良事件。

### （一）照相成像 Photographic Imaging

早产视网膜病变的照相筛查研究（Photographic Screening for Retinopathy of Prematurity，Photo-ROP）及 Ells 等的研究评估并证实了摄影成像在 ROP 筛查中的应用[32, 33]。这类眼底照片能很好地显示早产儿患眼的后极部和中周边部视网膜。在糖尿病、年龄相关性黄斑变性和其他视网膜血管疾病中的眼底摄影记录的应用已经非常广泛[34-36]，而 ROP 的眼底照相摄影记录也已应用有好几年，并具有同样的价值。ROP 的治疗在很大程度上是由 I 区和 II 区的发现而驱动的，这些临床表现在眼底照相摄影上有很明显的发现[32]。

对这些图片的解释需要及时获得和管理，并由合格的读片者阅读。早产儿视网膜病变是一种时间依赖性疾病，可在 2 周内发展为第 1~5 阶段的病变[37-39]。FocusROP（FocusROP, LLC, Troy, MI）是一个基于互联网、符合 HIPAA 标准、使用认证和专家读者的安全网站，已开发用于处理这些图像。该网站（www.FocusROP.com）接收新生儿护理中心受训人员上传的数字信息，并立即通知先前获得认证的当地眼科医师阅读这些图像。软件程序

中包含的后续算法允许不可更改的检查计划，从而降低了延迟治疗的风险。

虽然床边检查可以对周边视网膜进行更广泛的检查，但照相筛查有其优势。这样的优点包括能很好地观察最严重的侵袭性后极部 ROP，并能将当前的检查与以前的检查并排进行比较。这种通过眼底摄影图像与床边检查进行远程管理的结合，可能是早产儿视网膜病变早期筛查的理想机制。实施带有远程图像解释的纵向数字成像范式（即阅片中心）有可能最大限度地利用医师的时间，扩大高水平 ROP 诊断专业知识的可用性，并提供优质的患者护理。照相筛查不能代替床边检查，但足以在医疗实践中为患者提供护理，保护医院和医师。此外，ROPtool 可以为曲率提供一个数值，可以帮助检查者了解 plus 病变的发展[40]。

### （二）冷冻疗法 Cryotherapy

早产儿视网膜病变的冷冻治疗研究将第 3 阶段 ROP（图 118-1）有 5 个连续或 8 个不连续的时钟点数的 plus 病变的眼定义为达到冷冻治疗的阈值。ROP 冷冻疗法的定义是使用冷冻探头来治疗无血管的视网膜，而不是视网膜的嵴[41]。这项技术可以有效地减少 50% 的视网膜折叠和视网膜脱离的不良后果。

如前所述，Ⅰ区病变的眼往往预后最差，Ⅰ区病变和广泛性 plus 病变的眼被称为 Rush 病。Rush 病是指 ROP 的发病速度，在 2 周内即可从第 1 阶段发展到第 5 阶段[37-39]。然而，Ⅰ区冷冻治疗需要大范围的治疗，并且有可能在相当长的时间内有视网膜中央动脉阻塞的风险。

冷冻疗法有可能在这些患者中引发未来的视网膜问题。但无论是否接受治疗，这些患者成年后发生孔源性视网膜脱离的风险都会增加[30]。Trese 已经报道有几只 ROP 眼出现白内障、低眼压和虹膜脱色[29]。这些变化似乎是由周边部低温冷冻治疗后的眼前节缺血引起的。随着间接激光光凝疗法的出现，冷冻疗法已不再被认为是首选的治疗方法。

### （三）间接激光光凝治疗 Indirect Laser Photocoagulation

大量报道表明激光（氩蓝绿和二极管）光凝消

融治疗周边部 ROP 是有效的。无论如何进行，对周边部视网膜的消融，都会对疾病进程产生类似的影响。Iverson 等[42]、Landers 等[43] 和 McNamara 等[44] 显示了使用周边激光消融的积极治疗效果。这种治疗可以使用表面麻醉，也可以在托儿所进行，这样就不需要将婴儿送到手术室。半导体激光器由于其便携性而具有显著的使用优势[45]。我们更喜欢使用红色半导体激光器，因为从理论上讲，红色半导体激光器可以减少因晶状体血管膜激光吸收而造成的晶状体损伤。

现在大多数治疗 ROP 的医师更喜欢使用间接激光来治疗周边视网膜。值得注意的是，用氩或二极管能量激光治疗后，可以观察到白内障和眼前节缺血的发生。重要的是要记住，在育婴区进行激光治疗之前，育婴人员需要接受激光安全方面的教育。

### （四）早产儿视网膜病变的早期治疗研究 The Early Treatment for Retinopathy of Prematurity Study (ETROP)

ETROP[31] 使用风险管理程序 RM-ROP2 对每只眼进行评估。如果该程序产生的风险超过 0.15，则将患眼随机分组进行治疗。最后对患眼进行分析，并使用基于 ICROP 的分类系统，将其分为 1 型和 2 型。

1 型阈值前：①Ⅰ区任何阶段 ROP 伴 plus 病变；②Ⅰ区第 3 阶段 ROP 伴或不伴 plus 病变；③Ⅱ区第 2 或第 3 阶段 ROP 伴 Plus 病变。

2 型阈值前：①Ⅰ区第 1 或第 2 阶段 ROP 无 plus 病变；②Ⅱ区第 2 或第 3 阶段 ROP 无 plus 病变。

ETROP 治疗体系的失败率为 9.6%，优于 CRYO-ROP 研究结果[46]。

与所有临床试验一样，在考虑儿童治疗时，应考虑 CRYO-ROP 研究和 ETROP 研究的结果，但医师应根据其最佳医学判断，以最适合患者情况的方式选择治疗方案。ETROP 研究的结果描述了应考虑治疗的时间。在某些情况下，在密切监测患儿的情况下，可以避免治疗，或者应该尽早进行治疗。医师需要认识到什么是平衡。ETROP 研究和 CRYO-ROP 研究表明，plus 病变在确定治疗需求方面非常重要。血管活跃的患眼可能需要治疗。ETROP 研究还指出，Ⅰ区病变的患眼值得进行治疗评价。这些患眼同样有很大面积的无血管的视网膜，因此是血管活跃的患眼，具有很高的进展可能性。随着医师对疾病的进展及其潜在发展速度的认识越来越多，评估和治疗的时机可以根据临床情况进行调整。

检查可能是 ROP 患儿护理中最困难的部分。最好的计划是让新生儿重症监护室的医师每周在同一时间安排一次检查，筛查者需要做好准备，甚至每隔半周就要去检查一些患儿。目前，这通常是由内科医师检查，但最有可能将在未来应用眼底照相摄影筛查，如前所述。

目前，激光治疗是最好的治疗方法。它引起的渗出比冷冻疗法少，并且从解剖学和视觉角度来看至少具有同样好的效果。在不远的将来，药物治疗可能会成为可能。这样就不需要用激光破坏1/2～2/3 的视网膜。

### （五）抗血管内皮生长因子治疗 Anti-Vascular Endothelial Growth Factor Therapy

多份报道和系列报道显示，在不同阶段的 ROP 患儿中，使用了玻璃体腔注射贝伐单抗（Avastin；Genentech，South San Francisco，CA），一种最初由美国食品药品管理局（FDA）批准用于治疗转移性结肠癌的抗 VEGF 药物[47]。目前，贝伐单抗已被用作单一疗法，也可与传统激光疗法或玻璃体切除术联合使用[48-62]。雷珠单抗（Lucentis；Genentech）是贝伐单抗和 FDA 批准用于治疗各种成人视网膜疾病的人源化单克隆 Fab 片段，在一些 ROP 研究中也有报道[63, 64]。然而，目前还没有权威的研究，类似如 CRYO-ROP 或 ETROP，表明如何将抗血管内皮生长因子药物纳入需要 ROP 治疗的儿童的护理中。

迄今为止最大的研究包括 150 名患有Ⅰ区或Ⅱ区后 ROP 的第 3 阶段及以上病变的患儿，他们被随机分配到激光或玻璃体腔注射贝伐单抗治疗组[65]。贝伐单抗似乎对Ⅰ区疾病更为有益，但不幸的是，许多研究的设计缺陷不支持其结论，并留下许多未回答的问题。以下是根据该领域最近的发展情况提出的几个讨论要点。

首先，研究表明贝伐单抗不会进入全身循环，

但大量研究表明，贝伐单抗注射后，新生儿体内的 VEGF 和循环贝伐单抗受到抑制[66-68]。在撰写本报告时，尚未进行长期研究，以确定贝伐单抗是否会影响其他器官系统的发育。

第二，研究表明，治疗 ROP 只需要注射一次贝伐单抗，但这是一个危险的假设[69]。抗血管内皮生长因子治疗 ROP 后，新生血管的晚期复发已被描述[70, 71]。作为一个儿科视网膜手术转诊实践，我们也管理了许多婴儿第 3 阶段 ROP 病变注射抗血管内皮生长因子后，发生广泛牵引视网膜脱离而被转诊到我们这里[72]。我们观察到，这些患眼中的大多数都经历了"挤压"（crunch）的现象，第 3 阶段疾病的纤维血管增生迅速发展到视网膜脱离。这些视网膜脱离通常发生在后极部，并假定有紧密的周向牵引矢量。抗血管内皮生长因子治疗后的长期筛查和儿童玻璃体视网膜外科医师的检查应随时可获得。

这项研究还表明贝伐单抗可以使视网膜完全血管化，但许多其他研究已通过荧光素血管造影表明情况并非如此，而晚期再激活、持续性无血管性外周视网膜和其他外周血管异常是常见的[70, 71]。动物研究也表明抗 VEGF 治疗可能影响视网膜的整体功能[73]。

最后，研究中Ⅰ区眼的激光治疗失败率高达42%。在以前发表的研究中，成功率却是明显较高[74-77]。目前正在进行更大规模的研究，希望能更清楚地了解抗 VEGF 药物在 ROP 治疗中的作用[78]。

### （六）治疗用氧 Therapeutic Oxygen

增加氧气可以降低血管内皮生长因子的活性。由于这一效应，STOP-ROP 研究旨在提高经皮血氧饱和度低于 94% 的婴儿的血氧饱和度，希望增加的血氧能够降低 VEGF 活性，并使基因驱动的视网膜血管发育重新得到控制。STOP-ROP 研究没有显示出统计学上的显著效果，同时增加了肺部事件的风险[79]。

### （七）第 4 阶段和第 5 阶段术前评估 Stages 4 and 5 Preoperative Evaluation

对第 4 阶段或第 5 阶段 ROP 患儿的术前评估需要特别考虑。可能很难确定孩子的视觉功能。检

查者或家长经常根据孩子在强光照射下的行为形成临床印象。许多作者[80]试图定义婴儿视力的电生理标准。根据我们的经验，清醒视觉诱发电位（VEP）或电诱发电位（EEP）似乎是最可靠的。VEP 可能是最容易获得和可靠的临床信息。如果儿童没有临床光感视力，但有可记录的视觉诱发电位，则视觉诱发电位是有价值的。阳性的 VEP 反应支持孩子有视网膜功能的客观表现，我们将继续手术。在没有 VEP 反应和临床光反应的情况下，筛查儿童进行手术干预，这些发现表明术后视力良好的可能性较小。儿童有可能出现临床光反应和无法记录的 VEP（假阴性 VEP 检查）。

术前评估角膜透明度、前房深度、眼球大小和眼压是非常重要的。患有 ROP 的儿童眼压会明显升高（高达 50～70mmHg），并且不会出现眼压升高和角膜混浊的临床症状。青光眼可能是此类病例视力丧失的原因之一。我们发现 ROP 患眼常含有大量的视网膜下血液。这通常可以通过超声或磁共振成像显示视网膜下空间的层状液体来证明。而这些眼睛通常预后很差。

当晶状体后组织不透明或视网膜脱离呈闭合漏斗状，临床无法确定视网膜脱离的整个形态时，可进行超声评价。在这种情况下，超声被用来确定视网膜下液体的分离结构或成分。如果需要术前超声检查，在患者麻醉或镇静的情况下，将偏置水浴超声直接放在眼睛上似乎是最有帮助的。然而，由于多余的视网膜结构和玻璃体的固体和液体构象的卷曲，我们经常发现超声的价值很小，尽管它可以让术者找到一个手术操作的空间。

## 五、外科治疗 Surgical Therapy

手术方法的选择取决于 ROP 的分期和每个病例的具体特点。

### （一）巩膜扣带 Scleral Buckling

巩膜扣带术被建议用于第 4 阶段 ROP。在两个研究病例系列中，第 4A 阶段和第 4B 阶段视网膜脱离的巩膜扣带成功率分别为 66%～70% 和 67%[29, 81]。可在有或无视网膜下液体引流的情况下进行环扎。如果视网膜下液体没有排出，必须进行

穿刺引流。虽然巩膜扣带尚未在一项随机、前瞻性临床试验中进行研究，但早产儿视网膜病变冷冻治疗的数据表明，如果第 4 阶段视网膜脱离涉及视网膜 34 个 ROP 节段中的 8 个，则有 88% 的机会进展到第 5 阶 ROP[82]。从这些数据看来，在一个主要的渗出性第 4 阶段视网膜脱离中，巩膜扣带术是一个合理的选择。而随着激光的使用，发生渗出则很少见。

巩膜扣带材料的分离应在视网膜复位后进行，一般在巩膜扣带手术后 3 个月左右进行。最初我们认为这是为了促进眼球生长，但已经发现扣带可以诱发明显屈光参差（5～9D 的屈光度）的发生。当巩膜扣带分离后，屈光参差减少。随着保留晶状体的玻璃体切除术（lens-sparing vitrectomy，LSV）的出现，我们很少对非孔源性视网膜脱离进行巩膜扣带术。

### （二）保留晶状体的玻璃体切除术治疗第 4A 阶段 ROP Lens-Sparing Vitrectomy for Stage 4A ROP

在过去的 15 年中，除了需要周边消融的患眼的外观发生变化外，激光治疗后视网膜脱离的外观也发生了变化。与冷冻治疗相比，激光治疗引起的渗出更少，视网膜下的血液更少。眼球在更早的时间内血管性安静，允许在没有黄斑脱离的血管安静的眼中进行玻璃体干预（第 4A 阶段）。视网膜脱离修复的基本原则"黄斑脱离的视网膜脱离是急症手术"（that a macula-on retinal detachment is an urgent operation）在 ROP 视网膜脱离的修复中也同样适用。CRYO-ROP 研究的自然病史部分显示，一名在预产期（40 周 PMA）患有 8 区 4A-ROP 脱离的患儿，有很高的发生不良结局或完全视网膜脱离（第 5 阶段）的风险[82]。两项研究表明，LSV 的解剖成功率为 90% 或更好[83, 84]。

导光纤维、可用于眼前表面的微型非接触镜和双目间接检眼镜（binocular indirect ophthalmoscopy，BIOM）非接触系统的开发，使眼前段结构尚较小的儿童可以较大范围的观看，在有晶状体状态下的可视化可能是最近儿童玻璃体视网膜手术中最显著的变化（图 118-11）。与 BIOM 一起使用的宽视野导光纤维可以在不需要巩膜压陷的情况下进行周边

视网膜及解剖结构的可视化，顶压操作可能会在视网膜多余的儿童中造成视网膜撕裂。这些进展也使我们能够处理后极部的牵引性视网膜脱离，而保留晶状体（图 118-12）。进行这种手术的患儿可以保留透明晶状体很多年。目前的后续研究表明，晶状体可以保持透明至少 10～15 年[85-87]。

此外，这些儿童的视觉康复过程中，不会发生无晶状体眼的并发症，使我们能够更有效地治疗单侧牵引性视网膜脱离和双侧牵引性视网膜脱离。这大大减少了屈光不正的康复，增加了患者和家庭与传统屈光不正和弱视治疗形式的合作。假设中枢神经系统能够处理视觉信息，这种类型的牵引性视网膜脱离和 ROP 儿童可以达到 20/100～20/60 的视觉水平[82,88]。接受第 4A 阶段视网膜脱离手术的儿童的视力可达 20/20[84]。

### （三）第 4B 阶段 ROP 保留晶状体或非保留晶状体的玻璃体切除术 Lens-Sparing or Non-Lens-Sparing Vitrectomy for Stage 4B ROP

4B-ROP 脱离的结果也可以在解剖和视觉上进行分解。共有 76% 的患眼部分或全部视网膜复位。约 15% 的患儿实现了 20/300～20/60 视力，30% 的患儿实现了 20/800～20/60 视力，48% 的患儿实现了 20/1900～20/60（动态）视力，72% 的患儿实现了 20/60-LP 视力。尽管做了手术，共有 28% 的眼无光感[82]。这些结果与自然病例相比较是有利的。

### （四）晶状体切除、玻璃体切除和剥膜术治疗第 5 阶段 ROP Lensectomy, Vitrectomy, and Membrane Peeling for Stage 5 ROP

在处理第 5 阶段 ROP 的外科治疗中，最重要的考虑也许是对视网膜脱离形态的认识。漏斗（funnel）被定义为视网膜从嵴到视神经区域的视网膜脱离。许多年前，人们知道第 5 阶段视网膜脱离有三种基本形态：①开放式中央漏斗（图 118-13）；②中央部分闭合的漏斗（图 118-14）；③中央完全闭合的漏斗[19,80]（图 118-15）。

第 5 阶段视网膜脱离有许多其他视网膜脱离所未见的特征。同一只眼不同象限的视网膜脱离形态差异可能很大。周边脱离视网膜形成的槽可以是浅的或深的（图 118-16）。根据沿嵴的形态不同而发生不同的收缩，漏斗可以在中心紧密闭合，也可以以新月形向周边偏心移动（图 118-17）。同样常见的是，嵴后的视网膜因不同的圆周牵引而呈螺旋状分离（图 118-18）。这给不具备经验的年轻外科医师带来了困惑，他们认为视网膜前组织的放射状

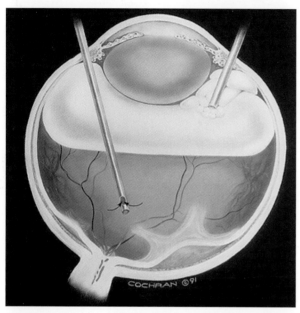

▲ 图 118-11　婴儿有晶状体眼玻璃体切除术中空气进入眼内时的输液导光管

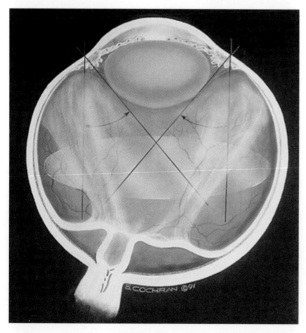

▲ 图 118-12　整个后极玻璃体切除的进入部位和解剖分离技术

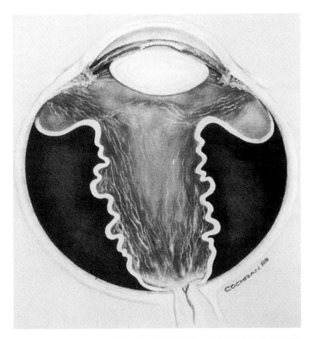

▲ 图 118-13 视网膜前表面右折叠的开放性漏斗状视网膜脱离

分离是安全的。当出现螺旋状结构时，放射状的分离是危险的，重要的是沿着螺旋状结构回到视神经处。

在后极部，视网膜最常表现为穿过视神经的视网膜拖拽，形成三层视网膜组织（图 118-19）。这通常会干扰对视神经的观察。需要对后极部进行彻底细致的解剖分离。这种结构可能有一种大范围的视网膜脱离存在，通常在水平子午线，有一个巨大的视网膜折叠拖过视盘（图 118-20）。视网膜的这个皱褶可以沿着放射状皱褶的顶部被拖拽，继续向前延伸，这可以留下大面积的通常无血管的视网膜附着（图 118-21）。如果这个折叠周围的视网膜是附着的，就不可能使视网膜变平；但是，如果折叠是在脱离的视网膜之上的，就有可能进行手术干预而使其变平。

### （五）玻璃体视网膜连接的酶处理 Enzymatic Manipulation of the Vitreoretinal Junction

儿童玻璃体视网膜手术的一部分需要成功剥离视网膜前膜或玻璃体后膜以实现视网膜复位。玻璃体视网膜粘连部分由层粘连蛋白和纤维粘连蛋白介导[89]。自体纤溶酶（autologous plasmin enzyme，APE）在玻璃体腔注射后，可同时裂解层粘连蛋白

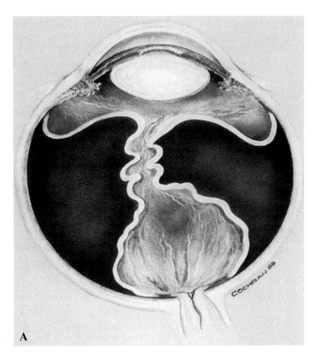

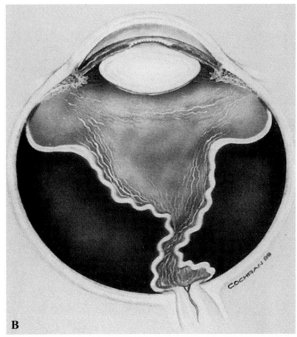

▲ 图 118-14　A. 部分闭合性视网膜脱离具有狭窄的前后开放结构；B. 部分闭合性视网膜脱离，后部狭窄。这是更常见的部分闭合结构

和纤维粘连蛋白，造成玻璃体液化和后玻璃体脱离[90]。纤溶酶可能有助于去除此类膜，并降低在膜剥离过程中造成医源性视网膜裂孔的风险[91, 92]。对于在临床上不能耐受玻璃体腔内注射的幼儿，在手术开始前约 30min 将 APE 注入玻璃体腔内。

Jetrea（Thrombogenics Inc., Leuven, Belgium）

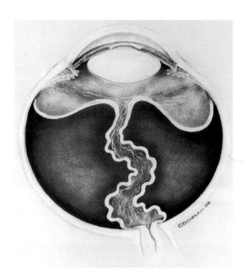

▲ 图 118-15 视网膜脱离的闭合漏斗结构

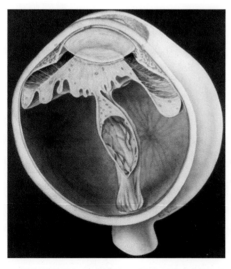

▲ 图 118-16 在同一只眼睛中，周边的视网膜沟槽可以有不同的深度

图片由 Eugene de Juan, MD 提供

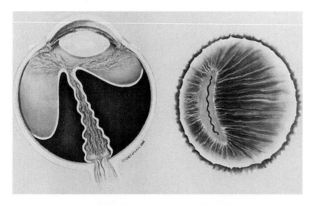

▲ 图 118-17 当嵴固定在一个区域而嵴的其他区域可移动时出现的前新月体外观

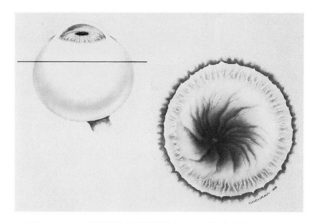

▲ 图 118-18 螺旋状视网膜脱离。如果玻璃体组织均匀，周边 360° 的凹槽等深，视网膜嵴就会呈"荷包状"，导致对称的、径向折叠的视网膜脱离。大多数情况下，玻璃体组织的数量沿视网膜表面不同，在这个广泛开放的漏斗中很容易看到螺旋形。然而，当漏斗狭窄或者只有视网膜的一部分参与了这种差异性的周向牵引时，这些可能很难被识别

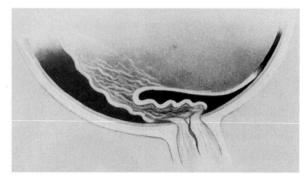

▲ 图 118-19 视网膜拖拽穿过视盘，在某些区域留下三倍厚度的视网膜

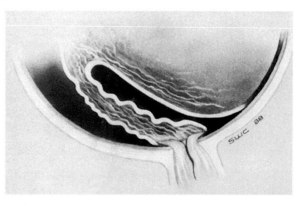

▲ 图 118-20 视网膜在视盘上的过度拖拽。视网膜折叠在视盘上，遮挡了视神经

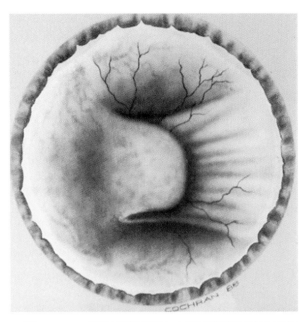

▲ 图 118-21　当视网膜皱襞叠加在视网膜脱离的放射状区域上时，放大的视网膜折叠形式的外观。当然，视神经头是看不见的，褶皱顶点和放射状脱离之间的接缝可能被有组织的玻璃体胶原所掩盖。褶皱边缘的一条线索是褶皱下方出现视网膜血管，褶皱前表面没有视网膜血管。当 360° 嵴在 Ⅰ 区或 Ⅱ 区中有几个非常后的时钟点数范围，并且嵴的其他时钟点数非常靠前于 Ⅱ 区或 Ⅲ 区时，可能形成这种结构

是一种截短的重组纤溶酶，保留了自体纤溶酶的酶活性[93]。成人临床试验表明，微纤溶酶可安全缓解玻璃体视网膜牵拉，目前正在对儿童玻璃体视网膜手术病例进行微纤溶酶的临床试验[94]。

### （六）手术入路 Surgical Approach

第 5 阶段手术仅限于闭合式晶状体切除术、玻璃体皱襞部切除术（有时伴有膜剥离和视网膜下液外引流）和巩膜扣带术。开放式玻璃体切除术伴囊内晶状体切除术和膜剥离也被应用。我们的经验是大部分都采取闭合式玻璃体切除术，而对一些眼前段严重混浊，不允许使用闭式玻璃体切除术的眼，我们保留开放式玻璃体切除术。开放式玻璃体切除术的优点是可以通过大的前部切口进行双手分离操作，并且可以在角膜混浊的情况下进行手术[95]。然而，在进行开放式手术时，眼压无法维持，手术中有更高的出血性脉络膜脱离和组织剥离出血的风险。

对于轻度到中度混浊的角膜，我们更喜欢采用

分两到三个阶段的分次手术的方法。在第一次手术中，进行晶状体切除术并小心地取出晶状体囊。如果眼部结构严重前倾，也要做虹膜切除术。这是为了避免虹膜 - 视网膜粘连，后期手术几乎不可能再做解剖分离。在这些动作中，角膜内皮层和下面的虹膜和（或）晶状体之间会形成一个平面。Healon可以被注射到该平面中，从角膜轻轻地剥离附着组织。完成晶状体切除术、晶状体囊膜切除术和晶状体粘连松解术后，关闭眼球。

根据角膜混浊的程度，手术的第 2 阶段安排在几周后进行。这不仅使角膜得以透明，而且视网膜在晶状体切除术后牵引力释放后也会向后方移动。在第 2 阶段，我们在直视下开始组织的解剖分离。极少数情况下，严重病例可能需要第 3 阶段的手术来完成膜剥离。最初的膜剥离使视网膜更具活动性，视网膜下液体在第二次和第三次手术之间会吸收，这可以使更多的对侧牵引被可视化，从而实现更安全的第三次手术。

#### 1. ab 内切口 Ab Interno Incision

对保留晶状体的玻璃体切除术进行了改进，称之为"ab 内切口"，用于晶状体和视网膜之间的手术入口空间对于当前的玻璃体切割仪器来说太小的婴儿[86, 96]。在视网膜皱褶、有组织的玻璃体和（或）纤维组织在几个钟点内与晶状体非常接近的情况下，标准保留晶状体入路可能无法进入眼睛。在这种情况下，使用 ab 内切口。使用这种技术，一旦进入巩膜，微创玻璃体视网膜（MVR）刀片首先小心地向后引导，然后插入视网膜和晶状体后囊之间的空间或组织（图 118-22A 至 C）。一旦 MVR 刀片位于晶状体后囊和视网膜组织之间，视网膜前部的牵引力就会减轻，视网膜后部的松解立即显现。切口可以延长许多个钟点，方法是使用巩膜切口作为支点，在与晶状体后囊平行的手术空间内进行清扫，或像锯一样滑动刀片，以释放牵引矢量（图 118-22A 和 D）。视网膜或晶状体损伤可能是这项技术的并发症，应注意避免侵犯晶状体赤道或造成意外视网膜裂孔。这为完成后部标准玻璃体切除提供了一个安全的入路（图 118-22A、E 和 F），一旦形成更多的手术空间，就可以沿着视网膜表面进行解剖分离。

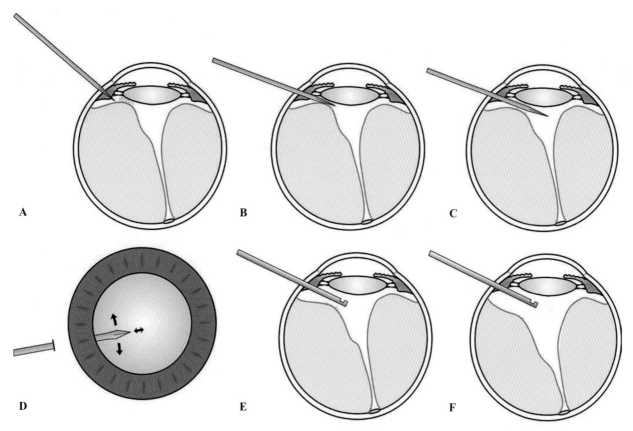

▲ 图 118-22　**A.** 显微视网膜刀小心地插入皱襞部；**B.** 显微玻璃体视网膜刀被推进到晶状体囊和视网膜表面之间的空间，切断视网膜和晶状体之间的任何组织；**C.** 微玻璃体视网膜刀进一步深入晶状体囊和视网膜之间的空间，随着视网膜前牵引力的减轻，视网膜的后方松解立即显现；**D. ab** 内切口可以通过平行于晶状体囊平扫或像锯一样滑动刀片以释放任何额外的牵引力来延长；**E.** 标准的玻璃体切除器械插入晶状体囊和视网膜之间的空间；**F.** 随着玻璃体切除术的进行，可以观察到视网膜的进一步松解，并且可以沿着视网膜表面进行剥离

### 2. 玻璃体皱襞部闭合式晶状体切除术 Techniques for Closed Lensectomy Pars Plicata Vitrectomy

由于婴儿的眼球没有平坦部，在闭合式玻璃体切除术中进入眼球是通过皱襞部、虹膜根部或角膜缘[27, 80, 97, 98]。进入眼睛后，进行一个完整的晶状体切除术，包括在开放漏斗状结构的眼中摘除晶状体囊。晶状体上皮的不完全去除是发生晶状体再生和再脱离从而导致手术失败的主要原因。用两个一次性 26 号针头双手交叉打开晶状体后组织。这导致很小的周边牵引力。然后，在 Healon 持续灌注的眼内使用剪刀延长膜中央垂直裂缝（图 118-23）。然后用镊子和剪刀或刮刀进行双手解剖，用板层解剖法分离晶状体后组织[99]。

晶状体切除术后，如果视网膜持续被推到眼球中央，需要进行一次液体 -Healon 交换。漏斗的中心打开后，如果视网膜被推向眼球中心，将在

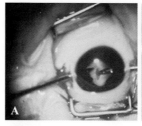
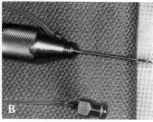

▲ 图 118-23　**A.** 在 Healon 下眼内剪用于扩大晶状体后囊膜的垂直裂缝；**B.** 薄膜切割头的设置，以允许持续注入 Healon

Healon 灌注下继续向后进行解剖分离。在低眼压的状态下加入 Healon 以避免视网膜打开再闭合。漏斗开口后允许双手分离后极部视网膜。如前所述，组织玻璃体胶原并导致牵引脱离的细胞可能来自嵴和视盘，因此，仔细解剖视盘组织非常重要。

因为我们的手术目标是使后极部视网膜变平，

这是最重要的解剖区域之一。通常，视神经上较小的皱褶被单独留下。脱离视网膜的中央漏斗打开后，接近前部边缘的槽。在可能的情况下，双手解剖用于在嵴部分离并剥离该组织。有一些嵴组织是无法解剖分离的（图 118-24）。

在切除尽可能多的增殖组织后，可以进行一次 Healon- 液体交换。接下来进行液体 - 气体交换。如果视网膜可以自由移动，周边槽的基底部可见，视网膜下液往往很多，不易被吸收，则需要进行视网膜下液体的引流。虽然有时术后眼压可能会升高，但我们常把 Healon 留作为眼内填充物。

手术后，应将患儿面朝下保持体位 24h。这样做是为了使视网膜后极部迅速变平，并置换视网膜下液。视网膜下液通常非常黏稠，含有胆固醇晶体。大部分视网膜下液体在 2～4 个月内会吸收，有些眼可能在数月或数年内仍然缓慢吸收视网膜下液体 / 血液。一旦视网膜后极部变平，就给孩子配

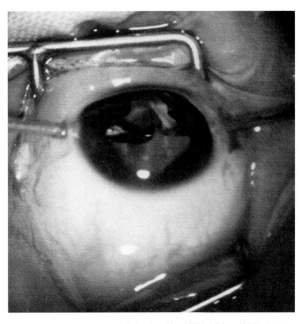

▲ 图 118-24　双手剥离技术允许对嵴部进行受控的分层

戴眼镜，开始视力训练。在开放式和闭合式玻璃体切除术中，对于无周边消融的第 5 阶段 ROP 眼视网膜 I 区复位的解剖成功率为 50%。开放性漏斗状视网膜脱离 I 区的复位率为 60%～70%，闭合性漏斗状视网膜脱离的复位率为 26%（Hirose, pers. comm.）[80, 91, 100, 101]。对于视力有改善，后来出现后极再脱离或后极模糊的眼，我们保留再次手术。

随访近 4 年的长期解剖和视力结果表明，周边消融和 4B/5 视网膜脱离的适当干预可使 76% 的眼后极部视网膜附着，15% 的眼有 20/300～20/60 的视力，30% 的眼有 20/800～20/60 的视力，48% 的眼有 20/1900～20/60 的视力，72% 的眼有光感或更好的视力。除周边消融外，约 30% 的患者需要多次手术[82]。通过及时的激光消融（成功率 90%）和 4A 保留晶状体的玻璃体切除术，可获得 90% 的解剖成功率和 20/20 的视功能。有 1% 的眼预后不良。第 5 阶段 ROP 的视觉结果表明，干预的时机很重要。在血管性失活的视网膜脱离后尽早介入比等待自发性血管修复更为有利。人们认为，这段时期的这些幼儿的视觉剥夺可能是无法挽回的[101]。理想的时间是眼睛血管平静，黄斑仍然附着（第 4A 阶段）。

尽管 ROP 仍然是一种具有挑战性的儿童视网膜脱离，但近年来取得了许多进展，包括三个方面：①早期使用激光光凝实现周边消融，减少炎症反应；②增加了保留晶状体的玻璃体切除技术的治疗，这给外科医师提供了一种处理累及后极部的牵引性视网膜脱离的非常有效的方法；③关于 4A 玻璃体切除术的数据是最令人鼓舞的，并且在生理上有助于避免发育中的视觉系统的中心凹脱离。这三种新的手术方法都能产生更好的解剖和视觉效果。

尽管在世界范围内仍有许多工作要做，但 ROP 的管理已经取得了长足的进步。

# 小儿玻璃体视网膜病变的手术治疗
## Surgery for Pediatric Vitreoretinal Disorders

Petra Meier　　Peter Wiedemann　著

第119章

## 一、一般状况 General Aspects

### （一）儿童眼球发育与手术后果 Development of the Child's Eye and Surgical Consequences

人类婴儿在 3—4 月龄时开始发展空间视觉（spatial vision）和双眼融合（binocular fusion）（敏感期）[1]。形态完整、无器质性病变的单眼或双眼视力下降称为弱视（amblyopia）。儿童暴露在弱视诱发条件下的年龄是其发育的最重要决定因素。8 岁以下的儿童可能会发展成弱视，8 岁以后的发展是罕见的。对于所有类型的弱视，选择的治疗方法是一种适当的遮盖疗法（occlusion therapy），有时必须持续到孩子 12 或 13 岁，以避免复发。

未经治疗的玻璃体视网膜手术引起的屈光参差可引起弱视，尤其是在儿童中（表 119-1）[2]。成人因巩膜扣带引起平均屈光度为 –2.75D[3]，而儿童因环扎引起的屈光参差可能更大。近视眼是由于环扎带引起的眼轴伸长造成的，由于婴儿眼的眼轴很短，这对屈光有更显著的影响。此外，采用环扎的手术会导致晶状体向前移位，这会导致婴儿晶状体曲率增高从而引起严重近视[4]。尽管如此，这种屈光变化通常小于 6D，弱视很少出现，患者仍有具有相对敏锐的近视力[5]。这些患者通常可以戴眼镜。早产儿视网膜病变扣带手术后会发生 –15～–11D 的高度轴性近视，更难治疗。因此，一旦视网膜成功复位，就可以切断环扎带，从而将屈光不正降低到大约 –5D 的值[4]。

硅油填充也增加了弱视发展的风险，因为无论

表 119-1　玻璃体视网膜疾病引起的剥夺

| 刺激剥夺 | 刺激剥夺与抑制 |
| --- | --- |
| 双侧剥夺：由于严重程度相同的屈光间质混浊引起的弱视，如双侧先天性白内障或双侧玻璃体积血 | 1. 所有主要的单侧刺激剥夺或双边不同刺激剥夺 |
| | 2. 相对性弱视：中心凹区先天性或早期缺陷 |
| | 3. 因图像模糊和屈光参差而未矫正的屈光参差（如硅油填充物环扎引起的屈光参差、眼药水引起的屈光参差） |
| | 4. 获得性屈光间质混浊 |

资料来源：Hanse[2]

晶状体状况如何，远视性屈光矫正需要 +5～+6D。如果用硅油填充的儿童眼没有进行光学矫正，则严重的斜视会引起严重的弱视。另一个结果是明显的屈光参差。硅油眼或无晶状体眼的一线矫正治疗是隐形眼镜。长期佩戴隐形眼镜适合非常小的儿童。影响视力的病理结构（如先天性白内障、持续性原始玻璃体增生、玻璃体积血）和导致弱视 – 无视力需要治疗。还必须注意"相对性弱视"（reliative amblyopia），它可能叠加在一个器官损伤（如黄斑瘢痕）上。手术眼术后延长阿托品化，必须考虑单眼形觉剥夺的危险。

在儿童视网膜手术中，最明显和最重要的要考虑的解剖学因素是，与成人相比，儿童的眼球和眼眶相对较小（表 119-2）。出生时，平均眼轴长度为 17.5mm，是成人眼轴长度的 70%。在生命的第 1 年，眼球长度增加了近 3.5mm。从 3—14 岁开始，眼睛生长非常缓慢，平均每年 0.1mm[6]。平均水平和垂直角膜直径分别为（9.8 ± 0.33）/（10.4 ± 0.35）mm（新生男孩）和（10.1 ± 0.33）/（10.7 ± 0.29）mm（新生女孩）。到 7 岁时，角膜的平均直径为 11.7mm[7]。在新生儿中，前段已占其所有面积的 80%，而后段

表面仅占成年眼的 20%；在出生后的前 6 个月，后段表面增加了 50%。新生儿的晶状体是球形的，比成人的晶状体要厚。随着晶状体变平，晶状体的曲率减少了大约 8D；在最初的 2 年中，它减少了大约 11.5D，并且在 7～10 年达到成人的值[8]。由于角膜变平，它的屈光力也减小：在生命最初的 6 周里，屈光力从 51D 减少到 44D[9]。

视觉依赖性反馈机制（vision-dependent feedback mechanism）是正视眼发展的必要条件[10]。据推测，在发育过程中，各种形式的刺激剥夺会导致近视漂移[11]。新生儿玻璃体积血持续 4 周或更长时间，可引起轴性近视和严重弱视。此时应考虑手术治疗，避免剥夺性弱视，延缓轴性近视[12]。

眼睫状体分为皱襞部和平坦部。成熟新生儿皱襞部大小接近成年人，而平坦部相对较小（表 119-3）[13, 14]。成熟新生儿的平坦部长 1.6～2.0mm[6]。

平坦部的前 – 后延伸始于出生后阶段（图 119-1）。在 6 月龄的婴儿中，平坦部大于 3.0mm[6, 14]。这意味着小于 6 月龄的婴儿，平坦部宽度小于 3.0mm。然而，整个睫状体的延伸在单个个体中是具有可变性的，24 月龄组的总延伸范围在

表 119-2　随年龄变化的解剖变化

| 年　龄 | 新生儿 | 1—2 岁 | 2—3 岁 | 年轻人 |
| --- | --- | --- | --- | --- |
| 眼球轴长（mm） | 16.8 | 20.2 | 21.4 | 23.6 |
| 角膜屈光度（D） | 51.2 | 44.9 | 44.1 | 43.5 |
| 晶状体屈光度（D） | 34.2 | 26.4 | 23.0 | 18.8 |
| 折射误差 | +0.4 ± 1.5 | +0.3 ± 0.6 | +0.5 ± 0.6 | −0.5 ± 1.5 |

经许可，表格转载自 Hairston RJ, Maguire AM, Vitale S,et al. Morphometric analysis of pars plana development in humans. Retina 1997; 17:135-8.

表 119-3　出生后平坦部和皱襞部的发育形态

| | 年龄（月龄） | | | | |
| --- | --- | --- | --- | --- | --- |
| | ＜ 6 | 6—12 | 12—24 | 24—72 | 成　人 |
| 睫状体（mm） | | | | | |
| 　鼻侧 | 3.06 | 3.54 | 3.87 | 4.28 | 4.79 |
| 　颞侧 | 3.31 | 3.85 | 4.14 | 4.94 | 5.76 |
| 平坦部（mm） | | | | | |
| 　鼻侧 | 2.23 | 2.69 | 2.98 | 3.25 | 3.64 |
| 　颞侧 | 2.48 | 2.96 | 3.15 | 3.85 | 4.32 |

经许可，表格转载自 Aiello AL, Tran VT, Rao NA.Postnatal development of the ciliary body and pars plana. A morphometric study in childhood. Arch Ophthalmol 1992;110:802-5.

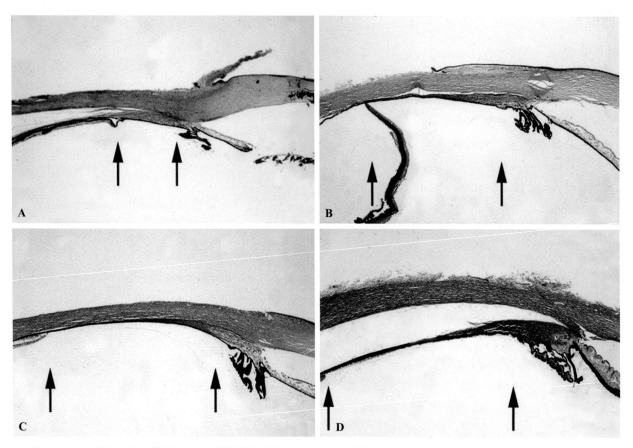

▲ 图 119-1　睫状体组织切片显示：A. 成熟新生儿的眼睛；B. 6 月龄的婴儿；C. 12 月龄的儿童；D. 24 岁男子（HE 染色，32×）

3.75～5.5mm。到 24 月龄时，睫状体的最终长度达到成人的 75%[14]。在四个象限中，眼球的前后径与角巩膜缘到锯齿缘的距离在四条经线中呈正相关[13]。

形态测量结果对玻璃体视网膜手术入路的选择具有重要意义。睫状体的前后扩张大致相当于从外部测量到的距角巩膜缘的距离（单位：mm）。为了准确地测定锯齿缘的外部位置，从角巩膜缘开始测量的距离必须加上 0.3～0.4mm，作为睫状体延伸值[14]。因此，在婴儿中，必须选择皱襞部入口进行玻璃体切除术。只有这样才能确保视网膜不会受损。这个入口的缺点是镜头直接靠近，因此操作和保留晶体的手术通常是不可能的。由于与成人相比，儿童的晶状体前段相对较大，如果在不摘除晶状体的情况下对眼睛进行手术，则需要特别注意。对于标准的三切口玻璃体切除术，平坦部的宽度应至少为 3mm[6]，可以选择平坦部入路的最早年龄大约为 1 岁儿童。此处提及的测量仅基于组织学切片，即在适当固定材料之后。因此，实际尺寸可能会更大[15]。

巩膜厚度明显与年龄有关。在生命开始的前半年，平均巩膜厚度约为 0.4mm；到 2 岁时，巩膜厚度增加了 1 倍。在这个年龄之后，巩膜厚度增长非常缓慢，并且随着年龄的增长组织变得更加坚硬[15]。

玻璃体无血管，透明，呈凝胶状，占眼球体积的 80%。玻璃体附着在周围结构上，玻璃体基底区存在牢固附着，Wiegers 韧带在软性晶状体和前玻璃体之间形成牢固的附着。后玻璃体皮质 [ 后 部 玻 璃 样 体（posterior vitreous hyaloid）] 厚 100～110μm，由紧密排列的胶原纤维组成。在儿童眼中，后玻璃体皮质与视网膜表面相邻。这种结构称为玻璃体视网膜交界区、玻璃体视网膜交界处或玻璃体视网膜界面。玻璃体视网膜界面由内界膜和后玻璃体组成。新生儿玻璃体呈均匀的放射状条纹状。它穿插着所谓的经玻璃体通道。随着年龄的增长，玻璃体束逐渐发育，在成年眼中形成典型的同心排列的隔膜样凝胶[16]。无眼部疾病的足月婴儿的第二玻璃体由非常致密的胶原凝胶组成。一些作者认为，在足月婴儿中，直到 4 岁玻璃体才出现透明质酸。然而，有许多疾病与缺乏致密玻璃体有关（如近视、视网膜色素变性、ROP、家族性渗出性玻璃体视网膜病变、Goldmann-Favre 病和先天性视网膜劈裂）。在儿童眼中，玻璃体皮质和视网膜之间的附着非常牢固。成形的玻璃体和增加的瘢痕似乎是相关的。据认为，儿童比成人更容易发生增殖性玻璃体视网膜病变（PVR）。

## （二）儿科患者检查 Examination of Pediatric Patients

儿童常被转诊为下列疾病之一：白瞳症（leukocoria）、无红光反射、不明原因的斜视、疑似视网膜脱离、外伤史、视觉功能改变或不明原因的易怒。婴儿视力丧失诊断评估的最重要组成部分是排除恶性肿瘤和全身性及遗传性疾病。检查人员必须经常依靠体格检查，因为儿科患者经常无法说出他们的视觉主诉，并且在检查期间常常不合作。因此，检查必须非常彻底，而且要简短，以免失去孩子的配合。观察孩子与周围环境的互动可能是获得最重要信息的一条途径。判断光感的存在与否总是至关重要的。儿童和家族的既往史很重要。病史应包括出生体重、受孕龄（即从受孕到就诊的几周）、孕龄（即从怀孕到出生的几周）、母亲的预产期、妊娠数据（如疾病、创伤、药物使用、人类免疫缺陷病毒状况）及家族性眼和全身病。检查方法因孩子的年龄而异。1 岁以下的婴儿可能对被包裹和使用间接检眼镜和 30D 镜头及接受巩膜压陷非常耐受。如果需要获得对儿童治疗有帮助的更多的信息，应在麻醉下进行检查。

## （三）术前管理 Preoperative Treatment

所有患者均给予阿托品滴眼液两次，用于术前瞳孔扩张。阿托品的剂量（术前晚间和早晨）取决于年龄（0—3 月龄：阿托品 0.125%；3—6 月龄：阿托品 0.25%；6—12 月龄：阿托品 0.5%；1 岁：阿托品 1%）。这些药水是在术前晚上第一次给药。术前给予托吡卡胺苯肾上腺素滴眼液（托吡卡胺 0.5%，苯肾上腺素 1%），每 15 分钟 3 次。如果不能达到足够的散瞳效果，健康儿童可在前房注射 0.1cm³ 肾上腺素（肾上腺素：1∶10 000），或在咨询麻醉医师后在玻璃体切除术的切口线相对应的位置进行前房注射。

## 二、外科考虑和技术 Surgical Considerations and Techniques

### （一）角膜及人工角膜 Cornea and Keratoprosthesis

如果在玻璃体切除术中发生角膜水肿，50% 的甘油可用于角膜脱水。

如果角膜仍然不清楚，可以刮除角膜上皮。如果出现实质性的后弹力层皱褶，可在前房注入 Healon。

如果出现广泛的角膜混浊，眼底能见度不足，可考虑采用术中临时性人工角膜，以便进行玻璃体视网膜手术进行内部重建。

临时性人工角膜（如 Eckhardt 角膜假体，DORC）或 Landers 人工角膜（眼科仪器）的放置可以清楚地看到玻璃体视网膜手术，然后进行角膜移植。有几项回顾性研究记录了成人联合手术的可接受的结果，但只有少数儿童病例记录良好[17-19]。

最好的结果是一个 7 岁的男孩，他的手术包括使用人工角膜，然后是晶状体切除术、巩膜扣带术、玻璃体切除术、$C_3F_8$ 液体气体交换术和穿透性角膜移植术。术后 10 个月最佳矫正视力为 20/30[17]。在手术总结中，17 例儿童角膜移植中有 10 例在随访期内角膜保持透明，但 16 眼的视力未超过指数。眼球痨的发生率约为 40%[17-19]。一般来说，儿童角膜移植的预后比成人差。随着新生血管的形成，免疫反应的风险更大。外伤后儿童穿透性角膜移植的预后较差，尤其是无晶状体眼和累及眼后段的外伤与有晶状体眼及单独的眼前段损伤相比，预后会更差。在一项荟萃分析中，55%～100% 的儿童角膜移植术后 1 年可以保持移植片透明[20]。

如果在儿童眼使用人工角膜，必须考虑一些特殊的手术注意事项。与成人眼相比，儿童的巩膜硬度较低意味着儿童眼更容易发生塌陷，眼内组织受挤压的风险更大。因此，缝一个 Flieringa 巩膜固定环是必须的。角膜移植愈合相对较快，但由于观察到较高的血管化发生率，建议仅使用间断缝线，可以移除或更换。

儿童的角膜缝线的拆除比成人的要早得多。应在表 119-4 规定的时间间隔内取出角膜缝线，以便立即提供隐形眼镜，尤其是无晶状体眼的患儿[21]。

### （二）晶状体处理 Lens Management

在儿童玻璃体视网膜手术早期，常规行晶状体切除术。随后，对选定的婴儿视网膜脱离患者行保留晶状体的玻璃体切除术，取得了良好的解剖和功能结果。手术器械通过平行于视轴的皱襞部或平坦

**表 119-4　按年龄划分的拆除角膜缝线建议**

| 年　龄 | 角膜缝线去除 |
| --- | --- |
| 1—6 月龄 | 4～6 周 |
| 6—12 月龄 | 6～8 周 |
| 12—24 月龄 | 8～12 周 |
| 24—48 月龄 | 12～16 周 |
| 5—15 岁 | 4～6 个月 |

经许可，表格转载自 Reidy JJ. Penetrating keratoplasty in infancy and early child-hood. Curr Opin Ophthalmol 2001;12:258-61.

部入路进入眼内，以避免晶状体损伤。许多眼并没有术后白内障形成的迹象。保留晶状体可以优化视力恢复和刺激发育中的视觉系统。

在某些情况下，特别是在有发展为增殖性玻璃体视网膜病变的高危眼，如严重的眼球开放性损伤和葡萄膜炎后，不应植入人工晶状体。残留的囊膜碎片与术后不利于视力的白内障后囊膜混浊通常是不可避免的。此外，晶状体囊和残留的悬韧带纤维常导致瞳孔的粘连变形，与周围视网膜的能见度降低有关。因此，视网膜脱离的手术治疗也会受到阻碍。因此，对于有 PVR 高风险的眼，应计划完全摘除整个晶状体，包括整个囊膜。此外，一项研究表明，如果在眼球开放性损伤后立即将人工晶状体植入眼内，眼内炎的风险会显著增加[22]。

严重的眼内纤维蛋白反应是儿童人工晶状体植入术的另一个缺点之一。儿童非外伤性白内障手术后，与最佳人工晶状体植入所需的角膜缘入路相比，平坦部晶状体切除术后的纤维蛋白反应明显减弱[23,24]。在色素深的眼中，经常观察到更强烈的纤维蛋白反应。一期人工晶状体植入术的另一个缺点是生物测量不精确，对眼球生长的预后不清楚。

玻璃体切除术中的晶状体切除术是通过抽吸完成的。儿童晶状体进行超声乳化术可造成不必要的损伤。如果不累及玻璃体的话，青少年软的晶状体可以通过抽吸的方式去除。此外，使用 23G 切割头足以去除儿童晶状体，切割速度为每分钟 450 转，吸力相对较低（最大 450mmHg）。

空的晶状体囊在手术结束时要完全取出，最好是双手操作，用镊子牵引固定囊膜，然后用切割头

移除带状纤维的囊膜。应避免仅用镊子取出囊膜，因为悬韧带纤维的异常附着，即所谓的带状牵引束（zonular traction tuft），可能会造成视网膜周边裂孔。这些牵引簇被描述为视网膜与一个或多个向后插入的带状纤维的连接。如果注入硅油，则进行下方虹膜根部切除术。

人工晶状体植入术无须配戴隐形眼镜即可实现最佳的视觉康复。人工晶状体植入术的优点是可立即获得光学改善，但与上述实质性缺陷相关。

只有在稳定的情况下，当硅油被去除并且视网膜附着良好时，才应考虑二次植入晶状体。

虹膜后带支架作用的人工晶状体是我们的首选，可以很容易地植入。二期人工晶状体植入的首选方法是在后房中植入虹膜爪形人工晶状体，或者作为二期选择，缝合人工晶状体、巩膜固定人工晶状体或虹膜固定型人工晶状体。缝合悬吊人工晶状体的指征应仔细考虑。

## （三）后节手术技术 Posterior-Segment Surgical Techniques

婴儿眼球的尺寸较小，除了增加玻璃体视网膜粘连外，还导致玻璃体手术的解剖标志、相对器械尺寸和流体动力学的差异（图 119-2）。下面将讨论这些具体问题。

巩膜扣带手术（见第 104 章，巩膜扣带术）：在结膜切开分离后，直肌牵引缝线（丝线 5/0）放

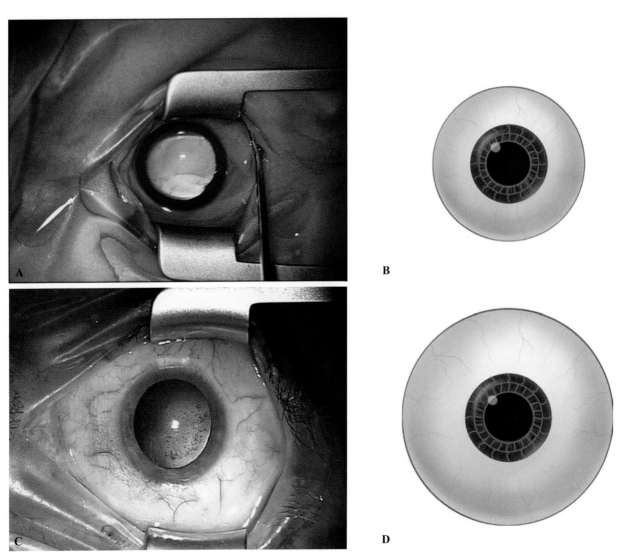

▲ 图 119-2　新生儿（A 和 B）和成人（C 和 D）的眼球比例不同

置在 2~4 个直肌的附着处。然后对视网膜裂孔进行定位、标记，并在检眼镜的指引下进行经巩膜视网膜冷冻固定术。根据裂孔的位置，放置并固定合适的径向或周向巩膜扣带，如有必要，使用额外的节段性硅橡胶或硅海绵。对于巩膜环扎手术，每个象限放置一条缝合线，末端用袖套固定。出于空间考虑，袖套优选放置在较低的象限内。必须检查视网膜中央动脉的灌注情况。很少有必要进行穿刺。儿童的巩膜厚度小于成人眼，婴儿进行部分厚度的巩膜缝线宜采用较薄的（6/0）缝线（聚酯纤维、聚酰胺纤维）。我们还建议使用扁平的抹刀针头（直径 0.28mm）减少巩膜穿透的风险。

儿童的眼睛比成人的眼睛更容易发生强烈的细胞再生和增殖。这可能归因于这个年龄组的生物化学更积极地支持细胞生长，或者归因于从脱离到诊断和治疗的建立之间的较长延迟。对于原发性视网膜脱离，我们使用修剪后的 3mm×5mm 海绵和环绕 2.5mm 的硅胶加压块。人们通常认为，儿童的眼眶不能容纳较大的硅海绵，但这种外加压物有很好的耐受性。视网膜下积液的引流是有争议的。儿童巩膜扣带术后并发症从屈光性弱视到眼球生长的改变都可能发生。为了避免这些并发症，在巩膜扣带术后 3 个月左右，在所有 3 岁以下的儿童中，一旦达到稳定的复位，就要取出巩膜扣带[4]。我们选择切断而不是去除这些外加压，因为我们相信，对视网膜的持续支撑是由被包裹的外加压物提供的。为了减少术后弱视的发生，我们使用 1% 阿托品滴眼液，持续 5 天；如果双眼都有良好的视觉潜力，我们会给两只眼睛使用阿托品眼液。除了弱视治疗外，屈光不正还需要适当的处方治疗。

结合玻璃体切除术，我们在婴儿中使用宽度为 2.0mm 的环扎带；在较大的儿童中，我们使用宽度为 2.5mm 的环扎带。当首次手术环扎带固定在赤道区域时，玻璃体切除术中放置的环扎带固定在赤道前方。在玻璃体切除术中，在中央玻璃体切除后，为了便于观察玻璃体基底部，收紧环扎带可以获得更大的巩膜凹陷。

通常对儿童进行三切口玻璃体切除术。灌注管最好暂时放置。对于 2 岁以上的婴儿，巩膜切口置于角膜缘后 3.5mm 处。对于 2 岁以下的儿童，根

据表 119-5，在皱襞部和（或）平坦部的范围内进行巩膜切口操作。在幼儿眼，特别是婴儿眼，巩膜切口是在角膜缘的后面，通过皱襞部切口。结膜移位以完全覆盖经结膜无缝合手术所需的巩膜切口是不可能的[25]。因此，结膜剥离术在巩膜切开术前是首选的。由于幼儿和婴儿的巩膜很薄，我们建议从 2 岁开始使用套管针。对于学龄前儿童，我们建议将套管针垂直于巩膜放置。在年轻人眼中，斜置套管针与意外脱位的风险增加相关，因为套管针穿过儿童巩膜的路径比穿过成人巩膜的路径短。25G 套管针的插入比 20G 穿刺刀给眼球所施加的力要大得多。年轻患者的年龄是术中巩膜切口漏的危险因素：在 322 只眼的研究中，61% 的年龄 < 40 岁的患者需要在 23G 经巩膜玻璃体切除术结束时进行巩膜切口进行缝合[26]。其他报道称，儿童 25G 玻璃体切除术后低眼压高达 40%[27]。

由于巩膜硬度降低，年轻人巩膜弹性增加，儿童巩膜切口缝合术是确保密封的必要措施。特别是当眼睛有与新生血管组织相关的眼部疾病时，应缝合巩膜以防止术后低眼压时眼内血管嵴的出血[28]。此外，孩子们经常在手术后揉眼睛。结膜缝合可使用可吸收的 Vicryl 10/0 缝线。

已经开发出一整套小切口器械，允许通过小切口（23G 和 25G）进行完整的玻璃体切除术。使用较小的器械进行手术操作可以使外科医师更精确地工作，并增加减少手术创伤的可能性。我们更喜欢使用 23G 器械，但病例选择仍然很重要。在细胞增殖膜非常致密的情况下，23G 或 25G 切割器不能充分处理这些组织，可能需要额外的器械。在更复杂的情况下，如牵引性视网膜脱离、有广泛纤维血管增生的眼、增殖性玻璃体视网膜病变需要巩膜扣带的复杂视网膜脱离和巨大裂孔视网膜脱离，可以使

表 119-5　巩膜切口与角膜缘的距离随年龄的变化

| | 年龄（月龄） | | | | |
| --- | --- | --- | --- | --- | --- |
| | < 3 | > 3—6 | > 6—12 | > 12—24 | > 24 |
| 巩膜切口距角膜缘的距离（mm） | 1.5 | 2 | 2.5 | 3 | 3.5 |

用小口径器械进行手术操作，但通常使用 20G 器械更容易操作 [29]。对于需要增强全景照明的情况，可以使用 20G 导光纤维管而不是 23G 导光纤维。巩膜切口是用一个 23-MVR 刀完成。对于婴儿，我们使用 23G 一次性 Tornambe 灌注管（DORC 1272）。较大的巩膜切口可以更好地操作经巩膜切口中的 23G 或 25G 切割头，避免器械意外弯曲而对晶状体或视网膜造成的潜在损害 [25]。

尽可能减小灌注压力，可以减少器械取出期间角膜混浊和视网膜嵌顿的风险。有时，前房很浅，很难避免在进行巩膜切开时拖拽虹膜。这增加了虹膜根部离断、出血和周边视网膜牵引的风险。增殖可以向前部发展，通常沿着睫状体，并且分离这些外周的增殖可能是必要的，以实现尽可能广泛的瞳孔扩张。柔性虹膜牵开器的使用极大地促进了这一目标的实现，而不会使手术复杂化。

玻璃体切除术通常采用广角观察系统。此外，接触式玻璃体切除广角镜是专为促进儿童玻璃体视网膜手术而设计的 [30]。

用于玻璃体手术的广角观察系统（双目间接检眼镜、玻璃体检眼镜、立体斜交镜）有许多优点：①广角观察；②景深大；③立体视觉；④即使瞳孔狭小，在不清楚的屈光介质中也能很好地显示；⑤垂直、真实的侧成像；⑥显微镜变焦放大；⑦辅助分光镜；⑧充气或硅油填充的眼睛有良好的视觉效果；⑨进行周边手术时眼球的自由活动性。有了这些系统，无论眼睛是有晶状体眼、人工晶状体眼还是无晶状体眼，都可以从后极部到玻璃体基底部和前部环形牵引下进行手术。玻璃体可用 23G 高速切割头切割，切割速度 5000 转 / 分，吸力 400mmHg。切割头靠近视盘周围的视网膜时，应进行抽吸，以缓慢的圆周运动将后部玻璃体与视网膜分离。必须特别注意形成后玻璃体脱离；"视网膜幕"（tenting of the retina）是玻璃体视网膜粘连非常强烈的迹象，对医源性视网膜裂孔的形成构成高风险。折中的办法是先行核心部玻璃体切除术，在视网膜上留下尽可能薄的一层皮质玻璃体。如果不能去除周围的玻璃体，就必须彻底剃须。这可以通过一个小口径的高速切割头来完成，如果使用 20G 仪器，则可以使用专用的 20G 剃须刀。用小口径玻璃体切割头，仅

通过抽吸将玻璃体从视神经上提离，就很难形成后玻璃体脱离。较小的开口会降低玻璃体的接合和固定的能力。使用 20G 器械，由于较大的切口尺寸和更大的流速，在具有附着性后部玻璃体的儿童中创建玻璃体后脱离显然容易得多 [29]。对于小切口玻璃体切除术，为了保证足够的眼内流体动力学，必须在 35～50mmHg 的范围内提高输注率。由于婴幼儿收缩压较低，可诱发医源性视网膜中央动脉阻塞，手术医师在术中必须观察视神经的状况 [31]。视网膜裂孔应该预防，因为它们通常很难治疗。后部视网膜切开引流术与术后的增殖有关。剥膜时采用镊子和剪刀进行双手剥离，最好避免医源性裂孔。如果视网膜切开术是不可避免的，它必须尽可能靠近锯齿缘并在眼内电凝凝固后进行。也可以用氩激光凝固术固定周边视网膜后行视网膜切开术。如果视网膜切开的范围大于 2 点，则使用硅油填充。诊断性玻璃体切除术可用于评估炎症和淀粉样变性等情况。对诊断性玻切术中取出的诊断用眼内液的细胞病理学分析已被证明是建立和确认诊断的有效方法。

药物已经可以帮助分离年轻患者的玻璃体后皮质和视网膜。酶促玻璃体切除术（dispase、纤溶酶、组织纤溶酶原激活剂或软骨素酶）的目的是在非损伤、精确的切割平面上从视网膜表面去除后玻璃体，或尝试从神经感觉视网膜剥离周边部玻璃体。已经开展酶对中心部玻璃体液化的（胶原酶或透明质酸酶）作用研究并进行了评价。目前，微纤溶酶在临床研究中得到了广泛的应用 [32, 33]。这当然只是这类玻璃体手术的开始，无论是辅助性的还是替代性的。

### （四）硅油和气体填充 Silicone Oil and Gas Tamponade

硅油的物理性质包括比重、折射率和表面张力。重硅油可能是在下方外伤性视网膜脱离的患者中有优势。使用 1000cSt 或 5000cSt 硅油可以考虑治疗与多种病因相关的儿童复杂性视网膜脱离 [34]。黏度的选择提供了一个容易注射和长期填充之间的最佳平衡。儿童平坦部玻璃体切除术的适应证和远期疗效与成人相当。硅油视网膜填充术可使大多数

患眼获得视网膜复位和保留视力。对于复杂的视网膜脱离，特别是外伤后，首次手术填充硅油和后来取出硅油的手术方法被证明是有用的。对于通常预期寿命较长的儿童来说，及时清除硅油对维持眼球的功能至关重要。

眼内气体填充在儿童中的应用有限，并且在保持适当的体位、眼压监测和角膜混浊方面存在困难。

ILM 膜和眼内膜的生物染色是一项仍在发展中的技术，尽管在成人中取得了良好的效果，但在儿童中应用时应格外小心。我们推荐台盼蓝和亮蓝 G[35] 作为"安全"染色染料，假设它们无毒或至少毒性最小[36]。玻璃体染色后的可视化极大地促进了玻璃体的完全切除，减少了手术时间。膜去除后的玻璃体控制性染色是可能的，最好使用曲安奈德检查所有玻璃体凝胶和膜是否已成功去除。

## 三、损伤 Injuries

见第 102 章，眼外伤的病理生理学；第 104 章，巩膜扣带技术。

### （一）直接损伤 Direct Injury

#### 1. 开放性眼球损伤 Open–Globe Injury

29%～47% 的儿童开放性眼球损伤同时累及眼球的前段和后段[37-40]。虽然一期手术通常包括眼球的外部重建，但内部重建可以在一期伤口闭合的同时进行，或者在大多数情况下，在二期手术中进行。

二期手术全面解剖重建的时机至关重要。许多作者建议在成人外伤后第 7～10 天进行二次玻璃体视网膜手术进行内部重建，而其他人则建议在外伤后 3～10 天进行[41-44]。一般规则是严重损伤眼的全面解剖重建延迟约 1 周，此时后部玻璃体开始发生液化分离，术中出血的风险显著降低[41, 42]。Kuhn 等建议在 3 天内早期进行玻璃体切除，以防止玻璃体视网膜增殖的发展[42]。

但是，如果在伤口闭合时发现感染的迹象，或在少见的视网膜脱离病例，则必须立即进行干预。

预防性放置环扎带在严重开放性眼球损伤中的价值存在争议。目前尚无前瞻性的研究证明其在

儿童患者中的优势。在成人中，应用环扎带后视网膜脱离的频率可能较低。当角巩膜或巩膜伤口＞5mm，睫状体受累，伴有明显玻璃体脱失和玻璃体积血时，建议采用巩膜环扎扣带手术[45-47]。尽管进行了最佳的随访，但儿童前后段复合伤的视功能结果有限：12%～69% 的儿童在一期伤口闭合和二期前段和后段重建手术后视力达到 0.1 或更好[34, 39]。

与成人相比，儿童可能出现更广泛的术后炎症、瘢痕和严重增殖性玻璃体视网膜病变，这会影响解剖和功能结果[48]。儿童玻璃体视网膜手术后的结果在很大程度上取决于原发性损伤的范围和严重程度（图 119-3）。伤口大小超过 10mm、晶状体损伤和患者年龄在 4 岁以下是预后不良的因素。进一步的负面影响因素包括严重的玻璃体腔出血、初始视力低下和枪伤。视网膜脱离总是与明显较差的结果相关。术前黄斑附着未脱离是术后视力好于 0.1 的重要预后因素[49, 50]。巩膜扣带术作为治疗儿童外伤性视网膜脱离的标准一期手术有很强的支持性。与成人不同，玻璃体很少脱离，完全玻璃体切除是不可能的。此外，玻璃体残留是导致玻璃体切除术后发生严重 PVR 的原因。一期巩膜扣带术的适应证包括无白内障、少量玻璃体积血和有明确的视网膜裂孔，严重的玻璃体混浊和巨大或后极部视网膜裂孔需要一期玻璃体切除术[40]。

外伤性眼球破裂很少发生在儿童身上。儿童眼球破裂的易感因素包括与巩膜薄有关的疾病，如 Ehlers-Danlos 综合征和成骨不全症。即使是失明的眼睛也应该治疗，因为眼球摘除通常是可以预防的。

#### 2. 闭合性眼球损伤 Closed–Globe Injury

（1）锯齿缘离断（ora dialysis）：闭合性损伤的一个常见发现是锯齿缘离断。锯齿缘离断通常位于颞下，往往在创伤后几年才出现症状，很少发生白内障，有少量的玻璃体积血，或明显的玻璃体混浊，治疗包括环扎扣带术。如果节段性巩膜外加压，边缘应超过离断的边缘 2 倍[51]。67%～88% 的病例实现了解剖复位，而 PVR 的发生率为如图所示（图 119-4A 和 B）[52, 53, 54]。

（2）外伤性黄斑裂孔（traumatic macular hole）：大多数外伤性黄斑裂孔是由闭合性眼球挫伤造成

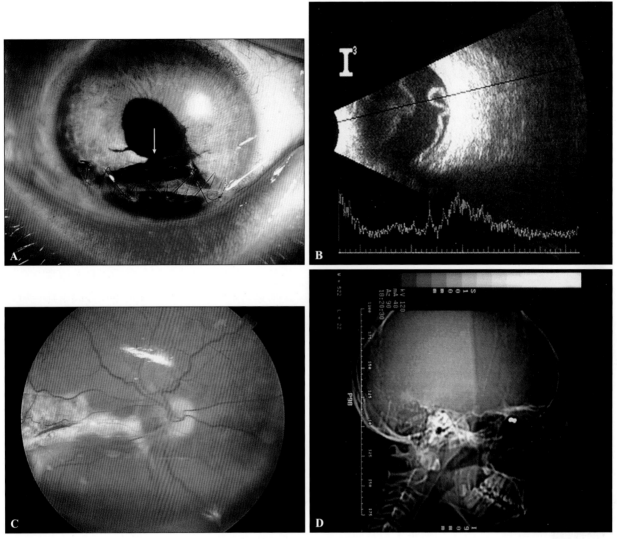

▲ 图 119-3　A. 一名 12 岁男童因刀伤导致角膜穿孔而缝合；B. 在同一只眼的后段诊断为玻璃体积血和视网膜锯齿缘离断；C. 一名 13 岁男童的眼睛出口处有瘢痕和色素沉着；D. 该男童因霰弹造成眼球穿通伤，患儿接受了平坦部玻璃体切除联合硅油填充手术治疗

的，但有报道在一名 8 岁男童身上发现了继发于穿通性损伤的黄斑裂孔[55]。

外伤性黄斑裂孔可能是由钝性外伤引起玻璃体与视网膜分离、挫伤坏死或中心凹下出血所致。视力下降的原因是对冲力引起的坏死，或后玻璃体表面与视网膜表面突然分离导致的视网膜裂孔[56]。然而，在一份报告中，只有 5% 的外伤性黄斑裂孔眼有后玻璃体、黄斑脱离[57]。这支持了由视网膜拉伸引起的黄斑裂孔是由于赤道区的眼部畸形或黄斑受到的强大冲击力所致的理论[57]。外伤后 3～4 个月，儿童中有 64%～100% 的大小为 0.1～0.2 视盘直径（disc diameter，DD）的全层小外伤性黄斑裂孔可

自行闭合，这可能与大多数病例的良好视力恢复有关，有些甚至可以达到 20/20[58-61]。

与小黄斑裂孔（100～200μm）的自发闭合不同，大的裂孔（400～600μm）的闭合很少被描述（图 119-4C 和 D）[62]。

在学龄前儿童中，手术的时机应基于外伤性黄斑裂孔可能是弱视的事实。因此，我们推荐在发生外伤性黄斑裂孔 4 周后进行玻璃体手术治疗。对于大龄儿童，建议在玻璃体视网膜手术前观察 3～4 个月[59]。

外伤性黄斑裂孔自发性闭合患者的共同特点是年龄小（＜ 25 岁），黄斑裂孔小（0.1～0.2DD），无后玻璃体脱离，无视网膜前膜[59]。

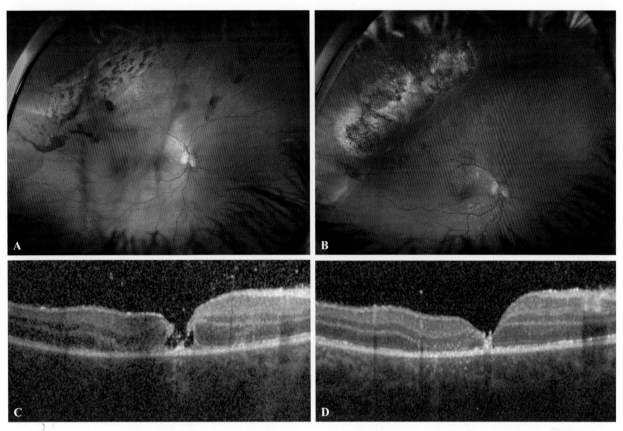

▲ 图 119-4　A. 一名 12 岁男孩因足球引起的锯齿缘离断、黄斑裂孔和玻璃体积血；B. 术后 4 周，视网膜冷冻，局部外顶压，视网膜复位；C. 光谱域光相干断层扫描显示全层外伤性黄斑裂孔；D. 伤后 6 天黄斑孔自行愈合

外伤性黄斑裂孔的玻璃体手术有 92%～100% 的解剖复位成功率，92%～100% 的儿童患者视力提高[55, 59, 63]。最近的研究推荐了手术方法，包括切除后部玻璃体、视网膜前膜和剥除 ILM，延长的气体 – 空气混合物填充[59, 63, 64]。已经发表了相关辅助治疗的研究，并描述了血小板浓缩物[65] 和纤溶酶（0.4U 自体纤溶酶）在酶辅助的平坦部玻璃体切除术中的成功应用[63]。在年轻患者中，对面朝下俯卧体位的依从性差可能是手术失败的一个因素。儿童术后很难保持面朝下的姿势，因此建议对玻璃体视网膜手术后需要长期眼内填充的儿童使用硅油。然而，这种情况下还需要进行硅油取出的手术。

（3）玻璃体积血（vitreous hemorrhage）：外伤仍然是导致儿童玻璃体积血的首要原因，婴儿自发性眼内出血的鉴别诊断包括血管炎、眼部肿瘤、FEVR、X 染色体视网膜劈裂、视网膜裂孔、弓蛔虫感染和全身性疾病（如血液病、糖尿病视网膜病变、肝肾功能不全、败血症）[66]。婴儿玻璃体积血的并

发症包括视网膜前膜形成、色素性视网膜病变、斜视、高度屈光参差性近视和阻塞性弱视[10]。这些严重并发症最早发生在玻璃体积血后 5 周。玻璃体切除术是一种可接受的早期治疗婴儿玻璃体积血的方法，我们建议在发生致密性、婴儿性玻璃体积血后 5 周内考虑玻璃体手术治疗，以避免出血的严重并发症发生[12, 67]。在疑似感染性病因的病例中，应进行玻璃体活检，如结核的组织病理学确认。

此外，建议受伤的眼要早期清除严重的玻璃体血凝块和严重的玻璃体积血。牵引性视网膜脱离是由于视网膜前膜收缩引起的，玻璃体切除术似乎可以降低这些牵引性视网膜脱离在开放性眼外伤中的发生率[41, 68]。玻璃体切除术治疗玻璃体积血的时机仍然至关重要。如果没有视网膜和（或）脉络膜受累，则必须进行连续超声检查以发现并发症。在个别病例中，玻璃体积血可以自发吸收，但由于有发生弱视的危险，玻璃体切除术仍然可能需要早期进行。

### （二）间接损伤 Indirect Injury

#### 1. Terson 综合征 Terson Syndrome

Terson 综合征的特征是继发于蛛网膜下腔或硬膜下出血的眼内出血。蛛网膜下腔出血存活患者的玻璃体积血似乎比以前认为的更为常见，强调了这些患者进行常规眼底检查的必要性。在唯一已发表的儿童颅内出血的前瞻性病例系列中，2% 有眼内出血[69]。作者估计颅内出血患儿 Terson 综合征的发病率低于 8%。婴儿自发性颅内出血的发生率很低。

只有少数病例报道 Terson 综合征婴儿，从 4 周至 7 月龄，由于发育不良的血管或动脉瘤破裂所致[70, 71]。出血可发生在感觉性视网膜、视网膜下间隙和玻璃体腔。在大约 1/3 的眼中，可以发现一种叫作"出血性黄斑囊肿"（hemorrhagic macular cyst, HMC）的黄斑前积血[72]。根据血液与 ILM 的关系，Terson 综合征可分为两种类型的 HMC。如果血液位于视网膜各层之前，则 HMC 是视网膜前的；如果血液在 ILM 下面积聚，则 HMC 是 LIM 膜下的[72]。前囊壁最初可能由后玻璃表面形成，后来可能由增殖膜形成。即使血液已从囊肿中清除，这种新形成的膜也可能继续存在。出血性黄斑囊肿较视网膜前更常发生在内界膜下。在玻璃体基底部和赤道区，内界膜和 Müller 细胞之间存在附着区。因为附着区在后极部是缺失的，那里的 ILM 要厚得多，所以视网膜出血能够将 ILM 从该区域的视网膜上分离出来。附着区的存在被认为与向心性玻璃体牵引有关，后者在后皮质前玻璃体囊（posterior precortical vitreous pocket, PPVP）区域不存在。因此，PPVP 的后壁可能与后区 ILM 的厚部完全吻合[73]。大多数 Terson 综合征的玻璃体和视网膜出血不需要手术，因为可以自发吸收。然而，年轻人存在较多的玻璃体凝胶可能会延迟出血清除，但婴儿和学龄前儿童可以在几周内发展成深度弱视。重症患者视网膜前膜的形成与 PVR 的发生有关。为了预防这种并发症，一些作者主张对 Terson 综合征进行密切的随访和早期手术治疗[74]。应完全切除出血的囊肿，包括内容物和囊肿的前壁，以防止与血液有关的并发症，并允许黄斑功能的早期康复（图 119-5）[72]。

如果进行了平坦部玻璃体切除术，则必须考虑应用液压原理剥离的 ILM 的可能性。因此，玻璃体切除术的适应证包括致密性玻璃体积血、双侧出血、黄斑前 HMC 和（或）致密性玻璃体积血（如果 4 周后自发吸收失败）、内斜视的发展和（或）PVR。术后可出现黄斑周围视网膜皱褶或纤维化线[75]。虽然玻璃体切除术治疗 Terson 综合征在成人中预后良好，但在视力不成熟的儿童中预后相对较差。尽管有早期的干预，弱视和永久性的脑损伤

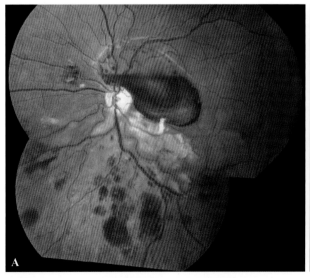
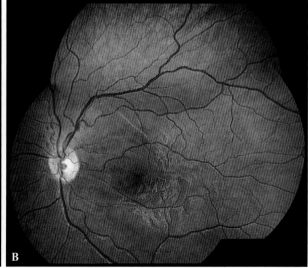

▲ 图 119-5　A. 6 岁儿童内界膜下出血性黄斑囊肿（HMC），由硬膜下出血引起的 Terson 综合征，皱褶显示内界膜受力；B. 术后，眼底显示黄斑周围一条与 HMC 边缘相对应的亮线

可能是造成这一有限视觉结果的潜在原因。我们建议手术治疗、弱视治疗、屈光矫正，以及加强正视治疗。

自发性 Terson 综合征是疑似虐待性头部外伤的婴儿眼内出血的鉴别诊断之一。自发性 Terson 综合征的特点是视网膜病变的程度轻微和局限于后极，这与虐待性头部创伤中通常严重的，多层次的眼内出血延伸至视网膜周边形成对比。

#### 2. 摇晃婴儿综合征 Shaken-Baby Syndrome

在摇晃婴儿综合征中，视网膜出血是最常见的眼底发现，穹窿状出血是最独特的出血形式（图 119-6）。穹窿状出血最常见于黄斑部，但组织病理学检查可见于视网膜的任何区域。它们可能是由于 ILM 的分离或更严重的视力威胁到深部视网膜劈裂引起的。研究表明，手持式光谱域光相干断层扫描有助于评估摇晃婴儿综合征患者的玻璃体视网膜异常，如多层视网膜劈裂、ILM 膜分离和中心凹脱离[76, 77]。在某些情况下，血液突破 ILM 膜和（或）玻璃体表面，导致玻璃体积血。这种情况可能发生在受伤后或脑血管意外后几天，即穹窿状出血后 LIM 膜发生破裂。

除了广泛的视网膜出血和视网膜前出血外，可见双侧对称的白色环形视网膜皱褶环绕黄斑部外直至血管弓。这些视网膜皱褶可能是儿童虐待受害者摇晃受伤的标志[78]。短期随访是必要的，因为在这些视觉发育不成熟的患儿中，大的穹窿状出血可以诱发严重的弱视，也可以侵入玻璃体并持续数月。对于较大的黄斑前出血和（或）术后 4 周无玻璃体积血吸收者，建议行玻璃体切除术。如果出现内斜视，应立即行玻璃体切除术。玻璃体切除术中，玻璃体后界膜被剥离，覆盖黄斑的 ILM 膜被完全移除，即 ILM 膜破裂：在选定的黄斑象限内，用弯曲的微创玻璃体视网膜刀小心切开 HMC 前壁，瓣膜被末端剥膜镊夹住，膜沿着 HMC 的可见边缘缓慢撕裂。在大多数患眼中，这是一个与中心凹同心的近乎圆形的出血区域。玻璃体手术治疗 HMC 可获得良好的解剖成功[75]，并可提供即时的视觉康复。

术后所有黄斑均显示视网膜皱褶或分界线。它们对应于 HMC 的边缘，即 ILM 出血性脱离的边缘。

### （三）小儿视网膜疾病 Diseases of the Pediatric Retina

#### 1. 近视 Myopia

近视是儿童非外伤性孔源性视网膜脱离的重要易感因素之一[79]。在东亚，接受视网膜脱离手术的 18 岁以下儿童中，约 40% 患有高度近视（> 6D）[80]。1/3 的儿童视网膜脱离与近视有关[81]。在大多数情况下，儿童近视眼的视网膜脱离与存在于格子样变性的圆孔有关，马蹄形裂孔很少发生[54, 82]。根据巩膜扣带手术与一期孔源性视网膜脱离玻璃体手术研究（scleral buckling versus primary vitrectomy in rhegmatogenous retinal detachment study，SPR 研究）[83]中巩膜扣带术与一期玻璃体切除术的结果及大多数有晶状体儿童眼的其他研究结果，一期手术应采用巩膜扣带术进行治疗[54, 82]。一期进行玻璃体切除术的指征是后极部的裂孔、严重的 PVR 或眼内屈光介质模糊的病例。额外放置一个环扎扣带是否有价值目前仍有争议，但对于严重 PVR 的眼，我们建议联合环扎手术。

在一项对 10 岁以下高度近视儿童的研究中[84]，作者发现 4% 的儿童有视网膜裂孔，20% 的儿童有格子样变性，11% 的儿童有非压迫性变白。作者建议对视网膜裂孔进行激光光凝治疗，并对格子样变性进行预防性激光光凝，因为儿童不太可能主诉症状，从而延误了视网膜脱离的诊断和治疗[84]。预防性激光光凝仍然是一个有争议的问题，到目前为止，儿童预防性治疗数据库还缺乏（见第 110 章，视网膜脱离的预防）。

#### 2. 中心凹下膜 Subfoveal Membranes

儿童脉络膜新生血管膜（choroidal neovascularization membrane，CNVM）少见。CNVM 的病因有眼组织胞浆菌病综合征、特发性膜、视神经缺损和 drusen、眼弓形体病、犬弓蛔虫病、风疹视网膜病变、脉络膜病变、外伤、退行性近视和 Best 病。CNVM 的治疗是一个有争议的话题，而特发性 CNVM 的自然史并不一定与严重的视力丧失有关[85]。光动力疗法在婴儿和婴儿中是不切实际的，手术切除有视觉损伤的可能。视力恶化、囊样黄斑水肿伴神经感觉脱离的发展或中心凹下出血可能是玻璃体腔内

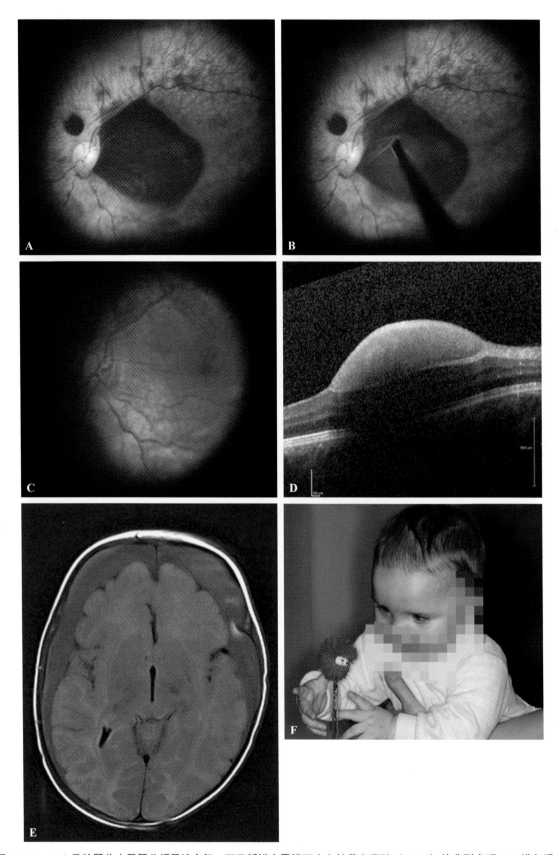

▲ 图 119-6　A. 8 月龄婴儿由于婴儿摇晃综合征，可见新鲜内界膜下出血性黄斑囊肿（HMC）的典型表现；B. 进入眼内的眼底照片；C. 切除 HMC 前囊壁；D. 光相干断层扫描显示内界膜下有血积聚；E. 这名 8 月龄的婴儿的非创伤性电脑断层扫描显示，由于头部外伤而导致大出血；F. 在 2 周后的随访中，他能够用双眼进行玩具修复和跟踪

抗 VEGF 治疗 CNVM 的指征。不同的作者报道了患有 CNVM 的儿童（19 月龄至 15 岁）在玻璃体腔内抗 VEGF 治疗后视力有明显改善[86-89]。一些作者使用贝伐单抗，剂量为 1.25mg/0.05ml[86, 88, 89]；其他人使用雷珠单抗，剂量为 0.25mg/0.025ml 至 0.5mg/0.05ml[87, 89]。大多数患者需要 2～5 次注射抗血管内皮生长因子药物。在我们治疗的患者中没有观察到眼部或全身不良反应。

### 3. Coats 病 Coats Disease

Coats 病以渗出性视网膜炎和视网膜毛细血管扩张为特征[90]。通常（95%）只有一只眼受累，病因不明[91]。Coats 病的典型形态学特征是多发性、囊状动脉瘤样视网膜血管扩张伴渗出性改变。Coats 病的血管造影特征包括非灌注区、颞侧黄斑部最突出的毛细血管扩张和"灯笼"（light bulb）样动脉瘤。其他的表现是血管渗漏、迂曲和由上覆渗出物的遮蔽荧光[92, 93]。Shields 夫妇对 Coats 病进行了分类[91]。1 期以毛细血管扩张为特征，2 期以毛细血管扩张和渗出为特征。在 2A 期，中心凹不受渗出物的影响，而 2B 期则表现为中心凹渗出。黄斑区发生致密的黄灰色结节，黄斑纤维化，黄斑中心凹渗出，通常与更糟糕的视觉结果相关[94]。3A 期疾病以视网膜次全脱离为特征，3B 期疾病以视网膜全脱离为特征（图 119-7）。4 期疾病表现为完全性视网膜脱离伴青光眼，5 期疾病被定义为完全性视网膜脱离的盲眼，通常伴有白内障和眼球痨[91]。

Coats 病治疗的主要目的是通过绿色激光（532nm）光凝或冷凝来消除毛细血管扩张和视网膜缺血。首选的冷冻治疗方法是直接应用于毛细血管扩张症的双重冻融技术。但过度冷冻治疗可导致视网膜脱离程度增加。因此，对于涉及所有象限的弥漫性毛细血管扩张病例，建议最初仅治疗两个象限，4 周后再治疗其他象限。同一部位的第二次治疗应间隔 3 个月，因为渗出物的消退是一个非常缓慢的过程[95]。

最近的研究[96]表明 Coats 病与眼内 VEGF 水平升高有关，因此玻璃体腔注射抗 VEGF 可作为一种有价值的辅助治疗，与激光光凝或冷冻疗法相结合，以减少渗漏和预防新血管并发症[88, 97]。Sigler 等[92]建议注射 1.25mg/0.05ml 贝伐单抗，然后在一个疗程内进行氩激光光凝。或者，也可以使用剂量为 0.5mg（0.05ml）的雷珠单抗[98]。作者对经巩膜视网膜下液体引流术后的 3B 期、4 期 Coats 病患者 9 只眼，用 30G 针头行玻璃体腔内注射抗 VEGF 药物，再行光凝（最多 7 次）或冷凝（最多 10 次），8 只眼视网膜达到复位。另一项最新的研究[99]描述

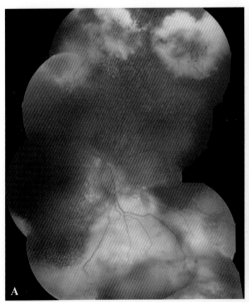
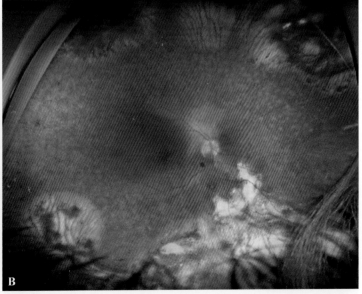

▲ 图 119-7　A. 一名患有 Coats 病的 7 岁女孩的眼底照片显示下方有大量脂质渗出和视网膜脱离（3A 期）。视网膜毛细血管扩张位于视网膜周边，赤道部和上半部锯齿状缘之间。B. 对周边毛细血管扩张区域行 4 次冷凝并注射贝伐单抗 3 年后，渗出完全吸收，并在周边形成伴有色素改变的瘢痕

了患有 3 期 Coats 病的 24 只眼通过两切口平坦部非玻璃体切除术的治疗，在角膜缘后 3mm 处做了两个切口，并将激光直接应用于异常血管。补充视网膜下液体引流排出，17 只眼接受玻璃体腔内抗 VEGF 注射。治疗眼 96% 的视网膜复位。进一步的研究[100] 描述了 14 只患有 Coats 病的儿童眼的 2 期、3A 期和 3B 期，在行 1.25mg 贝伐单抗玻璃体腔内注射后，观察到视网膜下液体的部分吸收和渗出物的部分消退，同时有毛细血管扩张，进行了额外的激光光凝或冷冻治疗。

其他作者[101] 观察了贝伐单抗和辅助疗法治疗 2～3B 期 Coats 病的 8 只眼，其中 4 只眼的玻璃体视网膜纤维化和牵引性视网膜脱离发生进展，其他作者[102] 观察了注射雷珠单抗和辅助疗法后 9 只眼中的 5 只眼发生玻璃体视网膜纤维化。玻璃体视网膜纤维化和形成的牵引是抗 VEGF 和辅助治疗后常见的并发症。

眼内注射和冷冻凝固治疗之间的最佳时间段尚不清楚。大多数作者使用贝伐单抗的剂量为 1.25mg/0.1ml（14—17 岁）[92, 100, 101] 至 2.5mg/0.1ml（6 月龄至 12 岁）[103]。患者接受了最多三次注射。

对 Coats 病的患儿，眼科医师在进行眼内注射之前，必须对视网膜母细胞瘤的可能性保持高度的临床怀疑，因为眼内注射是一种能将肿瘤细胞扩散到结膜下和眼眶的操作[92, 104]。除非在 Coats 病中发现的视网膜和异常扩张的毛细血管可通过间接检眼镜检查，否则即使在 B 超上没有钙化，也不应贸然进行眼内注射。此外，弥漫性浸润性视网膜母细胞瘤和晚期 Coats 病在磁共振成像上是无法区分的。因此，眼球摘除术通常应在视力低下且无法排除视网膜母细胞瘤可能性的患者中进行[105]。

### （四）遗传性玻璃体视网膜病变 Hereditary Vitreoretinopathies

#### 1. Stickler 综合征 Stickler Syndrome

遗传性玻璃体视网膜病变是一种潜在的致盲性疾病，其特征是出现异常的玻璃体凝胶并伴有视网膜改变。Stickler 等[106, 107] 描述了一种常染色体显性遗传疾病，具有特征性的眼部和全身异常、口面部特征、耳聋和关节炎。玻璃体凝胶结构异常是一种病理学特征，通常与先天性、不进展的高度近视和白内障有关（图 119-8）。非眼部特征表现出很大的表达差异。Stickler 综合征 1 型（STL1）由 COL2A1 基因突变引起，表现为膜性玻璃体表型，而 2 型（STL2）疾病由 COL11A1 突变引起，受累患者的玻璃体呈纤维样外观[108]。只有 STL1 或 STL2 患者出现眼部变化。仅限于眼部的变异将具有最小或没有相关的系统性特征表现。该亚组也表现出

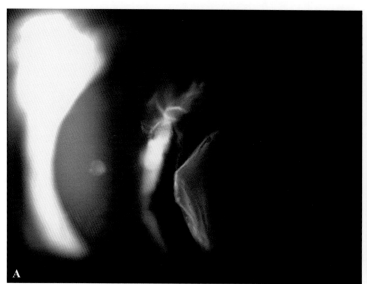
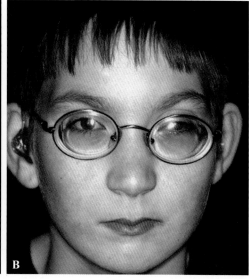

▲ 图 119-8　A. 11 岁女孩 Stickler 综合征的 1 型玻璃体凝胶异常，9 个月内患者双眼发生视网膜脱离；B. 这名儿童患有感觉神经性听力缺陷和高度近视，出生时表现为软腭和硬腭中线裂

*COL2A1* 的突变[109]，而 STL3 和 STL 4 患者没有眼部问题。超过 80% 的患者为 STL1[109, 110]。Stickler 综合征的视网膜特征是放射状周边视网膜血管色素变性、格子样变性、前部巨大视网膜裂孔和后极部裂孔。第一次视网膜脱离通常发生在 10—30 岁，8% 的患儿在 0—9 岁，26% 的患儿在 10—19 岁发生[107, 111]。

由于双侧自发性视网膜脱离的发生率很高，应对无视网膜脱离或其他相关 Stickler 综合征症状的"未受累"家庭成员，提供分子遗传学分析，以排除 Stickler 综合征的存在和类型，并应定期检查[112]。

有研究报道了预防性干预的积极作用[109, 110, 113, 114]。在最近的一项系统回顾中[112]，对 STL1 人群中的两个对照组的主要回顾性队列研究进行了分析。一项研究评估了 360° 冷冻疗法（*n*=204）对锯齿缘后视网膜的影响，结果显示，与未经治疗的 STL1 组（*n*=22）相比，治疗组的发生率显著降低。Leiba 等[114] 基于年龄进行了亚组分析，对年龄 ≤ 13 岁的 0/6 眼通过激光凝固进行预防性治疗（对有广泛相邻视网膜病变且病变至少出现在三个象限的眼进行全周治疗，对有小的局限性格子样变性病变和孤立裂孔的眼进行局灶激光治疗）与预

防性治疗年龄 ≥ 13 岁的 1/4 眼（13 岁以上）进行了比较。在未接受任何预防措施的对照组中，46% 的 13 岁以下儿童视网膜脱落，60% 的 13 岁以上青少年和成人的视网膜脱落，随访 1～15 年。然而，这两项研究都有很高的偏倚风险，最佳预防年龄尚不确定[112]。

尽管手术复杂，而且往往需要多次手术，但与巩膜扣带术相比，接受一期玻璃体切除术治疗孔源性脱离的 Stickler 患者有良好的解剖复位结果和有用的功能性视觉结果。玻璃体切除术可作为 Stickler 组的手术选择[111]。几乎 3/4 的复位发生在术后 4 个月内。并发症主要是再脱离和随后的多次手术。因此，采用首次玻璃体切除术来提高治疗的成功率，也有可能降低整体并发症的发生率。

#### 2. Kniest 发育不良 Kniest Dysplasia

Kniest 发育不良以常染色体显性遗传方式遗传，表现为后凸畸形、严重短躯干侏儒症、腭裂、扁平面、听力缺陷和关节挛缩[115-117]。Kniest 发育不良与杂合（经常是从头）*COL2A1* 突变有关。Kniest 发育不良患者有严重的先天性近视和玻璃体视网膜变性。玻璃体空腔含有纤维状、云状、膜状结构，漂浮在晶状体后间隙（图 119-9）。另一只眼有晶状体

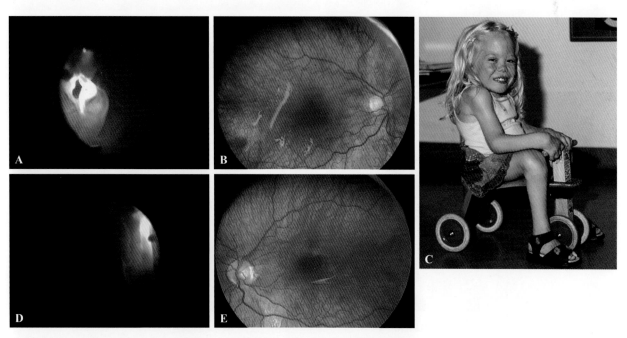

▲ 图 119-9 **A 和 D.** 一名 7 岁女孩患有 Kniest 综合征，双眼均出现双侧视网膜脱离；**C.** 患者有严重的躯干短小侏儒症、后凸畸形、面部扁平、关节挛缩、感音神经性听力缺陷，不能行走，不能使用交通工具运输；**B 和 E.** 经过巩膜环扎、玻璃体切除和硅油填充术后，视网膜复位

皮质和后囊下混浊，周边有面纱状玻璃体混浊。常见的视网膜改变包括血管周围格子样变性和不同程度的非压迫变白改变。大疱性视网膜脱离伴 Kniest 不典型增生可成功治疗，特别是玻璃体切除联合硅油填充手术[118]。

3. 家族性渗出性玻璃体视网膜病变 Familial Exudative Vitreoretinopathy

家族性渗出性玻璃体视网膜病变是一种周边视网膜发育异常的双侧疾病，包括周边无血管视网膜、异常血管化伴视网膜新生血管、视网膜下渗出、异常玻璃体视网膜界面形成和视网膜脱离（图

119-10）。FEVR 的表型类似于 ROP 的一种顿挫型，发生在较大且常为足月儿中。遗传类型可为常染色体显性遗传、常染色体隐性遗传或 X 连锁遗传，或可影响无家族史的个体。到目前为止，已经确定了五个导致 FEVR 的基因：*NDP*、*FZD4*、*LRP5*、*TSPAN12* 和 *ZNF408*[119]。异常的血管发生和随后的异常血管生成被认为是导致 FEVR 玻璃体视网膜异常的原因[120]。FEVR 患者的 Norrie 病基因突变。这导致 Wnt 受体 /β- 连环蛋白途径失调，并与血管内皮生长因子水平升高有关。这可能解释了 FEVR 的终身慢性性质，其特征是继发于血管活性上调的渗

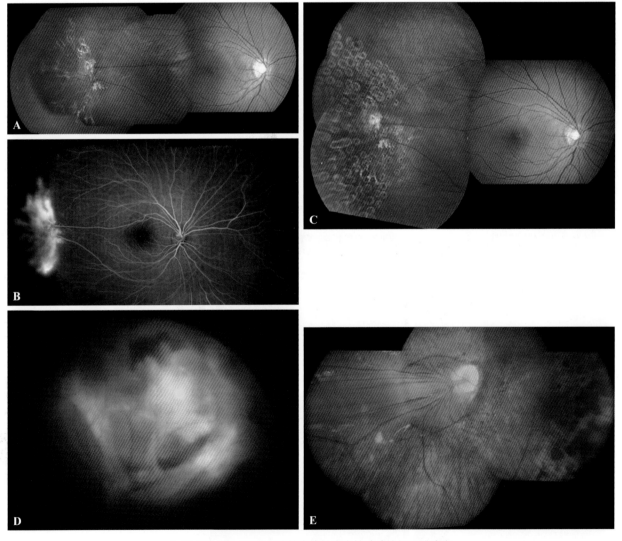

▲ 图 119-10　13 岁女孩的家族性渗出性玻璃体视网膜病变

A. 无血管视网膜周边的 V 形区伴 2 期视网膜外血管形成；B. 血管造影显示视网膜周边无血管及异常血管渗漏；C. 同一患者光凝后的眼底；D. 一名 9 岁女童，患有家族性渗出性玻璃体视网膜病变，伴中心凹牵拉性视网膜脱离及视网膜下渗出（4 期）；E. 患儿进行了平坦部玻璃体切除、眼内激光光凝及硅油充填术

出加剧。临床分为五个阶段。广角血管造影显示周围血管异常、静脉和动脉扭曲、晚期视盘渗漏、中央和周围毛细血管扩张、毛细血管异常和毛细血管发育不全[121, 122]。

缺乏全身系统性疾病的关联。FEVR 的治疗方法与 ROP 相似：早期采用激光光凝或冷冻周边视网膜无血管区来减少视网膜下和视网膜内渗出。血管造影上显示渗漏的存在，特别是在有血管－无血管交界处，需要立即用激光光凝消融该区域（绿色或红色激光照射渗漏区域，以及外围 0.5～1 视盘直径的区域）[122]。抗血管内皮生长因子治疗可为 FEVR 提供有价值的辅助治疗。在一项研究中[123]，3 名儿童（6—14 岁），尽管有积极的激光光凝和冷冻凝固，但血管活动持续和渗出增加，通过玻璃体腔内注射 pegaptanib 钠（Macugen；0.3mg/0.09ml），所有病例均显示渗出减少，但有两名儿童因牵引性视网膜脱离而发生玻璃体积血，需要行平坦部玻璃体切除术。在成人患者注射贝伐单抗（Avastin，1.25mg/0.05ml）后，观察到新生血管组织的快速消退和加速纤维化[124]。

牵引性视网膜脱离，赤道前周边的牵引者应行巩膜扣带术，玻璃体视网膜手术应解除玻璃体后部的牵引[125]。周边的无血管区玻璃体视网膜粘连紧密，容易发生医源性视网膜裂孔。用玻璃体剪刀和镊子的双手技术是从视网膜表面剥离玻璃体膜的首选方法。周围无血管区玻璃体的分离非常困难，如果不能成功进行，预后很差[121, 126]。如果一只眼在生命的前 3 年有症状，则预后不良。在 3 岁以下的患者中，纤维血管增生具有丰富的血管成分，随着年龄的增长，胶原纤维变得更加明显[125]。玻璃体视网膜手术可以在一定程度上保留 FEVR 患者的视力，但弱视、再增殖和玻璃体积血可能长期限制术后的视力改善[127]。预防性激光治疗 FEVR 的最终目的是预防视网膜脱离或继发性黄斑渗出。

#### 4.Marfan 综合征 Marfan Syndrome

视网膜脱离是 Marfan 综合征患者最严重的眼部并发症，发生率高达 25%。共有 75% 的视网膜脱离发生在 20 岁以前[128]。Marfan 综合征的视网膜脱离约 1/3 为双侧。大多数 Marfan 综合征视网膜脱离患者有晶状体半脱位或曾接受过晶状体手术。因

此，应特别仔细地检查这些患者[129]。视网膜脱离手术可因瞳孔扩张不足、晶状体异位和多处视网膜裂孔而复杂化[130]。半脱位的透明或白内障性晶状体边缘往往阻碍了周边眼底的评估。

如果透明晶状体位于适当位置，或透明半脱位晶状体不影响眼底细节的显示，或者如果视网膜裂孔位于赤道附近或赤道前，则建议首选巩膜扣带术。由于巩膜薄且可折叠，扣带手术中巩膜缝线的放置具有挑战性。

玻璃体手术应考虑以下情况：巩膜扣带手术失败、增殖性玻璃体视网膜病变、晶状体后脱位、晶状体半脱位或白内障（不能充分评估眼底周边）、巨大的视网膜裂孔[131]。由于这类患者的巩膜薄，应避免使用套管针。

手术结果因视网膜裂孔的性质和 PVR 的存在而不同。一般来说，结果与无 Marfan 综合征的患者相当，有 86%[131]～100%[130] 的患者视网膜复位成功。但如果同时发生晶状体脱位或有眼内手术史，则可能会出现较差的视觉效果[130]。高度近视和周边格子样变性的发病率增加使这些眼容易发生视网膜裂孔。一些作者认为，高的双侧视网膜脱离发生率可以作为预防性激光治疗这些患者对侧眼格子样变性的依据[130, 132]。

#### 5.先天性 X 连锁视网膜劈裂 Congenital X-Linked Retinoschisis

先天性 X 连锁视网膜劈裂症（congenital X-linked retinoschisis，CX-LRS）是一种遗传性视网膜疾病，其特征是 Müller 细胞柱的异常，导致劈裂腔形成。在 98%～100% 的病例中，中心凹区的这些空腔和周边性视网膜劈裂，通常为颞下区，出现在约 50% 的病例中，并伴有严重威胁视力的并发症，如玻璃体积血和视网膜脱离。最严重的疾病形式，表现为大疱样的周边视网膜劈裂腔，主要发生在 10 岁以下的患者。发病年龄呈双峰分布，一组婴儿期出现斜视和眼球震颤，另一组儿童在学龄期出现视力和阅读障碍[133]。有一些关于儿童在出生后第 1 年患视网膜劈裂症的病例报告。在一个 5 名儿童的系列中，他们在出生后的 18 个月，观察到高度升高的大疱性视网膜劈裂累及黄斑。10 只眼中 9 只眼大疱性视网膜劈裂腔变平，在 1～6.5 年

的观察时间内仅留下色素分界线[134]。在某些临床条件下，先天性视网膜劈裂常被推荐手术治疗：周围裂孔迅速发展，累及或威胁黄斑，裂孔突出的内壁使黄斑模糊，致密非透明性玻璃体积血伴大的劈裂腔出血，劈裂合并孔源性视网膜脱离，劈裂合并牵引性视网膜脱离，黄斑部皱褶[135]。Prenner 等[136]基于对潜在病理病变的更好理解，定义了一个新的 CX-LRS 分类系统，并确定了更好的手术方法（表 119-6）。

最近的研究提倡玻璃体切除手术中成功诱导后玻璃体脱离后，治疗儿童大疱性劈裂腔伴或不伴出血的病例[135, 137, 138]。在 8 月龄的儿童中注射 0.05ml 稀释的不含防腐剂的曲安奈德后，García-Arumí 等[137]进行了玻璃体切除术。Trese[139]描述了自体纤溶酶辅助分离透明玻璃体的方法。在儿童眼中，通过机械方式实现完全的后玻璃体脱离是非常困难的。在大多数情况下，解除玻璃体牵引的唯一方法是切除视网膜劈裂的内壁，因为目前还没有有效的方法去除儿童后皮质玻璃体[140, 141]。由于视网膜劈裂区对应于视野上的一个绝对暗点，切除视网膜劈裂区内壁对患者的视野没有影响[140]，但会导致视网膜神经节细胞和中间神经元的丢失，从而消除将来劈裂粘连的任何机会。此外，进行内壁视网膜切除术的眼容易沿着劈裂叶的前叶增殖。Trese 建议应用自体纤溶酶，因为这种方法消除了多达 82% 的需要进行劈裂腔内壁视网膜切除的眼[139]。他们只对 4 型 CX-LRS 的眼进行了劈裂腔内壁视网膜切除术。切开劈裂腔内壁应在劈裂腔后缘前 2～3mm 处进行，一些作者描述了使用 42G 套管引流液体的方法[137]。应在附着的视网膜和劈裂的边缘进行光凝，以防止视网膜劈裂的进展。术后可使用气体或硅油填充。

硅油填充特别推荐给年幼的儿童。

作者描述了儿童术后视网膜复位，但功能结果有限，视力提高的病例仅占 53%，最好的报道是一名 6 岁儿童术后视力达到 20/50[137, 141]。在一个系列病例中，一个 7 岁儿童单侧玻璃体切除术和一个 17 岁儿童双侧玻璃体切除术的主要指征是中心凹视网膜劈裂，它与周边视网膜劈裂或周边内层视网膜裂孔有关。玻璃体手术包括核心部玻璃体切除术、手术诱导的后玻璃体脱离、ILM 膜剥除和 30% 六氟化硫气体填充。在第一次手术中，所有 3 只患眼的中心凹的正常结构均得到恢复，劈裂变平，视力均得到改善。术后解剖结果为正常的中心凹结构，视网膜层间留有小的囊样间隙，但在视网膜劈裂临床治愈 3 年后，由于视网膜内神经纤维无法重新连接，受影响的眼仍存在负 b 波[138]。

另有报道 17 只眼玻璃体切除术联合手术诱导的后玻璃体脱离术[142]，切除了黄斑前后玻璃体皮质，剥离了中心凹周围 2～3 个视盘直径的 ILM 膜。作者避免了在非常薄弱的视网膜劈裂区剥离 ILM 膜。最后他们用 $C_3F_8$ 气体填充。所有手术眼黄斑劈裂消退，平均视力由 20/125 提高到 20/55。

视网膜劈裂发生孔源性视网膜脱离，主要发生在周边劈裂区发生内层和外层裂孔。如果外层裂孔的位置和大小可以被外加压物所支撑，手术原则是凝固外层裂孔并进行巩膜扣带术。据报道，巩膜扣带术的优点是它比玻璃体切除术创伤小，并为玻璃体基底部提供支撑。如果巩膜扣带手术失败，则建议行玻璃体切除术，因为这样可以在视网膜内部引流和展平后用激光光凝进行外层裂孔的治疗[135]。玻璃体切除术的另一个适应证是牵引性视网膜脱离。在这种情况下，通常建议一期巩膜扣带术和玻

#### 表 119-6　CX-LRS 分类系统

| CX-LRS 类型 | 中心凹囊性劈裂症临床检查 | 片状或板层黄斑裂孔 OCT 发现 | 周边劈裂（临床检查） |
| --- | --- | --- | --- |
| 1 型中心凹 | + | − | − |
| 2 型中心凹 | + | + | − |
| 3 型中心凹 | + | + | + |
| 4 型中心凹 | + | − | + |

经许可，表格转载自 Prenner JL, Capone A Jr, Ciaccia S, et al. Congenital X-linked retinoschisis classification system. Retina 2006;26:S61-4.

璃体切除术相结合。手术方法为巩膜扣带治疗视网膜脱离，特别是在没有 PVR 的情况下，其外层裂孔位于赤道前方，玻璃体切除术治疗玻璃体积血或 PVR。PVR 是再次手术的主要原因，多次手术和使用目前先进的玻璃体视网膜手术技术来处理 PVR 相关的并发症对于某些病例的最终成功是必要的[143]。

### 6. Knobloch 综合征 Knobloch Syndrome

Knobloch 综合征是一种遗传性玻璃体视网膜变性合并视网膜脱离、高度近视、白内障、眼距过宽、眶间距过宽和高的弓形腭的隐性遗传综合征[144]。前中线头皮也有缺损，累及额骨。先天性中线头皮缺损的存在应提醒临床医师注意潜在的中枢神经系统和（或）眼部病理改变，并应考虑进一步的诊断评估和预防措施。有报道称，对侧眼应进行预防性视网膜冷冻治疗，尽管这种治疗的价值尚未得到证实[145, 146]。

### 7. 色素失禁症 Incontinentia Pigmenti

色素失禁症是一种罕见的 X 染色体连锁的显性遗传疾病，在这种疾病中，受影响的女婴会出现皮肤、中枢神经系统、头发、牙齿和眼睛的特征性异常。大约 35% 的患者出现眼部异常，包括眼球震颤、斜视、小眼球、上睑下垂、蓝色巩膜、结膜色素沉着、角膜改变、白内障、视神经萎缩、玻璃体积血、近视，在 11.5% 的患者会出现继发于缺血性血管病的成纤维细胞性视网膜脱离，外观类似于早产儿视网膜病变[147, 148]。荧光素眼底血管造影显示视网膜周边严重缺血，动静脉连接异常。受累病例出现新生血管，随后在赤道颞侧出现视网膜前纤维组织，在晚期，广泛的纤维血管组织将视网膜向前拉到晶状体后。大多数视网膜脱离可能发生在出生后的第 1 年，几乎所有视网膜脱离都发生在出生后的前 3 年。大多数眼部异常是单侧的，而在双侧受累的患者中，一只眼通常受影响较小。NEMO 突变的患者可能有更高的视网膜病变的风险[149]。对于受影响的婴儿，通常应在出生后尽快进行麻醉下视网膜筛查，当间接检眼镜发现周围视网膜无血管区时，应进行荧光素血管造影。对周边缺血区视网膜的间接激光光凝治疗干预通常应在确诊后立即进行，一些作者描述了早期激光光凝后血管病变的成功治疗的案例[150]。目前，玻璃体腔注射抗 VEGF

可能是一种进一步的辅助治疗选择。一名 11 月龄的男孩在玻璃体腔内注射 1.25mg/0.05ml 贝伐单抗 5 天后，广泛的新生血管转化为硬化的鬼影血管，促进了玻璃体切除[151]。

### 8. Norrie 病 Norrie Disease

Norrie 病是一种双侧 X 连锁隐性遗传的眼发育不全综合征，伴有进行性听觉和精神障碍。Norrie 病被认为是由位于 Xp11.3 染色体上的 28kb Norrie 病蛋白（NDP）基因突变引起的[152]。该病的特征是视网膜镰状皱襞、视网膜脱离、反复玻璃体积血、晶状体后膜形成，最后临床进展从这些早期视网膜和玻璃体变化到更典型的晶状体后脱离的视网膜。有大面积的无血管视网膜，但无新生血管形成。Walsh 等[153] 假设，无血管的视网膜发育不良，不会产生明显的血管内皮生长因子反应，因此不进行光凝或冷冻凝固治疗。他们建议早期诊断和进行玻璃体切除术，以避免 Norrie 病的不良的自然史，即无光感（NLP）视力和眼球痨。玻璃体切除术可使发育不良的视网膜变平，获得光感的儿童是在中位年龄 3.5 月龄（1 周至 14 月龄）进行玻璃体手术[153, 154]。

### 9. 视乳头异常 Anomalies of the Papilla

视神经缺损、牵牛花样畸形、视盘小凹等多个视盘空腔畸形，是继发于视神经缺损的先天性视盘畸形。分子生物学检查发现在大约 50% 的病例中检测 PAX2 基因的突变。观察视盘空腔异常和（或）眼底缺损或相关异常通常会刺激肾脏学研究，以检查肾发育不全，而这是一种潜在的危及生命的疾病[155]。视盘小凹的空腔异常可伴有劈裂样增厚和浆液性黄斑脱离，最常见于 10—40 岁，发病于儿童早期的少数病例已有报道[156]。这些异常统一的解剖学特点是巩膜（或筛板）缺损的存在，允许眼内和眼外空间的异常沟通。这些沟通使眼内压和颅内压梯度发生动态波动，导致液体（玻璃体液或脑脊液）进入和位于视网膜下的关键致病机制[155]。

由于异常的解剖特征，玻璃体、视网膜下、蛛网膜下腔和可能的眼眶间隙可能通过构成视盘异常的相对柔顺和多孔的组织，发生可变地相互连接[155]。

牛牛花视盘是单侧明显扩大的视盘，呈漏斗状凹陷，累及视盘和视盘周围的视网膜。此外，它的特征是视网膜血管呈放射状排列，视盘中心有胶质增生，周围有隆起的视盘色素组织。

牵牛花视盘异常是一种典型的视神经病变，常伴有浆液性视网膜脱离。一些患者存在系统性疾病的关联。可以观察到广泛的后段异常。视网膜脱离发生在 1/3 的病例中，可伴有视盘边缘[157]或视盘视杯内的破裂[158]。脱离可能局限于毛细血管周围视网膜或广泛。视网膜脱离通常出现在出生后的第 1 年。玻璃体手术的好处是视网膜下液的引流，气体或硅油填充，以及视乳头周围光凝[159]。

先天性视神经凹陷的大小、形状、深度和位置各不相同。它们通常表现为小的、色素减退的、黄色或白色的、椭圆形或圆形的挖空的缺陷，最常见于视杯的颞下部分。在 15% 的患者中，它们是双侧的，被一层组织覆盖或填充。40%～60% 的视盘小凹患者出现非孔源性浆液性黄斑脱离。覆盖在视盘小凹上的透明组织撕裂可能是导致这个问题的原因[160]，这与类似情况下的发现一致，例如视网膜脱离与脉络膜视网膜缺损有关。这些裂孔可能是相当微小的，需要仔细的生物显微镜检查来发现它们。最初，建议保守治疗，因为 25% 的视盘小凹性黄斑病变是自发缓解的（图 119-11A 至 C）[161]。由于观察到更严重的视网膜脱离或再脱离，仅沿颞侧视盘边缘进行激光光凝的价值并不十分令人信服[155, 161]。

在最近对玻璃体视网膜手术治疗视盘小凹黄斑病变的回顾中，成人和儿童最普遍接受的治疗是玻璃体切除术[155, 161, 162]。有几例 7—16 岁儿童成功进行玻璃体切除术的病例报告[160-163]。从黄斑部切除后玻璃体皮质是成功治疗的重要因素，但这在儿童眼中可能很难实现。Georgalas 等[164]报道说，对于一个患有视盘小凹黄斑病变的 5 岁男孩来说，手术诱导 PVD 似乎是不可能的，因此后玻璃体从视网膜血管弓内的黄斑区剥离，空气被用作眼内填充剂。ILM 剥离可能不会改善手术效果，在一份报道中观察到短效或长效气体填充之间没有差异[162]。其他研究发现[165]，单纯玻璃体切除术不进行气体填充和激光光凝是治疗视盘小凹所致浆液性黄斑脱

离的安全有效的方法。

一些作者在玻璃体切除术中对视乳头周围区域进行了激光光凝[165, 166, 167]，但最近的研究发现，与不使用激光光凝的玻璃体切除术相比，采用激光光凝的玻璃体切除术具有相似的功能和解剖结果[162, 168]。一些作者[155]建议在玻璃体切除术前 1～2h 用裂隙灯（647nm）200μm 光斑大小的激光进行仔细滴定的并排激光光凝（视盘颞侧并置 4～5 排）。作为激光光凝的一种替代方法，一位 11 岁和 15 岁的患者成功地使用自体巩膜的小塞子，为玻璃体液体进入大的视盘小凹制造了屏障[156]。

据报道，气体或硅油进入视网膜下间隙是一种手术并发症[169]。此外，还介绍了玻璃体视网膜手术治疗视盘小凹合并黄斑病变后硅油在颅内的迁移现象[170]。因此，如果可能的话，最好使用气体填充。

### 10. 缺损 Coloboma

眼底缺损是胚胎裂闭合不全引起的先天性缺损。发病率为 0.14%[171]。文献中引用了这些患者中 40% 的视网膜脱离发生率，通常发生在他们的第二个 10 年[172]。在缺损边缘附近，视网膜分成两层[173]。内层继续作为一层间膜附着在缺损上，而外层回退，变得杂乱无章，并与视网膜色素上皮融合。脉络膜作为一个明显的色素层终止于此反折点周围。视网膜层的分裂已在内核层或外丛状层或两者的水平上确定。这种翻折发生的交界处是一个小粘连位点。中间膜在中央逐渐变薄。裂孔可能发生在交界处和层间膜（intercalary membrane），还观察到周边视网膜裂孔。治疗脉络膜缺损相关视网膜脱离的首选技术是玻璃体切除术，可采用长效气体或油填充。硅油的使用具有长期填充整个缺损边界的优点。

术前或术中可以识别层间膜的断裂，而 minoris 粘连位点的破裂不可识别，但可以预期位于缺损边界。用激光治疗缺损外色素沉着的眼底应该可以封闭这些裂孔，并且不需要封闭层间膜的裂孔。与氩激光相比，二极管激光更不易损伤神经纤维层。Tansu 等建议沿缺损边界设置 3～4 排激光光凝内屏障。在视盘和视盘黄斑束附近，我们进行了与其他作者一致的温和的激光凝固[174]。如果在缺损周围

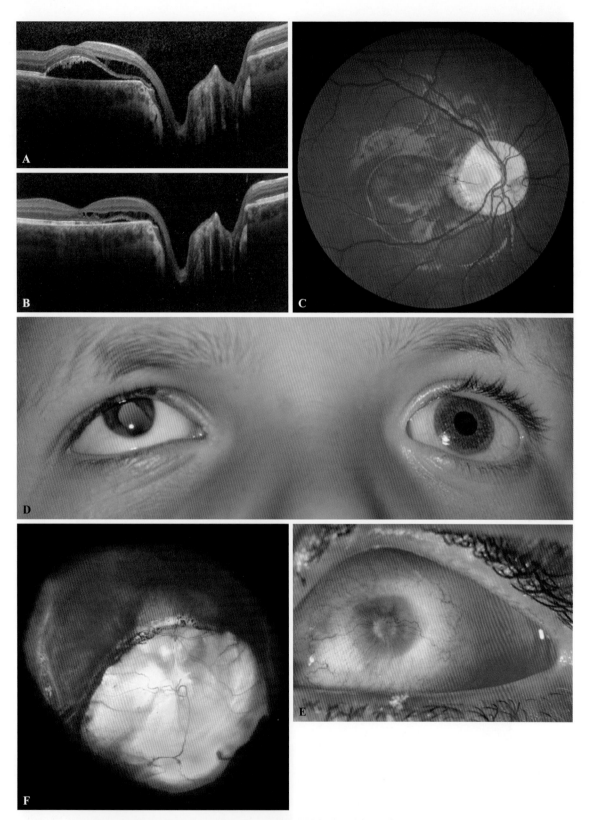

▲ 图 119-11 A. 12 岁男孩先天性视盘小凹和浆液性黄斑脱离的光相干断层扫描图像；B. 5 个月后，OCT 显示视网膜脱离自发性复位；C. 眼底照片显示浆液性黄斑病变消退后的先天性视神经凹陷；D. 一名 14 岁男孩患有 22- 三体，即"猫眼综合征"；E. 双眼葡萄膜缺损与小眼畸形有关。这个男孩的小眼上戴着一个扁平的玻璃假体；F. 采用玻璃体切除、环扎、眼内激光光凝、硅油充填等方法治疗右眼视网膜脱离。硅油取出 2 年后，显示出视网膜复位后保持稳定，温和激光凝固后的激光屏障封闭了层间膜和脉络膜缺损区外视网膜之间的连接

可以获得足够的脉络膜视网膜粘连，则可能不需要对乳头状黄斑束和视盘进行激光治疗（图 119-11D 至 F）[175]。玻璃体切除及硅油取出术后，大部分患者 OCT 表现为层间膜持续性剥离。这些发现强调了用激光屏障封闭层间膜和缺损外视网膜之间连接的重要性[174]。

环扎带的放置是在纯经验的基础上进行的。有几位作者观察到，扣带手术眼和非扣带手术眼的结果没有差异。沿锯齿缘周边激光光凝可降低硅油取出后复发性视网膜脱离的风险[172, 175]。

11. 持续性增生性原发性玻璃体 Persistent Hyperplastic Primary Vitreous

持续性增生性原发性玻璃体又称为持续性胎儿血管，是由于胚胎、原发性玻璃体和玻璃体血管未能退化而导致的先天性眼畸形。一般呈单侧性，正常足月儿无相关系统性表现。在罕见的病例中，还描述了双侧 PHPV[176]。多数 PHPV 病例为散发性，但可作为常染色体显性或隐性性状遗传[177]。PHPV 分为三种类型：①最常见的是前部 PHPV（晶状体后纤维血管膜、睫状突延长、白内障、小眼畸形）；②后部 PHPV（玻璃体膜和柄、视网膜折叠、牵引性视网膜脱离、视神经和黄斑发育不良、小眼畸形）；③前后部 PHPV 的组合（图 119-12）。如果不进行手术，大多数患有 PHPV 的眼在早期会发展成严重的青光眼、视网膜脱离、眼内出血和（或）眼球痨。如果不进行治疗，可能需要眼球摘除。为了预防这些并发症，许多作者建议，如果存在光感，应立即进行玻璃体视网膜手术，特别是在罕见的双侧 PHPV 病例中[178]。但对于视觉诱发电位不可记录、无光感、瞳孔强烈传入性缺损的重度 PHPV 患者，不应进行手术[179]。手术指征包括反复或严重的玻璃体内出血、视网膜脱离、前房逐渐变浅及前房角关闭后眼压失控所致的高眼压[180]。玻璃体切除术巩膜切口的位置应根据儿童的年龄而改变，但在这些常为小眼球的眼中，锯齿状缘可能会前移，平坦部可能缺失，或者前部视网膜可能直接插入睫

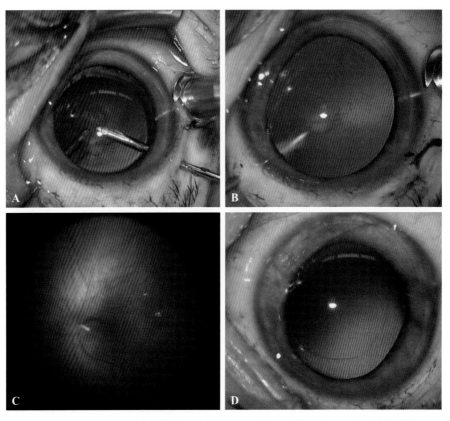

▲ 图 119-12　A. 经平坦部入路行先天性白内障晶状体切除术；B. 晶状体皮质抽吸后可见致密的囊膜混浊和后部持续增生的原始玻璃体柄；C 和 D. 术后眼底照片显示前、后囊撕囊术后中央柄和囊袋残留

状体皱襞部。建议尽可能将巩膜切口放在前面，尤其是术前超声检查确定视网膜脱离时[181]。透照有时有助于确定锯缘的位置。为了避免对玻璃体基底部或周边视网膜的操作，这些视网膜可能是向前牵引的，其他作者更喜欢通过虹膜根部进行玻璃体切除术。切口是在角膜缘进行的，但这与严重虹膜损伤的危险有关。晶状体切除术后，当血管可见时，应采用透热电凝，晶状体后膜必须用玻璃体切割头从睫状突切开。对于非轴性晶状体混浊，应施行保留晶状体的玻璃体切除术，Shaikh 和 Trese[182] 建议在入路时立即分离晶状体柄。断蒂止血后，必要时行透热电凝，玻璃体切除术应在剥离后极视网膜前膜的情况下进行。作者认为，通过玻璃体切除术和分割柄部的透热处理可导致晶状体囊损伤及白内障形成。

牵拉性视网膜皱褶或牵拉性脱离时，应行膜剥离术。单纯前部类型，白内障应摘除，为视力康复提供清晰的视路。后部 PHPV 的眼由于后极异常而视力低下。然而，尽管有后段受累，手术治疗 PHPV 可导致功能性良好的视觉结果。然而，眼部畸形的程度最终会限制视觉改善的程度。共有 71% 的患者接受玻璃体切除术治疗前后混合型 PHPV 达到 20/300 或更好[181]。在另一项研究中[179]，24 只眼中有 6 只眼在 PHPV 手术中保持了 Snellen 视力，约 50% 的患者在持续胎儿血管手术中可以获得有用的视力。在一系列患有罕见的双侧前后联合性 PHPV 的患者中，Walsh 等[178] 发现玻璃体切除术联合或不联合晶状体切除是有益的：69% 的患者在最后一次随访中至少有 1 只眼保持了光感视力。有随访资料的 16 例 28 只眼中，仅 11% 的眼在最后一次随访时有眼球痨。最近的一项研究[180] 表明，年龄小于或等于 13 月龄的早期干预可以提高视力。他们的数据表明，视网膜的"物理可塑性"至少可以持续到 13 月龄。在这段时间内接受手术治疗的 10 名患者都有视网膜复位，视网膜拖拽逆转，视网膜皱褶减少。手术后，每个孩子都应该接受短暂的（2 个月）遮盖疗法。如果没有发现视力的改善，这可以终止，以避免不适当的心理社会损害[181]。早期手术、及时的角膜接触镜矫正、积极的遮盖治疗是成功的视觉康复所必需的。

12. 早产儿视网膜病变 Retinopathy of Prematurity (ROP)

见第 118 章，早产儿视网膜病变的手术治疗。

## 四、结论 Conclusions

手术干预的可行性和遗传咨询的日益成熟已经在儿童玻璃体切除术领域引起了新的兴趣。其结果很可能是提高对围绕功能性眼部发育的难以捉摸的事实的理解。玻璃体腔内应用血管内皮生长因子抑制剂治疗儿童血管增生性视网膜病变是一种新的有效手段，但在安全性和不良反应方面尚需进一步研究。此外，使用药物辅助将皮质玻璃体从视网膜上分离有望改善未来的结果。手术创新和疾病特异性治疗策略将提高这些患者的治疗效果。

# 第四篇　玻璃体手术治疗黄斑病变
## Vitreous Surgery for Macular Disorders

第120章

# 视网膜前膜、玻璃体视网膜牵引和囊样黄斑水肿
## Epiretinal Membranes, Vitreoretinal Traction, and Cystoid Macular Edema

Louisa Wickham　　Lazaros Konstantinidis　　Thomas J. Wolfensberger　　著

## 一、概述 Introduction

玻璃体-黄斑界面疾病包括黄斑裂孔、板层裂孔、玻璃体-黄斑牵引、囊样黄斑水肿和视网膜前膜等多种情况[1]。越来越多的人认识到，这些情况是由玻璃体-黄斑界面异常引起的一系列疾病。随着光相干断层扫描（OCT）的引入，我们对这些情况的认识有了显著的提高，并根据 OCT 的特点对玻璃体黄斑粘连、牵引和黄斑裂孔进行了新的分类[1]。在这里，我们将每一种情况视为独立的疾病单独讲述，但应该记住，它们在病因和临床表现上都有共性。

## 二、视网膜前膜 Epiretinal Membranes

视网膜前膜（ERM）是一个用来描述视网膜内表面细胞增殖的术语。黄斑前纤维增生（premacular fibroplasia）、黄斑皱褶（macular pucker）、黄斑玻璃纸样病变（cellophane maculopathy）和黄斑前胶质增生（premacular gliosis）都被用来描述这种情况。这种疾病的名称多种多样，反映了广泛的表现和临床发现，因为 ERM 可能从良性无症状性疾病到与明显的视物变形和中心视觉丧失的不同过程。对出现 ERM 的患者进行适当的处理，有赖于临床医师区分哪些患者将从手术中受益，哪些患者将不会受益。

### （一）ERM 的患病率 Prevalence of ERM

有关 ERM 流行病学的证据主要来自两个大的群体研究，海狸坝眼病研究（Beaver Dam Eye Study）和蓝山眼病研究（Blue Mountains Eye Study）[2-4]。ERM 在人群中总体患病率为 7%～11.8%，5 年的发病率为 5.3%[2-4]。

特发性 ERM 为双侧发病率为 19.5%～31%，第二眼受累的 5 年发病率为 13.5%[2-4]。年龄分布在 70—79 岁出现高峰（11.6%），60 岁以前少见 ERM（1.9%）[4]。与 60 岁以下的人相比，70 岁以上的人患 ERM 的概率增加了 7.4[4]。在海狸坝眼病队列中，女性更常被诊断为 ERM，但在蓝山眼病研究中则不常见，这种差异可能仅仅反映了这一年龄组女性有更高的生存率。

ERM 的患病率似乎因种族而异[5, 6]。在一项多民族流行病学研究中，中国人的患病率较高（39%，而白种人为 27.5%）[6]，而日本人的患病率较低（4%）[5]。在蓝山研究中，白内障手术（16.8%）后和视网膜静脉阻塞（12.5%）后 ERM 的患病率显著增加；在基线检查时没有视网膜异常的患者中，9.1% 在白内障手术后出现 ERM[3]。

### （二）ERM 分类 Classification of ERM

大多数 ERM 没有相关的眼部异常，称为特发性。当先前存在或有共存的疾病对疾病发展有重大影响时，ERM 可被归类为继发性，如果在医疗或外科治疗干预后发生，则可归类为医源性（表 120-1）[7]。

### （三）临床特征 Clinical Features

ERM 是一种疾病谱，可能以多种方式出现[8]。Gass 提出了一个临床分级系统来描述疾病的不同阶段[9]。

在 0 级（grade 0）[也称为玻璃纸黄斑病变（cellophane maculopathy）]，观察到一个半透明膜，没有可见的潜在的视网膜扭曲。这些膜无症状，通常在常规检查中偶然发现（图 120-1）。

与内层视网膜不规则皱褶相关的视网膜前膜被归类为 1 级（图 120-2）。当涉及中心凹时，患者常抱怨视物扭曲或模糊。只有当未受累眼被遮盖时，这些症状才可能被察觉，特别是当 ERM 发生在非主视眼时。患者可能报告的其他症状包括双眼视力丧失、中心性幻视、视物变大及罕见的单眼复视[8]。不累及中心凹的偏心 1 级 ERM 可能无症状（图 120-3）。

2 级 ERM 的特征是不透明的膜导致下方的血管模糊和明显的全层视网膜变形（图 120-4）。血管屈曲度和血管受累范围大小的增加往往是疾病更晚期的标志。视网膜全层扭曲的 ERM 也可能与棉絮斑、渗出、出血斑点和微动脉瘤有关（图 120-5）。黄斑囊样水肿（CME）占 20%～40%（图 120-6）[10-12]。ERM 的血管化和潜在的 RPE 紊乱是罕见的，但提示病情更为严重。尽管症状通常与 ERM 的严重程度增加有关，但患者可能检查发现有明显的 ERM，并且可以持续无症状[7]。大约 80% 的 2 级 ERM 患

表 120-1　视网膜前膜的分类

| 特发性 |
| --- |
| 继发性 |
| 视网膜血管病 |
| 血管阻塞，如 BRVO、CRVO |
| 糖尿病视网膜病变 |
| 毛细血管扩张 |
| 大动脉瘤 |
| 镰状细胞视网膜病变 |
| 眼内炎症 |
| 创伤 |
| 视网膜脱离与视网膜裂孔 |
| 眼内肿瘤 |
| 视网膜血管瘤 |
| 错构瘤 |
| 视网膜营养不良 |
| 视网膜色素变性 |
| 医源性 |
| 术后 |
| 白内障 |
| 视网膜脱离 |
| 硅油 |
| 视网膜固定术 |
| 激光或冷冻疗法 |

BRVO. 视网膜分支静脉阻塞；CRVO. 视网膜中央静脉阻塞

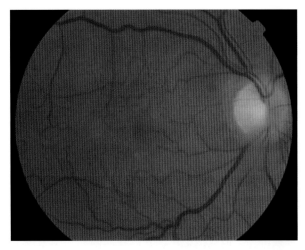

▲ 图 120-2　1 级视网膜前膜显示血管扭曲的彩色眼底照片

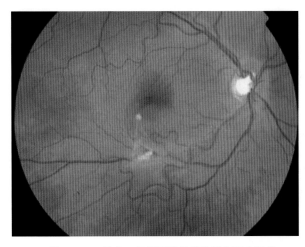

▲ 图 120-3　偏心 1 级视网膜前膜的彩色眼底照片

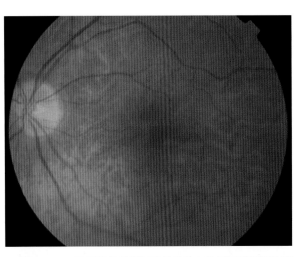

▲ 图 120-1　显示黄斑反射轻度异常的 0 级视网膜前膜的彩色眼底照片

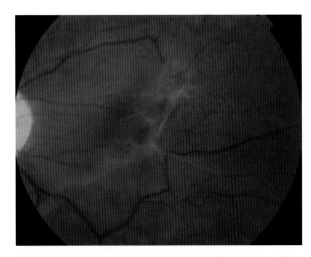

▲ 图 120-4　2 级视网膜前膜的彩色眼底照片，显示一层不透明膜，膜下的血管扭曲

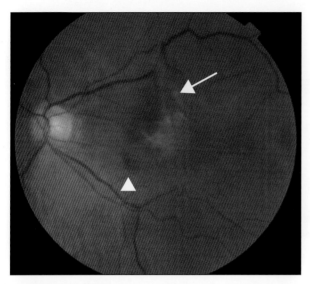

▲ 图 120-5　视网膜前膜伴有棉絮斑（箭）和视网膜内出血（箭头）的彩色眼底照片

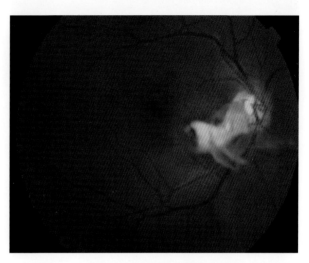

▲ 图 120-7　玻璃体腔内视网膜前膜撕脱的彩色眼底照片

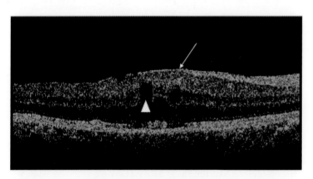

▲ 图 120-6　光相干断层扫描显示视网膜内液体（箭头）与视为表面高反射层的视网膜前膜相关（箭）

者会有视物模糊或视物变形的症状[13]。

60%～90% 的患者在诊断时出现后玻璃体脱离[10-12]。部分性 PVD 和持续性玻璃体黄斑粘连（vitreo macular adhesion，VMA）的患者更易发生 CME，视力较低[12]。在不存在 PVD 的病例中，临床表现可能与常见的玻璃体黄斑牵引综合征（vitreomacular traction syndrome，VMTS）非常相似。PVD 随后的演变可导致约 5% 的患者 ERM 撕脱，可观察到膜边缘或玻璃体凝胶内的组织卷曲（scroll）（图 120-7）[14]。ERM 撕脱通常伴有症状减轻或消失。

ERM 也可能与假性黄斑孔、板层孔有关，而与全层黄斑孔的关联并不常见，推测是切向牵引所致。当 ERM 伴视网膜囊肿破裂形成内层神经层缺

损时，可能形成板层孔。当 ERM 收缩使下方的视网膜边缘扭曲，形成临床上类似黄斑裂孔的边缘陡峭的中心凹轮廓时，使用术语假裂孔（pseudo hole）（图 120-8）。这在 20% 的患者中被描述过[15]。

尽管疾病的快速进展已经被描述[16]，但通常是一个稳定或缓慢的进展的过程，随着年龄的增长，VA 很少恶化到 20/200 以下。在 Appiah 等对 324 例特发性 ERM 的研究中，平均随访 33.6 个月，49.5% 的患者 VA 保持在初始视力的 1 行内，37.4% 的患者视力下降，13.1% 的患者保持不变[12]。在蓝山研究中，ERM 所占的视网膜面积 39% 保持稳定，退行 25.7%，28.6% 在 5 年内发进展，发生变化被定义为大于 25% 的面积变化。

（四）发病机制 Pathogenesis

导致 ERM 发生的始发事件或相关因素尚未完全阐明，然而，有证据表明 ERM 的形成是视网膜损伤或涉及炎性细胞和胶质细胞疾病的反应性胶质增生。

一般来说，ERM 有两个主要组成部分：细胞外基质（包括胶原、层粘连蛋白、tenascin、纤维粘连蛋白、vitronectin 等）和视网膜及视网膜外来源的细胞（如胶质细胞、神经轴突、视网膜色素上皮细胞、免疫细胞和纤维细胞）[17, 18]。ERM 中这些成分的相对丰度反映了潜在的病因、疾病的严重程度或

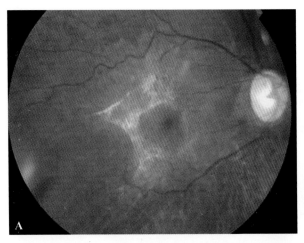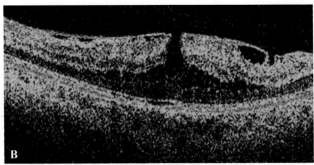

▲ 图 120-8　A. 带有假孔的视网膜前膜的彩色眼底照片；B. 光相干断层扫描显示视网膜前膜和假性黄斑裂孔的存在

持续时间。例如，增殖性玻璃体视网膜病变（PVR）继发的 ERM 与主要由胶质成分组成的特发性 ERM 相比，由于 RPE 含量高，色素沉着更重（图 120-9）[19, 20]。同样，视网膜缺血和新生血管增生引起的 ERM 可能具有更多的血管成分。生长因子在膜的形成、发展和转化过程中起着重要作用，根据其病因，在膜中可观察到差异表达[21, 22]。表 120-2 总结了与特发性和继发性 ERM 发生有关的一些生长因子。

膜似乎主要发生在 Müller 细胞增殖并迁移到内层视网膜表面及肥大细胞突起向玻璃体腔延伸的地方。在特发性 ERM 中，PVD 时的玻璃体分离可

能对视网膜产生牵引作用，并诱发 Müller 细胞胶质增生，这是一个细胞肥大的过程，细胞蛋白如 vimentin 和 GFAP（胶质纤维酸性蛋白）等细胞蛋白上调，以及短暂的细胞增殖。Müller 细胞被认为是通过内界膜的小缺损迁移到视网膜前表面的[17]，这些小缺损可能是自然发生的，如常见的视网膜血管附近的缺损，或者是由于 PVD 后观察到的较大的血管旁撕裂所致[23, 24]。即使最初的刺激因素消失，Müller 细胞的激活可能会继续。在视网膜脱离中，激活的 Müller 细胞穿透 ILM 膜并迁移到视网膜的前表面，即使在视网膜复位后仍继续增殖[25]。细胞增殖的程度可能因 ERM 的潜在病因而异，当

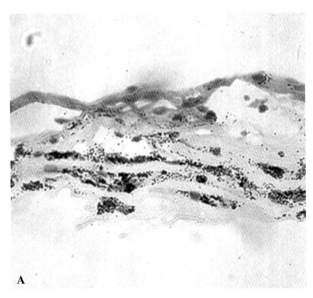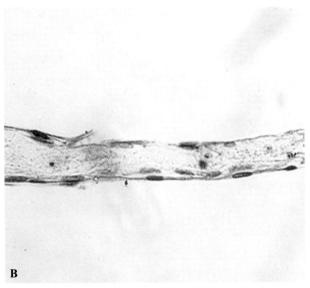

▲ 图 120-9　增殖性玻璃体视网膜病变膜（A）与特发性视网膜前膜（B）相比，色素沉着增加

表 120-2　不同类型视网膜前膜细胞因子和生长因子的表达

| | 特发性 | PVR | PDR |
|---|---|---|---|
| 血管内皮生长因子 | √ | √ | √ |
| 胎盘生长因子 | √ | | √ |
| 肿瘤坏死因子 α | √ | √ | √ |
| TRAIL | | √ | |
| 血小板衍生生长因子 | √ | | √ |
| 转化生长因子 β | √ | | √ |
| 血管生成素 | | √ | |
| 白细胞介素 -6 | √ | | √ |
| 细胞黏合素 | √ | √ | √ |
| 碱性成纤维细胞生长因子 | √ | √ | √ |
| NF-κB | √ | √ | √ |

NF-κB. 核因子 κB；PDR. 增殖性糖尿病视网膜病变；PVR. 增殖性玻璃体视网膜病变；TRAIL. 肿瘤坏死因子相关凋亡诱导配体

[ 表格数据引自 Harada C, Mitamura Y, Harada T. The role of cytokines and trophic factors in epiretinal membranes: involvement of signal transduction in glial cells. Prog Retin Eye Res 2006; 25(2):149–64.]

用 Ki-67 标记时，PVR 膜具有最高的增殖指数（见第 31 章，神经视网膜和 RPE 的分离和再附着的细胞效应 ）[22]。

如果在没有 PVD 的情况下形成 ERM，一段时间的玻璃体黄斑牵引可能导致 Müller 细胞的慢性刺激，导致胶质增生和血管渗漏。在没有 PVD 的情况下，胶质细胞似乎通过后玻璃体皮质生长，而后玻璃样皮质又被整合到膜中[23]。这可能解释了 PVD 后 ERM 自发性撕脱的机制。

更晚期的 ERM 有收缩的成分，这些成分对下方的视网膜施加牵引力，无论是否有血视网膜屏障的破坏和黄斑部的液体积聚，都会扭曲视网膜血管系统。在这些膜中观察到较高含量的可收缩的肌动蛋白或肌成纤维细胞。这在一些继发性 ERM 如 PVR 和增生性糖尿病视网膜病变中也有描述，在这些病例中，ERM 可能导致下方的视网膜脱离。随着 ERM 的成熟，膜的收缩性质可能会改变。其特征是表面蛋白表达的改变，例如 GFAP 的减少和 α- 平滑肌肌动蛋白的增加，都与膜的收缩力的增加有关[26]。

## （五）临床评价与鉴别诊断 Clinical Assessment and Differential Diagnosis

对出现 ERM 的患者的评估应旨在将特发性 ERM 与继发性或医源性 ERM 区分开来。既往的眼科病史和一般病史是会引起继发性或医源性 ERM 的易感因素。VA 低于预期的视网膜病变程度可能提示潜在的视网膜病变，需要进一步的临床研究。尽管特发性 ERM 可出现小的视网膜内出血、渗出或棉絮斑，但此类异常表现的存在也应提醒临床医师也可能存在潜在的血管异常。

ERM 的诊断通常是直接的，但是，有些情况可能与 ERM 表现非常相似，在进行诊断时应予以考虑，如 VMT 和 CME。

VMT 与 ERM 一样，可导致视网膜厚度增加、CME、黄斑板层或全层裂孔[27]。有 26%～83% 的 ERM 可能与 VMT 共存，有人认为这是该疾病的一个独特亚组[28-30]。VMT 与 ERM 的区别在于中周部玻璃体的分离程度。在有 ERM 的 VMT 中，玻璃体在中周部是分离的，而在没有 PVD 的 ERM 中，玻璃体是附着的[31]。

CME 也可能具有类似于 ERM 的外观，本章后面将对其进行更详细的讨论。CME 与 ERM 的区别在于微血管没有扭曲，它总是集中在中心凹，在荧光素血管造影上可以看到晚期图像中的"星状"（star pattern ）表现[8]。CME 可能是许多疾病的最终共同途径，也可能与 ERM 共存，例如，视网膜静脉阻塞后，治疗将取决于确定哪种是主要疾病。如果认为 ERM 手术可以解除 CME 的原因，或者更保守的治疗失败，则应考虑 ERM 手术。

## （六）诊断调查 Diagnostic Investigations

### 1. 光相干断层成像 Optical Coherence Tomography

虽然荧光素血管造影曾是 ERM 的一线检查，但现在已基本被 OCT 取代，在高达 90% 的病例中检测到 ERM [15, 32-34]。在 OCT 上，ERM 可以被视为视网膜表面的高反射层。它可能与视网膜表面的潜在波纹、中心凹轮廓变钝（图 120-10）、视网膜厚度增加和视网膜内囊肿有关。特发性 ERM 倾向于下方视网膜的全层粘连，而继发性 ERM 更可能表现为局灶性的视网膜粘连（图 120-11 ）[35]。

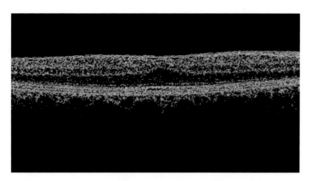

▲ 图 120-10　视网膜前膜的光相干断层扫描显示中心凹轮廓变钝。视网膜前膜被视为视网膜表面的高反射层

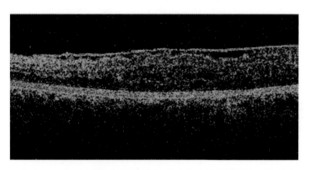

▲ 图 120-11　继发视网膜前膜的光相干断层扫描，显示与下方是视网膜表面局限粘连的区域

光谱域 OCT（SD-OCT）的引入，提供了更高的轴向分辨率，使得 ERM 对视网膜下层的影响可以更精确地显示出来。这表明 ERM 还与外层视网膜增厚、中心凹厚度增加（CFT）、光感受器内 / 外节段连接中断和视锥细胞外节段尖端中断（cone outer-segment tip，COST）有关[36-40]。

OCT 也可能是一个有用的工具来监测 ERM

的临床进程，无论是在手术前还是手术后，术中 OCT 也已经在手术时得到了一些成功的应用[41]。在 ERM 手术成功后，黄斑厚度和中心凹轮廓在 OCT 上趋于改善，尽管两者都没有完全恢复正常。然而，这并不妨碍视觉功能的逐步改善[15]。

**2. 荧光素血管造影 Fluorescein Angiography**

尽管有 OCT 的优点，荧光素血管造影仍然是一个有用的工具，特别是在怀疑有潜在的血管病变或脉络膜新生血管膜存在的情况下。FA 可突出显示视网膜皱褶程度、视网膜血管扭曲程度和黄斑水肿的存在（图 120-12）。Wise 发现在晚期静脉期表现为视网膜毛细血管或小静脉的弥漫性渗漏。然而，一些有深层视网膜水肿存在的晚期 ERM，仍显示无渗漏[8]。视网膜毛细血管或静脉的广泛渗漏与进展更快的病变有关[8]。中心凹毛细血管网的移位或扭曲可能提示中心凹发生异位。

**3. 眼底自发荧光 Fundus Autofluorescence**

视网膜血管在自发荧光上的印痕显示视网膜血管移位，这可能与更严重的视物变形有关[42]。

**（七）ERM 的外科治疗 Surgical Management of ERM**

**1. 何时提供手术和预后指标 When to Offer Surgery and Prognostic Indicators**

ERM 手术的主要指征是患者主诉伴有或不伴有视物变形的视力下降症状。虽然手术通常是为视力下降到 20/60 以下的患者保留的，但手术技术的改进已经使得更好的 VA 患者在受到视物变形或复视

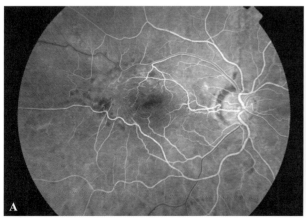
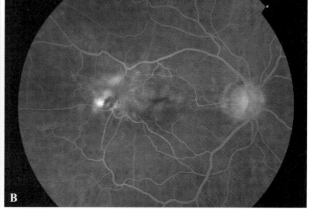

▲ 图 120-12　A. 荧光素血管造影显示视网膜前膜导致的视网膜血管扭曲；B. 由于上覆的视网膜前膜的牵引，在晚期静脉期可见血管渗漏

症状和职业原因的干扰时接受了手术。

手术后通常有几周没有明显的视力改善。术后6~12 个月，60%~85% 的患者可以达到预期 2 行或更多的视力改善，44%~55% 的患者达到 20/50或更好的视力改善[13, 15, 43, 44]。术后视力改善与术前更差的 VA 有关，在一个系列中，术前视力 20/200或更差的患者平均改善 4.1 行[43]。然而，多元回归分析显示，术前 VA 较高与 6 个月和 12 个月的最终视力较高相关，尽管改善的百分比可能较小[45, 46]。特发性和继发性 ERM 从手术中获益程度相当，然而在某些情况下，先前存在的黄斑病变可能限制术后视力的恢复[43]。

其他视觉功能参数，如对比敏感度，在术后有明显改善，即使 VA 没有明显改善[47]。与 VA 相比，对比敏感度似乎与生活质量指标的改善更密切相关，因此可能是更好的手术获益指标[48]。与对照组相比，ERM 患者的立体视觉也明显较差[49]。成功的手术可能会导致显著的改善，但在 6 个月内不会恢复到正常水平。有报道称立体视觉的影响程度可能与 SD-OCT 显微结构的改变有关，如 CFT、黄斑体积和平均内核层厚度[49-51]。

手术成功后视觉结果的变异性促使人们寻找更有利的预后因素。现有的研究大多是回顾性的，因此必须谨慎解释。对当前已发表的文献进行系统的回顾发现，只有 19 项研究具有足够的质量[44]。术前VA 是唯一与术后视力相关的变量。也有证据表明 IS/OS 连接的完整性、视物变形症状的严重性、COST完整性和眼底自体荧光也可能影响术后结果[44]。

CFT 在使用时域 OCT 的研究中有显著意义，但在 SD-OCT 中没有。在建立预测模型之前，需要进行更稳健的研究以确定预后因素。

### 2. 外科技术 Surgical Techniques

视网膜前膜手术通常以标准的平坦部玻璃体切除术开始，玻璃体清除的程度取决于外科医师，但应避免任何晶状体损伤或视网膜裂孔的风险。在大多数情况下，PVD 会出现在手术开始时。在后玻璃体附着的情况下，由于存在通过玻璃体的 ILM 附着物，切除应尽可能无损伤。在后玻璃体附着的情况下，曲安奈德可用于协助观察和切除玻璃体，尤其是在黄斑区。在玻璃体切除术后，常用活性染料辅

助 ERM 的可视化，如下所述。

ERM 的非玻璃体切除手术也被报道，特别是随着微创仪器的引进。这对减少术后白内障的形成有潜在的好处。与标准 ERM 技术相比，该技术的优势可能受到漂浮物和玻璃体碎片持续存在的限制[52, 53]。

### 3. 使用活性染料辅助 ERM 剥离 Use of Vital Dyes to Assist in ERM Peeling

活性染料是 ERM 手术的一个有用的辅助手段，有证据表明它们的使用可以改善视觉效果[54-56]。许多染料对眼内胶原和细胞成分有不同的亲和力。临床上常用的染料有吲哚菁绿（indocyanine green，ICG）、台盼蓝（trypan blue，TB）和亮蓝（brilliant blue，BB）。

虽然 ICG 与黄斑裂孔手术的毒性有关，但一项比较特发性 ERM 中 ILM 剥离与不使用 ICG 的研究发现，结果没有差异[57-59]。ICG 对 ILM 的亲和力比 ERM 强，当被视为阴性染色时可能更有用，即ERM 将被视为无染色区域，而周围的 ILM 将清晰可见[60, 61]。许多报道 ICG 毒性的研究已经发表，其潜伏期、渗透压和浓度都不同。一般来说，渗透压＜270mOsm，浓度高于 0.5%，培养时间＞30s 的溶液更容易证明 RPE 的毒性[62]。可能与 RPE 毒性相关的其他因素包括应用技术和光照持续时间[62]。用亮蓝（0.25mg/ml）也可以采用类似的阴性染色方法。亮蓝染色 ILM，但似乎不担心 ICG 的毒性，因此可能是一个很好的替代品[62]。

台盼蓝对胶质细胞有很强的亲和力，能很好地显示细胞膜的范围，从而有助于剥膜。虽然有一种趋势倾向于使用台盼蓝，但染料促进剥膜似乎与视觉效果的改善无关[54-56]。如果染料没有进入视网膜下间隙，就没有 RPE 毒性的证据[63-65]。

### 4. ERM 的接合和剥离技术 Techniques for Engaging and Peeling ERMs

一旦 ERM 被充分地可视化，就可以使用多种技术来剥离 ERM。在某些情况下，ERM 的边缘清晰可见，可直接与剥膜镊接合。如果不能清楚地识别边缘，可以在使用外科镊、弯头的微视网膜（MVR）刀或金刚石刮刀剥膜之前创建一个边缘。当使用剥膜镊或 MVR 刀时，对 ERM 边缘的轻轻

牵引也可能使其从视网膜表面升起，从而有助于随后用剥膜镊剥离。

另一种方法是用一对细端抓钳直接抓住 ERM 的表面。将镊子轻轻地打开，轻轻地压在 ERM 表面，闭合，然后通过施加切向牵引将其抬起，这样就不太可能导致视网膜撕裂。然而，使用这种技术对视网膜下缘的有限视野可能会增加视网膜和视网膜色素上皮损伤的风险。当施加初始牵引力时，稍微重新打开镊子，然后再重新取出，使夹在镊子内的视网膜得以释放，可以降低这种风险。

在某些情况下，膜可能黏附非常紧密，没有明确的组织平面，这可能导致白色胶质组织黏附在膜下，留下视网膜白化的区域。当遇到此类黏附的 ERM 区域时，ERM 剥离可以通过找到附着区域的边缘并朝着附着区剥离来完成。可能会重复进行这个动作，直到只剩下附着区，允许它被轻轻剥离，而不会对视网膜周围区域产生痕迹。

**5. 内界膜剥离在 ERM 手术中的应用 Benefit of Peeling Internal Limiting Membrane in ERM Surgery**

尽管在 ERM 手术时，ILM 通常被剥除[66]，但对于在 ERM 剥除后完成 ILM 剥离的潜在益处，仍存在争论。有人提出，在手术时去除 ILM 可去除肌成纤维细胞增殖的支架和任何残留的显微镜下 ERM，从而降低复发的风险，并改善视觉效果[66-69]。相反，有人担心视网膜组织的丢失和 Müller 细胞的损伤可能会对视觉功能产生不利影响，但复发率并不会受到影响[70, 71]。虽然术后初期 VA 可能有变化，但在 12 个月时这些变化似乎不会持续[68, 69]。目前还没有高级别的证据来支持这种争议，出版的病例系列要么数量少，要么是回顾性的，要么是染色和剥离的技术存在可变性。

**（八）ERM 手术并发症 Complications of ERM Surgery**

**1. 术中并发症 Intraoperative Complications**

有 19% 的病例报告中心凹周围毛细血管床有小的瘀点出血，但这些出血似乎与视力下降无关[72]。视网膜前出血通常是自限性的，不需要任何治疗。

20G 玻璃体切除术后 4%～9% 的患者术中观察到周边视网膜裂孔[43, 73]。最近的数据表明，巩膜切口附近的裂孔发生率进一步降低，23G 系统的裂孔发生率低至 1%[74, 75]。如果存在视网膜裂孔，在手术时根据其位置用冷冻疗法或激光治疗，然后用气体或空气填充。

大约 0.9% 的患者在手术过程中会发生晶状体碰擦[76]。在大多数情况下，这不会阻止 ERM 的成功剥除；但是，如果视野明显受损，可能需要进行晶状体切除术。晶状体接触性白内障患者，术后白内障进展迅速，术后炎症可能增多。这些患者的白内障摘除在技术上也更具挑战性，后囊膜破裂的风险也更高。

**2. 术后并发症 Postoperative Complications**

白内障（cataract）：ERM 术后最常见的并发症是白内障的形成或进展。所有玻璃体切除术都是如此，据报道发生率为 6%～100%，这取决于潜在条件、随访时间和测量白内障形成的方法[43, 77]。白内障发病率第 1 年在 30%～65%，随随访时间的延长而增加[73]。

白内障进展与 ERM 术后视力恢复延迟相结合，通常意味着患者在白内障摘除前无法达到目标视力。越来越多的外科医师选择在 ERM 剥除时进行白内障手术[76]。两种方法似乎产生相同的结果[78]。

视网膜脱离（retinal detachment）：ERM 术后视网膜脱离发生率为 2%～14%[43, 79]。最常见的脱离来源是手术时不明确的入口部位裂孔。这强调了在手术结束时用巩膜压陷器仔细寻找视网膜裂孔的重要性。

复发（recurrence）：ERM 的复发发生在不到 20% 的患者中，很少有视觉上的显著性，大约 5% 的患者会进行再次 ERM 手术[68]。复发往往发生在术后 20 个月左右（范围 3～96 个月）[68]。年轻患者的复发率似乎更高（25%）[7]。

其他较少见的并发症包括眼内炎、使用活性染料引起的视网膜毒性、光毒性、视野缺损和视网膜下新生血管。

**三、玻璃体黄斑牵引与囊样黄斑水肿 Vitreomacular Traction and Cystoid Macular Edema**

黄斑水肿通过改变视网膜中功能细胞的连接和

促进炎症修复反应而导致视力下降[80, 81]。黄斑水肿与玻璃体牵引有关，50 多年前首次被描述[82]，是由于视网膜的机械变形引起的一种特殊的组织反应。然而，通常很难区分水肿是与玻璃体对视网膜的主动牵引有关，还是与玻璃体黏附有关。在某些情况下，玻璃体视网膜界面的变化可能是原因，在某些情况下，则代表玻璃体视网膜牵引的效果[83]。

### （一）玻璃体视网膜牵引治疗黄斑水肿的解剖学研究 Anatomy of Macular Edema With Vitreoretinal Traction

由于其独特的解剖结构，视网膜中央区域容易发生水肿，其特点是细胞数量极高，代谢活性增强，中央无血管区在脉络膜和视网膜循环之间形成分水岭，从而减少细胞外液的再吸收[84-87]。在中心凹区，Henle 层的纤维呈松散排列，允许从中心凹周围毛细血管泄漏的液体积聚。然而，已有研究表明，囊样的腔隙也可形成于外核层、内核层（INL）、内丛状甚至神经节细胞层（GCL）[88]。GCL 中囊样间隙的存在可以用以下假设来解释：视网膜前膜、增厚的内界膜（ILM）和（或）玻璃体皮质黏附在视网膜上干扰玻璃体和视网膜之间的液体运动[89]。

### （二）玻璃体视网膜牵引治疗黄斑水肿的病理生理学研究 Pathophysiology of Macular Edema With Vitreoretinal Traction

在正常稳定状态下，有几种机制维持渗透压力、静水压力、毛细血管的通透性和组织顺应性的平衡，其结果是毛细血管过滤速率等于视网膜细胞外组织的液体排出速率[81, 90]。

玻璃体通过多种机制被认为是黄斑水肿的原因之一。1989 年，Schubert 提出了一个最具建设性的关于玻璃体黄斑牵引（vitreomacular traction，VMT）如何导致黄斑水肿的假设，Bringmann 和 Wiedemann 在 2009 年对其进行了总结[17, 91]。玻璃体纤维在玻璃体部分脱离后附着于玻璃体视网膜附着部位的 Müller 细胞端足，对细胞施加牵引力，激活 Müller 细胞，导致细胞肥大、增殖和血管渗漏[17, 91]。此外，由黏附在星形胶质细胞和 Müller 细胞上的玻璃纤维引起的星形胶质细胞和 Müller 细胞的长期机械应力可刺激炎症因子如碱性成纤维细胞

生长因子的释放，引起局部炎症和血视网膜屏障破坏，促进血管渗漏和黄斑水肿[92]。玻璃体视网膜牵引也可以在 RPE 水平施加力，最终导致 RPE 的形态学改变[93, 94]。此外，VMT 还可诱导色素上皮脱落和 RPE 撕裂[95]。在许多视网膜血管疾病中，直接牵拉黄斑或视网膜色素上皮不仅可引起局部炎症，还可导致局部血管内皮生长因子升高，进而形成黄斑水肿，这是一个众所周知的现象[96-98]。机械牵引也可导致黄斑水肿，其原因是周围视网膜内血管的直接扭曲，导致黄斑微循环紊乱，毛细血管血流量减少，视网膜与 RPE 泵之间的并置丧失，从而导致渗漏[99]。

玻璃体在黄斑水肿的病理生理过程中，除了明显的直接牵引成分外，还可能通过其他机制发挥重要作用。Sebag 等在糖尿病玻璃体中发现了酶介导的玻璃体交联和非酶糖基化，提示异常交联可能影响胶原结构，破坏附着的玻璃体凝胶的稳定性，加强后玻璃体皮质与 ILM 的黏附，从而产生更强的玻璃体视网膜附着，随后出现黄斑水肿[100, 101]。

此外，玻璃体在不同的病理条件下可能作为影响黄斑水肿因素本身的桥梁。例如，BRB 的破坏通常会导致玻璃体内血清衍生的趋化剂浓度增加，这可能会刺激细胞迁移到黄斑所附着的后玻璃体。细胞收缩可能导致切向牵引，从而导致渗漏和黄斑水肿[102, 103]。反过来，血管床的渗漏加剧了趋化剂的外流，从而形成了一个必然的恶性循环。

在糖尿病视网膜病变或视网膜静脉阻塞等增殖性血管病变中，VEGF、IL-6、血小板衍生生长因子（PDGF）等多种生长因子大量分泌到玻璃体中，可能增加血管通透性，促进黄斑水肿[104-106]。此外，在衰老过程中，VEGF 越来越多地被视网膜和后玻璃体皮质界面处发生改变的玻璃体胶原纤维所结合，增强了这些生长因子的作用[107]。

### （三）玻璃体视网膜牵引治疗囊样黄斑水肿的临床表现 Clinical Signs of Cystoid Macular Edema With Vitreoretinal Traction

临床上，黄斑水肿最好使用裂隙灯和手持式非接触镜片（如 +78D）或接触镜片（如 Goldmann 平板镜片）来检测。使用绿光可以更好地看到这些变

化，而反向照明有助于描绘多囊的空间。对前段的彻底检查应作为临床评估的补充，因为嵌顿的玻璃体或人工晶状体刺激虹膜或睫状体可能是黄斑水肿的根本原因[89]。临床症状包括远距离 VA、对比敏感度、色觉、阅读敏锐度、阅读速度下降，以及视物变形和视物变小[108-111]。

## （四）囊样黄斑水肿的玻璃体视网膜束成像 Imaging of Cystoid Macular Edema With Vitreoretinal Traction

### 1. 血管造影 Angiography

多年来，荧光素血管造影（fluorescein angiography，FA）一直是检测各种病因的黄斑水肿的最有用的检查方法之一，在黄斑部表现为位于外丛状层（Henle层）的典型的花瓣状染色模式，或在更多周边区域表现为蜂窝状[86, 112-114]。所谓"静默"（silent）血管造影的原因可能是视网膜内部长期存在的变化，如视网膜内囊肿，这些囊肿已无法被荧光素染料扩散。当通过胶质细胞和 RPE 细胞的液体清除受损时，黄斑水肿也可以在没有血管渗漏的情况下发生[90]。

### 2. 光相干断层扫描成像 Optical Coherence Tomography (OCT)

光相干断层扫描能够准确测量视网膜厚度，比荧光素血管造影更精确、更具有可重复性，在黄斑水肿的体积分析和玻璃体视网膜界面的特征方面具有特殊的效用[115-117]。一些作者根据 OCT 的发现，根据潜在的病理学，提出了黄斑水肿的不同类型和分类[28, 113, 118-122]。

OCT 与糖尿病黄斑水肿（OCT and diabetic macular edema）：在糖尿病黄斑水肿中，有几个广泛的非排他性分类：弥漫性视网膜增厚、囊样黄斑水肿、浆液性视网膜脱离和 OCT 识别的玻璃体 - 黄斑界面异常，包括视网膜前膜和（或）玻璃体 - 黄斑牵引[123]。玻璃体 - 黄斑牵引通过一个明确的高反射带识别，该条带与视网膜内表面在离散的位置并置，并在其他位置高于视网膜表面[118, 121]。Ghazi 等[124]证明，在患有持续性糖尿病黄斑水肿的眼中，在 OCT 上可发现高达 52%～67% 的玻璃体 - 黄斑界面异常，并得出结论，OCT 在检测玻璃体 - 黄斑界面异常方面的敏感性几乎是传统技术的两倍。

Kim 等[118]在 OCT 评估糖尿病黄斑水肿与玻璃体视网膜牵引的关系时提出了五种不同的形态学模式：模式 I 是视网膜弥漫性增厚，视网膜内反射率降低；模式 II 是如上所述的黄斑水肿；模式 III 是后玻璃体牵引，表现为视网膜表面呈高反射带；模式 IV 表现为浆液性视网膜脱离，与后玻璃体牵引无关，表现为视网膜下液体在高度反射的穹顶状脱离视网膜下的深色积聚；模式 V 显示后玻璃体牵引和牵引性视网膜脱离，呈尖峰状脱离，高反射信号来自内层视网膜表面，高反射边界下有一个低信号区（表 120-3）。最近的报道也明确证明了糖尿病性 ILM 视网膜和玻璃体表面的增殖性改变[125]，而其他的报道则量化了糖尿病黄斑水肿的玻璃体 - 玻璃体界面病变的发生率[126]，特别是存在不完全的后玻璃体脱离的情况下玻璃体视乳头粘连[127]。

表 120-3 糖尿病黄斑水肿的光相干断层成像形态学亚型

| 形态亚型 | 扫描次数（%） | 平均厚度（μm） | 范围（μm） |
| --- | --- | --- | --- |
| DRT | 97 | 409.3 | 215～772 |
| DME | 55 | 485.1 | 235～772 |
| 无 PHT 的 SRD | 7 | 551.6 | 376～760 |
| 无 TRD 的 PHT | 12.7 | 576.8 | 376～759 |
| 有 TRD 的 PHT | 2.9 | 459.1 | 255～765 |

DME. 糖尿病黄斑水肿；DRT. 弥漫性视网膜增厚；PHT. 后玻璃体牵引；SRD. 浆液性视网膜脱离；TRD. 牵引性视网膜脱离
表格经许可转载自 Kim BY, Smith SD, Kaiser PK.Optical coherence tomographic patterns of diabetic macular edema. Am J Ophthalmol 2006; 142: 405-412.

OCT 与玻璃体视网膜牵引综合征（OCT in vitreoretinal traction syndrome）：玻璃体视网膜牵引综合征最容易用 OCT 发现，OCT 常表现为中心凹周围玻璃体脱离、增厚的高反射后玻璃体以及视网膜前膜（图 120-13）。Koizumi 等[122] 利用 OCT 谱域描述了 VMT 中玻璃体附着的两种不同 OCT 模式：中心凹空化定义为在机械力作用下形成位于中心凹内部的囊状空腔，CME 定义为延伸到中心凹区域以外的视网膜内囊状空腔。有时会发生神经感觉性视网膜脱离，而黄斑牵引可能在形成板层黄斑裂孔时消失[114]。

Odrobina 等[28] 也主张，玻璃体表面的粘连和 OCT 上 ERM 的持续性可能是玻璃体黄斑牵引自然过程的预后因素。他们观察到玻璃体表面粘连少且无 ERM 的患者的玻璃体黄斑牵引自发消退，而玻璃体表面粘连高或同时存在 ERM 的患者则建议手术治疗[28]。在视网膜静脉阻塞的玻璃体黄斑牵引方面也有类似的观察[128]。

OCT 与年龄相关性黄斑变性的玻璃体黄斑牵引（OCT for vitreomacular traction in age-related macular degeneration）：随着 OCT 的出现，玻璃体黄斑牵引可能与年龄相关性黄斑变性的病理生理相关的理论越来越受到重视。

最初的观察是通过 B 超进行的，B 超和其他诊断手段显示 AMD 患者有较高的玻璃体附着率[129-132]。但近年来，高分辨率 OCT、玻璃体 - 黄斑粘连及牵引已证实玻璃体粘连的发生率高达 79%[98]。剩下的主要问题是，玻璃体起什么作用？它是一种致病作用，还是只是促进 AMD 的进展？这些问题的答案仍有待阐明。

## （五）牵引性黄斑水肿的手术治疗 Surgical Treatment of Traction Macular Edema

### 1. 玻璃体切除术的基本原理 Rationale for Vitrectomy

黄斑水肿的牵引起源（tractional origin of macular edema）：在黄斑水肿的病例中使用玻璃体切除术的最初理由完全是结构性的，即旨在去除黄斑上的玻璃体牵引[133, 134]。正如牛顿第三定律所说：对任何作用，在相反方向上总是有一个相等的反作用力。因此，玻璃体视网膜牵引力将在视网膜中受到相等和相反的力，从而导致前面描述的多种病理反应。因此，玻璃体切除术可以在概念上减

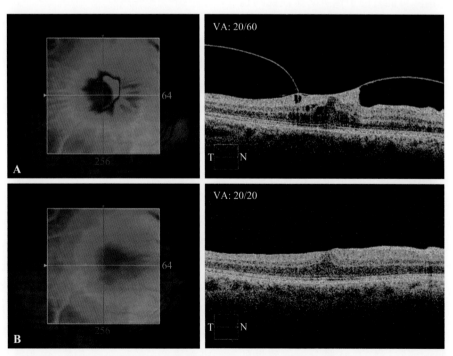

▲ 图 120-13　A. 43 岁男性玻璃体黄斑牵引综合征患者右眼术前光相干断层扫描图像。最佳矫正视力为 20/60。B. 术后 6 周行 23G 玻璃体切除及玻璃体后界膜及内界膜剥除术。BCVA 增加到 20/20，黄斑厚度显著下降

轻对导致血管渗漏的 Müller 和 RPE 细胞的牵引作用，但也可以抑制先前由机械应力引起的炎症因子的释放。此外，玻璃体切除可减少黄斑微循环的牵拉障碍，并可恢复视网膜与视网膜色素泵之间的并置[135]。

黄斑水肿的非牵引性起源（nontractional origin of macular edema）：最近的发现表明，玻璃体切除术不仅在黄斑牵引的情况下是有益的，而且在黄斑没有特殊变形的情况下也是有益的。对于血管源性黄斑水肿，如糖尿病或视网膜静脉阻塞，尤其如此。玻璃体切除术的有益效果被认为至少部分是基于两种机制。首先，已经发现玻璃体切除术后眼后段的氧合增加[136-139]。其他研究表明，药物性玻璃体溶解也能提高玻璃体的氧含量，并增加玻璃体腔内的氧交换速率[140, 141]。这也可能是观察到玻璃体切除术可以减少中心凹无血管区范围的机制，如荧光素血管造影所示[142]。其次，在增殖性血管病变如糖尿病视网膜病变或视网膜静脉阻塞时[105, 106, 143, 144]，一些生长因子如 VEGF、IL-6、血小板衍生生长因子等大量分泌到玻璃体中，完全地玻璃体切除术可以机械地去除这些多余的生长因子恢复 BRB，获得预期效果[93]。因此，VEGF 和其他细胞因子的快速清除可能有助于预防缺血性视网膜病变（如糖尿病视网膜病变和视网膜静脉阻塞）中的黄斑水肿和视网膜新生血管形成。玻璃体清除生长因子的效果可能确实与玻璃体腔内存在的 VEGF 抗体的效果相同[135, 145, 146]。

### 2. 内界膜剥离原理 Rationale for Internal Limiting Membrane Peeling

在糖尿病黄斑水肿的病例中，由于细胞外基质含量增加和玻璃体表面细胞增殖，ILM 可能增厚[147]。据推测，膜的改变导致玻璃体和视网膜之间水分运动的结构和功能紊乱[147]，并最终将蛋白质保留在组织间隙，避免蛋白质扩散到玻璃体空间导致黄斑水肿[148]。此外，氧从玻璃体腔的液体扩散到视网膜会被增厚的 ILM 膜所阻碍[149]。此外，缺少玻璃体凝胶会增加细胞因子如 VEGF 从视网膜到玻璃体腔的运输，而没有 ILM 会进一步加速细胞因子从视网膜的清除[135]。ILM 膜分层的效果可能是由于去除了生长因子库，生长因子库可能已在

ILM 膜和玻璃体侧的细胞成分中积累。即使在手术玻璃体分离和膜分层允许玻璃体成分更彻底的切除后，也可能存在玻璃体残余物[147, 150]。在葡萄膜炎和 AMD 眼并发玻璃体黄斑牵引中，有人推测眼内炎症通过向玻璃体释放趋化因子和细胞因子，可能导致后玻璃体更牢固地附着在黄斑上和（或）ILM 收缩，从而在视网膜上产生切向牵引并形成黄斑水肿。在这种情况下，黄斑水肿可能因药物治疗而呈顽固性，只能通过玻璃体切除术，分离后玻璃体和（或）剥离 ILM 来缓解（图 120-14）[151]。

### （六）黄斑水肿伴玻璃体黄斑牵引的临床表现 Clinical Entities With Macular Edema Associated With Vitreomacular Traction

#### 1. 糖尿病黄斑水肿 Diabetic Macular Edema

玻璃体切除术在 DME 中的作用（role of vitrectomy in DME）：研究表明，完全性 PVD 组或完全性玻璃体视网膜脱离组发生弥漫性糖尿病黄斑水肿的风险比不完全性 PVD 组低 3.4 倍[152]。此外，Hikichi 和他的同事进行的一项小规模前瞻性研究强烈地表明，玻璃体黄斑分离可导致糖尿病黄斑水肿的自发消退[153]。这一证据表明，在某些情况下，手术分离 VMA 是治疗 DME 必要的。1992 年 Lewis 等首次报道 80% 的病例在玻璃体切除术后黄斑水肿消退，原因是糖尿病水肿与后玻璃体牵引有关[133]。其他的研究也表明了玻璃体切除术对 DME 牵引的有益效果[154, 155]。早期行玻璃体切除术，功能预后较好[156]。2010 年，糖尿病视网膜病变临床研究网络（diabetic retinopathy clinical research net work）评估了玻璃体切除术治疗伴有中度视力丧失和玻璃体黄斑牵引的糖尿病黄斑水肿。他们发现大多数眼术后视网膜增厚减少。术后 6 个月平均 VA 中位数变化增加 3 个字母，其中 38% 的 VA 从基线到 6 个月改善大于或等于 10 个字母，22% 的 VA 恶化大于或等于 10 个字母。OCT 显示黄斑中心厚度的减少在 250μm 以下的几乎占一半，大多数眼的厚度减少超过或等于 50%[157]。自 1990 年以来，其他几位作者已经证实玻璃体切除术有利于弥漫性 DME 合并致密增厚的后部玻璃体，可能伴有切向玻璃体牵引[158]。Pendergast 等[159] 报道了 91% 的眼稳定或改

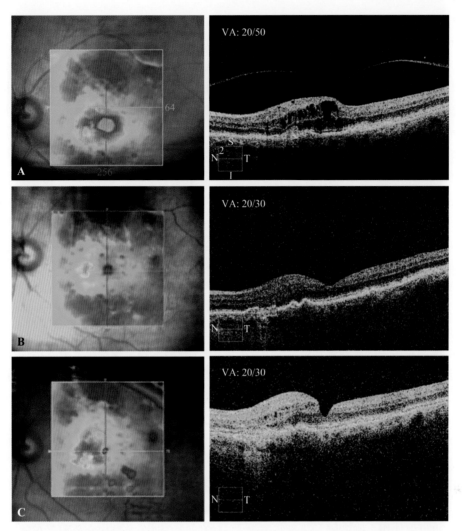

▲ 图 120-14 A. 一位 86 岁女性患有渗出性年龄相关性黄斑变性患者的术前光相干断层扫描图像，最初对抗血管内皮生长因子治疗有反应。在转诊之前，患者对注射表现出疑虑，怀疑黄斑水肿可能是有牵引性成分。最佳矫正视力为 20/50。B. OCT 图像经 23G 玻璃体切除术和玻璃体后界膜剥离术，术后 3 周 BCVA 增加到 20/30，黄斑厚度明显减少。C. 术后 1 年左眼 OCT 图像及 7 次额外眼内抗 VEGF 注射显示稳定的 BCVA 为 20/30

善，92% 玻璃体切除术后弥漫性 DME 合并紧绷的后玻璃体完全消失。无牵引的 DME 玻璃体切除术的研究报道了不同的结果。一些研究显示了积极的结果，另一些研究显示了术后解剖上的改善，但没有视觉上的改善，而一些研究表明，玻璃体切除术对没有牵引力的 DME 眼是不利的[155-157]。

内界膜剥离在 DME 中的作用（role of internal limiting membrane peel in DME）：尽管在过去的几年中进行了几项临床研究，但在 DME 中剥离 ILM 的作用仍不清楚。一些研究报道玻璃体切除和 ILM 膜剥除术后的良好结果，这与糖尿病黄斑水肿的自然病程相反[160, 161]。相比之下，其他患者发现具有良好的解剖形态，但视觉结果却并不太令人满意[162, 163]。Kumar 等比较了弥漫性糖尿病黄斑水肿患者玻璃体切除联合 ILM 剥除术与格栅样激光光凝术的疗效，发现玻璃体切除联合 ILM 剥除术有利于黄斑厚度和黄斑体积的显著减少。然而，两组间的 VA 结果比较分析没有显著差异[164]。Gentile 等主张，玻璃体切除术后，紧绷的 ILM 本身仍然可以引起弥漫性糖尿病黄斑水肿，剥除 ILM 可以恢复正常的中心凹轮廓，改善 VA[165]。在最近的一项随机对照研究中，Hoerauf 等[149] 证明了在玻璃体切除术中附加 ILM 去除对糖尿病囊样黄斑水肿有良好的解剖恢复效果，尽管视力改善并不明显。

DME 中玻璃体黄斑牵引的手术技术（surgical technique for vitreoma cular traction in DME）：

平坦部玻璃体切除术（pars plana vitrectomy）。标准的三切口平坦部玻璃体切除术。如果没有 PVD，则通过在视神经前抽吸诱导 PVD，直到出现确定的 Weiss 环，完成 PVD。对于后玻璃体紧绷的病例，单纯的抽吸可能不会诱导完全的 PVD，视网膜表面的膜最初需要用剥膜镊或弯曲的 MVR 刀片起头，然后用剥膜镊正式取出。有时，可能还必须使用金刚石粉尘刮刀来创建一个边缘，以便膜的剥离。接着，完成周边部玻璃体的切除，如果存在纤维血管膜，则需要分层切除[166]。

曲安奈德的作用（role of triamcinolone）。玻璃体腔注射曲安奈德可以更好地显示后部玻璃体，从而促进 PVD 的诱导。此外，醋酸曲安奈德已被证明通过刺激 Müller 细胞内的内源性腺苷信号和下调血管内皮生长因子的产生，促进水肿视网膜组织的液体吸收[167, 168]。因此，在手术结束时也可用作辅助药物，以减轻黄斑水肿和术后炎症。

内界膜剥离（internal limiting membrane peel）。ILM 的剥离可以用颞侧 ILM 到中心凹的一个小切口开始，也可以用镊子直接抓住 ILM 进行剥除。在这个区域，它不太可能损伤神经纤维和引起小的旁中央暗点。或者，也可以使用金刚砂刷。一旦膜被提起，可以像撕囊一样被切向和周向地剥离。使用亮蓝 G 进行染色可以大大提高 ILM 的可视性[170]。

### 2. 视网膜静脉阻塞 Retinal Vein Occlusion

玻璃体切除术在视网膜静脉阻塞中的作用（role of vitrectomy in retinal vein occlusion）：据报道，平坦部玻璃体切除联合玻璃体后界膜切除术是治疗视网膜中央静脉阻塞（CRVO）和分支静脉阻塞（BRVO）所致黄斑水肿的有效方法[171]。几项研究发现，在缺血性 CRVO 患者玻璃体切除联合完全玻璃体后界膜切除术后 VA 得到改善[172, 173]。CRVO 患者玻璃体中 VEGF 水平明显升高，但玻璃体切除术后最佳矫正视力改善并不明显。高水平的 VEGF 可能与黄斑缺血引起的永久性光感受器细胞损伤有关。可溶性 ICAM-1 和色素上皮衍生因子（PEDF）也可能影响玻璃体切除术后视力预后和黄斑水肿的反应[174]。Yamasaki 等还报道了玻璃体切除术后

BRVO 相关黄斑水肿的 VA 和视网膜厚度的显著改善，以及玻璃体中 VEGF 水平与黄斑水肿改善之间的显著正相关[175]。最近的一项回顾性研究表明，在发生黄斑水肿和黄斑脱离的视网膜静脉阻塞中，中心凹外玻璃体视网膜牵引占很大比例。牵引的证据被定义为：①视网膜升高或增厚的区域，牵引部位存在解剖畸形；②后玻璃体后界膜或玻璃体条索改变角度的区域。相反，无牵引的玻璃体粘连被定义为玻璃体附着，与内层视网膜解剖畸形的发生无关[176]。

ILM 剥离在视网膜静脉阻塞中的作用（role of ILM peel in retinal vein occlusion）：视网膜中央静脉阻塞（CRVO）和视网膜静脉半侧阻塞（HRVO）继发黄斑水肿的玻璃体切除联合膜剥除术显示了持续 5 年的解剖结构改善和 VA 改善，至少是在灌注型 CRVO 和 HRVO 中[177]。其他报道玻璃体切除术、ILM 剥离术和全视网膜光凝术治疗视网膜中央静脉阻塞继发黄斑水肿在最后随访时中心凹厚度降低。然而，解剖结构的改善与 VA 的统计学显著改善无关[178]。

### 3. 葡萄膜炎性黄斑水肿 Uveitic Macular Edema

玻璃体切除术在葡萄膜炎性黄斑水肿中的作用（role of vitrectomy in uveitic macular edema）：玻璃体手术在葡萄膜炎性黄斑水肿中的价值基于这样的假设，即许多炎症介质积聚在玻璃体中，特别是在后部玻璃体中，去除这些炎症介质可能对黄斑水肿有有益的影响。此外，炎症常导致视网膜前膜（ERM）的形成，玻璃体切除联合 ERM 剥离被认为是有益的[179]。对药物治疗无反应的葡萄膜炎患者行平坦部玻璃体切除术的结果鲜有报道[180-188]。Dugel 等[186] 研究了对皮质类固醇无反应的眼内炎症相关 CME 患者的 11 只眼行玻璃体切除术的疗效，并报道了 VA 的改善和黄斑水肿的消退。Wiechens 等[189] 研究了玻璃体切除术在屈光性葡萄膜炎 CME 中的作用，发现玻璃体切除术的效果根据葡萄膜炎的潜在类型而变化。Stavrou 等[190] 研究了 37 只葡萄膜炎眼中行无 ILM 膜剥离的玻璃体切除术的效果，并报道 32.4% 病例的 CME 消失，16% 的患者可以停止免疫抑制治疗。Kiryu 等[183] 报道，在 18 只研究眼中，56% 的人在因肉芽肿性葡萄膜炎继发 CME 玻璃体切除术后 12 个月内出现 2 行或更多的

视力改善（Snellen 视力表）。Tranos 等[180] 在一项随机对照的初步研究中发现，1/3 因慢性葡萄膜炎引起的黄斑水肿行玻璃体切除术的患者血管造影显示有改善。因此，玻璃体切除术可能是一种有用的治疗方法，用于选择性病例，包括对药物治疗无反应、严重影响临床评估的炎性玻璃体混浊、与视网膜前膜和（或）明显牵引成分相关的病例[191]。

ILM 膜剥离在葡萄膜炎性 CME 中的作用：ILM 膜剥离的作用尚未明确界定。只有少数小的研究显示了不同的结果，在黄斑水肿和 VA 方面都有良好的结果[151]，并且结果有可能会更为缓解[192]。

### 4. 术后黄斑水肿 Postoperative Macular Edema

玻璃体切除术在内眼术后黄斑水肿中的作用（role of vitrectomy in postoperative macular edema）：术后 CME 被认为是一种炎症过程[193]，是白内障术后视力下降的最常见原因[194]。有临床意义的 CME 在白内障手术后的发病率为 1%～2%[195]，而血管造影中 CME 更为常见，据报道约 20% 的白内障手术后发生 CME[196, 197]。当与复杂的手术相关时，其发生率更高，可能包括囊膜破裂、玻璃体脱出、中央玻璃体有潜在牵引力及残留的晶状体碎片。

玻璃体切除术已被广泛应用于治疗难治性病例，这些患者要么表现为玻璃体嵌顿引起的牵引力，要么存在持续残留的晶状体碎片。玻璃体切除术 - 无晶状体 - 囊样黄斑水肿研究（The Vitrectomy-Aphakic-Cystoid Macular Edema Study）是一项前瞻性多中心研究，研究对象为角膜巩膜切口有玻璃体粘连和慢性无晶状体眼囊样黄斑水肿的患者，结果显示玻璃体切除术后 VA 明显改善[134, 198]。Harbour 等报道了 24 只眼的玻璃体切除术结果，其中 24 只眼有慢性人工晶状体黄斑水肿，对药物治疗无反应，且有证据表明玻璃体与眼前段结构粘连或虹膜嵌顿人工晶状体的迹象。所有患者的视力均有改善，71% 的受试者术后视力有 3 行或 3 行以上的改善[199]。与部分前玻璃体切除术相比，完全玻璃体切除术的术后视力效果更好。Pendergast 等[200] 报道，人工晶状体 -CME 患者，即使角膜切口没有玻璃体嵌顿，玻璃体切除术后 VA 也有显著改善。

综上所述，玻璃体切除术对无晶状体眼伴有玻璃体嵌顿的 CME 的有益作用已得到明确证明。对于人工晶状体眼伴有 CME 的患者，目前的结果表明，玻璃体切除术最有可能有助于复杂白内障手术后角膜伤口有玻璃体嵌顿牵引和残留的晶状体碎片的患者。对于慢性 CME 患者，局部抗炎药无效，以及眼周和眼内类固醇等其他治疗方案失败后，也可考虑玻璃体切除术。

### 5. 玻璃体黄斑牵引综合征与视网膜前膜 Vitreomacular Traction Syndrome and Epiretinal Membrane

玻璃体切除术在 VMTS 中的作用（role of vitrectomy in VMTS）：对伴有任何切向牵引成分通常可导致 VMTS 患者，玻璃体切除联合剥膜术可改善视网膜增厚和改善视力[83]。Hikichi 等[201] 在一项关于前 OCT 时代玻璃体黄斑牵引自然史的研究中报道指出，64% 的眼在随访过程中有 2 行的视力下降。自从 Smiddy 等的一份报道描述了 1 例手术成功治疗黄斑牵引和视力下降的非糖尿病眼以来，对有明显玻璃体黄斑牵引和严重视力损害的患者，许多外科医师选择了手术而不是随访观察[157]。Davis 等[203] 在最近的一项研究中报道中表明，玻璃体黄斑牵引综合征玻璃体切除术后，50% 的眼有超过 2 行的视力改善，所有眼在 OCT 检查证实牵引完全消失，而囊性改变在 86% 的眼中有明显改善或消失。症状持续时间小于 6 个月（$P=0.048$）的患者术后获得 20/40 或更好的 VA 的可能性更大。玻璃体切除联合 ERM 剥除术能解除所有牵引，并已被证明与良好的视觉效果和 CME 的缓解相关[204-206]。Konstantinidis 等[207] 报道，玻璃体切除术后联合应用曲安奈德可显著加快解剖恢复和并改善功能结果。最近对玻璃体切割术治疗 VMTS 的 meta 分析证实，该手术可获得良好的 VA 恢复[208]。

### 6. 年龄相关性黄斑变性中的玻璃体黄斑牵引 Vitreomacular Traction in Age-Related Macular Degeneration

玻璃体切除术在 AMD 中的作用（role of vitrectomy for AMD）：有几个假说认为玻璃体黄斑牵引与 AMD 有关，尽管这种关系是否存在因果关系仍有争议。慢性牵拉视网膜可引起视网膜色素上皮或 Bruch 膜的变性或改变，牵拉还可引起低度炎症和 VEGF 的释放，进而影响 AMD 的进展。此外，玻璃体和视网膜之间的黏附可能产生异常解剖结构，从而促进玻璃体凝胶中自由基或其他血管生成细胞因子与视网膜的持续接触，从而促进 AMD 的进展。此外，附着的玻璃体后表面也可能阻止氧气扩散或营养物质的交换[209]。还有研究表明，渗出性 AMD 中的 VMA 可能导致抗 VEGF 治疗的反应降低，导致玻璃体腔内注射次数增加或视力下降[210, 211]。在最近的一些出版物中，有人提出玻璃体切除术对渗出性 AMD 患者的黄斑部玻璃体粘连和牵引有治疗作用（图 120-14）。11 例 12 眼随访 6 个月，6 眼脉络膜新生血管消退。2 只眼 CNV 完全消失。视力改善 4 眼，视力无变化 4 眼，视力恶化 4 眼[212]。Roller 等在一项初步研究中发现，玻璃体切除术与减少地图样萎缩或 CNV 的进展有关。总之，玻璃体在 AMD 中的作用目前尚属推测，玻璃体切除术在 AMD 中的作用目前尚不清楚。

*7. 玻璃体黄斑牵引治疗视网膜色素变性*
**Vitreomacular Traction in Retinitis Pigmentosa**

Garcia-Arumi 等对药物治疗无效的 12 只眼视网膜色素变性合并 CME 进行玻璃体切除伴剥膜术进行了评价，并报道了解剖和功能的改善。结果显示，10 只眼黄斑厚度下降 > 40%（83.3%），平均视力从 20/115 提高到 20/45，平均改善 3 行。但这些阳性结果在 Hagiwara 等的病例报告中没有得到证实[215]。

### （七）药物性玻璃体溶解 Pharmacologic Vitreolysis

药物性玻璃体溶解术可以潜在地减轻玻璃体视网膜牵引，提高玻璃体氧的水平和玻璃体腔内氧交换的速率[141, 216]。已经研究了不同的物质，包括软骨素酶、中性蛋白酶、透明质酸酶、纤溶酶和微纤溶酶[217]。当作为玻璃体切除术的辅助手段时，在糖尿病黄斑水肿中，纤溶酶有助于 PVD 的诱导，显示出有希望的结果[218]。纤溶酶的主要缺点是不易用于临床。自体纤溶酶原必须从患者自体血液中分离出来，然后在体外通过链激酶转化为纤溶酶。因为产物的高度不稳定性，这个过程必须在手术前即刻进行[219]。微纤溶酶（microplasmin）是目前最具临床潜力的药物。它是一种重组产物，仅包含人纤溶酶的催化结构域，具有所有的催化性质。它比

原来的分子稳定得多，大大简化了储存和管理[219]。Ⅱ期试验表明，在糖尿病黄斑水肿和玻璃体黄斑牵引性黄斑病变患者中，对玻璃体腔内微量纤溶酶具有良好的耐受性，术中诱导 PVD 的容易程度具有剂量和时间依赖性[220, 221]。MIVI-TRUST 的进一步试验（Traction Release without Surgical Treatment，非手术治疗的牵引缓解）显示，28 天时 VMA 的总释放率为 26.5%，而安慰剂组为 10.1%[222]。无视网膜前膜、玻璃体视网膜粘连宽度小于 1500μm 的年轻有晶状体眼患者的释放率提高到 35% 左右[222]。直径在 400μm 以下的黄斑裂孔闭合率为 37%，直径在 250μm 以下的黄斑裂孔闭合率为 58%[222]。最新结果证实，最有可能在 1 个月后获得 VMA 牵拉缓解的患者是年龄小于 65 岁、没有视网膜前膜、VMA 直径小于 1500μm 的有晶状体眼患者[223]。Ocriplasmin 也被用于治疗与 AMD 相关的 VMA，与假注射眼相比，治疗眼的 PVD 诱导率为 24%，而后者为 12%，而对 ocriplasmin 治疗有效的患者，玻璃体内抗 VEGF 的治疗次数也从 6 次减少到 4 次[224]。

这种酶疗法的无反应率可以解释为，治疗决定主要基于解剖评估，而黏附的生物强度未知，可能与解剖情况无关[223, 225]。有人认为，延长观察时间，或观察等待，可能足以看到自发 VMA 缓解率的增加。在最近的一项使用上述 MIVI 标准对患者进行的观察研究中，有 44% 的患者在 24 个月的随访中表现出自发的 VMA 缓解[226]。另一些研究者观察到，如果在 OCT 出现孤立的内层视网膜扭曲，则玻璃体黄斑牵引的自发分离可能更常见[227]。

一些作者已经描述了与 ocriplasmin 使用相关的潜在不良反应，如视力减退、视物模糊、色觉障碍和视野丧失，进一步的功能和解剖学评估显示 OCT 上椭圆体带层出现暂时性破坏[228-230]。在 ocriplasmin 注射治疗玻璃体黄斑牵引和黄斑裂孔后，也有明显的视网膜电图的异常[229, 231, 232]。虽然视锥细胞介导的变化是短暂的，但视杆细胞介导的 ERG 反应被抑制的时间要长得多，OCT 上椭圆体带层的变化与 ERG 似乎有联系。明显的视网膜电图改变仅涉及两名患者，其中黄斑裂孔在注射 ocriplasmin 后闭合。一名无治疗反应的患者仅表现出非常轻微

的 ERG 改变，而另五名患者则无治疗反应也没有 ERG 改变[232]。目前还不清楚为什么某些患者比其他患者更容易出现这种视网膜的改变。

其他药物，如干扰整合素，一个促进细胞与细胞外基质之间附着的蛋白质家族，已经被研究用来诱导玻璃体视网膜分离。例如，Luminate® 是一种整合素肽拮抗剂，通过抑制整合素 $\alpha_5\beta_1$ 来干扰新生血管形成过程及玻璃体视网膜粘连的维持[233, 234]。在最近尚未发表的 Ⅰ 期和 Ⅱ 期研究中，Luminate® 显示，在注射后 90 天，55%～65% 的糖尿病黄斑水肿患者可诱发全部或部分 PVD，而安慰剂组则为 10%。

### （八）玻璃体腔注气治疗玻璃体黄斑牵引综合征 Treatment of Vitreomacular Traction Syndrome With Intravitreal Gas Injection

据报道，单次玻璃体腔注射液体可导致 25% 的患者发生 PVD[235]，鉴于 ocriplasmin 的高成本，一些作者研究了治疗 VMTS 的成本选择。例如，

McHugh 等提出，当气泡膨胀时，注入 0.3ml 纯 $C_3F_8$ 气体以诱导 PVD 脱离。这项技术在一系列糖尿病性黄斑病变患者中获得成功，在所有患者的 OCT 上，PVD 的发生与视力改善和黄斑厚度减少相关[236]。这些结果与另一项研究相比较，后者也显示 40% 的患者在注射 $C_3F_8$ 后 1 个月和 3 个月 VMT 牵引缓解[237]。最近，Day 等在 9 只 VMTS 眼的玻璃体内注射了 0.3ml 纯 $SF_6$ 气体。5 例（55.6%）患者在注射后 1 个月时，膨胀性气体可使黄斑处的玻璃体后皮质脱离，导致 VMTS 消失或小的黄斑孔闭合[238]。

### 四、结论 Conclusion

了解导致玻璃体 - 黄斑界面疾病发展的因素、预后因素和手术的潜在并发症，将使临床医师能够告知和宣教患者，同时在后续随访观察和手术干预的适当时机之间做出选择。OCT 已成为早期诊断这些疾病的宝贵工具。此外，越来越多的治疗干预措施已经导致了这种视网膜病变的良好预后。

# 第121章 黄斑裂孔
## Macular Hole

Alain Gaudric　Ramin Tadayoni　著

## 一、概述 Introduction

黄斑裂孔（macular hole，MH）是中心凹中心的圆形全层开口。在大多数情况下，它是原发性的，即由于异常的玻璃体中心凹牵引形成。玻璃体皮质在 MH 发病机制中的始发作用通过 Gass 的生物显微镜观察能得到更好的理解[1, 2]。光相干断层扫描（OCT）的出现，显示了部分分离的后玻璃体，阐明了对 MH 形成的认识。光谱域 OCT（SD-OCT）随后提供了玻璃体视网膜牵引引起的初始中心凹改变的更详细的视图。自 19 世纪以来，MH 就为人所知。然而，直到 Kelly 和 Wendel[3] 证明玻璃体切除术结合玻璃体皮质脱离和气 - 液交换在相当大比例的病例中可以关闭 MH 后，才引起了人们新的兴趣，尽管人们假设视网膜无法愈合。MH 手术的成功率逐渐提高，是目前最成功的玻璃体视网膜手术之一。

## 二、历史 History

1869 年，Knapp[4] 在一例创伤性病例中首次描述了 MH。1871 年 Noyes[5] 对一例外伤病例做了详细的检眼镜描述，1900 年 Ogilvie[6] 首次使用"黄斑部孔"（hole at the macula）一词。20 世纪早期，Kuhnt（1900 年）[7] 和 Coats（1908 年）[8] 认为 MH 的起源是退行性的，尽管 Zeeman[9]（1912 年）和 Lister[10]（1924 年）将其归因于玻璃体视网膜的牵引机制。MH 的现代史始于 Gass，Gass 在其生物显微镜观察的基础上提出了一个从即将开始到全层厚度 MH 的分期系统[11-13]。Kelly 和 Wendel[3] 进行了首次成功的 MH 手术，Hee 等[14] 首次在 OCT 扫描上描述了 MH 的分期（Frangieh[15] 和 Ho[16]）。

## 三、原发性全层黄斑裂孔的流行病学及危险因素 Epidemiology and Risk Factors for Primary Full-Thickness Macular Holes

### （一）患病率 Prevalence

文献报道的 MH 患病率差异很大。在巴尔的摩眼科研究（Baltimore Eye Study）中，患病率为 3.3‰[17]，在蓝山眼病研究中，患病率为 0.2‰[18]，在北京眼病研究（Beijing Eye study）中，患病率为 0.9‰[19]，在印度南部研究中，患病率为 1.7‰[20]。在海狸坝研究（Beaver Dam Study）中，63—102 岁受试者的患病率为 4/1000[21]。在美国明尼苏达州的一个县对 MH 的发病率进行了研究，发现每年每 10 万人有 7.8 人发生 MH，男女比例为 3.3∶1。11.7% 患者为双侧 MH[22]。

### （二）对侧眼发病率 Incidence in the Fellow Eye

双侧 MH 发病率的数据在 5%~16%，差异很大。在一项回顾性研究的 84 例患者，平均随访 39 个月，Akiba[23] 发现 16.6% 的患者对侧眼有 MH，当该眼出现中心凹囊肿或中心黄色斑点时，这一比例上升到 36.8%。然而，当后玻璃体脱离时，对侧眼没有 MH 发生[23]。在 Lewis[24] 的回顾性研究中，发病率在 4 年内为 13%；在 Ezra 对 144 名患者进行的前瞻性研究中[25]，5 年发病率为 15.6%；在另一项对 122 名患者进行的前瞻性研究中，6 年发病率为 7.6%[26]。在 2004 年，Chan 等[27] 提出了零级 MH（stage zero MH）的概念，以在 OCT 上指定黄斑轮廓正常但后玻璃体仍附着在中心凹中心的对侧眼。在其对 94 只眼的前瞻性研究中，只有 4.5% 的患者无明显玻璃体视网膜粘连的病例发生

MH，42% 的零期患者没有出现 MH。然而，Chan 等的研究受到 OCT[1] 的限制，OCT[1] 当时不能对玻璃体视网膜粘连进行足够准确的评估。2011 年，Takahashi[28] 选择 176 例 MH 患者的 42 只对侧眼，进行 OCT[3] 检查，发现持续性玻璃体黄斑粘连和早期 1 期中心凹内病变。随访 5 年，11.9% 的患者出现 MH。在一组 43 只眼中，同一作者发现了 5 只眼的中心凹内微结构改变，包括中心凹脱离，其中 2 只眼在 6 个月的随访期内演变为 MH[29]。

### （三）危险因素 Risk Factors

65 岁或 65 岁以上和女性是唯一两个尚未确定的相关系统性危险因素。一些作者发现这些危险因素存在于 67%~72% 的 MH 病例中[21, 30-32]。在 1045 名接受 MH 手术的患者队列中，发病年龄为 70.3 岁，女性占 2.2∶1[33]。

## 四、从后玻璃体脱离到即将出现的黄斑裂孔的发病机制 Pathogenesis, from Posterior Vitreous Detachment to Impending Macular Hole

### （一）黄斑裂孔发病机制的理论史 History of Theories on the Pathogenesis of Macular Hole

#### 1. 玻璃体黄斑牵引 Vitreomacular Traction

玻璃体黄斑牵引（VMT）长期以来被怀疑是 MH 形成的原因，但直到 OCT 出现之前，很难细微地观察玻璃体 - 中心凹界面的结构。然而，文献中对玻璃体的作用给出了不同的推测。因此，在 1952 年 Grignolo 提供了玻璃体与中心凹强烈粘连的组织学证据[34]。在某些特殊情况下，生物显微镜的观察支持了玻璃体纤维在中心凹的前后牵引在 MH 形成中起作用的假设[35-40]。生物显微镜对孔盖的观察也强烈支持前后牵引是 MH 发生原因的理论[36, 41]。

#### 2. 中心凹囊肿 Foveal Cyst

Kornzweig 于 1950[42] 年、Frangieh 和 Green 于 1981 年在组织学上显示 MH 患者的对侧眼中心凹囊肿的存在[15]。Bronstein 同样在 1981 年[43] 和 McDonnell 等在 1982 年[44] 分析了一个病例系列，包括 MH 眼和对侧眼。他们得出结论，特发性黄斑囊肿和黄斑裂孔是同一疾病的一部分，并描述了玻璃体在其形成中的作用。在 1995 年激光扫描眼底镜观察的基础上，Kishi 等[45] 推断，玻璃体牵引导致的中心凹囊肿是 MH 形成的第一步。1998 年，Folk 等[46] 使用激光裂隙灯摄影检查，能够获得中心凹囊肿的直接图像，他们认为这是一种孔前状态。这一点在同一年由 Hee 等[14] 利用 OCT 而证实，OCT 首次显示了附着在中心凹囊肿顶部的玻璃体皮质。中心凹囊肿是中心凹结构的一个初始改变，易发展为 MH[47, 48]。

#### 3. 黄斑前玻璃体皮质的收缩 Contraction of the Premacular Vitreous Cortex

1988 年 Gass 修订了 MH 的生物显微镜描述，提出了玻璃体在 MH 发病机制中作用的新解释。他提出了一个 MH 分期系统，从即将发生到全层 MH。在 1988 年最初的描述中，Gass 假设黄斑前"玻璃体后界膜"（posterior hyaloid membrane）的切向牵引导致中心光感受器细胞的分离，然后导致中心凹的开放。MH 的形成过程分为四个阶段，尽管由于 OCT 的发现改变了它们的解释，但至今仍在使用。最后，Gass 提出了一种手术入路设计，通过剥离或分离后玻璃体来防止即将发生的 MH 演变成全层 MH[2]。

#### 4. 基于 SD-OCT 的黄斑裂孔发病机制研究进展 Update on the Pathogenesis of Macular Hole Based on SD-OCT

OCT 首次清晰显示了后玻璃体皮质或玻璃体皮质的解剖状态，使其形成一个单一的理论解释，甚至在中心凹囊肿发生之前，就可观察到倾斜的前后玻璃体牵引和中心凹内微结构的改变。SD-OCT 现在通过显示中心凹组织的离散性变化，如嵌合体区（interdigitation zone，IdgZ）的离散性升高、微小的中心凹脱离、穿过中心凹中心的细微垂直线或中心凹旁裂开，完善了即将发生的 MH 的初始阶段的描述[28, 29, 49, 50]。

### （二）早期后玻璃体脱离 Early Stages of Posterior Vitreous Detachment

后玻璃体脱离（posterior vitreous detachment，PVD）的过程尚不清楚，但由于对正常眼后玻璃体 OCT 图像和 MH 眼及对侧眼 OCT 图像的观察，对

PVD 发生的认识有所进展。通常认为，在玻璃体凝胶液化、玻璃体内腔隙形成和其中一个腔隙发生对玻璃体后界膜的侵蚀，PVD 突然发生，从而使液化的玻璃体进入视网膜前间隙[51-54]。然而，与此相反，OCT 研究[55]和超声观察[56]都证实，在正常人中，PVD 发生的过程是从后极逐渐开始，在中心凹周围，并在生命中相对较早地发生，早在 Weiss 环脱离之前[57]。这方面也称为玻璃体黄斑粘连，在PVD 过程中是正常的[58]（图 121-1A）。

附着于中心凹中心和视盘的后玻璃体是最后被释放的。玻璃体从视网膜前发生后玻璃体脱离的原因尚不清楚。这可能是由于沿玻璃体胶原纤维方向的倾斜的前后力的作用。考虑到皮质前玻璃体囊的存在[59-61]，另一种解释可能是浓缩的玻璃体之后的液化的玻璃体，随着眼球的运动，使后玻璃体脱离延伸。这两种机制都可能导致中心凹底部产生斜向的牵引力。

### （三）即将发生的黄斑裂孔 Impending Macular Hole

中心凹组织的早期变化（early changes in foveal tissue）（图 121-1B 和图 121-2）Early Changes in Foveal Tissue (Figs. 121-1B and 121-2)

根据对黄斑裂孔患者的观察，对侧眼的 OCT常显示中心凹周围有 PVD[14, 47, 48]，Chan 等[27]发现，部分旁中心凹有后玻璃体脱离但没有中心凹囊肿的患者，有发展 MH 的危险。目前，在这种情况下，SD-OCT 显示，即使在无症状的眼中，中心凹结构的变化和即将发生的 MH 的各种变化也被认为是在 MH 的对侧眼中发生 VMT 的一种特殊情况[58]。SD-OCT 能够发现由于后玻璃体皮质的牵引而引起的中心凹中心内轻微的弯曲局灶性升高[49]。嵌合体区[62]和中心凹脱离的微小变化可能与 Gass 观察到在即将发生的 MH 中的中心黄色斑点相对应[29]。从内界膜到椭圆体带区的前后轴上，也可以通过高清晰度 SD-OCT 扫描检测到中心凹中心反射率的细微变化。在其他情况下，中心凹底部受后玻璃体牵引而升高，后玻璃体在中心凹的周围发生脱离，但中心小凹仍然附着（图 121-3）[47, 48]。囊肿内常可见一些分离的 Henle 纤维，但外层视网膜可

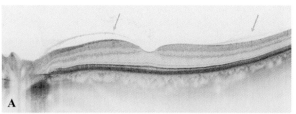
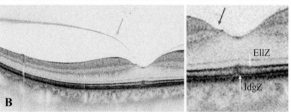

▲ 图 121-1 黄斑裂孔的对侧眼显示玻璃体黄斑粘连及玻璃体黄斑牵引

A. 玻璃体黄斑粘连：水平光相干断层扫描（OCT）B 扫描显示后部玻璃体（箭）与黄斑表面轻微分离，但仍附着于中心凹。中心凹曲度及结构正常。B. 水平 OCT 扫描显示大部分后玻璃体（蓝箭）脱离黄斑表面，但在中心凹的边缘，它仍然附着。（插图）（B）细节：后玻璃体（红箭）牵引点的中心凹内曲度的变化。椭圆体带区（EllZ，黄箭）是完整的，但嵌合体区的一小部分是脱离的（黄箭）

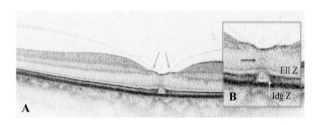

▲ 图 121-2 黄斑裂孔眼的玻璃体黄斑牵引。后玻璃体部分脱离，它仍然附着在中心凹底部，形成两个小的中心凹的小凹轮廓（蓝箭）。（插图）（A）细节：EllZ 和 IdgZ 的中心凹抬高。高反射柱状结构连接内外界膜。眼睛无症状，视力 20/20

能是完整的[28, 48]。在这种情况下，光感受器的椭圆体带区可能是正常的或升高的，甚至在中心凹处中断（图 121-4）。最后，这些不同的异常形式可以组合在一起，包括光感受器的外层和 Henle 纤维层的中断，只有 ILM 保持完整。这些病例可被视为隐匿性 MH，对应于被 GASS 描述为 1B 期 MH 的情况（图 121-5）[13, 28, 29, 47, 48, 63]。

在任何阶段，玻璃体中心凹分离后，中心凹都可能完全正常化。

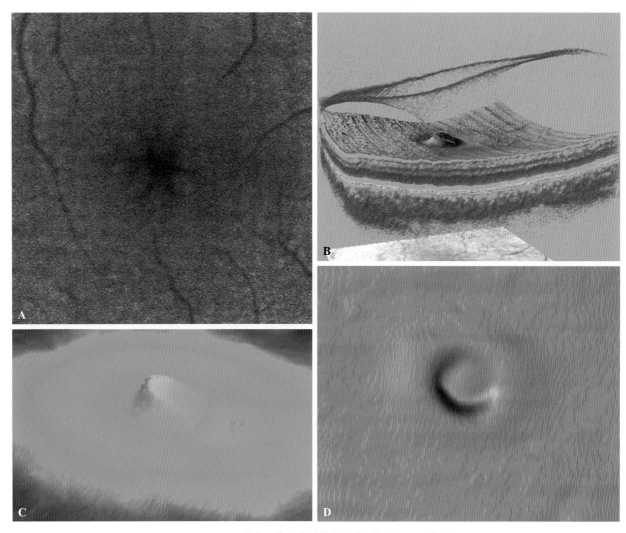

▲ 图 121-3 玻璃体黄斑牵引黄斑裂孔（与图 121-4 相同）

A. 黄斑的自发荧光照片显示囊腔的透明空间蚕食了叶黄素；B. 玻璃体视网膜界面体积的重建显示后玻璃体（PH）的圆锥体附着在中心凹的顶部；C 和 D. 中心凹表面的三维视图，显示中心凹囊肿顶部进入中心凹小凹的高度

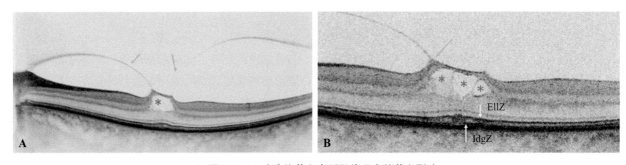

▲ 图 121-4 玻璃体黄斑牵引即将发生的黄斑裂孔

A. 水平 9mm 光相干断层扫描显示，由于不完全脱离的后玻璃体（箭）的牵引，中心凹内部有一个囊肿（星号）；B.（A）放大显示中心囊肿被间隔分成几个囊腔（星号）。椭圆体带区完整，但嵌合体区在中心凹处升高

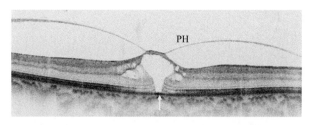

▲ 图 121-5 玻璃体黄斑牵引即将发生的黄斑裂孔

后玻璃体仍然附着在囊肿的顶部。囊性腔向后延伸，光感受器细胞层出现断裂。注意中心缺损周围的囊腔。这个即将出现的黄斑裂孔是一个隐匿性的黄斑裂孔

## 五、全层黄斑裂孔的临床及影像学特征 Clinical and Imaging Features of Full-thickness Macular Holes

### （一）全层黄斑裂孔的生物显微镜观察 Biomicroscopy Observations of Full-Thickness Macular Hole

Gass 于 1988 年提出了基于生物显微镜的 MH 分类，并于 1995 年进行了更新[13, 64]。2 期 MH 被描述为有黄色环形边缘的偏心椭圆形、新月形或马蹄形视网膜缺损。这被解释为中心凹前与视网膜圆孔之间桥接的收缩的玻璃体组织撕裂，没有中心凹部视网膜缺失[13]。根据 Gass 的定义，3 期 MH 是一个直径超过 400μm 的中心圆形视网膜缺损，边缘视网膜升高，有或没有中心凹前的假盖（图 121-6），没

有 Weiss 环。OCT 的出现，已经改变了既往对 MH 的理解和分期。

### （二）黄斑裂孔的 OCT 分类 OCT Classification of Macular Hole

OCT 已取代生物显微镜诊断 MH，并根据 MH 直径和孔缘玻璃体附着状态提出了一种新的分类方法。事实上已经证明，孔的大小与是否需要剥离 ILM 膜[65]、面朝下的体位或酶促玻璃体溶解的适应证有关[58, 66-69]。

当玻璃体仍然附着在孔的边缘时，不完全脱离的孔盖被后部的玻璃体斜向牵拉[14, 47]。Takahashi[29, 50] 最近的观察表明，至少在某些情况下，神经元成分构成了孔盖的组成部分，这支持 Ezra 的组织学发现，在他所检查的 2/3 的孔盖中存在视锥细胞成分（图 121-7）[70]。

在 MH 发展过程的后期，玻璃体完全后脱离于后极部的视网膜表面，不再与孔的边缘相连，但仍与视盘相连（图 121-8）。最后，PVD 在生物显微镜下形成完整的 Weiss 环。

#### 1. 黄斑裂孔直径的测量 Measurement of the Macular Hole Diameter

孔径大小在 SD-OCT 仪器上用卡尺功能测量。最小孔宽是在视网膜中部最窄的孔点处测量的，使用 OCT 卡尺功能，作一条平行于视网膜色素上皮的

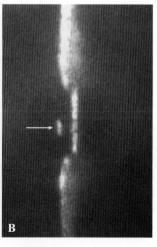

▲ 图 121-6 全层黄斑裂孔

A. 彩色照片，显示视网膜脱离和增厚的孔周及其边缘；B. 激光裂隙灯照片，显示黄斑裂孔和裂孔前盖的增厚边缘（箭）。裂隙灯照片看不到后玻璃体

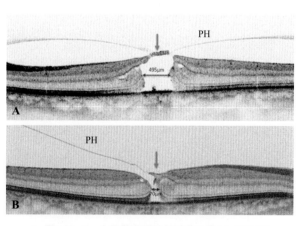

▲ 图 121-7 全层黄斑裂孔伴玻璃体牵引（VMT）

A. 大黄斑裂孔伴 VMT。后玻璃体（PH）仍然附着在孔盖上（箭）。孔盖仅部分脱离孔缘。孔径为 495μm。B. 小黄斑孔裂伴 VMT。后玻璃体（PH）仅从黄斑的颞侧部分离并附着于孔盖（箭）。孔径小，为 70μm

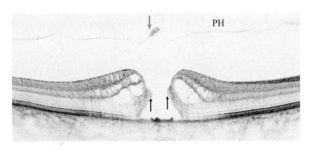

▲ 图 121-8　全层黄斑裂孔，后玻璃体从黄斑表面分离，包含一个盖（蓝箭）。孔的边缘被囊性间隙加厚，光感受器细胞层升高（黑箭标记着升高的光感受器细胞层外节段的末端）

线[58]。根据经验，它对应于在脱离的光感受器细胞外节段的止点之间画的线（图 121-6）。也有文献描述了其他方法，但最小孔宽往往是一个标准[71, 72]。

**2. 国际玻璃体黄斑牵引研究组分类 International Vitreomacular Traction Study Group Classification**

基于 OCT 的 FTMH 分类系统是基于孔径大小、是否存在 VMT 以及形成孔的原因。VMT 被定义为存在或不存在。孔的大小（直径）定义为小、中或大。小孔的孔径小于 250μm。这些小孔通常不到手术 MH 的 10%。中等孔的定义是孔径在 250～400μm。诊断时，几乎一半的 FTMH 是大孔（直径＞ 400μm）（表 121-1 和表 121-2）[58]。

这种分类没有考虑到孔的周围可能存在视网膜前膜（ERM），这在大的 MH 中更为常见。

**（三）黄斑裂孔和视网膜前膜（图 121-9） Macular Hole and Epiretinal Membrane (Fig. 121-9)**

一个非收缩的 ERM 可以覆盖在黄斑孔周围的视网膜表面。尤其是在蓝色反射眼底照片上更加清晰[73]。形成 ERM 的发生频率随黄斑孔所处的阶段、持续时间和孔径的增加而增加[73-75]。它们主要由胶

质细胞和透明细胞组成，在小 MH 中一般没有任何收缩迹象[76, 77]。一旦膜在手术中被剥离，它们的存在不会影响到手术结果。

**六、鉴别诊断 Differential Diagnosis**

自 OCT 出现以来，鉴别全层 MH 与中心凹其他圆形异常已不再是一个问题，OCT 清楚地显示了板层 MH 和黄斑假性孔及各种来源的中心凹囊肿的特征。

**（一）板层黄斑裂孔 Lamellar Macular Hole**

术语"板层黄斑裂孔"（lamellar macular hole, LMH）是由 Gass 于 1975 年提出的，用于描述黄斑囊样水肿中央囊肿开放而引起的黄斑病变。在生物显微镜下，LMH 不同于 FTMH，因为它们很少是圆形的，而是双叶或三叶形的。它们的中心像 FTMH 一样呈红色，但边缘很薄，而 FTMH 的边缘又厚又高。用"板层孔"一词被用来描述囊样黄斑水肿的终末期和 MH 在形成过程中的一个终止过程[78]。随着高分辨率或 SD-OCT 的出现，ERM 收缩引起的中心凹不规则增厚也被称为 LMH[79]。

**1. 黄斑裂孔板层的组织学研究 Histology of Lamellar Macular Hole**

Frangieh 等[15] 报道了 17 例不同病因的 LMH 的组织学。这些病例的特征是中心凹组织变薄，而视网膜色素上皮和光感受器细胞层保持完整，但有部分内核层丢失。在 LMH 的边缘有视网膜内、外层裂开及囊性改变。在某些情况下，玻璃体条索的残余物附着在板层孔边缘。在板层孔边缘附近的几个病例中发现 ERM[15, 80]，并被认为是某些 LMH 形成的原因[80, 81]。

表 121-1　黄斑裂孔的分类

| 全层 MH 通用的分类 | 国际 VMT 研究（International VMT Study） |
| --- | --- |
| 2 期：小孔 | 有 VMT 的中小型 FTMH |
| 3 期：大孔 | 有 VMT 的中型或大型 FTMH |
| 4 期：有 PVD 的 FTMH | 无 VMT 的小型、中型或大型 FTMH |

FTMH. 全层黄斑裂孔；PVD. 后玻璃体脱离；VMT. 玻璃体黄斑牵引

表格改编自 Duker JS, Kaiser PK, Binder S, et al. The International Vitreomacular Traction Study Group classification of vitreomacular adhesion, traction, and macular hole. Ophthalmology 2013; 120:2611-2619.

表 121-2　黄斑裂孔分类对应关系

| 分　期 | 生物显微镜（Gass）[13] | 解释（Gass）[13] | OCT [27, 29, 47, 48] | 国际 VMT 分类 [58] |
|---|---|---|---|---|
| 0 期<br>MH | | | 中心凹轮廓正常的中心凹周围后玻璃体脱离 [27, 28] | VMA |
| 1A 期<br>即将发生的<br>MH | 黄斑中心凹陷消失，无中心凹处的玻璃脱离 | 早期黄斑视网膜浆液性脱离 | 中心凹周围后玻璃体脱离。内层中心凹囊肿，和（或）视锥外节段顶线中心凹脱离 [28] | VMT |
| 1B 期<br>即将发生的<br>MH | 表面黄色环形桥接界面，黄斑中心凹陷消失，无中心凹玻璃体脱离 | 浆液性中心凹脱离伴叶黄素侧向移位，或隐匿性中心凹小孔伴中心凹周围皮质桥接收缩 | 中心凹周围后玻璃体脱离。中心凹囊肿延伸到外层视网膜，导致光感受器层破裂。"隐匿性黄斑裂孔" | VMT |
| 2 期<br>黄斑裂孔 | 黄色环形边缘内的偏心椭圆形、新月形或马蹄形视网膜缺损 | 孔（裂孔）缘收缩，中心凹周围玻璃体桥环绕裂孔，无中心凹处视网膜丢失 | 各种尺寸的孔。囊肿顶部部分开放，孔盖仍附着在孔的边缘。玻璃体部分后脱离，仍附着于孔盖。孔盖含有视网膜成分 | 有 VMT 的小型或中型 FTMH |
| | 视网膜中心圆形缺损，伴有或不伴有中心凹周围混浊 | 假孔盖，边缘视网膜脱离 | | 有 VMT 的小型或中型 FTMH |
| 3 期<br>黄斑裂孔 | 中心圆直径 ≥ 400μm 的视网膜缺损，无 Weiss 环，视网膜边缘隆起，有或无中心凹周围混浊 | 裂孔伴假孔盖，无玻璃体后脱离 | 各种尺寸的孔。黄斑表面玻璃体后脱离，但仍附着在视盘上，通常含有孔盖 | 有 VMT 的中型或大型 FTMH |
| 4 期<br>黄斑裂孔 | 中央圆形缺损，视网膜边缘隆起。伴有中心凹周围混浊的 Weiss 环 | 裂孔伴有假孔盖及视盘和黄斑的后玻璃体脱离 | 各种大小的孔，生物显微镜下有完整的 PVD。后玻璃体在 OCT 上不可见 | 无 VMT 的小型、中型或大型 FTMH |

FTMH. 全层黄斑裂孔；MH. 黄斑裂孔；OCT. 光相干断层扫描；PVD. 后玻璃体脱离；VMA. 玻璃体粘连；VMT. 玻璃体牵引

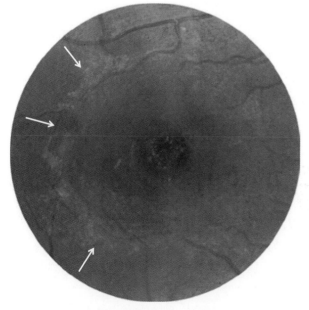

▲ 图 121-9　第 3 期全层黄斑裂孔，蓝色反射照片。孔周围可见不收缩的视网膜前膜轮廓（箭）

**2. 光相干断层成像**（图 121-10）**Optical Coherence Tomography** (Fig. 121-10)

LMH，即中心凹囊肿顶部撕脱（牵引性或囊样黄斑水肿）引起的中心凹内层视网膜缺失，在 OCT 表现为中心凹底部不规则变薄，板层孔边缘的视网膜内层、外层断裂，缺乏收缩性的 ERM [78, 82]。大约 30% 的病例存在视网膜前增殖，但与经典的 ERM 不同。它看起来像一种无定形成分，具有中等反射率，没有牵引的迹象，特别是在 en face OCT 图像上，没有看到视网膜皱褶 [82, 83]。此外，不同于传统的 ERM，这种增殖有黄白色致密的绒毛状外观，在组织学上显示，这种增殖不包含肌成纤维细胞 [84, 85]。

### （二）黄斑假孔 Macular Pseudoholes

黄斑假孔是 Allen 和 Gass [86] 在 1976 年提出的，用来指生物显微镜上看到的圆形中心凹图像，这是

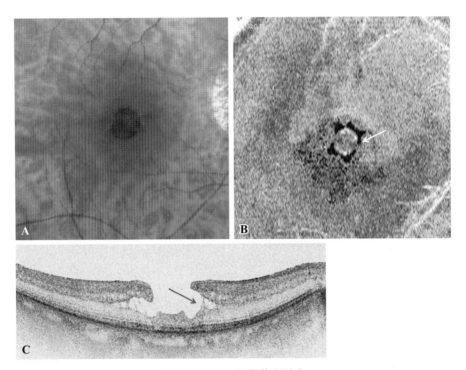

▲ 图 121-10　板层黄斑裂孔

A. 彩色照片显示圆形，分叶状，红色中心区域，对应于中心凹囊肿顶部撕脱后中心凹变薄区；B. 同一病例的 en face 光相干断层扫描图像。暗区（白箭）表示中心缺陷的范围，对应于板层孔边缘内的和内、外层视网膜之间的裂缝；C. OCT 扫描显示板层孔底部不规则，板层孔边缘内的内外层视网膜之间的裂缝（蓝箭）

由于 ERM 向心性收缩造成的。这种收缩导致中心凹边缘的垂直化。视力可能保持相对良好，并且没有微小暗点。

**光相干断层扫描成像（图 121-11）Optical Coherence Tomography（Fig. 121-11 online）**

OCT 检查通过显示 ERM 收缩的黄斑增厚和黄斑中心凹的 U 形或 V 形，使黄斑假孔的诊断变得容易。中心凹的脐部没有视网膜组织丢失[78]。由于黄斑中心凹边缘的 Henle 纤维被拉伸，黄斑假孔在某些方面会被误认为是 LMH[79]。然而，en face OCT 和手术结果显示，这些方面是黄斑假孔的一种特殊形式[82]，组织病理学证实 ERM 中存在肌成纤维细胞，而 LMH 中没有肌成纤维细胞[84]。

## 七、继发性黄斑裂孔 Secondary Macular Hole

### （一）眼眶外伤与高度近视（图 121-12）Orbital Trauma and High Myopia (Fig. 121-12 online)

这类 MH 通常发生于儿童和年轻成年男性，如在家中工作或在球赛中发生意外[87, 88]。它们是由于眼睛突然受到轴向压迫，导致赤道扩张和视网膜中心凹破裂所致。该孔可能与其他眼底病变同时存在，如脉络膜或 Bruch 膜破裂、视网膜震荡、巩膜破裂或周边视网膜裂孔。视力预后不仅取决于裂孔的闭合，还取决于其他病变发生的部位。如果脉络膜破裂穿过中心凹，或者如果挫伤后形成的视网膜色素上皮萎缩包括中心凹，视力预后将很差。与特发性 MH 不同，在后极部的玻璃体根本没有脱离。手术通常是可以成功的，但外伤性 MH 有时也可能在发生后的最初几周内自发闭合[89-91]。

### （二）高度近视 High Myopia

MH 是高度近视合并后巩膜葡萄肿和脉络膜萎缩的并发症之一。它们的发病机制可能不同于非近视眼，因为后玻璃体皮质经常保持附着在视网膜表面。其中一些 MH 的发生是由于黄斑劈裂恶化之后，从而导致进行性视力下降[92]。其他可能是无症状的，可能只有通过眼底 OCT 检查才能发现[93]。尽管在玻璃体皮质和内界膜剥除方面取得了进展，高度近视眼的 MH 解剖和术后视觉预后仍然低于特发性 MH（见第 117 章，高度近视与玻璃体视网膜并发症）[94, 95]。

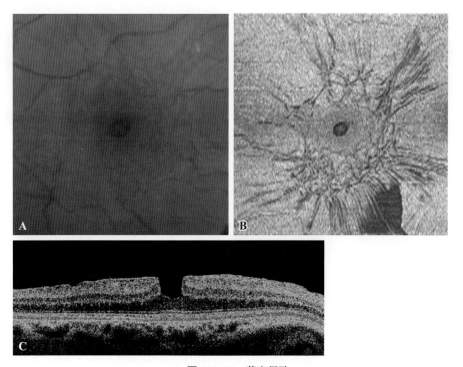

▲ 图 121-11 黄斑假孔

A. 彩色照片显示圆形，红色，中心区域被视网膜前膜（ERM）反射所包围；B.en face 光相干断层扫描图像聚焦于视网膜表面，显示 ERM 引起的视网膜皱褶；C. 水平 OCT 扫描显示，由于 ERM 收缩，中心凹呈典型的 U 形，边缘垂直

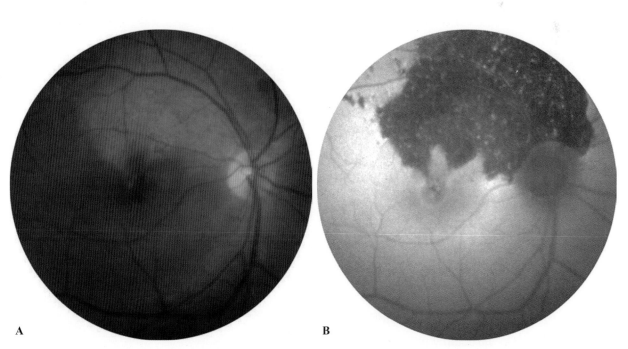

▲ 图 121-12 外伤后黄斑裂孔

A. 显示黄斑裂孔的彩色照片，在后极的上部，由创伤引起的灰色区域。B. 同一病例的自发荧光显示，在后极上部，由于视网膜色素上皮受损，挫伤区光感受器丢失，导致深层自发荧光减弱。垂直线表示 OCT 扫描的方向。

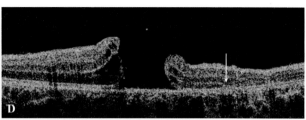

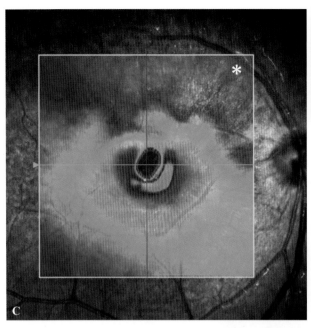

▲ 图 121-12（续） 外伤后黄斑裂孔

C. 在光相干断层扫描图上，黄斑区上部萎缩（深蓝色，星）。D. 黄斑裂孔边缘不对称，即其下部较上部厚。孔的上限与视网膜萎缩区相邻。外层视网膜相对正常和萎缩区域之间的界限距离孔边缘约 500μm（白箭）

### （三）其他罕见原因 Other Rare Causes

已经描述了继发性 MH 的许多其他罕见原因，其中最重要的原因列于框 121-1 中。

## 八、黄斑裂孔手术 Surgery for Macular Hole

### （一）概述 Introduction

Kelly 和 Wendel 于 1990 年首次成功进行了 MH 手术，并报道了 52 例患者的手术结果[3]。采用广泛玻璃体切除术、后玻璃体皮质剥离术、玻璃体孔周围 ERM 剥除术、彻底的液气交换术和术后保持面朝下的体位的成功率为 58%。2 年后，在 170 只眼的大的病例系列中，闭合率达到 73%[116]。玻璃体后皮质的切除技术得益于 de Bustros 等试图通过手术防止即将形成的孔向全层孔发展[117]。

### （二）玻璃体切除术和气体填充是如何封闭黄斑裂孔的？ How Do Vitrectomy and Gas Work to Close the Hole?

#### 1. 解除孔缘的玻璃体牵引 Releasing Vitreous Traction on the Hole Edge

OCT 显示，无论孔大小，只有少数病例玻璃体后皮质仍附着在孔边缘[118]。在某些小 MH 自发性闭合的病例中，以及在小于 400μm 的 MH 玻璃体溶解引起玻璃体视网膜分离后，玻璃体牵引释放的

| 框 121-1 继发性黄斑裂孔的罕见原因 |
|---|
| Alport 综合征[96] |
| Behçet 病[97] |
| Best 黄斑营养不良[98] |
| 猫抓病[99] |
| 视网膜中央动脉阻塞[100] |
| drusen[101] |
| 电击伤[102] |
| 真菌性眼内炎[103] |
| 特发性中心凹旁毛细血管扩张症[93] |
| 激光指示器损伤[104] |
| Nd:YAG 激光损伤[105] |
| Nd:YAG 后囊切开术[106] |
| 视网膜大动脉瘤[107] |
| 视网膜色素变性[108] |
| Stargardt 病[109] |
| 梅毒[110] |
| 弓形体性脉络膜炎[111] |
| Valsalva 视网膜病变[112] |
| 玻璃体切除术[113] |
| Vogt-Koyanagi-Harada 病[114] |
| X 连锁青少年视网膜劈裂症[115] |

作用已得到证实[119, 120]。在这些病例中，手术也起到释放 VMT 的作用。然而，在大多数情况下，因为玻璃体皮质与后极部视网膜分离，甚至与视盘分离，MH 的边缘已经不再受玻璃体的牵引。玻璃体切除术的作用不仅是手术剥离 ERM 或 ILM，主要是为气体腾出空间。

气体在 MH 闭合中的作用一直是人们争论的焦点。更可能的作用是，气泡首先通过使孔边缘脱水，然后通过阻止流体流动阻碍愈合过程而起作用（见 Berger 和 Brucker[121] 的讨论）。然而，即使是气体填充也不一定是封孔的必要条件，因为对于较小的 MH，仅通过玻璃体溶解释放玻璃体附着就可能封孔，在小于 250μm 的 MH 中，封孔率接近 60%[120]，尽管气体填充可使这些小孔的成功率提高到 98% 或更多。在大孔（超过 400μm）中，非手术性玻璃体溶解不能封闭任何孔的情况下，必须使用有效的气体填充以获得 90% 以上的成功率[68]。

2. 愈合过程、组织学、动物模型和早期 OCT（图 121-13）The Healing Process, Histology, Animal Models, and Early OCT (Fig. 121-13)

无论是在人还是动物模型中，MH 的闭合都是

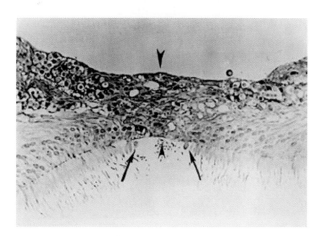

▲ 图 121-13　玻璃体手术 3 年后黄斑裂孔愈合的尸检眼显微照片。一个胶质瘢痕（箭头之间）封住了黄斑裂孔。光感受器线的断裂部分只有 50μm 长，在箭之间（对苯二胺；相位对比度，218×）

图片经许可转载自 Funata M et al. Clinicopathologic study of bilateral macular holes treated with pars plana vitrectomy and gas tamponade. Retina 1992; 12:289-298; 经许可引自 Masuyama K, Yamakiri K, Arimura N, et al. Posturing time after macular hole surgery modified by optical coherence tomography images: a pilot study. Am J Ophthalmol 2009; 147(3):481-8 e2.

由于胶质细胞的增殖，而胶质细胞的增殖可以闭合由玻璃体牵引引起的中心凹的破裂。手术封闭 4 只眼 MH 的组织病理学研究均显示，孔被 Müller 细胞的增殖所封闭，但光感受器细胞层仍有一个残留缺损，厚度为 16~250μm[122-124]。建立的兔视网膜裂孔闭合模型，并进行了组织学观察[125]。气体填充后第 4 天，孔缘出现胶质细胞增生，第 7 天，孔被胶质组织所封闭。

光相干断层扫描有时也通过硅油[126]或通过气泡进行[127, 128]。这些 OCT 观察显示，术后第 2 天，孔的边缘变平，孔变小或闭合。SD-OCT 的另一个观察结果是，MH 在 1~3 天内闭合，这取决于孔的大小[129]。

### （三）黄斑裂孔手术原理与技术 Principles and Techniques of Macular Hole Surgery

微小切口无缝线玻璃体切除术，特别是 25G 切口的出现，极大地促进了 MH 手术的发展。

**1. 后玻璃体脱离（图 121-14）Posterior Hyaloid Detachment (Fig. 121-14)**

后玻璃体皮质 / 后界膜（posterior hyaloid，PH）后脱离是 VMT 治疗 MH 的关键步骤，玻璃体仍附着于孔缘和视盘，但在 MH 中玻璃体仍附着于视盘。20 世纪 80 年代末，以 Ron Michels（S de Brustos，个人交流）为首的小组提出了在完成核心玻璃体切除术后分离后玻璃体皮质的概念。病理组织学显示，从视网膜表面分离出的物质与玻璃体皮质完全对应[130]。已经使用了各种工具进行分离，包括带有硬或软尖端的抽吸套管、显微玻璃体视网膜刀片[131]或吸引钳及玻璃体探针[132]。23G 甚至 25G 或 27G 玻璃体切割头，其抽吸口较窄且更接近探针尖端，对于抽吸和诱导后玻璃体脱离非常有效。直接抽吸附着在 Weiss 环上的玻璃体纤维似乎是提升玻璃体皮质团并逐渐将其脱离延伸到眼底所有象限赤道部的最有效方法。在开始 PH 脱离之前，也可以在后极部前方注射稀释的曲安奈德或亮蓝 G，以更清楚地显示玻璃体皮质。

**2. 广泛玻璃体切除术 Extensive Vitrectomy**

虽然没有办法证明广泛玻璃体切除术比部分玻璃体切除术好，但有几个论点支持广泛的玻璃体切

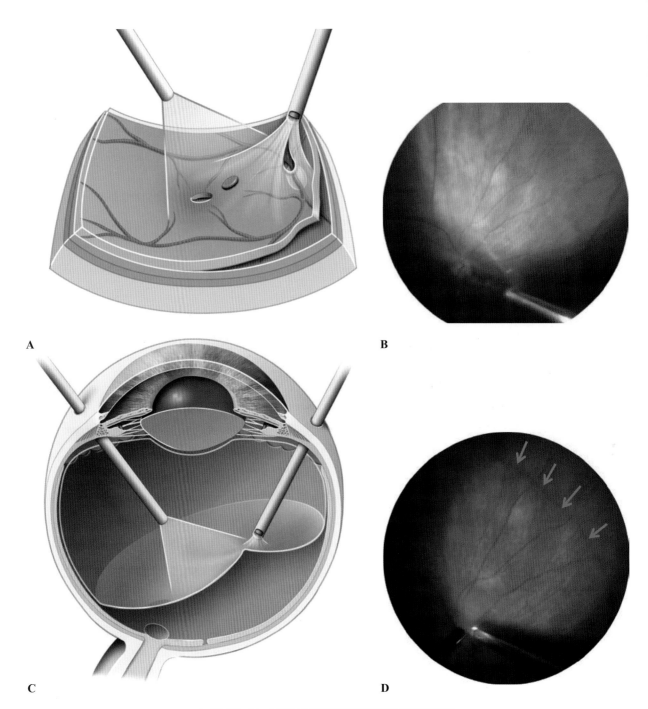

A

B

C

D

▲ 图 121-14　2 期和 3 期黄斑裂孔玻璃体脱离的步骤

A. 示意图：用玻璃体切割头在视盘上抽吸，诱导 Weiss 环脱离；B. 手术照片：玻璃体切割头几乎完全分离了 Weiss 环；C. 玻璃体切割头抽吸后部玻璃体逐渐牵引扩大后部玻璃体脱离；D. 术后视图：后玻璃体脱离的界限呈弓状线（箭所示）

除术。广泛的玻璃体切除术意味着 PH 脱离的范围到达赤道，然后刮除玻璃体基底部。尽可能多地进行玻璃体切除可以使更多的气体混合物注入眼睛，从而延长气体填充的效果。剃除玻璃体基底部，特别是下方周边，也可以通过防止气泡对剩余的玻璃

体纤维施加牵引，从而降低术后下方视网膜裂孔和脱离的风险[133, 134]。

3. 剥离视网膜前膜（图 121-15）Epiretinal Membrane Peeling (Fig. 121-15)

如果出现 ERM，应剥除孔周围的 ERM[73, 74]。

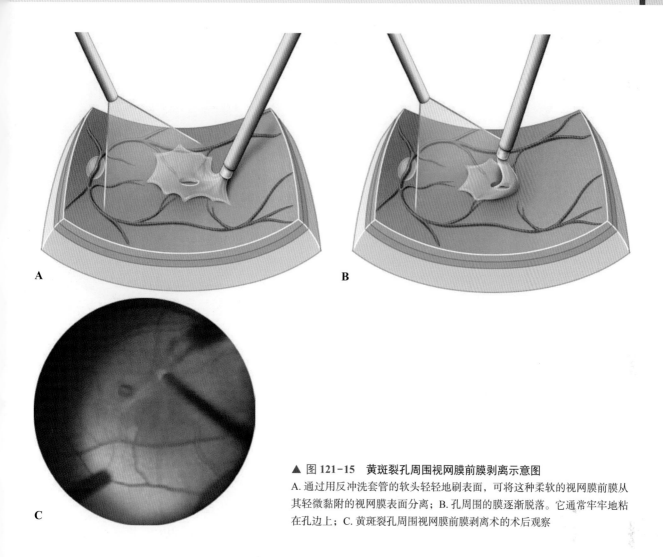

▲ 图 121-15　黄斑裂孔周围视网膜前膜剥离示意图
A. 通过用反冲洗套管的软头轻轻地刷表面，可将这种柔软的视网膜前膜从其轻微黏附的视网膜表面分离；B. 孔周围的膜逐渐脱落。它通常牢牢地粘在孔边上；C. 黄斑裂孔周围视网膜前膜剥离术的术后观察

ERM 通常柔软易碎。它们可以通过后冲洗套管的软头刷视网膜表面来去除，这比镊子更有效。这些 ERM 牢固地黏附在孔增厚的边缘上。如果在去除 ERM 之前使用染色 ILM 的染料（如亮蓝色），ERM 不会被染色，并且在 ILM 的表面染色为"阴性"。ERM 还可以与 ILM 一起整体剥除。

4. 内界膜剥离（图 121-16）**Internal Limiting Membrane Peeling (Fig. 121-16 and Video 121-3 online)**

1997 年，Eckardt 等首次描述了剥离 ILM 膜作为一种提高 MH 封闭率的方法[135]。这项技术已经发展，染料的使用极大地帮助了 ILM 的可视化。内界膜镊用于不接触视神经纤维的情况下夹持和撕开 ILM 膜瓣。然后，ILM 以圆周运动剥离，从而形成"斑裂"（maculorrhexis）[136]。有人建议使用金刚石刮刀来开始和完成 ILM 剥离[137]或破坏 ILM[138]，但这种器械对视神经纤维的损害可能比显微镊更

大[139, 140]。最近，Michalewska 等提出不撕除眼内剥离的 ILM，而是用 ILM 瓣覆盖黄斑裂孔，特别是在近视眼和较大或难治性 MH 中[141, 142]。

5. 活性染料 **Vital Dyes**

使用染料染色 ERM 和 ILM，也被称为染色玻璃体切除术[143]，使视网膜表面的 ILM 剥离更精确、更完整、创伤更小（见第 126 章，葡萄膜炎的诊断和治疗性玻璃体切除术）。

吲哚菁绿和次菁绿（indocyanine green and infracyanine）：吲哚菁绿于 2000 年由 Kadodonoso[144]引入进行 ILM 染色，目前仍被广泛应用，尽管有些人对其安全性表示担忧。ICG 对 ILM 具有选择性亲和力，最初使用浓度为 0.5%，但由于 RPE 和视野缺陷的变化，ICG 的浓度降低到 0.125% 甚至 0.05%，使染色变淡但仍然有用。然而，Engelbrecht 等使用浓度为 0.12% 的 ICG 观察到半数病例的 RPE

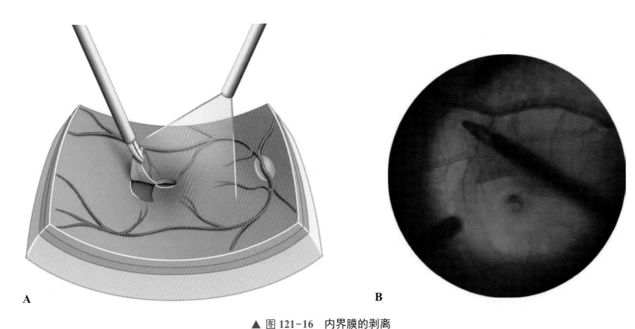

▲ 图 121-16　内界膜的剥离

A. 示意图：用显微剥膜镊将膜瓣撕下；B. ILM 剥离术的术后视图：在用亮蓝色染色后，ILM 的一个瓣沿圆形方向逐渐脱离小孔，形成 maculorhexis

变化[145]。837 例 ILM 剥脱的 Meta 分析显示，ICG 浓度为 0.5% 时，术后视功能减退[146]。ICG 溶液的渗透压可能对视网膜产生有害影响。最初使用 0.5% 的 ICG 溶液，其渗透压为 250mOsm。使用浓度为 0.05%，渗透压为 290mOsm，再加上与视网膜的短暂接触时间不超过 30s，似乎没有 RPE 毒性的迹象[147]。次菁绿是一种不含碘的产品，在 5% 葡萄糖中稀释，产生一种对视网膜更安全的等渗透摩尔溶液[148]。然而，次菁绿也会进入视网膜色素上皮细胞，术后数月内可能会染色，与 ICG 一样[149]，它也会染色视网膜神经节细胞的轴突[150, 151]。

最后，由于暴露在光线下似乎会增加视网膜受损的风险，所以在 ICG 与视网膜接触的短时间内，应避光[152]。玻璃体视网膜外科医师对 ICG 应用于视网膜的可能毒性仍有不同意见。因此，ICG 只能在最低浓度为 0.025%～0.05%（0.25～0.5mg/ml）和短时间内使用。

台盼蓝（trypan blue，TB）：台盼蓝（TB）对 ERM 的染色效果良好，但对 ILM 的染色效果较差。尽管如此，它仍然是 ICG 的替代品。为了改善膜的 TB 染色，必须在液体 - 气体交换后使用。或者，在 10% 葡萄糖中等容混合染料更容易产生重 TB，重 TB 落在后极视网膜上，接触 2min 后可产生可接

受的染色[153]。然而，有人认为，这也可能增加其毒性渗透压的水平[154, 155]。另外，在一些国家，还可以将 TB 与增黏剂和增密度剂或其他染料结合使用的现成溶液。在大多数研究中，TB 对 RPE 或神经组织没有毒性迹象[156]。

亮蓝（brilliant blue，BB）：亮蓝（BB）对 ILM 具有选择性亲和力，在 0.25mg/ml（0.025%）的等渗溶液中有良好的染色效果。在与注入视网膜表面的染料短暂接触后发生染色。在动物实验中，BB 的安全性良好[157]，似乎是 ICG 的最佳替代品（关于染料在玻璃体视网膜手术中的应用，见 Rodrigues[158] 和 Farah[159]）。

黄斑裂孔手术中使用的气体类型（type of gas to use in macular hole surgery）：各种气体已用于 MH 手术，包括 $C_3F_8$、$C_2F_6$、$SF_6$ 和空气。首选一种气体而不是另一种气体的理由是基于气泡的预期持续时间。如果我们假设大多数 MH 在填充后 3～7 天内关闭，在这段时间内一个足够大的气泡将黄斑与眼内液体隔离就足够了。例如，如果玻璃体切除范围足够大，可以产生一个大气泡，17% 的 $C_2F_6$- 空气混合物就是这种情况。用这种混合物，如果头部处于直立位置，术后 1 周气泡仍可覆盖黄斑，仍能填充 70% 以上的玻璃体腔。这种气体混合物的本质

特征与其说是在眼睛中持续很长时间，不如说是在术后第 1 周内逐渐减少。如果孔很小，预设 3 天的填充就足够了，20% 的 $SF_6$- 空气，甚至仅空气就足够了，但在这段时间内，患者最好保持面朝下的体位。

硅油在黄斑裂孔手术中的应用（use of silicone oil in macular hole surgery）：使用硅油是为了避免在患者无法保持面朝下的体位时需要一定的顶压，允许术后空中旅行，或者在初次手术失败时确保长时间的充填。在这种情况下，一些作者强调了使用硅油的优点，取得了良好的效果[160-163]。也有学者研究注意到硅油填充后解剖复位的效果并不比气体好，或者视力效果会更差[164-166]。因此，在 MH 手术中应尽量少用硅油[167]。

使用治疗佐剂（use of healing adjuvants）：在 MH 手术引入后不久，人们试图通过应用治疗佐剂来改善 MH 的闭合。首先使用牛转化生长因子 β（TGP-β），在一项随机研究中获得了良好的结果，但这些结果没有用重组 TGF-β 做重复性验证[169]。在一项随机研究中，自体血清并没有被证明能有效地改善 MH 的闭合[170]，但是自体血小板浓缩物成功地提高了 MH 的闭合率[171]，尽管它们不是常规使用的。然而，最近自体血或自体血小板再次被用于高度近视眼或慢性 MH 或在初次手术失败后[172, 173]。

### （四）术后并发症 Peroperative Complications

特殊的术后并发症是罕见的。发生这种情况通常是由于后玻璃体脱离和膜剥离。在 2 期和 3 期 MH 中，后玻璃体脱离必须与视盘和视网膜分离，这可能导致赤道处的视网膜裂孔，或者非常偶然地发生血管旁裂孔[174, 175]。如果广泛的玻璃体切除术伴随着玻璃体基底部的刮除，也可能发生基底部玻璃体破裂，尽管由于新的玻璃体切除机的高切割速度和改进的液流抽吸，如今玻璃体破裂的频率较低[176]。尽管如此，目前报道的 MH 玻璃体切除术中周边视网膜破裂的发生率为 10%～20%[175]。这就强调了在进行液气交换之前必须检查周边视网膜，以便通过激光或冷冻疗法治疗任何周边的裂孔，避免视网膜脱离的风险[133, 175]。

ILM 膜剥离的并发症，如在 ILM 膜夹持点处的视网膜压迫对视网膜色素上皮的点状损害，或由于神经纤维夹持而导致的束状缺损，应通过非常谨慎的方式接近视网膜表面来避免。适当的 ILM 膜染色使其去除更安全。尽管如此，视网膜瘀点是常见的，有时在剥离 ILM 时施加切向牵引可能会发生出血。

### （五）术后体位（图 121-17）Postoperative Positioning (Fig. 121-17)

尽管 Kelly 和 Wendel 认为至少 1 周的严格面朝下体位对 MH 玻璃体切除术的成功至关重要[3]，但 Tornambe 等早在 1997 年就开始尝试减少或抑制体位的负担的初步研究[177]。这项研究的作者假设气泡最重要的功能是将玻璃体液体与黄斑孔隔离，并认为如果气泡大到足以覆盖孔，不管患者的体位如何，都有可能成功闭合黄斑孔。同一作者还讨论了持续时间对封闭黄斑孔成功率的负面影响。今天更清楚的是，术后降低体位的要求应考虑到孔径[67]，目前仅对于小孔。

至于体位本身，应该记住，保持体位的目的是保持 MH 与液体流绝缘，直到愈合过程开始关闭黄斑孔。直立体位允许气泡覆盖黄斑一段时间，这取决于玻璃体切除术的范围、是否进行晶状体手术、

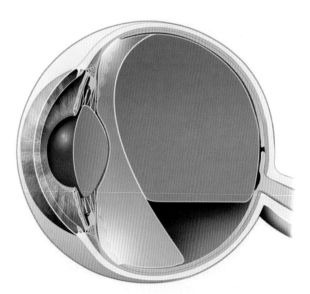

▲ 图 121-17　头部直立体位时混合气体填充的玻璃体腔示意图
气泡应该覆盖黄斑直到裂孔闭合

玻璃体腔填空气的方式、巩膜切口的密闭程度及气体混合物的吸收速度。需要填充的时间取决于愈合过程的持续时间，这肯定与孔径有关。事实上，如果注入的混合气体能够覆盖黄斑 1 周，即使是在直立位置，直径达 400μm 的 MH 也可以考虑术后非正面向下体位。在这种情况下，即使在夜间，也只建议患者避免仰卧位。至少两项荟萃分析已经证实，在小于 400μm 的 MH 中体位没有益处[178, 179]。

## 九、手术结果 Results of Surgery

### （一）解剖结果 Anatomic Results

如上所述，在 Kelly 和 Wendel 1990 年发表的最初 52 例病例系列研究中[3]，MH 手术的成功闭合率为 58%，但在 1 年后发表的 170 只眼中，成功闭合率上升到 73%[116]。然而，1996 年，一项针对 3 期和 4 期 MH 的玻璃体切除术与观察的随机前瞻性研究在玻璃体切除组中仅获得 69% 的成功率[180]，从而表明当时 MH 的手术仍处于学习曲线阶段。目前，黄斑孔术后闭合率为 90%～95% 或更高[167, 181, 182]。

#### 1. 根据黄斑孔尺寸得出的结果 Results According to Hole Size

2002 年，Ip[183] 和 Ulrich 发表论文，提出 MH 手术的成功率取决于孔径的概念[184]。Ip 显示，对于小于 400μm 的 MH，闭合率为 92%，而对于大于 400μm 的 MH，闭合率仅为 56%[183]。随后的观察证实了孔的大小对其闭合的重要性。在一系列自发闭合的 MH 中，基线时的平均孔径小于 200μm[119]。在一项随机研究中，比较玻璃体腔注射 ocriplasmin 和安慰剂后 MH 的闭合率，小于 250μm 的 MH 的闭合率为 58.3%[120]。

这些发现突出了 MH 直径对治疗效果的预测价值，并为引入根据孔的初始大小进行个体化治疗的想法开辟了道路。

#### 2. 根据内界膜剥离结果 Results According to Internal Limiting Membrane Peeling

由于 Eckardt[135] 的出版物显示，如果剥离 ILM，MH 的闭合率可能会提高，在相对较大的一些系列病例中，许多回顾性研究报告了剥离 ILM 后 MH 闭合率为 87%～100%[185-188]。其中一些大病例系列研究还比较了 ILM 膜剥离和非 ILM 剥离，没

有 ILM 剥除眼有 77%～89% 的成功率，而 ILM 膜剥离的成功率为 92%～97%[188-190]。例如，在一项回顾性研究中，Kugamai 在 175 例 MH 的内膜剥脱术后获得 92% 的 MH 闭合，而在 417 例 MH 的内膜剥脱术后获得 81% 的闭合。作者的一个有趣的观察结果是，测量大于 400μm 的孔的初始成功率明显低于测量小于 400μm 的孔[189]。然而，到目前为止，只有三个前瞻性的随机研究在 MH 手术中 ILM 膜剥脱与非 ILM 膜剥脱的比较研究发表。剥除 ILM 组的成功率为 84%～92%，而非剥脱 ILM 膜组的成功率只有 32%～48%[191-193]。这些结果远远低于 Kelly 和 Wendel 于 1991 年最初获得的 58% 的成功率[3]。上述随机研究中对照组的结果与其他回顾性研究的结果之间的差异似乎表明，除了要剥内界膜外，MH 闭合还需要其他条件。

另一方面，膜剥离的需要可能取决于孔的大小。在一项回顾性研究中，Tadayoni 等[65] 表明，在 84 只眼中，ILM 膜剥离对 MH 闭合有积极影响（100% 的 MH 闭合伴 ILM 剥离，而 83.3% 无 ILM 剥离）。然而，这种效应不适用于小于 400μm 的 MH（两组均 100% 闭合率）。对于大于 400μm 的 MH，剥脱 ILM 和非剥脱 ILM 之间的差异增大（剥脱 ILM 时 100% 闭合，而未剥脱 ILM 时为 73.3%）。这一趋势得到了一项多中心随机试验的证实，在一系列大于 400μm 的 80 例 MH 中，ILM 膜剥离的结果与非 ILM 膜剥离的结果相比较，剥离 ILM 的成功率为 94.9%，而非 ILM 剥离的成功率为 73.2%[94]。

#### 3. 根据术后体位结果 Results According to Postoperative Positioning

从 MH 手术开始，至少 1 周的面朝下体位就被认为对 MH 闭合至关重要。然而，早在 1997 年 Tornambe 就获得了 79% 的合理封孔成功率，没有采取任何正面向下的体位[177]。其他几项研究仅包括少数患者采用不同的联合超声乳化、内界膜剥除、空气或气体混合物、短暂的面朝下定位（1～3 天）或不采用体位，成功率为 87%～90%。在一项比较面朝下和坐姿体位的随机前瞻性试验中，我们发现面朝下的坐姿有更好的闭合率。然而，当 MH 直径小于 400μm 时，两个体位的速率没有差异[181]。另一项前瞻性随机研究比较了无内界膜剥脱术后

MH 直径不大于 400μm 的面朝下体位和缓解体位，发现两种位置的成功率都在 90% 以上[67]。另一项研究还比较了大于 400μm 的 MH（包括 ILM 剥离）术后的面朝下体位和非仰卧位体位的结果：两组的成功率相似，至少为 90%[66]。因此，在荟萃分析中[178]，如果气泡与黄斑保持接触，直到愈合过程开始闭合孔，所需的持续时间取决于孔的大小，那么在 MH 手术后面朝下的体位并不重要[195]。为此，可以使用各种气体混合物，只要气泡的体积足够大、持续 3~5 天，使黄斑在直立位置有效地填充。相反，大于 600μm 的孔可能需要更长的面朝下定位和更长气体混合物的填充作用。

### （二）视觉效果 Visual Outcome

#### 1. 总体结果 Overall Results

最近很少有前瞻性研究将视力记录在一个控制程序中。此外，由于术后白内障发生率高，只有在白内障手术后，或白内障与 MH 联合手术后，视力测量才能提供 MH 手术价值的相关信息。在对 74 只眼成功手术治疗 MH 的回顾性研究中，Scott 等[196] 发现白内障手术后平均 VA 为 20/40，58% 的眼 VA 为 20/40 或更高。在 99 例闭合性 MH 患者中，91% 在随访结束时为人工晶状体眼，Haritoglou 等[197] 也发现 VA 从 20/100 的中位数提高到 20/40。另外三个系列显示 VA 随时间的推移而改善，术后 1 年和 2 年平均 VA 达到 20/32 或以上[198-200]。MH 闭合后，首选的视网膜轨迹从孔边缘的偏心位置转移到更中心的位置，但新位置并不总是在孔的中间。在某些情况下，通过显微视野计检测到的相对或绝对微暗点仍然存在[201, 202]。视力的提高主要是由于固定稳定性的提高[203]。

#### 2. 视觉和解剖闭合的相关性（图 121-18）Visual and Anatomic Closure Correlation (Fig. 121.18)

持续时间长、孔径大的 MH 被认为是影响 MH 手术预后的不良因素[183, 184, 204, 205]。然而，今天的情况可能并不总是这样，因为内界膜剥除改善了大 MH 孔的解剖预后，这与小孔的解剖预后几乎相同，甚至长期存在的 MH 也可能从手术中受益[206]。然而，孔的大小会影响视觉效果，因为大孔的闭合可能会留下比小孔闭合更大的胶质瘢痕[199]。在这一点上，OCT 确实显示了中心凹光感受器细胞层的形态和厚度与最终视力相关[207, 208]。在嵌合体区、外界膜或椭圆体带区缺损的长度与术后最终的 VA 相关[209-212]。

#### 3. 视觉效果与 ILM 染色辅助剥离 Visual Outcome and ILM Dye-Assisted Peeling

尽管 ILM 剥离能提高至少 400μm 以上 MH 的闭合率，但它也可能通过机械作用或 ICG 染色 ILM 对神经纤维层和神经节细胞层产生有害影响。有几项研究比较了 ICG 或亮蓝染色 ILM 的视力，结果显示 BBG 比 ICG 手术有更好的视力[213-215]。在 Meta 分析中还发现，当使用 ICG 时，VA 改善的趋势较低[216]。

## 十、手术后并发症 Postoperative Complications of Surgery

### （一）视网膜脱离 Retinal Detachment

视网膜脱离可能会使 MH 手术复杂化，就像其他玻璃体切除手术一样。据报道，在 MH 手术开始时，RD 的比例特别高（高达 14%），主要是由于术后下方视网膜裂孔。这些裂孔是由于气泡在垂直位置时下方玻璃体的牵引作用造成的。在最近已发表的研究中，在对随机研究的荟萃分析中[218]，视网膜脱离的发生率趋向于下降到 5%，在最近的研究中甚至低于 2%[67, 219, 220]，这可能是由于在手术中更有效地寻找视网膜裂孔和更彻底地切除下方周边玻璃体所致。然而，其他一些作者仍然发现 MH 术后视网膜脱离的发生率高于 ERM 术后[133]。

### （二）内界膜剥除术的不良解剖效应 Adverse Anatomic Effects of Internal Limiting Membrane Peeling

ILM 剥除导致视网膜表面的波纹，称为分离的视神经纤维层（dissociated optic nerve fiber layer, DONFL），首次在蓝光反射视网膜图上被观察到[221]。当切割平面是用金刚石刮刀而不是用镊子时，对视神经纤维层的损伤可能更为严重[140]。OCT B 扫描一步显示，这一点与视网膜神经纤维层的凹陷相对应[222]，在视网膜表面分割的 en face OCT 上可以清晰显示[223]。最初认为 DONFL 对视觉功能

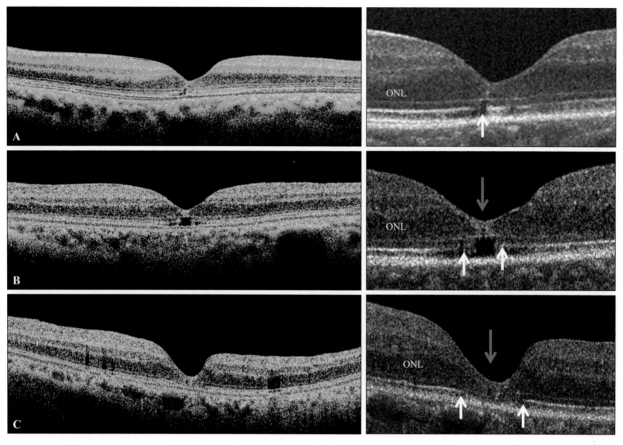

▲ 图 121-18　术后黄斑裂孔闭合，光感受器不同程度丧失

A. 左：水平光相干断层扫描（OCT）显示黄斑裂孔闭合后轮廓良好。右：显示椭圆体区域非常小的破坏的细节（白箭）。外核层（ONL）在中心凹处几乎是连续的。B. 左：水平 OCT 扫描显示黄斑裂孔闭合后比正常情况下薄。右：显示椭圆体区域破裂的细节（白箭之间）。中央旁空泡样结构持续存在于外层视网膜。在中心凹中心，ONL 被瘢痕组织所代替（蓝箭）。C. 左：水平 OCT 扫描显示黄斑部轮廓异常，孔闭合后有深的中心凹。右图：显示椭球体区域（白箭之间）严重破坏的细节。在中心凹中心，大部分 ONL 被一个高反射瘢痕（蓝箭）所取代

没有不良影响。然而已经证明，它们常常与神经节细胞层缺损和视网膜敏感度的微视野丢失有关（图 121-19）[224-227]。

ILM 剥离也可能影响神经节细胞层的厚度，特别是黄斑区颞侧，大多数情况下 ICG 被用来染色 ILM[225, 228]，尽管另一项使用亮蓝辅助 ILM 剥离的研究没有发现神经节细胞层厚度的任何减少[229]。

（三）视野缺损 Visual Field Defects

首次在年轻患者中描述了颞下扇形视野缺损，这些患者接受了联合液气交换的平坦部玻璃体切除术[230]，并归因于视神经边缘鼻侧的视网膜神经纤维层损伤，可能是由于玻璃体皮质剥离时的牵引所致[231]。另一个假设是，在液体 - 气体交换过程中脱水对神经纤维层的损伤可能导致视野缺损[232]。在

1997 年的一项前瞻性研究中，23% 的病例观察到视野缺损[233]，但在 2001 年发表的另一系列研究中，这一比例仅为 1%[234]。在任何情况下，扇形视野缺损并不显著影响 MH 手术的结果。

（四）黄斑裂孔再开放 Reopening of Macular Hole

手术成功后延迟再开放的 MH，即闭合后数月或数年后再次开放，在 OCT 上证实，在 ILM 剥离时代之前，有 5%～7% 的病例 MH 再次开放[235, 236]。重新开放的原因尚不清楚，但在大多数情况下，有时有人认为，可能是孔周围的二次 ERM 增生[74]，而不是白内障手术的不良反应。系统性的 ILM 膜剥离似乎将 MH 重开放的风险降低到 2% 以下[197, 237, 238]。再开放可能是大 MH 特有的

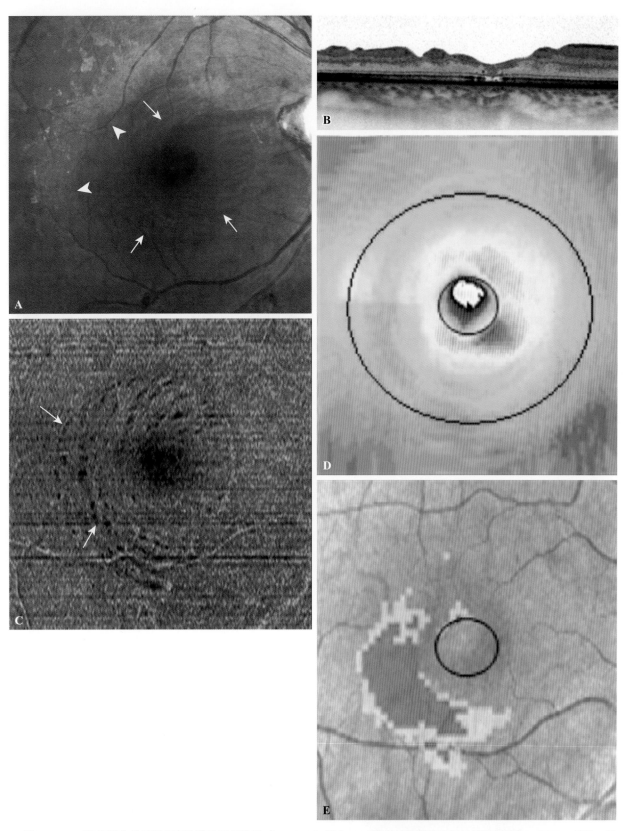

▲ 图 121-19 黄斑裂孔术后用分离的视神经纤维层（DONFL）闭合。A. 蓝光反射照片显示呈弓状条纹的 DONFL（箭）。限定内界膜剥离的面积（箭头）。B. 水平 B 扫描显示与 DONFL 相对应的视神经纤维层有或多或少的深凹。C. 在 en face OCT 模式下可见，在内层视网膜表面被分割(箭)。D. 神经节细胞层厚度图显示黄斑颞侧有缺损。E. 神经节细胞层厚度与正常值的偏差：注意黄斑颞侧神经节细胞（红色）的丢失，其中 DONFL 最大

并发症[186]，而大 MH 正是通过内界膜剥除来提高初始闭合率。一旦 MH 重新打开，剥离 ILM 和任何 ERM，如果在第一次手术中没有这样做，再次手术，通常会导致封孔和视力改善。如果 ILM 已经被剥除，那么在 ILM 剥除的极限处是否存在切向牵引应该被研究并剥除。也可以建议在后极切开一块ILM 并覆盖 MH，或者使用治疗佐剂，但是这些方法都没有被证实。否则，一个简单的液体 – 气体交换就足以再次关闭 MH。

### （五）白内障 Cataract

白内障是 60 岁以上玻璃体切除术后常见的并发症，MH 术后发生率高。术后 3 年或 5 年人工晶状体后囊混浊的发生率一般为 85%～98%[196, 239]。这一观察结果促使许多外科医师提出进行白内障和 MH 联合手术。在一项比较性的回顾性研究中，Muselier 等[240] 表明，无论是在 MH 术后还是在 MH术中摘除白内障，视力结果和并发症都没有不同，

但联合手术缩短了视力恢复所需的时间。

## 十一、玻璃体溶解术作为黄斑裂孔的非手术治疗 Vitreolysis as A Nonsurgical Treatment for Macular Hole

Ocriplasmin（血栓发生学 NV，Leuven，比利时）是一种含有纤溶酶催化结构域的重组体，具有与用于玻璃体溶解的人纤溶酶相同的催化特性。它已经用于一些临床试验，以创造一个后玻璃体脱离[241]。一项三期研究的作者比较了单次玻璃体腔注射 ocriplasmin 和安慰剂 1 个月后对小于 400μm的 2 期 MH 关闭率的影响。ocriplasmin 组的总成功率为 40.6%，而安慰剂组为 10.6%。对于直径小于等于 250μm 的 MH，成功率为 58.3%，而对于直径为 250～400μm 的孔，成功率仅为 24.6%[120]。持续性 VMT 的小孔比例很小，因此酶解玻璃体溶解的指征至今仍有限。

# 脉络膜新生血管与视网膜下出血的手术治疗

## Surgical Management of Choroidal Neovascularization and Subretinal Hemorrhage

Enchun M. Liu    Mathew W. Aschbrenner    Matthew A. Thomas    著

## 一、脉络膜新生血管膜 Choroidal Neovascular Membranes

### （一）概述 Introduction

黄斑下脉络膜新生血管膜的生长常引起中心视觉功能的显著紊乱。在光动力疗法和抗血管内皮生长因子药物出现之前，与观察结果相比，唯一有效的治疗方法是对 CNV 进行热光凝 [1]。在那个时代，手术切除各种病因的中心凹下 CNV 是根除 CNV 的另一种替代方法，并在各种病因环境下改善了视觉功能。即使使用目前的抗血管内皮生长因子药物，有时也会发生广泛的黄斑下出血（extensive submacular hemorrhage，SMH），需要手术治疗（图 122-1A）。很少手术切除 CNV 而不出血。本章介绍了目前有关使用玻璃体视网膜手术技术治疗伴有或不伴有 SMH 的 CNV 的概念。

### （二）外科技术 Surgical Technique

De Juan 和 Machemer 首次报道了玻璃体切除术，

通过在颞侧视网膜的大切口切除黄斑部 CNV [2]。Thomas 和 Kaplan 随后改进了这项技术，采用偏中心的小的视网膜切开术。在视网膜切开术下注入液体后，完成 CNV 的操作和取出 [3, 4]。整夜面朝下的体位被证明足以在没有激光光凝的情况下关闭小的视网膜切开术 [5]。这种技术的并发症很小。

### （三）早期结果 Early Results

这些手术技术被应用于黄斑部 CNV，并且对多种病因的 CNV 都有良好的视觉效果 [6-17]。人们很快就认识到，虽然一些眼在切除中心凹下 CNV 后恢复了良好的中心视觉功能，但另一些则没有。Gass 假设一些 CNV 在 Bruch 膜内、视网膜色素上皮（RPE）下及神经感觉视网膜（Ⅰ型 CNV——典型的 AMD）下增殖。移除这种 CNV 会在 RPE 中留下缺损，从而导致视力下降。在另一只眼中，他假设 CNV 通过 Bruch 膜上相对离散的缺损生长，并在神经感觉视网膜下空间的 RPE 前增殖 [ Ⅱ型 CNV，典型的假性眼组织胞浆菌病综合征（presumed

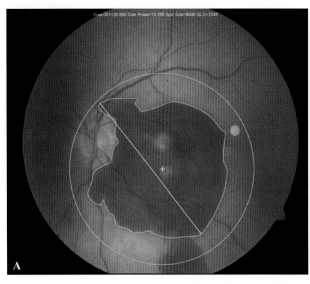
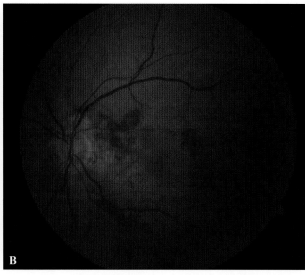

▲ 图 122-1　A. 一位 82 岁渗出性黄斑变性患者，其左眼出现持续 1 天的累及中心凹的黄斑下浓厚出血，接受玻璃体切除术、视网膜下 tPA 和六氟化硫气体置换治疗。发病当天彩色眼底照片，视力 3/200，出血面积 26.98mm²。B. 术后 2 周彩色眼底照片，下方出血完全移位。术后 1 个月视力为 20/400，术后 1 年视力为 20/80

ocular histoplasmosis syndrome，POHS）][18]。患有 POHS 并伴有 CNV、其他脉络膜视网膜炎性疾病和特发性 CNV 的眼在手术取出后确实经常表现出中心凹的 RPE 保留和良好的中心凹功能。脉络膜生长部位的偏心率被发现是这些有局灶性生长部位的患者视力良好的重要预后因素[19]。复发性 CNV 是术后视力下降的主要障碍，脉络膜新生血管的其他治疗方法也是如此[20]。

### （四）黄斑下手术试验 Submacular Surgery Trials

黄斑下手术试验（the submacular surgery trial，SST）是四项 NIH 赞助的、多中心、随机、前瞻性试验，旨在比较黄斑下手术与当时标准治疗的结果[21]。SST 初级试验发现，对于年龄相关性黄斑变性继发的复发性脉络膜新生血管，手术与激光光凝相比并无优势[22]。SST 组 454 例 AMD 继发新发中心凹下脉络膜新生血管，随机分为手术组和观察组。两组患者的视力（VA）从基线时的 20/100 下降到 24 个月前的 20/400，研究人员得出结论，不建议对这些患者进行手术治疗[23]。

SST 组 225 例，年龄 18 岁或 18 岁以上，有新发的或复发的中心凹下脉络膜新生血管，这些新生血管要么是特发性的，要么是与 POHS 相关的。在

所有时间点上，手术组的中位 VA 均优于观察组，但差异均未达到统计学意义。24 个月时，观察眼的平均视力为 20/250，手术眼为 20/160。只有那些在基线时视力低于 20/100 的眼在 24 个月时手术的效果明显好于观察。这项研究得出结论，对于视力较差（低于 20/100）的类似眼，可考虑进行黄斑下手术[24]。

### （五）CNV 手术切除的适应证 Current Indications for Surgical Removal of CNV

在抗血管内皮生长因子治疗的时代，手术切除 CNV 是不必要的。可能的适应证包括大的视乳头周围 CNV 对抗 VEGF 药物和(或)光动力疗法无反应、对热激光光凝而言又过大的病灶[25]。在这种中心凹外病变中，CNV 可以被切除，在视神经周围产生一个小的、安静的、萎缩的瘢痕。如果中心凹参与了新生血管的形成，那么手术切除会导致中心凹视网膜色素上皮的丧失和视力下降。然而，在 POHS 的 CNV 中，中心 RPE 和部分 VA 可以被保留[26-31]。

## 二、黄斑下出血 Submacular Hemorrhage

### （一）概述 Introduction

视网膜下出血定义为位于神经感觉层视网膜和 RPE 之间的潜在空间的血液，是视网膜和脉络膜多

种疾病的常见表现。由于铁中毒、光感受器和 RPE 之间营养交换受阻及血栓收缩的机械剪切力的综合作用，未经治疗的较厚 SMH 的自然病史通常较差[32]。在过去的 20 年中，人们提出了各种各样的治疗方案来治疗涉及 SMH 的中心凹。然而，大型随机对照研究缺乏数据，SMH 的理想治疗方法仍存在争议。

### （二）病因学 Etiology

累及黄斑的视网膜下出血多由 CNV 引起。因此，任何引起 CNV 生长的黄斑病变都可能导致 SMH。在 Ibanez 等连续报道的 47 例 SMH 连续病例中，80% 以上的病例是由 AMD 引起的。其余病例是由于 POHS、血管样条纹和原发性 SMH 引起的 CNV 所致[33]。病理性近视和息肉状脉络膜血管病也被认为是 SMH 的病因[34, 35]。外伤是 SMH 的另一个可能原因，这可能发生在外伤时由于局限性脉络膜破裂，或较远的、位于破裂部位边缘的 CNV[36]。除了视网膜大动脉瘤破裂外，黄斑部视网膜下出血的其他非 CNV 来源的也很少见。

### （三）自然史 Natural History

一些作者描述了未经治疗的 SMH 的自然史。Bennet 等[36] 描述了 29 只患有 SMH 的眼，发现病因是预测最终视觉结果的最重要因素。在这 12 例以 AMD 为出血原因的患者中，67% 的患者在随访结束时 VA 未改善或恶化。最终平均 VA 为 20/1700。另一项由 Scupola 等进行的研究[37]，检查了 60 眼 AMD 所致的 SMH，并证实了这种不良的预后，80% 的患者平均 VA 值为 20/1250。与此相反，在 Bennet 的系列报道中，5 例伴有 SMH 的外伤性脉络膜破裂患者的情况要好得多。五只眼都有改善，平均视力为 20/35[36]。同样，在一个由 11 名因 Best 病而出现 SMH 的病例组中，11 名患者中有 10 名患者出现改善，最终平均 VA 为 20/50[38]。

迄今为止，AMD 相关 SMH 最大的自然史研究是 B 组黄斑下手术观察组（submacular surgery trial group B），其中 168 只眼的中心凹下脉络膜新生血管病变至少由 50% 的血液构成，累及中心凹中心，初始 VA 介于 20/100 和光感（LP）之间，随访 2～3 年。只有 19% 的眼在随访期间获得了 2 行或 2 行以上的视力提高，59% 的眼视力下降了 2 行或更多，36% 的眼视力严重下降 6 行或更多。在 2 年时，只有 10% 的眼有 20/200 或更好的视力[39]。

这些自然史研究表明，由于瘢痕组织的形成和光感受器的丢失，较厚的出血预示着预后较差，并且不太可能自发清除。SMH 的持续时间也是一个重要的因素，大多数研究建议在开始干预 SMH 的前 2 周内进行干预。在兔眼中，Glatt 和 Machemer 证明视网膜下血在不到 24h 内造成不可逆的光感受器丧失[40]。在该动物模型中，第 7 天可见外层视网膜严重损伤，电镜下可见少量光感受器细胞，在视网膜下间隙注射自体血后 2 周光感受器和外核层完全缺失。

### （四）处理选择 Management Options

鉴于 SMH 的自然史普遍较差，尤其是由 AMD 引起的 SMH，人们探索了各种治疗方法。

#### 1. 手术清除血液和 CNV Surgical Removal of Blood and CNV

尽管与 SMH 不良的自然病史相比，对手术取出血块和相关 CNV 的小的回顾性研究似乎令人鼓舞，但这些早期尝试受到术中和术后并发症的限制，包括视网膜脱离、增殖性玻璃体视网膜病变和复发性出血[33, 39, 41-43]。SST B 组是一项随机、前瞻性、多中心的试验，比较了出血性病变 {AMD 相关病变＞ 3.5MPS[ 黄斑光凝研究（Macular Photocoagulation Study）] 其中血液占病变＞ 50% 的视盘区域 } 患者手术取出血栓和 CNV 和出血性病变患者的观察结果[39]。手术包括玻璃体切除术、选择性使用视网膜下组织纤溶酶原激活剂、通过单次视网膜切开术手动取出中心凹下的血块和任何明显的 CNV。在 168 只随机接受手术的眼中，2 年后只有 18% 的视力达到 20/200 或更好，在 24～36 个月的随访中，手术组和观察组在任何时候的视力稳定方面均无统计学上的显著差异。然而，在 2 年时，少数手术眼（21%）比观察眼（36%）出现 6 行或更多严重视力丧失（$P$=0.004）。在视力相对较好的患者中手术的获益最为明显（20/160～20/100）。手术臂视网膜脱离发生率高（占 16%），在视力非常差、出现大的出血性病变的患者中更为常见。白内障的进展是最常见的手术并发症。该研究得出结论，手术切除出血性 AMD 病变通常是不利的，尽管数据支持考虑对既不是很大也不是视力很差的病变的手术[39]。

**2. 玻璃体切除、视网膜下组织纤溶酶原激活剂注射、液化血液的抽吸 Vitrectomy, Injection of Subretinal Tissue Plasminogen Activator, and Aspiration of Liquefied Blood**

直接手术取出血块的结果令人失望，这使得研究人员开始研究可能的佐剂来帮助清除视网膜下的血液。动物视网膜下出血的实验模型表明，组织型纤溶酶原激活剂（tPA）在视网膜下注射 50μg/ml 以下的剂量是安全的[44]。支持视网膜下注射 tPA 的研究者假设，tPA 可以减少出血厚度，提高清除率，并有可能减少手术切除视网膜下凝块过程中外层视网膜的损伤[44-46]。

1991 年，Peyman 等首次报道了他们使用标准的平坦部玻璃体切除术治疗 5 例 SMH 患者的经验，随后向视网膜下间隙注射 tPA（12.5μg/ml）。溶解血凝块后，通过温和平衡盐溶液冲洗，以假定的最小创伤清除视网膜下出血[41]。尽管采用了这种方法，但 AMD 患者的 VA 结果令人失望。1994 年，Lew[42] 发表了一项试验性研究，涉及 24 只最近继发于 AMD 的 SMH 患者，他们在接受 tPA 治疗后进行了手术引流。这项研究表明，当致病 CNV 偏心于中心凹时，最终的视觉效果得到改善。在本研究中，预测术后良好 VA 的因素包括出血持续时间 < 7 天、仅限于颞侧血管弓出血和无 RPE 下出血。1995 年，Lim 等[43] 回顾性地报道了 18 例采用类似手术技术的患者，最终的 VA 仅在 28% 的患者中改善了 2 行或更多的视力。

**3. 气动置换玻璃体腔组织纤溶酶原激活剂 Intravitreal Tissue Plasminogen Activator With Pneumatic Displacement**

1997 年，Heriot 首次提出了一种新的方法，利用玻璃体腔注射 tPA 和气体置换血液来治疗 SMH[47]。这种治疗方式的潜在好处是它是微创的，可以在办公室进行。

Hesse 等报道了他们在 11 例 AMD 所致 SMH 患者中应用该技术的经验[48]。这些研究者描述的方法包括：玻璃体腔内注射 50μg 或 100μg tPA，并在注射 tPA 后立即或 24h 注射长效气体（$C_3F_8$ 或 $SF_6$），保持面朝下体位 24h。这项技术的典型临床结果是 SMH 部分但不是全部移位，导致无症状渗出性视网膜脱离。并发症包括穿透性玻璃体积血，其中 4 只眼经 100μg tPA 治疗，7 只眼（14.3%）经 50μg tPA 治疗[48]。Hassan 等报道了 15 例患者的病例系列中相似的结果，15 例患者中有 10 例改善了最终的 VA。玻璃体积血是常见的并发症，本组有 1 例术后发生眼内炎[49]。在一个 43 只眼的连续病例系列中，Hattenbach 等发现 30% 的眼在最后一次就诊时获得了 2 行或更多的 VA，并且持续时间小于 14 天的 SMH 具有最有利的结果[50]。

动物模型显示，玻璃体腔注射的 tPA 是否以足以溶解视网膜下血凝块的浓度渗透到视网膜下间隙的数据存在矛盾[51-53]。tPA 分子量为 70kDa 时，tPA 的大小与白蛋白（68kDa）相似，后者已被证明可穿过完整的视网膜扩散到视网膜下间隙[54]。然而，在兔眼模型中，Kamei 和其他研究者证明，与 50μg/0.1ml 剂量的放射性右旋糖酐（20kDa）相比，玻璃体腔内放射性标记的 tPA 没有通过完整的视网膜扩散[53]。他们发现荧光标记的 tPA 聚集在内界膜、玻璃体皮质或两者之间。基于他们的发现，作者得出结论，给予 SMH 玻璃体腔 tPA 没有科学依据。其他作者已经修改了这项办公室手术，包括不使用玻璃体腔 tPA 的气动置换[55]。Ohji 等报道了 5 例 SMH 患者用这种改良的手术方法治疗，在他们的小病例序列中，所有的眼都有解剖和视觉上的改善。由于视网膜下出血在发病后 7～10 天将经历一定程度的自发液化，因此，只要气泡持续存在，使用长效气泡（如 $C_3F_8$）和连续 7～10 天的夜间俯卧位重复训练，就可以达到使用该技术的最大 SMH 位移。

**4. 气动置换联合视网膜下注射组织型纤溶酶原激活剂 Subretinal Injection of Tissue Plasminogen Activator With Pneumatic Displacement**

Haupert 等于 2001 年首次提出了一种新的玻璃体切除术，该手术采用视网膜下 tPA 注射和无血凝块取出的气动置换[56]。使用弯曲的 36G 针头，作者将 tPA（25～50μg/ml）注入视网膜下间隙。作者没有像以前的视网膜下技术那样等待血块溶解和试图清除出血，而是进行了一次液体－空气交换，然后是空气－气体交换，用于非膨胀性的 20% 六氟化硫（$SF_6$）。术后指导患者保持俯卧位。在 11 例 AMD 继发的 SMH 患者中，8 例（73%）术后 VA 得到改善，所有眼的血凝块均发生解剖性向下移位[56]。

然后 Olivier 等对这项技术进行了一些修改[57]。他们用 39G 或 40G 的套管将 tPA 以 12.5μg/0.1ml 的浓度注入视网膜下间隙，然后以稳定的输注速率缓慢注入 tPA，使视网膜"膨胀"（ballon up），在黄斑部形成神经感觉性层视网膜脱离，并冲洗整个视网膜下出血。视网膜下的血液聚集在这个潜在的空间，并被在玻璃体切除术结束时注射眼内的气泡向下推动。术后俯卧位，黄斑部视网膜下出血一般可以清除（图 122-1B），且允许荧光素血管造影和潜在 CNV 的可能治疗。研究报告指出，用这种技术治疗的 29 只眼中，86% 的人出现了完全的中心凹下血液置换，59% 的患者在术后 3 个月时获得了 2 行或更多的视力[57]。在一个大型的回顾性研究中，Chang 等报道了在 101 只眼中有 83 只眼（82%）使用该技术完全转移了中心凹出血[58]。此外，与未接受玻璃体切除术后抗血管内皮生长因子治疗的患者相比，40% 的患者在玻璃体切除术后继续接受抗血管内皮生长因子治疗，并在 6 个月内维持改善的 VA。

该技术的优点是通过视网膜下注射 tPA 最大限度地溶解血栓，从而将人工提取血栓对视网膜和 RPE 造成机械损伤的风险降至最低。此外，玻璃体切除手术允许在玻璃体腔中放置一个比办公室气体注射更大的气泡，允许更完全的血液从黄斑下间隙排出。Sandhu 等报道，在 4 名未能在办公室进行膨胀性气体注射的患者中，有 3 名患者进行玻璃体切除术（伴有视网膜下 tPA 和气液交换）置换了视网膜下出血[59]。此外，Hillenkamp 等比较了玻璃体切除术联合玻璃体腔注射 tPA 与视网膜下注射 tPA，两组均接受非膨胀性气体 $SF_6$。玻璃体腔注射 tPA 组中只有 22% 的出血完全转移，而视网膜下注射 tPA 组为有 55% 的出血完全移位[60]。

### 5. 视网膜下 tPA 加视网膜下空气和（或）视网膜下抗 VEGF Subretinal tPA Plus Subretinal Air and/or Subretinal Anti-VEGF

随着玻璃体视网膜器械和手术技术的不断改进，新的手术包括视网膜下注射抗血管内皮生长因子和（或）空气已经有报道。

Shah 等报道了两个 AMD 相关 SMH 患者行玻璃体切除术和视网膜下注射 tPA 加抗血管内皮生长因子药物，同时眼内注射 $SF_6$ 后，成功置换 SMH[61]。两位患者术后继续接受玻璃体腔内抗 VEGF 治疗，并在 1 年的随访中维持有功能的 VA（20/70～20/80）。在一个更大的回顾性研究中，Treumer 等报道了 41 只眼在玻璃体切除术、联合视网膜下 tPA、视网膜下贝伐单抗和眼内 $SF_6$ 治疗后，有 35 只眼成功地完全置换了 SMH[62]。术后随访至少 12 个月，26 例患者平均接受 4.5 次贝伐单抗玻璃体腔注射，22 例患者 BCVA 改善。尽管视网膜下注射抗血管内皮生长因子药物的最佳浓度和药代动力学尚不清楚，但两项研究均未发现对视网膜或视网膜色素上皮有毒性的证据。

Martel 和 Mahmoud 首先报道了除视网膜下 tPA 和贝伐单抗外，通过注入视网膜下空气成功置换 SMH[63]。作者使用 41G 可伸缩套管注射 0.4ml tPA，浓度为 12.5μg/0.1ml（总浓度 50μg），0.1ml 贝伐单抗（2.5mg）和 0.2ml 过滤空气。玻璃体切除术结束时，将 20% 的 $SF_6$ 注满约 50% 的玻璃体腔，使视网膜下空气保持在黄斑下间隙内，术后患者保持直立。作者假设，根据阿基米德的原理，视网膜下空气的加入显著降低了红细胞在视网膜下空间的浮力，并允许更有效和立即的出血下移[63]。在另一个最近的病例系列中，Kadonosono 等[64]描述了一个类似的过程，即将浓度为 62.5μg/0.1ml（总共 250μg）的 0.4ml tPA 注入视网膜下间隙，然后注入 0.4ml 过滤空气。在额外的视网膜下注射空气以置换下方溶解的血块后，没有进行液体－空气交换。本研究中的眼也没有接受视网膜下抗 VEGF 注射。尽管他们报道了所有 13 只眼的黄斑下血都发生置换，但这项研究因其 3 个月的短期随访而受到限制，而且还包括 PCV 引起的出血。

### 6. 抗血管内皮生长因子药物 Anti-VEGF Agents

经过几项大型随机临床试验，玻璃体腔注射抗血管内皮生长因子已成为渗出性 AMD 患者的标准治疗方法。然而，以出血性病变为主的患者被排除在这些里程碑式的试验之外，因此很难将这些研究结果应用于 AMD 相关 SMH 患者。一份关于 CATT 试验中出血患者亚组（占病变面积的 50% 以上）的最新报告发现，出血性和非出血性占优势的两组患者在 2 年内相似的 3 行视力获益（分别为 33.3% 和 29.4%）。但出血组的基线 VA 为 20/80，仅有 59.5% 的患者有中心凹下出血。其他研究也报道了单用抗 VEGF 治疗 AMD 相关的 SMH 的结果[66-71]。Stifter 等报道，单用贝伐单抗治疗的 21 只眼中，9.5% 在 4 个月时出现≥ 3 行 VA 增加[67]。在一个由 7 只眼组成的小型前瞻性系列中，Chang 等报道，在 12 个月时，近一半接受雷珠单抗治疗的眼增加了 2 行或更多的 VA，平均增加了 7 个 ETDRS 字母[66]。在 Shienbaum 等最近的一项回顾性研究中[69]，19 例 AMD 相关 SMH 患者在 12 个月内平均接受了 4.7 次抗 VEGF 注射，60% 的患者获得了≥ 3 行 VA[69]。在一项使用抗血管内皮生长因子单一疗法治疗 SMH 的大型回顾性研究中，Kim 等[70]报道了 91 只眼仅用雷珠单抗、贝伐单抗或两种药物联合治疗累及中心凹的 SMH。然而，只有 26% 的患者有典型的新生血管性 AMD，而 48% 的患者在吲哚菁绿血管造影上有息肉状脉络膜血管病变，其余患者由于大出血而无法明确分类。在他们的研究中，59.3% 的眼在 6 个月时视力改善≥ 3 行，64.8% 的眼在 12 个月时视力改善≥ 3 行。与典型的新血管性 AMD 不同，PCV 具有相对良好的视觉预后和较高的自发性出血吸收率[34, 70]。在 23 例 AMD 相关 SMH 患者的雷珠单抗治疗前瞻性研究中，Iacono 等发现，在 12 个月的随访中，只有 34.7% 的患者获得≥ 3 行 VA[71]。然而，本研究中只有 26% 的出血涉及中心凹，并且与其他抗血管内皮生长因子单一疗法研究相似，他们的队列与使用玻璃体腔内或视网膜下 tPA 的研究相比有更好的基线 VA。

一项回顾性研究比较了联合抗 VEGF 和膨胀性气体治疗与单一抗 VEGF 治疗的患者，发现两种药物治疗的患者中 80% 的视力改善，而单独抗 VEGF 药物治疗的患者视力改善率为 60%。本研究为回顾性研究，两组之间出血的持续时间并不匹配[72]。迄今为止，还没有前瞻性的数据来指导临床医师单独使用抗血管内皮生长因子药物，或与膨胀性气体置换联合使用，或与玻璃体切除术和 tPA 注射联合使用。

## 三、结论 Conclusion

SMH 是许多黄斑病变的潜在毁灭性并发症。在有 AMD 的潜在诊断患者中，自然病史尤其差。其他预示视力预后不良的因素包括黄斑下出血增加面积的大小、厚度和持续时间。

为了改善这种疾病的自然史，几位研究人员试图将血液从黄斑下间隙取出。初步的努力和 SST 显示令人失望的视觉效果及有限的并发症。单独使用抗血管内皮生长因子药物，或与膨胀性气体联合使用，或与玻璃体切除术和 tPA 联合治疗，似乎比自然史更具前景。然而，目前还没有一项大规模的随机研究将抗 VEGF 单一疗法与玻璃体腔内或视网膜下 tPA 治疗 SMH 进行比较，对于首选的治疗策略也没有达成共识。虽然目前还没有一套标准来衡量，使患者从 tPA 辅助置换 SMH 替代疗法和抗 VEGF 单一疗法中获益，但作者认为，位于血管弓内的出血较厚且持续时间小于 7 天的眼，且没有大范围的出血色素上皮脱离，从黄斑部 SMH 移位中获益最大。由于玻璃体腔内注射 tPA 和可膨胀气体，玻璃体切除和视网膜下注射 tPA 和眼内气体均有成功置换的报道，因此最终选择的技术将取决于外科医师的习惯和手术经验。在任何一种手术后，应督促患者保持面朝下的体位，以帮助转移黄斑出血，并密切随访，对潜在的 CNV 进行持续的抗 VEGF 治疗是理想的。无论采用何种治疗方式，AMD 驱动的 SMH 的视功能结果在很大程度上取决于潜在 CNV 的位置和范围。

# 360° 黄斑移位术
## 360–Degree Macular Translocation

第
123
章

Justis P. Ehlers　Cynthia A. Toth　著

## 一、背景和原理 Background and Rationale

保护黄斑病变（包括年龄相关性黄斑变性、近视性变性和各类营养不良）患者中心凹光感受器的完整性和功能对视力预后至关重要。许多这些疾病最初影响视网膜下层，包括视网膜色素上皮（RPE）、Bruch 膜和脉络膜毛细血管。这些层为上覆的外层视网膜，包括中心凹光感受器细胞提供了关键的支持[1]。最终，这些组织的破坏会导致光感受器的结构和功能退化，随后视力丧失。黄斑移位手术

（macular translocation surgery，MTS）将中心凹从严重病变的视网膜下床移到具有更健康视网膜下组织的新位置，以改善功能，理想地恢复功能性中心视力。

### （一）动物研究 Animal Studies

Machemer 和 Steinhorst 利用一个兔模型来证明通过巩膜入路进行视网膜下灌注治疗实验性视网膜脱离的可行性[2]。电子显微镜证实，在内节段保留了光感受器细胞核和线粒体，外节段有一定程度的断裂，这表明这项技术是合理的非损伤性的，并且可能有良好的耐受性。此外，在 360° 周边视网膜切开术后，围绕视神经轴的视网膜成功移位也被证实。此外，玻璃体基底部的最大限度地刮除玻璃体对视网膜切除术的建立至关重要。残余的玻璃体导致视网膜切除术时难度增加，导致可预测性降低[2]。

兔眼模型也被用来证明无钙和无镁灌注液在不产生细胞毒性的情况下可以减少视网膜与视网膜色素上皮的黏附[3, 4]。使用不含钙和镁的溶液也可以减少对光感受器外节段的附加损伤。虽然术后第 1 天观察到短暂性视网膜电图的 b 波振幅降低，但随后恢复[3]。动物研究也显示，暗适应减少视网膜损伤但易于导致视网膜脱离。在模型手术中，在手术过程中使用不含红色的眼内光源来防止暗适应的逆转[4]。

### （二）历史视角与技术演进 Historical Perspective and Evolution of Technique

1983 年，Lindsey 首次提出视网膜转位[5]。Tiedeman 等于 1985 年发表了他们关于视网膜移位的建议[6]。Machemer 于 1993 年发表了第 1 例人类手术病例。三名受试者均患有 AMD，并接受 360° 周边视网膜切除移位术（MTS360，MT360）[7]。最初的 MTS360 技术包括平坦部玻璃体切除术、经巩膜注入视网膜下液、360° 视网膜切开术、视网膜下血和脉络膜新生血管清除术、硅油部分填充术、视网膜移位术、硅油完全填充术，最后激光视网膜固定术。所有手术均在全身麻醉下进行。其中一名患者的中心视力有显著改善（1/200～20/80）[7]。

最初的过程经历了多次进化迭代，主要由 Eckardt 等、Toth 和 Freedman 及 Tano 开发[8-10]。技术上的改变主要集中在促进视网膜脱离、有效地转移黄斑、减少并发症 [ 如增生性玻璃体视网膜病变（PVR）] 和缩短手术时间[8-18]。由于视网膜旋转会导致严重的眼球自旋[8, 9, 12, 14, 17, 19]，所以通常采用眼外肌手术治疗来对抗眼球旋转的旋转斜视[8]。由于 PVR 发生率很高，降低视网膜切除范围（如＜ 360°）的尝试没有被广泛采用[10, 11, 20, 21]。

MTS360 的术式变异还包括有限的黄斑移位，这使黄斑移行的距离比 MTS360 短。de Juan 发明了一种技术，在跨黄斑的颞上视网膜脱离后缩短巩膜。这使得多余的视网膜在手术后，通过让患者用部分充满气体的眼睛直立，使中心凹中心在重力作用下向下移动。但由于黄斑位移的可变和有限的距离，这种手术并没有得到推广[22-24]。

黄斑移位已经被用来描述所有这类手术移位过程。术语视网膜旋转、全黄斑移位、360° 周边视网膜切开黄斑移位手术、MTS360 和 MT360 都被用来描述 Machemer 技术。

## 二、中心凹移位原则 Principles of Foveal Relocation

黄斑移位手术的主要目的是将黄斑中心凹重新定位到一个新的健康的视网膜下组织位置，以保持和维持黄斑中心凹功能，最大限度地提高视力。因此，中心凹应该重新定位原中心凹病变以外的旁中心凹区域[1]。从术前中心凹中心到病变边缘的距离是期望的最小移位。术后中心凹移位与最小期望移位的距离被发现是黄斑移位术后解剖成功的预测因素[25]。移位的距离受到围绕视神经的视网膜组织扭转的阻力、轴突损伤的可能性和绕视神经极度旋转的视网膜皱褶及可能的最大眼球反向旋转量的限制。

潜在病变的特征（如形状、大小）决定了所需的最小易位。大多数外科医师将视网膜移动到超过最小距离的位置，以便在病变边缘和新的中心凹位置之间有一个合理的边缘。病变部位对所需的移位距离也至关重要。中心较大病灶可能需要与较小偏心病灶相同的位移距离（图 123-1）。MTS360 的术后中心凹位置是高度可预测的，因为新的中心凹位置是在术中确定的，视网膜是在新的位置重新建立连接。MTS360 的平均中心凹位移为 3500μm，并具

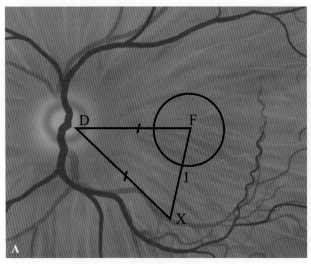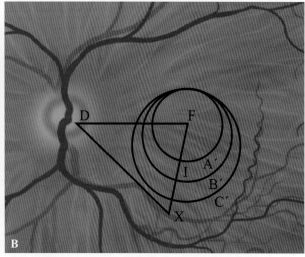

▲ 图 123-1　左眼底示意图，F 为中心凹，D 为视盘颞侧边缘的点，I 为中心凹下病变上缘的点，DF=DI

A. 距离 FI 是上方移位所需的最小移位；B. 对于不同大小的三个中心凹下病变（A′ 至 C′），上移位的最小期望移位是相同的。典型的移位是 X 点，在旧的病灶和新的中心凹位置之间留有一个合理的距离

有向上或向下转移黄斑的能力[8-11]。

在 MTS360 中，从视网膜下异常向上转移黄斑的优点是将盲点从视网膜下病变部位定位在上方视野，将黄斑定位在硅油填充的最佳位置，避免将黄斑放置在慢性渗出或出血区，后者更可能低于黄斑区，并允许最有效的治疗施转斜视的手术，因为推进下斜肌比推进上斜肌产生更多的扭转效果。

## 三、术前注意事项 Preoperative Considerations

### （一）适应证 Indications

虽然还没有明确的黄斑移位适应证指南，但有几个公认的原则。抗血管内皮生长因子治疗显然是治疗中心凹下新生血管疾病的一线方法[26, 27]。由于即使在眼外肌矫正术后也有可能诱发术后扭转复视，因此，MTS360 手术仅适用于已经丧失中心视力或另一只眼视力低下的患者。手术眼通常具有更好的视觉潜力、近期视力下降、视网膜结构保存较好的眼。MTS360 可被认为是抗 VEGF 治疗无反应者、视网膜下广泛纤维化的眼、视网膜下大出血、RPE 撕裂或非 VEGF 驱动的黄斑下疾病的病例选择[8, 9, 12, 15, 17, 28-35]。尽管黄斑移位在许多疾病中都有报道，包括新生血管性 AMD、非新生血管性 AMD 伴地图状萎缩、近视性变性 CNV、眼组织胞

浆菌病 CNV、成人型黄斑中心凹卵黄样营养不良、点状内层脉络膜病变中心凹下 CNV、血管样条纹 CNV、北卡罗来纳黄斑营养不良和中心性浆液性脉络膜视网膜病变，在有些病例中，成功的可能性较低[8, 9, 12, 15, 17, 28, 29, 32-35]。在伴有 AMD 的中央地图状萎缩的病例中，萎缩常常在新的中心凹位置复发，许多人认为这是手术的禁忌证[32, 36, 37]。潜在的眼部炎症诊断（如点状内层脉络膜病变、眼组织胞浆菌病）也可能与预后较差有关[29]。框 123-1 概述了接受 MTS360 的患者的一般纳入和排除评估标准。

### （二）病史及眼部检查 History and Ocular Examination

手术前，有关视力丧失进展史和持续时间的信息很有用。视力丧失的持续时间越长，神经感觉视网膜萎缩或瘢痕形成的可能性就越大，并伴有永久性功能障碍，因此受益于 MTS360 的可能性就越低。不幸的是，严重视力丧失的持续时间可能很难确定。眼部病史的其他关键因素，包括既往斜视手术或玻璃体视网膜手术。在进行黄斑移位手术之前，视网膜后部和周边检查都是至关重要的。后路检查考虑黄斑部脉络膜视网膜瘢痕、活动性 CNV、视网膜萎缩和 RPE 萎缩的程度，以及这些是否可能延伸到拟定移位的部位。识别视网膜血管瘤性病变和脉络膜视网膜吻合术有助于从视网膜下病变中分离视

**纳入标准**

> 双侧疾病
> 第二只眼中心视力严重丧失不超过 6 个月 ª
> 手术治疗眼的最佳矫正 Snellen 视力在 20/50 和 20/400 之间
> 可能有过光动力治疗、抗血管内皮生长因子治疗或玻璃体内注射类固醇治疗病史
> 注意：如果先前在光相干断层扫描或视网膜血管瘤样增生或脉络膜吻合上进行过中心外或中心旁热激光治疗，视网膜变薄

**排除标准**

> 手术眼特征：
> 　视力无光感
> 　中心凹曾经热激光治疗
> 　其他眼部疾病，如：
> 　　糖尿病性视网膜病变
> 　　视网膜血管阻塞性疾病
> 　　难控制性青光眼
> 　　视神经病变
> 对侧眼特征：
> 　视力无光感
> 　引起严重周边视野丧失的其他眼部疾病

a. 视力丧失的持续时间，由患者报告他们不能进行与视力有关的日常活动，如阅读和驾驶所确定

网膜。伴有巩膜压陷的周边视网膜检查对于确定手术过程中可能引起问题的病理学（如周边孔、可能抑制视网膜脱离的脉络膜视网膜瘢痕）非常重要。糖尿病视网膜病变等周边视网膜血管疾病可导致多个眼外肌手术后虹膜前段缺血和新生血管形成。患者的晶状体状况也很重要。有晶状体眼患者通常在黄斑移位手术前或手术时进行超声乳化和后房型晶状体植入术。如果患者是人工晶状体，在计划性注入硅油的情况下，人工晶状体的类型和后囊的状态是很重要的。

### （三）诊断检查 Diagnostic Testing

黄斑移位的术前评估可包括眼底摄影、荧光素血管造影、光相干断层扫描、眼底自发荧光、固定能力和显微视野。这些检查可能有助于确定 MTS360 手术的视力较差的候选眼，例如有严重黄斑脉络膜视网膜瘢痕、广泛的神经感觉性视网膜萎缩、广泛的 RPE 萎缩、拟议移位部位的 CNV、视网膜血管增生性病变、脉络膜视网膜吻合或意外的视网膜血管疾病。但总的来说，这些检查结果，包

括固定和微视野检查，已经被证明是对那些被认为符合 MTS360 标准的患者 1 年视力预后的不良预测因素。

然而，正如上面的眼科检查所指出的，这些细节在手术计划中非常有用。

视网膜超微结构的光谱域或扫描源（SD- 或 SS-）OCT 成像有助于识别外层视网膜萎缩，从而限制黄斑移位术的应用。组织学证据显示盘状瘢痕上有明显的光感受器细胞萎缩[39]。如果在 OCT 上整个黄斑存在外层视网膜萎缩，患者可能不太可能在黄斑移位后实现视觉功能的改善。令人惊讶的是，在一项研究中，术前时域 OCT 上视网膜变薄与良好的视觉效果相关[38]。然而，时域 OCT 缺乏 SD-OCT 成像的高分辨率，因此，分辨率不足以识别光感受器细胞层的细节。在某些情况下，也许在 MTS360 之前，更致密的视网膜比水肿的视网膜更健康。此外，OCT 可能有助于识别对术前评估有重要意义的其他结构异常（如视网膜层内囊肿、粘连区域）。

荧光素和（或）吲哚菁绿血管造影被用来评估 CNV 和（或）皮下疾病过程的范围、位置和活动性。此外，术前荧光素血管造影有助于识别视网膜血管瘤样增生或脉络膜视网膜吻合，这在手术计划中应予以考虑，因为在视网膜与 RPE 和脉络膜分离过程中，这些可能导致视网膜撕裂或术中大出血[40, 41]。此外，可以评估 RPE 的完整性和脉络膜和视网膜的灌注状态。FAF 可用于评价未来中心凹下 RPE 床健康状况。在进行手术前，应考虑到未来中心凹位置区域的强荧光或弱荧光。

## 四、黄斑移位的手术技巧 Surgical Technique for Macular Translocation

### MTS360

MTS360 在全身或局部麻醉下进行。如果患者在转位手术开始时进行了肌肉手术，那么这通常是在全身麻醉下进行的。如果患者是有晶状体眼，白内障摘除和人工晶状体植入是在黄斑移位时进行。平坦部完全玻璃体切除术伴诱导后玻璃体脱离，如果附着，则需先诱导 PVD 是 MTS360 的第一步。接下来需小心地在 360° 巩膜顶压的情况下用玻璃体切割头对玻璃体基底部进行紧密刮除。视网膜脱离

是通过视网膜切开术（通常位于周边玻璃体基底部）注射视网膜下液体诱发的。后极部视网膜切开术往往与更大的视网膜前膜形成有关。不同的专用套管被用来注入视网膜下液以造成视网膜脱离[8-11, 14, 15]。液体通常通过 41 号套管注入视网膜下间隙[42]，或通过硅橡胶套管注入锯齿缘的视网膜下间隙，硅橡胶套管比用玻璃体切割头进行视网膜切开口略大，并用内透热法标记（图 123-2A）[9]。液 - 气交换有助于视网膜下液体从脱离的视网膜区域转移到附着的视网膜区域。尽管动物模型已经表明，无钙和无镁溶液可能有助于视网膜脱离，但在人类中长期使用这些溶液可能会导致术后角膜病变，因此这些溶液并不经常使用。

一旦视网膜完全脱离，用玻璃体切割机（周边视网膜切除术）或视网膜剪（周边视网膜切开术）[9-11]在锯齿缘切割视网膜（图 123-2B）[8, 10, 11, 15]。如果进行周边视网膜切开术，注入全氟化碳液体暂时在视网膜的后极部，以稳定视网膜；一旦周边视网膜完全脱离，取出 PFC。翻转视网膜切除中心凹下病变（如有），并根据需要对供血血管进行透热治疗（图 123-2C）。然后视网膜被转移到新的位置。最常见的情况是视网膜向上方移位（图 123-2D）。在进行移位时，利用视网膜前小的 PFCL 泡稳定视网膜。在视网膜移位过程中，可以使用多种工具对视网膜进行辅助操作，包括视网膜钳和硅胶针头[8, 10, 11]，尽管金刚石粉尘硅胶针头非常适合在血管弓范围内以非常温和的压力非损伤地抓取视网膜的表面，然后滑动视网膜。针头可以连接到含有 PFCL 的注射

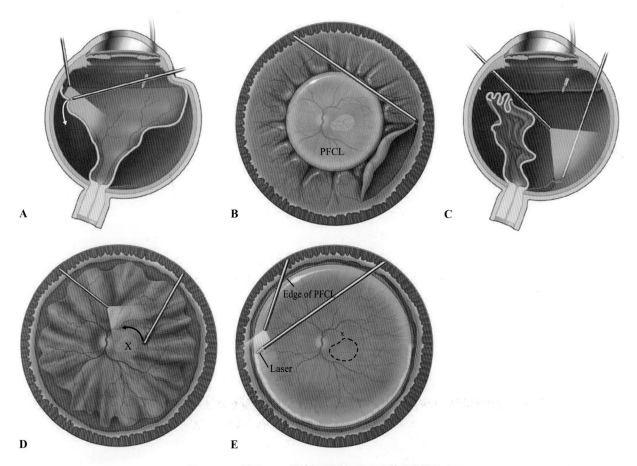

▲ 图 123-2　图示 360° 周边视网膜切开术后黄斑移位的步骤

A. 视网膜是通过视网膜切开术在视网膜下注入液体而分离的，视网膜切开术可能位于视网膜后部或周边。B. 视网膜完全脱离后，用玻璃体切割头（视网膜切除术）或视网膜剪（视网膜切开术）在锯齿缘切割。C. 当视网膜完全脱离锯齿缘时，反折视网膜，移除视网膜下病变。D. 神经感觉性视网膜则从通常是将中心凹下的异常病变转位于上方。虽然可以使用许多仪器来操纵视网膜，但这里展示的是一种经过修饰的金刚石粉末硅胶针头，该针头通过短管连接到含有全氟化碳的注射器。E. 手术完成后，视网膜通常旋转 40°～45°，将中心凹（X）移出脉络膜新生血管床（虚线）。PFCL. 全氟化碳液体

器上[9]。一旦达到适当的位移（通常离 CNV 床 45°左右，相当于将旧 CNV 床的中心定位在颞下血管弓），就可以继续补充 PFCL，以巨大的视网膜裂孔的方式重新复位视网膜。然后在 PFCL 压塞下对视网膜切开的边缘进行激光光凝。直接进行 PFCL/ 硅油交换以避免视网膜滑动（图 123-2E）。

## 五、术后早期处理 Early Postoperative Management

### （一）体位 Positioning

MTS360 的体位基于外科医师的偏好。方法包括面朝下体位或交替对侧体位，以减少在 6 点钟位置水介质中发生 PVR 的因素汇集。

### （二）眼外肌手术治疗黄斑移位 Extraocular Muscle Surgery for Macular Translocation

考虑到在 MTS360 期间发生的广泛移位，通常是向上 30°～45°，扭转量超过了最大的环融合幅度（通常约 15°）[43]。移位导致水平和垂直斜视。为了缓解过度扭转的相关症状，眼外肌手术是为了加强下斜肌和削弱上斜肌。直肌转位也常被用来增加外

旋[8, 43]。已有两种主要的技术被介绍。

Freedman 技术包括在 MTS360 手术 8 周后进行眼外肌手术。由于手术时间较短，所以眼外肌手术或 MTS360 手术不需要全麻。手术肌肉的数量是由移位后测量的扭转决定的。下斜肌向前推进到上直肌颞侧缘，前后缘分别在角膜缘后 13mm 和 15mm 处，并进行完全的上斜肌腱切断术。如果一只眼扭转角度在 20°～35°，外侧直肌的上转位也会在上直肌附近进行，距离角膜缘 7mm。在大多数病例中，扭转超过 35°，因此内直肌也转位到下直肌的鼻侧边缘（图 123-3）[43]。

如 Eckardt 所示，在最初的 MTS360 程序中，也可同时进行眼外肌手术[8]。当肌肉手术与 MTS360 结合时，一般采用全身麻醉。肌肉手术可以是上述 Freedman 技术或 Eckardt 技术[8]。在后者中，加强下斜肌是通过向前推进或通过一个 12mm 的褶来实现，而上斜肌则通过后退或肌腱切开来削弱。每条直肌被整个肌肉宽度的 1/4 分开，径向长度为 15～17mm。每一条都穿过直肌的剩余部分，顺时针（右眼）或逆时针（左眼）将其转移到相邻

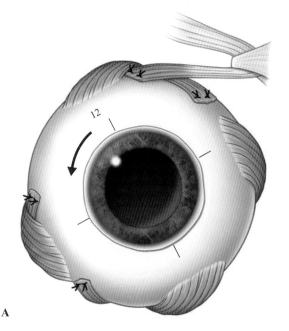 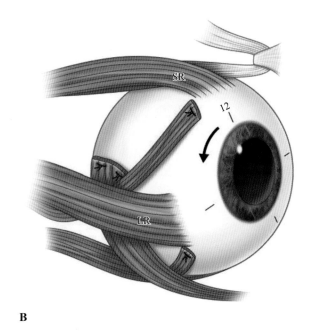

A                                    B

▲ 图 123-3　使用 Eckardt 技术在右眼产生外旋斜视的肌肉旋转的手术示意图

A. 下斜肌的前部向前推进 12mm，后部向前推进 9mm，而上斜肌的前部和后部推进距离相同。另外，来自两个相对的直肌的肌条在原肌肉下方通过，顺时针方向移位，并附着在相邻直肌的肌止端。B. 如果需要更多的眼球反向旋转，那么在前文所述的斜肌手术后，来自所有四个直肌的相反肌条可以移动。LR. 外侧直肌；SR. 上直肌

的直肌边缘（windmill technique，风车技术），产生外旋（图 123-4）[8]。

### （三）脉络膜新生血管的术后处理 Postoperative Management of Choroidal Neovascularization

在 MTS360 之后，先前的 CNV 可能位于中心凹外（如果术中未移除）。如果 CNV 是活跃的，抗 VEGF 治疗、激光光凝或光动力学治疗可单独或联合使用，以降低 CNV 生长到新中心凹位置的风险，并降低出血导致进一步视力丧失的风险。由于 CNV 复发的风险，术后护理应包括家庭监护和诊断检查，检查应寻找复发的证据。

## 六、黄斑移位手术的功能结果 Functional Outcomes for Macular Translocation Surgery

### （一）新生血管性 AMD Neovascular AMD

多篇报道记录了 MTS360 治疗新生血管性 AMD 的功能结果（表 123-1）[8-12, 14-18, 42, 44-47]。在一项 MTS360 与光动力疗法的前瞻性随机临床试验中，

随访 2 年，MTS360 在 1 年和 2 年的视力恢复均获得了较好的视力恢复，MTS360 治疗后，患者的远视锐度增加 0.3 个字母，近视锐度增加 7 个字母，而 PDT 组的远视锐度减少 12.6 个字母，近视锐度减少 9.6 个字母[45, 48]。抗 VEGF 抑制剂在 CNV 治疗中的成功降低了黄斑移位手术的需要，改变了这些分析的背景[26, 27]。

对 MTS360 术后临床系列数据的大量回顾显示了治疗的益处，并记录了该手术的潜在并发症[8-12, 14-18, 42, 44, 45, 47, 49]。随访时间 9.6～83 个月。术前平均视力为 20/260～20/125。术后平均视力为 20/260～20/80，部分患者达到 20/40 以上的远距视力。术后远距离视力改善的患者百分比为 43%～66%[8, 15, 18, 44]。视力提高 3 行或 3 行以上的患者为 13%～69%，而在每项研究中，MTS360 后丧失 3 行或 3 行以上视力的患者的百分比为 4%～56.2%（图 123-5）[8-12, 14-18, 42, 44, 45, 47]。

MTS360 在光动力疗法（PDT）和其他非手术治疗后也得到了应用。在抗血管内皮生长因子时代之前，在 MTS360 治疗后，单次 PDT 治疗的眼从

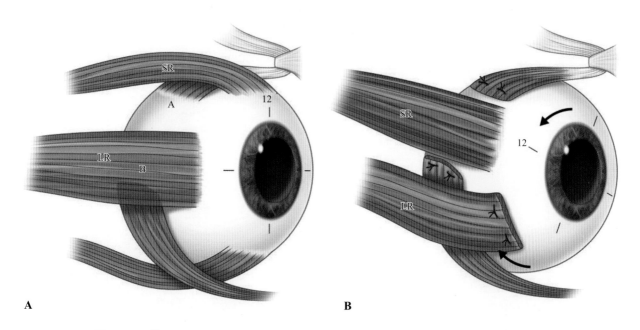

**A**                                                                     **B**

▲ 图 123-4  使用 Freedman 技术，从外科医师的视角，绘制扭转肌手术图，以在右眼形成外旋斜视
A. 第一步是推进下斜肌。角膜缘上的笔迹表示眼睛在开始斜视手术前的 6 点钟和 12 点钟位置。在上直肌止端处下方放置了一个肌肉钩。上斜肌腱已被切断（未显示）。内直肌和外直肌都被固定在 6-0 的 Vicryl 缝线上，并从各自的肌止端分离出来。位于夹钳上的下斜肌正在向巩膜上的位置推进，在该位置，用同样的 5-0 涤纶缝线进行了部分厚度的巩膜缝合，该缝线附着在夹钳后面的下斜肌上。B. 显示了斜视手术中内直肌、外直肌和下斜肌的最终位置。外直肌在邻近上直肌外侧缘处重新复位。下斜肌向前推进，如前所示，仅在颞上穹窿可见。内直肌在下直肌内侧缘附近重新复位。角膜缘的标记显示了受手术影响的眼球外旋

表 123-1 年龄相关性黄斑变性患者 360° 周边视网膜切开术后黄斑移位的视力结果

| 第一作者 | Ohji[11] | Pertile[15] | Eckardt[8] | Toth[9] | Aisenbrey[14] | Fujikado[16] | A-Meguid[17] | Mruthyunjaya[18] | Chen[44] | Lüke[45] | Van Romunde[42] | Takeuchi[47] |
|---|---|---|---|---|---|---|---|---|---|---|---|---|
| 研究眼睛的数量 | 36 | 50 | 30 | 16 | 90 | 21 | 39 | 64 | 40 | 25 | 158 | 23 |
| 研究设计 | Retro | Retro | Pro | Pro | Pro | Pro | Pro | Pro | Retro | Pro/随机 e | Retro | Retro, 仅 5 年随访 |
| 随访时间（个月） | 15.0 | 21.0 | 10.7 | 14.0 | 12.0 | 9.6 | 12.0 | 12.0 | 37.6 | 24 | 45 | 82 |
| **术前视力** | | | | | | | | | | | | |
| 平均或中位数 | NA | NA | 20/125 | 20/125 | 20/200 | 20/125 | 20/260 | 20/125 | 20/126 | 34.4 个字母 | 0.90 logMAR | 1.149 logMAR |
| > 20/40 | 0 (8.3) | 0 (0.0) b | 0 (0.0) | 0 (0.0) | NA | 0 (0.0) | 0 (0.0) | 0 (0.0) | 1 (2) | 0 (0.0) | NA | NA |
| 20/80~20/40 | NA a | 2 (4.0) b | 12 (40.0) | 9 (56.2) | NA | 8 (38.1) | 7 (18.0) | 23 (38) | 13 (33) | 12 (48) | NA | NA |
| 20/200~20/100 | 20 (55.6) | 30 (60.0) b | 13 (43.3) | 4 (25.0) | NA | 10 (47.6) | 13 (33.3) | 27 (44) | 16 (40) | 13 (52) | NA | NA |
| < 20/200 | 13 (36.1) | 18 (36.0) b | 5 (16.7) | 3 (18.8) | NA | 3 (14.3) | 19 (48.7) | 11 (18) | 10 (25) | 0 (0.0) | NA | NA |
| **术后视力** | | | | | | | | | | | | |
| 平均或中位数 | NA | NA | 20/100 | 20/250 | 20/200 | 20/160 | 20/260 | 20/80 | 20/121 | 34.7 个字母 | 0.70 logMAR | 0.633 logMAR |
| > 20/40 | 3 (8.3) | 9 (18.0) b | 4 (13.3) | 0 (0.0) | NA | 2 (9.5) | 1 (2.6) | 5 (8) | 6 (15) | 1 (12) | 32 (20) | 7 (30) |
| 20/80~20/40 | NA a | 11 (22.0) b | 13 (43.3) | 3 (18.8) | NA | 6 (28.6) | 2 (5.2) | 27 (44) | 11 (28) | 12 (48) | NA | 4 (17) |
| 20/200~20/100 | 20 (55.6) | 21 (42.0) b | 7 (23.4) | 6 (37.5) | NA | 6 (28.6) | 14 (35.9) | 21 (34) | 10 (25) | 8 (32) | NA | 9 (39) |
| < 20/200 | 13 (36.1) | 8 (16.0) b | 6 (20.0) | 7 (43.7) | NA | 7 (33.3) | 22 (56.3) | 8 (13) | 13 (32) | 4 (16) | 53 (34) | 2 (9) |
| 任何提高 | 7 (19.4) | 33 (66.0) c | 16 (53.3) | 4 (25.0) | 24 (26.6) d | 9 (42.9) | 17 (43.6) | 32 (52.5) | 17 (42.5) | 15 (60) | NA | 19 (82) |
| 没有改变 | 19 (52.8) | 14 (28.0) c | 6 (20.0) | 0 (0.0) | 37 (41.2) d | 2 (9.5) | 17 (43.6) | 11 (18.0) | 6 (15) | 1 (4) | NA | 2 (9) |
| 任何恶化 | 10 (27.8) | 3 (6.0) c | 8 (26.7) | 12 (75.0) | 29 (32.2) d | 10 (47.6) | 5 (12.8) | 18 (29.5) | 17 (42.5) | 9 (36) | NA | 2 (9) |
| 提高≥ 3 行 | NA | NA | 4 (13.3) | 2 (12.5) | 24 (26.6) | 5 (23.8) | 14 (35.9) | 18 (29.5) | 10 (25) | 7 (28) | 55 (35) | 16 (69) |
| 变坏≥ 3 行 | NA | NA | 2 (6.6) | 9 (56.2) | 29 (32.2) | 6 (28.6) | 9 (23.1) | 7 (11.5) | 13 (32.5) | 6 (24) | 32 (20) | 1 (4) |

NA. 信息不可用；Pro. 前瞻性；Retro. 回顾性

a. 视力组包括> 20/40, 20/200~20/40, < 20/200

b. 视力组包括> 20/50, < 20/80~20/50, 20/200~20/80, < 20/200

c. 提高表示视力增加 1 行或 1 行以上, 无变化表示视力稳定 ±1 行, 并恶化

d. 改善表示视力提高 3 行或 3 行以上, 无变化表示视力稳定或视力变化小于 3 行, 恶化表示视力下降 3 行或以上

e. 黄斑移位与光动力疗法的前瞻性随机试验, 每组 25 人

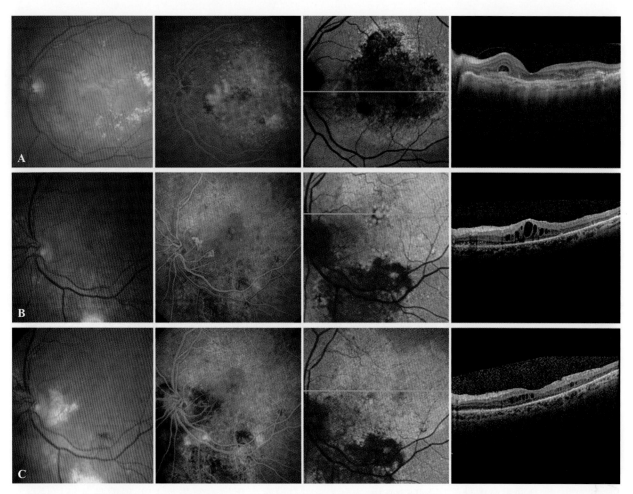

▲ 图 123-5　彩色眼底照片、荧光素血管造影、眼底自发荧光和光谱域光相干断层扫描（从左到右）记录了 360° 视网膜切开术（MTS360）黄斑移位

A. MTS360 术前 1 个月视力 20/100，脉络膜新生血管（CNV），弥漫性囊样黄斑水肿（CME），视网膜色素上皮萎缩；B. 术后 1 年，旧 CNV 病灶边缘复发新生血管，移位中心凹出现 CME；C. 术后 3 年 MT360 后视力提高 20/80，激光和玻璃体内抗血管生成治疗后 CNV 和 CME 消退

平均视力 20/160 提高到术后平均视力 20/100，而超过一次 PDT 治疗的眼通常从 MTS360 治疗前的 20/200 恶化到术后平均视力 20/250[50]。在抗血管内皮生长因子时代，一项对 43 名接受抗血管内皮生长因子治疗或 PDT，或两者兼有的患者的研究表明，在 MTS360 治疗后 1 年，所有视觉功能指标均显著改善（平均增益＞9 个字母）[38]。另外一项研究检测了 38 名连续接受抗 VEGF 治疗的患者，结果显示 MTS360 可以改善视力，特别是那些继发于病理性近视的黄斑下出血和 CNV 的患者[51, 52]。

许多研究也报道了近视力的变化，近视力有时比远视力提高得更多[13, 18, 45, 48]。报道的术前平均近视力从 20/100 到 20/160，术后平均近视力显著提高到 20/63 和 20/55[8, 18]。与 PDT 相比，MTS360 在近视力方面有更好的改善（+7 个字母 vs. −9.6 个字母）[53]。在一些研究中，超过 20% 的患者术后视力达到 20/40 或更好[8, 18, 40, 54]。

还有研究报道了 MTS360 对其他视觉功能的影响，包括阅读速度、对比敏感度和颜色视觉。MTS360 的阅读速度有了显著的提高，平均每分钟增加 26～45 个单词[18, 40, 54, 55]。MTS360 不仅能提高阅读速度和注视质量，而且能改善阅读活动中的眼跳[56]。在 MTS360 之后，对比敏感度的提高也被记录在案，而在 MTS360 对颜色视觉的影响最小[38, 55]。

Goldman 视野研究显示，在 MTS360 之后，周边视野丧失，但总体上视野保持良好[57]。显微视野研究显示，在 MTS360（图 123-6）和由于 CNV 床移位而在颞上视野出现新的局灶性暗点后，中心

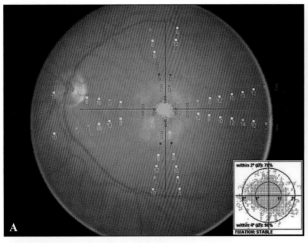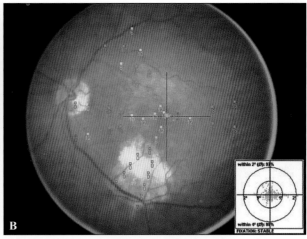

▲ 图 123-6　一名 76 岁女性，患有双侧年龄相关性黄斑变性，其第二只患眼有 4 个月的进行性视力丧失病史，其左眼的眼底照片与叠加显微视野计（Nidek MP-1）一致。Visudyne 光动力疗法在 3 个月前已用于治疗典型的中心凹下新生血管。使用 Goldmann Ⅲ 等效靶和 4-2 阈值测试策略进行显微视野测量。零（0）表示最高强度刺激，16 表示最低强度刺激。空白的正方形，无反应；填充的正方形，对刺激的反应。A. ETDRS 检查术前最佳矫正视力为 20/250。显微视野检查显示中心密集暗点，对中心最明亮的刺激无反应，固视不稳定（插图），对周围刺激反应良好。B. 术后 1 年，ETDRS 检查的最佳矫正距离视力为 20/64，中心暗点清晰，固视稳定（插图），在移位的脉络膜新生血管膜床上形成新的周边暗点

视觉敏感性恢复[38, 56, 58]。在 MTS360 术后长达 5 个月的时间内，可记录到近视和暗视视网膜电图的减退。视网膜电图减退的机制尚不清楚，但可能与手术时间、视网膜下液成分和视网膜脱离持续的时间有关[59-61]。除视网膜电图外，在 MTS360 后，尽管 Arden 比在正常范围内，但眼电图显示暗槽减少[62]。

在双侧重度 AMD 患者中，视觉相关生活质量（vision-related quality of life QOL）显著降低[63]。据报道，在 MTS360 之后，视觉相关的生活质量有显著的改善，特别是在距离视力、近视力和阅读速度方面。近视敏度对视觉相关生活质量的影响最大。近视敏度的 1 行变化会导致生活质量分数的 13.7 分变化，而距离敏度的 1 行变化或阅读速度的提高（15 字 /min）QOL 的变化为 1.4～2.1 分[63]。在一项前瞻性随机研究中，在 MTS360 之后，视觉相关的生活质量在视觉相关的亚组中显示出显著的改善[53]。MTS360 在一般视力、心理健康和依赖性方面的生活质量得分明显高于 PDT 治疗[53]。

（二）非新生血管性 AMD Non-Neovascular AMD

黄斑移位也被用于继发于 AMD 的地图样萎缩（GA）。多份报告讨论了这些病例的 MTS360 治疗情况[32, 33, 36, 37]。首次发表的研究包括 8 只眼接受 MTS360。8 只眼中有 5 只眼视力改善，1 只眼视力稳定，2 只眼视力恶化[32]。最近的一项研究包括 4 只眼的 GA，在这项研究中，术前和术后的平均视力没有变化[36]。复发性 RPE 萎缩是黄斑移位以及 AMD 继发 GA 患者的一个重要问题[32, 36, 37]。

（三）非 AMD 诊断 Non-AMD Diagnoses

除 AMD 外，多种其他的眼下疾病可导致双侧视力丧失。在功能严重受限的情况下，当其他治疗方式无效或不可行时（如抗血管内皮生长因子治疗、光动力治疗、局灶激光光凝），可考虑黄斑移位术。其中一些情况可能不是由 VEGF 驱动的，也可能对玻璃体腔内治疗无效。虽然病例数量有限，黄斑移位已被用于许多这些非 AMD 疾病[29]。最近的一项研究调查了 16 名接受 MTS360 治疗的受试者进行了 AMD 以外的其他情况的检查。本报告包括成人发病的黄斑部卵黄样营养不良（adult-onset foveomacular vitelliform dystrophy，AOFVD）、近视变性、眼组织胞浆菌病、点状内层脉络膜病变（punctate inner choroidopathy，PIC）、Best 病、血管样条纹、北卡罗来纳州黄斑营养不良和中心性浆液性黄斑营养不良[29]。在所有这些情况中，近视性退

行性变是黄斑移位最广泛的研究对象。MTS360 治疗近视变性的大型研究包括 52 只眼，39% 的受试者的最终视力为 20/40 或更好[64]。一般来说，近视性退行性变的眼比新生血管性 AMD 的眼有更小的 CNV（如 0.4～1.2 视盘直径），并且需要更少的视网膜旋转。一项对 15 只接受 MTS360 治疗近视退行性变眼的研究表明，73% 的眼显示视力改善，只有 10% 的眼视力丧失[16, 34, 54]。一个小型的包括 3 只眼的近似退行性病变的病例系列研究表明，3/3 只眼的最终视力为 20/60 或更好，2/3 只眼改善≥ 3 行[29]。另外一组 17 只眼 MTS360 治疗近视性 CNV 的长期随访（5 年或 5 年以上）检查。术前平均视力约为 20/200，术后平均视力提高到 20/100[47]。另一组 60 只眼有近视 CNV，平均随访 76.3 个月。该系列报道了基线最佳矫正视力约为 20/125，改善至 20/70，在初始干预后 5 年内保持稳定[65]。

MTS360 治疗特发性 CNV 的病例研究报告，视力从术前的 20/63 下降到术后的 20/100[16]。比较炎症性术前诊断（如假性眼组织胞浆菌病综合征、PIC）和非炎症性诊断（如近视性变性、AOFVD、Best 病、北卡罗来纳州黄斑营养不良、血管样条纹和中心性浆液性黄斑营养不良），术前炎症诊断的眼中只有 20% 的视力保持在 20/100 或更好，这些眼的平均最终视力为 20/209[29]。炎症性疾病的 5 只眼中有 3 只眼（60%）视力丧失≤ 3 行，平均视力变化为 1.4 行[29]。在有非炎症诊断的眼中，平均最终视力为 20/83，73% 的眼保持最终视力≥ 20/100。11 只眼中有 5 只眼的最终视力维持在 20/50 以上。平均变化为 +1.0 行[29]。尽管这项研究是回顾性的，而且规模较小，但这表明，对于炎症诊断的眼，在进行 MTS360 之前应更加谨慎。最可能导致最终视力恶化的原因似乎是这组患者术后并发症的增加[29]。息肉状脉络膜血管病也已用 MTS360 治疗，其中 2 例报告显示 MTS360 治疗后视力改善[35]。

## 七、黄斑移位术后并发症 Postoperative Surgical Complications Following Macular Translocation

表 123-2 总结了 MTS360 治疗新生血管性 AMD 的手术并发症[8-12, 14-18, 42, 44, 48]。视网膜脱离是最常见的并发症之一，患病率为 7.8%～42.8%。MTS360 早期手术经验的研究中报道了较高的视网膜脱离率。CNV 复发也是 MTS360 术后常见的并发症。并发症的发生率在 0%～27.8%。通常是典型的旁中心凹 CNV，可以采用热激光加或不加抗血管内皮生长因子治疗。囊样黄斑水肿（CME）和视网膜前膜（ERM）也是两种常见的并发症。CME 目前尚未得到一致的报道，然而，研究给出了 0%～44% 的范围。其中许多研究都是在光相干断层扫描成像（OCT）广泛应用之前进行的，而亚临床 CME 可能还未被认识。据报道，术后用 OCT 检查每个患者的 CME 检出率最高[18, 48]。据报道，ERM 的形成发生在 6.6%～28.2% 的患者术后。然而，由于缺乏统一的 ERM 定义和缺乏 OCT 的广泛使用，对这些数字的解释应该是谨慎的。其他并发症，如黄斑裂孔、角膜病变和低眼压的发生率较低。

非 AMD 诊断的 MTS360 并发症也有报道。对于近视性退行性变，MTS360 的视网膜脱离率为 34%，CNV 复发率为 6%。一项针对多种非 AMD 疾病的小型研究表明，与非炎症性诊断相比，具有潜在炎症性诊断的眼有更高的并发症发生率[29]。在该报道中，ERM 的总并发症发生率为 50%（包括 OCT 上轻度 ERM），CME 占 31%，视网膜脱离占 13%，CNV 占 13%。共有 38% 的患者因并发症（如 Tenon 囊下注射、激光）需要进行办公室手术。19% 的患者需要手术治疗。在有潜在炎症诊断的眼中，100%（5/5）的眼需要某种类型的并发症干预，而非炎症诊断的眼只有 36%（4/11）。在有潜在炎症诊断的眼中，CNV 复发率为 40%[29]。

考虑到与 MTS360 相关的大范围旋转，双眼视觉通常无法恢复，需要进行眼外肌肉手术。几乎所有的患者术前都有一个中央暗点，但他们的周边视力保持良好。关于双筒望远镜的作用是不确定的。使用 Bagolini 眼镜，五项研究报道 6.6%～28.5% 的眼术后获得双眼视觉[8, 10, 11, 14, 17, 66]。然而，有一项研究报道称，患者的双眼功能比率为 0%[67]。

### （一）黄斑移位后视网膜及 RPE 的变化 Retinal and RPE Changes After Macular Translocation

先前功能失调的黄斑定位在新的潜在 RPE

表 123-2　年龄相关性黄斑变性黄斑移位 360° 周边视网膜切开术后的手术并发症

| 第一作者 | Ohji[11] | Pertile[15] | Eckardt[8] | Toth[9] | Aisenbrey[14] | Fujikado[16] | A-Meguid[17] | Mruthyunjaya[18] | Chen[44] | Van Romunde[42] | Gelisken[48] |
|---|---|---|---|---|---|---|---|---|---|---|---|
| 患者数量 | 36 | 50 | 30 | 16 | 90 | 21.0 | 39 | 64 | 40 | 158 | 25 |
| 随访时间（月） | 15.0 | 21.0 | 10.7 | 14.0 | 12.0 | 9.6 | 12.0 | 12.0 | 37.6 | 45 | 12 |
| 视网膜脱离 | 15 (41.6) | 9 (18.0) | 5 (16.6) | 5 (31.2) | 17 (18.9) | 6 (19.3)[a] | 10 (25.6) | 5 (7.8) | 8 (20) | 13 (8) | 6 (24) |
| 反复 CNV | 10 (27.8)[b] | 5 (10.0) | 3 (10.0) | 3 (18.7) | 3 (3.3) | 2 (9.5) | 3 (7.6) | 13 (20.3) | 9 (23) | 47 (30) | 14 (56)[d] |
| CME | NA | NA | 4 (13.3) | 1 (6.2) | 26 (28.9) | NA | NA | 25 (39.1) | 5 (13) | 17 (11) | 11 (44)[d] |
| ERM | 4 (11.1) | NA | 2 (6.6) | 2 (12.5) | 12 (13.3)[c] | 3 (9.7)[a] | 11 (28.2) | 14 (21.9) | 9 (23) | 8 (5) | 0 (0.0)[d] |
| 黄斑裂孔/撕裂 | 2 (6.0) | 1 (2.0) | 1 (3.3) | 0 (0.0) | 1 (1.1) | 2 (6.4)[a] | 3 (7.6) | 0 (0.0) | 2 (5) | 9 (6) | 0 (0.0) |
| 低眼压 | 1 (2.8) | 0 (0.0) | 0 (0.0) | 0 (0.0) | 2 (2.2) | NA | 11 (28.2) | 2 (3.1) | NA | NA | 3 (12) |
| 角膜病变 | 1 (2.8) | NA | 1 (3.3) | 1 (6.2) | 1 (1.1) | NA | 2 (5.1) | 0 (0.0) | NA | NA | 2 (8) |

CME. 囊样黄斑水肿；CNV. 脉络膜新生血管；ERM. 视网膜前膜；NA. 信息不可用

a. 并发症占 31 例患者的比例
b. 包括未切除的 CNV 增大和切除的 CNV 复发
c. 包括黄斑和周边视网膜前膜
d. 随访 24 个月后 5 例 CNV 复发，10 例 CME，1 例视网膜前膜

上，为研究黄斑疾病患者的光感受器和视网膜色素上皮功能之间的关系提供了一个独特的机会。在 MTS360 之后，这些组织的状态已经通过多种成像技术进行了检查。这包括血管造影、自发荧光成像、光谱域光相干断层成像和彩色眼底照相。

在接受黄斑移位治疗的 GA 患者中，一个显著的发现是在新中心凹床的视网膜色素上皮萎缩的复发，目前已有多个研究报道[32, 36, 37]。在一项研究中，75% 的接受 MTS360 治疗的眼出现复发性 RPE 改变[36]。在用 MTS360 治疗的新生血管性 AMD 患者中，新 RPE 萎缩的类似发现非常罕见[36]。RPE 萎缩的诱因尚不清楚。鉴于在 MTS360 中罕见的新生血管性 AMD 的类似发现，手术创伤似乎是不太可能的原因。RPE 萎缩可能是主要的事件，尤其是当上覆中心凹光感受器细胞的代谢活性增加导致对脆弱 RPE 的压力增加时。或者，凋亡的光感受器可能导致新中心凹床的继发性视网膜色素上皮萎缩。还需要进一步的研究来进一步阐明这一现象所涉及的机制。

GA 复发的报道早于常规自发荧光显像。FAF 技术有助于监测黄斑下新 RPE 的健康状况。在新生血管性 AMD 和近视等非 AMD 疾病的患者中，新黄斑下的 RPE 显示出高自发荧光，且持续数月至数年几乎无变化[42, 47, 68]。这一发现通常与良好的视力相符。黄斑移位后新黄斑区的自发荧光增强现象被认为与视网膜因光感受器细胞丢失而变薄导致的自发荧光暴露有关，这是由于集中的黄斑中心光感受器细胞的代谢需求导致 RPE 中荧光团的增加[69]。此外，在患者的一生中处于视网膜血管阴影中的 RPE，在移位后暴露于影像中，无论是在有意的 MTS360 后还是在视网膜脱离修复中的无意移位后，均显示相对于相邻视网膜色素上皮的自发荧光增强[70]。

血管造影和 OCT 成像都被用来监测 CNV 复发的迹象，而 OCT 成像也有助于评估黄斑移位后的光感受器层。OCT 成像也可用于评估术后 CME，CME 可能是慢性的，对抗 VEGF 治疗或抗感染治疗（包括玻璃体内类固醇）有反应[42]。

## （二）视网膜脱离修复术后意外黄斑移位
Unintentional Macular Translocation Following Retinal Detachment Repair

黄斑移位是孔源性视网膜脱离修复术中一个令人担忧的并发症。手术中视网膜的移动可能发生在多个时间点。术中，当视网膜复位时（如在全氟化碳液体灌注、空气－液体交换过程中）存在移位的风险。然而，术后体位是易位发生的最可能原因。残余的视网膜下液体结合重力可能会使视网膜向下移动（当患者直立时）或鼻侧移动（当患者体位保持手术眼鼻下方时）。当上方视网膜脱离累及黄斑时，这种视网膜移位可产生有限的黄斑移位，导致视网膜折叠[71, 72]。直立体位时，折叠的位置取决于脱离视网膜下缘的位置。

在一项研究中，玻璃体切除视网膜复位术后眼内充满气体的患者，在面朝下体位前直立几分钟[70]。这个直立的体位是为了确定视网膜是否发生了轻微的下移。眼底自发荧光显示视网膜血管的位置与术前相应的强荧光改变，提示 63%（27/43）的眼视网膜下方移位。在强荧光改变的眼中，同视机测量显示 59% 的眼有外旋扭转，49% 的眼有垂直偏差。有趣的是，这些眼都没有症状性复视。与视网膜移位相关的危险因素包括黄斑脱离状态（macula off status）和视网膜脱离增大。使用全氟化碳液体与视网膜旋转风险无关[70]。

据报道，在转为门诊手术后，部分黄斑移位合并黄斑皱褶的病例增多，皱褶与患者离开手术中心后无法保持面朝下体位有关[73]。由于术后俯卧位往往很难保证，因此在术后早期将患者最初保持颞侧视网膜向上的体位，而不会出现意外的直立位，可以降低意外黄斑移位的风险。

## 八、黄斑移位的优势及未来发展方向
Advantages of Macular Translocation and Future Directions

在抗血管内皮生长因子的时代，黄斑移位的情况发生了显著的变化。抗血管内皮生长因子治疗新生血管性 AMD 的良好效果，使 AMD 的主要治疗从外科治疗转向了抗 VEGF 治疗[26, 27]。正如

Zeimssen 和 Gelisken 所指出的，"一般来说，在高效抗血管内皮生长因子药物存在的情况下，如果对侧眼功能不佳，且不知道受累眼的其他危险因素，FMT 可用于二线治疗"。许多研究人员指出，MTS360 很可能在包括 AMD 在内的双侧黄斑下疾病的治疗中发挥作用。这在早期视网膜下纤维化并保留外层视网膜的病例中尤其如此。如果对侧眼视力明显下降，抗血管内皮生长因子治疗或其他治疗方法均不成功，可考虑进行黄斑移位。如果不进行手术切除，CNV 的进行性增大可能导致光感受器损伤区域的扩大[75, 76]。由于潜在的纤维化和 RPE 的丧失，即使 CNV 渗漏停止，中心视力也可能无法恢复。MTS360 可以通过将中心凹光感受器细胞从伤痕累累的底层组织转移到一个具有更高活力的区域来恢复功能[7]。

鉴于黄斑移位是一种自体移植，黄斑移位不仅通过潜在的恢复中心视力为患者提供服务，而且还提供了 RPE 移植可支持中心视力的证据，并推动了黄斑下自体 RPE 脉络膜移植的外科试验研究（见第 124 章，年龄相关性黄斑变性患者视网膜色素上皮与脉络膜移位）[77]。在未来，MTS360 可以提供一个神经感觉视网膜的未来场景，受损的黄斑光感受器被转移到更健康的 RPE-Bruch 膜 - 脉络膜毛细血管上，同时还有额外的生长因子或干细胞来支持光感受器细胞的恢复。同时，这种自体移植为我们治疗的许多黄斑下疾病的病理生理学提供了独特的视角。黄斑部 GA 移位后新 RPE 床的复发性萎缩，而不是新生血管性 AMD，为探讨 AMD 和其他疾病的可能机制提供了一个窗口。在未来，继续的研究将有望有助于回答多个问题，包括光感受器细胞损伤的可逆性，光感受器与 RPE 在疾病发病机制中的相互作用，以及生长因子或干细胞等新疗法在新的 RPE 床功能恢复中的可能作用。

# 年龄相关性黄斑变性患者视网膜色素上皮与脉络膜转位

## Retinal Pigment Epithelium and Choroid Translocation in Patients With Age-Related Macular Degeneration

Jan C. van Meurs　Bernd Kirchhof　Robert MacLaren　著

**第124章**

## 一、流行病学 Epidemiology

在工业化国家，年龄相关性黄斑病变（age-relaed maculopathy，ARM）的末期是 60 岁以上老年人法定盲的主要原因[1-3]。严重的年龄相关性黄斑变性（age-related macular degeneration，AMD）为萎缩型（2/3）和渗出型（1/3）。虽然我们目前有一个有效的治疗管理渗出性 AMD，但对于地图样萎缩（geographic atrophy，GA）还没有同样有效的治疗方法。与渗出性 AMD 相比，这种情况很可能会增加 GA 导致失明的相对比例，而预期寿命的增加也同样会导致 GA 患病率的增加（流行病学见第 66 章，年龄相关性黄斑变性的流行病学及危险因素）。

## 二、AMD 的替代治疗 Alternative Treatments for AMD

### （一）渗出性 AMD Exudative AMD

目前 2015 年批准的治疗渗出性 AMD 的方法是注射抗血管内皮生长因子 [ 见第 69 章，新生血管性（渗出性或"湿性"）年龄相关性黄斑变性 ]。

然而，对于视网膜色素上皮撕裂或大量黄斑下出血的患者[4, 5]，抗 VEGF 治疗通常在恢复或改善视力方面效果较差，因为外层视网膜的基础解剖结构被破坏。此外，即使使用已建立的抗血管内皮生长因子治疗，仍有相当比例的患者没有反应，尤其在长期治疗时。在最初的 MARINA 研究中，接受雷珠单抗治疗的患者中有 10% 的患者丢失 ≥ 15 个字母，总的来说，15% 的患者在第 2 年时视力是 20/200 或更差[6]。最近的一项回顾性分析显示，MARINA 和 ANCHOR 研究中，这些患者在第 2 年对雷珠单抗反应不佳，表明这些患者可能有视网膜解剖结构的破坏，而不是高度活跃的脉络膜新生血管（choroidal neovascularization，CNV）[7]。这项 7 年研究（seven-up）观察了上述试验中患者的长期（7~8 年）结果，发现 7.3 年时平均视力下降 8.6 个字母，1/3 患者（34%）视力下降 15 行或更多[8]。这突出了需要考虑替代策略，如手术，以改善选定患者视网膜 -RPE 界面的解剖结构。

### （二）干性黄斑变性 Dry AMD

地图样萎缩（geographic atrophy，GA）是一种无法治疗的晚期干性年龄相关性黄斑变性。然而，许多临床和动物模型研究已经评估了医疗方法，如：生长因子 [ 睫状神经营养因子（http://www.clinicaltrials.gov，NCT00447954）]、基因表达的调节（DICER 蛋白）[9]、调节视觉周期以减少有毒副产品（http://www.clinicaltrials.gov，NCT 01002950）、炎症的调节（http://www.clinicaltrials.gov，NCT00766649）、血浆过滤（http://www.clinica-ltrials.gov，NCT 00460967）。然而，到目前为止，还没有批准的治疗方案。

## 三、外科治疗 Surgical Treatment

作为另一种治疗方法，5 种外科治疗方式已被描述为用于治疗渗出性 AMD 和较小程度的干燥性 AMD。

第一，去除黄斑下脉络膜纤维膜和（或）出血。虽然与自然病史相比，在大的黄斑下出血患者亚组（B 组）中，VA 损失超过 6 行的患者在统计学上占百分比较小，但这类患者在黄斑下手术试验（submacular surgery trial，SST）中几乎没有获益[10]。

第二，360° 视网膜切开术后黄斑移位。Machemer 等于 1993 年首次报道了这种方法[11]。特别是在早期的研究中，在成功的病例中，由于存在倾斜的图像、复杂和耗时的手术和高比例的威胁视觉的并发症，如增殖性玻璃体视网膜病变，这种技术仍旧有缺点（见第 123 章，360° 黄斑转位术）。在一项随机对照试验中，50 名患者在 Tübingen 接受了光动力疗法治疗，但在对照组中，手术组的视觉增益明显高于对照组[13]。视网膜旋转范围的限制使其对较小的病变，特别是经典的 CNV 最有效，但这种临床表现也特别适合抗 VEGF 治疗，使得这种手术在现代不太容易被证明是合理的。然而，在高技术人员的手中，可以取得良好的长期效果[14]。

第三，de Juan 于 1998 年报道了巩膜折叠和诱导视网膜脱离（RD）的最小黄斑移位[15]。然而，黄斑移位小于一个视盘直径[16]。自从出现了对小病灶特别有效的治疗方法以来，如 PDT 和抗 VEGF（见第 123 章，360° 黄斑转位术），这确实限制了它的使用。

第四，用重组组织纤溶酶原激活剂（含或不含玻璃体切除术）置换急性出血，随后用 PDT 或抗血管内皮生长因子治疗[17, 18]。几个案例系列表明，与自然历史相比，它有着明显的优势[19-21]。

第五，自体移植 RPE、Bruch 膜、脉络膜毛细血管和脉络膜。1991 年 Peyman 等的一份病例报告首次描述了这种方法[22]。最初，移植物取自黄斑 RPE 缺损边缘[23]。后来的研究利用了中周边视网膜组织[24-29]。这种移植技术最常见的并发症是 CNV、RD、PVR 的复发、移植血管重建失败、黄斑部皱褶和术后出血。

无论是黄斑移位手术还是自体游离 RPE 和脉络膜移植，都可能获得比不干预更好的 VA。尽管黄斑移位手术可能会产生更好的结果[30]，但它有更大的并发症风险，而且可能的旋转量有物理限制（即使在 360° 视网膜切除术后），这使得它不太适合大的 CNV。

本章主要介绍 RPE 和脉络膜的自体游离移植。它将讨论其历史、手术、在渗出性和萎缩性 AMD 患者中发表的结果，并总结潜在的发展。

## 四、视网膜色素上皮重建的理论基础 Rationale for Reconstitution of Retinal Pigment Epithelium

一些渗出性 AMD 患者在黄斑移位后通过旋转实现了惊人的功能恢复，这证明了将受损的中心凹可逆地重新与功能正常的 RPE 细胞的新鲜底面重新定位的原理[11, 31]。在重建黄斑底层的概念方面的其他重要发现包括以下方面：①证明功能正常的 RPE 细胞对保存 Bruch 膜和兔脉络膜毛细血管至关重要[32]；②证明人类 RPE 细胞在基底侧分泌 VEGF，相邻的脉络膜毛细血管有 VEGF 受体[33]；③证明在 RPE 功能障碍大鼠模型中，健康 RPE 细胞可以延缓视网膜下移植后光感受器死亡的原理[34]。

因此，人们尝试了许多不同的手术方法来重建黄斑的功能性 RPE 下层。这些方法可以通过几种互补技术来广泛定义：自体移植与异体移植、悬浮细胞与细胞片或补片、RPE 与虹膜色素上皮（IPE）细胞（表 124-1）。

## 五、中周部全层补片移植 Transplantation of a Full-Thickness Patch from the Midperiphery

由于目前缺乏可证明的 RPE 或 IPE 悬浮移植的

表 124-1　重组 RPE：细胞悬液或细胞片、同种异体或自体移植、RPE 或 IPE

| | 作者，出版年份（患者人数） |
|---|---|
| 自体 IPE 悬液 | Thumann et al., 2000 (12),[35] Lappas et al., 2000 (12)[36] |
| 自体 IPE 片移植 | Navea Tejerina, 1998[37] |
| 自体 RPE 悬液移植 | Binder, 2002 (14),[38] Binder et al., 2004 (53),[39] van Meurs et al., 2004 (8),[40] Falkner-Radler et al., 2011 (7)[41] |
| 自体 RPE 片移植 | Peyman et al., 1991 (1),[22] Stanga et al., 2002 (9),[23] van Meurs and Van Den Biesen, 2003 (6),[24] Bindewald et al., 2004,[42] MacLaren, 2005 (9),[43] Joussen et al., 2006 (45),[25] Maaijwee et al., 2007 (84),[28] Treumer et al., 2007 (10),[27] MacLaren et al., 2007 (12),[26] Joussen et al., 2007 (12ª),[44] Chen et al., 2009 (12),[30] Chen et al., 2009 (24),[45] Gibran et al., 2009 (4ᵇ),[46] Ma et al., 2009 (21ᵇ·ᶜ),[43] Caramoy et al., 2010 (10ª),[47] Cereda, 2010 (13ᵇ),[48] Falkner-Radler et al., 2011 (7),[41] van Zeeburg et al., 2012 (134),[29] van Zeeburg, 2015 (10)[49] |
| 同种异体 RPE 悬液 | Valtink et al., 1999,[50] Valtink et al., 1999[51] |
| 同种异体 RPE 片移植 | Peyman, 1991 (1),[22] Algvere, 1994 (5),[52] Algvere, 1997 (5),[53] Del Priore, 2001 (12)[54] |

a. 地图样萎缩
b. 拍打技术
c. 部分厚度移植
IPE. 虹膜色素上皮；RPE. 视网膜色素上皮

存在或功能[38, 40, 41]，作者决定在其自身基底层上使用自体 RPE 片。Peyman 报道了一个使用带蒂全层皮瓣的病例。随访 6 个月，视力稳定在 20/400[22]。Aylward 在 9 个患者中使用了一个全厚度的贴片，从靠近切除的中心凹下膜的位置切下。在 4 例患者中，微视野计的一些功能可以在贴片上显示出来，但是术前视力太低，无法使用当时可用的技术详细评估视力[23]。然而，大多数患者在随访的第二年出现了补片纤维化，先前记录的移植功能已经消失[55]。

在 Aylward 的患者中，移植的旁中心凹脉络膜毛细血管在手术中出现硬化和损伤，因此我们推测它不太可能成功地重建血管。Van Meurs[24]试图改进 Aylward 的技术，方法是获取一个相对健康的中周边全厚度 RPE 和脉络膜补片，其优点是易于切除补片和直接控制供区出血。科隆、基尔、利物浦、维也纳、维罗纳、北京、伦敦和鹿特丹的外科医师发表了进一步的报道，其中一些报道采用了不同的手术方法，采用翻瓣技术暴露视网膜下间隙。外科医师也报道了在色素上皮剥离的患者中使用中厚移植物，用准分子激光[42]或刮刀[43]切除大部分脉络膜，或使用自发产生的游离 RPE 片[56]。在 Bruch 膜和 RPE 之间找到一个手术解剖平面的可能性很大程度上取决于渗出性 AMD 的具体类型。在脉络膜息肉患者中，新血管生长在该平面上，当注射平衡盐溶液分离视网膜时，可能会沿着该平面发生分离（个人观察，van Meurs，雅加达，2013 年 10 月）。Zhizong Ma 首创的这种方法[43]，特别有趣的是，鉴于最近从胚胎干细胞（见下文）培养的游离 RPE 片的发展，因为这种解剖分离最有利于将 RPE 单层直接移植到宿主脉络膜毛细血管上。

## 六、手术 Surgery

### （一）锁孔法 Keyhole Approach

诱导后玻璃体脱离后，进行完整的玻璃体切除术（http://www.eyemoviepedia.com/videos/3971697493/153）。通过一个 28G 的视网膜下套管将平衡的盐溶液注入视网膜下间隙，黄斑视网膜可与 RPE 和（或）血液和（或）CNV 膜分离。进行黄斑旁颞侧视网膜切开术，用 Thomas 视网膜下钳从视网膜下间隙取

出 CNV 膜和（或）视网膜下出血。剩余的出血用 135° 弯曲的 32 号针头冲洗干净，针头通过导管连接到充满 BSS 的注射器上，并由助手操作。

最初，在中缝做一个小的视网膜切开术；在后来的手术中，从周边视网膜切开术沿中缝进行放射状切口。然而，暂时性垂直黄斑视网膜切开术（图 124-1）最有效的原因有两个：①向中心凹方向扩大的趋势较小；②更容易在以后引入扁平移植物（François Devin，马赛，个人交流）。在 6 点钟或 12 点钟位置，在中周边进行环形强力透热或激光治疗后，用玻璃体剪刀切取（2.5～3）mm×（2.5～4）mm 的视网膜、视网膜色素上皮、Bruch 膜和脉络膜的全层移植物。最初，移植物常被装载到抽吸回流刮刀上。后来改变了手术方法，用细镊子从脉络膜侧抓住移植物。视网膜在通过现有的黄斑旁视网膜切开术在黄斑下重新定位之前，从移植物上移除（图 124-2）。在仪器撤回期间，在黄斑部注入全氟化碳液体以固定移植物的位置[57]。然后用激光光凝术包围中周供体部位的区域，然后用硅油填充。

在大约 3 个月后的第二次手术中，硅油可以被去除，内界膜可以被剥离，这可以降低黄斑部皱褶的风险。在有晶状体眼的患者中，在第一次或第二次手术中可以进行晶状体切除和人工晶状体植入术。

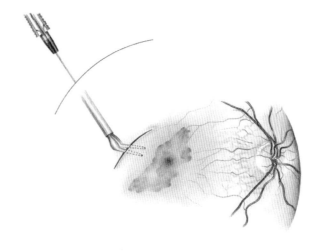

▲ 图 124-1　垂直视网膜切开术（如 F.Devin 所建议）是目前的首选方法，因为这种视网膜切开术不太容易向中心凹扩大，而且移植物更容易插入

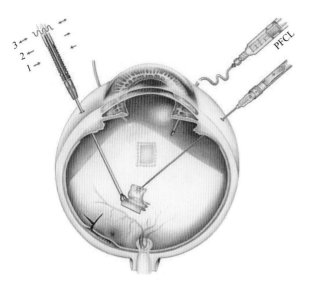

▲ 图 124-2　游离视网膜色素上皮技术——使用锁孔技术的脉络膜移植。PFCL. 全氟化碳液体

### （二）围手术期过程 Peroperative Course

脉络膜提取部位出血可能会造成严重问题。可通过将输液压力增加至 180mmHg，并使用与注射器相连的黄斑下套管（由助手操作）反复冲洗出血处，在黄斑上或不在黄斑上使用全氟化碳液体泡来对抗。膜切除和出血切除造成的 RPE 损伤面积通常比 RPE 和脉络膜移植大得多。

### （三）在巩膜和脉络膜之间寻找一个劈开平面 Finding a Cleavage Plane Between Sclera and Choroid

当试着将切下的移植片放在黄斑中心凹下时，脉络膜和巩膜之间纤维连接组织的残余物可能会影响移植物的存活及功能。在切下补片之前，作者试图通过在脉络膜上间隙引入锋利的刮刀将补片与巩膜分离。当我们切除移植物时，我们在黄斑的边缘留下一个微小的脉络膜组织连接，充当折叠和暴露脉络膜侧的蒂部。以这种方式，移植物在眼内被固定住，这样我们就可以用眼内镊子和剪刀双手切除松散的结缔组织纤维。

### （四）把移植物放在刮刀上 Positioning the Graft on the Spatula

当（1.5～3）mm ×（2.5～4）mm 矩形移植物的四个侧面与相邻组织分离，脉络膜与巩膜的胶原连接被清除后，移植物有向上卷起的趋势，呈半圆柱状，RPE 在凸侧，半圆柱状的边缘通常平行。

这种情况发生在 BSS（可能是由于脉络膜固有的弹性张力），自由漂浮的移植片随后可能变得难以抓取。此外，输液瓶应非常低，以尽量减少湍流，并防止移植片漂浮或更换仪器时通过巩膜切口排出。使用枝形吊灯式照明有助于在更换仪器时双手操作并稳定移植片。

在 PFCL 下准备移植片可能有助于保持移植片平放在刮刀上，同时它允许我们保持瓶子抬高，从而降低脉络膜或视网膜血管出血的风险。然而，对于剩余的 PFCL 膜 / 薄层是否会干扰以后的功能存在关注。然而，我们喜欢的方法是利用这样的观察：切除的脉络膜视网膜移植术根本没有卷曲的倾向，附着的视网膜抵消了脉络膜的卷曲力。因此，当脉络膜 - 视网膜色素上皮加视网膜移植物用水平镊子从脉络膜侧稳定下来时，我们在将移植片插入黄斑下方之前，通过长笛针剥离神经感觉视网膜。

### （五）移植物在中心凹下的定位 Positioning of the Graft Under the Fovea

用标准玻璃体视网膜刮刀将移植物定位在中心凹下可能很困难。水平镊，即使在设计上是不完全关闭的，但移植片往往黏附在器械上不能轻易释放，这证明它是不合适的。一个更好的工具以夹持和释放移植片，利用一个开口的空心刮刀，助手应用抽吸夹持移植片或利用液体回流释放移植片。刮刀有一个开口比多个开口似乎更好，因为一旦一个开口的阻塞消失，回流液体就不会影响其释放。最近，有研究者再次依赖一个大开口的水平镊，连接到振动装置，以促进组织的机械释放[58]。

### （六）填充 Tamponade

术后早期使用硅油方便检查。在某些情况下，气体填充也是可能的。可以推测，对于供体位置较低的患者，使用比水重的填充物可以降低视网膜脱离和 PVR 的风险。但这在一项 235 例分析上下方供体部位的 PVR 发生率的研究中没有得到证实[59]。事实上，在一项前瞻性随机研究中，使用重硅油（Densiron，Fluoron，Neu-Ulm，Germany）与标准硅油相比，发生 PVR 的速率总体上没有变化，但

PVR 膜从下方周边转移到上方周边[60]。

### （七）Flapover 法 Flapover Approach

为了避免中心凹旁和中周边视网膜切开术的需要，为了更好地控制脉络膜出血，并使外科医师能够根据视网膜色素上皮缺损来调整移植物的大小，可以使用一种通过视网膜旋转进行黄斑移位的技术[61]。此外，这项技术还允许对大出血患者进行手术治疗。通过 41 号针头在视网膜下注入 BSS 造成颞侧视网膜脱离，然后在颞侧锯齿缘附近的 13 个钟点内进行视网膜切开术，将视网膜掀开折叠在视盘上，以暴露下方的视网膜下空间。在 BSS 下进行膜去除，然后在 PFCL 下工作以制备移植片时，能更直接地控制获得正确大小的移植片。这种方法可以直接控制 CNV 根部的出血，它可能是大病灶的首选治疗方法。这项技术目前已经受到更多外科医师的青睐，迄今为止报道的最佳结果是维罗纳的 Pertile[48]。一个特别关注的问题是分离的颞侧视网膜掀起后可能嵌顿在鼻侧巩膜切口中。为防止这种情况发生需要采取的措施是：细致地清除基底部残留的玻璃体，降低灌注液压力，以及视网膜切开的范围不应延伸到鼻侧巩膜切口处。一旦发生视网膜嵌顿，关闭灌注后，可以用环形镊子将嵌顿的视网膜从巩膜切口处取出（Gracia Pertile，2011 年 5 月，个人交流）。然而，随着带阀的平坦部穿刺套管的出现，嵌顿的风险要小得多。

### （八）器械 Instruments

带有锁孔技术的仪器是与荷兰祖伊德兰的荷兰眼科研究中心（Dutch Ophthalmic Research Center，DORC）的 Ger Vijfvinkel 密切合作设计和制造的。对于 flapover 技术，标准仪器证明是足够的。

### （九）脉络膜旋转 Choroidal Rotation

作为避免产生双层脉络膜毛细血管，Lee 和同事[62] 在非人灵长类动物中描述了一种在视网膜下旋转脉络膜的新技术，对此进行了改进。旋转脉络膜的血供来自脉络膜瓣底部的外侧睫状后长动脉（LPCA），在被切割和旋转 180° 之前（图 124-3A），从视盘颞侧激光光凝到锯齿缘。上覆的神经感觉层视网膜以类似于上述 "flapover" 技术的方式折叠，以便从玻璃体入路进入下方的脉络膜（图 124-3B）。

尽管这项技术在技术上是可行的，尽管有动脉蒂存在，但旋转后脉络膜的血运重建仍然很差。脉络膜有一个独特的双重血液供应，动脉穿过巩膜后进入后极部，静脉从前方流入分离结构（涡静脉）。在一个典型的带血管的旋转皮肤移植中，蒂部内有动脉和静脉成分，血液供应始终保持。然而，在脉络膜旋转的情况下，只有动脉供应在蒂部，静脉引流需要通过周围血管网的重新连接来重建。研究人员推测脉络膜组织的弹性特性导致了周边收缩，阻止了静脉循环的重建[62]。这些实验突出了脉络膜循环的复杂性，在进行人类手术试验之前需要对其进行探索。

## 七、渗出性 AMD 的结果 Results in Exudative AMD

关于游离 RPE 移植的报道一般都是在小群体患者研究的报道，随访时间只有 6 个月到 3 年或 4 年（表 124-1）。MacLaren 和 Aylward 研究了 9 名手术患者中的 4 名患者，对患者进行了 5 年和 6 年的随访[63]。最近的一份报道跟踪了 132 名接受 RPE- 脉络膜移植手术的连续队列患者（134 只眼），记录了一些患者术后 4～7 年的 VA 和（或）显微视野测量结果（图 124-4）[64]。在一些患者中，移植视网膜功能保留的明确证据原则上证明了该技术的寿命，并且是在抗血管内皮生长因子治疗尚未达到的时间点（图 124-5 和图 124-6）。

然而，由于以下几个因素，黄斑功能保留的患者数量仍然有限：①视网膜的原有的和手术的损伤；②视网膜色素上皮 - 脉络膜移植的缺血和手术损伤；③血管重建延迟；④移植物潜在血管重建损伤。然而，与黄斑下手术试验的结果相比，RPE 移植，而不是单纯地切除眼底脉络膜新生血管瘢痕和清除血液，有助于维持一些患者相当好的黄斑功能[29]。

最近，光谱域光相干断层扫描（SD-OCT）是一种无创技术，可用于监测 RPE- 脉络膜移植物的血运重建（图 124-7A）[29]。事实上，SD-OCT[29] 强烈提示的血管重建步骤已被多普勒 OCT 证实，在移植血管中已显示出血流[65]。SD-OCT 也可能被

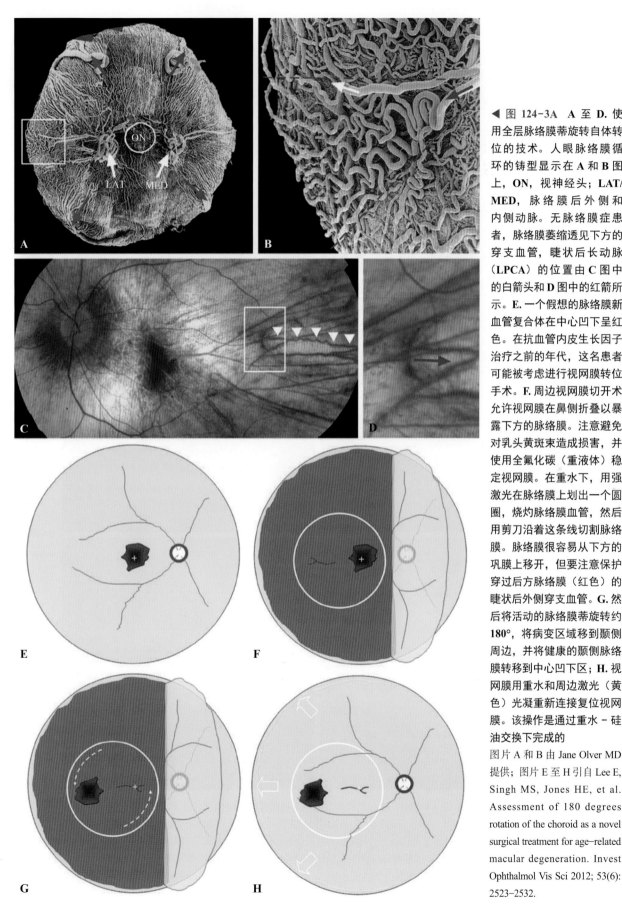

◀ 图 124-3A　A 至 D. 使用全层脉络膜蒂旋转自体转位的技术。人眼脉络膜循环的铸型显示在 A 和 B 图上，ON，视神经头；LAT/MED，脉络膜后外侧和内侧动脉。无脉络膜症患者，脉络膜萎缩透见下方的穿支血管，睫状后长动脉（LPCA）的位置由 C 图中的白箭头和 D 图中的红箭所示。E. 一个假想的脉络膜新血管复合体在中心凹下呈红色。在抗血管内皮生长因子治疗之前的年代，这名患者可能被考虑进行视网膜转位手术。F. 周边视网膜切开术允许视网膜在鼻侧折叠以暴露下方的脉络膜。注意避免对乳头黄斑束造成损害，并使用全氟化碳（重液体）稳定视网膜。在重水下，用强激光在脉络膜上划出一个圆圈，烧灼脉络膜血管，然后用剪刀沿着这条线切割脉络膜。脉络膜很容易从下方的巩膜上移开，但要注意保护穿过后方脉络膜（红色）的睫状后外侧穿支血管。G. 然后将活动的脉络膜蒂旋转约 180°，将病变区域移到颞侧周边，并将健康的颞侧脉络膜转移到中心凹下区；H. 视网膜用重水和周边激光（黄色）光凝重新连接复位视网膜。该操作是通过重水－硅油交换下完成的

图片 A 和 B 由 Jane Olver MD 提供；图片 E 至 H 引自 Lee E, Singh MS, Jones HE, et al. Assessment of 180 degrees rotation of the choroid as a novel surgical treatment for age-related macular degeneration. Invest Ophthalmol Vis Sci 2012; 53(6): 2523-2532.

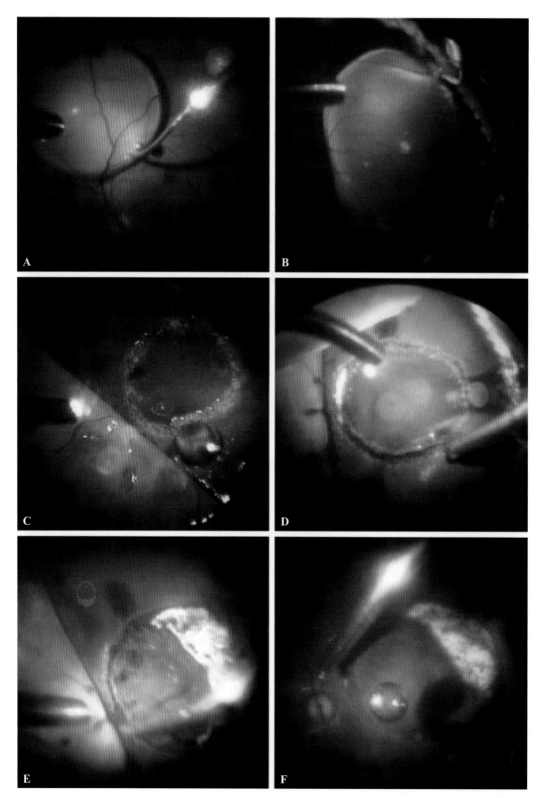

▲ 图 124-3B　非人灵长类（猕猴）视网膜下脉络膜移位手术

A. 视网膜用平衡盐溶液分离（此处使用 34 号金属套管）；B. 脱离的视网膜沿周边切开，沿着预先设置的激光轨迹，以减少视网膜出血；C. 视网膜在重水下折叠，可见环形脉络膜激光轨迹；D. 脉络膜沿着轨迹切开，暴露下方巩膜。注意，在重水下只有少量出血；E. 脉络膜蒂小心地绕脉络膜后外侧动脉穿支蒂旋转。移植物有些收缩，暂时暴露颞侧巩膜。这是因为游离的脉络膜是一个弹性结构；F. 重水 / 硅油交换后，视网膜在脉络膜蒂上重新复位，没有明显的视网膜下出血 [ 引自 Lee E, Singh MS, Jones HE, et al. Assessment of 180 degrees rotation of the choroid as a novel surgical treatment for age-related macular degeneration. Invest Ophthalmol Vis Sci 2012; 53(6):2523-2532.]

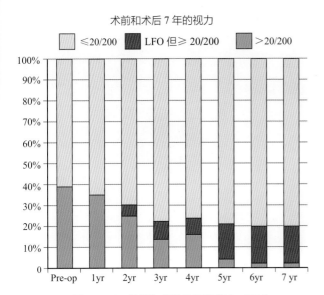

术前和术后 7 年的视力

▲ 图 124-4　术前和术后 7 年的视力（VA）

图片描述了 3 组。第 1 组和第 2 组包括 VA > 20/200 或 ≤ 20/200 的患者百分比。第 3 组包括失访（LFO）前最后一次测量 VA > 20/200 的患者百分比，以及未能达到下一次年度随访的患者百分比，而最后一次测量 VA > 20/200 的患者百分比（LFO > 20/200）。第 3 组的数据已在该图中结转

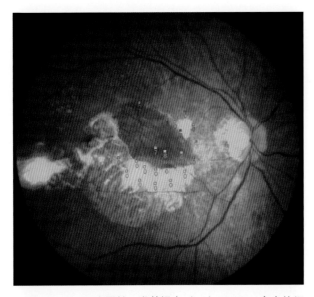

▲ 图 124-5　78 岁男性。术前视力（VA）20/100，有小的经典脉络膜新生血管。NIDEK MP-1，术后 5 年，VA 5 20/40

证明是选择具有潜在功能性视网膜的患者的一个重要工具，通过选择具有保留的外层视网膜结构的患者。

### 持续关注 Continuing Concerns

我们所遇到的自体视网膜色素上皮移植的主要问题包括：视网膜脱离和 PVR 的发生过于频繁，移

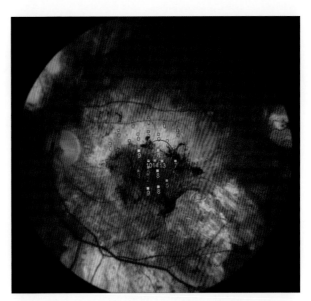

▲ 图 124-6　一位 85 岁的女性，在 RPE 和脉络膜移植术后 12 年，发生黄斑下出血 12 周，仅有数指视力。视力 20/40，显微视野计（NIDEK MP-2）显示移植眼视网膜敏感度高于移植物

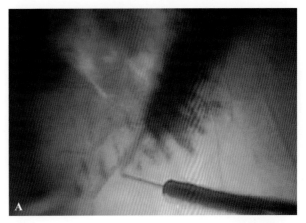

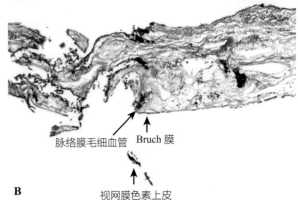

脉络膜毛细血管　　Bruch 膜

视网膜色素上皮

▲ 图 124-7　A. 83 岁女性对 RPE 移植物发生罕见的快速纤维化反应。我们在植入 8 周后取出这个移植物，并用第二个移植物替换。B. 图 124-6 中移植物的显微组织切片（100×，叙利亚红染色胶原），突出视网膜色素上皮和脉络膜移植物下的厚纤维包膜；几乎看不到 RPE 细胞，可能部分是由于伪影所致

图片由 Rob Verdijk, MD, PhD 提供

植物周围或移植物上方常见的纤维化（幸运的是，350 多个患者中有 3 个患者是罕见的）（图 124-7B）。目前，在缺乏有效的药理学预防措施的情况下，尽可能无创伤的手术仍是关键因素。Verona 最近的一篇报道显示 PVR 的发病率很低 [14]。

尽管自体 RPE 移植不是"异物"，但是切除黄斑下瘢痕和切除移植的手术过程肯定会造成组织损伤，并引发具有许多免疫参与特征的炎症反应（"危险"模型 [66, 67]）。

这两个挑战很可能在未来的手术中仍然存在，即使 RPE 移植物最终是在实验室从干细胞中产生的 RPE 干细胞移植。

## 八、干性 AMD 的视网膜色素上皮移植 Retinal Pigment Epithelium Transplantation in Dry AMD

完全性黄斑移位通常因在黄斑部新部位快速出现 RPE 萎缩而变得复杂 [68]。两项前瞻性非随机研究可用于观察 GA 移植片的预后 [44, 47]。与缓慢进展的自然病程相比，需要 2 年以上的随访才能辨别出治疗效果 [47]。

## 九、干性 AMD 的外科治疗 Surgical Aspects in Dry AMD

在干性 AMD 患者中，几个手术步骤与渗出性 AMD 的手术步骤略有不同（http://www.eyemovie-pedia.com/videos/4166636950/67）。在三切口平坦部玻璃体切除术后，在视网膜颞下和黄斑附近注射 BSS。几乎所有的眼，黄斑都没有脱离，但黄斑周围的视网膜却并非如此。进一步的机械分离黄斑被证明是必要的。采用成角度的输液针作为刮刀和液体注射器。同时，Bruch 膜被刮伤后造成 Bruch 膜破裂，允许脉络膜血管随后与移植物血管相连。在我们的第一批患者（Cologne 和 Rotterdam）（图 124-8）中观察到移植物未灌注，而忽略了这一步骤。通过颞侧视网膜切开术进入视网膜下间隙。经激光光凝标定后，选择下方周边视网膜作为移植物的切除部位。在移除覆盖的视网膜后，移植物从巩膜上分离移开，从脉络膜侧用成角度的镊子夹住，通过颞侧视网膜切开处插入黄斑下 [69]。用重硅油

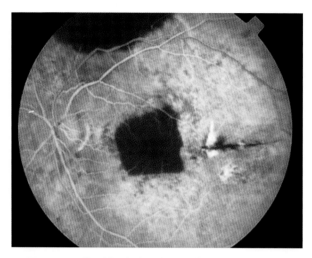

▲ 图 124-8　第一批干性年龄相关性黄斑变性患者经游离视网膜色素上皮 - 脉络膜移植后的患者之一，其中 Bruch 膜未被触及，未发生血管重建

（Densiron，Fluron，Ulm）作为玻璃体填充剂，共 3 个月。

10 例患者的功能结果如下：术前，10 例患者中有 7 例能够阅读，而 5 例患者术后 2~3 年能够阅读。显微视野检查显示术前 5 只眼有中心固视，术后 2~3 年 2 只眼有中心固视。除 1 只眼外，所有移植眼的血运重建术均在转位后 3 周开始，并经吲哚菁绿血管造影证实。在整个随访期间，所有的眼都有自发荧光，包括没有移植血管重建和移植视网膜比其他人更明显变薄的患者。

有 3 只眼移植物边缘出现复发性 CNV，但对中心凹无影响。有 3 只眼黄斑部出现皱褶。后极部之外发生 PVR 视网膜脱离 3 只眼。

## 十、地图样萎缩患者受益的结论 Conclusions for Patient Benefit in Geographic Atrophy

就手术时机而言，地图样萎缩 AMD 患者的脉络膜和视网膜色素上皮的隐匿性变化及随后的上覆视网膜的萎缩性变化，与渗出性 AMD 患者的相对急性的脉络膜和视网膜色素上皮的变化相比是不利的，通常上覆的视网膜有一定程度的保存。

我们的地图样萎缩 AMD 患者中没有一位患者在 VA 方面有改善。稳定或进一步的视力丧失是更可能的长期结果。视网膜萎缩不能通过视网膜色素

上皮 – 脉络膜移植逆转。术前偏心固定将持续。中央神经感觉视网膜与脉络膜的紧密粘连是 GA 的特征。这可能解释了与渗出性 AMD 相比，手术损伤光感受器的风险更高，此外，作为干性 AMD 的一部分，先前存在视网膜萎缩。只有极少数的患者在 OCT 时保留了中心固定和内外节段光感受器细胞连接的完整性，但是，移植术可能会有很大的风险，会丧失中心视力。

值得注意的是，我们观察到移植物的视网膜色素上皮萎缩没有复发，与完全黄斑移位后的快速复发相反。

## 十一、视网膜色素上皮 – 脉络膜移位与 AMD 干细胞治疗 Retinal Pigment Epithelium-Choroid Translocation and Future Stem Cell Treatments for AMD

干细胞是一种分裂的可以自我更新的细胞，也能分化成多种成体分化的细胞类型来更新各种组织。尽管人们一直认为胚胎干细胞（embryonic stem，ES）是多能的，因为它们能产生一个完整的胚胎和定义成年哺乳动物有机体的大约 220 种不同细胞类型中的任何一种，但直到 1997 年克隆绵羊多莉（Dolly）之后，才发现成体分化的细胞也可能具有类似的潜能。以多莉为例，从它遗传母亲的乳腺细胞中提取 DNA，注入新受精的卵母细胞，原始配子融合核被移除[70]。这一过程被称为体细胞核移植（somatic cell nuclear transfer，SCNT），导致 ES 细胞克隆的发展，该克隆随后能够分化为绵羊，绵羊在植入代孕母亲后出生。

绵羊是正常的这一事实证明了一个原理，即任何成年体细胞都有可能被新受精卵母细胞细胞质中的未定义因子重新编程，成为 ES 细胞，这一原理随后在灵长类动物身上得到证实[71]。体细胞核移植需要一个新受精的卵母细胞，因此带来了一些伦理上的考虑和实践上的限制。然而，在成功克隆绵羊多莉 10 年后，人们发现，通过操纵组蛋白（组蛋白是使特定基因失活的蛋白质开关，尤其是组蛋白 H3）或通过 DNA 启动子序列的直接甲基化，成年分化细胞可以在没有卵母细胞的情况下重新编程[72, 73]。这两种方法都能打开或关闭特定基因，并

有效地重新编程使细胞变成干细胞[74]。这项研究确定了有助于皮肤细胞重新编程的转录因子，这些皮肤细胞随后被重新移植成为完全分化的小鼠胚胎，并且重新编程部分（未植入）随后在人类细胞中实现[75]。因此，目前关于干细胞的讨论并不是讨论胎儿细胞，甚至是通过卵母细胞修饰的细胞。人们相信，诱导干细胞可能是未来疾病组织再生的关键。这些细胞可能从任何患者身上获得，并在移植前被处理成所需的细胞类型，称为诱导多能干细胞（induced pluripotent，iPS）。

在这一阶段应该很明显，由于一个 iPS 细胞可能产生一个正常的哺乳动物有机体，根据定义，它应该能够产生该有机体中存在的任何细胞类型。这当然包括视网膜色素上皮、光感受器、视网膜神经节细胞和视觉系统的其他组成部分。这就增加了我们从 AMD 患者身上提取成年皮肤细胞并在移植前将其重新编程为 RPE 细胞的可能性。这听起来是一个令人兴奋的概念，但我们需要考虑通过 20 年的 AMD 手术研究所学到的一些观察。从上面提到的研究中我们知道，AMD 患者从视网膜周边分离的健康 RPE 细胞悬液无法改造黄斑下的生理单层。这可能部分是由于这些细胞需要与下面的 Bruch 膜融合，后者在 AMD 的后期几乎肯定是患病的和受损的[76]。引起 Bruch 膜的脉络膜毛细血管可能来自中胚层生殖层，而 RPE 则起源于神经外胚层[77]。这是高度相关的，因为在迄今为止的研究中，已经从胚胎干细胞和胚胎干细胞中获得了 RPE 细胞，很明显 RPE 细胞分化并不包括脉络膜毛细血管或 Bruch 膜的形成[78, 79]。应用诱导多能干细胞衍生的视网膜色素上皮细胞的关键挑战是，将这些细胞不是作为悬浮液，而是融合到 Bruch 膜或类似物的基底层基质上，这样一旦移植到视网膜下空间，就能促进视网膜色素上皮细胞的极化，从而平衡其内环境平衡[80]。为了解决这个问题，伦敦大学学院眼科研究所（UCL Institute of Ophthalmology）最近开始了一项试验，其中包括支持在聚酯膜上移植干细胞衍生的 RPE（NCT 01691261）。在这项研究中，研究人员还将移植术局限于那些视力迅速丧失的 AMD 患者，主要是由于视网膜中心凹撕裂所致。这样的手术选择是有帮助的，因为这些患者通常在抗血管内

皮生长因子治疗中表现不佳，并且可能出现暂时受损但在解剖上完整的中心凹，这增加了评估移植单层上恢复视力的可能性。

因此可以看出，上述技术，特别是与 RPE- 脉络膜移植手术相关的技术，与任何未来的干细胞治疗方法高度相关，因为几乎可以肯定，将采用非常相似的手术技术将再造组织输送到视网膜下间隙。在视网膜变性发展到光感受器丧失的情况下，任何将光感受器移植回中心凹的干细胞策略都需要结合基 RPE 的修复，否则移植的细胞将无法存活[81]。因此，可以通过标准的手术程序在合适的 Bruch 基底上使用 iPS 细胞衍生 RPE 作为第一步，以恢复眼球下 RPE，然后在后期通过替代的干细胞途径重新导入光感受器[82]。然而，值得注意的是，上述章节中详细描述的 RPE- 脉络膜补片移植结果表明，使用从视网膜赤道采集的自体细胞进行小网膜下 RPE 替换并不存在内在问题。这也可以解决 Bruch 膜基质问题，因为 RPE 细胞在整个移植过程中都会保持与脉络膜毛细血管的黏附。尽管毫无疑问，光感受器几乎肯定需要从另一种可能的干细胞来源获得，但使用干细胞或诱导多能干细胞来替代 RPE 的想法还不太清楚，因为重建 Bruch 膜基质的问题仍然存在（图 124-9）。此外，引入转基因和潜在致畸细胞的概念也带来了额外的风险，这将推迟临床应用[83]，而自体移植技术已经在临床领域建立起来。2014 年，日本 RIKEN 研究所开始了一项在培养的单层细胞中使用 iPS 细胞衍生 RPE 的临床试验，目前已有一名患者被植入[84]。然而，由于担心在采集的自体细胞重新编程过程中可能激活癌基因，该试验在第二次计划手术前于 2015 年暂停。

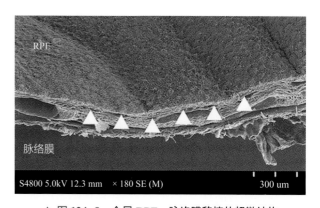

▲ 图 124-9　全层 RPE- 脉络膜移植的超微结构

扫描电子显微镜显示 RPE、脉络膜毛细血管和连续的 Bruch 膜（箭头）之间的规则排列。任何干细胞疗法的挑战都是重建一个类似的结构，特别是当自体组织可以以最小的风险从眼前区域获取，并支持至少 20/30 的中心凹视觉（引自 MacLaren RE, Pearson RA. Stem cell therapy and the retina. Eye 2007; 21: 1352-9. ）

最近，一项一期临床试验表明，移植人类胚胎干细胞在 9 例 Stargardt 病和 9 例 AMD 患者中显示其安全性，并报道了一些有希望的早期结果[85, 86]。这一概念有许多挑战，尤其是因为许多 Stargardt 病患者在潜在的视网膜色素上皮被破坏之前丧失视力，可能是由于光感受器细胞的功能障碍[87]。同样，目前尚不清楚这些移植的 RPE 细胞是否有能力黏附或极化这些患者的 Bruch 膜。尽管如此，对这些 ES 细胞衍生的 RPE 细胞的行为的观察很可能会提供有用的信息，作为一种潜在的未来治疗方法的可行性，并且从报道中有很好地证明移植的干细胞衍生的 RPE 细胞在免疫抑制停止后仍能存活。此外，许多与这些细胞手术相关的技术挑战将被克服，至少部分克服，这是我们迄今为止通过自体 RPE- 脉络膜移植物的手术方法所学到的结果。

# 第五篇　玻璃体手术：额外的考虑
# Vitreous Surgery: Additional Considerations

# 感染性眼内炎
# Infectious Endophthalmitis

# 第125章

Travis A. Meredith　J. Niklas Ulrich　著

## 一、概述 Introduction

感染性眼内炎（infectious endophthalmitis）是一种眼部内部结构受到复制微生物侵袭的疾病，导致炎症反应，最终可能累及眼部所有组织。外源性眼内炎（exogenous endophthalmitis）发生在手术或外伤导致的眼球壁破裂时，只有很少的微生物通过角膜或巩膜侵入而不明显破坏这些组织。内源性眼内炎（endogenous endophthalmitis）不太常见，当微生物从身体其他部位传播到眼睛时，通常通过血液传播。最常见的致病菌是细菌，但真菌和寄生虫也可引起眼内炎。这种疾病的病程可能是急性、亚急性或慢性的。

眼内炎（endophthalmitis）绝大多数发生在术后，90% 以上是由细菌引起的。每一种感染的临床环境都有其自身的特点，随着知识的不断完善，各种发现的系列病原体已经出现。在某些临床环境中，某些细菌群感染的可能性增加。反过来，感染开始时的临床状况和相关细菌的致病性是最终结果的主要决定因素。例如，白内障术后眼内炎多由表皮葡萄球菌引起，预后较为好。另一方面，外伤眼感染革兰阳性杆菌的可能性增加，预后则明显恶化。

## 二、引起眼内炎的微生物 Organisms that Cause Endophthalmitis

细菌、真菌、原生动物和寄生虫都能产生眼内炎（框 125–1）。

### （一）细菌 Bacteria

细菌是引起眼内炎最常见的微生物。革兰阳性菌占所有大型系列病例研究急性感染的 60%～80%。这些微生物的毒力差异很大，因此对眼睛的影响各不相同。

1. 革兰阳性球菌 Gram–Positive Cocci

(1) 葡萄球菌（Staphylococci）：葡萄球菌是一种革兰阳性菌，可单独、成对、成链或成簇生长。它们是微球菌科的成员，菌体直径为 0.2～1.2μm。产生眼内炎的葡萄球菌主要是金黄色葡萄球菌（*Staphylococcus aureus*）和凝固酶阴性葡萄球菌。

金黄色葡萄球菌（*Staph. aureus*）是一种非孔隙形成兼性厌氧生物，间歇性地定植于人类的皮肤和黏膜中。无症状着常从结膜培养。金黄色葡萄球菌通过过氧化氢酶、凝固酶、脱氧核糖核酸酶试验和甘露醇发酵的阳性反应来鉴定。金黄色葡萄球菌产生许多酶，包括与致病性相关的过氧化氢酶、β- 内酰胺酶（β-Lactamases）（在抗菌性中起作用）、凝固酶和透明质酸酶都是细菌的产物。金黄色葡萄球菌产生的毒素包括在皮肤感染中产生显著表皮变化的去角质素、与中毒性休克综合征相关的毒素、引起食物中毒的肠毒素。

| 框 125-1　通常引起眼内炎的病原微生物 |
| --- |
| Ⅰ. 细菌 |
| 革兰阳性球菌 |
| • 葡萄球菌 |
| ➤ 金黄色葡萄球菌 |
| ➤ 表皮葡萄球菌 |
| • 链球菌 |
| ➤ 肺炎链球菌感染 |
| ➤ 病毒群 |
| ➤ 粪便链球菌 |
| 革兰阳性杆菌 |
| • 芽孢杆菌 |
| ➤ 蜡样芽孢杆菌 |
| ➤ 枯草杆菌 |
| • 棒状杆菌 |
| • 单核细胞增生性李斯特菌 |
| • 梭菌属 |
| • 丙酸痤疮杆菌 |
| 革兰阴性球菌 |
| • 奈瑟菌 |
| • 莫拉菌 |
| 革兰阴性杆菌 |
| • 不动杆菌属 |
| • 流感嗜血杆菌 |
| • 假单胞菌 |
| ➤ 铜绿假单胞菌 |
| ➤ 假单胞菌属 |
| • 肠杆菌属 |
| ➤ 大肠埃希菌 |
| ➤ 克雷伯菌 |
| ➤ 变形杆菌 |
| ➤ 沙雷菌 |
| ➤ 肠杆菌 |
| Ⅱ. 高等细菌 |
| • 诺卡菌属 |
| • 以色列放线菌 |
| • 分枝杆菌 |
| Ⅲ. 真菌 |
| • 念珠菌 |
| • 曲霉菌 |
| • 荚膜组织胞浆菌 |
| • 皮肤病芽生菌 |
| Ⅳ. 蠕虫 |
| • 盘尾丝虫病 |
| • 猪带绦虫（猪囊尾蚴） |
| • 犬弓蛔虫和卡蒂锥虫 |
| Ⅴ. 原生动物 |
| • 弓形体 |
| Ⅵ. 体外寄生虫 |
| • 蛆病（蝇蛆病） |

在术后细菌性眼内炎的临床病例中，金黄色葡萄球菌是第二位常见的致病菌，通常会产生一种毒性强、进展迅速的眼内感染。

凝固酶阴性葡萄球菌（coagulase-negative Staphylococci）至少有 11 个不同的亚种，包括表皮葡萄球菌（Staph. epidermidis）、头葡萄球菌（Staph. capitis）、溶血性葡萄球菌（Staph. haemolyticus）和人葡萄球菌（Staph. hominis）。只有表皮葡萄球菌病一直是人类的致病菌。表皮葡萄球菌是一种普遍存在的持久性物种，存在于人类皮肤和黏膜中。

表皮葡萄球菌（Staph. epidermidis）已越来越多地被认为是人类感染的原因，常与异物有关，如植入导管，并已成为术后眼内炎最常见的原因[1-9]。医院不得将凝固酶阴性葡萄球菌分类，并将其全部报告为表皮葡萄球菌。

细胞外多糖（或"黏液"）的产生可能是允许葡萄球菌对塑料表面产生黏附的一个因素。因此其可以抵抗吞噬作用并导致抗菌治疗的失败。几乎所有的医院获得性感染是表皮葡萄球菌，而腐生葡萄球菌（Staph.saprophyticus）感染几乎总是累及泌尿道，并在医院外获得。表皮葡萄球菌通常对多种抗生素，特别是甲氧西林耐药，应被视为对所有 β-内酰胺类抗生素具有交叉耐药性。但几乎所有表葡菌对万古霉素和利福平敏感。

（2）链球菌（Srteptococcus）：链球菌是兼性厌氧生物或专性厌氧菌，呈球形或卵球形，成对或链状。它们是革兰阳性、非孔隙形成、过氧化氢酶阴性和非运动生物体。链球菌属有 20 多种，分类复杂。链球菌的变异群包括 Strep. mitis、Strep. mutans 和 Strep. pneumoniae（肺炎链球菌，以前称为肺炎双球菌）。如果革兰染色呈阳性，则可以用荚膜肿胀实验鉴别肺炎球菌。病毒族链球菌主要是短链呼吸道病原体。它们被表面抗原分为 84 种已知血清型。在实验室里，它们表现出严格的生长，通常需要二氧化碳，在复杂的培养基上复制效果最好。它们被认为会产生毒素，从而增加它们的致病性。这些微生物的首选药物是青霉素，但它们对万古霉素也很敏感。

D 群链球菌（group D streptococcus）属于肠球菌属，包括粪链球菌属、Strep. faecium、Strep. durans 和非肠球菌物种（Strep. bovis 和 Strep. equinus）。Strep. faecalis 和 Strep. faecium 存在于人体胃肠道和粪便中。A 组链球菌（化脓性链球菌）[group A streptococcus（Staph. pyogenes）] 构成了一些最重要的人类病原体，包括急性风湿热和链球菌感染后急性肾小球肾炎的致病菌。实验室研究发现，它们在血琼脂板上产生 β 溶血，菌落周围变色。这些生物体成对或成链生长，革兰阳性，不可动，不成孔，过氧化氢酶阴性。它们是兼性厌氧，营养要求高，通常生长在复合培养基，需要补充血液或血清。它们可能产生细胞外产物，包括溶血素、热原外毒素、链激酶和透明质酸酶。

B 组链球菌（无乳链球菌）[group B streptococcus（Strep. agalactiae）] 是革兰阳性的兼性双球菌，通常易于生长。在血琼脂平板上有一个狭窄的 β 溶血区。它们通常能从孕妇的下消化道或生殖道中分离出来，可在新生儿和成人中产生感染。这些生物体对青霉素、氨苄西林、万古霉素、第一代、第三代和第四代头孢菌素及环丙沙星普遍敏感。

一项 48 例链球菌性眼内炎研究发现，48 例患者均对万古霉素敏感，9 例（19%）对头孢唑林或头孢菌素耐药，16 例（33%）对庆大霉素耐药[10]。

**2. 革兰阳性杆菌 Gram-Positive Bacilli**

（1）芽孢杆菌（Bacillus）：芽孢杆菌属有 13 个以上的成员，其中最广为人知的是炭疽杆菌（B. anthrax）。眼内最常见的病原体是蜡样芽孢杆菌（B. cereus），枯草芽孢杆菌（B. subtilis）也被认为是眼内炎的病因[11]。

芽孢杆菌是革兰阳性或革兰变异体的需氧芽孢杆菌。大小为 $3\mu m \times 0.4\mu m$ 至 $9\mu m \times 2\mu m$。这些生物体以单细胞、链状或双杆菌的形式生长。在自然界中，它们通常存在于腐烂的有机物、灰尘、土壤、蔬菜、水和人类植物群中。蜡样芽孢杆菌是引起食物中毒的一个重要原因，可能因伤口或烧伤感染而引起菌血症。它产生多种细胞外产物，包括抗菌物质、酶和毒素。肠毒素可导致腹泻和呕吐，另外还有两种毒素可能与毒性有关。有些毒素进入眼睛会产生严重的炎症[12]。

实验室的鉴定通常作为一种培养基污染。芽孢杆菌感染的危险因素包括静脉注射药物、镰状细胞病、异物（包括静脉导管）、恶性肿瘤免疫抑制、中性粒细胞减少、皮质类固醇使用和获得性免疫缺陷综合征。芽孢杆菌是目前公认的外伤性眼内炎最常见的病原体[13-17]。

这种感染特别致命，可能在 12～24h 内摧毁眼睛。它在引起眼内炎发热和白细胞增多方面是独一无二的。

万古霉素是抗芽孢杆菌的首选药物，因为 β-内酰胺类抗生素在体外对蜡样芽孢杆菌很少有效。蜡样芽孢杆菌以外的菌株对青霉素、头孢菌素、环丙沙星和庆大霉素敏感。

(2) 白喉棒状杆菌（*Corynebacterium diphtheriae*）：白喉棒状杆菌是一种革兰阳性杆菌，无孔、无囊、无运动和具有多形性。人类是白喉梭菌已知的唯一宿主，通过空气中的呼吸飞沫或直接接触传播。偶尔白喉棒状杆菌寄生在皮肤上。致病的主要原因是产生白喉和皮肤感染的外毒素。青霉素或红霉素是治疗该菌的首选药物。

(3) 单核细胞增多李斯特菌（*Listeria monocytogenes*）：目前已鉴定出 7 种李斯特菌，但只有单核细胞增多性李斯特菌对人类有致病作用。李斯特菌是一种革兰阳性、无孔形成的需氧杆菌，在室温下活动，对菌落生长有溶血作用。在涂片中呈球状。在自然界中，这类有机体存在于土壤、灰尘、动物饲料、水、污水以及动物和人类的族群中。单核细胞增多性李斯特菌可引起多种感染，包括皮炎和结膜炎，但这是一种相当罕见的感染，因此很难估计症状性疾病的患病率。由于其稀有性，目前还没有很好的对照研究确定最有效的药物，但氨苄西林或青霉素是最有可能的药物选择。

(4) 梭菌属（*Clostridium species*）：梭菌属包括所有厌氧革兰阳性芽孢杆菌。共有 60 种已知物种，其中 30 种可以引起临床疾病。这些生物体普遍存在于土壤、腐烂的植被、海洋沉积物及人类、脊椎动物和昆虫的胃肠道中。它们通常是从感染部位分离出的多微生物分离物的一部分。产气荚膜杆菌（*C. perfringens*）是众所周知可以导致气体坏疽的一种罕见的感染。它也可能产生外毒素和食物中毒。青霉素 G 是首选药物，尽管万古霉素是艰难梭菌（*C. difficile*）的合适选择。

(5) 丙酸杆菌（*Propionibacterium*）：丙酸杆菌是革兰阳性或革兰变异体杆菌，通常具有多形性、厌氧性和非多孔性。丙酸杆菌是皮肤菌群的主要组成部分，也存在于口腔、肠道、尿道和阴道的黏膜表面。它们是临床上最常见的革兰阳性、无孔菌分离物。常见于痤疮、人工关节、脑脊液分流、心内膜炎和骨髓炎。它们已被确定为术后慢性肉芽肿性眼内炎的原因，几乎仅见于人工晶状体患者[18-23]。丙酸杆菌几乎一直是临床分离的致病菌。

### 3. 革兰阴性球菌 Gram-Negative Cocci

(1) 奈瑟菌属（*Neisseria*）：奈瑟菌是革兰阴性双球菌。脑膜炎奈瑟菌（*N. meningitidis*）有严格的生长要求，在 35～37℃的潮湿环境中，在二氧化碳下生长最好。根据荚膜多糖已将其分为至少 13 个血清型。脑膜炎奈瑟菌在人的鼻咽中是携带状态。然而，自相矛盾的是，尽管在无症状患者中经常发现，但主要的疾病表现是脑膜炎球菌性脑膜炎和败血症，它们往往在流行病中发生。脑膜炎奈瑟菌和淋病奈瑟菌（*N. gonorrhoeae*）都已被证明会引起眼内炎的罕见情况。这种疾病几乎都是内源性的。

(2) 莫氏杆菌属（*Moraxella*）：莫拉杆菌是奈瑟菌科的革兰阴性球菌。它们以前被称为埃森菲尔德莫拉克双球菌。莫拉杆菌是上呼吸道的正常菌群，也见于皮肤和泌尿生殖道。它们严格意义上是厌氧的，不分解，不运动，在常规培养基上生长。它们在临床上被认为是引起外眼疾病的原因，很少引起全身疾病。*M. lacunata* 的典型感染是慢性角型眼睑结膜炎，发生在罕见的流行病中。*M. liquefaciens* 是 *M. lacunata* 的一个变种，偶尔是引起严重全身疾病的原因。*M. lacunata* 对青霉素几乎是普遍敏感的，但是现在发现了产 β- 内酰胺酶的菌株。

### 4. 革兰阴性杆菌 Gram-Negative Bacilli

(1) 放线杆菌（*Actinobacter*）：放线杆菌是奈瑟菌科的一员，是一种普遍存在的腐生植物。它具有低毒力，通常是医院感染的来源，有时在免疫抑制的宿主中也被发现。

(2) 流感嗜血杆菌（*Haemophilus influenzae*）：流感嗜血杆菌是一种小型的、非孔隙形成的细菌，是一种严格意义上的人体寄生菌。主要见于上呼吸道，也见于结膜和生殖道。分离时需要生长因子，染色时染色不一致。非包膜菌株是鼻咽的正常菌群，但能导致侵袭性疾病，如脑膜炎、化脓性关节炎、会厌炎和菌血症往往是由包埋菌株引起。邻近鼻咽的区域发生中耳炎和结膜炎，则更常由非包合菌株引起。其他嗜血杆菌，如杜克雷嗜血杆菌（*H. ducreyi*）和溶血性嗜血杆菌（*H. hemolyticus*），具有相似的分布和生长特性，但致病性显著降低。治疗脑膜炎的首选药物是氯霉素和氨苄西林联合用药。

(3) 假单胞菌（*Pseudomonas*）：假单胞菌属包括一组在土壤、水和海洋环境中发现的非运动、革兰阴性、严格需氧的有机体。它们是直的或稍微弯曲的杆菌，具有运动性，过氧化氢酶阳性，在很宽的温度范围内生长良好。假单胞菌的无鞭毛生长使其在自然界中广泛分布。它们可能是正常人类菌群的一部分，但主要是由于医院机会性感染而分离出来。根据核糖体 RNA 和 DNA 同源性，分为五大类。假单胞菌引起的疾病的发病机制是复杂的，包括产生细胞外蛋白酶和其他有毒蛋白质，以及产生溶血素、内毒素和外毒素 A。

假单胞菌产生多种临床综合征，包括人工瓣膜和静脉吸毒者的心内膜炎、防御机制受损者的下呼吸道感染、免疫功能受损患者的菌血症、脑膜炎和脑脓肿、角膜溃疡、角膜炎、新生儿眼炎、巩膜脓肿及结膜炎。假单胞菌是革兰阴性眼内炎最常见的病因。大多数眼内炎是由铜绿假单胞菌引起的，但在临床病例中也分离到其他种类[13, 24]。敏感性药物包括氨基糖苷类和头孢他啶[24, 25]。

(4) 肠杆菌科（*Enterobacteriaceae*）：肠杆菌科是一个由大量的革兰阴性、非造孔兼性厌氧菌组成的非均质性家族，它们是人类最重要的病原体之一。它们广泛分布于土壤和植物中，是人和动物胃肠道的殖民者。虽然它们不常见于胃肠道外，但却是医院获得性疾病的主要原因。大肠杆菌是研究得最好的自由生命体。它是引起尿路感染和旅行者腹泻的原因，也是医院获得性菌血症最常见的原因。

克雷伯菌族由四个属组成：克雷伯菌属（*Klebsiella*）、肠杆菌属（*Enterobacter*）、沙雷菌属（*Serratia*）和哈氏菌属（*Hafnia*）。它们都是人类

胃肠道的菌群，在正常宿主中很少与疾病相关。然而，它们是医院感染和机会性感染的主要原因，可以诱发多种临床综合征。

(5) 克雷伯菌（*Klebsiella*）：克雷伯菌属包含三种细菌，包括肺炎克雷伯菌（*K. pneumoniae*）。它们是革兰阴性眼内炎[26]中相对常见的致病菌，对多种抗生素具有典型的耐药性。肠杆菌是很少引起人类疾病的机会性病原体。然而，当它们作为机会性病原体发挥作用时，它们可能对第一代头孢菌素产生抗药性。沙雷菌属（*Serratia spp.*）是 20 世纪 60 年代以来才被认为有能力导致人类疾病的机会性病原体，与其他肠杆菌科细菌相比，它们更容易定植于住院患者的呼吸道和尿道。大多数医院感染是由导尿和尿路及呼吸道器械引起的。这些生物体具有多重耐药性，但通常对阿米卡星敏感。

### 5. 高等细菌 Higher Bacteria

放线菌目（Actinomycetales）有三个主要的病原菌科：分枝杆菌科（Mycobacteriaceae）、放线菌科（Actinomycetaceae）和诺卡菌科（Nocardiaceae）。放线菌包含一个异质群，仅部分定义为微生物的集合。它们是兼性厌氧菌，是原核丝状细菌。这些生物体生长缓慢，呈革兰阳性。它们显示出真正的分枝，并形成菌丝型菌落，菌落的分枝丝生长在一个不明确的中心。然而，繁殖是通过细菌的分裂进行，它们的生长受到抗生素的抑制。

(1) 放线菌（*Actinomyces*）：放线菌属包括衣氏放线菌（*A. israelii*）是人类放线菌病的主要病因。衣氏放线菌在厌氧条件下生长最好，可能在30%～50% 的口腔培养物中分离出来。它的毒性不高，但是一种内源性口腔病原体。放线菌病表现为头部、面部或颈部缓慢生长的皮肤或软组织肿胀。衣氏放线菌对青霉素、头孢唑林、氨苄西林和红霉素及其他抗生素敏感。

(2) 诺卡菌（*Nocardia*）：诺卡菌是一种需氧放线菌，通过分裂成杆状和球状元素进行繁殖，以具有真正分枝的丝状生长为特征。星形诺卡菌（*N. asteroides*）是人类主要致病的病原体。这些有机体在简单的培养基上在不同的温度下生长，但在混合培养基中生长缓慢。呈弱革兰阳性或染色不规则。它们也不耐酸。诺卡菌在自然界中分布广泛。它们

可能是人类的呼吸腐生产物，也可能是从皮肤中分离出来的。大多数人类感染开始于呼吸道。它们最常见于处于虚弱状态的人类或免疫抑制患者，并且感染避开宿主的杀菌机制。在人类，它们产生化脓性坏死和脓肿形成典型的化脓性感染。它们通常因外伤或血行播散而进入眼睛。它们对磺胺类药物、甲氧苄啶–磺胺甲噁唑和米诺四环素有反应。

### （二）真菌 Fungi

真菌通常分为酵母菌（yeast）和霉菌（mold），尽管有些真菌（如念珠菌）可能以两种形式生长。酵母通常是圆形或椭圆形的，通过芽接繁殖。特征酵母菌包括念珠菌（Candida）、新生隐球菌（Cryptococcus neoformans）、皮肤病芽生菌（Blastomyces dermatitidis）和免疫球孢子菌（Blastomyces dermatitidis）。霉菌是由称为菌丝的管状结构组成的。它们通过纵向分枝生长。典型的霉菌包括曲霉菌（Aspergillus）和毛霉菌病（Mucormycosis）的病原体。在宿主中以酵母样形式生长，但在室温下以霉菌的形式生长的有机体称为二型真菌（dimorphic fungi），包括组织胞浆菌荚膜（Histoplasma capsulatum）、芽生菌（Blastomyces）和粗球孢子菌（C. immitis）。大多数真菌通过有丝分裂形成孢子进行无性繁殖，尽管有性繁殖也可能发生。对人类有致病性的真菌通常是不可动的，具有坚硬的细胞壁，细胞壁可以被 Gomori–methenamine 银染色，当有机体存活时，可以被过碘酸希夫染色。只有念珠菌能在革兰染色上看到。真菌细胞壁内有含甾醇的细胞质膜，是多烯大环内酯类抗生素（包括两性霉素 B 和制霉菌素）的作用部位。

#### 1. 念珠菌 Candida

念珠菌主要是一种单细胞生物，小、壁薄、卵圆形，通过出芽繁殖。酵母形态、菌丝和假菌丝均可在临床标本中鉴定，用 10% 氯化钾染色有助于鉴定。在培养基上，它生长为一个光滑的乳白色菌落，通常必须通过生理学而不是形态学手段来鉴定。念珠菌广泛存在于土壤、医院环境、无生命物体、食物中，作为人类的一种共生菌，从病患皮肤、胃肠道、女性生殖器和使用 Foley 导管的患者的尿液中分离得到。念珠菌感染的发生率随着免疫抑制剂的应用、留置导管的使用和静脉注射药物的增加而增加 [27, 28]。念珠菌通常引起眼内炎的典型原因是念珠菌菌血症 [29] 的并发症或眼内手术中使用受污染冲洗液 [30]。它通常对两性霉素、三唑类和 5-氟胞嘧啶有反应 [31]。

#### 2. 曲霉属 Aspergillus spp.

曲霉属在眼内炎中的发现越来越多。曲霉是一种常见的霉菌，种类繁多，最常见的是烟曲霉菌（A. fumigatus）和黄曲霉菌（A. flavus）。曲霉在土壤、腐烂的植被、干草、粪便、堆肥堆、医院空调过滤器和盆栽植物中生长良好，可与空气隔离。静脉注射吸毒者并不罕见地发现有曲霉菌血症，这被认为是由于注射材料在制备过程中受到污染所致。接触曲霉菌几乎是普遍的，但曲霉菌引起的疾病并不常见，这表明宿主因素很重要。

曲霉菌在外伤后会造成角膜溃疡，而眼内炎则在血行播散后出现，特别是在免疫抑制患者或滥用静脉注射药物的患者中。两性霉素是首选药物，有时与 5-氟胞嘧啶结合。软组织侵袭性曲霉菌可能需要手术治疗才能成功根除。

#### 3. 荚膜组织胞浆菌 Histoplasma capsulatum

荚膜组织胞浆菌是一种在土壤中发现的二型真菌，特别是在鸟类和蝙蝠排泄物聚集的地区，包括黑鸟和鸽子的栖息地和鸡舍。蝙蝠和鸽子栖息的老建筑是荚膜梭菌（H. capsulatum）的常见来源。菌丝体由有隔膜的分枝、带孢子的菌丝组成，而酵母体呈椭圆形。繁殖是通过出芽而发生。在活组织中，荚膜梭菌几乎完全存在于巨噬细胞内。它最好用甲胺银染色，但也可以用苏木精和伊红鉴定。感染开始于荚膜梭菌吸入孢子。免疫是以细胞免疫机制为基础的，荚膜梭菌作为一种细胞内寄生物被活化的巨噬细胞杀死。

组织胞浆菌病（histoplasmosis）是美国最常见的人类真菌感染。几乎俄亥俄河谷和密西西比河下游的所有人几乎都受到感染。荚膜梭菌引起两种眼部综合征。假眼组织胞浆菌病综合征包括眼底瘢痕的形态学三联征，包括周边穿凿样孔斑、黄斑盘状瘢痕和视乳头周围瘢痕。这被认为是在血行播散造成早期脉络膜感染后，荚膜梭菌的晚期作用。在这种疾病中还没有被鉴定病原体。与播散性组织胞浆菌病相关的眼内炎在免疫低下的宿主中被描述[32]。两性霉素是活动性疾病的首选药物，但不适用于假眼组织胞浆菌病综合征。

#### 4. 皮炎芽生菌 Blastomyces dermatitidis

皮炎芽生菌是一种二型真菌，在室温下以菌丝体的形式生长，在 37℃下作为酵母生长。这些微生物尚未得到很好的研究，但可能存在于自然界中富含有机碎屑的温暖潮湿土壤中。皮炎芽生菌（B. dermatitidis）通常见于户外活动者和猎人。它被认为进入肺部，随后通过血源性扩散到肺部、皮肤、骨骼和泌尿生殖道传播，产生广泛的脓肉芽肿感染。这是一个相对罕见的眼因炎病因。两性霉素是治疗的首选。

#### （三）蠕虫、原生动物和体外寄生虫 Helminths, Protozoa, and Ectoparasites

原生动物（protozoa）[以弓形体（Toxoplasma gondii）为代表]、蠕虫（helminth）[包括盘尾丝虫（Onchocerca volvulus）、猪带绦虫（Taenia solium）和犬弓蛔虫（Toxocara canis）]和体外寄生虫都会产生可能导致慢性眼内感染的感染。

##### 蠕虫（Helminth）Helminths

蠕虫是大小足够肉眼可见的蠕虫。蠕虫可能是人类疾病中最常见的传染病原体。它们分为三类：①线虫（nematode）或蛔虫（roundworm）；②吸虫（trematode, or flukes）；③绦虫（cestode, or tapeworms）。盘尾丝虫病（onchocerciasis）由卷尾丝虫（O. volvulus）引起，是世界上致盲的主要原因，有 3000 多万人受到影响。盘丝尾虫（Onchocerca）通过叮咬黑蝇传播给人类。然后，幼虫穿过皮肤进入结缔组织，成虫倾向于在结缔组织中聚集成结节。它们在眼睛内产生慢性感染。在前房游走的微丝蚴可通过裂隙灯检查进行鉴别。单剂量伊维菌素可以杀死微丝蚴，但不能杀死成虫。

猪带绦虫（Taenia solium）是一种吸虫，是人类唯一确定的最终宿主。摄取这种有机体可使中间期猪囊尾蚴发育。这种有机体几乎可以侵入身体的任何部位，包括玻璃体腔。其他眼睛重要的蠕虫是犬弓首蛔虫（Toxocara canis）和猫弓首蛔虫（T. cati）。这些生物的主要宿主分别是狗和猫。环境中

有大量的活卵，特别是来自犬弓首蛔虫的活卵。鸡蛋通过直接摄入传播的，对于狗来说，是通过食用受感染的肉传播的。犬弓首蛔虫在儿童产生慢性炎性肉芽肿疾病涉及玻璃体和视网膜[33]。

#### （四）原生动物 Protozoa

弓形体（toxoplasmosis）是最常见的引起眼睛疾病的原生动物[34]。刚地弓形体是一种专性的细胞内原生动物，在自然界中普遍存在，感染所有食草动物、食肉动物和杂食动物。最终的宿主是猫。生肉或生肉的摄入允许组织囊肿进入胃肠道并在那里被分解。然后它们侵入胃肠道壁，并在全身扩散到许多组织。这些有机体在宿主的生命中仍然存活。虽然大多数人没有感染症状，但复发性全葡萄膜炎可能是感染的眼部表现。

#### （五）寄生虫 Ectoparasites

体外寄生虫是生活在宿主皮肤上的有机体，它们从中获得食物。节肢动物门包括双翅或双翅的苍蝇。这些苍蝇的幼虫或蛆可能侵入动物和人类的活组织或坏死组织，产生蝇蛆病（myiasis）。多个双翅目苍蝇被认为能够产生眼蝇蛆病。有人认为，幼虫被植入眼睛，直接钻入巩膜，然后钻入视网膜下。典型的是，它们在整个眼底留下无症状的痕迹，但是一些破坏性眼内炎的病例已经被报道，特别是来自斯堪的纳维亚半岛。

### 三、实验性眼内炎 Experimental Endophthalmitis

眼内炎的实验模型是由革兰阳性菌和革兰阴性菌及真菌建成的，大多数模型被用来评估各种治疗方式。

Meyers Elliott 和 Dethlefs[35] 将产酸克雷伯菌（Klebsiella oxytoca）注入 phakic 兔的玻璃体腔。病理学检查显示 24h 内多形核白细胞广泛侵入眼组织，48h 内光感受器明显退化。在 24h 内可以从眼睛培养出最大数量的有机体，但它们会自发地减少，72h 后没有任何微生物恢复。一旦空腔无菌，病理征象继续增加，这意味着内毒素对持续的组织损伤同样重要。Davey 和同事[36] 将肺炎克雷伯菌和铜绿假单胞菌注射到兔有晶状体眼的玻璃体中，并

注意到细菌生长在 48h 达到高峰，在此之后，生物数量自然下降。玻璃体生化参数的可测量变化似乎不能解释这一现象，作者推测这可能是革兰阴性感染的特征。Meredith 和同事[37]创建了表皮葡萄球菌眼内炎的实验模型。无晶状体兔的玻璃体腔内注射不同数量的有机体，少量的有机体产生轻微的疾病，进展缓慢，一些感染表现出自限性。大量的有机体产生了强度更大的感染，这种感染几乎一致地稳步进行。然而，无论初始接种菌群的体积大小如何，在 96h 后，生物体都无法从玻璃体腔中恢复。这一事实表明，进行性炎症征象与持续主动感染以外的因素有关。其他的表皮葡萄球菌模型在注入玻璃体后的 7 天内，从有晶状体眼中产生了有机体。Peyman[38]用金黄色葡萄球菌在有晶状体兔眼中引起眼内炎，并比较不同的治疗方案，在未经治疗的眼，报告显示与视力丧失相一致的不良结果。

Beyer 等[39]研究了后囊在灵长类中的金黄色葡萄球菌眼内炎发生中的作用。9 只猴子进行了双侧晶状体摘除术，其中 1 只眼进行了大面积的囊膜切开术，另一只眼的晶状体囊膜是完整的。将 $10^5$ 个表皮葡萄球菌接种到前房，72h 后培养玻璃体。只有 1 例囊膜完整眼的培养基呈阳性，但当囊膜切除后，所有 9 例培养物均呈阳性。实验在植入后房型晶状体的情况下重复进行。有完整囊膜和人工晶状体的 10 只眼中，没有一只眼培养阳性，而有囊膜切开和晶状体植入的 40% 的眼培养阳性，另外 20% 的眼显示有玻璃体炎症的组织病理学征象。因此，完整的后囊可以抑制感染从前房扩散到玻璃体腔，这种作用不会因后房型人工晶状体的植入而减弱。

厌氧生物也被用来在兔子身上制造临床疾病。将 1000 株坏死梭杆菌（Fusobacterium necrophorum）注射到有晶状体眼兔的玻璃体腔内，100% 的兔眼发生临床感染。有研究无晶状体兔在有无后房型人工晶状体情况下的痤疮丙酸杆菌（P. acnes）的感染。在前房注入 $10^8$ 株细菌可引起严重感染，而接种 $2.5 \times 10^6$ 可引起临床炎症反应，在 3 天达到高峰，可以持续 24 天。人工晶状体的存在似乎有利于慢性、低度炎症的发展。

## 四、临床表现 Clinical Findings

### （一）术后感染 Postoperative Infection

在大多数临床病例中，大约 2/3 的眼内炎是由术后感染引起的。尽管感染性眼内炎可能发生在任何眼部手术后，但大多数病例发生在白内障摘除术后，而且几乎都是细菌性的。来自单一机构的研究表明，眼内炎的发病率在过去几十年中一直在下降。在 Bascom Palmer 眼科研究所，1984—1994 年的发病率为 0.09%，2000—2004 年下降至 0.04%[40]。研究表明，白内障手术后感染的病原体通常在基因上与患者自身的菌群相同[41, 42]。在 75%～95% 的报告病例中，致病微生物呈革兰阳性。明显的感染性眼内炎有相当比例的病例被证明培养是阴性[2, 3, 43]。

### （二）白内障摘除术 Cataract Extraction

Allen[44]回顾了 1964—1977 年在马萨诸塞州眼耳医院进行的 30 000 例囊内白内障手术，发现眼内炎的发病率为 0.057%。对巴斯科帕尔默眼科研究所（Bascom Palmer Eye Institute）23 625 例白内障囊外摘除术的回顾性分析显示，其发生率为 0.072%，而超声乳化术时代两项研究的最新数据显示，其发生率为 0.03%[45]～0.04%[38, 46, 47]。瑞典[48]和诺威[49]的国家注册分别确定了 0.04% 和 0.11%～0.16% 的比例。来自沙特阿拉伯的一项大型研究显示发病率为 0.08%[50]。

从症状上看，通常患者会在手术后 1～7 天突然感到疼痛加剧。检查显示结膜水肿和液体增多，结膜囊内常有大量黄色渗出物。上睑水肿，可能很难分开眼睑完成彻底检查。角膜呈现不同程度的水肿，色素细胞可能在其后表面积聚。手术伤口可能有裂开的迹象，在晚期，渗出液可以从伤口流出。前房可见大量的闪辉和细胞，前房下方常出现积脓，有时夹杂着一点红血丝。在更极端的情况下，前房充满渗出物，角膜呈白色。当人工晶状体在位时，纤维蛋白膜通常出现在 IOL 的两个表面上。

玻璃体中有大量的细胞碎片，玻璃体中可能有白色物质的局灶性聚集或片状混浊。眼压可低、正常或高。瞳孔常常扩张不良，使间接检眼镜检查困难。视网膜静脉周围炎[51]已被报道为早期症状，但在大多数情况下，视网膜血管可见度较差。病情较重时，玻璃体内可见大面积混浊，可能有红色反射，或仅在玻璃体腔后方出现暗斑。

由表皮葡萄球菌等凝固酶阴性葡萄球菌引起的术后感染，临床起病可以延迟 5 天以上。即使如此，临床症状和体征可能是轻微的，可能很难与非感染性炎症过程区分开来[1, 4, 52, 53]。在眼内炎玻璃体切除术研究（Endophthalmitis Vitrectomy Study，EVS）的确诊病例中，25% 的患者没有出现低眼压或疼痛[54]。在这项研究中，最初出现的一些临床特征与微生物学因素有关。更严重的初步发现提示感染革兰阴性菌、链球菌或葡萄球菌。初步诊断时发现的与革兰阴性和革兰阳性微生物（革兰阳性凝固酶微球菌除外）相关的因素包括角膜浸润、白内障伤口异常、传入性瞳孔缺陷、红光反射消失、最初视力仅为光感、术后 2 天内出现症状。在术前可见视网膜血管的眼中未发现革兰阴性菌，61.9% 的眼不明显或无生长。糖尿病与革兰阳性、凝固酶阴性的高发生率相关，而接受二期人工晶状体植入术的眼与初次白内障手术的眼相比，有革兰阳性感染发生了转换[55, 56]。

迟发性感染可能与解剖因素易感相关，如持续结膜滤过泡或玻璃体条索的存在[57]。慢性低度炎症，最终被证明是一种传染源，可发生在罕见的情况下，被称为慢性术后眼内炎或迟发性眼内炎[19, 58]。这可能继发于凝固酶阴性的革兰阳性菌（如表皮葡萄球菌）[19, 58]，也可以是厌氧菌如丙酸痤疮杆菌感染的结果[18-23]。在回顾白内障摘除术后眼内炎的病例时，发现术中并发症的发生率很高[19-21, 59-61]。术后滤过泡、伤口漏[59] 及玻璃体条索也多见于感染眼[2]。感染也可能是缝合固定白内障伤口或侵入性手术切开后囊后造成的[2, 62]。

白内障手术切口的类型是影响术后感染发生率的重要因素。一项病例对照研究显示，透明角膜切口患眼内炎的风险比巩膜隧道切口高 3 倍[63]。然而，这还没有被新的研究所证实[64, 65]。在另一项研究中，颞侧切口的感染率高于上方切口[66]。二期人工晶状体植入的病例对照研究显示，眼内炎与糖尿病、后房型人工晶状体经巩膜缝线固定、聚丙烯IOL襻、术前眼睑异常、通过先前伤口重新进入眼睛及术后伤口缺损有关[67]。

在 75%～90% 的培养阳性病例中发现革兰阳性菌[3, 55]。最常见的是表皮葡萄球菌，其次是金黄色葡萄球菌和链球菌。革兰阴性菌仅占 EVS 培养阳性病例的 6%[3, 55]。真菌是罕见的，除了流行性疾病，如假丝酵母菌[68] 和淡紫拟青霉菌[69]，其感染被追踪到是受感染的灌注溶液。细菌感染的发生还可追溯到受感染的超声乳化器（假单胞菌）[70] 和感染的黏弹性材料（芽孢杆菌属）。培养阴性的人工晶状体眼内炎占 25%～35%[2, 3, 55, 72]。到目前为止，白内障手术围手术期抗生素的使用还没有标准化的方法。最近的一篇综述文章报道了在减少术后眼内炎的发生率方面，局部使用抗生素并不能起到有效的预防作用[73]。

## （三）角膜移植 Corneal Transplantation

由于角膜移植术后眼内炎很少见到，其特征尚不明确。在三大系列角膜移植中，术后眼内炎的发生率分别为 0.65%、0.11% 和 0.08%[46, 74, 75]。在 1972—2002 年间对 9 万多例患者的回顾中，PKP 后的发病率为 0.38%[76]。Guss 等[74] 研究了 445 例角膜移植病例，证明除 3 例急性病例外，还有 8 例其他病例，其中 6 例发生在角膜移植的溃疡过程之后。迟发性眼内炎也可能是由于缝合脓肿的形成或是由于缝线松动导致细菌进入前房引起[77]。在溃疡过程中，可能由于移植的连续性中断而进入，或者细菌可能通过完整但变薄的角膜侵入。角膜移植术后眼内炎也与玻璃体条索有关。与白内障手术后眼内炎不同的是，该病的发病可能相对无疼痛，且前房反应增强、低眼压和红色反射消失预示着该病的发生。这些病例中通常涉及的细菌为革兰阳性，葡萄球菌和链球菌的代表性相同，真菌和革兰阴性病例最不常见。在 Leveille 等[78] 系列中，四个急性病例中有三个与受污染的供体边缘相关；Guss 等报道的任何病例都没有发现这一点[74]。角膜移植术后预后差，Guss 等报道的 11 例中 9 例有最终视力为光感或无光感。

## （四）青光眼滤过手术 Glaucoma Filtration Surgery

滤过术后发生眼内炎的风险与白内障摘除术后

的风险相似 [5, 46, 79–82]，但这些病例大多发生在原手术后数月至数年。前驱症状眉痛、头痛或眼痛并不少见 [83]。可能有先兆性结膜炎，但疼痛和红肿的突然发作往往构成症状和体征。位于滤泡下方和使用抗纤维化药物增加了后续感染的可能性 [84–86]。在这些病例中，滤过泡可能看起来完好无损，尽管有些可能是 Seidel 阳性 [57, 86]。薄的、无血管的和渗漏的滤过泡似乎更容易感染 [83]。滤过泡内的物质是白色或黄色的，在结膜红斑的映衬下呈现出"红白相间"（white-on-red）的外观。有青光眼引流装置的眼睛也有感染的危险 [81]。从培养阳性的滤过泡感染中分离出的细菌谱与白内障手术后的眼内炎有很大不同，31%～57% 的细菌谱显示链球菌是致病菌 [57, 83, 85, 87–89]。最近的一系列病例研究发现，葡萄球菌和肠球菌引起的感染病例比以前的报道多。白内障术后急性感染中革兰阴性菌也更常见 [89]。在这些病例中，即使采用现代疗法，视觉效果仍然普遍较差。在两个大系列中，50% 的眼最终视力为 20/400 或更好 [88, 89]，部分是由于链球菌感染对预后的影响。

### 平坦部玻璃体切除术 Pars Plana Vitrectomy

玻璃体切除术后眼内炎的发生率与其他眼内手术后相同 [46, 90]。由于玻璃体切除术后正常的疼痛和眼内炎症可能掩盖了这些症状，所以很难做出诊断。诊断的依据是比平常更严重的发现，低眼压的出现通常很快，应该引起特别的关注 [90, 91]。在一例眼内硅油患者中，发现仅限于硅油和视网膜之间的白色物质聚集 [92]。这些病例的细菌谱与其他急性术后感染相似。尽管如此，预后仍然很差，视力保留也很少见。

小切口玻璃体切除术时代的第一个大型多中心研究表明，25G 无缝线玻璃体切除术的眼内炎发生率显著增高（分别为 0.23% 和 0.84%）[93, 94]。从那时起，另外几个大的病例系列研究尚未证实这些发现 [95–98]。优化的切口结构、病例选择的改进和较低的缝合阈值似乎可以将小切口病例眼内炎的发病率降低到标准 20G 病例的水平。

### （五）眼内注射 Intraocular Injection

在平坦部注入眼内气体进行气动性视网膜固

定术的过程中，病原体可能会进入眼内 [99]。近年来眼内注射药物治疗年龄相关性黄斑变性、糖尿病黄斑水肿、视网膜静脉阻塞、巨细胞病毒性视网膜炎和葡萄膜炎的频率显著增加，导致眼内炎的病例增多。报道的玻璃体腔注射后眼内炎的发生率差异很大。最近的一篇综述文章描述了注射眼内炎的发生率从 0.014% 上升到 0.87%。总发病率为 0.051%（50/98 962）[100]。"年龄相关性黄斑变性治疗比较试验"（Comparison of Age-related macular degeneration Treatments Trials，CATT）的研究者最近报道了相似的发病率，为 0.06%（11 509 例中的 11 例）[101]。法国一项大型多中心研究发现发病率为 0.021%（316 576 例中 65 例）[102]。使用的注射技术因研究而异。到目前为止，还没有一个"标准"注射方案的明确共识，即使用无菌巾、手套、外科口罩或局部抗生素。到目前为止，通常只推荐使用聚维酮碘和开眼睑器 [103]。培养物中最常见的是凝固酶阴性葡萄球菌作为致病菌，非典型菌在使用曲安奈德后更为常见 [100]。使用曲安奈德，典型的眼内炎的临床症状可能被抗炎作用所掩盖，并且这种表现可能很难与无感染的假性前房积脓相鉴别，这种假性前房积脓可发生在曲安奈德注射后，为注射材料沉积在前房所致 [104]。

### （六）巩膜扣带术 Scleral Buckling Procedure

巩膜扣带修复视网膜脱离后的感染大多局限于巩膜外植入物。在过去的几年中，这些也可以导致眼内炎，但现在这种情况非常罕见，因为巩膜瓣、透热疗法、聚乙烯植入物只是很少使用。巩膜意外穿孔时，巩膜缝合或引流过程中可能会有病原体进入眼内。由于这些操作会引入泪膜或邻近皮肤和睫毛中的病原体，报道最常见为葡萄球菌。有人认为，和玻璃体切除术后的诊断一样，取决于术后早期疼痛和炎症的表现，这些疼痛和炎症比预期的严重。

#### 1. 斜视手术 Strabismus Surgery

眼内炎是斜视手术中一种罕见但毁灭性的并发症。虽然缝线处的巩膜脓肿可能导致眼内感染，但真正的眼内炎可能总是在缝线意外穿孔后发生。嗜睡、不对称的眼睛发红、眼睑肿胀和发热已被报道为临床症状，但诊断可能是延迟[105]。可能是因为延误诊断很常见，这些眼睛的预后很差[105, 106]。

### 2. 其他 Other

在穿刺术、人工角膜手术[107, 108]，特别是 Stevens-Johnson 综合征[109]、眼部瘢痕性类天疱疮和放射状角膜切开术后也有眼内炎的报道[110-112]。

### （七）外伤性眼内炎 Posttraumatic Endophthalmitis

外伤性眼内炎是仅次于术后病例的第二大类，占大型混合病例系列的 20%～30%[43, 113-116]。穿透伤后眼内炎的发生率为 2%～17%[13, 117]。在农村受伤的人中，30% 的眼被报道感染[13]。有眼内异物的眼感染的风险约是没有异物的眼的 2 倍[118, 119]。外伤性眼内炎的其他独立危险因素包括伤口脏污、晶状体囊破裂、年龄大于 50 岁或伤后出现延迟超过 24h[120]。在培养阳性的开放性眼外伤一期修复时，并不是所有的眼都会发生眼内炎[119, 121]。在一项研究中，具有更高致病性病原体的眼更容易发生临床感染[121]。损伤后感染的发生取决于病原体的毒性，通常伴随着疼痛加剧、眼内炎症、低眼压和玻璃体混浊。与术后眼内炎一样，2/3～3/4 的病例是由革兰阳性菌引起的，10%～15% 是由革兰阴性菌引起的。然而，一个重要的区别是，在最近的系列中，大约 1/4 的感染是由芽孢杆菌引起的，这使得它成为大多数外伤后眼内炎系列中第二常见的病原体。大多数细菌感染与眼内异物有关[13-16, 43, 118, 122, 123]。不幸的是，由芽孢杆菌引起的感染预后特别差，在文献报道的 25 只眼中，只有 2 只眼的最终视力好于数指。真菌感染在一系列外伤性眼内炎中也很重要，占病例的 10%～15%，在土壤污染性损伤中尤其值得怀疑。总的来说，报道的外伤性眼内炎的治疗效果不如术后眼内炎[124]。这很可能是由于毒性微生物引起的病例比例较高，初始损伤对最终视觉结果的影响及创伤后炎症可能导致的诊断延误。尽管最近的系列报道 42%～73% 的术后眼内炎患者的视力为 20/400 或更好，但外伤性眼内炎的类似视力仅为 9%～50%[43, 113, 115, 118, 124, 125]。

### （八）内源性眼内炎 Endogenous Endophthalmitis

内源性眼内炎占混合性眼内炎系列眼内炎的 5%～7%。尽管病例发生在其他健康患者身上，但大多数发生在全身疾病患者身上，包括慢性免疫损害性疾病，如糖尿病或肾脏治疗、免疫抑制性疾病和治疗、静脉注射药物或全身败血症[126-129]。患者可能会出现轻微的视力下降、红肿、疼痛和畏光症状。50% 的患者在首次就诊时未做出初步诊断[126, 128]。双侧发病很常见。当怀疑有内源性眼内炎时，应寻找全身感染灶，血培养常为阳性。由于疾病的系统性影响，通常寻求内科医师或传染病专家的帮助。真菌病因在 50%～62% 的病例中发现[126, 129]，其中念珠菌是一些系列中最常见的分离物，曲霉菌则是其他系列中最常见的分离物[25]。在细菌引起的情况下，革兰阳性和革兰阴性生物体都被鉴定出来，其比例取决于系列的位置[130]。视力结果通常很差[128-130]。更令人担忧的是死亡率，据报道从 5%[116] 到 29% 不等[129]。

## 五、治疗 Therapy

在过去，局部、结膜下、静脉注射和肌内注射抗生素是治疗眼内炎的主要方法。直到 20 世纪 80 年代，玻璃体内抗生素才被接受并被推荐用于细菌感染性疾病[131]。当平坦部玻璃体切除术成为可能时，许多潜在的优势被认识到[132, 133]。既可获得大量用于培养目的的标本，去除受感染的玻璃体后，经典的切口和引流原则首次应用于眼部感染。去除受感染的物质不仅减少了活体细菌的数量，而且还减少了毒素的数量。在感染后预后较好的眼中，混浊的介质被更快地清除，使视觉功能得到更快的恢复。Maylath 和 Leopold[134] 先前已经表明，前房的生物清除比后房的生物清除更有效，玻璃体的去除使玻璃体腔和前房在无晶状体眼中达到沟通。此外，有人认为玻璃体切除可能对抗生素在眼睛内的分布产生有益的影响[132]。

### （一）抗菌治疗 Antimicrobial Therapy

虽然对抗菌治疗的详细考虑超出了本章的范围，但有几个原则值得强调。眼内炎微生物治疗的靶区是玻璃体腔。玻璃体腔治疗是抗菌药物应用的基石，而结膜下和全身抗生素的作用则更具争议。

### 1. 抗菌剂的选择 Choice of Antimicrobial Agent

由于大多数眼内炎表现为急性暴发性感染，最初使用抗生素时通常没有培养结果，无法明确鉴定细菌。因此，最初使用的药物的选择是经验性的。广谱覆盖很重要，选择在一定程度上取决于特定临床环境中预期的微生物。革兰阳性菌在所有类型的急性眼内炎中占优势，但具体的细菌种类和发生频率不同。

引起术后急性眼内炎的微生物通常是患者自身的菌群。葡萄球菌占所有病例的 2/3 以上，但也有革兰阴性菌[3, 55]。在急性外伤性眼内炎中，革兰阳性菌是最常见的，但这包括芽孢杆菌的高发病率。在外伤性眼内炎中，微生物不仅反映了患者的菌群，而且还反映了外伤现场的污染物。革兰阴性感染和混合感染比急性术后病例更常见[11, 13, 16, 118, 106]。在术后迟发性眼内炎中，丙酸痤疮杆菌[19-23, 135]、非病毒性葡萄球菌[19, 58]和真菌[19, 61]是最常见的致病菌。当感染与滤过泡有关时，链球菌在高比例的病例中被鉴定[57, 136]。

治疗细菌性眼内炎理想药物的特点包括五个方面。

第一，杀菌性能。因为眼睛和中枢神经系统一样是免疫豁免部位，所以首选杀菌药物而不是抑菌剂。

第二，覆盖范围广。覆盖范围必须包括革兰阳性菌，尤其是创伤病例中耐甲氧西林葡萄球菌和芽孢杆菌及革兰阴性菌。

第三，玻璃体腔注射后具有良好治疗率（活性 / 毒性）。大多数抗生素在玻璃体腔注射后的毒性尚未得到很好的研究。毒性通常通过组织学研究、电子显微镜研究和视网膜电图测试来确定。大多数抗生素都是在兔体内测试的，由于兔视网膜的相对无血管，因此这是一个有限的模型。由于缺乏灵长类动物的毒性研究，这种相对的无血管性可能导致了对玻璃体内氨基糖苷类药物[137, 138]的血管闭塞潜能的延迟识别。重复注射某些抗生素可能会增加毒性。

第四，静脉注射后治疗率高。由于血 - 眼屏障的存在，大多数抗菌药物在静脉注射后很难穿透玻璃体腔。玻璃体腔内的抗菌水平很少报道达到超过最低抑菌浓度（minimum inhibitory concentration，MIC）的水平，通常在静脉注射或口服后出现在眼内炎[139-146]。与脂溶性化合物相比，亲水性抗生素（包括氨基糖苷类和 β- 内酰胺类抗生素）进入眼睛的可能性较小。另外，对治疗眼内炎常用的抗菌药物，特别是氨基糖苷类和两性霉素，有明显的全身毒性[147]。此外，一些抗生素组合具有良好的覆盖范围（如万古霉素和氨基糖苷类），但它们的毒性在同时使用时是累加性的。

第五，良好的药代动力学特性。眼内炎症会促进某些抗生素的渗透[139, 148-150]。玻璃体切除术可以增强头孢唑林[144]、万古霉素[150]和头孢他啶[148]对眼睛的渗透性。反复静脉给药可能有助于增加静脉给药后对玻璃体腔的渗透性，特别是在发炎和先前已手术的眼[148-150]。在玻璃体腔给药后，抗生素通过前路或后路被清除[151, 152]。氨基糖苷类药物在前路被去除，β- 内酰胺类抗生素在后路被去除。玻璃体切除缩短了动物模型中所有抗菌药物的半衰期[151-153]。晶状体摘除降低了抗生素的半衰期[152]。炎症可能会增加抗菌药物（如头孢唑林）的半衰期[153]，阻断剂（如丙磺舒）也可能增加这些药物的半衰期。庆大霉素和丁胺卡那霉素等前驱排泄药物的半衰期因炎症而缩短[154, 155]。在可能的情况下，首选较高的初始剂量，以使药物在较长时间内保持高于常见病原体的 MIC 水平。已知药物活性也是选择抗生素的一个重要考虑因素。如果给药的浓度相等，则应选择对可疑生物体具有较高活性的药物。

### 2. 给药途径 Route of Administration

眼内注射抗生素是眼内炎的标准治疗方法（框 125-2）。眼内抗菌药物的主要限制是作用时间短。研究的大多数抗生素的药物水平高于普通生物体的最低抑菌浓度（MIC），仅在 36～48 小时内产生眼内炎。毒性也是一个重要问题。注射抗生素可能导致血管关闭（氨基糖苷类）、视网膜损伤[138, 156, 157]

---

**框 125-2　眼内炎玻璃体腔内抗生素的剂量**

1. 万古霉素 1mg/0.1ml
2. 头孢唑林 2.25mg/0.1ml
3. 阿米卡星 0.2～0.4mg/0.1ml
4. 头孢他啶 2mg/0.1ml

在某些严重玻璃体炎症的病例中，应考虑：
- 地塞米松 4mg/0.1ml

在伴有植物性物质的外伤性眼内炎中考虑：
- 两性霉素 B 5μl/0.1ml

---

和视网膜坏死[158, 159]。偶尔会反复注射抗生素，但可能会增加毒性，万古霉素和阿米卡星的联合应用证明了这一点[158, 159]。

除了一些内源性眼内炎外，全身抗生素作为唯一的给药途径被认为基本无效。由于抗生素对眼睛的渗透性差，是否应该使用全身性抗生素存在争议。一项研究表明，仅使用静脉注射抗生素即可治愈由葡萄球菌和其他毒性更强的微生物引起的眼内炎[160]。在 EVS 研究中，静脉注射抗生素联合眼内抗生素治疗的患者的视觉效果并不比单用玻璃体内抗生素治疗的患者好[3]。最近的另一项研究表明，在葡萄球菌的动物模型中，金黄色眼内炎玻璃体腔注射万古霉素和阿米卡星优于静脉注射亚胺培南，联合治疗对玻璃体腔注射没有额外的益处[161]。革兰阳性覆盖的静脉抗生素为阿米卡星，静脉注射后，阿米卡星对玻璃体腔的渗透性很差[162]。其他抗菌药物，如万古霉素和头孢唑林、加替沙星或莫西沙星，显示出更好的渗透性，在某些情况下可能是有益的[144, 146, 148, 163]。

结膜下抗生素，以前推荐用于眼内炎治疗[164]，目前用作术后预防。然而，结膜下注射后玻璃体达到的水平与玻璃体内注射相比微不足道，单独注射时很少达到治疗水平[140, 165]。

建议在玻璃体切除术中作为输液的一部分使用抗生素。这有一个优点，即在手术结束时，比注射到玻璃体腔内更早地开始接触到细菌。尽管存在一些视网膜毒性问题，但建议是将庆大霉素（8mg/ml）注入输液中[166]。因为这大约是 4ml 眼睛注射100mg（25mg/ml）所获得浓度的 1/3，所以峰值剂量和有效作用时间显著减少。

### 3. 抗菌剂 Antimicrobial Agents

眼内炎常用四类抗菌药物：①头孢菌素类（cephalosporins）；②氨基糖苷类（aminoglycosldes）；③氟喹诺酮类（fluoropuinolones）；④抗真菌药物（antifungal agent）。

(1) 头孢菌素类（cephalosporin）：头孢菌素是对细菌细胞壁有活性的合成青霉素。它们具有良好的系统耐受性，玻璃体内注射 2.25mg 头孢唑林是一种相对安全的药物。所有头孢菌素类药物对革兰阳性菌和部分革兰阴性菌均有良好的广谱覆盖，但

第一代药物对肠球菌和耐甲氧西林葡萄球菌的作用较弱。头孢唑林注射液（2.25mg）进入无晶状体眼产生的水平超过 MIC 大约需 48h[153]。反复静脉注射头孢唑林可使炎症性玻璃体切除术后的眼实现渗透，头孢唑林的水平远高于敏感生物体的 MIC[144]。头孢他啶具有良好的脑脊液渗透性和良好的假单胞菌覆盖率，是治疗眼内炎革兰阴性菌的一种很有前途的抗生素。在对 37 株眼内炎革兰阴性菌的研究中，80% 对头孢他啶敏感[25]。初步报告显示，眼内注射后的治疗率很高[167, 168]。

(2) 万古霉素（vancomycin）：万古霉素被推荐为革兰阳性覆盖的首选抗生素[169-171]。在对 246 株人眼内炎革兰阳性菌的研究中，100% 对万古霉素敏感[25]。其覆盖范围为单纯革兰阳性，但其光谱包括所有葡萄球菌、芽孢杆菌和痤疮杆菌。万古霉素的作用机制除了破坏原生质体和抑制 RNA 合成外，还包括抑制细胞壁的组装。万古霉素的眼内治疗率良好，尽管半衰期表明治疗浓度在玻璃体内注射后仅维持 48h 左右[172, 173]。人类感染眼内注射后的玻璃体取样表明，根据初始剂量，潜在治疗水平可能在初次注射后持续 3～4 天[80, 174]。高剂量静脉注射后出现全身毒性，不幸的是，静脉注射氨基糖苷类药物会增加全身毒性。在动物模型中重复给药后，对大多数相关病原体而言，静脉注射后进入炎症眼的玻璃体腔足以超过 MIC，但在单次给药后[150]，人类体内产生不同浓度的 MIC[175]。

(3) 氨基糖苷类（aminoglycoside）：氨基糖苷类化合物的光谱包括革兰阳性和革兰阴性生物体。选择它们是因为它们在眼内炎中的革兰阴性覆盖率。氨基糖苷的作用机制是抑制蛋白质合成。不幸的是，眼内注射后的眼内治疗率是一个问题的根源[135, 138, 156, 157]。庆大霉素治疗后视网膜血管梗死是常见报道[33]，阿米卡星治疗后也有报道[137]。阿米卡星的耐受剂量可能高于庆大霉素，但所有的氨基糖苷类药物在玻璃体腔注射后都会引起视网膜改变[176-178]。在炎症，玻璃体切除的眼内，阿米卡星的半衰期约为 8h[155]。由于初始剂量的限制，这些抗生素的浓度在给药后仅 24～36h 保持在 MIC 以上。由于全身毒性，静脉给药后治疗眼部疾病的治疗率也不理想。作者研究了庆大霉素静脉注射后在

兔[179] 和人眼中的渗透性[180]。单次给药后，兔眼外伤、正常兔眼[162]、各种眼患者眼均达不到治疗水平[180]。

(4) 氟喹诺酮类（fluoroquinolone）：喹诺酮类抗生素是广谱抗生素，具有革兰阳性和革兰阴性覆盖率。它们的作用机制被认为是抑制 DNA 合成。第二代药物是环丙沙星和氧氟沙星，而左氧氟沙星是第三代药物。第四代药物加替沙星和莫西沙星在眼内炎的预防和治疗方面具有重要的潜力。眼内注射环丙沙星治疗率的初步报告表明，低剂量时会发生眼内毒性[181, 182]。氟喹诺酮类药物比其他几种抗生素更容易穿透血眼屏障。环丙沙星经口给药后有合理的渗透性，但许多眼部病原菌对环丙沙星产生了耐药性[25]。经两次口服后，对于许多革兰阳性和革兰阴性病原体，左氧氟沙星在水和玻璃体中的浓度达到 MIC（90）以上，但对铜绿假单胞菌，左氧氟沙星的浓度不超过 MIC（90）[181]。加替沙星和莫西沙星口服两剂后进入玻璃体手术的无炎症眼的研究表明，玻璃体和房水中的血清浓度百分比分别为 26.17% 和 21.01%。对于大多数产生人类疾病的病原体来说，这些水平高于 MIC（90）。包括葡萄球菌、表皮葡萄球菌、链球菌、肺炎链球菌、化脓杆菌、粪肠球菌、奇异变形杆菌、大肠埃希菌和痤疮杆菌等。值得注意的是，两种药物均未达到铜绿假单胞菌的玻璃体 MIC（90），莫西沙星未达到脆弱类杆菌的 MIC（90）[120, 142, 146]。由于目标菌必须发生两种基因改变，才能产生对第四代药物产生耐药性，环丙沙星耐药性的快速发展是可以避免的。

### （二）抗真菌药物 Antifungal Agents

两性霉素（amphotericin）被认为是抗真菌治疗的金标准。其作用机制是与甾醇和真菌胞质膜结合改变膜通透性。眼内治疗率尚未得到很好的研究，但通常推荐的剂量为 5μg/ml[183]。静脉注射后，有明显的全身并发症，包括肾毒性。对眼睛的穿透力也相对较差。眼内注射后，半衰期被报道为 9.1 天。炎症和玻璃体切除进一步降低了半衰期[183]。玻璃体切除联合氟康唑治疗念珠菌性眼内炎疗效确切，不良反应少[31]。氟康唑经口给药后可显著渗透到非炎症眼[184]。伏立康唑是氟康唑的第二代合成衍

生物，是一种三唑类抗真菌药物。它具有广谱的作用，包括曲霉属、念珠菌属和拟青霉属，对许多生物体的 MIC（90）较低。口服给药后，非炎症眼的房水和玻璃体达到潜在的治疗水平[143]。玻璃体腔注射伏立康唑治疗真菌性眼内炎已有报道[185, 186]。

### （三）平坦部玻璃体切除术 Pars Plana Vitrectomy

玻璃体切除术在眼内炎治疗的许多阶段都起着重要作用。作为初始的治疗方法，EVS 结果仅对出现手动或以下视觉症状的急性白内障术后感染进行验证。这项建议不应推广到与滤过泡眼内炎、内源性眼内炎、外伤后眼内炎、甚至慢性或迟发性眼内炎相关的感染，在这些疾病中，其临床情况以及最重要的致病微生物可能不同[187]。除了在许多此类临床环境中用作初始治疗外，对于对初始开发和注射策略（tap-and-inject strategy）无反应的眼，还应考虑玻璃体切除术，并且在未发生自发清除时，可能有必要清除感染治愈的眼中的玻璃体混浊。

#### 1. 白内障术后急性眼内炎 Acute Postoperative Endophthalmitis After Cataract Surgery

在玻璃体切除术发展的早期，急性术后眼内炎的治疗被认为是一个潜在的应用。虽然人们普遍认为，最严重的病例可能会从玻璃体手术中获益，但对于急性感染病例何时进行手术，尚无明确的指示。

EVS 的设计旨在解决玻璃体切除术和眼内抗生素注射治疗白内障术后急性眼内炎的相对有效性问题[3, 188]。在这项研究中，急性术后眼内炎患者被随机分为两种初始治疗策略。抽吸和注射后进行性恶化的患者可以进行玻璃体切除术。作为第二次随机分组，每组患者被分配接受静脉抗生素治疗组和不接受静脉抗生素治疗组。共纳入 420 例有眼内炎临床证据的白内障手术或二期人工晶状体植入术后 6 周内。首次干预 9 个月后进行视力评估[3]。

在这项研究中，30.7% 的眼培养阴性。在 291 例培养阳性病例中，鉴定出的菌株为革兰阳性、凝固酶阴性微球菌 70%，金黄色葡萄球菌 9%，链球菌属 9%，肠球菌属 2.2%，革兰阴性菌占 5.9%。初始视力是决定结果的重要因素。无论是否立即进行

玻璃体切除术，有手动或更好视力的眼在视力结果没有差异。在初始视力为光感的患者中，通过立即玻璃体切除术治疗的眼达到 20/40 或更高视力的频率增加了 3 倍（33% vs. 11%），达到 20/100 或更高视力的概率大约增加了 2 倍（56% vs. 30%），与最初的抽吸和注射策略相比，严重视力丧失的频率减少了 50%（20% vs. 47%）。接受全身性抗生素治疗的眼与未接受抗生素治疗的眼相比，没有显示出改善的结果。因此，本研究建议保留玻璃体切除术作为对有光感视力的眼的初始治疗策略[3]。随后对这些数据的评估表明，糖尿病患者无论视力如何，采取玻璃体切除和抗生素注射的初始策略，就可以获得更好的结果。这项回顾性分析的结论并没有达到统计学上的显著性水平，因此作者提出一个坚定的建议，即手术应该是所有糖尿病患者的初始干预措施[189]。由于小口径玻璃体切除术已成为大多数视网膜外科医师的标准，玻璃体切除术的使用率高于 EVS 推荐的使用率。然而，还没有证据显示其益处增加[190]。

### 2. 外伤性眼内炎 Traumatic Endophthalmitis

外伤性眼内炎约占所有眼内感染病例的 25%。这些病例造成了治疗上的问题，因为损伤的影响和更广泛，更致命的细菌谱，与术后眼内炎相比，创伤感染更多[11, 13-16, 118, 124]。芽孢杆菌通常在涉及农场作物的损伤后被发现，根据损伤的环境，在大约 25% 的病例中，芽孢杆菌可能是致病微生物[13]。创伤后感染率从穿透伤后的 2%～3% 到工业异物的 11%～17%[118, 119] 到农村环境中的 30% 不等[13]。由于损伤的严重程度、感染的严重程度以及这些病例报道的更为不利的结果，建议进行玻璃体切除术[124]。玻璃体切除术可以治疗外伤后残余的眼内效应，如残留的晶状体皮质、玻璃体积血和视网膜裂孔，还可以清除受感染的玻璃体、细菌和毒素。

### 3. 慢性术后眼内炎 Chronic Postoperative Endophthalmitis

术后慢性或迟发性眼内炎的综合征已越来越被认识。这些病例的病原体包括丙酸痤疮杆菌[18, 20-23, 135]、真菌（特别是假丝酵母菌）[19, 69]和非病毒型表皮葡萄球菌[19, 58]。起病时间通常为术后数天至数周，临床表现为慢性、无痛性炎症，通常最初对局部皮质类固醇治疗的抑制有反应。丙酸痤疮杆菌经常会产

生肉芽肿性炎症，通常在手术后 4～8 周开始。其特征表现为晶状体囊上的白色斑块。真菌病例的特异性较差，诊断常采用革兰染色、Giemsa 染色和培养法。在这些情况下，与微生物学部门的合作是很重要的，以便能够采取适当的措施来正确鉴定这些生物体。培养物应至少保存 2 周，尤其是对痤疮杆菌，因为这些有机体生长缓慢。在这些病例中，推荐手术治疗，因为微生物的缓慢生长使得手术切除清除病原体比单纯的眼内抗生素注射更有效。

据认为，对于丙酸痤疮杆菌感染患者，有必要去除晶状体囊上的白色斑块，在某些情况下，可以将晶状体囊膜与人工晶状体一起去除[18, 19, 22]。当只注射眼内抗生素时，高复发率被注意到，即使在取出囊膜的情况下，仍有相当比例的患者疾病出现持续性疾病。全囊膜切除和人工晶状体置换术无论是作为一期干预还是作为二次手术，几乎都能成功地根除感染[18, 19, 22]。复发性炎症和持续性感染并不少见，在初次手术后几周内，无论是丙酸痤疮杆菌还是真菌感染，二次手术通常都是必要的。推荐的抗菌治疗方法包括万古霉素治疗丙酸痤疮杆菌和眼内两性霉素治疗真菌；咪唑类药物，包括酮康唑、氟康唑或伏立康唑可能有益[18, 19, 143]。

### 4. 滤过泡相关眼内炎 Bleb–Associated Endophthalmitis

白内障摘除术后或滤过术后可见到滤过泡相关性眼内炎[18, 57, 83, 89, 136]。它通常在初次手术后很长时间内出现，并在术前出现一段时间刺激征和眼睛发红。典型的最初发现是"红白相间（white on red）"，因为充满炎症物质的白色滤泡在结膜发红中有突出显示。其中 60% 的感染菌是链球菌。一般来说，滤过泡性眼内炎的视力预后较差，因此建议在这些病例中进行玻璃体切除术[57, 136]。然而，在某些情况下，特别是在有晶状体眼，最初的感染可能局限于眼前段 ["滤过泡炎"（blebitis）]，因此全身和强化局部抗生素可以在前房和房水中达到良好的治疗水平，从而在没有玻璃体切除术或玻璃体内注射抗菌药物的情况下治愈病情[191, 192]。

### 5. 内源性眼内炎 Endogenous Endophthalmitis

内源性眼内炎常与严重的全身疾病或静脉注射药物有关。在这些病例中，寻找眼内炎的病因很重要，因为它是继发于其他地方的感染，可能与危

及生命的疾病有关。重复的血液培养和多学科的方法通常有助于确定感染源[126, 128-130, 193]。在某些情况下，如果玻璃体腔没有严重受累，全身治疗可能就足够了。玻璃体切除术的优点是既能为细胞学和微生物学研究获得合理数量的材料，以做出诊断，又能清除致病微生物。静脉注射药物可能穿透眼壁，但当生物体在玻璃体腔内增殖时，更常需要玻璃体切除术。据 Jackson 等的文献综述报道，如果进行玻璃体切除术，保持有用视力和避免摘除或剜除的机会要高出 3 倍[194]。如果强烈怀疑真菌性疾病，大多数作者[43, 132, 195]同意，如果玻璃体明显受累，治疗性玻璃体切除术是首选的治疗方法，尽管系统治疗在早期内源性疾病中可能是足够的。玻璃体切除术也被用于慢性进行性炎症疾病，其最终证明是由真菌引起的，如隐球菌[196]。在这些情况下，适应证是诊断性的，也是治疗性的。

寄生虫病可导致慢性眼内炎，包括急性成分和继发性并发症，如视网膜脱离、玻璃体混浊和白内障。在这些病例中，感染的急性期或活跃期已成为一些作者外科治疗的指征[197]，尽管慢性后遗症是犬弓蛔虫和弓形体相关眼内炎外科治疗的更常见指征。

### 6. 术前评估 Preoperative Evaluation

应当认真而详尽地记录病史。临床细节，如全身感染性疾病、眼部损伤类型或之前的手术，可能会提供重要的线索来确定感染微生物的身份。应特别注意从手术损伤或创伤到出现症状的时间，以及从症状开始后经过的时间。应注意以前的抗生素或皮质类固醇治疗。彻底的眼部检查应包括仔细寻找感染生物体的任何可能进入途径。炎症的影响也应注意：角膜的透明度和厚度、任何手术伤口的情况、前房反应的程度、低眼压、玻璃体的清晰度、视网膜的可见性，以及是否存在红色反射。标准化超声检查可以确定玻璃体的冷凝程度，确定视网膜是否附着，并识别脉络膜水肿[198]。术前 ERG 检查对术后视力有一定的预测价值，但目前还没有明确的定义[116, 198]。

### 7. 外科技术 Surgical Techniques

如果考虑广泛的手术，全身麻醉是首选的，因为对于发炎、疼痛的眼睛很难获得足够的局部麻醉。局部麻醉可用于较短时长的手术，或者如果患者的身体状况允许采用这种方法。

自从采用小切口玻璃体切除术以来，23G、25G 和 27G 经结膜器械在感染性眼内炎的治疗中变得越来越普遍。

外科医师面临的第一个技术问题是放置灌注管。由于介质几乎总是太混浊，外科医师无法看到平面部端口，这种灌注不能用于手术的初期。因为在一个坚固的眼球中更容易切开和放置灌注管，因此通常值得放置一个颞下灌注切口，一旦玻璃体腔中的针尖位置能够被证实，就可以保留在手术的后期使用。

角膜和前房的清晰度及晶状体或人工晶状体的存在将决定灌注套管放置后眼睛的切口。如果前部玻璃体很容易看到，则将两个套管针放置在距角膜缘 3.5mm 处。前房常含有大量的纤维蛋白和积脓。由于角膜总是伴有上皮水肿、皱褶和细胞沉积在后表面的组合，虹膜和中央前玻璃体往往无法充分显示。可以在角膜缘约 9：30 和 2：30 的位置进行初始切口，根据先前手术伤口的情况和滤过泡的存在，根据需要修改位置。液体通过钝针的二次输注注入前房，用玻璃体切割头清除炎性碎片（图 125-1）。

炎性膜通常持续延伸到晶状体或人工晶状体上，并延伸到虹膜表面。当存在人工晶状体时，不必取下人工晶状体，因为这样做可能会增加出血的风险。然而，为了更好地显示后段，炎症的膜应该从其表面去除。可以先用鼓膜切开刀片或其他锋利的针头切开，然后用切割工具或眼内镊子将其取出（图 125-2）。如果术者认为晶状体可以被保留，那么从晶状体的炎性膜移除应该从虹膜开始，靠近瞳孔边缘。通常，由于瞳孔扩张不良和内部结构可视化不良，晶状体必须摘除。最快的方法是通过平坦部切口进行粉碎，尽管年轻、柔软的晶状体通常可以用切割头切除。

严重者角膜和前房可能完全不透明。在这些眼中，可以使用临时性人工角膜，然后进行穿透性角膜成形术。或者，最初的方法可能是移除中央角膜，然后进行开放式玻璃体切除术，尽可能清除玻璃体，然后将供体角膜缝合到位。

在这种情况下，应尽早从眼中取出标本做培

养和染色。由于前房标本通常不能提供阳性培养结果，应注意获得足够的玻璃体标本。在大多数外科手术装置中，可以打开来自器械抽吸－切割头的管道。或者，在玻璃体切割头的出口连接一根非常短的管道（图 125-3），再连接无菌注射器，人工抽吸玻璃体取标本。在开始灌注到眼内以获得未稀释的样品之前，取下约 0.2ml 未稀释玻璃体标本。然后立即将材料送至实验室进行革兰和吉姆萨染色，并在血琼脂、巧克力琼脂、脑－心灌注液、沙氏培养基或肉汤和巯基乙醇酸盐肉汤中进行培养。在将抗生素注入眼内之前，获取样本进行培养是很重要的。

目前玻璃体切除术是治疗眼内炎的主要方式。玻璃体切除最初在玻璃体腔中心进行。浸润较严重的玻璃体小囊有时位于玻璃体基底部附近，在无晶状体眼中，可使用周边巩膜顶压使其进入视野。不

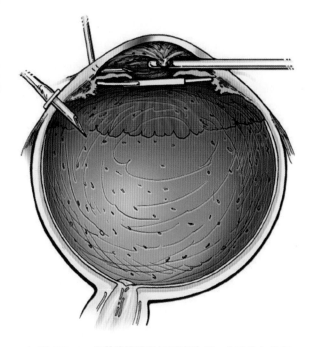

▲ 图 125-1　从前房取出的不透明物质，主动注入前房

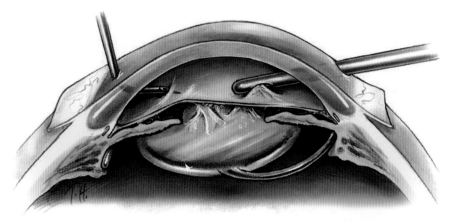

▲ 图 125-2　晶状体和虹膜的纤维蛋白膜升高，以移动进行切割

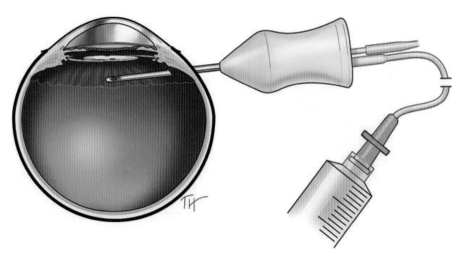

▲ 图 125-3　一个短管连接注射器和玻璃体切割头，以获得未稀释的玻璃体样本

建议尝试对基底区所有浸润的玻璃体进行积极的切除，因为这通常会导致视网膜裂孔。另一方面，玻璃体后脱离的存在允许更彻底的玻璃体切除。如果玻璃体仍然附着，则必须对要切除的玻璃体的量作出判断。玻璃体切割邻近发炎或坏死的视网膜往往会导致视网膜破裂，且很难封孔，并可能导致失败的情况。在有后玻璃体脱离的眼中，可以在后极上看到一个白色的炎性碎片丘。应小心地接近，并可通过切割头轻轻地吸除。如果此炎性病灶被证明是坚固的和附着的，通常可以移除少量病灶，但在大多数情况下，试图移除大部分炎症病灶是不明智的。在某些情况下，这种物质是絮状的，相当于一个无组织的脓肿，这可以用真空技术轻轻吸干（图 125-4 ）。

如果能见度太低，以致中心区后面的玻璃体无法充分界定，应反复尝试清除前房。晶状体后表面也可能有膜，这些膜应该被去除。如果不能获得清晰的视野，最好停止手术，因为在视野不清晰的情况下进行后部玻璃体切除手术，有损伤视网膜的风险。

手术结束关闭所有切口并注射眼内抗生素来完成。结膜切口闭合后，常注射结膜下抗生素。

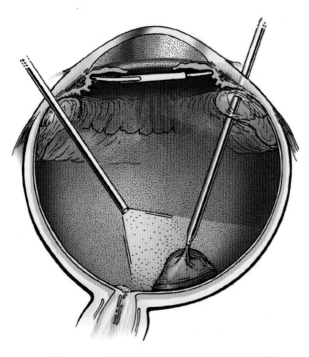

▲ 图 125-4　用真空抽吸来清除黄斑区的"积脓"

术中的主要并发症是出血和视网膜脱离。前部出血可发生在手术伤口、虹膜根部或虹膜表面。这些可以通过升高眼压来控制，通常是通过提高输液瓶的高度来控制。可见的眼内出血可以通过眼内透热电凝来止血。视网膜裂孔是一个主要问题。如果裂孔处没有玻璃体牵引，可以用氩激光或冷冻治疗。后部裂孔可以单独用气体填充治疗，但这会影响眼内抗生素注射。如果出现前部裂孔，应考虑巩膜扣带手术。如果玻璃体仍然附着在裂孔上，可以尝试将其切除，但这样的操作可能会导致进一步撕裂。如果发生这种情况，则必须加做巩膜外加压。脉络膜出血可能是毁灭性的，可能破坏眼睛。避免这种并发症的最佳方法是在整个手术过程中保持眼压的恒定，防止眼压过低。如果脉络膜出血确实发生，眼压应立即升高到较高水平，以试图关闭出血血管。

偶尔也会遇到原手术伤口破裂的情况。可能有必要用扩大的切口来重新缝合伤口。尽管使用了经结膜玻璃体切除术，许多外科医师仍然选择在眼内炎病例结束时常规缝合所有巩膜切口。

### 8. 术后管理 Postoperative Management

如果治疗进展顺利，患者通常在术后第 1 天就有明显的眼部疼痛改善。尽管如此，一些形式的止痛药，包括麻醉药，往往是必要的。这种疾病的解决可以部分地通过疼痛的逐渐减轻来监测。

手术时在玻璃体内注射抗生素，24～48h 内维持高水平治疗。在细菌性疾病中，重复玻璃体腔注射的必要性尚不确定；在大多数玻璃体腔注射后，在 24～36h 内，杀菌水平超过最低杀菌水平。医院药房也可以配制高浓度的滴剂，每天 4 次至每小时一次，它们可能有增强作用，但可能不会显著增加眼内浓度。不是所有的感染都能通过单剂量注射抗生素治愈 [3, 199-205]。如果炎症似乎恶化或反应不如预期，特别是如果它与持续性疼痛有关，医师应怀疑感染过程仍然活跃。链球菌和革兰阴性菌的怀疑指数最高，革兰阳性凝固酶阴性的微球菌通常对初始治疗有反应。应考虑根据培养结果选择重复抽吸和注射抗生素，如果培养基明显不透明，或如果最初的治疗只是注射抗生素，则可考虑玻璃体切除术，特别是如果在最初的手术中大部分玻璃体未被切除。如果最初培养的敏感性表明该生物体对最初注射的抗生素有耐药性，强烈建议注射适当的抗生素。在 EVS 中，8% 的眼接受了早期的二次干预[3]。

静脉注射氨基糖苷类药物并不能有效改善预后，但在某些情况下，可以考虑静脉用药后能更好地渗透到玻璃体腔的其他抗菌药物。万古霉素[150]、头孢他啶[146, 148]、头孢唑林[143, 148]或氟喹诺酮[142, 146, 150]在需要比玻璃体腔注射提供的 24～48h 更长的抗菌效果时可能有用。

眼内炎患者常进行第二次手术。在 EVS 中，35% 的眼需要进行二次手术[3, 148]。即使眼睛在炎症症状方面反应良好，玻璃体腔内的混浊也可能继续干扰视力。如果外科医师不能通过间接检眼镜确定视网膜是否保持附着，则应定期用超声波监测视网膜状态。一旦眼睛安静下来，可以通过再次玻璃体切除术，作为一种选择性手术来清除玻璃体的混浊。

### 9. 炎症控制 Control of Inflammation

除了从眼睛中清除活生物体和玻璃体腔清除病灶外，控制眼内炎症是一个重要的治疗目标。即使微生物不再存活，炎症也会增加。长期以来，皮质类固醇的使用被认为是这一目标的重要手段。手术结束时的结膜下给药可在手术后的 1h 内达到眼内药物水平，但尚未在临床或动物试验中进行严格测试。局部皮质类固醇通常在手术或玻璃体穿刺和抗生素注射后频繁给予。

通常选择通过其他途径给予皮质类固醇作为治疗计划的一部分。EVS 中的所有患者均接受全身泼尼松 30mg，每日两次，持续 5～10 天[3]。在治疗表皮葡萄球菌性眼内炎的动物模型中，系统地给予皮质类固醇可以独立于手术的效果而减轻炎症[206, 207]。Peyman 等[208-210]在眼内炎动物模型治疗中首次提出眼内注射皮质类固醇治疗眼内炎。在一个表皮葡萄球菌性眼内炎兔眼模型中，Meredith 等[207]显示了眼内注射皮质类固醇的有益效果，相当于但不优于全身注射。Meredith 等治疗类似模型的组织病理学研究[211]也证明了眼内注射皮质类固醇的有益效果。在金黄色葡萄球菌眼内炎模型的玻璃体切除术和眼内抗生素注射后给予眼内皮质

类固醇。然而，炎症评分、角膜混浊和发展为视网膜坏死的眼睛数量增加[200]。这些结果提示在眼内使用皮质类固醇时要谨慎，因为并非所有的眼内炎都会产生有益的效果。有许多前瞻性的、随机性的[212-214]和回顾性的[215, 216]研究系列，显示玻璃体腔注射地塞米松后早期眼内炎症减轻，但与对照组相比，对视觉结果似乎没有持久的益处。然而，一项回顾性研究发现，接受玻璃体腔内皮质类固醇治疗的患者视力 3 行改善的可能性显著降低[215]。

### 10. 并发症 Complications

角膜在术后早期常有水肿。如果内皮细胞没有受到严重损伤，上皮水肿通常在第 1 周内消失，基质水肿也会慢慢消失。持续性上皮缺损偶尔可见，经常使用局部药物会影响其愈合。色素细胞可能在角膜后表面停留数月。如果上皮水肿无法清除，眼睛似乎可以挽救，则可以考虑进行角膜移植。

术后眼压可升高或降低。高压通常对药物治疗有反应，并随着炎症过程的缓解而改善。持续性低眼压不仅导致角膜清洁不良，而且通常与持续性炎症和进行性恶化过程有关，即使在无菌玻璃体腔存在的情况下，也应引起伤口渗漏的怀疑。超声检查可能显示脉络膜脱离，目前唯一可行的治疗方法是积极尝试从医学上控制炎症过程。

术后炎性征象（通常比细胞炎性症状更严重）可以持续数周，尤其是在最初病情严重的情况下。即使在成功的玻璃体切除术后，诸如革兰阴性感染中的内毒素和革兰阳性感染中的外毒素等细菌产物也可能持续存在，导致在充分的玻璃体切除术后 24h 玻璃体腔纤维蛋白和细胞的复发。如果没有缓慢而稳定的改善迹象，最终的结果几乎都很差，眼球痨是通常的结果。

如果保留晶状体，白内障也可能在术后发生。白内障摘除术也可以在眼睛安静时进行。如果超声或临床检查显示有明显的玻璃体混浊与晶状体改变有关，在相同的手术过程中，可以使用平坦部入路来破碎晶状体和去除玻璃体混浊。

视网膜脱离是眼内炎玻璃体切除术的一个严重的并发症。EVS 中视网膜脱离的发生率为 8.3%[217]。手术时发生的撕裂如前所述进行处理。未被识别的

术中撕裂，如进入部位的撕裂，可能在术后不久导致脱离。坏死的视网膜也可能破裂，造成萎缩性视网膜破裂。标准的扣带手术在许多情况下可能会有帮助，但由于角膜混浊、瞳孔扩张不良、介质持续混浊、人工晶状体表面混浊或玻璃体基底混浊等原因，这些手术可能难以清楚地看到眼底。这些视网膜脱离有时可以成功地修复，但据报道，它们是大多数手术失败的主要原因[218]。EVS 中 78% 的病例获得解剖成功，但脱离的发生与较差的视力结果相关。增殖性玻璃体视网膜病变是视网膜脱离的主要危险因素，交感性眼炎也有报道[32]。

尽管解剖成功，但有些眼睛视力很差。视力不良与视网膜电图异常之间存在着粗略的相关性，表明这些眼的视网膜受到了广泛的损害[116]。

术后小部分术中注射氨基糖苷类药物的眼睛出现黄斑区变白，并伴有视网膜后极出血。荧光素血管造影显示供应黄斑的毛细血管和小动脉关闭，视力通常较差[138, 156]。对实验性注射庆大霉素的灵长类动物出现的类似损伤的组织学检查显示神经纤维层广泛破坏[176]。

### （四）结果 Results

术后眼内炎的治疗效果在 20 世纪 80 年代开始显著改善，改善的因素包括：①毒性较低的微生物引起的眼内炎发病率较高[3, 5, 219]；②早期诊断和治疗；③玻璃体腔内抗生素治疗得到广泛接受；④玻璃体切除术的应用；⑤用皮质类固醇控制炎症。

此时，术后眼内炎治疗后的视觉效果优于其他形式的眼内炎。在 EVS 治疗干预 9 个月后，53%的患者视力达到 20/40 或以上，74% 达到 20/100 或以上，15% 的患者视力等于或低于 5/200，5% 的眼无光感。玻璃体切除术组患者在 3 个月的随访中透明介质的患者比例显著增加（86% vs. 75%）[3, 5]。根据感染微生物的不同，结果有显著差异。最终视力达到 20/100 或以上的比例如下：革兰阳性、凝固酶阴性微球菌，84%；革兰阴性菌，14%；葡萄球菌、金黄色葡萄球菌，50%；链球菌，30%；肠球菌，14%。革兰染色阳性和感染除革兰阳性凝固酶阴性微球菌以外的细菌均与更差的预后显著相关[3, 55]。

眼内炎治疗结果的具体因素在其他系列中很难分析，因为总是涉及许多变量。大多数系列报道了多种病因，包括术后、外伤和内源性。外伤性眼内炎、疱疹相关感染和许多内源性病例的预后一般不如术后病例好。手术适应证、手术时机、抗生素使用、抗生素使用剂量及途径、皮质类固醇治疗等各不相同。定义成功的标准因报告而异。然而，似乎 20/200 的治疗后视力已经成为一个共同的标准。

已经提出了许多预后因素，其中最重要的可能是感染生物体的毒力，如 EVS 所示。当表皮葡萄球菌培养呈阴性时，眼睛达到 20/400 视力的比例相对较高（53%～94%）[1-4, 7, 55, 72, 125, 220]，或者痤疮杆菌或真菌是感染的致病菌（65%～91%）[2, 10, 26, 116, 136]。在由革兰阴性菌和链球菌引起的眼内炎中，40%～50% 的病例视力为 20/400 或更好。当铜绿假单胞菌或芽孢杆菌为感染微生物时，有效视力的挽救几乎从未报道过[14, 15, 24, 113]。据报道，在一组病例中，症状出现后 36h 以上的延迟治疗与视力不良有关，而在进行玻璃体切除术的眼中，症状出现后 24h 以上的延迟治疗与其他病例的视力不良有关[123, 221]。在动物实验中，假单胞菌性眼内炎模型在细菌注射后 24h 内使用抗生素产生了玻璃体腔的灭菌作用，而随后的注射则没有[201]。

最初表现的视力也与预后相关。在一个系列中，光感的初始视力很少提高到 20/400 或更高的视力（21% 的病例），而 87% 的最初视力为 20/400 或更高的病例在治疗后有这样的视力。在 EVS 中，33% 的眼在接受即时玻璃体切除术治疗时，其最初的光感视力达到 20/40[3]。与其他眼部疾病相关的病例，如外伤和增生性玻璃体视网膜病变，术后视力达 20/400 的概率较低[113]。

## 六、未来方向 Future Directions

在未来，改进抗生素治疗无疑将在改善疗效方面发挥作用。定义更好的广谱覆盖药物，以及在全身给药后通过提高对发炎术后眼的渗透性来识别抗菌药物是重要的目标。进一步研究新抗生素的眼部毒性也将有助于选择治疗率更好的药物用于眼内注射。玻璃体腔给药应通过设计连续给药或更好的无创给药系统来进一步改进。回注的必要性、各种抗生素回注的潜在毒性、回注时机的选择也有待进一步研究。

玻璃体切除术的进展，如最近描述的在盐水中添加 0.025% 聚维酮碘，可能有助于进一步减少手术期间的细菌负荷[222]。

此外，新的分子诊断方法的发明可以提高标准微生物培养的结果，并允许更快地调整抗菌治疗[223]。

改善感染引起的炎症控制对改善视力至关重要。这将包括进一步了解皮质类固醇在眼内炎治疗中的作用，并确定最佳给药途径。减少眼内炎症的其他方法，特别是芽孢杆菌和假单胞菌感染，必须设计出来，可能包括重复手术或冲洗。阻塞介导眼内损伤的毒素可能在临床上发展[203]。最后，快速诊断系统，允许立即鉴定细菌和更具针对性的抗菌治疗应进一步提高疗效。

## 七、结论 Conclusion

眼内炎是眼内手术和穿透性眼外伤的严重并发症，尽管近年来在诊断和治疗方面取得了进展。2/3 的病例发生在术后，20%～25% 发生在穿透伤后。革兰阳性菌在发病率中占主导地位，通常比革兰阴性菌感染葡萄球菌的情况要好。表皮葡萄球菌比葡萄球菌预后好。真菌性眼内炎占所有病例的5%～10%。

眼内抗生素是治疗眼内炎的主要药物，因为当使用其他途径时，由于血－视网膜屏障，抗生素很难渗透到玻璃体腔。抗生素有时被注射到玻璃体腔作为唯一的玻璃体腔内治疗，而在其他情况下，它们与玻璃体切除术相结合。

玻璃体切除术具有清除细菌及其毒素和清除眼内介质的优点，使视力恢复更快。眼内去除感染病原体更快更可靠。大多数作者推荐玻璃体切除术作为真菌感染和继发性结构改变（如玻璃体混浊）的初始治疗，这些改变发生在慢性感染（如犬弓蛔虫）之后。大多数作者推荐玻璃体切除术治疗痤疮感染和外伤性眼内炎。在细菌感染中，对于最严重的感染，建议立即行玻璃体切除术，包括滤过泡等临床状况，众所周知，滤过泡是致病微生物的高发区。玻璃体切除术后眼内注射抗生素。虽然感染的严重程度很难准确定义，但一些作者通过立即玻璃体切除术来治疗轻到中度感染，但其他人建议先注射眼内抗生素，只有在病情恶化时再行玻璃体切除术。EVS 显示，与玻璃体穿刺和注射抗生素的策略相比，只有光感的视力是立即玻璃体切除术的适应证，因为这些眼的结果有所改善。

眼内炎的治疗结果在过去 10 年里有所改善。在培养结果阴性和表皮葡萄球菌和一些真菌感染的病例中，通常可以获得合理的视力恢复。感染葡萄球菌的眼比例较小。金黄色葡萄球菌甚至更少的革兰阴性菌随着动态视力恢复的情况下存活下来。外伤后感染的预后比白内障摘除术后差，术后感染玻璃体切除术眼和有滤过泡的眼预后差。从感染开始到治疗开始的时间长短，及不同菌株之间的毒力差异是影响结果的其他重要因素。

# 第126章

# 葡萄膜炎的诊断和治疗性玻璃体切除术
## Diagnostic and Therapeutic Vitrectomy for Uveitis

Hyeong Gon Yu　Tae Wan Kim　著

## 一、概述 Introduction

葡萄膜炎是一种眼内炎症，可影响视力，并可能导致法定失明。葡萄膜炎根据其潜在的致病机制可分为自身免疫性葡萄膜炎、传染性葡萄膜炎和恶性葡萄膜炎。不同类型葡萄膜炎的诊断主要是根据患者的病史和临床表现，而不是实验室检查结果[1]。患者的病史、葡萄膜炎的病程、眼部受累的典型表现及治疗反应对诊断也很重要。无论病因如何，准确的诊断和适当的药物治疗对于积极的视觉效果至关重要。诊断性玻璃体切除术有助于鉴别葡萄膜炎的不同病因。例如，很少有肿瘤学家同意在没有足够活检结果的情况下治疗一个假定的眼内淋巴瘤患者。然而，由于获取和操作眼部标本的困难，活检标本的组织病理学诊断并不常见。

玻璃体占眼球体积的绝大部分，是一种有价值的准确诊断工具，考虑到标本体积的要求，玻璃体标本的评估比房水标本更具价值[2]。此外，玻璃体切除术有助于葡萄膜炎患者玻璃体视网膜并发症的处理。本章分为诊断性和治疗性玻璃体切除两部分，介绍葡萄膜炎的手术适应证、治疗原则和技术，还讨论了实验室技术的新进展。

## 二、诊断性玻璃体切除术 Diagnostic Vitrectomy

### （一）适应证 Indications

玻璃体细胞学检查的有效性已被充分证明。然而，由于玻璃体切除术相关眼部并发症的风险增加，诊断性玻璃体切除术通常是最后的诊断选择。近年来，小切口玻璃体切除术和广角视野系统等手术技术的发展扩大了诊断性玻璃体切除术的应用范围。诊断性玻璃体切除术是指当葡萄膜炎的病程或表征不是自身免疫性疾病的典型表现，并且怀疑有感染物或恶性疾病时，可以考虑诊断性玻璃体切除术。诊断性玻璃体切除术通常适用于进展迅速、无创检查结果不明确的疾病。如果疾病未能以预期的方式对治疗作出反应，医师应重新考虑最初的诊断，在这种情况下，需要考虑其他诊断。诊断性玻璃体切除的适应证见框 126-1。由于要考虑多种病因，一般建议进行多种检测，如培养、细胞学和聚合酶链反应，因此临床医师应尽可能多地采集玻璃体样本。

### （二）外科原理与技术 Surgical Principles and Techniques

#### 1. 术前准备 Preoperative Preparation

应评估患者的并发疾病，包括全身感染、原发性中枢神经系统淋巴瘤或全身淋巴瘤 / 白血病。由于眼外淋巴瘤有时诊断晚，应谨慎对患者进行系统评价。序贯性眼外淋巴瘤（sequential extraocular lymphoma）被认为对眼内淋巴瘤的诊断具有最高的特异性。

在与患者讨论手术的必要性及其对视力有威胁的并发症（如视网膜裂孔或脱离、白内障形成、增生性玻璃体视网膜病变或术后眼内炎）的可能性后，诊断性玻璃体切除术应获得知情同意。手术和实验

---

**框 126-1 诊断性玻璃体切除术的适应证**

**感染性葡萄膜炎**
- 眼内炎 [3]：细菌，真菌、寄生虫或病毒
  - 外伤性眼内炎包括眼内异物
  - 术后眼内炎
  - 内源性眼内炎
  - 无菌性眼内炎
- 玻璃体炎
- 视网膜炎
- 脉络膜炎
- 视网膜血管炎

**非感染性葡萄膜炎**
- 自身免疫性葡萄膜炎 [4]
- 原发性眼内淋巴瘤 [5]
- 癌转移 [6] 包括白血病浸润
- 脉络膜黑色素瘤 [7]

---

室技术的进步扩大了玻璃体切除术的适应证。眼内液体或玻璃体样本的实验室检查应根据术前初步诊断进行调整。此外，玻璃体样本的正确运输、辅助检查的明智选择、有经验的病理学家的解释及临床医师和病理学家之间的术前沟通对于提高诊断率至关重要。

从技术角度来看，与单纯抽吸相比，用玻璃体切割似乎不会导致更多的细胞变性。玻璃体穿刺可以在局麻下在门诊部进行，但通常认为三切口玻璃体切除术是标准的手术。与传统的 20G 玻璃体切除术相比，进一步的研究还没有确定使用 23G、25G 或 27G 无缝线玻璃体切除术是否影响诊断率。一般认为小切口玻璃体切除术不会影响细胞完整性。已知 20G、23G 或 25G 玻璃体切除术可获得足够数量的玻璃体样本，并能很好地保存细胞学评估所需的细胞完整性 [5, 8-11]。最近，27G 切割机已经被引进，可能为诊断性玻璃体切除术提供另一种选择，尽管这项技术需要进一步的临床研究。一些作者主张较低的切割率和较高的占空比，因为较大的和更完整的玻璃体块可能有更高的诊断率 [12]。细胞活力在 600cpm 时开始下降，在高切割率时最低 [13]。然而，与传统的采样技术相比，这些设置还没有被证明更有优势 [14]。由于玻璃体样本量有限，临床医生应了解微生物和恶性肿瘤检查的最低样本要求，并确保相应地采集足量的玻璃体样本。

#### 2. 玻璃体取样 Vitreous Sampling

尽管玻璃体切除系统技术的进步，玻璃体的充分取样仍然是一个挑战。玻璃体活检可以是玻璃体穿刺或诊断性玻璃体切除术。玻璃体穿刺在门诊部局麻下进行。结膜下注射 0.1ml2% 利多卡因可在进入玻璃体腔的部位进行。在手术显微镜下，将 23～25G 的针头插入玻璃体腔内。空注射器取出眼内的玻璃体。停止抽吸后，通常将等量的抗生素或平衡盐溶液（BSS）注入玻璃体腔内。通过玻璃体穿刺获得玻璃体样本更容易，但获得的样本量较小，且假阴性率较高 [15, 16]。

相比之下，三切口玻璃体切除术能使手术者在直接可视化获得活跃病变区域（如玻璃体混浊或真菌球）的玻璃体样本。这也可以用单切口技术进行 [17]，但由于单切口玻璃体切除术没有直接的可

视化，其应用可能诊断率较低。通过三切口玻璃体切除术获得玻璃体样本比较困难，应该在手术室进行，但与玻璃体穿刺相比，所取得的玻璃体样本材料量通常是足够的，可以有更高的诊断率。但由于诊断性玻璃体切除术的目的是获得最大可耐受量的未稀释组织，从中进行诊断，少量采集的炎性细胞较少且样本制备不充分可降低诊断率。

三切口平坦部玻璃体切除术的标准技术是将切割头保持在玻璃体内。未稀释的玻璃体用直接连接到玻璃体切割头的 3ml 或 5ml 注射器通过抽吸管进行收集。当操作人员看到玻璃体腔内的病变区域时，该注射器由助手手动进行抽吸。操作者可以用手指或棉签压迫眼球，防止眼球塌陷（图 126-1）。当眼球明显变软时，开始灌注输液[18]。根据我们的经验，使用这种技术可以安全地获得高达 1.5ml 的未稀释玻璃体。其他技术，如使用连续空气或全氟化碳液体输注，可以在不压迫眼球的情况下产生大量未稀释的玻璃体。空气替代了从眼球中取出的玻璃体，这可以产生体积 0.6~1.5ml 的玻璃体样本[12]。全氟化碳灌注下玻璃体切除术，在玻璃体抽吸过程中用 PFCL 代替 BSS，可作为预防脉络膜上

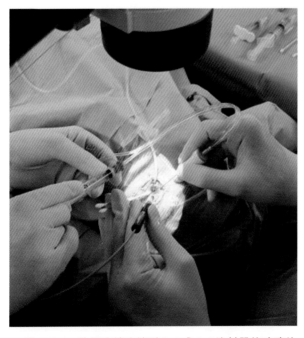

▲ 图 126-1　使用直接连接到 3ml 或 5ml 注射器的玻璃体切割头获得未稀释的玻璃体样本。在标准的三切口玻璃体切除术中，助手用注射器手动获取玻璃体抽吸样本，而操作员用棉签按压眼球。关闭灌注输液，直到眼球明显变软

腔出血等低眼压并发症的良好选择[19]。使用该技术，平均可获得 2.24ml 未稀释的玻璃体。然而，除了全氟化碳的高成本外，一个主要的缺点是使用这种技术获得的样品需要冷冻以完全除去全氟化碳。

然后，未稀释的玻璃体样本通常用巴氏（Papanicolaou，Pap）或苏木精 - 伊红染色、病毒培养或免疫组化染色进行细胞学分析。将未稀释样品的上清液送去进行细胞因子分析和抗体水平测定。稀释的玻璃体冲洗液通常用于革兰染色、DNA 基因重排、流式细胞术、PCR 检测研究，并过滤细菌和真菌培养物。细胞学分析也可以在病理实验室用离心后稀释的标本进行。玻璃体细胞和细菌或真菌培养物在室温下运输。

### （三）玻璃体样品的处理和制备 Handling and Preparation of Vitreous Samples

仔细处理为诊断目的而获得的眼部标本至关重要。提前计划并将待处理程序通知实验室有助于确保正确处理样本。此外，必须与微生物实验室协调诊断性玻璃体切除术，以便将样本置于适当的培养基中，处理错误可能导致假阴性。应注意充分制备微生物培养基、准确的细胞培养程序和分子分析。一些作者建议在含有 RPMI-1640 培养基的试管中采集玻璃体样本，以提高玻璃体液对眼内淋巴瘤的细胞学诊断水平[20]。

当怀疑有感染原因时，强烈建议立即取样并将玻璃体样本转移到带螺帽的无菌密闭试管中培养病原体。为了最大限度地提高病原体检测的机会，建议同时获得房水。考虑到标本体积通常不足以在各种培养基中培养，应根据初步诊断选择合适的培养基。

根据不同的报道，玻璃体切除术的诊断率的总体范围很广。一般来说，可以对玻璃体样本进行的测试数量取决于样本取材的数量。此外，患者选择、手术技术和玻璃体标本分析可能是导致这种变化的因素。理想情况下，从眼内采集的未稀释玻璃体标本应立即进行细胞学分析和微生物学培养。细胞因子、趋化因子和流式细胞术分析也可以使用获得的房水进行。然而，重要的是要认识到，阴性的细胞学诊断或微生物培养阴性不能证明没有恶性肿

瘤或感染。如果怀疑有病毒感染，则建议进行 PCR 分析，因为流入玻璃体腔的微生物数量很少，而且病毒培养往往很可能失败，例如，已鉴定出葡萄膜炎患者玻璃体中的人类疱疹病毒的 PCR 阳性检测 [21, 22]。

### （四）视网膜或脉络膜活检 Retinal or Choroidal Biopsy

如果玻璃体活检不能做出诊断，根据病变部位和对治疗的反应，可考虑对受累眼进行脉络膜视网膜活检。脉络膜视网膜活检增加了获得正确诊断的可能性。当炎症过程主要局限于感觉性视网膜或视网膜色素上皮时，考虑视网膜或脉络膜活检（见第 127 章，玻璃体、视网膜和脉络膜活检）。在这种情况下，如果疾病只涉及视网膜或脉络膜，病原体可能不会溢出到玻璃体。例如，很难从玻璃体培养出来的巨细胞病毒，可以从视网膜培养出来，也可以在视网膜的电子显微镜检查中看到。

视网膜内活组织检查有助于诊断结核、结节病和淋巴瘤 [23]。准确的活组织检查结果将导致疑似感染性或恶性葡萄膜炎的特殊治疗。脉络膜视网膜活检的组织学检查比玻璃体标本的细胞学检查具有一些优势。在活体组织检查中，更多的材料可用于免疫组织化学，这允许对病变的病理进行更精确的分类和鉴别。尽管有这些优点，但考虑到可能伴随着手术过程的严重的并发症，脉络膜和视网膜活检是作为最后的手段。

视网膜或脉络膜活检可在球后阻滞或表面麻醉下进行。标准的三切口玻璃体切除术是首选技术。根据病变部位的不同，脉络膜视网膜活检的手术方法可以是经巩膜或经玻璃体。对于全葡萄膜炎、脉络膜肿块和视网膜脱离的患者，建议在视网膜附着和脱离的交界处进行玻璃体内视网膜活检。玻璃体切除术完成后，可以更准确地识别出有活动性疾病的区域，然后对该区域进行活检。然而，从疾病静止的视网膜区域获得的活检标本很少能提供诊断信息。

用眼内剪刀和镊子解剖后取视网膜脉络膜组织。手术的首选部位是上方视网膜和鼻侧视网膜。在使用长效气体或硅油填充之前，在活检边缘进行强激光光凝或强眼内内透热电凝 [24]。在视网膜仍然附着的情况下，使用套管在视网膜神经感觉层下注射生理盐水以产生小气泡。如果怀疑有视网膜炎，应包括病变的前缘，因为在这个位置最有可能发现活跃复制的微生物。

视网膜或脉络膜视网膜活检标本应分开，以便进行培养、组织学检查和单克隆抗体研究。PCR 也可以在视网膜组织上进行。然而，据报道，视网膜脉络膜活检手术可能与视网膜脱离的风险有关，并且这些标本中常出现假阴性结果 [25]。此外，在进行视网膜内活检术后，正确的体位对维持视网膜填充至关重要。

潜在的并发症包括玻璃体积血、视网膜脱离以及眼内或眼外播散的可能性。然而，诊断性玻璃体切除术使用玻璃体腔获得肿瘤细胞，迄今为止没有导致眼内播散或转移增加。

### （五）玻璃体切除标本的诊断技术 Diagnostic Techniques for Vitrectomy Specimens

辅助检查在解决传统组织病理学和微生物学分析的诊断局限性方面具有非常重要的价值。流式细胞术、基因重排研究和细胞因子测定是细胞学分析诊断恶性肿瘤，特别是原发性眼内淋巴瘤（primary intraocular lymphoma，PIOL）的有用辅助手段。选择一项或多项检查取决于术前诊断。由于获得的样本量有限，可执行的诊断测试数量有限。不同的报道的差异归因于临床高度怀疑感染或淋巴瘤患者的选择。临床医师应了解诊断试验的敏感性、特异性和总的阳性和阴性预测值，以避免误读结果。

#### 1. 细胞学评价 Cytologic Evaluation

细胞学评估有助于区分感染性、非感染性和恶性病因。细胞学检查显示恶性肿瘤中浸润细胞进入玻璃体的表型和感染性病原中的微生物或真菌菌丝的表型。非感染性的病因诊断是基于存在非特异性炎症细胞。将 PPV 获得的玻璃体体液离心分离，将细胞涂在玻片上，然后浸入 95% 乙醇中进行巴氏染色，或干燥后进行 Giemsa 染色。PIOL 的诊断主要取决于玻璃体样本的细胞学检查。Pap 染色很难将视网膜细胞与恶性淋巴瘤细胞区分开来，因为 Pap 染色显示视网膜细胞多为圆形细胞。然而，使用 Giemsa 染色可以清楚地区分细胞过程。因此，在进行眼内细胞学检查时，建议使用 Giemsa 染色。Giemsa 或 Diff-Quick 染色的特征是在小圆淋巴细胞中存在大 B 细胞和核浆比高的非典型淋巴细胞[26]。然而，PIOL 的诊断是困难的，由于样本量小，恶性细胞数量少，样本制备或携带培养基不充分，以及之前使用皮质类固醇，导致假阴性率高。

在慢性内源性葡萄膜炎中，细胞学检查显示典型的退行性炎症细胞形态较差，但玻璃体标本的细胞学检查可能很困难，因为炎症细胞可能相对缺乏。细胞学检查也有助于结节病的诊断。Kinoshita 等在 85.7% 的眼内结节病患者中发现了多核巨细胞和淋巴细胞及上皮样细胞[4]。

### 2. 组织病理学评价 Histopathologic Evaluation

建议立即由眼科病理学家对活检组织进行处理。活检标本一般分为三部分：1/3 固定用于常规组织病理学评价，包括光镜和电镜检查。第二部分在最佳切割温度下冷冻，包埋化合物用于免疫病理和分子鉴定。第三部分用于病毒和其他微生物的培养或组织培养。如果活检标本不足以完成上述三个步骤，组织应进行冰冻切片处理，因为这些切片可以进行常规组织病理学、免疫组织化学和分子分析。Svozilkova 等报道，葡萄膜炎的组织病理学评估结果阳性率最高。

组织学评估的一个有趣的指标是眼部弓蛔虫病，从局限性周边或黄斑肉芽肿到慢性眼内炎都有不同的表现。组织学分析显示周边肉芽肿伴纤维膜。组织学检查也有助于眼结核的诊断。在眼结核患者的标本中，显微镜显示坏死性肉芽肿性炎症，坏死区附近有巨细胞。

### 3. 微生物培养 Microbiologic Culture

微生物培养在传染病诊断中起着至关重要的作用。然而，由于玻璃体样本的获取和操作困难，微生物培养物的收集具有挑战性。当怀疑有传染源时，推荐使用不同类型的微生物培养基分离病原体：对于细菌感染，使用血琼脂、Mac Conky 琼脂和布鲁菌琼脂；对于致病真菌和酵母引起的感染，使用 Sabouraud 葡萄糖琼脂；对于病毒感染，采用贝壳瓶培养法，根据细胞病变效应确定最终病原体。

为了诊断感染，玻璃体样本通常要进行革兰染色、培养和抗生素敏感性试验。目前，微生物培养仍是诊断感染性葡萄膜炎的金标准（图 126-2）。建议从眼内采集未稀释的玻璃体标本后立即进行微生物培养。一些作者主张收集在玻璃体切割机盒中的玻璃体冲洗液可以用于额外的过滤微生物培养。稀释后的样品通过微孔过滤器，过滤器表面含有微生物和细胞元素，然后用于培养。应该记住，阴性的微生物培养不能证明没有感染。如果第一次试验失败，建议临床医师重复微生物培养。玻璃体切除的术眼可在门诊进行玻璃体穿刺。

一些专家主张外科医师在适当的培养基中立即进行培养接种，以便最大限度地恢复病原体[18]。然而，在病毒性视网膜炎中，应注意的是，玻璃体的病毒培养可显示假阴性结果，因为中和抗体或低病毒脱落。此外，与微生物学家沟通，以保持长期培养是重要的，有时需要 1 个月，以避免丢失生长缓慢的有机体，如丙酸痤疮杆菌和真菌[27-29]。

### 4. 分子分析 Molecular Analysis

进行分子分析最常见的原因是排除淋巴瘤是伪装综合征的病因，并确定感染的病因。对于 PIOL，玻璃体标本的分子分析主要用于研究 PIOL 的基因分型，以确定预后因素。例如，在 bcl-2 基因易位的情况下，有报道称患者明显比缺乏易位的患者年轻，这表明需要基于这种分子特征进行积极的治

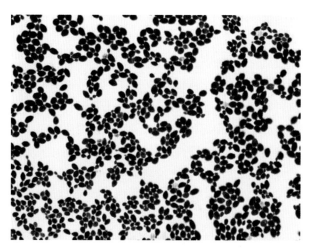

▲ 图 126-2 Sabouraud 葡萄糖琼脂（SDA）琼脂上白色念珠菌的形态，培养时间 24h，培养温度 30℃。革兰染色显示革兰阳性，2.8μm 大小，椭圆形，芽接酵母细胞。放大倍数 1000 倍

疗[30]。PCR 还用于检测恶性 B 细胞免疫球蛋白重链基因第三互补决定区（CD3）可变区内的单克隆性。免疫球蛋白重链重排的单带检测也可用于 PIOL[31]。

对于感染，重要的是检测房水或玻璃体中微生物的 DNA，这是通过 PCR 完成的，因为它将感染生物体和病毒的微量核酸放大成分析量[32]。PCR 诊断非常有用，因为检测病原体只需要少量的眼部样本。例如，在鉴定细菌 DNA 的过程中加入了 PCR 技术，使诊断灵敏度从 48% 提高到 80% 以上[33]。近年来，一些作者尝试用多种方法提取 DNA，以提高 PCR 的敏感性[34]。首次采用多重定量实时 PCR 技术对不同病毒病原进行分析。随后，采用大范围实时 PCR 技术对样品进行细菌和真菌病原体检测。结果表明，综合 PCR 系统可用于传染性葡萄膜炎的诊断，阳性率高。聚合酶链反应也可用于筛选玻璃体切除术样本中的各种病原体，如痤疮丙酸杆菌或结核分枝杆菌，在无反应或非典型葡萄膜炎病例[35]。通过 PCR 和眼内抗体检测进行微生物 DNA 扩增，特别有助于检测难以培养的生物体的感染。此外，以前短期使用玻璃体内抗生素似乎并不影响基于 PCR 的 DNA 扩增能力。

#### 5. 流式细胞术 Flow Cytometry

流式细胞术可以同时分析几种不同的细胞表面标志物。这项技术包括离心稀释玻璃体并在细胞培养基中再悬浮。细胞计数并用抗体染色，以检测识别白细胞的细胞表面标记。此外，流式细胞术在眼内淋巴瘤的诊断中也被证明是有用的[36]。这项测试依赖于这样一个事实：大多数 PIOL 是由 B 细胞谱系来源的单克隆群体构成的，这些群体对 B 细胞标志物呈阳性染色。细胞学检查和流式细胞术联合分析比单独使用两种方法更能证实淋巴瘤。这两种技术都需要足够数量的细胞和有经验的细胞病理学家。

#### 6. 细胞因子测定 Cytokine Measurement

细胞因子测定可提供多形核细胞活性。B 细胞恶性肿瘤可以分泌高水平的 IL-10，一种免疫抑制细胞因子，而炎症状态与高水平的 IL-6，一种促炎症细胞因子有关。一些作者已经证明，PIOL 可以产生高水平的 IL-10，IL-10/IL-6 比值大于 1[37]。细胞因子水平和 IL-10/IL-6 比值本身不是 PIOL 的诊断指标，但在证实 PIOL 的诊断和确定是否对治疗有明显反应方面，它们可以作为有用的辅助试验。与分子分析相比，用酶联免疫吸附试验（ELISA）测定细胞因子水平要容易得多。因此，在没有细胞病理学家的医院中，对疑似 PIOL 的患者推荐测量 IL-10 和 IL-6 水平。

细胞因子分析在临床上已被广泛接受，有助于鉴别内源性葡萄膜炎的病因。对于眼部结节病，Kojima 等证明，玻璃体浸润性 T 淋巴细胞的 CD4/CD8 比值具有很高的诊断价值，这一点通过 PCR、细胞学和流式细胞术得到了证实[38]。我们还表明，患者之间的眼内细胞因子或趋化因子环境可能不同，因此，潜在的内源性葡萄膜炎的免疫发病机制可能不同[39, 40]。由于玻璃体被认为是促炎介质的储存库，有助于许多眼部炎症疾病的发展，玻璃体样本可以成为准确诊断致病机制的有价值的工具。

### （六）未来方向 Future Directions

玻璃体切除术标本的诊断率取决于最初的患者选择、使用的测试次数和类型及所使用的玻璃体切除技术。考虑到诊断性玻璃体切除术可能在抗生素或抗炎药治疗后进行，微生物负荷和恶性细胞计数可能会受到抑制，从而产生假阴性结果。需要更敏感的诊断技术来解决这个问题。在不久的将来，商业上可用的实验室方法，如综合 PCR 系统，可用于眼部传染病。影响诊断结果的另一个因素是采集和处理样本之间的延迟时间。为了迅速识别病原体，需要一个快速、准确的诊断系统。此外，未来的研究将基于基因表达谱的定量分子框架来探索 PIOL 的基因分型，以期为这一复杂疾病的病理诊断提供有用的辅助手段。

## 三、治疗性玻璃体切除术 Therapeutic Vitrectomy

在过去，葡萄膜炎患者由于并发症的高发生率，包括不受控制的炎症、视网膜裂孔或脱离、增生性玻璃体视网膜病变、白内障和低眼压，不愿意接受玻璃体切除术。近年来，显微外科技术的迅速发展有助于对眼部炎症进行更安全的手术干预。一般来说，治疗性玻璃体切除术的目的是通过清除视轴来改善视力，减少活动性疾病的炎症，从而治疗不能缓解的囊样黄斑水肿。玻璃体切除术有助于术后通过免疫抑制药物控制炎症，可能是通过清除活化的淋巴细胞和细胞因子，提高药物的有效性，或通过提高药物对眼睛的渗透性。

### （一）适应证 Indications

葡萄膜炎的治疗性玻璃体切除术通常指：①介质混浊导致严重视力丧失[41]；②难治性囊样黄斑水肿[42]；③环状膜切除治疗无反应性低眼压；④其他玻璃体视网膜并发症，包括牵引性视网膜脱离、孔源性视网膜脱离、黄斑皱褶、血眼、低眼压[43]或黄斑裂孔[44]。玻璃体切除技术的最新进展扩大了治疗性玻璃体切除的适应证。玻璃体切除术可作为一种辅助性手术，在玻璃体内应用抗感染药物、细胞抑制药物或玻璃体内缓释药物植入物[45-47]。

葡萄膜炎性疾病治疗性玻璃体切除术的风险和益处似乎与诊断性玻璃体切除术的风险和益处相似，手术前应告知患者，以便患者的期望值可以相应地调整。

### （二）外科原理与技术 Surgical Principles and Techniques

众所周知，慢性炎症，即使是低度炎症，也会对视网膜和视神经造成不可逆转的损害。因此，术前和术后的炎症控制至关重要。术前严格控制炎症是获得良好手术效果的关键。除了少数例外，如孔源性视网膜脱离和感染性眼内炎，应在炎症静止时进行手术。在手术前至少 3 个月，使用局部、局部和全身类固醇来充分抑制炎症活动无疑是明智的。以往的研究一直证明围手术期控制炎症的重要性。全身皮质激素仍然是围手术期控制炎症的最佳药物。我们更喜欢在手术前 1 天给药，通常情况下，每天 1mg/kg 的类固醇治疗是足够的。然而，当计划进行诊断性玻璃体活检时，确保可疑有 PIOL 的患者在玻璃体切除时未接受皮质类固醇药物治疗可提高淋巴瘤的诊断率，因为淋巴瘤细胞因皮质类固醇治疗而退化[48]。

目前使用标准的 20G、23G、25G 或 27G 三切口 PPV。应特别注意周围玻璃体基底部和后皮质玻璃体的切除。由于玻璃体基底部和残留的后皮质玻璃体是玻璃体混浊最堆积的部位，为纤维胶质细胞增殖提供了平台，因此近完全玻璃体切除具有重要意义。由于长期的眼内炎症，周围视网膜通常变得薄而脆弱，使其容易撕裂和随后的脱离。在周边玻璃体切除术中，使用巩膜顶压技术和低抽吸的高切割率仔细刮除玻璃体基底部是避免医源性撕裂的关键。广角观察系统可以更好地显示周边视网膜，因此可以几乎完全切除玻璃体基底部。曲安奈德在玻璃体切除术中被用来帮助观察残留的玻璃体皮质和周边玻璃体[49]。手术辅助剂的使用在临床上已被广泛接受，以促进玻璃体切除术中内界膜（ILM）的剥离，因为葡萄膜炎眼中的膜非常脆弱并黏附在视网膜上。吲哚菁绿（ICG）也可用于 PPV 和 ILM 剥离过程中的 ILM 可视化[50]。亮蓝 G 也能选择性地染色 ILM，对视网膜的毒性小于 ICG。

合并病毒性视网膜炎（如急性视网膜坏死或巨细胞病毒性视网膜炎）复杂化的巨大视网膜裂孔，可通过玻璃体切除术进行处理，联合巩膜扣带或不联合巩膜扣带术。在病毒性视网膜炎中，视网膜坏死可能有缺血区。如果扣带的嵴比较高可能会增加这种缺血，导致视网膜新生血管，因此建议使用环形低嵴的扣带。另一种选择是进行 PPV，用激光光凝，用气体或硅油填充物重新复位视网膜。然而，激光光凝术应该非常小心，由医师决定，因为它会促进术后炎症的发展。

白内障摘除术常与玻璃体切除术联合进行，因为白内障是眼内炎症的常见并发症，也是长期皮质类固醇治疗的并发症。操作人员在操作过程中应特别注意避免与虹膜接触。白内障联合摘除玻璃体切除术中，人工晶状体可植入囊内，尽管过去并不推荐。使用一次性虹膜牵张器将为后粘连和小瞳孔的患者提供足够的视野。用玻璃体切割探针或玻璃体剪刀也可以扩大瞳孔。在粘连患者中，人工晶状体囊内植入是很重要的，因为术后复发粘连会引起严重的并发症。

在治疗性 PPV 结束时玻璃体腔内给药可能足以减少炎症活动。玻璃体切除术后玻璃体腔注射曲安奈德能有效减少术后即刻炎症反应，这在视网膜血管疾病和增殖性玻璃体视网膜病变患者中已得到证实[51, 52]。对于病毒性、细菌性或真菌性眼内炎患者，可在玻璃体切除术后给予抗菌药物治疗。在真菌性眼内炎患者中，玻璃体腔内单独应用两性霉素 B 可抑制葡萄膜炎活动，术后未观察到病情恶化[2]。

（三）结果 Outcomes

玻璃体切除术是治疗持续性全葡萄膜炎患者玻璃体视网膜并发症的安全有效的方法[44, 53, 54]。玻璃体切除术可成功地治疗视网膜脱离、玻璃体积血或黄斑裂孔。大多数葡萄膜炎患者行玻璃体切除术后视力也有改善[55]。一些作者认为 PPV 可以减少或消除炎症的复发，因为它可以减少抗原负荷、炎症介质或玻璃体中的有毒元素。此外，透明的玻璃体腔有助于玻璃体腔内注射药物的扩散，并允许术后更好地检查眼睛。然而，虽然玻璃体的切除可以减少炎症发作期间细胞的积聚和混浊，但视力可能会受到新的炎症发作的影响。

回顾性研究表明，PPV 可降低疾病的整体炎症活性，改善难治性葡萄膜炎 CME[56]。玻璃体切除术也可能调节中间葡萄膜炎患者的炎症自然史。一项前瞻性随机对照研究也报道了 PPV 与免疫调节疗法治疗中间葡萄膜炎的比较[57]。与免疫调节治疗组相比，PPV 治疗组的葡萄膜炎消退率更高，尽管在 18 个月的随访中，两组的视力结果没有统计学上的显著差异。

有报道称玻璃体切除术治疗伴有扁平部炎和结节病相关的视网膜前膜可改善视力。葡萄膜炎患者视网膜前膜剥除通常会显著改善视力，恢复正常的中心凹轮廓[58]，尽管剥膜的效果似乎有争议（图 126-3）。然而，CME 或膜复发伴持续性炎症可能导致视力不良。此外，与葡萄膜炎相关的视网膜前膜更常见于视网膜下方的血管化或瘢痕形成，这可能限制积极的视觉结果。本文报道了慢性葡萄膜炎性低眼压患者应用硅油填充 PPV 的疗效[43]。后部炎症的眼含有致密的前玻璃体，可能与睫状体牵引有关。如果睫状体萎缩，只有接受硅油填充治疗的眼睛才能恢复眼压。

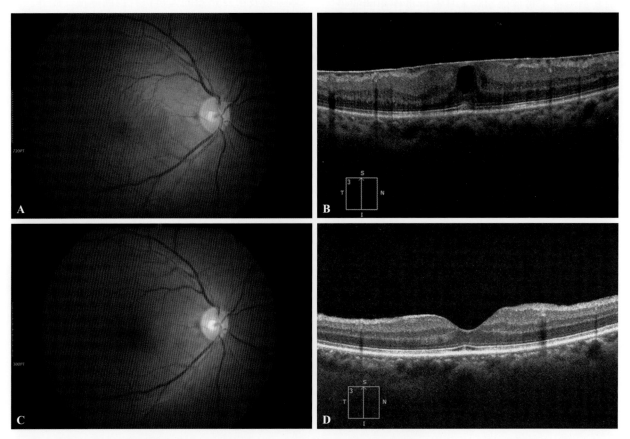

▲ 图 126-3　A. 57 岁中间葡萄膜炎患者的视网膜前膜；B. 在光谱域光相干断层扫描（OCT）上，可以看到黄斑水肿的视网膜前膜；C. 术后照片显示黄斑光滑，无视网膜前膜；D. 术后 OCT 显示中心凹轮廓正常

葡萄膜炎玻璃体切除术后应注意术后并发症，如低眼压、视网膜脱离、玻璃体积血等。低眼压通常对局部、全身或眼周 / 眼内皮质类固醇有反应。玻璃体切除术后葡萄膜炎也可能复发。玻璃体细胞比较稀疏，对视力的影响较小，因为玻璃体凝胶不存在。在没有玻璃体细胞反应的情况下，可能有一种错误的感觉，认为炎症完全在控制之中。

一些问题仍然存在争议，包括玻璃体切除是否能减少疾病的活动性和复发的次数，以及玻璃体切除是否真的能减少 CME。需要一个大规模的、前瞻性的、随机的临床试验来对这个问题得出一个明确的结论。此外，临床医师应注意，玻璃体切除术可提高部分患者的视力和炎症控制，但术后并发症如视网膜脱离、玻璃体积血和高眼压可限制视力结果 [2]。

### （四）未来方向 Future Directions

目前对葡萄膜炎玻璃体切除术进行前瞻性研究非常困难。没有一项随机临床试验或比较性介入病例系列验证了玻璃体切除术具有抗炎作用的假设，这与玻璃体切除术在纠正葡萄膜炎并发症或清除眼内介质方面的作用无关。为了验证这一假设，需要一项大规模、随机、前瞻性的临床试验。此外，葡萄膜炎玻璃体切除术的生物学合理性仍然缺乏，包括玻璃体切除术后眼内炎性介质减少和玻璃体视网膜界面改变影响 CME 等话题。需要进一步的工作

来验证这些假设。应继续改进抗生素疗法的应用和炎症的控制。此外，阻断炎症反应产物是一个值得研究的治疗目标。更系统的研究将支持玻璃体切除术在葡萄膜炎治疗中的重要性。

## 四、结论 Conclusion

葡萄膜炎患者行玻璃体切除术的主要适应证是分析玻璃体液体，以便诊断和治疗并发症。玻璃体活检通常用于帮助诊断病因不明的后葡萄膜炎患者。葡萄膜炎的玻璃体活检对有生命危险但可治疗疾病的患者既有诊断又有治疗作用。重要的是，该程序必须是安全的，产生大量高质量的样本，并且，理想情况下，具有成本效益。在适当的情况下，诊断性玻璃体切除术和精心选择的辅助检查对于评估和诊断葡萄膜炎是一种有价值的工具。提高诊断率的关键因素包括从玻璃体或视网膜下间隙获得足够体积的细胞，选择合适的测试进行样本分析，向实验室通报可疑的临床诊断，及时提供样本，以及由有经验的人员进行诊断测试。此外，随着现代玻璃体视网膜显微外科技术的出现，各种葡萄膜炎的手术治疗范围明显扩大，视力改善。玻璃体视网膜手术治疗葡萄膜炎最常见的指征是去除与光学相关的玻璃体混浊，改善 CME，剥离视网膜前膜以及在有异常玻璃体视网膜粘连的情况下释放牵引力。

# 玻璃体、视网膜和脉络膜活检
## Vitreous, Retinal, and Choroidal Biopsy

William R. Rhoades　　Andrew J. Baldwin　　Quan Dong Nguyen　　Diana V. Do　著

第127章

## 一、概述 Introduction

后节感染性或炎性疾病的诊断主要基于临床检查。在大多数情况下，裂隙灯生物显微镜和检眼镜显示的玻璃体、视网膜和脉络膜的外观可诊断特定疾病，特别是当结合辅助检查（如荧光素血管造影、眼超声、放射学和血清学检查）的结果[1]。

然而，并非所有的患者都有特定疾病的特征性临床特征或典型表现，其疾病的病因可能是一个诊断难题。据报道，33% 的眼内炎症患者无法做出明确诊断[2]。此外，一些感染性和恶性过程首先或仅表现在眼部，在这种情况下，系统检测的诊断率较低。这通常发生在眼部非典型恶性肿瘤，白内障手术后慢性低度眼内炎，非典型病毒、细菌或真菌性

眼内炎症，以及某些类型的进行性视网膜炎、脉络膜炎和色素上皮病变患者。在这些患者中，特别是如果他们免疫功能受损或其中一眼可能的诊断是恶性肿瘤，疾病过程可能不仅威胁视力，而且威胁生命。眼内活检为受累的眼部组织提供培养、检查和其他测试，以帮助制订治疗决策[3]。在大多数情况下，治疗干预将是抗菌、抗肿瘤或抗炎[4,5]。

近年来，由于多种因素的影响，对后节段炎性疾病的组织诊断的需求增加。其中一个原因是，由于全身疾病、恶性肿瘤或器官移植而被医源性免疫抑制的个体数量增加。此外，频繁使用玻璃体腔类固醇也导致免疫功能正常的个体出现机会性眼部感染[6]。在这些免疫功能低下的患者中，眼部炎性疾病的临床表现可能是可变的和非典型的，可能的病

原是多种多样的，血清学检测常常是误导性的。另一个增加眼内活检指征的因素是现代白内障手术中的常见做法，即直接将人工晶状体放入完整的囊袋中。这些囊袋很少能作为小的贮存器并隔离低毒性的病原体繁殖，随后临床医师面临一个慢性、阴燃、术后眼内炎是由病原体，如假丝酵母菌或痤疮丙酸杆菌（图 127-1 至图 127-5）。在组织学诊断明确之前，这些病例往往不能得到充分的治疗。

实验室检测的不断进步继续提高了活检材料的诊断率。例如，聚合酶链式反应（PCR）检测是一种生化技术，它能够检测到无限量的特异性核酸，从而能够识别感染性生物体的遗传成分。事实上，对传统 PCR 方法（多重巢式 PCR）的修改允许同时检测多种病原体，如单纯疱疹病毒( herpessimplex

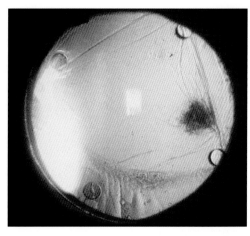

▲ 图 127-3　由丙酸痤疮杆菌引起的白内障术后慢性炎症患者的特征性后囊斑

引自 Sawusch MR, Michels RG,Stark WJ, et al. Endophthalmitis due to Propionibacterium acnes sequestered between IOL optic and posterior capsule. Ophthalmic Surg 1989; 20:90-2.©Slack Inc 版权所有

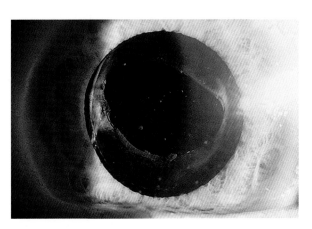

▲ 图 127-1　白内障手术后，慢性惰性葡萄膜炎患者的眼睛发炎是由平滑假丝酵母菌引起的

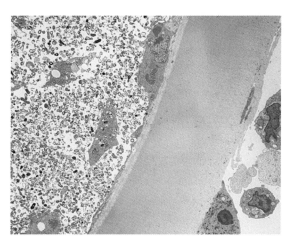

▲ 图 127-4　白内障术后 1 年多，丙酸痤疮杆菌充满囊袋，有阴燃性眼内炎（smoldering endophthalmitis）和视网膜脱离

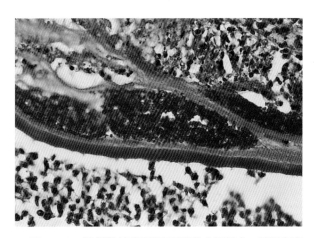

▲ 图 127-2　平滑假丝酵母菌组织聚集在囊袋中，周围有密集的嗜中性粒细胞侵入

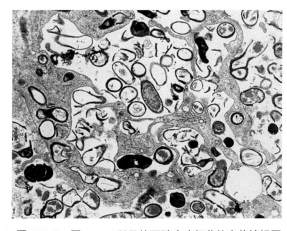

▲ 图 127-5　图 127-4 所示的丙酸痤疮杆菌的高倍镜视图

virus，HVZ）、水痘带状疱疹病毒（varicella-zoster virus，VZV）和巨细胞病毒（cytomegalovirus，CMV），而不会显著丧失敏感性或特异性[7]。这样可以快速有效地检测多种病原体。此外，定量 PCR（qPCR）允许原位定量，从而允许临床医师了解疾病负担[8]。最后，玻璃体视网膜手术器械的进步和 25G 和 23G 经结膜平坦部玻璃体切除术[9] 的增加，使得可能更安全地获取眼组织进行分析。表 127-1 列出了眼部活检的常见指征。

眼部活检的效果部分取决于获得标本的外科医师和分析标本的实验室人员的专业知识。在开始手术前，应事先仔细规划标本的采集和处理。病理学家应熟悉眼科疾病的过程，了解正在考虑的诊断，并从一开始就参与计划如何处理标本，这一步骤对手术的成功至关重要[4, 10, 11]。

**表 127-1　活检常见指征**

| 活检部位 | 诊断困难 |
|---|---|
| 玻璃体的 | 眼内炎（细菌性或真菌性） |
| | 眼内淋巴瘤 |
| | 伴有玻璃体炎的视网膜炎 |
| 视网膜 | 视网膜炎（非典型或经验性治疗无效） |
| 脉络膜 | 肿瘤 |
| | 脉络膜炎（不典型或经验性治疗无效） |

病理学家可用的研究方法包括光学显微镜、电子显微镜、免疫组织化学和 PCR。PCR 可用于特异性地从传染源以及偶尔从其他疾病过程（如眼部恶性淋巴瘤中增殖的单克隆 B 淋巴细胞）中识别独特的 DNA 和 RNA 序列[11-15]。负责细菌、真菌和病毒性疾病培养和鉴定的实验室应尽快收到样本。它应该镀在各种特定的介质上，并保持在正确的（好氧、厌氧、温度）条件下。板块可能需要特别处理或保持更长的时间，以揭示某些更挑剔的生物体的生长情况。尽管有一些缺点，如无法检测某些微生物和相对较低的产量相比，更现代的检测，如 PCR，微生物培养仍然是诊断大多数眼内感染的金标准。

## 二、玻璃体活检 Vitreous Biopsy

随着现代玻璃体切除技术的发展，包括 23G、25G 和 27G 玻璃体切除术，玻璃体切除术已成为一种常见且相对安全的手术[16]。诊断性玻璃体切除术可达到许多不同的目的[5, 17]。对于可能有肿瘤、感染或炎症原因的玻璃体炎，诊断性玻璃体切除术可提供明确的诊断，从而允许实施适当的治疗[5, 10]。在一些视网膜炎和脉络膜炎的病例中，可以仅通过玻璃体取样进行诊断，特别是如果存在明显的玻璃体炎。玻璃体切除术还可以去除眼内的感染性物质，减少眼内炎症细胞和碎片的负荷，有效地去除可能是造成眼部疾病发病的物质（如残留的晶状体碎屑和出血），允许某些情况下疾病活跃阶段的临床病理相关性，并有助于定义许多疾病的病理生理基础[5]。细胞病理学诊断在内源性和外源性细菌和真菌感染患者的系列报道或病例中被证明是有价值的，这些病例包括（图 127-6）线虫性眼内炎、虹膜和睫状体炎性假瘤、平坦部炎、晶状体眼炎、眼内淋巴瘤、白血病、转移性黑色素瘤、转移性癌、睫状体髓母细胞瘤、继发性青光眼（包括血液诱发的、晶状体溶解性和黑色素细胞增生性青光眼）、上皮内生长、增殖性玻璃体视网膜病变、玻璃体混浊的各种情况（包括疑似淋巴瘤患者的慢性炎症、急性视网膜坏死，鸟枪弹样脉络膜视网膜病变、弓形虫病、Whipple 病、淀粉样变性和星状玻璃体变性）[4, 5, 18, 19]。玻璃体切除术也有助于清除玻璃体混

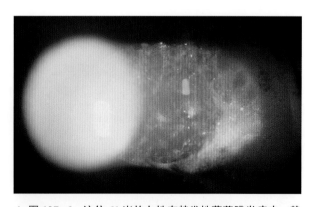

▲ 图 127-6　这位 61 岁的女性有特发性葡萄膜炎病史，静息多年，10 年前曾做过白内障手术。她出现红眼，视力下降，伴有活跃的前段炎症，图中可见前房细胞和纤维蛋白沉积。视网膜脱离在 B 超检查中被发现。从脱离修复时的玻璃体切除标本进行涂片检查和培养显示有隐球菌

浊，移除术后瘢痕增生可能生长的支架，减轻牵引力，并允许抗生素改善眼内穿透[5, 17]。表 127-2 列出了主要疾病类别的玻璃体发现样本。

### （一）外科技术 Surgical Technique

为了获得未稀释的标本，可以使用多种玻璃体切除技术（20G、23G、25G 或 27G 器械）。如果需要大样本（＞ 0.5ml）玻璃体，应使用标准的三切口玻璃体切除系统。通过三通旋塞将 10mlLuer-Lok 注射器拼接到吸入管路中（图 127-7）。手动抽吸和标本采集是为了从最严重的受累区域（通常是后极部、下方或上方视网膜炎或脉络膜视网膜炎的区域）取出未稀释的玻璃体标本。

或者，也可以使用两个 18G 针头、一个 Male 接合器和一个无菌红顶试管来执行玻璃体"抽吸"（trap）方法[20]。在玻璃体抽吸法中，Male 接头连接到其中一根针头上，针头连接到抽吸管的末端。然后将两个针头插入试管。进行诊断性玻璃体切除术，将纯的玻璃体样本导入试管。

在获得足够数量的样本后，开始进行灌注，在大的脉络膜脱离形成和眼球开始塌陷之前注入液体或空气[16]。玻璃体采集器从眼内中取出，玻璃体样本被吸入注射器。然后可以完成玻璃体切除术。手术完成后，装有稀释残余玻璃体的集液盒也被送到病理实验室，在那里用微孔过滤器或细胞自旋涂片对标本进行浓缩[4, 21]。如果需要小样本（不超过 0.5ml）玻璃体，可采用单切口 27G 玻璃体切除术[22, 23]。在这项技术中，27G 玻璃体切除器垂直于平坦部插入。使用 800 次 /min 的切割速率和 600mmHg 的吸力，少量未稀释的玻璃体可以安全地从眼内中取出，无须额外的灌注或眼内照明。27G 的巩膜伤口也是自闭的，不需要缝合。

### （二）组织学技术与制备 Histologic Technique and Preparations

可对单个样本进行的调查数量取决于采集材料的数量。理想情况下，未稀释的玻璃体标本被用于有氧和厌氧细菌、真菌和（偶尔）病毒培养（如果怀疑有感染性病因）。收集一份等分试样用于立即革兰染色、过碘酸希夫染色和吉姆萨染色，另一份用于 PCR 分析。剩下的留作光镜、电镜或免疫组织化学检查。

如果怀疑是原发性眼内淋巴瘤，必须获得足够的玻璃体样本进行细胞学检查。建议咨询有经验的细胞病理学家，因为活检样本中淋巴瘤细胞的正确识别对诊断至关重要。除了鉴定玻璃体活检细胞的特征外，检测白细胞（如 CD45）、B 细胞（如 CD20）和 T 细胞（如 CD45RO）的免疫组织化学标志物也有助于诊断[16, 24, 25]。其他有用的诊断方法包括流式细胞术、检测 V-J 免疫球蛋白基因重排的 PCR、房水或玻璃体样本中 IL-6 和 IL-10 的测定[24-26]。表 127-3 总结了几个因疑似眼内淋巴瘤接受 25G 诊断性玻璃体切除术的患者的主要实验室特征。关于原发性眼内淋巴瘤的诊断和治疗的更多信息见第 159 章，白血病和淋巴瘤。

### （三）结果 Results

在感染性眼内炎的病例中，玻璃体样本往往能显示出微生物的存在。不幸的是，在所有感染病例中可能都没有发现，主要原因是采样不理想、培养

**表 127-2　主要疾病类别玻璃体病变样本**

|  | 非感染性葡萄膜炎 | 感染性葡萄膜炎 | 肿　瘤 |
| --- | --- | --- | --- |
| 细胞 | 炎性 | 微生物 | 恶性细胞 |
| 免疫组织化学 | CD4+ 细胞 | 多形核细胞 | 淋巴瘤轻链限制 |
| 培养基 | 阴性的 | 阳性的 | 阴性的 |
| 抗体 | 阴性的 | 阳性的 | 阴性的 |
| 细胞因子 | IL-1、IL-2、IL-6 | IL-6 | IL-10 |
| 聚合酶链反应 | 没有基因序列 | 微生物或病毒产物 | IgH 基因 CDR3 |

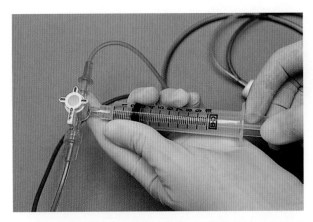

▲ 图 127-7 诊断性玻璃体切除术标本采集技术。将 10ml 注射器连接到玻璃体切头的吸引管中，并通过手动抽吸获得选择的未稀释样本

不充分或使用抗生素进行预处理，使微生物无法在常规培养基上培养[12]。在眼内炎玻璃体切除术研究中，420 例患者中 291 例（69.3%）的眼内标本证实了微生物生长[27]。最近，聚合酶链反应（PCR）检测已被应用于确定眼内炎的细菌病因。PCR 所需的组织很少。通常 50~100μl 的样品就足够了，但即使是 1μl 的样品也可以进行 PCR 检测[28]。许多研究表明，PCR 在诊断细菌性和真菌性眼内炎方面具有敏感和特异的，即使在相应的培养物呈阴性时也不例外[29-31]。此外，聚合酶链反应也被证明诊断和处理具有挑战性的传染性病毒性脉络膜视网膜炎病例的有用工具[32]。

一些研究表明，PCR 对水痘 - 带状疱疹病毒（VZV）、单纯疱疹病毒（HSV）和巨细胞病毒（CMV）的敏感性超过 90%，对这些生物体的特异

性超过 95%[28]。未经治疗的 CMV 视网膜炎的敏感度接近 95%，治疗眼的敏感度降至 48%[33-35]。此外，假阳性率很低[36]。此外，聚合酶链反应有助于检测具有 UL97 聚合酶基因突变的 CMV 抗病毒耐药株[28]。在病毒性视网膜炎的治疗中，有关可能的抗病毒抵抗的信息至关重要，并且可能影响特定患者的药物选择。值得注意的是，PCR 抑制剂已经在正常的水和玻璃体液体中检测到，但可以通过稀释样本、氯仿提取或热耐热 DNA 聚合酶来去除[37]。Palexas 及其同事报道了诊断性玻璃体切除术的临床适应证和相关结果[38]，发表了在 Wilmer 眼科病理实验室研究的 405 例连续玻璃体活检病例。玻璃体切除术分为六类眼病：外伤后感染（8.4%）、术后眼内炎（38.5%）、内源性眼内炎（6.2%）、特发性炎症（25.4%）、眼内肿瘤（14.3%）和其他眼病（7.2%）。对 215 例疑似眼内炎行诊断性玻璃体切除术（53%）。在这些病例中，60 例（28.8%）存在微生物，而只有 36 例（16.7%）培养阳性。值得注意的是，革兰阳性菌在术后眼内炎组最常见（74%），而真菌感染在内源性感染患者中最常见。在 405 例玻璃体切除术标本中，58 例（14%）诊断为肿瘤，42 例（72%）诊断为最常见的眼部淋巴瘤（图 127-8）。其他经细胞病理学诊断的恶性肿瘤包括转移性鳞状细胞癌和急性淋巴细胞白血病。

类似病毒性视网膜炎的非典型弓形体性脉络膜视网膜炎也可以通过玻璃体活检来诊断[39]。在一系列 22 例广泛性脉络膜视网膜炎患者中，16 名患者通过 PCR、培养、抗体检测、组织病理学检查或上

表 127-3 眼内淋巴瘤患者玻璃体活检结果总结

| 患者 | 细胞病理学 | 流式细胞术 | 基因重排 | 最终诊断 |
|---|---|---|---|---|
| 1 | 分散淋巴细胞，单核细胞 | CD45（亮），CD19（暗），单克隆 κ 轻链 | 检测到 IgH 基因重排 | 眼内 B 细胞淋巴瘤 |
| 3 | 具有不规则细胞核的非典型淋巴细胞、淋巴细胞 | T 细胞白血病，CD3（dim）异常人群 | 检测到 TCRγ 基因重排 | 眼内 T 细胞淋巴瘤 |
| 9 | 细胞核不规则，染色质浓缩的非典型淋巴细胞 | 无淋巴瘤的证据 | 检测到 IgH 基因重排 | 眼内 B 细胞淋巴瘤 |
| 12 | 细胞核不规则的非典型淋巴细胞 | T 细胞占优势，无淋巴瘤证据 | 检测到 κ 轻链基因重排 | 眼内 B 细胞淋巴瘤 |

改编自 Yeh S, Weichel ED, Faia LJ, et al. 25-gauge transconjunctival sutureless vitrectomy for the diagnosis of intraocular lymphoma. Br J Oph-thalmol 2010;94:633-8.

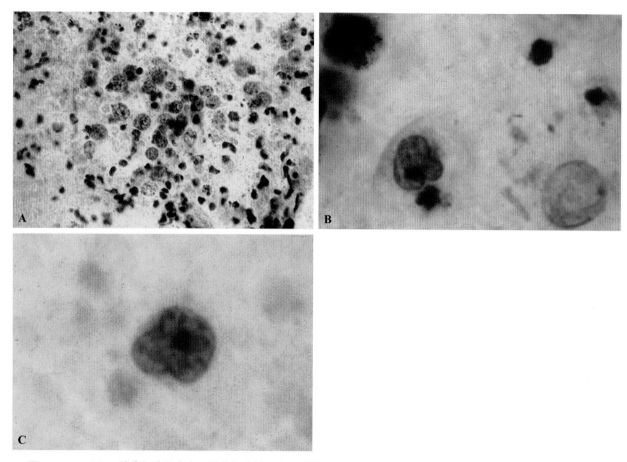

▲ 图 127-8　A 至 C. 肿瘤细胞具有大而圆的细胞核和大量微核或显著的核仁和核膜内陷。微孔过滤纸，改良巴氏染色（A，1500×；B 和 C，1900×）

述技术的组合被诊断为弓形体病。Bottos 和他的同事也证明了 PCR 在诊断弓形体非典型株作为不寻常的双侧视网膜脉络膜炎的病原体方面的实用性[40]。正确的诊断对有挑战性的病例很重要，因为使用适当的药物治疗可能有助于避免视力丧失。

除了外科技术和实验室检测的进步外，广角荧光素血管造影等成像方式的发展也为临床医师在处理复杂的后葡萄膜炎时提供了更多的信息。临床医师首次能够获得高质量的外周血管荧光图像并识别病理变化[41, 42]。

病例 127-1

一位 29 岁白人女性，有急性髓系白血病病史，在 2 个月前进行过异基因骨髓移植后的状态，被转诊评估视物模糊 OD。她最近被诊断出患有巨细胞病毒性结肠炎，但更昔洛韦因血小板减少而停药。视力为 20/320 OD。黄斑部浆液性视网膜脱离，其

下方有白色絮状物（图 127-9）。此时的胸片检查显示右下叶浸润被解释为肺曲霉菌病。她接受了全身性抗生素治疗，包括两性霉素 B 和氟胞嘧啶，但 3

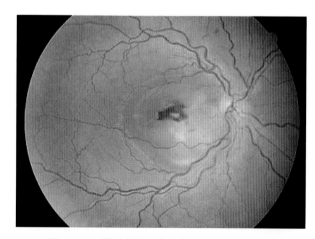

▲ 图 127-9　骨髓移植后曲霉菌感染引起的视网膜炎

引自 Coskuncan NM, Jabs DA, Dunn JP, et al. The eye in bone marrow transplantation. VI. Retinal complications. Arch Ophthalmol 1994; 112:372-9. © 1994, American Medical Association 版权所有

天后，眼部病变明显增大（图 127-10）。行诊断性玻璃体切除术，术后给予 5μg 两性霉素 B。玻璃体标本可见分支分隔菌丝，玻璃体培养生长黄曲霉。

### 病例 127-2

一名 36 岁的白人男子被发现有 2 周的左眼视物模糊的病史。患者既往有全身淋巴瘤Ⅲ A 期病史，采用全身淋巴结放疗和化疗。一位复发患者通过化疗成功治疗，有 3 年缓解，直到骨髓活检显示伯基特淋巴瘤（Burkitt's lymphoma）。他接受了化疗，包括 7 次鞘内注射甲氨蝶呤治疗中枢神经系统淋巴瘤复发，并转诊进行骨髓移植。他接受了骨髓采集，并在移植前开始了细胞还原疗法。视力为数指。眼底检查发现视网膜炎累及黄斑和视神经，伴有白色泥沙样玻璃体混浊（图 127-11）。诊断性玻璃体切除术显示淋巴瘤的为不典型淋巴细胞。患者接受眼部放射治疗，一个月后视力提高到 20/30（图 127-12）。

### 病例 127-3

一位 53 岁的白人男性被转诊，评估在近期视网膜分支动脉阻塞（BRAO）的情况下发生的双侧前葡萄膜炎。BRVO 后的 3 天发现双眼前葡萄膜炎。

尽管应用局部类固醇眼药水治疗，但炎症恶化，因此被转诊评估。检查发现双眼全葡萄膜炎伴闭塞性血管炎，并可能出现急性视网膜坏死。广角成像可以准确评估血管的无灌注程度（图 127-13 和图 127-14）。由于带状疱疹病毒的血清 IgG 阳性率很

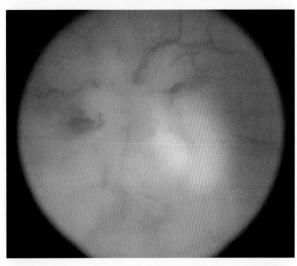

▲ 图 127-11　先前接受过化疗和放疗的患者，在细胞减灭治疗后和骨髓移植前发生的淋巴瘤眼部复发。玻璃体活检显示与 B 细胞淋巴瘤一致的非典型淋巴细胞
引自 Coskuncan NM, Jabs DA, Dunn JP, et al. The eye in bone marrow transplantation. VI. Retinal complications. Arch Ophthalmol 1994; 112:372 - 9. © 1994, American Medical Association 版权所有

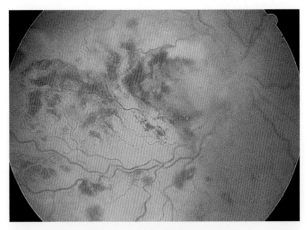

▲ 图 127-10　与图 124-9 相同的眼，显示 3 天后，尽管静脉注射两性霉素 B 和全身氟胞嘧啶，但仍出现进行性暴发性感染。玻璃体活检的组织病理学研究显示黄曲霉菌有分支、分隔菌丝和培养阳性
引自 Coskuncan NM, Jabs DA, Dunn JP, et al. The eye in bone marrow transplantation. VI. Retinal complications. Arch Ophthalmol 1994; 112:372 - 9. © 1994, American Medical Association 版权所有

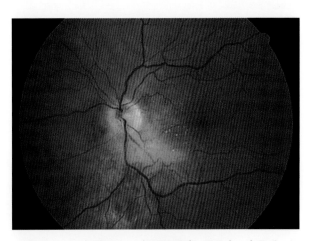

▲ 图 127-12　与图 124-11 相同的眼睛，显示为一个月后。经眼部放射和骨髓移植后，肿瘤浸润几乎完全消失，视力为 **20/30**

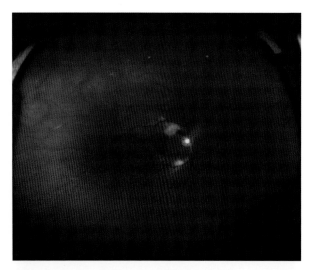

▲ 图 127-13 右眼的 Optos 超广角成像显示上 / 下血管弓梗死，周围有鬼影血管和血管鞘层形成

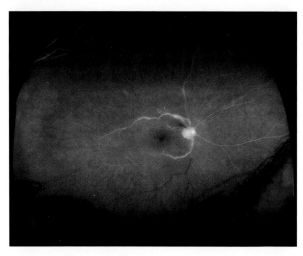

▲ 图 127-14 超广角视野荧光素血管造影显示视盘渗漏、大血管渗漏和下方视网膜无灌注

高，他接受了疱疹病毒感染可能的经验治疗。尽管经过了经验性治疗，患者的病情仍在继续发展，并进行了诊断性玻璃体切除术，PCR 和培养结果均为阴性。由于玻璃体切除术诊断阴性，感染性病因被认为是不太可能的，并且积极的类固醇治疗开始了，临床有了显著的改善。

## 三、经玻璃体视网膜活检 Transvitreal Retinal Biopsy

玻璃体活检的局限性在于它依赖于细胞从病变组织溢出进入玻璃体腔，从而进行诊断。一些眼部病理过程主要局限于视网膜、脉络膜或两者均有，

只有对这些区域进行组织学检查才能做出诊断。经玻璃体视网膜活检在赤道后的病变中具有特殊价值，尽管周边病变较多，特别是在人工晶状体眼和无晶状体眼。这种方法也允许同时进行玻璃体的取样[43-47]。

### （一）外科技术 Surgical Technique

用 20G、23G 或 25G 器械行三切口玻璃体切除术，切除皮质玻璃体。枝形吊灯照明系统可以作为第四个切口，允许双手操作进行玻璃体切除和视网膜活检。上方视网膜和鼻侧视网膜为视网膜活检优选的合适的位置，尽可能是周边的在受感染和未受感染的视网膜的交界处，并且在相对无血管的区域。

标本应包括视网膜炎的前缘，因为这是最有可能发现活跃复制、活的病原体的地方。病变的中心区域可能只包含坏死组织。如果有大血管存在，有时需要在活检取材的部位进行烧灼。用剪刀切除组织，留下一小块锚定附着物（图 127-15）。用镊子牢牢抓住被活检的视网膜，使尽可能避免样本被压碎并从眼内中取出（图 127-16）。活检区的边缘参与炎症，因此激光不是必要的，但正常视网膜的边缘需要激光光凝。进行气 - 液交换，偶尔注入长效气体。

### （二）组织学技术与制备 Histologic Technique and Preparation

从眼睛取出组织样本后，立即放入戊二醛 / 甲

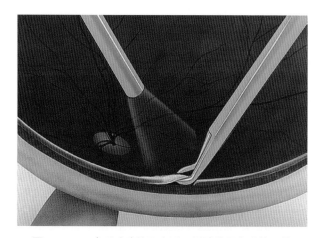

▲ 图 127-15 皮质玻璃体取出后，视网膜用自动剪刀剪开，切除标本，留下一个微小的组织桥将活检固定在眼球壁上

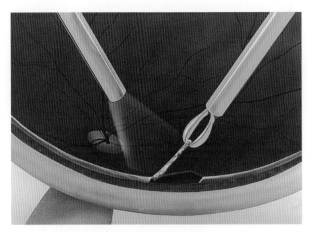

▲ 图 127-16　经玻璃体视网膜活检技术。将镊子进入眼内，小心地抓住样本，以便尽可能避免夹碎并从眼内取出。视网膜的切开缘进行光凝，然后行液-气交换

醛固定剂中。如果方向很重要，可以将样品放在滤纸或其他材料上，并在纸上标记正确的位置。这是手术前外科医师和病理学家讨论的一个重要问题。根据标本的大小，对其进行光镜、电镜和免疫组织化学处理。

## （三）结果 Results

Rutzen 等[48] 报道了 24 例经玻璃体视网膜活检，其中 19 例来自有病毒性视网膜炎临床症状的眼睛。19 只眼中 10 只眼（53%）经电镜、免疫组化染色、原位 DNA 杂交和（或）PCR 证实。在 10 例疑似巨细胞病毒性视网膜炎中，7 例急性视网膜坏死中的 1 例和 2 例进行性外层视网膜坏死中的 2 例中发现病毒。其余 5 例活检中，1 例发现念珠菌，1 例发现视网膜下纤维化，3 例发现慢性炎症。

Johnston 和同事[49] 对疑似感染性或恶性来源的不明葡萄膜炎患者的视网膜和脉络膜活检进行了回顾性分析。在这一系列中，13 名患者接受了视网膜或脉络膜活检。有 5 例（38%）的病理诊断不同于最初的临床诊断，7 例（54%）的病理诊断有助于指导治疗。在这些病例中，视网膜活检对于这些病例的正确诊断非常重要。

### 病例 127-4

一位 65 岁的白人主诉有视物变形和灰色暗点。患者既往有非霍奇金淋巴瘤和两个疗程化疗

的病史，在 7 个月前进行过自体骨髓移植。视力为 20/400，眼底可见白色的黄斑视网膜炎，伴有轻微玻璃体炎症（图 127-17）。视网膜活检显示胞质内核衣壳大小为 120～140nm，几个胞质内球形电子致密小体，测量为 120～350nm，与 CMV 视网膜炎一致（图 127-18）。玻璃体的聚合酶链反应检测 CMV 也呈阳性。感染对更昔洛韦反应良好（图 127-19）。

### 病例 127-5

一名 34 岁的白人男子出现视物模糊，左眼有漂浮物。他有骨髓移植病史，移植物抗宿主病需要

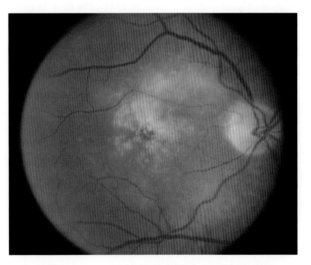

▲ 图 127-17　65 岁男性骨髓移植后黄斑视网膜炎

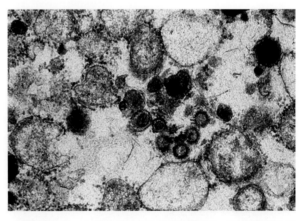

▲ 图 127-18　与图 127-17 中的眼睛相同。视网膜活检显示巨细胞病毒细胞，胞质颗粒是典型的疱疹病毒。聚合酶链反应阳性

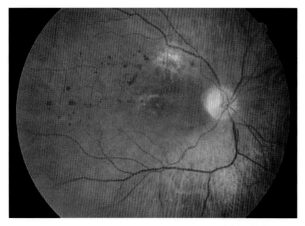

▲ 图 127-19　与图 127-17 相同的眼睛，活检后 1 个月。随着患者接受更昔洛韦治疗，视网膜炎正在得到很好的缓解。注意颞上动脉弓下方愈合的活检部位

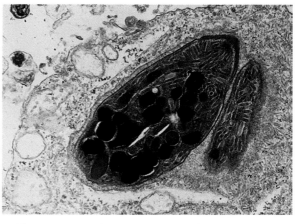

▲ 图 127-21　与图 127-20 中的眼睛相同。视网膜活检标本中特征性弓形体有机体

持续免疫抑制。起初，白色周围性视网膜炎被认为是巨细胞病毒感染，患者应用更昔洛韦治疗无效（图 127-20）。由于不典型的临床表现（包括早期眼科评估中没有陈旧的弓形体瘢痕），进行了视网膜活检，显示弓形体病原体（图 127-21）。

## 四、经玻璃体和巩膜脉络膜活检 Transvitreal and Transscleral Choroidal Biopsy

在某些眼部疾病过程中，病理证据主要位于脉络膜水平。在这种情况下，玻璃体切除术后恢复的细胞可能具有非特异性炎症性质，并不代表实际的

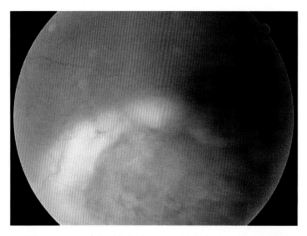

▲ 图 127-20　非典型性视网膜炎，边界活跃，中央有瘢痕。视网膜活检证实弓形体感染
引自 Coskuncan NM, Jabs DA, Dunn JP, et al. The eye in bone marrow transplantation. VI. Retinal complications. Arch Ophthalmol 1994; 112:372 – 9. © 1994, American Medical Association 版权所有

疾病[50, 51]。因此脉络膜（和视网膜）的活检可能是有用的[8, 43, 52]。进行脉络膜和脉络膜视网膜活检，以研究非特异性葡萄膜炎、急性视网膜坏死、结核性脉络膜炎和视网膜色素上皮病，并确定恶性侵入脉络膜[8, 43]。

经巩膜脉络膜视网膜活检是由 Foulds、Peyman 和其他人率先提出，他们开发了允许脉络膜组织取样但将相关并发症（特别是视网膜脱离）降到最低的手术技术[53-59]。Cole 和他的同事报道了用 20G 器械和垂直剪刀从活检部位取出一个大样本（至少 2mm×2mm）的玻璃体脉络膜视网膜活检的成功[60, 61]。在接受 9 只眼活检中，5 例（55.6%）组织学诊断为阳性。

### （一）外科技术 Surgical Technique

#### 1. 玻璃体活检 Transvitreal Biopsy

进行标准的三切口平坦部玻璃体切除术，并在预定活检部位的边缘应用眼内激光光凝，其活检样本大小应至少为 2mm×2mm[60, 61]。垂直切割眼内剪刀用于在激光灼伤边缘分离视网膜和脉络膜活检标本。剪刀的刀刃应该穿透脉络膜，直到看到清晰的白色巩膜。为了防止眼内出血，应抬高输液瓶以升高眼压。获取标本后，应扩大巩膜造口部位，以便从眼睛中取出标本。样品应立即送去进行处理和分析。在液体 / 气体交换后，20% 的 $SF_6$ 气体可以注入眼睛中以填充视网膜。

最近，一种新的手术技术使用一种新开发的仪

器，即 Essen 活检钳，被报道在 20 例脉络膜肿瘤的诊断中是有效的[62]。在进行了标准的 23G 玻璃体切除术后，Akgul 和他的同事们使用了一种经过 CE 认证的改良型眼内镊子，这种镊子经过重新设计，能够捕获并保存足够的组织样本，从而能够抓取肿瘤的活组织检查。激光预防性地应用于视网膜切开处，但没有进行液气交换。

### 2. 经巩膜活检 Transscleral Biopsy

结膜切开，用丝线分离受累象限的直肌[63]。在脉络膜和视网膜色素上皮的活检中，视网膜倾向于脱离到活检部位，有视网膜撕裂或嵌顿的危险。首先行平坦部玻璃体切除术可降低这种风险[59]。如果可视化充分，在术前几天在计划的活检区域周围应用光凝、冷冻疗法或透热疗法形成重屏障。否则，在玻璃体切除术时采用腔内激光治疗或冷冻治疗。活检部位标记在巩膜上，一个 6mm×6mm 的巩膜瓣，几乎全厚，铰链式（通常在后），根据病变部位，在角膜缘后 5～6mm 处开始解剖。皮瓣缩回，暴露出一个近乎裸露的脉络膜和一些残留在巩膜上的薄纤维覆盖在巩膜上。沿脉络膜内床外缘进行透热或烧灼。用锋利的刀片在脉络膜上做一个或两个平行的切口（如果要切除视网膜，还包括视网膜）。将 0.12 镊子的一个刀片穿过切口，并在一个边缘抓住活检标本。然后用 Vannas 剪刀完成块切除（图 127-22）。在取出标本的过程中，要特别注意只抓住组织一次，并确保整个标本是完整的一件。如果视网膜没有被切除，它会被小心地从脉络膜上分离出来并保持完整。活检标本放置在固定剂中或按照病理学家的计划进行处理。所有脱出的玻璃体从切口上取出，巩膜瓣用 9-0 尼龙或 7-0 Vicryl 间断缝合。进行液气交换。

另一种从眼睛获取巩膜、脉络膜、视网膜色素上皮和视网膜标本的技术是使用角膜环钻，并用全层供者巩膜移植重建眼球壁。在这种情况下，全身低血压麻醉可以改善止血效果[53, 54, 64]。氰基丙烯酸酯组织胶可用于稳定脉络膜标本，在暴露的脉络膜上涂上一滴氰基丙烯酸酯胶，形成一个可以抓住或黏在箭头海绵上的致密斑块，然后将其从眼睛中取出[53, 54]。

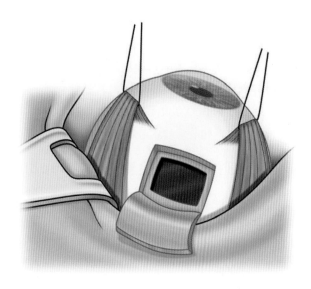

▲ 图 127-22　经巩膜脉络膜活检技术
在用光凝或冷冻法标记计划进行活检的区域并进行玻璃体切除术后，仔细标记巩膜上的活检位置，并制作巩膜瓣（通常是以巩膜为基底）。近全层巩膜瓣翻转，脉络膜组织和上覆的薄巩膜板层用锋利的刀片切开。可以用剪刀来完成解剖分离

### （二）组织学技术与制备 Histologic Technique and Preparations

脉络膜或脉络膜视网膜活检标本的处理在很大程度上取决于采集的组织数量。与病理学家协商对于确定可以进行的检查的优先顺序很重要。理想情况下，组织可以在解剖显微镜下无菌地分为三部分，用于微生物学、组织培养、常规光组织学和免疫病理学研究及电子显微镜[1]。

### （三）结果 Results

Martin 等[63] 报道了他们对 7 只不明原因的进行性脉络膜视网膜病变进行的脉络膜视网膜活检的结果。脉络膜视网膜活检为确定诊断（伴有视网膜下纤维化、结节病和病毒性视网膜炎的多灶性脉络膜炎）提供了有用的信息，并导致了 5 例患者治疗方法的改变。5 只眼的最终视力不变或改善。

Foulds 和同事[10, 43, 53, 54] 报道了 34 例经巩膜脉络膜和视网膜活检，以诊断脉络膜黑色素瘤、急性视网膜坏死、慢性葡萄膜炎和进行性视网膜色素上皮病。仅 1 例出现不良事件：视网膜破裂，伴有玻璃体积血和增殖性玻璃体视网膜病变。首次玻璃体切除术可能预防了这种并发症[10, 43, 53, 54]。

病例 127-6

一名 58 岁男性，有前列腺癌病史，被认为处于缓解期，出现无色素眼内肿块。超声检查显示肿块表面有斑块，类似于先前报道的良性纤维瘤。针吸活检是非诊断性的。由于肿瘤扩大，行脉络膜活检并揭示前列腺转移癌的诊断特征（图 127-23）。

## 五、细针活组织检查 Fine-Needle Biopsy

细针穿刺活检技术已广泛应用于许多人类肿瘤的诊断评估，包括眼眶肿瘤和眼部肿瘤[65]。随着对基因表达谱知识的不断增长，临床医师有能力用这些微创技术对脉络膜黑色素瘤等疾病提供预测[66, 67]。此外，像光谱域光相干断层扫描这样的成像方式可以用来帮助细针活检的定位和伤口结构[68]。虽然在理论上有沿针道发生肿瘤剥脱的风险，但 25G 或更细的针没有出现这种情况，玻璃体积血或视网膜脱离也不是问题[69, 70]。

### （一）外科技术 Surgical Technique

该技术包括 22～30G 一次性眼内抽吸针[71, 72]。选择针的长度取决于肿瘤的眼内位置和计划的活检路径。活检针通过标准塑料管与 10ml 一次性塑料抽吸注射器相连。使用连接管时，当助手在抽吸管路中进行抽吸时，活检过程中针尖不会发生诱导运动（图 127-24）。

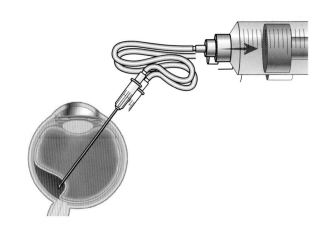

▲ 图 127-24　细针穿刺活检技术
一根 25 号、1½in 的针头，经患眼的平坦部，插入位于后极部下方的肿瘤。一旦针头在要进行活检的病灶内，助手通过导管连接到针头的 10ml 注射器进行强力抽吸，完成穿刺活检

### （二）结果 Results

经巩膜细针穿刺活检对脉络膜黑色素瘤的诊断是可行的。此外，抽吸活检可能有助于评估这些肿瘤的细胞遗传学。在一个前瞻性的介入性病例系列中，24 只眼中有 17 只眼（71%）经 30G 细针穿刺活检确诊为黄斑脉络膜黑色素瘤[65]。在活检后 1 个月内，诸如黄斑下出血（9 只眼）和玻璃体积血（5 只眼）等不良事件自行消失。另外，4 只眼有视网膜穿孔，但这不需要治疗，也没有导致视网膜脱离。通过针吸活检获得的细胞样本示例如图 127-25。

## 六、眼内活检并发症 Complications of Intraocular Biopsy

眼内活检的风险一般与玻璃体视网膜手术的风险相同。其中包括眼压升高、白内障进展、周边视网膜裂孔、视网膜脱离、脉络膜出血、玻璃体积血、眼内炎、基础炎症疾病恶化和增殖性玻璃体视网膜病变[65]。最危险的活检手术过程是经巩膜脉络膜或视网膜脉络膜切除术。

## 七、结论 Conclusion

玻璃体、视网膜和脉络膜活检在眼后段疾病的治疗中起着重要作用。在考虑手术前，无创性的诊断方法已经用尽。然而，在一些患者中，临床表现、血清学和其他实验室检查是非诊断性的，如果

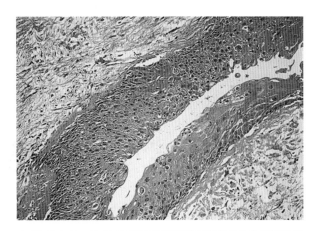

▲ 图 127-23　这位 59 岁男性前列腺癌患者的无色素性脉络膜肿块的活检显示，在雌激素治疗的影响下，复层鳞状上皮被确定为前列腺癌的鳞状化生。前列腺特异性抗原磷酸酶和前列腺特异性抗原染色阳性，诊断为前列腺癌，肿瘤浸润脉络膜组织

结果有很大可能改善患者治疗，建议进行活检。手术器械和诊断研究的进步提高了玻璃体、视网膜和脉络膜活检的成功率，面临诊断难题的视网膜外科医生可以安全地进行这些手术。

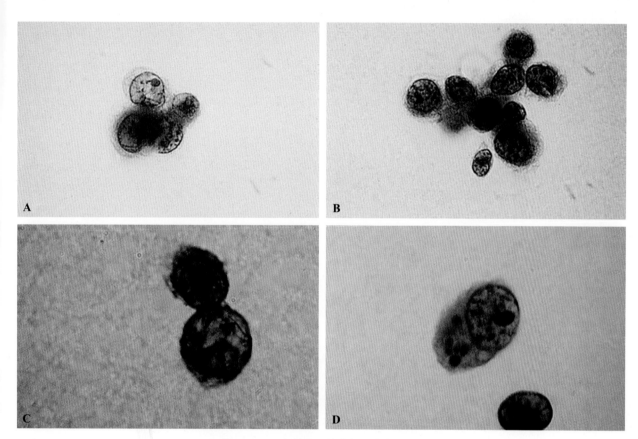

▲ 图 127-25　细针吸活检获得的肿瘤细胞示例
图 D 中的大肿瘤细胞胞质内有色素，细胞核大而圆，核仁突出，具有恶性黑色素瘤的特征

# 第128章 移植前沿
## Transplantation Frontiers

Vamsi K. Gullapalli　Mohamad A. Khodair　Anton M. Kolomeyer　Ilene K. Sugino　Steven Madreperla　Marco A. Zarbin　著

## 一、概述 Introduction

1959 年，Paris Royo 和 Wilbur Quay 报道了眼内视网膜细胞移植的最早步骤[1]。利用 Van Dooremal 最初开发的范例[2]，Royo 和 Quay 将胎鼠视网膜移植到母鼠的前房。观察到移植存活时间延长，移植体发育和分化率正常。在这项工作的基础上，del Cerro 及其同事[3] 将不同品系的胚胎大鼠视网膜移植到成年大鼠的前房，结果相似。在 Gouras 和同事[4] 成功地将培养的人视网膜色素上皮（RPE）细胞移植到切除视网膜的猴 Bruch 膜后，Li 和 Turner 于 1988 年报道了通过 RPE 移植预防皇家外科学院大鼠的光感受器细胞变性，皇家外科学院大鼠是一种具有遗传缺陷的动物，导致外节段 RPE 吞噬功能受损，RPE 和光感受器进行性死亡[5, 6]。Li 和 Turner 的研究成果被许多研究人员复制，这是第一次通过细胞移植成功地治疗视网膜变性。

原则上，成功的移植需要移植物存活并与宿主融合。移植物的存活取决于许多因素，包括免疫因素和非免疫因素[7]，这将在本章讨论。关于移植物－宿主的整合，RPE 细胞移植通过光感受器外段周围顶端绒毛 RPE 突起的延伸，很容易与宿主光感受器整合。相反，视网膜移植物和宿主视网膜之间的突触形成要复杂得多。然而，在中枢神经系统的实验已经证实了供体和宿主神经组织之间可能形成突触。例如，Lund 和其他人证明[8, 9]，移植到新生和成年大鼠顶盖的胚胎视网膜形成了正常视网膜的适当分层，并将神经元投射仅延伸到正常视网膜受体结构，即上丘、前丘和外侧膝状体背核。类似地，眼内视网膜移植与其靶细胞建立起功能联系，从而引起光驱动的视觉反应并调节视觉行为[10-12]。

这些和其他研究[13, 14] 激发了人们对移植治疗视网膜疾病的兴趣。本章将介绍移植的背景和基本原理，实验动物和人类的移植结果、移植组织的免疫反应、移植失败的非免疫原因及 RPE 和光感受器移植的未来发展方向。

## 二、年龄相关性黄斑变性 RPE 移植治疗的背景和原理 Background and Rationale for Rpe Transplantation in Age-Related Macular Degeneration

年龄相关性黄斑变性（AMD）的晚期并发症是导致老年人不可逆性中心视力丧失的主要原因[15, 16]。AMD 的严重视力丧失是由于 RPE 和视网膜下的异常血管（脉络膜新生血管）生长，伴有继发性渗出性视网膜脱离、视网膜下出血、脂质渗出和外层视网膜变性[17]。它也可能是由于视网膜色素上皮萎缩，随之而来的是上覆光感受器和下伏脉络膜毛细血管萎缩（地图样萎缩，GA）。AMD 相关 CNV 或 GA 的患病率约为 1.47%，在 80 岁以上人群中上升到 10%[18]。对于 CNV 或 GA 都没有完全有效的治疗方法。通过频繁的玻璃体腔内注射抗体来阻断血管内皮生长因子的作用是目前 CNV 最好的治疗方法，但只有 30%～40% 的患者有中度的视力改善[19-21]。基于细胞的治疗，包括将细胞置于视网膜下间隙，与抗血管内皮生长因子药物的单一治疗相比，可能提供更好的选择。这种方法的优点包括长期治疗，无须频繁的小手术注射药物。由于 RPE 等细胞产生许多有助于维持正常视网膜和脉络膜解剖和生理的因子[19, 22-26]，移植此类细胞可以提供更丰富和更有效的治疗，而不是易受耐药性的影响[27]。细胞移植可潜在地恢复视网膜下解剖结构，该解剖结构因 CNV 的生长（和手术切除）或 RPE 的萎缩而改变。在 AMD 中移植 RPE 的另一个适应证可能是在接受抗 VEGF 治疗时出现 RPE 撕裂[28]的患者，其[29]视力预后不良。渗出性黄斑变性患者的 RPE 移植可能需要事先切除 CNV，这将导致邻近的天然 RPE 和下伏的 RPE 基底膜的丢失[30, 31]，造成比正常人更复杂的移植床。另一方面，在 GA 中，细胞移植将涉及用较少的手术操作将涉及萎缩区域的表面重建，目的是恢复光感受器 - RPE - 脉络膜毛细血管复合体的正常结构和功能。

在动物模型中进行的大量临床前实验已经证明，将 RPE、干细胞或分泌生长因子的细胞移植到视网膜下空间，可以防止光感受器退化并保持功能[32-38]。RCS 大鼠通常用于这些研究。RPE[6]中 merTK 酪氨酸激酶受体的隐性突变导致 RPE 的外段吞噬功能失败。因此，碎片积聚在视网膜下空间，最终光感受器丧失，导致失明。将 RPE 移植到 RCS 大鼠视网膜下间隙可减少视网膜下碎片的数量[34]，可防止光感受器的丢失[5]，维持获救光感受器的突触连接[39]，维持获救视网膜区域的视网膜电图反应[40]，保持瞳孔光反射[41]、皮质视觉功能[32, 35]和视力[35, 42, 43]。

黄斑移位手术的结果可能意味着在 AMD 眼中建立一个健康的中心凹下 RPE 单层膜可以恢复黄斑功能。在黄斑移位中，视网膜被移动，这样中心凹就被转移到远离黄斑下疾病的区域。这种操作可以提高视力[44, 45]。然而，转位后，中心凹位于先前的

中心凹外 RPE、Bruch 膜和脉络膜毛细血管上。因此，手术本身并不完全类似于 RPE 移植。此外，黄斑移位[46]后，GA 在中心凹新部位的复发表明，至少有些 GA 病例可能不能单独用 RPE 移植成功治疗。

## 三、RPE 移植的细胞选择 Cell Selection for Rpe Transplantation

### （一）干细胞衍生 RPE Stem Cell-Derived RPE

干细胞是具有自我更新能力（即可以无限期分裂以产生更多核型稳定的干细胞）和多能性（即产生注定分化为多种细胞类型的细胞）的未分化细胞[47-49]（见第 37 章，干细胞和细胞治疗）。在分化过程中，干细胞形成了中间群体，这些中间群体中的祖细胞越来越坚定，增殖能力下降。胚胎干细胞（ESC）来源于囊胚的内部细胞团，能够分化为三个胚层的细胞[50, 51]。胚胎和胎儿组织（如视网膜）含有分化状态不同的细胞，从可以增殖但与胚胎干细胞相比分化潜能有限的祖细胞，到从胎儿视网膜分离出的定向但仍未成熟的视锥和视杆细胞。在成人中，多能干细胞可以分化，以取代丢失或损伤的细胞。这些细胞已从包括眼睛在内的各种器官中分离出来[54-56]。从特定组织中分离出来的干细胞可以被诱导分化为不相关组织的细胞。例如，骨髓细胞可以经历化生形成骨骼肌，[57]神经干细胞可以发育成肌肉[58]（表 128-1）。干细胞似乎表现出可塑性，这取决于它们所处的环境和来自受损组织的信号[59]。中枢神经系统含有神经前体细胞。它们存在于胚胎

表 128-1  视网膜细胞置换的潜在细胞来源

| 细胞类型 | 潜在发展能力 |
| --- | --- |
| 全能干细胞（哺乳动物受精卵、胚裂细胞） | 可以发育成来自所有谱系的细胞，即外胚层、中胚层和内胚层，以及胎盘等支持组织 |
| 多能干细胞（如来自内部细胞团的胚胎干细胞） | 可以发育成来自所有三个胚层（外胚层、中胚层、内胚层）的细胞 |
| 多能干细胞（如视网膜前体细胞） | 可以从一个谱系发展成不同的细胞类型 |
| 重编程细胞（诱导多能干细胞） | 体细胞通过核移植、转录因子的有限转移或细胞融合来重新编程以提高效力 |
| 未成熟有丝分裂后视杆前体细胞 | 视杆细胞光感受器 |
| 神经视网膜和视网膜色素上皮 | 视杆细胞、视锥细胞、Müller 细胞或视网膜神经元 |

改编自 Jaenisch R, Young R. Stem cells, the molecular circuitry of pluripotency and nuclear reprogramming. Cell 2008;132:567-82 and Zarbin MA. Retinal pigment epithelium-retina transplantation for retinal degenerative disease. Am J Ophthalmol 2008;146:151-3.

和成人组织中，并能分化为胶质和神经元谱系。自我更新和多能性的能力使干细胞成为替代丢失或损伤细胞的候选细胞。总之，RPE 的潜在替代源包括来自胚泡的非眼源性胚胎干细胞、骨髓源性干细胞、神经祖细胞和眼源性祖细胞。

在发育过程中，各种视网膜细胞来源于共同的多能视网膜祖细胞（retinal progenitor cell, RPC）[60]。胚胎视网膜可能是这种细胞的潜在来源。这种细胞存在于低等物种的成虫，如鱼和两栖动物的睫状体边缘区（CMZ），位于视网膜周边，周围有色素性睫状缘[61-63]。这些细胞可以在生物体的整个生命周期中再生神经视网膜[64]。如果存在纤维母细胞生长因子和声波刺猬的异位表达，鸡 CMZ 的祖细胞可以再生视网膜[65]。更重要的是，视网膜祖细胞已经从小鼠眼睛、胎儿和成人眼睛中分离出来[55, 66-69]。诱导 RPC 向 RPE 分化的努力仍在继续[70, 71]，有证据表明人眼含有能够分化为 RPE 细胞的干细胞[72]。由于与使用人类胚胎干细胞相关的伦理考虑，已经开发出在不破坏胚胎的情况下建立干细胞系的方法[73, 74]。也可以通过体细胞核移植、从成人、新生儿或胎儿体细胞核移植到未受精卵母细胞（其细胞核已被移除）来产生胚胎干细胞[75-77]。然后，卵母细胞会对供体细胞核 DNA 重新编程，以正常胚胎模式发育，形成胚胎干细胞（NT-ESC）。这种重新编程细胞的结果可能是为自体移植创造出基因匹配的细胞系[78]。然而，主要来源于卵母细胞的线粒体 DNA（mtDNA）仍然可以引起免疫应答。在人源化小鼠研究中，基因匹配的 NT-esc 因 mtDNA 错配而被拒绝，但有可能诱导对同种线粒体肽的免疫耐受[79]。然而，道德方面的考虑仍然存在。

或者，成人成纤维细胞可以通过转移到这些细胞中转录因子，如 Oct4、Sox2、Klf4、c-Myc 来调控，这些转录因子可以激活发育调控基因，从而诱导细胞成为诱导多能干细胞（iPSC）[80, 81]。与基于因子的重编程相比，核转移可能更有效地建立多能性基态，后者可以留下起源组织的表观记忆，从而影响定向分化在疾病建模或治疗中的应用[82, 83]。尽管 iPSC 是多能干细胞，但 iPSC 和 ESC 在某些重要方面确实存在差异。iPSC 的理论优势是不被患者排斥（相对于 ESC，除非 ESC 是作为胚胎从患者身上获得的）。然而，在一些与 iPSC 分化的细胞中，异常的基因表达（通过逆转录病毒和胞外途径）可诱导同基因受体中 T 细胞依赖性免疫应答[84]。这种反应可能是由于 ESC 正常发育或分化过程中未表达的抗原（如 Zg16、Hormad1）异常表达，导致耐受性丧失[84]。这些抗原的表达反映了 iPSC 和 ESC 之间的表观遗传差异（如 DNA 甲基化）[85, 86]。这些差异可能与终末分化的 iPSC 无关，因为自体分化的 iPSC 的免疫原性可能取决于终末细胞类型。在人源化小鼠研究中，分化的自体 iPSC-RPE 不具有免疫原性，而分化的 iPSC 平滑肌细胞（iPSC SMC）具有高度免疫原性[87]。

RPE 很容易从胚胎干细胞（可能是因为 RPE 在胚胎发生早期发育）[42, 70, 88-90]和 iPSC 中获得[91-95]。干细胞源性 RPE 具有离子转运、膜电位、跨上皮阻力、极化血管内皮生长因子分泌、神经营养因子分泌、视觉色素循环、色素沉着、基因表达谱等 RPE 特性，与天然 RPE 相似[96-103]。啮齿动物视网膜退行性变模型证实了 iPSC-RPE 和 ESC-RPE 在体内具有一定的 RPE 功能（如营养因子分泌、光感受器抢救、视觉功能保存、视觉色素循环等）[24, 38, 42, 97, 99, 104]。

干细胞存在视网膜下空间去分化的风险，有可能发展成畸胎瘤。事实上，在一项研究中，当胚胎干细胞衍生的神经细胞前体被注射到小鼠视网膜下间隙时，50% 的眼在 8 周内出现畸胎瘤[105]。然而，在另一项研究中，对 18 种不同的人类胚胎干细胞系进行更严格的筛选并没有导致畸胎瘤的形成[42]。在另一项研究中，7 个 iPSC 和 5 个 ESC 小鼠系被比较以评估 C57BL/6 野生型小鼠的畸胎瘤率。两种干细胞均显示畸胎瘤形成的高发生率，在 ESC 和 iPSC 系之间没有统计学上的显著差异[106]。因此，ESC 和 iPSC 系的成瘤性可能是细胞系依赖性的。无论如何，iPSC 比 ESC 更容易发生遗传不稳定性。在 iPSC 中，由于病毒载体的使用，存在插入突变的风险。在细胞生产过程中，由于致癌因子（如 c-Myc）的使用，存在畸胎瘤形成的风险。使用非整合重编程方法[107-109]生产 iPSC 的新技术减少了这种担忧。在一项比较整合（慢病毒）和非整合（上位或仙台病毒载体）重组 iPSC 基因的研究中，发现非整合重组产生了一个更稳定的基因组，使用亲本细胞系基因型进行比较[109]。基因组的稳定性对于防止与癌症相关的遗传变异至关重要。未分化干细胞，特别是 iPSC 的固有致瘤风险强调了监测基因组稳定性和评估患者使用的 iPSC RPE 培养物纯度的重要性。使用 ESC-RPE，风险可能不会太大。目前临床试验中使用的一种 ESC-RPE 制剂显示，接受含有高达 1% 未分化 ESC 的 ESC-RPE 视网膜下注射的小鼠没有肿瘤形成。单纯 ESC 在视网膜下注射后 2 个月形成畸胎瘤[110]。这些研究表明，肿瘤形成必须存在一定数量的未分化干细胞。采用临床研究方法制备的 iPSC-RPE 制剂，在白化裸鼠、RCS 大鼠和非人类原发性视网膜下注射后均未发现肿瘤形成[99, 111]。在 iPSC-RPE 的研究中，采用高灵敏度的 qRT-PCR 方法检测 iPSC-RPE 的残留，以建立 iPSC-RPE 培养物的纯度[112]。

最近，原位 RPE 被发现含有少量的多能干细胞（RPESC），这些细胞可以在培养基中扩增并重新分化为 RPE[56]。除了提供更有效的方法产生 RPE 的可能性外，RPESC 具有有限的分化潜能，因此在患者移植中可能比 iPSC-RPE 更安全[113-115]。RPESC 的一个潜在缺点是其扩展能力有限。

自体骨髓源性干细胞（BMSC）是另一种潜在的干细胞来源。通过基于表面标志物（C35⁺C38⁻）的细胞分类筛选具有 RPE 分化潜能的细胞，可以富集 BMSC，然后通过与丝裂霉素 C 灭活的 RPE 细胞共培养，诱导这些细胞分化为 RPE[116, 117]。尽管 BMSC-RPE 检测出一些 RPE 标志物呈阳性，并显示能吞噬外节段，但尚不清楚这种方法是否能产生功能完整的 RPE 细胞。到目前为止，研究仅在早期阶段描述了分化细胞，还没有完整的特征描述[117]。RPE 来源于小鼠 BMSC，移植到 RCS 大鼠视网膜下间隙，可挽救光感受器[118]。还需要更多的实验来确定一种来源是否更可取，或者几个不同来源是否在提供 RPE 细胞供临床使用的潜力方面是等效的。为了有助于细胞替代疗法，干细胞必须具有以下特性：

第一，广泛增殖以产生足够数量的物质作为"普遍供体"（universal donor），并在扩增后保持遗传稳定性。

第二，分化为所需的细胞类型。ESC 衍生的 RPE 能自发地去分化为非 RPE 样细胞，并自发地再分化为 RPE 样细胞，表明表型不稳定[119]。培养物传代 5~8 代后可能无法保持稳定的表型。ESC 和 iPSC 分化成特定谱系细胞的倾向各不相同[82, 119]。如上所述，应采用许多不同的标准来定义"分化" RPE48 和光感受器细胞[120]。视网膜和视网膜下微环境可以影响移植细胞的分化和功能，包括发育标志物和增殖标志物的表达[121, 122]。

第三，移植后在受者体内存活。

第四，移植后与周围组织融合。

第五，在接受者生命周期内适当发挥作用。

RPE 细胞移植是眼部基于细胞的联合替代和挽救治疗的一个有吸引力的起点，因为以下原因：① ESC 和 iPSC 可以相对容易地诱导分化为 RPE，并且，至少在 ESC-RPE 的情况下，可以产生大量基因型稳定、表型适当的细胞；② RPE 细胞很容易与宿主光感受器结合；③ RPE 细胞制造支持光感受器的营养物质[24, 35, 103]；④在临床前模型中有充分的证据证明移植有效；⑤以 RPE 细胞为靶点的疾病主要包括 Best 病[123, 124] 和某些形式的视网膜色素变性[125-127]，其次包括 Stargardt 黄斑营养不良[128, 129] 和 AMD[130, 131]。然而，Bruch 膜的异常可能阻止移植干细胞源性 RPE 在 AMD 眼中长期存活和分化[24]。由于 Bruch 膜来源于中胚层，因此不期望 ESC 或 iPSC 衍生的 RPE 能制造 Bruch 膜。

## （二）非 RPE 视网膜下细胞移植 Non-RPE Subretinal Cell Transplants

AMD 的非 RPE 细胞治疗包括视网膜下细胞移植，这些细胞可以执行部分（如果不是全部）RPE 功能，并且可能比干细胞源性 RPE 的移植提供优势。至少，非 RPE 细胞必须能够在移植后的视网膜下空间存活而不形成肿瘤，并支持光感受器和（或）RPE。来源于 iPSC（iPSC-NPC）[132] 或 ESC（ESC-NPC）[133] 和人类中枢神经系统干细胞（HuCNS-SC）[134, 135] 的神经前体细胞（NPC）可挽救 RCS 大鼠的光感受器细胞。视网膜下注射后，iPSC-NPC、ESC-NPC 和 HuCNS-SC 从注射部位向外迁移，长期存活于视网膜下间隙，保留了原发性 RPE 和光感受器细胞，维持了视觉功能，未见肿瘤形成。重要的是，iPSC-NPC 和 HuCNS-SC 摄取并降解光感受器外段[132, 135]。NPC 具有迁移到受损部位、分泌多种因子（包括免疫介质和营养因子）及在移植后保持未分化的能力[136, 137]。由于 NPC 和 HuCNS-SC具有迁移潜能，细胞可以移植到病变/萎缩性 RPE区域之外。移植后 40 天，HuCNS-SC 覆盖面积为 $7mm^2$ [134]。中心凹面积为 $1.8mm^2$。因此，我们可以将这些细胞移植到中心凹外的位置，期望它们能够迁移到中心凹和需要挽救的视锥细胞下，从而保持高视力。正常情况下，将细胞运送到中心凹下需要中心凹分离，这可能会损害患者的视力，特别是在视网膜变性疾病的情况下[138]。NPC 在 ALS[139]、脑瘫[140]、脊髓损伤等临床试验中的安全性已得到证实[141]。视网膜下 HuCNS-SC 移植治疗 AMD的 I/II 期临床试验证明了其安全性（http://www.stemcellsinc.com/Clinical-Programs/AMD）。

正在考虑进行视网膜下移植所需的其他细胞制剂包括骨髓间充质干细胞（BMSC）和脐带间充质干细胞（UCMSC）。这两种细胞制剂都提供了自体细胞移植的可能性，并已被证明可以挽救 RCS 大鼠的光感受器细胞[142-144]。静脉注射骨髓间充质干细胞可以进入化学诱导小鼠 RPE 丢失的区域[145]。

## 四、细胞传递策略 Cell Delivery Strategies

### （一）细胞悬液与极化片 Cell Suspension vs. Polarized Sheet

将细胞悬液输送到视网膜下间隙具有简单的优点，即，在形成相对较小的视网膜脱离后通过小的视网膜切开术进行注射。然而，相对于放置细胞片，注射后细胞流入玻璃体腔的机会更大。无论有无支架，注射极化细胞片将需要更大的视网膜脱离、更大的视网膜切开术和专用仪器，以确保极化视网膜色素上皮的位置和方向正确。理论上，细胞悬浮输送可以覆盖更大的区域，而细胞片输送仅限于细胞片的大小，可以对其进行操作以成功放置。将细胞片移植到支架上的潜在优势有三方面。首先，可以移植在解剖学上分化和组织的细胞，类似于原位结构。例如，高分化的移植细胞可能比 RPE悬液更适合于中心凹下 RPE 移植。一旦中心凹光

感受器细胞分离，它们就开始退化。临床上，视网膜对功能性光感受器细胞的重新定位阻止了这一过程。当 RPE 细胞作为悬浮液输送时，需要一定的时间才能附着到 Bruch 膜上并重新获得分化特征。原则上，这个时间间隔（长达 1~2 周）可以通过使用一个支架来传递分化的 RPE 细胞来消除。第二个潜在的优势是，支架输送可能与较低的抗原负荷有关。与细胞悬液相比，用支架输送的细胞更少。在刺激移植细胞的免疫监视方面，减少抗原负荷可能是一个优势。第三，可能将生长因子、免疫调节分子或其他有用的部分整合到支架中，从而延长 RPE 移植物存活和光感受器存活。在细胞培养研究中，发现极化片比非极化和亚流动的 ESC-RPE更不容易导致氧化应激诱导的细胞死亡[146]。在临床前动物研究中，Schwartz 等[110]发现，在注射到NIH III 小鼠视网膜下间隙后，ESC-RPE 整合到宿主 RPE 层。在一项临床前非人类灵长类动物研究中，Kamao 等[99]发现，注射的 iPSC RPE 倾向于在细胞悬液输送后 7 天积聚在滤泡边缘，而 iPSCRPE 片则保持其位置。在同一研究中，Kamao 等对 RCS 大鼠的 iPSC-RPE 移植进行比较，发现光感受器保存和 ERG 反应的程度相似。利用小鼠模型，Carido 等[147]发现，ESC-RPE 主要在现有 RPE 单层上形成簇，而在缺乏 RPE（被碘乙酸杀死）的眼中，移植的 ESC-RPE 形成单层。在 RCS 大鼠视网膜下间隙注射 iPSC-NPC 后，iPSC-NPC 主要位于RPE 和光感受器细胞之间[132]。在长期存活的动物中，HuCNS SC 的行为与宿主内层视网膜的某些整合相似[134]。总的来说，很难预测细胞悬液在人视网膜下间隙中的行为，特别是在检查啮齿动物研究结果时，因为小啮齿动物眼中注射的细胞数量相对较多。在 AMD 患者中，没有 RPE 的区域（即 GA区域）的细胞存活很可能会受损，暴露患病的Bruch 膜（不同于临床前研究中使用的碘乙酸模型，Bruch 膜没有患病）[148]。

### （二）支架上支撑的 RPE RPE on Scaffold Supports

将分化的功能性 RPE 单层移植到支架上可使RPE 移植物正确定位，甚至可以防止 Bruch 膜的年

龄相关改变对移植的 RPE 细胞造成损害[91, 92]。除了支持功能性 RPE 的极化单层外，理想的支架还具有生物相容性或生物可降解性，具有类似于正常 Bruch 膜的传输和扩散特性，在手术输送后不会在视网膜下空间迁移，并且必须具有处理性能，能够在不损害细胞的情况下进行组织输送。除了天然材料，如明胶、胶原蛋白和丝绸，各种聚合物包括聚对苯二甲酸、聚酯、聚 L- 丙交酯 - 己内酯和其他已用于 RPE、干细胞衍生 RPE 和施万细胞（在参考文献 [149] 中综述）。生物医学工程的进展使得能够制造具有特定物理特性的支架，从而能够制造出人工 Bruch 膜。如上所述，除了将功能性 RPE 单层传递到视网膜下间隙的优点外，支架传递还可以允许药物的掺入，这些药物可以延缓移植物的排斥反应，促进移植物的整合和（或）视网膜的保存。在免疫功能低下的裸鼠移植后，在帕利灵支架上比较 ESC-RPE 细胞悬液和 ESC-RPE 单层细胞悬液的存活率的研究表明，支架上的细胞存活时间比细胞悬液长[150]。迄今为止，已有三种基质被批准用于临床试验（表 128-2）。在一项临床研究中，聚酯膜上的 ESC-RPE 将被引入湿性 AMD 患者的视网膜下间隙（www.clinical trials.gov）。聚酯膜是跨孔培养板的一个组成部分，通常用于 RPE 培养[151]。除了制造具有上述特性的支架的挑战外，还必须设计和制造一种仪器，以便在不损坏细胞和上覆视网膜的情况下，在视网膜下空间进行精确的插入和放置[152]。

## 五、人类 RPE 移植的结果[69] Results of Rpe Transplants in Humans

### （一）RPE 移植 RPE Transplants

1991 年，Peyman 和同事报道了 AMD 中第 1 例人类 RPE 移植[153]。自那以后，许多报道都描述了同种异体和自体 RPE 移植的结果[154-167]。这些手术包括去除 CNV 和放置悬浮同种异体 RPE 细胞[153]、自体 RPE 细胞[157, 163]、RPE 块[155, 164]、RPE- 脉络膜或自体 RPE 脉络膜移植[157, 160, 161, 163, 165, 166]。到目前为止，RPE 移植在大多数接受手术的患者中尚未成功，尽管少数患者在自体移植后显示出 2 行或多行视力的改善[157, 159, 160, 162, 163, 165]。在接受 CNV

切除的 AMD 患者中，同种异体 RPE 移植失败，视力不良；在免疫功能未受到抑制的患者中，视网膜下纤维化和剥离床上的慢性液体渗漏[154, 155, 167]。在自体移植中，移植失败的原因是视网膜内和术后出血、移植血管重建失败，移植血管纤维包裹、视网膜前膜形成，增殖性玻璃体视网膜病变和视网膜脱离[159, 160, 162]。光相干断层扫描研究表明，大多数接受自体视网膜色素上皮移植的患者存在外层视网膜萎缩，无论是作为细胞悬液还是作为 RPE-Bruch 膜 - 脉络膜[163, 168]。免疫排斥反应和移植失败可能是这些结果的基础。同种异体 RPE 移植在视网膜下间隙可能无法独立于免疫排斥反应的存活。Tezel 和同事们发现，如果 RPE 细胞在 24h 内不能黏附在基底膜（或类似的表面）上，它们就会发生凋亡[169]。所有先前在实验动物中成功进行 RPE 移植都涉及移植到正常 Bruch 膜（图 128-1）或天然 RPE 上[4, 5, 33, 34, 170-173]。在 AMD 中，Bruch 膜本身是异常的[130, 174-176]。从成人供体眼中分离的未培养 RPE 在体外对老年人 Bruch 膜的黏附性非常有限[177]。在器官培养实验中，即使培养的胎儿 RPE，显示出对 Bruch 膜的牢固附着，也不能在老年人或 AMD 人 Bruch 膜下存活超过 1~2 周[24, 148, 178-180]，这可能是由于该基质中年龄和 AMD 相关的改变。接受 CNV 切除加未培养成人 RPE 移植的免疫抑制患者的组织病理学表明，细胞没有单层组织，移植体上存在光感受器细胞萎缩（图 128-2）[164]。这些结果与器官培养中对人 Bruch 膜 RPE 行为的观察一致。

### （二）ESC-RPE 和 iPSC-RPE 移植 ESC-RPE and iPSC-RPE Transplants

干细胞衍生 RPE 的首次临床试验利用 ESC-RPE 治疗 Stargardt 黄斑营养不良（SMD）和萎缩性 AMD[110, 181]。将 ESC-RPE（50 000~150 000 个细胞 / 眼）作为团块注射进行移植，目的是在萎缩性 RPE 和临床完整 RPE 之间的过渡区域输送细胞。（在临床上 RPE 表现完整的区域，它们很可能患病。）将供体细胞置于这个连接位点可能类似于将细胞移植到 AMD 早期的眼中，在那里这种治疗可能最有用。术前 1 周用小剂量他克莫司和霉酚酸酯免疫抑

表 128-2　批准用于治疗黄斑变性临床试验的干细胞研究

| 研究者 | 细胞标本 / 描述 | 传　输 | 疾病靶标 | 研究地点 |
| --- | --- | --- | --- | --- |
| 中国科学院 | ESC-RPE | 视网膜下 | Dry AMD | 中国河南和北京 |
| 中国沙坪坝区西南医院 | ESC-RPE | 视网膜下 | AMD, SMD | 中国重庆 |
| 阿斯特拉斯再生医学研究所（原 Ocata Therapeutics） | MAO9-hRPE/ESC-RPE | 视网膜下 | Dry AMD, SMD | 加利福尼亚州洛杉矶、佛罗里达州迈阿密、马萨诸塞州波士顿、宾夕法尼亚州费城、爱丁堡和英国泰恩河畔纽卡斯尔 |
| 韩国 CHABiotech 公司 | MAO9-hRPE/ESC-RPE | 视网膜下 | Dry AMD | 韩国京畿道 |
| 细胞治疗神经科学 | OpRegen/ESC-RPE | 视网膜下 | Dry AMD | 耶路撒冷、佩塔提瓦、雷霍沃特和以色列特拉维夫 |
| 辉瑞 | 在聚酯薄膜上，PF-05206388/ESC-RPE | 视网膜下 | Wet AMD | 英国伦敦 |
| 圣保罗联邦大学 | 在悬浮和聚合物支架上，ESC-RPE | 视网膜下 | AMD, SMD | 巴西圣保罗 |
| 再生补丁技术 | 在聚对二甲苯膜上，CPCB-RPE1/ESC-RPE | 视网膜下 | Dry AMD | 加州比佛利山和洛杉矶 |
| StemCells 公司 | HuCNS-SC/ 神经干细胞 | 视网膜下 | Dry AMD | 贝弗利山、坎贝尔、山景市、洛杉矶和加州帕洛阿尔托、伊利诺伊州芝加哥、罗亚尔奥克、密歇根州、纽约州、阿比林、奥斯汀和德克萨斯州达拉斯，盐湖城，犹他州 |
| 詹森研发 | CNTO2476/ 脐带血干细胞 | 视网膜下 | Dry AMD | 阿卡迪亚、拉皮德城、圣巴巴拉卡、费城、宾夕法尼亚、芝加哥、列克星敦、波士顿、罗亚尔奥克密歇根州、圣路易斯莫、杜伦北部、辛辛那提、达拉斯、温哥华、加拿大多伦多、日本千代田、枚方市、鹿儿岛市、三鹰市、长久手市、名古屋，东京，横滨 |
| 里肯 | iPSC-RPE 片 | 视网膜下 | Wet AMD | 日本神户 |
| 神户市医疗中心 | 同种异体 iPSC-RPE | 视网膜下 | Wet AMD | 日本神户 |
| 圣保罗联邦大学 | AMDCELL/ 自体骨髓干细胞 | 玻璃体内 | AMD, SMD | 巴西圣何塞里约石油公司 |
| 爱资哈尔大学 | 体骨髓干细胞 | 玻璃体内 | Dry AMD | 埃及开罗和纳斯尔城 |
| MD 干细胞 | 体骨髓干细胞 | 眼球后部，后 Tenon 囊，静脉内，玻璃体内，眼球内 | AMD, SMD | MargateFL，迪拜，阿拉伯联合酋长国 |
| 加州大学戴维斯分校 | CD34+ 骨髓干细胞 | 玻璃体内 | Dry AMD, hereditary macular degeneration | 加利福尼亚州萨克拉门托 |

AMD. 年龄相关性黄斑变性；ESC. 胚胎干细胞；iPSC. 诱导多能干细胞；SMD. Stargardt 黄斑营养不良；RPE. 视网膜色素上皮

经许可，转载自 ClinicalTrials.gov and WHO International Clinical Trials Registry Platform (http://apps.who.int/trialsearch/)

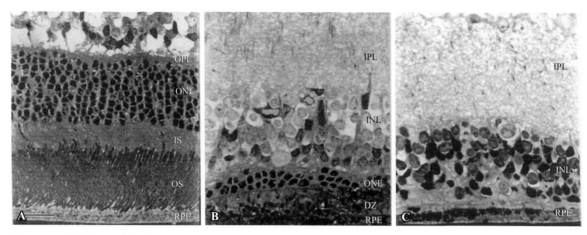

▲ 图 128-1　视网膜下色素上皮（RPE）移植治疗营养不良视网膜的光感受器细胞。甲苯胺蓝染色半薄切片非营养不良（A）和营养不良（B 和 C）的大鼠视网膜（大鼠来自皇家外科学院）

A. 6 月龄的非营养不良大鼠视网膜显示完整的外核层，8~10 个细胞厚。B. 一只 6 月龄的营养不良大鼠的视网膜，在处死前 5 个月接受了一个特性良好的、非肿瘤性的、SV40 T 转化的人 RPE 细胞系（h1RPE7）。此切片距离注射部位约 1400μm，显示 2~3 细胞厚厚的外核层。靠近注射部位的区域有 6 个细胞厚的 ONL。C. 一只 6 月龄的营养不良大鼠，在处死前 5 个月接受假手术，只接受载体培养基，没有任何细胞。未见光感受器核。DZ. 碎片区；INL. 内核层；IPL. 内丛状层；IS. 光感受器内段；ONL. 外核层；OPL. 外丛状层；OS. 光感受器外段（引自 National Academy of Sciences from Lund RD, Adamson P, Sauve Y, et al. Subretinal transplantation of genetically modified human cell lines attenuates loss of visual function in dystrophic rats. Proc Natl Acad Sci USA 2001; 98:9942-7.）

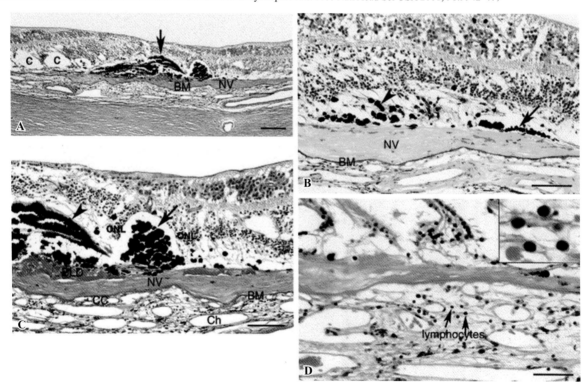

▲ 图 128-2　中心凹下视网膜色素上皮移植的组织病理学

A. 移植部位（箭）含有多层富含色素的细胞。移植体与 Bruch 膜（BM）之间存在残余新生血管瘢痕（NV）。外层视网膜层可见大囊肿（C）。B. 光感受器在含有一薄层色素细胞（箭）的区域内退化。未附着 Bruch 膜的色素细胞位于视网膜下间隙（箭头）。Bruch 膜（BM）内可见残余盘状瘢痕伴新生血管形成。C. 外核层（ONL）在移植部位中心的一堆色素细胞（箭）上被破坏。可见一层色素细胞（箭头）。脉络膜毛细血管（CC）和脉络膜（Ch）血管在 Bruch 膜（BM）外未被发现。基底层沉积（BLD）存在于残余新生血管（NV）内部。D. 在离移植床较远的脉络膜中偶尔会出现淋巴细胞（箭和插图）。比例尺：200μm（左上）、100μm（左下、右上）、50μm（右下）（引自 Del Priore LV, Kaplan HJ, Tezel TH, et al. Retinal pigment epithelial cell transplantation after subfoveal membranectomy in age-related macular degeneration: clinicopathologic correlation. Am J Ophthalmol 2001; 131:472-480.）

制，术后继续数月。ESC-RPE 没有肿瘤形成的迹象，移植在术后 37 个月内表现出良好的耐受性（在本报告中，患者随访时间最长）。在 SMD 和 AMD 患者中，色素细胞，可能是 ESC-RPE，似乎向外扩张或从注射部位移走，并沿着 RPE 萎缩区域的边缘聚集（图 128-3）。正如这项研究的研究者所指出的，在眼底照片中所看到的移植的 ESC-RPE 色素细胞的鉴定尚不确定。有可能其他细胞，如吞噬了释放色素的巨噬细胞，可以解释在视网膜下空间观察到的色素细胞。大多数患者在 1 年时有所改善[181]，但对视力结果的解释表示了担忧[182]。另一项研究使用相同的 ESC-RPE 制剂和相似的免疫抑制机制，报道了 4 名亚洲患者 1 年随访的类似的结果，其中 2 名为萎缩性 AMD，2 名为 SMD[183]。2014 年在日本进行的一项临床研究中，首次对渗出性 AMD 患者进行自体 iPSC-RPE 移植。iPSC-RPE 是一种无支架支撑的成熟的功能性 RPE。用胶原酶 I 从猪 I 型胶原凝胶基质上提取薄片，将薄片从基质上释放出来。（免疫细胞化学证据表明，细胞薄片的基底面上没有残留 I 型胶原[99]。）第一个患者在移植 1 年后被报道为"情况良好"[184]。第二名患者的移植手术于 2015 年停止，因为在患者的成纤维细胞中发现了 6 种不存在的基因突变，而这些成纤维细胞来源于 IPSC。三个突变是基因缺失，三个是核苷酸变化（单核苷酸多态性，SNP）。一个 SNP 位于一个低风险癌基因中[185]。这些突变被认为是重新编程方法的结果。

## 六、RPE 移植的免疫应答 Immune Response to Rpe Transplants

### （一）免疫特权位点和免疫特权组织 Immune Privileged Sites and Immune Privileged Tissue

与非免疫特权部位（如结膜下间隙）相比，免疫特权部位（如眼前房）接受同种异体移植的时间更长。与非免疫特权组织相比，免疫特权组织可以在非免疫特权部位长期存活。因此，同种异体移植对免疫排斥反应的抵抗可能是由于移植部位和移植组织的特性所致。

眼睛的免疫特权是多种免疫和生理因素共同作用于先天免疫系统和适应性免疫系统的结果[186, 187]。

Streilein 等[187] 注意到，导致眼部免疫特权的因素和机制包括以下方面：①血 - 眼屏障，它使同种异体移植物与全身免疫系统细胞和分子的接触最小化，从而减弱对同种抗原的免疫反应；②眼部淋巴引流不足，导致脾脏中的初始同种抗原呈递（相对于区域淋巴结），因此炎症免疫反应相对较少；③骨髓源性抗原呈递细胞的异常分布和功能特性；④富含可溶性或细胞膜相关免疫调节因子的眼部微环境。此类因子的例子包括转化生长因子（TGF）-$\beta_2$、$\alpha$-黑色素细胞刺激激素、血管活性肠肽、降钙素基因相关肽、巨噬细胞移动抑制因子、IL-1 受体拮抗剂、Fas 配体、CD46、CD59 和游离皮质醇[188-195]。这些分子通过影响与移植组织接触的免疫细胞的功能或抑制补体激活，有助于创造免疫抑制微环境。眼交感神经支配是维持高眼压 TGF-$\beta$ 的必要条件，而去神经支配导致免疫特权丧失[196]。

眼免疫特免是一种免疫调节的动态状态，可诱导抗原特异性的"异常"（deviant）全身免疫反应，其特征如下：①主动下调供体特异性迟发型超敏反应；②激活调节性细胞毒性 CD8+T 细胞，抑制迟发性超敏反应以及抑制产生补体固定抗体的 B 细胞；③激活调节性 CD4+ 细胞，阻止迟发型超敏反应效应细胞的终末分化；④增强产生非固定抗体的 B 细胞。对这种反应的最初描述是基于将同种异体抗原放在眼前房的实验，这导致了 ACAID 的缩写，即前房相关的免疫偏离（anterior chamber-associated immune deriation，ACAID）[188, 189, 197, 198]。

免疫特权存在于视网膜下间隙，但不是绝对的。视网膜下同种异体移植物抵抗免疫排斥反应，并以抑制抗原特异性迟发性超敏反应的形式诱导系统耐受的发展[198, 199]。RPE 细胞可能通过产生 TGF-$\beta$[200-202] 等免疫调节因子，通过抑制 T 细胞活化[203, 204] 和诱导活化 T 细胞凋亡，创造局部免疫抑制微环境[205, 206]。此外，RPE 还表达 T 细胞上 T 细胞抑制受体程序性细胞死亡 1（PD-1）受体的配体。这些配体（PDL1 和 PDL2）的表达被干扰素 -$\gamma$ 上调，与 PD-1 结合并抑制 T 细胞[207, 208]。RPE 还表达一种新的免疫抑制因子，即组织蛋白酶 L 抑制剂 CTLA-2$\alpha$，它将暴露的 T 细胞转化为调节性 T 细胞[209]。RPE 可以表现为免疫特权组织。与非特权

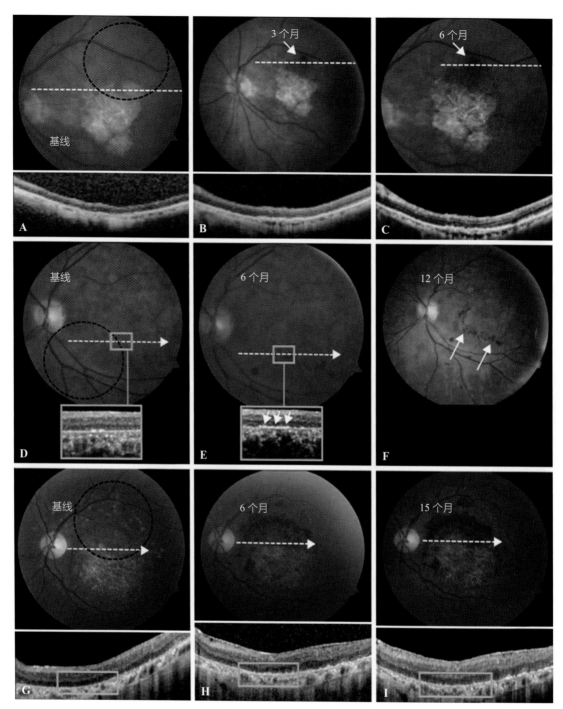

▲ 图 128-3　人胚胎干细胞视网膜色素上皮（hESC-RPE）移植术后眼底色素沉着情况

A 至 C. 年龄相关性黄斑变性（虚线显示移植区轮廓）3 个月和 6 个月的彩色眼底照片和光谱域光相干断层扫描（SD-OCT）图像。注意移植细胞（B 和 C，箭）的色素斑片的存在，在 6 个月后变得更大，色素更丰富。OCT（插图）显示，与基线相比，6 个月时 Bruch 膜内部有细胞存在。D 至 F.Stargardt 黄斑营养不良患者（虚线显示移植区轮廓）6 个月和 1 年的彩色眼底照片和 SD-OCT 图像。注意术前照片中没有色素（D）。在视网膜色素上皮（E）的基线萎缩边缘周围可见明显的色素细胞斑块，在 1 年后变得更加突出（F，箭）。在基线（D）和 6 个月（E）的 SD-OCT 图像显示，色素沉着在视网膜色素上皮水平增加，正常单层视网膜色素上皮植入，6 个月时存活率（E，箭）与缺少天然视网膜色素上皮的裸 Bruch 膜区相邻。G 至 I. Stargardt 黄斑营养不良患者的彩色眼底照片（虚线显示移植区域的轮廓）。术前照片（G）上可见大面积的中央萎缩区。6 个月（H）时，在萎缩病变的上半部分可见移植的视网膜色素上皮细胞区域，15 个月（I）时，该区域变大且色素增多（引自 Schwartz SD, Regillo CD, Lam BL, et al.Human embryonic stem cell-derived retinal pigment epithelium in patients with age-related macular degeneration and Stargardt's macular dystrophy:follow-up of two open-label phase 1/2 studies. Lancet 2015; 385:509-516.）

组织相比，新生儿 RPE 片在异位部位（即移植组织不正常的解剖部位）抵抗免疫排斥反应[210]。目前尚不清楚成人 RPE 作为片状或单细胞悬液是否具有免疫特权。RPE 上 Fas 配体的组成性表达可能有助于其作为免疫特权组织的地位[210, 211]。然而，这种状态并不意味着 RPE 不能使宿主敏感。如果将同种异体新生 RPE 移植物置于非免疫特权部位，则可使受体小鼠致敏[210]。RPE 细胞表达移植抗原。胎儿 RPE 细胞表面存在低水平的主要组织相容性（MHC）Ⅰ类抗原[212]。此外，RPE 细胞可能表达次要的组织相容性抗原。它们似乎不能正常表达 MHC Ⅱ类抗原，但如果暴露于干扰素（IFN）-γ，它们也可以表达 MHC Ⅱ类抗原[213]。培养 RPE 细胞也能诱导 MHC 抗原表达[214]。此外，RPE 细胞可以在抗原递呈之前处理抗原[215]。IFN-γ 诱导的 RPE 细胞 MHC Ⅱ类抗原表达水平升高导致抗原特异性 T 细胞活化增加，表现为促炎性肿瘤坏死因子 -α 的产生[216]。然而，这种激活并不包括 T 细胞增殖或产生 IL-2，这是 T 细胞激活的标准。

将新生儿同种异体 RPE 细胞植入眼免疫特权部位（如视网膜下间隙）可抑制受者典型的迟发性超敏反应，其抑制能力似乎与移植物部位的免疫特权状态有关，而与移植物的免疫特权状态无关[210]。因此，如果 RPE 移植是在受体部位的免疫特权受到损害的情况下进行的（例如，由于去除天然 RPE 而导致的血 - 眼屏障的破坏），那么同种异体 RPE 移植将被拒绝，尽管其是免疫特权状态。例如，如果天然 RPE 细胞被碘酸钠破坏，注射到视网膜下间隙的肿瘤细胞或卵清蛋白不会引起免疫偏离[198]。在碘酸盐治疗后，免疫偏离似乎持续受损（即血液 - 视网膜屏障完全恢复后），可能是由于血浆蛋白进入视网膜下间隙所致[198]。在接受 CNV 切除后 RPE 移植的患者中，术前 CNV 的存在和术后移植床上医源性 RPE 缺陷都会损害外血 - 视网膜屏障。实验研究表明，在对天然 RPE 进行液压清创术后，外血 - 视网膜屏障被破坏约 1 周[217, 218]。小鼠实验表明，大约 14 天（从抗原接种前几天开始）外血 - 视网膜屏障的破坏消除了免疫特权，并消除了对视网膜下空间细胞相关和可溶性抗原的免疫偏离[198]。值得注意的是，在眼部免疫特权实验中，将同种抗原植入眼部会破坏血 - 眼屏障。尽管存在破坏，这种免疫特权仍然得到了扩展，这表明了微环境中各种因素的重要性。持续性的血 - 视网膜屏障丧失（如由于 CNV）可能导致微环境中的免疫调节因子稀释或缺失，此外系统免疫细胞可以增加进入视网膜下间隙的机会。此外，与年龄相关的 RPE 变化对视网膜下免疫特权的作用还未被探索。最后，与 AMD 相关的免疫异常，甚至在没有 CNV 的情况下[131]，对视网膜下间隙正常免疫抑制环境的损害程度尚不清楚。

综上所述，免疫赦免可以促进同种异体移植物视网膜下间隙的存活，但疾病和手术干预引起的改变可能会显著影响赦免的程度。

### （二）RPE 移植是否被排斥 Are RPE Transplants Rejected?

目前尚不清楚同种异体 RPE 移植是否被排斥（即将移植物放置在正常解部位置）。一些临床和实验证据表明他们被排斥[154, 155, 167, 173, 219-224]。相反，其他研究表明，RPE 移植，包括 iPSC-RPE，可能不会被排斥[87, 99, 170, 225]。在其他研究中，还不清楚是否发生排斥反应[226]。然而，由于缺乏一种独特的组织学或临床标志物，很难明确地鉴定移植的 RPE 细胞，这使得许多早期研究的解释变得复杂。比较涉及移植排斥反应的动物研究（参考文献 [227] 中回顾）的另一个混淆因素是，一些研究中的移植手术导致血 - 视网膜屏障损伤，这可能促进了移植排斥反应。在 Lu 等[228]进行的一项啮齿动物研究中，排除了骨髓来源的体细胞视网膜下移植后血 - 视网膜屏障受损的动物，值得注意的是，免疫抑制是不必要的，因为免疫抑制和非免疫抑制动物的排斥率和结果没有统计学差异。对于干细胞衍生的 RPE，未分化细胞作为一种污染物存在于细胞制备过程中可能导致排斥反应。如前所述，未分化的 iPSC 可能具有免疫原性，即使采用非整合方法，也会诱导一定程度的免疫原性[229]。最终分化的细胞不太可能具有免疫原性[87]。

在一项初步研究中，移植的同种异体未培养成人 RPE 在接受 CNV 切除并用全身性硫唑嘌呤、泼尼松和环孢素治疗的 AMD 患者中似乎没有被排斥，这表明免疫抑制可能在这种情况下防止 RPE 移植排斥 [164]。然而，这些老年患者无法长期耐受全身三重免疫抑制治疗。局部免疫抑制在玻璃体腔注射环孢素 [230] 的实验室实验中有一定的效果，但在人类 RPE 移植中尚未报道。在临床试验中，使用视网膜下移植的 ESC-RPE 治疗 SMD 和萎缩性 AMD 患者，患者在术前 1 周和术后 6 周接受口服全身免疫抑制 [ 低剂量他克莫司和霉酚酸酯（MMF）] 治疗。在第 6 周，该方案要求停止他克莫司治疗，并将 MMF 再延长 6 周或更长时间。然而，其中 3 名患者不能耐受完整的免疫抑制方案，并且对另外 7 名持续使用 MMF 达 66 周以上的患者修改了方案。在 18 例患者中未发现急性移植排斥反应的迹象，表明同种异体细胞移植后的免疫抑制是可能的 [231]。自体 RPE 移植（如将未培养的外周 RPE 细胞移植到同一只眼的黄斑下间隙）不应发生移植排斥反应。目前已有用于自体移植的 RPE 细胞的获取方法 [159, 232]，但体外实验数据表明，即使在有天然 RPE 基底膜存在的情况下，获取的老年人 RPE 也不能很好地黏附于老年人黄斑下 Bruch 膜 [177]。这一结果可以解释为什么在 CNV 切除后接受自体 RPE 移植的患者通常表现出非常有限的视觉改善 [159, 163]。此外，老化的自体成人 RPE 可能表现出老化和 AMD 改变，使他们不适合移植 [233, 234]。

## 七、RPE 移植失败 RPE graft failure

如上所述，在人类中的 RPE 移植可能独立于移植物的免疫排斥而失败。移植后 RPE 与 Bruch 膜的附着是至关重要的，否则 RPE 会发生凋亡 [235]。体外研究表明，胰蛋白酶提取、培养的人胎 RPE 即使在缺乏天然 RPE 基膜的表面也能黏附于成人黄斑下 Bruch 膜 [24, 178, 179, 236]。相比之下，未培养的胶原酶Ⅳ收获的成人 RPE 即使在存在天然 RPE 基底膜的情况下也很难黏附到老年人的黄斑下 Bruch 膜上 [177]。Del Priore 和他的同事已经证明，当种植到老年人的外周 Bruch 膜上时，来自老年供体的培养 RPE 具有更高的附着率 [237-240]。这种较高的附着率可能反映了原代分离 RPE 细胞与培养细胞整合素表达的差异 [178, 241]。这也可能反映了外周 Bruch 膜和黄斑下 Bruch 膜细胞外基质成分的差异 [174, 242]。切

除的 CNV 组织学、CNV 切除术后的 [30, 31, 243] 眼组织学 [244, 245] 及术后临床发现 [30, 246] 均表明 CNV 剥离暴露了 Bruch 膜内胶原层的浅层和深层，这将构成移植 RPE 必须黏附的大部分表面如果在 CNV 切除后进行移植，它们必须存活在这些表面上。体外培养的人胎 RPE 可黏附于老年人黄斑下 Bruch 膜的浅层和深层内胶原层，但长期存活受到损害 [24, 179, 241]。Bruch 膜的另一个与年龄相关的改变可能导致移植物存活率和功能低下，即胆固醇沉积的增加 [247]。目前尚不清楚脂质沉积是否会通过掩蔽细胞外基质配体影响 RPE 移植功能或存活，脂质沉积可能导致老年 Bruch 膜的水力传导率降低。体外研究表明，胚胎 RPE 可高度附着于内胶原层表面，细胞死亡大多发生在培养 7 天后，说明细胞存活不良是附着后事件 [24]。与自体虹膜色素上皮（ins pigment epithelium，IPE）移植相关的不良视觉效果可能是由于移植失败，也可能是由于 IPE 替代 RPE 的能力有限 [248-250]。在接受 ESC-RPE 移植的 SMD 患者中，在移植到该区域后的萎缩病变中观察到色素性自发荧光细胞。随着时间的推移，色素细胞和自体荧光信号消失，表明移植失败或细胞色素丧失（图 128-4）。一项在老年人和 AMD Bruch 膜上检测同样制备的 ESC-RPE 的体外研究预测，随着培养时间的延长，移植的 ESC-RPE 大部分死亡或在培养 21 天后死亡 [24]。这些研究指出，由于萎缩性病变中的 Bruch 膜不支持移植细胞的存活，需要一种提高 AMD-Bruch 膜移植存活率的方法。

## 八、RPE 替代：未来方向 RPE Replacement: Future Directions

先进细胞技术公司，现为阿斯特拉斯再生医学研究所（Astellas Institute for Regenerative Medicine，AIRM）的开创性工作，通过在 AMD 和 SMD 患者中证明 ESC-RPE 移植的安全性，为 RPE 移植临床试验铺平了道路。日本停止自体 iPSC-RPE 移植治疗渗出性 AMD 的研究，强调必须仔细评估供体组织，以确保移植的安全性。这些早期临床试验尚未确定是否可以通过干细胞来源的 RPE 移植获得显著的长期视觉改善。当前和未来临床试验的结果（表 128-2）将推动 AMD 和 SMD 患者细胞移植治疗的

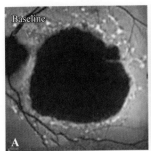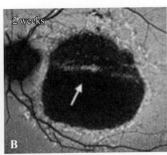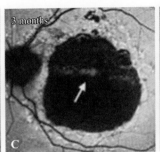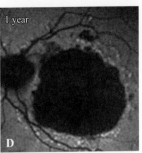

▲ 图 128-4　与移植的人类胚胎干细胞视网膜色素上皮（hESC-RPE）一致的色素沉着患者的自发荧光图像

Stargardt 黄斑营养不良患者的自发荧光图像（A 至 D），与图中的彩色眼底照片相对应。图 128-3（G 至 I）术前自发荧光成像显示中心低自发荧光，伴有低自发荧光的小卫星病灶，周围有高自发荧光（A）的边缘。术后 2 周（B）和 3 个月（C）。中央萎缩性病变的上半部分（B 和 C，箭）有斑点状超自发荧光，减少 1 年（D）（引自 Schwartz SD, Regillo CD, Lam BL, et al. Human embryonic stem cell-derived retinal pigment epithelium in patients with age-related macular degeneration and Stargardt's macular dystrophy: follow-up of two open-label phase 1/2 studies. Lancet 2015; 385:509–516.）

未来。根据目标疾病和疾病进展阶段的不同，细胞选择、制备和递送策略可能会有所不同。

### （一）组织相容性白细胞抗原匹配 Histocompatibility Leukocyte Antigen (HLA) Matching

自体 iPSC-RPE 移植理论上应避免免疫抑制治疗的需要。除了干细胞来源的 RPE 可能含有导致患者 RPE 萎缩的相同基因缺陷外，自体 iPSC-RPE 移植由于其他原因可能不适用于大规模治疗。目前，从干细胞中产生 RPE 的方法大多是劳动密集型和耗时的。为了提高效率，减少手工采摘色素性菌落的需要，和（或）缩短分化为 RPE 的时间[102, 251-254]，已经开发了新的治疗方案，但仍存在创建临床级细胞的高成本。无论采用何种分化方法，在临床级细胞生产的各个阶段都必须进行严格的测试，从购买起始细胞到最多产品，以确保移植细胞的纯度、安全性、稳定性和功能性。这些要求增加了电池生产的成本。

自体移植的另一种选择是建立具有一系列 HLA 类型的 iPSC，以允许 HLA 配型，从而将免疫抑制治疗的需要降至最低。尽管这种方法看起来很强大，但由于 HLA 等位基因和单倍型在种群中是保守的，因此有可能为地理区域内的给定种群生成 iPSC 单倍型库[255]。例如，一项估计是，来自 150 个纯合 HLA 型个体的 iPSC 库可以匹配 93% 的英国人口；而由于日本人口的有限多样性，只有 50 个这样的品系可以匹配 90% 的人口[229]。

### （二）免疫排斥 Immune Rejection

可以采用许多不同的策略来预防移植排斥反应，包括使用已建立的（如泼尼松、硫唑嘌呤、环孢素）或新的（如重组细胞因子）化合物或通过其他技术（如减少移植中的 MHC Ⅱ类阳性细胞）进行全身或局部药物治疗[256]。环孢素似乎不会干扰同种异体新生儿视网膜移植诱导 ACAID 的能力，全身环孢素的长期治疗也不会干扰异种抑制细胞在移植后 35 天内的持续存在[257]。尽管如此，前房视网膜移植物在 35 天内确实恶化，这表明移植物的破坏是免疫机制的结果，而不是环孢素和（或）非免疫因素抑制的结果。独立于其有效性，系统性免疫抑制可因不良反应而复杂化，如肾毒性、高血压、恶性肿瘤风险、感染易感性、肝毒性、癫痫，甚至过敏反应，具体取决于所使用的药物[258]。因此，局部免疫抑制已被考虑。在一项研究中，环孢素对兔眼的局部免疫抑制延长了培养的人胎儿 RPE 异种移植细胞在视网膜下的存活时间，但到 25 周时，仅能鉴定出约 10% 的绿色荧光蛋白标记的移植细胞[230]。可能是引入绿色荧光蛋白的病毒载体诱导了炎症反应。持续缓释环孢素在促进移植存活方面与反复玻璃体内注射更高剂量的环孢素一样有效。因此，目前尚不清楚单用环孢素抑制眼内免疫是否能预防同种异体 RPE 移植排斥反应。大剂量地塞米松治疗在预防急性移植排斥反应方面是有效的，尽管淋巴细胞对泼尼松龙会产生抗药性[261]。视网膜可以很好地耐受反复玻璃体内注射地塞米松[262]，这表明玻璃体腔持续释放地塞米松可能不会导致视网膜损伤。地塞米松缓释系统可预防大鼠同种异体角膜移植排斥反应[263]。目前，有几种玻璃体内缓释类固醇制剂可用于人体移植[264, 265]。因此，如果有必要对 RPE 移植物进行免疫抑制，这种方法也可以有效地预防 RPE 移植排斥反应。供体 iPSC 库正在创建中，其目标是在某些基因座上的纯合个体[266-270]。因为微小的组织相容性位点的差异会引起免疫排斥反应[271]，所以不清楚这种方法有多有用。补充 MHC 配合免疫抑制可能与 ESC 衍生肿瘤形成的风险增加有关。另一个策略是诱导耐受（即在没有免疫抑制的情况下，对移植组织没有破坏性免疫反应）[272]。耐受性可以通过混合嵌合体或通过阻断激活 T 细胞的共刺激信号（如用 belatacept）诱导无能来实现。移植的免疫特权部位（即视网膜下间隙）和移植的免疫特权组织的结合可能导致无知的诱导（即免疫系统无法识别移植组织）。例如，光感受器具有低 MHC Ⅰ 类表达和表达 MHC 1b 类抗原（HLA-G 和 HLA-E），其结合 CD94-NKG2 并阻止 NK 细胞介导的溶解[272]和 RPE 细胞表达 Fas 配体[273]。

### （三）老年 Bruch 膜移植 RPE 的存活与分化 Transplanted RPE Survival and Differentiation on Aged Bruch's Membrane

目前尚无完全有效的 AMD 动物模型。体内外均存在 RPE 创伤愈合和移植模型，但它们似乎与 AMD 患者没有直接关系。先前报道的成功的体内 RPE 移植包括与正常 Bruch 膜或自然 RPE 的附着。使用老年人黄斑下 Bruch 膜进行器官培养的实验表明，老年人 RPE 在未经培养的情况下不能很好地黏附于黄斑下 Bruch 膜表面[177, 178]。体外培养的胎儿 RPE 比体外培养的老年 RPE 更容易贴附于老年黄斑下 Bruch 膜，但即使在这种情况下，在器官培养的第 7 天，细胞似乎也无法存活和分化良好。Bruch 细胞膜的老化变化似乎是造成这种有害影响的原因[180, 274, 275]。因此，提高 RPE 移植成功率的一个方法是识别和管理这些 Bruch 膜的变化。体外实验包括用 Triton X-100（一种洗涤剂）清洗 Bruch 膜

和（或）单独或组合地用细胞外基质分子重新覆盖 Bruch 膜[276, 277]，或用细胞分泌基质重新覆盖 Bruch 膜[180]。后者已显示出希望，但将其转化为临床应用仍然是一个挑战。另一种方法包括增强细胞基质黏附分子，即整合素的表达，以改善 RPE 的黏附和存活[241, 278]。最后，可能通过刺激移植细胞（例如通过营养因子）来提高移植成功率，以提高移植到患病 Bruch 膜后的长期存活率[148]。如前所述，在支架上植入视网膜下间隙的细胞可以防止 Bruch 膜对移植物的有害影响。因为细胞支架的放置可能需要更大的视网膜切开术和更大的视网膜脱离，它可能比分散的细胞视网膜下注射造成更多的手术损伤。然而，对于接受 CNV 切除术的患者，由于 CNV 切除会对 Bruch 细胞膜造成损伤，基于支架的细胞输送可能是最好的。组织工程和支架开发是一个快速发展的领域，复杂的支架可以复制正常 Bruch 膜的特性，允许控制孔隙率和机械性能[152]。利用各种支架的临床试验将决定这种方法是否可行。

### （四）天然 RPE 修复老化 Bruch 膜 Native RPE Resurfacing of Aged Bruch's Membrane

RPE 移植的替代方法是从解剖床的边缘刺激 RPE 的生长。人类病理学研究表明 AMD 患者 CNV 切除后 RPE 的生长是不完全和异常的[30, 244, 279]。与接受 CNV 切除的 AMD 患者相反，先前描述的细胞培养 RPE 伤口愈合模型与完全的伤口表面修复相关[280-282]。在体 RPE 伤口愈合模型（如兔子、猪）与 RPE 缺陷[283, 284]的完全修复相关，或涉及给药复合物（如丝裂霉素 C）的应用，使进一步的实验研究复杂化，或与 AMD 患者的 Bruch 膜修复不明确相关[217, 285, 286]。Bruch 膜器官培养模型的实验表明，老年人 Bruch 膜下 65%～85% 的直径为 3mm 的圆形 RPE 缺损，如果存在 RPE 基底膜或浅表的内胶原层，则约 10 天会重新修复。如果产生更深的缺陷，暴露内部胶原层更深的区域，则在第 10 天观察到的修复层明显较少（约 54%），这表明人们应该预期较少的修复处理会对 Bruch 膜造成更大的损伤[287, 288]。然而，这些实验是在老年人（非 AMD）Bruch 膜上进行的，因此可能与 RPE 相对健康的病例更为相关。还需要进一步的实验来确定是否可以

改变裸露的 Bruch 膜表面( 或缺陷边缘的 RPE 细胞 )，从而原位修复 RPE 缺陷。

人类临床研究表明，黄斑脱离的时间长达 2 周，与许多患者视力恢复 20/50 或更好是可共存的[289]。猴子和猫的实验表明，许多光感受器在数周的视网膜脱离期存活，尽管有些光感受器肯定会死亡[290, 291]。大约 80% 的猫外核层在脱离后的 3 天内存活[292]。猫脱离视网膜中的光感受器细胞核数量直到脱离期超过 13 天才开始显著下降（即密度下降 > 20% )[293]。猫视网膜脱离研究的数据表明，14 天的视网膜脱离和 30 天的视网膜复位与 5 天视网膜脱离后观察到的视杆和视锥外节段长度相似[291]。然而，猫的视网膜以视杆细胞为主。视锥细胞更容易因脱离而发生细胞凋亡（与视杆细胞相比 )[294]，尽管在一项研究中，约 75% 的 S 和 M 视锥细胞在松鼠视网膜脱离后存活了 1 天（随后视网膜复位 )[295]。因此，目前已发表的实验数据并不能清楚地说明视网膜脱离 2 周后视锥细胞的确切存活率，但临床数据表明，它足以保证开发促进 RPE 修复的方法。除剥离持续时间外，剥离高度影响光感受器细胞存活[295, 296]。CNV 切除引起的黄斑脱离相当浅（ < 1~2mm 高 )，这也有利于在 2 周 RPE 再修复期的光感受器细胞存活。因此，我们认为 RPE 修复方法是可行的，尽管它可能与修复过程中光感受器细胞死亡有关。

## 九、视网膜营养不良患者光感受器移植的背景与原理 Background and Rationale for Photoreceptor Transplantation in Retinal Dystrophies

视网膜色素变性（ retinitis pigmentosa，RP ）是一组异质性遗传性疾病，估计患病率在 1：3000~1：5000，影响了美国 5 万~10 万人和全世界约 150 万人[297]。在绝大多数情况下，该疾病是由编码无数结构和光传导蛋白的光感受器细胞基因突变引起的，在较小程度上是由 RPE 基因突变引起的[297]。失明的最终原因是视杆细胞和视锥细胞死亡[298]。内层视网膜仍然相对保存，特别是在疾病早期[299, 300]。然而，随着变性的进展，内层视网膜部发生了广泛的突触重新连接[298, 301, 302]。各种恢复

视力的方法正在研究中，包括基因治疗[303-307]、药物治疗[308, 309]、视觉修复[310]、内源性再生[311] 和移植[312-318]。视网膜移植的目的是通过移植健康的供体光感受器来恢复和（或）维持视觉功能，该供体光感受器通过与宿主内层视网膜整合来重建功能性的神经视网膜网络来代替丢失的光感受器。如上所述，这种恢复视力的方法被称为"替代"。视网膜移植也可以通过移植释放的营养物质来拯救残留的宿主光感受器，从而减缓疾病的进展[319-322]，这种方法被称为"拯救"疗法。然而，只有当支持有用视力所需的中心凹视锥的临界数目存在时[323]，营养效应是最有用的。在疾病的晚期，当大多数感受器退化时，替换丢失的光感受器可能会更有效。

## 十、实验动物光感受器移植的结果 Results of Photoreceptor Transplants in Experimental Animals

### （一）视网膜变性动物模型 Animal Models of Retinal Degeneration

早期的视网膜移植研究以正常动物为宿主。随后，研究人员转向视网膜变性的动物模型。通过发现自然发生的基因突变，如视网膜变性（ rd ）小鼠[324]、视网膜变性缓慢（ rds ）小鼠[325]、RCS 大鼠 6 和视锥 - 视杆细胞发育不全（ Rdy ）阿比西尼亚猫[326]，动物模型变得可用，或通过实验诱导的退行性变，例如由光毒性[327] 引起的光感受器退行性变和通过玻璃体腔内注射人类血红蛋白浓缩液诱导的退行性变[328]。此外，还建立了人 RP 基因同源突变的转基因视紫红质（ Pro23His ）突变小鼠[329] 和转基因视紫红质（ Pro347His ）突变猪[330] 的基因工程模型。这些模型的优点包括靶细胞（如 RPE 或视杆光感受器细胞）的快速和几乎完全丧失，以及它们与人类疾病的相似性（在某些情况下，等效性），从而允许在更具临床相关性的条件下对视网膜移植进行有效的研究。迄今为止，大多数的研究工作都采用了啮齿动物模型，如光损伤大鼠视网膜[14, 331, 332]、rd 小鼠[314, 333-337]、P23H 视紫红质转基因小鼠[338] 和 RCS 大鼠[339]。啮齿动物的小眼和大晶状体更倾向于经巩膜移植，而不是经玻璃体移植。与经巩膜途

径相比，经玻璃体视网膜移植术对人类视网膜移植而言创伤较少且更具针对性。

此外，啮齿动物视网膜[340]中的视杆 - 视锥细胞比与相对富含视锥细胞的人类视网膜不同。为了克服这些问题，使用了眼球大的动物模型，如化学消融的兔视网膜[328]、阿比西尼亚 *Rdy* 猫[341, 342]，以及正常的兔子、猪和灵长类动物[347]。猪可能被证明是一个有价值的动物模型，因为猪眼的解剖结构和大小更接近人类[348, 349]，并且猪视网膜具有良好的视锥细胞，有一个中心区域，并且是有血管的[350]。此外，Pro347His 突变猪[330]携带一种与人类 RP 相似的突变，是一种与人类 RP 最接近的动物模型，特别是在改进外科手术方面[351]。然而，猪的视网膜没有中心凹。

### （二）移植物植入部位及准备 Graft Implantation Sites and Preparations

视网膜移植被放置在手术诱导的视网膜病变中，在玻璃体腔（即视网膜前）[13, 352]和宿主视网膜下空间[14, 353]。来自同一物种的供体（即同种异体移植物）和来自不同物种（即异种移植物）的移植物[347, 354, 355]在有或无宿主免疫抑制的情况下进行了移植。

光感受器微聚集物是视网膜的碎片，其中组织完整性被轻微研磨破坏，细胞以小簇（＜ 0.2mm$^2$）形式相互连接，已用于视网膜移植[13]。通过机械和（或）酶解视网膜获得的分离细胞悬浮液也被使用[333, 335, 353, 356]。与微聚集物相比，孤立的光感受器通常受到更大的创伤，经常失去其外节，显示较少的组织，并且常常没有适当的定向[313, 356]。这两种制剂通常形成球形结构或玫瑰花结，光感受器朝向中央管腔，类似于视网膜母细胞瘤和视网膜发育不良[13, 352, 354]。光感受器的外节段链接失败及在玫瑰花结中发现的外节段由于无法接触 RPE 细胞而迅速退化[357]。此外，视网膜微聚集物和细胞悬液经常受到非光感受器视网膜细胞的污染。玫瑰花结的形成阻止了正常视网膜解剖结构的重建，干扰了移植物光感受器终末与宿主二级神经元之间建立联系[35]。为了避免这些问题，Silverman 和 Hughes[14]引入了由成年哺乳动物视网膜振动切片产生的光感受器片制剂。薄片制备保留了移植光感受器细胞的组织和极性，并保持原位发现的光感受器细胞密集排列，这被认为是良好视力的关键[358]。此外，内层视网膜可以干扰移植的光感受器和宿主二级神经元之间的突触相互作用的内层视网膜被移除。在宿主视网膜和 RPE 之间以适当的方向放置薄片，它们显示出玫瑰花结形成的频率要低得多[14, 320, 328, 334]。这项技术已进一步改进，以获得光感受器片使用振动切片和准分子激光消融内层视网膜[359, 360]。类似的方法也被用于移植成人全层视网膜、完整胚胎或胎儿视网膜[332, 339, 344]和振动切片胎儿视网膜。Armant 及其同事介绍了将胎儿神经视网膜与邻近 RPE 联合移植的方法[339]。这种方法在两种视网膜细胞都退化的晚期疾病中可能是有利的[316]。年龄是选择供体组织的一个重要变量。神经视网膜移植的研究利用了胚胎、出生后早期、出生后晚期和成年供体的组织，以及同种和异种神经祖细胞（干细胞，见下文）的移植。胚胎或胎儿视网膜移植有几个优点[312]。未成熟的视网膜组织具有很高的可塑性[361]，缺乏免疫原性[186]，在宿主中存活和分化良好[332]。然而，它是极其脆弱，难以处理，并且是未分化，这使得获得纯光感受器片困难或不可能。在一项研究中，试图通过振动切片从胚胎视网膜获得光感受器细胞片，结果导致形态异常和存活率低下[344]。用准分子激光获得人胚胎视锥细胞单层，但其突触蒂的超微结构紊乱[362]。此外，胚胎或胎儿视网膜移植往往与玫瑰花结的形成有关。最后，获得胚胎或胎儿组织进行移植有许多后勤和伦理上的限制。成人视网膜移植物似乎在宿主视网膜中显示出正常的形态和组织，并且与最小的玫瑰花结形成相关，这可能有助于更好地恢复视网膜解剖结构[328, 334, 347]，特别是在外层血 - 视网膜屏障保持完整的情况下[198]。成人视网膜移植制剂显示出良好的存活率[328, 334, 347]。此外，成熟的视网膜组织更容易处理，因为它是完全分化的，可靠地产生纯的光感受器细胞片，并且可以很容易地从眼库获得[363]。此外，分化的光感受器似乎可以与宿主视网膜结合[313]，尽管最好的结合似乎发生在发育中致力于成为光感受器但尚未在形态学上成熟的细胞上（见下文）。

## 十一、以光感受器细胞挽救为目的的移植 Transplantation Aimed at Photoreceptor Cell Rescue

各种各样的细胞，包括视杆细胞光感受器、RPE、IPE，甚至包括施万细胞、嗅鞘细胞等非眼细胞及前体干细胞，它们已经被用于移植范例中，目的是挽救宿主残留的光感受器，延缓视网膜退行性疾病的进展。在这些范例中所采用的策略，包括所使用的细胞类型，取决于导致光感受器细胞死亡的主要紊乱。例如，施万细胞来源于外周神经，已经被用作自体移植来挽救光感受器。众所周知，

施万细胞能产生生长因子，如睫状神经营养因子（CNTF）、胶质细胞源性神经营养因子（GDNF）和脑源性神经营养因子（BDNF），因此是一种持续释放生长因子的来源。然而，施万细胞不能吞噬光感受器细胞的外段。尽管如此，视网膜下施万细胞移植已被证明可限制 RCS 大鼠的光感受器细胞丢失长达 9 个月[37, 364]，并可限制视紫红质敲除小鼠中长达 2 个月（图 128-5）[365]。此外，施万细胞被设计为分泌 GDNF 或 BDNF，对 RCS 大鼠光感受器修复的促进作用甚至比其亲代施万细胞更大[36]。与施万细胞相似，成年嗅鞘细胞和嗅神经成纤维细胞的混合物在 RCS 大鼠视网膜下移植后能产生神经生长因

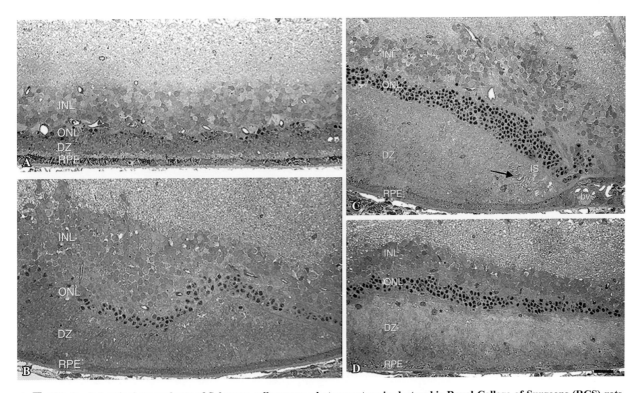

▲ 图 128-5　Subretinal transplants of Schwann cells rescue photoreceptors in dystrophic Royal College of Surgeons (RCS) rats, the degree of rescue being greater with cells modified to secrete brain-derived neurotrophic factor (BDNF) or glial-cell-derived neurotrophic factor (GDNF). Toluidine blue-stained semi-thin sections of 16-week-old dystrophic RCS rats that had undergone sham surgery (A) or Schwann cell transplants (B-D) at the age of 4 weeks. (A) Retina after a sham surgery shows only occasional outer nuclear layer (ONL) nuclei. (B) Dystrophic rats that received Schwann cell transplants showed discontinuous regions of 2-3-cell-thick ONL. (C) Schwann cells secreting BDNF in the subretinal space resulted in more extensive preservation of ONL with some outer segment (arrow) and inner segment preservation.However, the debris zone is also quite extensive. (D) GDNFsecreting Schwann cells also led to anatomic rescue of photoreceptors greater than that caused by the parent Schwann cell line. bv, blood vessel; DZ, debris zone; INL, inner nuclear layer; IPL, inner plexiform layer; IS, photoreceptor inner segments; ONL, outer nuclear layer; OPL, outer plexiform layer; RPE, retinal pigment epithelium. (Republished with permission of the Association for Research in Vision and Ophthalmology from Lawrence JM, Keegan DJ, Muir EM, et al.Transplantation of Schwann cell line clones secreting GDNF or BDNF into the retinas of dystrophic Royal College of Surgeons rats. Invest Ophthalmol Vis Sci 2004;45:267-74.)

子、碱性成纤维细胞生长因子（bFGF）和 BDNF，并能恢复恢复蛋白（recoverin）的表达和维持 ERG b 波。然而，与施万细胞相比，嗅鞘细胞在体外能吞噬猪视网膜外节段[366]。上面讨论了视网膜抢救治疗，特别是治疗 AMD 患者所考虑的其他细胞制剂（见 RPE 移植的细胞选择，非 RPE 视网膜下细胞移植）。

以视锥细胞光感受器"拯救"为目标的视杆细胞光感受器移植已经开始，因为在绝大多数 RP 病例和相关动物模型中，致病突变仅在视杆细胞光感受器中表达。移植的视杆细胞可能会挽救因视杆细胞变性而丢失的现有视锥细胞[367]。在视网膜营养不良的动物模型中，视网膜下视杆光感受器移植对视锥光感受器具有保护作用，可延缓光感受器的退化和限制细胞的死亡。Mohand Said 和他的同事[320]证明，将富含视杆结构的视网膜移植到 rd 小鼠视网膜下间隙，这种细胞株编码视杆细胞鸟苷磷酸二酯酶（cGMP）β 亚基基因的突变是自然发生的，保留了视锥细胞，其视锥密度比未经处理的 rd 视网膜大 30%～40%（表 128-3）。在离移植细胞一定距离的地方观察到这种拯救作用，表明移植存在可扩散的营养因子释放。体外共培养研究证实了这些发现，与单独培养基或无视杆培养基相比，含有正常视杆的培养基培养的小鼠营养不良视网膜中存活的视锥细胞数量显著增加[319]。介导这种旁分泌效应

的分子已经被确认[321, 322]。多种生长因子、神经营养因子和细胞因子，如 bFGF、酸性 FGF（aFGF）、CNTF、GDNF、BDNF 和 IL-1β，在视网膜变性的各种动物模型中，经视网膜下或玻璃体内注射[308, 368]或腺病毒基因治疗[369]给药时，已被证明在视网膜中具有强大的促生存作用[370, 371]。在光诱导的视网膜损伤中[372-374]，视网膜的局灶性机械损伤及移植研究中的假手术动物也显示出类似的抢救效果[375, 376]。这种作用可能是由损伤诱导的神经营养因子上调介导的[372, 374]。在视网膜退行性疾病患者中，对转染了人 CNTF 基因（NT-501 细胞）的 ARPE-19 细胞进行了包裹和玻璃体腔内给药的临床试验[377-381]。尽管 CNTF 的可靠长期眼内释放得到证实，一些研究表明某些患者的视力有所改善，但视力、视野敏感度或 ERG 反应的持续长期改善尚未得到证实。

## 十二、以光感受器细胞替代为目的的移植 Transplantation Aimed at Photoreceptor Cell Replacement

各种神经视网膜移植范例已经在实验动物身上发展起来[312, 382, 383]，其中一些已经发展成为人类的临床试验[316, 347, 384-387]。这项工作已经证明了视网膜移植的可行性，移植的动物和人类都能长期存活[316, 347, 384-388]。有证据表明视网膜移植后可能发生

**表 128-3　2 周后组织移植对宿主视网膜变性（rd）视锥细胞数量影响的定量评估**

| | 非操作控制（rd） | | C57 外核层 | | C57 内层视网膜 | | 整个 rd 视网膜 | | 明胶（假对照） | |
| --- | --- | --- | --- | --- | --- | --- | --- | --- | --- | --- |
| | 第 5 周 | 第 7 周 | 移植眼 | 配对对照 | 移植眼 | 配对对照 | 移植眼 | 配对对照 | 移植眼 | 配对对照 |
| 眼睛数量 | 10 | 42 | 12 | 12 | 12 | 12 | 11 | 11 | 7 | 7 |
| 视锥细胞总数 | 119 445 | 88 515 | 98 913 | 86 310 | 90 846 | 89 180 | 91 780 | 89 740 | 86 026 | 89 227 |
| SEM | 5160 | 6778 | 5713 | 4895 | 8688 | 9034 | 3738 | 6762 | 4595 | 4627 |

移植富含视杆细胞光感受器可以挽救视锥细胞光感受器。5 周龄 rd/rd 小鼠右眼接受以下其中一种明胶包裹的视网膜下移植，其中一种移植于右眼：8 日龄 C57BL/6 小鼠的视杆细胞显性（97%）光感受器，8 日龄 C57BL/6 小鼠的无光感受器的内层视网膜，8 日龄 rd 小鼠的整个视网膜或单独使用明胶片。左眼作为未经手术的对照。2 周后，当 rd 小鼠失去 97% 的视杆细胞时，处死小鼠，并以无偏的方式标记和计数宿主视网膜中存活的视锥细胞的数量。5 周龄未手术的 rd 小鼠用于测定相同 2 周内的基线退变率，观察到 30 000 个视锥细胞的丢失。只有接受外层核层移植的眼睛，存活的视锥细胞数量在统计学上有显著性的增加（$P < 0.001$）

a. 单杆移植可显著保存视锥数（$P < 0.001$）

SEM. 标准平均误差

引自 American Medical Association from Mohand-Said S, Hicks D, Dreyfus H, et al. Selective transplantation of rods delays cone loss in a retinitis pigmentosa model. Arch Ophthalmol 2000; 118:807-11.

一定程度的移植物－宿主整合[317]，但是光镜和电镜并没有在所有病例中明确显示出明显的移植物－宿主直接突触整合[13, 14, 332, 334, 335, 339, 344, 389]。在许多研究中，来源于 Müller 细胞过程的胶质限制膜在移植视网膜和宿主视网膜之间形成屏障（在参考文献 [390] 中综述）。在没有这种神经胶质屏障的区域，移植视网膜和宿主视网膜是紧密并置，它们的细胞过程相互交织，难以区分[332]。外界膜的破坏似乎改善了移植的光感受器和野生型及退化的视网膜之间的整合[391, 392]。在 6 种不同的遗传性视网膜退行性变小鼠模型的视杆光感受器整合的研究中，Barber 和他的同事发现：①整合程度与疾病进展有关，但与严重程度无关；②即使在晚期疾病中，整合也是可能的；③胶质瘢痕和外界膜完整性显著影响光感受器整合[393]。此外，整合效率可能与组织年龄有关，并受到可溶性因子的增强[394-396]。

移植到正常兔视网膜下间隙的全层胚胎视网膜薄片的超微结构分析表明，移植－宿主界面两侧的神经纤维束中含有成熟的神经元突起和生长锥，与融合移植物和宿主 Müller 细胞突起密切相关，形成了一个完整的神经纤维束胶质屏障[344]。这些移植的免疫组化分析显示，视杆双极细胞和 AII 无长突细胞之间，以及少数视锥双极细胞突起和神经节细胞突起之间存在直接接触，这些视锥双极细胞突起和神经节细胞突起被认为来自移植视网膜和宿主视网膜[344]。移植物抗宿主细胞的鉴定是基于位置，而不是基于特定的细胞标记。在相似的移植条件下，发现表达神经元型一氧化氮合酶的广域无长突细胞亚群将突起从移植物延伸到宿主内丛状层（IPL），但未观察到直接接触[397]。从宿主大脑到移植体的跨突触追踪研究表明移植物和宿主视网膜之间存在突触联系。由 Warre Cornish 等进行的一项研究。通过进行详细的组织学分析，试图阐明小鼠视网膜移植后光感受器发生的一些变化。事件的发生顺序为：移植细胞通过光感受器间基质单独迁移到宿主视网膜，定位于 ONL，形成顶端附着体，获得成熟的杆状结构，与驻留神经元形成突触，并发育光感受器外段[398]。

在一项重要的研究中，MacLaren 等结果表明，如果在视网膜发育高峰时从视网膜分离的供体细胞用于移植，即使宿主有一个成熟的视网膜，也可能发生整合[399]。利用 rds、rd 和视紫红质敲除小鼠模型，MacLaren 及其同事通过在供体细胞（与内层视网膜通讯的重要成分）中存在球状突触、刺激视紫红质前体的弱光下神经节细胞记录，证明了有丝分裂后视紫红质前体的成功整合，通过瞳孔光反射的恢复。然而，尽管这些细胞表达光感受器标志物，但它们在形态学上并不成熟。类似地，当供体组织在视网膜富含视杆细胞的发育过程中使用时，移植后也可以看到类似的与成熟视网膜的整合[400]。如上所述，当外界膜被破坏时，这种整合得到改善[391, 392]。除了在发育过程中的特定时间点分离光感受器外，另一种可能改善光感受器细胞整合的方法还包括基于选定的分子标记分离具有最高整合宿主能力的富集细胞群[401]。Gust 和 Reh 研究表明，与发育不成熟的细胞相比，成年光感受器可以整合到宿主视网膜，但移植失败率更高（图 128-6）[313]。这种整合是否能与人体组织发生尚不清楚。Santos Ferreira 等进行了一项专门针对视锥光感受器置换的临床前研究。研究小组通过将神经视网膜亮氨酸拉链缺陷（Nrl−/−）小鼠与 GFP 报告系杂交产生视锥光感受器，从而产生双转基因小鼠。磁激活细胞分选富集视锥光感受器，移植至 Nrl−/− 成年野生型小鼠视网膜下间隙及 1 只视锥光感受器功能丧失小鼠上，并与宿主视网膜融合，获得光感受器形态，表达视锥特异性标记，可以存活长达 6 个月。最后，视网膜神经节细胞记录显示视锥细胞变性的视网膜的明视反应，这意味着在这个模型系统中视觉功能的恢复[402]。移植后前 6 个月，整合视锥细胞数量明显减少，CD68 阳性单核 / 巨噬细胞浸润视网膜下间隙。Lakowski 等[403] 利用流式分选技术分离出 Crx 表达细胞，这些细胞致力于分化为视锥细胞和视杆细胞。只有胚胎期 Crx 阳性细胞整合在 ONL 内并分化为视锥细胞。出生后表达 Crx 的细胞主要产生视杆细胞。与 Crb1rd8/rd8 小鼠相比，视锥缺陷受者（Gucy2e−/− 小鼠）的视锥整合效率似乎最高，这表明受体环境对移植结果可能有预先发现的影响。

尽管光感受器移植后人类视力的显著恢复尚未被记录（见下文），但有迹象表明实验动物的视觉功能有所改善[404, 405]。恢复视觉功能是视网膜移

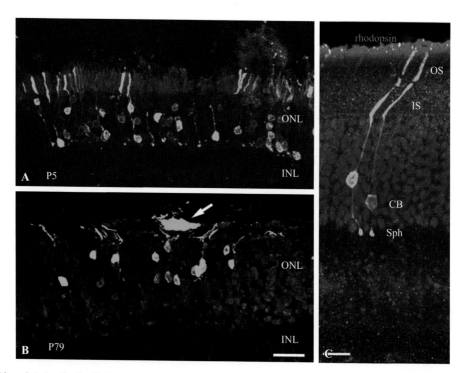

▲ 图128-6　Dissociated retinal cells from green fluorescent protein-positive donor mice of ages postnatal day 5 and day 79 (fully mature adult) were transplanted into the subretinal space of adult wild-type C57/B16 mice. The hosts were sacrificed 2 weeks after transplantation, and the eyes were fixed, embedded in agar, and cut into 60-μm sections. Cells from neonatal (A; P5) and mature (B; P79) donor mice (green) integrate into the unlabeled host outer nuclear layer (ONL). Arrow points to an unintegrated clump of donor cells. Integrated mature rod photoreceptors exhibit complete morphology (C) including outer segment (OS); inner segment (IS); cell body (CB); and a spherule synapse (Sph). Outer segments of integrated cells express rhodopsin. Note that in an unintegrated cell, rhodopsin is present throughout the cell. INL, inner nuclear layer. Scale bars: 20 μm (A,B); 10 μm (C). (Republished with permission of the Association for Research in Vision and Ophthalmology from Gust J, Reh TA. Adult donor rod photoreceptors integrate into the mature mouse retina. Invest Ophthalmol Vis Sci 2011;52:5266-72.)

植的目标，但它本身并不构成移植物—宿主突触连接足以重建视网膜神经回路的证据，因为视觉恢复可能是由于"拯救"效应而不是"替代"效应。此外，准确评估视觉功能是一项复杂的任务，尤其是在实验动物中。简单反射、电生理测试和视觉引导行为已被用于评估实验动物的视觉功能。Silverman及其同事[334] 报道，视觉诱发皮质电位可以记录在与移植相对应的视网膜异位区。光诱导视网膜神经节细胞反应和局部光驱动视网膜电图已从移植的宿主视网膜上记录下来[336]。还记录了与移植体相对应的宿主上丘区域的视觉诱发电位[317]。瞳孔光反射恢复[334] 及行为相关因素，如惊吓反射的闪光抑制[331] 和光 / 暗偏好行为[335]，也在光感受器移植后视网膜变性的动物模型中显示出一定程度的视觉功能恢复。虽然这些测试的结果是有希望的，但诱发反应的水平往往低于正常对照组[334, 336]。此外，目前尚不清楚移植和宿主之间的突触相互作用是否是所有病例观察到的改善的基础[335]。这些实验中的一个混淆因素是移植可能产生的营养效应[321, 322, 337]，以及在较小程度上，手术本身作为一种损伤形式的营养效应[372, 374, 375]，两者都被证明可以提高残留的宿主光感受器细胞的存活率。另一个困难是，其中一些测试作为视觉功能精确测量的有效性仍然存在争议。例如，Kovalevsky 和同事[406] 发现瞳孔光反射强度与宿主视网膜中的光感受器细胞数量之间没有相关性。这一结果限制了瞳孔光反射作为评估视网膜移植术后光感受器再生程度或功能性接触形成足以恢复视功能的准确工具的有效性。在 RP 的临床前模型中，大约需要 120 000 个功能视杆来产生可重复的暗视 ERG 反应[407]（然而，在这个模型中，只有 25 000 个功能正常的光感受器可以检测到恢复的视觉行为）。

## 十三、干细胞在光感受器移植中的应用
### Stem Cells in Photoreceptor Transplantation

已被探索用于视网膜移植的干细胞包括脑源性神经祖细胞、胚胎干细胞、视网膜干细胞、骨髓源性干细胞和 Müller 细胞源性干细胞。

鉴于大脑和视网膜来源于神经外胚层，而未成熟的神经细胞和前体细胞在神经发育过程中具有内在的迁移和分化能力，因此，脑源性神经前体细胞可能在视网膜下空间分化为光感受器细胞。几个小组研究了这种可能性[408-411]，并注意到神经前体细胞在成年宿主视网膜[409]的整合有限，但在发育中的未成熟视网膜的所有层中观察到移植细胞的迁移。然而，这些整合的细胞并不表达成熟视网膜细胞的标志物[408, 411, 412]。也许这一结果反映了这样一个事实，即该谱系仅限于脑源性神经细胞[413]。

或者，从发育中的视网膜分离出来的视网膜祖细胞不会有上述谱系限制。将从胚胎视网膜分离的细胞移植到年轻的转基因 S334ter 大鼠（RP 模型）上，结果表明，移植的细胞在视网膜下空间形成多层细胞片，并表达视网膜特异性神经元分化标志物，如 recoverin 和视紫红质。类似，从成年鼠视网膜分离的多能视网膜干细胞通过对 rd1 和 rd7 突变体小鼠的电生理测量，小鼠视网膜能够成功整合，呈现光感受器形态，与宿主视网膜神经元形成突触，并根据 rd1 和 rd7 突变小鼠的电生理测量结果发挥功能[414]。从胎儿神经视网膜分离的人视网膜前体细胞移植到 RCS 大鼠视网膜下间隙，12 周后显示出明显优于载体对照组的视动反应和更好的 ONL 厚度、扩散距离和细胞计数保存[415]。为了挽救光感受器和恢复视网膜功能，用 BDNF 或 GDNF 缓释微球孵育视网膜前体细胞，并将其移植到 S334ter line 3 大鼠变性视网膜中[416]。在移植区，存在 RPE 光感受器外节段相互作用、视锥和视杆蛋白免疫反应、无长突细胞和水平细胞的保存，以及允许宿主移植物整合的胶质细胞肥大。在可生物降解的聚己内酯薄膜支架上生长的小鼠视网膜前体细胞不仅在体外表现出向光感受器谱系的分化，而且当注射到视紫红质缺失小鼠的视网膜下空间时，细胞定位于 ONL 并表达光感受器特异性标记[417]。通过将聚己内酯支架与光受体基质杂交，对其进行修饰，可能为视网膜前体细胞移植提供更好的平台[418]。透明质酸水凝胶可以作为一种支架，可靠地将视网膜前体细胞输送到视网膜下间隙[419]。上述由 MacLaren 和 Bartsch 进行的研究也表明，当在视杆发育高峰期分离的细胞移植到成人视网膜时，成熟光感受器标志物的存活、整合和表达也得到了证实[400, 420]。然而，从发育中的人类视网膜中分离这种细胞是不道德的[421]。

视网膜前体细胞存在于低等脊椎动物的睫状体边缘区，类似的细胞已经从成人眼中分离出来[67, 69]。因此，人类供体眼可用于视网膜前体细胞的分离。这些细胞在培养中作为神经球的形式生长，同时产生胶质细胞和神经细胞。然而，只有一小部分细胞表达成熟的视网膜细胞类型，它们不能完全分化为功能性视网膜细胞[422, 423]。这些细胞在培养过程中可以通过逆转录病毒介导光感受器特异性转录因子表达转导素和恢复素等分子，并分化为光敏视杆表型[424, 425]。当移植到成人正常或退化视网膜时，结果有所不同，一些研究显示没有成熟视网膜标志物[426]的分化或表达，而另一些研究显示有成熟视网膜标志物表达的细胞分化，但没有表达成熟视网膜细胞形态或整合到宿主视网膜[408, 427-429]。这些细胞的另一个问题是它们在培养过程中表现出有限的自我更新能力[422, 430]。尽管存在上述局限性，但视网膜前体细胞在 RP 患者中的玻璃体腔内和视网膜下注射的临床研究正在启动（NCT 02464436，NCT 02320812）。

Müller 细胞是另一种潜在的干细胞来源[431]。哺乳动物视网膜 Müller 细胞具有神经球内生长和表达神经干细胞标志物的干细胞样特性，它们分化和表达成熟的视网膜标志物，包括外周蛋白和视蛋白[432, 433]。Limb 和同事报道了一种自发永生的 Müller 细胞系[434]。这些细胞能否形成完全分化的视网膜神经元尚不清楚，尽管与视网膜前体细胞相比，它们似乎没有有限的自我更新能力。Müller 细胞来源的干细胞移植显示出有限的整合[432]，但是用软骨素酶（在移植前分解蛋白多糖）治疗宿主视网膜导致更好的整合[435]。刺激人 Müller 胶质细胞分化为光感受器（CRX、NR2E3、视紫红质和其他

光转导标志物的基因和蛋白表达上调），并将其移植到 P23H 大鼠视网膜下空间。移植后，它们迁移并整合到 ONL 中，增加了暗视闪光 ERG 测量的 a 波振幅[436]。

胚胎干细胞可以无限期培养并诱导分化为三个胚层的细胞系。通常，培养这些细胞需要使用动物血清或与动物源性细胞共培养。由于潜在的污染，批准使用这种细胞是有问题的[421]。然而，人胚胎干细胞在不使用此类试剂的情况下培养，并且已经建立了细胞系[437, 438]。从胚胎干细胞中产生视网膜细胞的有效方法已经开发出来[94, 95, 395, 439]。在 Lamba 或 Osakada 开发的前体细胞移植技术之前，ESC 的前体细胞移植已经被证明可以挽救 RCS 大鼠[440] 中的光感受器或迁移到兔视网膜并表达 S 视蛋白和视紫红质[441]。Yanai 等最近报道了利用大小可控的胚状体、向培养基中添加三碘甲状腺原氨酸和牛磺酸及对未分化细胞的阴性选择，将人胚胎干细胞更高的产量和更快的分化为光感受器前体细胞。缺氧是另一个增加小鼠胚胎干细胞光感受器分化的因素[443]。目前尚不清楚，新的培养成熟人类视网膜细胞衍生技术是否能在移植后产生能够在更大程度上存活、整合和发挥功能的细胞。早期在老鼠上进行的实验很有希望。ESC 衍生的视网膜细胞在 Crx- 小鼠[318]、Leber 先天性黑蒙基因敲除动物模型中移植后存活并能形成功能性光感受器，其特征是光传导循环成分（包括视紫红质、视锥蛋白、转导素、视锥抑制素和恢复素）减少或丢失。因此，这些小鼠没有任何 ERG 反应。移植后，检测到一个小的 ERG 反应。在 mnd 小鼠[315] 和 rd1 小鼠中，人胚胎干细胞也能替代光感受器[314]。Lakowski 和他的同事发现，从小鼠 ESC 分化的三维自形成视网膜中分离的 CD73（＋）CD24（＋）CD133（＋）CD47（＋）CD15（－）光感受器前体细胞，在视网膜下移植后成功地整合并成熟为成年小鼠视网膜的视杆光感受器[444]。类似地，Eberle 等人在将 CD37（＋）磁相关细胞分选的光感受器细胞移植到成年野生型小鼠的视网膜下间隙时，其视网膜整合度比未分类细胞的视网膜整合度高出 3 倍，并且成功地生成光感受器细胞外段[445, 446]。此外，Laver 等还可视化了移植后干细胞来源的光感受器前体细胞的位置，这可能有助于我们理解这些细胞的三维结构、植入和存活[447]。

iPSC 可能是基因匹配干细胞的良好来源，其分离可能不具有与胚胎或胎儿组织的使用相关的伦理复杂性。但是，其生产效率很低。iPSC 已被诱导分化为光感受器，并能产生整合到宿主视网膜的细胞，表达光感受器特异性标志物，定位于 ONL，改善 ERG 反应[448, 449]。Zhou 及其同事对猪 IPSC 进行视杆分化方案和培养，结果产生了表达视紫红质和杆状外段特异膜蛋白 1 的视杆细胞[450]。当这些分化的细胞被移植到用碘乙酸处理的猪视网膜下间隙以消除光感受器细胞时，在外核层被观察到，但只有少数细胞在 3 周时表达出类似外节段的突起。类似地，Lamba 及其同事也证明了这种细胞能够整合到小鼠视网膜中[448]。继骨髓源性干细胞在大鼠视网膜中整合并分化为光感受器的报道之后[451]，大鼠尝试在体外诱导这些细胞发育为视网膜细胞[452, 453]。向视网膜下间隙注射骨髓间充质干细胞似乎对光感受器有拯救作用[454, 455]。然而，结果可能是由于营养作用，而不是移植细胞分化为光感受器的结果。如上所述，在 rd1 和 rd10 小鼠中，玻璃体内骨髓来源的谱系阴性造血干细胞可以拯救光感受器（主要是视锥细胞）[337]。外周血单核细胞是一组被认为含有少量多能干细胞的细胞群，在视网膜下移植后的存活、视网膜内移行和光感受器特异性标志物的表达方面，其结果与骨髓来源的干细胞相似[456, 457]。

## 十四、人类光感受器移植的结果 Results of Photoreceptor Transplants in Humans

神经视网膜移植已经在患有 RP 和 AMD 的人类志愿者中进行[316, 347, 384-387]。在这些研究中，术前和术后视力和视网膜功能的评估是通过各种心理物理、电生理和临床测试完成的，包括黄斑视野、全视野和焦点 ERG、眼底检查、眼底摄影和荧光素血管造影。Kaplan 和同事[347] 报道了将振动切片的成人尸眼光感受器片移植到 2 例晚期 RP 和视力无光感（NLP）患者的视网膜下间隙。患者术后 12 个月内未出现免疫抑制，也未出现移植物排斥反应（如局灶性脉络膜视网膜炎、黄斑水肿、玻璃体炎）。但视觉功能没有改善。Das 和同事[384] 将胎儿视网膜神经细胞移植到 14 名 RP 患者的一只眼视网膜下间隙，其中颞侧或颞上至黄斑部。术后随访 44 个月，无明显免疫抑制排斥反应。据报道，5 名移植受者的视力得到改善，但仅基于主观测试（即 5 名患者的视力得到改善，2 名患者的视野可检测到狭窄）。此外，这些患者术前有一定程度的视觉感知，这可能被低估，导致术后视功能明显增强。通过更客观的测试，如全视野 ERG 或 VEP，没有观察到结果的改善。在另一项研究中，两名晚期 RP 患者接受了完整胎儿视网膜的视网膜下移植 [458]。术后随访 12 个月，无排斥反应。两名患者都报告了主观视觉改善（新的视觉感觉），一名患者在多焦 ERG 期间出现短暂的微弱阳性反应，但随后无法检测到。同一作者将 5 例具有视敏度光感（LP）的 RP 患者的胎儿视网膜片与邻近 RPE 单侧移植到视网膜中心凹附近的视网膜下间隙 [386]。随访 6 个月，无排斥反应，但视力无明显改善。然而，在另 1 例常染色体显性遗传性视网膜色素变性患者中，胚胎视网膜与视网膜色素变性联合移植可长期改善视力（从 20/800 提高到 20/270）和视野 [459]。该组随后报道了 10 例（6 例 RP，4 例 AMD）患者在 1 只眼接受视网膜植入术，并在临床实践中进行了 II 期试验 [316]。7 例（3 例 RP，4 例 AMD）EDTRS 视力评分有所改善。其中 3 例（1 例 RP，2 例 AMD）双眼视力改善程度相同。1 例 RP 患者视力保持不变，2 例 RP 患者视力下降。一位 RP 患者在 6 年的随访中视力从 20/800 提高到 20/320，而非手术眼视力则恶化为手动视力。与 2 年的显微视野检查结果相比，该患者 5 年时的光敏感度增加了 23%，而其他患者的光敏感度没有改善。尽管供者和受者之间没有发现 HLA 匹配，但临床上没有观察到移植组织的排斥反应。Humayun 和同事 [385] 移植的胎儿视网膜微聚集物移植到 8 例晚期 RP 和视力为 LP 患者的视网膜下间隙，以及 1 例晚期新血管性 AMD 和视力为 NLP 的患者（在两个不同的位置）的胎儿视网膜薄片加微聚集。术后随访 13 个月，在无免疫抑制的情况下无排斥反应。3 例患者的视觉功能下降，另外 3 例出现短暂改善。AMD 患者在接受移植 3 年后死于无关的原因。对眼睛的超微结构和免疫细胞化学研究显示，至少有一些移植细胞存活

在视网膜下间隙，没有炎症迹象 [388]。尽管宿主视网膜和移植视网膜在某些区域被由 Müller 细胞突起、细胞碎片和胶原组成的纤维细胞膜所分隔，但在移植视网膜和宿主视网膜之间仍有少量 GABA 阳性和突触素阳性细胞突起延伸。然而，没有发现涉及这些过程的突触联系。在另一项研究中，用准分子激光采集的成人尸体光感受器片移植到 8 例晚期 RP 患者体内 [387]。受试者随访 12 个月，但没有记录到视觉功能的改善。Siqueira 及其同事 [460] 报道了一项前瞻性的 I 期非随机开放标记研究结果，该研究对最佳矫正 ETDRS 视力低于 20/200 的 RP 患者进行自体骨髓源性单核细胞移植。患者（3 例 RP，2 例视锥 - 视杆营养不良）在玻璃体内注射 $10^4$ 个自体骨髓源性干细胞 /0.1ml，用 27G 针头在角膜缘后方 3～3.5mm 处注射。在 10 个月的随访中，没有出现不良反应（如畸胎瘤、视力下降、眼内炎症），但没有记录在案的益处（如视力、视野、视网膜电图、光相干断层扫描）。在一项类似的研究中，Park 等 [461] 在 2 例 SMD 患者、2 例 AMD 患者和 1 例 RP 患者的玻璃体中平均注射了 340 万人自体骨髓 CD34+ 干细胞（所有患者的 VA < 20/200）。虽然随访 6 个月，5 例患者中有 4 例（80%）的视力有所改善，但没有观察到长期的眼部或全身不良反应，尽管用自适应光学 OCT 评估干细胞融入宿主视网膜的可能性，但两位 AMD 患者的视网膜萎缩进展明显（同时 ERG 和显微视野下降）。虽然这些研究已经确定了人类视网膜移植的可行性和安全性及在这些移植中的存活率，但要实现视觉功能的长期保存，还有更多的工作要做。

### 光感受器移植的免疫反应 Immune Response to Photoreceptor Transplants

由于 MCH I 类分子的表达水平很低，光感受器细胞的免疫原性可能很低 [462]。在动物模型中，大多数神经视网膜移植研究都采用同种异体移植，在较小程度上，采用带有或不带有宿主免疫抑制的异种移植。在人类中，同种异体移植几乎完全被使用 [347, 384-387, 458]。视网膜移植后细胞介导的迟发性超敏反应排斥反应的发生仅在少数涉及异种移植的研究中有报道 [355]。免疫特权的两个不同方面可能在

视网膜移植中发挥作用。首先，未成熟的神经视网膜是免疫特权组织[463]；其次，视网膜下间隙是免疫特权部位[188]。到目前为止，还不清楚成年神经视网膜是否也表现为免疫特权组织[186]。神经祖细胞的行为也类似于免疫特权组织[464]。然而，如上所述，来源于 iPSC 的神经组织可能没有免疫特权，因为从 iPSC 分化的细胞中的异常基因表达（通过逆转录病毒和上位途径）可以诱导同基因受体中的 T 细胞依赖性免疫应答[84]。

尽管包括视网膜神经元在内的大多数神经元不表达 MHC 分子，但它们可能表达少量的组织相容性抗原[186]。这些抗原在缺乏 MHC Ⅰ 类表达的情况下不显示，但如果细胞死亡，则可以释放少量组织相容性抗原，被抗原呈递细胞吞噬，并呈递给 T 淋巴细胞[186]。此外，视网膜神经胶质细胞，包括 Müller 细胞和星形胶质细胞，组成性地表达 Ⅰ、Ⅱ 类 MHC 分子[465, 466]。神经视网膜小胶质细胞可以定位于移植物花环的内腔，也可以定位于视网膜移植物的内部和周围，特别是那些发生排斥反应的视网膜移植物[467]。Ma 和 Streilein[468] 显示，这些细胞在神经视网膜移植到视网膜下间隙后被激活，并且显示 Ⅰ 类和 Ⅱ 类 MHC 分子的表达上调。供体来源的、活化的小胶质细胞被认为是抗原递呈细胞，在视网膜下移植后最初在受体中诱导 ACAID，但最终介导非典型迟发型超敏反应。在这种反应中，移植物发生缓慢排斥反应，而不是典型的迟发型超敏反应中出现的急性移植物排斥反应。此外，Xu 等[469] 表明，来自 CD11b⁺ 干扰素 γ 和脂多糖激活的小胶质细胞的条件培养基能够影响视网膜前体细胞分化为表达光感受器标志物恢复素的神经元样细胞。这些结果提示小胶质细胞是影响光感受器细胞存活的重要细胞群，可能成为优化视网膜细胞移植和整合的另一个靶点。

如前所述，视网膜下间隙的免疫特权不是绝对的。尽管移植到视网膜下间隙后很少见到淋巴细胞的大量浸润，移植存活时间延长，但仍可能发生组织排斥反应[198, 463, 470]。这个免疫特权部位的移植物排斥反应的潜在机制还不完全清楚。然而，它似乎涉及一种非传统的免疫反应模式，仅包括极少的淋巴网状细胞浸润，移植物恶化，而不是急性恶

化[463]。如果手术和（或）疾病（如 RP 或 AMD）导致血 - 视网膜屏障的完整性受损，视网膜下间隙暴露于全身免疫系统中，可能导致移植排斥反应[198]。宿主血 - 视网膜屏障的破坏可能使 MHC 表达细胞，例如来自体循环的树突状细胞，侵入视网膜下间隙并将移植抗原呈递给 T 淋巴细胞。可能需要免疫抑制来延长移植物的存活时间[470]。

## 十五、光感受器细胞移植：未来的发展方向 Photoreceptor Transplantation: Future Directions

对实验动物和人类的研究表明，缺失或缺乏移植物 - 宿主的突触相互作用仍然是成功进行神经 - 视网膜置换的一个未解决的障碍。视网膜及视网膜下微环境可影响移植细胞的分化和功能。光感受器细胞的形态和整合程度可以根据受体的状态而变化[395]。尽管供体和宿主组织之间的突触形成及视觉功能的恢复（在临床前模型中）已被记录在案，但目前光感受器移植的整体效率很低，0.1%～1% 的移植细胞在移植后长期存活[395, 471-473]。反应性胶质细胞可能构成宿主视网膜和移植细胞之间的屏障[389]。视网膜移植后，星形胶质细胞和 Müller 细胞反应性地上调中间丝蛋白、胶质纤维酸性蛋白（GFAP）和波形蛋白的表达[345]。反应性胶质增生可形成一个屏障，将损伤区域与周围健康组织隔开[474]，这可能解释了一个一致的发现，即神经突起仅在缺乏胶质屏障的移植区域或宿主外界膜的移植区域在移植物和宿主之间延伸，富含与 Müller 细胞过程有关的贴壁连接被破坏[389]。在一项体外研究中，神经细胞突起在两块相邻的视网膜之间延伸。然而，如果遇到胶质结构，如外界膜或内界膜，则突起似乎不会生长[389]。相反，在移植到缺乏 GFAP 和 vimentin 的突变小鼠视网膜下间隙的未成熟分离视网膜细胞中，可以看到强劲的神经轴突生长[475]。外界膜的破坏，使用可生物降解聚合物传递的基质金属蛋白酶打破胶质屏障，以及根据细胞表面标记选择特定细胞，已被证明可以改善移植物迁移和宿主视网膜的整合[391, 392, 401, 476]。

或者，移植物 - 宿主突触整合的缺乏可能涉及移植本身固有的因素。视网膜神经元，包括光感

受器，在损伤或疾病[301, 477-481]和培养期间显示突触可塑性[482, 483]。这种结构可塑性的潜能可以用来增强移植后移植物和宿主之间的突触相互作用。通过振动切片制备的光感受器片经历了显著的形态学变化，包括轴突终末在培养过程中向细胞体快速收缩[484]。这种现象也见于实验性视网膜脱离[293, 477]的研究中，可能是由于光感受器细胞与邻近 RPE 细胞分离所致。光感受器末端的收缩可能会干扰移植后的突触整合，因为突触前和突触后元件之间的突触形成需要物理上的接近。我们可以通过提高光感受器细胞膜[485]中的细胞内 cAMP 水平或抑制 RhoA[486, 487]来防止收缩，RhoA[486, 487]可能有助于改善预处理的光感受器细胞移植物与宿主双极和水平细胞之间的突触相互作用。

不管手术的目的是"抢救"（rescue）还是"替换"（replacement），确定成功视网膜移植的最佳参数，如细胞来源（如人胚胎干细胞与 iPSC 与成熟分散的光感受器细胞）或手术过程（如生物降解膜上的薄片与分散的细胞），以及解决组织排斥问题，都是重要的目标。我们预计在未来 10 年内，从干细胞（诱导多能干细胞、胚胎干细胞、骨髓干细胞或外周血干细胞）中产生光感受器及鉴定哪种细胞最有能力在病变微环境中整合和分化方面将取得巨大进展。为了优化细胞整合，还可以对宿主移植微环境进行进一步的研究[394, 396]。恢复一个能够调节视觉感知的功能性神经 - 视网膜网络，这是"替代"疗法的一个独特目标，主要取决于建立移植物 - 宿主突触整合，足以纠正因细胞丢失导致的受损神经回路。临床前研究表明，在选定的视网膜变性动物模型中，有可能恢复视觉刺激在受损视网膜

和视觉处理的高阶区域（即 V1 大脑皮质）之间的传递[407]。为了实现神经再整合，必须进行额外的实验研究（如识别促进突触形成的分子、开发明确识别供体和受体神经元的方法、识别伴随光感受器退化的突触重连管理方法）和临床研究。初步的可视化整合组织的工作正在进行中。此外，还必须进行更严格的功能测试，以帮助准确、客观地评估视网膜移植后视力的增量变化（特别是低水平视觉功能）。由于光感受器死亡与局部视网膜回路的突触重塑有关[298, 301, 302, 478, 488]，并可能导致内层视网膜神经元的跨神经元细胞死亡，因此相对早期的干预（即在中心凹视锥细胞严重丧失之前）可能对视网膜移植的成功起重要作用。

## 十六、结论 Conclusions

原则上，RPE 和视网膜细胞移植为年龄相关性黄斑变性、视网膜色素变性和相关疾病所致的失明提供了恢复视力治疗的可能性。广泛的研究已经发现了一些成功的障碍，即移植物存活和分化（RPE 和光感受器）、移植物与宿主的结合（光感受器）和免疫排斥反应（至少对于 RPE 细胞）。这一新的眼科手术领域的新进展将通过一个迭代过程来实现，该过程包括开发合适的体外和动物模型，完善免疫抑制疗法，开发安全无限制的干细胞供体细胞来源，改进的活体成像技术用于原位评估人体移植解剖和功能，并精心设计临床实验。眼睛独特的解剖结构，包括视网膜神经元的层状组织、视网膜下间隙的免疫抑制环境、RPE 细胞和视网膜神经元的免疫特权性质，再加上能以直接的手术方式进入视网膜下间隙，预示着这些努力的最终成功。

<table>
<tr><td>第<br>129<br>章</td><td>

# 人工视觉
## Artificial Vision

Mark S. Humayun　　Hossein Nazari　　James Weiland　　著
</td></tr>
</table>

## 一、概述 Introduction

据统计，目前有超过 100 万的美国人达到法定盲，其中 10% 的人无光感[1]。某些方法，如基因和药物治疗（见第 36 章，视网膜疾病的基因治疗），可能是失明的预防或治疗选择[2, 3]。然而，一旦光感受器几乎完全丧失，如终末期视网膜色素变性（RP）（见第 42 章，视网膜色素变性及相关疾病）或年龄相关性黄斑变性（AMD）（见第 64 章，小儿视网膜血管病；第 65 章，早产儿视网膜病变的远程筛查；第 66 章，年龄相关性黄斑变性的流行病学及危险因素；第 67 章，早期黄斑变性的发病机制，AMD 的流行病学 / 危险因素、发病机制及干湿性 AMD 的诊断和治疗），很少有干预措施能使盲人恢复有用的视力[4]。视网膜色素变性（RP）是导致失明的主要遗传原因，全世界有 150 万人受到影响，每 3500 名活产婴儿中就有 1 人发病[5]。AMD 是 65 岁以上成年人视力丧失的主要原因，美国每年有 70 万名新诊断的患者，其中 10% 的人每年成为法定

盲[6]。随着平均寿命的延长，特别是在发展中国家，患有年龄相关性眼病并导致视力受损的人数预计在未来 30 年内将翻一番[7]。失明对受影响的人、其护理者和整个社会造成重大的经济和社会后果。视障和失明患者的年平均费用是非失明患者的 2 倍。护理者照顾视力受损者所花费的时间及由于生产力下降和过早死亡而产生的其他间接费用是额外的相当大的负担[8]。

外层视网膜变性的治疗方法很少。抗 VEGF 治疗通过抑制异常新生血管的生长，对治疗新生血管性 AMD 非常有效。这种疗法能够防止视力丧失，甚至能使在初始阶段接受治疗的患者恢复视力[9–11]。尽管如此，和大多数新疗法一样，它也有局限性和缺点，有证据表明尽管有眼内注射疗法，仍有疾病进展，特别是在息肉状脉络膜血管病变中[12]。此外，当新生血管进展且已发生不可逆转的视力丧失时，许多患者寻求咨询。非新生血管性 AMD 也可以进展为晚期，导致萎缩性 AMD（如地图样萎缩）。目前还没有公认的治疗萎缩性 AMD 的方法，

尽管许多公司正试图开发一种治疗这种缓慢进展型 AMD 的方法。用干细胞来源的视网膜色素上皮（RPE）细胞替代萎缩性视网膜色素上皮正在进行多项临床试验[13]，然而，尚不清楚晚期光感受器丧失的终末期黄斑变性患者是否受益于该方法。干细胞衍生 RPE 和光感受器前体细胞联合移植被提议用于此类患者，但其安全性和有效性尚待临床试验证实。基因治疗通过靶向 *RPE65* 基因的特异性突变在 Leber 先天性黑蒙症中显示出一定的成功[14-17]。这是一个巨大的科学突破，但其影响有限，因为这种特殊类型的视网膜变性是罕见的，合格的患者总数很少（约 1000）。抗血管内皮生长因子和许多药物治疗或基因治疗都不能解决由于光感受器丢失而导致的视力丧失，因为光感受器不能通过这些方法再生。人工视觉（artificial vision）是一种新的概念，它通过电刺激由于光感受器细胞损伤而丧失视力的人的存活视网膜细胞来恢复视力，为治疗失明创造了希望。

本章将简要总结以视网膜植入物为重点的电子视觉假体的历史和发展，并介绍该领域的现状和未来的挑战。

## 二、人工视觉的背景与历史 Background and History of Artificial Vision

电刺激神经系统创造人工视觉（artifical vision）的概念最早是在 1929 年提出的，当时德国神经外科医师 Foerster 观察到，电刺激视觉皮质使他的患者检测到一个光点（phospene）。他进一步证明，这种光点的感知位置取决于刺激电极在皮质上的位置[18]。50 年前，Giles Brindley 首次致力于研制电子人工视觉装置。Brindley 将 80 电极装置植入盲人的视觉皮质，揭示了电刺激恢复视力的可能性及合适装置的实施障碍。现有技术的局限性阻碍了临床部署设备的实现，但 Brindley 的开创性工作影响了随后在电子视觉假体领域的所有重大努力。在过去的 50 年里，我们对电子学、生理学和医学的理解取得了指数级的进步，使得可植入的微电子系统得以发展，克服了 Brindley 的大型、不可移动的视觉皮质刺激器的缺点[19]。在电气工程、计算机科学和微加工技术领域，已经注意到了这种进步的例子。例如，超大规模集成电路（VLSI）和微机电系统（MEMS）技术都通过创造更小的电子学和更小的神经接口，促进了视觉假体领域的发展。这些技术进步，加上最近的科学研究，已经将该领域的焦点从是否有可能通过电刺激来创造视觉感受转变为更重要的问题，即如何优化感知以获得最大效益。目前正在考虑的问题涉及刺激许多小面积神经元组织产生的图像质量及微电子植入物的机械和电气生物相容性。

是否可以通过人工视觉假体来呈现有用的视觉部分取决于建立有用视觉的定义，该定义基于人们完成日常生活活动所需的最小像素数。进行心理物理实验来估计特定任务所需的像素数。Brindley 最初提出，600 点刺激（像素）足以阅读普通印刷品[19]。最近的研究通过便携式 phospene 模拟器对视觉功能正常的人进行了像素化测试，该模拟器由一个小型头戴式摄像机和监视器组成。然后，患者通过障碍课程，阅读被激活的文本。以这种方式，确定在视觉皮质中心凹表现附近的 1cm$^2$ 区域内植入 625 个电极，可产生视力约为 20/30 的 phospene 图像，滚动文本的阅读速度接近 170 字 / 分钟，固定文本的阅读速度接近 100 字 / 分钟[20-23]。此外，在 3 周的训练中，步行速度提高了 5 倍，学习程度也提高了[22]。模拟电极放置在整个黄斑上而不是集中在中心凹上的研究评估了受试者用人工视觉识别面部的能力。参数包括网格大小（10×10 像素到 32×32 像素）、像素大小、间隙宽度、像素丢失率和灰度分辨率。受试者在高对比度和低对比度测试中获得了非常显著的面部识别准确度，并记录了显著的学习效果。这些结果表明，即使使用粗糙的视觉假体，可靠的面部识别也是可能的，并且可能使植入物的工程任务变得更容易，因为它需要更少的数据 / 刺激通道[23]。在一个单独的队列中评估了受试者使用 pixilated 视觉模拟器的阅读能力，该队列表明，大多数受试者能够使用 16×16 像素阵列阅读小到 36 个点的字体（全部在 57 个点）[24, 25]。

## 三、视觉假体 Visual Prostheses

视觉假体是基于视觉通路上不同位置的神经元电刺激（即皮质、视神经、丘脑、视网膜前、视网膜下）。除了丘脑假体，原型植入物已经在上面列出的每个位置进行了人体试验，结果各不相同。每种方法都有优缺点。皮质植入物的主要优点是可以治疗多种类型的失明，包括视神经疾病。皮质植入物的主要缺点是，皮质植入物遗漏了通常发生在视网膜和丘脑水平的重要神经处理。视网膜植入物仅适用于光感受器疾病，但可进入更接近光感受器的视觉通路，因此大部分神经信号处理得以保留，尽管视网膜中的重要处理可能需要复制。丘脑入路平衡了这些问题，但很难通过手术进入。在这一章中，我们将讨论不同类型的植入物，它们在视觉系统中的位置和最近的研究结果，但是特别强调视网膜植入物。

## （一）皮质假体 Cortical Prosthesis

Brindley 和 Dobelle 在早期观察到皮质刺激对光幻视的感知的基础上，于 20 世纪 60 年代开始研究功能性视觉皮质假体。他们通过永久性植入电极电刺激枕皮质，展示了激发光幻视和模式感知的能力 [19, 26-32]。两组均使用植入阵列，在枕极下方放置 50 多个电极，从而为视觉皮质前方视觉通路被切断的个体提供了恢复视觉感觉能力的证据。Dobelle 的 64 通道铂电极表面刺激假体使盲人患者能够识别 5 英尺处的 6 英寸字符（约 20/1200 视力）[29, 31, 33]。在这些实验中遇到的困难包括：①控制每个电极诱导的光幻视的数量；②光幻视之间的相互作用；③使用大电流和大电极诱导脑膜刺激引起的疼痛；④电刺激后偶尔出现局灶性癫痫活动 [34, 35]。在这些最初的实验中，有患者抱怨不能辨别出不同的光幻视，而是报告说他们看到每个光幻视周围都有"光晕"（halos）[36]。

由于大部分视皮质位于距状裂深处，皮质表面电极无法触及，因此引入了穿透电极进行皮质内刺激，以期弥补皮质表面刺激的不足。皮质内装置使用更小的电极靠近目标神经元，因此需要更少的电流，从而产生更局部的刺激。与表面刺激相比，皮质内假体的刺激阈值比表面刺激低 10～100 倍。此外，这种方法允许在 500μm 间距处更近的电极间距，从而可能获得更高的分辨率。在最初的研究中，将皮质内假体植入人体 4 个月，证明其能够产生通常具有颜色的光幻视 [37]。皮质内植入物相对

于表面皮质植入物的优点包括：①可预测的诱导光幻视形式；②无闪烁现象；③减少光幻视的相互作用；④增加电极数量；⑤降低总功率需求 [35, 37-39]。

目前皮质内假体的模型包括犹他电极阵列。该装置由多个硅尖峰组成，这些硅尖峰排列在 4.2mm×4.2mm 的正方形网格中 [38]。每个尖峰的尖端都有一个铂电极。一个气动系统，在大约 200ms 的时间内将一个 100 电极装置插入大脑皮质，设计用于在插入该阵列时将创伤降至最低 [40]。

皮质视觉假体优于其他方法，因为它绕过所有病变的视觉通路神经元，到达初级视觉皮质。因此，这种方法有可能使最大数量的盲人恢复视力。皮质视觉假体有一定的局限性。首先，慢性植入假体的组织学改变需要进一步研究 [41-43]。在掺硅穿透电极的情况下，如犹他电极阵列，组织反应范围从无到每个电极轨迹周围的一个薄胶囊到阵列和脑膜之间的胶质增生和纤维化组织的积聚 [44]。第二，初级皮质的视野组织明显比在视网膜或视神经层复杂，在不同的患者之间不容易再现 [36]。其次，大脑皮质的每个区域对于各种参数（包括颜色、运动和眼球运动）都高度专门化，这使得它不太可能从刺激中获得简单的光幻视 [45]。最后，这种方法的手术并发症为患者带来显著的发病率和死亡率。将来皮质内假体的成功需要对这些区域进行进一步的研究。

## （二）视神经假体 Optic Nerve Prosthesis

研究人员已经将视神经作为一个潜在的实施视觉假体的场所 [46]。Veraart 等是最新尝试这种方法的小组，他们采用了螺旋神经袖套电极的概念 [47-50]。在视神经外表面通过外科手术周向植入电极套。由于该装置不穿透视神经鞘，它依赖于视神经内视网膜组织的原理。一名患有视网膜色素变性且无残留视力的志愿者被长期植入视神经电极，该电极与植入的神经刺激器和天线相连。一个带有遥测功能的外部控制器被用于神经的电激活，从而产生光幻视的感觉。开环刺激可以收集光幻视属性，并能激发对简单几何图形的感知。低感知阈值允许在安全极限内的大电流强度范围。在一个闭环模式中，志愿者使用头戴式摄像机探索投影屏幕。志愿者在 45 个

简单模式的培训课程中接受了绩效评估。将多个条（投影到屏幕上时每个条为 320mm×22mm）组合在 1m×1m 屏幕上形成字母，患者距离屏幕 0.5m。在学习之后，志愿者以 60s 的处理时间达到了 63% 的认识分数。研究结果令人鼓舞，因为盲人志愿者能够与环境充分互动，同时展示了模式识别和对处理时间和方向辨别的学习效果[51]。视神经是实现视觉假体的一个吸引人的部位，因为整个视野都在这个小区域内。这个区域可以通过外科手术到达，为植入物提供了一个可行的解剖位置。然而，在这个方法上有几个障碍需要克服。首先，视神经是一个紧密结合的神经结构，直径 3mm 的圆柱体中有大约 120 万轴突。虽然这使得整个视野可以在一个相对较小的区域内呈现，但很难实现对神经元的局部刺激，也很难复制视神经的精确视黄体。神经元的密集堆积要求假体在一个小区域内有大量电极接触，增加了神经受损的风险[52]。手术操作这一区域需要解剖硬脑膜，可能造成有害的中枢神经系统影响，包括感染和视神经血流中断。在此时在视路内进行干预需要完整的视网膜神经节细胞（retinal ganglion cell，RGC），因此仅限于治疗外层视网膜（光感受器）变性。视神经和视网膜神经节比视网膜假体靶向的双极细胞具有更高的结构。因此，双极、水平和无长突细胞的处理能力丧失，因此必须通过植入物来实现更多的图像处理，而不是依赖完整的人体生理通路。最后，黄斑部的神经纤维位于视神经的最中央。因此，袖套电极离黄斑纤维最远，这将极大地限制这种方法的使用，特别是对于 AMD，因为周围纤维将与中央黄斑纤维一起受到刺激。这项技术的未来发展必须解决上述问题。研究人员还提出了神经内刺激装置，以便更准确地定位视神经内的单个神经元[53]。

## （三）视网膜假体 Retinal Prostheses

在讨论视觉假体时，必须考虑导致失明的疾病的病理生物学。

### 1.视网膜色素变性与黄斑病变的病理学 Pathology of Retinitis Pigmentosa and Selected Macular Disorders

Potts 和 Inoue 在 45 年前证明了用角膜接触镜作为刺激电极通过眼部刺激激发电诱发反应的能力（electrically elicited response，EER）[54-56]。Knighton 对这一发现进行了阐述，他证明内层视网膜层可以受到电刺激而产生 EER[57, 58]。为了使视网膜假体正常工作，视网膜不得受到疾病的影响，以至于只有少数存活的细胞能够启动神经信号。对终末期视网膜色素变性患者的死后形态学分析显示，78.4% 的内核细胞和 29.7% 的神经节层细胞被保留，而光感受器细胞仅为 4.9%[59]。此外，93% 的 RGC 被保留下来，并且在合法失明的新血管性 AMD 患者中，内核层细胞增加了 10%[60, 61]。此外，在患有地图样萎缩的非新生血管性眼和年龄匹配的对照组之间，内核层细胞的数量没有统计学意义[62]。这证明了在上述视网膜病变中，存在有限的跨突触神经元变性，因此，从理论上讲，电刺激剩余的视网膜神经元以引起有用的视觉感知是可能的。然而，重要的是要了解外层视网膜变性的阶段及相关的解剖和生理变化。Marc 等的综合研究表明，视网膜神经元变性和重塑分为三个阶段[62]。在前两个阶段，我们观察到光感受器应激和死亡及相关的营养运输损失。双极细胞和水平细胞实际上都可以收缩树突，而后者可以萌生轴突和树突突起，可以到达内丛状层。Müller 细胞可以形成致密的纤维层，封闭视网膜下间隙，通过脉络膜电隔离植入物。在第三阶段，所有类别的活细胞数量都被耗尽。在此阶段，双极细胞和无长突细胞向神经节细胞层迁移并经历神经重组。

这样的解剖变化在生理上表现出来。用膜片钳技术制作视网膜变性小鼠模型，结果表明，视杆双极细胞对兴奋性神经递质谷氨酸的敏感性降低，而对抑制性水平细胞神经递质 GABA 的反应增强[63]。此外，在视网膜变性的动物模型中，已经注意到起源于 AII 无长突细胞的膜电位的振荡波动[64]。因此，视网膜回路在解剖学和生理学上都因变性而改变。

尽管光感受器丧失后内层视网膜部发生了这些有文献记载的变化，许多研究已经证实了电刺激视网膜的安全性和有效性。Humayun 和他的同事的早期研究证实了电刺激视网膜的可行性[59, 65, 66]。在手术室环境中，将手持电极插入盲人受试者的眼睛。当电极被激活时，受试者报告出现小光点。光点的明显位置通常与受刺激的视网膜区域相对应。其他组也重复了类似的实验[67, 68]。虽然这些实验只允许对每个受试者进行几个小时的测试，但关键的发现导致了慢性植入系统的发展。

### 2. 视网膜前假体 Epiretinal Prostheses

视网膜前植入物依靠外部摄像头捕捉图像，然后将这些视觉信息转换为电刺激模式，以刺激剩余的视网膜神经元。根据眼内装置和眼外元件所需的电子电路的数量，设计往往会有所不同。通电和信号传输可以通过感应线圈、贯穿导线或激光器来完成。

视网膜前入路的优点包括四个方面：①视网膜前入路允许遵循标准玻璃体切除术后的手术入路；②由于图像处理在身体外部，因此将最少数量的微电子器件并入装置的可植入部分；③电子设备的可穿戴部分允许轻松升级，无须后续手术；④电子设备允许用户和医师完全控制每个电极和图像处理参数，允许为每个患者定制植入物。这种方法的缺点包括两个方面：①需要在内层视网膜附近提供延长装置固定时间的技术；②与视网膜下装置相比，视网膜前装置到目标双极细胞的距离需要增加电流的距离更远。

ARGUS Ⅰ：ARGUS Ⅰ系统包括一个 16 通道刺激器，基于商用人工耳蜗植入物，位于耳后，连接到终止于视网膜表面电极阵列的电缆上。电极阵列是一个 4×4 的铂盘电极网格，直径为 260μm 或 520μm。ARGUS Ⅰ 视网膜阵列的总体尺寸为 3mm×3mm。感应线圈链路用于将功率和数据从外部视频处理单元（video processing unit，VPU）和安装在眼镜上的微型摄像机传输到植入物的内部。摄像机捕获一部分视野并将信息转发给 VPU。VPU 对信号进行实时数字化，应用一系列图像处理滤波器，将图像下采样到 4×4 像素的网格中，并基于为每个对象定制的像素灰度值和转换表（从灰度值到脉冲幅度）创建一系列刺激脉冲。数据通过感应射频线圈链路和特定于应用的电路传送到脉冲发生器。

ARGUS Ⅰ 系统植入的手术过程包括术前 2 周在上直肌、下直肌、内直肌和外直肌注射肉毒杆菌毒素，因为担心受试者的眼球运动可能会破坏连接眼内电极阵列和眼外电子箱的电缆。注射后 2 周，在全身麻醉下，植入物被放置在颞骨形成的凹陷处，类似于人工耳蜗手术[69]。为了固定和保护电缆，沿颞颅骨制作了一个浅槽。然后将电缆放入槽内，通过侧眦切开术进入眼周间隙。接下来，在四块直肌下植入电缆和电极阵列。进行了一次完整的玻璃体平坦部切除术，并通过 5mm 巩膜切口将阵列引入眼睛，切口位于角膜缘后 3mm 处并平行于角膜缘。该阵列被暂时放置到中心凹，并插入一个单一的视网膜钉，以确保阵列到位[70]。2002 年开始对 ARGUS Ⅰ 装置进行临床试验，并招募了 6 名 RP 患者。

受试者能够区分不同的电极，识别日常用品，如刀、盘子或杯子，并检测运动方向。知觉阈值在安全范围内，并且随着时间的推移是稳定的[71, 72]。知觉阈值与电极阵列和视网膜之间的分离（即剥离）相关[71, 73]。此外，脉冲频率的增加以可预测的方式降低了每个脉冲的电荷[74]。使用 ARGUS Ⅰ 的最佳视力是阵列上电极间距允许的最大值（即 20/4000），但这仅在一个受试者中得到证明[75]。不良事件包括巩膜切开术时结膜在电缆上的侵蚀，以及一名受试者遭受钝性眼外伤后一个阵列的分离（随后成功地重新固定）。

ARGUS Ⅱ。ARGUS Ⅱ 系统（图 129-1）是第一个获得 FDA 批准并经 CE 认证的人类用人工视觉装置。它使用的外部摄像系统与 ARGUS Ⅰ 非常相似，但设备的植入部分完全不同。ARGUS Ⅱ 系统包括一个环绕带（巩膜扣）、一个感应线圈和一个包含附在环绕带上的电子元件的外壳，以及一个集成的带状电缆和电极阵列。电极阵列跨越 20° 的视野角到角。所有组件都安装在轨道内。

植入过程类似于联合巩膜扣带的平坦部玻璃体切除术。该装置置于 4 条直肌下，植入的电子元件缝合在颞上象限，病例前边缘距角膜缘后 7mm，其余 4 块围绕环扎带缝合。然后，在角膜缘后 3.5mm 处，通过 5mm 切口插入电缆和阵列。切口缝合水密，然后用视网膜钉将阵列固定在视网膜表面。阵列的最佳位置是在黄斑区。系统的外部组件与 ARGUS Ⅰ 相似，操作基础相同。

全世界已有 200 多名患者接受了 ARGUS Ⅱ 植入术[76-78]。在一项多中心临床试验中，对 30 名受试者的长期安全性和有效性进行了评估。在这 30

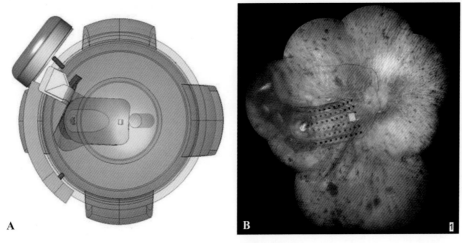

▲ 图 129-1 ARGUS Ⅱ 系统

A. ARGUS Ⅱ 系统和眼睛示意图；B. ARGUS Ⅱ 60 电极阵列放置在视网膜表面，固定到位

名受试者中，77 名在 2007 年 6 月—2009 年 8 月在 10 个临床中心注册，29 名有 RP（包括 1 名 Leber 先天性黑矇）和 1 名无脉络膜症[78]。所有受试者在电刺激期间都能感知光。实验证明了目标定位的改进。在距离 30cm 的黑色液晶屏幕上使用 7cm 的白色正方形目标，28 名受试者中有 27 名（96%）在系统打开和关闭时对目标进行定位时表现得更好。没有一个受试者在系统关闭的情况下表现明显更好[74]。3 年后，89.3% 的受试者在系统开启和关闭的情况下继续表现出视觉任务表现的改善[77]。运动检测也有所改善，但由于这是一项更为困难的任务，因此改善程度较小。使用一个在黑色液晶屏上移动的白条目标，63% 和 56% 的受试者在第 1 年和第 3 年年底分别在系统打开和关闭的情况下进行该测试的效果更好[77, 78]。一些受试者报告了对颜色的感知，这种感知在特定条件下可以可靠地产生。

所有受试者植入前双眼视力均低于 2.9logMAR。到目前为止，没有一个受试者能够在系统关闭的情况下，在任何一只眼的视力量表上进行可靠的评分。在第 1 年年底，7 名受试者能够在至少一个随访时间点，使用该系统在量表上可靠地得分。在第 3 年，33% 的受试者在系统开启的情况下获得 2.9 logMAR 或更好的分数[77]。迄今为止最好的结果是 1.8logMAR（相当于 Snellen 20/1262）[78]。通过门和线识别任务测量，受试者使用 Argus Ⅱ 系统在方向和移动功能方面表现更好。在系统开启的情况下，

日常生活活动和生活质量得到了压倒性的改善[77]。对 22/30 名受试者进行了字母阅读测试。其中 6 名受试者能够以 63.5% 的成功率识别字母表中的任何字母（与系统关闭时的 9.5% 相比）。在所有 22 名受试者中，一组 8 个字母的正确识别率为 72.5%，而系统关闭时为 16.8%。受试者可以在需要的时间内自由做出判断。受试者在完整字母表中的 100s 和有限字母集中的 44s 后提供答案[76]。70% 的患者能够识别只有水平和（或）垂直成分的字母，大约一半的患者能够阅读有倾斜或弯曲成分的字母[76]。一些受试者能够把字母组合成单词并读句子[78]。

29 名受试者在植入后 3 年拥有功能性装置。在 30 名受试者中，19 名受试者（61%）在 3 年随访结束时没有严重不良事件（SAE），也没有任何意外不良事件。植入 3 年后，4 名受试者因眼外装置而出现结膜糜烂，这是最常见的 SAE。除一例外，其余均已成功修复。其中一个设备被解释为 SAE 管理，而不是设备故障。这个患者在假体的巩膜外部分有反复的结膜糜烂，经过三次尝试性的修复后决定将这个装置外植。其他 SAE 包括 3 例假定性眼内炎，每例均接受玻璃体腔内抗生素治疗，且该装置未被移植并保持功能。有 4 例低眼压通过手术治疗得以缓解。术中有 1 例视网膜裂孔在激光视网膜固定术中得到成功治疗，2 例视网膜脱离需要随后的手术重新复位视网膜[78]。角膜炎、角膜混浊和角膜融解各发生 1 例，均接受药物治疗[77]。

基于这些结果及第二视力医疗产品公司（Second Sight Medical Products Inc.）（美国）提供的制造细节，ARGUS Ⅱ 于 2011 年 3 月获得 CE 标志，2013 年获得 FDA 批准，成为第一个作为医疗器械在欧洲和美国销售的视网膜植入物。这是人工视觉领域的一个重要里程碑，将允许更多的患者被植入，并允许进一步的上市后研究。

IRIS 视网膜前植入物（IRIS epiretinal implant）。本文撰写时，IRIS（智能视网膜植入系统）视网膜前植入物（法国 Pixium Vision）正在欧洲多个中心进行临床试验。该装置是由瑞士的一家公司 Intelligent Medical Implant AG（IMI）开发的实验性假体演变而来。与 Argus Ⅱ 类似，IRIS 视网膜前植入物包括三个组件：①具有眼外电子器件、感应线圈、经巩膜电缆和视网膜前阵列的植入物；②穿戴式处理单元；③安装在眼镜上的摄像头。为准备慢性植入试验，对 20 名 RP 患者进行了眼内阵列的急性刺激试验[79]。急性试验性手术在结膜下麻醉下进行。固定 4 条直肌，行玻璃体平坦部切除术，完全切除玻璃体和后玻璃体。随后，使用 MESE 12 系统（图 129-2）将电极引入眼睛，MESE 12 系统是一种手持式手术器械，用于控制视网膜表面微接触膜的定位。在整个手术过程中，手术系统必须由外科医师控制。大多数受试者都能在 1m 处认出硬币大小的物体[79]。

对 8 名受试者进行了 49 电极 IRIS 视网膜前植入试验。大多数植入物在几个月后被移除，但有些植入物已经保留了好几年。慢性种植体临床试验的主要发现是引起视觉感知的低阈值，并且植入物被

眼睛合理地耐受。该装置仅在临床中激活，由计算机直接控制（即无摄像机），因此视觉性能结果有限。

对一名受试者的阈值进行了长时间的测量，范围为 8.0 和 35.9nC（相当于 1~2ms 的单微安电流），并报告在较长时间的测试中稳定。受试者报告，光幻视有不同的外观，点对点的相对位置是可能的，并且在呈现时识别出简单的形状，例如水平条[80]。

2014 年，Pixium Vision（Pixium Vision, SA, Paris, France）收购了 IMI 的技术，开发了 IRIS V1 植入物。一项涉及 IRIS V1 的多中心临床试验计划于 2017 年 6 月完成（www.clinicatrials.gov, NCT01864486）。预计将有 20 名患者参加这项研究。该装置的商业版将有 150 个电极。一个优越的图像处理系统被称为 IRIS V1 设备的主要特点。处理单元包括"视网膜编码器"，该编码器修改每个患者的设置，直到他/她能够感知图像。例如，如果向患者显示正方形，算法将调整设置，直到患者感知到正方形为止[81]。结果表明，根据单个患者的需要校准和个性化系统所需的迭代次数少于 100 次[82]。Pixium Vision 还与斯坦福大学合作开发 PRIMA Vision 修复系统，这是一种目前处于临床前阶段的视网膜下植入物。

Epi-Ret 3 是 2006 年在 6 名受试者中植入的第三个视网膜前装置。这种独特的植入物被设计成完全适合眼睛内部，并通过感应无线链路提供外部电源。电极阵列有 25 个电极，这些电极略微突出基板（图 129-3）[83]。植入手术需要玻璃体切除，摘除晶状体或人工晶状体及残留的囊膜。采用 11mm 的角巩膜切口插入装置，并使用经巩膜 10.0 缝线在虹膜正后方固定和放置感应线圈和电子模块，类似于人工晶状体巩膜固定。微型电缆作为微电子元件的基板，其柔韧性使其能够弯曲并跟随眼睛的弯曲。关闭角巩膜切口后，用两个视网膜钉将刺激电极固定在视网膜表面。在第一次临床试验中，植入物在 28 天后被移除[83]。植入期间的测试表明，该装置在整个植入期内都保持在原位。与其他视网膜前植入物研究一致，低感知阈值（即单微安电流）被报道[83, 84]。移植后 6 个月的检查显示，视网膜钉周围只有一些增生[83]。

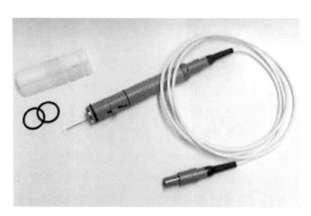

▲ 图 129-2　MESE 12 手持式系统

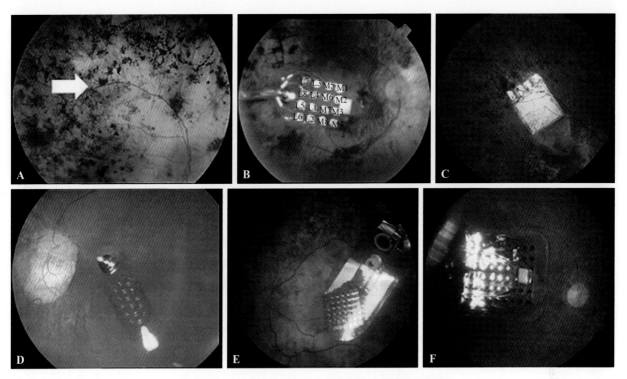

▲ 图 129-3　迄今为止所有六种慢性植入物的眼底照片

A. 人造硅视网膜（白箭）；B.ARGUS Ⅰ；C. 活性视网膜下装置；D. Epi ret 25 电极装置；E. 49 电极视网膜前装置；F. ARGUS Ⅱ（图片 A 由 Optobionics/ASR, Dr John Pollack 提供；图片 B 由 Second Sight Medical Products, Inc. 提供；图片 C 由 Retina Implant, GmbH, Prof. Eberhart Zrenner 提供；图片 D 由 Prof. Peter Walter 提供；图片 E 由 Intelligent Medical Implants, Prof. Gisbert Richard 提供；图片 F 由 Second Sight Medical Products, Inc. 提供）

### 3. 视网膜下假体 Subretinal Prosthesis

视网膜下入路植入视网膜假体的方法是在双极细胞层和视网膜色素上皮之间植入一个微二极管阵列。这可以通过视网膜切开术（ab intemo）的眼内入路或经巩膜入路（ab externo）通过手术完成。

利用微光二极管（太阳能电池）将光转换成电刺激信号的视网膜下假体似乎是替代光感受器功能的一个很好的解决方案[85]。然而，目前的一些局限性阻碍了这项技术实现其提供人工视觉的目标。当前光电二极管技术的低效是人们最关心的问题[86]。由于太阳能电池需要产生比目前可行的电能大很多个数量级的电能，因此实现足够电流产生所需的照明水平实际上是不可能实现的[87-89]。这种限制危及视网膜下假体的被动性、包容性、很可能需要外部电源来放大光电流。完全基于微光二极管（太阳能电池）的装置不太可能是一个假体，因为它不能通过电刺激直接产生光幻视。本节仅关注具有足够功能的视网膜下假体。被动视网膜下装置的临床试验将在电疗部分讨论（见下文）。

视网膜下假体手术入路有明显的优缺点。优点包括更接近视觉通路中的下一个存活神经元（即双极细胞），因此需要更少的电流及更稳定的机械固定方法。缺点包括视网膜下放置电子设备的空间有限及视网膜与电子设备的距离很近，这将增加神经元热损伤的可能性。如果视网膜下植入物构成电极阵列，电子设备在眼外（ab extemo 方法），那么植入物将有一根电缆穿过巩膜。与这种手术方法相关的问题包括由于电缆和经脉络膜切口导致的长期栓系效应，视网膜下出血的可能性更大，以及可能的视网膜完全或局部脱离。在后一种情况下，视网膜下液会增加下电极和视网膜神经元之间的距离，从而增加电流需求。

Alpha-IMS：2009 年，德国鲁特林根视网膜植入物公司（Retina Implant AG，RI）开始了一项原型视网膜下假体（现称为 Alpha-IMS）的临床试验。第一个原型植入物具有眼内部分，包括视网膜下芯片、固定芯片的柔性基板和附加测试电极阵列，以及连接芯片和阵列与支持电子设备的电缆（图 129-4A 和 B）。视网膜下芯片有 1500 个像素元件，每个元件都有光电二极管探测器、放大检测信号的电路和刺激视网膜的电极。测试电极阵列有 16 个单独的电极，包括通过外部测试设备提供直接刺激测试的方法（图 129-4A）。芯片/阵列组件被放置在接近视网膜的位置，电缆通过平坦部离开眼睛，沿着眶内、皮下路径到达耳后一点，电缆穿过皮肤。这种经皮连接允许直接进入视网膜下芯片进行供电、测量和配置，以及直接进入测试电极阵列（图 129-4B）。植入物设计成 10°×10°、对角线 15° 的菱形视野。

直接刺激电极和一些刺激的测试模式如图 129-4C 至 F 所示。此外，放大显示了微型光电二极管阵列，其矩形光电二极管位于每个方形电极上方（图 129-4G）。理论上，植入可以通过玻璃体切除术（PPV）和视网膜切开术（ab interno）或 PPV 和经巩膜入路（ab externo）进行植入[85, 90]；然而，到目前为止，只有巩膜外入路用于患者。许多出版物都详细介绍了人类 α-IMS 植入的过程和长期结果[91-95]。当在巩膜和脉络膜上做一个 5mm 的切口，以将阵列引入视网膜下间隙时，降压麻醉被用来防止过度

脉络膜出血的风险。在手术过程中，引导器被用来帮助将电极阵列滑动到视网膜下，并通过间接检眼镜控制电极阵列的位置。用硅油填充防止视网膜脱离。术前对部分患者进行黄斑地形图检查，寻找最佳黄斑位置[90]。比较"中心凹下"和"中心凹旁"种植体的功能状态，显示了凹下种植的显著优势[95]。值得注意的是，在许多视网膜萎缩严重的晚期视网膜色素变性患者中，寻找功能性中心凹可能是一个挑战。眼底照片和装置在头骨上的位置如图 129-5 所示。

根据设计，第一组研究是半慢性的，主要是由于经皮电缆的感染风险，计划在几周到 3 个月后进行移植。12 名受试者参加了这项研究。在前 7 名受试者中，有 4 名受试者的电子硬件问题阻碍了对植入的有源芯片的进一步测试。对于前 9 名受试者，植入物在 1 个月后移除，而最后 3 名受试者植入期较长（3 个月）。一名受试者拒绝移除植入物。对活动性视网膜下植入物的功能测试表明，该植入物能够看到这些线并确定这些线的正确方向。用扫描激光检眼镜直接激活视网膜下芯片，小到 100μm 的激光光斑产生视觉感知[85]。由于该设备需要外部连接才能正常工作，因此仅在诊所环境下操作，患者不

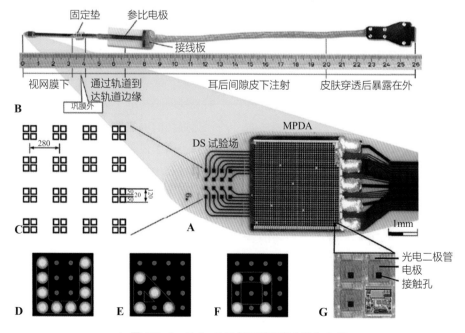

▲ 图 129-4 **Alpha IMS 视网膜下植入物和电缆**

图片经许可引自 Zrenner E, Bartz-Schmidt KU, Benav H, et al. Subretinal electronic chips allow blind patients to read letters and combine them to words. Proc Biol Sci 2011;278:1489–97. Proc R Soc B, published online, November 3, 2010.

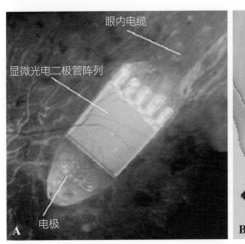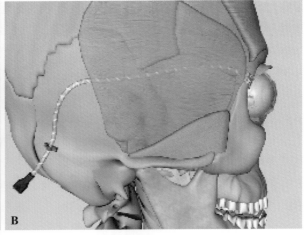

▲ 图 129-5　视网膜色素变性患者的 Alpha IMS 视网膜下植入物

A. 放在视网膜下间隙的电极；B. 电缆从孔眼到外部连接器的轨迹（图片 A 经许可引自 Zrenner E, Bartz-Schmidt KU, Benav H, et al. Subretinal electronic chips allow blind patients to read letters and combine them to words. Proc Biol Sci 2011; 278:1489-97. Proc R Soc B, published online, November 3, 2010.）

在诊所外使用该设备。

2011 年，该小组公布了最后 3 个（共 12 个）受试者的详细结果[85]。在前 9 个受试者中获得经验后，在最后 3 个受试者中基本上避免了硬件问题。另外，视网膜下阵列在黄斑的位置更加一致。这三名受试者的结果显示，当使用 DS 电极时，一名受试者可以识别字母 U 在四个方向中的一个方向（20/24 次正确）。受试者 2 的眼内电缆显微摄影二极管阵列可以识别字母并将它们组合成单词。三名受试者都能检测到光栅的方向，其中两名受试者的视力达到 logMAR1.74。这项研究首次报道阅读信件，通过电刺激为功能性视力提供了强有力的支持。植入的时间短（1 或 3 个月）限制了这些测试的可用数据量。该系统的鲁棒性有待提高。尽管在后来的植入物中发现的问题较少，但该设备的技术故障率是临床植入物无法接受的。

在新版本的设备中，通过增加一个电源模块消除了经皮连接器，该模块被植入耳后，通过无线方式接收电源和控制信号[85, 92-95]。这一改变以及便携式的外部电源的增加，允许患者在诊所外使用这个设备。植入物的其他特征与上述第一个原型相似。一根电缆将耳后的电源模块连接到视网膜下芯片。但最新版本的 Alpha-IMS 不包括直接刺激电极。最近的出版物报道了 Alpha-IMS 植入物的长期结果，包括植入两种版本的装置的患者[94]。在 2015 年报道的 29 名患者中，21 名受试者（72%）在 12 个月随访结束时达到了研究的主要终点。该研究的主要终点是通过日常生活测试、认知测试或行动测试确定的日常生活活动和行动能力的显著改善。13 名参与者（45%）报告视觉功能恢复到日常生活中使用的程度。25 名参与者（86%）达到了视力/光感和（或）物体识别显著改善的次要终点。一名患者使用 Landolt C 图获得 Snellen 视力 20/546。最大运动知觉范围为每秒 3°～35°。另外，在前 3 个月内，随着植入物电源的开启，物体的检测、定位和识别都得到了显著的改善[94]。29 名患者中有 4 名无法通过视网膜下植入物感知任何光线。在这些病例中，无法检测到光是由于以下原因：①术中接触视神经；②植入物上方的视网膜水肿；③怀疑视网膜缺血；④植入物的技术故障。该队列报告了两侧 SAE 包括眼压升高和植入后即刻视网膜脱离。两名患者均采用标准方法进行治疗[94]。同一组的一项早期研究集中在单个中心植入 9 名患者的 α-IMS 植入的安全性上，报告了范围更广的轻微和严重的 SAE[92]。Alpha-IMS 具有更高的光电二极管密度、视网膜下放置及手术眼的光学特性是这种视网膜下植入物的主要优点。该设备利用眼球运动的优势来扫描场景和定影，并利用自然的眼部微距镜头刷新感知图像[93]。此外，双极细胞和无长突细胞的视觉信号处理可以增强视网膜下植入物（如 α-IMS）的运动和对比度感知。在血管造影和心理物理证据的支持下，建议通过视网膜下植入刺激一段时间后，内层视网膜功能可以恢复到基线以上[95, 96]。

波士顿视网膜植入计划（The Boston Retina Implant Project，BRIP）正在开发一种有 200 多个单独控制的刺激电极的装置[98]。新一代的植入物具有电源和数据接收线圈，它们被植入到眼睛的前部、角膜周围、角膜缘的正后方。电子外壳由钛制成。电极植入与电子设备位于同一象限，便于通过巩膜瓣手术进入视网膜下间隙[10, 99]。与 Argus Ⅱ 一样，BRIP 植入物利用外部摄像头向刺激器提供无线实时视频数据。该装置尚未进行临床试验。

Palanker 等开发了一种无线光电视网膜修复系统，利用脉冲近红外光（约 900nm）将相机拍摄的图像投射到视网膜下植入物上[100, 101]。这种结构寻求最小化植入物的尺寸和复杂性。为了实现这一目标，该系统需要一个头戴式显示器，可以通过视网膜下植入物在眼前显示红外线。视网膜下植入物中的每个像素直接将脉冲光转换成局部电流，刺激邻近的内层视网膜神经元。每个像素有三个串联的光电二极管连接在活动的中央和外围返回电极之间。已经制造了几种版本的视网膜下阵列，像素大小为 100～25μm，对应于直径 3mm 的植入物上 640～10 000 像素（对应于最大理论视力 20/80）。

这组研究人员已经评估了两种基本的几何结构来改善视网膜神经细胞的接近程度：穿孔膜和突出的电极阵列[102]。在体外实验中，将光感受器侧朝下放置的视网膜与具有 40μm 孔径的 13μm 植入物接触，观察到所有大鼠、鸡和兔视网膜样本中的视网膜组织迁移（图 129-6）。通过大于 5μm 的孔进行迁移。大鼠和猪的植入表明植入物在视网膜下空间具有良好的整合性，确保了长期的生物稳定性，并在脉冲近红外光刺激下产生了强大的皮质反应[100, 101, 103-105]。分别在大鼠和猪身上植入两种不同设计的 5 或 10μm 宽的穿孔装置。用光相干断层扫描证实视网膜下放置，用荧光素血管造影研究视网膜灌注。无论种植体设计如何，两种视网膜均显示正常的血管。大鼠视网膜内核层细胞通过穿孔、INL 变薄和假玫瑰花结形成过程中明显迁移。猪视网膜保持光感受器，与植入大鼠视网膜相比，8 周

内无迁移，假玫瑰花结形成较少，但纤维化形成较多[103]。此外，植入大鼠显示出强大的皮质反应，可由辐照度、脉冲持续时间和频率调节，刺激阈值远低于植入后 6 个月的眼部安全限值[105]。开发人员正与法国 Pixium Vision 合作，将这种植入物重新命名为 PRIMA Vision 修复系统。首批人体试验计划于 2016 年开始。

这种方法会产生一些问题，主要是视网膜组织在通过气孔迁移后是否仍能存活，电路是否能在缺乏经证实的密封涂层的情况下保持功能，最后，迁

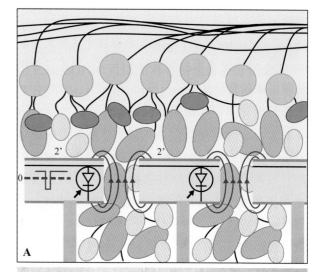

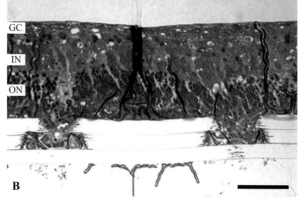

▲ 图 129-6  A. 三层膜，顶部有通道，内室，底部有开窗膜。电压可以施加在两个电极之间（水平蓝线）。两个电极之间的电流由带箭头的红线表示。2′ 表示电极与内层视网膜的界面。B. 体外培养 7 天后，大鼠视网膜在该结构上生长，视网膜细胞通过 20μm 和 35μm 孔迁移到中间室，但不能通过下膜的 3μm 孔

GC. 神经节细胞；IN. 内核层；ON. 外核层（图片引自 Palanker, et al. Attracting retinal cells to electrodes for high-resolution stimulation, Vol. 5314. San Jose, CA: SPIE; 2004.）

移的组织是否会分化为纤维组织。另一种方法是视网膜下植入突出的电极，这样细胞可以迁移到电极之间的空间，类似于在穿孔膜中观察到的迁移。皇家外科学院（RCS）大鼠植入 70μm 高、10μm 直径的阵列显示柱状物穿透内丛状层，视网膜保存良好（图 129-7）[106, 107]。

**4. 脉络膜上和经巩膜视网膜修复术 Suprachoroidal and Transscleral Retinal Prostheses**

来自日本和澳大利亚的两组研究人员最近开始进行脉络膜上经视网膜刺激入路的人体试验。大阪大学与日本大阪 Nidek 公司合作开发了一种脉络膜上经视网膜刺激（suprachoroidal-transretinal stimulation，STS）植入物，并在人体内进行了测试

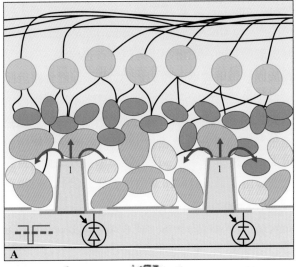

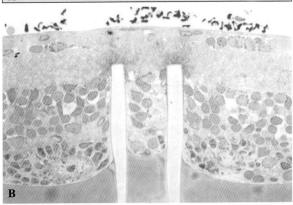

▲ 图 129-7　A. 视网膜细胞迁移到柱间空隙后，视网膜下阵列上的突出电极（标记 1）穿透视网膜；B. 植入 15 天后，10μm 的柱子伸入皇家外科学院大鼠的内丛状层

图片引自 Palanker, et al.Attracting retinal cells to electrodes for high-resolution stimulation, Vol.5314. San Jose, CA: SPIE; 2004.

（图 129-8）。脉络膜上入路的前提是，在脉络膜上间隙或开孔巩膜内放置刺激电极，同时在玻璃体腔内放置接地电极，可以实现微创的视觉感知。这种方法的优点是多方面的。首先，手术不那么复杂。第二，电极对视网膜的损伤较小。第三，如果电极损坏，相对容易拆卸或更换[108, 109]。因为电极离目标神经元较远，所以它们需要传递更高的电流，并且电流扩散应该更大，因此限制了分辨率[108, 109]。虽然植入 STS 装置的兔子在光镜水平上未观察到刺激区周围视网膜组织的损伤[110]，这种方法在长期植入中仍然被证明是安全的。

最初，在 RCS 大鼠和家兔中研究 STS。在 RCS 大鼠中，研究人员研究了来自上丘（SC）的电诱发电位（EEP）的阈值强度。结果发现，在视网膜局部对应的 SC 区记录到 STS 的反应，表明对变性视网膜的局部刺激能有效地诱发 RCS 大鼠的人工视觉。兔子也有类似的发现。EEP 的阈值强度为 5～10nC 电荷，表明通过 STS 进行刺激可以在相对较低的刺激电流下实现[108]。然而，值得注意的是，兔巩膜和视网膜比人薄，因此在本研究中部分解释了相对较低的刺激电流。

2011 年公布了犬长期植入的结果[109]。STS 微电极阵列被植入巩膜袋中，并保持原位 3 个月。电极阵列和返回电极通过多线电缆连接到眼外刺激器，无线连接到体外处理器和发射器。电极阵列尺寸为 6mm×6mm×0.5mm，49 个铂电极按 7×7 排列，固定在涂有聚对苯二甲酸乙二醇的透明硅橡胶平台上。刺激电极直径为 0.5mm，长度为 0.5mm，电极中心之间的距离为 0.75mm，放置于玻璃体腔内的回铂电极长度为 6.5mm，直径为 0.5mm。在三只动物身上进行的实验中，阵列上的九个电极具有电活性。3 个月后，安全植入装置，无术中并发症，随访期间眼位保持正斜视，无眼球突出，伤口愈合良好，无感染和伤口裂开迹象。ERG 具有正常的 a 波和 b 波，并且形状与植入 3 个月后未手术的对侧眼记录的 ERG 无明显差异。两只植入眼和对照眼的组织学切片显示，两只狗的电极阵列下的视网膜和脉络膜结构没有明显变化，但一只狗的视网膜和脉络膜检测到病理变化（图 129-9）。据作者介绍，由于机械压力，视网膜和脉络膜结构被破坏[109]。

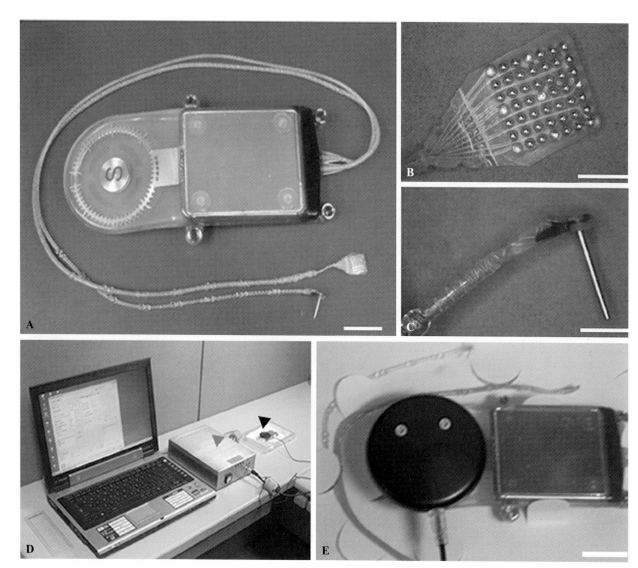

▲ 图 129-8 Suprachoroidal-transretinal stimulation (STS) prosthesis. (A) Internal part of the STS system. (B) Electrode array (6 × 6 × 0.5mm) with 49 platinum electrodes in a 7×7 array. (C) Return electrode and extraocular microelectronic simulator. (D) External transmitter and processor of the STS system. (E) Microstimulator. (Reproduced with permission from Morimoto T, Kamei M, Nishida K, et al. Chronic implantation of newly developed suprachoroidal-transretinal stimulation prosthesis in dogs. Invest Ophthalmol Vis Sci 2011;52:6785-92.)

　　2011 年，Fujikado 等报道了两名 RP 患者半慢性脉络膜上植入 Nidek 视觉假体的结果。植入前患者的视力为光感。将一个 49 电极阵列（5.7mm×4.6mm×0.5mm）置入脉络膜上间隙，不引起视网膜脱离或玻璃体积血，将植入物的内部电子元件植入头部颞侧皮肤下。植入物在研究的 4 周内保持功能。5 周和 7 周后，植入物被手术移除（分别为第一和第二名患者）[111]。

　　通过患者 1 中的 6 个电极和患者 2 中的 4 个电极的电流诱发光幻觉。两组患者辨别两条横线的成功率均高于机会水平。在患者 2 中，抓取任务的成功率高于机会水平，并且随着重复测试，识别触摸面板上识别白条的成功率增加[111]。用同样的技术在大中型哺乳动物身上进行了宽视野种植体的慢性种植试验[109, 112]。然而，该组织还没有宣布其对人体受试者进行宽视野植入的慢性植入计划。

　　澳大利亚小组在《人类可行性研究》上发表了一篇关于仿生视觉澳大利亚电极阵列脉络膜上放置的类似方法的文章（图 129-10）[113, 114]。与日本小组在巩膜袋内植入电极阵列的方法不同，澳大利亚小组将该

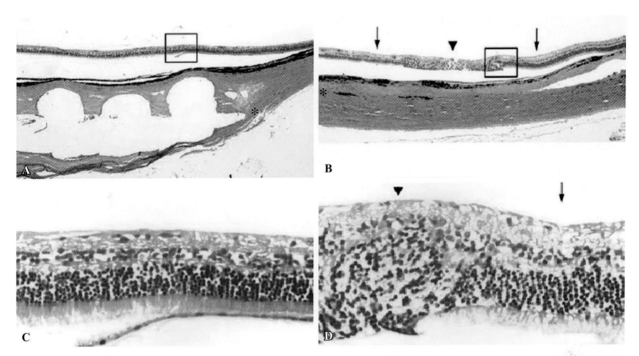

▲ 图 129-9　Light microscopic photographs of the retina and sclera from the implanted eyes of two dogs. (A,C) Photographs of the retina and sclera around the electrode array from dog one. No damage of the retina is visualized. (B,D) Photographs of the retina and sclera around the array from dog two. Local damage of the retina and choroid at the site of the implanted electrode array can be seen (arrowheads); however, the other area of retina on the array is intact (arrows). (Reproduced with permission from Morimoto T, Kamei M, Nishida K, et al. Chronic implantation of newly developed suprachoroidal-transretinal stimulation prosthesis in dogs. Invest Ophthalmol Vis Sci 2011;52:6785-92.)

装置植入脉络膜和巩膜之间。临床前动物研究确定急性和慢性植入脉络膜上阵列后的刺激参数[115]。

在动物和尸体眼的外科手术包括外侧眦切除术，然后切除外直肌，形成全层巩膜切开术并暴露脉络膜[113, 116, 117]。在脉络膜上腔形成一个"口袋"（pocket），将一个 15~17mm 的柔性电极阵列插入后极，位于中央区域下方。然后将阵列缝合到位，并将铂球电极（直径 1.5mm）放置在玻璃体腔和脉络膜上空间，靠近电极，用作电刺激的返回电极。一个"活板门"（trapdoor）巩膜切开术被描述为在去除黄斑后的睫状后短血管以避免植入过程中出血[113, 117]。

3 例有 8~20 年光感视力的长期视网膜色素变性患者被纳入澳大利亚脉络膜上视网膜修复术的临床试验[117]。植入按上述方法进行，需要 3~4h。术中无并发症发生。由于第一位患者出现黄斑下出血，研究人员试图在手术结束后立即通过在所有四条直肌注射肉毒杆菌毒素来减少眼球运动。这被证明是无效的，因为两名和三名患者在手术后 3~4 天出现了黄斑下出血。评估手术的安全性和有效性

以及脉络膜上视觉假体的功能疗效[117]。

由于脉络膜萎缩，术中间接检眼镜很容易看到电极阵列。术后恢复顺利。三名受试者术后 3~4 天均出现视网膜下和脉络膜上出血，两名患者无任何并发症。在一名出血量较大的患者中，出血消退后在植入物的颞缘形成纤维组织反应。纤维组织既不影响装置的效能，也不引起视网膜脱离等并发症。电极阵列在 1 年的随访中保持稳定。所有受试者都能在安全充电范围内体验到视觉感知。此外，与关闭设备相比，打开设备时所有受试者的光定位都有所改善[117]。这项概念验证研究有助于优化刺激参数，并表明脉络膜上解剖位置是一种创伤小的方法，具有可接受的并发症特征、良好的外侧装置稳定性和成功的视觉刺激。该小组的目标是提高新版本设备的功能效能。

上述的经脉络膜系统代表了一种新的方法，与视网膜下和视网膜前入路相比具有一些优点。例如，经巩膜的 ab externo，可能比 ab interno 复杂，同时电极在脉络膜上空间的位置更稳定，降低了视

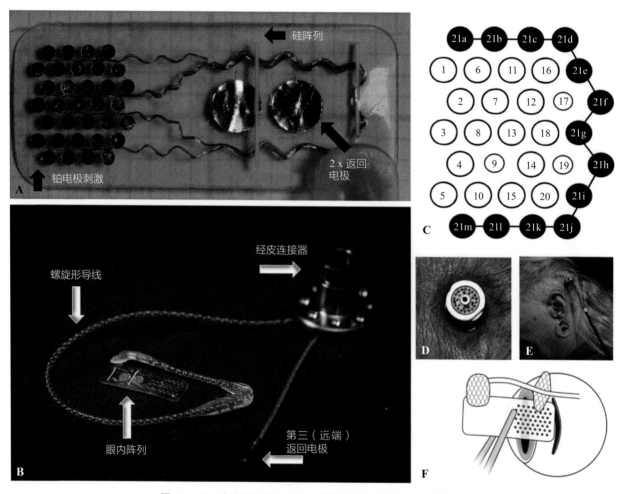

▲ 图 129-10 澳大利亚仿生视觉公司测试的脉络膜上人工视觉植入物

电极阵列（A）和整个装置（B）。阵列通过螺旋导线连接到经皮连接器。眼内阵列（C）上的 1～20 号电极执行视觉信号传导，黑色电极（21a～21m）连接起来，为公共接地和六边形刺激参数测试提供外环。经皮连接器穿过耳朵后面的皮肤（D），允许通过连接导线（E）直接连接到神经刺激器。巩膜切口植入术（F）[ 图片引自 Ayton LN, Blamey PJ, Guymer RH,et al. First-in-human trial of a novel suprachoroidal retinal prosthesis. PLoS ONE 2014; 9(12):e115239.]

网膜脱离的风险。然而，考虑到视网膜和巩膜之间的距离（人类为 204～490μm）[118]，有人认为这种假体不会达到与视网膜前或视网膜下假体相同的分辨率[119]。此外，由于阵列和神经节 / 双极细胞之间的组织层，刺激需要更高的电流。然而，动物研究表明，通过脉络膜上刺激外核层、外丛状层和内核层，可以激发皮质电位[110, 120-123]。此外，使用脉络膜上植入物的人体试验显示功能改善，表明对视网膜神经节 / 双极细胞有足够的刺激，刺激阈值远低于视网膜的安全水平。

微流控视网膜假体是一种替代方法，可以模拟视网膜和大脑神经元之间的正常化学信号[124-126]。总的假设是数字图像可以通过植入视网膜下空间的微流控芯片转换成神经化学信号。一种基于神经递质的视觉假体利用大量的微流控孔，这些微流控孔产生一个二维的"化学像素"阵列，排列成类似于喷墨打印机的图像，将神经递质传递到视网膜或大脑。虽然这一方法在概念上很有趣，但由于将少量神经递质输送到视网膜的精确位置的路径和控制的复杂性，以及对过量神经递质潜在毒性的担忧，该方法尚未发展成为一种可行的植入物。

## 四、电疗 Electrotherapeutics

光仿生人工硅视网膜（artificial silican retina, ASR）在改善视力方面显示出一些功效，不是通过设备的直接作用，而是通过神经营养作用。ASR 最初是作为一种视网膜假体发展起来的，在单中心研究中，在 10 名患者中植入（视网膜下和黄斑外），然后在多中心研究中，在 20 名受试者中植入。直径为 3mm 的植入物有 3500 个微耳二极管，可根据入射光产生刺激电流（图 129-3）。2004 年公布了前 6 名受试者的结果，报告称所有 6 名受试者都描述了视觉的主观改善。6 人中有 3 人改善了早期糖尿病视网膜病变研究评分，而 6 名患者中有 1 名术后视野扩大。然而，改善的视力包括远离植入物位置的视野区域。作者的结论是，视网膜下 ASR 植入物并没有直接介导人工视觉（即通过 ASR 的电刺激不会直接影响视觉感知）。相反，ASR 在视网膜下间隙的存在是通过一种间接效应起作用，可能是通过释放生长因子，改善视网膜的健康[127]。在阳光充足的环境中，视网膜下微光二极管的理论电流输出小于 1nA（$10^{-9}$A）[101]，或约为神经电激活所需电流的 1/10 000。这一估计解释了单纯依靠入射光作为动力源的视网膜下植入物不能直接激活视网膜的原因。这项多中心研究提供了视觉任务表现的额外结果和更多关于手术过程的细节。不良事件包括 3 例 ASR 移位，2 例植入过程中器械断裂（损坏的装置很容易取出），6 例视力显著的白内障（对另一只眼为 3 例）[87]。该研究组最新的报道指出，在单中心试验中，最初的 6 名植入者的视力得到了改善[128]。

## 五、光遗传学 Optogenetics

替代植入生物电子装置的方法是"光遗传学"方法。由 Deisseroth[129-131] 开创的光遗传学技术修饰视网膜神经元表达光敏离子通道，最常见的是通道视紫红质 2（ChR2）。当使用高强度光时，有足够的 ChR2 通道打开使细胞去极化并触发动作电位。利用腺相关病毒等病毒载体将 *ChR2* 基因导入视网膜细胞。Bi 等首次证明，该方法可用于修饰视网膜神经节细胞，表明小鼠视网膜神经节细胞表达 ChR2 后视网膜变性模型中存在光诱发神经反应[132]。其他人已经扩展了这项最初的工作，以表明行为反应在 rd1 mice[133] 中得到了保留，并且光感受器核细胞体可以被修改，甚至在没有外节段的情况下也可以启动神经反应[134]。将第二个光敏通道（卤视紫红质）并入视网膜神经节细胞的树突中，将 ChR2 并入胞体中，以实现依赖于光波长的中心环绕反应，与生物电子学方法相比，光遗传学方法显示出显著的优势。通过使每个细胞对光敏感，视力有可能恢复到接近正常的视力。另外，利用光作为激活信号，可以利用眼睛的光学系统将图像聚焦到视网膜上。换句话说，与生物电子学方法提供的人工视觉相比，光遗传学方法可以更接近于恢复自然视觉。然而，许多潜在的挑战必须克服，才能使光遗传学方法临床上可行。主要问题与敏感性有关。目前，改造后的细胞需要明亮的蓝光来激活，在正常视力的人中，大约比视锥光敏感阈值高出四个数量级[135]。目前尚不清楚这种强烈的光线如何与光敏感度最低的病变视网膜相互作用。考虑到畏光有时是 RP 的症状，一种需要将明亮的光线照射到畏光患者的眼睛中的疗法不太可能带来益处。此外，尚不清楚修饰细胞是否能永久保持这种感光性，或者是否需要重新注射。

## 六、临床试验结论 Conclusions from Clinical Trials

视网膜下和视网膜前人工视觉假体均证明了其可行性和合理的安全性。这两种植入物也证明了通过电刺激视网膜终末期外层视网膜退行性变恢复视力的能力。然而，这两种方法有着重要的区别。视网膜下入路的手术过程更为复杂，尽管它具有刺激光感受器细胞（即双极细胞）后的下一层神经元的潜在优势。然而，这种优势可能并不存在于继发于慢性终末期外层视网膜变性的严重重组视网膜中。使用相机捕捉视觉信息也是一个理论上的优势，因为它可以提供更宽的数据带宽。另一方面，利用盲眼的光学系统刺激视网膜下 Alpha IMS 植入物，可以使眼睛的微眼跳运动克服被称为 Troxler 现象的"图像衰减"（image fading）。ARGUS Ⅱ 植入物，利用安装在眼镜上的相机来捕捉图像，消除了对清晰介质的需求，还可以克服由眼球震颤引起的图像模糊。最后，临床试验的规模和植入物的使用年限差别很大。ARGUS Ⅱ 是迄今为止最大的一项视网膜假体研究，共有 200 多名患者被植入，在本章撰写之时，随访时间最长超过 8 年。Alpha IMS

由于植入较少和设备的寿命有限，其累积测试年数较少。

近年来，视网膜假体已取得重大进展。使用 ARGUS Ⅱ 和 Alpha IMS 视网膜植入物，我们看到随着电极数量和密度的增加，视力持续改善。模拟人工视觉[19, 26] 已经预测，可能需要 600～1000 个单独像素来实现人脸识别和大字体读取（图 129-11 和图 129-12）。尽管与正常视力相比，视力仍然很差，但使用 ARGUS 或 Alpha IMS 设备的受试者可以阅读大字，并在日常生活活动中表现更好。通过在日常生活活动中使用视网膜假体，继续保持这一前进势头，使植入物接受者受益，是今后的主要挑战。此外，未来植入物的另一个主要挑战是为植入

患者提供色觉。如果光基因疗法可以变得更敏感，他们可以恢复接近自然的视力。为盲人提供人工视觉的视网膜假体的开发是一项复杂的、长期的、昂贵的和跨学科的工作，但是来自新的临床试验的数据提供了希望，在不久的将来，医师可以向他们的患者呈现期待已久的"好消息"。

## 七、声明 Disclosures

Mark S.Humayun 拥有 Second Sight Medical Products, Inc. 的股权，是该公司的专利持有人，从该公司获得专利使用费，并担任该公司的顾问。James Weiland 从 Second Sight Medical Products，Inc. 获得研究资金。Hossein Nazari 未披露任何信息。

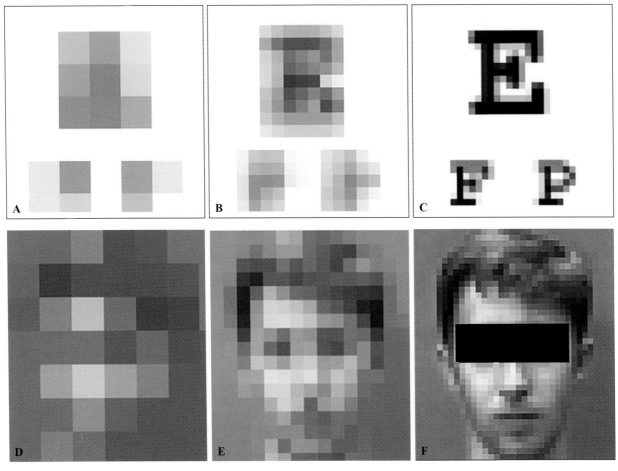

▲ 图 129-11 像素化视觉示例

较低的分辨率可能允许粗略的形状识别，但提高分辨率会导致（A 至 C）在眼图上读取字母，以及（D 至 F）人脸识别（在最后一张图像上添加矩形以保护身份）（面部图片引自 http://cswww.essex.ac.uk/mv/allfaces/index.html）

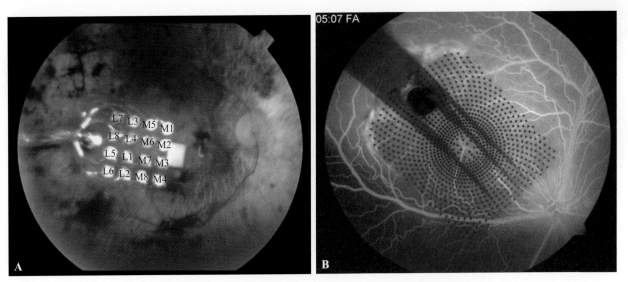

▲ 图 129-12　A. ARGUS Ⅰ 16 电极阵列；B. 1000 像素实验电极阵列

# 第 130 章

# 药物与玻璃体视网膜手术
## Pharmacologic Agents and Vitreoretinal Surgery

Christos Haritoglou　　Anselm Kampik　　著

## 一、概述 Introduction

在过去的几年里，玻璃体视网膜手术的许多技术发展被介绍。我们不仅经历了玻璃体切割机的改进（提高切割率、改进泵、改进射流等），还经历了手术器械（如切割头、眼内镊和眼内剪）的不断小型化，从 20G 到 23G 或 25G，甚至 27G。此外，改进的照明和观察系统允许更好的可视化。所有这些改进都有助于减少手术创伤，促进手术操作，提高患者术后舒适度。因此，近年来玻璃体切除术的机械方法不断得到优化。最近的发展为玻璃体视网膜手术增加了药理学的选择。

同时，许多视网膜疾病，包括糖尿病视网膜病变、年龄相关性黄斑变性和视网膜静脉阻塞的新的药理学治疗策略已经被发现，为许多患者的视力显著改善开辟了一个前景。由于这些进展，一种药理学的选择开始被添加到玻璃体视网膜手术器械中。

在玻璃体视网膜手术中，手术时的药物治疗以前主要在预防增殖性玻璃体视网膜病变（玻璃体视网膜手术的主要视力威胁并发症）的实验研究中发挥作用。此外，在严重眼内炎需要手术治疗时，常规使用药物治疗。同时，随着视网膜疾病的药物治疗已成为医学视网膜专业的一项基本标准，玻璃体视网膜手术领域也出现了新的思路和概念。

下一章将讨论其中的一些进展，特别强调作为玻璃体视网膜手术辅助手段的相关方面。

## 二、药理学玻璃体溶解 Pharmacologic Vitreolysis

### （一）药物性玻璃体溶解的基本原理 Rationale for Pharmacologic Vitreolysis

后玻璃体脱离（posterior vitreous detachment，PVD）是一个进行性的生理过程，包括玻璃体浓缩 [ 液化（liquefaction）] 和玻璃体液化 [ 分离（separation）]。然而，自发性 PVD 通常是不完全的，玻璃体的残余物牢固地附着在视网膜周围或黄斑部。玻璃体胶原纤维和（或）玻璃体视网膜界膜的细胞增殖所施加的牵引力在牵引性黄斑病变（如黄斑裂孔、玻璃体 – 黄斑牵引综合征或视网膜前膜）的发病机制中也起着重要作用。此外，局灶性异常玻璃体视网膜粘连可能与某些类型的糖尿病黄斑水肿和渗出性年龄相关性黄斑变性有关[1, 2]，并可能影响在这些情况下应用的药理学治疗的有效性[3]。

我们目前对这些牵引性黄斑病变的治疗方法是通过机械手段通过手术解除牵引力，通过玻璃体切除术探头施加的抽吸诱导或多或少完整的 PVD，然后使用末端夹持钳去除玻璃体胶原纤维残余和细胞增殖。正如我们所了解到的，细胞增殖倾向于利用内界膜（ILM）处的胶原残余作为支架而复发，大多数外科医师在手术干预期间也倾向于移除 ILM，以便移除所有视网膜前组织。然而，可以假设，在黄斑区直接操作和去除 ILM 本身可能会对黄斑区的功能产生某种影响，或干扰视网膜层的形态学完整性，特别是在借助可视化试剂去除时[4]。因此，尽管以临床角度来看，ILM 剥离似乎是安全的，就最佳的功能结果而言，它可能不是最佳的治疗方案。

鉴于这一背景，玻璃体凝胶的药理学液化和玻璃体原纤维与 ILM 内部的同时酶分离可能导致局部玻璃体 – 黄斑粘连的解决，这是治疗牵引相关视网膜和黄斑疾病的另一种方法。保留 ILM，在 ILM

的玻璃体侧切开玻璃体视网膜界面，可以提供更完整的 PVD，与玻璃体切除术相比创伤更小。这种 PVD 的药理学诱导，如果在视网膜或黄斑疾病的早期实现，也可能作为预防性治疗，预防糖尿病视网膜病变或年龄相关性黄斑变性（AMD）等具有潜在视力威胁的晚期疾病[3]。这一概念被称为"药物性玻璃体溶解"（pharmacologic vitreolysis），最初由 Sebag 于 1998 年提出[5]。理论上，其他潜在的适应证包括儿童视网膜脱离的玻璃体视网膜手术，其中玻璃体的牢固附着常使手术复杂化，特别是在早产儿视网膜病变（ROP）或眼外伤伴眼内异物时。希望运用药物性玻璃体溶解的概念，使玻璃体视网膜手术更加安全有效。

下列物质已评估或正在调查中。

### （二）酶促玻璃体溶解 – 微纤溶酶、纤溶酶和其他 Enzymatic Vitreolysis-Microplasmin, Plasmin, and Others

迄今为止，在动物研究中已对各种玻璃体腔内应用的酶进行了研究，其中一些酶甚至已发展到人类的临床试验。根据目前公布的数据，纤溶酶和微纤溶酶似乎是最有前途的物质。

微纤溶酶（microplasmin）是一种重组蛋白，含有人纤溶酶的催化结构域，但比后者稳定得多。纤溶酶（plasmin）和微纤溶酶都是非特异性丝氨酸蛋白酶，可裂解多种糖蛋白，如纤维连接蛋白、层粘连蛋白、纤维蛋白和血栓反应蛋白[6]。这些糖蛋白参与玻璃体皮质与 ILM 的黏附。因此，这些酶的裂解有可能导致 PVD：实验上，微纤溶酶已被证明在体外利用动态光散射[7]的无创技术，微纤溶酶可增加玻璃体扩散系数，并在离体和活体动物眼模型中以明显的剂量和时间依赖性方式[8, 9]引起玻璃体溶解和后玻璃体分离，而视网膜无形态学改变[10]。在一项人类双盲 II 期试验中，60 名患者随机分为四个治疗组，分别接受增加剂量的微纤溶酶（75μg、125μg 和 175μg）或首次注射 125μg，如果 1 个月后或假注射后没有出现黏附释放，则随后再注射 125μg[11]。研究表明，在假注射组进行 75μg、125μg 和 175μg 微纤溶酶给药后 28 天内，8%、25%、44% 和 27% 的患者观察到玻璃体黄斑粘连的非手术性解决。当 125μg 剂量重复 3 次时，58% 的患者在最后一次注射后 28 天观察到粘连释放[11]。另一项Ⅱ期、安慰剂对照、双盲、剂量范围的临床试验分析了在计划玻璃体切除术治疗玻璃体黄斑牵引的术前 7 天单次注射微纤维溶酶（25μg、75μg 或 125μg）的效果，并报道 125μg 纤溶酶比安慰剂注射更易诱发和进展 PVD[12]。已发表的随机临床试验表明，微纤溶酶作为一种单一疗法，取代了对一些黄斑部小孔小于 250μm 和玻璃体黄斑牵引高达 1500μm[13] 的患者进行手术治疗的必要性（图 130-1）。酶解玻璃体溶解术的成功与视网膜前膜的存在呈负相关[13, 14]。结果还表明，玻璃体腔内注射微纤溶酶可提高玻璃体 $O_2$ 水平，增加玻璃体腔内 $O_2$ 交换速率，增加玻璃体扩散系数[15, 16]。微纤溶酶诱导的玻璃体脱离可能导致氧向缺血视网膜区域的分布，并有助于降低视网膜表面 VEGF 的浓度。这可能有利于缺血性视网膜疾病，如增殖性糖尿病视网膜病变或视网膜静脉阻塞[17]。

自 2012 年以来，微纤溶酶被美国食品药品管理局批准为 "Ocriplasmin" 的通用名，作为一种治疗症状性玻璃体黄斑粘连（vitreomacular adhesion, VMA）的药物。在欧洲，2013 年欧洲药品管理局批准的适应证包括玻璃体黄斑牵引，也包括直径小于或等于 400μm 的黄斑裂孔。新的数据讨论了潜在的不良反应，包括假定的 Ocriplasmin 诱导的视网膜病变[18]。从目前的调查中可以得出结论，需要进一步的研究来更好地了解使用 Ocriplasmin 后不良事件的病理生理学和临床相关性[19]。

纤溶酶最初由 Verstraten 及其同事用于促进兔眼玻璃体切除术中的 PVD。他们发现了一种积极的影响，但也提到视网膜电图中 b 波振幅的短暂降低是一种潜在的不利影响[20]。随后进行了其他实验，证实了纤溶酶在玻璃体视网膜连接处的蛋白水解活性。然后在临床病例系列中使用自体纤溶酶，研究未经玻璃体切除的单次注射治疗难治性弥漫性糖尿病黄斑水肿[21]、牵引性糖尿病黄斑水肿[22]、黄斑水肿伴视网膜分支静脉阻塞的治疗效果[23]。在这些系列中视网膜厚度的减少和视力的提高支持了纤溶酶的有效性和进一步试验的必要性。自体纤溶酶辅助玻璃体切除术治疗 3 期黄斑裂孔、外伤性黄斑裂孔、糖尿病黄斑水肿和 5 期 ROP[24-29]，所有这些试验都强调了纤溶酶促进玻璃体切除的潜力及其良好的安全性。

其他酶包括透明质酸酶和 dispase。虽然第一个液化的玻璃体并没有诱发 PVD，因此不适合释放牵引力，但后者显示有视网膜出血、黄斑前膜形成、视网膜电图反应异常和视网膜超微结构损伤的迹象，并且没有进一步的临床应用评估。

## 三、抗增殖药物治疗增殖性玻璃体视网膜病变 Antiproliferative Agents in the Management of Proliferative Vitreoretinopathy

增殖性玻璃体视网膜病变（proliferative vitreoretinopathy，PVR）是原发性孔源性视网膜脱离、严重糖尿病性视网膜病变和严重眼内损伤的严重并发症。这种疾病的病理生理学意味着一系列非常复杂的事件导致视网膜内随后的增殖反应（见第 101 章，增殖性玻璃体视网膜病变的发病机制）。实验研究描述了视网膜脱离引起的视网膜内细胞反应，该反应由玻璃体腔[30] 中的血清和生长

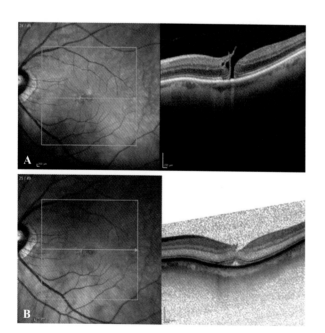

▲ 图 130-1 **A.** 光相干断层摄影术显示黄斑裂孔边缘可见玻璃体视网膜粘连的小的全层黄斑裂孔。**B.** 经 **125μg** 微纤溶酶治疗 **5** 周后，**OCT** 显示玻璃体黄斑粘连和相关黄斑裂孔闭合、消失，无须玻璃体切除术。中心凹下积液仍然存在，并在接下来的几周内吸收

因子触发，包括所有类型的非神经细胞，如 RPE 细胞、星形胶质细胞、小胶质细胞、巨噬细胞，但主要是 Müller 细胞[31-34]，然后在视网膜下或视网膜前表面上纤维细胞生长[35]。视网膜下纤维化和视网膜前增生均影响视网膜脱离手术的功能结果和解剖失败[35, 36]。这些细胞对视网膜脱离的反应可能发生在疾病发展的早期，甚至在（成功的）手术干预后的较长时间内也可能持续，这一事实表明需要早期药物干预和长期药物释放或药物效应[37]。其他因素包括由于神经感觉视网膜和脉络膜毛细血管之间的距离引起的相对缺氧[38]，从而导致胶质细胞改变和光感受器解构。这些机制是近期和当前 PVR 辅助药物干预方法的目标，因为这些细胞反应不能单靠手术来控制。

抗增殖和抗炎药已成为体外研究的对象，包括秋水仙碱、柔红霉素和 5- 氟尿嘧啶等物质[39, 40]。然而，这些药物都没有成为治疗或预防 PVR 的标准程序的一部分。临床研究仅对柔红霉素、5- 氟尿嘧啶联合低分子肝素进行了试验，这些试验表明对 PVR 无临床相关性影响[41]。几年前，在临床和实验研究中，玻璃体腔注射类固醇可抑制 PVR 的发生[42]。然而，这种效应的持续时间不足以预防 PVR。

新的概念包括其他药物，如烷基磷胆碱（APC），它们是合成的磷脂衍生物，已被证明能有效抑制细胞增殖[43]。它们的作用机制包括与膜结合的 G 蛋白 PKC 结合，PKC 是调节细胞附着、扩散、迁移和增殖的主要细胞内第二信使系统的一部分。如文献所述，APC 在体外无毒浓度下具有抑制 RPE 细胞的扩散和迁移以及增殖和细胞介导的膜收缩的潜力，且在体内动物模型中对视网膜组织没有任何毒性作用[44]。除预防和治疗 PVR 外，APC 还可能作为单剂量药物局部应用以预防白内障术后后囊混浊[45]。除上述物质外，目前还评估了其他各种药物。然而，到目前为止还没有达到临床相关的潜力。

## 四、组织型纤溶酶原激活剂在玻璃体视网膜手术中的应用 Tissue Plasminogen Activator in Vitreoretinal Surgery

AMD 是西方世界致盲的主要原因之一。新的药理学治疗方案彻底改变了治疗手段，为该疾病的新生血管形式提供了真正的功能改善。然而，新生血管性 AMD 的并发症，如严重的视网膜下大出血，仍然与有限的视力预后相关，可能需要玻璃体视网膜干预。

这个问题可能与视网膜下血红蛋白释放的铁的毒性作用有关，也可能与视网膜扩散和纤维化改变的物理屏障增加有关[46-48]。到目前为止，对于如何治疗与新生血管性 AMD 相关的视网膜下出血还没有达成共识，而且大多数手术治疗策略似乎不能有效恢复或改善视力[49]。

通过玻璃体腔内注入可膨胀气体和玻璃体腔内注射重组纤溶酶原激活剂（rTPA）可实现出血的置换。然而，由于 rTPA 的分子大小和视网膜扩散的减少，一些作者对 rTPA 的视网膜下溶解作用提出了质疑[50, 51]。因此，应用玻璃体腔 VEGF 抑制剂治疗潜在的新生血管的发生，联合注射可膨胀气体是一些研究者所青睐的方式[52]。

有临床证据表明，玻璃体腔 rTPA 联合膨胀性气体治疗比单纯玻璃体腔贝伐单抗联合膨胀性气体治疗更有效[53]。其他小组建议使用 rTPA、贝伐单抗或雷珠单抗进行三联疗法，并显示了用这种方法成功地治疗该疾病[54]。如果 rTPA 与气动置换联合使用是禁忌的，可以进行抗 VEGF 单药治疗以防止进一步的视力丧失[55]。然而，在玻璃体腔内注射任何药物和可膨胀气体后，可能会发生玻璃体积血，通常是由于视网膜下血液移位到玻璃体腔。在这些情况下，需要进行玻璃体切除术，并可能导致良好的功能结果。

另一个策略是进行玻璃体切除术，在视网膜下应用 rtPA，然后进行液气交换[56]来置换出血。这种方法在某些情况下可改善视觉效果。作者还报道了玻璃体切除术联合视网膜下注射 rtPA 和玻璃体腔内气体填充在完全置换黄斑下血液方面比玻璃体切除术联合玻璃体腔内注射 rtPA 和气体更有效[57]。虽然大多数患者的功能改善表明视网膜下应用 rtPA 没有直接的视网膜毒性，但玻璃体切除和视网膜下注射 rtPA 有更大的术后并发症风险[57]。

尽管在临床应用方面有良好的经验，但实验证明 rtPA 具有剂量依赖性的负面影响，如牛视网膜 ERG 检查中 b 波振幅出现显著潜在不可逆地降低[58]。

## 五、玻璃体视网膜界面的可视化 Visualization of the Vitreoretinal Interface

在玻璃体视网膜外科医师中，应用活性染料来显示透明的、有时几乎看不见的靶结构，如内界膜（ILM）、黄斑前膜或玻璃体，已经变得非常流行。ILM 是"染色分离"（chromodissection）的主要靶结构，这与 ILM 被确定为是细胞增殖的重要支架有关。为了去除所有的细胞增生，玻璃体胶原残留，并减轻所有相关的牵引力，使用 ILM 的视网膜表面作为切割面，从底层组织中分离 ILM。ILM 可以在无须进一步可视化的情况下去除。视网膜表面的轻微白化可以作为 ILM 成功剥离的标志。然而，这种操作需要很多手术经验和技巧。可视化试剂的引入使得即使是经验不足的外科医师也可以进行 ILM 剥离。有几种染料在临床上使用，可用于选择性地显示目标结构（表 130-1）。

染料被注入充满液体或充满空气的眼内，使用不同浓度。如果染料溶液比水重，尤其可以避免液气交换，这可以通过特定的溶剂介质实现，如 5% 葡萄糖或氧化氘[59]。

### （一）当前用于视网膜前膜和内界膜的染料 Current Dyes for Epiretinal Membranes and the Internal Limiting Membrane

视网膜前膜可以用阴离子双偶氮染料台盼蓝染色，该染料市售浓度为 0.15%。台盼蓝在 ILM 水平上的对比度很差。溴酚蓝[60]也被批准用于 ERM 染色，但只能与亮蓝（见下文）作为双重染色剂组合使用。另外两类染料目前主要用于 ILM 剥离：青染料吲哚菁绿（ICG）和三芳基甲烷染料亮蓝 G（BBG）。由于组织 - 染料相互作用及其胶原结构的改变，被染色的 ILM 可以更容易地剥离，并且假定所用染料具有较高的生物相容性，对诸如神经纤维和 Müller 细胞末端等视网膜底层结构的损伤较小。两种染料都选择性地染色 ILM[61]，尽管 ICG 使用后的染色效果比 BBG 更明显。与 BBG 良好的生物相容性相比[62]，ICG 在一些研究中显示了毒性作用，这些研究强调了这种染料的狭窄安全边界[63]。文献中描述了术后视野缺陷和较差的功能结果。

另外，由于 ICG 的最大吸收是在近红外波段，不在人眼的光谱灵敏度范围内，因此 ICG 似乎不是 ILM 染色的理想候选者[64]，意味着在玻璃体视网膜手术中，ICG 的大多数光吸收是无用的或低值的，因为它处于不可见的近红外光谱和可见光谱的深色调区域。因此，需要相对较高的染料浓度 0.5%，并用于在玻璃体视网膜界面上实现与 BBG 的充分对比，后者的浓度为 0.025%，足以进行 ILM 染色。

具有选择性染色特性的不同染料的可用性允许不同的操作技术和连续的组织"染色分离"。理论上，我们可以用曲安奈德染色玻璃体，用台盼蓝染色视网膜前膜，然后用 BBG 进行 ILM 染色。在视

### 表 130-1　临床使用的染料，可选择性地用于显示目标组织结构 [a]

| 染　料 | 视网膜前膜 | ILM | 玻璃体 | 应　用 [b] | 评　论 |
|---|---|---|---|---|---|
| 吲哚菁绿（0.5%） | — | 选择性 +++ | — | 通常充满液体的眼球 | 毒性问题，标签外 |
| 亮蓝 G（0.025%） | — | 选择性 ++ | — | 充满液体的眼球（如果使用重型 BBG） | 欧洲认可 |
| 台盼蓝（TB）（0.15%） | +++ | + | + | 充满液体 / 气体的眼球 | 欧洲认可 |
| 溴酚蓝 | +++ | — | + | 结合 BBG | 欧洲认可 |
| 曲安奈德 | — | 非选择性（+） | +++ | 充满液体的眼球 | 无染料，药理特性 |
| 荧光素 | — | — | + | 玻璃体内、静脉或经口应用 | |

a. 目前有几种染色物质，它们主要在选择性和生物相容性方面存在差异；b. 手术技巧可能因个人喜好而有所不同

网膜前膜手术中，在大多数情况下，玻璃体已经分离，一个合理的方法是首先在无铺料的情况下剥离视网膜前膜，然后可视化 ILM 和可以检测到 ILM 的剥离区域（图 130-2）。在黄斑裂孔手术中，无须事先去除黄斑前组织即可对 ILM 进行染色。然而，一些制造商提供 ERM 染色染料（如台盼蓝或溴酚蓝）和 ILM 染色染料（如 BBG）的组合，这表明可以避免重复染料注射，从而限制潜在的毒性。

## （二）观点 Perspectives

一般来说，只要不完全了解组织 - 染料之间的相互作用，任何染料都应小心使用。目前正在努力寻找具有适当染色性能和高生物相容性的更好染料。理想的候选染料似乎是一种结合了 ICG 提供的优异对比度和 BBG 的高生物相容性的染料（即在可见波长下强吸收、方便结合的组织、无毒和在实际时间尺度下生理上可降解）。这可以通过合成新

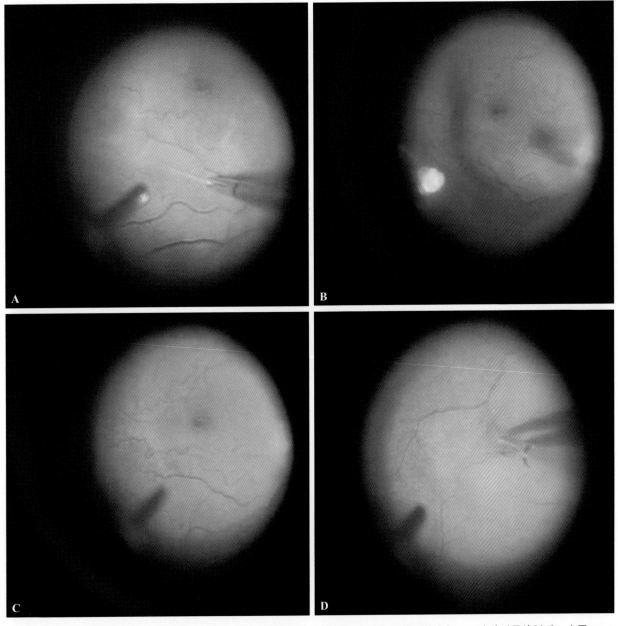

▲ 图 130-2　**A.** 术前眼底图，显示用剥膜钳取下的黄斑前膜；**B.** 亮蓝现在应用于黄斑区染色；**C.** 去除过量染料后，由于 **BBG** 的选择性染色特性，内界膜很容易显现；**D.** 染色后的 **ILM** 可安全剥离

的菁染料来实现，从而提高染料分子对目标结构的吸附质量和亲和力[65]。

与 ICG 相比，这些新分子提供了更好的吸收和荧光质量以及相同的染色特性，但与 ICG 相比，它具有更好的安全性，因为它适合人眼的光谱灵敏度和手术中使用的标准照明。此外，对比度因此得到增强，因为它意味着蓝色吸收色和更强烈的紫色荧光色。此外，一些其他的吸收性染料也被用于体内和体外实验，其中包括甲基紫、结晶紫、伊红 Y、苏丹黑 B、亚甲基蓝、甲苯胺蓝、浅绿、靛蓝胭脂红、快绿、刚果红、埃文斯蓝和叶黄素[66-68]。

## 六、VEGF 抑制剂在玻璃体视网膜手术中的应用 VEGF Inhibitors in Vitreoretinal Surgery

### （一）增殖性糖尿病视网膜病变与黄斑水肿 Proliferative Diabetic Retinopathy and Macular Edema

糖尿病视网膜病变的发展是一个多因素的过程。据了解，该病的许多视网膜损伤是由视网膜血管渗漏和无灌注引起的，由许多生长因子介导，包括血管内皮生长因子（VEGF）[69]。在增殖性糖尿病视网膜病变患者的玻璃体中发现高浓度的 VEGF[70]，表明 VEGF 在缺血性视网膜疾病患者活跃的眼内新生血管中起主要作用。VEGF 的上调不仅与血 – 视

网膜屏障的破坏导致视网膜水肿有关，还与内皮细胞生长和新生血管的刺激有关[71]。因此，在这些条件下，抑制 VEGF 已成为一种广泛应用的治疗方案。可用的血管内皮生长因子抑制剂包括贝伐单抗、雷珠单抗和阿柏西普。药物通过使用无菌 27G 或 30G 针头经平坦部给药，应用于眼内。

玻璃体腔注射血管内皮生长因子抑制剂被批准用于治疗与视网膜缺血性疾病相关的黄斑水肿，如糖尿病黄斑水肿或视网膜静脉阻塞。然而，另一个（目前"标签外"）表明玻璃体腔内应用 VEGF 抑制药可能是治疗增殖性糖尿病视网膜病变[72]，使得新生血管明显消退，在某些情况下可能在短时间内解决玻璃体积血。这种治疗效果可能与等待玻璃体切除治疗致密性玻璃体积血或伴有活跃增殖性血管疾病的牵引性视网膜脱离的患者有关（图 130-3）。玻璃体切除术前注射血管内皮生长因子抑制剂有助于减少活跃的新生血管导致围手术期出血的风险，降低术后眼内出血的发生率[73]。结果表明，注射后第 10 天，增殖的血管成分明显减少，而收缩成分尚未受到影响[74]。因此，术前接受过玻璃体腔注射 VEGF 抑制剂治疗的患者应每日随访，因为新生血管的纤维化改变可能导致牵引力加剧，需要立即干预。在临床实践中，玻璃体切除术可以安排在玻璃体内注射后 2～7 天，因为在大多数情况下，新生血管的明显减少通常出现在 48h 内。视网膜新生血

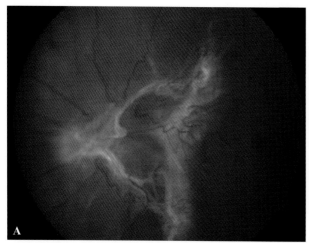
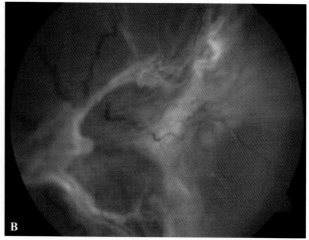

▲ 图 130-3　**A.** 一位患有增殖性糖尿病视网膜病变的年轻女性患者术前眼底，后极有大量牵引。注意到纤维血管膜内有密集的活跃新生血管。在计划的玻璃体切除术前，玻璃体内注射贝伐单抗（**1.25mg**）。**B.** 玻璃体腔注射两天后，血管化明显消退，随后进行了玻璃体切除术

管和虹膜新生血管都是如此。

使用抗血管内皮生长因子辅助的玻璃体切除术，视网膜或虹膜新生血管活跃的患者的手术变得更加安全和可控，因为术中大出血的危险明显降低。

此外，一些病例报道显示，在玻璃体手术结束时注射贝伐单抗可以减少玻璃体切除术后出血的复发[75]。

## （二）早产儿视网膜病变 Retinopathy of Prematurity

早产儿视网膜病变（ROP）是一种影响 31 周胎龄前儿童的未成熟视网膜疾病（见第 65 章，早产儿视网膜病变的远程筛查）。它是发达国家儿童法定盲的三大主要原因之一。疾病的病理生理学表现为组织缺氧导致 VEGF 的上调和异常视网膜纤维血管组织的形成，从而导致牵引性视网膜脱离和进行期视力丧失。对于这种情况，公认的治疗方案是周边视网膜消融与传统（融合）激光治疗。然而，激光光凝是破坏性的，可能会引起并发症。此外，它并不能防止所有的视力丧失，尤其是在 ROP 影响眼部Ⅰ区的情况下[76]。自从 VEGF 抑制剂被用于治疗新血管疾病，如 AMD、糖尿病性视网膜病变或视网膜静脉阻塞，病例系列描述了在 ROP 中单次注射 VEGF 抑制剂贝伐单抗的积极作用[77]，表明该药物可能是激光消融的一个有用的替代品，特别是因为它对视网膜组织没有破坏性。通常，这种药剂只在这种疾病中使用一次。

最近的一项前瞻性、对照、随机、多中心试验比较了 0.625mg 贝伐单抗玻璃体腔内注射治疗Ⅰ区或Ⅱ区后 3+ 期（即伴有 plus 疾病的 3 期）与传统激光治疗的疗效[78]。其中一只眼或双眼在经后 54 周前需复治的 ROP 复发是主要的眼部转归。研究表明，与常规激光治疗相比，3+ROP 期婴儿的玻璃体腔贝伐单抗单药治疗对Ⅰ区疾病有显著的益处，而对Ⅱ区疾病无明显益处。玻璃体腔注射贝伐单抗后，周边视网膜血管继续发育，而传统的激光治疗导致周边视网膜永久性破坏。然而，与传统激光治疗早产儿视网膜Ⅰ区病变相比，玻璃体腔注射贝伐单抗是治疗早产儿视网膜病变的真正突破。

因此，根据目前的文献，在早产儿视网膜病变中使用 VEGF 抑制剂可能比激光治疗急性Ⅰ区或Ⅱ区后 3+ 期疾病更具优势。当介质混浊，如前或后段血管膜或出血，妨碍半导体激光光凝时，使用 VEGF 抑制剂的单一疗法似乎是有利的[79]。相反，在第Ⅳ或Ⅴ期疾病中应避免使用血管内皮生长因子抑制剂治疗，因为纤维化改变可能加速导致牵引性视网膜脱离。抗 VEGF 治疗联合玻璃体切除术治疗 ROP 的第Ⅳ、Ⅴ期病变是否有优势，目前尚未得到研究。另外，贝伐单抗联合激光治疗是否有优势尚不清楚。

随着贝伐单抗玻璃体腔进入婴儿的全身循环[80]，人们担心它会对全身产生负面影响，但到目前为止尚未得到证实。然而，必须提高警惕，对患者的长期随访将有助于我们勾勒出使用 VEGF 抑制剂治疗早产儿视网膜病变的最佳药物浓度和适应证（及相关禁忌证）。

## （三）新生血管性青光眼 Neovascular Glaucoma

使用 VEGF 抑制剂的另一个适应证是新生血管性青光眼。新生血管性青光眼仍然是视网膜缺血的一种威胁视力的并发症，常见于糖尿病视网膜病变或视网膜血管阻塞等多种疾病。玻璃体切除术治疗新生血管性青光眼已被考虑，其结果非常糟糕。因此在玻璃体切除术前必须控制新生血管性青光眼。一线治疗是激光光凝视网膜缺血区，以防止新生血管的进展，并最终阻止虹膜新生血管的形成。在因角膜水肿或玻璃体积血等介质混浊而无法看到视网膜的情况下，可进行经巩膜视网膜冷冻治疗[81]。玻璃体切除术和腔内激光光凝可用于视网膜脱离、进行性疾病或玻璃体积血。在新生血管性青光眼滤过手术常失败的情况下，激光睫状体光凝或睫状体冷冻治疗是降低眼压的有效方法，激光睫状体光凝术后并发症少。玻璃体切除联合周边视网膜切除术也被认为是治疗新生血管性青光眼的一种方法，但视网膜并发症很常见[82]。然而，尽管有几种治疗方法可用，但功能性结果往往是不利的。因此，在这种情况下，在玻璃体视网膜手术中增加药物治疗几乎是强制性的。再次使用抗血管内皮生长因子物质。

几项研究[83]表明，单克隆抗体贝伐单抗可用于玻璃体内和前房内，以减少视网膜、虹膜和前房角新生血管（图 130-4）。通常，虹膜和房角新生血管的消退后眼压会迅速有效地降低。然而，眼压升高的复发是常见的[84]。因此，在治疗新生血管性青光眼时，血管内皮生长因子抑制剂的玻璃体内应用可能会扩大我们的治疗选择，特别是其他选择，如光凝缺血视网膜区域可能不足以阻止新生血管性青光眼的进展，并减少对降眼压药物的需求。在玻璃体内应用血管内皮生长因子抑制剂后观察到的早期治疗效果也可能有助于缩短观察到其他策略（如激光光凝）治疗效果的时间。一般情况下，贝伐单抗眼内注射后 24h 内虹膜新生血管消失，必要时可在注射后 1 天进行玻璃体视网膜手术。

## 七、眼内炎 Endophthalmitis

眼内炎是一种严重的眼内炎症，有时需要立即进行玻璃体视网膜干预。它可能是外源性或内源性感染有机体进入眼睛的结果（见第 125 章，感染性眼内炎）。视觉功能的预后往往很差，与疾病的病因无关。外源性眼内炎多见于眼科手术后。白内障手术是眼科最常见的手术，90% 的外源性眼内炎与此手术有关[85]。据报道发病率在 0.08%～0.7%[86, 87]。内源性眼内炎不太常见。它是继发性血行播散的结果，并从体内远处的感染源传播。因此，在检查患者病史时，应仔细评估易感风险因素。

尽管近年来由于术前消毒[88]和围手术期预防

措施的不断改进，眼内炎的发病率逐年下降，但眼内炎仍然是一种预后不明确的非常严重的疾病，需要立即干预以维持至少视力恢复的可能性。早期诊断和抗菌治疗至关重要。治疗通常是经验性的，在对眼内样本进行微生物学检测（例如在严重病例的玻璃体切除术中获得）时根据经验开始时。病原菌经培养鉴定后，可根据病原菌的敏感性改变抗菌治疗谱。然而，除非培养没有其他明确的结果，否则眼内炎治疗应包括在外源性眼内炎中起主导作用的革兰阳性菌和革兰阴性菌，因为它们与较高的毒性和较差的结果相关。根据文献报道，目前玻璃体腔内应用的抗生素标准方案包括用于革兰阳性覆盖率[89, 90]的肽抗生素万古霉素（1.0mg/0.1ml）和用于革兰阴性覆盖率的 β- 内酰胺抗生素头孢他啶（2.25mg/0.1ml）。对 β- 内酰胺类药物过敏的患者，可考虑用氨基糖苷类抗生素阿米卡星（400μg/0.1ml）代替头孢他啶[89]。

其他抗生素如氟喹诺酮类药物，特别是最近开发的第三代和第四代抗生素如左氧氟沙星和莫西沙星，由于其活性增强，被认为是治疗革兰阳性病原体的潜在替代疗法[89]。

除抗生素外，皮质类固醇常用作细菌性眼内炎和真菌性眼内炎的辅助治疗。这些药物的抗炎特性可能有助于调节对感染本身的炎症反应，减少继发性损伤。可局部、结膜下、静脉或玻璃体内使用。然而，它们在眼内炎中的应用和模式仍然是一个争论的话题。如果在任何情况下都需要手术，手术和眼内药物治疗的结合是标准的治疗方法。

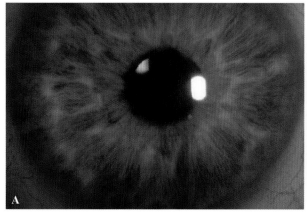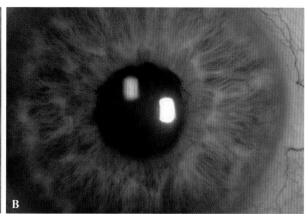

▲ 图 130-4　**A.** 新生血管性青光眼患者的虹膜红变；**B.** 玻璃体内注射贝伐单抗 5 天后，新生血管明显消退，眼压下降

## 八、结论 Conclusion

药物治疗已成为眼科手术的一个重要领域。最近的进展包括：在玻璃体视网膜手术中作为辅助手段的微纤溶酶，可诱导玻璃体视网膜后脱离并释放玻璃体视网膜界面的牵引力，以及在增殖性玻璃体视网膜疾病（如糖尿病视网膜病变）中，抑制血管内皮生长因子以防止玻璃体视网膜手术导致的玻璃体积血，预防早产儿视网膜病变的进展和危及视力的并发症，治疗新生血管性青光眼。组织型纤溶酶原激活剂可作为辅助药物治疗黄斑下出血。最近的发展还包括在黄斑手术中引入活性染料，选择性地显示玻璃体视网膜界面层。玻璃体腔内应用抗生素和类固醇已成为眼内炎等眼内感染的标准治疗方法。尽管有这些改进，目前还没有有效的药物治疗方案可用于其他致盲条件，如增殖性玻璃体视网膜病变。

# 第131章

# 玻璃体视网膜手术的并发症
## Complications in Vitreoretinal Surgery

Kourous A. Rezaei　著

并发症是由原发疾病、治疗、独立原因或上述因素的组合引起的意外事件。作为外科医师，我们接受了在手术期间预测和治疗预期事件的培训。然而，意外事件是最危险的，通常会导致不良后果。一般来说，问题不在于意外事件是否会发生，而在于何时发生。对即将发生的突发事件的早期认识对其成功管理至关重要。

了解如何预测、治疗和预防手术中的意外事件是非常有价值的，这将使玻璃体视网膜手术更安全，从而改善患者的视觉效果。人们对意外事件的了解越多，就越不被认为是"意外"（unexpected），因为人们已经看到了这些事件的发生，知道如何处理这些事件，因此，意外因素被消除。

在这一章中，来自世界各地的经验丰富的外科医师与您分享他们在视网膜手术中的意外经历，并展示他们如何处理一些最不寻常的手术病例。此外，他们分享他们的手术中如何预测、预防和治疗这些不寻常的手术情况。

## 一、无襻人工晶状体半脱位 Subluxated Intraocular Lens Without Haptics

（Renaud Duval）

眼内异物的取出通常依赖于镊子或磁铁（对于磁性物体）。因为失去了两个襻，所以要取出缺少襻的圆形光滑的人工晶状体的光学部时，不能用常用的方式取出。用镊子会损伤下面的黄斑。然而，经平坦部的 25G 软头套管进入的眼内器械可以有足够的操作空间，将人工晶状体提升至可安全抓住的位置。在处理缺乏抓取点的轻质异物时，应牢记这一技巧。

一位 72 岁的患者因左眼钝性外伤导致上方虹膜缺失，并通过上巩膜缘破裂从眼内取出人工晶状体。在急诊眼科医师的一期修复后，患者被转诊治疗无晶状体和玻璃体积血。出血在接下来的几周内吸收，患者因视网膜前膜再次手术，随后进行巩膜固定的人工晶状体矫正术。

切除玻璃体积血和吲哚菁绿辅助的视网膜前膜剥除术后，通过 2.75mm 透明角膜切口向眼内注入三片式人工晶状体，并通过睫状沟处的巩膜切口将襻外置。当试图将第二个襻塞入巩膜内隧道时，由于用力挤压隧道而导致镊子突然移动，导致襻与光学部分离。随后切除人工晶状体并通过 "pacman" 技术移除时，第二个襻和光学部再次离断，并掉落在黄斑表面。扩大巩膜切口，取出人工晶状体。因此，在手术过程中，避免使用襻来稳定人工晶状体，可以将襻与光学部分离的风险降到最低。

## 二、玻璃体切除术中的后粘连和小瞳孔 Posterior Synechiae and Small Pupil During Vitrectomy

（Ehab El Rayes）

玻璃体切除术中继发于炎症的后粘连可导致瞳孔缩小，手术视野受限。扩张瞳孔也可采用其他药物方法，但当出现严重后粘连时，其作用有限。下一个选择是对瞳孔进行机械的拉伸。为了安全地扩大瞳孔，可以使用虹膜钩或虹膜拉伸环，如 Malyugin 环 [ 显微外科技术（MST），华盛顿州雷蒙德 ] 或 Morcher 环（FCI 眼科，马萨诸塞州彭布罗克）。

通过一个 2mm 的角膜切口将 Morcher 环（7mmPMMA 环）引入前房。首先接合在瞳孔下缘，从而可提供一个 6mm 的可视开口。前房注射黏弹性药物以保持深度和屈光介质的清晰。通过瞳孔扩张环保持瞳孔开大（即使是虹膜松弛的病例），可以较为容易地进行白内障摘除术和超声乳化及人工晶状体植入术。在开始玻璃体切除术前确定灌注管的尖端进入眼内是很重要的，现在可以通过扩大的瞳孔和透明的屈光间介很容易地看到。玻璃体切除术是以常规的方式进行，在后段手术完成后，将 Morcher 环从瞳孔边缘取下，然后通过角膜切口按顺时针或逆时针方向从眼内取出。

## 三、视网膜脱离手术中 PVD 的诱导 Induction of Pvd in Retinal Detachment

（Andre Gomes）

诱导后玻璃体脱离（PVD）是玻璃体切除术治疗视网膜脱离的关键步骤。然而，PVD 的诱导并不总是容易的，尤其是年轻患者的玻璃体视网膜粘连往往非常强，使得这一步骤具有挑战性。

患者表现为后部玻璃体强烈的粘连和薄而可移动的视网膜。首先以常规的方式尝试通过对视乳头周围的区域进行抽吸，然后在周边眼底区域进行更多的抽吸来诱导 PVD。在这些尝试之后，使用显微镊子试图在后部玻璃体仍然附着的情况下剥离内界膜（ILM）。为了提高 ILM 的可视性，将亮蓝染料注入眼内。注意避免发生视网膜裂孔。诱导后部玻璃体 /ILM/ 视网膜前交界面的开口，使液体进入后部玻璃体之下，使 PVD 的诱导更加容易。剥离后玻璃体黏连患者的 ILM 可使 PVD 的诱导更容易、更安全。

## 四、高度近视眼 PVD 的诱导 Induction of Pvd in High Myopia

（Ramin Tadayoni）

玻璃体切除术治疗高度近视视网膜脱离的一个挑战是诱导 PVD，这是手术的初始步骤之一。错过这一步可能会导致术后并发症，包括视网膜再脱离的风险增加。

高度近视的技术难点通常是后部玻璃体的可视化差、玻璃体劈裂和后部玻璃体与视网膜表面的强烈粘连，尤其是在年轻患者。强烈粘连的后部玻璃体伴有大量液化的玻璃体囊袋，这可能使常规技术的 PVD 诱导技术不太容易成功。此外，在高度近视眼中，玻璃体劈裂可能导致后部玻璃体的分离，而实际上玻璃体与视网膜仍然附着。术中用曲安奈德（TA）混悬液观察玻璃体有助于鉴别后玻璃体皮质。通常在 TA 注入眼内之前用平衡盐溶液稀释至较低浓度（通常为 1/5）。此外，新的成像技术，如术中光相干断层扫描可能有助于确定手术中后部玻璃体的状态。

呈现了一个复杂的情况：在 25G 玻璃体切除术（Constellation®, Alcon, TX, USA）中，OCT（RESCAN 700®, Carl Zeiss Meditec，德国）对高度近视黄斑裂孔继发的后极部视网膜脱离进行了术中鉴定。外科医师通过显微镜不能清晰地看到玻璃体（无 OCT）。将稀释的曲安奈德混悬液注射到视神经前，可清晰辨别后部玻璃样体，使其安全剥离。

## 五、剥离过程中发生医源性视网膜裂孔 Iatrogenic Retinal Breaks During Peeling

（Manish Nagpal）

膜剥离过程中的风险之一是医源性裂孔的形成。能够立即发现和处理对于防止发生不良结果至关重要。

以下提示可能有助于避免在剥离过程中造成医源性破裂，如果形成，也有助于处理。

第一，在玻璃体切除手术中使用广角观察系统，以便能够对周边视网膜的情况进行最佳评估。

第二，以径向方式剥膜，避免前后拉动。

第三，如果形成医源性裂孔，评估裂孔的位置和范围，标记边缘，确保视网膜复位时进行足够的眼内激光光凝。

一名患者出现半开放性漏斗状视网膜脱离伴增殖性玻璃体视网膜病变。进行核心玻璃体切除术后，将全氟化碳液体（AuroOctane, Aurolab, India）在视盘旁注入眼内，以稳定视网膜。逐渐剥离视盘上环形的膜，以使后极部视网膜在 PFCL 液体下变平。

再次评估残余的下方牵引力，剥离视网膜前膜以解除牵引力。在剥离过程中，下方周边的视网膜被拉伸，形成医源性裂孔。广角观察系统可以立即发现裂孔。评估裂孔的程度和位置，应用透热法标记边缘并控制出血。进行液体 – 气体交换，视网膜下液体通过裂孔处排出。一旦视网膜变平，孔周进行眼内激光光凝复位视网膜。

## 六、内界膜剥离 Internal Limiting Membrane Peeling

（Sjakon Tahija）

在剥离开始时形成 ILM 的边缘是造成视网膜瘀伤和损伤的高风险最相关的一个步骤。外科医师正在对 1 型糖尿病患者的增殖性糖尿病视网膜病变进行平坦部玻璃体切除术。切除玻璃体积血后，对视网膜进行眼内激光光凝。由于黄斑皱褶的存在，医师决定剥除内界膜，先由亮蓝染料进行染色。ILM 看起来黏附非常紧密，并且需要频繁地重新起头。当抓住鼻侧膜边缘至黄斑中心凹时，其中一个视网膜皱褶的起点被挤压，导致视网膜瘀伤和点状出血。升高眼压以防止进一步出血，ILM 剥离完成。如果有较多的出血形成血凝块，不能用冲洗技术反复冲洗清除，要用长笛针尖的硅胶头在远离中心凹的地方轻轻按摩吸除。

为了避免发生这一并发症，最好是在离黄斑中心凹的下方或更远的地方开始起头剥膜。这样，发生任何由剥膜引起的视野缺损都会出现在上方视野，而患者的感觉则不太明显。良好的染色、高倍显微镜和慢动作剥离都可以减少 ILM 剥离过程中的医源性损伤。

## 七、视网膜下注射亮蓝 Subretinal Injection of Brilliant Blue

（Arturo Alezzandrini 和 Francisco Rodriguez）

在玻璃体手术中，用活性染料染色 ILM 被广泛应用，在许多玻璃体视网膜疾病中，如黄斑裂孔和视网膜前膜，手术效果因此也得到改善。目前用于玻璃体切除术中不同步骤的染料包括用于玻璃体可视化的曲安奈德，用于 ILM 染色的吲哚菁绿（Diagnostic green LLC，Powell，OH）、次青绿（SERB Laboratories，Paris，France）和亮蓝（DORC，Zuidland，The Netherlands），以及用于视网膜前膜染色识别的台盼蓝（Dutch Ophthalmic USA，Exeter，NH）。在注射过程中观察到的主要并发症之一是染料注射到视网膜下。

以下一系列步骤可防止这种并发症。

第一，当眼压降低时，染料从远离中心凹处注入。

第二，使用带有多个流体出口的双孔套管，以在喷射过程中更快地释放压力，消除流体喷射流。

第三，染料被注入导光纤维管，从而避免了染料对黄斑的直接影响。

## 八、黄斑下出血手术中周边视网膜裂孔的再开放 Reopening of Peripheral Retinal Breaks During Surgery for Submacular Hemorrhage

（Carl Regillo）

新生血管性年龄相关性黄斑变性（AMD）继发的黄斑下出血是医患双方治疗的一个难题。

继发于新生血管性 AMD，采用 Tamer Mahmoud 和同事描述的视网膜下组织纤溶酶原激活剂（tPA）和气动置换方法进行治疗[1]。在进行初步的核心玻璃体切除过程中，有证据表明先前曾经部分治疗过

马蹄形视网膜裂孔，但裂孔的后唇没有激光痕迹。我们进行了黄斑下注射 tPA[25μg/0.1ml tPA（阿替普酶，Genentech，南旧金山，CA）]。随后视网膜下注入滤过空气，导致视网膜呈大泡状隆起。事实上，空气使视网膜变呈球形，实际上是暂时性地向裂孔方向移动。当我们随后试图用激光光凝裂孔时，脱离的视网膜挡住了我们的视线，这使得观察变得非常困难。气泡向裂孔处移动，把裂孔打开了。解决这个问题的办法是到空气中进行气体 - 液体交换，这有助于视网膜填充，这样我们就可以在裂口上方吸气，并将这个区域压平，这样就可以成功地进行激光治疗。

在这种情况下，有几种可能的方法可以防止这种情况下周边视网膜裂孔开放。如果发现术前有裂孔，可以提前一两周在门诊进行激光光凝处理。在术中，如果计划进行大量的视网膜下液体或空气注射，最好在注射前检查周边视网膜，如果有裂孔，应用眼内激光封闭裂孔，并尽量减少随后在视网膜下注射的液体或空气的量。

值得注意的是，在使用 tPA 溶液的同时使用空气并不能增强或帮助黄斑部视网膜下出血的移位。一个更保守、更安全的方法，仅利用视网膜下 tPA 溶液，不进行视网膜下空气注射可能是首选的方法。在常规采用视网膜下空气技术之前，还需要进一步的研究。

## 九、低眼压性黄斑病变的外科治疗 Surgical Management of Hypotony Maculopathy

（Jose Garcia Arumi）

玻璃体切除术后低眼压（术后低眼压）通常是由于睫状体不能产生房水所致。这可能是由于前部 PVR 纤维牵引、睫状体分离或睫状体脱离所致。超声生物显微镜（UBM）可以显示睫状体及其周围的组织状况。

一位 54 岁外伤后有玻璃体积血史的患者，他在其他地方接受了 23G 玻璃体切除术。3 个月后，他出现了低眼压性黄斑病变，并被转诊进行进一步诊疗评估。经检查，最佳矫正视力为 20/400，眼压为 4mmHg。UBM 显示睫状体分离（房角漏）和睫

状体脱离呈 360° 延伸。OCT 扫描显示黄斑厚度增加，伴有低眼压性黄斑病变和脉络膜视网膜皱褶，荧光素血管造影可显示这些情况。

患者接受 23G 玻璃体切除术，后玻璃体脱离后，亮蓝染色，去除黄斑区内界膜（ILM）。一旦低眼压得到解决，剥除内界膜会降低视网膜的硬度，并缓解黄斑皱褶的扩张。用弯的冷冻笔对角膜缘后 2.5mm 的巩膜进行经结膜冷冻治疗。治疗选 8 个点：每个象限 2 个点，每个点持续 10s，温度为 -80℃（避开睫状体）。冷冻后进行液气交换，眼内注入 6%C₃F₈ 气体进行填充。术后病程不明显。术后 2 周最佳矫正视力为 20/25，眼压为 15mmHg。超声生物显微镜显示睫状体已与巩膜突相连，所有裂孔闭合。

治疗低眼压性黄斑病变的关键步骤如下：①术前进行 UBM 检查；②手术期间剥离 ILM；③将经巩膜冷冻疗法应用于平坦部（避开睫状体）；④气体充填。

## 十、术中脉络膜脱离 Intraoperative Choroidal Detachment

（Homayoun Tabandeh）

术中脉络膜脱离可能是由于灌注套管移位到脉络膜上腔所致，也可能是脉络膜上腔出血。此外，从移位的灌注套管持续输液到脉络膜上腔可能导致穿过该间隙的血管拉伸和随后破裂，从而导致额外的脉络膜上出血。相反，术中脉络膜上腔出血可导致灌注管移位到脉络膜上间隙，进一步加重脉络膜脱离。

早期发现是重要的第一步。在没有巩膜压陷的情况下，术中观察锯齿状缘可能是脉络膜脱离的早期预警信号。一旦怀疑脉络膜脱离，应停止手术并评估情况，确定可能的原因。术中灌注管移位可通过对灌注管内外的检查来确定。灌注管移位的危险因素包括术中操作、套管斜置、术前脉络膜脱离和低眼压。在手术开始时打开灌注输液之前，观察套管尖端是一个重要步骤，有助于识别脉络膜上间隙中错位的套管。对于已经存在脉络膜脱离的眼，直视玻璃体腔中心的插管（而不是斜切）减少了脉络膜上腔放置灌注管的机会。用胶带固定灌注管有助于减少手术操作中灌注管移位的机会。

一旦发现移位的灌注管，应立即关闭灌注管。灌注管从套管上断开（保持套管在原位），然后立即通过另一个可用套管重新插入（在重新灌注之前需要看到针尖），从而维持眼压。原来的灌注套管将留在原来的位置，以便从脉络膜上腔排出液体。一旦脉络膜脱离减少，可以尝试重新定位移位的套管。或者，可以移除套管，并使用垂直入口插入新的套管，对准玻璃体腔的中心。此技术的改良版本可用于术中脉络膜上腔出血的治疗。

一名糖尿病视网膜脱离患者接受了平坦部玻璃体切除术。手术接近尾声时，发现进行性脉络膜脱离。检查灌注管，发现灌注管移位到脉络膜上腔。灌注管与套管断开，将移位的套管留在原位。灌注管立即通过剩余的一个套管重新插入，维持眼压。移位的套管留在脉络膜上腔，以便引流液体。检查眼后段。发现脉络膜脱离已经逐渐消退。术者试图重新定位套管，但没有成功。随后，取下套管，插入一个新的灌注管，使其朝向玻璃体腔的中心。重新安置灌注管后，手术继续顺利进行。

## 十一、脉络膜上腔大出血 Massive Suprachoroidal Hemorrhage (SCH)

（Jose Garcia Arumi）

脉络膜上腔大出血通常意味着睫状后短动脉或后长动脉的分支在眼内手术或穿透伤后破裂。玻璃体视网膜手术中脉络膜上腔出血的发生率较低。系统性危险因素包括高龄、高血压、动脉粥样硬化、糖尿病和出血性疾病。眼部危险因素包括高度近视（巩膜硬度降低和脉络膜血管脆弱性增加）、视网膜脱离手术史、术前高血压和眼内炎症。术中的主要危险因素是术中血压或心率升高、长时间的眼内低眼压、巩膜手术和广泛的冷冻。

手术治疗脉络膜上腔出血的目标是通过提高眼压、闭合手术伤口和降低全身血压来止血。紧急巩膜切开引流术可导致短暂性低眼压并刺激再出血。此外，由于高压，它们增加了视网膜 / 葡萄膜组织嵌顿的风险。

脉络膜上血不一定需要引流。这尤其适用于不累及后极部和黄斑区的扇形出血。在随访期间，动态 B 超可以帮助评估脉络膜上腔血凝块的液化程度，并指出适当的引流时间，通常是在不良事件发生后的 10～14 天。

通过下方角膜缘将 25G 灌注套管置入前房，并将眼压设置为 30mmHg。在脉络膜上腔出血最多的象限内平行于直肌行放射状巩膜切开术。灌注液压力使得通过巩膜切口有控制地排出液化的血液。部分引流后，23G 套管通过平坦部插入眼内，进行有限的玻璃体切除术，然后切除后部玻璃体。将 PFCL 注入玻璃体腔形成眼内填充，使液化的血液进一步向周围移动，并通过巩膜切口进行引流。然后眼内可以填充气体或硅油。

## 十二、白内障手术中的脉络膜上腔出血 Suprachoroidal Hemorrhage During Cataract Surgery

（Kazuaki Kadonosono）

脉络膜上腔出血是一种罕见但严重的并发症，通常会导致视力下降。术中低眼压是导致脉络膜上腔积液和继发小动脉破裂的主要危险因素之一。此外，长时间的低眼压可能直接导致睫状后短或后长动脉或涡静脉的破裂。白内障手术中脉络膜上腔出血的最大风险发生在核摘除后，此时眼睛长时间低眼压的风险最大。

73 岁的患者曾在其他地方进行过超声乳化手术。在抽吸皮质时，后囊破裂，随后玻璃体嵌顿。努力将人工晶状体植入囊袋中，但突然脉络膜升高，发现脉络膜上腔出血，停止手术。患者被转诊到我们的诊所进行进一步的评估和处理。第一次手术 1 周后，患者被带回手术室引流脉络膜上腔出血。放置虹膜牵开器以更好地显示前房。在前房插入灌注管以维持眼压。值得注意的是，患者的脉络膜上间隙仍有大量血块。在颞上部进行巩膜切开，将组织纤溶酶原激活剂 [0.4ml，浓度为 62.5μg/0.1ml（Monteplase，Eisai Co.，Tokyo，Japan）] 注入脉络膜上腔溶解血栓。用棉签将巩膜压陷协助取出血凝块。之后可以通过平坦部将灌注套管置入玻璃体腔，并进行玻璃体切除术。

## 十三、视网膜下全氟化碳泡 Subretinal Perfluorocarbon Bubble

（Maria H. Berrocal）

玻璃体切除术后的视网膜下全氟化碳液体 [PFCL（Alcon Laboratory Fort Worth TX）] 是其使用最可怕的并发症之一。PFCL 视网膜下迁移的危险因素包括以下方面：①大的视网膜裂孔；②后极部视网膜裂孔；③视网膜裂孔缘的玻璃体牵引未完全解除；④注射过程中出现多个重水小气泡；⑤注射过程中形成湍流；⑥直接向裂孔方向注入。

尽管中心凹外视网膜下的 PFCL 气泡可以监测观察（尽管有报道称它们可能会向下迁移，如果靠近中心凹就需要移除），但中心凹下的 PFCL 气泡会对视力产生不利影响，需要移除。

为了减少出现视网膜下 / 黄斑下 PFCL 泡形成的可能性，可以在注射 PFCL 到眼内之前解除所有的玻璃体牵引，使用双孔套管（MedOne Surgical Inc，Sarasota，FL）注射 PFCL 或（另一方面）在注射过程中使用抽吸器械（在带阀的套管系统），在视神经上方以慢速注射并一次性注入形成单个的 PFCL 气泡，在注射过程中使用带阀的套管减少湍流量，并将 PFCL 水平保持在周边裂孔以内。用平衡盐溶液（BSS，Alcon Laboratory，Fort Worth TX）或在取出重水泡后用输液冲洗残留的 PFCL 气泡，可避免手术后玻璃体腔内 PFCL 气泡残留。

在注射过程中，利用带有侧口的双孔套管可以防止 PFCL 喷射流从而对视网膜形成的损伤。当使用 25G 和 27G 玻璃体切除系统时，这可能是一个需要注意的问题。

玻璃体腔内残留的少量 PFCL 气泡是可以耐受的，尽管患者可能会抱怨仰卧时看到气泡。玻璃体中大量的 PFCL 会引起炎症，可能需要清除。

患者表现为星状折叠和下方严重 PVR 的孔源性视网膜脱离。放置一个 41 号环扎带并将其系在鼻上方，进行 27G 的完全玻璃体切除术。注入 PFCL 使视网膜展平，视网膜下液经视网膜上方的裂孔排出。用 30G 针头注射 PFCL。多个 PFCL 气泡分散在玻璃体腔内。进行了气液交换，并在下方裂孔处和格子样变性区的进行了眼内激光光凝。多次清洗残留的 PFCL 气泡，未发现残留气泡。进行空气 – 气体交换，眼内充满 14% 的 $C_3F_8$ 气体（Alcon Laboratory，Fort Worth TX）。

术后，在扣带周围裂孔处发现一个小的视网膜下 PFCL 泡。在气泡周围施加激光以防止气泡向后极移动。视网膜保持着附着状态，术后随访 1 年视网膜下的 PFCL 泡没有发生移动。

## 十四、全氟化碳致黄斑裂孔 Perfluorocarbon-Induced Macular Hole

（Yusuke Oshima）

全氟化碳（PFCL）（Alcon Laboratory，Fort Worth TX）液体是一种非常有用的工具，用于玻璃体切除术中展平脱离的视网膜，特别是在与增殖性玻璃体视网膜病变相关的巨大裂孔视网膜脱离手术中。但在手术中应特别注意 PFCL 的注射，特别是在小切口波涛手术中，由于注射腔的狭窄，注射阻力会增加。

PFCL 被注射到黄斑上。由于注射液流产生的压力，黄斑裂孔形成。外科医师应注意在视神经附近的上方（或视神经鼻侧）轻轻注射 PFCL，避免直接注射在黄斑部。此外，注射应由外科医师（而不是助手）进行，并且在注射过程中应与视网膜表面保持安全距离（在注射过程中有向视网膜表面逐渐靠近的趋势）。如果在注射 PFCL 期间感觉到任何阻力，则需要在眼外评估原因，而不是继续施加额外的注射压力。一旦发生黄斑裂孔，则需要进行标准化的黄斑裂孔手术技术，包括剥离 ILM，然后进行液体 – 气体交换和气体填充。

## 十五、巨大视网膜裂孔伴巩膜扣滑脱 Giant Retinal Tear With Slippage On Encircling Scleral Buckle

（Carl Regillo）

对 1 例有晶状体眼患者行玻璃体部切除术（PPV）联合巩膜扣带术（SB）治疗巨大裂孔（GRT）的视网膜脱离，裂孔延伸约 180°。尽管在液体 – 气体交换过程中，视网膜边缘被细致地干燥，但当全氟化碳液体（PFCL）被完全去除时，视网膜出现

向后滑脱。用同样的技术再次尝试，再次密切注意耐心地去除 PFCL 上的液体，得到了同样的结果。然后巩膜扣带明显松动，再次尝试同样的方法。这次，视网膜没有滑动。我们假设过紧的巩膜环扎扣促进了视网膜向后滑脱，通过松巩膜扣得以解决。

在 GRT 相关视网膜脱离的背景下，视网膜的向后滑脱通常是由前液（anterior fluid，即 PFCL 和注入空气之间的一层液体）通过大的视网膜裂孔后移所引起的。为了尽量减少这种影响，重要的是在空气下取出 PFCL 之前，必须先除去玻璃体腔中的所有前液，以及在裂孔处挤压出 PFCL 液面上方的任何视网膜下液。

在这种情况下，可能有额外的因素，如 360° 巩膜扣压陷过度。在这里，"高"的嵴的可能是不可取的，因此最好避免，以尽量减少视网膜的滑动。此外，没有证据表明在有或无 GRT 的情况下，环扎能显著提高玻璃体切除术修复视网膜脱离的成功率。许多外科医师认为，这种联合手术的方式（即 PPV 加 SB）是不必要的，只会增加手术的风险。

## 十六、PVR 与视网膜下膜 Pvr and Subretinal Membrane

（Stanislao Rizzo）

视网膜下膜与增殖性玻璃体视网膜病（PVR）变引起的孔源性视网膜脱离有关。在 PVR 手术中，几种手术技术可用于视网膜下膜的切除。

当视网膜下膜以分支条带的形式存在，并且膜的范围可以透过视网膜看到时，可以使用通过先前存在的视网膜裂孔或小视网膜切开术用镊子取出膜。然而，如果膜呈弥漫性片状或视网膜下膜的范围无法观察到，则可能需要进行周边视网膜切开术，然后折叠翻转视网膜并在直接观察下移除视网膜下膜。

在进行核心部玻璃体切除和细致的周边部玻璃体刮除术（伴有 360° 巩膜凹陷）后，集中处理增殖膜。玻璃体腔注射曲安奈德混悬液可以更好地可视化这些增殖膜。成熟的视网膜前膜用镊子和玻切头以双手操作的方式在吊灯照明下可以很好地剥离。也可以尝试图通过小切口视网膜切开术去除这些视网膜下膜。然而，视网膜皱褶仍然存在，表明存在

残余的视网膜下膜，导致视网膜牵引和折叠。小的视网膜切开术不足以显示和移除所有的视网膜下膜。因此决定进行下方 180° 视网膜切开术，以解除牵引力，观察并移除所有残留的视网膜下膜。随后将重水注入眼内使视网膜展平，并在周边部视网膜切开术边缘进行眼内激光光凝。眼睛充填硅油直到虹膜后平面。

### 十七、27G 玻璃体切除术中的一个问题 A Problem During 27G Vitrectomy

（Carl Claes）

手术过程中对器械（特别是其尖端）的持续监测和可视化对于检测手术过程中的任何医源性损伤非常重要。使用带阀套管针系统进行 27G 平坦部玻璃体切除术。诱导后玻璃体脱离，完成玻璃体核心部切除术。在 ILM 膜剥离过程中，用 27G 硅胶尖头长笛针被动抽吸少量视网膜前出血，此后继续完成 ILM 膜剥离。

突然，一个异物出现在视神经上方：一个几乎看不见的笛针的透明硅胶尖。它很可能卡在 27G 的带阀套管针里，从长笛针上脱落下来。在通过套管针的连续仪器交换过程中，硅胶尖无意中被带入眼内并落在视网膜上。

外科医师试图通过 27G 眼内镊将硅胶针尖取出，作为覆盖镊子头的套筒来移除硅酮头。不幸的是，这一操作扩大了 27G 镊子的直径，套管卡在带阀套管针中。为了解决这个问题，硅胶尖端又被重新挤压，并以双手方式将硅胶管拉到镊子的一个齿上。硅胶针头被向上拉到镊子的轴上，使镊子固定硅胶尖端并将其取出。

### 十八、巩膜切口处玻璃体嵌顿 Vitreous Incarceration in the Sclerotomy Sites

（Maria H. Berrocal）

玻璃体嵌顿可发生在巩膜切口处，可引起牵引和周边视网膜裂孔。由于巩膜切口的套管针的使用，这种并发症的发生率有所下降。尽管如此，它仍然可能发生，特别是如果大量周边玻璃体残留在巩膜切开处的附近。玻璃体嵌顿到巩膜切开处的其他易感因素包括套管针取出过程中眼压升高，不使用带阀套管，以及在套管腔内没有器械的情况下拔出套管针。

可通过以下方法避免玻璃体嵌顿：①彻底清除巩膜切口处周围的玻璃体；②使用巩膜顶压术仔细检查巩膜切口处周围的视网膜；③避免套管针取出时升高眼压；④进行部分气 – 液交换，使巩膜切口形成气密；⑤取出套管时将导光纤维放入套管内（推回嵌顿的玻璃体）一起拔出；⑥检查巩膜切口处是否有玻璃体丝；⑦缝合渗漏的巩膜切口。

玻璃体嵌顿不一定会导致周边视网膜裂孔或脱离，但也可能是细菌进入眼睛的一个通道，从而导致眼内炎。在术后期间，只有当周边视网膜可见并且发生周边视网膜裂孔或脱离时，才能检测到。处理是治疗继发性的并发症，即新的视网膜裂孔、现有裂孔的开放和再次发生的视网膜脱离。

62 岁女性患者人工晶状体眼全孔源性视网膜脱离，其在 11 点钟处出现一处视网膜裂孔。由于患者必须乘飞机旅行，她不想眼睛里有气体，因此决定进行巩膜扣带术，并在显微镜下操作，在眼周放置一个 41 号环巩膜环扎扣带，测量后留 70mm 的周长。一个带有枝形吊顶灯的套管插入眼内作为光源。用广角显微镜观察眼底。没有进行玻璃体切除术。

采用巩膜切开术进行外引流：对巩膜边缘和脉络膜床进行烧灼，用 30G 针头在显微镜直接观察下穿刺脉络膜。枝形吊灯的光被移除，一个带照明的眼内激光探针通过同一个套管插入眼内，在裂口周围进行激光治疗。取出套管，未缝合巩膜切口处，结膜闭合。术后第 1 天视网膜完全附着。1 周后，患者发生复发性视网膜脱离，并在巩膜切开处（枝形灯）附近发现裂孔，可见玻璃体链嵌顿在巩膜切口处。建议再次手术，用 SF$_6$ 气体（Alcon Laboratory，Fort Worth TX）和额外的激光治疗进行平坦部玻璃体切除术。术后视网膜复位良好。

### 十九、Argus Ⅱ 植片植入 Argus Ⅱ Array Implantation

（J. Fernando Arevalo）

以常规方式将 Argus Ⅱ 植片（Second Sight Medical Products，Inc，Sylmar，CA）植入一名裸眼视力仅有光感的视网膜色素变性患者眼内。在曲安奈德的协助下进行玻璃体核心部及周边玻璃体切除术。微电极阵列通过颞侧巩膜切口（5.2mm）插入。植片被定位在黄斑上，然后用一个定制的视网膜定位钉（Second Sight Medical Products，Inc，Sylmar，CA）定位并固定。然而，视网膜黏液从植入物上脱落，并落入玻璃体腔。视网膜黏液需要去除，其类似于取出眼内异物（IOFB）。微电极植片被再次放置在黄斑上，并用一个新的视网膜钉固定，没有发生任何进一步的意外问题。

关于如何避免这种复杂情况的建议：

第一，打开一个扩大的鼻侧巩膜切口来固定植片，必要时进一步扩大切口（19G）。

第二，确保定位钉垂直于固定器进行接合。

第三，当使用双手技术将植片放置在黄斑区时，确保定位钉不会从正确的位置移动。如果是，将其换成新的定位钉重新进行固定。

第四，在手术前练习固定的步骤。这是一种独特的手法，只有在 Argus Ⅱ 手术中才能应用完成。

## 二十、视网膜脱离术后视网膜下 SF$_6$ 气体 Subretinal SF$_6$ Gas After Retinal Detachment Surgery

（Stratos Gotzaridis）

术后视网膜下 SF$_6$ 气体是视网膜脱离术后罕见的发现。它可能是由于在大的视网膜裂孔附近注入气体时的湍流造成的，特别是如果有持续的视网膜下液体使裂孔保持打开的情况下。患者的体位、裂孔的位置和大小可能会使术后情况恶化。

患者在术后第 1 天出现视网膜下气体和全视网膜脱离。患者被带回手术室。将 25G 套管针穿过角膜缘置入前房，并连接到灌注管上。通过角膜隧道，将眼内透热探针引入眼内，并进行前部视网膜切开术，以便用玻璃体切割头吸出视网膜下的气体。灌注液将视网膜推回到原来的位置，使得灌注管可以通过平坦部插入。

新的视网膜切开是为了进一步引流视网膜下气体 / 液体，并使视网膜变平。一旦视网膜变平，在视网膜切开术的周围应用眼内激光光凝，然后进行玻璃体腔注气。患者被要求保持面朝下的姿势7 天。

## 二十一、眼内大的玻璃异物取出术 Removal of a Large Glass Intraocular Foreign Body

（Grazia Pertile）

患者遭受穿透性眼外伤，一大块玻璃异物来自一个破碎的瓶子。在最初的手术中，取出残留的晶状体，用 10-0 尼龙缝线缝合角膜巩膜伤口，但异物遗留，玻璃体积血使眼底无法直接显示。术后用 B 超监测玻璃体腔及视网膜。几周后出现视网膜脱离。玻璃体切除术的目的是去除血液和眼内异物，并重新附着视网膜。进行手术的外科医师报告说，由于异物体积很大，形状不规则，而且很滑，多次试图从玻璃体腔中取出玻璃都没有成功。尝试了不同类型的眼内镊，但没有一种能够抓住异物将其取出。

这时患者被转诊进一步诊疗。患者视力为光感。角膜相当清晰，但中央有一个大的角巩膜伤口。颞侧虹膜缺失，鼻侧有虹膜根部离断，轻度前房积血。B 超证实诊断为完全性视网膜脱离。

20G 玻璃体切除术是通过插入一个照明灌注管开始的。在清除出血后，可以看到视网膜完全脱离，伴有广泛的增生性玻璃体视网膜病变和多个后极部的视网膜裂孔，这些可能是多次试图取出大块玻璃失败的结果。异物位于鼻下象限，呈不规则三角形，长约 15mm，宽 9mm。

一个篮子 [Nitinol Tipless 取石器（G46206）COOK MEDICAL，Bloomington，IN.] 被泌尿科医师普遍用于移除肾结石，在此用来移除眼内大的玻璃异物。这种直径为 1.1mm 的可伸缩器械是通过扩大的巩膜切口部位引入的。利用这个装置，一个由记忆金属制成的薄网络被挤压到眼睛内部，注意不要在试图将物体与蓝子啮合时接触视网膜。在导光纤维的帮助下，大块的玻璃被轻轻地移到篮子里，这样我们就可以把它从视网膜上提起来，引导它走向金属网。导光的光照使我们克服了大异物形成的投射阴影（当物体很大时，关键是从最后面开始操作。通过这种方式，你可以促进篮子内部由于重力而自发的运动，防止它旋转并卡在视网膜上）。最后，金属网被收回，异物也在里面。一旦被带到虹膜后表面，巨大的异物就可以被看见了。下一步是找到一种微创的方法，把篮子里的异物从眼内里取出来。一般来说，当异物被器械牢牢固定时，最好用另一只手扩大同一个巩膜切口处，并在角膜缘后3～4mm 处通过巩膜切口取出。然而，在这种情况下，除了广泛的角膜伤口和已经存在于鼻上象限的角巩膜切口外，我们还可以将巩膜切开超过一个象限。我们选择了重新打开上一次手术中使用的角巩膜切口。但这种方法很棘手，为了减少异物掉落的风险，用导光纤维将篮子对准保持打开的角巩膜切口，然后在另一只手用镊子夹住玻璃片的同时慢慢打开篮子。至少 1/3 的异物被镊子夹持后，篮子才被收回。缝合伤口，去除增殖膜，视网膜变平，注入硅油填充。

# 第九部分

# 视网膜、脉络膜和玻璃体的肿瘤

# Tumors of the Retina, Choroid, and Vitreous

## 第一篇　视网膜肿瘤
## Tumors of the Retina

## 第二篇　脉络膜肿瘤
## Tumors of the Choroid

## 第三篇　血液和其他肿瘤
### Hematologic and Miscellaneous Tumors

# 第一篇 视网膜肿瘤
## Tumors of the Retina

## 第132章

# 视网膜母细胞瘤
## Retinoblastoma

Jonathan W. Kim    Nancy C. Mansfield (posthumously)    A. Linn Murphree    著

如果大多数儿童实体瘤确实可以正确归因于生殖细胞和（或）体细胞的突变……那么儿童癌症是无法预防的……防治儿童癌症的主要工作必须是早期诊断和治疗。

A.G. Knudson Jr.,1976

## 一、概述 Introduction

视网膜母细胞瘤先驱 Alfred G.Knudson Jr. 的引述在今天与在 1976 年一样正确[1, 2]。我们现在对癌细胞突变的分子基础的了解比 Knudson 在写作时知道的要多得多，但是，令人沮丧的是，在 Knudson 向临床医生发出的早期诊断和治疗对于成功治疗该疾病至关重要的警告方面，我们几乎没有取得什么进展。关于视网膜母细胞瘤的这一章强调了儿科医师和其他医疗专业人员的必要性，当父母报告看到"我孩子的眼睛里有东西"时，他们必须倾听并采取行动。我们继续强调 Nancy Mansfield 教给我们的关于识别在儿童眼内视网膜母细胞瘤长期治疗和多次麻醉的典型创伤后应激症状和体征的重要性。

### （一）临床进展 Clinical Advances

自 2012 年第五版以来，视网膜母细胞瘤儿童临床治疗最重要的补充是出现局部或区域性治疗，如动脉内化疗和玻璃体内化疗。动脉内眼动脉化疗灌注是对日本局部动脉化疗经验的一种更具选择性的应用[3, 4]。与许多其他新的治疗方法一样，动脉内

化疗的最初兴奋程度有所缓和，因为已经遇到了罕见但显著的并发症（包括脉络膜动脉阻塞、局部眼眶复发和转移性疾病）[5-8]。玻璃体腔化疗已成为治疗玻璃体种植的有效方法，只要临床医师坚持严格的治疗方案和剂量范围，似乎可以提供很高的眼球挽救率和可忽略的不良反应风险[9-11]。这些治疗视网膜母细胞瘤的新方法的利弊将在本章后面讨论。

### （二）基础科学进展 Basic Science Advances

在前一版中，我们引用了三个进展：①视网膜母细胞瘤蛋白（pRB）的三维结构的定义，为其工作机制提供了新的见解；② pRB 可以同时与多个蛋白质结合，作为一个耦合因子，将蛋白质聚集到特定的基因中；③提高对低外显率视网膜母细胞瘤的认识[12]。

## 二、视网膜母细胞瘤的遗传学研究 Genetics of Retinoblastoma

### （一）临床遗传学 Clinical Genetics

视网膜母细胞瘤的研究对于了解肿瘤的遗传基础具有重要意义。尽管视网膜母细胞瘤很少见，大

约每 18 000 个活产儿中就有一个发生，但从视网膜母细胞瘤中获得的对其致病性见解深刻地影响了我们对肺癌、乳腺癌、前列腺癌和几乎所有其他部位常见癌症的认识。视网膜母细胞瘤在肿瘤学中的重要地位来源于它非常独特的遗传模式，并且 RB1 基因不仅是第一个被克隆的人类癌症基因，而且是第一类被鉴定的人类癌症"抑制"（suppressor）基因。

大约 60% 的视网膜母细胞瘤患者有一种非遗传的疾病形式，如果治愈了眼癌，他们的预期寿命是正常的。在这组患者中，平均诊断年龄约为 24 个月，眼睛肿瘤总是单侧的，其他癌症的风险几乎与正常人群没有区别[13]。相反，其他 40% 的患者携带 RB1 基因生殖突变，并具有遗传性癌症易感综合征（hentable cancer predisposition syndrome）。RB1 基因的单一突变、非活性等位基因的遗传赋予了癌症的易感性（一种显性特征），但是第二次失活突变必须发生在至少一个成视网膜母细胞中才能发展为视网膜母细胞瘤。从遗传学上讲，由于肿瘤需要使 RB1 基因的两个拷贝失活，因此它被认为是一种隐性特征。然而，在家系中，突变具有显性表型，因为至少有一个视网膜母细胞获得第二次"打击"的机会非常高。因此，具有癌症易感综合征基因型（$RB1^{+/-}$）的人将以 90%～95% 的概率发展成视网膜母细胞瘤。只有 7%～10% 的视网膜母细胞瘤患者有阳性家族史（视网膜母细胞瘤家族中的其他人）。因此，携带 RB1 基因缺陷的其他患者有一个新的生殖突变，这些人大约占视网膜母细胞瘤患者总数的 30%。生发性视网膜母细胞瘤的平均诊断年龄比非遗传型年纪更小，从新生儿到 12 月龄，而且他们一生中易患多种癌症[14]。大约 85% 的生发性视网膜母细胞瘤患者会发展成双眼肿瘤，而携带基因缺陷的单侧患者倾向于发展为单眼多灶性肿瘤。在出生至 5 岁（通常在 3 岁之前）的年龄范围内，5%～6% 的生发性视网膜母细胞瘤患者会发展成中线颅内肿瘤，通常累及松果体或鞍上区，其组织学上类似于视网膜母细胞瘤，并可分为松果体、原始神经外胚层肿瘤（primitive neuroectodermal tumor, PNET）。这些患者被称为三侧性视网膜母细胞瘤，无论中线颅内肿瘤发生在鞍区或松果体。尽管组织学相似，但重要的是要认识到颅内肿瘤是原发性肿瘤，而不是眼部肿瘤的转移。颅内肿瘤通常在视网膜母细胞瘤诊断之前、同时或 2 年内被诊断。生发性视网膜母细胞瘤患者在青少年时期患骨肉瘤、软组织肉瘤和其他间叶性肿瘤的风险也较高，在中年时期患黑色素瘤和脑肿瘤的风险较高，在晚年患肺癌和膀胱癌等上皮性恶性肿瘤的风险也较高[16]。在接受过外放射治疗（EBR）的患者中，尤其是在放射治疗领域（如头部和颈部），这种风险更高[14, 17]。

**遗传术语 Genetic Terminology**

视网膜母细胞瘤领域使用的遗传术语可能会令人困惑。临床医师可能会错误地使用"单侧"（unilateral）这个术语来指代视网膜母细胞瘤的非遗传形式。然而，这个术语是不恰当的，因为 12%～15% 的单侧病例和双侧病例一样携带 RB1 突变[18]。任何在眼外细胞携带 RB1 突变的患者都被认为是一个生发性或遗传性病例。单侧肿瘤且眼外无 RB1 突变的患者被认为是体细胞性病例。第二种癌症的流行病学研究没有提供关于 RB1 基因状态的信息，可能高估了单侧躯体患者的风险。"散发"（sporadic）一词也经常被误用。散发性是指缺乏家族史，但并不等同于体细胞疾病，因为大多数生发病例是新的突变。90%～93% 的视网膜母细胞瘤是散发性的，没有家族史，这意味着它们是在精子或卵子中发生的新突变的结果。相反，实际上一个家庭中的所有病例都是遗传的。

"遗传性"（hereditary）一词通常用来指存在种系 RB1 突变（即存在于躯体的几乎所有细胞中，包括体细胞系和生殖细胞系），也包括散发的非家族性病例。因此，在父亲的精子中发生的一种新突变会导致双侧视网膜母细胞瘤，这种新突变可能是生殖性的、遗传性的、散发性的和非家族性的。术语"镶嵌"（mosaic）是指在细胞亚群（体细胞、生殖细胞或两者）中存在 RB1 突变，并被认为是在受孕后发生在发育中胚胎中的 RB1 突变。镶嵌 RB1 基因突变的临床表现在任何给定的患者中都是不确定的，但通常是像其他生殖细胞性或遗传性患者一样在临床上得到处理的。然而，RB1 镶嵌的状态从来未被遗传过，因此可以排除父母作为携带者。然而，RB1 镶嵌体患者可以有视网膜母细胞瘤的孩子，尽管任何个体患者的风险很难预测。

## （二）视网膜母细胞瘤的分子遗传学研究
Molecular Genetics of Retinoblastoma

由于视网膜母细胞瘤在临床上具有常染色体显性遗传模式，*RB1* 基因多年来一直被认为以显性方式发挥作用[13]。视网膜母细胞瘤和一般癌症的遗传学理解的一个重大范式转变，始于 1971 年 Alfred Knudson 发表的开创性论文，他提出视网膜母细胞瘤是由两种突变事件引起的："在疾病的显性遗传形式中，一种突变是通过生殖系遗传，另一种突变发生在体细胞中。在非遗传形式中，两种突变都发生在体细胞中。"[18] 这一 "二次打击理论"（two-hit theory）的主要含义是 *RB1* 基因在细胞水平上以隐性方式发挥作用，这在当时是一个前所未有的建议。今天，人们知道许多致癌突变是隐性的或影响了抑癌基因。

由于缺乏识别 *RB1* 基因的科学方法，Knudson 假说又被搁置了 10 年。*RB1* 基因定位的早期线索是 20 世纪 60 年代发现视网膜母细胞瘤中 D 组染色体（13、14 和 15 号）的一部分偶尔被删除。在 Knudson 论文发表后不久，新的染色体显带技术使 13 号染色体被确定为这些缺失的靶点[19]。最小的缺失区域后来被定位到 13q14.1 到 q14.3.20 号染色体上，这是一种具有可测量活性的酶，酯酶 D 已经被定位到 13 号染色体上，并且在重组 DNA 技术可用之前的年代对连锁分析至关重要。Sparkes 和同事利用经典的缺失图谱对 5 例视网膜母细胞瘤患者进行了研究，发现在所有 5 例患者中，酯酶 D 活性仅为正常值的 50%。这些数据表明，视网膜母细胞瘤基因座和酯酶 D 基因座均位于 13q.21 号染色体的缺失片段内。基于 13 号染色体缺失和酯酶 D 基因座与临床和病理上难以区分的多个家族的视网膜母细胞瘤密切相关的事实，Murphree 和 Benedict 认为可能存在单个 *RB1* 位点[22]。此外，来自非遗传性单侧患者的视网膜母细胞瘤组织也被发现含有 13q14 缺失，提示所有形式的视网膜母细胞瘤在 13q14.23 位点都与 13 号染色体上的同一基因有关。这些研究导致了一致的结论，即在所有形式的视网膜母细胞瘤中，一个单一的视网膜母细胞瘤位点，即 13q14.2

的 *RB1* 都发生了突变。

与此同时，一系列的科学工作正在积累，以支持 *RB1* 是一种在肿瘤发生过程中丢失的隐性基因的观点。Benedict 和同事检查了一名家族性视网膜母细胞瘤患者，发现正常细胞中的酯酶 D 减少了 50%，视网膜母细胞瘤细胞中的酶活性完全缺失[24]。Dryja 及其同事使用来自 13q14 的 DNA 片段来证明视网膜母细胞瘤组织中偶尔可以发现纯合子缺失[25]。在一篇具有里程碑意义的论文中，Cavenee 等毫无疑问地证明了 *RB1* 基因的隐性本质，并推广了杂合性缺失分析的应用[26]。通过比较正常组织和肿瘤组织的 DNA，他们发现 *RB1* 基因周围的区域在视网膜母细胞瘤组织中经常 "退化为纯合性"。换句话说，在肿瘤发生过程中，*RB1* 周围区域的一个拷贝丢失了。Cavenee 等还表明，在可遗传病例中，在受影响家庭成员之间传递的 13q（携带突变 *RB1*）的生殖系拷贝始终是保留在肿瘤中的[26]。图 132-1 显示了与 13q14 降低为纯合子有关的染色体机制。

寻找 RB1 的另一个突破是酯酶 D 基因的克隆[27, 28]。在重组 DNA 技术的早期，克隆一个基因通常需要一种可以检测的活性，而酯酶 D 则提供了

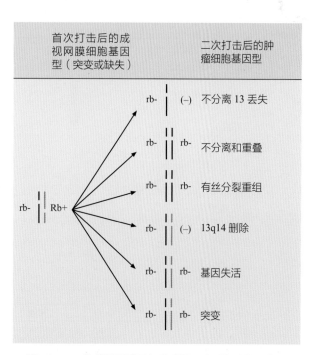

▲ 图 132-1　代表视网膜母细胞瘤第二次 "打击" 和第二个 ***RB1*** 基因等位基因丢失的杂合性缺失（LOH）的染色体机制

这种活性。一旦酯酶 D 基因被克隆，它的 DNA 序列就被利用起来，可以用来探测染色体 DNA 的相邻片段来识别附近的基因。随后对 *RB1* 基因进行了深入的研究，证明酯酶 D 基因位于 *RB1* 基因附近。在酯酶 D 克隆后的短短几个月里，这项研究最终在许多视网膜母细胞瘤中发现了一个含有缺失的大基因 [29, 30]。到 20 世纪 90 年代初，人们对视网膜母细胞瘤是如何遗传的有了一个基本的分子理解。*RB1* 的非活性拷贝的传播使人易患视网膜母细胞瘤。由于视网膜发育过程中的随机背景突变率，第二拷贝失活导致肿瘤的发生。

### （三）*RB1* 基因 The *RB1* Gene

*RB1* 基因（图 132-2）包含 27 个外显子，跨越 200 多个 DNA 碱基。基因的 5′ 端朝向 13 号染色体的着丝粒。启动子区域缺乏典型的 TATA 盒，但包含一个富含 CpG 的区域，或 CpG 岛。*RB1* 基因的种系突变分布在整个基因中，在 CpG 二核苷酸处有突变热点 [31, 32]。不到 10% 的视网膜母细胞瘤患者存在染色体 13q 异常（通常是缺失），可以通过核型检测到 [33, 34]。

更广泛的缺失可能与 13q 综合征有关，其特征包括生长和智力低下、面部畸形、小头畸形、骨骼异常和泌尿生殖系统异常。15%～20% 的生发突变太小，细胞遗传学无法检测到，但可以通过分析总 DNA 重排的技术（如 Southern blot）检测到。其余的 *RB1* 基因突变涉及一个或几个核苷酸的微小改

◀ 图 132-2　*RB1* 基因、mRNA 转录和蛋白质

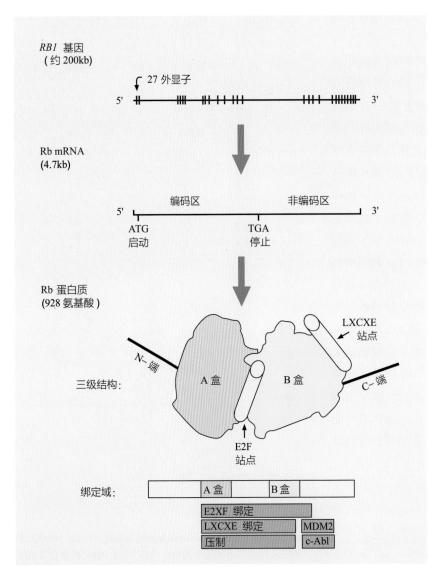

变，只能通过高分辨率方法和直接测序来检测[35]。2015 年，我们中心采用下一代测序技术进行 RB1 基因检测，4～6 周后获得结果。这些突变中的大多数是移码突变和无义突变、亚义突变和错义突变、剪接突变及非编码区的突变，这些突变导致截短、不稳定的蛋白质产物（表 132-1）[36]。最近对 RB1 突变的回顾发现了以下比例：37% 无义，21% 剪接，20% 移码，9% 大 indel，5% 错义，7% 染色体缺失，1% 启动子突变[37]。利用截短的 pRb 蛋白突变体作为基因检测的基础来检测种系 RB1 突变的可能性是几年前提出的，最近证明是可行的[38]。有趣的是，大多数新的生殖系 RB1 突变是父系起源的，这表明该基因在精子发生过程中比在卵子发生过程中更容易发生突变[39]。

第二个 RB1 等位基因突变通常是由于染色体畸变引起的，通过多态性分析通常被认为是杂合性缺失（loss of heterozygosity，LOH）[40]。这些突变的发生率远远高于第种系突变（与第一次突变的 $10^{-7}$ 相比为 $10^{-3}$）[41]。导致 LOH 的最常见机制是有丝分裂重组（50%），其次是不分离伴随或不伴随后续重叠（约 40%）[42]。其他机制包括小缺失和基因转换。电离辐射的治疗性暴露会导致 DNA 损伤，增加 LOH 的风险，从而在辐射范围内发生肿瘤（即第二种癌症）。

**表 132-1　首次化疗后肿瘤消退模式**

| 类　型 | 描　述 | 需要巩固 |
| --- | --- | --- |
| 0 | 视网膜内小病变完全消失，无 RPE 改变 | 不 |
| Ⅰ | 整个病灶钙化，像"石盐"的肿块 | 是（最小） |
| Ⅱ | 均质半透明，灰色"鱼肉"病变 | 是 |
| Ⅲ | Ⅰ 型和 Ⅱ 型的组合。这是最常见的消退模式 | 是 |
| Ⅳ | 完全平坦的脉络膜视网膜瘢痕，有显著的 RPE 改变，最常见于激光巩固术后 | 是 |
| 早期视网膜瘤、视网膜细胞瘤 | 在化疗或放疗治疗前看起来像 Ⅱ 型消退，在治疗期间或治疗后没有变化。可能含有囊性或空腔 | 可变 |

RPE. 视网膜色素上皮

快速基因检测的进展使视网膜母细胞瘤的植入前基因诊断（PGD）成为可能[43]。这种方法允许一对父母中有一个已知的生殖系突变的夫妇进行体外受精，在植入前，胚胎通过单细胞聚合酶链反应和相关外显子的快速 DNA 测序进行突变检测。只有那些没有突变的胚胎才能被植入母亲体内。尽管需要专业知识和尖端技术，但目前在美国多个中心提供视网膜母细胞瘤的 PGD。

### （四）低外显率视网膜母细胞瘤 Low Penetrance Retinoblastoma

术语"外显率"（penetrance）是指遗传性疾病在受累个体后代中出现的频率。"表现度"（expressivity）是指受累个体临床表现的变异性。例如，患有遗传性视网膜母细胞瘤患者仅发展为单侧眼病，表现度降低。一般来说，降低的外显率和表现倾向于在同一个家庭中分离。总的来说，视网膜母细胞瘤的外显率为 80%～90%，但是这代表了高外显率和低外显率家族的异质性群体[44]。病眼比例（一个家族中含有肿瘤的眼睛数量与突变携带者数量的比率）旨在通过考虑外显率和表现度来定量识别低外显性视网膜母细胞瘤家族[36]。大多数低外显率家族病眼比例 < 1.5，而完全外显率家族病眼比例 ≥ 1.5。最初，研究者假设低外显率视网膜母细胞瘤可能是由于免疫因素、DNA 甲基化、表观遗传机制、延迟突变、宿主抵抗因素、第二个视网膜母细胞瘤位点或调节基因[45, 46]。然而，最近的研究表明，大多数低外显率视网膜母细胞瘤是由于 RB1 基因位点的突变导致 pRb 蛋白活性降低所致[47, 50]。最常见的低外显子突变之一是第 661 密码子（第 20 外显子）的错义改变[47, 50]。其他报道的低外显子突变包括第 16 外显子中的 3bp 缺失，导致 Asn480 的缺失[50]，一个涉及第 24 和 25 外显子的 4kb 缺失[54]，以及外显子 21 最后一个碱基的剪接突变[49]。从这些低渗透性 RB1 突变体中获得的见解，大大加深了我们对视网膜母细胞瘤蛋白工作原理的理解。

### （五）其他肿瘤的 RB1 基因突变 RB1 Gene Mutations in Other Tumors

毫不奇怪，RB1 基因突变经常发生在与视网膜母细胞瘤相关的肿瘤中，如骨肉瘤、软组织肉瘤和其他间充质肿瘤[51, 52]。然而，研究人员惊奇地发现 RB1 基因在一些常见的成人恶性肿瘤如乳腺癌、肺癌和前列腺癌中也经常发生突变[53-55]。随着我们对 RB1 基因及其蛋白产物的认识不断深入，很明显，RB1 在大多数人类癌症中被破坏，要么是基因突变，要么更常见的是蛋白质功能失活[56]。

### （六）无 RB1 突变的视网膜母细胞瘤 Retinoblastoma Without the RB1 Mutation

2013 年，Gallie 及其同事发表了一篇具有里程碑意义的论文，记录了少数单侧非遗传性病例，没有检测到 RB1 突变[57]。他们分析了 1068 例单侧肿瘤的肿瘤样本，发现 2.7% 的样本（29 例）没有 RB1 突变。29 例患者中约有一半有 MYCN 癌基因扩增的证据，从 28 到 121 个拷贝不等，而 RB1 突变的受试样本中没有一个有额外的 MYCN 拷贝。作者推测，在罕见的病例中，视网膜母细胞瘤或类似于视网膜母细胞瘤的肿瘤可以通过 MYC 癌基因的扩增在没有 RB1 突变的幼儿中单侧发育。这 29 例患者的临床资料显示，其发病年龄组比散发性单侧视网膜母细胞瘤年轻，平均 4.5 月龄[57]。由 MYCN 扩增引起的肿瘤也表现出侵袭性的组织病理学特征，包括视神经侵犯、无钙化和具有突出核仁的低分化细胞。然而，29 例中没有 1 例发生转移性疾病，另一只眼保持正常。虽然这是初步数据，中心应该定期测试单侧视网膜母细胞瘤患者眼球摘除后进行 MYCN 扩增试验。与所有单侧病例一样，应同时对肿瘤和血清进行基因检测，以确认这些患者的非遗传状态。

### （七）视网膜母细胞瘤蛋白在肿瘤抑制中的作用 The Role of the Retinoblastoma Protein in Tumor Suppression

1. 视网膜母细胞瘤蛋白 The Retinoblastoma Protein

RB1 基因编码一个 4.7kb 信使 RNA 转录本，产生 110kDa 的蛋白质 928 个氨基酸（图 132-2）。pRb 蛋白以细胞周期依赖的方式磷酸化并定位于细胞核[58-60]。在静止和分化的细胞中次低磷酸化形式占优势，当高磷酸化物种进入 DNA 合成（S）阶段（图 132-3）时在循环细胞中聚集[61-65]。低磷酸化形式的 pRb 结合多种病毒癌蛋白，包括 SV40 大 T 抗原、腺病毒 E1a 和人乳头状瘤病毒 E7[66-68]。当结合到 pRb 时，这些癌蛋白刺激细胞分裂。综上所述，这些发现提供了证据，证明低磷酸化的 pRb 在负性调节细胞周期中是重要的，并且这种抑制活性可以通过磷酸化或病毒癌蛋白结合来阻止。进一步的研究表明，pRb 的主要细胞周期功能是抑制细胞从 GAP1（$G_1$）期向 S 期的转变。

在理解 pRb 如何调节细胞周期方面的一个重大突破是观察到 pRb 与 E2F 转录因子家族（这里称为

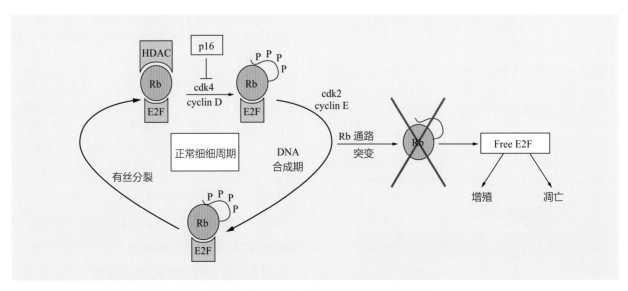

▲ 图 132-3　Rb 蛋白在细胞周期和凋亡中的作用

E2F）的成员结合[70-72]。进一步的研究表明 pRb 功能在很大程度上取决于与 E2F 的相互作用[73]。E2F 位点存在于许多对细胞周期进程重要的基因的启动子中，pRb 通过与 E2F 的相互作用抑制这些基因的转录[74-77]，因为 E2F（但不是 pRb）具有 DNA 结合域，pRb-E2F 关联将解释 pRb 是如何被带到特定的 DNA 元素中发挥其作用。大多数 E2F 都有一个反式激活区，可以刺激启动子中包含 E2F 结合位点的基因的表达。pRb 结合反式激活域内的 E2F，从而掩盖其活性[71, 78]。由于 E2F 激活参与细胞分裂的基因，对 E2F 的抑制为 pRb 如何抑制细胞分裂提供了一种机制解释[74, 79]。然而，随着人们认识到 pRb 具有内源性或"活性"的转录抑制因子活性，并且当通过 E2F 以外的蛋白质人工引入启动子时，能够阻断基因的表达，这一现象变得更加复杂[80]。这些发现表明 pRb 与 E2F 之间存在着复杂的关系。在某些情况下，pRb 抑制基因通过简单地屏蔽 E2F 的反式激活结构域来抑制基因，而在其他情况下，E2F 作为"信使"（courier）将 pRb 传递给特定的基因进行主动抑制。

一些研究指出了 pRb 主动抑制的重要性，这些研究表明 pRb 抑制细胞周期 $G_1$ 期向 S 期转变是必需的[81, 82]。但是 pRb 如何主动抑制转录？在一系列具有里程碑意义的论文中，几组研究表明，pRb 与改变染色质结构的蛋白质（如组蛋白脱乙酰酶[82-84] SWI-SNF-ATP 酶、DNA 甲基转移酶、多克隆复合物）结合并招募启动子和组蛋白甲基化酶[85-90]。局部染色质结构改变为限制性构象阻止转录机制进入，从而抑制表达，而染色质动态重组为开放构象则允许基因转录。根据 pRb 募集的染色质重塑复合物的性质，细胞周期抑制可以是暂时的，如在细胞分裂之间的静止期，也可以是永久的，如在细胞分化和衰老期间[91]。

对 pRb 蛋白的三级（三维）结构的研究提供了对该蛋白如何执行这些复杂功能的理解。pRb 蛋白的中心区域含有 A 盒和 B 盒，这两种蛋白在人类和植物中高度保守。这些区域沿着一个扩展的域间接口相互作用，形成 A-B 口袋。口袋对 pRb 的抑癌功能至关重要，并且被遗传性视网膜母细胞瘤患者的大多数生殖系突变和肿瘤的体细胞突变所破坏[31, 92]。口袋结构是与 E2F、染色质重塑酶、病毒癌蛋白和其他分子结合所必需的。许多 pRb 结合蛋白含有 LxCxE（亮氨酸 - 可变氨基酸 - 半胱氨酸 - 可变氨基酸 - 谷氨酸）结合基序，结晶研究表明该基序位于 B 盒中。除非绑定到 A 盒，否则 B 盒不假定活动确认，从而解释了为什么口袋（pocket）域的两个盒都是 pRb 活动所必需的。有趣的是，E2F 不包含 LxCxE 基序，并在不同的位点结合 pRb。最近的晶体学研究证实，位于 A 盒和 B 盒界面的 E2F 结合位点不同于 LxCxE 位点[93]。这些发现为 pRb 如何同时结合 E2F 和染色质重塑蛋白提供了结构解释，其中许多蛋白通过 LxCxE 位点与 pRb 相互作用[87]。目前的分子观点是 pRb 协调多蛋白复合物的组装，然后由 E2F 招募到特定的启动子，在那里它们控制转录机制的访问。因此，pRb 以动态和整合的方式调节参与细胞分裂、分化和凋亡的特定基因的表达[94]。

pRb 蛋白的羧基末端对其功能也至关重要。该区域和口袋是绑定到 E2F 所必需的[95]。此外，大多数似乎对调节 pRb 活性至关重要的磷酸化位点位于羧基末端[96]。事实上，最近的研究表明，C- 末端 pRb 的磷酸化启动了一种新的分子内相互作用，随着细胞在细胞周期中移动，pRb 的活性逐渐丧失[97]。羧基末端区域还含有癌蛋白 c-abl 和 MDM2 的结合位点[98, 99]。c-abl 与 pRb 复合时酪氨酸激酶活性被阻断，这种相互作用对 Rb 介导的生长抑制具有重要意义[100, 101]。除了直接阻断 c-abl 外，c 末端区域还参与了含有 pRb、E2F、c-abl 和其他潜在蛋白质的多聚体复合物的组装[98]。pRb-MDM2 相互作用的重要性还不太清楚。MDM2 与 p53 抑癌蛋白相互作用，通过抑制 p53 转录激活和介导其降解来对抗其促凋亡活性[102, 103]。虽然初步结果表明 MDM2 阻断了 pRb 的功能，但最近的研究表明 pRb 可以与 MDM2 和 p53 形成三聚体复合物，从而通过阻止 p53 的降解而阻断 MDM2 的抗凋亡活性[104]。

pRb 蛋白的氨基末端的功能仍然不太清楚。该区域包含磷酸化位点，可能调节 pRb 活性。此外，该区域与多种蛋白质相互作用，包括复制许可因子（MCM7）[105]、新型 G2/M 周期调节激酶和其他蛋白质[105-107]。然而，这些相互作用的作用尚未确定。

$RB1^{+/-}$ 由于 Rb 缺失而发展成垂体瘤的小鼠，虽然肿瘤的发病被延迟，但未能通过缺乏氨基末端的突变型 pRb 的表达而"挽救"[108]。在其他实验中，当去除氨基末端区域时，pRb 对肿瘤的抑制作用实际上得到了增强[109-111]。因此，氨基末端似乎只对 pRb 的整体抑癌活性起微弱作用。

RB1 基因不仅是第一个被发现的抑癌基因，而且 Rb 途径是第一个，也是最重要的抑癌途径之一[56]。如上所述，pRb 蛋白对细胞周期的调节及衰老、分化和凋亡至关重要，所有这些在癌症形成过程中都被解除调控[112-116]。虽然 pRb 途径在几乎所有的癌症中都被解除调控，但 RB1 基因只在有限的癌症中发生突变。在这些其他癌症中，pRb 蛋白通过维持在高磷酸化状态而失活。这是通过解除 pRb 途径的调控来实现的，pRb 途径通过激酶和激酶抑制剂来控制 pRb 的磷酸化状态。

#### 2. RB1 抑制途径 The RB1 Tumor Suppressor Pathway

细胞周期的进展通常发生在 pRb 被磷酸化灭活时，磷酸化是由细胞周期蛋白依赖性激酶（CDK）与其细胞周期蛋白伙伴的复合物催化的[117, 118]。pRb 含有 16 个 CDK 磷酸化的潜在位点，在循环细胞中处于低磷酸化和高磷酸化之间。在细胞周期中，至少有三种不同的 cyclin/CDK 复合物磷酸化 pRb。细胞周期蛋白 D-CDK4/6 在 $G_1$ 早期磷酸化 pRb，细胞周期蛋白 E-CDK2 在 $G_1$ 末期磷酸化蛋白，细胞周期蛋白 A-CDK2 被认为在 S 期维持 pRb 的磷酸化[56]。特定位点的磷酸化似乎调节了不同的 pRb 功能，这表明这些磷酸化事件对 pRb 有复杂的调节作用。例如，E2F、LxCxE 蛋白和 c-abl 的结合受羧基末端不同磷酸化位点的调控[119, 120]。

在细胞周期中，不同的 CDK 依次磷酸化 pRb。事实上，周期蛋白 D-CDK2 对 pRb 的连续磷酸化似乎是完全高磷酸化 pRb 所必需的[118]。最近，对于细胞周期蛋白 D-CKD4/6 和细胞周期蛋白 E-CDK2 如何调节不同的 pRb 功能提出了一种机制解释[97]。细胞周期蛋白 D-CDK4/6 似乎磷酸化了 pRb 羧基末端区域的特异性位点，并且这种磷酸化作用触发了磷酸化 C 末端区域和包围口袋 B 盒中 LxCxE 结合位点的带正电荷的"赖氨酸贴片"之间的分子内相互作用。这种相互作用将 LxCxE 蛋白，

如组蛋白脱乙酰酶，从口袋里移走，从而阻断 pRb 阻止细胞周期的能力[81, 97]。然而，在这种部分磷酸化状态下，pRb 仍然可以与 E2F 结合。在高增殖条件下，pRb 的羧基末端区域和口袋之间的分子内相互作用也可以将 cyclin E/CDK2 募集到口袋中，在口袋中它磷酸化丝氨酸 -567，丝氨酸 -567 是隐藏在囊袋内的一个不可接近的位点[106]。丝氨酸 -567 在结构域 A 和 B 之间形成关键接触[4]，这种磷酸化破坏了 A-B 界面，破坏了 pRb 与 E2F 的结合。丝氨酸 -567 是 pRb 中唯一的 CDK 磷酸受体位点，是肿瘤中自然发生错义突变的靶点，这进一步说明了丝氨酸 -567 的敏感位置[121]。丝氨酸 -567 磷酸化显示 pRb 的完全失活导致 E2F 的释放和细胞凋亡的增加[115]。综上所述，这些发现表明正常的细胞周期可能受到周期蛋白 D-CDK4/6 催化的 pRb 部分磷酸化的调节，而需要周期蛋白 E-CDK2 的更完全的磷酸化可能作为异常过度增殖状态的检查点，从而触发细胞死亡。

被称为细胞周期蛋白依赖激酶抑制剂（CDKI）的蛋白质，抑制了 Rb 磷酸化的激酶，代表了 pRb 调控的另一个复杂层面。p16INK4a 蛋白是一种特异性抑制 CDK4 的 CDKI，CDK4 催化 pRb 的早期磷酸化[122]。p16INK4a 本身是一种抑癌蛋白，在许多类型的癌症中突变或失活，包括皮肤和葡萄膜黑色素瘤[123]。p16INK4a 的丢失使细胞周期蛋白 D-CDK4 在磷酸化 pRb 过程中发挥不可对抗的作用，从而导致 pRb 的组成性功能失活。由于 pRb 和 p16INK4a 在同一途径中起作用，并且任何一个基因的突变都会导致类似的细胞周期失调，因此两个基因很少在同一肿瘤中发生突变[124]。其他 CDKI，如 p21 和 p27，在调节细胞周期方面具有更广泛的作用[125]。

### （八）视网膜母细胞瘤的分子发病机制 Molecular Pathogenesis of Retinoblastoma

现在有压倒性的证据支持 RB1 基因突变失活是视网膜母细胞瘤的始发事件的假设。然而，对于这种肿瘤的分子发病机制，仍有许多尚未解决的问题。既然 pRb 对调节全身正常细胞的生长和分化很重要，为什么 RB1 基因的种系突变会首先诱发罕见的眼部肿瘤？这个问题曾经很神秘，但现在越来越

清楚了。事实上，*RB1* 突变携带者易患各种肿瘤，但每种肿瘤类型的易感年龄不同。视网膜母细胞瘤多发生于出生至 5 岁，间充质瘤多发生于青少年，黑色素瘤多发生于稍大年龄组。最近的一份报告清楚地表明，视网膜母细胞瘤存活者中常见的上皮性肿瘤也以增加的频率发生，但这种影响仅见于 40 岁以上的个体[126]。因此，似乎 *RB1* 的丧失有可能导致广泛的肿瘤，每一种肿瘤都需要不同数量和类型的"打击"才能显现，所需的"打击"越少，患者体内肿瘤出现的时间就越早。

虽然 *RB1* 基因突变显然是视网膜母细胞瘤形成的必要条件，但视网膜母细胞瘤的失活是否足以导致肿瘤的发生？一些研究者认为，其他基因的额外突变必须基于以下观察结果。首先，正常细胞中 *RB1* 基因的缺失导致细胞凋亡，而不是肿瘤的形成，因为 pRb 的丢失会触发 p53 介导的凋亡反应[127]。这大概解释了为什么大多数癌症都含有 pRb 和 p53 两种途径的突变[91,128]。第二，除非 pRb 和 p53 均失活，否则小鼠视网膜母细胞瘤不能产生[129]。这导致了 p53 或其他促凋亡基因突变的研究。然而有趣的是，p53 在人视网膜母细胞瘤中很少突变，而且没有其他凋亡基因与视网膜母细胞瘤有令人信服的联系[130]。最后，在视网膜母细胞瘤中经常观察到其他染色体（如 6p）上的细胞遗传学改变，这可能暗示在这些染色体区域存在其他视网膜母细胞瘤相关基因[131,132]。

最近的研究表明，MDM2 和 MDMx 可能在减轻 *RB1⁻ᐟ⁻* 状态下的正常凋亡事件中发挥重要作用。MDM2 以泛素介导的蛋白水解为靶点，同时也是 p53 的下游靶点。这将创建一个自动反馈回路，使 p53 保持在较低的水平。MDM2 的小分子抑制已被证明可导致视网膜母细胞瘤细胞系中 p53 水平的升高，从而导致 p53 介导的凋亡[133,134]。

虽然"第二 RB 基因"的存在目前还不能被证实或反驳，但视网膜母细胞瘤的强常染色体显性遗传模式表明 *RB1* 基因突变具有明显的速率限制性，因此，任何其他必要的事件都必须以如此高的自发率发生，以至于它们不会影响临床遗传模式。强调小鼠模型来了解人类视网膜母细胞瘤可能有局限性。自然发生的视网膜母细胞瘤在小鼠和其他动物中几乎不存在，这表明发育中的人类视网膜可能含有分子、细胞和解剖特征，使其对这种肿瘤具有独特的敏感性。

视网膜母细胞瘤发病机制的另一种解释是，视网膜前体细胞在终末分化前通过一个敏感窗口，在这个窗口中，pRb 的丢失导致分化缺陷，而不是导致增殖胚胎视网膜细胞的堆积的凋亡反应。这一假设不需要推测是否存在额外的"视网膜母细胞瘤基因"，并令人满意地解释了发育和临床观察结果。pRb 确实是以细胞自主的方式来维持视网膜前体细胞适当的细胞周期退出和分化所必需的[135]。此外，视网膜肿瘤的地形分布与视网膜分化模式相似。视网膜从后极到锯齿缘以前后波进行区分[136,137]。有趣的是，视网膜母细胞瘤的时间发展遵循同样的模式，早期的肿瘤发生在后方，晚期的肿瘤发生在周边[137]。在出生之前，视网膜前体细胞保留分化为光感受器、神经元和胶质细胞的能力，可在视网膜中识别到，直到出生后，这表明从胎儿 12 周到 4—5 岁，*RB1* 基因双等位基因缺失的易感性窗口有可能产生视网膜母细胞瘤[138]。另一个争议是视网膜母细胞瘤的起源细胞。视网膜母细胞瘤起源于视杯内层未成熟的神经上皮细胞，这些细胞有可能分化为视杆和视锥光感受器细胞和 Müller 细胞[139]。一些研究已经证实了视网膜母细胞瘤中存在视锥特异性标志物，如转导素、视锥光色素（红色和绿色视蛋白）和视锥磷酸二酯酶[140]。然而，由于在缺乏正常信号的情况下，视锥分化可能代表一种"默认"途径[141]，目前尚不清楚视网膜母细胞瘤是由已经存在于视锥谱系的神经母细胞引起的，还是失去 pRb 的视网膜母细胞不能沿着其适当谱系进行分化并随后被引导进入锥形通道。锥细胞前体，但不是成熟的锥细胞，表达 pRb。此外，视锥细胞前体也表达 MDM2，MDM2 是 Trβ2 的转录靶点，Trβ2 也在视锥细胞前体中瞬时表达。综上所述，在已经表达 MDM2 作为其发育计划一部分的视锥细胞前体中 pRb 的丢失可能会导致转化，这与潜在的起源细胞一致。更具体地说，最近的研究表明，有丝分裂后的人类视锥前体具有细胞型电路，这种电路对 pRB 耗竭具有独特的敏感性[142]。

## 三、视网膜母细胞瘤 Retinoblastoma: the Disease

### （一）术语 Terminology

视网膜母细胞瘤对医学专业人员和受影响家庭来说都是一个复杂的课题。为了避免不必要的混淆，在讨论视网膜母细胞瘤时使用精确的术语是很重要的。

术语"双侧视网膜母细胞瘤"应仅用于描述一种表型，即一名双眼有临床疾病的患者。当我们要定义一个基因型——即具有生殖系突变的整个群体或类别的患者时，一个更为明确的术语是生殖性（或遗传性）视网膜母细胞瘤。所有患有双侧疾病的患者都携带 RB1 基因突变，但并非所有携带 RB1 基因突变的人都患有双侧疾病。表型（该疾病的临床表现）将取决于第二个致瘤性 RB1 突变是否发生，以及癌症是否在双眼（双侧）、仅一只眼（单侧）或两眼（未受影响的基因携带者）中发生。

术语"家族性"被正确地用来描述从上一代传来种系突变的患者或家族。一个新的散发性双侧视网膜母细胞瘤病例，当父母双方都没有 RB1 突变时，更确切地说是生发性或"生殖"（heritable），而不是"遗传"的（hereditary），尽管许多人没有做出这种区分。单侧受累的孩子有一个已知的 RB1 突变的父母，这显然是遗传的和家族的，但显然不是"双侧"的。我们认为"遗传的"和"生发的"这两个术语是可以互换的。

### （二）视网膜母细胞瘤的临床概况 Clinical Overview of Retinoblastoma

视网膜母细胞瘤通常在出生到 5 岁之间出现，因此该疾病主要影响幼儿。导致视网膜母细胞瘤诊断的临床症状通常由父母一方或双方注意到。当瞳孔自然扩大时，在昏暗的光线下，父母可能会看到肿瘤反射的光线，从而在瞳孔内引起"猫眼"（cat's eye）反射 [ 白瞳症（leukacorial）]。这种白色的瞳孔反射也可以在照片上观察到，这与闪光照片上预期的"红眼"（red eye）形成对比（图 132-4）。较不常见的是，由于玻璃体积血、肿瘤坏死或完全性视网膜脱离，更晚期的眼内视网膜母细胞瘤可能表现为缺乏红色瞳孔反射，并可能呈深色。当肿瘤在发病早期破坏了中心视力，失去了双筒望远镜时，出现的症状可能是斜视。由于几乎所有的非家族性病例诊断都很晚，患者在就诊时往往伴有白瞳症和斜视。

患者年龄越小，肿瘤越有可能发生在后极。早期肿瘤表现为不连续的白色视网膜肿块，没有内在的血管。随着肿瘤的生长，它们的基底径和顶端高度都增加，同时获得更多的血管，最终碎裂导致玻璃体或视网膜下种植。最终，扩张的肿块会导致视网膜脱离、新生血管性青光眼和（或）眼内出血，或者通过视神经的连续扩散，或者通过脉络膜循环的血液扩散。很少，肿瘤可以自发退化，激活一个过程，将导致眼球痨。如果不进行治疗，大多数眼内视网膜母细胞瘤将直接扩展到视神经，然后种植

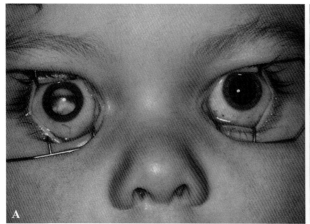
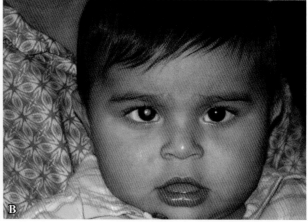

▲ 图 132-4　A. 右眼白瞳症，瞳孔内可见白色肿块；B. 右眼瞳孔的"猫眼"样反射，在闪光灯照片中很明显

进入中枢神经系统，或通过血液传播到骨髓、骨髓和其他器官。在 1809 年 James Wardrop 对视网膜母细胞瘤最初的临床描述中，眼球摘除术是推荐的治疗方法，今天仍然是一个极好的治疗选择，特别是对于晚期单侧疾病。

### （三）流行病学 Epidemiology

在美国，视网膜母细胞瘤约占 5 岁以下儿童癌症的 6%，在过去 30 年中发病率稳定[143]。在世界上发展中的热带和亚热带地区，包括中非、南亚和中美洲，视网膜母细胞瘤是儿童期最常见的实体瘤之一[144-160]。虽然世界范围内遗传性视网膜母细胞瘤的发病率相对恒定，但单侧散发性非遗传性视网膜母细胞瘤的发病率可能并非如此。不发达国家单侧非遗传性疾病发病率增加的可能性受到广泛关注，部分原因是国际癌症治疗和研究网络（INCTR 网站：http://www.inctr.org/）、纽约哥伦比亚大学（Columbia University）和墨西哥城国家儿科研究所（Instituto National de Pediatria）的 Orjuela 和她的同事认为，孕期母体饮食不足可能会增加散发性视网膜母细胞瘤的风险[161]。围产期 HPV 感染被认为是增加非遗传性视网膜母细胞瘤发病率的可能机制[162, 163]，但这种相关性尚未得到其他研究组的证实[164, 165]。在特定人群中，有多种方法可以确定视网膜母细胞瘤的发病率和患病率。发达国家视网膜母细胞瘤的总发病率（可遗传和不可遗传病例的总和）最常被报道为在选定时期内每个活产婴儿在该时期诊断的病例数。尽管这一指数没有反映出整个处于危险中的人群，但由于儿童在 5 岁及 5 岁以上仍然处于危险之中，因此在比较不同人口的疾病频率时，它确实呈现出某种一致性。发病率也可以表示为特定年龄组的特定儿童群体每年诊断的病例数[166]。

1970 年以后，美国视网膜母细胞瘤的发病率（高危年龄组中每百万人的病例数）一直报道为每百万 5 岁以下儿童中有 11 例左右，相当于每 18 000 例活产中的 1 例[167, 168]。由于北美没有完整的视网膜母细胞瘤登记，确切的发病率尚不清楚，但据估计每年大约有 300 个新病例。这些发病率估计值与新西兰、瑞典和澳大利亚报道的研究结果非常吻合，这些研究都显示了 1/18 000～1/17 000 活

产的发病率[169-171]。如前所述，作者假设妊娠前的环境暴露增加了遗传性视网膜母细胞瘤的风险，而妊娠后的环境暴露增加了非遗传性视网膜母细胞瘤的风险[172]。Bunin 及其同事已经证明，一些环境因素，如妊娠前的性腺辐射暴露和父亲在军事或金属工业中的工作，与散发性遗传性视网膜母细胞瘤的风险增加有关[33, 172]。然而，可遗传性视网膜母细胞瘤在世界不同人群中的发病率是显著恒定的，这提供了环境影响可能在遗传性视网膜母细胞瘤的病因中起不到重要作用的证据[171, 173]。Buckley 还提供了证据，证明环境因素可能在非常年幼的儿童癌症的遗传形式中起着非常小的作用[174]。少数已确定的视网膜母细胞瘤的危险因素之一是高龄，这已明确与新的散发性生殖系突变和遗传性视网膜母细胞瘤相关[39, 175-180]。在儿童实体瘤，特别是视网膜母细胞瘤中，亲属中患过多恶性肿瘤也很常见[181]。80%～85% 的新遗传肿瘤优先保留父系等位基因（即突变等位基因），并因有丝分裂染色体错误而失去正常的母系等位基因[182, 183]。这些数据表明，新的生殖系 RB1 突变在精子发生过程中比在卵细胞发生过程中更频繁。

### （四）眼内视网膜母细胞瘤自然史 Natural History of Intraocular Retinoblastoma

视网膜母细胞瘤有许多特征性特征，但其临床表现也有很大的变异性。一般来说，双侧视网膜母细胞瘤（遗传性疾病）患者的发病年龄（平均 12 月龄）早于单侧视网膜母细胞瘤患者（平均 24 月龄）。然而，非遗传性单侧疾病患者在 6 月龄前发病并不少见。大约 90% 的视网膜母细胞瘤患儿出现在出生到 5 岁之间[166]，但视网膜母细胞瘤在子宫内或 8 岁以下被诊断并不罕见。如果可以假设视网膜母细胞瘤在 RB1 位点第二次"打击"后的短时间内在眼底镜下可见，那么视网膜母细胞瘤可能最迟在 5 岁生日时在视网膜发生其初始的遗传事件。如果母亲饮食不足会影响单侧非遗传性视网膜母细胞瘤的发病率，那么有证据支持最早的体细胞基因突变可能发生在胎儿期的观点。尽管人们对导致视网膜母细胞瘤的遗传事件的了解比任何其他癌症都要多，但其他未知因素也可能是导致视网膜母细胞瘤

临床表现多样的因素。

无论何时发生导致视网膜母细胞瘤形成的细胞事件，肿瘤最早的物理表现都是由微小肿瘤病灶中的所有细胞都是相同的这一事实决定的，即它们是具有相同基因和相同生长速度的原始"奠基人"（founder）细胞的子细胞。一个新的肿瘤将对称地扩展为一个圆形或半球形的均匀病变（图 132-5）。视网膜母细胞瘤最早的表现类似于琼脂平板上的细菌菌落。因为肿瘤的生长始于单个的永生化视网膜母细胞，所有的眼内视网膜母细胞瘤最初都局限于视网膜。早期肿瘤形成迅速，估计肿瘤加倍时间为15 天[184]。来自光相干断层扫描的证据表明，早期肿瘤的形成主要发生在外层视网膜[185, 186]，最终全

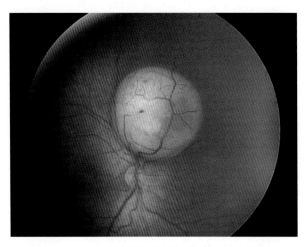

▲ 图 132-5 单发的视网膜母细胞瘤，对称圆形且均匀，这是由于克隆了具有相同基因和生长速度的"奠基人"（founder）细胞

层受累。我们对小肿瘤的光相干断层扫描的初步经验表明，外核层是视网膜母细胞瘤的起源地，这将支持肿瘤的视锥前体起源理论。

如果肿瘤要扩张，肿瘤血管生成是必不可少的，相反，血管缺乏严重限制了肿瘤的潜在生长[187]。直径小于 2mm 的视网膜内视网膜母细胞瘤依赖于脉络膜营养和氧气的扩散，这可能解释了婴儿早期小肿瘤对全身化疗反应不佳的临床观察[188]。增大的肿瘤开始获得新的血管，以响应由上调的生长因子基因和下调的血管生成抑制基因产生的生长因子。这些新血管可在荧光素血管造影上显示为小肿瘤中细小毛细血管的网状结构，大肿瘤中的大血管具有异常的分支结构和相关的低灌注和渗漏[189, 190]。随着新血管的聚集，肿瘤继续向玻璃体腔（内生生长模式）或视网膜下空间（外生生长模式）生长。视网膜母细胞瘤肿瘤在新的突变发生前仍局限于视网膜，这可能是由于抑制基因 PTEN[191] 的缺失，它使肿瘤生长时不依赖细胞外基质的情况下生长。细胞黏附力的丧失可能是导致玻璃体和视网膜下种植形成所需的主要细胞事件。

侵入玻璃体或视网膜下间隙的肿瘤细胞现在进入一个低氧、低营养的微环境。早期玻璃体种子的形状和结构仅限于围绕坏死缺氧肿瘤内核的两个肿瘤细胞的厚度。然而，大的无血管玻璃体和视网膜下肿块最终形成，并代表眼内恶性肿瘤的持续"进展"（图 132-6）。这些肿块中的肿瘤细胞可以在这种新的低氧环境中存活甚至生长。在晚期 D 组和 E

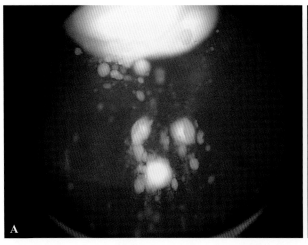
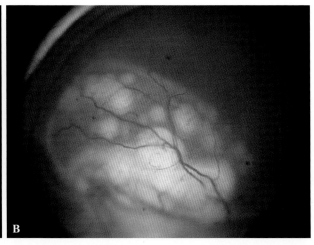

▲ 图 132-6 原发肿瘤的玻璃体（A）和视网膜下（B）种植。随着足够的细胞分裂和自发突变，细胞黏附力丧失

组中，在玻璃体或视网膜下间隙发现大的无血管性肿块是常见的（见下文关于视网膜母细胞瘤分类的讨论）。

肿瘤的持续生长导致视网膜被肿瘤细胞完全破坏甚至取代。闭角型青光眼是肿瘤大量生长的一种常见终末期表现，既有肿瘤压力推动虹膜晶状体横膈膜向前，也有肿瘤细胞或红细胞直接阻塞房角，或虹膜新生血管增生累及前房角。肿瘤细胞会侵入视神经，通过直接连续生长或通过植入软脑膜扩散到视交叉和大脑。较不常见的是，肿瘤会沿着穿过巩膜的血管和神经扩散，并在眼眶内以肿块的形式扩张。到达脉络膜的视网膜母细胞瘤细胞可以通过血液传播到肺、骨髓和其他器官。

转移的能力需要获得许多原始"奠基人"（founder）细胞早期后代所不具备的一些细胞能力。大多数视网膜母细胞瘤在转移前被诊断和治疗的主要原因是眼球功能的中断和正常解剖结构的改变。大多数视网膜母细胞瘤在获得转移所需的所有基因突变之前，就已经引起了人们的注意并得到了治疗。简单的血流通路是必要的，但不足以转移。为了通过血流到达远处，肿瘤细胞必须具有消化和穿过细胞外基质的能力[192]，并消化和穿透血管壁的基膜、外膜和内皮。为了逃离高流量的血管通道，肿瘤细胞必须能够黏附在眼外的血管内皮细胞上，消化血管壁的所有层，在血管外环境中生存，补充血液供应，并建立自己的微环境。因为所有这些能力都是通过一系列肿瘤细胞加倍的自发突变来实现的，所以大多数患上转移性疾病的患者在很长一段时间内都有存活的肿瘤细胞存在，通常在眼睛最终被摘除之前会有多次复发。因此，在挽救一只在 6～12 个月内多次发生肿瘤复发的眼睛的努力应该引起人们对该儿童转移性疾病风险不断上升的担忧。

### （五）眼内视网膜母细胞瘤的分类 Classification of Intraocular Retinoblastoma

Reese-Ellsworth 分类系统特别预测了用 EBR 治疗后的眼部挽救的可能性。它在预测初次化疗和（或）局灶性巩固治疗挽救眼睛的可能性方面作用不大。20 世纪 90 年代，全身化疗作为挽救眼内视网膜母细胞瘤的主要方法在大多数视网膜母细胞瘤中心的引入，推动了眼内视网膜母细胞瘤新分类的建立。

#### 1. Reese-Ellsworth 分类 Reese-Ellsworth Classification

Reese-Ellsworth 分类系统最初发表于 1964 年，是我们对视网膜母细胞瘤的共同认识的一个重大进展[193, 194]。它是一个群体分类系统，因此，只涉及器官局限性的眼内疾病。在评估儿童的分期系统中，一个群体分类完全符合 I 期的疾病。

Reese-Ellsworth 分类法是在间接检眼镜被引入临床实践时发展起来的。前部肿瘤，通常发生在更晚期的疾病中，当使用 Reese-Ellsworth 分类划分时，也会导致眼睛被分为更晚期的一组。该分类不考虑视网膜脱离、视网膜下肿瘤种植或其他眼部表现，如新生血管性青光眼。此外，任何数量的玻璃体种植都将归类于 Vb 组（10 个亚组中的最后一个），预后最差。目前，玻璃体腔注射马法兰可成功地治疗局部玻璃体种植。

#### 2. 眼内视网膜母细胞瘤的国际分类 International Classification for Intraocular Retinoblastoma

1989 年，Kingston 和他的同事开始采用目前在大多数中心使用的全身化疗方案［卡铂、依托泊苷、长春新碱（北美中心称为 CEV 或 VEC，英国称为 JOE）］，并结合 EBR 作为 Reese-Ellsworth 组 Vb 眼视网膜母细胞瘤的主要治疗方法[195]。1990 年 1 月，Murphree 首次在所有 Reese-Ellsworth 分类中使用化疗加局部巩固而不使用 EBR[196]。最初，在洛杉矶 Reese-Ellsworth 分类的早期眼使用卡铂单独联合经瞳孔半导体激光热疗（化学热疗）治疗。在接下来的 5 年中，许多中心采用 CEV 全身化疗联合序贯性局部治疗晚期眼内疾病[197, 198]。作者引入"化学减容"（chemoreduction）一词来描述应用全身化疗后局部巩固治疗来减少肿瘤体积的概念。

早在 1994 年，眼内视网膜母细胞瘤就开始致力于制订一个修订的分类，以反映从 EBR 到初级化疗的转变，当 Murphere 和 Hungerford 在多伦国际眼科大会上共同主持了一次来自世界各地的视网膜母细胞瘤专家会议，就新分类系统的开发进行了一整天的讨论。从这些讨论中产生的分期系统考虑到了类似于早产儿视网膜病变的疾病分期区域。最终，ABC 分类系统在 2001 年伊斯坦布尔召开的欧洲眼科大会上得到了描述，随后发表了一个应用新的分期分类的案例[199]。国际分类系统（International Classification System）（框 132-1）既基于视网膜母细胞瘤的自然史，也基于全身化疗作为主要治疗方法时挽救眼睛的可能性。选择字母"A"到"E"而不是数字来指定每个分类组，以避免与 Reese-Ellsworth 系统混淆。视网膜母细胞瘤导致眼球丧失的风险从 A 组的"非常低"到 E 组的"非常高"。

在这个分类中，字母"A"被分配给那些治愈肿瘤和保持良好视力的可能性都很高的眼睛。A 组眼内病变小，远离重要的视觉结构（中心凹和视神经）。A 组和 B 组包含肿瘤仍局限于视网膜的所有

---

**框 132-1　眼内视网膜母细胞瘤国际分类[195]**

**A 组：风险很低**

远离中心凹和视盘的视网膜内小肿瘤
- 所有肿瘤最大尺寸≤3mm，局限于视网膜
- 所有肿瘤均位于距中心凹 3mm 和距视盘 1.5mm 的位置

**B 组：低风险**

所有未种植的视网膜肿瘤
- 所有局限于视网膜的肿瘤不属于 A 组
- 任何肿瘤大小和位置，无玻璃体或视网膜下种植
- 允许视网膜下液体的小袖套（距肿瘤边缘 3mm）

**C 组：中等风险**

局限性视网膜下或玻璃体播散性疾病
- 肿瘤必须是弥散
- 视网膜下液可侵犯眼底的一个象限
- 局部视网膜下或玻璃体种植，距肿瘤不到 3mm

**D 组：高风险**

弥漫性疾病伴有明显的玻璃体和（或）视网膜下种植
- 肿瘤呈块状或弥漫性
- 视网膜下液，眼底的一个象限到整个视网膜脱离
- 弥漫性视网膜下种植，可能包括视网膜下斑块或肿瘤结节
- 弥漫性或大的玻璃体疾病可能包括"冰激凌"样种植或无血管的肿瘤肿块

**E 组：风险很高**

存在任何一个或多个预后不良的特征
- 新生血管性青光眼和（或）眼球突出
- 临床检查或超声生物显微镜检查时，肿瘤位于前玻璃体前表面，累及睫状体或前部（即肿瘤接触晶状体）
- 弥漫性浸润性视网膜母细胞瘤
- 出血引起的屈光间质部透明
- 肿瘤坏死伴无菌性眼眶蜂窝织炎
- 眼球痨

---

眼睛。C 组和 D 组的肿瘤已扩散到玻璃体和视网膜下间隙。对于 C 组眼睛，传播是局部的。在 D 组眼睛的情况下，种植是扩散的（图 132-7）。局部种植的定义被进一步定义为距肿瘤边缘 3mm 或以下，而视网膜下或玻璃体种植超过 3mm 被定义为弥漫性种植。E 组的眼睛已被肿瘤破坏，很少能挽救，这些眼睛表现为新生血管性青光眼、牛眼症、玻璃体积血、眼球痨或肿瘤延伸到前玻璃体表面。在这个系统中，治疗的发病率从 A 组增加到 E 组，挽救眼睛和有用视力的概率从 A 组减少到 E 组。在一定范围内，当化疗是视网膜母细胞瘤的主要治疗方法时，肿瘤的绝对体积比肿瘤是否在眼睛内扩散到玻璃体或视网膜下液或两者更重要。

### （六）疾病预后 Disease Prognosis

**1. 视网膜母细胞瘤存活率 Retinoblastoma Survival Rates**

发达国家视网膜母细胞瘤的总生存率很高，这些患者的死亡是多种原因共同造成的。在生命的前 4 年，死亡率通常来自转移性视网膜母细胞瘤或三侧性疾病。后来的死亡越来越有可能是由于遗传上易感的第二原发性肿瘤，如骨肉瘤或纤维肉瘤，通常是在生命的前 2 年接受放射治疗引起的。因此，总的存活率将根据检查的时间段而不同。1980 年美国一个主要的视网膜母细胞瘤中心的存活率为 92%[200]。1974—1985 年的 SEER [ 监测、流行病学和最终结果（surveillance, epidemiology and end result）] 数据显示，类似的 5 年累积生存率为 91%[168]。然而，Abramson 和他的同事报道说，86% 的双侧视网膜母细胞瘤患者存活 15 年[200]。确诊 5 年后，死于第二恶性肿瘤的儿童多于死于视网膜母细胞瘤的儿童。在荷兰，国家登记处资料表明，遗传易感患者亚组和无遗传易感患者的总体生存率存在显著差异[201]。关于最终死于第二种恶性肿瘤（second malignant neoplasms, SMN）的患者的百分比，出现了一个重大争议，即携带视网膜母细胞瘤易感等位基因的患者中，多达 90% 在原发性视网膜母细胞瘤诊断后 30 年内出现 SMN[202]。在最近的一份报道中，来自纽约和波士顿的大量患者几乎完全确诊，如果没有接受 EBR 治疗，6% 的双侧

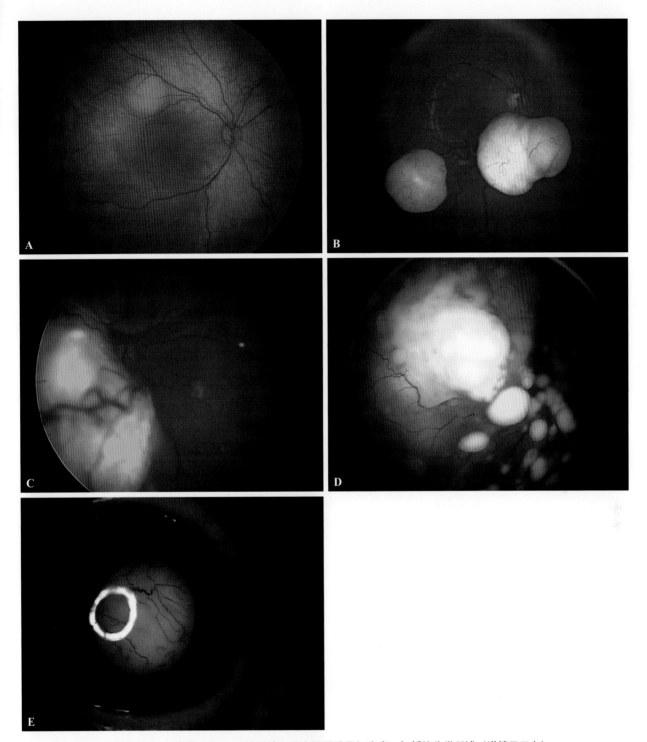

▲ 图 132-7　描述 A 至 E 组的照片。眼内视网膜母细胞瘤，如新的分类所述（详情见正文）

患者在诊断后 40 年死于 SMN[203]。相反，如果在治疗中使用 EBR，35% 的患者死于 SMN。

在任何一个国家，总的生存率都取决于是否延迟接受医疗治疗。这些延误很可能是文化上的，例如，如果其没有寻求医疗帮助的传统，直到疾病过程大大推进。例如，在 1980 年马来西亚的一份报道中，20 例视网膜母细胞瘤患者中只有 6 例存活下来，所有患者最初都被发现患有晚期疾病，在最初诊断时都是年龄较大的儿童[204]。相比之下，在英国，有早期获得医疗护理的传统，1970—1984 年，在伦敦摩尔菲尔德和圣巴塞洛缪医院管理的 317 名患者中，只有 26 人出现了眼眶蔓延[205]。在阿根廷，延迟诊断与缺乏医疗服务和与儿科医师（而不是眼科医师）的初步会诊有关[206]。20 世纪 60 年代，由于医疗护理滞后和缺乏治疗设施，尼日利亚的死亡率极高[207]。在 50 年前的日本，只有 50% 的单侧疾病患者和 17% 的双侧疾病患者存活超过 5 年[208]。

### 2. 影响生存的因素 Factors Affecting Survival

传统上，眼球摘除的组织学特征似乎与转移性疾病的风险增加有关[209]。当检查眼球摘除的视网膜母细胞瘤时，有三个主要的组织学特征被认为是"高危"特征：①筛板后视神经侵犯；②大量脉络膜侵犯；③巩膜侵犯[210]。肿瘤侵犯筛板后方的视神经，无论是单独侵犯还是合并大量脉络膜侵犯，都被认为是辅助化疗的指征（图 132-8）。在考虑辅助治疗时，孤立性大规模脉络膜浸润患者是一个有争议的群体，但大多数中心对这些患者进行辅助化疗。巩膜浸润患者通常需要积极的辅助化疗，有时合并眼眶放射治疗。我们研究组于 2015 年发布了文献中每个高风险组织病理学特征的估计风险及当前辅助治疗的建议[210]。

在具有视网膜母细胞瘤遗传易感性的患者和无遗传易感性的患者之间，以及单侧或双侧疾病患者之间，转移性疾病的风险似乎没有内在的差异[40]。诊断延迟是影响遗传性和非遗传性疾病生存率的主要因素[211]。

一只眼睛多次、反复复发性疾病对眼睛的存活和孩子的整体生存都是一个不良的预后标志，特别是如果眼底视野丧失和眼球摘除延迟的情况下。肿瘤细胞经历的细胞分裂越多，子代细胞中的一个细胞就越有可能实现使这种细胞克隆在眼外存活的突变。随着眼睛内每一次可见的复发，更多的这些能力可能是通过自发突变获得的。

### 3. 影响眼球挽救和视力恢复的因素 Factors Affecting Salvage of Eye and Vision

正如 Knudson 在 1976 年提出的，当肿瘤很小时，早期发现视网膜母细胞瘤可能是增加挽救眼球的可能性的最重要因素[2]。初始诊断的显著延迟与保留眼球的可能性降低有关。Haik 及其同事评估了延误诊断的原因[212]。根据这些作者的说法，第一次诊断延迟发生在孩子的父母或其他观察者观察到第一个症状之前。在观察第一个症状和拜访初级保健医师之间出现第二个延迟。这些作者坚持认为，教育父母这些症状的临床意义可能会减少第二个延误的来源。大约 50% 没有阳性家族史的患者和 25% 有阳性家族史的患者在初级保健医师将他们转介给眼科医师之前平均有 4~5 个月的延迟[212]。当患者接受化学减容策略治疗时，预后与分组有直接相关性。在 A 组中，眼睛几乎全部被保存下来，仅用局灶治疗就具有极好的视力。B 组眼在全身化疗和局灶治疗的联合应用下，预后良好（90%~95%），但视功能的变化范围为 20/200~20/20，这取决于肿瘤是否破坏了中心凹。

C 组用化学减容方案治疗，眼球挽救率为

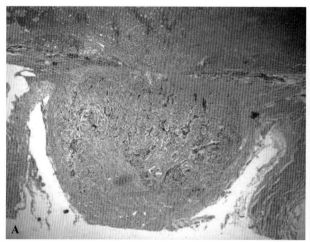
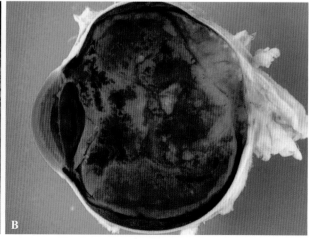

▲ 图 132-8　A. 组织病理学显示肿瘤侵犯筛板后方的视神经；B. 大量肿瘤侵犯脉络膜

70%～80%。相比之下，D 组弥漫性播散和更严重疾病的眼睛在不使用 EBR 或玻璃体腔注射马法兰等其他方式的情况下，存活率不超过 50%。只有偶尔的 E 组的眼通过化学减容得以挽救，通常建议行眼球摘除术。

对于黄斑部肿瘤患者，治疗后视力通常为 20/200 或更差，但偶尔也会更好。在 17 例黄斑部大肿瘤患者中，EBR 治疗后视力为 5/200～20/50 [213]。作者指出，检眼镜的外观和肿瘤的大小并不能提供可靠的视觉预后指标。在另一系列的 11 例黄斑视网膜母细胞瘤治疗后，两名患者最终恢复了 20/20 的视力 [214]。我们有一例患者的经验，他有一个黄斑病变完全填充血管拱廊内的空间。治疗后，肿瘤从视盘和中心凹缩小到距中心凹 4 个视盘直径的位置。视力恢复，中心固视良好。在本例和其他一些病例中，肿瘤明显在视网膜表面呈蘑菇状生长，并没有破坏中心凹视锥细胞。

## 四、视网膜母细胞瘤的诊断 Diagnosis of Retinoblastoma

### （一）症状和体征 Signs and Symptoms

白瞳症（leukocoria）是当进入眼睛的光线通过瞳孔被黄色或黄白色肿瘤反射回来时产生的现象。观察者看到这种反射光或反射光漫射到瞳孔，从而产生"白瞳症"或白色瞳孔。位于眼球后极的视网膜母细胞瘤，其基底直径已达 3mm，足以产生白瞳样反射。在美国，一半以上的视网膜母细胞瘤是在观察白瞳症后确诊的，通常是由一个亲密的家庭成员发现的。

回顾性分析纽约医院 1265 例视网膜母细胞瘤患者，56% 的患者以白瞳症为首发症状 [215]。值得注意的是，在纽约系列观察中，白瞳症与晚期（Reese-Ellsworth 分类 Ⅴa 或 Ⅴb）疾病的存在相关。儿科医师以标准方式使用的红色反射试验，只有在出现晚期或大型视网膜母细胞瘤的情况下，才会在瞳孔未扩大的情况下呈阳性。

观察白瞳症的可能性与观察时瞳孔的直径直接相关。家庭成员经常在傍晚或瞳孔自然扩张时在昏暗的光线下看到白瞳症。由于他们的观察是间歇性的，而且由于瞳孔的大小不同，家长或家庭成员经常质疑他们自己的观察。如果儿科医师或初级保健医师不扩张瞳孔，不观察白瞳症，并向家属保证没有异常，这种对观察结果不确定的倾向可以得到加强。

闪光摄影可以很容易地记录白瞳症的存在，然而，相机必须是一个缺乏"消除红眼"功能的模型，或者是关闭了该功能。闪光照亮了眼睛的内部，在瞳孔有机会收缩到明亮的闪光之前，胶片记录了肿瘤（白瞳症）反射的辉光。如果观察到正常红色反射异常，家长或家庭成员应立即将孩子带到儿科医师处拍照，向儿科医师演示白瞳症，并坚持转诊给眼科医师，最好是儿科专家（对于家长可以访问的网站，www.retinoblastoma.net）。

明亮的房间和直接检眼镜上的高光强度是最常阻止儿科医师和其他初级保健医师早期诊断视网膜母细胞瘤的两个因素。通过在暗室中进行红色反射检查，以及在儿童健康检查期间的反复练习，可以提高儿科医师对该临床试验的敏感性。任何在红反射试验中出现白瞳症或任何观察到的异常情况的儿童，应转诊给儿科眼科医师。

美国儿科学会（American Academy of Pediatrics，AAP）发表了一份政策声明，说明其成员应如何进行红色反射试验。（他们的建议可以在 AAP 网站上找到，网址是 www.aap.org 网站，在政策声明中；红色反射测试。）这项政策声明是为了确保所有患有眼内视网膜母细胞瘤的婴幼儿的早期发现而迈出的一步。然而，应该注意的是，瞳孔扩张不是一般性建议的一部分，可能由于担心扩张剂的不良反应而未得到充分利用 [216]。中心凹破坏导致的视力下降最终导致视网膜母细胞瘤患儿的斜视。斜视是每 5 例视网膜母细胞瘤患者中的 1 例的初始症状，是肿瘤直接浸润黄斑或浆液性视网膜脱离的结果 [215]。任何儿童获得性斜视都需要立即进行眼底扩张检查以排除视网膜母细胞瘤的可能性。

视网膜母细胞瘤的其他不太常见的症状和体征包括新生血管性青光眼引起的眼睛发红、疼痛、眼球突出、葡萄膜炎、双侧视觉行为不良、年龄较大的儿童视力筛查失败及晚期的无菌性眼眶蜂窝织炎（图 132-9）。5 例视网膜母细胞瘤的临床表现为无菌性眼眶蜂窝织炎，影像学检查被误认为肿瘤在眼

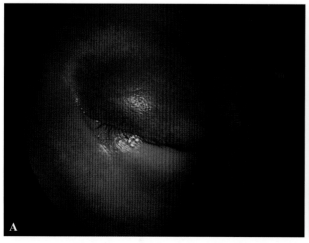
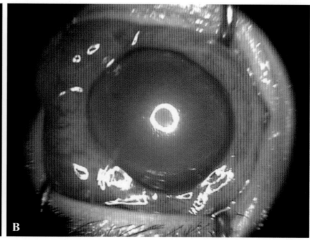

▲ 图 132-9　A.晚期眼内视网膜母细胞瘤患者的无菌性眼眶蜂窝织炎；B.晚期眼内视网膜母细胞瘤继发新生血管性青光眼的角膜混浊和结膜水肿

外延伸至视神经[217]。我们在以眼眶蜂窝织炎为表现的晚期眼内视网膜母细胞瘤患者中也有类似的经验。3 天口服皮质类固醇的全身治疗通常会导致肿胀的显著减轻，从而导致磁共振扫描上眼眶的发现得到缓解。

### （二）伪装成视网膜母细胞瘤（假视网膜母细胞瘤）的疾病 Diseases Simulating Retinoblastoma (Pseudoretinoblastoma)

在 500 例视网膜母细胞瘤的连续转诊中，在 500 例患者中有 212 例发现了伪装性病变[218]。共有 23 种不同的情况，转诊儿科医师或眼科医师无法区分视网膜母细胞瘤。假性视网膜母细胞瘤的三个最常见的原因是持续性增生的原发性玻璃体或持续性胎儿血管（28%）、Coats 病（16%）和假眼部弓蛔虫病（16%）（图 132-10）。与其他早期报告相比，本系列中先天性白内障和早产儿视网膜病变被误认为可能的视网膜母细胞瘤的频率较低。我们在洛杉矶的经验是相似的，因为永存胚胎血管是婴儿白瞳症最常见的症状，而大一点的儿童白瞳症往往被诊断为 Coats 病或弓蛔虫病。其他的诊断包括家族性渗出性玻璃体视网膜病变（FEVR）、Norrie 病、特发性玻璃体积血和先天性视网膜皱褶。

1996 年，de Potter 和他的同事评估了磁共振成

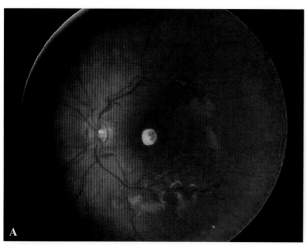
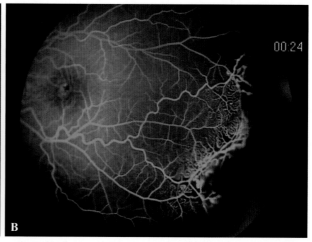

▲ 图 132-10　（A）4 岁儿童 Coats 病的不寻常表现，类似视网膜母细胞瘤。中心凹结节是由周围毛细血管扩张血管产生的慢性脂质所致，荧光素血管造影（B）

像（MRI）在区分实体性眼内肿瘤和原发性视网膜脱离眼内病变中的作用。他们报道，固体眼内肿瘤在 $T_1$ 加权像上表现为高信号，而在 $T_2$ 加权像上表现为低信号[219]。此外，这些病变在使用脂肪抑制技术的对比增强 $T_1$ 加权图像上显示异常增强。眼内病变继发性浆液性或渗出性视网膜脱离（Coats 病、持续性原发性玻璃体增生、眼球痨和早产儿视网膜病变），MRI 在 $T_1$ 和 $T_2$ 加权像上均显示视网膜下间隙高强度，在对比增强序列上视网膜下间隙无强化。

### （三）与患儿家属会面并做出诊断 Meeting the Family and Making a Diagnosis

我们多年来发展了自己的诊断和护理方法。显然，在不同的实践环境中，不同的医师将开发最适合患者的系统和方法。下面，我们分享我们自己的建议。

眼肿瘤学家和家人的第一次会面一般应在家庭儿科医师或眼科医师在孩子的眼睛里看到引起视网膜母细胞瘤怀疑的肿块后尽快在办公室举行。在同一天进行检查的两个好处是，孩子的瞳孔已经扩大，家庭的焦虑和压力水平很高。他们家经常被告知眼睛里有"肿块"或"肿瘤"。根据我们的经验，超过 90% 的人没有听说过"癌症"这个词。

向家庭成员介绍自己，在与家人讨论之前不要接近孩子。在你的行为举止中要让人放心。问家长的第一个问题是："当初是什么让你去看儿科医师的？"接着说："那你见到眼科医师时发生了什么事？"重要的是，在检查开始时，要确定家人是否被告知或未被告知什么，以及他们对这些信息的了解程度。与家长讨论后，对孩子进行检查。如前所述，即使孩子是一个被父母抱在怀里的婴儿，在你这样做之前，向父母解释你将做什么是很重要的，以减轻患儿家属的焦虑感。

在你确定你怀疑孩子可能患有视网膜母细胞瘤，并且你已经充分解释了你倾向于此诊断的方式和原因之后，你可以解释诊断过程的其余部分，最重要的是有对比和无对比的眼眶和脑磁共振成像，以及在麻醉下检查双眼。如果对视网膜母细胞瘤的怀疑不是很充分，但在办公室检查中不能排除，孩子可以推迟核磁共振成像，直到麻醉检查（examination under anesthesia，EUA）完成。父母必须明白，他们的孩子在接下来的两个手术中将接受镇静或麻醉。解释这两种检查都是全世界用来对视网膜母细胞瘤做出明确诊断的方案的一部分。很多父母认为（要么是因为他们上网了，要么是在聊天室里），做核磁共振检查就意味着你怀疑肿瘤已经发展到大脑。这就是为什么向你接触过的每个家庭确信这是公认的治疗方案，这是最终确定诊断结果的最佳方法，这一点非常重要。让家人知道他们与您和其他医师团队就儿童的诊断和治疗计划进行了合作是非常有用的。

你必须告诉家人，你一有检查结果就会通知他们。医师必须坚持到底，当得到磁共振的结果时，医师必须给家属打电话，告诉他们结果，而不是让他们等到下次复诊时再去看。在这一过程中，父母经历了太多的压力，这会影响他们的健康和照顾家庭的能力。尽快提供答案，即使它证实了视网膜母细胞瘤的诊断。父母的焦虑会因为医师现在知道正在处理病情而减轻，并且他们会成为治疗计划的一个积极部分。

办公室检查允许医师确定患儿患视网膜母细胞瘤的可能性。办公室检查的另一个目的是评估每只眼的视力水平。几乎无一例外的是，父母没有意识到单侧视力丧失。他们认为，因为两只眼睛在一起移动，所以他们都能正常看到。应分别对每只眼睛进行测试，确定其对儿童感兴趣的小玩具或其他物体的注视和跟随行为，测试方式应确保家庭看到并承认结果（通常一只眼睛比另一只眼睛看得好）。一只眼睛缺乏视觉行为的表现可能会在很大程度上帮助父母接受摘除眼球的需要，如果这成为治疗建议的话。

扩瞳后，间接检眼镜上的光线应调低到非常低的水平，5～10s 的短暂视野应足以确定肿块是否为视网膜母细胞瘤的典型特征，以及累及的是单侧还是双侧。可以确定眼睛里的肿块是视网膜母细胞瘤。通常不需要约束孩子，也不需要确定此时肿瘤是单侧还是双侧。在偶尔的情况下，如果孩子不配合，或者不能确定是否需要在麻醉下检查，可能需要在办公室用眼睑镜检查孩子。

### （四）诊断检查 Diagnostic Workup

初次就诊时，B 超检查也是必要的。如果办公室 B 超检查显示典型的病灶内钙影，则无须眼睑镜检查。即使最初的间接检眼镜检查显示有视网膜母细胞瘤的证据，仍建议进行办公室超声检查，以增加临床检查，并确定是否涉及一只眼或两只眼。

不管办公室里的孩子是否可以通过眼部超声显示钙化，我们都会常规地对大脑和眼眶进行磁共振扫描（增强钆和脂肪抑制），原因有二。首先，在麻醉下进行分期检查前，评估肿瘤是否存在眼外延伸和视神经侵犯，其次，脑部的磁共振成像应该在松果体区域进行特定切割，以消除"三侧性"视网膜母细胞瘤综合征的可能性，该综合征最初描述于 1983 年[218, 219]，本章稍后讨论。MRI 扫描可显示浸润性扩散到视神经、蛛网膜下腔种植和脑组织受累。MRI 和 CT 都有助于确定复发性疾病的程度、眼外扩散和确定第二原发肿瘤[220]。

在大多数情况下，在分期检查之前最好有 MRI 的结果，尽管 EUA 可以继续进行，即使 MRI 结果尚不可用。如果眼科医师能够确认患者没有视神经肿瘤蔓延或三侧性疾病，那么如果眼球病情为晚期，在少数情况下，家长和临床医师准备好在 EUA 后可以立即进行眼球摘除手术。

与磁共振不同，CT 扫描需要让孩子暴露在低剂量的辐射下。在遗传性视网膜母细胞瘤的病例中，如果可能的话，应该避免这种暴露，因为普遍存在癌症易感综合征。在 CHLA，我们从未对任何确诊或疑似视网膜母细胞瘤的儿童进行过 CT 扫描。有时急诊科或转诊医疗中心已经进行了 CT 扫描，它可以提供有用的信息。外生性视网膜母细胞瘤往往显示钙化，无论是在一个实性肿块还是多灶性部位[220]。

视网膜母细胞瘤的软组织成分在所有病例中都显示出造影剂的增强作用。应注意的是，钙化也可发生在任何视网膜母细胞瘤模拟病变中，譬如明显的眼球破裂或眼球痨，但这种营养不良的钙化通常是沿着正常结构线沉积。我们也看到许多视网膜母细胞瘤的 CT 或超声检查没有钙化，尽管如果存在，它有助于作出诊断。值得注意的是，由熟练的技术人员进行的超声检查在检测眼内钙化方面优于 CT 扫描，而且 CT 不应在分期 EUA 后进行，因为它不会增加有用的信息。

### （五）转移的检查 Metastatic Workup

在视网膜母细胞瘤相对罕见的诊断中心，眼内视网膜母细胞瘤和转移性视网膜母细胞瘤的检查常常混淆。在眼内视网膜母细胞瘤的初始检查和治疗过程中，患者没有进行常规身体扫描、PET 扫描或全身 CT 扫描。如果从眼球摘除的神经影像学或病理学证据表明孩子有眼外（即眼眶延伸）或转移性疾病，可以考虑进行转移性检查。

直到 20 世纪 80 年代末，眼科肿瘤中心所有新诊断的视网膜母细胞瘤患者都常规进行骨髓穿刺和活检及腰椎穿刺和脑脊液分析，以寻找中枢神经系统扩散的证据。几乎一致的是，这些检查都是正常的，除非有临床证据或影像学研究表明肿瘤可能存在眼外扩散。

在发达国家治疗视网膜母细胞瘤的中心中，当影像学研究显示没有证据表明肿瘤已经扩散到眼睛外时，常规骨髓抽吸和活检及腰椎穿刺被认为是不必要的。这些检查给检查增加了大量的时间和费用，也会给孩子带来不适，经验表明，在典型的眼内视网膜母细胞瘤病例中，这些检查是不必要的。另一方面，当临床病史或神经影像学研究提示有复杂病例时，如果治疗医师怀疑有眼外或转移性视网膜母细胞瘤，这些检查是必不可少的。

当视网膜母细胞瘤因大量眼内肿瘤坏死和出血而表现为无菌性眼眶蜂窝织炎时，放射科医师可能会因为神经周围水肿而在 MRI 上诊断为视神经侵犯。转移性检查应延迟 2～3 天，而受累的儿童则接受相对高剂量的全身皮质类固醇治疗。这可以减少水肿，并允许在 2 或 3 天内，对影像学研究中的视神经信号进行更准确的评估。

如果有明确证据表明眼外有肿瘤，应进行全面转移检查。除了在脑脊液和骨髓中寻找肿瘤细胞外，研究还应包括骨骼扫描。从多个部位抽吸可能有价值，因为骨髓受累可能不均匀。小儿在全身麻醉下，通常从髂嵴抽吸。

## （六）麻醉下分期检查 Staging Examination Under Anesthesia

在对视网膜母细胞瘤进行任何治疗之前，必须进行分期 EUA。

在 EUA 分期过程中，应仔细检查眼前段、虹膜和玻璃体腔，对眼睛的每一个特征进行完整的评估和记录。手持式裂隙灯对眼前段和玻璃体的评估应作为检查的一部分，以寻找是否存在玻璃体种植。儿童麻醉后，在插入窥镜前，应立即进行眼压检查。角膜直径的测量和眼轴的超声测量也有助于排除牛眼和评估小眼球。

EUA 是仔细检查孩子是否有低垂和耳朵的后旋转、掌心的猿猴皱褶、拇指大、高血压、眼距过宽及其他轻微先天性畸形的好时机。系统性的发现可提示其他有助于诊断，如 13q 缺失性视网膜母细胞瘤综合征。用彩色铅笔仔细画一张双眼的视网膜图，并注明每个病变的位置。通常情况下，只有在磁共振成像完成且没有眼外疾病且父母在精神和情感上都准备好继续手术的情况下，才应将眼球摘除术与全麻分期检查结合进行。父母通常需要时间来承认和接受眼球摘除的必要性。受影响的孩子，特别是 2 岁以上的孩子，应该有一个简单的解释，什么将发生在眼球摘除手术。等待几天不会显著增加转移性疾病的风险，但不建议在摘除前长时间延迟。我们的做法是在做出决定后 7～10 天内安排眼球摘除手术。然而，当累及的眼睛已经是疾病的晚期（即牛眼样时），在一些独特的情况，当 EUA 分期检查的同时做眼球摘除手术是最好的选择。

广角视网膜摄影或 RetCam 数字成像在记录肿瘤的大小和位置及确定允许对眼睛进行分组的特征方面非常有用。打印的肿瘤图像也有助于家人接受诊断的真实性。在麻醉下的随访检查中，比较 Retcam 图像有助于向患者家属证明治疗的反应或缺乏反应。此外，RetCam 还允许在视网膜母细胞瘤的诊断和治疗中使用荧光素血管造影[190]。荧光素血管造影在确认青光眼和（或）慢性视网膜脱离视网膜母细胞瘤的眼虹膜新生血管方面特别有用（图 132-11）。我们也发现荧光素血管造影的价值，如果在以前治疗的病变或瘢痕部分有一个可疑的复发性视网膜母细胞瘤区域，在这种情况下，一个活跃生长的复发性病变会渗漏，在 FFA 上，有荧光素染色，并有染料积存。非活动性病灶不会染色。荧光素血管造影可能有助于早期"假定"视网膜瘤的诊断。一个新诊断的、未经治疗的眼睛，包含一个病变，其病变表现为 Ⅱ 型或 Ⅲ 型病变的退化，或染色荧光素血管造影没有渗漏或染色，很可能是一个视网膜瘤（见下文对视网膜瘤更深入的讨论）。

B 超可用于测量每个孤立肿瘤的高度，单位为毫米。超声检测视网膜母细胞瘤内钙化的能力优于 CT（图 132-12）。1973 年 Coleman 描述了超声在

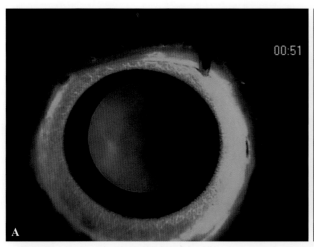
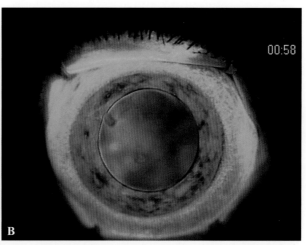

▲ 图 132-11　**RetCam 荧光素血管造影显示 51s 时虹膜外观正常（A）**，与由于晚期视网膜母细胞瘤导致虹膜红变的异常眼（B）相比

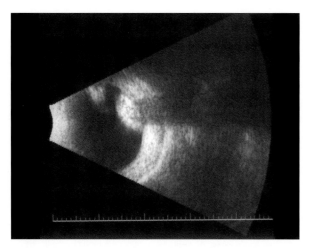

▲ 图 132-12 视网膜母细胞瘤的 B 超显示眼内肿块伴有钙化和阴影

视网膜母细胞瘤诊断中的可靠性[221, 222]。1975 年，Sterns 等报道了两种结构，固体和囊性[223]。然而，这些作者并不总是能够区分玻璃体积血和视网膜母细胞瘤。其中 38 只眼视网膜母细胞瘤超声诊断 25 只眼，假胶质瘤 11 只眼，全部诊断正确[224]。超声波应该能够检测到直径小于 2mm 的肿瘤[225]。

细针穿刺抽吸活检被认为是一种诊断工具[226]，但对于任何怀疑有眼内视网膜母细胞瘤的患者，强烈反对使用细针穿刺抽吸活检。2002 年，Karcioglu 发表了一项对主要眼科肿瘤中心的调查报告，这些中心自 1986 年以来治疗了 3651 名患者[227]。在这 17 年中，细针穿刺活检只进行了 8 次（每 456 名视网膜母细胞瘤患者中一次）。活检通常是在诊断为葡萄膜炎，视网膜母细胞瘤不能排除的年龄较大的儿童中进行。8 名患者中有 6 名年龄在 4 岁或 4 岁以上。细针穿刺活检的使用应限于那些不能通过任何其他手段进行诊断，眼睛仍有视力，并由有经验的眼科肿瘤学家执行的特殊情况。根据临床经验，非典型病例几乎总是可以被正确诊断，而无须在眼后段进行视网膜母细胞瘤的细针穿刺活检。

## 五、儿童癌症的治疗方法 The Approach to the Child with Cancer

在这一节中，我们将讨论成功治疗儿童癌症所涉及的一些不太明显的问题。整体治疗的方法应该首先考虑儿童本身，而不是把重点仅仅着眼于挽

救眼球。关注视网膜母细胞瘤的眼睛而不是儿童本身，可能意味着眼球可以被保留（可能视力很低或没有视力），但儿童／青少年／成人患者受到治疗发病率的影响，可能在心理上留下永久瘢痕。在治疗过程中，试图挽救晚期视网膜母细胞瘤患者的眼睛球通常意味着会经历超过 20 次 EUA。接受过眼内视网膜母细胞瘤治疗的儿童可能会对医疗环境感到恐惧，充满了不祥和焦虑。此外，治疗过程对父母和兄弟姐妹也变得非常有压力。如果治疗医师了解父母的悲伤行为，这一过程对每个参与的人来说都会变得容易。

在与家人的讨论中，必须强调，保护儿童的生命必须是首要任务，挽救眼睛是次要目标。对于单侧视网膜母细胞瘤，当出现 D 组或 E 组病变时，一些父母会拒绝眼球摘除，并开始化疗。不希望孩子失去一只眼的情绪反应是正常的。父母似乎最难理解眼球摘除会造成外观上的畸形。家长的看法是，他们以前的"完美孩子"因为小时候的毁容眼球摘除术将永远不会再有社交生活，永远不会结婚生子。

管理团队必须耐心地向家属解释治疗后果和不良反应的实际情况。展示其他戴义眼的孩子看家庭照片可能会有帮助。美容效果是一个重要的问题。父母的脑海中可能会有一个老年人失去一只眼睛及一个不太理想的义眼的外观形象。

父母可能认为失去一只眼睛会使孩子完全失明。团队需要指出这只眼睛现在对孩子没有用处，他或她现在的任何视力都是由另一只眼睛形成的。要向患儿家属告知，在单侧疾病中，目前良好的视力不会受损。最后，要了解父母的文化背景。有一位具有相同文化背景的医疗辅导员往往是有帮助的。

## 六、治疗方法和技术 Treatment Methods and Techniques

### （一）制订个体化的治疗计划 Developing a Customized Treatment Plan

下面将讨论视网膜母细胞瘤管理团队在制订初始治疗计划时可用的治疗模式，讨论潜在的益处和并发症，因为在制订任何治疗计划并提交家庭同意

时必须考虑到这些益处和发生并发症的风险。

### 1. 单侧非遗传性视网膜母细胞瘤 Unilateral Nonheritable Retinoblastoma

眼内视网膜母细胞瘤的 ABC 分类有助于临床医师决定何时保守治疗单侧视网膜母细胞瘤。几乎所有的治疗中心都会试图挽救单侧视网膜母细胞瘤的 A、B、C 组。单侧 E 组眼球应始终摘除。

对于 A 组疾病，通常在视网膜母细胞瘤家系的新生儿成员中检测到，或在另一只眼睛中发现有散发性、晚期疾病的患者的对侧眼，应采用光凝或冷冻疗法。光凝通常是重复进行以降低复发的风险，而冷冻治疗只有在随访中发现再生时才重复。

我们发现，大多数单侧 B 组病眼可以通过三个周期的三药联合局部巩固治疗成功。许多中心对所有 B、C、D 组的眼睛采用标准的六个周期三药化疗方案。确切的化疗方案因中心而异，一些专家更倾向于排除依托泊苷（因为它有发生白血病的潜能），而其他人使用单药卡铂，其他人使用环孢素的四药方案[228]。对于周边有孤立病变的 B 组眼，有时可以使用积极的冷冻疗法和（或）激光疗法，甚至可能使用放射性敷贴治疗。然而应记住，绝大多数 B 组眼不能单独用局灶治疗模式，化学减容将产生最好的结果。

单侧 C 组视网膜母细胞瘤，肿瘤局部播散至玻璃体或视网膜下间隙，化学减容成功率高。CEV 全身化疗是 C 组最常见的化疗方案。

单侧 D 组的患眼代表了一类非常有争议的类别，因为单用化学减容的挽救率为 47%[229]。用 EBR 挽救化学减容失败的患者，其成功率可提高到 78%，但这在单侧患者中可能不适合。因此，家长和临床医师面临着一个艰难的决定，即在 6 个周期的 3 种药物全身化疗时，挽救眼睛的比例约为 50%。D 组的视力不良的预测因素包括完全性视网膜脱离、至少 3 个象限的玻璃体植入和半数以上的黄斑区肿瘤受累。这些眼睛已经被分类为 D2 组，他们有更糟糕的视觉效果[230]。单侧 D2 眼行一期眼球摘除术效果较好。正在进行的儿童肿瘤组（children's oncology group，COG）试验正在评估动脉内化疗治疗单侧 D 组眼的成功率，但是来自纪念斯隆—凯特林癌症中心（Memorial Sloan Kettering Cancer Center，MSKCC）的回顾性研究表明，单用动脉内化疗治疗晚期疾病的成功率可能高达 70%～80%[8]。此外，玻璃体内注射马法兰化学减容术后活性玻璃体种植的挽救率可高达 87%[8]。单侧 D 组疾病的最佳治疗方法将在未来 5～10 年内发展，但应记住，对于视力低下的眼，眼球摘除仍然是一个较好的选择。

### 2. 双侧视网膜母细胞瘤：对称性和不对称性病变 Bilateral Retinoblastoma: Symmetrical and Asymmetric Disease

双侧 A 组疾病可遵循上述治疗策略：仅应用局灶治疗方式，采用激光治疗和（或）冷冻治疗。对于合并 B-D 组疾病的双侧患者，通常推荐全身化学减容，使用卡铂、依托泊苷和长春新碱三种药物化疗的标准六个周期。对于一只眼为 A 组，另一只眼为 D 组或 E 组的患者，治疗方法根据临床情况个体化制订。一个成功的治疗方法是摘除更晚期的眼睛，并用局灶治疗方法 [ 激光和（或）冷冻疗法 ] 治疗另一只眼睛。这一选择避免全身化疗，尤其有利于 6 月龄以下的儿童避免卡铂潜在的耳毒性。另一种方法是用六个周期的化学减容来治疗患者，如果治疗效果欠佳，计划在两个周期后摘除更晚期病变的眼球。

### 3. 晚期眼内疾病（D、E 组）Advanced Intraocular Disease (Groups D and E)

对于 E 组疾病，一般建议眼球摘除。在一些中心，如果对侧眼开始全身化疗，则考虑挽救 E 组眼球。有罕见的病例报告化学减容治疗成功挽救了 E 组眼[231]。然而，有报道发现高达 39% 的 E 组眼有高风险的组织病理学特征时，对这种方法的应用应该还需慎重[232, 233]。也有证据表明，如果在全身化疗两个周期后，E 组的眼球被摘除，死亡风险不会增加[234]。然而，如果在诊断后 3 个月以上进行眼球摘除术，则眼球摘除术前化疗可以掩盖高危病理，增加发生转移性疾病的风险[234]。因此，如果试图挽救 E 组的眼睛，如果没有明显的反应，并且无法通过间接检眼镜上监测眼底的改变，那么在两个周期后应强烈考虑眼球摘除。如前所述，眼球摘除前化疗可以掩盖高危组织病理学特征；因此，只有当孩子被安排接受六个周期的化疗（另一只眼）时，才应该采用这种方法，因为眼内疾病和眼球摘除后辅助化疗的方案相似。

如果诊断时的神经影像学研究提示肿瘤侵入视神经，有两种方法。对于视神经增强小于 5mm 的病例，我们建议立即摘除 E 组眼球，让眼窝愈合 2 周，然后对侧眼开始全身化疗，如果病例是单侧的，一旦病理证实有筛板后视神经侵犯，则进行辅助治疗。对于双侧病例，如果对侧眼中心凹受到威胁，则可立即开始全身化疗，计划在 1～2 个周期后摘除视神经侵犯的眼。通常在化疗周期后 2 周左右进行眼球摘除，这样在下一个化疗周期前眼窝可以愈合 2 周。然而，临床医师应该意识到化疗后 2 周左右血小板减少到最低点。如果视神经强化超过 5mm，则有可能是视神经浸润边缘阳性的完整剜除。因此，在进行眼球摘除手术之前，儿童将需要制订一个更积极的方案，要求进行一个完整的大剂量多药化疗疗程（即新辅助化疗）。

## （二）全身静脉化疗 Systemic Intravenous Chemotherapy

1996 年，Kingston 等介绍了全身静脉化疗治疗眼内视网膜母细胞瘤。眼内视网膜母细胞瘤的治疗发生了巨大的变化[195]。尽管在伦敦用 Reese-Ellsworth Ⅴb 组治疗的前 14 只眼的结果令人失望，但其治疗方案的变化在今天被广泛用作全世界最常见的视网膜母细胞瘤的一级保眼治疗。

### 1. 术语 Terminology

术语"化学减容"（chemoreduction）是指对眼内视网膜母细胞瘤的全身化疗结合局部治疗，如激光治疗、冷冻治疗和（或）近距离治疗。对摘除术后有高危病理的患者进行全身化疗被称为"辅助"（adjuvant）化疗，因为它为没有任何临床或影像学证据的转移性疾病患者提供预防性治疗[210]。术语"新辅助"（neoadjuvant）化疗是指在计划眼球摘除手术前给予患者的化疗，通常用于分期 MRI 扫描中视神经强化超过 5mm 的患者。对眼外疾病治疗的详细讨论超出了本书的范围，是治疗眼科医师的领域。通常用于眼外视网膜母细胞瘤的药物包括顺铂、环磷酰胺、长春新碱和阿霉素。Pratt 等描述了 1962—1984 年 St.Jude 治疗眼外视网膜母细胞瘤化

疗的经验[235]。共有 11 名儿童因诊断时出现的可测量的眼外疾病（7/11 例）或后来发展的疾病（4/11 例）接受化疗。在 1985 年的这一系列研究中，只有 2 例患者表现出完全的反应，并获得了长期无病生存。在现代，通过积极的多模式治疗和干细胞抢救，治疗不累及中枢神经系统的系统性复发的成功率约为 67%[210]。对于中枢神经系统复发的患者，尽管采取了各种措施，但存活率仍然很低。

### 2. 化学减容方案 Chemoreduction Regimens

在大多数中心，全身化疗仍然是眼内视网膜母细胞瘤最常用的主要治疗方法。

化疗药物可能略有不同，但大多数方案包括全身给药卡铂、依托泊苷和长春新碱，每 3 或 4 周给药 2 天。给药和抑制骨髓恢复所需的时间被视为是一个周期。在洛杉矶，我们使用 6 个周期的 CEV 治疗眼内 C 组和 D 组疾病，使用 3 个周期的 CEV 治疗眼内 B 组疾病（图 132-13）。我们中心使用的卡铂剂量（连续 2 天每天 13mg/kg）比其他中心使用的剂量（连续 1 天每天 18.6mg/kg）稍高。通过这种方案，在我们的患者群体中，六个周期的 CEV 耐受性良好。几乎所有的儿童都会在课程的某个阶段接受输血，而三级中性粒细胞减少的发生率可以在 10%～30%。

诚然，眼内视网膜母细胞瘤的一期静脉化疗给全身注射了大量药物来治疗一个相对较小的器官。还有人担心依托泊苷可能与继发性急性髓细胞白血病（AML）有关，这在一小部分接受视网膜母细胞瘤治疗的儿童中已被报道[236, 237]。因此，一些中心已经将依托泊苷从治疗晚期疾病的方案中删除（A 组和 B 组）。众所周知，这种药物在较高剂量下会产生白血病，人们担心暴露 RB1 突变的患者会增加他们继发性 AML 的风险。大多数专家一致认为，如果依托泊苷对第二种肿瘤有风险，那么它的风险仍然很小。也许一个更大的问题是卡铂使用后可能导致听力损失。Wilson 及其同事报道所示，在圣朱德，卡铂相关的耳毒性增加。类似的结果在其他地方没有出现，尽管这仍然是一个令人关切的问题，特别是在 6 月龄以下的儿童。当考虑到许多视网膜母细胞瘤患者依靠听觉等其他感官输入而视力受损时，耳毒性的风险在这些患者群体中是显著的。与

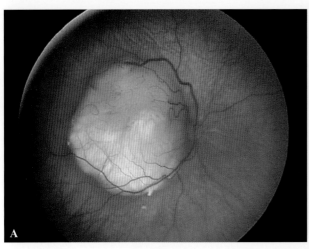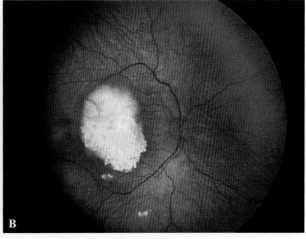

▲ 图 132-13　B 组视网膜母细胞瘤，首次化疗前（A）和化疗后（B）

其他静脉化疗一样，存在骨髓抑制、脱发和中心线感染的风险，在极少数情况下，这些并发症可能严重并危及生命。

诊断时年龄小于 6 月龄的婴儿接受改良的给药方案，第一个周期的所有药物剂量减少 50%。在我们的机构，因为担心麻痹性肠梗阻和易怒，长春新碱通常不被用于小于 2 月龄的患者。在 50% 剂量 CEV（或 CE）的第一个周期后，监测患者眼内肿瘤反应和Ⅲ级中性粒细胞减少（即中性粒细胞绝对计数＜ 1000）。如果有足够的肿瘤反应或全身毒性的证据，患者在下一个周期内保持 50% 的剂量。如果肿瘤反应不足，且无Ⅲ级中性粒细胞减少，则剂量增加到 75%。如果所有因素都存在，这个年龄组的患者可以增加到 100% 的 CEV 剂量：① 3 个月以上；②没有达到 75% 剂量无Ⅲ级中性粒细胞减少；③ 75% 剂量的肿瘤反应不足。

### 3. Tenon 囊下注射卡铂 Sub-Tenon Carboplatin

在过去的 10 年中，许多组织提倡添加 Tenon 囊下注射卡铂以增强全身卡铂的渗透性[239]。然而，在 Tenon 囊下或结膜下注射后，出现了许多并发症，包括眼睑肿胀、眼眶软组织瘢痕和萎缩及继发性视神经病变[240-242]。特别是，严重的眼眶瘢痕会导致斜视，并使随后的眼球摘除具有挑战性，眼眶脂肪萎缩会导致永久性软组织眼窝畸形。由于这些原因，大多数中心已经放弃使用 Tenon 囊下卡铂注射。对于化疗后持续性玻璃体种植的患者，玻璃体腔注射马法兰已成为首选治疗方法（见玻璃体腔化

疗部分）。

### （三）动脉内化疗 Intraarterial Chemotherapy

早在 1953 年，Kupfer 就描述了一例用氮芥直接注入颈动脉治疗的视网膜母细胞瘤[243]。后来，在 20 世纪 60—70 年代，Reese 和 Ellsworth 将 EBR 与颈内化疗药物联合使用[244-246]。他们后来放弃了这种方法，没有发现联合疗法比单纯放疗有显著的好处。20 世纪 80 年代，日本东京国立癌症研究所的 Kaneko 发明了一种新的眼部化疗方法，他称之为选择性眼动脉灌注（selective ophthalmic arterial infusion，SOAI）。这种方法是在一种拒绝眼球摘除的基础上发展起来的，在股动脉中插入一个球囊导管，穿过颈内动脉，然后引导它通过眼动脉的起点。然后将球囊充气，将马法兰注入动脉血管，使其"回流"到眼动脉。通常也给予辅助治疗，但超过一半的治疗眼球可以达到保眼治疗。

2008 年，Abramson 和他的同事改进了这项技术，将套管直接插入眼动脉[6]。对 9 例经治疗的Ⅴ组视网膜母细胞瘤患者进行的Ⅰ/Ⅱ期试验挽救了 7 只患眼，否则将被摘除；2 只眼未显示活动性疾病的迹象。虽然最初的病例系列使用的是马法兰，但更多的后续报道已经注入了其他药物，包括卡铂和拓扑替康，并取得了有希望的结果。这项技术已成功地应用于单侧和双侧病例，并作为一种主要和挽救治疗方法[6-8, 250-252]。目前，动脉内化疗（IAC）是一些中心治疗单侧 D 组视网膜母细胞瘤的主要方

法，而不是化疗。随访视网膜电图（ERG）数据表明，随着视网膜复位，在一些非常晚期的病例中，ERG 的发现有所改善，但在接受多种治疗的眼睛中，ERG 有很小的累积恶化[253, 254]。将一个事件定义为"眼球摘除或需要放射治疗"，该组的 4 年累积数据显示接受动脉内化疗作为主要治疗的眼的无事件生存率为 81.7%，接受静脉化疗和（或）EBR 治疗失败的眼睛的无事件生存率为 58.4%[8]。虽然目前文献中尚无法与化疗减少进行有意义的比较，但普遍认为 IAC 对 D 组患者的挽救率略高，尽管有较高的局部和区域不良反应的风险较高（图 132-14）。Shields 组最近公布了一个小组接受动脉内化疗的 D 组患者（17 例）的眼球挽救率为 94%[255]。一项评估 D 组在 MSKCC 接受 IA 化疗长期疗效的大规模回顾性研究即将发表。对单侧 D 组肿瘤行首次 IAC 治疗的 COG 试验结果将可能决定这项技术是否会被眼科肿瘤界广泛采用，以及是否会取代首次全身静脉化疗。

这项技术在技术上具有挑战性，需要神经介入医师在儿科动脉插管方面的专业知识和经验[255]。在全身麻醉下，使用插入股动脉的微导管（图 132-15），在神经血管造影或介入套件中进行手术。然后将微导管（直径 500μm）导入颈内动脉，并进行透视检查以确定其在眼动脉开口处的位置。许多医师对这种方法可能引起全身和中枢神经系统的风险，包括死亡和脑卒中，提出了关注，特别是在单侧疾病的情况下，在这种情况下，眼球摘除通常是

治疗性的。我们注意到一例未发表的 IAC 后无症状脑卒中病例，还有几例第Ⅲ神经麻痹及视网膜和脉络膜血管阻塞的报道[5, 256, 257]。短暂的不良反应相当常见于 IAC 后，如睫毛脱落、眶周水肿、皮肤充血[258]。最近的一项研究发现，IAC 后中心凹下脉络膜厚度减少，提示有可能发生永久性脉络膜血管毒性[259-261]。也有人对遗传性视网膜母细胞瘤患者在荧光透视检查过程中接受的小剂量辐射表示关注，但这对于确认导管在眼动脉开口处导管的正确放置是必要的[262, 263]。

IAC 的主要药物是马法兰，它被认为是体外抗视网膜母细胞瘤最有效的药物[3]。根据体重和年龄，每次注射的推荐剂量为 2.5～5mg，平均年龄 3 岁的儿童剂量为 5mg[8]。IAC 后也可观察到全身性中性粒细胞减少，29% 的周期与 3 级或 4 级中性粒细胞减少有关[264]。当剂量超过 0.4mg/kg 的马法兰时，中性粒细胞减少的风险似乎最高[262]。由于眼动脉较小，6 月龄以下儿童的手术技术上也很困难。MSKCC 的研究小组报道了对至少 3 月龄、体重 6kg 的儿童进行了成功治疗[265]。对于初次治疗失败且 IAC 用于复发的患者中，经常使用多种药物，包括马法兰、卡铂和拓扑替康[252, 266, 267]。

### （四）玻璃体腔注射化疗 Intravitreal Chemotherapy Injection

尽管全身化疗方案在眼内视网膜母细胞瘤治疗中取得了成功，但弥漫性玻璃体种植眼（即 D 组）

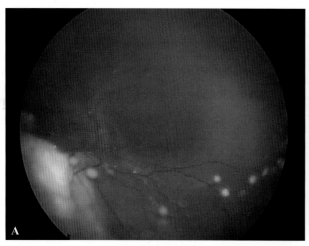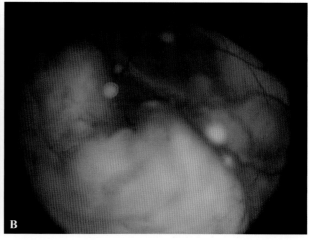

▲ 图 132-14　晚期 D 组视网膜母细胞瘤动脉内化疗前（A）和术后肿瘤明显消退（B）

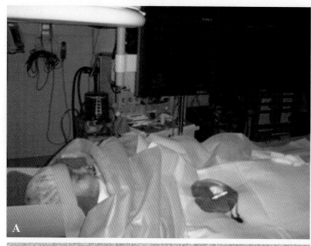
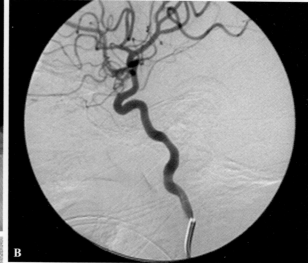
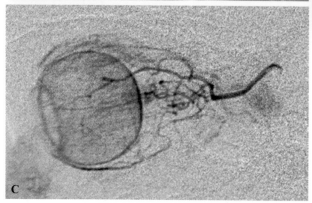

▲ 图 132-15　**A.** 将导管插入股动脉，在血管造影中接受动脉内化疗的儿童；**B.** 脑血管造影确认眼动脉灌注；**C.** 血管造影显示眼球和眼眶的血管系统，微导管位于眼动脉开口处的位置

的保眼率依然令人失望，约 50% 的眼避免了放射或眼球摘除[229]。事实上，玻璃体种植是全身化疗失败的最常见原因。采用挽救性放射治疗复发性玻璃体种植，成功率在 50%～70%[229, 268, 269]，但有预期的短期和长期不良反应。玻璃体腔内注射化疗在日本首次报道，但也有失败的报道，包括眼外扩散[3]。Munier 修改了方案，以增加其安全性，使用小针头，穿刺和冷冻治疗注射部位[10, 11]。2012 年，随着两个临床系列发表在文献中，玻璃体腔内注射化疗（intravitreal chemotherapy injection，IVC）成为治疗晚期视网膜母细胞瘤患者抗药性玻璃体种植的潜在新疗法[10, 270]。从那时起，欧洲和美国就开始进行玻璃体腔注射化疗药物，作为视网膜母细胞瘤复发性玻璃体种植的补救治疗。在几个大型系列研究中，作者报道了 83%～100% 的保眼率[9, 10, 271, 272]。在欧洲或美国，这种注射被证明是安全的，没有眼外传播的病例报道[11, 273]。在迄今为止最大的一个

系列中，Munier 及其同事报道了 25 只 D 组眼睛的 122 次注射，平均随访时间为 22 个月（范围为 9～31个月）。他们报道，对于那些有抗药性玻璃体种植的眼睛，眼睛的挽救率为 87%（23 只眼中的 20 只眼）[9, 10]。在这一系列中，有 10 例患者在视网膜周边注射部位出现"椒盐样视网膜病变"，但没有其他明显的眼部并发症，也没有肿瘤扩散到眼外的迹象[10]。Abramson 及其同事公布了 16 名患者的临床数据，这些患者每周接受玻璃体腔注射马法兰，没有发现药物全身扩散的迹象[272]。然而，在接受 30μg 剂量的马法兰玻璃体腔注射的眼睛中，完全 ERG 信号有轻微但永久的（和累积的）下降[272]。Smith 等对 306 只眼视网膜母细胞瘤进行了 1287 次玻璃体腔内注射化疗的回顾性研究，并计算出 3% 的眼部不良反应风险[273]。在这篇综述中，美国和欧洲也没有眼外传播的病例[273]。在我们的治疗中心，我们注意到两个严重的视网膜毒性病例，其临

床表现类似于视网膜动脉和视网膜静脉联合阻塞。尽管患儿家长会意识到玻璃体腔注射马法兰会有眼部较小的不良反应风险，但总体风险低于其他治疗方式，如放射治疗或眼动脉灌注化疗。

2012 年，Munier 利用细针头、前房穿刺和注射部位的冷冻疗法，制订了目前临床医师使用的 IVC 方案[10]。大多数中心使用的计划是每周注射 4~6 次，直到玻璃体种植在临床上得到缓解，平均每只眼睛注射 4.5~6.5 次[10, 272]。另一种方案是使用 1 周内间隔 3 次注射的短疗程，然后等待 4 周并记录临床复发情况，然后再进行额外的注射。我们的早期结果表明，大约一半的眼睛可以通过最初的 3 次注射治愈。临床医师使用的马法兰剂量在 10~50µg[270, 272]。目前，大多数研究中心使用 20~30µg，要记住，剂量在 30µg 时观察到永久性但很小的 ERG 变化[272]。马法兰一经重组就非常不稳定，应在 2h 内注射，以避免效力丧失[274]。最近也有报道结合玻璃体腔注射马法兰和拓扑替康治疗难治性病例[270, 275]。Munier 将活跃的玻璃体种植分类为灰尘、球体和更广泛的云块状种植。Francis 和他的同事分析了消除每一种种植所需的注射次数，发现有灰尘种植的眼睛平均需要注射 3 次，而有云块状种植的眼睛平均需要注射 8 次，几乎需要 8 个月才能达到完全缓解（图 132-16）[277]。临床医师应

记住，玻璃体腔内马法兰应保留给初次治疗失败后复发性玻璃体种植的患眼。我们的临床经验表明，玻璃体腔注射马法兰对视网膜或视网膜下肿瘤没有影响。Munier 最初描述的临床方案应仔细遵循，以避免并发症[10]。虽然有潜在的眼部毒性，但眼外扩散的风险是可以忽略的，而且安全性似乎优于其他治疗玻璃体种植的方法。

### （五）激光治疗 Laser Treatment

在眼内视网膜母细胞瘤全身化疗的同时，激光治疗的肿瘤巩固是化疗方案的重要组成部分。对于直径和厚度小于 2mm 的 A 组肿瘤，激光治疗也是唯一的主要治疗方法。治疗视网膜母细胞瘤的激光波长主要有两种：532nm 绿色氩激光和 810nm 二极管红外激光。激光的能量只有在被视网膜色素上皮（RPE）吸收时才能转化为热量。因此，激光治疗对于较小且扁平的肿瘤更有效。治疗距 RPE 2~3mm 以上的肿瘤和钙化肿瘤是一个挑战。与这两种激光相比，波长较短的 532nm 绿氩激光更能有效地制造出非常集中的瘢痕，而二极管激光应该能更深入地穿透更大的肿瘤。此外，绿色氩激光更容易被相对无色素的视网膜母细胞瘤吸收，是治疗钙化基底部肿瘤的经典选择。波长较长的 810nm 二极管红外激光器可提供更深的穿透力，并可能具有较低的出血

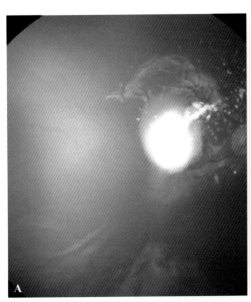
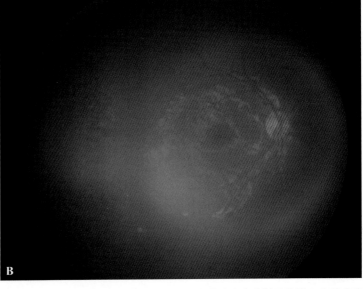

▲ 图 132-16　A. 活跃的玻璃体种植云，中央为大的云片状，下方玻璃体有弥漫性种植；B. 玻璃体腔内注射马法兰 7 次后玻璃体种植吸收。注意注射马法兰后可以看到周围视网膜萎缩

风险。

我们发现使用氩 532nm 的治疗方法基本上适用于 A 组病变的初级治疗和 B～D 组首次化疗后的病灶巩固。一般来说，病灶巩固在肿瘤体积减小后的第一个或第二个全身化疗周期后开始。对于黄斑部的肿瘤，激光治疗的开始通常被推迟到至少 2～3 个周期，以实现更多的肿瘤缩小和最大程度的视觉恢复。治疗的目标是在至少三个不同的疗程中，以 50% 的重叠完全覆盖每个病灶。我们选择初始功率设置为 250～300mW，持续时间为 300ms。功率和时间设置保持在较低的水平，以防止肿瘤破裂、视网膜收缩和可能与过度能量传递相关的出血。一般来说，第一次激光烧灼是在病灶边缘，一半在肿瘤上，一半在肿瘤下。功率和（或）持续时间可以调整，以实现温和的肿瘤变白。我们不建议 532mm 激光功率超过 600mW。一旦病灶被激光勾画出轮廓，那么包括任何 I 型退行性变相关的钙在内的整个病灶将被重叠的激光烧灼所覆盖（图 132-17）。小到中等大小的病变可能需要 200～400 点烧灼才能得达到良好的覆盖。与位于病变边缘的烧伤相比，肿瘤较厚区域的烧伤几乎不可见。通常情况下，在较大肿瘤周围功率保持在较低水平，如果没有观察到颜色变化，则在肿瘤顶端增加能量。在全身化疗期间和（或）之后，每隔 2～4 周重复激光

覆盖，直到至少 3 次覆盖整个病灶。重要的是，在给予最后一个化疗周期之前，肿瘤应减少到 I 型消退（钙化）或 IV 型瘢痕（扁平）（图 132-18）。如果肿瘤在最后一个化疗周期后出现大量 II 型退行性变 ["鱼肉"（fish flesh）] 或活动性肿瘤，单用局部治疗模式很难控制化疗后肿瘤的再生长。

由于红外 810nm 半导体激光器的波长比氩激光长，所以它的穿透力更大，主要被视网膜色素上皮（RPE）吸收。接受治疗的病灶下的 RPE 保持完整。红外激光的一个主要优点是它的光斑尺寸更大，可以更快地覆盖病变，并提供更少的机会来传递由于过度集中能量可能导致的出血或肿瘤破裂。应用能量的终点是，就像氩激光一样，光斑在肿瘤上形成

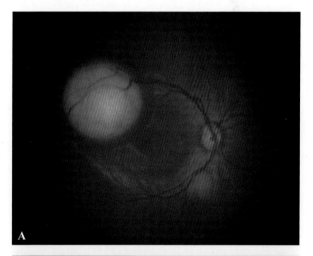

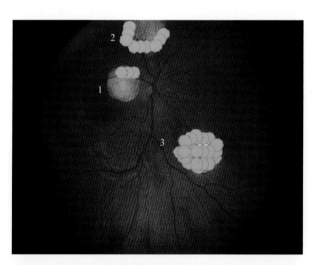

▲ 图 132-17　激光局灶光凝固技术。1. 第一次光凝位于病灶边缘，光凝斑一半在肿瘤上，一半在肿瘤下。2. 与之前的光斑重叠 50%，光凝病变的轮廓。3. 然后，光凝斑 50% 的重叠，完全覆盖病变

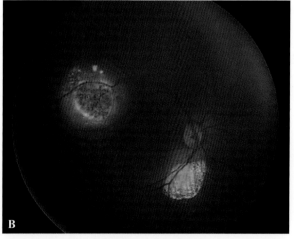

▲ 图 132-18　A. B 组肿瘤在全身化疗和局灶激光巩固治疗前；B. 治疗后肿瘤体积明显缩小，病灶扁平，厚度降低

温和地变白。由于光斑尺寸较大，通常初始功率设定为 300，如果需要，可向上调整至 700～800mW。通常，在连续模式下使用的半导体激光器，持续时间设置为 9000ms，间隔时间设置为 50ms，每个激光点的总时间由带脚踏板的外科医师来控制。在治疗区域内出现点状出血，表明正在输送的能量已经比较大。

局灶性激光巩固术的并发症包括瞳孔边缘虹膜烧伤和局灶性晶状体混浊，这两种情况在有经验的医师手上都很少见。其他与能量过度传递给肿瘤相关的并发症包括内界膜下和玻璃体积血。我们也注意到在一些病例中，重复的激光光凝导致黄斑病变的多次复发与眼眶内视网膜母细胞瘤的巩膜外结节的出现有关。在这些罕见的病例中，眼外疾病很可能是反复激光照射导致巩膜变薄和肿瘤细胞进入眼眶形成出口的并发症。尽管激光治疗是眼内视网膜母细胞瘤最安全的治疗方法，但任何超过肿瘤控制所需的治疗都可能导致严重的并发症。

临床医师也应该认识到，局部巩固治疗可能导致视网膜色素上皮瘢痕移动或向病灶附近"蠕动"（creep）导致视力下降。在靠近中心凹侧的肿瘤应用激光治疗时，必须小心。Lee 及其同事证明了在使用红色二极管激光后，激光瘢痕的大小有所增加[278]。对于一个位于中心凹附近或乳头状黄斑束内的小肿瘤，在进行充分的初次化疗后显示肿瘤完全消退，进行密切观察直到观察到有记录的再生是合理的。在这些罕见的情况下，如果不发生肿瘤再生，可以通过停止激光治疗从而保留中心视力。

### （六）冷冻疗法 Cryotherapy

冷冻疗法对肿瘤的破坏源于冻融循环后细胞膜破裂所致。它还对肿瘤和邻近的视网膜 / 脉络膜也有局部血管闭塞作用。冷冻治疗对于直径 3.0mm、厚度 3.0mm 的较大的周边肿瘤非常有用[279-281]。更大的肿瘤可能需要不止一种治疗，尽管我们通常等待第一次冷冻治疗的效果，然后再复治。冷冻治疗也可用于对激光治疗无反应的后极肿瘤，尽管需要局限打开球结膜，以便准确放置探头。此外，由于冷冻过程中不易确定探针尖端的位置，因此可能会无意中损伤黄斑或视神经。一个重要的考虑是，冷冻疗法通常会破坏病变周围的大量正常视网膜，从而增加由此产生的脉络膜视网膜瘢痕所形成的视觉缺陷。

在确认冷冻治疗装置工作正常后，在间接检眼镜下用探头尖端对肿瘤下方的巩膜进行顶压。一旦探针位于肿瘤正下方，就开始冷冻，冰球一直保持到覆盖整个肿瘤肿块，并在瘤体顶端重叠 1～2mm。然后让冰球在不移动尖端的情况下解冻，这个冻融循环将重复 3 次。

冷冻治疗的并发症包括玻璃体积血、视网膜下液和视网膜裂孔。孔源性视网膜脱离可由萎缩性视网膜和玻璃体牵引联合引起，因为冷冻治疗导致瘢痕边缘的强烈粘连[282, 283]。我们观察到当冰球覆盖含有 I 型退行性变的钙化时，会发生视网膜破裂和孔源性视网膜脱离。视网膜下液的存在是一个相对的禁忌证。广泛的冷冻治疗也可导致巩膜萎缩，形成假性巩膜缺损。

### （七）放射治疗 Radiation Therapy

#### 1. 外照射放射治疗（远程治疗）External Beam Radiotherapy (Teletherapy)

在 20 世纪的大部分时间里，EBR 是眼内视网膜母细胞瘤的首选治疗方法。Verhoeff 和 Reese 在 20 世纪初率先提出了这一方法，视网膜母细胞瘤被认为是一种对放射治疗敏感的肿瘤，因为在视网膜和视神经耐受的剂量下，肿瘤的反应率很高。对于 Reese-Ellsworth 分期的 I ～IV 组，肿瘤控制率和眼球挽救率均相对较高[284-286]。然而，EBR 的主要限制因素是遗传性或生殖细胞性视网膜母细胞瘤患者发生 SMN 的高风险。因此，如果其他治疗方法如动脉内化疗或玻璃体腔注射失败，大多数中心现在将 EBR 作为最后的补救手段。在我们的中心，只有当肿瘤发生视网膜大面积复发而其他治疗失败，而治疗眼又是唯一一只具有视觉潜能的眼时，我们才使用 EBR。EBR 仍用于高度怀疑眼外扩散或已有眼眶内发展的病例，包括眼球摘除术后视神经切端阳性的患者。

较新的技术，如强化控制放射治疗（intensity modulated radiotherapy，IMRT）允许对全眼球进行更为集中的局部适形治疗，并减少对眼眶的剂量。

IMRT 使用计算机控制的钨片选择性地在每个光束的治疗时间所规定的部分，阻塞治疗区域的肿瘤体积，以形成具有不同强度的辐射场。图 132-19 是对视网膜母细胞瘤患者进行的 CT 扫描的三维重建，该患者的头部使用定制模制头枕和定制的牙科印模及包含右眼视网膜母细胞瘤的定制丸状材料进行定位。绿色箭表示 8 个入射的 IMRT 辐射光束汇聚在患者右侧视网膜上的中心光线。

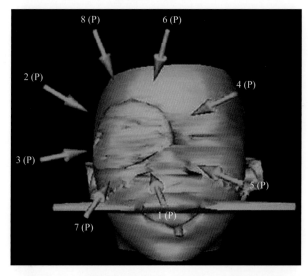

▲ 图 132-19 计算机断层扫描的三维重建。绿箭代表八束入射的调强放射治疗光束的中心射线，汇聚在患者的右侧视网膜上

图 132-20 比较了使用八束 IMRT（A）和单个 2000 万伏电子束（B）照射整个眼球所产生的辐射剂量分布。IMRT 大大减少了对眶后额叶的剂量。图 132-21 比较了使用八束 IMRT（A）和单个横向 600 万伏光子束照射视网膜所产生的辐射剂量分布。这两种方法都限制了眼球晶状体的辐射剂量。然而，外侧光子束给蝶窦和对侧眼眶带来了更高的剂量。

在大多数中心广泛使用 IMRT，与标准的侧孔 EBR 相比，可以降低第二恶性肿瘤的发生率、白内障形成率和眼眶发育不全的发生率。关于 IMRT 治疗视网膜母细胞瘤的长期研究尚不成熟，但预计其不良反应将比标准 EBR 更少。IMRT 对肿瘤的总剂量范围为 36～42Gy，日剂量为 200cGy。在每天的放射治疗过程中，患者需要镇静以确保儿童头部的固定。在每天大约 20 次的治疗过程中，还需要一个定制的头部固定装置来再现患者头部的位置。在任何 EBR 技术中，前部视网膜（特别是前部鼻侧视网膜）由于努力保留晶状体而获得较低的总剂量。因此，EBR 治疗较小的后部肿瘤比较大的前部肿瘤有效得多。在这些剂量下，视网膜和视神经通常不会出现晚期视觉并发症。

尽管努力不损伤晶状体，但仍有相当比例的患

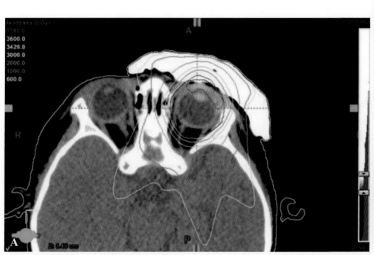
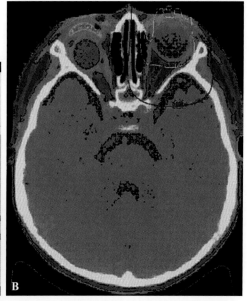

▲ 图 132-20 使用八束调强放射治疗（IMRT）装置（A）和单个 2000 万伏电子束（B）照射整个眼球所产生的辐射剂量分布。IMRT 大大减少了眼眶后额叶的剂量

图片由 Arthur Olch, PhD, FAAPM 提供

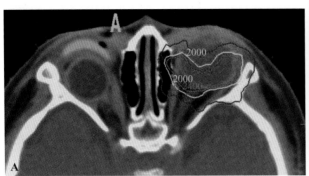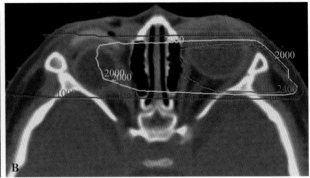

▲ 图 132-21　使用八束调强放射治疗装置（A）和单向 600 万伏光子束照射视网膜产生的辐射剂量分布（B）。这两种方法都限制了对眼睛晶状体的辐射剂量

者在 IMRT 后出现视觉上显著的放射性白内障。在 Schipper 等报道的系列中，54 只眼中的 18 只眼出现了临床可检测的白内障，但 18 只眼中只有 5 只眼需要进行白内障手术[287]。晶状体混浊只发生在晶状体后部暴露大于 1mm 治疗范围的病例中。在这一个研究系列中，发生最小白内障的剂量为 8Gy。Hungerford 等指出，通过使用乌得勒支装置（隐形眼镜）固定眼睛，在整个视网膜接受全剂量辐射治疗时，可以有效地避免损伤晶状体和眼前节，我们在 CHLA 的经验是，影响视力的白内障的发生率比文献报道的要高，这些患者中的大多数在 IMRT 后的某一时期需要白内障手术。我们建议从最后一次视网膜母细胞瘤治疗到透明角膜白内障手术之间间隔 2 年。

#### 2. 质子束放射治疗 Proton Beam Radiotherapy

质子束是一种利用具有非常高尖的 Bragg 峰曲线的重带电粒子的独特的放射治疗方法。其剂量学计划更加集中，对关键邻近组织结构（包括眶骨、中枢神经系统和松果体区域）的散射较少。特别是，质子的 Bragg 峰特性可以减少对肿瘤后结构（如眼眶、大脑和颅底）的辐射剂量。最近的研究表明，质子的剂量学优于传统的 EBR，甚至 IMRT[289, 290]。此外，波士顿小组（Boston group）公布的初步数据显示，质子和光子在视网膜母细胞瘤患者第二癌症的 10 年发病率方面存在显著差异（分别为 0% 和 14%）[291]。与通常至少需要 1 个月的 IMRT 相比，质子束放射治疗的疗程可能更短。然而，质子束放射治疗的角膜入口剂量通常比 IMRT 高。来自波士顿的一份报道描述了使用斜束或侧束来减少角膜

和眼眶骨的暴露[292]。同一组发表了 C 组和 D 组眼 75% 的全眼球挽救率[292]，但质子束的全眼球挽救率似乎与 IMRT 相似[289]。但是考虑到质子束治疗视网膜母细胞瘤的挑战仍然是这种设备的高成本以及能够在麻醉下对儿童群体实施分次质子束治疗的中心相对较少。尽管质子束放射治疗视网膜母细胞瘤具有理论上的优势，但与 IMRT 治疗相比，还没有足够的临床优势来推荐这种治疗方法。

#### 3. 近距离放射治疗 Brachytherapy

近距离放射治疗视网膜母细胞瘤最初是由 Moore 和 Scott 在 1929 年开创的。眼科应用设计使用镭，后来应用 $^{60}$Co。1977 年，Rosengren 和 Tengroth 报道了在 20 名患者接受这种治疗合理的成功结果[293]。目前，眼内视网膜母细胞瘤的同位素主要有两种：美国的 $^{125}$I 和欧洲的 $^{106}$Ru。几十年前钴被遗弃时，固定在金载体中的 $^{125}$I 同位素成为近距离治疗中常用的放射源。碘的金载体后来被用于植入粒子的内壁的修改，从而形成一个适形处理方案（图 132-22）[294]。在首次进行近距离放射治疗中，计算到肿瘤顶端的剂量通常在 40～45Gy。这些剂量明显低于用于葡萄膜黑色素瘤的治疗剂量，但在敷贴边缘 3mm 范围内的视网膜仍会发生明显的放射性视网膜病变。由于缺乏碘源，同位素 $^{106}$Ru（β 发射极）在欧洲被广泛使用。钌的优点是它的半衰期比碘长得多，因此一块敷贴器可以重复使用长达一年。然而，使用 β- 放射源时，钌敷贴治疗的巩膜剂量高于 $^{125}$I 的类似方案。因此，高于 5mm 的视网膜母细胞瘤病变不能治疗。此外，在钌敷贴器中，敷贴器本身含有辐射源。因此，不可能定制设

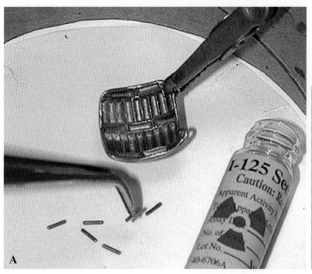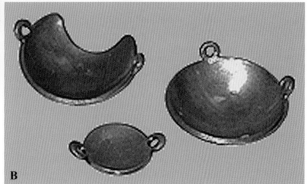

▲ 图 132-22　A. 用更深的种子井对碘的金载体进行修饰，以形成适形处理。根据肿瘤的位置，粒子可以被特殊地装载。B. 钌敷贴器本身就含有放射源。因此，钌可以避免在敷贴中差异加载放射粒子以符合肿瘤的形状的可能性

计辐射粒子在敷贴器中的位置以符合肿瘤的形状。然而，钌敷贴器有多种形状和大小可用于解决这个问题。

　　如果肿瘤位于远离后极的位置，对某些 B 组患者来说，首次近距离放疗是一种选择。同样，如果肿瘤位于周边视网膜，并且只形成一个局限的视网膜下液区域，一些 C 组患者也可以接受近距离放疗治疗。与 EBR 不同，近距离放疗治疗在遗传性病例中似乎不会增加第二肿瘤的风险，尽管有明显的眼部不良反应。Shields 等报道了 103 只眼的巩膜外敷贴治疗结果，结果表明敷贴既可作为主要治疗，也可用于其他治疗方法失败后的补救方案[295]。平均随访 38 个月，87% 的眼获得成功治疗，13% 的眼出现肿瘤复发。据报道，钌近距离放疗治疗的肿瘤控制率为 73%，尽管与 125I 相似，但其作为补救治疗的成功率往往低于首次治疗。后极部肿瘤敷贴治疗的主要限制因素是视网膜和其他重要结构受到高剂量辐射而导致永久性视力丧失的可能性。另一个限制因素是近距离放疗治疗后玻璃体种植的出现，但现在玻璃体腔注射马法兰可用于治疗随访期间出现的残余玻璃体腔内种植。

　　治疗视网膜母细胞瘤时定位敷贴器位置的技术与脉络膜黑色素瘤的定位技术有些不同，主要是因为视网膜母细胞瘤中缺乏色素。黑色素瘤的透照技术对视网膜母细胞瘤的定位没有帮助。当使用

COMS 敷贴时，或者术前使用眼物理敷贴进行计算机建模时，外科医生依靠巩膜顶压和间接检眼镜来定位肿瘤边缘[297, 298]。利用 Bebig 公司的软件，放射物理学家可以告诉外科医师敷贴前肿瘤边缘和中心的位置（以时钟小时为单位）、孔眼的位置以及这些点位于边缘后的毫米数（图 132-23）[298]。当缝合患有视网膜母细胞瘤的幼童的放射性敷贴器时，必须特别小心，不要用锋利的针头刺穿薄的巩膜。一般来说，儿童在术后入院，以确保他们可以在近距离放疗治疗期间进行监测。如果担心儿童扰乱敷贴器位置，可能需要药物镇静。治疗总剂量较低，视网膜母细胞瘤的敷贴治疗时间通常短于黑色素瘤，大多数患者的入院时间为 2～3 天。

　　儿童不应同时接受近距离放疗治疗和 EBR 治疗，因为与辐射相关的眼部不良反应风险极高[286]。在首次全身化疗后立即使用近距离放疗进行巩固治疗也与极高的侵袭性放射性视网膜病变有关。我们观察到在 CEV 化疗完成后立即进行 40Gy 近距离放疗治疗时，有几只眼出现快速放射性视网膜病变。在这种情况下，其他的治疗方法可能会被用来暂时治疗几个月，或者应该考虑降低肿瘤的总剂量。

### （八）眼球摘除 Enucleation

　　眼球摘除术不仅是治疗眼内视网膜母细胞瘤最古老的外科手术，而且往往是治疗损害眼球视觉潜

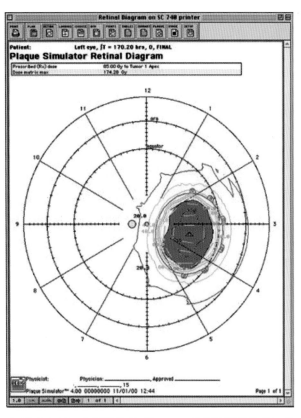

▲ 图 132-23　在复杂软件（如 Bebig 公司提供的软件）的帮助下进行剂量学规划。以时钟小时为单位显示敷贴前缘中心的位置、孔眼的位置及这些点位于角膜缘后部的毫米数

能的晚期疾病的最佳选择。尽管有各种保守治疗方法的进展，眼球摘除仍然是全世界治疗视网膜母细胞瘤最常用的方法。本章将重点讨论视网膜母细胞瘤摘除术的相关技术问题，包括一些在作者的经验中非常有效的"手术精粹"（surgical pearl）。

### 1. 适应证 Indications

有几类患者被认为眼球摘除手术是最佳的治疗对象：①单侧晚期肿瘤（特别是广泛种植的肿瘤），视觉电位可忽略不计（D 组或 E 组）；②化疗和（或）放疗后复发的盲眼；③双侧视网膜母细胞瘤，一只眼患有晚期疾病，另一只眼视力低下可接受其他治疗；④任何怀疑有视神经、眼前节、脉络膜、巩膜或眼外肿瘤受累的患者。最后，如果患者怀疑眼部有活动性肿瘤，并且由于屈光介质不清（如玻璃体积血或眼球痨）而无法随访，则也可考虑进行眼球摘除。

如果一个双侧患者有晚期疾病，且是对称性或几乎对称性，那么推迟眼球摘除是合理的，直到双

眼对初次化疗的反应已经得到了评估。这是因为它可能无法预测肿瘤对全身化疗的反应。这种方法一直受到批评，因为全身化疗可能会掩盖重要的病理危险因素（如侵犯视神经）。然而，如果孩子接受了较差眼的眼球摘除手术，对侧眼完成全部的 6 个周期的全身化疗，则上述问题就不必担心了。在大多数眼科中心，如果摘除的眼球有高风险的病理特征，则给予辅助治疗方案与传统的眼内疾病三药六个周期初级化疗方案（卡铂、依托泊苷和长春新碱）相似。当决定对任何视网膜母细胞瘤患者进行眼球摘除手术时，理想的手术安排应在 7～10 天内。如果等待时间过长，儿童将不必要地暴露在转移性疾病的风险中（特别是在未经治疗的患者和 D 组），如发生青光眼或眼周炎症，可能还会出现眼部不适。在眼球摘除前，所有患者都应接受脑部和眼眶MRI 扫描，以确保在眼球摘除术前无视神经或眼外延伸的影像学证据，这可能需要新的辅助化疗，以尽量减少局部和全身复发的机会。

### 2. 术前咨询 Preoperative Counseling

在对任何患有视网膜母细胞瘤的儿童进行眼球摘除手术之前，无论年龄大小，视网膜母细胞瘤管理团队的一名成员都应为儿童和大家庭做好充分沟通和术前准备。与家长讨论手术的技术方面和预期的术后过程也很重要。与父母分享这样一个观点可能会有帮助：为患有晚期疾病的孩子摘除眼球是值得庆祝的，因为相对简单的手术可能会治愈他们孩子患上的癌症。96% 以上的眼内视网膜母细胞瘤患者通过眼球摘除术达到治愈[299, 300]。还应向父母强调的是，患病的眼睛长时间没有有用的视力，儿童不会因眼球摘除而受到任何功能限制。大家庭的成年人需要看到其他做过眼球摘除术的孩子的照片；如果可能，他们应该能够握住并感觉到植入物和义眼座。最后，应该解释的是，手术并不太痛苦，通常可以在门诊进行。一个 12 月龄的孩子也许能理解他 / 她的眼睛有病，当然一个 18—24 月龄的孩子也能理解这个概念。因此，父母要诚实地对待孩子即将发生的事情，这是非常重要的。在术前讨论中，让任何年龄的兄弟姐妹参与也很重要。2—6 岁组的兄弟姐妹可能会进行"神奇的思考"，他们相信之前对受影响的兄弟姐妹的推搡可能导致了这个

问题。

当眼球摘除是治疗计划的一部分时，最重要的考虑因素之一是外科医师的手术经验。任何一个没有经验的眼科医师做视网膜母细胞瘤摘除术和以可接受的方式获取新鲜肿瘤的眼科病理学操作，都不应该认为是符合常规的。手术中的技术失误可能会对这一组儿童造成灾难性的影响。例如，手术中的眼球破裂会将肿瘤细胞释放到眼眶，大大增加了转移疾病的风险。不恰当的肿瘤切除可能会影响 *RB1* 基因检测，这可能会对儿童的整体医疗保健产生影响。最后，不太理想的美容结果可能会对家庭和孩子产生深远的社会和情感影响。对于接受视网膜母细胞瘤眼球摘除术的儿童，也有特殊的儿科麻醉考虑。术前焦虑可能很严重，尤其是在年龄较大的儿童中，经验丰富的儿科麻醉师通常在术前等待区使用口服 Versed（咪达唑仑）。父母中的一个经常会在他们的便衣上穿上"兔子服"，把孩子抱进手术室。在那里，当孩子被抱在父母的怀里时，给孩子进行面罩麻醉，直到孩子可以轻轻地放在手术台上。

### 3. 手术过程 Surgical Procedure

在准备手术前，双瞳孔都要在手术前扩张，这样可以通过间接检眼镜确认肿瘤的存在，另一个眼睛则要贴上遮盖物并加以保护。这一步是至关重要的，以避免错误眼球摘除的悲剧至关重要。一旦确定肿瘤存在于需要手术的眼睛中，手术的眼睛就被准备好进行手术。手术首先放置开睑器进行暴露，一般来说，最好是达到最广泛的暴露，不过一旦取出眼球，眼睑上的张力可能需要降低，以便在植入物上方能够闭合。角膜缘的结膜用棉签涂干，并用记号笔勾画轮廓，以便在最后关闭时结膜的边缘容易识别。结膜切开术从 3 点钟位置或 9 点钟位置开始，注意用 Westcott 剪刀"抱住"（hugging）角膜缘，尽可能多地保留结膜。温和的双极电灼可用于巩膜表面出血的病灶。值得强调的是，从手术开始就保持细致的止血可以保证手术操作的精确性，同时也保证了术后瘀斑和眼眶水肿的控制。此外，应注意避免过度操作和对眼球施加压力，避免任何可能增加巩膜穿孔或损伤风险的操作。

结膜腹膜切开术完成后，在四个斜象限用弯曲的 Stevens 剪刀的尖端与巩膜平行的方法，将腱层与巩膜分离。注意涡静脉出口在角膜缘后方 16～18mm 处的巩膜流出。然后用一个 20G 的注射器将局麻药 [3～4ml 1% 利多卡因与肾上腺素混合，0.5% 马卡因与肾上腺素和 Wydase（透明质酸酶）] 注入球后间隙（通常为鼻下间隙）。此手法可防止术后突然心动过缓，大大减少视神经切断时的出血量，并提供术后疼痛控制。

然后用肌肉钩将四条直肌依次分离，用双针 5-0 Vicryl 缝合线覆盖，并在其缝线止端从眼球上切断。建议的肌肉切断顺序为：①下直肌；②外直肌；③内直肌；④上直肌。穿针穿过肌肉组织时，通过角度应与巩膜平行或远离巩膜，以避免意外造成眼球穿孔。在内侧直肌或外侧直肌的巩膜肌止端留有较长的肌肉止端（约 5mm），以便在视神经切断时对眼球进行牵引（使用 Adair 钳夹）。当四条直肌被切断时，Vicryl 缝合线的末端用标记的 Steri 条固定在孔巾上，以防止在余下的手术中缠结。上斜肌用肌肉拉钩在上直肌插入后横扫分离，然后从眼球上切断。下斜肌位于眶下外侧前方，通过将肌肉拉钩从眼球上扫向眼眶边缘，该肌肉富含血管，应在切断前用双极烧灼法烧灼止血。然后对前巩膜和赤道巩膜表面进行目视检查，以确保眼眶和巩膜之间（视神经除外）没有残留粘连。

视神经横断所选用的剪刀根据外科医师的偏好而异。总的来说，我们更喜欢一把细长的剪刀，其尖端略微弯曲（如长的 Metz 或 Metzenbaum 剪子）。我们的印象是，眼球摘除剪上过度的 15° 曲线增加了巩膜穿孔的风险，降低了将尖端伸入后眼眶的能力。一些外科医师使用眼球摘除圈套来切断视神经，尽管我们对这种器械没有太多的经验，因为它会产生挤压伪影。出于类似的原因，我们也不建议在横断前钳夹视神经。另一种选择是通过上眼眶入路，利用上眼睑小切口，在直视下切断视神经[301]。

长的视神经残端（long optic nerve stump）。某些手术步骤有助于获得视网膜母细胞瘤摘除术中推荐的最小 15mm 视神经残端。在这一关键步骤中，可以使用 Allis-Adair 动脉夹（与直肌止端的宽度相同）对眼球施加温和的牵引。我们个人的经验是，在 5mm 的直肌残端施加温和的牵引，将有助于"延长"暴露在剪刀下的眼眶神经。用剪刀在视神经附近进行初始扩张运动将打开后 Tenon 膜，使尖端进入球后间隙。在保持 Allis 夹钳张力的同时，剪刀尖沿眶内侧壁移动，并垂直移动触碰视神经。如果外科医师不能感觉到视神经的这种运动，则由于眼球旋转，视神经可能位于剪尖下方或上方。然后，外科医师应找到内直肌止点并旋转眼球，使其位于正确的解剖位置。还应注意的是，视神经在向眶尖倾入时遵循颞侧 - 鼻侧的路径。一旦触诊到视神经，尖端会略微打开（视神经在尖端之间），并向鼻侧 / 后方向内侧壁推进。随着剪刀尖向内侧直肌的后腹部推，后方压力得以维持，剪刀在视神经周围闭合，以一个决定性的动作切断视神经。眼球上的张力应该在此时释放，从而确认视神经已经被成功切断。离断视神经的眼球将向前移动，术者会注意到一些附着在眼眶内的脂肪和软组织将眼球固定在眼眶内。然后用剪刀轻轻地将这些附着物分离于眼球周围，以避免切断肌肉圆锥内的任何运动神经。

当眼球从眼眶上移开后，它被放置在一个单独的 Mayo 支架上，这个支架上安装了一些仪器，包括角膜环钻、小卡斯特罗 - 维约钳和 Westcott 剪刀。眼眶内止血用敷料纱布球（即球形纱布垫）浸泡在肾上腺素（1∶1000 浓度）和活化凝血酶中。助手将纱布球轻轻地固定在肌肉圆锥内，同时准备进行病理检查。另一种止血方法是用一根装有冰冻生理盐水的试管填充眼眶。用肾上腺素浸泡的纱布球（或充冰试管）作为填充物大约 10min，术后几乎没有肿胀或瘀伤。通常不需要压力贴片，敷料可以在门诊手术后第 2 天取出。

采集新鲜肿瘤标本用于 RB1 检测或其他研究用途。在梅奥支架上，应测量并检查视神经残端是否有任何肉眼可见的病理的变化。在打开眼球之前获得视神经后缘，以避免肿瘤细胞人为聚集造成的任何肿瘤污染。视神经后残端用墨汁标记手术边缘，然后在巩膜后 4mm 处用刀片横断视神经，制备视神经后残端。视神经后缘应置于 10% 甲醛缓冲罐中，单独提交。然后检查眼球是否有任何眼外肿瘤扩展的迹象，并使用下斜肌的位置帮助定位正常的眼球标志物（如黄斑）。用记号笔在巩膜上勾勒肿瘤基底部的位置，通过透照或术前眼底图确定。然后，在赤道附近的肿瘤基底附近，用 6～8mm 的角

膜环钻形成一个小的巩膜脉络膜窗。一旦进入玻璃体腔的开口通道建立，就应该用镊子和剪刀轻轻地移除肿瘤组织。为了进行基因检测，将新鲜的样本放入培养皿中以生理盐水的形式新鲜发送。将用于研究目的的肿瘤样本放入适当的小瓶中，并立即运送到实验室。最好在巩膜瓣的一侧留一个缝线，以便在取出肿瘤样本后用一条或两条缝合线将其闭合。眼球应放置在第二罐福尔马林（与视神经残端分开）中，并在切片前固定至少 24～48h。

一旦外科医师完成对肿瘤标本的处理，他 / 她的手术手套应该在返回手术台进行闭合之前更换。用于治疗肿瘤或打开眼球的器械绝不能返回手术台上再次使用。

义眼座植入术（insertion of orbital implant）。各种多孔和无孔眼眶植入物可用于重建眼眶体积，包括硅胶、羟基磷灰石、Medpor 和真皮脂肪移植。选择何种类型的植入物主要取决于外科医师的偏好，尽管在视网膜母细胞瘤患者中有一些重要的考虑因素。与多孔植入物（如羟基磷灰石、Medpor）相比，无孔植入物（如硅胶球）具有较低的暴露率和挤出率，但在幼儿中也具有较高的迁移率。由于存在植入物向内生长，使用多孔植入物在以后的生活中执行植入物交换是困难的，因此当放置小于 18mm 的植入物时，无孔植入物可能是更好的选择。另一方面，多孔植入物，如羟基磷灰石和多孔聚乙烯（Medpor）提供了更好的运动能力，特别是如果植入物在生命后期被钉住，以允许与假体耦合。然而，应该记住，与无孔植入物（硅树脂）相比，多孔植入物（羟基磷灰石，Medpor）没有被证实具有运动优势。此外，多孔眼眶植入物比硅胶球具有更高的植入物暴露率和感染率及更高的成本[302]。

我们通常在患者中使用涂层羟基磷灰石植入物，因为它易于操作，迁移率低，并且允许眼外肌附着到植入物的前表面。在接受眼球摘除术的儿童中，应选择能够合理地植入眼眶的最大植入物，既能促进眼眶生长，又能避免儿童生长时需要放置第二个植入物。一般来说，成人大小的 20mm 植入物可以安全地放置在 2 岁以上的儿童中，而 12—24 月龄的儿童可以安装 18mm 植入物。12 月龄以下的儿童可能需要 18mm 或 17mm 的植入物。植入前

将植入物浸泡在杆菌肽溶液中。其目的是将植入物尽可能深入肌锥，以最大限度地减少术后眼球内陷和植入物暴露的风险。这是通过在植入物表面施加稳定压力的同时，用导入器将植入物滑入肌锥来实现的。

注意手术闭合及预防种植体挤压。一旦植入物被定位在肌肉圆锥内，并且直肌被连接，Tenon 囊就被移动到植入物的表面上，以确保在没有过度张力的情况下能够实现闭合。如果 Tenon 囊在没有张力的情况下无法闭合，则植入物会被重新定位到眶内更深的位置，或者选择更小的植入物。前部 Tenon 囊然后用埋入式 5-0 Vicryl 缝合线（P-3 针）在植入物上闭合。通常放置 5 或 6 条缝合线以完成无间隙的右侧闭合，这将防止筋膜层术后裂开。仔细识别结膜边缘，并用 6-0 普通肠线缝合。抗生素软膏涂在眼窝上，然后放置一个小型或中型的义眼片，以在术后维持穹隆结构。义眼片放置良好后，眼睑应该能够关闭。如果不能实现眼睑的正常闭合，则应为患者更换安装一个较小的义眼片，以防止在术后早期出现不适或义眼片可能丢失的情况。双层纱布眼罩作为敷料覆盖已足够，目前还没有发现有必要放置压力敷料。

术后护理（postoperative care）。必须注意预防恶心、呕吐和眼眶出血的可能性，这将导致不必要的不适和延迟愈合过程。我们通常在手术期间静脉注射抗生素、类固醇和一剂昂丹司琼（Zofran）或类似的药物。在切断视神经之前，将长效局部麻醉药注入后眼眶，控制术后疼痛约 4h。此外，在最初的 24～48h 内，应每隔 4～6h 给予适当剂量的液体氢可酮（Lortab）或类似的止痛药。我们通常在术后出院，在术后第 1 天对患者进行临床评估和换药。我们建议家长每天更换义眼片，持续 7～10 天，并每天多次使用抗生素软膏或滴剂。目前还没有发现口服术后抗生素是常规且必需的，但一些眼科中心提倡使用。一旦术后水肿在眼球摘除术后 4～6 周完全消失，患者就可以由眼科医师安装一个义眼。

如前所述，应特别注意避免眼球意外穿孔，因为这可能需要额外的治疗和导致相关疾病的发病率升高。如果活动性视网膜母细胞瘤在眼球摘除术中发生巩膜穿孔，外科医师该怎么办？应完成手术，以确保整个眼球已被移除，操作须格外小心，以避免眼内容物进一步溢出。如果肿瘤暴露的区域是局部的，外科医师应该切除该区域的眼眶组织，并将其作为一个单独的标本送病理学检查。然后用无菌水冲洗眼窝，以促进任何残留肿瘤细胞的水解。我们建议放置一个无孔植入物（如硅胶球），以防需要进一步的眼窝手术，尽管一些专家建议不要在这种情况下放置植入物[4]。肿瘤小组必须根据具体情况决定采用局部或系统治疗方法治疗该区域。如果摘除的眼球有高风险的病理，那么全身辅助化疗是必要的。如果眼球上没有高风险的病理学，肿瘤学小组可能仍然决定给予术后化疗，以治疗任何可能种植在眼眶的活细胞。放射治疗眼窝的决定是有争议的，只对于那些眼眶复发风险高的病例予以考虑[303]。例如，视神经边缘呈阳性的患者，眼眶内可能会残留临床上可进展的疾病，并需要辅助放射治疗。然而，外科医师应该意识到在眼球摘除术后的前 6 周给予眼眶放射治疗会导致所有患者严重的眼窝挛缩和 18 月龄以下儿童明显的眼眶骨发育不良。对于极年幼儿童（小于 1 岁）的放射和第二次癌症与视网膜母细胞瘤的生殖形式之间的联系，也有人表示关注。无论采用何种治疗方法，在眼球摘除术后的第 1 年，所有可能暴露于眼眶的患者都应每 3 个月进行一次连续的 MRI 扫描。

门诊手术后护理对所有因视网膜母细胞瘤行眼球摘除术的儿童至关重要，特别是在手术后的第 1 年。在手术后的第 1 个月内，患者和家长应与肿瘤科医师会面，讨论组织病理学发现及其意义。对于儿童摘除术后高危病理特征的辅助化疗的决定存在争议。在大多数中心，对存在筛板后视神经侵犯、有大范围脉络膜侵犯，巩膜侵犯和眼前段侵犯的患儿，推荐采用三种药物方案进行 6 个月的全身化疗。眼科医师应该意识到，在眼球摘除术后的最初 12 个月内，眼眶肿瘤复发的风险最高，因此在术后访视期间，应移除义眼体并检查眼窝是否有异常[205, 299]。

如果在手术时将一个大的眼眶植入物放在眼眶内，并且没有来自外部的眼眶辐射，那么摘除后的眼眶生长将是正常的[304]。然而，如果不能用眼眶植入物代替眼球，并且不能保持义眼座的存在，则会导致眼眶生长缺陷[305]。Imhof 及其同事证明，与未经照射的眼眶相比，经照射的眼眶的生长明显受损（$P < 0.001$），并且二期眼球摘除不会增加 EBR 引起的骨生长迟缓[306]。毫不奇怪，这些作者观察到，当儿童在 6 月龄前接受辐射时，EBR 的生长损伤效应最为严重（$P < 0.01$）。兔子的眼眶生长研究表明，眼球摘除后眼眶生长减少，可膨胀但不是静止的眼眶植入物可缓解这种情况[307]。根据 Fountain 等的发现，如果使用大型但不可扩张的眼眶植入物，则摘除眼球患者眼眶的生长可能是正常的[304]。

（九）RB 治疗后的消退模式 Regression Patterns Following Treatment

首次化疗后的肿瘤消退通常在化疗 2～3 个周期后形成。在表 132-1 中对其进行了描述，并给出了每种类型的局灶巩固治疗的整合需求指南。首次化疗后肿瘤消退的模式与 EBR 治疗的模式相似，临床医师使用的术语也相同。一些肿瘤发展为完全钙化，并迅速减少到 I 型退行性变。这种良好的反应可以发生在一些肿瘤的第一个周期全身化疗结束时，而其他可能到第六个周期结束不太会发展为钙化的消退。单纯 II 型退行性变（"鱼肉"，半透明肿块）在我们的经验中是一种罕见的首次化疗后的反应。III 型退行性变（I 型和 II 型的组合）是最常见的（图 132-24）。IV 型退行性变为扁平瘢痕，有萎缩性改变、色素沉着增加或两者兼而有之。最不常见的消退模式是 0 型（无可见病变），但我们在未经激光的小的中心凹病变中观察到。如前所述，任何活跃的肿瘤都会被激光照射，至少三次才能达到 I 型或 IV 型瘢痕。一些 II 或 III 型退行性变可能需要

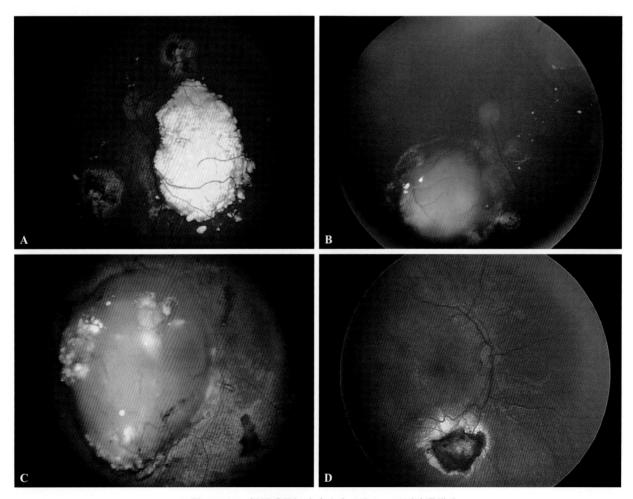

▲ 图 132-24　视网膜母细胞瘤治疗后的 I～IV 型消退模式

15～20 次激光治疗才能达到这一目标。

大多数与视网膜母细胞瘤治疗后的消退模式相关的信息在接受 EBR 治疗的眼中已被报道。1993年，Singh 和他的同事报道了他们对伦敦圣巴塞洛缪医院接受 EBR 治疗的 83 名患者中 105 只眼中180 个个体肿瘤的评估，发现 13/180 个肿瘤中有 13个（7%）出现肿瘤生长复发，所有肿瘤在治疗结束后的 40 个月内复发，4 年后没有复发[308]。1991年，纽约 57 只眼 89 个肿瘤仅用 EBR 治疗的经验表明，Ⅱ型是整个随访期最常见的消退模式[309]。最大的肿瘤呈 Ⅰ 型消退，最小的病灶（1DD 以下）完全消失。1983 年，Buys 和纽约的同事报道了钴敷贴放射治疗后的消退模式[310]。他们发现 31 只眼中有 9只眼出现了Ⅳ型消退（扁平疤痕或裸露巩膜），治疗 6.5 年后Ⅳ型消退无复发。Ⅰ型是最常见的消退模式，Ⅱ型和Ⅲ型较少。

在化学减容后，Shields 等报道 Ⅰ 型消退更常见于较大肿瘤和靠近中心凹的肿瘤[311]。在我们的实践中，我们没有注意到术前因素和最终肿瘤消退模式之间的一致相关性。Shields 等也注意到不同消退模式之间的复发率没有差异[312]。然而，我们已经注意到Ⅱ型消退的数量是一个很强的预测未来肿瘤复发的因素。因此，我们积极进行病灶巩固治疗，以减少Ⅱ型或Ⅲ型消退，达到 Ⅰ 型或Ⅳ型。理想情况下，这一过程应在 6 个化疗周期结束前完成，但如果不能完成，激光治疗通常每月持续一次，直到达到这一目标。

### （十）治疗后随访中新发肿瘤或复发 New Tumors or Tumor Recurrences During Posttreatment Follow-Up

对于追踪遗传性视网膜母细胞瘤患者的眼科医师来说，最关心的是化疗期间或化疗后是否会出现新的肿瘤。一篇综述报道 34 例 57 只眼遗传性双侧视网膜母细胞瘤应用单一卡铂化疗和局灶巩固治疗后，其中 27 只眼出现 63 个新肿瘤[313]。患者出现肿瘤时的平均年龄为 9 月龄，卡铂治疗后出现肿瘤的平均时间为 4.4 个月。Shields 等报道，在 106 名患者 162 只眼中，24% 的眼出现了新的肿瘤[314]。最常见的是这些新的肿瘤出现在很小就被诊断为视网膜母细胞瘤的儿童或其家族成员的眼睛中。因为这些新出现的肿瘤没有血液供应，系统性的化疗无法阻止它们的出现。最近有报道指出，动脉内化疗后几乎从未出现新的肿瘤形成，这可能是由于选择性动脉灌注后眼内药物水平升高所致[315]。另一种新的肿瘤形成是最初治疗反应后的复发，可分为边缘瘢痕复发、主要肿瘤复发或玻璃体种植后的新的视网膜前肿瘤形成。根据我们的经验，在化疗结束后的 2～6 个月内通常会出现局部再生或边缘瘢痕复发（图 132-25）。幸运的是，如果足够早的发现，大多数瘢痕复发可以通过积极的局灶性巩固治疗如激光治疗或冷冻治疗获得成功。连续的 RetCam 图像有助于确定可疑区域是再生还是持续的Ⅱ型消

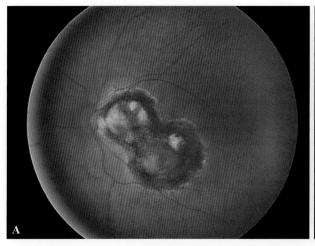
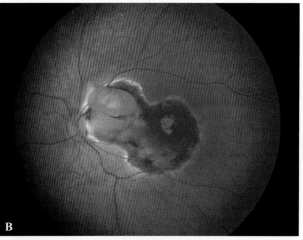

▲ 图 132-25　A. 初次化疗和局部激光巩固后的Ⅳ型消退；B. 3 个月后复发

退。早期局灶性再生通常表现为轻微的隆起，血管化呈粉红色，荧光素血管造影可显示早期花边状强荧光和晚期渗漏。在最后一个化疗周期后，我们每月随访一次 EUA 患儿，直到激光治疗完成。考虑到这是肿瘤复发风险最高的时期，我们每隔 6 周对患者进行一次随访，持续约 6 个月。6 个月的监测期结束后，儿童可根据新发肿瘤筛查计划进行随访：1 岁以下每 1 个月，1—2 岁每 2 个月，2—3 岁每 3 个月。当孩子到了 3—4 岁，并且观察到自上次发现活动性肿瘤至少 2 年后，可以将随访转移到办公室。在办公室里，我们用间接眼底镜（不用开睑器）和周边视网膜的 B 超检查这些儿童。在没有 EUA 的情况下，你不太可能在周边看到小到可以用局灶模式治疗的小肿瘤，但是如果遵循上述治疗随访建议，新发肿瘤的风险是非常小的。

### （十一）治疗的后期效应 Late Effects of Treatment

治疗的后期效应是父母和受累儿童以及跟踪这些儿童长大成人的眼科医师主要关注的问题。我们将总结几项主要的研究来检验这些后期效应。1991 年，对 1965—1982 年 99 例接受视网膜母细胞瘤治疗的德国患者进行了回顾性研究，以确定治疗的后期效果[316]。99 例患者的中位年龄为 16 岁（6—27 岁），中位随访时间为 15 年（6—27 岁）。2001 年，报道了 1976—1994 年间在海法治疗的 21 例以色列视网膜母细胞瘤患者[317]。在这个系列中，随访中位年龄为 12 岁，21 例患者中 13 例接受 EBR 治疗，8 例接受化疗。1996 年，Imhof 和他的同事在他们的荷兰 68 例接受 EBR 治疗的患者中报道了放射治疗的晚期眼眶效应[306]。仅对 77 例进行眼眶放射治疗，43 例进行放射和眼球摘除治疗。荷兰患者的平均随访时间为 5 年 5 个月（1~20 年）。2003 年，来自墨尔本的一个澳大利亚系列报道了在 1965—1997 年间用 EBR 治疗的 47 只眼睛，并进行了至少 2 年的随访[284]。

#### 1. 中线面骨发育不全（眼眶）Bony Hypoplasia of the Midface (Orbit)

在视网膜母细胞瘤患者中，眼球摘除联合 EBR 术前或术后的晚期效应造成最显著的美容畸形，表现为眼眶骨生长不足，结膜和眼窝软组织萎缩。当放射治疗后眼眶的生长与非放射治疗眼眶的生长相比较时，青少年和成人在解剖结构上的差异是显著的[306]。儿童接受辐射的年龄会影响生长迟缓的程度，因此，如果可能的话，在小于 12 月龄的儿童中应避免任何 EBR。眼球摘除本身似乎对眼眶骨没有额外的生长抑制作用，尽管在接受眼球摘除的幼儿中存在小的眼眶植入物的问题。在德国患者中，72 只眼在没有放射治疗的情况下进行了眼球摘除术，与 28 例接受 EBR 加眼球摘除术的患者相比，这些眼睛的外观美容效果明显好[316]。在以色列系列中，13 例接受 EBR 治疗的患者中有 12 例有明显的骨性眼眶发育不全[317]。在澳大利亚系列中，眼眶骨生长停滞是一个显著的晚期效应[284]。由于放射治疗后眼眶区域供血不足，这些患者的眼眶重建很困难。在一份来自中国的报道中，报道了用带血管蒂皮瓣覆盖的羟基磷灰石骨移植替代物取得了良好效果[318]。其他的方法也被采用，包括带微血管吻合的游离移植物移植，但成功率各不相同[319]。

#### 2. 放射性白内障 Radiation Cataract

眼部结构的耐受水平差异很大。泪腺、角膜和结膜都能承受高达 50Gy（5000rad）的辐射，而视网膜能承受 45Gy 或更低的辐射。巩膜抵抗力最强，耐受性＞500Gy。最敏感的眼内结构是晶状体。Schipper 对 EBR 术后放射性白内障进行了详细讨论[320]。Verhoeff 使用 orthovoltage 进行早期治疗时，最小白内障剂量为 5.5Gy，最大非白内障剂量为 11Gy。

1996 年的一项研究比较了两种不同的 EBR 技术：保留晶状体的电子束技术和改进的侧向束技术[321]。作者报道了白内障的总发病率为 22%，两组间白内障的发展没有差异。Schipper 和同事开发的真空隐形眼镜稳定眼睛的系统减少了患放射性白内障的眼数量[287, 322]。在耶路撒冷的一系列报道中，20% 的受照射眼出现白内障[323]。这与 Haifa 病例系列中发生放射性白内障的 3/13 眼（23%）相似[317]。

1990 年 12 月报道了 Wills 眼科医院治疗白内障和视网膜母细胞瘤的经验。38 例患者中，共有 42 只眼接受了白内障手术。1 只眼发生视网膜脱离，4 只眼有弱视，3 只眼有肿瘤复发，1 只眼视网膜母细胞瘤经巩膜切口进入结膜下间隙。视网膜母细胞瘤患者白内障摘除的适当时机尚未在文献中得到证实。大多数眼科中心在眼部出现非活动性疾病后至少等待 2 年，以防止发生肿瘤扩散到眼睛以外的手术后果。

### 3. 放射性视网膜病变 Radiation Retinopathy

放射性视网膜病变是一种与剂量相关的并发症，可表现为视网膜和脉络膜梗死[325]。在以色列的一系列报道中，12% 的受辐射眼在治疗后 11~72 个月（平均 37 个月）首次发现辐射性视网膜病变。据信，控制视网膜母细胞瘤所需的总剂量在 36~42Gy 之间，接近辐射性视网膜病变的阈值。其他临床因素可能使患者易于发生视网膜毒性，包括年龄小（小于 1 岁）和伴随治疗。虽然实际数据很少，但如果在全身或动脉内化疗后立即进行近距离放射治疗或 EBR 治疗，放射性视网膜病变的风险可能会增加。在伦敦 1996 年的一份报道中，28 只眼接受了两个周期的 CEV 化疗，然后是 40~44Gy EBR，然后是两个额外的三药化疗周期。在这个系列中似乎没有明显的放射性视网膜病变[195]。然而，我们仍然建议化疗后 2~3 个月的患者在开始 EBR 治疗前暂缓治疗，以降低放射性视网膜病变的风险。

放射性视网膜病变也被描述在首次近距离放射治疗后，但往往发生在靠近原发性肿瘤的位置[326]。然而，我们也看到广泛的渗出性视网膜病变在近距离放射治疗黄斑部肿瘤后几年导致完全的浆液性视网膜脱离。鉴于这些眼睛接受了广泛的治疗，临床医师应该预计视网膜母细胞瘤患者在接受近距离放射治疗和 EBR 治疗后眼部不良反应发生率较高。放射性视网膜病变的治疗选择仍然非常有限，因为抗血管内皮生长因子治疗黄斑水肿在这种情况下是一种未经证实的治疗方法，而且只适用于那些已经静止至少 2 年的患眼。

### 4. 第二恶性肿瘤 Second Malignant Neoplasms (SMN)

长期研究表明，高剂量 EBR 治疗眼内视网膜母细胞瘤与辐射领域出现的第二恶性肿瘤（second malignant neoplasms，SMN）之间存在一致的相关性[202, 203]。接受 EBR 治疗的双侧视网膜母细胞瘤患者也会发展出辐射野以外的第二种恶性肿瘤，如乳腺癌和子宫癌。因此，决定患者一生中罹患第二次癌症风险的最重要因素是在遗传性疾病背景下的放射治疗史。另一个重要因素是治疗年龄，在生命的最初 12 个月接受治疗的患者风险最高[327]。第三个因素是使用的辐射剂量，在剂量减少之前接受 EBR 的患者发生 SMN 的风险最高。有一份报道指出，使用较老的烷基化剂可能会增加某些 SMN 的风险，与放射治疗的历史无关[328]。

Strong 及其同事认为，遗传性视网膜母细胞瘤幸存者的组织特异性和相对较短的辐射诱发实体瘤时间与易感细胞的辐射效应一致[181, 329]。François 列举了 300 多例由放射骨引起的肉瘤，潜伏期为 3~30 年[330]。SMN 中的肿瘤类型差异很大，但高达 80% 是成骨肉瘤、平滑肌肉瘤和恶性纤维组织细胞瘤[202, 203, 331]。肿瘤包括骨肉瘤、乳腺癌、皮肤黑色素瘤和子宫癌。其他肿瘤类型包括肾细胞癌、Ewing's 肉瘤、舌癌和髓母细胞瘤。

所有病例均符合放射源性肿瘤的 Cade 标准[332]。视网膜母细胞瘤患者中约 75% 的 SMN 发生在辐射区。在 1993 年 7 月出版的《美国国家癌症研究所杂志》上，Eng 及其同事对纽约和波士顿治疗的 1000 例视网膜母细胞瘤患者进行了随访[16]。在接受 EBR 治疗的双侧视网膜母细胞瘤患者中，35% 的患者在确诊后 40 年内将死于第二种恶性肿瘤。未经 EBR 治疗的双侧受累患者中只有 6% 符合相同的命运。在军队病理研究所（美国）（Armed Forces Institute of Pathology，AFIP）对 215 例双侧视网膜母细胞瘤患者的回顾性研究中，137 例接受放射治疗的患者 30 年的 SMN 累积发病率为 35%，而 78 例（5/78）未接受放射治疗的患者的 SMN 累积发病率约为 6%[333]。在接受放射治疗的患者中，照射野内的发病率为 29%，照射野外的发病率为 8%。在这项研究中，辐射场外的发病率与未接受辐射的患者报道的发病率没有显著差异。

对第二原发性肿瘤的适当监测包括父母每周对高危儿童进行检查，寻找疼痛、压痛或肿胀的病灶。有人建议，易感患者每年都要进行身体扫描。然而，骨骼扫描会给患者带来辐射，每年的全身磁共振扫描在孩子的一生中都是昂贵的。我们的经验是，一名儿童在首次出现 SMN 首次症状出现前 4个月做了一次完全正常的 MRI 扫描。鉴于缺乏令人信服的数据，可能不需要对 SMN 进行常规监测扫描。

在最终发展成 SMN 的患者中，最常见的发现是症状出现数月后才怀疑诊断。我们相信教育父母注意结节、关节或头骨疼痛、头骨肿块或四肢疼痛的重要性，这些疼痛在 5～7 天内无法缓解。这些迹象或症状应促使去看儿科医师或初级保健专家，并附上一份声明，说明儿童患骨癌的高风险，应进行检查。SMN 的早期诊断与良好的预后相关。我们有一个患者在诊断出蝶大翼骨肉瘤后存活了 17 年。

据报道，在视网膜母细胞瘤诊断后 40 年有遗传易感的患者中，如果他们的视网膜母细胞瘤未经 EBR 治疗，SMN 死亡风险为 6%，如果使用 EBR，则 SMN 死亡风险为 35%[16]。乌得勒支登记处1945—1977 年荷兰所有病例的数据表明，25 年的累积风险为 22%，而 Abramson 公布的风险为 50%。由于早期研究中使用了高剂量的 EBR，过去 15 年接受治疗的患者中 SMN 的发病率可能较小[201]。

## （十二）转移性视网膜母细胞瘤 Metastatic Retinoblastoma

### 1. 危险因素 Risk Factors

在发达国家，眼球摘除或保留眼球治疗后发生眼外疾病的风险很低，在 0%～4%[299, 334]。如前所述，E 组眼的转移扩散率最高，因此建议摘除以尽量降低这种风险。已被证明增加转移风险的具体临床特征包括 E 组肿瘤、虹膜红变、新生血管性青光眼和诊断前 6 个月以上的临床症状[232]。如前所述，有一些组织病理学特征被归类为"高危"特征，已发表的转移率已根据文献进行估计[210]。普遍认为，视神经边缘阳性和巩膜侵犯的患者需要积极的眼球摘除术后治疗，以降低转移疾病的风险。绝大多数中心也治疗筛板后视神经肿瘤侵犯的患者，尽管一些中心跟踪这些患者，并用积极的多模式化疗治疗约 10% 的复发患者[335]。孤立的大范围脉络膜浸润（＞3mm 厚）的患者是一个非常有争议的辅助治疗组，因为只有 6% 的患者会复发[210]。脉络膜大范围侵犯合并任何程度视神经侵犯的患者，其风险或复

发率大于 10%，应给予辅助治疗[210]。转移性疾病的发病率是可变的，但大多数病例在 3 岁时就被确诊[336]。转移最常见于骨髓、副鼻窦、唾液腺、淋巴结、皮下组织、肝、脾、肺、睾丸和中枢神经系统[337–340]。转移性疾病患者的预后在很大程度上取决于中枢神经系统是否参与转移性扩散[341]。一旦转移性视网膜母细胞瘤累及中枢神经系统，几乎没有幸存者。相比之下，如果只涉及骨髓和骨骼，最近的报道为清髓治疗、骨髓移植和局部放射治疗提供了一些希望[341]。在骨髓拯救技术引入之前，转移性视网膜母细胞瘤诊断后的生存期为 6～12 个月。然而，有令人鼓舞的报道称，大剂量多模式化疗联合骨髓拯救与长期生存有关[341–345]。

### 2. 眼眶视网膜母细胞瘤 Orbital Retinoblastoma

眼外疾病在发达国家极为罕见。当眼内视网膜母细胞瘤的诊断被延迟时，眼内视网膜母细胞瘤的自然史包括最终通过眼球壁进入眼眶，然后延伸到区域淋巴结，最终转移扩散。这些患者在诊断时会出现眼眶视网膜母细胞瘤的证据，有眼球突出、眼眶炎症及眼眶肿块的影像学表现。我们也看到罕见的病例，直接中枢神经系统扩散和中枢神经系统转移疾病的病例。眼外疾病的风险很大程度上取决于晚期眼内疾病的延迟诊断。在没有普及初级医疗服务的发展中国家，许多视网膜母细胞瘤病例都伴有眼外疾病[335]。

重要的是要了解，大多数眼眶视网膜母细胞瘤患者都有区域性或远处转移性疾病，因此需要系统性的治疗及对眼眶部分的积极治疗。来自阿根廷的Chantada 及其同事报道，当眼眶视网膜母细胞瘤接受首次化疗、有限切除和眼眶放射治疗时，84% 的患者有 5 年无事件生存率[335, 346]。我们同意这些作者的观点，眼眶切除术对这些患者来说是不必要的，手术治疗的作用是有限的。我们建议在切开活检后进行全身化疗和眼眶放射治疗以确认诊断。眼眶大肿瘤切除术可以减轻肿瘤所造成的负担，但随着全身化疗和眼眶放射治疗的进行，肿瘤往往会明显缩小。

### 3. 视网膜瘤（视网膜细胞瘤）Retinoma (Retinocytoma)

一种良性的视网膜母细胞瘤，最初被 Gallie 等

描述为"视网膜瘤"（retinoma），呈半透明病变，伴有一些钙化和潜在的色素变化[347, 348]。"视网膜细胞瘤"已由其他作者介绍的[349, 350]。组织学研究表明这是视网膜母细胞瘤的良性变异，而不是退行性视网膜母细胞瘤。视网膜瘤通常在对健康患者的常规眼底评估或对视网膜母细胞瘤患者家属的筛查中诊断。典型的眼底表现为灰色半透明肿块，内有钙化结节，周围有视网膜色素团块和萎缩。我们见过视网膜瘤和良性玻璃体"种植"的患者在随访检查中没有改变，其他作者也有类似的观察。Lueder 和他的同事描述了两个视网膜瘤和玻璃体种植的患者，分别随访了 8 年和 33 年，没有疾病进展或转化的迹象[351]。病理组织学检查显示良性的圆形蓝色细胞，位于血管化良好的基底层，伴有钙化灶。没有有丝分裂、细胞多形性、核异型性、玫瑰花结或其他恶性肿瘤特征。

视网膜瘤或视网膜细胞瘤具有良性组织病理学特征，但可能很少保留恶性转化为快速生长的视网膜母细胞瘤的能力[352]。一位来自洛桑的 24 岁女性描述了恶性转化事件的组织学描述[353]。Eagle 和他的同事报道了 1 例来自费城的 7 岁儿童，4 岁时被发现患有典型的视网膜瘤。3 年后，肿瘤突然迅速生长并种植在玻璃体中，导致失明[352]。恶性转化的可能性强调了对这些患者进行密切随访的必要性。如果视网膜瘤是外周性的，我们考虑进行仔细的激光治疗，使病变变平，这样可以降低恶性转化的风险。

偶尔有视网膜母细胞瘤退变为类似视网膜瘤的肿瘤，无论是临床上还是组织病理学上。此外，未经治疗的视网膜母细胞瘤患者可能存在视网膜瘤形成区。这些"假定"的视网膜瘤呈灰色半透明，很像 Aaby 和同事描述的病变[349]。我们看到的病变类似于 II 型或 III 型退行性变，有半透明部分和囊性间隙（图 132-26）。序贯直接激光光凝可用于将病变缩小为扁平瘢痕（IV 型退行性变），但我们建议在考虑眼球摘除或放射治疗前记录这些病变的进展性生长。

### 4. 弥漫浸润性视网膜母细胞瘤 Diffuse Infiltrating Retinoblastoma

在罕见且非典型的视网膜母细胞瘤中，称为弥漫性浸润性视网膜母细胞瘤，眼睛中没有肿块形成（图 132-27）。相反，肿瘤扩散浸润视网膜，导致不规则增厚。在这种不典型的视网膜母细胞瘤中，钙化并不常见。在一篇综述中，28 例弥漫浸润性视网膜母细胞瘤中只有 4 例显示存在眼内钙[354]。由于两种成像方法均显示视网膜弥漫性增厚，因此无论是眼部超声还是 CT 扫描都不可能有助于做出这一诊断[355]。在某些情况下，磁共振可以提供有用的信息[356]。弥漫浸润性视网膜母细胞瘤虽然少见，但却是误诊的常见原因。典型的表现是没有任何病史的大龄儿童的单侧葡萄膜炎或视网膜脱离，尽管来自中国台湾的作者报道了 1 例遗传性病例[357]。眼睛通常是红色的，可能出现假性前房积脓、虹膜表面或前房内的结节和（或）类似角质沉淀物的内皮肿瘤结节。玻璃体经常是混浊的，渗出物可能覆盖周围视网膜。视网膜可能呈灰色、浸润、增厚。这种类型的视网膜母细胞瘤也可以出现前房积血[355, 357, 358]。Grossniklaus 等报道了一种前部变异，其中唯一的肿瘤病灶位于视网膜前部[359]。由于大多数病例诊断晚，眼球摘除是治疗的首选。由于病变在视网膜内生长并破坏了感觉性视网膜，因此试图挽救眼球所获甚少。眼球摘除术后的全身预后一般良好[360, 361]。

### （十三）大龄儿童视网膜母细胞瘤 Retinoblastoma in Older Children

在美国，几乎 90% 的视网膜母细胞瘤患者在 5 岁之前就被诊断出来了[362]。然而，新诊断的病例报道年龄在 7—15 岁，以及发生在成人患者[363-365]。根据我们的经验，7—8 岁的儿童被诊断为晚期单侧视网膜母细胞瘤并不少见。一种罕见的胚胎性视网膜细胞的持续存在被认为是这种罕见的视网膜母细胞瘤在高龄发病的一种解释[365]。另一种解释是，发生在生命早期的视网膜瘤或视网膜细胞瘤在经历恶性转化之前可能无法被识别[350, 352, 366]。在 400 名连续的视网膜母细胞瘤患者中，26 名患者在最初诊断时年龄在 5 岁或 5 岁以上[367]。在这一系列中，所有年龄较大的儿童都患有散发性单侧视网膜母细胞瘤。

大龄儿童视网膜母细胞瘤的临床表现的重要方

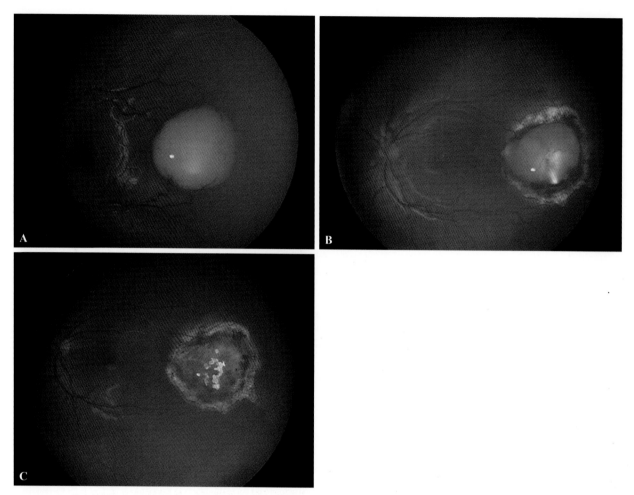

▲ 图 132-26　A. 推测为视网膜瘤。外观类似于任何治疗前的 Ⅱ 型消退；B. 局灶激光光凝治疗后，它开始退化；C. 几次激光治疗后肿瘤几乎变平了

面是容易误诊。26 名儿童中有 5 名在诊断视网膜母细胞瘤之前接受了玻璃体切除术 [367]。作者建议临床医师对儿童不明原因的玻璃体积血、非典型眼内炎或葡萄膜炎，应考虑视网膜母细胞瘤的可能性。由于这些大龄儿童单侧疾病的严重性，几乎所有病例都有 E 组疾病，因此需要眼球摘除。

1. 三侧性视网膜母细胞瘤（原始神经外胚层肿瘤，松果体）Trilateral Retinoblastoma (Primitive Neural Ectodermal Tumors, Pinealoma)

术语"三侧性视网膜母细胞瘤"（trilateralretin-oblastoma，TRB）典型地指双侧眼内视网膜母细胞瘤与松果体母细胞瘤的关联，松果体母细胞瘤是一种起源于松果体的原始神经外胚层肿瘤。1977 年，Jakobiec 及其同事首次认识到眼内视网膜母细胞瘤与异位颅内恶性肿瘤的关系 [368]。1980 年，Bader 等报道了 10 例双侧 RB 儿童，他们在松果体中发展出另一种原发性恶性肿瘤，而术语"三侧性视网膜母细胞瘤"与此诊断相关 [369]。组织病理学上，TRB 颅内肿瘤类似 PNET，有不同程度的神经元和光感受器细胞分化。TRB 发生的一个解释是视网膜和松果体有一个共同的胚胎起源，松果体中可能有残留的感光元件。在低等动物中，松果体作为感光器官发挥作用，有时被称为"第三只眼"。在文献中，关于 TRB 的起源细胞存在一些争议，最近的研究表明，肿瘤可能起源于原始细胞（室管膜下板）的生发层，而不是松果体 [370, 371]。因此，一些作者将视网膜母细胞瘤患者的颅内肿瘤称为松果体神经母细胞瘤（pineal neuroblastic tumor，PNT），而不是松果体母细胞瘤 [372]。尽管 TRB 被经典地定义为双侧视网膜母细胞瘤患者，在松果体区域发生肿瘤，但在

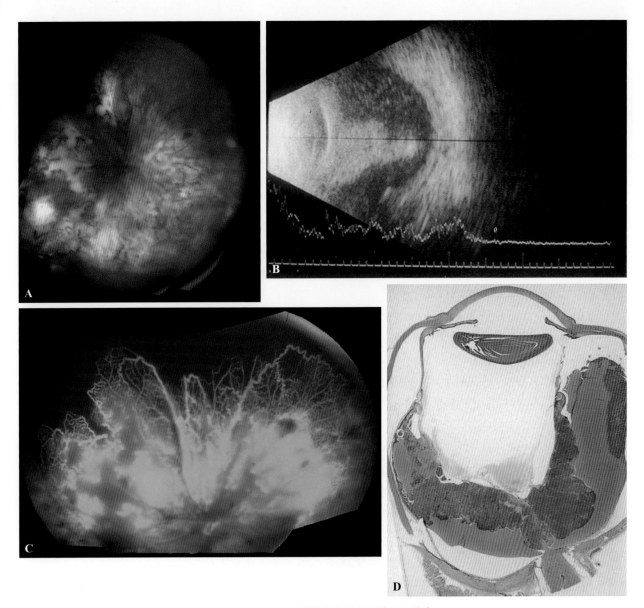

▲ 图 132-27　弥漫性浸润性视网膜母细胞瘤

A. 4 岁儿童罕见的牵引性渗出性视网膜脱离；B. B 超显示无钙化；C. 荧光素血管造影类似 Coats 病；D. 组织病理学显示视网膜母细胞瘤累及整个视网膜。视网膜下积液和渗出物

少数 TRB 病例中，颅内肿瘤位于鞍上或鞍旁。这些位于颅底的异位肿瘤被称为异位颅内神经母细胞瘤（ectopic intracranial neuroblastic tumors，EINT）[372]。比较发病年龄，EINT 患者似乎比 PNT 儿童发生早[372]。也有报道称，遗传性单侧视网膜母细胞瘤的患者发展成中线颅内肿瘤。这些具有遗传性单侧RB 的 TRB 患者似乎比 PNT 更容易发生 EINT[370]。也有少数视网膜母细胞瘤患者的兄弟姐妹在没有眼内肿瘤临床证据的情况下发生 TRB[370]。在所有的TRB 病例中，中线颅内恶性肿瘤似乎是 RB1 癌易

感综合征患者多中心肿瘤发生的焦点。视网膜母细胞瘤基因中似乎没有一种特殊的基因突变导致 TRB的发生。根据文献中 TRB 的临床谱，将 TRB 称为颅内中线恶性肿瘤和视网膜母细胞瘤遗传形式的关联[371]。

2. 发病率 Incidence

据估计，TRB 的总发病率为视网膜母细胞瘤患者的 3%，双侧 RB 患者高达 5%～6%，家系 RB 患者高达 10%～15%[370, 373]。TRB 曾是视网膜母细胞瘤在生命最初 5 年死亡的主要原因[374]。近年来，随

着化疗减容术的广泛应用和双侧 RB 患者外照射应用的降低，TRB 的发生率呈下降趋势。在 Will's 眼科医院接受全身化疗的 99 例双侧或家族性 RB 患者中，至少有 4 年的随访没有出现 TRB[374]。基于这一系列的研究，作者推测，患有视网膜母细胞瘤基因型的患者，如果因眼内疾病接受全身化疗，可以防止 TRB 的未来发展。另一种解释是，在 RB1 突变患者中 EBR 的使用减少及其相关的致癌效应与 TRB 的发病率降低相关。在 1995 年以前的文献中，大多数 TRB 患者接受单眼或双眼 EBR，而在 20 世纪 90 年代中期之后，基本上相同的双侧 RB 患者群体接受全身化疗[371, 375]。

### 3. 临床表现 Clinical Presentation

TRB 的平均诊断年龄在 26—40 月龄，范围为 1—142 月龄[371, 372, 376]。总的来说，89% 的 TRB 患者有双侧 RB，11% 有单侧可遗传 RB[371]。在所有的 TRB 病例中，43%～68% 有视网膜母细胞瘤的阳性家族史[372, 376]。TRB 患者通常在 5～8 个月前被诊断为眼内视网膜母细胞瘤[372, 373, 376]，早于双侧 RB 的平均诊断年龄（即 1 岁）。这可能表明 TRB 患者的临床和生物学侵袭性更强，也可能表明 TRB 患者组中家族性病例的比例更高。通常，颅内肿瘤与眼内肿瘤的诊断是不同步的，双侧 RB 的诊断与脑肿瘤的诊断之间的间隔平均为 20～33 个月[371-373, 376]。

在诊断时，少数 TRB 患者在常规神经影像学研究中发现无症状[371]，但大多数有颅内压升高（intracranial pressure，ICP）的迹象。ICP 增加的症状和体征包括头痛、恶心、呕吐、厌食、冷漠、嗜睡、步态紊乱、头围增加，当然还有视乳头水肿[371, 376]。当视网膜母细胞瘤患者被诊断为颅内恶性肿瘤时，有时很难区分 TRB 与颅内转移性疾病，尽管后者往往表现为软脑膜疾病。关键因素是受累最严重的眼的视神经是否有筛板后浸润的证据，如果没有，则颅内病变最有可能是 TRB。如果进行活检，可能有某些组织病理学特征有助于识别 TRB。例如，在大约 1/3 的 TRB 病例中，可能存在肿瘤分化的证据，如 Flexner-Wintersteiner 或 Homer-Wright 玫瑰花环，这在转移性疾病中极为罕见。然而，中枢神经系统转移和 TRB 有类似的治疗方法，因此，如果能根据临床表现进行诊断，则诊断性活检就不是绝对必要的。

### 4. 筛查 Screening

对 TRB 的筛查建议有些争议，主要是因为 TRB 的发病率低，而且在该人群中进行 MRI 需要麻醉。大约 1/4 的 TRB 患者在常规筛查中确诊，通常在视网膜母细胞瘤确诊后的前 3 年内。对已发表的 TRB 病例的 meta 分析发现，在常规筛查中诊断的肿瘤往往比有症状的患者小[372, 377]。在常规筛查中诊断为 TRB 的患者也倾向于存活更长[370-372, 377]，尽管有症状的 TRB 患者和筛查中发现患者的死亡年龄似乎相同[378]。有人认为这种生存优势可能是由于提前期偏差[378]。鉴于视网膜母细胞瘤的诊断与 TRB 的发生间隔相对较短，常规筛查很可能在几年内发现大多数病例。一项回顾性研究发现，89% 的 TRB 患者在眼内肿瘤诊断 4 年内发生颅内肿瘤[370]。另外，临床医师必须考虑筛查的费用、在这些幼儿中进行神经影像检查时全身麻醉的必要性，以及偶尔对常规神经影像检查中发现的良性病变进行不必要的颅内活检[378]。在常规神经影像学研究中发现，无症状的视网膜母细胞瘤患儿发现松果体区域出现囊性病变并不少见。评估这些松果体囊肿患者的恶性肿瘤风险需要神经放射学专业知识，并应请求神经外科会诊。如果病变以囊性为主，直径小于 1.5cm，绝大多数病例可避免神经外科活检，患者应仔细观察重复成像。

在现代视网膜母细胞瘤诊疗中心，MRI 通常在诊断时进行，以排除同时存在眼眶或颅内疾病。对于后续的神经成像应该多久进行一次以及何时停止，目前还没有普遍的共识。患 TRB 风险最高的是那些有双侧疾病或家族史阳性的儿童。因此，在诊断为视网膜母细胞瘤后的 3～4 年内，筛查项目应针对双侧视网膜母细胞瘤患儿和那些有阳性家族史的单侧患者。已经提出了一个神经影像学成像时间表，在 2 年内每 3 个月一次，在接下来的 2 年内每 4 个月一次，在接下来的 5 年内每 6 个月一次[371]。另一位作者建议在视网膜母细胞瘤确诊后的第 1 年内每 3 个月进行一次筛查，在接下来的 3 年内每年至少进行两次筛查[372]。在我们的中心，作为常规筛查方案，我们每 6 个月对有阳性家族史的双侧儿童和单侧患者进行一次神经影像检查，直到孩子

3—4 岁。对于所有 *RB1* 基因突变的儿童，应避免 CT 扫描，以尽量减少低剂量辐射暴露[373]。

### 5. 治疗 Treatment

即使积极治疗，TRB 的总体预后也很差，因为患者通常在诊断后的第 1 年内死于播散性神经轴疾病。无论颅内肿瘤的位置如何，TRB 诊断后的平均生存时间为 6～11 个月[371, 373, 377]。采用积极的多模式治疗方法（化疗、手术、放疗），少数患者可以治愈。一系列研究发现，治疗似乎能将生存期从 1.3 个月延长到 9.7 个月[376]。松果体区肿瘤患者与鞍区肿瘤患者的生存时间似乎没有差异[370]。虽然颅内肿瘤的位置不影响生存，但大于 15mm 的肿瘤大小似乎是肿瘤扩散的关键。1999 年，Kivela 发表了对 1966—1998 年医学文献中 106 例 TRB 的 meta 分析。只有 5 名患者在 10～168 个月时是无事件幸存者，所有幸存者通过筛查发现肿瘤小于 15mm[372]。TRB 的主要治疗方法是以顺铂为基础的强化治疗（与其

他药物一起）和自体干细胞拯救。在许多 TRB 患者中，积极的化疗后通常会进行颅脊线照射（如 36Gy 的松果体增强至 59Gy）[379]。脊柱转移在 TRB 中很常见，69%～89% 的病例在尸检中出现[371]。然而，非常年幼的儿童的颅脊线辐射有严重的长期毒性。因此，目前的治疗策略是避免放疗，并在自体干细胞拯救后使用强化化疗。2010 年，Dunkel 及其同事发表了一项多中心系列研究，其中 13 名患者接受了大剂量化疗和自体造血干细胞拯救治疗，诊断 TRB 的中位时间为 5 个月（4～9 个月）。在这一系列中，5 例患者获得无事件生存，从诊断 TRB 开始，中位随访时间为 77 个月（36～104 个月）。有趣的是，在 5 名获得无事件生存的患者中，有 4 名肿瘤直径至少为 2cm，无事件生存的患者均未接受 EBR 治疗。在某些情况下，如果颅内疾病没有播散，手术切除可能在某些情况下发挥作用（图 132-28）[380]。

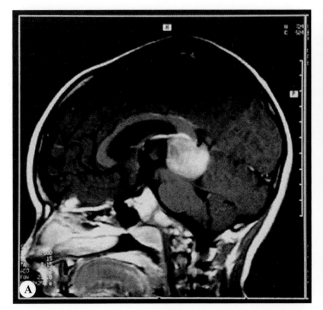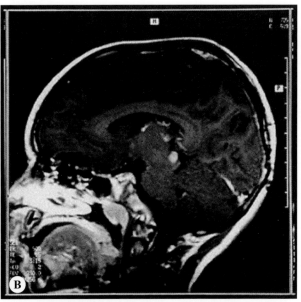

▲ 图 132-28 三侧性视网膜母细胞瘤 3 岁男孩的钆增强磁共振成像
A. 治疗前，松果体区有肿瘤；B. 肿瘤切除后

# 海绵状血管瘤
## Cavernous Hemangioma

Anita Agarwal    Paul Sternberg Jr.    著

## 一、概述 Introduction

视网膜海绵状血管瘤（cavernous heman gioma）是一种罕见的血管错构瘤。肿瘤由一团黑色的视网膜内动脉瘤组成，呈典型的"葡萄簇"（cluster-of-grapes）外观。它通常是单侧的，很少有增大的表现。血管瘤几乎总是无症状的，虽然偶有因黄斑部病变或玻璃体积血引起轻度视力障碍的报道。错构瘤患者也可能有涉及皮肤和中枢神经系统的血管瘤。一些具有视网膜和全身特征的不同表现的家系被报道与常染色体显性遗传模式一致。

## 二、临床表现 Clinical Findings

视网膜海绵状血管瘤是由大量充满暗红色血液的囊状动脉瘤组成。动脉瘤之间没有中间视网膜组织。动脉瘤的大小从微动脉瘤到半个视盘直径不等[1]。典型的肿瘤是孤立的，大小为1～2DD，类似于视网膜内葡萄簇（图133-1和图133-2）[2, 3]。然而，临床表现可能是非常多变的，可从单个动脉瘤到整个眼底广泛分布，或者沿着主静脉的走行分

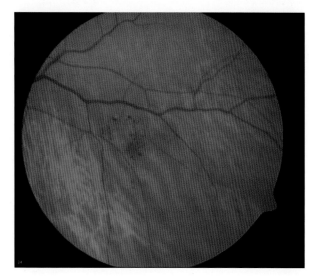

▲ 图 133-1 视网膜海绵状血管瘤。注意大动脉瘤内的血液分层。视力 20/20，无症状

布（图133-3）。通常，动脉瘤内的红细胞分层导致血浆红细胞分离，称为"假性前房积脓"。通常肿瘤表面覆盖一层白色或灰色的纤维胶质膜（图133-3A）。邻近的视网膜血管似乎没有受到肿瘤的影响，没有证据表明存在滋养血管。虽然有报道在血管瘤

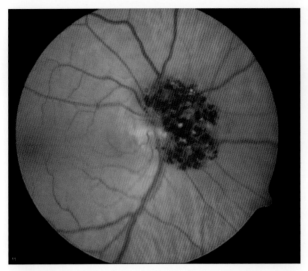

▲ 图 133-2　视神经海绵状血管瘤。注意葡萄簇样的外观特征。视力 **20/15**

附近有轻微的脂类渗出[4]，但肿瘤渗出，无论是在表现上还是在长期随访中，都极为罕见。动脉瘤的缓慢循环是缺乏脂质或液体渗出的原因。

视网膜海绵状血管瘤位于黄斑部或邻近黄斑部时有症状，文献中约有 10% 的病例报道了这种情况[1, 5, 6]。在这些病例中，由于肿瘤的位置和弱视，视力都会下降。玻璃体积血也可引起视力障碍。海绵状血管瘤可同时引起视网膜下、视网膜内和视网膜前出血（图 133-4）。虽然 10% 的视网膜海绵状血管瘤报道有玻璃体积血，但它通常很小，与长期

视力丧失无关[1]。然而，玻璃体积血如果发生在儿童，可能会导致弱视[7]。一位在出生时出现前房积血和玻璃体积血的患者在 52 年后复发，最终因青光眼和疼痛需要摘除眼球[8]。该例中肿瘤延伸至睫状体是复发性前房积血的原因。

海绵状血管瘤也被报道位于视盘[9-11]。这些肿瘤的临床表现与视网膜病变相似（图 133-2）。视野上可出现扩大的盲点，但视力正常。Gündüz 等[12]描述了一例眼底鼻上象限海绵状血管瘤患者，单侧视力下降，伴有红绿颜色缺陷。视锥反应和 30Hz 闪烁反应几乎不存在。最近，一名 22 月龄的单侧黄斑海绵状血管瘤患儿在广角血管造影中发现，双眼周边有无灌注区。这究竟是一种真正的联系，还是一种巧合，尚无法确定[13]。目前的认识是，海绵状血管瘤是一种孤立的眼部病变，但家族性病例除外，家族性病例与颅内海绵状血管瘤有关，偶尔也与脊髓内海绵状血管瘤有关。

## 三、鉴别诊断 Differential Diagnosis

视网膜海绵状血管瘤的特征性表现很少与其他疾病相混淆。视网膜毛细血管扩张也有相似的表现，一些作者认为老年海绵状血管瘤被误称为 Coats 病或 Leber's 粟粒状动脉瘤[3, 9, 14]。缺乏视网膜内渗出可将该肿瘤与 Coats 病区分开来，但与 Leber 病的鉴别可能更困难。Gass 指出，Leber's 粟粒状

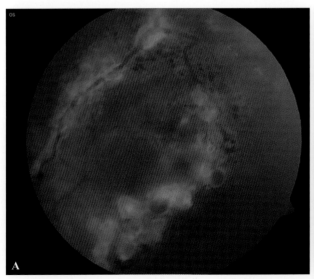

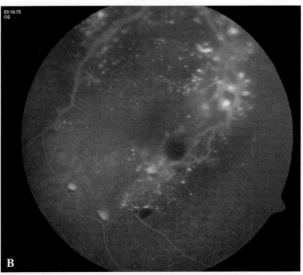

▲ 图 133-3　**A.** 除了毛细血管外，还累及静脉；**B.** 在静脉周围可见大量空壳状海绵样血管瘤，没有荧光素填充
图片由 Stephen J. Kim, MD 提供，经许可转载自 Agarwal A, editor. Gass' atlas of macular diseases, 5th edition. Elsevier Inc. 2012.

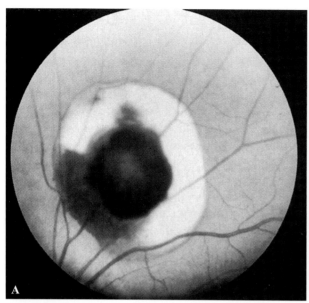
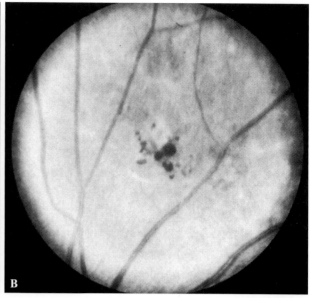

▲ 图 133-4　**A.** 合并视网膜前、视网膜内和视网膜下出血的患者；**B.** 血液清除后，可以看到典型的视网膜海绵状血管瘤

图片由 Lawrence Yannuzzi, MD 提供

动脉瘤的视网膜毛细血管扩张是一种侵袭性疾病，影响"固有"血管系统的完整性和结构，而海绵状血管瘤是一种从视网膜血管突出并部分分离的无蒂肿瘤[8]。另一方面，Giuffre[15] 报道了 1 例海绵状血管瘤和视网膜毛细血管扩张紧密位于同一只眼内，提示这两种发育状况之间的关系。毛细血管扩张或微动脉瘤样血管扩张也可被视为分支静脉阻塞和糖尿病视网膜病变的晚期后遗症，但根据相关特征应容易与视网膜海绵状血管瘤鉴别。

海绵状血管瘤较易与视网膜毛细血管瘤（von Hippel 病）鉴别。毛细血管瘤是一种具有特殊滋养血管和引流血管的离散性肿瘤，常伴有邻近的脂质渗出或渗出性视网膜脱离。

蔓状血管瘤（racemose hemangioma）（Wyburn-Mason 综合征）是另一种视网膜血管异常，可见视网膜大血管扩张并直接动静脉吻合，该病变不应与海绵状血管瘤混淆。

## 四、辅助研究 Ancillary Studies

荧光素血管造影可显示覆盖在肿瘤上的灰白色视网膜前膜的自发荧光。动脉瘤在注入染料后 30min 内会缓慢且不完全地充盈。在血管造影晚期，染料很少从肿瘤中渗出。此外，临床检查中常见到的血浆 - 红细胞分离在血管造影的后期也有明显的表现。荧光素聚集在动脉瘤的上部，重力的血细胞阻止了它在下部的聚集（图 133-5 和图 133-3B）。虽然通常不需要光相干断层扫描做出诊断，这往往是一种临床诊断，但它可能显示相关特征，如视网膜前膜[16]。虽然很少有必要进行超声检查，但对于玻璃体积血难以诊断的病例，超声检查的特征已由 Shields[3] 描述。A 超显示高的初始峰值和高的内反射。B 超显示表面不规则，内部声密度大，无脉络膜凹陷。许多海绵状血管瘤太小，无法表现出特征性的超声图像。

## 五、自然病史 Natural History

视网膜海绵状血管瘤的生长极为罕见。Klein 等[4] 报道了唯一的 1 例肿瘤增大，这是在光凝后发生的。Messmer 等[1] 注意到纤维胶质成分的增多，这可能代表一些动脉瘤的进行性血栓形成。在随后的一份报道中，Kushner 等[17] 对两名患者进行了 5~10 年的监测，并报道了最终的生长情况。

相关视网膜前膜的生长会导致视力丧失[18]。此外，据报道黄斑部皱褶与血管瘤上的膜分离，该病例的膜与肿瘤可能无关[1]。偶尔可发生玻璃体视网膜或玻璃体视乳头牵引[19]。玻璃体积血是海绵状血管瘤患者进行性视觉障碍最常见的原因。虽然由于血管瘤的血流缓慢，通常出血是轻微的，但也有个

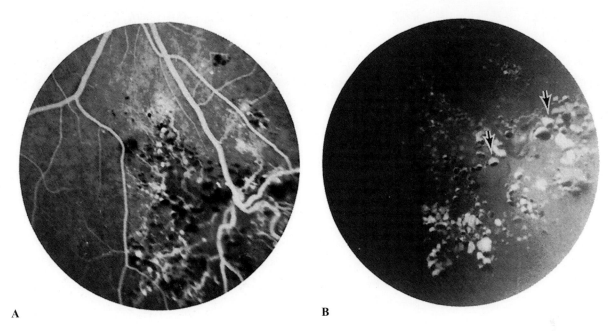

**A**　　　　　　　　　　　　　　　　**B**

▲ 图 133-5　视网膜海绵状血管瘤荧光素血管造影

A. 动脉瘤缓慢且常不完全充盈；B. 晚期血浆 – 红细胞分离（图片由 J. Donald M. Gass, MD 提供，经许可转载自 Agarwal A, editor.Gass' atlas of macular diseases, 5th edition. Elsevier Inc. 2012.）

别严重出血的病例报道[20-22]。玻璃体积血导致视力损害是一个非常罕见的事件。

## 六、治疗 Treatment

由于海绵状血管瘤很少增大或引起脂质渗出或严重玻璃体积血，这些肿瘤一般不需要治疗。如果发生玻璃体积血，则推荐光凝或冷冻治疗。然而，Gass[9] 报道了 1 例氩光凝后玻璃体积血，Klein 等[4] 报道了 1 例氩治疗后血管瘤大幅度扩大的患者。激光治疗或冷冻治疗的价值尚未得到证实，定期观察是标准护理。然而，对于罕见的非透明性玻璃体积血，玻璃体切除术被证明是有效的。Haller 和 Knox[22] 报道了 1 例视盘海绵状血管瘤因持续玻璃体牵引至视盘而导致的致密、非透明性玻璃体积血。玻璃体切除术中解除玻璃体视盘牵引，切除视网膜前的部分错构瘤。眼内透热电凝治疗可有效控制出血。视力从光感提高到 20/40。

## 七、病理学 Pathology

视网膜海绵状血管瘤的组织病理学研究显示肿瘤起源于视网膜内部分（图 133-6）[23]。肿瘤由多个有内皮内衬的薄壁动脉瘤组成。这些动脉瘤被薄的

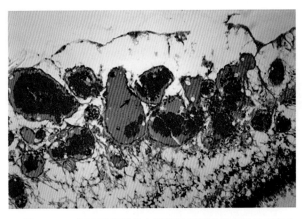

▲ 图 133-6　视网膜海绵状血管瘤的组织学检查显示有多个内皮内衬的血管小囊（箭）

图片由 J. Donald M. Gass, MD 提供，经许可转载自 Agarwal A, editor. Gass' atlas of macular diseases, 5th edition. Elsevier Inc. 2012.

纤维间隔隔开。没有内层视网膜或视网膜下渗出物的证据。

海绵状血管瘤是一种局限性血管错构瘤，起源于毛细血管，部分与正常血管树分离，如荧光素血管造影所见[24]。对一名 6 月龄白瞳症婴儿进行了眼球摘除术，电子显微镜显示动脉瘤周围有未生发的扁平内皮细胞，管腔侧有终末条，基底膜薄[25]。周细胞也存在。血管周围有纤维状星形胶

质细胞的突起，由基底层包裹。正常视网膜血管的这些特征与血管异常的缓慢流动有关，可能是缺乏渗出物和出血的原因[24]。视网膜前膜可以覆盖在肿瘤上，包含纤维状星形胶质细胞和细胞质丝的突起。增殖膜可以附着在内界膜（ILM）上，但也通过 ILM 的破裂直接连接到内层视网膜。免疫组化显示视网膜内膜和视网膜前膜均存在胶质纤维酸性蛋白（GFAP）。这些特征支持视网膜前膜的胶质起源。

## 八、系统性和家族性受累 Systemic and Familial Involvement

据报道，有几例个体和家族患有视网膜海绵状血管瘤及皮肤和中枢神经系统血管瘤病变的报告，导致这种病变是神经－眼皮肤综合征（neuro-oculocut-aneous syndrome）的一部分。Weskamp 和 Cotlier[26] 首先报道了这样一位患者，他患有枕骨的皮肤血管瘤、颅内钙化和癫痫，结果在开颅时诊断为大脑皮质前罗兰区（Rolandic area）有海绵状血管瘤。随后，出现了一些家族性病例，现在已经确定，西班牙裔美国人的发病率高于非西班牙裔美国人[6]。已有多种皮肤病变与该肿瘤相关的报道[27-30]。最常见的是颈部后部皮肤毛细血管畸形。。然而，Schwartz 等[29] 报道了一例腹部皮肤血管瘤患者，Mildner 讨论了一个 14 岁的胸部海绵状血管瘤患者[28]。此外，Gautier-Smith 等[27] 还报道了其与 serpiginosum 血管瘤的关系，这是一种伴有毛细血管下静脉丛广泛扩张的进展性疾病。这些皮肤损伤与运动和感觉丧失有关，并有周围神经受累[27-30]。中枢神经系统血管瘤与视网膜海绵状血管瘤的关系更为一致。事实上，脑血管畸形（cerebrocavernous malformation，CCM）比视网膜海绵状血管瘤更常见。在一般人群中，脑血管瘤的总发病率在 0.1%～0.5%。这些患者中只有 5% 伴有视网膜血管瘤。在患有 CCM 的患者中，据估计，西班牙裔美国患者的家族性病例比例高达 50%，其他人群为 10%～40%。除了 Weskamp 和 Cotlier 报道的患者外[26]，Gass[9] 报道了一名视网膜海绵状血管瘤和癫痫患者，其父亲患有中脑、脑桥和小脑海绵状血管瘤。他报道了另一名患有视网膜海绵状血

管瘤、皮肤血管瘤和癫痫的患者，他们有一个孩子在切除第三脑室和侧脑室海绵状血管瘤后死亡[24]。Schwartz 等[29] 报道了 1 例视网膜海绵状血管瘤、皮肤血管瘤和脑血管病患者，在计算机断层扫描（CT）和磁共振成像（MRI）上与海绵状血管瘤一致。随后，Pancurak 等[5] 报道了一个家族，其两名成员的 CT 扫描结果与脑海绵状血管瘤一致。Bell 等[31] 报道了 1 例双侧海绵状血管瘤伴左顶叶海绵状血管瘤。最近的报道是 Sarraf 等的报道，其中一个家庭有 12 名受影响的成员，跨越三代。先证者有多发性 CCM 和脉络膜血管瘤，她的儿子有视网膜海绵状血管瘤，她的女儿有 CCM，她的妹妹有皮肤血管瘤、CCM 和脉络膜血管瘤，她的父亲有多发性皮肤血管瘤。这是首次与脉络膜血管瘤相关[32]。

CCM 主要发生在大脑和脑桥，很少发生在脊髓，约 60% 有症状（图 133-7）[33]。可表现为局灶性或全身性癫痫发作（45%）、脑出血（41%）、局灶性神经功能缺损或头痛[34]。约 40% 的脑海绵状血管瘤患者在头颅 X 线片上有明显的钙化[35]，而 CT 是目前显示钙化的最佳诊断方法。磁共振成像是所有成像方式中最敏感的。梯度回波序列在 MRI 上比涡轮自旋回波能识别出 3 倍以上的病变，推荐使用。根据血管瘤的特征、新鲜或陈旧出血的存在及钙离子的存在，目前已经确定了四种特定的磁共振成像模式[5, 36]。由于畸形的血管病灶内的巨噬细胞有

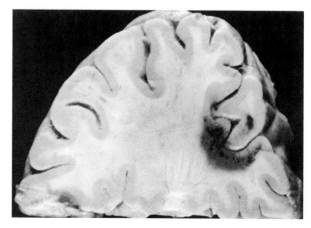

▲ 图 133-7 皮质和皮质下白质内可见离散和汇合的海绵状血管瘤。这些病变是在尸检时偶然发现的

图片经许可转载自 Rubenstein LJ.Tumors of the central nervous system. Washington, DC: Armed Forces Institute of Pathology; 1972.

含铁血黄素，MRI 表现为周围暗晕是 CCM 的特征之一[37]。

也有报道患者有眼外肌麻痹。虽然这可能与中脑海绵状血管瘤有关，但 Yen 和 Wu[38] 报道了 1 例颈内动脉发育不全合并视网膜海绵状血管瘤和双侧动眼神经麻痹的患者。

## 九、遗传学 Genetics

据报道，有多个家族患有视网膜海绵状血管瘤，其中多个家庭成员有视网膜，皮肤或神经病变。Goldberg 等[19] 报道的最广泛的系谱跨越了四代。一个女儿有视网膜海绵状血管瘤，另一个女儿有癫痫发作和皮肤病变，6 个亲戚有癫痫发作，另外 14 个亲戚有皮肤血管病变。在 Pancurak 等[5] 报道的一个家族中，先证者患有视网膜海绵状血管瘤，其姐姐患有视网膜和大脑海绵状血管瘤，其母亲患有脑海绵状血管瘤，其侄女患有视网膜海绵状血管瘤。

已鉴定出与家族性 CCM 相关的三个独立基因：*CCM1/KRIT1*、*CCM2/MGC4607* 和 *CCM3/PDCD10*[34, 39-42]。*CCM1* 位于染色体 7q11-q22 位点，是第一个与 CCM 家族型相关的位点。连锁研究表明，40%～53% 的家族性 CCM 涉及 *CCM1* 突变，其中近一半患者在 25 岁以前有神经系统表现[43, 44]。*CCM1* 的产物 Krev-interaction-trapped 1 或 KRIT1 是一种含锚蛋白重复序列的蛋白，与 RAP-1A（Krev-1）相互作用，该蛋白是 GTPases 的 RAS 家族成员[43, 44]。*CCM2* 位于 7p15-13，该基因突变涉及家族性 CCM 的 25%～40%。与 *CCM1* 或 *CCM3* 相关的疾病患者相比，CCM2 相关疾病患者的梯度回波序列病变数量较少，且病变数量随年龄增长的速度低于 *CCM1* 疾病患者。*CCM3* 定位于 3q25.2-q27，编码程序性细胞死亡蛋白 10（PDCD10），是家族性 CCM 最新发现的基因[45]。

*CCM3* 突变携带者较 *CCM1* 或 *CCM2* 携带者少见（10%），但其外显率接近 100%，且这些患者更可能在 15 岁之前出现出血和症状。

# 第 134 章

# 视网膜血管母细胞瘤与 Von Hippel-Lindau 病

## Hemangioblastoma of the Retina and Von Hippel-Lindau Disease

Henry E. Wiley　Andrew P. Schachat　Emily Y. Chew　著

## 一、概述 Introduction

视网膜血管母细胞瘤（retinal hemangioblastoma，RH）又称为视网膜毛细血管瘤（retinal capillary hemangioma）、视网膜毛细血管母细胞瘤（retinal capillary hemangioblastoma）或视网膜血管瘤（retinal angioma），是一种起源于神经感觉性视网膜或视盘的具有血管特征的良性肿瘤。RH 通常发生在 Von Hippel–Lindau（VHL）病的背景下，VHL 是一种常染色体显性遗传疾病，Von Hippel–Lindau 肿瘤抑制基因 VHL 的突变导致中枢神经系统和内脏出现典型的良性和恶性肿瘤或囊肿。在没有 VHL 疾病的情况下，孤立性 RH 可以偶尔出现。鉴于 VHL 的某些表现具有危及生命的性质、监测和及时干预的益处，诊断受累个体的 VHL 疾病至关重要，可以根据临床标准和（或）对 VHL 基因突变的基因检测做出诊断。

## 二、Von Hippel-Lindau 病 Von Hippel-Lindau Disease

VHL 疾病是一种由 VHL 基因突变引起的常染色体显性遗传性多系统肿瘤疾病。主要表现包括 RH、脊髓血管母细胞瘤、肾细胞癌、嗜铬细胞瘤、内淋巴囊瘤、附睾和阔韧带囊腺瘤、胰腺神经内分泌肿瘤、肾和胰腺囊肿[1]。VHL 病的发病率约为每 36 000 活产儿中 1 例，65 岁时的外显率超过 90%[2]。在早期诊断、监测和治疗方面的改进导致了更好的预后，而多专科团队有助于对这种复杂疾病进行优化管理。

## 三、历史 History

一个多世纪前，Von Hippel 在少数几个家庭的几代人中描述了 RH[3]。1926 年，瑞典病理学家 Lindau 观察到视网膜和小脑血管母细胞瘤之间的联系及与肾脏、胰腺和附睾囊肿的联系，认为这是家族性综合征的特征[4]。1965 年，Melmon 和 Rosen 在一篇里程碑式的论文中确立了 VHL 疾病的第一个临床诊断标准[5]。1988 年，Seizinger 及其同事发现了 VHL 基因与 3 号染色体短臂的连锁[6]。此后不久，Latif 及其同事于 1993 年发现了 VHL 抑癌基因[7]。

## 四、VHL 基因与蛋白质 The Vhl Gene and Protein

Von Hippel-Lindau 病是由位于 3 号染色体（3p25-26）的 VHL 抑癌基因 VHL 突变引起的[7]。

已发现该基因的产物 VHL 蛋白（pVHL）在细胞氧敏感中起着关键作用，对其功能的认识不仅为 VHL 疾病的分子病理学研究提供了新的思路，而且对细胞在常氧和缺氧条件下的信号和功能也有了更深入的了解[8]。VHL 广泛表达，编码 213 个氨基酸和 160 个氨基酸的 pVHL 亚型，它们都被认为具有相似的肿瘤抑制活性[9]。pVHL 是泛素连接酶复合物的底物识别亚单位，它为蛋白酶体降解分配蛋白质。泛素连接酶的作用靶点包括转录因子亚单位缺氧诱导因子 1α（HIF-1α）和缺氧诱导因子 2α

（HIF-2α），它们在常氧条件下进行脯氨酰羟基化，允许与 pVHL 结合并附着泛素肽，导致其蛋白酶体降解[10, 11]。在缺氧条件下，或在没有正常 pVHL 的情况下，HIF-1α 和 HIF-2α 不被降解，与缺氧诱导因子 1β（HIF-1β）形成异二聚体，并作为一系列靶基因的转录因子。超过 800 个已知的由 HIF 直接调控的基因在调节细胞对缺氧的反应中发挥着多种作用[8]。在 HIF 信号上调的蛋白质中，有一些促进细胞增殖和存活，如转化生长因子 α 和表皮生长因子受体，还有一些促进血管生成，如血管内皮生长因子（VEGF）和血小板衍生生长因子（PDGF），已被假设在 VHL 疾病的肿瘤发展中起作用，包括 RH[12-16]。pVHL 具有独立于 HIF 信号的其他作用，但这些作用对 VHL 疾病的发展意义尚不清楚[8]。

大多数患有 VHL 疾病的个体从受影响的亲本继承 VHL 肿瘤抑制基因的突变拷贝，从另一亲本继承该基因的野生型（正常）拷贝。Knudson 的肿瘤发生的双靶模型指出，肿瘤形成是由于一个或多个细胞中的正常等位基因在另一个等位基因中发生手中系突变而导致的体细胞失活[17]。在一项评估 181 个 VHL 家族疾病的大型研究中，42 例（23%）没有任何提示性家族史，表明推测为第一代诊断[18]。嵌合体现象（moaicism），即体细胞突变发生在胚胎发生过程中，导致单个个体内受影响和未受影响的组织，解释了从一个明显未受影响的父母偶尔发生的种系传播，其中只有某些组织受到影响，同时也解释了一些偶发的病例，在这些病例中，VHL 疾病表现为临床症状，但最初的基因检测突变阴性的情况[19, 20]。Stolle 及其同事在 1998 年发表了一份关于基因检测方法的报道，该方法能够识别 93/93（100%）的 VHL 疾病家族中的生殖系突变，确立了 VHL 基因检测对诊断这种疾病的价值[21]。

导致 VHL 疾病的 VHL 突变有很多种，从单个氨基酸密码子的碱基对替换到基因的完全缺失[22, 23]。尽管这些突变中的许多被认为会损害 pVHL 对 HIF 信号的调节，但 VHL 疾病的多形性表现表明，不同的突变可能以不同的方式影响 pVHL 功能，甚至可能赋予新的功能[24]。基因型和表型相关性的早期研究表明，不同类型的 VHL 突变可能导致特定的疾病表现。例如，VHL 中错义突变的位置与眼部 VHL 疾病的存在和表型显著相关，这会影响不同亚组患者的视力损失[25]。

## 五、眼部 Von Hippel-Lindau 病的临床特点 Clinical Features of Ocular Von Hippel-Lindau Disease

RH 是 VHL 疾病最常见的表现之一，但从病例系列中很难确定眼部受累的准确患病率。在一个大的队列中，患者和受影响的家庭成员是根据 VHL 疾病的诊断而不是根据视觉症状来确定的，在 220 个无关系谱的 335/890（38%）患者被发现有眼部受累[26]。42% 的眼部 VHL 病患者单侧受累，58% 双侧受累。85% 的患眼仅在周边（视乳头外）视网膜表现为 RH，8% 的患眼仅在视盘附近表现为 RH，7% 的患眼在周边视网膜和视乳头边域均表现为 RH。421 眼周围性 RH 中，肿瘤计数范围为 1～11 例（平均 2.5±1.8 例）。患者年龄为 7—84 岁（平均 36 岁，标准差为 ±15 岁），男性 151/335（45%）。有趣的是，虽然时间的推移会导致一些个体新的肿瘤形成，但在这个队列中，年龄与周边 RH 的数量没有显著的相关性（P=0.61）。

视乳头外的 RH 最初临床表现为不大于几百微米的小红点或灰色斑点，检眼镜表现类似于扩张的毛细血管、微动脉瘤或小的视网膜内出血（图 134-1）。小肿瘤是无蒂的，但随着生长，往往发展成结节状（图 134-2）。滋养和引流血管的特征性表现为随着肿瘤变大血管逐渐扭曲和扩张（图 134-3）。在此阶段，随着视网膜水肿和肿瘤周围和（或）黄斑的硬性渗出的发展，视乳头外肿瘤演变为渗出性肿瘤（图 134-3）。未经治疗的、大的或多个 RH 可生长并移位到视网膜的正常结构，偶尔引起渗出性视网膜脱离（图 134-4）。伴随较大 RH 的视网膜前纤维增生和后部玻璃体收缩可导致黄斑前膜和黄斑增厚、玻璃体黄斑牵引或牵引性视网膜脱离。视网膜前或玻璃体积血在未经治疗的肿瘤中是不常见的，但也可能发生。虹膜新生血管、新生血管性青光眼和眼球痨可发生在有大肿瘤或多个肿瘤的眼。大部分 RH 随着时间的推移呈现生长，但偶尔未经治疗的肿瘤会在相当长的时间内保持静止，很少会自发消退[27]。

出现在视盘附近的 RH 有不同的临床表现，在小而无蒂的情况下可能很难通过检眼镜辨别。小肿瘤可能仅表现为视盘边缘的局部神经边缘或视网膜增厚，随着肿瘤进一步生长，可见明显的白色-

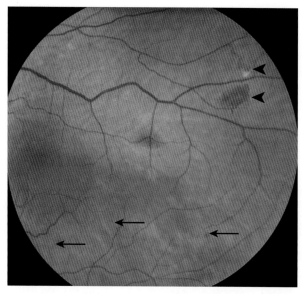

▲ 图 134-1　小视网膜毛细血管瘤

在赤道后方的颞侧视网膜可见 5 个小的不同发育阶段的早期视网膜毛细血管瘤。最小的三个病灶（箭）很细微，很容易被忽略。最大的两个病灶（箭头）基底较宽，无蒂（扁平），显示早期的滋养血管和引流血管。最上面的病变显示一些早期相关的视网膜前增殖（由 National Eye Institute, Bethesda, MD 提供）

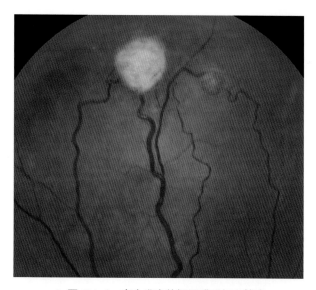

▲ 图 134-2　完全发育的视网膜毛细血管瘤

两个结节性血管母细胞瘤表现为明显的滋养和引流血管，没有任何相关的渗出。较大的病灶直径约 1.5mm，表面可见视网膜前增殖（由 National Eye Institute, Bethesda, MD 提供）

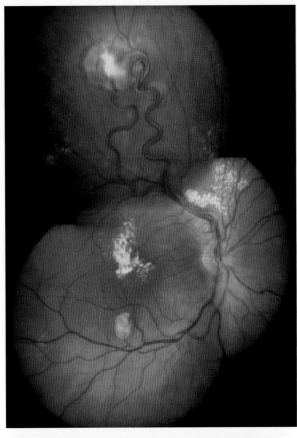

▲ 图 134-3　周边视网膜毛细血管瘤伴黄斑渗出
严重硬性渗出物累及黄斑时，视力下降。注意肿瘤扩张、迂曲的滋养血管和引流血管。沿颞下血管弓的第二个肿瘤表现为更多的纤维变性，没有明显的渗出

粉红色增厚性改变，有时伴有细的花边状血管（lacy vessels）（图 134-5）。滋养血管通常不可见。这些肿瘤有时在数年内表现出微小的生长，但最终往往会演变成渗出性视网膜脱离。伴有或不伴有硬性渗出物的视网膜内水肿脱离可累及黄斑中心凹（图 134-6）。

　　RH 的眼底镜表现具有特征性，通常足以作出诊断。如前所述，当考虑到其他情况时，很小的病变可能很难与其他局灶性微血管异常区分开。与较大肿瘤最相似的病变，是眼底血管增生性肿瘤（vasoproliferative tumor），在某些情况下可能难以鉴别[28]。眼底摄影，特别是使用蒙太奇技术或广角照相机来捕捉视乳头外 RH 的位置和大小，可能有助于监测病变的生长或消退。对于识别小肿瘤或评估非典型病变或特征，辅助检测可能会有帮助。荧光素血管造影术显示 RH 早期明显的强荧光典型持续地存在，并且在检查的后期常常进展为渗漏。这是检测视乳头外和视乳头旁 RH 的敏感方法，有助于排除其他情况。在黄斑渗出源于视乳头外 RH 的病例中，典型的黄斑血管渗漏是不存在的。相关的外周微血管异常或毛细血管无灌注并不典型，但我们偶尔看到视网膜演变成更广泛的血管病变的病例，通常是发生在多个或大的 RH 和明显的肿瘤渗出的情况下。光相干断层扫描可用于记录视乳头旁 RH

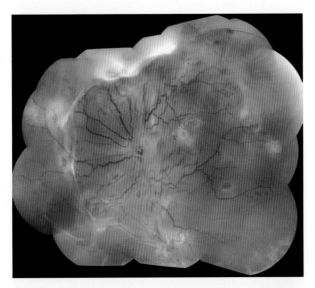

▲ 图 134-4　多发性视网膜毛细血管瘤伴渗出性视网膜脱离
视网膜毛细血管瘤大小不一，进出肿瘤的血管扩张扭曲，硬性渗出，视网膜前纤维化灶可见。这种情况下的预后往往不良

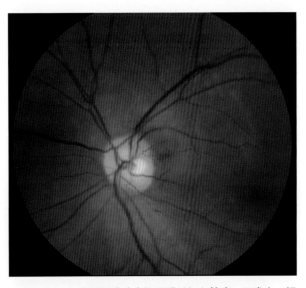

▲ 图 134-5　小的视乳头旁视网膜毛细血管瘤。无渗出，视力不受影响，病变无症状
由 National Eye Institute, Bethesda, MD 提供

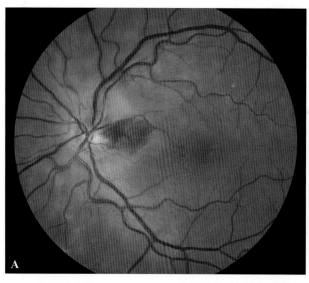
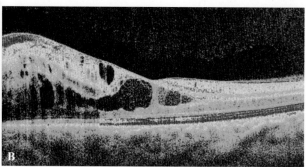

▲ 图 134-6　伴有黄斑渗出的视乳头旁视网膜毛细血管瘤

A. 视盘边缘的颞侧可见明显的视网膜毛细血管瘤。注意黄斑囊肿和颞上方点状硬性质脂沉积。B. 黄斑的光相干断层扫描显示明显的囊样黄斑水肿。肿瘤位于内层视网膜鼻侧（由 National Eye Institute, Bethesda, MD 提供）

的特征，尤其有助于表征黄斑水肿或视网膜前黄斑牵引。超声检查显示视网膜实质性肿块，前缘光滑，反射率中等（图 134-7），但不常用于大多数肿瘤的随访。未发现眼眶阴影和脉络膜挖空征。

　　RH 在发育的早期阶段通常无症状。视力丧失通常是由影响黄斑的渗出、胶质细胞增生或与肿瘤相关的后部玻璃体收缩引起，并伴有视网膜皱褶和增厚，或在晚期由牵引和（或）渗出性视网膜脱离引起。在上述队列研究中，肿瘤的数量并没有随着年龄的增长而显著增加[26]，在另一个横断面病例系列中发现，视力丧失的风险随着年龄的增长而增加[29]。严重视力丧失的风险也随着邻近病变的出现、周边肿瘤数量的增加和视网膜受累程度的增加而增加[26]。在国家眼科研究所（National Eye Institute）进行的队列研究中，约 77% 的眼睛视力为 20/20 或更高，并且眼部 VHL 疾病导致的法定失明的患病率很低：6% 的患者在视力较好的眼（better-seeing eye）中视力低于 20/160。然而，大约 20% 的眼部 VHL 病患者至少有一定程度的单侧视力损害，表明疾病负担沉重。

　　视网膜血管增生（retinal vascular proliferation）是眼部 VHL 疾病较少见的表现。在国家眼科研究所队列中，大约 8% 的眼部 VHL 疾病患者表现出这些病变，这些病变与缺血性视网膜病变中的视网膜

新生血管有一些相似之处，但发生在没有明显的视网膜毛细血管无灌注的情况下（图 134-8）[30]。另一

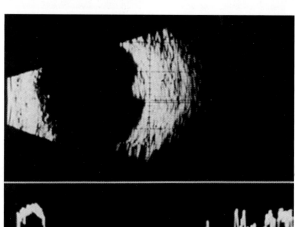
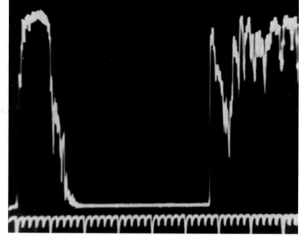

▲ 图 134-7　视网膜毛细血管瘤的 B 超和标准化 A 超回声图，厚度 3.3mm，反射率可变，但主要为中等强度的反射

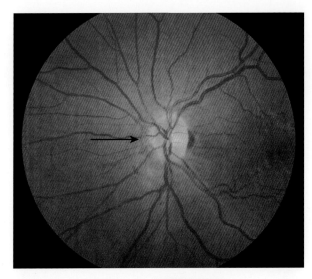

▲ 图 134-8　视网膜血管增生

花边状的视网膜前血管（箭）出现在鼻侧视盘边缘。在后玻璃体增厚和（或）早期视网膜前膜形成时可见玻璃纸样黄斑病变（cellophane maculopathy）（由 National Eye Institute, Bethesda, MD 提供）

一个病例系列描述了这些病变，将它们分为"血管化的胶质静脉"（vascularized glial veils）和"视网膜血管错构瘤"（retinal vascular hamartomas），在视盘附近出现，而在视乳头之外的视网膜区域出现，呈有蒂、囊状、巢状外观[31]。这些病变呈现可变的血管性或纤维性，倾向于发生在后极部，并表现出可变的自然病程，有些病例出现退行性变或静止，有些病例出现进行性生长。视网膜血管增生的患者通常是年轻人，在患眼没有 RH 的情况下可能会表现出这些病变。我们偶尔看到一些不明原因的病变，这些病变具有 RH 和血管增生的特征，但在可能的情况下，这种区别对于治疗很重要（见下文，眼部 Von Hippel-Lindau 病的治疗）。

　　VHL 病还有许多其他表现，可能影响视力，引起眼科医师的注意。扩张性小脑血管母细胞瘤如果不及时治疗，可能会导致颅内高压、视盘水肿，并最终导致视神经萎缩。中枢神经系统血管母细胞瘤很少发生在视神经、视交叉或视束[32-37]。嗜铬细胞瘤可引起高血压及高血压性视网膜病变。

## 六、眼部病变的病理学 Pathology of Ocular Lesions

　　RH 的组织病理学评估显示，毛细血管样开窗血管通道被空泡状的"泡沫"基质细胞包围，偶尔可

见肿瘤细胞，以及不同数量的反应性胶质增生（图 134-9）[38-42]。通过 DNA 分析对标本进行显微解剖，发现间质细胞中 VHL 基因位点的杂合性缺失，但在以血管通道或胶质细胞为主的肿瘤区域则不存在杂合性缺失[42, 43]。在此基础上，RH 被归类为一种肿瘤，其中空泡状基质细胞（图 134-10）在两个 VHL 等位基因丢失或失活后发生增殖。VHL 疾病相关的中枢神经系统血管母细胞瘤也有类似的杂合性缺失[44]，其组织病理学与 RH 相似。对肾细胞癌、嗜铬细胞瘤、胰腺腺瘤、内淋巴囊肿瘤等其他典型 VHL 病肿瘤的遗传分析支持了该病的 Knudson 二次打击模型（knudson two-hit model）[45-51]。RH 中空泡基质细胞的特性尚不清楚。早期的超微结构和免疫组化研究表明，这些细胞可能代表脂质化纤维星形胶质细胞或胶质细胞[40, 52]。其他研究者假设这些可能是由"血管形成性干细胞"（vasoformative stem cells）进化而来[53]。小脑血管母细胞瘤的研究表明，这些肿瘤中的类似基质细胞可能来源于发育停滞的血管母细胞[54]。RH 的免疫组化分析显示基质细胞表达 CD133，CD133 是造血、内皮和神经祖细胞表达的干细胞标志物[55]。通过氙光凝、氩激光和冷冻治疗成功治疗视乳头外 RH 的评估表明，视网膜色素上皮的血管通道阻塞、胶质增生和纤维化生[56-58]。视网膜血管增生的病理组织学评价有限，但一个手

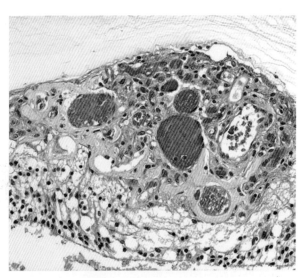

▲ 图 134-9　视网膜毛细血管瘤，累及视网膜内层和中层。肿瘤包含扩张的血管和空泡状的间质细胞

图片由 Dr. Chi Chao Chan，National Eye Institute，Bethesda，MD 提供

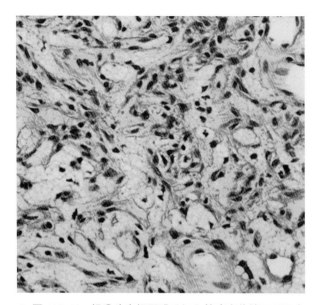

▲ 图 134-10　视乳头旁视网膜毛细血管瘤高倍镜下可见大量泡沫状空泡间质细胞。其中一些细胞包围血管

图片由 Dr. Chi Chao Chan，National Eye Institute，Bethesda，MD 提供

术切除组织的病例报告分析描述了由疏松结缔组织和小血管组成的纤维血管膜[30]。

## 七、Von Hippel-Lindau 病的诊断与监测 Diagnosis and Surveillance of Von Hippel-Lindau Disease

Von Hippel-Lindau 病的诊断传统上基于以下临床标准：①阳性家族史和存在中枢神经系统血管母细胞瘤、RH、嗜铬细胞瘤或透明细胞肾癌；②在没有家族史的情况下，存在两个或多个中枢神经系统血管母细胞瘤或 RH，或一个中枢神经系统血管母细胞瘤或 RH，以及一个内脏肿瘤（附睾和肾囊肿除外，在一般人群中常见）[5, 59]。基因检测已成为确认诊断的标准，尤其适用于具有挑战性的病例，例如患者在没有家族史或内脏病变的情况下出现一个或多个中枢神经系统血管母细胞瘤或 RH。鉴于临床表现的潜伏期和异质性，但到 65 岁时外显率超过 90%，基因检测对于确定 VHL 患者的高危家庭成员的诊断也很重要[1, 59]。肾细胞癌和中枢神经系统血管母细胞瘤的并发症仍然是导致 VHL 患者死亡的主要原因，近年来，由于早期诊断、标准化疾病监测计划和治疗进展，VHL 患者的中位生存期有所提高[1, 59]。由于这种情况的复杂性，在可行的情况下，最佳的管理包括由一个综合性的多专业团队进行护理，该团队具有神经外科、神经放射科、泌尿外科和内分泌外科肿瘤学、眼科、耳鼻喉科、病理学、遗传学和康复医学方面的专业知识。各小组已公布了初次筛查年龄和主要疾病特征随访测试频率的建议（表 134-1）[60]。目前尚不存在一致的建议，但表 134-1 中 Choyke 及其同事提出的建议提供了管理这些患者的一般指南的示例。

## 八、眼部 Von Hippel-Lindau 病的治疗 Treatment of Ocular Von Hippel-Lindau Disease

视乳头外 RH 的治疗目标通常是破坏病变，使其无法进一步生长或产生渗出。偶尔可以观察到不活动或具有部分消退特征的小肿瘤，但在这种情况下，必须进行密切监测，对任何有生长或活动迹象的肿瘤进行阈值较低的消融治疗。在视力丧失发生之前，小肿瘤很容易被破坏，而且治疗风险很小；相比之下，较大的病灶更难被手术切除，而治疗引起的损伤往往会导致一种可变的、偶而显著的急性渗出反应，可引起视网膜脱离并威胁视力。因此，处理的一个核心原则是在 RH 的发展过程中尽早发现 RH，并及时提供治疗或转诊给一位擅长诊疗眼

表 134-1　筛选 Von Hippel-Lindau 病风险个体的推荐间隔

| 检查或程序 | 筛查年龄（频率） |
| --- | --- |
| 检眼镜 | 婴儿期（每年） |
| 血浆或 24h 尿儿茶酚胺和甲氧基肾上腺素 | 约 2 岁（每年和血压升高时） |
| 脑和脊柱 MRI | 约 11 岁（每年） |
| 内耳道的 CT 和 MRI | 出现症状、听力损失、耳鸣、眩晕 |
| 腹部超声 | 约 8 岁（MRI 显示） |
| 腹部 CT | 约 18 岁或更早，如果有临床症状（每年） |
| 听力测试 | 有临床症状时 |

CT. 计算机断层扫描；MRI. 磁共振成像

改编自 Choyke PL, Glenn GM, Walther MM, et al. Von Hippel-Lindau disease: genetic, clinical, and imaging features. Radiology 1995; 194: 629-42.

部 VHL 疾病的眼科医师。鉴于早期消融治疗的优点和小肿瘤的无症状性，最佳的治疗方法是从充分监测 RH 的出现开始，以便及时进行治疗。

从儿童早期开始，每年对 VHL 患者进行眼科评估，包括间接检眼镜检查和视网膜生物显微镜检查，并尽可能使用辅助成像检查以提高小病变的检出率。任何眼部病变的识别都需要及时的干预和密切的后续监测，并根据具体情况进行随访。治疗后的肿瘤在任何尝试性消融后都要密切跟踪随访，以评估病变预期的消退或任何再生或复发渗出的迹象。偶而眼内会发生新肿瘤，必须密切观察。

其他治疗，如手术切除大的 RH 和药物治疗以减轻肿瘤的渗出（如玻璃体内注射 VEGF 拮抗剂），已在特定情况下应用，并在下文中进一步讨论。与视盘外 RH 的治疗方案相比，视盘旁 RH 的治疗方案非常有限，因为任何烧蚀疗法都可能对视力造成更大的损害。下面将分别讨论这部分肿瘤的治疗。

### （一）视乳头外视网膜血管母细胞瘤的消融治疗 Ablative Treatment of Extrapapillary Retinal Hemangioblastomas

许多消融方式已被用于治疗视乳头外 RH，包括热激光光凝、冷冻治疗、放射治疗（包括近距离放射治疗、外照射和质子束辐射）、光动力治疗和经瞳孔热疗。治疗的可行性和有效性取决于许多因素，如肿瘤大小、肿瘤位置、渗出程度、视网膜脱离、相关的视网膜前纤维化或出血、相关的脉络膜视网膜瘢痕（如先前的消融治疗）、先前手术眼中任何巩膜扣带材料的位置、眼内其他肿瘤的数量和特征、相关视网膜血管改变或血管增生及对先前治疗的反应。

在大多数情况下，使用热激光光凝可以有效地破坏视乳头外直径约 1.5mm 的 RH，各种类型激光，包括氩绿、二极管、黄色染料和氪，都显示出有效性 [57, 61-65]。我们通常使用黄色或绿色波长，与全视网膜光凝或激光视网膜固定相比，具有更长的烧伤持续时间（0.2～0.4s），并且功率足以在烧灼区域产生白化。根据氧合血红蛋白的吸收光谱，有人认为血管性病变（如 RH）比其他波长的激光更有效地吸收黄光，但没有对激光的类型或技术进行随机

比较。这种肿瘤大小的滋养血管很短，在可见的情况下，不推荐进行直接光凝治疗。有些学者主张对肿瘤周围的视网膜进行激光光凝，但我们通常将烧灼区域限制在足以使整个肿瘤表面变白的区域。赤道前的 RH 用裂隙灯激光治疗可能很困难，有时我们用间接激光光凝治疗这些病变。激光光凝术后肿瘤表面出现少量的视网膜内或视网膜前出血是常见的，但玻璃体积血是罕见的，通常只在治疗较大的病变时出现（见下文）。在这些较大的肿瘤，RH 不太可能出现明显的渗出或伴有明显的视网膜前纤维化，但共存的肿瘤可能导致此类特征的出现，并且激光治疗 RH 难以达到有效的烧灼强度。如果有效，激光治疗小 RH 会导致脉络膜视网膜瘢痕，有时伴有萎缩、变白的病变痕迹，有时伴有 RH 消失。与 RH 相对应的可见的消退与足以防止进一步生长或渗出的破坏相一致，但治疗部位必须定期随访，随以确保及时发现 RH 复发的征象。重复治疗有时是必要的，特别是对于较大的肿瘤（见下文），再治疗可采用相同的技术。

直径在 1.5～4.5mm 的视乳头外 RH 更难用热激光光凝破坏。成功与否可能取决于是否能在肿瘤的整个厚度范围内进行足够强度的光凝。治疗技术与上述小病灶的治疗方法相似，但通常需要长时间烧灼（通常超过 0.4s），使用的功率设置通常低于典型的全视网膜光凝或激光视网膜固定点所需的功率设置，旨在在整个激光烧灼过程中引起渐进性的灰白色反应。滋养血管常可见，在治疗中有时会对供血小动脉进行光凝 [67, 68]，但一些学者在治疗中发现，这并没有明显增加手术成功的机会或降低手术风险，因此并不建议积极地治疗它们。与结节性肿瘤相比，无蒂的肿瘤更容易治疗，而任何肿瘤继发的渗出、视网膜前纤维化或先前存在的出血都会严重阻碍充分治疗的效果。在治疗过程中，肿瘤上出现少量视网膜前出血是常见的，对于较小的病变，玻璃体积血是少见的。有报道 RH 在激光消融治疗后的玻璃体切除术中应用眼内激光光凝治疗的成功病例 [69]。根据部分研究者的治疗经验，即使在多次激光光凝后，在上述较大范围的 RH 也很难会被完全破坏。然而，经巩膜冷冻治疗对于这些肿瘤的破坏通常是有效的，即使在有继发相关渗出、出血

或纤维化等病变的情况下也是如此。治疗可以按前节肿瘤在办公室进行经结膜手术方法，也可以在手术室进行结膜切开后的经巩膜手术，以便对赤道后的肿瘤进行适当的冷冻治疗。在这两种情况下，我们通常采用 Singh 及其同事所提倡的双重冻融技术（double freeze-thaw technique）[65]。有研究者认为，使用冷冻疗法似乎比使用激光光凝术有更大的治疗后渗出反应（见下文）。维替泊芬光动力疗法已被尝试用于治疗这种大小的肿瘤，但成功率并不一致[70, 71]，目前还没有发现其有效性足以常规使用。无论是在激光光凝还是冷冻治疗后，这种大小的肿瘤完全消失是不常见的，因此评估是否已经达到充分的破坏可能是一个挑战。令人鼓舞的迹象包括肿瘤大小减小、充血减轻和血管减少、视网膜下液和硬性渗出物吸收、滋养血管和引流血管弯的迂曲减轻、管径变细及潜在的脉络膜视网膜瘢痕。然而，唯一确定的成功措施是在长期随访中肿瘤无再生长或复发性渗出，有学者在治疗中已经发现肿瘤在消融治疗后的几年内出现了新的生存和活动迹象。

直径大于 4.5mm 的视乳头外 RH 很难被破坏，随着肿瘤大小的增加，治疗的成功率降低，治疗风险增加。热激光光凝和光动力疗法对大肿瘤几乎总是无效的。冷冻疗法有时对这种大小的病灶有

效，但对非常大的肿瘤则不那么有效。对于直径大于 4.5mm 的 RH，如果可以在足够低的风险下治疗，我们通常会尝试冷冻治疗，但对于高风险病例或冷冻治疗失败后考虑使用近距离放射治疗（巩膜外敷贴放射治疗）。Kreusel 和同事报道了使用 106Ru 近距离放射治疗 25 只眼（24 例）[72]。平均治疗 RH 直径为 3.8mm，作者报道 25 个肿瘤中 23 个在一次治疗中被破坏。然而，他们报道 9 只眼的预后不佳，术后视力下降，渗出性或牵引性视网膜脱离增加。外照射的应用已经在晚期的案例中被描述过，但是并没有产生足够好的长期结果，因此目前并不主张推广普遍应用。

直径大于约 1.5mm 的 RH 经烧蚀治疗后，作为对急性损伤的一种反应，渗出液可能迅速地显著增加。根据经验，这种反应的程度是可变的，很难预测，但与肿瘤大小、基线渗出量、滋养和引流血管的显著程度、冷冻疗法的使用（与热激光光凝或光动力疗法相比）以及玻璃体细胞和闪辉的存在相关（意味着先前存在血-眼屏障的破坏）。视网膜下液体通常在治疗后数小时内积聚（图 134-11）。在轻度病例中，这种液体可能在治疗后几周内一直局限于 RH 周围区域，直到数周后消退；在更严重的病例中，出现明显渗出性视网膜脱离，治疗后几天

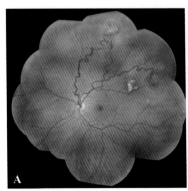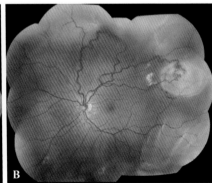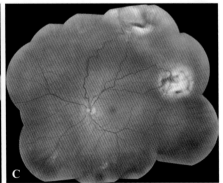

▲ 图 134-11　冷冻治疗后表现为治疗后渗出的视网膜毛细血管瘤

A. 两个视网膜毛细血管瘤，直径均大于 1.5mm。两个小的视网膜毛细血管瘤位于下方，但在这张照片中很难看到。视力测量值为 20/16。对于两个较高的病灶，建议使用双重冷冻–解冻冷冻疗法（以结膜切口为最佳冷冻笔定位），而对于两个较低的病灶则建议采用激光光凝。术中静脉注射甲基泼尼松龙以减少可能的渗出。B. 治疗后一天，在上侧、颞侧出现急性周边渗出性视网膜脱离。颞侧病变周围可见明显的冷冻治疗效果。上方病变的视野被凝固在肿瘤表面的纤维蛋白白膜所模糊。在下方的两个小病灶可见激光效应。口服泼尼松和外用醋酸泼尼松龙 1 周。C. 3 年后，两个大肿瘤均呈退行性改变，滋养血管和引流血管的扩张和迂曲程度减小，颞上方脂质渗出消失。下方病灶处可见激光治疗的脉络膜视网膜瘢痕，小肿瘤完全消退。视力保持在 20/16。注意，虽然下方细微的血管周围脂质消退，但在上方的肿瘤仍然可见。最初或冷冻治疗 1 年后，这种脂质并没有出现，目前正在密切观察这种肿瘤的复发的可能与进一步治疗的必要性（图片由 National Eye Institute，Bethesda，MD 提供）

内视网膜下液体会发生迁移，数周至数月后缓慢吸收。周边渗出性视网膜脱离常引起暗点，视网膜下液体向黄斑部迁移可损害视力。根据经验，在黄斑部受累的情况下，视力通常随着视网膜下液体的吸收而恢复。在大多数情况下，治疗后渗出的风险不是阻止必要的消融治疗的因素，因为患有此类 RH 的眼在未经治疗的情况下有很高的视力丧失风险，但必须就治疗所存在的潜在风险和治疗后需要密切随访患眼的必要性向患者提供充分告知。虽然目前尚缺乏对照的临床试验的验证，但有学者推荐给予短期的全身皮质类固醇疗程，以尽量减少治疗后渗出。根据渗出的风险个体化给药，在高风险情况下，通常从治疗当天开始，给予泼尼松（每天 1mg/kg）或等效药物 1～3 天，并在 4～7 天内迅速减至停药。根据我们的经验，较长疗程的皮质类固醇不会加速视网膜下液的吸收，因此我们避免给药超过 1 周。皮质类固醇使用的安全性应根据 VHL 疾病的全身表现和任何共病情况进行评估。

### （二）视乳头外视网膜血管母细胞瘤的手术切除 Surgical Excision of Extrapapillary Retinal Hemangioblastomas

鉴于在非常大的 RH 应用消融治疗的低成功率和较高的风险，有时会通过玻璃体手术切除 RH[69, 73]。Gaudric 及其同事报道了一个 23 只眼（21 例）因严重眼部 VHL 疾病接受玻璃体视网膜手术的病例系列，其中 14 只眼在玻璃体切除术的辅助下接受了消融治疗（激光内光凝或冷冻治疗），另外 9 只眼接受了手术切除 RH 治疗。对于进行 RH 切除的 9 只眼，平均需 2 次手术，其中 8 只眼术后 6 个月视网膜附着。然而，4 只眼在初次手术后 4～8 年内出现新生血管性青光眼和 RH 生长，其余眼视力差（20/320 或更差）。据其他学者的经验，许多因素导致此类眼术后增生性玻璃体视网膜病变和视网膜脱离的发生率很高，这些并发症加上新的 RH 出现率很高，限制了该手术治疗的成功。

### （三）视乳头旁视网膜血管母细胞瘤的治疗 Treatment of Juxtapapillary Retinal Hemangioblastomas

视乳头旁 RH 的消融治疗可能对视力产生不良影响，限制了对视乳头旁 RH 的治疗。视力下降、垂直视野丧失和中央暗点的发生与热激光光凝治疗此类肿瘤有关[74]。已尝试用维替泊芬进行光动力治疗，其安全性似乎优于激光光凝，但成功率有限，且结果也并不一致[70, 75]。考虑到这些因素，我们尽可能观察并列的 RH。如前所述，自然病史是可变的，有些病变在很长一段时间内保持相对静止。渗出液可能会消长，并能与良好的视力保持一致，直到中央黄斑长期受累。在缺乏安全的消融选择的情况下，治疗通常局限于试图减轻影响中心视力的渗出物。在某些情况下，光动力疗法、质子束疗法或使用 VEGF 拮抗剂或皮质类固醇的药物疗法可减少渗出，但必须仔细权衡治疗的风险，而且成功率往往有限[70, 75-78]。

### （四）视网膜血管增生的治疗 Treatment of Retinal Vascular Proliferation

视网膜血管增生的小病灶，无论是视乳头旁或视乳头外，都可以观察到。它们似乎不像缺血性视网膜病中新生血管那样具有玻璃体积血或牵引性视网膜脱离的风险，而且它们偶尔会自发消退[30]。当它们在中心凹附近变大或变得更纤维化和收缩时，它们可以降低视力，并且可以进行玻璃体切除术来去除膜[30]。在某些情况下，手术是决定性的；在另一些情况下，视网膜血管增生可能在成功剥离后再生。区分这些病变与 RH 很重要。视网膜血管增生通常不会产生渗出，也不会因激光光凝的反应而轻易消退（部分原因可能是其位于视网膜前）。RH 可诱导视网膜前增生或视网膜表面血管增生，但肿瘤本身位于神经感觉视网膜内，不能剥离。偶尔可看到病变处似乎有共同的特点，表面外观为视网膜前增生，但渗出为典型的 RH，以及表现为激光光凝烧蚀后良好的退行性反应。这些混杂病变可能代表小 RH 上覆有视网膜血管增生。

### （五）抗血管生成药物治疗 Antiangiogenic Pharmacotherapy

了解缺乏功能性 pVHL 的细胞缺氧反应途径的不适当激活为合理设计治疗方案打开了大门，这些治疗方案可能能够阻止生长，甚至诱导 RH 和 VHL 疾病中的其他肿瘤病变的消退。对 VHL 疾病中肿瘤高度血管性的观察导致了一种假说，即 VEGF，一种 HIF 诱导蛋白和血管生成和血管通透性的有效介质，可能在其演变过程中起重要作用，并且有几条证据表明 VEGF 的表达与 VHL 疾病的病理学有关。肾癌细胞系 pVHL 缺陷表现为 VEGF、mRNA 和蛋白表达增加，pVHL 功能恢复时相应减少[79]。在显示 VHL 突变的肾癌病理标本中，VEGF 蛋白水平升高[80]。抗 VEGF 中和抗体降低晚期透明细胞肾癌患者的进展率，其中散发性肿瘤中 pVHL 常失活[81, 82]。VEGF 信使 RNA 在 VHL 突变杂合小鼠肝海绵状血管瘤中上调[83]。来自中枢神经系统血管母细胞瘤和 RH 的 pVHL 缺陷细胞系尚未发育成熟，但病理标本分析显示 VEGF 生成增加[43, 84, 85]。VHL 相关 RH 中空泡状基质细胞显示高水平的 VEGF 信使 RNA 和蛋白[43]。血管内皮生长因子拮抗剂在眼部 VHL 疾病中的应用已在病例系列和小型、非对照的临床试验中报道。在一项前瞻性研究中，Dahr 及其同事对 5 例表现为视乳头旁或视乳头外大面积 RH 的 VHL 患者进行了玻璃体腔注射 pegaptanib 钠（3mg）的评估[77]。Pegaptanib 钠是一种拮抗 VEGF165 亚型的 pegaptanib 适体，每 6 周注射至少 6 次，5 名患者中有 2 名完成了疗程和 1 年的随访。这两个患者的 RH 相关渗出减少，但肿瘤大小没有改变。其他 3 例患者表现为眼部疾病进展，未完成疗程。在另一项前瞻性试验中，Wong 和他的同事对 5 名 RH 患者进行了玻璃体腔注射雷珠单抗的试验，这些患者对标准治疗无效或无反应[78]。雷珠单抗（0.5mg）是一种结合所有 VEGF-a 亚型的人源化单克隆抗体片段，每 4 周给药一次，持续 6 个月，并考虑 12 个月的额外治疗。参与者平均在 47 周内接受了 10 次注射。视力下降 9（±20）个字母，RH 渗出和肿瘤大小无持续改善。

目前已知的数百个 HIF 基因在缺乏功能性 VHL 蛋白的情况下不适当地发出信号，从而调控了细胞对缺氧反应的复杂性[8]。鉴于 HIF 信号的多效性作用及 pVHL 的一些抑癌功能可能涉及 HIF 非依赖机制[85]，对抗 RH 的血管生成途径的最初努力几乎没有成功，这也许并不奇怪，但是希望仍然存在，这种和其他途径的更广泛的靶向性可能为这些肿瘤的消融治疗提供最终的替代方案[8]。

## 九、结论 Conclusion

RH 是一种神经感觉性视网膜或视盘的良性肿瘤，偶尔表现为孤立的、散发性的病变，但在 VHL 病中通常表现为一个或多个肿瘤，VHL 病是一种常染色体显性遗传疾病，累及中枢神经系统或内脏的良性和恶性肿瘤或囊肿。鉴于中枢神经系统血管母细胞瘤和肾细胞癌等表现的潜在致命性，以及对受影响个体进行监测和早期干预的益处，转诊 RH 患者进行 VHL 疾病的临床和（或）基因检测可以挽救生命。眼科治疗的其他关键组成部分包括适当监测 VHL 病患者 RH 的出现或生长、视网膜血管增生或其他眼部 VHL 病的表现，以及及时对视盘外 RH 进行消融治疗，以尽量减少进展性生长并发症造成的视力损失。出现在视盘附近的 RH 是一个特殊的挑战，因为使用传统烧蚀技术破坏它们通常是不安全的。提高对 VHL 疾病分子病理学的认识，为发展非清除治疗提供了潜力，以阻止生长或诱导 RH 和其他肿瘤在这种情况下的消退。

# 结节性硬化与眼
## Tuberous Sclerosis and the Eye

Alan F. Cruess　Sanjay Sharma　著

## 一、概述 Introduction

### 历史、诊断和遗传基础 History, Diagnosis, and Genetic Basis

结节性硬化综合征（tuberous sclerosis complex，TSC）是一种罕见的多系统遗传病，其特征是脑、皮肤、内脏和眼睛的错构瘤性肿瘤。它以常染色体显性方式遗传[1]，具有高度的外显率[2]，尽管具有可变的表型表达。1835 年，Rayner 首次发表了一个面部血管纤维瘤患者的彩色图板[3]。1880 年 D.M.Bourneville，对一名患有癫痫、偏瘫、精神亚正常、同时患有肾肿瘤的年轻患者进行了神经病理学研究，创造了"结节性硬化"（tuberous sclerosis）这个术语[4]。Von Recklinghausen 在 1862 年发表了一篇关于后来证明是 TSC 的描述[5]。然而，直

到最近，人们才普遍使用波内维尔病（Bourneville disease）来描述这种情况。1908 年 Vogt[6] 首次提出将癫痫、智力低下和皮脂腺腺瘤病变作为诊断三联征。1920 年 Van der Hoeve[7] 首次认识到结节性硬化的视网膜病变。眼科医师现在认识到视网膜和视神经的星形细胞错构瘤是这种情况的共同特征。

诊断标准是基于这样一个前提，即结节性硬化症或 TSC 的诊断没有真正的病理特征或临床标准[6]。曾经被认为足够特异的体征现在已知在无 TSC 的正常个体中作为孤立的表现而出现[8]。理论上，完美的疾病分类方案应具有高灵敏度（结节性硬化的低漏诊率）和高特异度（结节性硬化患者的低误标率）。2012 年结节性硬化综合征共识组将患者分为两个诊断组：可能的和确定的，从 1998 年的分类中的三个组减少：可能的、很可能的和确

定的 [5, 9]。根据存在不同特异性的临床特征（主要特征：高特异性；次要特征：中等特异性；第三特征：低特异性），患者可分为三类 [9]。典型的三联征包括癫痫发作、智力低下和皮肤血管纤维瘤，然而，这仅发生在 29% 的病例中 [10]。1998 年专家协商一致小组没有将精神发育迟滞和癫痫包括在修订标准之中 [11]。DNA 检测的增加补充了临床诊断，并有助于遗传咨询，特别是与产前检查相协调 [12]。现在，一个明确的诊断取决于两个主要特征（淋巴管平滑肌瘤病和血管平滑肌脂肪瘤）或具有一个主要特征，有两个或两个以上次要特征，或存在已证实致病性的 *TSC1* 或 *TSC2* 突变 [13]。

## 二、遗传诊断标准 Genetic Diagnostic Criteria

*TSC1* 或 *TSC2* 的致病性突变是一个独立的诊断标准，无论临床表现如何，都足以诊断 TSC。致病性突变被定义为分别阻止蛋白质合成或使 TSC1 或 TSC2 蛋白、hamartin 和 tuberin 的功能失活的突变。然而，有相当一部分（10%～25%）的 TSC 患者没有通过常规检测发现突变。因此，正常结果不排除 TSC [5]。

## 三、系统表现 Systemic Manifestations

### （一）神经系统表现 Neurologic

#### 癫痫发作 Seizures

患有结节性硬化症的儿童常有癫痫发作，称为"婴儿痉挛"（infantile spasms）或"萨拉姆发作"（salaam attacks）[8]。这些癫痫发作的特征是头部、颈部和四肢的重复性肌阵挛性痉挛。最初由 West 描述 [14]，他是英国全科医生，通过他自己儿子在 1841 年的经历进行描述，即癫痫发作持续了几秒钟，但可能发生 10～50 次发作。Hoyt [15] 将婴儿痉挛描述为"头部闪电般快速点头，躯干和手臂经常伸展或弯曲"。根据 Pampliglione 和 Pugh 的研究 [16]，25% 的"婴儿痉挛"患儿在确诊后 4 年内出现结节性硬化的其他症状。婴儿期癫痫是该病最常见的特征，往往在晚些时候演变成癫痫大发作，93% 的患者出现这种症状 [12, 17]。目前，在 TSC 中癫痫的治疗（75%～90% 的病例发生）仍然是一个主要的挑战，

即使使用新的抗惊厥药物也是如此 [18, 19]。Vigabratin 已显示出希望，约 30% 的婴儿痉挛患者有反应。然而，在接受药物治疗的儿童中，已经描述 vigabratin 的视网膜毒性和 MRI 可检测到的脑损伤的报道。即使在神经外科手术后，大约 30% 的病例癫痫复发 [20]。mTORC1 抑制剂的出现导致了治疗可能性的范式转变。目前除了 FDA 批准不能切除的肾血管脂肪瘤和室管膜下星形细胞瘤外，mTORC 抑制剂（如雷帕霉素或依维莫司）正在进行 TSC 相关难治性癫痫，神经认知表现和面部血管纤维瘤的临床试验 [13]。

### （二）认知和行为障碍 Cognitive and Behavioral Disability

结节性硬化症儿童的智力可能正常或高于平均水平 [17]。然而，Lagos 和 Gomez [17] 报道，71 例结节性硬化患者中有 44 例（62%）被标记为智力低下。随后的报道证实，大约 45% 的患者出现了从深度认知障碍到轻度学习障碍的神经认知表现 [21]。虽然大多数 TSC 患者智力正常，但他们可能仍可能存在特定的认知记忆、注意力和执行技能缺陷 [22]。值得注意的是，早期的报道强调结节性硬化症中精神发育迟滞的患病率存在选择偏差，因为这些报道是基于住院患者的 [12]。在 Lagos 和 Gomez 系列中，17 种颅内钙化更常见于智力正常的患者。癫痫发作和智力低下的原因可能与皮质结节（图 135-1）和室管膜下错构瘤（图 135-2）的存在有关。这些肿瘤肿块表现为良性星形细胞错构瘤，其特征是累及基底节、侧脑室和第三脑室以及后颅窝。组织病理学上，它们由分化良好的大星形胶质细胞组成，混合有纤维状星形胶质细胞和钙化结节 [23]。它们经常发生囊性变性和营养不良性钙化，这是其典型的放射学特征（图 135-3）和结节性硬化的名称的由来 [24]。与认知功能不良相关的最重要变量包括难治性癫痫病史、*TSC2* 突变和大脑特定部位的皮质结节 [25]。脑肿瘤与结节性硬化有关。这些界限清楚的病变被归类为室管膜下巨细胞星形细胞瘤，不应与恶性星形细胞瘤、多形性胶质母细胞瘤的巨细胞变异相混淆 [26]。有报道一例结节性硬化患者因视神经受压而导致视力丧失的巨大脑动脉瘤病例 [27]。

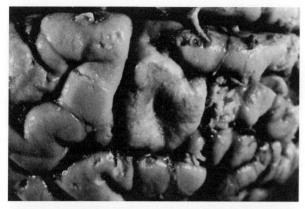

▲ 图 135-1　大脑皮质结节（图示中央有凹陷的脑回）破坏了正常的皮质结构
图片由 S.Ludwin 提供

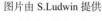

▲ 图 135-2　邻近基底节的室管膜下星形细胞错构瘤突出到侧脑室
图片由 S.Ludwin 提供

### （三）皮肤特征 Skin Features

面部血管纤维瘤（facial angiofibromas），以前被称为皮脂腺腺瘤（adenoma sebaceum），是一种红棕色丘疹，以蝴蝶状分布于面部为特征。这种皮疹通常被认为是结节性硬化的一个病理学特征，并且非常敏感，发生在 85% 以上的患者中[17]。组织病理学上，"皮脂腺腺瘤"由多个平滑丘疹组成，这些丘疹是良性血管纤维瘤[18]。皮疹一般在出生时不明显，但出现在儿童期，一般在 9 岁之前，并往往随着时间的推移而加剧[23]。它在鼻唇沟和颧骨区域最为突出。

以前被认为是结节性硬化症特征的皮肤病变是色素减退的斑点或斑块（图 135-4）。这些病变的形状是可变的，但常有一个可被证明的体征灰叶征（ash-leaf sign）。通常出现在出生时，这是疾病的第一个临床症状。它的发生是高度可变的，存在于多达 75% 的受累儿童中[29]。病理上，灰叶病变（ash-leaf lesion）是一种无色痣[30]，与白癜风相反，在白癜风中黑色素细胞实际上是缺失的。紫外线（经典的 Wood 灯）可以在暗室中有效地用来筛查灰叶征[31]。这种临床症状对于鉴别不明原因婴儿痉挛具重要意义[29]。沙绿色斑块代表受纤维瘤浸润影响的皮肤区域。这种症状在大约 20% 的病例中

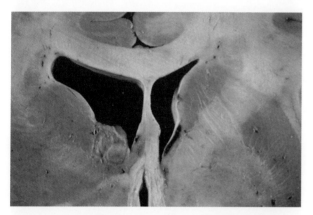

▲ 图 135-3　结节性硬化病变的轴向 flair 重组磁共振成像
图片由 Dr. Angelica Oviedo, Dalhousie University/Capital Health, Halifax NS Canada 提供

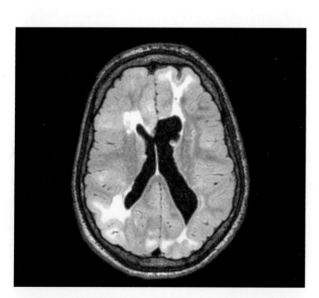

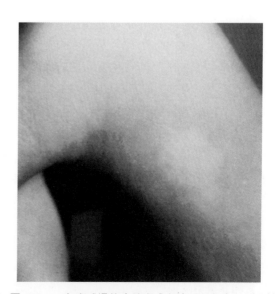

▲ 图 135-4　色素减退的皮肤斑或斑片（无色痣），有时被称为灰叶征
图片由 P.McLeod 提供

可见，通常在下背部[32]。腰骶部的肉色、皮革样斑块是结节性硬化症的主要特征[31]。手足部可见甲下纤维瘤[17, 31]。

### （四）内脏特征 Visceral Features

虽然 Vogt 的典型智力缺陷、癫痫和面部血管纤维瘤三联征提示中枢神经系统和皮肤受累，但同时要认识到内脏肿瘤可能同时存在。肾血管脂肪瘤是一种单侧或双侧单发或多发的错构瘤。在 80% 的结节性硬化患者中会出现[23]。它们是良性肿瘤，转移的器官还不完全明确[33]，已有延伸到肾静脉的报道[34]。心脏错构瘤也会发生。它们是横纹肌瘤，特征性表现为一个或多个白色结节，并突出到心室[23]。可能形成缓慢发生地、进行性胸膜下囊肿，一旦破裂会导致自发性气胸[35]。肝、甲状腺、胰腺和睾丸的错构瘤已有报道[23]。

### （五）骨骼特征 Skeletal Features

40% 的病例骨骼系统受到影响[8]。硬化钙化区见于颅骨和脊柱。头颅 X 线片可显示颅骨上方的阴影，代表颅内钙化星形细胞错构瘤的骨内硬化区[36]。计算机断层扫描对结节性硬化症的研究特别有帮助。指 / 趾骨囊肿往往累及手和脚[8]。

## 四、眼部表现 Ocular Manifestations

### （一）视网膜表现 Retinal Manifestations

结节性硬化症的视网膜母斑病灶（phakomas）是视网膜星形细胞错构瘤，据 Lagos 和 Gomez[17] 在他们的 Mayo 临床系列 71 例中的报道，约 53% 的患者中可见。Shelton[37] 在所有 7 名检查的患者中发现了视网膜错构瘤病变的证据。孤立性星形细胞错构瘤（solitary astrocytic hamartoma）可见于其他健康患者，但结节性硬化患者可为多灶性或双侧性。虽然该错构瘤最常见于结节性硬化症患者，但也可见于神经纤维瘤病患者[38, 39]。尽管视网膜星形细胞错构瘤是结节性硬化综合征的主要眼部表现，但已有 2 例患者在组织病理学检查中发现与虹膜、睫状体色素上皮错构瘤相关，其中虹膜表现为虹膜基质脱色素和非典型缺损[40]。

典型的星形细胞错构瘤在形态学上可分为两种类型：①大型白色（钙化）结节状肿块；②扁

平、半透明（非钙化）表面平滑的肿瘤[41]。Nyboer 等[42] 描述了一种中间型视网膜错构瘤，同时具有这两种类型的特征。典型病变通常发生在视盘或视盘附近。但也可能在周边部视网膜发生，更容易与视网膜母细胞瘤相混淆。尽管结节性硬化症中几乎所有的视网膜星形细胞错构瘤本质上都是内生的，但已有一个外生型病例的报道（图 135-5 和图 135-6

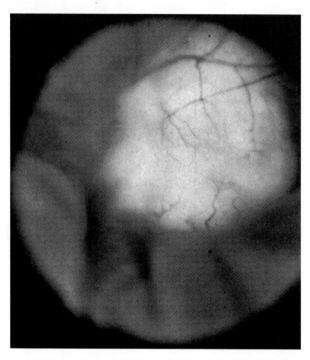

▲ 图 135-5　外生（视网膜下）型视乳头周围星形细胞错构瘤伴渗出性视网膜脱离
图片由 J.Augsburger 提供

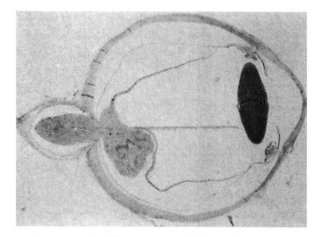

▲ 图 135-6　包含图 135-5 所示病变的眼睛的相关病理学（低倍照片）
图片由 J.Augsburger 提供

说明了不同的情况）[34]。患者为一位患有结节性硬化症及癫痫的 10 岁男童，因新生血管性青光眼而摘除眼球。视网膜完全脱离，在脱离的视网膜下有一个巨大的多结节、桑椹样星形细胞瘤。

外生型是发生在视网膜下的星形细胞肿瘤[43]。内生型是视网膜神经纤维层的星形细胞错构瘤（图 135-7 和图 135-8）[14]。这些视网膜肿瘤是良性和非肿瘤性的[23]，通常表现为轻微或缓慢的生长迹象[15]，尽管有报道称，会随着钙化的发展而进行性增大[42]。因此，视网膜星形细胞瘤有时表现为进行性增大、视网膜脱离和玻璃体种植，这些发现可能"误导临床医师做出视网膜母细胞瘤的诊断"[44]。

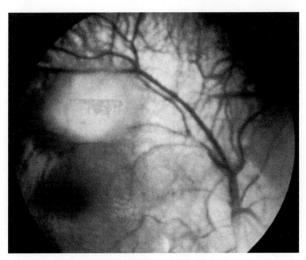

▲ 图 135-7　视网膜内生型星形细胞错构瘤
图片由 P.McLeod 提供

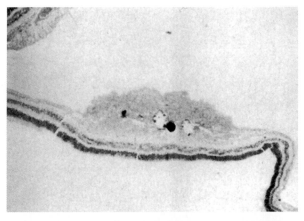

▲ 图 135-8　视网膜内生型星形细胞错构瘤的病理对照
图片由 R.Bell 提供

然而，视网膜星形细胞错构瘤的自发性消退也有报道[45]。

大多数视网膜星形细胞（胶质）错构瘤是由细长的纤维状星形胶质细胞组成，具有小的卵圆形核和细胞质突起[39]。较大的肿瘤，特别是位于视神经或视神经附近的肿瘤，可能有较大的圆形和中等多形性的星形胶质细胞，可见钙化灶[46]。临床上，Gass[38] 已经注意到这些病变可能显示不同程度的肿瘤血管化，这在血管造影上比在检眼镜下更明显。视网膜星形细胞瘤的荧光素血管造影特征性地表现为晚期相对强荧光，染料漏入玻璃体腔[38]。然而，荧光素血管造影在区分星形细胞错构瘤和孤立性视网膜母细胞瘤方面没有帮助[47]。视网膜错构瘤引起的眼部并发症是结节性硬化的罕见并发症。这些包括玻璃体积血、视网膜血管异常（包括毛细血管扩张、新生血管和渗出）和玻璃体种植，其特征性描述与视神经头或视乳头前星形细胞错构瘤有关。根据一份临床病理报告，玻璃体积血可能由视网膜或视神经星形细胞瘤的物质引起，该报告认为玻璃体积血是由视乳头前星形细胞错构瘤的表面引起的[48]。在玻璃体切除术中观察出血情况，以清除陈旧性玻璃体出血。可用眼内透热法烧灼表面明显出血的部位，暴露出充满出血物质且出血活跃的囊性空间。术后病理证实瘤体含有无数的小血管腔[39]。1921 年，Van der Hoeve 首次报道了一个巨大的视盘肿瘤中充满血的瘤内囊性间隙，导致玻璃体积血[49]。Atkinson 等[50] 报道了 2 例视盘星形细胞瘤的玻璃体积血。Koch 和 Walsh[51] 也报道了 1 例伴有颅内压升高和视盘水肿的玻璃体积血。玻璃体积血也可能由视网膜星形细胞瘤相关的视网膜新生血管引起[52]。Barsky 和 Wolter 的一份病理报告[41] 强调了视网膜星形细胞错构瘤的血管胶质瘤性质，由此推测这些病变可能的血管母细胞和星形细胞起源。视网膜毛细血管扩张伴周围中心凹区的内层视网膜脂质渗出和影响黄斑的浆液性视网膜脱离已被报道与多发性星形细胞错构瘤相关[43]。1 例报道视乳头旁病变，出血入玻璃体，肿瘤体积增大，并发生自发性坏死[53]。

（二）视神经母斑病 Optic Nerve Phakomas

据 Lagos 和 Gomez 报道，53% 的病例中发生了[17] 视网膜和视神经星形细胞瘤。这些病变"突出在视盘表面方或上方"（图 135-9），根据 Miller 的说法[54]，"最初可能有浅灰色或浅灰粉色的外观，但后来发展成闪光的黄色桑椹状外观"。如前所述，视神经星形细胞瘤早就被认为能够发生玻璃体种植和玻璃体积血，从 Van der Hoeve 1921 年就开始有报道[49, 51]。1984 年，De Juan 等报道了 1 例结节性硬化患者玻璃体种植伴严重玻璃炎[55]。这些作者推测，玻璃体后脱离的发展和在视盘相关的牵引可能导致玻璃体种植。

### （三）眼附属器病变 Ocular Adnexal Lesions

眼睑皮肤的血管纤维瘤（皮脂腺腺瘤）多发生于结节性硬化的患者中，形成典型的三文鱼色眼睑（salmon-colored lid）[56]。据报道，在一位单眼眼底病灶显著的患者中，有一根白色睫毛 [白发症（poliosis）] 位于正常色素的睫毛中，不仅在视网膜星形细胞错构瘤，而且周边视网膜有叶状色素减退区[57]，其外观与色素减退的皮肤病变（灰叶斑）相似。虹膜色素减退斑点也被报道为疾病的早期征兆[58]。Williams 和 Taylor 总结了结节性硬化症与其他孤立病变的联系[12]。

### （四）鉴别诊断 Differential Diagnosis

视网膜和视神经星形细胞错构瘤的鉴别诊断在很大程度上取决于结节性硬化的诊断是否成立。该诊断基于各种一级、二级和三级特征，其中大部分

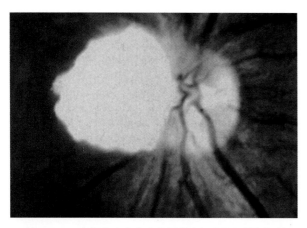

▲ 图 135-9　在视盘上方突出并覆盖有闪亮的桑椹状视神经星形细胞错构瘤
图片由 J. Shakin 提供

最初由 Gomez[59] 提出，最近于 2012 年由结节性硬化综合征共识组修订[5]：①明确诊断：两个主要特征或一个主要特征 ≥ 2 个次要特征；②可能的诊断：一个主要特征或 ≥ 2 个次要特征（表 135-1）。

因此，在存在单一视网膜（或视神经）错构瘤的情况下，诊断结节性硬化综合征只需一个主要特征，或两个及以上次要特征。眼科医师的第一步应该仔细检查双眼是否有一个或多个视网膜或视神经错构瘤的迹象。需要注意的是，视网膜和视神经星形细胞错构瘤也可出现在神经纤维瘤病患者[38]。

如果结节性硬化或神经纤维瘤病的诊断不能明确，视网膜或视神经错构瘤的出现可能提供与相关全身疾病相关的临床线索。Shields 和 Shields[24] 指出，由桑椹样钙化组成的肿瘤是结节性硬化症的特征。然而，当唯一的视网膜肿瘤是一个小的半透明的白色的非钙化的神经纤维层增厚，它可能很难与有髓神经纤维或视网膜母细胞瘤区分[24]。鉴别视网膜小星形细胞错构瘤和视网膜母细胞瘤的困难也被有些学者所强调[62]。Gass[47] 报道，荧光素血管造影虽然有助于勾勒出这些肿瘤丰富的毛细血管网，但无助于星形细胞瘤和视网膜母细胞瘤的鉴别。然而，尽管这是主要需要进行鉴别诊断的疾病，但辅助检查可能对视网膜母细胞瘤病例做出明确诊断[15, 63]。在 1965 年 Howard 和 Ellsworth 的 500 例疑似视网膜母细胞瘤病例中[63]，没有 1 例为星形细胞错构瘤，尽管有 265 例并不是视网膜母细胞瘤。Shields 夫妇[24] 将星形细胞错构瘤列为视网膜母细胞瘤的鉴别诊断，也证实了在他们自己的系列中很少有错误诊断。在 136 名被诊断为视网膜母细胞瘤的患者中，只有一名患者患有星形细胞错构瘤。Shields 等[39] 报道了使用细针穿刺活检帮助区分星形细胞错构瘤和视网膜母细胞瘤。

其他类似星形细胞错构瘤的疾病包括有髓神经纤维和炎性病变[8]。此外，考虑到这些病变的血管瘤成分，Coats 病和其他引起视网膜终末血管扩张其他原因也应纳入鉴别诊断中[39, 52, 53, 62, 64]。伪装为星形细胞错构瘤临床表现的详细列表见框 135-1。

视盘错构瘤在发展成黄色、反光、桑椹状等特征性病变后，可能与视盘 drusen 混淆。然而，视

表 135-1　结节性硬化综合征最新诊断标准（2012 年）

**A. 遗传诊断标准**

从正常组织中鉴定出 TSC1 或 TSC2 致病性突变就足以对结节性硬化症（TSC）做出明确诊断。致病性突变被定义为明确地使 TSC1 或 TSC2 蛋白质的功能失活（如框外索引或无义突变），阻止蛋白质合成（如大基因组缺失），或是通过功能评估确定其对蛋白质功能的影响的错义突变（www.lovd.nl/TSC1；www.lovd/TSC2；Hoogeveen Westerveld 等 [60, 61]）。对功能影响不太确定的其他 TSC1 或 TSC2 变体不符合这些标准，不足以对 TSC 做出明确诊断。值得注意的是，10%～25% 的 TSC 患者没有通过常规基因检测发现的突变，正常结果并不排除 TSC，或者对使用临床诊断标准诊断 TSC 有任何影响

**B. 临床诊断标准**
**主要特点**

1. 黑色素沉着斑（≥ 3，直径至少 5mm）
2. 血管纤维瘤（≥ 3）或纤维状斑块
3. 趾甲纤维瘤（≥ 2）
4. Shagreen 斑块
5. 多发性视网膜错构瘤
6. 皮质发育不良 ª
7. 室管膜下结节
8. 室管膜下巨细胞星形细胞瘤
9. 心脏横纹肌瘤
10. 淋巴管平滑肌瘤病（LAM）ᵇ
11. 血管平滑肌脂肪瘤（≥ 2）ᵇ

**次要特征**

1. "五彩纸屑"（Confetti）皮损
2. 牙釉质凹陷（> 3）
3. 口内纤维瘤（≥ 2）
4. 视网膜无色斑
5. 多个肾囊肿
6. 非肾错构瘤

**明确诊断**

两个主要特征或一个主要特征具有≥ 2 个次要特征

**可能的诊断**

一个主要特征或≥ 2 个次要特征

a. 包括结节和脑白质径向迁移线；b. 结合两个主要临床特征（LAM 和血管平滑肌脂肪瘤）而没有其他特征，不符合明确诊断的标准。LAM. lymphangioleiomyomatosis

框 135-1　星形细胞错构瘤的鉴别诊断

- 视网膜星形细胞瘤
- 视网膜母细胞瘤
- 有髓神经纤维
- Coats 病
- 视网膜毛细血管扩张的其他原因
- 视网膜毛细血管瘤
- 犬弓蛔虫病
- 脉络膜炎和巩膜炎的其他原因
- 其他导致渗出性视网膜脱离并伴有潜在肿块病变的原因
- 视盘星形细胞错构瘤
- 视盘 drusen
- 与视盘突出物（透明体）相关的视网膜色素变性与星形细胞错构瘤
- 视神经胶质瘤（视神经胶质瘤的变种）
- 其他原发性视盘肿瘤
- 单侧视盘肿胀或视盘炎的其他原因

盘 drusen 位于视盘内，而星形细胞错构瘤则突出在其上方 [54]，使得视神经和视网膜血管变得模糊。Heckenlively [66] 回顾了 "视神经球状赘生物或透明体" 起源的争论，这些透明体基于 Spencer [46, 67]、Puck 等 [68] 和 Novak 和 Foos 的病理学研究怀疑为

drusen [69]。Heckenlively 的解释是，这些研究并没有解决 Robertson 提出的问题，即视网膜色素变性患者的玻璃体视乳头上的赘生物代表星形细胞错构瘤 [66]。视盘胶质瘤也可能与星形细胞错构瘤混淆。视盘胶质瘤最初可表现为视盘肿胀或被白色突起的肿块所掩盖。这些病变很容易与星形细胞错构瘤混淆，特别是在非钙化错构瘤的情况下。虽然在神经纤维瘤病中更为常见，但 Shields 和 Shields [24] 指出，结节性硬化患者也可出现视盘胶质瘤。在鉴别诊断时，应考虑其他视盘肿瘤性病变，包括毛细血管瘤和海绵状血管瘤 [54]。

## 五、遗传学和病理生理学作为治疗指南 Genetics and Pathophysiology as a Guide to Treatment

结节性硬化综合征是一种以常染色体显性遗传方式遗传的系统性疾病，肿瘤抑制基因 TSC1 或 TSC2 突变导致良性错构瘤在全身的发展，如前所述，具有不完全外显率和可变表达。然而，70%～75% 的病例被认为是由新的突变引起的 [13, 71]。在英国牛津大学的一项研究中，该病的患病率约为 1/15 000 [72]。最近，估计患病率为 1/9000～1/6000。全世界至少有 200 万人受到影响 [13]。基因的连锁研究已经证明了这种情况的遗传异质性，其中两个独立的突变占绝大多数。导致结节性硬化的两个基因

分别位于 q34（*TSC1*）的 9 号染色体和 p13.3（*TSC2*）的 16 号染色体上[76]。两种不同突变的患者没有发现表型差异，尽管 *TSC1* 突变似乎与较温和的临床表型有关[74, 77]。*TSC2* 基因占临床病例的 90%[13]。Tuberin 是 *TSC2* 的产物，与 Rap 1–GTPase 激活蛋白有部分同源性，支持 Tuberin 参与细胞生长调控的理论[73]。*TSC1* 的产物已被鉴定为 hamartin[78]。这些蛋白质在大脑中广泛表达，并形成一种异二聚体，通过抑制雷帕霉素的 mTOR，一种丝氨酸 / 苏氨酸激酶级联[79]，部分级联调节细胞生长和分化、肿瘤抑制和细胞内信号传导，起到抑制雷帕霉素哺乳动物靶点 mTOR，mTOR 复合物 1，mTORC1 的作用[13, 78]。

更严重的临床表现往往发生在 TSC2 突变的个体。它们倾向于出现更多的低黑色素性皮肤斑和学习障碍、更频繁的神经和眼科症状、肾囊肿和趾（指）甲纤维瘤[13]。进行遗传咨询和告知三代遗传史是必不可少的，因为结节性硬化症患者有 50% 的机会将基因传递给他们的后代[73]。结节性硬化症患者的父母应该意识到生殖系镶嵌的可能性。重要的是，对这些高危人群需要彻底的系统评估，其中应包括头部 CT/MRI 扫描和肾脏超声检查，以排除结节性硬化[73]。如果这些检查的结果证明父母是正常的，那么孩子很可能患有一种新的突变，而随后另一个孩子患结节性硬化症的风险估计为 1%[63]。

## 六、新的治疗方法–总结 Novel Treatment Approaches-Summary

已公布监测和处理 TSC 临床表现的最新建议[80]。近年来，对 TSC 分子生物学的深入理解导致了治疗可能性的范式转变。mTORC1 的活性对雷帕霉素和相关化合物如依维莫司非常敏感。这些药物已经成功地进行了与 TSC 相关的室管膜下星形细胞瘤和肾血管平滑肌脂肪瘤的临床试验，从而在美国、加拿大和欧洲等许多国家获得了监管批准。目前，mTORC1 抑制剂也已正在进行与 TSC 相关的难治性癫痫、神经认知表现和面部血管纤维瘤的临床试验[13]。

# 斑痣性错构瘤病
## Phakomatoses

Carol L. Shields　Jerry A. Shields　著

第 **136** 章

## 一、概述 Introduction

斑痣性错构瘤病（phakomatoses）是一组以眼、脑、皮肤、有时为内脏和骨骼的系统性错构瘤为特征的综合征[1-4]。由于多个系统的受累，斑痣性错构瘤病也被称为眼神经皮肤综合征（oculoneurocutaneous syndromes）。这些综合征的各种临床表现是公认的，对患者的综合处理通常需要几个专家的协调，包括神经科医师、皮肤科医师、眼科医师和肿瘤科医师。

术语 "phakoma" 最早由 Van der Hoeve 在 1932 年使用，用于表示在这些疾病中发现的一个特征性的母斑（mother spot）或胎记[4]。当时，视网膜和小脑血管瘤病（Von Hippel-Lindau 综合征）、神经纤维瘤病（Von Recklinghausen 综合征）和结节性硬化综合征（Bourneville 综合征）都属于 phakomatoses。随后，脑面部血管瘤病（Sturge-Weber 综合征）、蔓状血管瘤病（Wyburn-Mason 综合征）和视网膜海绵状血管瘤伴皮肤和中枢神经系统受累也被纳入这些疾病。最近，器官痣样综合征（organoid nevus syndrome）、眼皮肤黑素细胞增多症（oculodermal melanocytosis）和色素血管性母斑病（phacomatosis pigmentovascularis）等其他疾病也被归类为这些典型的眼神经皮肤综合征。

## 二、错构、错构瘤、迷芽、迷芽瘤的定义 Definition of Hamartia, Hamartoma, Chorista, Choristoma

为了更好地理解斑痣性错构瘤病，应该定义某些术语，如错构（hamartia）、错构瘤（hamartoma）、迷芽（chorista）、迷芽瘤（choristoma）[1]。错构和错构瘤是指由通常出现在其发育部位的组织构成的畸形。错构是一种非肿瘤性异常，错构瘤是一种肿瘤性畸形。系统性错构瘤病是指多器官受累。错构瘤的例子包括在 Von Hippel-Lindau 综合征中，发生于视网膜中已经存在的血管组织中的视网膜血管母细胞瘤（毛细血管瘤），或神经纤维瘤病患者皮肤中已经存在的神经组织发生的皮肤周围神经肿瘤。

迷芽和迷芽瘤是指由发育部位通常不存在的组织成分所形成的畸形。迷芽是一种非肿瘤性异常，而迷芽瘤是一种肿瘤性畸形。迷芽瘤的典型例子是角膜缘皮样瘤，一种由通常不存在于球结膜或角膜的真皮成分组成的肿瘤。大多数的斑痣性错构瘤病是由错构瘤而不是迷芽瘤组成的。

多数斑痣性错构瘤病表现为常染色体显性遗传模式，常有不完全外显。值得注意的例外是脑面部血管瘤病（Sturge-Weber）和蔓状血管瘤病（Wyburn-Mason），其中生殖系遗传似乎不起作用。

大多数斑痣性错构瘤病所形成的肿瘤是良性的。它们通常是静止或缓慢进展的病变，通常缺乏与癌症相关的无限增殖能力[1]。一些斑痣性错构瘤病可与恶性肿瘤相关。例如，神经纤维瘤病患者外周神经恶性神经鞘瘤的发病率增加。Von Hippel-Lindau 病患者发生肾细胞癌的频率较高。

斑痣性错构瘤病患者可能只表现出特定综合征的一部分临床特征，这被称为"顿挫型"（forme fruste）。患者偶尔会表现出一个疾病的病变特征和另一个疾病的其他病变特征，这被称为交叉现象（crossover phenomenon）。例如，在神经纤维瘤病患者身上看到的咖啡斑，偶尔也可以在结节性硬化综合征或脑面部血管瘤病患者身上看到。

在本书的其他章节中，结节性硬化综合征（Bourneville 综合征）和视网膜小脑血管瘤病（Von Hippel-Lindau 综合征）的情况已经被描述。在这一章中，我们将详细介绍其他斑痣性错构瘤病。这些斑痣性错构瘤病包括神经纤维瘤病（von-

Recklinghausen 综合征）、脑面血管瘤病（Sturge-Weber 综合征）、视网膜蔓状血管瘤病（Wyburn-Mason 综合征）、视网膜海绵状血管瘤病（retinal cavernous hemangiomatosis）、器官样痣综合征（Solomon 综合征）、色素性血管性斑痣性错构瘤病（Cesioflammea 型）及眼皮肤黑素细胞增多症 [ 太田痣（nevus of Ota）]。由于本书主要涉及眼底疾病，大部分重点集中于视网膜和脉络膜表现上。

## 三、神经纤维瘤病 Neurofibromatosis（Von Recklinghausen Syndrome）

神经纤维瘤病是一种以多系统受累为特征的眼 - 神经皮肤综合征 [5, 6]。它通过常染色体显性遗传方式传播，外显率约为 80%。大约有一半的病例最初是自发突变，家族史阴性。

神经纤维瘤病分为 1 型和 2 型。1 型被称为周围神经纤维瘤病或 von-Reckling-hausen 综合征，而 2 型被称为中枢或双侧听神经纤维瘤病。1 型神经纤维瘤病以周围和皮肤表现为特征，与 17 号染色体异常有关；2 型以中枢神经系统肿瘤和后囊下白内障早期发病为特征，2 型神经纤维瘤病与 22 号染色体异常有关。

### （一）神经纤维瘤病 1 型 Neurofibromatosis Type 1

#### 1. 一般状况 General Considerations

1 型神经纤维瘤病的发病率为 1/3000，但据估计，发病率可能更高，因为有些人只表现出轻微的体征。大约一半的受累患者表现一种新的突变。这种情况是由 NF1 基因的常染色体显性突变引起的，该突变导致具有抑癌功能的神经纤维蛋白的产生减少。只有敲除一个才能显示此病变。NF1 基因位于 17 号染色体的长臂上。已经鉴定出 250 多个突变。完全基因缺失导致严重的表型。这种高度渗透性的表型有多种表现形式，在家族中也可能有所不同。另一个位点，SPRED1 基因，在患有 "轻度神经纤维瘤病" 的患者中被发现，这代表了 Legius 综合征 [7]。神经纤维瘤病 1 型的诊断标准见表 136-1 [8, 9]。这种情况更常见于白人患者，男女比例相同。脊柱侧凸可能是一个突出的特征。

#### 2. 眼科特征 Ophthalmologic Features

神经纤维瘤病是最具多样性的眼病 [10-17]，可能涉及眼睑、结膜、房水流出道、葡萄膜束、视网膜、眼眶和视神经（图 136-1）。

表 136-1　神经纤维瘤病 1 型（NF1）诊断标准：至少应提供以下七个标准中的两个用于诊断 [a]

| | |
|---|---|
| 1. 牛奶咖啡斑 | 青春期前（< 10 岁）儿童 ≥ 6 个直径大于 5mm 的牛奶咖啡斑<br>或<br>在青春期后个体（成人）中，≥ 6 个直径大于 15mm 的牛奶咖啡斑 |
| 2. 腋窝或腹股沟区雀斑 | Crowe 征 |
| 3. 皮肤神经纤维瘤 | ≥ 2 个典型神经纤维瘤<br>或<br>≥ 1 丛状神经纤维瘤 |
| 4. 视神经胶质瘤 | |
| 5. 虹膜 Lisch 小结节 | ≥ 2 个病灶 |
| 6. 骨病变 | 蝶骨发育不良<br>或<br>长骨异常（皮质变薄或假关节病） |
| 7. 根据上述标准与 NF1 相关（1 级） | 父母、兄弟姐妹或后代 |

a. 一些症状直到晚年才出现，延误了诊断

改编自 Stumpf DA, Alksne JF, Annegers JF.Neurofibromatosis. Conference statement. National Institute of Health Consensus Development Conference. Arch Neurol 1988; 45:575-8; Gutmann DH, Aylsworth A, Carey JC, et al. The diagnostic evaluation and multidisciplinary management of neurofibromatosis 1 and neurofibromatosis 2. JAMA 1997; 278: 51-7.

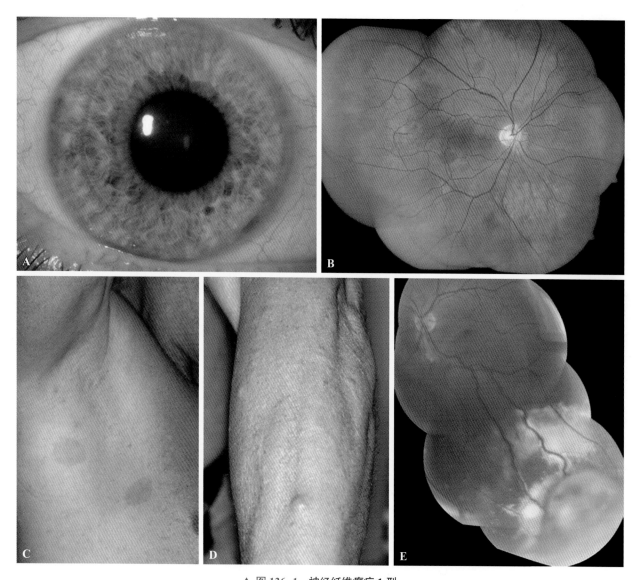

▲ 图 136-1　神经纤维瘤病 1 型

A. 虹膜 Lisch 小结节；B. 脉络膜色素斑；C. 腋窝雀斑；D. 多发性皮肤神经纤维瘤病；E. 血管增生性肿瘤伴渗出性视网膜病变

眼睑受累以结节状或丛状神经纤维瘤为特征。结节性神经纤维瘤表现为单发或多发性的无痛、表面光滑、边界清楚的肿块，通常大小如豌豆，无颜色改变。丛状神经纤维瘤表现为眼睑弥漫性增厚，可产生典型的 S 形眼睑弯曲，这是神经纤维瘤病的一个显著特征。结膜可受累为弥漫性或局限性神经纤维瘤。神经纤维瘤病患者的先天性青光眼发病率增加，这可能是继发于几个机制。1 型神经纤维瘤病与视神经胶质瘤高度相关[12]。

神经纤维瘤病患者可发生多种眼底病变。多发性虹膜错构瘤（Lisch 结节）是 1 型神经纤维瘤病最常见的葡萄膜异常[11]。这些特征性的橘色 - 棕

褐色结节在儿童早期（通常 6 岁）表现为虹膜前边缘层的离散、多发、双侧的肿瘤，典型的直径小于 1mm，最好用裂隙灯生物显微镜检查。组织病理学上，虹膜 Lisch 结节是由虹膜前边缘层黑色素细胞聚集而成的错构瘤。

1 型神经纤维瘤病患者的脉络膜表现包括单个或多灶性脉络膜痣、弥漫性丛状神经纤维瘤、神经鞘瘤和黑色素瘤。多发性双侧脉络膜痣高度提示 1 型神经纤维瘤病[10]。脉络膜神经纤维瘤通常表现为葡萄膜束的弥漫性增厚，其原因是神经纤维瘤和黑色素细胞成分增多。脉络膜神经鞘瘤是一种罕见的发现，表现为局限性、无色素性隆起的肿瘤[14]。然

而，大多数孤立性脉络膜神经鞘瘤与神经纤维瘤病无关。神经纤维瘤病患者葡萄膜黑色素瘤的发病率似乎更高[15]。

神经纤维瘤病可引起视网膜和视盘病变。视网膜星形细胞错构瘤是神经纤维瘤病的一种表现，但更常见于结节性硬化综合征。视网膜血管增殖性肿瘤可与神经纤维瘤病一起发生，导致渗出性视网膜病变和失明风险[16, 17]。眼底改变可继发于视神经胶质瘤，包括视盘水肿、视神经萎缩、视神经与睫状神经分流血管和罕见的视网膜中央静脉阻塞。

### 3. 皮肤病特征 Dermatologic Features

神经纤维瘤病最重要的皮肤表现包括牛奶咖啡斑（café-au-lait spot）（色素斑）、腋窝或腹股沟区雀斑和荨麻疹性色素变性。在 95% 的 1 型神经纤维瘤病患者中发现牛奶咖啡斑，但在其他疾病患者中也可以发现，如 McCune-Albright 综合征、结节性硬化综合征和 Fanconi 贫血。牛奶咖啡斑也可在非 1 型神经纤维瘤病者中发现。它们是神经纤维瘤病 1 型的最早表现，在婴儿期可发现为一个非常轻的色素沉着斑疹，随着时间的推移或在阳光照射下变得更加明显。

皮下或皮肤良性神经纤维瘤是一个重要的发现，但在幼儿中很少见，通常出现在较大的儿童或成人以后。深部神经纤维瘤可能不易看见，只能通过触诊发现。青春期和妊娠可导致神经纤维瘤的数量增加和生长。丛状神经纤维瘤是一种侵袭性疾病，有时伴有疼痛。神经纤维瘤的快速生长往往提示恶性变性。

### 4. 中枢神经系统特征 Central Nervous System Features

神经纤维瘤病 1 型最重要的中枢神经系统特征是视神经胶质瘤（青少年毛细胞星形细胞瘤）。视神经胶质瘤可表现为明显的无痛性突眼或细微的色觉或视力异常。磁共振成像显示视神经的明显增粗扩大，常在其实质内形成一个折叠（扭结）以适应眼眶，导致眼球向下和向外突出。这个肿块在 $T_1$ 加权，钆对比图像上显示增强，特别是在轴位和冠状位中尤其明显。由于全身意义和治疗方法的不同，将该肿瘤与视神经鞘脑膜瘤区分开来是很重要的。最好使用钆增强、眼眶脂肪抑制、$T_1$ 加权冠状位图

像来鉴别。对于胶质瘤，神经中枢物质增强；而对于脑膜瘤，周围环绕蛛网膜鞘增强。胶质瘤多与 1 型神经纤维瘤病相关，而脑膜瘤多与 2 型神经纤维瘤病相关。

### 5. 其他特点 Other Features

神经纤维瘤病 1 型患者有许多骨骼异常，如蝶骨翼发育不良、先天性假关节病伴胫骨或前臂弯曲、胸腔不对称伴下肋骨突出、脊柱侧凸 / 后凸。年轻时（10 岁以下）脊柱侧凸可以进展。其他发现包括头颅畸形和高血压。

许多其他良性和恶性的全身肿瘤都与神经纤维瘤病有关。肉瘤可以起源于周围神经鞘，无论是新生的或从先前存在的良性皮肤神经鞘肿瘤发展而来。20% 以上的患者可以发生恶性周围神经鞘肿瘤。乳腺癌、泌尿生殖道肿瘤、胃肠道肿瘤及皮肤黑色素瘤的发病率似乎也逐渐在增加。神经纤维瘤病患者嗜铬细胞瘤的发病率可能略高。

### 6. 治疗 Management

神经纤维瘤病的治疗因疾病的部位和程度而异。大多数眼底病变不需要治疗。脉络膜黑色素瘤和神经鞘瘤在临床上常常难以区分，通常需要进行巩膜外敷贴放射治疗、切除或摘除。虹膜 Lisch 结节、先天性视网膜色素上皮肥大、视网膜星形细胞错构瘤可以被观察到。视网膜血管增生性肿瘤通常需要冷冻治疗、激光光凝、光动力治疗或敷贴放射治疗来控制渗出性病变[16, 17]。1 型神经纤维瘤病是由抑制调节细胞增殖和分化的 RAS 途径的神经纤维蛋白突变引起的。系统靶向的生物制剂已经被用来阻止肿瘤的生长，如西罗莫司，这是一种 mTOR 抑制剂[18]。

## （二）2 型神经纤维瘤病 Neurofibromatosis Type 2

### 1. 一般情况 General Considerations

神经纤维瘤病 2 型是一种多系统疾病，以中枢神经系统肿瘤为显著特征，包括双侧前庭神经鞘瘤（听神经瘤）、脊髓神经鞘瘤、脑膜瘤、胶质瘤和青少年后囊下白内障。这种情况也被称为 MISME 综合征，一种记忆方法，指多发性遗传性神经鞘瘤（multiple inherited schwannomas，MIS）、M 型脑膜瘤和 E 型室管膜瘤相关的肿瘤[19]。这种神经纤维

病的皮肤特征不常见。2 型神经纤维瘤病的诊断标准见表 136-2。

2 型神经纤维瘤病可能与继发于中枢神经系统肿瘤的寿命缩短有关，特别是如果这些肿瘤在年轻时出现并且是多发性的。症状出现的平均年龄约为 20 岁，也可以延迟。症状出现的年龄早和诊断时发现颅内脑膜瘤是疾病严重和死亡率较高的两个标志。在对 150 名 2 型神经纤维瘤病患者的分析中，40% 以上的患者预计在 50 岁前死亡[20]。治疗的最新进展延长了患者的预后。

2 型神经纤维瘤病的发病率为 1/25 000 例活产，到 60 岁时外显率接近 100%[21]。据估计，这种情况的诊断率为 1/10 万人。2 型神经纤维瘤病与染色体 22q12.2 处 NF2 基因突变有关。这个基因产生 merlin（也称为神经纤维蛋白 -2），一种肿瘤抑制因子。merlin 基因突变后，功能下降导致肿瘤不受控制的发展，尤其是在中枢神经系统。约一半患者中发现具有新发突变。

2. 眼科特征 Ophthalmologic Features

2 型神经纤维瘤病有三个重要的眼科表现，特别是儿童后囊下白内障、视网膜和视网膜色素上皮联合错构瘤及视网膜前膜（图 136-2 和表 136-3）。

表 136-2　神经纤维瘤病 2 型（NF2）诊断标准。诊断由下列三项中的至少一项确定

| 特　征 |
| --- |
| 1. 双侧第Ⅷ脑神经肿瘤经磁共振或电脑断层扫描证实 |
| 2. 单侧第Ⅷ脑神经肿瘤<br>加<br>与 NF2 相关（1 级） |
| 3. 以下两种：<br>脑膜瘤<br>胶质瘤<br>神经鞘瘤<br>青少年晶状体后囊下混浊<br>加<br>与 NF2 相关（1 级） |

改编自 Stumpf DA, Alksne JF, Annegers JF. Neurofibromatosis. Conference statement. National Institute of Health Consensus Development Conference. Arch Neurol 1988; 45:575-8; Gutmann DH, Aylsworth A, Carey JC, et al. The diagnostic evaluation and multidi-sciplinary management of neurofibromatosis 1 and neurofibromatosis 2. JAMA 1997; 278: 51-7.

青少年后囊下白内障（＜ 50 岁）是诊断该病的标准之一。年轻患者囊膜或皮质区的其他晶状体混浊被认为与 2 型神经纤维瘤病有关。Lisch 结节不是 2 型神经纤维瘤病的特征。

视网膜前膜、视网膜和视网膜色素上皮联合错构瘤可以有重叠的临床表型，并且可以是多灶性的（图 136-2）。在 2 型神经纤维瘤病的严重临床特征中，80% 显示视网膜前膜[21]。通过增强深度光相干断层扫描成像，显示了病变的玻璃体视网膜牵引呈现的锯齿状、折叠状或组合状特征[22]。错构瘤位于内层视网膜部，但会导致明显的视网膜牵拉、螺旋状的视网膜血管、灰绿色外观和肿瘤形成[22, 23]。

3. 皮肤病特征 Dermatologic Features

2 型神经纤维瘤病的皮肤特征与 1 型略有不同。

表 136-3　2 型神经纤维瘤病患者的临床特征频率

| 特　征 | 与 2 型神经纤维瘤病相关的频率（%） |
| --- | --- |
| **眼科特征** | |
| 青少年后囊下白内障 | 60%～81% |
| 视网膜前膜 | 12%～40% |
| 视网膜错构瘤 | 6%～22% |
| **皮肤特征** | |
| 皮肤肿瘤 | 59%～68% |
| 皮肤斑块 | 41%～48% |
| 皮下肿瘤 | 43%～48% |
| 皮内肿瘤 | Rare |
| **中枢神经系统特征** | |
| 双侧前庭（第Ⅷ脑神经）神经鞘瘤 | 90%～95% |
| 其他脑神经神经鞘瘤 | 24%～51% |
| 颅内脑膜瘤 | 45%～58% |
| 脊柱肿瘤 | 63%～90% |
| 髓外 | 55%～90% |
| 髓内 | 18%～53% |
| 周围神经病变 | 66% |

改编自 Asthagiri AR, Butman JA, Kim HJ, et al. Neurofibromatosis type 2. Lancet 2009; 373: 1974-86.

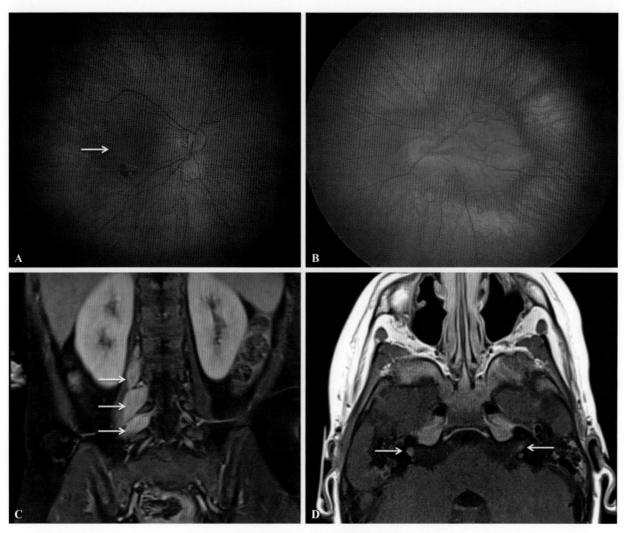

▲ 图 136-2　神经纤维瘤病 2 型

A. 右眼视网膜色素上皮增生和几乎看不见的内层视网膜肿块（箭）被归类为联合错构瘤；B. 左眼联合错构瘤、视网膜牵引及视网膜色素上皮增生较明显；C. 磁共振成像显示脊柱神经鞘瘤（箭）；D.MRI 显示双侧听神经瘤（箭）

偶尔可以看到这两种情况的重叠。偶尔会发现一些牛奶咖啡斑。腋窝或腹股沟雀斑并不常见于 2 型神经纤维瘤病。皮下神经鞘瘤或神经纤维瘤多见，恶性转化极为罕见。2 型神经纤维瘤病表现为皮肤斑块，边界清楚、表面粗糙、面积小于 2cm²，常伴有轻度色素沉着和多毛症。

**4. 中枢神经系统特征 Central Nervous System Features**

神经纤维瘤病 2 型也被称为中枢神经系统神经纤维瘤病，因为中枢神经系统肿瘤是 2 型神经纤维瘤病的主要表现，并随相关肿瘤的大小和范围而变化。听神经瘤（前庭神经鞘瘤）是最常见和公认的特征。如果是双侧，则被认为是 2 型神经纤维瘤病

的特征性诊断。患者表现为耳鸣、逐渐丧失听力，随着肿瘤的生长会产生脑干压迫、脑积水和面瘫。

脊髓神经鞘瘤，特别是哑铃状最常见。脊髓室管膜瘤、星形细胞瘤和脑膜瘤的发生率较低。颅内脑膜瘤是一种常见病，可表现有或无症状。非前庭神经鞘瘤，特别是第Ⅲ脑神经和第Ⅴ脑神经，往往在幼龄就被诊断出来，但可能是呈惰性和生长缓慢的。

**5. 其他特点 Other Features**

在神经鞘瘤患者中可发现感觉运动性多发性神经病。

**6. 处理 Management**

2 型神经纤维瘤病患者应每年进行眼科、神经

科、皮肤科和听觉检查。这需要一个多学科的团队共同诊疗。有症状的神经肿瘤可以进行手术切除，也可以使用放射治疗或化疗，特别是室管膜瘤。erlotinib 和 lapatinib（表皮生长因子抑制剂）对不能手术切除的进行性神经鞘瘤的治疗正在试验中[24]。此外，贝伐单抗和格列卫也被研究用于神经鞘瘤的治疗。在眼科治疗方面，白内障手术是有益的。另外，可以考虑通过临床检查和 OCT 监测视网膜前膜，如果呈进行性改变，可以通过手术剥除[23]。

## 四、脑面部血管瘤病 Encephalofacial Hemangiomatosis（Sturge-Weber Syndrome）

### （一）一般状况 General Considerations

Sturge-Weber 综合征的特征是眼、皮肤和大脑的先天性错构瘤，在生命中的不同时期表现出来，主要在儿童时期多见，包括脉络膜血管瘤、面部鲜红痣 [ 葡萄酒红色痣（port wine stain）] 和颅内钙化的脑血管瘤[25-37]。有些患者表现为形式不全或部分表达，而不是整个综合征。与其他系统性错构瘤病相比，Sturge-Weber 综合征没有可识别的遗传模式。没有性别或种族倾向。

该病发病率为 1/50 000。Roach 设计了 Sturge-Weber 综合征的分类（表 136-4）[25, 26, 31]。1987 年，Happle 提出 Sturge-Weber 综合征是一种遗传特征的体细胞镶嵌现象[32]。2003 年，Comi 及其同事证实了这一理论，与正常皮肤相比，葡萄酒色斑区域

表 136-4　脑三叉神经血管瘤病（Sturge-Weber 综合征）分类的 Roach 诊断量表

| 类　型 | 称　谓 | 累及皮肤、眼睛和大脑 |
| --- | --- | --- |
| I 型 | 典型的 Sturge-Weber 综合征 | 软脑膜血管瘤<br>面部皮肤血管瘤<br>可能存在青光眼 |
| II 型 | Sturge-Weber 综合征 | 无软脑膜血管瘤<br>面部皮肤血管瘤<br>青光眼可能存在 |
| III 型 | Sturge-Webe 综合征 | 软脑膜血管瘤<br>无面部皮肤血管瘤<br>无青光眼 |

改编自 Roach ES. Neurocutaneous syndromes. Pediatr Clin North Am 1992; 39:591-620.

成纤维细胞中纤维结合蛋白的基因表达异常[33]。在脑、眼、皮肤及耳鼻喉、内分泌、情绪和行为方面的病变中，可能会出现一个可变但渐进的过程。

### （二）眼部特征 Ophthalmologic Features

与 Sturge-Weber 综合征相关的眼部表现包括眼睑累及鲜红斑痣、显著的眼球表面血管、青光眼、视网膜血管扭曲和弥漫性脉络膜血管瘤（图 136-3）。青光眼在 Sturge-Weber 综合征患者中比在其他系统性错构瘤中更常见。在一项对 50 例鲜红斑痣患者的研究中，青光眼的总发病率为 8%[27]。如果面部血管瘤同时累及三叉神经第一和第二节，则发生率为 15%[27]。单侧青光眼且发生在面部血管瘤的一侧，会逐渐发生广泛的视盘凹陷和失明。与该病相关的青光眼可以是先天性的，也可以是青少年性的。Sullivan 及其同事回顾了 51 例 Sturge-Weber 综合征患者的眼部表现，发现 71% 的患者患有青光眼（大多数病例在 2 岁之前发病）、69% 的结膜或巩膜上前哨血管和 55% 的弥漫性脉络膜血管瘤[34]。Sturge-Weber 综合征患者葡萄膜束的主要异常是弥漫性脉络膜血管瘤[35, 36]。与对侧眼相比，肿瘤患者受累眼瞳孔反射呈鲜红色。这种现象是由于后极部高度血管化肿瘤的光反射，被称为"番茄酱"（tomato catsup）眼底[28]。B 超显示脉络膜弥漫性高回声增厚。肿瘤通常是单侧的，但已发现有双侧颜面鲜红痣。脉络膜血管瘤通常在患者年轻时（中位年龄 8 岁）诊断，原因可能是相关的面部血管瘤提示进行眼底检查，也可能是远视性弱视或继发性视网膜脱离导致视力损害而诊断。弥漫性脉络膜血管瘤可导致视网膜完全脱离和继发性新生血管性青光眼。

Sturge-Weber 综合征的其他眼底改变包括先天性视网膜血管扭曲和长期非孔源性视网膜脱离引起的色素改变，有时导致"假性视网膜色素变性"（pesudoretinitis pigmentosa）的出现。

### （三）皮肤病特征 Dermatologic Features

Sturge-Weber 综合征的典型皮肤损害是面部鲜红痣（nevus flammeus）或葡萄酒斑（port wine）。虽然它通常发生在第 V 脑神经分布的皮肤中，但它可能有许多变化，从第一神经节的轻微受累到所有

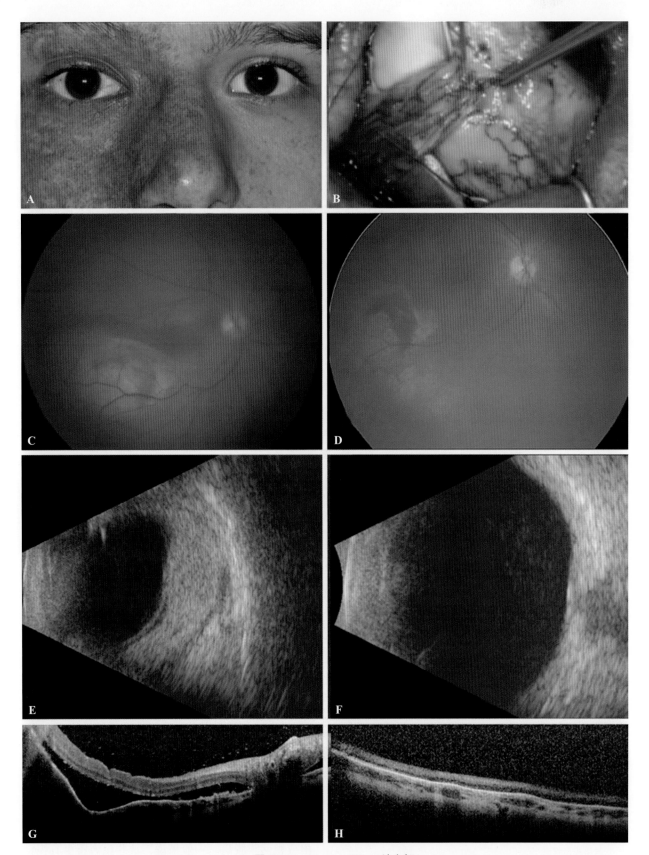

▲ 图 136-3  **Sturge-Weber** 综合征

面部鲜红斑痣（A），弥漫性脉络膜血管瘤伴浆液性视网膜脱离，视网膜色素上皮增生，视力丧失（B），超声（C）和光相干断层扫描（D）证实。敷贴放射治疗（E）后，视网膜脱离完全消失（F），超声检查肿瘤（G），OCT 检查视网膜下积液（H）完全消退

三个神经节的广泛受累。

Port-wine 染色发现含有 GNAQ 的变异[30]。在 192 例葡萄酒色斑患儿中，最有价值的不良预后预测指标是前额色斑，其下缘位于外眦至耳顶，累及上眼睑，这一特征涉及三叉神经的所有三个分支[29]。双侧受累并不是恶化的指标。所有前额有色斑的儿童都应该做眼科检查和脑部磁共振检查[29]。

### （四）中枢神经系统特征 Central Nervous System Features

与 Sturge-Weber 综合征相关的典型中枢神经系统特征是与面部血管瘤同侧的弥漫性软脑膜血管瘤[30]。这种病变可以发生继发性钙化，在影像学上表现为不透光的双线，这被称为"铁轨"（railroad track）征。钙化通常在生命的前 20 年逐渐增加，并在成年后趋于稳定。软脑膜血管瘤可导致癫痫发作、卒中、头痛、学习障碍和发育迟缓（表 136-5）。

### （五）治疗 Management

弥漫性脉络膜血管瘤的治疗因肿瘤的范围和发生继发性视网膜脱离而不同。如果肿瘤隆起度不高且无视网膜下积液，则可进行观察，并考虑及时矫正诱发的远视改变和相关的弱视。较厚且继发性视网膜脱离的肿瘤可采用口服普萘洛尔、光动力疗法、敷贴放射治疗或外照射放射治疗[34, 37]。口服普

**表 136-5　Sturge-Weber 综合征的临床发现**

| 特　征 | 百分比 |
| --- | --- |
| 皮肤面部鲜红痣 | 87% |
| 双侧脑受累 | 15% |
| 癫痫发作 | 72%～93% |
| 偏瘫 | 25%～93% |
| 偏盲 | 44% |
| 头痛 | 44%～62% |
| 发育迟缓或智力低下 | 50%～75% |
| 青光眼 | 30%～71% |
| 脉络膜血管瘤 | 40% |

在所有的面部葡萄酒红色斑痣患者中，只有 8% 的患者表现出完整的 Sturge-Weber 综合征特征

萘洛尔的效果并不明确。多点光动力疗法通常能吸收视网膜下体液，但这一过程需要患者在治疗过程中的配合。

巩膜外敷贴治疗以及总剂量为 20～40Gy 的外照射放射治疗在视网膜下液的吸收和视敏度的恢复方面均取得了可靠的成功[37]。相关青光眼的治疗可能很复杂。

Sturge-Weber 综合征的皮肤病变可能通过在婴儿期重复激光光凝治疗，可用化妆霜覆盖缺损。这两种方法都可以改善美容外观。

## 五、蔓状血管瘤病 Racemose Hemangiomatosis（Wyburm-Mason Syndrome）

### （一）一般状况 General Considerations

中脑和同侧视网膜的蔓状血管瘤称为 Wyburn-Mason 综合征[38]。与其他眼神经皮肤综合征相比，除了偶发的皮肤小血管瘤外，几乎没有皮肤变化。然而，眼部和中枢神经系统的变化可能相当惊人。与 Sturge-Weber 综合征一样，这种先天性疾病似乎不是家族性的，也没有表现出遗传模式。特征性的动静脉交通可以从细微的无症状病变到广泛形成的肿瘤样血管团，通常被称为蔓状血管瘤或曲张血管瘤。

视网膜和中枢神经系统血管瘤的确切联系尚不清楚，但据估计，有视网膜病变的患者 30% 有脑部发现[38]。另外，据估计有脑部发现的患者中 8% 有视网膜发现。

### （二）眼科特征 Ophthalmologic Features

典型的眼部发现是视网膜的蔓状血管瘤（图 136-4）[38-44]。类似的血管畸形可发生在眼眶和邻近结构。根据 Archer 分类，这类视网膜动静脉交通被分为三组（表 136-6）[41]。第一组的特点是在主要血管之间存在异常的毛细血管丛。它不是真正的肿瘤，患者通常无症状。第二组是典型的动静脉直接沟通，没有介入毛细血管或小动脉。扩张的血管较为表浅且类似于视网膜毛细血管瘤，但无肿瘤、渗出或视网膜脱离。一般来说，这些患者很少有视觉症状，但他们可能有相关的脑部动-静脉畸形。第三组的特点是更广泛，复杂的动静脉沟通，这往往

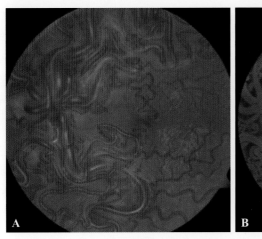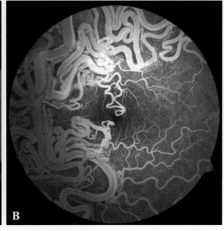

▲ 图 136-4　**Wyburn-Mason** 综合征

Archer Ⅲ型视网膜血管畸形临床（A）及荧光素血管造影（B）

表 136-6　**Wyburn-Mason** 综合征的 **Archer** 分类

| 分　类 | 特　征 | 描　述 |
| --- | --- | --- |
| Ⅰ | 大血管动静脉畸形，其间毛细血管丛异常 | 这种病变往往很小，患者无症状，颅内病变少见 |
| Ⅱ | 动静脉畸形在动静脉之间缺乏中间的毛细血管床 | 视网膜失代偿风险导致视网膜水肿、出血和视力下降。颅内动静脉畸形风险低 |
| Ⅲ | 广泛的动静脉畸形，血管扩张迂曲，动静脉间无区别 | 视网膜失代偿或神经纤维层、视神经或其他血管的视网膜压迫导致视力丧失的高风险。颅内动静脉畸形的高危因素 |

改编自 Archer DM, Deutman A, Ernest JT, et al. Arteriovenous communications of the retina. Am J Ophthalmol 1973; 75:224–41.

伴有视觉丧失。在这一组中，最显著的特征是一条或多条扩张的动脉从视盘发出，走行一段距离后进入视网膜，形成明显的动静脉交通，然后通过扩张的静脉返回视盘。无渗出或视网膜脱离，在荧光素血管造影中血管不显现荧光素的渗漏。尽管这类病变会长期地保持静止，但有学者已经观察到在数年内血管分布发生的变化。也有发生视网膜分支静脉阻塞的报道[42, 43]。虹膜蔓状血管瘤与视网膜蔓状血管瘤或 Wyburn-Mason 综合征无关[44]。

### （三）皮肤病特征 Dermatologic Features

除了罕见的面部小血管瘤外，没有明显的皮肤变化与蔓状血管瘤病相关。

### （四）中枢神经系统特征 Central Nervous System Features

中枢神经系统的蔓状血管瘤最常见于中脑。畸形引起的自发性颅内出血可导致多种神经症状，最显著的是脑卒中和局灶性神经缺损。颅内出血的发生率远高于眼内出血。这些畸形通常在 10—20 岁或 20—30 岁出现症状，并伴有头痛、呕吐或脑膜炎。随后会出现脑积水。在一项对儿童卒中的鉴别诊断分析中，主要病因包括家族性海绵状畸形、遗传性出血性毛细血管扩张症、烟雾病（moyamoya disease）及 Wyburn-Mason 综合征和其他等疾病[39]。

### （五）其他特点 Other Features

颅骨常与血管畸形有关。当下颌骨或上颌骨受到影响时，侵入性牙科就诊过程中可能会出现长时间出血。

### （六）治疗 Management

总而言之，蔓状血管瘤病患者不需要皮肤科或眼科治疗。监测视网膜血管病变是否有静脉阻塞或出血。视网膜分支静脉阻塞通常不经治疗即可治愈，但玻璃体腔注射抗血管内皮生长因子或全视网膜光凝可预防缺血性血管并发症和青光眼。如果发现持续性玻璃体积血，则需要进行玻璃体切除术。

## 六、视网膜海绵状血管瘤病 Retinal Cavernous Hemangiomatosis

### （一）一般情况 General Considerations

有两种类型的视网膜海绵状血管瘤，包括偶发性视网膜海绵状血管瘤和与皮肤、中枢神经系统血管畸形综合征有关的视网膜海绵状血管瘤[45-51]。后者与高度渗透性常染色体显性突变相关，被认为是母斑病（phakomatosis）。在染色体 3q、7p 和 7q 上发现了遗传异常。

### （二）眼部特征 Ophthalmologic Features

这种综合征的唯一眼部表现是视网膜海绵状血管瘤（图 136-5）。在检眼镜下，这种病变在视盘、黄斑或周边视网膜上表现为一个静脉性的深色葡萄簇和视网膜内的动脉瘤簇[45-51]。病变没有明显的滋养动脉，病变通常位于静脉的中央。一般不会产生渗出液或视网膜下液，可能是由于薄壁通道内衬有未形成的内皮细胞排列所致。会发生反复的玻璃体积血（通常是轻度和亚临床的），可形成表面的白色纤维胶质组织[50]。这种非进展性的薄壁动脉瘤性视网膜肿瘤可以隐藏在眼底数十年，直到扩张或患者发生玻璃体积血。

视网膜海绵状血管瘤的主要并发症是玻璃体积血。较大的肿瘤可伴有严重的纤维胶质增生和黄斑移位引起的视网膜拖拽。

对视网膜海绵状血管瘤最重要的诊断试验是荧光素血管造影，如果不是病理特征的情况，它会产生明显的特征性的弱荧光，持续到动脉瘤缓慢无渗漏充盈的晚期。荧光素包含在病变的静脉动脉瘤内，并在每个血管间隙的上部血浆中聚集，而血液成分则聚集在下部。这在晚期血管造影中产生典型的荧光素 - 血液界面，这是视网膜海绵状血管瘤的特征。其他罕见的眼科表现包括虹膜海绵状血管瘤病（iris cavernous hemangiomatosis）伴反复出血[48]。

### （三）皮肤病特征 Dermatologic Features

本综合征的皮肤血管瘤在外观和分布上都是可变的。病变最常见于颈部后部。眼睑受累很少见。

### （四）中枢神经系统特征 Central Nervous System Features

海绵状血管瘤可累及中枢神经系统的任何区域，但更常见于幕上而非幕下区域。可能发生脊髓受累。最常见的症状包括癫痫发作、出血和局灶性神经缺损。尽管脑内有海绵状血管瘤，但约 25% 的患者无神经症状[49]。颅内出血发生率为 12%～48%。磁共振成像可以提供有关肿块位置和大小的信息。

### （五）其他特点 Other Features

与脑损伤相关的各种眼科表现可能会发生，如由于眼外肌麻痹引起的复视，可能继发于动眼神经核的出血。很可能许多患者中枢神经系统的血管病变在一生中都处于亚临床状态。

### （六）治疗 Management

该病皮肤的血管瘤通常很小，无症状，不需要治疗。大多数视网膜海绵状血管瘤也无症状，无须治疗。玻璃体积血可能是较大肿瘤的偶发并发症，血液可以在几个月内自行消退。如果没有，则进行经平坦部玻璃体切除术。对于重复性玻璃体积血，可尝试了几种方法来控制血管性视网膜肿瘤，包括冷冻疗法、光凝疗法、光动力疗法和敷贴放射疗法。敷贴放射治疗引起血管硬化，类似于用于治疗中枢神经系统血管瘤的伽马刀或赛搏刀放射治疗。

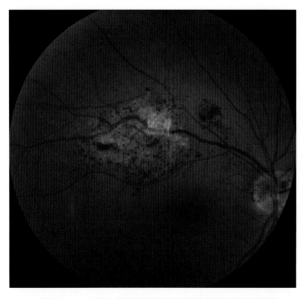

▲ 图 136-5　脑血管瘤病患者的视网膜海绵状血管瘤

## 七、器官样痣综合征 Organoid Nevus Syndrome

### （一）一般情况 General Considerations

器官样痣综合征（organoid nevus syndrome，ONS）是一种无明显遗传异常的眼神经皮肤疾病。其特征包括 Jadassohn 皮脂腺痣、脑萎缩、蛛网膜囊肿、眼球前复合性迷芽瘤、眼睑缺损、后巩膜软骨钙化，偶尔还有其他特征[52-55]。Jadassohn 皮脂腺痣是较为熟知的皮肤病变，但器官样痣综合征的完全型相对少见。这种偶发的情况显示比错构瘤更多的迷芽瘤，不像其他的母斑病。尽管缺乏对基因的了解，但仍有罕见的多代器官样痣综合征病例。

这种情况最初由 Jadassohn 用术语"器官样痣"（organoid nevus）来描述，以强调皮肤成分的突出。

后来，如"Jadassohn 皮脂腺痣"和"Solomon 综合征"等术语被应用于这种情况。

### （二）眼科特征 Ophthalmologic Features

虽然器官样痣综合征有几个眼科特征，但其中两个最重要的特征是眼球前复合迷芽瘤和后巩膜软骨 / 骨（图 136-6）[52-54]。眼球前复合迷芽瘤是一种结膜肉质病变，常累及角膜。病理学上它由真皮脂肪瘤组织组成，其中包含异位泪腺和透明软骨的不同成分。后巩膜软骨在视盘附近产生黄白色的眼底变色，但在某些情况下有骨化的迹象[54]。超声和计算机断层扫描显示，脉络膜和巩膜水平有一个与巩膜内软骨 / 骨相对应的骨密度的斑块[54]。

### （三）皮肤病变特征 Dermatologic Features

器官样痣综合征的主要皮肤学特征是 Jadassohn

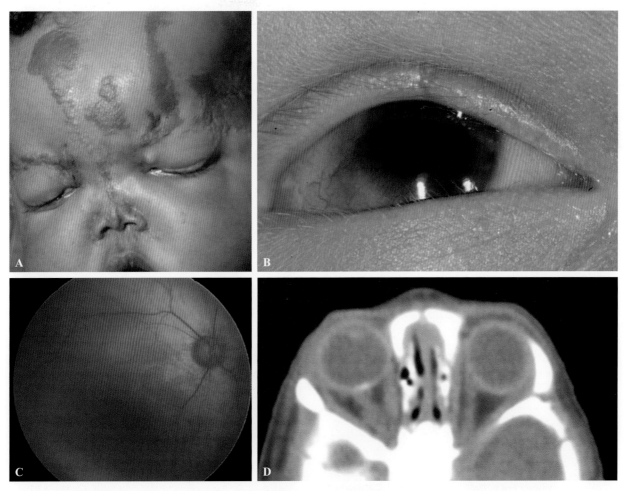

▲ 图 136-6 器官痣综合征

A. 颜面皮脂腺痣；B. 小的角结膜迷芽瘤；C. 轻度软骨性迷芽瘤位于视盘上方；D. 经电脑断层扫描证实为钙化

皮脂腺痣。它表现为皮肤上的黄棕色病变，常累及耳前区或眉毛，并延伸到头皮，与脱发有关，常沿颈部和鼻子向下。随着时间的推移，病变会变得肥大。根据患者年龄的不同，皮肤病变分为三个阶段[52]。第一阶段发生在婴儿期，头发、皮脂腺和附件结构发育不全。第二阶段发生在青春期，伴随着附件结构的过度发育。第三阶段发生于成人，有良性和恶性肿瘤，包括基底细胞癌、乳头状汗腺囊腺瘤、皮脂腺腺瘤、角化棘皮瘤等。据估计，20% 的 Jadassohn 皮脂腺痣患者将发展为由该痣引起的基底细胞癌。在一项对 707 例 Jadassohn 皮脂腺痣患者的研究中，最常见的良性肿瘤是毛母细胞瘤（7%）和乳头状汗腺囊腺瘤（5%）[55]。恶性肿瘤为基底细胞癌（1%）和鳞状细胞癌（< 1%），均发生于成人。

### （四）中枢神经系统特征 Central Nervous System Features

器官样痣综合征患者可发生癫痫发作，主要是由于中枢神经系统蛛网膜下腔囊肿扩大和智力低下。影像学研究显示蛛网膜囊肿、软脑膜血管瘤、错构瘤、大脑皮质萎缩和 MEAN 肿瘤 [ 脑膜脑血管神经瘤病（meningoencephalo angioneuromatosis）]。

### （五）其他特征 Other Features

器官样痣综合征很少会有心脏和肾脏异常，包括动脉导管未闭、室间隔缺损、主动脉缩窄、肾母细胞瘤病和马蹄形肾。其他罕见的关系包括维生素 D 抵抗性佝偻病和肝囊肿。

### （六）治疗 Management

眼球前复合性迷芽瘤通常保持静止，可以随访观察。但是，存在弱视的风险，应加以监测和纠正。较大的或进行性病变可能需要手术切除，但通常病变在眼球壁内是全厚度的，不可能完全切除。良性软骨 / 骨性眼底病变无须治疗。目前尚无此类病变扩大的记录。这种病变应该与脉络膜骨瘤和视网膜母细胞瘤区别开来，特别是因为它发生在婴儿期。皮肤皮脂腺痣通常被切除以减少转化为基底细胞癌或其他附件肿瘤的风险。建议对蛛网膜囊肿和肿瘤，最好用影像学监测中枢神经系统病变。

## 八、色素血管性斑痣性错构瘤病 Phacomatosis Pigmentovascularis

### （一）一般情况 General Considerations

色素血管性斑痣性错构瘤病是一种罕见的皮肤血管畸形（通常为鲜红痣）与黑色素细胞痣（通常为黑色素细胞增多症）并存的疾病[56-61]。自从 1947 年 Ota 首次报道这种情况以来，很少有报道，主要是在皮肤科文献中[56]。2005 年，Tran 和 Zografos 报道了 3 例葡萄膜黑色素瘤[57]。2011 年，Shields 等发表了 7 例报道，其中 3 例患有脉络膜黑色素瘤，1 例患有视盘黑色素细胞瘤，1 例患有原位结膜黑色素瘤（原发性获得性黑变病）[60]。色素血管性斑痣性错构瘤病可分为三种类型：火焰型、蜘蛛痣型和 cesiomaromorata 型（表 136-7）[58, 60]。cesiomaromorata 型错构瘤病的特征是皮肤黑素细胞增多症（蓝斑）和鲜红斑痣（红葡萄酒色）共存。"caesius" 是拉丁文的 "蓝灰色" 和 "flammea" 是拉丁文的 "火焰" 或 "火"，其他两种类型与眼的关系较小。

皮肤黑素细胞增多症与皮肤鲜红斑痣的关联被认为是由于 "双斑点"（twin spotting）现象，即正常细胞区域内两个基因不同的细胞克隆的关

**表 136-7　色素性血管性斑痣性错构瘤（PPV）的分类**

| 新分类 | 临床表现 | 旧分类 |
| --- | --- | --- |
| 火焰型 | 蓝斑痣或黑色素细胞增多症伴鲜红痣 | PPV Ⅱ a/b |
| 蜘蛛痣型 | 细痣（斑点状皮疹痣）伴淡粉红色毛细血管扩张痣 | PPV Ⅱ a/b |
| cesiomaromorata 型 | 蓝斑痣 | PPV Ⅴ a/b |
| 无法分类的血管色素沉着症 | 各种色素和血管痣 | PPV Ⅳ a/b 和无分类 |

改编自 Happle R. Phacomatosis pigmentovascularis revisited and reclassified. Arch Dermatol 2005; 141:385-8.

联[59]。这涉及散在的体细胞重组和病灶的镶嵌分布。Moutray 和他的同事描述了一对单卵双胞胎不一致的 cesiomaromorata 型错构瘤病，支持合子后双生子定位理论（postzygotic twin spotting theory）[59]。在那篇报道中，twin #1 是正常的，twin #2 除了 Mongolian 斑和双侧眼黑素细胞增多症外，还有手臂、上颌骨和眼周的皮肤鲜红痣。

### （二）眼科特征 Ophthalmologic Features

色素性血管性斑痣性错构瘤病的眼科特征包括单侧或双侧眼面部鲜红痣（葡萄酒斑）、眼或眼皮肤黑素细胞增多症、继发性青光眼和葡萄膜或结膜黑色瘤风险（图 136-7）。眼科文献中很少有报道。

### （三）皮肤病特征 Dermatologic Features

Fernandez Guarino 回顾了已发表的 216 例色素性血管性斑痣性错构瘤病的皮肤病学文献，将 77% 的患者分为火焰型、13% 的患者分为蜘蛛痣型、1% 的患者分为 cesiomarmorata 型和 8% 的未分类的患者[61]。

皮肤表现主要包括太田痣（黑素细胞增多症）、Mongolian 斑或牛奶咖啡斑、白癜风、鲜红斑痣（葡萄酒斑）或贫血痣母斑病。这些皮肤表现为斑块状，没有中线分离，散在体表。

### （四）中枢神经系统特征 Central Nervous System Features

色素性血管性斑痣性错构瘤病的神经学特征包括癫痫发作、皮质萎缩、Arnold-Chiari 1 型、双侧耳聋、特发性面瘫、脑积水、尿崩症、丛状神经纤维瘤、精神运动发育迟缓和脑电图改变[61]。

### （五）其他特征 Other Features

其他特征包括脊柱侧凸、肢体长度不对称、并

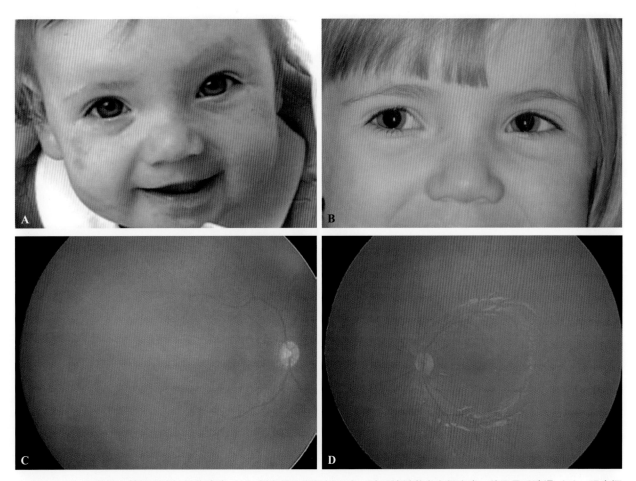

▲ 图 136-7　色素性血管性斑痣性错构瘤病（A）新生婴儿面部鲜红痣，随后接受激光光凝治疗，并于日后消退（B）。眼底摄影显示右眼黑色细胞增多症（C），左眼眼底正常（D）

指畸形、巨头畸形、肾发育不全、肾血管瘤病、肝脾肿大、海绵状血管瘤、斑痣性错构瘤病、脐疝、下肢静脉发育不全、IgA 缺乏、IgE 升高综合征、湿疹和牙齿过早萌出[61]。

### （六）治疗 Management

皮肤的特征应该由皮肤科医师来处理。婴儿葡萄酒色斑通常对激光治疗有反应。眼科医师应该终生关注青光眼和黑色素瘤的发展。还应监测神经系统的状况。

## 九、眼皮肤黑素细胞增多症 Oculodermal Melanocytosis

### （一）一般情况 General Considerations

眼或眼皮肤黑素细胞增多症是一种先天性色素性疾病，可影响眼周皮肤、巩膜、葡萄膜、眼眶、

腭、耳鼓和脑膜[1-3, 62-73]。这种情况下，患者易患黑色素瘤，特别是葡萄膜黑色素瘤，偶尔发生眼眶或脑膜黑色素瘤[62-75]。眼或眼皮肤黑素细胞增多症可作为一种弥漫性疾病发生，以均匀的生长方式影响到眼底的所有象限，或表现为节段性病变，只影响眼底的一部分[71]。这是一种散发性疾病，尚未发现基因突变。

### （二）眼科特征 Ophthalmologic Features

眼部或眼部皮肤黑素细胞增多症的眼科特征包括眼周真皮色素沉着（扁平蓝色痣），沿发际线在颞窝偶有色素沉着、巩膜色素沉着，以及涉及虹膜、睫状体和脉络膜的葡萄膜色素沉着（图 136-8）。偶尔发现眼眶色素沉着伴蓝色痣细胞。虹膜可以表现出乳头化，或组织成团形成一个"圆点"（polka dot）状外观，与密集的色素有关。早发赤道

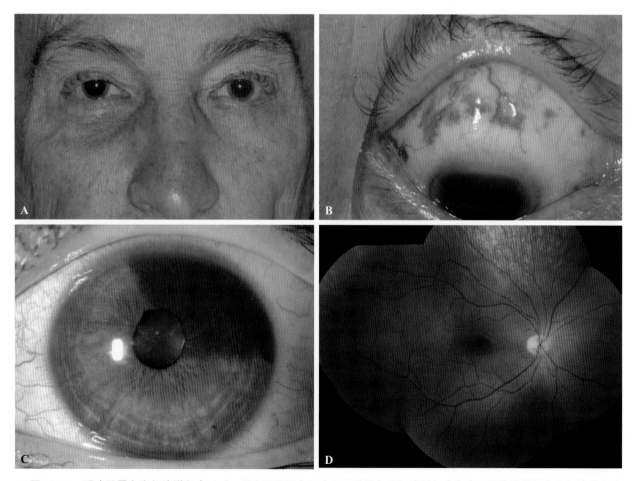

▲ 图 136-8 眼皮肤黑色素细胞增多症（**A**）。以右眼周围太田痣和巩膜黑色素细胞增多症为表现的弥漫性黑色素细胞增多症（**B**）。虹膜扇形黑色素细胞增多症（**C**）。脉络膜扇形黑色素细胞增多症（**D**）

的 drusen 常被发现。这种过度色素沉着的主要问题是葡萄膜黑色素瘤（1/400 白种人）[67]、眼眶黑色素瘤和脑膜黑色素瘤的发病风险。黑色素细胞增多症引起的葡萄膜黑色素瘤，其转移性疾病的风险是前者的 2 倍[74, 75]。偶尔，视盘黑色素细胞瘤和同侧头痛也是该综合征的一部分。

黑色素细胞增多症相关的黑色素瘤眼球摘除后的遗传评估显示了黑色素细胞增多症中的 3 号染色体双体和黑色素瘤中的 3 号染色体单体正常[72]。

### （三）皮肤病特征 Dermatologic Features

皮肤学特征主要包括平坦的蓝色太田皮肤痣，典型地出现在眼周区域，通常延伸到颞侧部皮肤。很少导致皮肤黑色素瘤。

### （四）中枢神经系统特征 Central Nervous System Features

蓝色痣可延伸至脑膜，但脑膜黑色素瘤的发生风险很小[73]。

### （五）其他特点 Other Features

类似的蓝痣色素沉着可累及同侧腭和鼓膜。

### （六）治疗 Management

这类疾病的主要问题是葡萄膜黑色素瘤的发展。建议每年两次扩大检查。任何有不明原因的视网膜下液或脂褐素橙色素的患者都应怀疑有葡萄膜黑色素瘤。有眼部（真皮）黑色素细胞增多症的患者与无眼部（约 55 岁）黑色素细胞增多症的患者相比，黑色素瘤的发生年龄稍早（约 35 岁）[74]。

## 十、其他斑痣性错构瘤病 Other Phakomatoses

其他眼 - 神经皮肤错构瘤病有时也会被归类于斑痣性错构瘤病，如包括共济失调毛细血管扩张症（Louis-Bar 综合征）、Klippel-Trenaunay-Weber 综合征和弥漫性新生儿血管瘤病。这些关联在文献中有详细说明，但超出了本次讨论的范围。

## 十一、合并系统性错构瘤 Combined Systemic Hamartomatoses

系统性错构瘤病起源于原始的神经外胚层或中胚层，很少会出现这些综合征的各种组合。这种重叠的例子可以在文献中找到，通常是作为单个案例报道。例如，神经纤维瘤病的特征与 von Hippel-Lindau 综合征和 Sturge-Weber 综合征有关。在神经纤维瘤病中，视网膜毛细血管瘤和眼皮黑素细胞增多症的报道各有不同。另外，Sturge-Weber 综合征与眼皮黑素细胞增多症也会合并发生，上述情况称为色素性血管性斑痣性错构瘤病。

## 十二、结论 Conclusion

总之，有一些先天性和后天性斑痣性错构瘤病，主要表现为良性肿瘤或错构瘤。严格的诊断标准是必要的，满足诊断的几个母斑病，如神经纤维瘤病 1 型和 2 型及 Sturge-Weber 综合征，其他需要简单的特征就可以诊断，如眼（真皮）黑素细胞增多症。建议对受累的患者和家庭进行终身、多学科的随访管理。

# 第137章

# 视网膜转移性病变
## Retinal Metastases

Sunil K. Srivastava　Chris Bergstrom　著

## 一、概述 Introduction

视网膜转移性病变在继发于全身性癌症的眼内恶性肿瘤中所占比例很小，尽管 10% 死于癌症的患者被发现有眼内转移 [1-4]。虽然相对罕见，但视网膜转移的诊断可能具有挑战性，因为它的表现可以被怀疑为其他病因。高度的临床怀疑和使用适当的诊断技术对于成功诊断和处理这些具有挑战性的病例至关重要。本章回顾了这一罕见的临床疾病的文献和治疗建议。

### （一）转移级联 Metastatic Cascade

转移是大多数癌症死亡的原因 [5]。对转移的理解是有限的，因为这个过程的"隐藏"性质，它发生在体内，难以观察 [5]。虽然在癌症患者体内，许多肿瘤细胞会流入血液或淋巴系统，但这些肿瘤细胞的命运尚不清楚 [6, 7]。一些模型认为他们中的大多数在血液循环中无法存活，而另一些模型则认为大多数能够存活并渗出 [5, 6, 8-10]。要使肿瘤转移发展，必须完成一系列的生物学步骤，才能使肿瘤细胞在不同的部位生长 [5, 6, 10-15]。

### （二）解离、侵入和内渗 Dissociation, Invasion, and Intravasation

肿瘤细胞要侵入血液循环，就必须与原发肿瘤分离 [5, 6, 10-14]。在分子水平上，解离是由一系列运动因子启动的 [11-12]，需要调节钙黏蛋白和整合素的表达 [5, 6, 13-16]。蛋白水解酶（主要是基质金属蛋白酶和纤溶酶原激活系统）降解细胞外基质，促进周围结缔组织成分的侵袭 [5, 6, 13, 15, 17-23]。金属蛋白酶也调节细胞在其局部环境中的黏附，并帮助释放储存的生长因子 [18, 19, 21]。然后，肿瘤细胞必须穿透内皮细胞的基底膜才能进入血液和淋巴循环 [5, 6, 15]。这一步同样需要协调好的蛋白质水解、肿瘤细胞的机械变形和运动 [5, 6, 14, 15]。如果这种复杂的相互作用被成功调控，某些细胞群可以突破基质和内皮细胞进入血流。

### （三）血行播散 Hematogenous Dissemination

由于眼内结构没有淋巴供应，转移癌细胞只能通过血源途径进入眼睛。肿瘤细胞从主动脉直接从左侧进入颈内动脉，通过右侧无名动脉间接进入颈内动脉。肿瘤细胞穿过颈内动脉后，通过眼动脉到达眼睛。眼动脉产生 10～20 条短的睫状后短动脉供应后葡萄膜，两条长的睫状动脉供应前葡萄膜，视网膜中央动脉供应视网膜内半部分和视盘。

循环肿瘤细胞在眼睛内的目的地可能取决于几个因素。肿瘤大小、血管循环模式和促进肿瘤生长的器官特异性因素（所谓的种子和土壤因素）都可能在转移部位起作用[5, 6, 15]。Reese 强调，虽然肿瘤栓子在葡萄膜中更为突出，但 90% 以上的感染性栓子累及视网膜[24]。由于大的栓塞（如肿瘤栓塞）沿着血流中运动较慢的部分沿着血管壁移动，它们更容易进入血管分支，如短的睫状动脉。小栓子（如细菌栓子）在血流的中央快速游走，更快地向末梢血管（如视网膜中央动脉）移动[25]。后极部脉络膜相对于视网膜的显著血管性（如上所述）也可能导致更频繁的脉络膜受累，因为视网膜中央动脉供应的视网膜和视盘转移瘤很少见[3, 4]。

### （四）外渗与血管生成 Extravasation and Angiogenesis

尽管循环模式和肿瘤大小可能在植入过程中起一定作用，但转移生长可能需要器官特异性因素来促进肿瘤细胞存活[5, 15, 16, 26–28]。转移的动物模型支持血管流动模式和器官相容性因子在转移发展中的作用[5, 29–31]。靶器官部位的肿瘤细胞锚定依赖于局部内皮细胞的抗剪切附着。已鉴定出多种整合素和选择素在动态流动条件下似乎介导了这种特殊的肿瘤细胞黏附[5, 16, 32, 33]。肿瘤细胞向转移部位的迁移依赖于机械流动，而生长或存活则依赖于器官特异性的分子相互作用。这些相互作用可以通过表达生长因子和改变肿瘤细胞的基因表达来促进肿瘤细胞的生长[5, 6, 34–37]。肿瘤细胞表达特异性趋化因子受体也可能将肿瘤细胞靶向表达这些受体特异性配体的特定器官[5, 15, 38–41]。这种匹配可能导致趋化因子信号激活基因，从而促进肿瘤细胞生长[5, 15]。到目前为止，还没有确定视网膜转移特有的物异性相互作用。

在次级部位的集落建立后，血管生成将再次在肿瘤的持续生长中发挥关键作用。血管生成的开始涉及正负调节器之间平衡的改变。人体肿瘤细胞系的体内实验表明，血管内皮生长因子（VEGF）和碱性成纤维细胞生长因子（FGF）在肿瘤相关血管生成中都有直接作用[42, 43]。VEGF 和 FGF-2 也是视网膜中两种主要的血管生成因子，两者在视网膜肿瘤中的表达均增加[44–47]。VEGF 不仅在局部缺氧和多种细胞因子引起的肿瘤相关血管生成，而且可能在眼黑色素瘤和其他肿瘤中调节血 - 眼屏障的破坏[47–50]。FGF-2 是脉络膜毛细血管内皮细胞的有效的有丝分裂原，与 VEGF 协同作用，促进肿瘤血管生成[44, 51–53]。

## 二、病例报告综述 Review of Case Reports

如上所述，视网膜转移仅占眼内转移的一小部分。大多数文献中的报道仅限于案例报告[54–96]。第一篇发表于 1934 年，在尸检时被确诊[54]。直到 1979 年，视网膜转移的诊断都是通过眼球摘除或尸检进行。自 1979 年以来，通过活检诊断视网膜转移，包括玻璃体、脉络膜视网膜、视网膜活检、临床检查或手术切除[63]。虽然回顾的病例报告提供了视网膜转移的详细表现和治疗方法，但许多文献的随访是有限的。最近，最大的单中心系列报道了在 40 年回顾中诊断出的 8 个病例[95]。以下将对已发表病例报告的临床表现、症状和结果进行回顾，并显示在表 137-1 中。

### （一）人口统计学 Demographics

共报道 52 例孤立性视网膜转移（有或无玻璃体浸润）。52 例患者中，女性 29 例，男性 23 例。视网膜转移的平均诊断年龄为 53 岁（14—85 岁）。原发肿瘤部位包括皮肤黑色素瘤 19 例，胃肠道黑色素瘤 10 例，肺部 11 例，乳腺癌 8 例，泌尿生殖道 1 例，鼻咽 1 例，不明原发恶性肿瘤 3 例。

### （二）临床表现 Clinical Findings

#### 1. 症状 Symptoms

视网膜转移最常见的视觉症状是视力下降或模糊（表 137-1）。漂浮物也是常见的主诉。其他症状包括疼痛、复视和红眼。有些病例没有任何特殊的

表 137-1 视网膜转移：病例报告

| 参考文献 | 原发性疾病 | 年龄 | 性别 | 眼 | 初始症状 | 体征 | 诊断病理学 | 眼部症状时已知的主要症状 | 其他已知的转移瘤 | 生存 |
|---|---|---|---|---|---|---|---|---|---|---|
| Smoleroff and Agatston (1934)[54] | 胃食管腺癌 | 55 | M | OD | 没有 | 颞下视网膜白色不规则肿块 | 尸检 | 是 | 肝、肺、肾上腺、脊椎 | 1个月 |
| Uhler (1940)[55] | 皮肤黑色素瘤 | 26 | M | OD | 复视视力下降 | 视乳头水肿；颞叶视网膜浸润 | 尸检 | 是 | 广泛分布 | 未述明 |
| Kennedy 等 (1958)[56] | 直肠乙状腺癌 | 51 | M | OD | 视物模糊 | 黄斑局限性灰白色病变 | 剜除术（肿块增大） | 无 | ?CNS | 9个月 |
| Duke and Walsh (1959)[57] | 子宫 | 60 | F | OD | 减少 | 玻璃体混浊、白色隆起性黄斑肿块 | 眼球摘除术（继发性青光眼） | 是 | ?CNS | 6个月 |
| Liddicoat 等 (1959)[58] | 皮肤黑色素瘤 | 43 | M | OS | 无 | 血管周围白色鞘层出血，中-外周 | 尸检 | 是 | 广泛分布 | 2周 |
| Riffenburgh (1961)[59] | 皮肤黑色素瘤 | 45 | M | OS | 视力下降，漂浮物 | 玻璃体细胞，鼻侧视网膜内不规则的灰色肿块，边缘锐利 | 眼球摘除术（原发脉络膜黑色素瘤？） | 是 | 皮下组织 | 未知（5年后还活着） |
| Koenig 等 (1963)[60] | 未分化支气管肺癌 | 56 | M | OD | 突发 | 玻璃体漂浮物，颞侧视网膜新生血管的白色物质 | 眼球摘除术（继发性青光眼） | 无 | 未知 | 13个月 |
| Flindall and Fleming (1967)[61] | 未知 | 68 | M | OS | 视物模糊，漂浮物 | 致密的玻璃体，面纱状的渗出物 | 眼球摘除术（继发性青光眼） | 无 | 未知 | 未知（2年后还活着） |
| Klein 等 (1977)[62] | 鳞状细胞肺癌 | 52 | M | OU | 视力下降 | 黄白色浸润颞部黄斑；渗出性视网膜脱离 | 尸检 | 是 | 广泛分布 | 3个月 |
| Young 等 (1979)[63] | 肺癌 | 53 | M | OS | 视力下降 | 玻璃体细胞；黄斑处的白色视网膜肿块；血管周围的白色斑块 | 玻璃体抽吸，然后尸检 | 是 | 淋巴结、骨骼、中枢神经系统 | 7个月 |

（续表）

| 参考文献 | 原发性疾病 | 年龄 | 性别 | 眼 | 初始症状 | 体征 | 诊断病理学 | 眼部症状时已知的主要症状 | 其他已知的转移瘤 | 生存 |
|---|---|---|---|---|---|---|---|---|---|---|
| Robertson 等 (1981)[64] | 皮肤黑色素瘤 | 43 | F | OU | 漂浮物 | 金褐色玻璃体小球；视网膜上黄褐色棕色斑块 | 玻璃体抽吸 | 是 | CNS | 4个月 |
| Letson and Davidorf (1982)[65] | 皮肤黑色素瘤 | 37 | F | OS | 漂浮物 | 金褐色玻璃体小球 | 房水抽吸（继发性青光眼） | 是 | 肝、脾 | 未知（11个后还活着） |
| de Bustros 等 (1985)[66] | 皮肤黑色素瘤 | 44 | M | OU | 没有 | 灰褐色视网膜和血管周围有羽状边缘浸润 | 无 | 是 | 纵隔下皮、肝、肾、CNS | 3个月 |
| de Bustros 等 (1985)[66] | 皮肤黑色素瘤 | 33 | M | OS | 视力下降 | 黄褐色的视网膜肿块伴有渗出和出血 | 未述明 | 是 | CNS | 5.5个月 |
| Takagi 等 (1989)[67] | 肺腺癌 | 45 | M | OS | 视物模糊 | 白色的玻璃体颗粒；视网膜颞下方内的白色团块 | 眼球摘除术（阻止中枢神经扩散） | 是 | 淋巴结、肾上腺 | 3个月 |
| Eagle (1988)[68] | 未知癌 | 53 | F | OS | 视物模糊 | 很少的玻璃体小球；带卫星和血管鞘的白色黄斑病变 | 玻璃体抽吸和眼组织活检（包括视网膜和脉络膜） | 无 | 肺、CNS | 5个月 |
| Best 等 (1990)[69] | 皮肤黑色素瘤 | 71 | F | OS | 视物模糊、漂浮物 | 黄白色球状玻璃体混浊 | 玻璃体抽吸，然后眼球摘除（疼痛） | 是 | CNS | 未注明 |
| Leys et al (1990)[70] | 燕麦细胞肺癌 | 49 | M | OS | 没有眼部症状 | 黄斑颞侧单个白色视网膜斑块 | 尸检 | 是 | 淋巴结 | 1个月 |
| Leys et al (1990)[70] | 乳腺癌 | 42 | F | OS | 视物模糊、漂浮物 | 黄斑前的玻璃体混浊 | 玻璃体抽吸 | 是 | 淋巴结、骨头、CNS | 18个月 |
| Striebel–Gerecke 等 (1992)[71] | 燕麦细胞肺癌 | 47 | F | OD | 漂浮物 | 玻璃体内白色锥状团块；在鼻下视网膜白色浸润 | 玻璃体抽吸，然后眼球摘除 | 是 | 肝门腺病、肝脏、肾上腺、CNS | 2.5个月 |

（续表）

| 参考文献 | 原发性疾病 | 年龄 | 性别 | 眼 | 初始症状 | 体征 | 诊断病理学 | 眼部症状时已知的主要症状 | 其他已知的转移瘤 | 生存 |
|---|---|---|---|---|---|---|---|---|---|---|
| Tachinami 等 (1992)[72] | 直肠腺癌 | 61 | M | OD | 视物模糊 | 黄斑上黄白色斑块，浆液性脱离 | 尸检 | 是 | 淋巴结、CNS | 5个月 |
| Balestrazzi 等 (1995)[73] | 皮肤黑色素瘤 | 40 | F | OD | 视物模糊 | 玻璃体出血；黄白色血管化的鼻上视网膜肿块 | 玻璃体切除术和肿块切除术 | 是 | 皮下淋巴结、CNS | 17个月（自杀） |
| Spraul 等 (1995)[74] | 乳腺和结肠腺癌 | 74 | F | OD | 视力下降 | 颞上视网膜黄白色团块，浆液性脱离 | 眼球摘除（疼痛） | 是 | 肺 | 未知（10个月后还活着） |
| Spraul 等 (1996)[75] | 皮肤黑色素瘤 | 55 | M | OD | 减少 | 玻璃体出血，颞侧视网膜色素沉着着肿块 | 玻璃体抽吸，然后眼球摘除（疼痛） | 是 | 广泛分布 | 几个月 |
| Cangiarella 等 (1996)[76] | 食管腺癌 | 51 | F | OS | 视力下降 | 玻璃体细胞；鼻侧视网膜孔和血管浸润性视网膜脱离 | 玻璃体抽吸 | 无 | 淋巴结 | 未知（4个月后还活着） |
| Ganduz 等 (1998)[77] | 皮肤 | 81 | M | OS | 漂浮物 | 全前房积血（无视野） | 玻璃体抽吸，然后眼球摘除（疼痛） | 是 | 没有 | 26个月 |
| Spadea 等 (1999)[78] | 皮肤黑色素瘤 | 40 | F | OD | 没有 | 玻璃体色素，周边黄白色高度血管化视网膜 | 玻璃体切除术和肿物切除术 | 是 | 没有 | 12个月（自杀） |
| Soheilian 等 (2002)[79] | 皮肤黑色素瘤 | 49 | M | OU | 视物模糊 | 玻璃体出血，颞上视网膜色素性肿块 | 玻璃体抽吸 | 是 | CNS、肝 | 12个月（自杀） |
| Hutchinson 等 (2001)[80] | 大肠腺癌 | 63 | F | OS | 视力下降 | 高度血管病变，浆液性视网膜脱离 | 没有描述 | 是 | 肺 | 未知（3个月后还活着） |
| Truong 等 (2002)[81] | 乳腺癌 | 59 | F | OS | 视力下降 | 乳白色视网膜浸润 | 没有描述 | 是 | 脑、肺、肝 | 未知 |
| Zografos 等 (2003)[82, 84] | 皮肤黑色素瘤 | 48 | M | | 视力下降 | 米色玻璃体 | 玻璃体抽吸；视网膜脱离 | 是 | 没有 | 未知（3个月后还活着） |
| | 肺黑色素瘤 | 57 | F | | 视力下降 | 灰色视网膜肿块，视网膜内出血 | 没有描述 | 是 | 没有 | 未知（9个月后还活着） |

（续表）

| 参考文献 | 原发性疾病 | 年龄 | 性别 | 眼 | 初始症状 | 体征 | 诊断病理学 | 眼部症状时已知的主要症状 | 其他已知的转移瘤 | 生存 |
|---|---|---|---|---|---|---|---|---|---|---|
| Saornil 等 (2004)[83] | 胃腺癌 | 70 | M | OS | 视力下降 | 黄色、白色实性视网膜肿块；新生血管性青光眼 | 眼球摘除（疼痛） | 是 | 纵隔、腹膜后、淋巴结 | 23个月 |
| Apte 等 (2005)[85] | 盲肠腺癌 | 39 | M | OS | 视力缺失 | 视网膜出血 | 玻璃体切除术，手术 | 是 | 肺、肝 | 未知（存活） |
| Sirimaharaj 等 (2006)[86] | 乳腺癌 | 60 | F | OS | 视力下降 | 视网膜内有白色沉淀物，视网膜内出血，形成血管鞘 | 玻璃体抽吸 | 是 | 脑 | 8个月 |
| Rundle 等 (2006)[87] | 乳腺癌 | 55 | F | OD | 视物变形 | 离散性白色病变 | 没有描述 | 是 | 没有 | 未知（8周后还活着） |
| Khurana 等 (2007)[88] | 皮肤黑色素瘤 | 76 | M | OD | 漂浮物，视力下降 | 视网膜前色素沉着 | 玻璃体切除术，膜剥离术 | 否 | 脑 | 6个月 |
| Alegret 等 (2009)[89] | 鼻咽癌 | 15 | M | OD | 没有 | 无黑色素性视网膜病变 | 无 | 是 | 肺 | 未知（存活） |
| Kim 等 2010[90] | 胃腺癌 | 64 | F | OU | 视力下降，黄斑浸润 | 多粒玻璃体种子 | 玻璃体抽吸 | 是 | 肺、肝、腹膜 | 未知（1个月后还活着） |
| Coassin 等 (2011)[91] | 小细胞癌，可能源于肺腺癌 | 56 | F | OD | 漂浮物，视力下降 | 白色视网膜浸透，视网膜内出血 | 玻璃体切除术；视网膜活检 | 是 | 脑 | 存活5个月 |
| Payne 等 (2012)[92] | 肺腺癌 | 62 | M | OS | 视力下降 | 视网膜变白，视网膜前出血 | 玻璃体切除术；视网膜活检 | 是 | 没有 | 存活10个月 |
| Krema 等 (2013)[93] | 皮肤黑色素瘤 | 54 | F | OS | 颞侧视野丢失 | 孤漫性色素性病变 | 眼球摘除术 | 否 | 肝、脑、肠壁 | 4个月 |
| Singh 等 (2014)[95] | 小细胞肺癌 | 78 | M | OD | 视物模糊 | 白色斑状浸润，视网膜出血 | 玻璃体切除术；视网膜活检 | 是 | 没有 | 未知 |

（续表）

| 参考文献 | 原发性疾病 | 年龄 | 性别 | 眼 | 初始症状 | 体　征 | 诊断病理学 | 眼部症状时已知的主要症状 | 其他已知的转移瘤 | 生　存 |
|---|---|---|---|---|---|---|---|---|---|---|
| Shields 等 (2014)[95] | 肿瘤 | 64 | F | | 没有记录 | 7mm的视网膜浸润；玻璃体种植；玻璃体出血 | 没有记录 | 是 | 没有记录 | 存活4个月 |
| | 皮肤黑色素瘤 | 45 | M | | 没有记录 | 12mm视网膜浸润；玻璃体种植 | 眼球摘除术 | 是 | 没有记录 | 存活17个月 |
| | 皮肤黑色素瘤 | 59 | M | | 没有记录 | 11mm视网膜浸润；视网膜下液 | 眼球摘除术 | 否 | 没有记录 | 1个月 |
| | 皮肤黑色素瘤 | 85 | M | | 没有记录 | 9mm视网膜浸润；玻璃体种植 | 眼球摘除术 | 是 | 没有记录 | 1个月 |
| | 食管癌 | 56 | M | | 没有记录 | 12mm视网膜浸润；视网膜下液 | 没有记录 | 是 | 没有记录 | 1个月 |
| Shields 等 (2014)[95] | 乳腺癌 | 58 | F | | 没有记录 | 1.5mm视网膜浸润；视网膜下液 | 没有记录 | 是 | 没有记录 | 1个月 |
| | 乳腺癌 | 75 | F | | 没有记录 | 2mm视网膜浸润；视网膜下液 | 没有记录 | 是 | 没有记录 | 未知 |
| | 皮肤黑色素瘤 | 55 | M | | 没有记录 | 5mm视网膜浸润 | 没有记录 | 是 | 没有记录 | 1个月 |
| Gubbiotti 等 (2015)[96] | 乳腺癌 | 52 | F | OD | 没有记录 | 视网膜病变 | 无 | 是 | 大脑、骨 | 存活6个月 |

CNS. 中枢神经系统；OD. 右眼；OS. 左眼；OU. 双眼

视觉症状[54, 58, 65]。转移癌的潜在主要来源与患者报告的视觉症状类型无关。

### 2. 体征 Signs

视网膜转移癌的临床表现可以根据原发肿瘤和肿瘤的侵袭程度而异。转移性黑色素瘤通常表现为视网膜内的色素性病变，边界不规则，外观扁平（图 137-1）。癌的外观呈无色素、白色或黄色，大小不一。（图 137-2）。一些转移性癌可出现明显的肿块和视网膜下液。

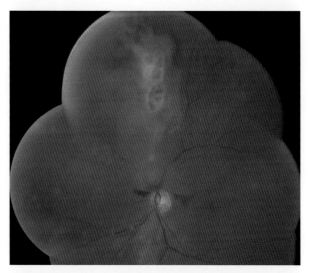

▲ 图 137-1　转移到视网膜的皮肤黑色素瘤
注意视网膜内和视网膜前出血，伴有边界不规则的色素性病变

视网膜内出血和渗出与这些病变有关（图 137-3 和图 137-4）。视网膜下出血也被描述为转移癌的一个表现特征[85]。在一些病例中也可见血管周围浸润（图 137-5 和图 137-6）。视网膜出血和渗出被认为是继发于视网膜微血管损伤。此外，视网膜下液体在数例视网膜转移中均有报道。视网膜下液或渗出性视网膜脱离的出现需要对脉络膜病变进行评估。

玻璃体细胞常与视网膜转移有关。在转移性黑色素瘤的病例中，这些细胞通常是色素沉着的，并且可能很大。黑色素瘤患者的玻璃体细胞可以漂浮在整个玻璃体腔中 [ 称为"棕色小球"（brown spherule）或"球状玻璃体混浊"（globular vitreous opacity）][64, 69]。相反，与转移癌相关的玻璃体细胞往往是白色的，局限于视网膜受累的区域[68, 70]。其他征象包括肿瘤侵犯睫状体、虹膜或前房角引起的继发性青光眼[57]。

### （三）鉴别诊断 Differential Diagnosis

转移性视网膜病变的鉴别诊断是根据病变的最初表现而有所不同。脉络膜转移伴上覆视网膜转移者应先排除（图 137-7）。对于转移癌中出现的非色素性白色视网膜病变，其鉴别包括炎性和感染性疾病，如弓形体脉络膜视网膜炎、CMV 网膜炎、疱疹性相关视网膜炎、梅毒性视网膜炎、内源性眼内

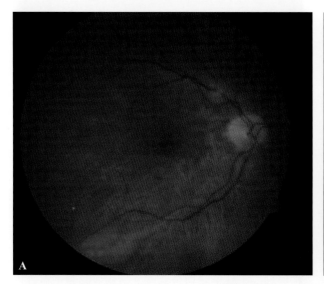
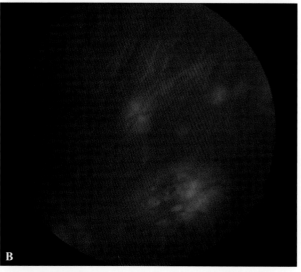

▲ 图 137-2　小细胞肺癌转移到视网膜
A. 黄斑处可见血管周围视网膜浸润。B. 从鼻侧到视神经，可见多个大小不等的视网膜病变。视网膜内也可见散在出血（图片由 Daniel F.Martin、Rishi P.Singh 和 Careen Y.Lowder 提供）

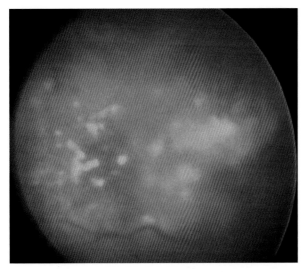

▲ 图 137-3 来源不明的腺癌转移到视网膜

从颞侧到黄斑部伴有散在渗出物的黄白色视网膜病灶（图片由 Ralph C. Eagle Jr 提供）

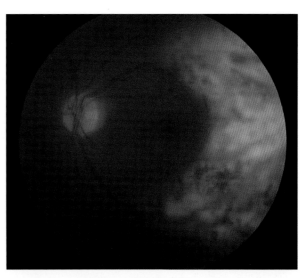

▲ 图 137-4 肺腺癌转移到视网膜

在黄斑部，白色视网膜肿块伴血管扩张，表面有出血

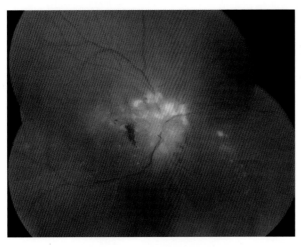

▲ 图 137-5 视网膜转移性肺癌

注意颞下黄斑的血管周围鞘

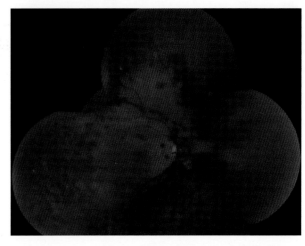

▲ 图 137-6 转移到视网膜和玻璃体的皮肤黑色素瘤

注意视网膜表面和视网膜内的大量色素。可见色素性血管鞘，可能起源于视网膜前

炎、结节病、多发性脉络膜炎、鸟枪弹样脉络膜病变、急性后部多灶性盘状色素上皮病变（APMPPE）、眼内淋巴瘤及其他胶原血管疾病。对于色素性病变，如转移性黑色素瘤，其鉴别也包括脉络膜肿瘤，包括黑色素瘤、转移性脉络膜肿瘤和新血管性黄斑变性。鉴于某些情况下，由于渗出物和出血的出现，视网膜微血管疾病如高血压性视网膜病变、糖尿病性视网膜病变和继发于贫血的视网膜病变也是可能的疾病。最后，可能模拟视网膜转移的玻璃体漂浮物的病变包括肉芽肿性葡萄膜炎、淀粉

样变性、星状玻璃体变性或眼内淋巴瘤[69, 70]。在全身恶性肿瘤和潜在免疫系统受损的背景下，感染性视网膜炎的鉴别值得进一步讨论。多个病例报告强调在视网膜转移病例中感染性视网膜炎的初步诊断或治疗[92, 94, 95]。CMV 视网膜炎通常发生在 CD4 计数小于每微升 50 个细胞的患者中[97]。CMV 视网膜炎的出现可能始于一个小的白色视网膜浸润，可扩展到一个绒毛状白色病变，该病变起源于血管周围，伴有视网膜内出血。巨细胞病毒性视网膜炎也可表现为颗粒状病变，视网膜萎缩，视网膜前缘

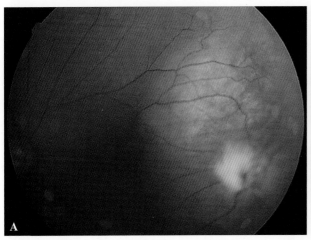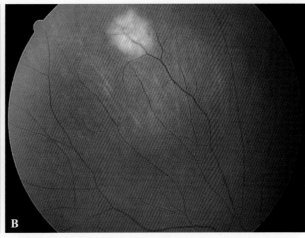

▲ 图 137-7　肺腺癌转移到视网膜和脉络膜

A. 脉络膜一个无色素的、位于颞侧的脉络膜肿块。注意上覆的白色视网膜病变，可能是由于视网膜受侵犯所致。B. 在同一只眼的其他地方，一个孤立的白色视网膜病变可能代表了一个单独的视网膜转移

有轻微变白和出血。典型存在轻微的玻璃体炎症，并且该疾病倾向于缓慢传播（大约 250μm/ 周）[97]（图 137-8）。

　　相比之下，疱疹性视网膜炎倾向于迅速蔓延，并伴有视网膜外侧汇合区变白，进而发展为全层视网膜炎[97, 98]。典型的是周边视网膜首先受到周向进展的影响。虽然阻塞性视网膜血管炎是典型的表现，但病变通常不会像 CMV 视网膜炎那样跟随视网膜血管[97, 98]。免疫系统正常的患者可见明显的玻璃体炎症，而免疫系统受损的患者可能有轻微的

炎症。视盘水肿是常见的。对侧眼也经常受到影响（图 137-9）。

　　弓形体视网膜脉络膜炎也可表现为黄白色视网膜病变。典型的脉络膜视网膜瘢痕会出现在伴有周围白斑或其他卫星病变的复发病例中[97]。通常可见玻璃体炎症。在一些病例中，没有发现以前的瘢痕，也可发现一个孤立的白色脉络膜视网膜病变，边界不规则。在免疫受损的患者中可以看到多灶性视网膜炎[97]（图 137-10）。

### （四）诊断评估 Diagnostic Evaluation

　　有系统性恶性肿瘤病史的视网膜病变患者需要

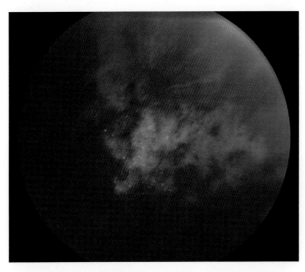

▲ 图 137-8　巨细胞病毒性视网膜炎患者的眼底照片

注意视网膜后部边缘呈颗粒状白化。病变前视网膜萎缩，说明病变在恶化。注意视网膜内出血很少

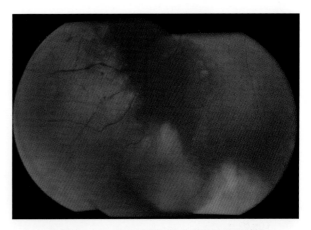

▲ 图 137-9　疱疹性视网膜炎患者的眼底照片

视网膜环形变白影响视网膜深层。这名化疗后免疫功能严重受损的患者有轻微的炎症

进行转移性肿瘤的检查。在一些病例中，视网膜转移是先前未诊断的系统性恶性肿瘤的首发表现[76]。但这种表现是罕见的，大多数患者都有恶性肿瘤病史。应对全身进行完整的历史记录和物理检查。在评估潜在的转移时，必须与患者的肿瘤医生协调。考虑到包括内源性眼内炎在内的潜在的感染性病因，应回顾近期疾病、发热史、寒战史或其他感染迹象。

血液检查包括血清化学、肝功能测定和全血计数[99]。根据病变的外观，应检测感染性疾病的血清标志物，如梅毒等传染病的血清标志物 [ 快速恢复纤溶酶（RPR）和荧光螺旋体抗体吸收（FTA-Abs）]、弓形体（抗弓形体 IgG 和 IgM 抗体），应该被画出来，也可以进行血液培养。恶性肿瘤的血清标志物如癌胚抗原（CEA）与眼内恶性肿瘤没有明显的相关性，因此在这种情况下，它们的应用可能受到限制[97]。这些患者通常需要进行诊断性成像。B 超检查有助于确定是否有潜在的脉络膜疾病和继发性视网膜疾病。B 超显示 A 超有中等到高的内反射，B 超有致密的视网膜增厚[69, 70, 74, 75, 78, 79]。然而，视网膜转移的超声分析受到大多数视网膜病变体积小的限制，以及由于此类病例的罕见性，缺乏既定标准的限制。虽然荧光素血管造影不能诊断，但它有助于区分转移性肿瘤和非肿瘤性疾病[4]。显著的血管性是转移癌的一个主要特征，血管造影晚期进行性高荧光是其特征（图 137-11）。光相干断层扫描也可用于确认视网膜和视网膜表面的受累（图 137-12 和图 137-13）。几个病例报告描述了视网膜增厚伴高反射而其下脉络膜没有任何明显改变[81, 91, 92]。对

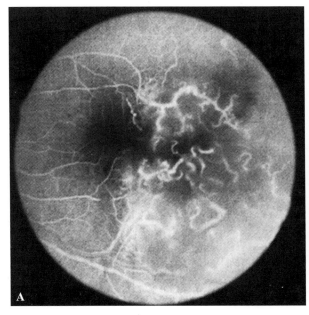

▲ 图 137-10 多灶性弓形体病视网膜脉络膜炎患者的眼底照片

后极部视网膜和脉络膜可见多发性白色病灶。这个患者因使用类固醇而免疫功能受损

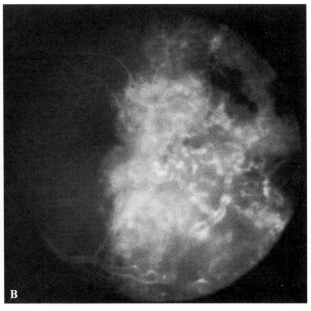

▲ 图 137-11 视网膜转移性皮肤黑色素瘤的荧光素血管造影

A. 早期视网膜血管系统清晰可见，血管荧光增强，早期渗漏；B. 在后期图像中，视网膜肿块染色明显，视网膜血管也有渗漏

怀疑有转移的患者应作全身显像。这再次应与患者的肿瘤专家协调，以确保对可疑的恶性肿瘤进行正确的成像。选项包括正电子发射断层扫描（PET）、计算机断层扫描（CT）、PET/CT 联合扫描和磁共振成像（MRI）。考虑到视网膜转移背景下脑转移的高发病率，脑成像有助于识别潜在的病变。

最后，为了诊断视网膜转移，需要进行组织诊断。这可以通过几种方式来实现。在获取样本之前，建议与有经验的眼科病理学家进行协调，以确定样本的正确处理和所需的组织的具体数量。对于有明显玻璃体细胞或房水细胞的患者，玻璃体或房水抽吸物可能是唯一需要进行诊断的样本。细针抽吸活检（fine-needle aspiration biopsy，FNAB）也可用于眼内病变的诊断。FNAB 的可靠性和安全性都得到了证实，且肿瘤相关死亡率没有增加[99, 101, 102]。然而，在某些情况下，可能需要进行带视网膜活检

的平坦部玻璃体切除术。在诊断不明确且鉴别诊断包括感染性病因的情况下，玻璃体切除术提供了获得大量样本的能力。在这些特殊情况下，玻璃体标本可被送去进行病毒和弓形虫多聚酶链反应（PCR）鉴定。玻璃体切除术中的组织活检能够直接显示相关区域并获得重要样本。对于任何样本，都需要一位经验丰富的病理学家来处理和准确地复查活检标本[99]。

#### 治疗 Treatment

转移性视网膜疾病的治疗可能因许多因素而异。原发性肿瘤的类型、其外转移的部位、肿瘤累及眼睛的区域、视力和疼痛的存在都将决定眼睛的治疗。视力差且疼痛严重的眼睛应考虑摘除[4]。外照射可有效控制眼内转移瘤，因此摘除术仅限于部分病例。在多个病例报告中，外照射在控制肿瘤大小和导致肿瘤消退方面显示了有效性[63, 66, 71, 80, 86, 89]。在一个病例中，对一只眼睛的尸检显示视网膜内的

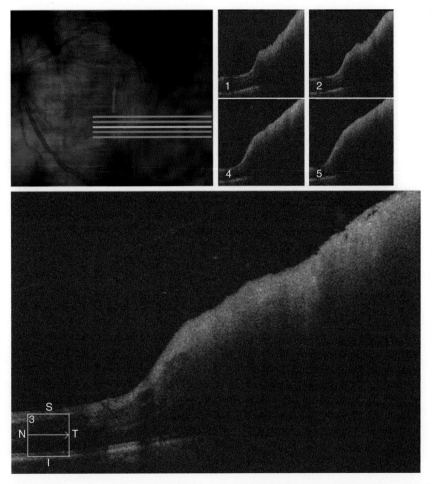

▲ 图 137-12　视网膜转移患者的光谱域光相干断层扫描，显示视网膜增厚和内层视网膜高反射，伴有外层视网膜阴影

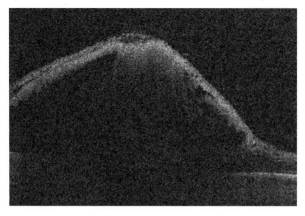

▲ 图 137-13　肺癌视网膜转移的光谱域光相干断层扫描
肿块导致视网膜明显增厚，视网膜结构紊乱，外层视网膜和脉络膜阴影

肿瘤（转移性肺腺癌）已被清除，尽管先前的肿瘤侵袭破坏了视网膜结构[63]。当患者无症状且眼内肿瘤得到很好的控制时，系统性化疗已被考虑在内，但视网膜转移患者的结果却并不尽如人意。全身化疗后，3 例皮肤黑色素瘤和 1 例直肠腺癌转移至视网膜均无反应[64, 65, 71, 72]。此外，1 例盲肠腺癌经多次化疗无效，但经切除及姑息性放疗后有反应[85]。在全身和玻璃体腔化疗中，1 例报道的乳腺癌转移到视网膜的病例显示玻璃体受累部分消退，但发生了视网膜脱离伴大量玻璃体牵引[70]。抗 HER2（人表皮生长因子受体 2）治疗转移到视网膜的乳腺癌 1 例脑和视网膜有报道[96]。3 个周期后视网膜和脑肿块缩小，治疗持续 12 个周期，但由于脑和肝的进展而停止。

手术切除也被认为是潜在的治疗方法。如前所述，1 例患者通过玻璃体切除术和视网膜切除术切除病变，术后进行眼眶放射治疗。随访 3 个月，视力稳定[85]。有报道 2 例皮肤黑色素瘤继发孤立性视网膜转移的玻璃体切除手术治疗[73, 78]。1 例手术切除颞上视网膜血管化的肿块后全身化疗，视力由 20/20 下降到明显的视物模糊。然而，脑转移癌在 1 年内发展，患者在 3 个月后自杀[73]。在另一个病例中，周边病变的手术切除保留了 12 个月的视力，直到患者自杀[78]。对于更多的周边孤立性病变，玻璃体手术切除术可能提供一种替代外照射的方法。

敷贴放射治疗已被证明是治疗局限性的孤立性

脉络膜转移癌的有效方法[66, 90, 100, 103, 104]。然而，其在视网膜转移患者中的应用尚未被描述。光动力疗法被报道可作为一种治疗乳腺癌继发视网膜转移的方法[87]。但随访仅 8 周，肿瘤消退，视力稳定。

### （五）预后 Prognosis

视网膜转移患者预后差。在报告病例的回顾中，从诊断到死亡的存活时间从 2 周到 5 年不等。在解释这些数字时要谨慎，因为许多病例报告在报道几周或几个月的存活率后缺乏长期随访。在最大的单中心病例系列中[95]，8 名患者中有 5 名在诊断视网膜转移后 1 个月内死亡，证实预后相对较差。

外照射可以缩小肿瘤体积，在死亡前挽救眼睛[63, 66, 71, 86]。有几只眼睛有顽固性疼痛和（或）青光眼，需要摘除。视力结果各不相同，取决于黄斑受累的程度。与黄斑部大面积受累的眼相比，周边有小病变的眼有机会保持良好的视力。尽管诊断技术和新的治疗方法有所改进，但预后仍然很差。

## 三、结论 Conclusion

视网膜转移是一种罕见的系统性恶性肿瘤并发症。视觉症状包括视物模糊和眼前漂浮物，因此任何有恶性肿瘤病史的患者都应该在出现这些症状时进行全面的眼部检查。可疑的视网膜转移征象包括白色或灰色视网膜浸润，伴有血管周围鞘和局限性血管病变。辅助检查包括超声检查、荧光素血管造影和光相干断层扫描可以帮助确定病变的位置并排除脉络膜疾病。诊断应通过玻璃体活检或 FNAB 或玻璃体切除术进行视网膜活检来确定。可模拟视网膜转移的重要疾病包括感染性视网膜炎，如 CMV 视网膜炎、疱疹性视网膜炎和弓形体性视网膜脉络膜炎。脉络膜肿瘤与继发性视网膜病变是其他疾病的鉴别。目前，外照射是最有效的姑息疗法。手术切除和敷贴放射治疗是治疗该病的其他潜在选择。由于医学界认识的提高，某些肿瘤类型（如肺癌）发病率的上升，以及其他肿瘤生存率的提高，眼内转移的患者将越来越多地出现在临床实践中。眼科医师的职责是在微创的情况下建立诊断，提醒肿瘤医生，并启动一个治疗计划，以期防止进一步的视觉损失，疼痛和眼球摘除。

# 癌症对视网膜的远程影响
## Remote Effects of Cancer on the Retina

Ranjit S. Dhaliwal    Andrew P. Schachat    著

## 一、概述 Introduction

癌症能够在无肿瘤直接扩散的情况下对远端组织产生影响，与机会性感染或药物治疗的影响无关。非癌细胞直接引起的综合征被称为癌症的"副肿瘤"（paraneoplastic）或"远程"（remote）表现。副肿瘤综合征是已知的发生在没有全身性肿瘤扩散情况下，可能先于临床公认的肿瘤。

神经系统副肿瘤综合征估计发生在高达 15% 的癌症患者中，其中一半为原发性肺癌[1]。眼科副肿瘤综合征的患病率尚不清楚。虽然不常见，但癌症对眼睛的远程影响很重要，因为它们可能是先前未被诊断的恶性肿瘤的症状，或可能提示先前治疗过的疾病复发[2-4]。此外，对不明原因视力丧失患者的这些综合征的认识可能有助于眼科医师进行姑息治疗，因为致残性眼部症状可能需要药物治疗[3,5]。

副肿瘤性神经眼综合征包括癌症相关性视网膜病变（cancer-associated retinopathy，CAR）、黑色素瘤相关性视网膜病变（melanoma-associated retinopathy，MAR）、副肿瘤性卵黄样黄斑病变（paraneoplastic vitelliform maculopathy，PVM）和双侧弥漫性葡萄膜黑色素细胞增殖（bilateral diffuse uveal melanocytic proliferation，BDUMP）。BDUMP 被认为是肿瘤诱导的异位肽作用的结果，而大多数其他副肿瘤性眼综合征被认为是自身免疫性疾病的一部分，也包括自身免疫性视网膜病变（见第 80 章，自身免疫性视网膜病变）和伴有玻璃炎的副肿瘤性视神经病变（paraneoplastic optic neuropathy with vitritis，PON）[5,6]。

## 二、癌症相关性视网膜病变（CAR）综合征 Cancer-Associated Retinopathy (CAR) Syndrome

1976 年，Sawyer 和同事[2]描述了三名突然出现视力丧失、阳性视觉现象、环形暗点和夜盲症的患者，他们的视力进行性发展为光感视力，后来被诊断为支气管癌。眼底检查仅在后极部有非特异性的色素斑点，视神经正常，血管有轻微的变细，有血管鞘形成的变化。每个病例的组织病理学检查均显示视网膜外核层广泛严重变性和光感受器分解，以及存在含有从视网膜色素上皮（RPE）吞噬颗粒的巨噬细胞（图 138-1）。与视网膜色素变性相比，RPE 和脉络膜毛细血管在所有检查眼中均明显存在。故而研究者认为，这些特征排除了观察结果的血管基础，并得出结论，这代表了一个远程影响视网膜的支气管肺癌[2]。

随后，Keltner 和同事[3]描述了一个未分化的宫颈癌患者，表现为进行性失明、进行性视网膜小动脉狭窄、少量玻璃体细胞和视网膜电图（ERG）波幅平坦。患者血清中发现了抗活体正常人视网膜组织光感受器细胞的抗体。相关的一项类固醇试验已经开始，初步结果发现可以改善视力。组织病理学检查后发现视网膜光感受器和外核层丢失。研究者为这些发现提出了一种可能的自身免疫机制。

Klingele 和他的同事[7]在荧光素血管造影上描述了一个斑驳的强荧光患者的相似情况，这个患者后来被诊断为乳腺癌，他们称之为"副肿瘤性视网膜病变"。

术语"癌症相关视网膜病变"综合征（cancer associated retinopathy，CAR）随后被用来描述在全身性肿瘤生长的情况下，由抗视网膜蛋白的循环抗

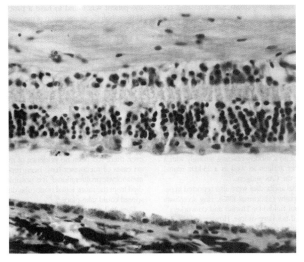

▲ 图 138-1　一位患有与子宫癌相关的癌症相关视网膜病变（CAR）的 61 岁女性的黄斑旁视网膜
光感受器和外核层被含有色素的巨噬细胞的胶质组织所取代。注意正常的内层视网膜层、视网膜色素上皮和脉络膜（图片由 Alan M.Ross 和 John L.Keltner 提供）

体引起的亚急性视觉丧失的临床征象[1, 4, 8, 9]。

CAR 综合征不存在性别易患倾向，视力下降、周边视力缺失、阳性视觉现象（"闪光"）、光敏性、色觉受损和夜盲的症状通常比系统性恶性肿瘤的临床症状提前 5 个月，平均达 50%[10]。一位肺癌患者从 CAR 综合征发作到确诊的最长持续时间为 11 年[11]。CAR 综合征患者通常在 6~18 个月内从最初的视力丧失发展到失明[3, 4, 9]。

据报道，CAR 综合征患者的 ERG 表现为 a 波和 b 波熄灭或视杆反应大于视锥反应（图 138-2）。对于获得性夜盲症且眼部症状轻微的患者，应怀疑有隐匿性恶性肿瘤，以解释视觉困难和异常的视网膜电图的结果[12]。症状可能是不对称的，有些患者抱怨眩光和光敏性[13-16]。在 CAR 综合征中，玻璃体或前房的细胞很少被报道[3, 7]。据报道，强直性瞳孔（tonic pupil）在副肿瘤综合征中是一个潜在的眼科发现[17]。在严重视力丧失之前，OCT 检查可观察到黄斑厚度降低[18]，光谱域 OCT 显示外层视网膜层（内 / 外节段连接）中断[19]。

与 CAR 相关的最常见的恶性肿瘤是癌，其中超过一半的患者有肺部恶性肿瘤，最常见的是肺小细胞癌[2, 4, 9, 13-16, 20-29]。胸片通常应作为可疑个体评估的一部分。与 CAR 相关的其他恶性肿瘤包括结肠[29]、子宫内膜 / 子宫[30-32]、宫颈[3, 26, 33]、乳腺[7, 34-36]、前列腺 / 膀胱[34, 35, 37]、胸腔（横纹肌肉瘤）、腹部脂肪肉瘤和系统性淋巴瘤[29, 38, 39]。在极少数情况下，有视网膜抗体和典型 CAR 症状的患者可能没有相关的潜在恶性肿瘤。这些患者构成少数被称为自身免疫性视网膜病变的患者，与潜在的恶性肿瘤无关，在第 80 章，自身免疫性视网膜病变（图 138-3）中有更详细的讨论[1, 14, 37, 40, 41]。

越来越多的证据支持 CAR 综合征的自身免疫基础[42, 43]。1982 年，Kornguth 等[23]报道了患有视觉功能障碍和肺小细胞癌的患者中存在 23kDa 血清抗视网膜神经节细胞抗体。随后，Grun-wald 等[13]描述了这种抗体与神经节细胞和内核层中的视网膜抗原以及肿瘤细胞中的免疫相关抗原的反应（以及在患有肿瘤但无视觉缺陷的患者中没有这种抗体）。他们提出，小细胞肿瘤产生通常与视网膜组织相关的抗原。这些抗原被认为是外源性的，因为视网膜

是一个免疫特权位点，没有抗自身抑制机制[13, 43]。CAR 综合征也可能与葡萄膜炎（玻璃炎和血管鞘）有关[3, 44, 45]。当主要 IgG 类自身抗体的浓度达到临界值时，它们穿过异常渗透的血视网膜屏障。假设与视网膜组织发生交叉反应，随后出现非特异性免疫介导的视网膜变性与凋亡共同途径[36]。

在高达 60% 的 CAR 综合征患者体内产生抗体的 23kDa 抗原已被证明是恢复蛋白（recoverin）[46]，即一种光感受器钙通道蛋白[16, 21, 26, 28, 41, 47-50]。恢复蛋白在光感受器细胞正常功能中的作用尚不明确，但是与该蛋白结合导致细胞死亡，其机制尚不清楚。抗 CAR 抗原（recoverin）的抗体以前未在任何其

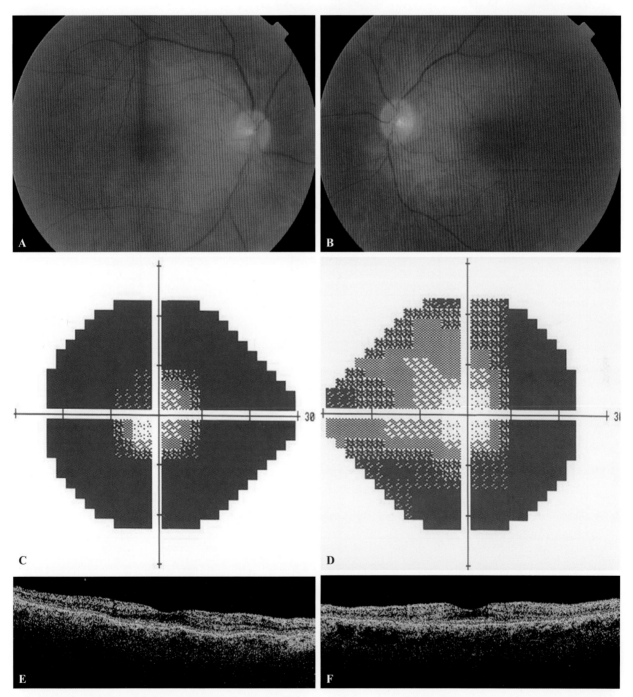

▲ 图 138-2　A 和 B. 67 岁女性小细胞肺癌，仅伴有血管变细的眼底照片；C 和 D. 自动视野检查显示左眼比右眼视野严重收缩；E 和 F. 黄斑的光相干断层扫描显示非特异性和弥漫性变薄

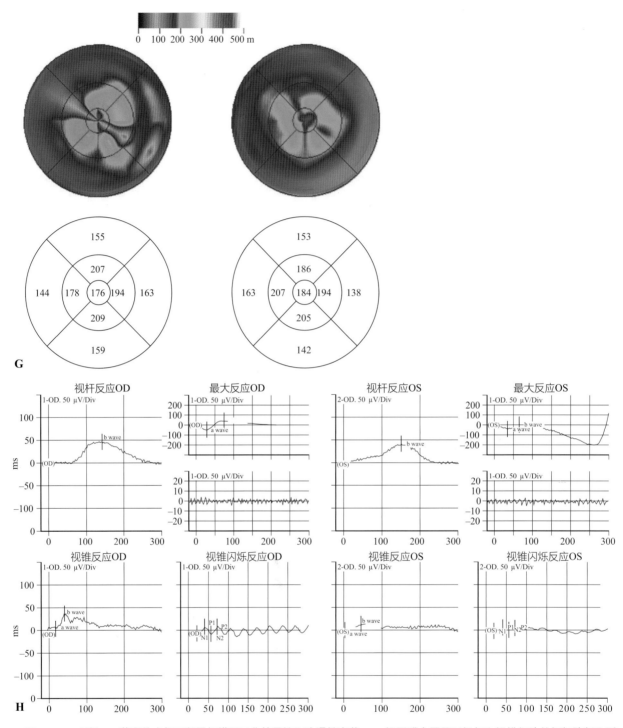

▲ 图 138-2 （续）G. 黄斑的光相干断层扫描显示非特异性和弥漫性变薄；H. 视网膜电图显示视杆和视锥细胞的振幅降低和延迟。这名患者的抗逆转录病毒抗体结果为阴性

图 H 经许可转载自 Ophthalmology Times 2003; 28:14-6., Ophthalmology Times is a copyright publication of Advanstar Communications, Inc. 版权所有

他形式的视网膜病变中被证实，这些抗体也未被认为是由无相关视网膜病变的肿瘤表达的[4, 16]。然而，最近有一种临床上独特的情况被描述为类似 CAR

的对 recoverin 细胞免疫反应（recoverin 相关的视网膜病变）[51]。但即使存在 CAR 综合征，现在商业可用的 CAR 抗原抗体的 Western blot 分析可能是阴性

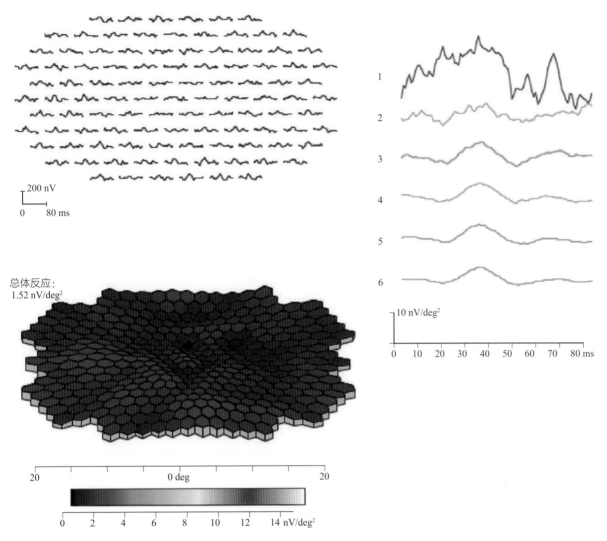

▲ 图 138-3　33 岁女性自身免疫性视网膜病变，右眼多焦视网膜电图
这名患者的血清抗视网膜蛋白 p37、p40 和 p52 抗体呈阳性，同时注意到中心和中周视力丧失。双眼可见玻璃体细胞，但眼底检查则无明显特征。注意在记录 trace 阵列（和三维图；底部）上观察到的整个试验场振幅的弥漫下降。还注意到一些重点区域的下降幅度更大。环平均值（右）表明振幅减小，定时延迟最小。另一只眼睛的发现与这次检查对称（图片由 Kean T.Oh 提供）

的 [44]。此外，抗体效价与恢复蛋白效价并不一定与临床视网膜病变的严重程度相关。因此，临床标准和高怀疑指数仍然是诊断的主要依据。

Thirkill 及其同事 [9] 报道了分离出与 23kDa 视网膜蛋白和 65kDa 肺癌抗原强烈反应的抗体。

Adamus 和同事 [49] 报道了数例 CAR 综合征病例，这些病例与被鉴定为人 α- 烯醇化酶（一种糖酵解酶）与 46kDa 抗原抗体有关。Adamus 的进一步研究已经导致了这样一个假设：抗恢复蛋白抗体和其他视网膜蛋白，如 α- 烯醇化酶，通过 caspase 3- 凋亡途径触发细胞凋亡，而具有细胞毒性 [52-53]。

因此，多种抗原可诱导视网膜损伤和临床自身免疫性视网膜病变 [5, 39, 51, 54, 55]。具有许多不同抗原的肿瘤类型的异质性可能是观察到的 CAR 表型的多样性。血清自身抗体的存在、视觉症状的发展和视网膜变性之间存在高度的相关性 [54]。

## 三、皮肤黑色素瘤相关视网膜病变（MAR）综合征 Cutaneous Melanoma-Associated Retinopathy (MAR) Syndrome

本文报道了 2 例转移性皮肤黑色素瘤患者的一种获得性夜盲伴皮肤和葡萄膜束白癜风的副肿瘤综

合征[56, 57]。Gass 最初于 1984 年将这一过程描述为"一种急性 Vogt-Koyanagi-Harada 样综合征"。与 CAR 综合征患者一样，这些患者的视网膜电图异常，a 波和 b 波振幅明显降低，表明广泛存在光感受器细胞功能障碍。

皮肤恶性黑色素瘤患者中"副肿瘤获得性夜盲症"（paraneoplastic acquired night blindness）的报道频率高于典型 CAR 综合征患者[1, 12, 14, 33, 57-67]。MAR 综合征被认为是一种临床上独特的癌症相关视网膜病变亚型。具体而言，这种癌症相关的视网膜病变在临床上与 CAR 综合征不同，它是非进展性的，导致中心视力丧失（与环形暗点相比），伴有微光或闪光的感觉，与白癜风相关的比例高达 20%[57]。与 CAR 综合征和"急性 Vogt- 小柳 - 原田样综合征"患者相比，MAR 综合征患者的视杆绝对阈值显著升高，视杆和视锥 ERG b 波选择性降低，类似于先天性静止性夜盲患者。光感受器功能完整，但光感受器和二极中间神经元之间的信号传输似乎有缺陷。与 CAR 综合征不同，MAR 综合征更可能在系统性疾病的晚期更容易出现视觉症状，通常在皮肤恶性黑色素瘤临床诊断之前不表现[1, 66, 68]。在 18 个月的观察中，报道了 MAR 的单侧表现，但这可能代表不对称的眼部受累[69]。MAR 的亚临床证据可能存在于皮肤黑色素瘤的早期阶段，这可能预示着患者的总体预后较差。MAR 综合征的视网膜双极细胞抗体已有报道，但没有针对 23kDa CAR 抗原的抗体[63, 66, 67]。双极细胞抗原的性质尚不清楚，但研究证实，双极细胞是这种情况下的主要病理部位[70-72]。最后，抗转导素、烯醇化酶、醛缩酶 A 和醛缩酶 C 的抗体在 MAR 患者中也有记录[73]。

## 四、副肿瘤性卵黄样黄斑病变 Paraneoplastic Vitelliform Maculopathy (PVM)

副肿瘤性卵黄样黄斑病变（PVM）是一种多灶性渗出性眼底疾病，视盘周围的 RPE 水平上，双眼黄斑部有多个椭圆形黄白色病变（图 138-4）。Borkowski 等在患有皮肤黑色素瘤的患者中描述了这种情况，Sotodeh 等于 2005 年创造了术语"副肿瘤性卵黄状视网膜病变"[74, 75]。随后，PVM 在脉络膜黑色素瘤、肺癌和多发性骨髓瘤患者中被报道[76-79]。

PVM 无性别偏好，仅与轻度的主观视力丧失（20/40～20/100）伴轻度夜盲症和闪光感相关。报道了最小的视野变化和可变的 ERG 反应。在不到一半的病例中发现了病理学上降低的 Arden 比例，这表明大多数病例的 RPE 功能相对正常。据报道，急性渗出性多形卵黄样黄斑病变（acute exudative polymorphous vitelliform maculopathy，AEPVM）是一种临床上难以区分的疾病，常伴有外伤和多种感染（丙型肝炎、柯萨奇 B 病毒、梅毒和莱姆病）。有人认为，在那些没有相关肿瘤的患者中，感染因子会导致抗体的形成。

抗双极细胞的视网膜自身抗体、烯醇化酶、视杆外段蛋白和 bestrophin 都有报道。责任抗体和责任肿瘤类型的异质性反映在这些病变的可变临床症状和多形性表型上[79, 80]。1 例患者被报道了临床病理相关性，显示内核层萎缩并延伸至外丛状层和外核层。最显著的特征是外丛状层组织紊乱和凋亡，无活动性炎症或黑色素瘤细胞。在 RPE 细胞中没有发现过多的脂褐素沉积（如 Best 病所见）[80]。

虽然很少见，但 PVM 的发现预示着预后不良。

## 五、副肿瘤性视网膜病变的治疗 Management of Paraneoplastic Retinopathy

副肿瘤性视网膜病变的治疗仍然很困难，因为其罕见，诊断标准不明确，治疗效果和安全性不确定。对于有无痛、模糊和不对称视觉症状但没有已知恶性肿瘤病史的患者来说，情况尤其如此。临床怀疑仍然是诊断中最重要的因素。

任何有中心或周围阳性视觉现象（"闪光感"或光线"舞动"）、感光病和视网膜微小病变症状的成年患者都应考虑检查视网膜电图（ERG）。如果 ERG 异常或消失，那么胸片是常见的"下一步"，因为超过一半的 CAR 综合征患者有支气管肿瘤。在夜盲症患者中应了解既往皮肤恶性黑色素瘤病史。中心和中周边的视觉问题也可以通过视野测试记录下来。基线 SD-OCT 和眼底自发荧光成像可能有助于更严重症状的患者。可获得抗 CAR 抗原的抗体，但阴性试验与 CAR 综合征的诊断并不矛盾。鉴于在任何一种副肿瘤性视网膜病变中缺乏诊断性视网膜电图改变，在患者血清中检测抗视网膜抗体

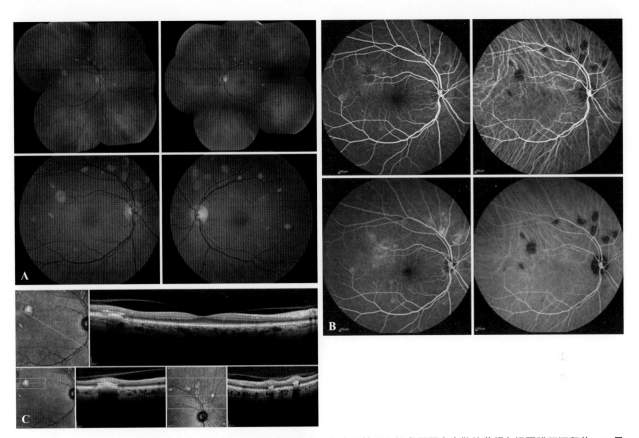

▲ 图 138-4　**A.** 多发性骨髓瘤患者的副肿瘤性卵黄状黄斑病变，仅在血管弓和视盘周围有离散的黄褐色视网膜下沉积物。**B.** 早期荧光素血管造影显示视网膜下和视网膜下色素上皮病变呈低荧光，晚期高荧光（A 和 C），吲哚菁绿血管造影检查显示持续性低荧光（**B**）。**C.** 光谱域光相干断层扫描显示无视网膜下液，在光感受器细胞层的上方，视网膜下和 RPE 下有高反射的沉积物

图片由 Randy Dhaliwal MD 提供

似乎对早期发现该疾病至关重要 [55]。由于缺乏标准化、可重复性和循环抗逆转录抗体检测的验证，以及我们对哪些抗体具有致病性的理解，仍然存在困难 [77, 81]。

俄勒冈州健康与科学大学的眼部免疫学实验室提供了一组全面的自身抗体测试，用于 CAR、MAR、PVM、自身免疫性视网膜病变和副肿瘤性视神经病变（http://www.ohsu.edu / xd/health / services / casey-eye / diagnostic-services / ocularimmunology-lab / index.cfm）。

副肿瘤性视网膜病变仍然是排除性的诊断。必须排除肿瘤扩散、缺血或化疗毒性作用引起的球后视神经病变 [2]。如果最初未发现癌症，则有必要定期继续监测。

CAR 的免疫基础提示了免疫抑制治疗可能发挥作用。事实上，Keltner 和其他人已经报道了口服皮质类固醇治疗后视力的改善或稳定 [3, 7, 14, 61, 82]。泼尼

松治疗 CAR 的最佳剂量尚未确定，据报道 8 例使用局部注射或连续玻璃体腔类固醇治疗的病例是有益的 [83, 84]。减少自身反应性记忆 B 细胞的免疫调节剂，如静脉注射利妥昔单抗，也已被成功使用，随着新的药物的出现，这可能变得更有前景 [85]。目前并没有针对 CAR、MAR 和 PVM 的免疫抑制疗法的标准化方案 [6, 10, 73]。据报道，免疫抑制能有效改善 100% 的 CAR 患者的视力，但关于治疗的益处和可持续性的长期数据尚不可用 [10, 77, 81]。目前还没有只针对原发性肿瘤部位的治疗改善视力的报道，据一位研究者称，仅进行此类治疗，视力通常会恶化 [8]。对于这种情况，免疫抑制治疗的最佳方法尚不确定。血浆置换可能对癌抗原没有影响，并且可能矛盾地导致高浓度高亲和力抗体的产生 [9, 47]。泼尼松和免疫调节已成功稳定了 CAR 患者的视觉功能，但可能对患者自身的肿瘤免疫监视产生负面影响。尽管对视力有任何潜在的有益影响，所有的系

统疗法都有可能改变生存率，无论是否有效。

## 六、双侧弥漫性葡萄膜黑色素细胞增殖 Bilateral Diffuse Uveal Melanocytic Proliferation (BDUMP)

1966 年，Machemer 报道了 1 例 57 岁男性双侧同时出现葡萄膜病变，双眼有前房细胞和闪辉、虹膜结节、白内障和下方视网膜脱离。尸检发现患者患有胰腺癌。眼摘后的组织病理学检查显示以葡萄膜黑色素细胞增殖为主的良性细胞学特征[86]。

1982 年，Barr[90] 报道了 4 个相关病例，定义了一种综合征，随后同样的病例被 Curtin[87]、Font[88] 和 Ryll[89] 相继报道，该综合征包括以下特征：①同时发生双侧葡萄膜束的弥漫性黑色素细胞受累；②细胞学表现以良性为主；③无黑色素细胞增殖转移；④相关组织病理学证实的系统性恶性肿瘤。有报道表明除了巩膜浸润的证据外，还存在恶性上皮样细胞病灶，因此细胞的良性特质也受到了质疑[91]。然而，尚无证据显示有丝分裂的活性，也没有黑素细胞增殖引起的转移病例[92]。在这种转移发生之前，这些患者有可能死于更致命的非眼部疾病[91, 93]。迄今为止，至少报道了 50 个病例[94]。

其他可能出现的临床症状包括虹膜睫状体炎、青光眼[56, 90, 95]、巩膜表面血管扩张[24, 56, 90, 92]、浅前房、虹膜囊肿、睫状体囊肿[95] 和快速发展的白内障。

Gass 创造了"双侧葡萄膜弥漫性黑色素细胞增殖"（BDUMP）这个术语来描述这种副肿瘤综合征，他确定了伴随这些患者视力下降的以下五个主要眼部症状：①多发的，隆起的葡萄膜黑色素细胞瘤（通常可达 2mm），有色素或无色素，以及有葡萄膜束弥漫性增厚的证据；②位于后极部眼底 RPE 水平的多个，圆形或椭圆形，细小的红色斑块；③荧光素血管造影上早期多发的明显的强荧光与这些斑块对应；④渗出性视网膜脱离；⑤快速进展的白内障（图 138-5）。

BDUMP 无性别倾向，平均发病年龄 68 岁（34—89 岁）。

BDUMP 的发现通常比系统性恶性肿瘤的发现早 3~12 个月，并且通常在 8~24 个月内死于系统性恶性肿瘤[56, 96]。葡萄膜束局灶性和弥漫性增厚可使渗出性视网膜脱离和红斑的临床表现提前数月出现。在 BDUMP 中发现的慢性下方渗出性脱离也可能与周围视网膜不灌注有关[97]。胃肠道癌、泌尿生殖道癌、肺癌和非霍奇金淋巴瘤都与 BDUMP 的临床表现有关。

BDUMP 的发病机制尚不清楚，但可能包括以下方面：①一种常见的致癌刺激物同时引发眼部和非眼部肿瘤[90]；②非眼部肿瘤引起的眼部黑色素细胞增殖的激素刺激物（异位肽）[90]；③易同时发生眼部黑色素细胞瘤和腹腔肿瘤[93]；④由于腹腔肿瘤的肽刺激的反应，临床上不明显的低色素弥漫性双侧脉络膜痣增殖[56, 95]。这种情况的自身免疫基础并不明显，也不需要进行自射抗体检测。

血管造影显示为与红斑（或黑褐色眼底患者的深灰色斑块）相对应的多灶性强荧光的特征对该综合征的早期诊断具有重要意义。Gass 等和 Margo 等通过临床病理相关性证明，这些斑块代表色素减退的 RPE 区域，覆盖在低色素的弥漫性黑色素细胞增生上（图 138-6）[56, 91]。这些黑色素细胞增殖斑块与上覆的 RPE 变化被认为逐渐扩大并汇合，形成网状结构，在正常脉络膜高荧光背景下血管造影显示低荧光[56, 91]。Gass 认为 RPE 的改变是由于黑素细胞增殖本身的毒性或免疫介导的过程，或者是系统性恶性肿瘤和 RPE 相互作用的结果[56]。

在 BDUMP 综合征患者中，没有任何治疗成功地稳定或改善了视力丧失的过程。据报道，血浆置换术去除假定的循环异位肽，有助于稳定少数患者的视力，同时对潜在的恶性肿瘤进行全身治疗[98]。尽管葡萄膜黑色素细胞增殖的缓慢增长可能持续不减，视力预后不良，但对这种副肿瘤综合征的早期认识可能会提示内脏癌的早期治疗，并为提高生存率带来了希望[56]。Saito 等认为，口服类固醇治疗那些同时表现为抗视网膜抗体的 BDUMP 患者可能是有益的[94]。Duong 等报道了 1 例与卵巢癌相关的 BDUMP 患者，患者在卵巢癌中得到存活，但后来发展为转移性无色素性恶性黑色素瘤，这表明 BDUMP 的葡萄膜表现可能具有转移的意义[99, 100]。这体现了长期随访对成功治疗患者的重要性。

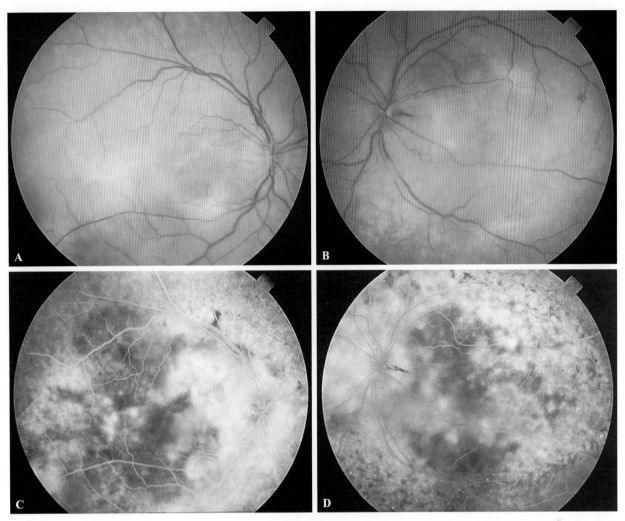

▲ 图 138-5　**A 和 B. 60** 岁男性腹膜后腺癌和双侧弥漫性葡萄膜黑色素细胞增殖（**BDUMP**）的眼底照片。双眼出现类似脉络膜痣的多发性、轻度隆起、色素沉着的病变。**C 和 D.** 中期荧光素血管造影显示视网膜色素上皮改变和葡萄膜黑色素细胞增殖引起的多个不规则圆形高荧光区
图片由 J.Arch McNamara 提供

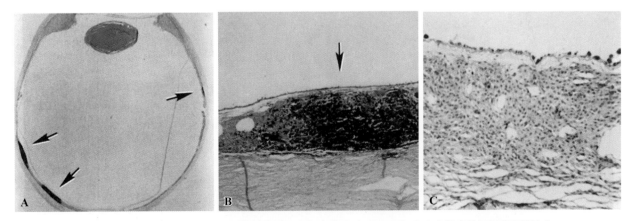

▲ 图 138-6　另 1 例双侧弥漫性葡萄膜黑色素细胞增殖（**BDUMP**）和全身性癌的组织病理学检查
A. 睫状体增大和葡萄膜轻度增厚，由无色素的良性黑色素细胞引起；B. 色素性脉络膜葡萄膜黑色素细胞增殖灶；C. 保留脉络膜毛细血管和部分坏死的黑色素细胞（图片经许可转载自 Gass JD. Stereoscopic atlas of macular diseases: diagnosis and treatment. St. Louis: Mosby; 1987.）

## 七、结论 Conclusion

副肿瘤性视网膜病变综合征是一组涉及视觉系统的异质性疾病，可能是全身恶性肿瘤的眼部表现。对眼科医师来说，了解这些病变是很重要的，这样他们就可以启动辅助检查，并促进对内脏肿瘤的早期和积极的探索和治疗。支持 CAR、MAR 和 PVM 自身免疫基础的证据表明，非眼部恶性肿瘤的早期检测手段，以及免疫抑制在缓解这些不幸患者的视力丧失症状方面可能发挥积极的作用[77, 81]。血浆置换可能有助于稳定异位肽诱导的 BDUMP 的视觉表现，早期发现相关恶性肿瘤理论上可以提高患者的预后。

# 视盘黑色素细胞瘤
## Melanocytoma of the Optic Disc

Carol L. Shields　Leonard Joffe　Jerry A. Shields　著

## 一、一般情况 General Considerations

视盘黑色素细胞瘤（melanocytoma）是一种良性黑色素细胞肿瘤，呈深棕色或黑色，位于视盘，常延伸至周围脉络膜、视网膜和玻璃体[1-37]。术语"黑色素细胞瘤"最初是由 Zimmerman 提出，描述一种具有特定临床和病理特征的肿瘤，其部分或全部位于视神经头内[1, 2]。Zimmerman 和 Garron 阐明了这种视盘病变的临床和组织病理学性质[1]，随后，虹膜、睫状体和脉络膜的类似黑色素细胞瘤也被发现[3-5, 15]。黑色素细胞瘤现在最佳的定义为黑色素细胞痣的一种特殊变体，位于视盘或葡萄膜束的其他部位，临床特征为深棕色至黑色，组织病理学上由深色素的圆形至椭圆形细胞组成，细胞核小而圆，均匀，常称为"大细胞痣"（magnocellular nevus）。

历史上，黑色素细胞瘤在临床和组织病理学上常与葡萄膜恶性黑色素瘤混淆[1, 2]。两者之间的一个重要区别是黑色素细胞瘤在所有种族中的发病率似乎都是一样的，而葡萄膜黑色素瘤在非白人中并不常见[5, 7]。此外，黑色素瘤局限于视盘或继发侵犯视神经也很少见。

## 二、临床特征 Clinical Features

大多数黑色素细胞瘤保持相对稳定，不会引起中心视觉损害。然而，有 26% 左右发生与肿瘤相关的轻微视力丧失，通常是由于轻度视网膜渗出和视网膜下液体所致[7]（表 139-1）。更严重的视力丧失很少发生，继发于视网膜中央静脉阻塞和（或）自发性肿瘤坏死[6, 7, 17-22] 或恶性转化[1-7, 31-37]。在某些情况下，随着时间的推移，这种视觉损失是可逆的[22]。有 10%～30% 的视盘黑色素细胞瘤患者的受累眼存在传入性瞳孔缺陷（Marcus Gunn 瞳孔）[7, 19]。由于黑色素细胞瘤压迫了视神经纤维，这一因素也解释了相关的视野缺陷，即使视力极好，也可能发生这种情况。

黑色素细胞瘤通常是单侧的。双侧病例很少报道，通常发生在儿童，但这些病例可能不是真正的黑色素细胞瘤[10, 11]。关于它们是否应该被称为真正的黑色素细胞瘤或与其他先天性视盘异常相关的视盘色素沉着，尚存一些争议。

检眼镜下，视神经黑色素细胞瘤具有典型特征[1-7]。该肿瘤的特征是部分位于视盘内的深棕色至黑色病变（图 139-1）。肿瘤相对较小，15% 可

表 139-1　115 例 116 只眼视神经黑色素细胞瘤临床特征

| 特　征 | 数（%） |
|---|---|
| 检查时患者年龄（平均） | 50（1—91）岁 |
| **性别** | |
| 男性 | 44（38%） |
| 女性 | 71（62%） |
| **种族** | |
| 白 | 75（65%） |
| 黑 | 33（29%） |
| 亚裔、西班牙裔、印度人 | 7（7%） |
| **偏侧性** | |
| 单眼 | 114（99%） |
| 双眼 | 1（1%） |
| **肿瘤颜色** | |
| 黑色 | 112（97%） |
| 棕色 | 4（3%） |
| 肿瘤基底径（平均值，范围） | 2（1~10）mm |
| 肿瘤厚度（平均值，范围） | 1（0.5~3）mm |
| **气体特征** | |
| 脉络膜侵犯 | 35（30%） |
| 视网膜侵犯 | 7（6%） |
| 脉络膜和视网膜浸润 | 28（24%） |
| 视盘水肿 | 29（25%） |
| 视盘苍白 | 2（2%） |
| 视网膜下液 | 16（14%） |
| 视网膜渗出 | 14（12%） |
| 视网膜 / 脉络膜新生血管 | 1（1%） |
| 视网膜静脉阻塞 | 3（3%） |
| 玻璃种植 | 5（4%） |

数据引自 Shields JA, Demirci H, Mashayekhi A, et al. Melanocytoma of the optic disc in 115 cases. The 2004 Samuel Johnson Memorial Lecture. Ophthalmology 2004; 111:1739–1746.

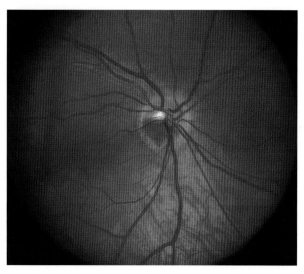

▲ 图 139-1　局限于视盘的黑色素细胞瘤

局限于视盘。更具特征性的是，黑色素细胞瘤延伸至视盘边缘，累及邻近脉络膜（54%）或邻近的感觉视网膜（30%）（图 139-2，图 139-3 和表 139-1）[7]。在某些情况下，脉络膜成分比视盘成分更多。尽管一般认为视盘黑色素细胞瘤很少有局部并发症，但最近对 116 只眼的研究发现，视盘水肿（25%）（图 139-4）、视网膜内水肿（16%）、视网膜下液（14%）、黄斑内渗出（12%）、局灶性出血（5%）、玻璃体种植（4%）、视网膜静脉阻塞（3%）均有发生。这些局部并发症可在 26% 的病例中产生视觉症状或视力丧失[7]（表 139-2）。这通常是轻微的，严重的视力丧失是例外。黑色素细胞瘤坏死产生的玻璃体种植可以延伸到前房，有时会产生一个黑色的假性前房积脓。预测视力丧失的最重要因素是肿瘤向视网膜的延伸和周围视网膜下液的存在。最近有报道称视盘黑色素细胞瘤附近有脉络膜新生血管形成[27-29]。

视盘黑色素细胞瘤传统上被认为是一种无生长倾向的稳定病变。很少有文献记载它出现在以前正常的视盘上[12]。连续的眼底照片显示，11%～15%的人在几年内出现轻微的眼底可见的扩大[7]（表 139-2）。这种温和的生长不应被误解为恶性转化[31-37]。在一份报道中，一只患有进行性生长的黑色素细胞瘤的眼睛接受了眼球摘除手术，尽管有进行性生长，但病变被证明是良性的[32]。多变量分析表明，在首次诊断时，生长的主要预测危险因素是

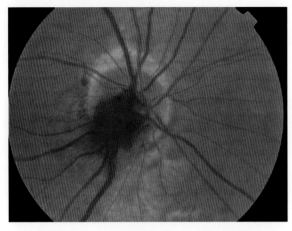

▲ 图 139-2　有脉络膜成分的视盘黑色素细胞瘤

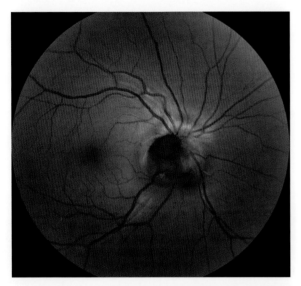

▲ 图 139-3　视网膜突出的视盘黑色素细胞瘤

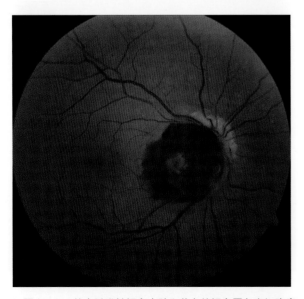

▲ 图 139-4　伴有继发性视盘水肿和苍白的视盘黑色素细胞瘤

**表 139-2　116 只眼视神经黑色素细胞瘤的预后**

| 结果 | Kaplan-Meier 估计 | | |
| --- | --- | --- | --- |
| | 5 年 | 10 年 | 20 年 |
| 肿瘤增大 | 11% | 32% | 38% |
| 视力减退 2 行 | 10% | 18% | 33% |
| 转化为黑色素瘤 | 2/116（2%） | | |

数据引自 Shields JA, Demirci H, Mashayekhi A, et al. Melanocytoma of the optic disc in 115 cases. The 2004 Samuel Johnson Memorial Lecture. Ophthalmology 2004; 111:1739-1746.

初始厚度 ≥ 1.5mm [7]。一些肿瘤生长缓慢，可产生与肿瘤坏死相关的缺血性视神经病变，导致严重的视力丧失 [20-22]。另一些则会导致视网膜中央静脉阻塞和视力丧失 [17, 18]。在少数情况下，肿瘤可表现为继发于视网膜静脉阻塞的新生血管性青光眼 [9]。

黑色素细胞瘤通常无系统性联系。据报道，它与颅内脑膜瘤、2 型神经纤维瘤病 [13] 和色素性血管性母斑病有关 [14]。

视盘黑色素细胞瘤的鉴别诊断包括视盘旁脉络膜黑色素瘤、脉络膜痣、视网膜色素上皮增生、视网膜色素上皮肥大、视网膜色素上皮腺瘤、视网膜和视网膜色素上皮联合错构瘤。虽然非常罕见，但恶性黑色素瘤可发生在视神经，临床上很难与黑色素细胞瘤进行鉴别 [31-37]。在其他章节中描述的这些疾病的临床特征，应该有助于在大多数情况下将它们与黑色素细胞瘤区分开来。

## 三、病理与发病机制 Pathology and Pathogenesis

在低倍显微镜下，视神经黑色素细胞瘤具有深色素团的特征性外观，它占据视盘并延伸到视神经本身的不同距离（图 139-5）[1, 2, 30]。在细胞学上，最显著的特征是浓密的色素沉着和均匀的外观。尽管致密的色素阻碍了细胞细节的可视化，但漂白后的标本显示细胞呈椭圆形或圆形，细胞质丰富，细胞核相对较小，很少有突出的核仁，类似于眼部黑素细胞增多症患者的整个葡萄膜（图 139-6）[1, 2]。在虹膜、睫状体、脉络膜甚至结膜中也发现了由类似细胞组成的肿瘤。

视盘黑色素细胞瘤的发病机制尚不清楚。通常认为是先天性病变，但像大多数葡萄膜痣一样，在幼儿中很少见到。它是在一个成人眼底发育而成的，之前的摄影记录为正常，这引起了人们的猜测，即它要么是后天获得的，要么是作为无色素性病变出现，后来变成色素沉着，临床可见[12]。

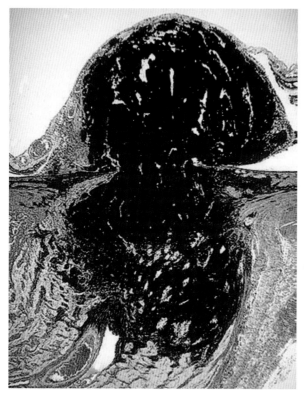

▲ 图 139-5 视盘黑色素细胞瘤（HE 染色，10×）低倍显微照片
图片由 Armed Forces Institute of Pathology 提供

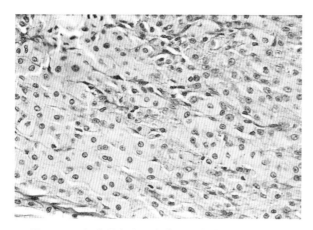

▲ 图 139-6 视盘黑色素细胞瘤的细胞学特征（漂白，HE 染色，100×）

# 四、诊断方法 Diagnostic Approaches

视神经黑色素细胞瘤的诊断通常可以通过检眼镜对其特征性临床特征的识别来完成。眼底摄影、荧光素血管造影、光相干断层扫描和血管造影、自发荧光和视野检查等辅助检查有助于诊断和后续评估。

在大多数情况下，视神经黑色素细胞瘤的荧光素血管造影显示在整个血管造影过程中呈低荧光（图 139-7 和图 139-8）[5]。这可能是因为细胞色素沉着，紧密结合，血管相对较少。在视盘水肿的病例中，邻近肿瘤的视盘水肿有高荧光。在 OCT 血管造影中，如果没有视网膜侵犯，放射状毛细血管网会在肿块上被加强（图 139-8）。但看不到深血管。

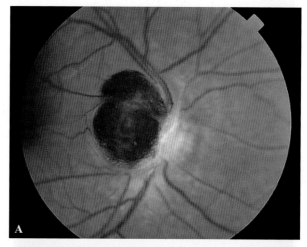

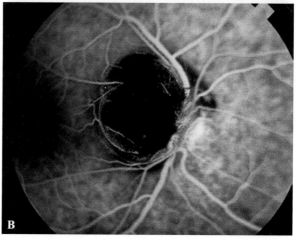

▲ 图 139-7 视盘黑色素细胞瘤荧光素血管造影
A. 病变的临床表现；B. 静脉中期血管造影显示病变低荧光

　　吲哚菁绿血管造影也显示病变通常为低荧光[23]。黑色素细胞瘤呈低自发荧光[25]。使用时域或光谱域技术的 OCT 显示，光滑的穹顶状视盘旁肿瘤具有密集的阴影的内腔，偶尔可以看到覆盖在肿瘤上的玻璃体种植（图 139-8）[16, 24, 26]。黑色素细胞瘤患者的视野是可变的，这取决于病变的大小和范围及视神经压迫和萎缩的程度。视野缺损比较常见，40% 的眼睛会发生弓状暗点、生理盲点扩大

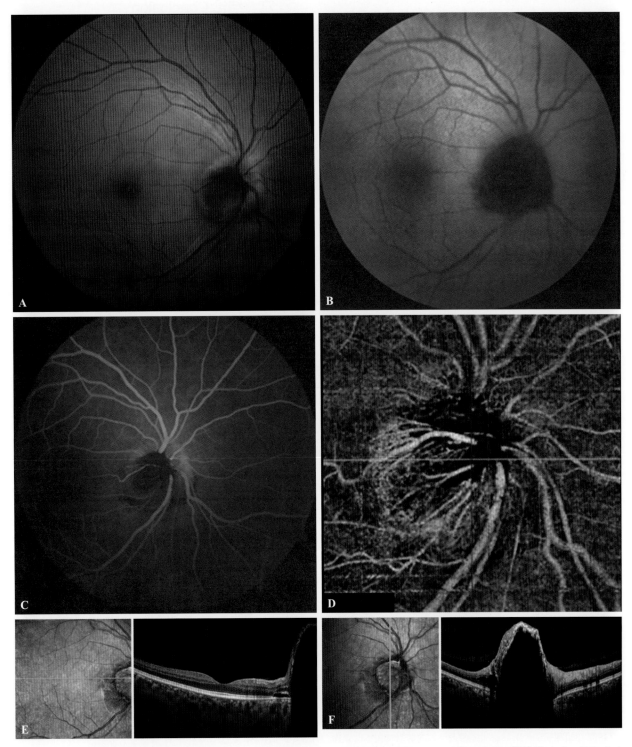

▲ 图 139-8　视盘黑色素细胞瘤的眼底摄影（**A**）、自发荧光（**B**）、荧光素血管造影（**C**）、光相干断层血管造影（**D**）、黄斑（**E**）和肿瘤（**F**）的 OCT 成像

等[19]。如果黑色素细胞瘤的高度大于 0.5mm，通常可以通过超声、计算机断层扫描或磁共振成像来显示，但这些技术不能提供足够的分辨率来区分黑色素细胞瘤和其他隆起的视盘病变。此外，超声无法检测到肿瘤在视神经后段的微观延伸。使用钆增强的磁共振成像有助于确定黑色素细胞瘤累及视神经后段的程度[34]。视神经广泛受累伴有严重视力丧失提示病变发生恶性转化（图 139-9）[31-37]。据估计，1%～2% 的病例会发生恶性变化[7]。只有少数经过组织病理学证实的令人信服的转化为黑色素瘤的病例被报道[31-37]。通过对视盘黑色素细胞瘤基因表达谱的研究，确定了 1A 类肿瘤，转移性疾病的风险很小[38]。

## 五、处理 Management

由于视盘黑色素细胞瘤有时会演变成恶性黑色素瘤，因此每年应进行检查和眼底摄影。微小的生长可能并不意味着恶性改变。然而，更明显的进行性生长和视力丧失应提示恶性转化，应考虑细针活检确认后再行眼球摘除术。

## 六、结论 Conclusion

黑色素细胞瘤是一种罕见的痣变体，典型地发生在视神经头。它可以局限于视盘，或有脉络膜、感觉性视网膜或玻璃体的邻近受累。鉴别这种良性病变和恶性黑色素瘤很重要。组织病理学上，黑色素细胞瘤由色素沉着的圆形至椭圆形痣细胞组成，细胞核较小。虽然黑色素细胞瘤很少引起中心性视力丧失，但它可以引起周围性视力损害和视野缺损。更重要的是，在 1%～2% 的病例中，黑色素细胞瘤可以恶性转化为黑色素瘤。视盘黑色素细胞瘤的患者应每年检查一次。

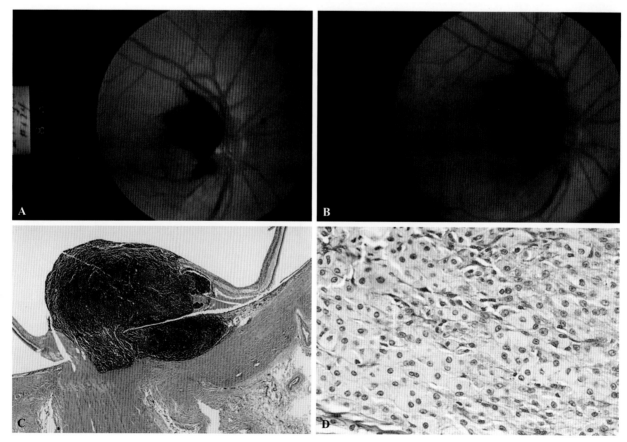

▲ 图 139-9 视盘黑色素细胞瘤恶性转化

A. 1982 年出现病变；B. 1988 年的照片。注意肿瘤增大；C. 显微照片显示肿瘤（HE 染色，10×）；D. 肿瘤基底部附近的显微照片，显示典型的黑色素细胞瘤细胞（漂白，HE 染色，100×）

# 先天性视网膜色素上皮肥大
## Congenital Hypertrophy of the Retinal Pigment Epithelium

Carsten H. Meyer　Heinrich Gerding　著

## 一、概述 Introduction

先天性视网膜色素上皮肥大（congenital hypertrophy of the retinal pigment epithelium，CHRPE）通常是一种无症状的先天性错构瘤，有三种不同的表现形式：单发性（孤立性）、成组性或多发性色素性眼底病变。病变通常在常规检眼镜检查中观察到[1]。多发性 CHRPE 可能与家族性腺瘤性息肉病（familial adenomatous polyposis，FAP）有关，FAP 是一种常染色体显性遗传病，伴有大量结肠和直肠腺瘤性息肉。具有显著的结肠外表现的 FAP 被称为 Gardner 综合征（GS）或另一种变体 Turcot 综合征（图140-1）。对早产儿 CHRPE 的观察为这种病变的先天性提供了证据[2]。

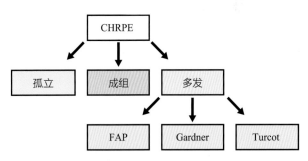

▲ 图 140-1　**CHRPE** 的孤立型和多发型分类及其系统关联

## 二、流行病学 / 人口统计学 Epidemiology/ Demographics

在 2400 例眼科检查中，报道的 CHRPE 患病率仅 3 例（1.25%）。FAP 的患病率为 1/22 000～

1/7000。70%～90% 的 FAP 患者有色素性眼底病变[3]。

放射治疗可应用于这些罕见的病例[12]。

## 三、临床发现与分类 Clinical Findings and Classification

### （一）孤立性 CHRPE Solitary CHRPE

孤立性 CHRPE 是典型的扁平、圆形、色素沉着的病变，边缘光滑或呈扇形，与正常视网膜色素上皮（RPE）界限分明（图 140-2A）。颜色可以从浅灰色到棕色到黑色，且与患者的种族无关[1]。在病灶周围可能有一个边缘色素脱失的光晕，在较大的病灶中可能存在"穿凿样"（punched-out）的色素脱失内腔隙。两个脱色区都显示出随着时间的推移逐渐进展的趋势，并最终可能累及整个病变[4-7]。在大多数情况下，上覆的视网膜及其血管系统看起来正常，但在生物显微镜下可在边缘附近看到离散的局灶性视网膜内色素沉着[4]。一些病变可能与视网膜血管异常有关，包括毛细血管和大血管闭塞、微动脉瘤改变、脉络膜视网膜吻合和新生血管形成。大小可能从 100μm 到几个视盘直径不等，偶尔占据整个象限。病变可出现在眼底的任何部位，以颞上区和赤道区为主，黄斑部很少受累。随访 3 年或 3 年以上，46%～83% 的病例出现孤立性 CHRPE 增大。病变发展到中心凹可能导致视力下降[8]。CHRPE 内可能出现一些色素沉着的结节性病变[9]。两份报告的组织病理学证实结节性病变为 RPE 腺癌[10, 11]。未经治疗的结节性病变可扩大形成 > 7mm 厚的有蒂肿瘤，伴有浆液性视网膜脱离[11]。质子束

### （二）成组 CHRPE Grouped CHRPE

当数个不同大小的病灶排列成一个簇状，类似于动物的脚印 [ 熊脚印（bear tracks）] 时，它们就被命名为"成组性 CHRPE"（233800，OMIM）。成组病变为扁平、界限清楚的圆形或椭圆形、地图样黑斑，向眼底周边逐渐增大。每个簇包括 3～30 个病灶，其大小可能为 100～300μm（图 140-2B）。成组性 CHRPE 的病因和发展尚不清楚。在"Blaschko 皮肤线"（cutaneous lines of Blaschko）之后出现的成组 CHRPE 和其他同侧扇形色素性皮肤病变为眼睛和皮肤中可能存在的色素镶嵌提供了证据[13]。因此，成组性 CHRPE 被认为是一个不典型的高色素 RPE 细胞簇，它起源于视神经的边缘，沿着胚胎组织线的流动而迁移，类似于 Blaschko 皮肤线。成组性 CHRPE 的扇形模式明显反映了胚胎发生过程中的 RPE 细胞的流动、生长、迁移的路径[14]。双侧成组性 CHRPE 很少被观察到。孤立的和成组性 CHRPE 患者没有系统性疾病的联系。

### （三）多发性 CHRPE Multiple CHRPE

与孤立性 CHRPE 相比，FAP 中的多发 CHRPE 病灶通常较小（直径 50～100μm）。它们是黑色、棕色或浅灰色（图 140-2C）。较大的病变周围可能有脱色素晕、斑驳样 RPE[15]、邻近视网膜血管的窗样缺损改变[16]、含有脱色素腔隙，并可伴有小的色素性卫星病灶。视网膜受侵犯，胶质、毛细血管和

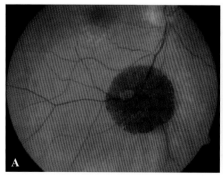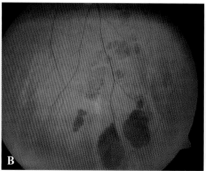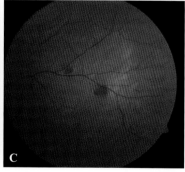

▲ 图 140-2　A. 孤立 CHRPE：右眼，直径为 3 视盘直径的大 CHRPE。B. 成组 CHRPE：成组 CHRPE 的扇形模式，视盘周围的病变较小，周边病变较大。较大的色素沉着在生长过程中会被分离成小斑点，周围是正常的色素细胞。这些病变的形状可以是镰刀形或椭圆形，边缘凸出，与相邻病变的凹界相吻合。C. FAP 的多发性 CHRPE 病变与孤立性 CHRPE 相比通常较小（直径为 50～100μm）。卵圆形，通常呈梭形，增生性病变呈黑色、棕色或浅灰色。病变向视盘呈近经向分布，无明显倾向于任何象限

色素上皮增生，有典型的肥大。单眼或双眼受累超过四个较大病变提示 FAP[17]。Traboulsi 等检查了 16 个 GS 家族的多发性 CHRPE。在 41 例 GS 患者中，37 例（90%）有多发性 CHRPE 病变[15]。双侧病变 32 例（78%）。双侧病变或多个单侧病变（＞4）的存在似乎是 GS 的一个有用的临床标志物（特异性，0.95；敏感性，0.78）。鉴于 FAP 视网膜病变具有多发性、双侧性的特点，可作为临床疾病的标志物。然而，CHRPE 的缺失对 GS 或 FAP 的发生没有预测价值。

## 四、鉴别诊断 Differential Diagnosis

CHRPE 常被误诊为脉络膜恶性黑色素瘤。与 CHRPE 相比，后者绝大多数是蘑菇样或隆起的病灶，色素不那么均匀，界限也不那么明显，并且通常所有的病灶都表现出明显的立体生长。脉络膜痣平坦，位于 RPE 下方。它们的颜色可能从浅到深棕色不等。由于痣细胞沿着较大的脉络膜血管延伸，边界不太清楚，常呈羽毛状。有时 drusen 和色素斑点出现在痣的表面。脉络膜黑色素细胞瘤的外观与 CHRPE 相似，只是颜色更均匀。镰状细胞性视网膜病变中的黑色日光斑病变主要表现为深灰色至棕色的凸形病变，主要位于中周部。真正的视网膜色素上皮增生边界不清，侵犯视网膜，常导致视网膜变形。由损伤、炎症或药物毒性引起的局灶性色素沉着可能与 CHRPE 相似，但可以根据不规则的形状、广泛的分布和提示获得性疾病的相关线索来区分。鱼雷性黄斑病变（torpedo maculopathy）表现为椭圆形脱色病灶，位于中心凹颞侧[18, 19]。

### （一）相关的眼外发现 Associated Extraocular Findings

孤立性、单侧性病变和成组性 CHRPE 仅限于 RPE，无其他眼部或细胞外表现[20]。多发或双侧 CHRPE 可能与常染色体显性 FAP 或 GS（175100，OMIM）有关。Gardner 综合征的特征是大肠和小肠 FAP，骨骼错构瘤和各种软组织肿大[21, 22]。肠息肉通常发生于 20—30 岁，到了 40—50 岁，往往进展到腺癌。骨骼错构瘤，最常见于下颌骨、颅骨、眼眶和长骨的良性骨瘤，在 20—30 岁变得明显，以及出现软组织异常，包括表皮样囊肿和皮脂腺囊肿、真皮纤维瘤、脂肪瘤、平滑肌瘤、硬纤维瘤和肠系膜纤维瘤病。进一步的结肠外表现包括甲状腺、肾上腺和膀胱肿瘤，以及肉瘤和肝母细胞瘤。Turcot 综合征（233800，OMIM）与 FAP 和脑肿瘤有关，如星形细胞瘤、髓母细胞瘤和室管膜瘤。

### （二）病理生理学/组织病理学 Pathophysiology/Histopathology

病理组织学研究表明，大多数孤立的[1, 4] 和成组 CHRPE 病变是一个肥大的 RPE 细胞构成的单细胞层，密集地包裹着大的圆形色素颗粒，而不是常见于正常 RPE 细胞病变中的楔形黑色素颗粒（图 140-3A）。这些大的圆形颗粒主要代表大黑素体[23]。由于肥大的 RPE 细胞基底膜的增宽，底层 Bruch 膜可能增厚[1, 4, 24, 25]。Bruch 膜、脉络膜毛细血管和脉络膜看起来正常。下方光感受器细胞层随年龄增长逐渐退化。内层视网膜层，包括视网膜血管，保持正常。在脱色的腔隙区，肥大的 RPE 和光感受器细胞层均缺失，取而代之的是胶质细胞[4]。从 CHRPE 病变边缘到正常 RPE 病变的转变是突然发生的。周围的低色素晕对应于色素较少的肥大 RPE 细胞区域。所有病灶保持平坦。

与 FAP 相关的多发性病变表现为 RPE 细胞肥大、增生、视网膜浸润和视网膜部分血管改变。具有多层肥厚 RPE 细胞的增生性病变，类似于"错构瘤"，导致外观上呈低平的隆起状，在扫描电镜下表现为增大的 RPE 细胞簇（图 140-3B）[22, 26]。在另一些病变中，肥大的 RPE 细胞穿过视网膜的全层。这些组织病理学特征允许将 FAP 患者的色素性眼部病变归类为 RPE 的错构瘤[26]。为了在病理学上区分这些病变，提出了"息肉病相关的 RPE 先天性错构瘤"（polyposis-associated congenital hamartoma of the RPE）和"多发性 RPE 错构瘤"（multiple RPE hamartomas，MRPEH）这两个术语与 CHRPE 的经典病变[27]。在眼底外观基本正常的区域，单个和小簇状扩大的 RPE 细胞中含有与色素性病变中相同的大的球形黑色素颗粒。

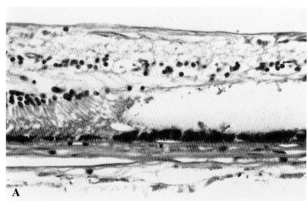 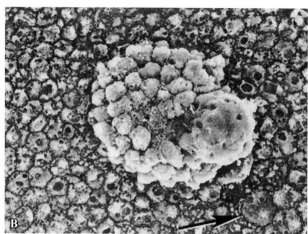

▲ 图 140-3　A. 光镜显示从正常到异常的视网膜色素上皮（RPE）和视网膜（HE 染色，500×）；B. 一个直径 100μm 的色素性眼底病变的扫描电子显微照片，由一簇放大的 RPE 细胞（500 倍）组成

图片 A 经许可转载自 Buettner H. Congenital hypertrophy of the retinal pigment epithelium. Am J Ophthalmol 1975；79:177–189. 图片 B 引自 Traboulsi EI, Murphy SF, de la Cruz ZC, et al. A clinicopathologic study of the eyes in familial adenomatous polyposis with extracolonic manifestations (Gardner's syndrome). Am J Ophthalmol 1990；110:550–561.© American Academy of Ophthalmology 版权所有

### （三）临床检查/辅助检查 Clinical Examination/ Ancillary Testing

绝大多数色素性眼底病变在瞳孔扩大后，可通过间接检眼镜或三镜角膜接触镜检查很容易识别。彩色眼底摄影通常用于记录病变的位置、颜色、大小和外观（图 140-4），推荐使用新型超广角扫描激光检眼镜作为筛查工具[2, 28]。然而，在 FAP 家族中没有 CHRPE 病变并不意味着该基因的缺失，因为可能存在可变表型表达，或者是可以忽略的微小病变。

由于小的或轻度色素沉着的病变很容易被忽略，眼底自发荧光（FAF）和红外反射可能有助于鉴别这些病变。由于 CHRPE 主要含有黑色素和少量脂褐素，这些病变通常表现为低自发荧光。只有有腔隙或无色素晕的区域才显示出微量到中等程度的自发荧光和红外高反射率[29]（图 140-5A）。

大多数病灶无症状，荧光素血管造影（FA）或吲哚菁绿血管造影（ICGA）无染料渗漏。CHRPE病变表现为暗斑阻塞脉络膜荧光，并增强视网膜血管的亮度。只有在色素减退的腔隙或色素减退的光晕中，才能观察到正常的脉络膜毛细血管冲刷。已经有视网膜血管在 CHRPE 血管造影的晚期渗漏有报道。

视网膜电图（ERG）和眼电图（EOG）在CHRPE 患者眼中保持正常，为该病的局灶性的特

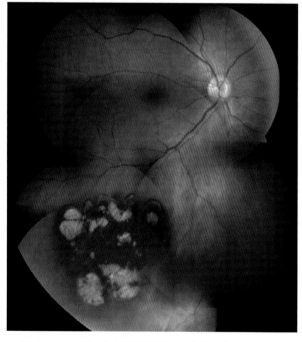

▲ 图 140-4　彩色眼底摄影用于记录病变的位置、颜色、大小和外观

较大的病变可能会出现穿凿样的内腔隙，色素减退，并且随着年龄的增长，其大小有轻微扩大的趋势

质提供了证据。A 和 B 型超声的轴向分辨率太低，无法记录 CHRPE 病变，因为病变仅显示为轻微或无升高。

光谱域光相干断层扫描（SD-OCT）突出了CHRPE 病变的视网膜横断面解剖。在 CHRPE 病变

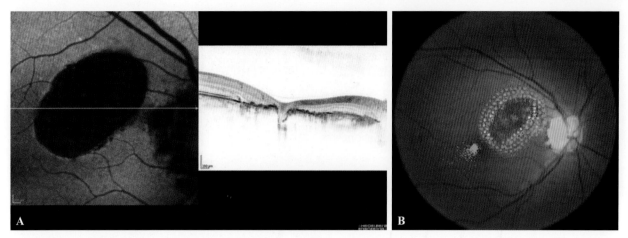

▲ 图 140-5　**A.** 眼底自发荧光有助于确定这些 CHRPE，因为病变主要含有黑色素，只有少量的脂褐素病变呈暗低自发荧光。**B.** 显微视野检查显示与病灶大小和位置对应的暗点。中心最佳矫正视力为 20/80，虽然患者在电脑工作时注意到暗点有中度增加，但中心固视完好

上 [30]，神经视网膜的普遍变薄和主要的光感受器丢失变得明显（图 140-5A）。深色的 CHRPE 遮蔽了下方的脉络膜结构。腔隙区域显示 RPE 缺失和增加了透光率。CHRPE 上视网膜变薄和光感受器丧失直接导致相关视野丧失。在增强深度成像光学相干层析成像（EDI-OCT）中，CHRPE 呈扁平状，腔隙内 RPE 增厚、不规则或缺失。一个突出的特征是外层视网膜结构缺失，通常累及外核层至光感受器细胞层，偶尔伴有特征性的视网膜下裂（subretinal cleft）。旁中心脉络膜厚度（126.4μm）与边缘之外的脉络膜厚度（126.8μm）无明显差异 [31]。CHRPE 患者很少抱怨眼部相关症状，除非累及中心凹。显微视野检查可显示与病灶大小和位置对应的相对或绝对暗点。微视野缺损倾向于从相对暗点进展到绝对暗点，并随着年龄的增长在范围上略有扩大（图 140-5B）。

### （四）家族性腺瘤性息肉病的预后及治疗选择 Familial Adenomatous Polyposis Prognosis and Management Options

FAP 是一种癌前病变，在结肠和直肠中有成百上千的腺瘤性息肉，有很高的恶性转化风险，因此大多数患者必须进行预防性全结肠切除术。未经治疗死于结、直肠癌的患者，平均年龄为 40 岁。

导致 FAP 的基因称为大肠腺瘤性息肉病基因（APC），位于 5 号染色体（5q21-q22）的长臂上，编码一种由 2843 个氨基酸组成的抑癌蛋白。APC

蛋白影响细胞周期、细胞迁移和黏附。

结肠外症状的出现和疾病的严重程度与 APC 基因突变的位置相关。轻度 FAP（AFAP，< 100 例大肠腺瘤）是由 1595 密码子后、157 密码子前和 9 号外显子剪接区的突变引起的。严重 FAP（> 1000 个腺瘤）见于密码子 1250～1464 突变的患者。其余 APC 基因突变导致中间 FAP（100～1000 腺瘤）（图 140-6）[32, 33]。

CHRPE 的表型表达与突变的定位有关。密码子 446～1338 突变的 FAP 患者经常出现 CHRPE 病变，而 1445～1578 突变的 FAP 患者在视网膜底缺乏多个 CHRPE。这种 CHRPE 表现与 APC 突变位点之间的关系指出了 APC 蛋白在视网膜组织发育中的特殊作用。此外，CHRPE 状态增加了有关基因突变位置的重要信息，在检测相应的 APC 突变中起着关键作用。最近定义明确的评估标准要求至少存在四个 CHRPE 病灶，无论其大小，或至少存在两个病灶（其中一个较大），以支持 FAP 的诊断 [34]。

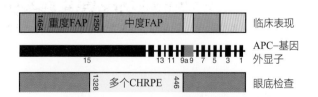

▲ 图 140-6　**APC 种系突变分布及临床表现**
红色方框表示结肠的表现及其严重程度。填充的黑匣子显示了分成 15 个外显子的 APC 编码区。拼接的外显子 9 用灰色标记。黄色方框将 APC 基因突变区域指定给多个 CHRPE 眼底病变

# 第141章

# 视网膜色素上皮与视网膜联合错构瘤
## Combined Hamartoma of the Retinal Pigment Epithelium and Retina

Polly A. Quiram　Antonio Capone Jr.　著

视网膜和视网膜色素上皮联合错构瘤（combined hamartomas of the retina and retinal pigment epithelium, CHRRPE）是一种良性肿瘤，根据发病部位的不同，可导致严重的视力丧失。准确诊断至关重要，因为该病变可能类似脉络膜黑色素瘤或其他眼内肿瘤。联合错构瘤通常是单侧孤立性病变，位于视盘或后极部。它们通常表现为轻度升高，有不同程度的色素沉着、血管扭曲和视网膜前膜（ERM）形成。CHRRPE 病变以显著的组织亚型为特征，包括色素上皮、血管或胶质细胞[1]。

## 一、历史回顾 Historical Review

早期合并错构瘤的报道描述了临床上被误认为是脉络膜恶性肿瘤的病变。病理组织学上，这些病变被描述为增生性视网膜色素上皮，位于视盘旁、后极部或周边眼底[2, 3]。1961 年，术语"错构瘤"（hamartoma）被用来描述儿童后极部的大病灶[4]。1973 年，Gass[5] 报道了 5 名儿童和 2 名年轻人的病灶，并使用了术语"联合错构瘤"（combined hamartoma）。1984 年，Schachat 等在黄斑协会研究委员会的合作下描述了 60 例联合错构瘤的患者。Gass[6] 在对黄斑协会（Macula Society Research Committee）报道的讨论中报道了另外 35 名患者。Shields 等[7] 报道了来自单一机构 77 名患者的视力结果。

## 二、流行病学 Epidemiology

在黄斑协会报道的 60 例联合错构瘤患者中，诊断时的平均年龄为 15 岁，范围为 10 月龄至 66 岁。男性和女性人数相等，3 名患者为黑种人。Shields 等[7]报道的平均诊断年龄为 11.9 月龄，范围为 0.4—60 月龄。没有明显的性别或种族偏好。由于非黄斑病变对视力的逐渐影响，相对于病变的外观，诊断可能会延迟。

## 三、临床表现 Clinical Manifestations

### （一）症状 Symptoms

对几份大宗研究报道的回顾表明，无痛性视力丧失是主要的主诉，其次是斜视、眼前漂浮物、白瞳症和眼痛。10% 的患者在常规检查中发现[1, 7, 8]。

### （二）视力 Visual Acuity

视功能随病变部位而变化[7]。包括视神经、乳头状黄斑束或中心凹在内的直接黄斑受累可能会降低视力。黄斑外病变可能由于牵引力引起的间接黄斑变形而导致视力丧失。虽然不常见，但继发性视力丧失的原因包括脉络膜新生血管[1, 9]、玻璃体积血[10, 11]、渗出性视网膜脱离[1]、视网膜劈裂[1, 12]和黄斑裂孔形成[13]。在黄斑协会的报告中，45% 的患者的视力为 20/40 或更好，40% 的患者为 20/200 或更差。在 Font 等的文献回顾中[8]，28% 的人是 20/40 或更好，而 28% 的人比 20/200 差。年龄、症状和视力与肿瘤的部位有关。与黄斑外病变相比，黄斑病变与年轻（平均年龄 14.2 月龄 vs. 9.5 月龄）、斜视（25% vs. 31%）、视力下降（37% vs. 43%）和视力 ≤ 20/200（25% vs. 69%）有关。黄斑部和黄斑外 CHRRPE 病变的平均视力分别为 20/320 和 20/80[7]。

### （三）检眼镜表现 Ophthalmoscopic Appearance

联合错构瘤可能位于视盘和视乳头旁、黄斑部和中周边眼底。检眼镜的外观因肿瘤的位置而异。后极病变具有不同数量的视网膜色素上皮、血管和胶质成分，其中一种肿瘤类型往往占优势（图 141-1）。临床特征包括色素沉着的肿块，累及视网膜色素上皮、视网膜和上方玻璃体，呈扇形突起并向周围延伸。这种病变可能与周围的视网膜色素上皮混合，伴有视网膜色素上皮或脉络膜萎缩。病变可能被增厚的灰白色视网膜和视网膜前组织覆盖，这些组织可能显示内表面收缩。通常无视网膜脱离、出血和玻璃体炎症[5]。黄斑协会[1]报道 93% 的患者病变内视网膜血管扭曲，87% 色素沉着，80% 轻度升高，78%ERM 形成，7% 渗出。周边病变[14]表现为与视盘同心的隆起脊。邻近病变处，较大的视网膜血管出现伸展，有一些较小的血管（图 141-2）。外周病变患者出现视盘拖拽[5, 15]。联合错构瘤几乎都是孤立的单侧肿瘤，然而，有双侧受累与神经纤维瘤病相关的病例报道[9, 16–18]。

### （四）相关眼部表现 Associated Ocular Findings

广泛的视盘或黄斑病变可能与相对传入性瞳孔缺损有关。黄斑部受累和视力下降的患者常有斜视[7]。其他发现包括玻璃体积血[10, 11]、错构瘤周边视网膜前新生血管[19]、病变边缘脉络膜新生血管[1, 9, 20]、黄斑裂孔[13]、周边裂孔形成[21]。此外，CHRRPE 病变与 X 连锁青少年视网膜劈裂、视盘小凹、视神经缺损和视神经 drusen 有关[1, 5, 22]。

### （五）系统关联 Systemic Associations

大多数合并错构瘤的患者没有全身性疾病的证据，然而，许多报道描述了其与 1 型和 2 型神经纤维瘤病的关联[5, 16–18, 23–25]。大多数双侧联合错构瘤的患者有神经纤维瘤病的症状[9, 16, 18]。面部血管瘤[5]、色素失禁[1]、结节性硬化[11]、Gorlin-Goltz 综合征[26]、Poland 异常[27]、鳃眼面部综合征（branchio-oculofacial syndrome）[28]、臂耳综合征（brachio-otic syndrome）[29]、臂裂囊肿（brachial cleft cyst）[30]和青少年鼻咽血管纤维瘤均有联合错构瘤的报道[31]。

## 四、诊断评价 Diagnostic Evaluation

CHRRPE 的诊断基于临床表现和荧光素血管造影（FA）和光相干断层扫描（OCT）的特征。在血管造影的早期，弱荧光的程度与色素沉着的程度平行。视网膜牵拉变形可导致明显的血管扭曲和毛细血管扩张。血管造影的中期可突出显示异常血管。血管拉直并不少见。在血管造影的晚期，迂曲的血管通常会渗漏，导致晚期高荧光。如果伴有脉络膜

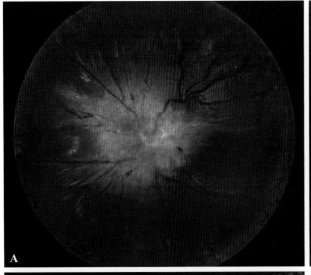

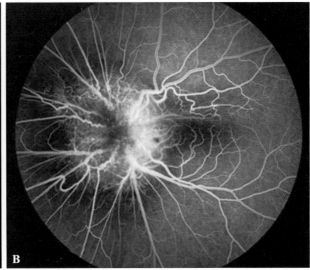

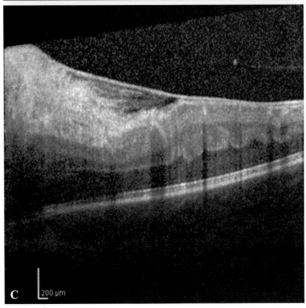

▲ 图 141-1　**A.** 一位视力为 **20/80** 的 **10 岁**女性左眼视神经和视乳头旁联合错构瘤。环周色素沉着以明显的神经胶质增生为特征。黄斑上方可见视网膜细纹伴视网膜皱襞。视网膜血管扭曲、毛细血管扩张明显。**B.** 中期荧光素血管造影显示病变处有许多小而不规则的血管。色素沉着导致荧光被阻断。**C.** 光谱域光相干断层扫描显示高反射肿块与正常视网膜结构紊乱。纤维血管牵引伴视网膜增厚和视网膜内层和外层的衰减，光感受器层的细微衰减。术中图像的证据可以指导这些病例去除病灶

新生血管，则可见深层渗漏。

OCT 是诊断和鉴别 CHRRPE 病变的重要手段。高分辨率波谱域 OCT（SD-OCT）成像显示特征性表现，包括玻璃体视网膜牵引峰、视网膜紊乱、视网膜色素上皮层增厚和视网膜前玻璃体视网膜界面异常[32]。OCT 成像能很好地反映视网膜界面异常之间的过渡，并能指导手术治疗。增强深度成像 OCT（EDI-OCT）通常显示 ERM 伴牵引、视网膜结构紊乱和脉络膜变薄[33]。对儿童患者的 EDI-OCT 成像的详细分析显示，内层视网膜的特征性 ERM 和玻璃体视网膜牵引呈锯齿状（小峰）或全层视网膜折叠状（最大峰）。自发荧光可显示整个病灶的低自发荧光和黄斑水肿及上覆 ERM 区的高自发荧光[34]。超声检查对这些微小隆起性病变的诊断没有帮助。

## 五、鉴别诊断 Differential Diagnosis

联合错构瘤的鉴别诊断包括任何有一定程度隆起、色素沉着、血管扭曲或胶质增生的眼底病变。联合错构瘤的诊断需要视网膜前、视网膜内和视网膜下成分的证据。

### （一）视网膜前膜 Epiretinal Membrane

最常见的鉴别诊断考虑是视网膜前膜。对于 ERM，玻璃体视网膜界面破裂和血管扭曲可能存在，但与 CHRRPE 病变相关的色素沉着很少出现。

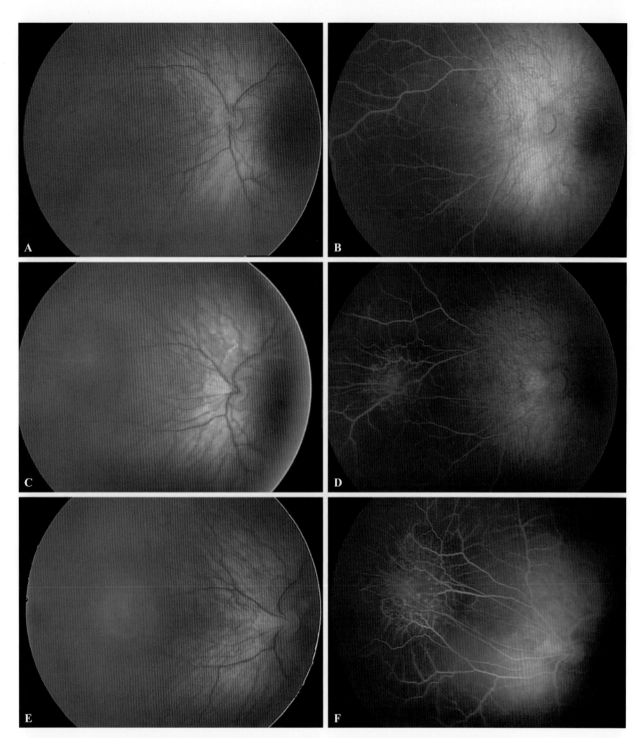

▲ 图 141-2　A. 一名 6 月龄的女孩的左眼无症状（OS），其表现为右眼完全牵引性渗出性视网膜脱离（OD）；B. 荧光素血管造影显示 OS 完全血管化，后极部和中周部血管正常；C. 约 6 个月后，OS 显示一个离散的色素沉着，病变轻度隆起，视网膜前胶质增殖，视神经鼻侧收缩；D. FA 证实 CHRRPE 病变伴毛细血管扩张，病变周围脉络膜荧光受阻；E 和 F. 经过 2 个月的观察，病变继续增长，伴有额外的胶质增生、视网膜扭曲和视网膜血管拉直

ERM 可显示"玻璃纸"样光反射或增厚、不透明膜，伴有视网膜浅层皱褶和牵拉线。对 44 例儿童期 ERM 患者的回顾显示，ERM 与外伤或葡萄膜炎有关，并且主要在男性中发现[35]。在没有外伤或炎症病史的眼睛中，很难区分 ERM 和 CHRRPE 病变。OCT 检测有助于区分 CHRRPE 和 ERM。CHRRPE

病变的视网膜内成分在高分辨率 OCT 成像中表现明显，FA 或临床检查往往难以识别[32]。OCT 成像还可用于鉴别和指导 CHRRPE 病变相关的视网膜前牵引的手术切除。CHRRPE 病变的视网膜前成分可以通过手术切除，但紊乱的视网膜结构和增厚的 RPE 之间的粘连无法去除。因此，术后常规观察到 CHRRPE 病变的持续性（图 141-3）。

### （二）色素性脉络膜病变 Pigmented Choroidal Lesions

脉络膜黑色素瘤、脉络膜痣、先天性视网膜色素上皮肥大（CHRPE）、腺瘤和腺癌可被误认为是 CHRPE 病变。脉络膜黑色素瘤位于视网膜下，肿瘤隆起度更高，缺乏玻璃体视网膜界面改变和血管扭曲。脉络膜痣缺乏玻璃体视网膜界面改变和血管扭曲。先天性视网膜色素上皮肥大为视网膜下扁平状，视网膜血管正常的病变。视网膜色素上皮腺瘤和腺癌罕见，通常呈深黑色[14]。

### （三）混合病变 Miscellaneous Lesions

牵牛花综合征视盘发育异常、视网膜母细胞瘤、脉络膜新生血管、视网膜劈裂和毛细血管瘤可伪装为联合错构瘤的表现。在 604 例伪装为视网膜母细胞瘤（假性视网膜母细胞瘤）的病变中，Coats 病（40%）和持续胎儿血管（28%），是假性视网膜母细胞瘤最常见的病因，其中 2% 的病例出现 CHRRPE 病变[36]。

## 六、临床病程 Clinical Course

合并错构瘤患者的视力丧失与黄斑部受累有

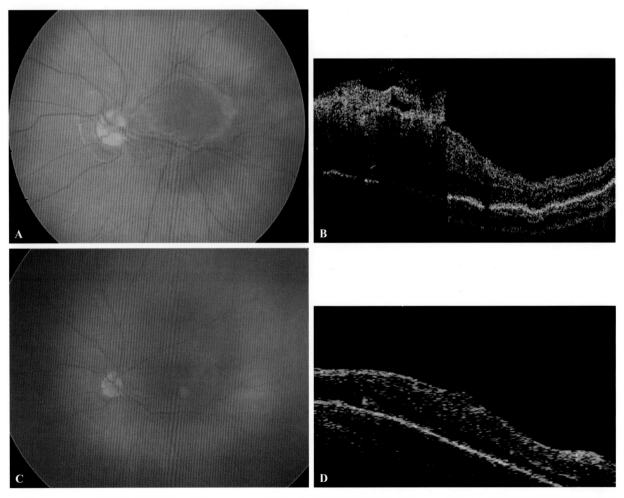

▲ 图 141-3  A. 术前彩色眼底照片，显示 CHRRPE 病变，中央黄斑明显拖拽和扭曲；B. 术前 OCT 显示黄斑致密的错构瘤伴玻璃体视网膜牵引及手术中影像证据；C. 术后彩色眼底照片显示在自体纤溶酶辅助下，玻璃体切除术后黄斑变形减轻；D. 术后 OCT 显示中央黄斑变平

关。视网膜解剖结构的扭曲和视网膜成分的紊乱可导致儿童斜视和弱视。视力丧失还与玻璃体积血、脉络膜新生血管、黄斑水肿、视网膜裂孔、周边和黄斑裂孔形成及视网膜脱离有关[1, 9–13, 16, 20, 37]。周边病变通常无症状，但玻璃体牵引可增加血管扭曲，导致黄斑变形。在黄斑协会的报告中[1]，66% 的患者在 4 年后仍然保持视力，24% 的患者由于弱视治疗或玻璃体手术而导致视力失去了 2 行或更多行，10% 的患者由于弱视治疗或玻璃体手术而改善了 2 行或更多行。在黄斑协会的报告中，平均年龄为 15 岁。在一份年轻人群（平均年龄 9.5 个月）的报道中，60% 的黄斑病变患者和 13% 的黄斑外病变患者在 4 年的随访后视力丧失 ≥ 3 行[7]。视力下降表明需要频繁的评估、弱视治疗和可能的手术干预。不幸的是，基于人群的研究数据无法证实无症状病变的进展或长期稳定性。

## 七、病因和致病机制 Etiology and Pathogenesis

CHRRPE 病变存在多种可能的病因。虽然联合错构瘤并没有在出生时就发现的报告，但在 2 周大的婴儿中发现了合并错构瘤[7]，这支持了先天性病因。合并错构瘤与神经纤维瘤病的相关性支持了一种发育性病因。一些报告已经记录了获得性病变的发展。例如，一例 8 岁的单侧联合错构瘤患者，在 2.5 年的随访中，出现了一个类似的病变，导致了对侧眼视力丧失[17]。Yonekawa 等[38] 的最新报道记录了出生 8 个月后偶然发现的获得性病变的形成（图 141-2）。尽管有少数获得性错构瘤的报道，但这些通常与 RPE 创伤、炎症、玻璃体黄斑牵引或视盘水肿有关，提示是错构瘤样的胶质增生和色素沉着，而不是真正的新生错构瘤病变[39–41]。

## 八、组织病理学 Histopathology

早期联合错构瘤的报道描述了临床上被误认为是脉络膜恶性肿瘤的病变。联合错构瘤的组织病理学表现来自于因疑似恶性而摘除的眼睛。一般来说，病变的进行性扩大或视力的下降会导致眼球摘除。

联合错构瘤显示视网膜结构明显紊乱，包括视网膜前、视网膜内和视网膜下成分。胶质组织的增生被描述为神经纤维层中胶质增生的局部区域，与内界膜皱褶有关[3]。RPE 在覆盖的内层视网膜内以索状和片状增殖，并可能呈现血管周围分布。在视乳头旁病变中，RPE 细胞可能增殖进入视盘[2]。毛细血管数量增加和 RPE 增生可使视乳头周围视网膜和视盘增厚[42]。在一份病例报告中，15 年的随访显示一个长期 CHRRPE 病变钙化，伴有骨化生，通常与其他长期的神经胶质疾病有关，包括增生性玻璃体视网膜病变的膜[43]。与 CHRRPE 病变相关的 ERM 的组织学和免疫组化分析已有报道[44]。HE 染色显示单层细胞，其下有基底膜。细胞核呈上皮样，与 RPE 成分一致，呈梭形，与纤维胶质成分一致。细胞角蛋白（CK）、胶质纤维酸性蛋白和神经元特异性烯醇化酶的免疫组化染色显示 RPE 和视网膜成分的混合物，RPE[65] 染色阴性，表明缺乏成熟的 RPE 细胞。

## 九、治疗 Treatment

### （一）药物 Medical

在 CHRRPE 病变患者中，弱视的一个功能成分可能叠加在结构异常所引起的视力损失上，在某些情况下，随着弱视治疗，视力会提高[1, 45]。一例黄斑病变导致进行性视力丧失和血管渗漏的报告用光动力疗法（PDT）治疗。PDT 后，荧光素血管造影显示血管闭合[46]。中心凹下脉络新生血管导致的视力丧失已在 CHRRPE 病变中得到证实。在一份报告中，黄斑下手术和脉络膜新生血管膜切除术可使视力从 20/60 提高到 20/20[47]。此外，抗 VEGF 治疗已成功用于治疗 CHRRPE 相关脉络膜新生血管膜[48]。

### （二）手术 Surgical

如前所述，黄斑部 CHRRPE 病变的临床过程是进行性视力丧失。在黄斑协会的报告中[1]，24% 的患者在 4 年后失去了 2 行或更多的视力。在年轻患者（平均年龄 9.5 月龄）中，60% 的黄斑病变患者在 4 年后视力丧失 ≥ 3 行[7]。进行性视力丧失的自然史表明了对手术干预进行监测和评估的重要性。病变通常有一个主要的组织亚型，包括黑色素细胞、血管或胶质细胞。黄斑病变造成进行性视力丧失，伴有胶质增生和玻璃体牵引，可接受手术治疗[49]。OCT 成像是识别玻璃体视网膜界面异常和确定手术平面存在的宝贵工具（图 141-1 和图 141-3）。

根据黄斑协会报告，60 例患者中，3 例接受了手术，其中 1 例视力改善（20/200～20/40），另 2 例视力无改善[1]。其他作者报道了 2 例成人 CHRRPE 切除术后视力不良。两名患者长期视力低下，弱视可能影响其最终视力结果[50]。其他报告显示 CHRRPE 病变的手术治疗效果有所改善[51-57]。在这些报告中所描述的病例显示致密的 ERM 样病变与玻璃体切除术和膜剥离术中切除的后玻璃体紧密粘连。术后观察视力改善及黄斑结构改善情况。此外，还报道了玻璃体切除术、膜剥离术、玻璃体腔注射曲安奈德和激光联合应用，以减少与异常玻璃体视网膜界面相关的血管活动和牵引力[58]。有作者报道了 11 例儿童（1—14 岁）玻璃体视网膜界面异常与 CHRRPE 相关的较大系列病例[49]。手术治疗后，所有患者的视力均得到改善或稳定。手术成功的原因在于早期玻璃体切除和膜剥离术，以改善视网膜结构，减轻弱视的影响。在这项研究中，术前注射自体纤溶酶以协助去除广泛的玻璃体黄斑牵引和玻璃体视网膜增殖[49, 59]。接受纤溶酶辅助玻璃体切除术的双侧 CHRRPE 病变患者的结构和功能显著改善[60]（图 141-3）。采用 SD-OCT、眼底自体荧光和显微视野计（MP-1）对 6 例（平均 31 岁）CHRRPE 患者进行评价，指导手术治疗[34]。使用 MP-1，他们显示出与最紧密的 ERM 粘连相对应的最低灵敏度区域。术前敏感度最低的患者术后视力较差，提示在视网膜敏感度和功能丧失前应及时手术治疗。

尽管玻璃体切除术和视网膜前膜手术可以缓解 CHRRPE 患者的黄斑牵引变形，提高视力，但常见的争议是错构瘤持续/复发。这几乎在不同程度上是普遍的，因为错构瘤组织不能完全切除。尽管切除术通常是不完全的，但切除浅表 CHRRPE 病变后的术后解剖通常优于术前解剖，并且通常仍保持这种状态，随着再增殖的减弱，视力随之提高。积极性弱视治疗是此类患者术后护理的重要组成部分。

总之，视网膜色素上皮联合错构瘤是一种罕见的良性肿瘤，如果位于黄斑部，可能会导致严重的视力丧失。在筛选的患者中，手术治疗可以改善视力和视网膜结构。

# 第二篇　脉络膜肿瘤
## Tumors of the Choroid

# 脉络膜痣
## Choroidal Nevi

# 第142章

Christopher K.H. Burris　　Daniel M. Albert　著

## 一、概述 Introduction

脉络膜痣（choroidal nevi）是一种常见的肿瘤，由良性的葡萄膜黑色素细胞组成，称为痣细胞（nevus cell）[1, 2]。当在临床上遇到时，它们被广泛认为是微小的病变。然而，它们有可能导致严重的视觉损失，并且可以类似或转化为恶性黑色素瘤。与皮肤痣不同的是，它们的不易接近性和结构微小使活检困难。这迫使眼科医师寻找其临床特征，这可能有助于预测这些不可预测的肿瘤的未来行为。

## 二、定义 Definitions

Lorenz Zimmerman 在其历史背景中将术语"痣"（nevus）归类为先天性肿瘤样组织畸形或错构瘤的同义词。除少数病例（如皮脂腺痣或鲜红痣）外，这个术语现在用于指神经嵴衍生细胞的良性获得性或先天性肿瘤，包括非典型黑色素细胞。由于皮肤痣细胞的形态外观存在很大差异，很难描述"典型"痣细胞的特征。Zimmerman 将黑素细胞描述为一种成熟的产生黑色素和含有黑色素的细胞。黑色素细胞来源于黑色素母细胞，它们是能够产生黑色素的胚胎细胞[3]。Torczynski 将这些细胞描述为在神经管闭合过程中迁移，从妊娠 24～27 周开始黑色素化，并在出生前发生。

## 三、患病率 Prevalence

脉络膜痣的确切患病率在临床和组织病理学研究中有不同的估计（表 142-1）[4-18]。在一项纵向多中心临床研究中，Green stein 等通过眼底照片发现混合人群中脉络膜痣的总患病率为 2.1%，但白人

**表 142-1 脉络膜痣的患病率**

| 参考文献 | 患病率（%） | 研究类型 | 年 龄（岁） | 研究人群规模 | 人口特征 |
| --- | --- | --- | --- | --- | --- |
| Albers（1940）[4] | 1.1 | 临床 | — | 2300 | — |
| Wilder（1946）[5] | 0.2 | 手术眼 | 18—38 | 3882 | 最近的外伤 |
| Hale 等（1965）[6] | 8.5 | 尸检 | > 18 | 152 | — |
| Hale 等（1965）[6] | 20 | 尸检 | > 18 | 100 | — |
| Naumann（1970）[7] | 11 | 尸检 | 未选择 | 200 | — |
| Ganley and Comstock（1973）[8] | 3.1 | 临床 | > 30 | 287 | 眼底瘢痕和未选定 |
| Gass（1977）[9] | 0 | 临床 | 0—30 | 23 | 未发现 |
| Gass（1977）[9] | | 临床 | > 30 | 227 | 未发现 |
| Albert 等（1980）[10] | 8 | 临床 | > 45 | 1149 | 847 名化学工人；302 名控制人员 |
| Lang and Daumann（1982）[11] | 4.2 | 临床 | 18—41 | 3119 | 飞行员 |
| Albert 等（1983）[12] | 5.4 | 临床 | 平均 48 | 197 | 白色；皮肤黑色素瘤 |
| Albert 等（1983）[13] | 1 | 临床 | 平均 48 | 147 | 白色；"正常" |
| Rodriguez-Sains（1986）[14] | 4.63 | — | 11—84 | 108 | 白色；"正常" |
| Friedman 等（1987）[15] | 18.48 | — | 8.6 | 892 | 白色；增生异常痣综合征 |
| Sumich 等（1998）[16] | 6.5 | 临床（以人群为基础） | 49—97 | 3654 | 白色；"正常" |
| Yoshikawa（2004）[17] | 0.34 | 临床 | 28—86 | 3676 | 日语；"正常" |
| Greenstein 等（2011）[18] | 2.1 | 临床（以人群为基础） | 45—84 | 6814 | 白人占 4.1%，西班牙裔占 1.2%，黑人占 0.7%，华人占 0.4% |

（4.1%）和非白人（西班牙裔 1.2%，黑人 0.7%，中国人 0.4%）之间的患病率存在显著差异[18]。脉络膜痣在肤色白皙的人群中的患病率不断上升，这些人群历史上居住在离赤道更远的地方，这一点表明阳光照射不是致病因素。在另一项研究虹膜肿瘤的大型研究中，Carol Shields 等假设阳光照射可能是黑色素细胞肿瘤的一个危险因素，因为它们在虹膜下象限的患病率高。然而，在同一系列中，下象限也是囊性、脉络膜瘤性、血管性、纤维性、肌源性肿瘤以及上皮性、黄色瘤性、转移性、淋巴性、白血病和继发性肿瘤及伪装成虹膜肿瘤的非肿瘤性病变[19]最常见的部位。

一般来说，脉络膜痣的发生率在组织病理学上高于临床研究。Naumann 等将临床评估不足归因于视网膜色素上皮和脉络膜毛细血管对病变的模糊，痣与周围正常脉络膜之间缺乏足够的对比，以及许多痣的色素减退[7]。在他们的系列中，29 个痣中只有 10 个在有透明介质的眼中被临床发现。造成差异的其他因素可能与检查技术、痣鉴别标准的变化及研究人群的特征有关（表 142-1）。除了黑色素细胞增多症和黑色素细胞瘤，脉络膜痣在出生时是看不到的，并且像后天性皮肤痣一样，在出生后的头30 年里发展或变成色素沉着[9]。没有显著的流行病学数据表明与性别有关。化学物质和内源性或治疗性激素对痣形成的影响尚未确定[11, 20]。

## 四、临床表现 Clinical Presentation

脉络膜痣通常在眼科镜下表现为扁平或稍隆起的板岩灰色肿瘤，边缘清晰，但界限不明显（图142-1A）。它们通常位于后极，大小在 1/3 到 7 个视盘直径之间变化。它们通常是椭圆形的，厚度不超过 2mm[16, 21]。巨大脉络膜痣、弥漫性葡萄膜痣或黑色素细胞瘤的罕见病例已被报道[22, 23]。痣的色素沉着可能有很大的不同，从色素沉着的黑色素细胞瘤到无色素痣（图 142-1B）。Shields 等[24]评估的3422 眼中无色素痣占痣的 10%，Brown 等 373 例患者中无色素痣占痣的 5.1%[25]。在晕痣（halo nevus）中，病变周围有一个脱色的黄色环（图 142-2A）。其他相关发现包括 drusen（图 142-1A）、RPE 紊乱、橙色色素（图 142-2B）、视网膜下液和脉络膜新生

血管（图 142-1A 和 142-1E 和 F），将在下文中进一步讨论。

尽管大多数痣是在常规眼科检查中偶然发现的，但有些痣可导致视野缺损，另一些则导致视力下降。在脉络膜痣患者中，由于脉络膜痣引起的视野缺损患者的百分比有很大差异。在 Tamler 和Maumenee 的 42 例患者中，有 16 例（38%）发现视野缺损；在 Flindall 和 Drance 的 22 例患者中，有 19 例（86%）[26, 27]发现视野缺损；在 Naumann等的 84 例患者中，有 20 例（24%）[28]发现视野缺损；在 Gonder 等的 206 例患者中，有 11%[29]发现视野缺损；在 Shields 等的研究中，3422 眼中有 148 例（4.3%）[30]发现视野缺损，3422 眼中 215 眼（6.5%）的视力下降与脉络膜痣有关，并且与肿瘤部位有关（26% 为中心凹下，2% 为中心凹外）。视力丧失的机制与上覆视网膜色素上皮和视网膜的功能或解剖紊乱有关[21, 30, 31]。

## 五、自然病史 Natural History

这些病变中有 31% 会随着时间的推移而扩大，而不会发生恶性转化，并且与年龄成反比[32]。痣的厚度和 drusen 的存在往往随着年龄的增长而增加，但视网膜下液、橙色色素或 RPE 的存在在所有年龄组都相似[24]。在 Masheyehki 等和 Shields 等[32, 33]的综述中，脉络膜痣在没有其他危险因素的情况下，在多年或数十年内缓慢生长，可能并不意味着恶性转化。脉络膜痣恶性转化为黑色素瘤是罕见的，Singh 等估计，每年 8845 人中就有 1 人会发生恶性转化[34]。紫外线对引起恶性转化没有显示出统计学意义，但白皮肤[35]、易被晒黑和浅色的眼睛是统计学上显著的危险因素[36]。为了建立合理的临床随访标准，已经尝试定义恶性变化的可疑特征[37]。

Shields 等[34]已经确定了预测小脉络膜黑色素细胞瘤生长的危险因素[38]。如果存在三个或三个以上的因素，估计增长的风险将超过 50%[39]。后来，Shields 等发现了预测生长的其他因素，包括超声图像挖空现象和缺乏 drusen 或周围环绕的光晕。为了方便记忆，可概况为：TFSOM-UHHD，即"日常通过一些提示来发现小的眼部黑色素瘤"（To Find Small Ocular Melanomas Using Helpful Hints Daily），

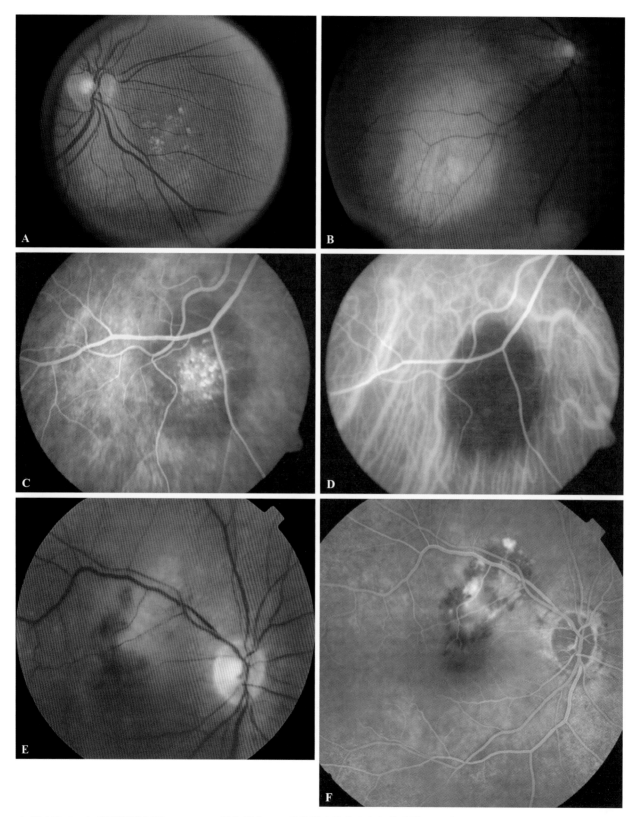

▲ 图 142-1　A. 脉络膜痣上覆 drusen；B. 无色素痣；C. 脉络膜痣的荧光素血管造影；D. 脉络膜痣显示低荧光的吲哚菁绿血管造影；E. 脉络膜痣伴脉络膜新生血管；F. E 图所示同一病变的荧光素血管造影

图片 C 和 D 由 Evangelos Gragoudas 提供

厚度＞2mm、视网膜下液、视觉症状、橙色色素（图 142-2B）、视盘 3mm 范围内的肿瘤边缘、超声图像空洞、周围无光晕、无 drusen [33]。预测转移的因素包括肿瘤后边缘接触到视盘、有记录的生长和更高的肿瘤厚度[39]。

有趣的是，Shields 等发现了不同的因素可以预测记忆性 ABCDEF 后虹膜痣的生长，ABCDEF 代表年龄（年轻）、出血（前房积血）、钟点数（下方）、弥漫性结构、葡萄膜外翻和羽毛状肿瘤边缘 [Age（young），Blood（hyphema），Clock hour（inferior），Diffuse configuration，Ectropion uveae，and Feathery tumor margin][40]。

### （一）痣类型 Nevus Types

#### 1. 晕痣 Halo Nevus

晕痣是一种罕见的脉络膜痣亚群，以围绕色素中心的脱色环命名的。据认为，晕（halo）是由大的多角形细胞组成，胞质呈泡沫状，称为气球状痣细胞，与其他解剖部位的晕痣细胞相似[41]。Shields 等对 3422 只眼脉络膜痣的回顾性研究表明，4.7% 为晕痣[24]。与大多数其他脉络膜痣一样，它们几乎只在白人中发现。女性多发（71%）。

脱色素晕的发展被认为是继发于免疫反应，如先前抗原暴露于皮肤黑色素瘤所激发的免疫反应，脉络膜晕痣患者与先前诊断皮肤黑色素瘤有很高的相关性。葡萄膜黑色素瘤的敷贴放射治疗后，出现了皮肤晕痣的逆转现象报道[42]。虽然皮肤白癜风与自身免疫性疾病有关[43]，但目前尚未对晕痣进行系统性研究[41, 44, 45]。

#### 2. 巨大脉络膜痣 Giant Choroidal Nevus

目前还没有明确的标准来确定哪些痣属于"巨大"脉络膜痣。然而，Shields 等[22]概括为包括基底直径大于或等于 10mm 的痣。根据它们的大小，这些异常表现可能特别难以与恶性黑色素瘤区分开来。但幸运的是，这是非常罕见的情况，蓝山眼病研究发现只有 1.5% 的脉络膜痣大于 4mm[16]。

### （二）黑色素细胞瘤（大细胞痣）Melanocytoma (Magnocellular Nevus)

在痣中，黑色素细胞瘤是那些主要由均匀、浓密的色素和饱满的多面体细胞组成[2, 46]。这些暗色素沉着的病变最常见于视盘附近，几乎没有恶性潜能，但可能类似黑色素瘤[47]。当位于视盘时，它们最常引起生理盲点的扩大，但也可能导致青光眼视野改变和相对传入性瞳孔缺陷[48]。它们相对罕见，Howard 和 Forrest 对 907 例色素性眼内肿瘤进行组织病理学检查，仅有 5 例为黑色素细胞瘤，并且常表现为肿瘤坏死和色素播散伴相关后遗症[49]。黑色素细胞瘤与脉络膜痣或黑色素瘤的不同之处在于，黑色素细胞瘤在黑人中发生的频率相对较高，而且它们的生长速度往往比典型的痣更快[49-52]。它们可能是先天性的，但通常在 20—30 岁之前不会出现。

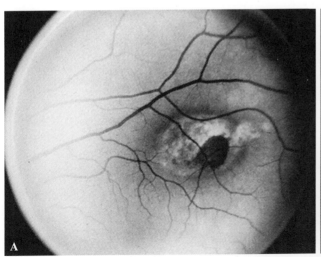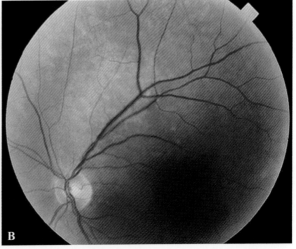

▲ 图 142-2 A. 患有皮肤黑色素瘤和白癜风样白斑病患者的眼底照片；B. 可疑脉络膜痣上覆橙色色素。随访 5 年肿瘤无生长
图片 A 经许可转载自 Fournier GA, Albert DM, Wagoner MD. Choroidal halo nevus occurring in a patient with vitiligo. Surv Ophthalmol 1984; 28:671-2.

虽然被广泛认为是良性病变，但应密切监测，因为黑色素瘤的转化已记录在多个病例报告中，其中包括一名黑人青少年[53-56]。（关于黑色素细胞瘤恶性转化的其他材料包含在第 139 章，视盘黑色素细胞瘤。）

### （三）眼部黑色素细胞增多症 Ocular Melanocytosis

黑色素细胞增多症是指由于葡萄膜黑色素细胞增多而引起的先天性葡萄膜黑束色素沉着过度[2, 57]。由于色素沉着过多，巩膜上常出现灰色、棕色或蓝色的斑点。当伴有与三叉神经第一或第二分支分布相似的皮肤黑素细胞增多症时，这种情况被称为眼皮肤黑素细胞增多症或太田痣[眼颧部褐蓝痣（nevus fuscoceruleus ophthalmomaxillaris）]（图 142-3A）。据计算，在临床系列研究中，白人的眼部黑素细胞增多症患病率为 0.038%（2 /5251），黑人为 0.014%（1/6915），日本人为 0.4%～0.84%[58-61]。这些特征

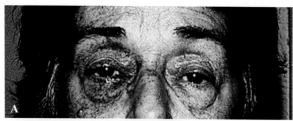

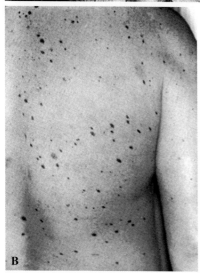

▲ 图 142-3　A. 太田痣；B. 皮肤发育异常痣
图片 A 经许可转载自 Gonder JR, Shields JA, Albert DM, et al. Uveal malignant melanoma associated with ocular and oculodermal melanocytosis. Ophthalmology 1982; 89:953-60. 图片 B 经许可转载自 Albert DM, Chang MA, Lamping K, et al. The dysplastic nevus syndrome. A pedigree with primary malignant melanomas of the choroid and skin. Ophthalmology 1985; 92:1728-34.

性的发现可能被误认为是深色色素个体中与肤色相关的黑变病。与肤色相关的葡萄膜色素沉着不同，眼部黑素细胞增多与黑色素瘤的风险增加有关[2]。除了 10% 的开角型青光眼风险外[62]，患有这种疾病的患者一生中转化为恶性葡萄膜黑色素瘤的风险增加（1/400）[63, 64]。当发生恶性转化发生时，与性别、肿瘤大小和位置匹配的患者相比，它们的转移风险是后者的 2 倍[65, 66]。眼眶、脑膜和脑黑色素瘤也在眼皮黑色素细胞增多症患者中有报道[67-72]。

## 六、组织病理学 Histopathology

### （一）细胞学 Cytology

成人黑色素细胞通常存在于脉络膜上板层、血管周围和脉络膜基质外层[4]。这些具有长突起的星状细胞含有卵圆形膜结合黑素颗粒[49]。S100 抗原免疫组化染色是标记包括黑素细胞在内的神经嵴起源细胞最敏感的方法。痣细胞较大，与正常黑素细胞有其他形态学差异[4]。Callender 分类法是描述痣细胞类型最广泛使用和研究的方法，但是 Naumann 等[50]对其进行了不同的分类，包括黑色素细胞瘤和气球细胞类型。

**Callender 分类 Callender Classification (Original)**
Callender 分类将痣细胞分为三种类型。

梭形 A（spindle A）：细胞膜不清晰的薄壁细胞。纤细的细胞核通常包含一个线性折叠，核仁不明显。有丝分裂非常罕见。

梭形 B（spindle B）：梭形细胞比梭形 A 饱满，细胞膜模糊。核稍大于梭形 A，染色质较粗，可见核仁。偶尔可见有丝分裂。

上皮型：较大的多角形，多形性细胞，有明显的细胞边界。大的圆形多形核，染色质和核仁突出，有丝分裂象丰富。

这一分类已做了修改。肿瘤分为梭形 A、梭形 B、混合型（如果它们含有少于 50% 的上皮样细胞）或上皮样细胞型。单纯的梭形 A 肿瘤现在被称为痣，但如果任何其他类型的细胞包括轻度异型性，诊断将改变为黑色素瘤。这一分类方案并非没有争议，Jensen[73]、Gass[74] 和 McLean 等[31] 都表示关注。其中一个争议是，尽管最初的梭形 A 黑色素瘤没有一个被证明是致命的，但 Callender 没有将它们归类

为良性或描述为梭形细胞痣的类型。Gass 不愿意接受 Paul 等[75] 根据 2652 例患者的部分死亡数据中得出的生存曲线（即 81.2% 的患者在 15 年后存活），他提出三个观点：①通常只研究一小部分肿瘤样本，留下许多可能含有未经检查的上皮样细胞的区域；②病理学家对细胞类型的解释存在许多差异；③不超过 50% 的死亡与肿瘤有关，因为大多数患者都是老年人，容易发生多种肿瘤。McLean 等[76] 重新评估了 105 个肿瘤（以前称为梭形 A 黑色素瘤）的切片，这些肿瘤在最初诊断后至少随访了 5 年。他们发现 15 个肿瘤含有上皮样细胞，应该归类为混合性肿瘤。其余 90 例肿瘤分为以下两组。

第一组由 15 个肿瘤组成，具有以下良性细胞学特征：体积小，细胞核细长，核染色质结构精细，核仁不明显，无有丝分裂活性。这些肿瘤直径不超过 10mm，高度不超过 3mm。它们因此被重新归类为梭形细胞痣。本组患者无肿瘤相关死亡。

第二组肿瘤有非典型梭形细胞，核质比增加，染色质聚集，核仁明显。这些被称为梭形细胞黑色素瘤。在这一组中，发生了 11 例与肿瘤相关的死亡，并记录了由梭形 A 细胞构成的转移。

McLean 等得出结论，并非所有梭形 A 黑色素瘤都是良性的，Gass 也提出了这一点[14]。分类的另一个问题是，尽管很简单，它并不能给出痣细胞类型的全谱系。

### （二）替代分类 Alternative Classification

#### 1. 饱满多面体痣细胞 Plump Polyhedral Nevus Cells

饱满多面体痣细胞是黑色素细胞瘤中最常见的痣细胞，通常占肿瘤的 2/3。电镜研究表明，黑色素细胞瘤细胞的超微结构存在差异。Juarez 和 Tso 揭示了以下两种细胞类型[77]。

1 型细胞大，多面体，色素沉着。用高锰酸钾漂白是必要的，以使缺乏突出核仁的小而圆且均匀的细胞核可视化（图 142-4A）[29]。再加上细胞质细胞器的缺乏和突出的巨大黑素体，均表明它们处于非活跃的状态。

2 型细胞小，纺锤形，色素稀疏。它们具有明显的核膜内折、明显的核仁、丰富的线粒体、突出的内质网、游离核糖体和小的黑素体，表明具有高

代谢活性。这些细胞被认为是黑色素细胞瘤随着时间推移观察到其临床生长的原因。

#### 2. 细长梭形痣细胞 Slender Spindle Nevus Cells

细长梭形痣细胞是第二常见的细胞类型。这些小的、浅色素或无色素的细胞有纤细的、强烈嗜碱性的细胞核，通常分布在肿瘤的外部（图 142-4B）[29]。当它们构成痣的大部分时，痣通常是无色素的[25, 29, 52]。

#### 3. 中间痣细胞 Intermediate Nevus Cells

在饱满多面体和细长的梭形痣细胞之间，存在着一系列细胞核较大的细胞，染色质不明显，偶尔可见小核仁。胞质体积和色素沉着量介于主要痣细胞类型之间。根据其胞质边界的形状，它们被称为饱满梭形或饱满树突状痣细胞（图 142-4B 和 C）。

#### 4. 气球细胞 Balloon Cells

气球细胞是大的，无色素细胞，具有丰富的泡沫样细胞质（图 142-4B 和 C）。它们被发现在皮肤痣周围晕及皮肤和脉络膜黑色素瘤的晕痣中存在[1, 41, 78]。细胞质脂质含量的意义尚不确定，但一些作者认为气球细胞转化是一种继发于对异常黑素细胞抗原的自身免疫反应的凋亡性改变[79, 80]。与皮肤黑色素瘤和白癜风相关的晕痣的发现符合这些假设[79, 81]。

除了细胞类型外，Rummelt 和同事还发现，光镜下脉络膜肿瘤的血管形态可能有助于区分恶性和良性特征[82]。他们发现，存在"正常"血管、"静默"模式（即无血管区）、直的血管和平行血管及缺乏闭合的血管环和血管网与痣的诊断相关。

### （三）邻近组织的继发性组织学改变 Secondary Histologic Changes in the Neighboring Tissues

#### 1. 脉络膜毛细血管 Choriocapillaris

厚的痣导致脉络膜毛细血管轻微狭窄，在某些情况下，甚至发生脉络膜毛细血管完全闭塞[21, 83]。

#### 2. Drusen

Drusen 常形成于上覆的 Bruch 膜，Naumann 等[21] 报道的 101 例痣中有 27 例形成 drusen，通常是慢性和非活动性肿瘤的指征[9]。

#### 3. 视网膜和视网膜色素上皮 Retina and Retinal Pigment Epithelium

覆盖在痣上的 RPE 可能萎缩、增生或发生纤维化生。在脉络膜痣和黑色素瘤中，RPE 和肿瘤上的

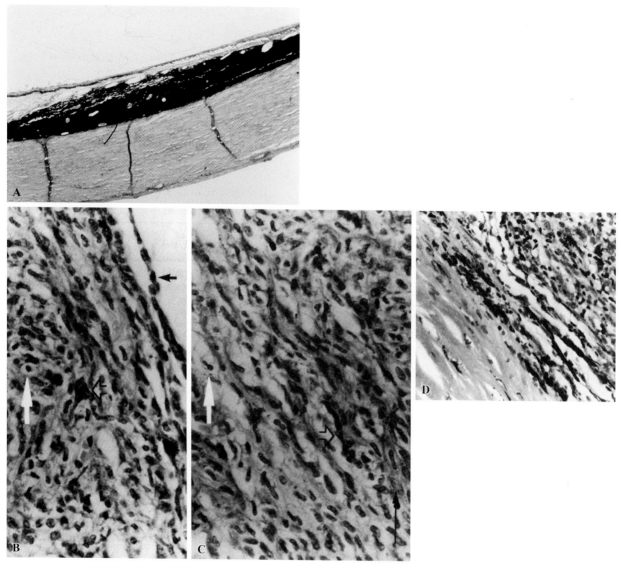

▲ 图 142-4　A. 黑色素细胞瘤，饱满的多面体细胞。光学显微镜（HE 染色，480×）。B. 痣。梭形细胞（黑短箭）、饱满的树突状细胞（开放箭）和气球细胞（白箭）。C. 与 B 图相同的病变。饱满的树突状细胞（开放箭）、饱满的梭形细胞（细黑箭）和气球细胞（白箭）。D. 黑素瘤基底部新发的痣样结构（480×）

巨噬细胞中显示有脂褐素团。这更可能发生在黑色素瘤，橙色色素是最常见的与肿瘤生长相关的风险因素[21, 23, 84, 85]。可见 RPE 和神经感觉性视网膜的浆液性脱离[10, 86]，这通常是由于肿瘤所引起的 RPE 功能障碍所致，但在极少数情况下可由脉络膜新生血管引起[21, 23, 84, 85]。通常，视网膜下和视网膜内液体被视为肿瘤生长的令人担忧的迹象，然而，当慢性视网膜下液体被重新吸收时，会导致上覆的视网膜色素上皮变薄而形成被称为"视网膜色素上皮槽"（retinal pigment epithelial trough）的外观。这被认为是慢性和稳定的迹象[90]。

### （四）有争议的方面 Controversial Aspects

关于痣的临床治疗和鉴别诊断的两个有争议的问题仍然存在争议。

**脉络膜黑色素瘤都是由痣引起的吗？ Do All Choroidal Melanomas Arise From Nevi?**

1966 年，Yanoff 和 Zimmerman 回顾了以往的文献和连续 100 例脉络膜或睫状体恶性黑色素瘤[64]，发现 73 例脉络膜或睫状体周围和巩膜边缘有明显的小的、良性、梭形痣细胞成分。他们推断"大多数恶性黑色素瘤，也许是所有这些肿瘤，都起源于先前存在的痣”[91]。这一理论是后来学者们对静止痣进行系列随访的基础。

在 Albert 等之后，许多人开始质疑这一理论。在脉络膜皮肤黑色素瘤转移灶基底部发现痣样结构，在之前从未检查过痣[92]。Albert 等[93] 随后通过实验将黑色素瘤细胞注入小鼠脉络膜，发现肿瘤主要由圆形上皮样细胞构成，边缘出现扁平、良性、痣样细胞带。新发脉络膜黑色素瘤已被报道，其中一个大型脉络膜黑色素瘤出现在 16 个月时[94]。先前的眼底照片和血管造影显示，眼底没有任何有色素的肿瘤，在肿瘤基底部再次发现色素痣样结构（图 142-4D）[94]。正如 Yanoff 和 Zimmerman 在一个类似的病例中所说的那样，先前存在的痣被遗漏临床检查的可能性并不大[95]。

与黑色素瘤相关的痣样结构可能有多种解释：

第一，在许多情况下，包括皮肤黑色素瘤，黑色素瘤可能由痣引起。

第二，在其他情况下，脉络膜或皮肤黑色素瘤为从头发生，与痣无关。在基底部和周边，这些细胞可以通过使正常的葡萄膜黑色素细胞变平或在肿瘤细胞浸润巩膜时对其进行修饰而诱导形成痣样结构（图 142-4D）。

第三，痣样结构可能是恶性肿瘤的继发性增殖作用或常见的致癌刺激所致[96]。

在系统性癌患者中，由相对良性的梭形细胞组成的双侧葡萄膜弥漫性黑色素细胞瘤的少数病例中，这些机制已经被推假[97, 98]。

### （五）邻近组织的继发性临床改变 Secondary Clinical Changes in the Neighboring Tissues

#### 1. 视网膜色素上皮与 Bruch 膜 Retinal Pigment Epithelial and Bruch's Membrane

上覆组织的继发性改变可导致痣出现不规则色素沉着，绿光照片有助于展示这些变化[99]。痣的荧光素血管造影或吲哚菁绿血管造影可显示由痣色素沉着或脉络膜局部循环障碍引起的弱荧光。有时可见 drusen 痣或视网膜色素上皮缺陷引起的斑驳状外观高荧光（图 142-1C 和 D）[83, 86]。在 Naumann 等[21]、Shields 等[24] 和 Mashayekhi 等的系列研究中，drusen 上覆于色素痣是常见的，在 50%～60%

的患者中可见（图 142-1A）[90]。色素上皮萎缩的离散区域或痣边缘的色素迁移的骨细胞样改变与长期的浆液性脱离相关。Gass 认为，这种病变可能是在患者生命早期肿瘤生长最旺盛时期最严重[9]。RPE 的萎缩、增生和纤维化生可在临床上出现在脉络膜痣的上方和（或）附近，在 Shields 等[24] 和 Mashayekhi[90] 的回顾中，在 6%～10% 的病例中都可观察到。这些发现可能表明慢性，因此更可能与脉络膜痣有关，而非黑色素瘤。

橙色色素与脂褐素相对应，可见于黑色素细胞病变上（图 142-2B），在 Shields 等[24] 的综述中，在 3422 只眼中观察到 6% 的眼有橙色色素，在 Singh 等的研究中，在 240 个小的脉络膜黑色素细胞病变中观察到 4% 的眼有橙色色素。在葡萄膜黑色素瘤[84] 上方更常见的是大片的橙色区域，根据 Smith 和 Irvine 的研究[85] 及 Gass[23] 和 Shields 夫妇[91] 的研究，均表明橙色色素具有恶性转化或可疑病变的恶性性质。

#### 2. 浆液性脱离 Serous Detachment

在极少数情况下，可以发现上覆视网膜色素上皮甚至神经感觉视网膜的浆液性脱离。在 Pro 等[86] 系列中 933 个痣中有 2.14% 和在 Shields 等[24] 的综述中 3422 眼中有 10.3% 的痣有视网膜下液。荧光素血管造影显示了这些伴有局部或弥漫性渗漏的脱离的典型特征。这些渗漏可能与 RPE 的慢性退行性改变有关[10, 86]。

#### 3. 脉络膜新生血管膜 Choroidal Neovascular Membrane

很少，视网膜下新生血管膜可能与脉络膜痣有关（图 142-1E 和 F）。脉络膜新生血管类似于黄斑部退行性变疾病中的脉络膜新生血管[23, 88, 101]。

## 七、脉络膜痣与全身疾病 Choroidal Nevi and Systemic Disease

### （一）葡萄膜痣与神经纤维瘤病 Uveal Nevi and Neurofibromatosis

葡萄膜痣被认为是相当常见的与神经纤维瘤病相关。组成痣的黑色素细胞与 von-Recklinghausen 病（神经嵴病）相关的其他肿瘤有一个共同的神经峰起源[102-104]。

## （二）发育异常痣综合征 Dysplastic Nevus Syndrome

Reese 报道葡萄膜痣与皮肤痣有关[105]。皮肤发育异常痣与皮肤黑色素瘤发病风险增加有关的观察结果，为研究眼部与皮肤痣的相关性提供了新的动力，正是对这些患者的筛选，促使了对发育异常痣的特征以及黑色素瘤遗传易感性家系的认识。临床上，如果黑色素细胞痣至少具有以下四种特征中的两种，则必须怀疑发育不良痣[1, 106, 107]：①边界不清或不规则；②色素沉着不规则；③皮肤斑纹突出；④直径＞5mm。它们往往出现在不易被晒到的皮肤区域（如头皮或沐浴躯干区域）（图 142-3B）。

病理组织学上，发育不良痣分为两种类型：①轻度分化异常（如豆状黑色素细胞增生）；②严重的黑色素细胞核异型性，除了异常分化[1]。这些发育异常痣是发生家族性和非家族性黑色素瘤的风险标志物[108]。研究者认为葡萄膜可能与家族性黑色素瘤或发育异常痣有关，基于以下内容提出：①一种发育异常痣综合征合并原发性脉络膜及葡萄膜恶性黑色素瘤的报告[109]；②皮肤黑色素瘤患者虹膜痣和脉络膜痣的发生率增加（虽然没有统计学意义）[13]；③虹膜和脉络膜痣患者发育异常痣综合征的百分比在统计学显著增加[14]。尽管没有定论和仍然具有争议，但对发育不良性痣患者进行仔细的眼科评估是必要的[110]。

## （三）副肿瘤性双侧弥漫性葡萄膜黑色素细胞增殖 Paraneoplastic Bilateral Diffuse Uveal Melanocytic Proliferations

双侧葡萄膜弥漫性黑素细胞增殖是一种罕见的副肿瘤综合征，见于老年晚期系统性癌症患者[111-114]。因为这些肿瘤梭形细胞相对良性的外观和罕见的有丝分裂像，Gass 没有考虑是恶性的；然而，Zimmerman 注意到这些肿瘤中有大量饱满梭形 B 细胞和上皮样细胞[61, 115]。尸检未发现葡萄膜肿瘤转移。在这些病例中，视网膜色素上皮和光感受器的斑片状变性区域导致了快速、不可逆的视力丧失，尽管也常出现双侧白内障。（双侧弥漫性黑色素细胞增殖见第 158 章，其他葡萄膜肿瘤。）

## 八、临床鉴别诊断 Clinical Differential Diagnosis

脉络膜痣的诊断通常很容易通过检眼镜检查。在罕见的情况下，各种其他类型的病变可以伪装成痣。除以下段落讨论的情况外，脉络膜痣鉴别诊断的资料可在以下章节中找到：第 140 章，先天性视网膜色素上皮肥大；第 141 章，视网膜色素上皮与视网膜联合错构瘤；第 155 章，脉络膜转移癌；第 157 章，孤立性脉络膜血管瘤。脉络膜黑色素瘤检查的章节，见第 148 章，脉络膜黑色素瘤眼球摘除术。

### （一）雀斑 Freckles

雀斑是脉络膜色素沉着增加的扁平病灶，边界不规则。组织学上，葡萄膜黑色素细胞没有增生，但黑色素细胞密度增加。它们不会干扰正常的脉络膜结构，可以看到脉络膜血管穿过其中[116]。这种区别的主要相关性是这些病变缺乏恶性潜能[91]。

### （二）视网膜下出血 Subretinal Hemorrhages

虽然红色出血很少被误认为痣，但 RPE 的大面积深色出血性脱离可能被误认为是大的痣或黑色素瘤[23]。诊断性超声检查通常有助于显示出血的高反射率，而不是黑色素细胞瘤的中低反射率。光相干断层扫描成像（OCT）也有帮助。

**先天性视网膜色素上皮肥大 Congenital Hypertrophy of the Retinal Pigment Epithelium**

先天性视网膜色素上皮肥大（CHRPE）和类 CHRPE 病变可能与痣混淆，但在检眼镜检查中通常可以区分。CHRPE 是典型的单侧，明显色素沉着，圆形，边界清楚，在 RPE 水平扁平的病变。它们通常有一个周围有色素或无色素的晕环或由色素环和无色素环组成的双晕环。它们可能随着时间的推移而增大，并趋向于向病变内的腔隙积累。家族性腺瘤性息肉病（FAP）的 CHRPE 样病变外观相似，但呈双侧、多发性、豆状[117]。

### （三）小黑色素瘤 Small Melanomas

小黑色素瘤应该被列为鉴别诊断中，因为小黑色素瘤和大色素痣的临床区别可能很微妙。虽然被归类为脉络膜痣的小黑色素细胞病变可能表现出缓慢、有限的生长，特别是在年轻患者中[9]，但不确定病变（大的色素痣与小黑色素瘤）的快速生长通常是将病变重新分类为黑色素瘤的决定因素并考虑相应治疗[85, 86, 95, 96]。临床观察可能有助于区分小黑色素瘤和脉络膜痣是休眠（痣）或生长（黑素瘤）的迹象。如果肿瘤厚度大于 2mm[85, 86, 97-99]；肿瘤上覆盖有橙色色素（图 142-2B）[9, 23, 85]；出现临床可见的神经感觉层脱离但没有脉络膜新生血管的迹象（仅在辅助研究中发现的脱离不符合此标准）；出现视觉症状[21, 98]，则应怀疑为黑色素瘤。有利于痣诊断的生物休眠证据包括三项：①肿瘤上的 drusen[14]；②脉络膜新生血管[100]；③小的肿瘤。

## 九、辅助检查 Ancillary Studies

仔细的摄影随访观察对于准确测定生长或变化是最重要的，这比对形状或大小的描述更可靠。然而，眼底照相机轴的轻微错位可以滤过黑色素细胞肿瘤的色素边缘，导致生长或恶性转化的错误诊断，随后进行不必要的治疗[101]。其他诊断性检查可能有助于对假定的痣进行初步评估和随访。

超声在确定肿瘤厚度和记录随后的生长方面是非常有价值的，并且是排除眼外扩张（比 MRI 更敏感）的最敏感的成像方式[118]。由于操作员之间的差异，建议在可能的情况下，同一操作员在每次测量中使用同一台机器[119]。初始高度 > 2.0mm 更可能是小黑素瘤[14, 85, 86, 97-99]。超声内部反射低导致的声学空洞比脉络膜痣更容易提示黑色素瘤[102]。双功超声和彩色多普勒超声可以通过量化肿瘤血流来帮助脉络膜肿瘤的鉴别诊断。Wolff-Korman 及其同事在 62 例脉络膜黑色素瘤的肿瘤底部检测到脉动血流，在 18 例脉络膜痣中没有多普勒血流信号[120]。

红光摄影有助于脉络膜血管的分析[83]。用吲哚菁绿血管造影（ICG）研究脉络膜肿瘤的血管化。脉络膜黑色素瘤可表现出异常的血管形态，如扩张、迂曲、血管环和分支血管[121]，也可出现片状荧光延迟[122]和晚期肿瘤边缘的染料渗漏[123]。共焦 ICG 扫描可使肿瘤连续断层成像。这项技术可以进一步检测预测肿瘤生长的微血管模式[124]。小的扁平脉络膜痣在整个 ICG 血管造影中可能出现低荧光

（图 142-1D）[125]。脉络膜痣的荧光素血管造影无上覆的 RPE 改变，占据脉络膜的内部或全部厚度，将在整个血管造影中显示低荧光。上覆的 drusen 通常在血管造影早期出现荧光，在晚期染色（图 142-1C）。荧光素血管造影有助于显示脉络膜新生血管（图 142-1F）、色素上皮改变或痣上覆的色素上皮的通透性改变[23, 126]。肿瘤表面的多个渗漏点（热点）可能意味着急性的色素上皮损伤和更大的生长概率[9, 127]。

标准 OCT 对检测黑色素细胞瘤的内部特征没有帮助[128]。OCT 很容易显示与脉络膜痣相关的视网膜和 RPE/脉络膜毛细血管异常。视网膜发现包括视网膜内囊肿、视网膜水肿、视网膜变薄、光感受器衰减和视网膜下液（图 142-5A）。RPE/脉络膜毛细血管的异常包括 drusen、RPE 断裂和分离、RPE/脉络膜毛细血管增厚（图 142-5A）。Shields 等[129]对 120 例脉络膜痣患者的 OCT 检查进行了回顾分析，其中 2/3 的痣呈低反射的，1/3 为等反射的，大约 10% 是高反射的，大约一半的痣在 RPE/脉络膜毛细血管水平显示为高反射。他们发现，除了 drusen 的存在外，OCT 在检测几乎所有视网膜/RPE 异常方面比检眼镜更为敏感。视网膜水肿、光感受器衰减和 drusen 的存在提示为慢性病程，而没有视网膜萎缩的视网膜下液则提示有更活跃的病变。EDI SD-OCT 是一种能够评估脉络膜较深层部分的方法，可用于测量超声检测不到的微小病变的直径和厚度（图 142-5B）[130]。EDI SD-OCT 在测量后极部脉络膜痣方面也比超声更精确，超声通常会高估病变的高度[131]。扫描源 OCT（SS-OCT）改进了这一技术，通过使用更长的波长穿透黑素，在描绘黑色素病变的病变内特征方面明显优于 EDI SD-OCT[132]。眼底自发荧光成像（FAF）是一种相对较新的技术，它可以显示某些具有自发荧光特性的物质，特别是脂褐素发出的光[133]。Drusen 可能是轻微的高荧光、等荧光或低荧光，而橙色色素是明亮的自荧光，比 drusen 的自发荧光要亮得多（图 142-6）。在无色素性病变中，脂褐素在临床上可能表现为色素沉着区，在不使用 FAF 成像的情况下就无法识别。视网膜下液呈高荧光，周边液缘略呈高荧光。低荧光见于更多的慢性 RPE

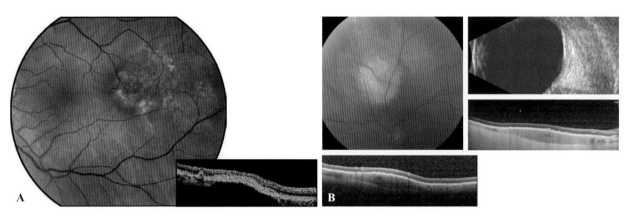

▲ 图 142-5　**A.** 脉络膜痣的光相干断层扫描（**OCT**）图像，显示 **drusen**、光感受器层衰减和脉络膜痣上的视网膜色素上皮 / 脉络膜毛细血管增厚 / 高反射，感光层减弱；**B.** 光谱域 **OCT** 增强深度成像显示脉络膜痣与梭形脉络膜病变相对应，具有中低反射率。内层巩膜的分界是可见的

（图片 A 经许可改编自 Yannuzzi LA. The retinal atlas. Philadelphia: Saunders/Elsevier; 2010, p. 671. 图片 B 经许可转载自 Torres VLL, Brugnoni N, Kaiser PK et al. Optical coherence tomography enhanced depth imaging of choroidal tumors. Am J Ophthalmol 2011; 151:586–93. ）

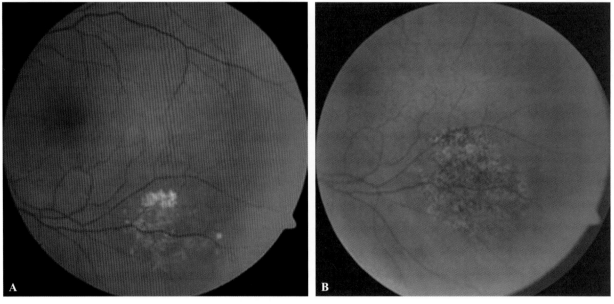

▲ 图 142-6　**A.** 色素沉着伴上覆 **drusen** 的脉络膜痣的眼底照片；**B. drusen** 表现出中等程度的自发荧光

图片 A 和 B 经许可转载自 Shields CL, Pirondini C, Bianciotto C, et al. Autofluorescence of choroidal nevus in 64 cases.Retina 2008; 28: 1035–43.

退行性改变，如 RPE 增生、纤维化生和 RPE 萎缩[134, 135]。在 Gunduz 的研究中没有发现脉络膜痣或黑色素瘤的特征性自发荧光模式，但是 Albertus 等能够根据"视网膜自发荧光指数"（index of retinal autofluorescence，IRA）单位测量的自发荧光数据来鉴别临床良性和恶性病变[135, 136]。正如大多数作者所提倡的那样，确定黑色素细胞瘤恶性性质的最好方法是临床仔细的随访，要么显示出显著的生长，要么显示出几乎不变的外观。由于良性痣的正常、有限、生长缓慢，明确区分痣和小黑色素瘤可能仍然比较困难。

## 十、痣的治疗 Management of Nevi

脉络膜痣的治疗通常遵循与小黑色素瘤相同的保守治疗理念。如果生长表明病变是黑色素瘤，那么相应的治疗是针对恶性肿瘤的治疗。

### （一）非可疑痣 Nonsuspicious Nevi

每年观察一次非可疑痣。记录照片的文件有助于后续的活动的观察。

### （二）可疑的痣 Suspicious Nevi

每 6 个月通过扩张眼底镜、眼底照片（图 142-2B）和超声波检查一次可疑痣。荧光素血管造影（图 142-1C）、ICG 血管造影（图 142-1D）、眼底自发荧光（图 142-6A 和 B）和 OCT（图 142-5A）在临床随访具有重要价值。

### （三）浆液性脱离与脉络膜新生血管膜 Serous Detachment and Choroidal Neovascular Membrane

由于罕见的脉络膜新生血管（图 142-1E 和 F）和与脉络膜痣相关的浆液性视网膜脱离，这些情况的治疗方案尚未得到充分研究。玻璃体腔注射抗血管内皮生长因子药物已广泛应用于治疗与多种疾病和疾病相关的脉络膜新生血管膜（CNVM），且对于与脉络膜痣相关的 CNVM 的治疗似乎也是有效的[137-139]。维替泊芬光动力疗法对脉络膜痣继发脉络膜新生血管的治疗也可能是有效的[140, 141]。经瞳孔温热疗法（transpupillary thermotherapy，TTT）由于无法到达巩膜内的肿瘤，因而不是治疗黑色素瘤的首选方法[142]，阈下 TTT 已被证明能有效地控制视与色素性脉络膜病变相关的网膜下液[143]。在血管造影显示有渗漏的情况下，氩激光光凝可根据与中心性浆液性脉络膜视网膜病变类似的方法，针对这些部位进行光凝治疗[10, 86]。经瞳孔温热疗法成功治疗 CNVM 也有报道[144]。

# 第143章 后极部葡萄膜黑色素瘤的流行病学研究
## Epidemiology of Posterior Uveal Melanoma

Johanna M. Seddon    Tara A. McCannel    著

## 一、概述 Introduction

葡萄膜黑色素瘤的根本病因尚不清楚。由于无法预防这种疾病，流行病学研究是确定相关因素和更好地了解疾病发展机制的关键。本章将着重于后极部葡萄膜黑色素瘤（脉络膜和睫状体黑色素瘤），不包括虹膜黑色素瘤的讨论，虹膜黑色素瘤将在其他章节进行综述[1]。后极部葡萄膜黑色素瘤是一种罕见的疾病，每年每100万人中有5～6例发病。它通常在50—60岁被诊断出来，并且随着年龄的增长发病率急剧上升。它是最常见的原发性眼内恶性肿瘤，也是导致成人死亡的主要原发性眼内疾病。虽然葡萄膜后束黑色素瘤是最常见的非皮肤性黑色素瘤，但其发病率是美国皮肤黑色素瘤的 1/8[2]。

尽管有一些零星的家族发病的报道，但大多数后极部葡萄膜黑色素瘤患者没有已知的家族病史。据认为，某些类型的环境暴露因素可能有助于诱发后极部葡萄膜黑色素瘤的发生，而阳光被认为是一个环境风险因素，因为众所周知，它会引起皮肤黑色素细胞的改变，导致皮肤黑色素瘤。重度色素沉着的个体很少有皮肤或后极部葡萄膜黑色素瘤。遗传易感性也可能在这种癌症的发展中起作用，环境暴露可能会有不同的影响和表现，取决于宿主的潜在属性。在本章中，我们讨论了已知的后极葡萄膜部黑色素瘤的流行病学，并评估了宿主和环境危险因素已知的证据。

## 二、发病率 Incidence

根据美国监测、流行病学和最终结果（Surveillance，Epidemiology and End Results，SEER）项目数据库（1973—2008 年）的最新数据报告，美国眼部黑色素瘤的经校正年龄发病率估计为每 100 万人口 5.1 例[3]。对于脉络膜和睫状体[4, 5] 或脉络膜、睫状体和虹膜[5-7] 的葡萄膜黑色素瘤，在美国的个别州或地区也有类似的估计。其他对主要针对白人人群的调查发现，发病率与美国相似（表 143-1）[8-17]。非洲黑人的发病率未知，但被认为是极低的[18-21]。在美国，非裔美国人的发病率不到白人的 1/8[2]。虽

然在一些人群中观察到了微小的波动[22, 23]，但在过去的几十年中，葡萄膜黑色素瘤的发病率和死亡率显示相当稳定[24, 25]。必须注意的是，不同人群的比较发病率必须谨慎解释，因为病例定义、病例确定方法和年龄调整方法的差异可能会影响相对发病率。

## 三、宿主因子 Host Factors

### （一）年龄和性别 Age and Sex

葡萄膜黑色素瘤在儿童中很少见[26-28]。在大多数病例中，诊断时的中位年龄为 55 岁[9, 12]。在 Jensen 的研究中[12]，69 岁以后男性的患病率有所下

**表 143-1　不同人群的葡萄膜黑色素瘤发病率**

| 作　者 | 人　群 | 间　隔 | 每百万人群发病率 | |
| --- | --- | --- | --- | --- |
| | | | 包括虹膜黑色素瘤 | 不包括虹膜黑色素瘤 |
| **美国境内的地区或州** | | | | |
| Shammas 和 Watzke[5] | 爱荷华州（仅白人） | 1969—1971 年 | 5.6 | 4.9 |
| Wilkes 等[7] | 明尼苏达州罗契斯特市和奥姆斯戴德县 | 1935—1974 年 | 7 | — |
| Seddon 和 Egan[8] | 新英格兰 | 1984—1989 年 | — | 7.4 |
| Ganley 和 Comstock[4] | 马里兰州华盛顿县 | 1956-1965 年 | | 6.6 |
| Mahoney 等[6] | 纽约州 | 1975—1986 年 | 4.9（男性）<br>3.7（女性） | — |
| **美国以外的地区或国家** | | | | |
| Raivio[9] | 芬兰 | 1953—1973 年 | 5.3 | — |
| Teikari 和 Raivio[10] | 芬兰 | 1973—1980 年 | 7.6 | — |
| Birdsell 等[11] | 加拿大亚伯达省 | 1967—1976 年 | 6.0 | 5.5 |
| Jensen[12] | 丹麦 | 1943—1952 年 | 7.4 | 7.1 |
| Osterlind[13] | 丹麦 | 1943—1982 年 | 7.5（男性）[a] | 6.0（女性）[a] |
| Abrahamsson[14] | 瑞典西海岸 | 1956—1975 年 | | 7.2 |
| Mork[15] | 挪威 | 1953—1960 年 | 8.0[b] | — |
| Vidal 等[16] | 法国 | 1992 年 | 7.3 | — |
| Iscovich 等[17] | 以色列 | 1961—1989 年 | —<br>5.7（犹太人，女性）<br>1.6（其他，男性）<br>1.3（其他，女性） | 5.7（犹太人，男性） |

a. 所有眼部部位；b. 本系列无主要解剖部位

降。对 1953—1982 年芬兰癌症登记处报告的葡萄膜黑色素瘤病例的评估发现[9, 10]，女性的发病率从 60 岁中期开始趋于平稳，但在同年龄的男性中，发病率继续上升。挪威的数据显示，70 岁以后，男女比例都在下降[15]。这与大多数成人癌症的发病率随年龄呈指数增长形成对比。

在许多对葡萄膜黑色素瘤患者进行的大型调查中，男性略占优势[2, 6, 12, 16, 29]。这些研究显示了眼部黑色素瘤的性别特异性发病率。在使用 15 岁或 15 岁以上人群的所有眼癌作为眼黑色素瘤替代物的研究中，也发现男性发病率更高[22, 23, 25]。在白人人群中，90% 以上的眼癌是眼部黑色素瘤[22]，其中大多数涉及葡萄膜[3]。然而，在新英格兰，在 6 年期间里，男性和女性的总体发病率是相似的[8]。15—44 岁人群的年龄发病率为 2.3‰，45—64 岁人群为 15‰，65 岁及以上人群为 25.3‰。

### （二）种族和祖籍 Race and Ancestral Origin

葡萄膜黑色素瘤在非白种人中很少见。美国第三次全国癌症调查的数据显示，白人患癌症的风险是黑人的 8 倍多[3]。新英格兰 6 年的发病率调查数据显示，白人发病率是非裔美国人的 9.4 倍[8]。最近对 SEER 计划[30]中基于人群的登记数据进行的分析发现，与非裔美国男性相比，白人男性患眼黑色素瘤的相对风险为 7.4；与非裔美国女性相比，白人女性患眼黑色素瘤的相对风险为 5.3。对非洲人群的眼病调查显示，黑人患眼病的风险也较低[18-21]。中国人、日本人和泰国人患葡萄膜黑色素瘤的风险也很低[31-33]。在美国，这种疾病在亚裔美国人中很少见[3]。McCannel 等报道了一系列具有临床和细胞遗传学特征的越南亚洲人葡萄膜后黑色素瘤[34]。在美国的美洲原住民和西班牙裔中报道的少数病例表明，这种诊断在这些群体中也很罕见。在新墨西哥州肿瘤和黑色素瘤登记处的综述中发现了西南美洲土著人中的 2 例眼部黑色素瘤[35] 和一篇报道描述了四名患有脉络膜黑色素瘤的美洲土著人，并对其进行了眼部黑色素瘤协作研究（Collaborative Ocular Melanoma Study，COMS）的评估[36]。Hudson 等描述了 20 例西班牙裔脉络膜黑色素瘤患者[37]。在患有葡萄膜黑色素瘤的白人中，一项大型病例对照研

究中发现，来自更北纬度地区的祖先是最危险因素[38]。与南欧和地中海祖先相比，北欧血统的风险增加了 6 倍以上，而英国血统的风险增加了 2 倍以上。在评估葡萄膜黑色素瘤的发病率时，使用以色列癌症登记处的数据检查了祖先和种族的作用[17]。与来自亚洲或非洲的犹太人相比，从欧洲到北美移民到以色列的犹太人和以色列出生的犹太人的发病率增加了 3～4 倍，非犹太人的发病率最低。

### （三）癌症遗传学 Cancer Genetics

目前有少数葡萄膜黑色素瘤族发生在血亲之间的报道。家族性葡萄膜黑色素瘤的病例已在几个大系列的患者中确定。应用质子束照射治疗葡萄膜黑色素瘤 1600 例患者，随访 10 年，仅 11 个家系有 1 例以上确诊病例[39]。在 1976—1993 年诊断的 4500 例中，有 27 个家族至少有两个血亲被诊断为葡萄膜黑色素瘤[40]。尽管该研究中家族性病例的总发病率很小，但明显高于散发病例的预期发病率。因此，推测家族聚集性与遗传或共同环境因素有关。

虽然葡萄膜黑色素瘤家族史罕见，但有些病例可能有遗传因素。在家系成员中，生殖系 BRCA 相关蛋白 1（BAP1）基因突变被证实与葡萄膜黑色素瘤和其他家族成员癌症有关。BAP1 的种系突变被描述为导致 BAP1 肿瘤易感综合征的原因。间皮瘤、皮肤黑色素瘤、葡萄膜黑色素瘤和肾细胞癌都与此相关。虽然表型特征尚不清楚，但 BAP1 肿瘤易感综合征的患者在肿瘤转移方面的预后较差[41a-41d]。在葡萄膜黑色素瘤中发现了 G-α 蛋白的突变，这种突变被认为是导致肿瘤发展的原因，且可能至少 84% 的肿瘤中存在这种突变。在这些体细胞 G-α 蛋白突变中，最常见的是相互排斥的 GNAQ[41e] 和 GNA11[42]。皮肤黑色素瘤现在被认为是一种遗传性疾病，占所有病例的 10%[43]。最近的证据表明，患有大量发育异常痣的皮肤黑色素瘤患者的家庭成员患皮肤黑色素瘤的风险是普通人群的几百倍[43]。皮肤黑色素瘤和葡萄膜黑色素瘤作为双重原发性恶性肿瘤的报道中，一些患者存在发育不良痣[44-46]，和家族成员中发生的这两个部位的黑色素瘤[43, 46-49]，因此猜测皮肤和葡萄膜黑色素瘤可能有一个共同的遗传变异。与对照组相比，皮肤黑色素瘤患者更容

易出现虹膜痣[50]或多个虹膜痣[51]。这些研究报道了脉络膜痣具有相似的模式，尽管没有统计学意义。一个潜在的偏倚是，在皮肤黑色素瘤的诊断方面，检查者不是盲法，痣可能更容易在皮肤黑色素瘤患者中被发现。目前还没有关于皮肤黑色素瘤患者眼部黑色素瘤发生率较高的报道。

双侧肿瘤的发生被认为是癌症遗传易感性的标志[52]。然而，很少有双侧原发性葡萄膜黑色素瘤的报道[46, 52, 53]，而且大多数报道的病例没有表现出与遗传性癌症易感性相关的其他特征，例如发病年龄早或葡萄膜黑色素瘤家族聚集性[52]。

葡萄膜黑色素瘤组织的细胞遗传学分析表明，3 号和 8 号染色体的改变可能与转移相关死亡率的增加有关[54-56]。Jay 和 McCartney[57]记录了一个不寻常的家族，其中 8 例推定为眼部恶性黑色素瘤，跨越 4 代，在两个可获得保存材料的肿瘤中检测到 p53 抑癌基因的突变。BAP1 突变有可能解释葡萄膜黑色素瘤家族的遗传特性。

### （四）眼皮肤痣和黑色素细胞增多症 Ocular and Cutaneous Nevi and Melanocytosis

皮肤上的痣已经被证明会增加皮肤黑色素瘤的风险[58, 59]。类似地，大多数葡萄膜黑色素瘤被认为是由先前存在的脉络膜痣引起的[60]。然而，现有的文献表明脉络膜和睫状体黑色素瘤与葡萄膜痣相关的风险很低。Ganley 和 Comstock[4]估计 30 岁以上的人群中有 3% 的人在眼赤道后有脉络膜痣。由于痣也可能发生在赤道之前[61]，脉络膜痣的患病率可能是报道的 2 倍。每年，只有 1/5000 患有这种痣的人会患上黑色素瘤（假设所有黑色素瘤都是由先前存在的痣引起的）[4]。由于与这些疾病相关的风险很低，目前关于管理和后续行动的指南和建议可能不具有成本效益。

与葡萄膜黑色素瘤相关的其他黑色素细胞疾病包括眼（眼黑色素病）和眼皮肤（太田痣）黑色素细胞病。这是典型的先天性单侧性疾病，包括眼黑素细胞增多症中的巩膜和葡萄膜色素沉着，以及眼睑黑素细胞增多症中的眶周皮肤色素沉着。这两种情况在女性中更为常见，亚洲人的患病率最高[62]。Gonder 等[63]发现，与临床人群相比，葡萄膜黑色素瘤患者两种形式的黑色素细胞增多症的患病率更高。Singh 等[64]估计患有眼黑素细胞增多症或眼黑素细胞增多症的白人患者的葡萄膜黑色素瘤终生患病率为每 1000 人 2.6 例，而普通人群的葡萄膜黑色素瘤的估计患病率为每 10 000 人 7.5 例。

病例对照研究表明皮肤痣的存在可能是葡萄膜黑色素瘤的危险因素[38, 65, 66]。Seddon 等发现，皮肤痣增多患葡萄膜黑色素瘤的风险增加[38]。发育异常痣综合征（dysplastic nevus syndrome，DNS）[41]和非典型葡萄胎综合征（atypical mole syndrome）[65, 67]也与葡萄膜黑色素瘤有关。在一项研究中，发育不良痣患者更容易出现结膜痣、虹膜痣和脉络膜痣[68]。比较匈牙利葡萄膜黑色素瘤患者或皮肤黑色素瘤患者和志愿者对照组中 DNS 存在的病例对照研究结果表明，DNS 在两组黑色素瘤患者中明显比在对照组中更常见（与对照组相比，葡萄膜黑色素瘤的优势比为 4.36）[69]。Van Hees 等[67]报道了非典型痣数量与葡萄膜黑色素瘤之间的剂量 - 反应关系。在调整年龄和性别后，与没有非典型痣黑色素瘤相比，出现一个或两个非典型痣的存在增加近 3 倍的患黑色素瘤风险有关，三个或更多非典型痣的存在会增加 5 倍的风险。类似地，Bataille 等[65]发现非典型痣数量增多的优势比呈上升趋势。虽然 DNS 和眼内痣与葡萄膜黑色素瘤的风险有关，但在瑞典的病例对照研究中，DNS 与虹膜或脉络膜痣的患病率无关[70]，Taylor 等[71]评估的一组眼部黑色素瘤患者中，发育不良痣的发生率也没有高于预期。DNS 与葡萄膜黑色素瘤之间的关系尚不确定。

## 四、激素与生殖因子 Hormones and Reproductive Factors

激素被认为是皮肤黑色素瘤的一个影响因素，根据报道，女性在其生育年龄的风险增加[72, 73]，以及妊娠似乎对预后的不利影响[74-76]。尽管在妊娠期间出现和肿瘤生长[79]的报道很少[77-81]。据报道，在生育期间，由于眼部肿瘤导致的死亡率和眼部黑色素瘤的发病率有所增加[2, 73]。另外，激素环境对年轻女性葡萄膜黑色素瘤的转移风险没有明显影响[82]。推测其潜在的机制包括雌激素或黑色素细胞刺激激素的激素效应。然而，一项研究显示黑色素瘤和周围脉络膜组织中缺乏雌激素受体[79]。流行病学研究比较葡萄膜黑色素瘤病例和对照组无黑色素瘤评价激素和生殖因素[83, 84]。研究结果表明，两者之间的关联性很弱或根本没有关联，且两份报告之间不一致。例如，一个发现妊娠风险增加[83]，另一个发现妊娠风险降低[84]。同样，绝经后使用雌激素的风险增加[83]且无变化[84]。需要进一步的研究来评估这些关系。

### （一）眼睛和肤色 Eye and Skin Color

一些研究表明，虹膜颜色浅的人患葡萄膜黑色素瘤的风险高[33, 66, 85]。在其中一项研究中[86]，蓝眼睛或灰眼睛的人与棕色眼睛的人相比，患病风险高 3 倍（未经其他宿主因素调整）。在一项对 400 多例虹膜黑色素瘤合并其他葡萄膜黑色素瘤的大型研究中，蓝眼睛的风险是棕色眼睛的 1.7 倍。矫正虹膜颜色后，头发和肤色未发现是独立的危险因素[85]。同样，Holly 等[66]也发现了眼睛颜色变浅的双重风险。然而，在一项以兄弟姐妹和人群为基础的病例对照研究中，Seddon 等发现，在校正了祖辈来源后，肤色与葡萄膜黑色素瘤显著相关，与葡萄膜黑色素瘤白种人的肤色较浅与深肤色相比，相对风险为 3.8，但较浅的眼睛颜色仅弱相关，在多变量分析中不显著[38]。虹膜是唯一位于晶状体前的葡萄膜，是一种有效的紫外线滤光片。一项研究发现，蓝眼睛和灰眼睛虹膜黑色素瘤患者的患病率高于睫状体和脉络膜黑色素瘤对照组[87]。Kliman 等[88]还发现，在虹膜黑色素细胞病变的患者中，浅虹膜更为常见，同时也提示这种病变在浅虹膜中可能更为明显。然而，虹膜黑色素瘤发生在眼睛的下半部分[9, 12, 89-91]，虹膜下方可能受到更多的阳光照射，支持虹膜肿瘤的起源可能与环境有关的观点[9, 12, 89-91]。

### （二）非眼部恶性肿瘤病史 History of Nonocular Malignancy

为了研究先前诊断为其他癌症的患者是否增加患葡萄膜黑色素瘤的风险，一些流行病学研究将黑色素瘤患者与对照组进行了比较，了解他们过去的其他恶性肿瘤病史[92-94]。将一个葡萄膜黑色素瘤病例系列与康涅狄州州肿瘤登记处的人群数据进行

比较，发现葡萄膜黑色素瘤女性患者先前恶性肿瘤的患病率显著高于男性[94]。利用 SEER 数据进行的一项调查发现，有侵袭性卵巢癌病史的女性患眼黑色素瘤的风险增高，提示可能存在共同的激素病因[95]。利物浦眼科肿瘤中心最近的一份报道描述了 20 年来葡萄膜黑色素瘤患者中其他非眼部原发性疾病的患病率为 4.3%[96]。一般来说，这些研究的结果并不支持先前的恶性肿瘤和后来发生葡萄膜黑色素瘤诊断之间的一致性关联。在一些研究中发现，与皮肤癌病史相关的黑素瘤相对危险性增加较弱且不显著[93-95, 97]，提示皮肤恶性肿瘤和葡萄膜黑色素瘤也许有一些共同的危险因素。需要进一步的研究来评估这种潜在的联系。

## 五、环境因素 Environmental Factors

### （一）日光照射 Sunlight Exposure

阳光照射被认为是许多眼部疾病的潜在环境危险因素，包括年龄相关性黄斑变性[98, 99]和老年性白内障[100]及葡萄膜黑色素瘤[37, 38, 66, 85, 86, 89]。在一个脉络膜黑色素瘤连续系列病例中，显示出最初发病出现在中心凹周围区域的明显的倾向性。随距离黄斑的距离远发病率降低，这种梯度的降低与从黄斑到周边视网膜上的光照度降低相关，提示太阳照射可能在葡萄膜黑色素瘤中起作用[101]。然而，Shah 等的 Meta 分析显示，出生纬度的长期紫外线照射和职业性日光照射都不是葡萄膜黑色素瘤发生的重要危险因素[102]。早期和更频繁出现的中心凹周围的肿瘤可能是与肿瘤位置相关的视觉症状有关。焊接间歇性紫外线照射被发现与葡萄膜黑色素瘤可能有关联[66]，Shah 等[102]的荟萃分析中描述了，见下文。

### （二）饮食与吸烟 Diet and Smoking

目前文献中没有关于饮食对葡萄膜黑色素瘤发病率影响的数据。一项研究旨在观察饮食摄入对提高无复发间隔的作用，但受试者人数和随访时间都很小[103]。德国一项基于人群的病例对照研究发现，吸烟和饮酒与葡萄膜黑色素瘤发病风险增加无关[104]。在一项大型前瞻性研究中，吸烟并不能改变放疗后第一个 3 年发生转移的风险[105]。

### （三）地理因素 Geography

葡萄膜黑色素瘤可能不同于皮肤黑色素瘤，因为在眼部疾病的发病率方面似乎没有很强的纬度梯度[2, 9, 22, 23]。在一项针对退伍军人管理医院患者的研究中，南方医院报道的葡萄膜黑色素瘤发病率较高[106]，但这可能反映了老年退伍军人退休到美国南部的趋势。在加拿大的一项研究中，海拔而不是纬度与葡萄膜黑色素瘤的发病率呈正相关[11]。根据SEER数据确定的病例中的出生状态，评估早期暴露于太阳辐射与眼部黑色素瘤风险的关系，出生在南方州或太阳辐射水平较高的州与眼部黑色素瘤风险无关[107, 108]。

葡萄膜黑色素瘤发病率缺乏明显的纬度梯度有几种可能的解释，假设阳光是该病的病因。首先，在南部纬度地区可能看不到较高的葡萄膜黑色素瘤发病率，因为南部较高的太阳光强度可能被北部积雪造成的紫外线辐射的更大反射所抵消。第二，相关研究的质量取决于在整个研究人群中统一的病例确定和疾病风险。地理模式可能因案例发现的完整性差异所掩盖，这是上述几个研究中的一个问题。对黑色素瘤易感性不同的人群的种族或种族混合的区域差异也可能掩盖这种罕见肿瘤的发病率差异。在白人中，北纬度血统是一个危险因素[38]，而在低纬度地区，阳光照射量最大。

日光照射与葡萄膜黑色素瘤之间可能存在的联系的一个问题在于，确定紫外线辐射是否真的通过角膜和晶状体的有效滤光到达葡萄膜束。在动物模型和眼球摘除的研究中[109]已经证明，几乎没有UV-A或UV-B辐射通过成人的晶状体和角膜传播。另外，青少年的晶状体可能会传播少量的紫外线[110]。然而，也有人认为，如果大量紫外线辐射穿透晶状体，直接覆盖在包括视网膜在内的葡萄膜结构上的组织，将提供必要的保护[111]。这样的净效应将是所有年龄段直接完全阻断紫外线辐射，使其不与脉络膜和捷状体直接接触。

除了直接作用外，阳光还可以通过引起免疫功能[112]的系统性改变或通过产生"太阳"循环因子间接作用[113]。紫外线辐射对免疫系统的这种损害，会使眼部参数不如其他身体暴露重要。可能有某些遗传倾向的个体更容易受到阳光照射的直接或间接影响。

一些研究比较了葡萄膜黑色素瘤患者和对照组的日光暴露史[38, 66, 85, 86, 114, 115]。除了一项研究外，所有这些研究都表明，某些紫外线照射对葡萄膜黑色素瘤的风险有低到中度的不利影响，但结果并不一致。这些暴露包括居住在美国南部、使用日光灯和有强烈日光暴露史[38]，职业性紫外线暴露[114]，有晒伤、焊接烧伤或晒伤的倾向[66]，在户外从事园艺和缺乏眼睛保护[85]。在一项没有发现日光敏感性或暴露与葡萄膜黑色素瘤之间关联的研究中[86]，样本量很小，因此检测弱或中度关联的能力很低。

在这些观察研究中，潜在的偏倚可能是有问题的。例如，葡萄膜黑色素瘤患者可能比无葡萄膜黑色素瘤患者更容易回忆某些暴露。而且，无法避免的混淆也很可能发生。可能还有其他风险因素尚不清楚，因此在分析中无法控制。紫外线照射可能在葡萄膜黑色素瘤的病因中起一定作用，但其与该病的关系尚不明确。

### （四）职业和化学接触 Occupational and Chemical Exposures

一些罕见的癌症是由工作场所的化学或辐射暴露引起的[116]，并且职业暴露也被认为是葡萄膜黑色素瘤的病因。Jensen[12]在葡萄膜黑色素瘤患者中发现的职业分布与丹麦普通人群中发现的大致相同。Swerdlow[23]报道说，英格兰和威尔士的眼癌患者比体力劳动者更可能是非体力劳动者，特别是在电业工人中发现了更高的风险。Gallagher等[86]在加拿大西部没有发现电业工人或任何其他特定职业的风险升高，但注意到政府工作人员葡萄膜黑色素瘤（一种管理工作分类）病例过多。4名葡萄膜黑色素瘤患者和所有对照组均未报道在上述病例对照研究中担任过焊工。一项基于人群的病例对照研究使用两种职业和行业编码系统评估职业暴露[117]。结果表明，农业、渔业、林业职业和工业群体及接触某些化学物质的人群患葡萄膜黑色素瘤的风险增加，但这些关联性较弱，没有统计学意义。这项探索性研究为未来的研究提出了可能的领域，可以检验这些和其他特定的假设。在另一个病例对照研究中[115]，发现了眼黑色素瘤与接触焊接和石棉之间的关系，高危的特定职业包括化学相关职业、海事和健康相关职业。一些职业性或社区性葡萄膜黑色素瘤病例集群的报道引发了关于职业性或化学性接触常见病因的猜测。一份报道描述了发生在西弗吉尼亚州一家化工厂员工中的一组病例[118]。1972—1978 年诊断出 4 例，1952 年诊断出第 5 例。在宾夕法尼亚州的一个小社区，在 2.5 年的时间里诊断出 3 例脉络膜黑色素瘤[119]。在路易斯安那州的一个制造厂也报道了一个由 4 个病例组成的集群[120]。然而，经调查，在这些集群中没有发现任何特定的致因。

实验动物经甲基胆蒽[121]、N-2- 氟苯乙酰胺和乙硫氨酸[122]、镭[123] 和亚硫化镍处理后，产生了眼黑色素瘤和其他眼肿瘤[124]。在宾夕法尼亚州社区发现的一组病例中[119]，尽管脉络膜黑色素瘤患者中没有发现常见的暴露，但给予社区水的实验鼠出现了对照鼠中未见的前晶状体囊异常。这种联系的基础尚不清楚。

### （五）手机使用 Mobile Phone Use

在过去的 10 年里，人们一直关注微波能量在移动或无线电话中的应用和癌症的发展。通过问卷调查，对 400 多名葡萄膜黑色素瘤患者进行病例对照研究，以确定手机使用情况，逻辑回归分析显示，经常使用手机与葡萄膜黑色素瘤的发病风险无关[125]。

### （六）其他环境暴露 Other Environmental Exposures

许多其他环境暴露可能与葡萄膜黑色素瘤的病因有关。Albert 等[50] 总结了病毒引起该疾病的现有证据。在实验动物注射病毒转化的葡萄膜组织后，已诱发类黑色素瘤肿瘤[50]。此外，在人类葡萄膜黑色素瘤中也发现了病毒和病毒样颗粒[126]。然而，这些发现的意义尚不清楚，因为病毒颗粒通常是正常组织的成分。外伤被认为是一些皮肤黑色素瘤的可能原因[127, 128]，也有一些关于葡萄膜黑色素瘤发生在先前损伤部位的报道[129, 130]。

## 六、结论 Conclusion

我们对葡萄膜黑色素瘤流行病学的认识仍在逐步发展。宿主因素仍然是已知的该病最强危险因素，特别是种族血统。色素沉着程度和皮肤痣可能是潜在风险的标志。也有罕见的葡萄膜黑色素瘤发生在血缘亲属中的报道，这表明在某些情况下可能的遗传成分。

急性或强烈的紫外线照射可能增加葡萄膜黑色素瘤的风险，但日光照射的作用和相关机制尚不清楚。可能的生物学机制支持女性激素的潜在影响，但迄今为止的发现是薄弱的和不一致的。这些因素以及职业和其他潜在危险因素值得进一步研究。肿瘤遗传学的新研究发现，G-α 突变在葡萄膜黑色素瘤的发生发展中起着重要作用，这些和其他遗传因素可能对了解葡萄膜黑色素瘤的生物学和未来治疗方法的发展具有重要意义。进一步的流行病学研究有必要进一步探讨与这种潜在致命癌症相关的风险和保护因素，这可能导致预防措施和更好的治疗。

# 后极部葡萄膜黑色素瘤的预后
## Prognosis of Posterior Uveal Melanoma

Johanna M. Seddon　　Tara A. McCannel　　著

第
144
章

　　葡萄膜黑色素瘤是一种罕见的恶性肿瘤，可导致视力下降和死亡。更好地了解可能影响预后的因素是成功治疗该病的重要一步。对葡萄膜黑色素瘤患者的研究表明，在眼球摘除后 10～15 年内，肿瘤相关死亡率约为 50%。已经明确和肯定的转移预后危险因素是丢失一个 3 号染色体拷贝或原发肿瘤的单体 3。在这一章中，我们回顾了葡萄膜黑色素瘤患者在各种局部治疗方式下的眼部预后和在转移和死亡方面的系统预后的最新知识。

## 一、保眼治疗的预后 Ocular Prognosis of Globe-Conserving Therapies

　　无转移证据的原发性脉络膜黑色素瘤的治疗包括保眼治疗或眼球摘除。在一项对原发性脉络膜黑色素瘤患者进行的随机临床试验中，采用保眼治疗的 $^{125}$I 近距离放射治疗与眼球摘除治疗的对比研究，眼部黑色素瘤协作研究（collaborative ocular melanoma study，COMS），近距离放射治疗与眼球摘除治疗后 5 年、10 年和 12 年的死亡率无显著性差异[1-3]。因此，越来越重视脉络膜黑色素瘤的保眼治疗（globe-conserving therapy）。现有报道的局部治疗失败率因治疗模式和使用类似模式的中心而异。与非放射治疗方法相比，放射治疗总体上降低了局部治疗失败率。

### （一）放射 Radiation

脉络膜黑色素瘤保眼治疗后保持眼睛的完整性是评估特定治疗成功与否的重要结果。局部治疗失败或局部肿瘤复发与发病率有关，包括需要再次放射治疗或通过摘除器官造成的器官损失。125I 敷贴放射治疗（plaque radiotherapy，PRT）是脉络膜黑色素瘤最常见的主要治疗方法。在报道 125I 局部治疗失败的最大宗研究中，COMS 中等大小肿瘤试验报道了 5 年内治疗失败的风险，650 名患者的局部复发率为 10.3%[4]。Sagoo 等对 650 例视盘旁肿瘤的报道显示，10 年内局部治疗失败率为 21%。对于 125I 近距离放射治疗，文献中的局部治疗失败率在不同的治疗中心不同的随访间隔和样本量的范围为 0%～27%[6-22]。McCannel 等[6] 和 Tabandeh 等[8] 的系列报道的 125I 局部失败率很低，分别为 0% 和 1.7%。两个中心都使用术中超声检查，将边缘遗漏的风险降至最低。在涉及放射治疗的治疗方法中，Rouberol 等报道了 1983—1995 年治疗的 213 名患者在钌近距离放射治疗 5 年和 10 年后局部复发率分别为 21.7% 和 24.3%[23]。Wilson 在一篇回顾性综述中还报道，与质子束照射和 125I 近距离放射治疗相比，使用钌敷贴的局部治疗失败率更高[24]。在 368 例接受质子束治疗的患者中，Mosci 报道局部治疗失败率为 8.4%[25]。在另一组 1922 例接受质子束照射的患者中，报道了 5 年和 10 年的局部复发率分别为 3.2% 和 4.3%[26]。公布的数据表明，使用钌导致的局部治疗失败率高于 125I。根据治疗中心的经验，质子束放射治疗的局部失败率是可变的。125I 和质子疗法之间的直接比较很少，然而，最近，Mishra 及其同事报道，在他们的中心进行 12 年的随访中，氦离子带电粒子和 125I 疗法的局部失败率分别为 2% 和 21%[27]。125I 是北美葡萄膜黑色素瘤最常用的局部治疗形式，不同中心的局部治疗失败率不同。

### （二）硅油作为辐射衰减的玻璃体替代物 Silicone Oil as Vitreous Substitute for Radiation Attenuation

虽然传统的近距离放射治疗仍然是一种眼外治疗，但在一些眼科肿瘤中心采用的一种新方法是用玻璃体手术填充 1000 厘斯托克斯硅油，以此来衰减辐射。最初由 Oliver 等[28] 报道，随后由 Ahuja 等[29] 证实 1000 厘斯托克斯硅油可以使 125I 的辐射比水或房水减少 50%～60%。对比 125I 近距离放射治疗加 1000 厘斯托克斯硅油和不加硅油的病例对照研究发现，2 年后加硅油组的放射性黄斑病变有所改善[30a]。McCannel 等最近的病例对照分析显示，玻璃体切除加硅油治疗大的葡萄膜黑色素瘤具有显著的视力优势[30b]。

## 二、非放射治疗 Nonradiation Therapy

葡萄膜黑色素瘤的非放射局部治疗包括激光光凝、Visudyne 光动力疗法和经瞳孔温热疗法。激光相对于辐射的主要理论优势在于：与辐射相比，最大限度地减少对健康眼组织的附加损害，最大限度地减少对患者和操作者的辐射暴露，以及不需要放射肿瘤学或使用手术室的更简化的治疗方法。然而，与大多数放射治疗相比，激光在局部肿瘤控制方面的成功率较低。利用氩激光光凝治疗脉络膜黑色素瘤的报道很少，但失败的报道也很多，普遍认为氩激光对任何大小的脉络膜黑色素瘤都不是一种有效的主要治疗方法[31-33]。在文献中很少有葡萄膜黑色素瘤的光动力疗法的报道，只有两个病例报道使用这种技术治疗小的非典型无色素脉络膜黑色素瘤[34, 35]。Barbazetto 等报道了一个由 4 名患者组成的病例组，他们接受了光动力疗法，而复发的肿瘤则接受了其他方式的治疗，最终导致两只眼被摘除[36]。

在停止经瞳孔温热疗法（transpupillary thermotherapy，TTT）治疗年龄相关黄斑变性后，人们对这种用于后段肿瘤的热激光疗法产生了明显的兴趣。然而，使用 TTT 的最大系列报道了高的局部治疗失败率。Shields 等报道了一系列 256 例经瞳孔温热疗法治疗的葡萄膜后黑色素瘤在 3 年内的局部治疗失败率为 22%[37]。Aaberg 等报道了 135 名患者 5 年内 23% 的失败率[38]。Zaldivar 报道了 8 例 TTT 失败后眼球摘除的组织学表现。虽然肿瘤的高度下降，但巩膜外延伸和肿瘤的横向扩散也随之发生[39]。Habor 发现，TTT 与 PRT 放射治疗的视力结果无显著性差异，且 TTT 与 125I PRT 相比，复发率明显增高[40]。目前，TTT 的使用仅限于主要近距离放疗的辅助治疗，以弥补某些手术者在放置敷贴时的肿瘤边缘未覆盖的部分[41, 42]。

### 三、手术治疗 Surgery

涉及肿瘤切除的手术入路已描述为经巩膜入路（经巩膜眼内切除或局部切除）或采用玻璃体切除术的内部入路并使用玻璃体切割头切除肿瘤。前一种方法由于需要全身降压麻醉以降低脉络膜出血的风险，可能会造成技术上的困难。在下面的报道中，与标准的近距离放射治疗相比，经巩膜眼内肿瘤切除手术有更高的眼部并发症发生率和更低的保眼率。尽管局部治疗失败和眼球摘除的发生率明显较高，但仍有一些病例可能认为肿瘤切除术优于标准的近距离放疗。

Peyman 等[43] 研究了一组 34 例经眼球壁肿瘤切除术治疗的患者，平均随访 5.3 年，其中 11 例（32.3%）需要眼球摘除（主要是因为切除边缘有肿瘤细胞），13 例（38.2%）在治疗后保持 20/200 或更好的视力。没有患者出现局部治疗失败，两名患者在报道时死于转移性黑色素瘤。在一项配对的病例对照研究中，49 对患者中的 81 人在一个中心接受经巩膜肿瘤切除术或在另一个中心接受碘近距离放疗，Kivela 及其同事发现，与肿瘤切除术相比，敷贴治疗复发更少，但 8 年死亡率没有差异。此外，只接受放射治疗的眼出现新生血管性青光眼、放射性视网膜病变、白内障或缺血性改变。Shields 等[45] 描述了一系列 95 例脉络膜或睫状体肿瘤患者，或同时具有脉络膜或睫状体肿瘤，通过眼内肿瘤局部切除术治疗。葡萄膜黑色素瘤 81 例（85%），玻璃体积血 79 例（83%），视网膜内或视网膜下出血 33 例（35%），视网膜脱离 26 例（28%），白内障 32 例（34%）。16 例（17%）需要视网膜脱离手术，15 例（16%）需要眼球摘除术。5 例（5%）出现远处

转移，中位随访 2.5 年。在 Damato 等进行的一个最大系列经巩膜眼内肿瘤局部切除治疗中，3 年内局部治疗失败率为 20%[46]。Puusaari 等在 33 名患者中报道，5 年内局部治疗失败率为 40%[47]。Garcia-Arumi[48] 报道了 34 例玻璃体手术进行眼内肿瘤切除的病例，平均随访 70 个月，局部治疗失败率为 5.8%，与其他玻璃体手术进行眼内肿瘤切除的病例的报告相当[49, 50]。

### 四、转移和死亡的系统性预后 Systemic Prognosis for Metastasis and Death

葡萄膜黑色素瘤最常见的转移部位是肝脏。至少 50% 的葡萄膜黑色素瘤患者会发展成转移性疾病[51]。COMS 研究报道一旦肝转移诊断后，中位生存率在 6～12 个月[52]。在 Rietschel 等对转移性葡萄膜黑色素瘤患者的分析中，作者发现除肝脏外最常见的转移部位是肺[53]。60 岁以下的患者有肺转移，从治疗黑色素瘤到发现转移的时间间隔更长，并且在诊断为转移性疾病后有更好的生存率。

局部保眼治疗的存活率与治疗后早期的眼球摘除治疗相比没有显著差异，这可能与肿瘤治疗前发生转移的可能性有关，也可能与肿瘤诊断前发生转移有关[54]。评估保守治疗与眼球摘除治疗在生存率方面的相似性的另一个考虑因素是，选择中小型肿瘤患者和其他更有利的预后指标作为保眼治疗方法可能会使生存率结果偏向于这些治疗。因此，在非随机研究中尽可能控制这些预后因素是很重要的。20 世纪 80 年代开发了一个用于预后和治疗研究的数据收集和管理系统，以便在观察性横断面和纵向研究中标准化这些措施，并用于确定与转移相关的几个因素[55-58]。在评估质子束或眼球摘除术后预后的初步研究中[57, 58]，Cox 比例风险模型首次应用于眼科，以研究葡萄膜黑色素瘤治疗后的预后和生存率。应用流行病学方法对人口学因素和肿瘤特异性变量（肿瘤高度、肿瘤直径、肿瘤位于赤道后、赤道前和睫状体受累）的差异进行标准化和控制。肿瘤体积越大，位置越靠前，生存率越低，且治疗方式无明显影响。治疗前观察期的长短或生长迹象均未显示对预后有影响。用这些方法还评价了质子束照射后的视力结果[59, 60]。

### 放射治疗 Radiation Therapy

#### 1. 转移与生存 Metastasis and Survival

据报道，葡萄膜黑色素瘤放疗后的精算生存率为 75%～80%[61, 62]，5 年后为 89%[63]。在 96 例接受钴敷贴治疗的患者中，5 年生存率（无转移性黑色素瘤死亡）约为 75%[61]。在一项 128 例接受质子束照射的患者中[65]，平均随访 5.4 年，5 年无转移生存率为 80%。Lommatzsch[64] 报道了一组 309 名接受钌治疗的患者中 5 年生存率为 89%。在这项研究中，肿瘤高度 5mm，直径 15mm，平均随访 6.7 年。在德国[65]、瑞典[66] 和芬兰的一系列接受钌治疗的患者中观察到类似的生存估计[67]。在早期报道的更新中，Char 报道了 218 名接受氦离子照射治疗的患者的长期预后，平均随访 12 年[68, 69]。该组肿瘤平均厚度为 6.7mm，最大肿瘤平均直径为 11.9mm，5年、10 年和 15 年生存率分别为 73%、61% 和 54%。该研究还报道了 $^{125}$I 放射治疗的一系列患者[70, 71]。

有几项研究已评估了接受放射治疗的患者的预后因素。利用 Seddon 及其同事开发的肿瘤登记和分析方法[55-60]，对首批 780 例接受质子束照射的患者进行了评估，其中 62 例在研究时发生了转移。与早期的研究相似，肿瘤直径大于 15mm、睫状体受累、巩膜外延伸和 60 岁或 60 岁以上治疗的年龄是转移的主要风险预测因素。手术定位和术前肝酶升高对预后无统计学意义。他们发现质子束照射与眼球摘除相比没有生存优势[57, 72]。在一项关于激素在转移发生中的作用的研究中，[73] 接受质子束照射治疗的育龄女性的葡萄膜黑色素瘤无论是放疗后妊娠史还是口服避孕药均与转移率无关。

治疗后密切监测肿瘤消退情况。Rashid 等报道肿瘤的特异性消退模式可能是异质性的，除了肿瘤高度之外，其他临床特征也可以用来评估治疗反应[74]。Augsburger 及其同事研究了肿瘤消退作为钴敷贴照射后转移的预后因素。这项初步研究的结果表明，肿瘤快速消退是一个预后不良的迹象[75]。在一系列接受质子束照射的患者中，肿瘤消退越快，其转移的可能性就越大[76]。然而，最近 Correa 和 Augsburger 在治疗后 6 个月通过基因表达谱评估了肿瘤后扁平化率与分子风险类别之间的关系，并报道了当初始肿瘤厚度的影响得到控制时，转移风险与肿瘤快速缩小之间没有关联[77]。与生物侵袭性更强的葡萄膜黑色素瘤对治疗反应更快相比，由于肿瘤的原始大小而不是其活性，大肿瘤在治疗后比小肿瘤缩小的可能性更大。

#### 2. 局部治疗失败与转移预后 Local Treatment Failure and Metastatic Prognosis

局部肿瘤复发或局部治疗失败可能增加葡萄膜黑色素瘤转移的风险[78, 79]。这似乎是近距离放射治疗的一组视盘旁黑色素瘤患者的情况[80]。在这项研究中，黑色素瘤在 5 年、10 年和 15 年的转移率分别为 13%、16% 和 37%，肿瘤有复发（定义为任何数量的再生）、直径大的肿瘤和位置靠前的肿瘤更易于发生远处转移。这可能部分是由于放置敷贴的技术困难，导致肿瘤治疗不足（或对正常视网膜治疗过度）。Harbour 等[81] 评估了肿瘤放疗后再生模式的预后意义。肿瘤厚度增加的患者死于转移的相对风险明显高于肿瘤边缘扩散的患者（分别为 5.1 和 2.2，与无肿瘤复发的患者相比）。肿瘤厚度增加患者的平均转移率也明显高于边缘扩散患者。最近，对 3000 多名葡萄膜黑色素瘤患者的在线肿瘤数据注册数据的分析显示，无复发组估计 5 年和 10 年无转移 Kaplan-Meier 估计值分别为 87% 和 82%，而局部复发组分别为 71% 和 62%，这些差异具有统计学意义[82]。减少以保留眼球为目的局部治疗失败是治疗原发性葡萄膜黑色素瘤的关键，目前有尚不是非常充分的证据表明对全身转移的发展有重大影响。

## 五、眼球摘除术后的预后 Prognosis After Enucleation

葡萄膜黑色素瘤的转移可能发生在肿瘤诊断后的任何时候。Jensen[83] 在他对丹麦患者的 25 年随访中发现，转移的高峰发生在摘除后的第 1 年，超过一半的转移患者在治疗后的 3 年内发生转移。然而，一个众所周知但却鲜为人所理解的事实是，患者在眼球摘除术后几十年可能会发生转移。由于眼球摘除本身可能导致死亡率增加的假设[84]，COMS 研究比较了大肿瘤的眼球摘除和眼球摘除前放射治疗，没有发现死亡率的差异[51]。丹麦和芬兰对眼球摘除术后生存率进行了全面和长期的研究。这些报道的优点是以人群为基础，很少有后续失访。Raivio 汇编了 1923—1966 年在芬兰被诊断为葡萄膜黑色素瘤的所有患者的名单[85]。在 359 例确诊病例中，除 5 例患者外，其余患者的 10 年生存状态均为已知；314 例（89%）随访 15 年或以上，214 例（60%）至少随访 20 年。基于黑色素瘤相关死亡的 5 年、10 年和 15 年生存率分别为 65%、52% 和 46%。在存活至少 20 年的 42 名患者中，9 名后来发生转移。Jensen[83] 评估了丹麦葡萄膜黑色素瘤患者眼球摘除术后至少 25 年的生存率。纳入原始系列中的大多数患者已经死亡（82%），其中 51% 死于转移。5 年、10 年和 15 年的精确生存率与 Raivio 报道的相似[85]。1984 年，Lavin 和他的同事对 230 例患者进行了一项新的缺陷生存分析（deficit survival analysis），结果显示眼球摘除术后患者的总体生存率没有优势[86]。葡萄膜黑色素瘤的转移通常发生在摘除后的前几年。肝脏通常是治疗后转移的第一个部位[87-90]。有证据表明转移可能发生在肝转移诊断的前几年[54, 91, 92]。其他可能受到影响的器官包括肺、骨、皮肤和中枢神经系统[89]。大多数肝脏受累的患者在发现转移病灶后的几个月内死亡[90]。

## 六、视力预后与眼部发病率 Visual Prognosis and Ocular Morbidity

　　放射治疗后并发症和视力丧失的发生率取决于治疗的类型及肿瘤在眼睛内的大小和位置。据报道，有 10%~22% 的患者出现了需要摘除的严重并发症[93, 69]。虹膜红变、新生血管性青光眼[94]、放射性视网膜病变或视神经病变是经放射眼可能出现的主要并发症[64, 88, 95, 96]。晶状体混浊是氦离子[97] 和质子束放射治疗[98] 的常见并发症，在已发表的系列报道中发生率超过 40%。在巩膜外敷贴治疗后白内障的发展也比较常见[71, 99, 100]，报道的 5 年发病率从 20%[71] 到 37% 不等[100]。对质子束照射后的视力进行了研究[59, 60]，发现肿瘤厚度越大，靠近视盘或黄斑（或这些结构的高剂量），视力丧失的风险就越大，视力往往低于 20/200。图 144-1 显示了根据肿瘤的高度和距视盘和中心凹距离显示的累积视力丧失的概率曲线。当根据肿瘤的综合特征对患者进行

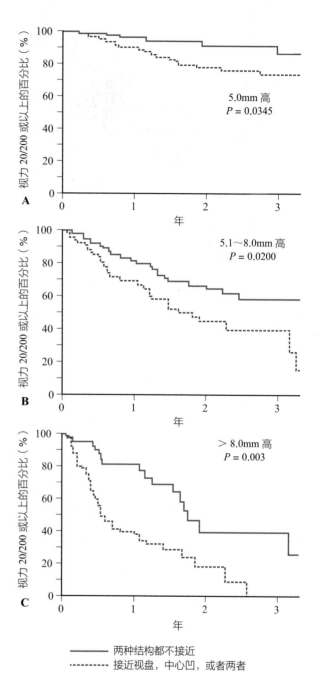

▲ 图 144-1　根据肿瘤与视盘和中心凹的高度和距离计算的视力损失累积概率。"关闭"是指小于或等于 2 个视盘直径，或距结构约 3mm

图片经许可转载自 Seddon JM, Gragoudas ES, Polivogianis L, et al. Enucleation vs cobalt 60 irradiation of melanomas. Ophthalmology 1986; 93:666. © 1986, the American Academy of Ophthalmology 版权所有

评估时，低风险组（肿瘤高 5mm，距黄斑和视盘距离大于 2 个视盘直径）在 3 年内保持视力 20/200 或更好的概率为 91%，中风险组（肿瘤高或接近视盘或黄斑）为 61%，高危组（肿瘤高且靠近视盘或黄

斑）24%。

质子束照射后也出现了视野缺损[101]。125I 敷贴治疗后的视力结果与质子束照射患者相似[102]。在一项对 93 名视盘旁病变的患者接受巩膜外敷贴放射治疗的回顾性研究中[80]，72% 的患者在治疗后 4~5 年内至少丧失了 Snellen 视力表上测量的 3 行视力。丧失这一视力的风险与初始视力有关；初始视力较好（即 20/20~20/40）的患者比初始视力为 20/50~20/100 或低于 20/100（治疗后 5 年分别为 67%、64% 和 8%）的患者更有可能出现 3 行或更多的视力丧失。在另一项对 186 名接受氦离子照射的患者进行的研究中，49% 的患者的视力保持在 20/200 或更好，中位随访时间为 26 个月[103]。除了测量视力，视觉功能是治疗葡萄膜黑色素瘤后的主要问题。Augsburger 等[104] 通过对接受巩膜外敷贴放射治疗或去眼球摘除治疗的患者进行标准化随访，评估了就业和驾驶、阅读和看电视能力方面与视力相关的变化。巩膜外敷贴放射治疗组 51 例患者治疗后平均随访 87 个月，90% 以上患者视力无明显下降。51 例眼球摘除术后平均随访 89 个月，报告了类似的结果。因此，尽管患眼可能丧失视力，但绝大多数接受巩膜外敷贴放射治疗或眼球摘除治疗的患者在视力相关活动中仍能充分发挥功能。

## 七、转移的临床预后指标 Clinical Prognostic Indicators for Metastasis

### 肿瘤大小与美国癌症联合委员会分级分期 Tumor Size and the American Joint Committee on Cancer (AJCC) Classification Stage

肿瘤大小是决定最终转移的重要预后因素。在不同的研究中，大小被定义为不同的最大肿瘤尺寸：高度和直径[55-60]、与巩膜接触的最大直径[105]、最大直径和高度的组合[106]、肿瘤基底区[107] 和肿瘤体积[108, 109]。比较肿瘤大小和预后时应考虑这些差异。Kaplan-Meier 生存曲线显示，随着最大肿瘤尺寸每增加 2mm，预后稳步恶化，如图 144-2 所示[58]。

Flocks 等[108] 是最早认识到肿瘤大小重要性的人之一。利用武装部队病理学研究所（Armed Forces Institute of Pathology）的数据，他们估计肿瘤

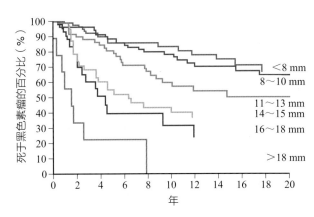

▲ 图 144-2　黑色素瘤的累积生存概率和最大肿瘤尺寸

图片经许可转载自 Seddon JM, Albert DM, Lavin PJ, et al. A prognostic factor study of diseasefree interval and survival following enucleation for uveal melanoma. Arch Ophthalmol 1983; 101: 1894–1899. ©1983, American Medical Association 版权所有

瘤体积是肿瘤最大直径、垂直于最大直径的直径和高度的乘积。将肿瘤分为两组，根据肿瘤大小是否大于 1344mm³ 的中位值，5 年死亡率分别为 15% 和 54%。McLean 等[109] 报道低于 1400mm³ 的肿瘤的 6 年死亡率略高（25%），一个区别是 Flocks 等排除了巩膜外蔓延的肿瘤。

绝大多数后续研究证实了肿瘤大小对预后的影响。这些研究大多认为小肿瘤最大直径不超过 10mm，高度不超过 2~3mm。Warren[106] 对来自爱荷华州东部的 108 名患者进行了 5 年或更长时间的随访。10 例直径 > 10mm、厚度 > 2mm 的肿瘤患者中，无一例因转移死亡。肿瘤直径 ≤ 15mm，高度 ≤ 5mm 者为中等大小，24 例患者中 9 例（37%）死于转移。大肿瘤患者的死亡率最高，超过一半（57%）的患者死于该病。Shammas 和 Blodi[105] 通过增加病例更新了这一系列病例，使总数达到 293 例，并根据与巩膜接触的最大直径对肿瘤进行分类。随着肿瘤直径的增加，6 年生存率从 10mm 或以下肿瘤的 87% 下降到 12mm 以上肿瘤的 30%。Jensen[107] 发现即使是小肿瘤患者的长期生存率也很低。他报道，30 名肿瘤直径 < 10mm、高度 < 3mm 的患者中，有 12 名（40%）死于转移性疾病。最大横截面积 > 100mm² 的肿瘤的相应数字为 63%。在治疗前可用的临床参数中，111 例患者中，最大肿瘤尺寸（分类为 < 10mm、10~15mm 或 > 15mm）

是最有用的转移和死亡率预测因子[86]。在该研究中，肿瘤最大尺寸的敏感性、特异性、阳性和阴性预测值与细胞类型相似。其他报道包括荟萃分析和一系列葡萄膜黑色素瘤患者的回顾，证实了肿瘤大小的重要性[110, 111]。据报道，美国癌症联合委员会（AJCC）对葡萄膜黑色素瘤的解剖分期预测预后，分期越高，发生远处转移的风险越高[112, 113]。此外，Bagger 及其同事指出，与 AJCC 分期相比，3 号染色体状态和 AJCC 分期提供了更准确的生存预测[114]。

## 八、转移的组织病理学预后指标 Histopathologic Prognostic Indicators for Metastasis

### （一）组织病理学和免疫遗传学 Histopathology and Immunogenetics

1931 年，Callender[115] 发表了第一个根据葡萄膜黑色素瘤的组织病理类型进行分类的系统。Callender 描述了五种组织学类型：梭形细胞 A 和 B 亚型，上皮样细胞、束状细胞和混合细胞型肿瘤，混合细胞型由梭形细胞和上皮样细胞组成。尽管这个原始系统已经经过了一些改进，但它仍然是葡萄膜黑色素瘤组织学分型的基础。

Callender 分类系统（Callender classification system）是鉴别不同恶性程度肿瘤的有效方法。Jensen[107] 根据 226 名丹麦患者的细胞类型评估死亡率，并将其结果与先前发表的 Zimmerman 等[116] 系列的结果进行比较。在这些报道中，梭形 A 肿瘤的 10 年死亡率在 11%～19%，梭形 B 肿瘤的 10 年死亡率为 21%～36%，混合细胞肿瘤的 10 年死亡率为 63%～79%，上皮样瘤的 10 年死亡率为 72%～100%。

Callender 分类系统的局限性。首先，没有组织学标准来区分梭形细胞痣和痣。第二，对于由梭形 A 和梭形 B 细胞组成的肿瘤，没有分类标准，对于被分类为混合型的大肿瘤组，也没有分化标准。为了量化这些组织学观察结果，有学者建立了一个标准的测量方法，并评估了新的参数，包括每个高倍镜视野下的上皮样细胞数量和核仁面积的反标准差，这些参数被发现可以预测转移性死亡[117]。这些方法需要眼球摘除以获得组织病理学。目前，保眼

治疗越来越成为局部肿瘤控制的首选治疗方法。此外，细针穿刺活检提供的细胞学检查被认为不足以评估细胞形态。因此，下面讨论的分子危险因素对于判断预后具有越来越大的价值。

### （二）肿瘤微血管 Tumor Microvasculature

原发性葡萄膜黑色素瘤中存在上皮样细胞[117]、反映肿瘤微循环的血管外基质排列方式[118-121]、高的微血管密度[122-124]和大量肿瘤浸润巨噬细胞的存在[125, 126]与转移死亡时间较短独立相关。这些关联可能是肿瘤侵袭性的标志物，对转移的级联反应没有直接作用，也可能表明直接参与肿瘤向转移的进展。Toivonen 等在肝转移和相应的原发性脉络膜肿瘤的横断面组织病理学分析中发现，上皮样细胞和微血管密度的存在与葡萄膜黑色素瘤从原发性肿瘤到转移的进展密切相关。高微血管密度有助于预测肝转移后的生存率[127]。

肿瘤组织内的微血管形态已被研究。Folberg 等描述了 234 例眼球摘除葡萄膜黑色素瘤组织中观察到的 9 种不同的血管模式[118]。两名观察员独立地回顾了每个肿瘤的载玻片，并评估了每个血管模式的存在与否。3 个或 3 个以上连续的闭合血管环网络的存在高度预测了黑色素瘤相关和全因死亡率。Kaplan-Meier 估计 10 年生存率在网络存在时为 50.7%，无网络的情况下为 88.3%。McLean[120] 在一系列 496 名眼科病理登记的符合条件的葡萄膜黑色素瘤患者中，证实了 Folberg 对血管环的预后意义的观察，尽管使用了不同的测量技术。Foss 等研究了 120 例有可用组织块和生存随访（平均 77 个月）的患者队列中的血管模式和微血管密度[123]。血管计数（vessel count）是黑素瘤相关死亡的高度预测因素，在这项研究中，Folberg[118] 所描述的血管模式与黑素瘤死亡率的相关性不太明显。对这组患者的血管模式进行主成分分析[128]确定了三种模式的组合，其中两种模式——生长紊乱和快速生长的亚克隆的出现——可以预测黑色素瘤的死亡率。然而，与组织病理学一样，除非肿瘤被摘除，否则不能以这种方式评估肿瘤微血管。

### （三）巩膜外扩张 Extrascleral Extension

在许多研究中，另一个增加眼球摘除术后肿瘤

相关死亡风险的因素是肿瘤的巩膜外延伸。眼眶扩张的组织病理学证据通常见于 8%～14% 的病例[129-131]。Shammas 和 Blodi[131] 报道说，30 例巩膜外扩张和 5 年潜在随访的患者中，只有 8 例存活至 5 年。大多数在眼球摘除后 16 个月内死亡。眼眶延伸组 5 年生存率为 26%，无眼眶延伸组为 78%。在 Jensen 的 25 年随访中，107 例眼眶延长患者的长期生存率估计为 29%。1983 年，采用新的统计方法，包括 Kaplan–Meier 生存曲线和 Cox 比例危险模型，对另一组患者的黑色素瘤死亡概率与巩膜外扩张的关系进行了评估[58]。巩膜外扩张组生存率明显下降。没有数据表明，在巩膜外扩张的患者中，剜除术可以提高死亡率[129, 131, 132]。

## 九、转移的分子预后指标 Molecular Prognostic Indicators for Metastasis

肿瘤细胞遗传学研究表明，肿瘤组织中 3、6、8 号染色体的异常与转移性死亡有关[132-139]。3 号染色体缺失与预后不良相关，8 号染色体增加与预后不良相关，6 号染色体异常与预后良好相关。与单纯的肿瘤进展标志物不同，总的染色体改变可能与特定的突变有关，这些突变表现为染色体畸变。

White 等[140] 对 54 例肿瘤患者进行了细胞遗传学分析，并将结果与患者临床结局相关联。发现 3 号和 8 号染色体的异常对预测转移有重要意义；尽管 3 号和 8 号染色体有异常，但 6 号染色体的异常，预示着良好的预后。Prescher 等[141] 对 180 例葡萄膜黑色素瘤患者进行了检查，其中一期眼球摘除是选择的治疗方法。肿瘤组织学、细胞遗传学和临床资料均取自肿瘤标本。30 例肿瘤为单体 3 型，这导致 57% 的患者死于转移，3 年无复发生存率为 50%。在 24 例 3 号染色体正常的患者中，没有发生转移。单位 3、肿瘤位置和肿瘤直径是预后不良的最重要预测因素。此外，组织学类型、年龄、性别、巩膜外生长和肿瘤厚度均无预测价值。Scholes 等[142] 还发现，单体 3 与转移的发生与肿瘤大小或组织学亚型无关，强调大小不足和组织学可能不足是转移的良好预测因子。因此，从细胞遗传学上讲，葡萄膜黑色素瘤似乎分为两个基本上相互排斥的细胞遗传

学组：那些将继续发展成致命转移的患者（肿瘤有单位 3）和那些不会发展成致命转移的患者（缺乏单位 3）。Onken 等[143] 的工作已经证明了 25 个原发性脉络膜黑色素瘤标本的基因表达谱结果。肿瘤分为两组，与转移风险密切相关。"1 级"肿瘤标志表示转移风险低，"2 级"肿瘤标志表示转移风险高。

如前所述，传统上，根据原发性葡萄膜黑色素瘤的临床和组织病理特征来预测葡萄膜黑色素瘤转移的风险。然而，由于目前大多数葡萄膜黑色素瘤正在接受保球手术治疗，对葡萄膜黑色素瘤细针穿刺活检的分子和细胞遗传学信息的分析已经发展，并且越来越普遍[144-147]。DNA 和 RNA 都可以从肿瘤中分析出来。可以使用荧光原位杂交（fluorescence in situ hybridization，FISH）对感兴趣的染色体进行细胞遗传学检测。FISH 检测可在医院临床细胞遗传学实验室进行。然而，其他研究性和不太广泛使用的评估技术，包括全基因组单核苷酸多态性（whole-genome sigle-nucleotide polymorphism，SNP）、多重连接依赖探针扩增（multiples ligation-dependent probe amplification，MLPA）和微卫星分析（microsatellite analysis，MSA）。

全基因组单核苷酸多态性分析评估所有染色体的所有区域，然而，MLPA 和 MSA 检查的染色体数量有限，据信是感兴趣的。虽然 SNP 检测提供了整个基因组的信息，但与 MLPA 或 MSA 相比，它的成本要高得多。脉络膜黑色素瘤的商用 RNA 分析可将肿瘤分为 1 类（低转移风险）和 2 类（高转移风险）。但是，由于该试验不能提供黑色素瘤组织样本存在的细胞学确认，因此结合细胞病理学可确保有意义的试验结果用于诊断确认。Klufas 及其同事最近的一份报道指出，尽管没有黑色素瘤细胞类型，非黑色素瘤肿瘤组织也可能给出 1 类和 2 类检测结果[148]。具有葡萄膜黑色素瘤有特异性结果的分子预后检测（如基于 DNA 的检测识别单体 3）可能提供更有效的信息。

尽管特异性染色体异常，即单体 3，可能在预测转移癌的预后方面很重要，但分子标记和（或）生物学相关突变的使用尚未发现。在未来，肿瘤组织可能会被筛选出这些标志物，这可能有助于定制治疗葡萄膜黑色素瘤转移的方法。目前，尽管采用

了目前的化疗方案，葡萄膜黑色素瘤转移患者通常在诊断为播散性疾病后 2～14 个月内死亡，几十年来预后没有明显改善。我们需要更好地了解转移性葡萄膜黑色素瘤发生和发展的生物学机制。

## 十、早期治疗葡萄膜黑色素瘤改善预后
## Improving Prognosis with Early Treatment of Uveal Melanoma

尽管 COMS 证实用敷贴治疗葡萄膜黑色素瘤和眼球摘除治疗葡萄膜黑色素瘤没有生存优势，但支持较大葡萄膜黑色素瘤高转移风险的数据表明，在肿瘤显著生长之前进行早期治疗可以提高患者的生存率。这已经被怀疑论者提出质疑，他们认为在治疗较小的肿瘤时，提前期偏差可能会导致转移。Damato 及其同事报道，治疗的年轻患者的较小肿瘤，转移率较低。基于 3000 多名患者在约 20 年的时间间隔内的结果显示，治疗可以预防肿瘤生长、去分化和转移疾病，特别是那些肿瘤较小的患者[149]。

通过放射治疗或眼球摘除来实现肿瘤的局部控制可以防止染色体畸变的进一步积累，这可能会影响肿瘤的转移能力。在 452 例葡萄膜黑色素瘤中，用 MLPA 测定 3、6 和 8 号染色体的畸变，Damato、Dopierala 和 Coupland 发现染色体异常随着肿瘤的生长而累积，这与基因组不稳定性一致，这是恶性肿瘤的一个特征[150]。治疗后局部复发的葡萄膜黑色素瘤远处转移率较高的一个解释是，未受抑制的肿瘤生长可选择侵袭性细胞遗传学表型，从而使转移过程得以进行。随着早期发现和提高诊断、活检和治疗小脉络膜黑色素瘤的能力，评估转移结果将是至关重要的。小脉络膜黑色素瘤患者不仅可以实现局部肿瘤控制，而且可以影响这部分患者的转移。

## 十一、结论 Conclusion

葡萄膜黑色素瘤是一种罕见但危及生命的眼内恶性肿瘤。现有证据表明，对小的、不活跃的肿瘤的观察并不会显著增加转移的风险。对于由初步观察管理的患者，治疗决定和治疗时机取决于临床判断。约 50% 的葡萄膜黑色素瘤患者在摘除后 10～15 年内发生转移，其发生率取决于肿瘤的 3 号染色体状态和肿瘤大小。尽管新的保眼疗法不断涌现，但放射治疗是将局部治疗失败的严重发病率降至最低的首选治疗方法。不幸的是，选择治疗方法并不能预防肿瘤相关死亡。更好地了解导致转移的分子事件，包括细胞分化、黏附性和血管生物学，可能有助于开发新的系统疗法。随着细针穿刺活检技术在肿瘤转移预后分子信息获取方面的应用日益广泛，为研究原发性肿瘤生物学提供了一个机会，有助于更好地了解葡萄膜黑色素瘤的转移和预后。

# 脉络膜黑色素瘤的分子遗传学研究
## Molecular Genetics of Choroidal Melanoma

Akrit Sodhi　　J. Silvio Gutkind　　著

## 一、概述 Introduction

葡萄膜黑色素瘤（uveal melanoma，UM）仅占所有黑色素瘤的 5%。然而，它是成年人最常见的原发性眼内恶性肿瘤，每年每 100 万人中影响 5～11人[1]。UM 起源于葡萄膜束（即虹膜、睫状体和脉络膜）内的黑色素细胞。虹膜黑色素瘤是相对良性的，然而，睫状体和脉络膜黑色素瘤仍然是重要的诊断和治疗挑战[2]。事实上，脉络膜黑色素瘤——最常见的眼部黑色素瘤——不仅会导致视力下降，还会导致转移，而转移是致命的。转移最常见的靶器官是肝脏，而检测到肝脏转移病灶预示着一个暗淡的结局，中位生存期只有几个月[3]。尽管在原发性肿瘤的诊断和治疗方面取得了进展，但我们还没有看到患者生存率的相应改善。

目前对局部疾病的治疗，包括保眼治疗方式（如放射性敷贴疗法、外照射疗法、激光疗法），往往会导致严重的视力丧失[4]。新靶点的识别可提供基因产物靶向治疗方案，从而避免局部组织破坏。为此，我们必须确定促进 UM 启动和进展的分子机制。在过去的 10 年里，新的证据表明，葡萄膜黑素细胞通过一系列复杂的分子步骤，其中黑色素细胞逃避其抗增殖和促凋亡的作用而形成黑色素瘤，并且在多达一半的患者中，通过血液转移到肝脏和其他器官[5]。因此，我们必须及早发现有转移风险的患者，以便我们可以提供辅助性全身治疗，以努力延缓或可能防止临床转移疾病的进展。同样重要的是，不存在转移风险的患者应避免不必要的全身化疗治疗，这会带来风险和不良反应。在这里，我们概述了我们目前对脉络膜黑色素瘤的分子遗传学的理解如何为这一毁灭性眼癌的发病机制提供了见解，以及它如何影响这些患者的诊断、治疗和生存。

## 二、皮肤黑色素瘤、葡萄膜黑色素瘤和 RAS/BRAF/MEK 通路 Cutaneous Melanoma, Uveal Melanoma, and the Ras/Braf/Mek Pathway

早期探索 UM 分子遗传学的工作是基于皮肤黑色素瘤的遗传学研究。具体而言，*RAS* 和 *BRAF* 癌基因的激活突变在皮肤黑色素瘤的发生发展中起着重要作用，超过 80% 的皮肤黑色素瘤发生在 *RAS* 和 *BRAF* 癌基因中[6]。*RAS* 和 *BRAF* 突变促进 MEK1/ERK [ 或有丝分裂原活化蛋白激酶（MAPK）途径 ] 的激活，从而促进细胞增殖和存活[7]。不受控制的增殖是恶性转化的一个重要特征，MAPK 通路的激活是恶性转化的共同靶点。早期研究表明，绝大多数原发性 UM 组织显示 MAPK 途径激活的免疫组织化学证据[8, 9]。基于这些有希望的发现，一些研究小组已经调查了 *RAS*、*BRAF* 和 *MEK1* 在原发性 UM 及 UM 患者肝转移中的突变状态。令人惊讶的是，这些研究几乎都是阴性的[10, 11]。事实上，尽管起源于同一种细胞类型，但在 UM 和皮肤黑色素瘤的分子遗传学之间的差异似乎比相似之处更多。

### （一）葡萄膜黑色素瘤的 GNAQ 和 GNA11 突变 GNAQ and GNA11 Mutations in Uveal Melanoma

我们对 UM 发展的理解的突破来自于在 UM 组织中发现编码大 G 蛋白 Gαq 家族成员基因的激活突变。编码异三聚体 G 蛋白 α 亚单位的基因突变已在多种癌症中报道[12]。UM 的基因筛查显示，约有一半的人在编码 Gα$_q$（*GNAQ*）的基因中出现突变[13]。有趣的是，一半以上缺乏 GNAQ 突变的 UM 显示了编码相关蛋白 Gα$_{11}$（*GNA11*）的基因突变[14]。G 蛋白是一类来自细胞表面 7- 跨膜（G 蛋白耦联）受体（GPCR）的异源三聚体蛋白[15]。当配体与其 GPCR 结合时，与 Gα$_{Q/11}$ 亚基结合的 GDP 被交换为 GTP，导致构象改变，随后 Gα$_{Qq/11}$ 与 Gβγ 亚基分离，

然后这些亚单位能够调节各种第二信使。Gα$_{q/11}$ 家族通过激活磷脂酶 C-β（PLCβ）介导其活性，从而激活蛋白激酶 C，最终激活下游的细胞内信号通路，包括 MAPK 信号通路。

然而，脉络膜黑色素瘤细胞系的临床前研究表明，这种经典的 Gα$_{q/11}$ 介导的信号通路不足以解释脉络膜黑色素瘤细胞的增殖能力[16]。相反，最近的研究表明，Gα$_q$ 通过一种新的机制促进黑素细胞转化。Gα$_q$ 结合并激活小 GTPase RhoA 和 Rac1 的鸟嘌呤核苷酸交换因子（GEF）Trio，从而激活它们，并表达促进生长的基因[16]。在不影响 ERK 的情况下，在动物模型中防止 Trio 激活可减少脉络膜黑色素瘤的形成。相反，Gα$_q$ 被证明触发转录辅激活因子 YAP 的核移位，YAP 是控制哺乳动物器官大小的 Hippo 信号通路的关键组成部分[17, 18]。这反过来刺激了 YAP 依赖性转录，独立于 PLCβ 刺激，但需要激活 Trio，随后激活小 GTPase RhoA 和 Rac1 及其相关的信号网络（图 145-1）[17]。

值得注意的是，*GNAQ/11* 在蓝痣（影响结膜和眶周皮肤的良性皮内黑色素细胞增生）[13] 中也有突变，但尚未发现其与晚期 UM 相关的临床、病理、免疫组化或遗传因素相关[19]。虽然蓝痣患者患 UM 的风险较高，但蓝痣并非恶性。此外，尽管激活 *GNAQ/11* 基因突变可以促进永生化黑素细胞的转化，但两种基因的突变都不足以导致恶性转化。总的来说，这些发现表明 *GNAQ/11* 的驱动基因突变发生在 UM 发育的早期，但 *GNAQ/11* 基因突变可能无助于识别那些后期发生转移的风险更高的患者。然而，由于 GPCR 是 50%～60% 现有药物的直接或间接靶点[15]，Gα$_{q/11}$ 仍可能为 UM 的治疗提供一种新的精确的药物靶点。

### （二）葡萄膜黑色素瘤的染色体异常 Chromosomal Abnormalities in Uveal Melanoma

有趣的是，一些细胞遗传学或染色体异常在统计学上与 UM 患者的转移性死亡有关[20-23]。然而，在这些标志物中，6p 染色体的获得和 3 号染色体一个拷贝（单体 3）的丢失被证明是最可靠的转移和生存的预测因子。6p 染色体的获得主要发生在非转移性肿瘤，预后较好。相反，丢失一个 3 号染色体

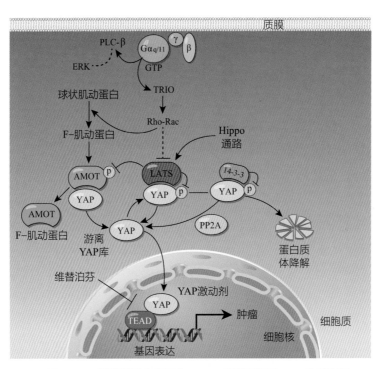

▲ 图 145-1　葡萄膜黑色素瘤中 *GNAQ* 癌基因激活 YAP 的示意图

Gα$_q$ 蛋白通过 RhoA 和 Rac1 调节的信号通路刺激 YAP，这种信号通路是由 Trio 激活启动，与 PLCβ 无关，导致肌动蛋白聚合和 F- 肌动蛋白积累。然后 F- 肌动蛋白可能结合 AMOT，取代 YAP（左），后者转移到细胞核并启动基因表达。游离 YAP 还可以与 LATS（中心）结合，后者通过 14-3-3 蛋白的胞质隔离磷酸化 YAP 或通过促进其蛋白质体降解 [ 作为抑制 YAP 功能的典型 Hippoependent 途径（右）的一部分 ] 磷酸化和失活 YAP。维替泊芬是 YAP 的抑制剂，它抑制 YAP 依赖的基因表达，阻止致癌 *GNAQ* 促进葡萄膜黑素细胞转化

拷贝（单体 3）最常发生在转移性肿瘤中，并预测预后不良[24]。值得注意的是，异二体 3 型，即 3 号染色体的一个拷贝丢失，其余的（错误拷贝）被复制，发生在 5%～10% 的 UM 患者中，在预测上等同于单体 3[25]。研究还发现，单位 3 型肿瘤比二体 3 型肿瘤含有更多的额外染色体异常（非整倍体），提示 3 号染色体缺失可能促进更具侵袭性肿瘤的基因组不稳定性，使一些 UM 染色体异常的预后意义的解释复杂化[26, 27]。

### （三）6p 增加，3 丢失：葡萄膜黑色素瘤的遗传分歧 Gain of 6p, Loss of 3: the Genetic Bifurcation in Uveal Melanoma

有趣的是，染色体 6p 和单体 3 的获得几乎是完全互斥的[22]，代表了 UM 进程中的遗传分歧（genetic bifurcation）（图 145-2）。这一观察结果促使人们努力利用这种独特的分子差异来预测哪些患者后期发生转移的风险更高。为了区分这两个群体的 UM 患者，最初的工作集中在细胞遗传学分析上。然而，这项技术需要训练有素的细胞遗传学家，结果的准确性受到由于仅对少数肿瘤细胞进行分析而产生的采样误差及无法检测到微小的基因变化的限制。此外，标准核型分析无法识别异二体 3[3]，导致在高达 10% 的 UM 中漏检。其他依赖于完整染色体直接分析的技术包括荧光原位杂交（fluorescence in situ hybridization，FISH）、光谱核型分析（spectral karyotyping，SKY）和早期比较基因组杂交（comparative genomic hybridization，CGH）[28]。尽管这些技术比核型分析有一些优势，但由于分析肿瘤细胞的一小部分，它们仍然容易出现采样误差，而且它们也无法检测到异二体。

较新的自动化技术 [ 如基于阵列的 CGH、微卫星分析（MSA）、单核苷酸多态性（SNP）分析、多重连接依赖探针扩增（MLPA）] 使用特定的分子探针评估单个染色体上的多个区域。通过允许对更多的肿瘤细胞进行检测，这些技术降低了采样错误的风险，并提高了与核型分析和 FISH 相比检测较

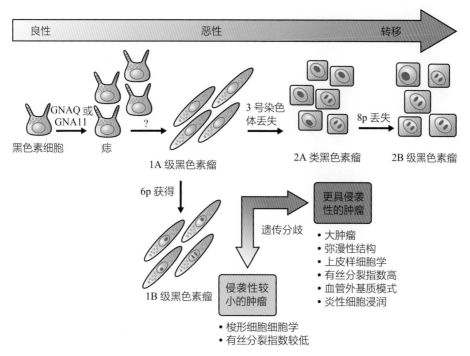

▲ 图 145-2　图示葡萄膜黑素细胞向转移性黑色素瘤发展过程中发生的分子事件

GNAQ 或 GNA11 的初始突变可促进黑素细胞的存活和增殖，但单独的突变并不足以促进黑素细胞的转化。额外的（未知的）突变对于发展为黑色素瘤是必要的。在这个阶段，黑色素瘤会选择两条相互排斥的路径中的一条，即获得 6p 染色体或丢失 3 号染色体，分别导致侵袭性较低（转移率较低）或侵袭性更强（转移率较高）的肿瘤。在侵袭性更强的肿瘤中，8p 的额外丢失进一步增加了转移的风险。这些染色体的改变与葡萄膜黑色素瘤（UM）的典型临床和组织学特征相关，这些特征先前被用来描述（并随后预测）UM 的侵袭性

小异常的能力。此外，MSA 和 SNP 可检测到异二体 3 的存在。与标准核型相比，这些技术的预后准确性尚不清楚[29]。

## 三、基因表达谱 Gene Expression Profiling

DNA 微阵列技术的最新进展以相对较低的成本实现了非常小的组织样本的转录或基因表达谱（GEP），为科学家和临床医师提供了对癌症和其他疾病复杂病理生理机制的洞察。这项技术不仅可以比较正常组织和病理组织或细胞中的基因图谱，还可以比较疾病发展的不同阶段，而且已经证明在研究癌症方面特别有用。在癌症中，GEP 能够使用微阵列（载有代表数千个基因的 DNA 的玻片或芯片）同时测量信使核糖核酸（mRNA）的表达，并将从肿瘤细胞中分离出来的标记 cRNA 应用于确定基因活性。因此，GEP 不必检查基因异常本身，而是能够定量分析肿瘤中基因表达的变化，这些变化（可能）是染色体异常的生物学后果。

然后用统计学方法分析基因表达数据，以确定与患者临床结局相关的基因簇。具体来说，在临床结果知识的指导下，利用"监督"聚类方法对肿瘤进行分类，识别出基因簇。然后可以确定一组基因标志物，并将其用作"预后分类器"，可以帮助预测临床转移的晚期出现（"预后不良"）或缺失（"预后良好"）。这种方法以前曾应用于其他癌症[30, 31]，以更准确地对肿瘤进行分类，最近用 UM 进行了测试（图 145-3）[32]。

来自 UM 中 GEP 的信息已被证明是预测患者临床结局的有用工具[33, 34]。在 UM 患者中，GEP 已确定了两个主要亚组，称为 1 类和 2 类，大约有一半的 UM 属于每个亚组[32]。1 类肿瘤的转移风险较低，2 类肿瘤的转移风险较高[35]。有趣的是，2 类基因表达谱与先前确定的预后特征密切相关，如肿瘤较大、上皮样细胞学、血管外循环基质模式和单体 3[36]。据报道，2 类表达谱的预后准确性高于其他任何特征（单独或联合）[32]。基因子集的鉴定使基于聚合酶链反应（PCR）的平台进一步提高了

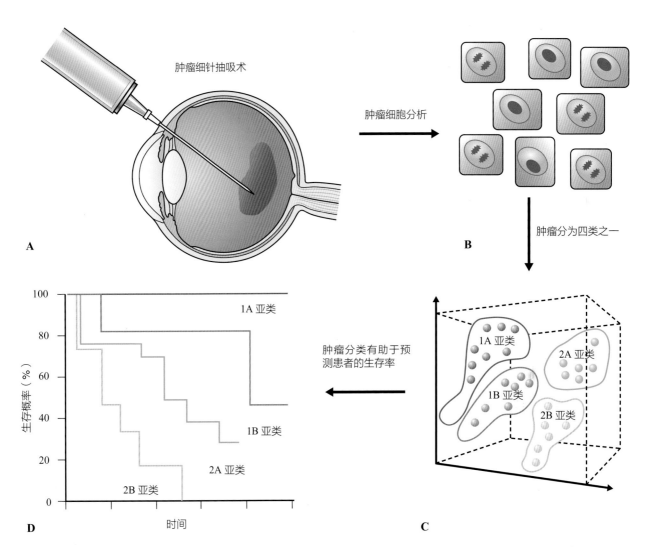

▲ 图 145-3　描述了葡萄膜黑色素瘤（UM）患者活检中涉及基因检测的基本步骤

A. 术中，行经巩膜（前 UM）或经玻璃体（后 UM）细针穿刺活检（FNAB）获取组织进行检测；B. 一旦获得细胞，组织质量通常在检测前首先通过组织病理学进行确认（本例中，是基因表达谱）；C. 利用基因表达谱，肿瘤可以根据特定基因的表达模式分为四类；D. 肿瘤所属的特定类别可以用来预测转移的可能性（进而预测生存的概率）。目前尚不清楚这些数据如何应用于临床（图片经 Dr William J. Harbour 许可，改编自 Landreville S, Agapova OA, Harbour JW. Emerging insights into the molecular pathogenesis of UM. Future Oncol 2008; 4: 629-36.）

GEP 对 UM 的预测准确性[37]。这种基于 PCR 的方法需要较少的组织，并且进一步证明可用于分析存档（福尔马林固定，石蜡包埋）样品。

根据基因表达谱，这两个分类进一步细分为四个具有预测意义的亚类（1A、1B、2A 和 2B）[32]。1A 类肿瘤无转移生存期最长，2B 类肿瘤无转移生存期最短，1B 亚类特征与 6p 染色体的获得密切相关，2B 亚类标记与 8p 染色体的丢失密切相关，用 GEP 对 UM 的预后进行分子预测具有显著的可靠性，为现有的预测方法提供了重要的进展。

## （一）遗传预测的临床意义 Clinical Implications of Genetic Prognostication

我们对 UM 的分子遗传学有了更深入的了解，从而提供了更多的信息，这就提出了关于该病及我们应该如何和何时治疗 UM 患者提出了新的问题。重要的是，应该为谁提供测试（图 145-4）？测试是否应该局限于眼球摘除或局部肿瘤切除的患者，还是应该包括接受近距离放射治疗的患者，后者是否需要细针活检作为额外的程序？肿瘤的位置或大

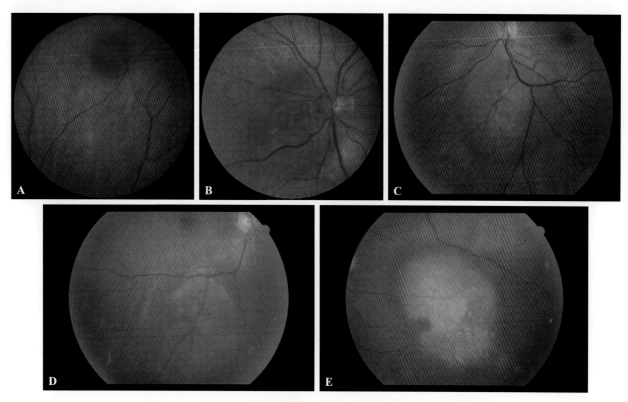

▲ 图 145-4　不同类型的脉络膜黑色素细胞病变可能促使考虑进行基因检测

A. 一个典型的小的（＜ 2mm 直径）、扁平的、色素沉着的脉络膜病变，少而小的 drusen 覆盖，没有橙色色素，没有相关的视网膜下液，在常规眼科检查中发现。类似的良性痣发生在 3%～10% 的高加索人群中，不太可能被认为适合用于基因检测的细针穿刺活检( FNAB )。B. 一个稍大（直径约 5mm，高 1mm）的色素性脉络膜病变，在常规眼科检查中也发现有少量小的 drusen 覆盖，没有橙色色素，没有相关的视网膜下液。虽然病变的大小和邻近视神经的位置可能会促使更密切的随访，但它也不太可能被认为适合于 FNAB 进行基因检测。C. 一个较大的色素性脉络膜病变（直径约 9mm，高 1.9mm），也邻近视神经，但有橙色色素覆盖，但无相关视网膜下积液，无临床症状。FNAB 和基因检测在该病变中的作用仍存在争议。D 和 E. 大面积色素沉着（ D ）和无色素（ E ）脉络膜病变，在有症状的患者中高度都超过 3mm，其特征与黑色素瘤有关（覆盖橙色色素沉着，相关视网膜下液）。两名患者均接受敷贴近距离放射治疗。在许多中心，这些患者都要接受 FNAB 和基因检测。然而，这些测试的作用，如何解释结果，以及这将如何影响治疗和监测，仍然存在争议

小是否影响决定？对可疑痣患者进行基因检测的作用是什么（如果有的话）？显然，基因检测及其提供的信息可以成为我们理解 UM 的一个有价值的部分，并且有可能在诊断和治疗这种毁灭性疾病方面都有帮助。尽管如此，许多问题仍然没有答案。

#### （二）组织采集 Tissue Procurement

如果基因检测被认为是 "良好的临床实践"，那么下一个问题是我们应该如何获得组织。对于不需要眼内手术的患者，经巩膜（前部 UM）或经玻璃体（后部 UM）细针抽吸活检（fine-needle aspiration biopsy，FNAB）的短期或长期风险是否超过该手术的潜在益处，仍存在合理的分歧。患者应分担哪些风险（如短暂性玻璃体积血、视网膜撕裂或脱离、视网膜下出血、眼内炎、肿瘤播散）？同样不清楚的是，微创单样本采集是否足以进行准确可靠的诊断，或者是否需要多个样本来解决肿瘤内遗传异质性的问题。此外，确定哪些初步测试是必要的，以确认该组织适合进行测试仍然不清楚。

#### （三）我们应该用哪种测试 Which Test(s) Should We Use?

在替代（无创性）方法可用之前，许多临床医师一致认为，经巩膜或经玻璃体 FNAB 是获得用于基因检测的组织的最安全和有效的方法。然而，基因测试的最佳测试方法仍未解决。在眼科肿瘤学领域，这些预后测试在 UM 的临床治疗中的应用仍然存在很大的困惑和争议。UM 诊断 / 预后测试的未

来可能取决于微阵列技术的使用，无论是用于评估拷贝数的变化还是用于基因表达谱分析。尽管这些技术在技术上一直要求很高，成本也很高，但新兴的基于 PCR 的平台可能为基因预测提供更便宜、更准确的分析。最终，关于 UM 中进行分子预后检测的研究在本质上是回顾性的，在这些检测被认为是临床患者的常规检测之前，必须对其进行前瞻性验证。

### （四）临床试验中的基因检测 Genetic Testing in Clinical Trials

认识到有两类 UM 可能会影响未来临床试验的成功，这些试验旨在检验这些肿瘤对新疗法的反应。眼部黑色素瘤协作研究（collaborative ocular melanoma study，COMS）[38] 的一个局限性可能是，在研究设计时，两类 UM（1 类和 2 类）的结果先前未被认识到。试验中一半患者（1 类）的良好结果可能在很大程度上独立于治疗，并且可能限制了我们发现其中一个治疗组的治疗优势的能力。应注意的是，在未来的试验中，包括接受过局部治疗在内的患者的资格可能仅限于那些在进入试验之前已经进行过基因检测或有组织可用于基因检测的患者。认识到有两类 UM 患者可能有助于进一步确定新的和（或）更准确（无创）的生物标志物，用于高危（2A/2B 类）患者转移的发展。毫无疑问，UM 基因研究提供的额外信息将提供一个知识基金，可能有利于未来的患者。

UM 的基因检测已经并将继续对我们理解该疾病的分子发病机制产生重大影响。当然，2 类 UM 的基因表达谱为促进该肿瘤亚群进展和转移的分子事件提供了线索。例如，BRCA1 相关蛋白 1 基因（*BAP1*）的突变在大约 47% 的原发性 UM 病变中被检测到[39]。*BAP1* 突变发生在 *GNAQ* 或 *GNA11* 激活突变后，与 2 类 UM 和高转移可能性相关[39]。*BAP1* 定位于染色体 3p21，UM 中的 *BAP1* 突变，主要伴随着 3 号染色体的体细胞完全或部分缺失，为 UM 染色体异常与肿瘤转移提供了可能的分子联系[39]。然而，临床前研究未能证明 BAP1 在肿瘤细胞增殖、迁移、侵袭或致瘤性中的作用。目前尚不清楚 *BAP1* 是否能作为预防或治疗转移性脉络膜

黑色素瘤的治疗靶点。但在临床试验中，*BAP1* 基因突变可能影响 UM 患者的生存。最近的大型癌症基因组测序工作（癌症基因组图谱 –TCGA http://cancergenome.nih.gov/）在 UM 中发现了其他复发突变，包括剪接因子 SF3B1（26%）、翻译起始因子 EIF1AX（14%）、蛋白质精氨酸甲基转移酶 PRMT8（7%）和 GPCR CYSLTR2（4.2%）的基因。这些新基因突变与 UM 预后和治疗的相关性尚不清楚，值得进一步研究。

## 四、当前葡萄膜黑色素瘤的诊断与治疗 Diagnosis and Treatment of Current Uveal Melanoma Patients

在临床试验的背景之外，对接受基因检测的患者的一个关键伦理考虑是知情同意。大多数专家都认为，重要的是要告知患者，该试验尚未被证明对指导治疗或延长生存期有益处。然而，对于是否只应在研究环境中进行 UM 基因检测，仍存在合理的分歧[29]。对于需要 FNAB 的患者，还必须向患者解释手术的目的及其潜在的并发症。

尽管如此，基因检测对更易发生转移（预测）的 UM 患者的早期诊断的潜在影响是其用于这些患者的有力论据。然而，在医学的其他领域，疾病预测继续超过我们治疗或治愈转移性 UM 的能力，导致我们所知与所能之间的治疗裂痕。这就提出了一个合理的，尽管是哲学上的问题，即仅仅知道一个患者是否会发展成转移性疾病是否有内在的价值。尽管新的证据表明，早期发现和治疗（如切除、化疗栓塞或肝内动脉灌注）可以延长孤立转移结节患者的生存期[40]，但即使在这种情况下，基因检测的价值仍然是一个争论的话题。

也有人建议，预后测试可用于确定哪些可疑的小 UM 应该治疗，哪些可能是安全的观察。然而，这种方法假设 2 类肿瘤尚未转移，在这种情况下，局部治疗可能不利于患者生存。相反，1A 类肿瘤的治疗（而不是观察）有可能阻止它们转化为 2 类肿瘤。也有人提出基因检测可能影响转移监测。与 2 类肿瘤患者相比，1 类肿瘤患者可能需要更少的监测频率。基因预测不是一门精确的科学，这一事实使之复杂化。因此，尽管转移性疾病的治疗很

少，但通过减少监测频率来延迟转移诊断的风险仍然存在争议。虽然有些患者可能会从肿瘤的遗传学上知道他们的肿瘤转移风险较低而感到安慰，考虑到目前没有有效的辅助治疗可用于转移性 UM，如果患者被告知他们有很高的转移风险，那么他们的生活质量确实有可能受到不利影响。

这些测试可能仍然在预测治疗反应方面发挥重要作用。例如，针对 GNAQ 或 GNA11 的特异性治疗更有可能对具有 GNAQ/11 突变激活的原发性肿瘤有效。类似地，转移中含有促进转移基因的特异性突变（如 BAP1 [39]）的患者可能对旨在靶向这些基因的辅助性全身化疗更为敏感。显然，随着转移性 UM 新的治疗方法的引入，遗传预测的价值将继续发展。

## 五、结论 Conclusion

在过去的几年里，我们已经开始认识到正常葡萄膜黑色素细胞从良性痣发展为转移性黑色素瘤的一系列复杂的分子步骤。这些步骤包括特定的突变和染色体改变，现在可以通过诊断测试检测到。这些测试最近已被临床医生和他们的患者所接受，并在 UM 患者的基因预测方面取得了显著的进展。尽管他们已经（并将继续）提供了关于该癌症分子发病机制的大量信息，但这些检测在诊断和治疗 UM 患者中的作用仍未得到解决。尽管如此，很明显，对 UM 的分子发病机制的新的认识可能最终为患有这种毁灭性和不治之症的患者带来新的希望。

# 脉络膜黑色素瘤的病理学
## Pathology of Choroidal Melanoma

Martina C. Herwig-Carl　Hans E. Grossniklaus　著

## 一、概述 Introduction

脉络膜黑色素瘤的临床诊断主要通过眼底检查和超声检查。在模棱两可的病例中，肿瘤可由眼科病理学家进行活检和评估。如果有足够数量的组织，检查细胞学特征和免疫组化染色，可以做出可靠的诊断。对患有葡萄膜黑色素瘤的摘除眼球进行肉眼和显微镜检查，可提供相关的预后信息，如细胞类型、涡流静脉侵犯和眼外生长。美国癌症联合委员会（American Joint Committee on Cance，AJCC）和国际抗癌联盟（International Union Against Cancer，UICC）TNM 分类在病理报告中允许统一分期。评估近距离放射治疗引起的并发症，如放射性视网膜病变和敷贴治疗失败及随后的肿瘤生长，可能会改善临床护理。对脉络膜黑色素瘤分子遗传学方面的知识增加，包括 3 号染色体状态和基因表达谱等检测，提供了临床相关信息。总之，眼科肿瘤学家和病理学家在预定的肿瘤会议框架内的密切合作优化了患者护理。本章描述脉络膜黑色素瘤的病理学表现。

## 二、大体标本的制备 Processing of Specimens

组织标本的适当处理是充分病理评价的必要条件。在下面的章节中，著作者将分享其有关标本制备的协议。

### （一）固定 Fixation

对于常规病理检查，术后立即用多聚甲醛或甲醛（4%～10%）固定组织标本。当福尔马林以约 1mm/h 的速率扩散时，在进一步处理之前至少 12h，应固定整个眼球（直径约 24mm）。如果将组织送去进行分子遗传学分析，在福尔马林固定之前应获得适当数量的材料，尽管福尔马林固定的石蜡包埋组织的检测也是可能的。

### （二）大体标本的检查 Gross Examination

获得的不同类型的组织包括细胞学材料、肿瘤活检（切口或切除）或摘除的眼球。注意临床资料和固定剂的类型。大体检查取决于提交的标本[1-4]。对于细胞学材料，需登记提交的材料（如载玻片的数量、液体的数量和外观）。对于肿瘤活检，应注意切片数量、大小（如有可能，应为三维）和描述特征（如颜色）。眼球应根据解剖和外科病理学主任协会的指导方针进行评估[1-4]。

眼球定位后，仔细检查眼外生长，然后透照，定位肿瘤并测量其基底径。涡静脉呈交在不同的胶片盒中，根据其位置分别标记。眼球的标准部分包括瞳孔 - 视神经（p-o）部分和肿瘤。建议对整个地球进行详细的宏观检查和光镜检查，并对其进行全面描述（包括先前治疗的证据）和肿瘤测量。

### （三）染色 Staining

脉络膜黑色素瘤的常规染色包括苏木精和曙红（HE）染色、过碘酸希夫（periodic acid Schiff，PAS）染色和漂白 HE 染色，以显示色素沉着严重的肿瘤的细胞学特征（图 146-1）。免疫组化染色不是葡萄膜黑色素瘤的常规诊断方法，但可能有助于选定的病例，包括细针穿刺活检（FNAB）的标本。

## 三、脉络膜黑色素瘤的大体表现 Gross Appearance of Choroidal Melanoma

眼内肿瘤的大体检查是临床病理相关性的基础，因为它允许对肿瘤大小进行详细的宏观评估和测量，包括预测相关的最大基底径[5, 6]。大体检查可可靠地评估最大基底径，但由于肿瘤缩小，固定后测量时可能低估肿瘤大小[7]。脉络膜黑色素瘤在受到 Bruch 膜的限制时呈椭圆形或梭形（图 146-2），或在肿瘤突破 Bruch 膜时呈领钮 / 蘑菇状（图 146-3）。

脉络膜黑色素瘤可侵犯眼部结构。对睫状体的侵犯可以在宏观上被发现，而对巩膜、视网膜和视神经及对玻璃体、虹膜和前房的侵犯，通常通过显微镜检查被发现。眼外延伸（图 146-4）通常沿涡静脉或导水管发生，根据范围，可在临床或大体检查中诊断。

葡萄膜黑色素瘤的色素沉着量因肿瘤而异，甚至在单个肿瘤内也不同，可能与总体生存率有关[5, 8]。大多数肿瘤表现为轻度至中度色素沉着，尽管可以观察到重度或无色素性脉络膜黑色素瘤（图 146-5）。

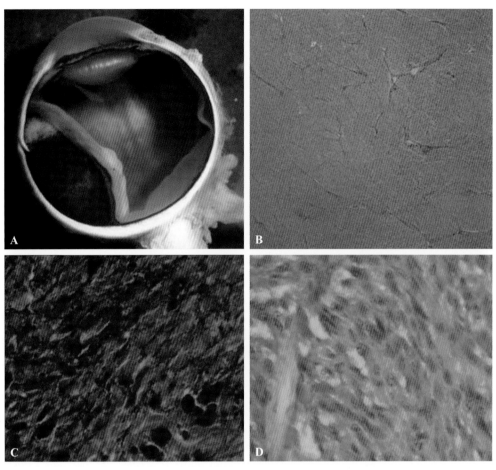

▲ 图 146-1　43 岁女性脉络膜黑色素瘤（分子谱 Ⅰ 级）

A. 大体检查，葡萄膜黑色素瘤呈重度色素沉着；B.PAS 染色（40×）显示肿瘤细胞外基质呈血管环和弓状；C. 葡萄膜黑色素瘤由梭形细胞和上皮样细胞（混合细胞型）组成，在葡萄膜黑色素瘤细胞和色素丰富的巨噬细胞（HE 染色，400×）中有色素沉着；D. 漂白切片可评估细胞学特征（漂白 HE 染色，400×）

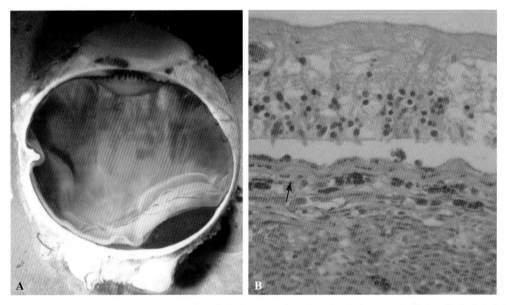

▲ 图 146-2　A. 一位 66 岁男性，卵圆形，色素沉着的脉络膜黑色素瘤（分子谱 Ⅰ 级）；B. 组织学上，葡萄膜内有混合细胞型黑色素瘤（星号）（HE 染色，400×）。Bruch 膜（箭）完整，覆盖的视网膜色素上皮和视网膜显示萎缩性改变

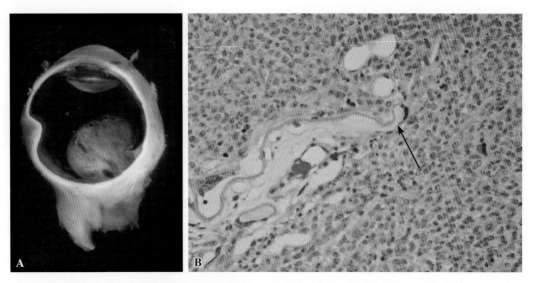

▲ 图 146-3 **A.** 一位 70 岁的女性纽扣状的脉络膜色素瘤；**B.** 组织学检查显示肿瘤穿透 Bruch 膜（箭）（HE 染色，400×）

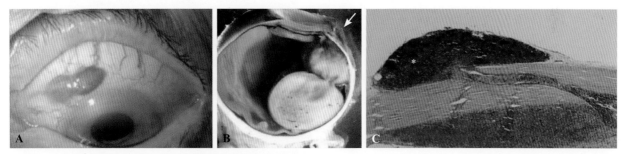

▲ 图 146-4 **A.** 一位 86 岁的女性，表现为葡萄膜黑色素瘤的眼外延伸（分子谱 II 级）；**B.** 大体检查发现轻度色素沉着的双叶状肿瘤，有眼外延伸（箭），并侵犯脉络膜和睫状体；**C.** 组织学检查（HE 染色，100×）显示肿瘤的眼外部分（星号）由上皮样细胞组成。患者在去核术后不到 1 年死于肝转移

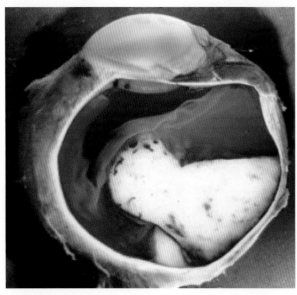

▲ 图 146-5 一名 24 岁男性患者轻度色素沉着、蘑菇状的脉络膜黑色素瘤

## 四、肿瘤细胞的组织病理学特征及其与预后的关系 Histopathologic Features of Tumor Cells and Their Prognostic Relevance

脉络膜黑色素瘤的预后取决于临床、组织学和遗传参数（见第 145 章，脉络膜黑色素瘤的分子遗传学研究）。一些参数，如睫状体侵犯、眼外延伸、最大基底径被纳入 TNM 分类[9]。组织病理学检查可以进一步描述肿瘤的特征，包括其细胞学特征。在 FNAB 标本中，由于组织和伪影数量稀少，细胞类型比在眼球摘除或完全切除的肿瘤中更难确定（图 146-6）。

脉络膜黑色素瘤通常是新发的，但也可能由痣或黑色素细胞瘤（大细胞痣）引起。在这些病例中，可组织学检测到由梭形 A 细胞（梭形细胞痣，

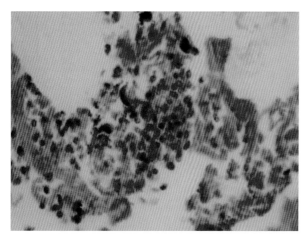

▲ 图 146-6  细针抽吸活检（FNAB）显示嗜碱性肿瘤细胞，核质比高，核仁明显，周围有碎片（粉红色）（HE 染色，400×）

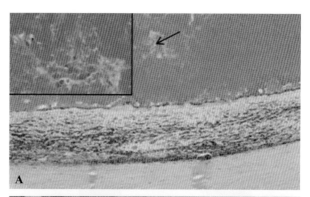

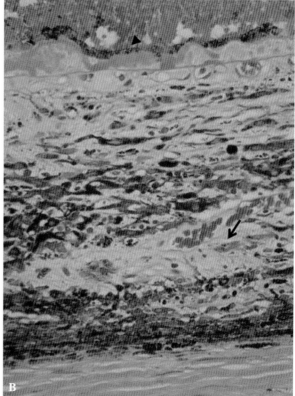

▲ 图 146-7  A. 脉络膜痣中的脉络膜黑色素瘤（HE 染色，4×）。存在黑色素瘤细胞的玻璃体扩散（箭和插图）。B. 高倍镜显示脉络膜病变基底部有痣细胞（梭形 A 细胞，箭）。有些细胞有色素沉着。RPE（箭头）显示退行性改变和潜在的 drusen 和渗出物

图 146-7）或极罕见的大细胞痣细胞（黑色素细胞瘤[10, 11]）组成的潜在痣的残留。

### （一）细胞学特征 Cytologic Features

Callender 于 1931 年 12 月首次提出所谓的"Callender 分类法"，根据最突出的细胞类型区分了五种葡萄膜黑色素瘤，即梭形细胞亚型 A、梭形细胞亚型 B、上皮样细胞型、束状细胞型和葡萄膜黑色素瘤的混合细胞型（由梭形细胞和上皮样细胞组成）。

为了解决对 Callender 分类的解释和应用上的分歧，McLean 及其同事于 1983 年提出了一种"改良的 Callender 分类"，根据细胞形态[13]，它包括三种不同类型的葡萄膜黑色素瘤，即梭形细胞黑色素瘤（由梭形 B 细胞组成）、上皮样细胞黑素瘤和混合细胞型黑素瘤。梭形细胞不再被认为是恶性细胞，而被认为是良性痣细胞。此外，还介绍了一种新的细胞类型，即小上皮样细胞（中间细胞），它比 Callender 的上皮样细胞小，具有梭形 B 细胞和上皮样细胞之间的中间特征。

葡萄膜黑色素瘤可分为梭形细胞（由梭形 B 细胞组成）、混合细胞型（最常见）或上皮样细胞，目前仍被广泛接受。主要细胞类型描述如下：

- 梭形 A 细胞为纺锤形、内聚细胞，细胞边界不清。细胞核也是纺锤形的，其中央褶皱在显微镜下可见为暗条纹（图 146-8A）。这种细胞类型被认为是一种良性痣细胞，但可以在痣引起

的葡萄膜黑色素瘤中观察到。

- 梭形 B 细胞也呈纺锤形，与边界不清的细胞结合，但比梭形 A 细胞丰满。在纺锤形核中发现显著的核仁（图 146-8B）。这是脉络膜黑色素瘤中最常见的细胞类型。

- 上皮样细胞是具有明确细胞边界的非黏附性细胞。圆形的大核仁含有一个突出的核仁（图 146-8C）。这种细胞类型与预后不良有关。

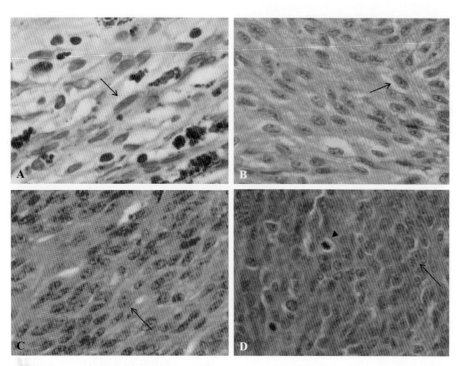

▲ 图 146-8　A. 梭形 A 细胞（代表良性痣细胞）具有中央皱襞（箭）（HE 染色，400×）；B. 梭形 B 细胞比梭形 A 细胞更丰满，核仁突出（箭所示）（HE 染色，400×）；C. 上皮样细胞的特征是有一个圆形的大的细胞核和一个突出的核仁（箭）（HE 染色，400×）；D. 小型上皮样细胞（中间细胞）代表梭形 B 和上皮样细胞（箭）之间的细胞类型（HE 染色，400×）。有丝分裂像也存在（箭头）

• 中间型细胞（小上皮样细胞）是梭形 B 细胞和上皮样细胞之间的常见细胞类型（图 146-8D）。

　　虽然未纳入 TNM 分类，葡萄膜黑色素瘤的细胞类型也是一个重要的预后参数 [6]。单纯由梭形细胞构成的黑色素瘤比混合细胞型肿瘤预后好。上皮样细胞黑色素瘤与单体 3 和 II 级分子谱有关，转移率和死亡率较高，因此预后最差 [6, 14, 15]。评估肿瘤细胞（图 146-8D）中每个高倍视野的有丝分裂图的数量是脉络膜黑色素瘤常规评估的一部分。它作为增殖活性的指标，因此是一个预后参数 [6]。形态计量学（使用数字丝状测微计测量最大核仁）及用 Feulgen 染色切片的图像细胞术测量细胞核 DNA 倍体（DNA 含量）是建立葡萄膜黑色素瘤患者长期生存标准的历史方法 [6, 16]。这些试验被新的方法所取代，如分析 3 号染色体的状态 [15]、基因表达谱 [14]和进一步的基因组分析 [17]。

### （二）免疫组织化学特征 Immunohistochemical Features

　　肿瘤细胞表达的最重要的免疫组化标志是 HMB45、S100、Melan A、MITF 和酪氨酸酶 [18-22]。

HMB45（图 146-9）和 Melan A 是黑色素细胞标志物。虽然 MelanA 通常染色黑色素细胞，HMB45 主要表达在"激活"黑色素细胞，因此更提示恶性黑素细胞病变 [22, 23]。S100 在包括黑色素细胞在内的不同类型的细胞中表达，并且经常与 HMB45 结合

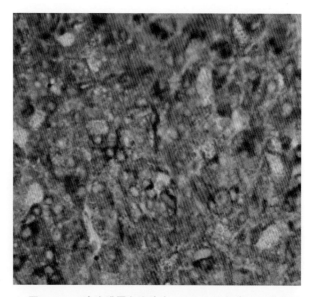

▲ 图 146-9　脉络膜黑色素瘤中 HMB45 的免疫组化染色显示强细胞质阳性

作为葡萄膜黑色素瘤的标志物[22]。Microphthalmia 转录因子（MITF）对黑色素细胞的发育和存活至关重要，因此在包括葡萄膜黑色素瘤在内的各种黑色素细胞病变中均有表达[19-21]。酪氨酸酶是一种参与黑色素细胞代谢的酶，最近被引入作为黑色素瘤标志物[18]。如果不能仅凭组织学特征来诊断葡萄膜黑色素瘤，至少应使用两种标志物（如 HMB45 和 S100）进行诊断。

Ki67 抗原是一种在细胞核中表达的增殖标志物，适用于检测肿瘤的增殖活性，并具有预后相关性[24, 25]。磷酸组蛋白 H3 Ser10（PHH3）的免疫组化染色可能有助于检测葡萄膜黑色素瘤的有丝分裂像[26]。

### （三）电子显微镜 Electron Microscopy

脉络膜黑色素瘤中的不同细胞类型，如梭形细胞 A、梭形细胞 B 和上皮样细胞也可以通过透射电镜进行区分，尽管细胞类型之间的超微结构差异并不明显[27]。梭形细胞呈细长状，核呈纺锤形，有明显的凹痕和不明显的核仁。细胞质中有线粒体、少量游离核糖体、粗面内质网（RER）、大量未成熟黑色素颗粒（前黑色素小体）和大量胞质细丝等细胞器[27]。梭形 B 细胞（图 146-10A）的形状与梭形 A 细胞相似，只是它们有一个饱满的细胞体。纺锤体 B 细胞的核仁也较大，呈网状。梭形 B 细胞胞质中含有较多的内质网和游离核糖体，胞质细丝数量较梭形 A 细胞减少[27]。最大的核仁出现在圆形到多边形的上皮样细胞中（图 146-10B），呈网状。上皮样细胞的核仁可以有凹痕，但它们不如梭形细胞突出。许多细胞器，特别是线粒体——其中一些表现

出奇特的形式和结构——和游离核糖体，但只有少数细丝，存在于细胞质中[27]。总之，超微结构特征与目前的共识一致，即细胞恶性肿瘤从梭形 A 细胞（痣细胞）到梭形 B 细胞增加到上皮样类型的黑色素瘤细胞，同时伴随着越来越多的细胞器（如线粒体、游离核糖体）和核仁的增大被认为是活性的标志[27]。

### 五、其他组织病理学特征及其预后相关性 Other Histopathologic Characteristics and Their Prognostic Relevance

除了细胞学特征外，脉络膜黑色素瘤的其他组织学特征也可能被评估。

### （一）肿瘤基质 Tumor Stroma

随着脉络膜黑色素瘤的血液转移（图 146-11），人们对"瘤内血管和血管样结构"给予了极大的关注——可以区分九种不同的形态学模式：正常、沉默、直线、平行、交联平行、弧形、带分支的弧形、闭合的血管环（被肿瘤细胞阻塞的大"血管"）和血管网（至少三个背对背的闭合血管环）（图 146-12)[28]。这些类似血管的结构后来被证明反映了纤维血管间隔而不是微血管，导致了"血管生成拟态"（vasculogenic mimicry)[29, 30]。然而，血管生成拟态被认为是一种替代的血液供应途径。这些血管外基质模式的存在，例如，由 PAS 染色确定，与转移性黑色素瘤死亡相关，可作为预后的额外预测因素[28]。血管生成拟态与所谓的肿瘤干细胞以及肿瘤细胞的上皮－间充质转化之间的关系已经被发现[31, 32]。

微血管密度（microvascular density，MVD）本

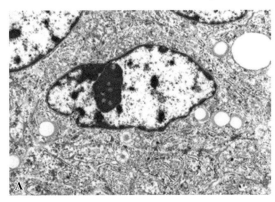
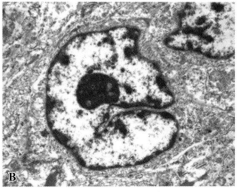

▲ 图 146-10　A. 透射电镜显示梭形细胞，胞质内有大量粗面内质网（1900×）。网状和轻微凹陷的细胞核也是纺锤形的，含有核仁。有少量黑色素颗粒（空泡）。B. 上皮样细胞，细胞器位于稀疏的细胞质内（4800×）。圆形核仁呈网状，呈凹痕状

身已被确定为与预后相关[28, 33]，肿瘤内血管中肿瘤细胞的存在也被认为是不良预后的一个因素[34]。

　　高数量的肿瘤浸润 / 相关淋巴细胞（TIL/TAL）（图 146-13）比低数量的 TIL[35] 更具侵袭性和更高的转移风险，肿瘤浸润 / 相关巨噬细胞（TIM/

TAM）也是如此[6, 36, 37]。特别是，M2 巨噬细胞具有促血管生成和抗炎特性（与 M1 巨噬细胞具有抗菌和抗血管生成特性相比）和高 M2/M1 比率与微血管密度增加、睫状体受累、遗传特征有关，因此生存预后较差[38, 39]。

　　色素沉着的程度在不同的肿瘤和同一个肿瘤内是不同的。肿瘤细胞及富含色素的巨噬细胞（通常比肿瘤细胞大）有助于色素沉着的程度，大致分为无色素沉着、轻度、中度和重度沉着（图 146-1 和图 146-5）。在重度和中度色素沉着的肿瘤中，为了分析细胞学特征，必须进行漂白。与其他特征相比，色素沉着程度的预后价值很低[5, 6]。

　　"黑色素瘤相关海绵状巩膜病变"（melanoma-associated spongiform scleropathy，MASS）是发生在 38% 的葡萄膜黑色素瘤眼球摘除术后肿瘤下方巩

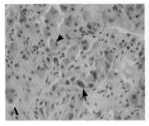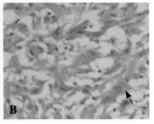

▲ 图 146-11　A. 脉络膜黑色素瘤肝转移，嗜碱性黑色素瘤细胞（箭）靠近肝细胞（箭头）（HE 染色，400×）；B. 原发肿瘤主要由上皮样细胞组成（箭）（HE 染色，400×），表现为眼外延伸（未显示）

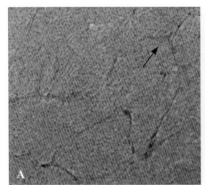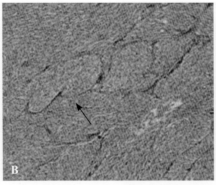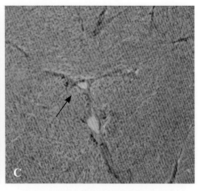

▲ 图 146-12　A 和 B. 脉络膜黑色素瘤细胞外基质模式，如弓形（图 A 中的箭）（PAS，40×）和环状（图 B 中的箭）（PAS，40×）；C. 肿瘤内也存在血管通道（箭）（PAS，40×）

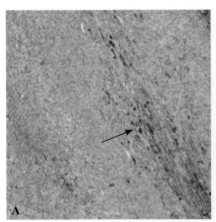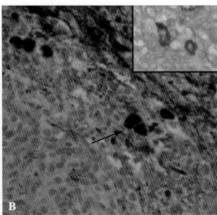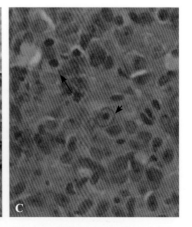

▲ 图 146-13　A. 色素性巨噬细胞浸润性脉络膜黑色素瘤（箭）（HE 染色，40×）；B. 高倍镜下可见富含色素的巨噬细胞（箭）（HE 染色，400×）；C. CD68 和 CD163 的免疫组化双染色显示 M2 巨噬细胞（插图；CD68-CD163 双染色，400×）。淋巴细胞也存在于肿瘤内（箭）与上皮样细胞（箭头）混合（HE 染色，400×）

膜的变性、非炎性过程[40]。MASS 与年龄和基底部肿瘤直径（肿瘤与巩膜的直接接触程度）有关，但与长期生存无关[41]。当巩膜胶原改变可能导致肿瘤侵袭时，MASS 在巩膜浸润和巩膜外延伸的眼中发生率很高。大体检查可见肿瘤周围巩膜内有白色梭形区[40]。在显微镜下观察到降解的胶原纤维和糖胺聚糖聚集，导致由羽状碎片胶原纤维包围的海绵状区域的典型图像（图 146-14）[40]。

### （二）肿瘤延伸 Tumor Extension

脉络膜黑色素瘤可侵犯多种眼部组织：大多数葡萄膜黑色素瘤侵犯巩膜（图 146-15）。持续的水平生长可能导致邻近睫状体的侵犯，并与预后不良相关。侵入睫状体的脉络膜黑色素瘤不一定也侵入虹膜，肿瘤的生长通常受到 Müller 细胞网状结构

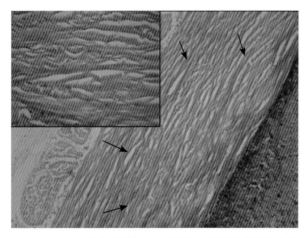

▲ 图 146-14 脉络膜黑色素瘤（星号）相邻巩膜内黑色素瘤相关海绵状巩膜病变（**melanoma-associated spongiform scleropathy，MASS**，箭）（**HE 染色，100×**）。组织学上可见退化胶原纤维的羽毛状外观（**HE 染色，400×**）

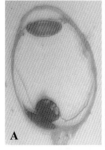 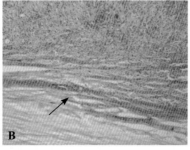

▲ 图 146-15 **A. 48 岁男性蘑菇状脉络膜黑色素瘤（HE 染色）的大体观；B.** 混合细胞型肿瘤（箭）存在巩膜侵犯与黑色素瘤相关海绵状巩膜病变（**MASS**）有关

的限制。一旦肿瘤突破 Bruch 膜，它可能会侵入视网膜，但很少能通过玻璃体扩散进入玻璃体腔（图 146-16）[42]。在脉络膜肿瘤中很少观察到前房和小梁网中的黑色素瘤细胞，这些肿瘤不会持续侵入睫状体和虹膜（图 146-16）。视乳头周围葡萄膜黑色素瘤可侵犯视神经头部，但很少延伸到筛板后球后（图 146-17）[6]。眼外延伸最常发生在包括睫状神经和血管通道，特别是涡静脉和房水流出通道（图 146-18）[43]。经视神经或医源性伤口的延伸也被描述[43-45]。很少观察到广泛的眼眶外浸润（图 146-19）。眼球和旋涡静脉组织学检查使病理学家能够发布可靠的报告，其中包括这些预测的重要参数。葡萄膜黑色素瘤的眼外延伸与肝转移的显著风险和局部复发率增加有关[46]。

### （三）退行性改变 Degenerative Changes

在视网膜色素上皮（RPE）和视网膜（图 146-20）可观察到伴随的退行性改变。RPE 可表现为萎缩或增生，也可发现继发性 drusen 和橙色色素。肿瘤上的视网膜通常表现为萎缩伴或不伴水肿。浆液性视网膜脱离可能发生在肿瘤的边缘和对面（图 146-20）。

橙色色素在组织学上对应于肿瘤表面（神经感觉视网膜内和下方）巨噬细胞中脂褐素的积聚和增殖的 RPE 细胞，并继发于坏死性改变和（或）作为代谢活动的标志（图 146-21）[47]。

## 六、特殊类型葡萄膜黑色素瘤 Special Types of Uveal Melanoma

### （一）弥漫性葡萄膜黑色素瘤 Diffuse Uveal Melanoma

葡萄膜黑色素瘤的弥漫性生长模式，定义为高度＜ 5mm 的肿瘤，至少涉及 25% 的葡萄膜[48]，这种类型罕见，因为它只影响所有黑色素瘤患者的3%[49]，表现为水平而不是垂直生长（图 146-22）。与蘑菇状或梭形生长模式相比，其预后较差。

### （二）多灶性单侧葡萄膜黑色素瘤 Multifocal Unilateral Uveal Melanoma

多灶性单侧葡萄膜黑色素瘤极为罕见，仅少数病例被报道（图 146-23）[50]。应采用连续切片以排

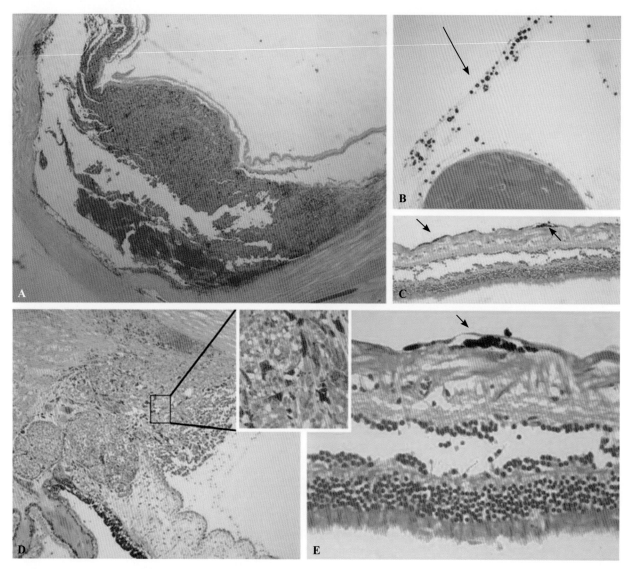

▲ 图 146-16　**A.** 80 岁女性患者部分坏死性脉络膜黑色素瘤（近距离放疗后的状态）（HE 染色，40×）；**B.** 肿瘤细胞位于悬韧带附近（箭）（HE 染色，100×）；**C 和 E.** 可见浅层视网膜侵犯（箭）（C，HE 染色，10×；E，HE 染色，400×）；**D.** 房角和虹膜也呈不连续浸润，房角显示脉络膜黑色素瘤细胞和巨噬细胞（插图）

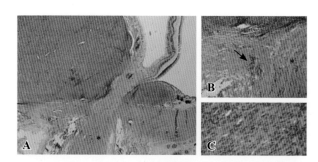

▲ 图 146-17　**A.** 视乳头周围脉络膜黑色素瘤压迫视神经头（星号）（HE 染色，40×）；**B.** 在邻近视神经（星号）（HE 染色，100×）的导水管（箭）中有肿瘤细胞岛；**C.** 肿瘤由梭形细胞和上皮样细胞（HE 染色，400×）组成

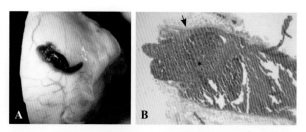

▲ 图 146-18　**A.** 被混合细胞型脉络膜黑色素瘤侵犯的涡静脉的大体外观（分子谱 II 级）；**B.** 肿瘤细胞（星号）在涡静脉（箭）的管腔中检测到（HE 染色，100×）

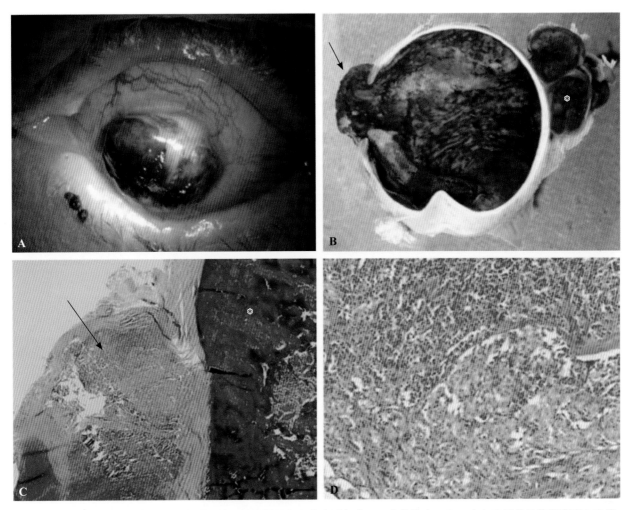

▲ 图 146-19　**A.** 一位 87 岁女性患者的眼睛，葡萄膜黑色素瘤穿透角膜；**B.** 大体检查可见一个色素沉着的葡萄膜黑色素瘤，几乎遍及整个眼球，并延伸至角膜（箭）和视神经（星号）；**C.** 黑色素瘤（星号）表现为显著的视神经侵犯（箭）（HE 染色，100×）；**D.** 高倍镜下可见视神经内及周围的上皮样细胞和梭形细胞（HE 染色，400×）

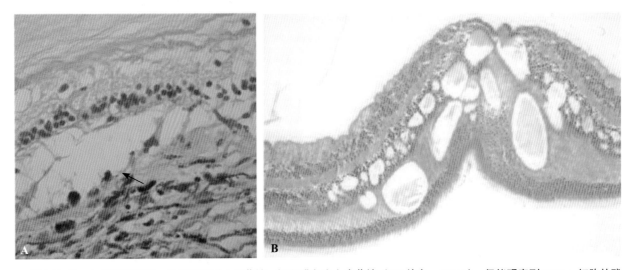

▲ 图 146-20　**A.** 视网膜变性，外层视网膜大量萎缩，视网膜色素上皮萎缩（HE 染色，400×）。仍能观察到 Müller 细胞的残余（箭）。**B.** 内核层和外丛状层囊样视网膜水肿伴大量视网膜前胶质增生（HE 染色，100×）

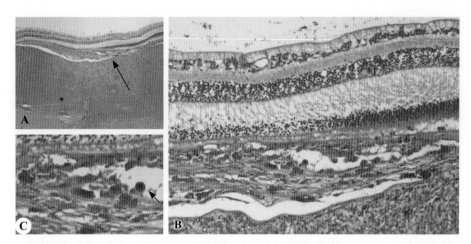

▲ 图 146-21　A. 脉络膜黑色素瘤（星号），视网膜下纤维膜覆盖（箭）（HE 染色，40×）；B 和 C. 高倍镜显示视网膜色素上皮和视网膜光感受器层（HE 染色，100×）（C）的萎缩，以及临床上对"橙色色素"（箭）（HE 染色，400×）对应的富含脂褐素的巨噬细胞

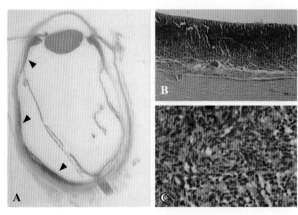

▲ 图 146-22　显示弥漫性葡萄膜黑色素瘤（箭头）（HE 染色）的概况（A）；组织学上，脉络膜内有肿瘤（HE 染色，100×）（B）和由梭形细胞和上皮样细胞（C）（HE 染色，400×）组成

图片由 Milton Boniuk，MD 提供

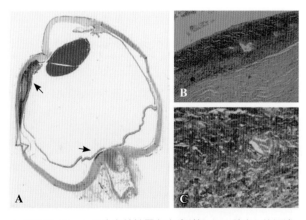

▲ 图 146-23　A. 示出多灶性黑色素瘤（箭）（HE 染色）的概述；B. 组织学上，肿瘤呈部分色素沉着（HE 染色，100×）；C. 由梭形细胞和上皮样细胞（HE 染色，400×）组成

图片 A 由 Aperio 提供

除局灶相邻的蔓延浸润。

### （三）双侧葡萄膜黑色素瘤 Bilateral Uveal Melanoma

双侧葡萄膜黑色素瘤很少发生（同时发生或延迟发生），必须与葡萄膜黑色素瘤转移到另一只眼相鉴别 [51, 52]。

### （四）葡萄膜黑色素瘤的透明细胞分化 Clear Cell Differentiation of Uveal Melanoma

葡萄膜黑色素瘤很少表现出透明细胞分化，其细胞学特征类似于体内其他部位的透明细胞瘤（图 146-24）[53]。透明细胞呈典型的椭圆形，含有中心位置的细胞核，具有恶性特征，其透明细胞外观可归因于黑色素瘤细胞中的胞质糖原积聚。这些肿瘤必须与转移到脉络膜的（肾）透明细胞癌仔细区分。

### （五）气球细胞黑素瘤 Balloon Cell Melanoma

气球样细胞黑素瘤是一种与黑素小体降解有关的恶性肿瘤，由于脂质积聚引起的退行性改变，细胞质呈空泡状、泡沫状 [54]。葡萄膜黑色素瘤可能表现出不同数量的气球细胞。一个"真正的"气球细胞黑色素瘤很少被观察到。在接受近距离放射治疗或质子束照射的眼中，有时也可以观察到气球细胞（图 146-25）[55]。

### （六）坏死性黑色素瘤 Necrotic Melanoma

坏死性黑色素瘤主要由坏死细胞组成，细胞特征无法检测（图 146-26）。这种类型可导致黑色素

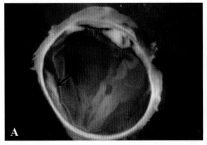
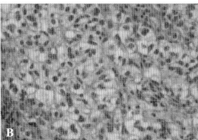
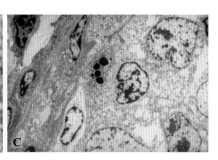

▲ 图 146-24　A. 77 岁女性患者脉络膜内轻度色素沉着肿瘤的大体外观（箭）；B. 肿瘤由透明细胞组成，细胞核位于含糖原的细胞质中央（HE 染色，400×）；C. 透射电子显微镜（TEM）检查显示大的细胞核在颗粒状细胞质内

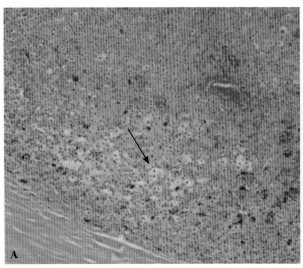
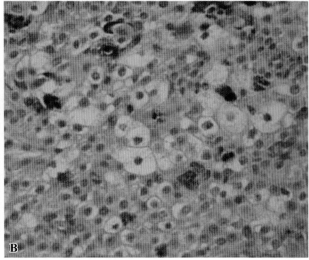

▲ 图 146-25　A. 混合细胞型脉络膜黑色素瘤偶有气球细胞（箭）（HE 染色，100×）；B. 气球细胞与正常黑色素瘤细胞混合，胞质呈泡沫状（HE 染色，400×）

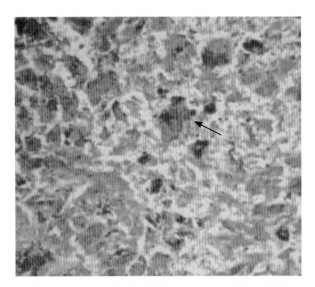

▲ 图 146-26　坏死性脉络膜黑色素瘤，伴有游离细胞碎片、色素和偶尔可见的肿瘤细胞（箭；HE 染色，400×）

细胞降解性青光眼，是一种罕见的葡萄膜黑色素瘤继发性开角型青光眼，发生于葡萄膜黑色素瘤自发性坏死的背景下。吞噬坏死黑色素瘤细胞（黑色素巨噬细胞）的巨噬细胞积聚在小梁网中，导致眼压升高[56]。

**（七）视网膜侵袭性黑色素瘤 Retinoinvasive Melanoma**

视网膜侵袭性黑色素瘤是一种绝对罕见的肿瘤，往往由环状黑色素瘤（ring melanoma）演变而来[57]。与其他只侵蚀上覆视网膜的弥漫性生长的葡萄膜黑色素瘤不同，这种特殊且明显生长缓慢的葡萄膜黑色素瘤几乎取代视网膜，并可能浸润视神经，尽管它保留脉络膜（图 146-27）。

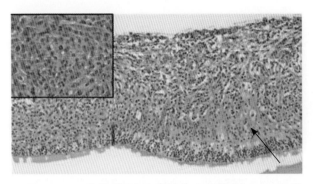

▲ 图 146-27　葡萄膜黑色素瘤细胞（HE 染色，100×）侵袭性抹去视网膜（箭），具有梭形和上皮样细胞特征（插图；HE 染色，400×）

图片由 Tero Kivelä, MD 提供

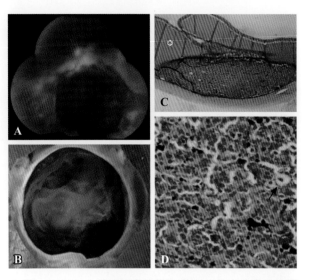

▲ 图 146-28　A. 经近距离放射治疗的 45 岁女性患者的葡萄膜黑色素瘤；B. 肿瘤伴有浆液性视网膜脱离；C. 黑色素瘤表现出典型的放射征象，如"小叶状"，可见浆液性视网膜脱离（星号）（HE 染色，100×）；D. 高倍镜下可见活的坏死的肿瘤细胞，偶尔可见气球细胞（箭）（HE 染色，400×）

## 七、治疗后组织学改变 Histologic Changes After Treatment

### （一）近距离敷贴放射治疗 Brachytherapy

眼部黑色素瘤协作研究（collaborative ocular melanoma study，COMS）显示，对于基底径小于 16mm、高度为 2.5～10mm 的脉络膜黑色素瘤患者，就脉络脉黑色瘤患者的生存率而言，近距离放射治疗与眼摘治疗同样有效[58]。对于因治疗失败或抗药性新血管性青光眼行眼球摘除术的患者，可研究近距离放射治疗后的组织学变化。

近距离放射治疗后的组织病理学发现（图 146-28）包括退行性改变，如坏死（有时表现为出血性坏死）、球囊细胞或印戒细胞形成、空泡化（囊性变性）、脂肪样变性和肿瘤间质纤维化。由于上皮样细胞对辐射更为敏感，因此可能会发现活的肿瘤细胞，特别是梭形细胞。有丝分裂活性低于未照射肿瘤[59-61]。血管损伤包括血管壁透明化和肿瘤和内层视网膜的血管阻塞。视网膜表现为胶质增生和萎缩，肿瘤附近可能存在渗出性视网膜脱离。视网膜下胶质增生、视网膜色素上皮不规则和萎缩、脉络膜视网膜萎缩和巩膜瘢痕 / 坏死也可在辐射范围内观察到[59-61]。

炎症细胞浸润和肿瘤浸润（黑色素）巨噬细胞的积聚也存在于近距离放疗[59-61]后，以及肿瘤外组织中的巨噬细胞，包括邻近的脉络膜、巩膜、睫状体和视网膜下间隙（图 146-29）[62]。色素沉着的巨噬细胞相关的巩膜上沉积也常见于近距离治疗后的

葡萄膜黑色素瘤眼[62]。

敷贴治疗不充分，如敷贴器过小（图 146-30）或敷贴器倾斜及肿瘤的抗辐射性，是导致治疗失败和随后肿瘤生长的原因[63, 64]。组织病理学评估可能有助于评估治疗失败的原因。

### （二）质子束放射 Proton Beam Irradiation

质子束照射显示与敷贴近距离治疗相似的组织学表现，包括黑色素瘤细胞的退行性改变，如细胞质脂质空泡、固缩核和气球细胞形成、肿瘤内坏死区域、血管改变和慢性炎症细胞浸润（图 146-31）[55, 65]。

### （三）放射性视网膜病变 Radiation Retinopathy

放射性视网膜病变（图 146-32）发生在葡萄膜黑色素瘤近距离放疗（或质子束照射）后 5 年内，约 42% 的眼发生，常导致不可逆的视力损害[66]。放射性视网膜病变表现为急性渗出性缓慢进行性闭塞性血管病变，伴有非增殖性和（或）增殖性视网膜病变[67, 68]。组织学特征为闭塞性动脉内膜炎，内皮细胞丢失，毛细血管阻塞为主要血管事件。由于毛细血管再生受限，导致毛细血管侧支扩张和微动脉瘤形成[67, 68]。血管壁有纤维蛋白和渗出物的大毛细血管扩张血管通道是放射性视网膜病变的病理诊断。由于内层视网膜缺血，视网膜实质出现水肿，

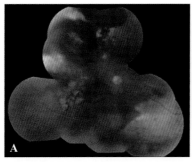
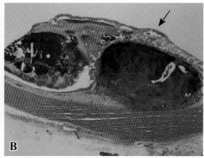
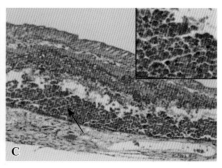

▲ 图 146-29　A. 一位 43 岁女性患者，经放射的葡萄膜黑色素瘤伴有黄斑色素沉着的眼底表现。B. 检查显示葡萄膜黑色素瘤坏死部分（星号）（HE 染色，40×）。上覆的视网膜显示萎缩、胶质增生和视网膜内水肿（箭）。C. 视网膜下充满色素的巨噬细胞（放大倍数较高的箭和插图）出现在与临床检测到的色素沉着相对应的区域

图片 A 组由 Chris Bergstrom，MD，OD 提供

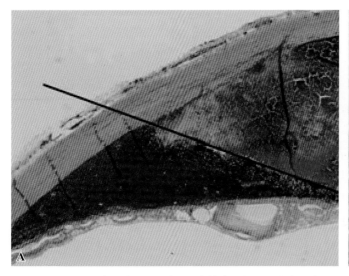
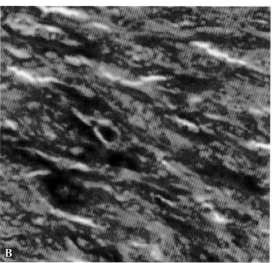

▲ 图 146-30　A. 脉络膜黑色素瘤近距离放疗后复发，摘除眼球（HE 染色，100×）；B. 在组织学上，黑线右侧黑色素瘤的辐照坏死部分和左侧有活性（未照射）肿瘤之间有一个界限。上覆的视网膜显示萎缩和视网膜内水肿。高倍镜显示肿瘤未受照射部位的部位染色梭形细胞（HE 染色，400×）

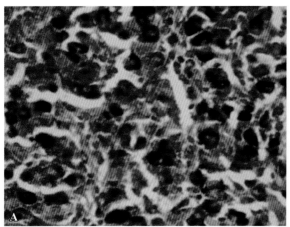
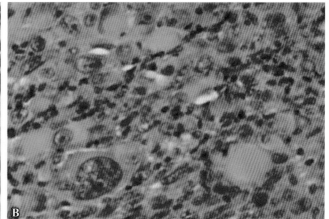

▲ 图 146-31　A. 经质子束治疗的脉络膜黑色素瘤显示肿瘤细胞小叶（HE 染色，400×）；B. 细胞显示辐射迹象，如肿胀的不规则细胞核（HE 染色，400×）

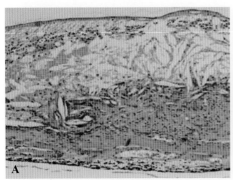 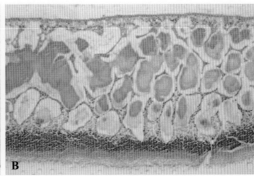 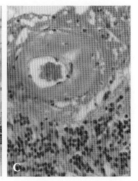

▲ 图 146-32 A. 放射性视网膜病变后的组织学表现包括视网膜内胆固醇裂隙（HE 染色，100×）；B. 内层视网膜渗出性水肿（HE 染色，100×）；C. 视网膜血管壁水肿伴渗出物（HE 染色，400×）

伴有视网膜内渗出、坏死和胶质增生。在不到 10% 的受照眼中观察到由于严重长期缺血而引起的增殖性放射性视网膜病变[69]。

### （四）经瞳孔温热疗法 Transpupillary Thermotherapy（TTT）

TTT 被用作脉络膜黑色素瘤的主要治疗或作为敷贴近距离治疗的辅助手段。组织学表现包括肿瘤内的坏死、细胞溶解和肿瘤血管阻塞，以及肿瘤区域视网膜和视网膜色素上皮的纤维化和变性改变（图 146-33）[70-72]。通常看不到明显的炎症迹象[72]。巩膜损伤通常不明显，治疗后可能存在巩膜内肿瘤细胞，并被认为是治疗失败的可能来源[72]。TTT 后还观察到视网膜下间隙存在富含色素的巨噬细胞[73]。TTT 的组织病理学效应还包括邻近结构的损伤，与能量水平和眼底色素沉着有关[74]。

### 附录：组织学鉴别诊断 Appendix: Histologic Differential Diagnoses

脉络膜黑色素瘤的组织学鉴别诊断包括：①痣；②黑色素细胞瘤；③其他脉络膜肿瘤；④脉络膜转移；⑤ BDUMP（bilateral diffuse uveal melanocytic proliferation，双侧弥漫性葡萄膜黑色素细胞增殖）；⑥脉络膜新生血管伴出血。

**脉络膜痣**代表良性病变，因此主要由具有不同程度色素沉着的梭形 A 细胞组成（图 146-34）。脉络膜痣和黑色素瘤之间的区别对于眼球摘除或眼内容剜除眼的偶然发现更为重要，因为通常只有大脉络膜黑色素瘤（临床上不与痣混淆）的眼才会被摘除。

**黑色素细胞瘤**（同义词：大细胞痣）是一种深

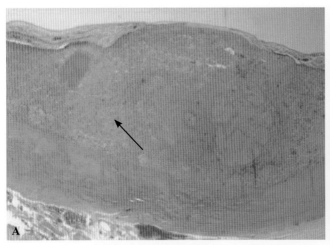 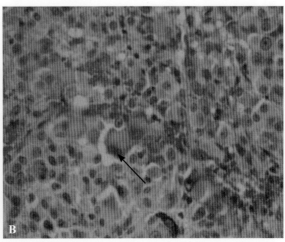

▲ 图 146-33 A. 脉络膜黑色素瘤经瞳孔温热治疗后显示肿瘤内坏死区域（箭）（HE 染色，40×）；B. 视网膜呈现退行性改变。高倍镜下可见存活的肿瘤细胞与凋亡细胞（箭）相邻，胞质肿胀，细胞核边缘化（HE 染色，400×）

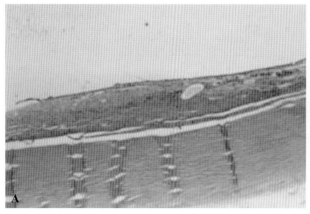
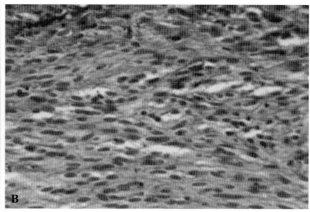

▲ 图 146-34　A. 脉络膜痣（HE 染色，40×）；B. 主要由梭形 A 细胞（HE 染色，400×）组成

黑色的病变，主要发生在视神经头部。它们是良性的，很少表现出恶性转化[11]。与视盘黑色素细胞瘤相比，葡萄膜黑色素细胞瘤由于难以与恶性黑色素瘤鉴别，诊断很少根据临床表现得出[75]。组织学证实了这一诊断，因为它揭示了一个由均匀的深色素细胞和黑素小体组成的肿瘤（图 146-35）。漂白后，可见圆形或稍多面体的饱满细胞，胞质丰富，核小而均匀，核仁不明显（Ⅰ型细胞），以及可见梭形、稀疏着色的细胞（Ⅱ型细胞）。有丝分裂不常见[76]。

**其他脉络膜肿瘤**，如血管瘤或淋巴瘤，通常可以通过超声等临床研究与恶性黑色素瘤区分开来。这些肿瘤也表现出明显的组织病理学特征。

**脉络膜转移癌**（图 146-36）表现出原发肿瘤的特征（主要是癌，82%）。最常见的是乳腺癌（47%）和肺癌（21%），其次是胃肠道（4%）、肾脏（2%）、皮肤（2%）、前列腺（2%）和其他癌症（4%）。系统评价后不明原发性恶性肿瘤发生率较高（17%）[77]。

**双侧葡萄膜弥漫性黑色素细胞增生（BDUMP）**是一种罕见的副肿瘤综合征，临床表现典型，包括多个圆形到椭圆形、轻度隆起的脉络膜斑块和荧光素血管造影上的豹斑（leopard spot）。除了一例单侧病例[78]，BDUMP 发生在双侧，与脉络膜黑色素瘤相反。组织学检查通常显示一个弥漫性或界限不清的脉络膜浸润过程，伴有小的低色素梭形良性黑素细胞[79, 80]。脉络膜毛细血管常被保留，上覆的 RPE

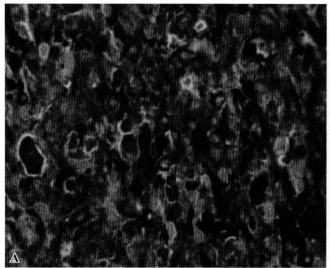
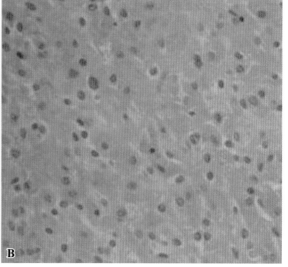

▲ 图 146-35　A. 大细胞痣（黑色素细胞瘤），由色素沉着的细胞（HE 染色，400×）组成；B. 漂白后，可见细胞核不明显的多边形细胞（漂白，HE 染色，400×）

脱色（图 146-37）。

伴有大出血的 **CNV** 可能表现出与脉络膜黑色素瘤相似的眼底外观，尽管两者可通过包括超声、FA 和光相干断层扫描在内的临床试验加以区分。

## 致谢 Acknowledgments

本章部分由 NIH P30EY06360 防盲研究公司（Hans E.Grossniklaus）无限制的部门拨款支持。

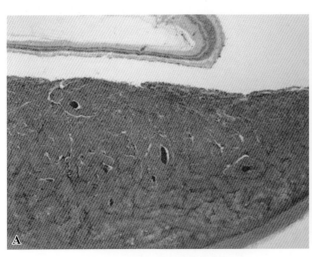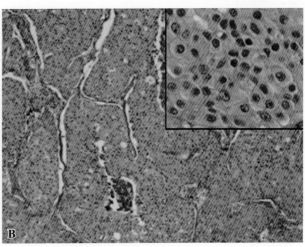

▲ 图 146-36　**A.** 脉络膜肿块与乳腺癌转移相一致，由乳头状瘤状结构的肿瘤细胞构成（HE 染色，40×）；**B.** 高倍镜下可见腺体样结构（HE 染色，100×）和核仁突出的大肿瘤细胞（插图）

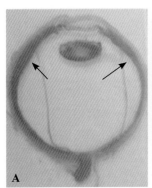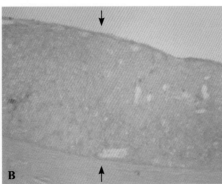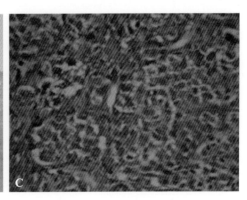

▲ 图 146-37　**A.** 图示双侧弥漫性葡萄膜黑色素细胞增殖侵犯脉络膜（箭）的概况（HE 染色）；**B.** 病变侵袭并会抹去整个脉络膜（箭），但保留了脉络膜毛细血管（HE 染色，40×）；**C.** 病变由色素减退的淡色黑素细胞（HE 染色，400×）组成
图片由 Curtis E.Margo，MD 提供

# 后部葡萄膜黑色素瘤治疗综述
## Overview of Management of Posterior Uveal Melanoma

Carol L. Shields    Jerry A. Shields    著

## 一、概述 Introduction

后部葡萄膜黑色素瘤是一种严重的威胁生命的恶性肿瘤[1-83]。据估计，每年约有 7095 例葡萄膜黑色素瘤被发现，其中非西班牙裔白人 4747 例，西班牙裔 738 例，亚裔 1286 例，黑人 316 例[2]。在美国，经平均年龄调整的葡萄膜黑色素瘤的发病率为 4.3/100 万[3]。这一数字在过去 50 年中保持相对稳定。基于临床的综合分析显示，这种恶性肿瘤往往发生在平均年龄 58 岁的白人身上，其症状为闪光感、眼前漂浮物、视野丧失或视力丧失[1,4]。

关于葡萄膜黑色素瘤的治疗已经有很多出版物，但这个话题仍然存在争议[1-83]。根据临床情况，观察、经瞳孔温热疗法、巩膜外敷贴放疗、带电粒子照射、外切除（眼外切除）、内切除（眼内切除）、眼球摘除、眼眶外切除、全身化疗和全身免疫治疗是可供选择的治疗方法[1,5,6]。目前有一种趋势是在

黑色素瘤的早期检查中使用多模式成像而不是严格依赖检眼镜。眼底摄影、光谱域和扫描源光相干断层扫描、自发荧光、多光谱成像和超声成像对于早期肿瘤检测至关重要，有时甚至在肿瘤几乎处于亚临床状态时也是如此。最小的脉络膜黑色素细胞病变，肿瘤生长和转移的临床危险因素已经被确定，对于确定小肿块的恶性潜能和决定何时治疗是有用的[7-10]。因此，从对可疑的小黑色素细胞病变的观察，到对具有危险因素的病变进行早期治疗，有一个不断发展的趋势[8,9,11]。本章节概述了目前睫状体和脉络膜黑色素瘤患者的治疗方法。在随后的章节中，一些权威机构讨论了各种治疗方式的具体细节。

本文所讨论的一般概念是基于 Wills 眼科医院眼科肿瘤科 40 多年来在葡萄膜黑色素瘤治疗领域的个人经验。这段经历，再加上对文献的回顾，写得尽可能客观，但我们的观点可能与其他人的观点不同。

## 二、总则 General Considerations

历史上，眼球摘除一度被认为是葡萄膜黑色素瘤患者唯一合适的治疗[5]。当时，大多数患者在病程晚期表现为大黑素瘤、视网膜脱离、继发性青光眼，并且肿瘤常向巩膜外延伸，此时摘除是唯一的选择。然而，几年前，一些权威人士对眼球摘除术预防转移性疾病的有效性提出了质疑，甚至提出眼球摘除术可以在某种程度上促进或加速转移，这种观点被称为"齐默曼假说"（Zimmerman hypothesis）[12, 13]。这些论点的正确性很快受到了其他人的质疑，他们认为早期眼球摘除给患者提供了最好的治愈机会[14, 15]。这场关于眼球摘除的争论引发了一种远离眼球摘除的趋势，以及越来越多地使用更保守的治疗方法。四分之一个世纪后，这一假设得到了重新评估，根据临床、流行病学、统计和实验数据，治疗后死亡率的短暂上升得到了证实，但作者认为，这不太可能是由于眼球摘除，而更可能是治疗前葡萄膜黑色素瘤早期微转移的结果[16]。根据多种临床因素，目前最常见的治疗方法包括观察、经瞳孔温热疗法（TTT）、放射治疗、局部切除、眼球摘除、眼眶剜除及这些方法的各种组合。目前治疗或预防转移性疾病的方法越来越多，超出了本章的范围。目前最常用的治疗方法是放射治疗和眼球摘除术。

眼部黑色素瘤协作研究（collaborative ocular melanoma study，COMS）旨在解决与后极部葡萄膜黑色素瘤相关的几个临床和治疗问题，并从该研究中获得重要信息[17-23]。尽管如此，每个病例都必须个体化，推荐的治疗方法应该是最适合，以提供最佳的系统预后，同时尽可能保留视力。如果可能，患者应该被推荐给眼科肿瘤专家或其他有治疗葡萄膜黑色素瘤经验的眼科医师。

## 三、定期观察 Periodic Observation

大多数小的黑色素细胞肿瘤（厚度不超过3mm）最好通过定期的眼底摄影和光相干断层成像、自发荧光和超声来记录病变的稳定性或生长。稳定的病变每4～6个月监测一次，此后每6～12个月监测一次。应建议对所有脉络膜黑色素细胞病变（包括雀斑、痣或不活跃的较大病变）进行长期监测。

已经确定了小黑色素细胞病变生长的统计预测因素（表147-1）。一般认为有生长记录的病变或有三个或三个以上危险因素的病变需要治疗（表147-1）[1, 8-11]。确定小黑色素瘤（厚度 ≤ 3mm）转移的危险因素包括肿瘤厚度大于2mm、距离视神经3mm范围内的肿瘤、黑色素瘤的视觉症状和先前记录的

表 147-1　脉络膜黑色素瘤早期检测的因素：TFSOM-UHHD 记忆法（寻找小的眼部黑色素瘤 - 每天使用有用的提示）

| 首字母 | 助记符 | 特　征 | 危险比[a] | 有特征痣生长为黑色素瘤（%） | 无特征痣生长为黑色素瘤（%） |
|---|---|---|---|---|---|
| T | To | 厚度 > 2mm | 2 | 19% | 5% |
| F | Find | 有渗液 | 3 | 27% | 5% |
| S | Small | 症状 | 2 | 23% | 5% |
| O | Ocular | 橘色色素 | 3 | 30% | 5% |
| M | Melanoma | 边缘距视盘 ≤ 3mm | 2 | 13% | 4% |
| UH | Using Helpful | 超声挖空现象 | 3 | 25% | 4% |
| H | Hints | 无晕环 | 6 | 7% | 2% |
| D | Daily | 无 drusen | na | na | na |

na. drusen 缺失的危险因素在其他研究中被认为是显著的，因此将其纳入风险因素记忆法
改编自 Shields 等[9]

生长[8]。由于有记录的肿瘤生长可能与更差的系统性预后相关，因此有一种趋势是治疗具有危险因素的患者，而不必等待肿瘤生长的记录[8, 9, 11]。

## 四、激光光凝 Laser Photocoagulation

激光光凝曾是治疗小脉络膜黑色素瘤的常用方法[24-28]。它最初是用氙弧光凝，但随后氩激光和二极管激光变得更普遍。研究表明，氙光凝可以更好地控制肿瘤，但氩激光可以减少并发症[25]。最近，TTT 和光动力疗法（PDT）在很大程度上取代了激光光凝治疗厚度小于 3mm、距中心凹超过 3mm 的小黑色素瘤[20]。

## 五、经瞳孔温热治疗 Transpupillary Thermotherapy

经瞳孔温热疗法（TTT）是近年来应用改良的半导体激光传输系统，在红外线范围内利用亚光热治疗选定的中小型脉络膜黑色素瘤的一种普遍方法[29-33]。这种方法不会像激光光凝那样对感觉视网膜造成太大的损害。最近的观察阐明了 TTT 的局限性和并发症[33, 34]。目前，我们对初次 TTT 的治疗策略包括黄斑部和视盘旁区外的低度恶性黑色素细胞交界性肿瘤，以及只有一个或两个危险因素的肿瘤[34]。危险因素较多的肿瘤应采用 TTT 以外的方法治疗[34]。TTT 常被用作巩膜敷贴放射治疗的补充[32]。

## 六、光动力治疗 Photodynamic Therapy

PDT 涉及光激活光敏染料 verteporfin 的偶联作用，导致自由基引起血管阻塞和细胞水平的其他毒性作用。这种方法已被发现对无色素性肿瘤，甚至对选定的无色素性黑色素瘤也有作用[35]。

## 七、放射治疗 Radiotherapy

放射治疗仍然是最广泛使用的治疗后部葡萄膜黑色素瘤的方式。放射治疗最常用的形式是应用放射性敷贴治疗[6, 18-22, 36-42]。几年前，大多数黑色素瘤用 $^{60}Co$ 敷贴治疗[36]。今天，大多数机构中 $^{125}I$ 和 $^{106}Ru$ 敷贴已取代 $^{60}Co$，因为它们具有较低的放射性、更好的肿瘤控制和更少的并发

症[6, 37-42]。COMS 发现，对于中等大小的黑色素瘤，敷贴放射治疗提供了与眼球摘除相同的肿瘤控制[21]。COMS 并未针对小或大的黑色素瘤的敷贴放射治疗控制，但是研究表明 $^{125}I$ 对不同大小的肿瘤有效，甚至对睫状体肿瘤、巩膜外蔓延肿瘤、视乳头旁肿瘤、视乳头前肿瘤和视乳头周围肿瘤也有效[6, 37-45]。对于不能接受敷贴放射治疗的眼，通常建议摘除[46, 47]。

另一种放射治疗方法是带电粒子照射[48-53]。这项技术可以提供一个瞄准光束，理论上可以将放射治疗限制在肿瘤的精确区域，但临床经验表明，放射性视网膜病变和视神经病变可以发生，类似于敷贴放射治疗[51]。与敷贴放射治疗相比，质子束放射治疗在肿瘤控制、挽救眼球、视力结果和患者生存率方面提供了相似的结果。根据已发表的资料，接受放射治疗的患者的生存率与眼球摘除治疗相似[21]。此外，敷贴放射治疗和带电粒子放射治疗在短期和长期并发症方面可能没有显著差异。研究表明，在接受放射治疗的患者中，有 5%～10% 的人由于肿瘤复发或放射并发症而最终需要眼球摘除[46, 47]。

## 八、局部切除术 Local Resection

局部切除累及睫状体和脉络膜的黑色素瘤在一些眼科中心仍然很流行[54-58]。Wills 眼科医院采用部分板层巩膜切除术（不是玻璃体手术）成功地切除了睫状体和周边部脉络膜黑色素瘤，保留了视网膜和玻璃体的完整性，通常具有极好的视力[54, 56]。这种方式特别适用于厚的肿瘤，以避免长期的辐射后果[57]。

后部葡萄膜黑色素瘤的局部切除术比眼球摘除和放射治疗具有理论上的优势。与眼球摘除不同的是，它的设计是为了保持视力，并保持正常的眼球结构。与放射治疗相比，理论上，如果首次手术成功，长期并发症更少。然而，它确实有更多潜在的即时并发症，如玻璃体积血、视网膜脱离和白内障，而放射治疗几乎从未与此类即时并发症相关。此外，与放射治疗相比，切除后部脉络膜黑色素瘤的局部复发更多见，尤其是对于较厚的肿瘤[57]。然而，一定程度的视网膜病变和白内障是所有治疗形式的常见的远期并发症。目前没有证据表明后部葡

萄膜黑色素瘤的局部切除与眼球摘除或放射治疗在患者生存率方面有任何不同。

一些权威机构报告了脉络膜黑色素瘤眼内切除术的经验，通过玻璃体切除术切除肿瘤，一些权威机构目前正在使用内切除术切除带电粒子照射后的脉络膜黑色素瘤[59-62]。在某些病例中，眼内肿瘤切除术可以降低新生血管性青光眼的长期风险[62]。长期随访将是必要的，以确定眼内肿瘤切除术的有效性。

## 九、眼球摘除 Enucleation

如前所述，通过眼球摘除术治疗葡萄膜黑色素瘤的传统治疗方法在几年前受到了挑战[12, 13]。但部分学者仍然认为摘除是一种适当的治疗方法[14, 15]。眼球摘除术通常适用于占眼内大部分结构的晚期黑色素瘤和继发情青光眼或眼外扩展的黑色素瘤。另一个相对的眼球摘除指征是侵犯视神经的黑色素瘤，在这种情况下，用眼球摘除一长段视神经似乎更为合理。然而，许多并没有侵犯神经的视盘旁黑色素瘤，可以通过定制的刻痕放射性敷贴来治疗[41-43]。所谓的"非接触眼球摘除术"（no touch enucleation）是多年前提出的，目的是尽量减少手术创伤，理论上减少手术时肿瘤扩散的机会[63]。这项技术的一个重要方面是在切断视神经之前冻结肿瘤的静脉引流。"非接触"技术已被改良为一种最小操作技术，即不使用冷冻探针的眼球摘除术[64-67]。在眼球摘除术后使用的眼眶植入物类型方面有了最新进展。聚合物涂层羟基磷灰石植入物或聚乙烯植入物旨在改善眼球摘除术患者的眼球运动，目前仍在广泛使用[64-67]。一些权威机构提倡眼球摘除前放射治疗（pre-enucleation radiotherapy，PERT），使用2000cGy的外照射对患眼进行放射治疗，以减少眼球摘除时肿瘤扩散的风险。来自 COMS 的数据支持了先前的非随机研究，这些研究表明 PERT 并不比单纯的标准眼球摘除更有利[18]。

## 十、眼眶内容剜除术 Orbital Exenteration

眼眶内容剜除术治疗巩膜外浸润的葡萄膜黑色素瘤也有争议[68, 69]。对于轻度巩膜外浸润＜3mm者不应行眶内容剜除术，放疗可成功控制[39]。然而，在罕见大面积眼眶延伸、失明、不适感强的病例中，一期眶内容剜除术是合理的。在大多数葡萄膜黑色素瘤眼眶延伸的情况下，不需要牺牲眼睑的皮肤。保留眼睑皮肤的切除术提供了令人满意的外观[68, 69]。

## 十一、基因检测 Genetic Testing

用 DNA 或 RNA 方法对葡萄膜黑色素瘤进行细胞遗传学分析，有助于葡萄膜黑色素瘤的确诊和预测[70-77]。在治疗时进行遗传预测取样。关于 DNA 评估，1996 年的原始研究表明，眼球摘除后的葡萄膜黑色素瘤常表现为 3 号染色体单体，则意味着预后不良[72]。其他人在 8 号染色体（53%）、6 号染色体（46%）和 1 号染色体（24%）中发现额外的突变，并得出结论：单体 3 和最大肿瘤直径是决定患者生存的最重要因素[73, 74]。使用多重连接依赖探针扩增（multiplex ligation-dependent probe amplification，MLPA）对 452 例脉络膜黑色素瘤 DNA 进行评估，结果显示，二体患者的 10 单黑色素瘤相关死亡率为 0%，而单体 3 患者为 55%，单体 3+ 获得 8q 患者为 71%[74]。对放射治疗时通过细针穿刺活检取样的 500 只连续病例眼的黑色素瘤进行分析，得出结论：完全单体 3 型的肿瘤在 3 年内的累积转移概率，小黑色素瘤为 0%，中等大小为 24%，大黑色素瘤为 58%[75]。

在 RNA 评价方面，采用了基因表达谱（gene expression profiling，GEP）技术。这项技术是利用多个基因的信使 RNA 表达来测量黑色素瘤内的遗传物质。2003 年，GEP 用 12 500 个探针鉴定了两组与单体 3 和二体 3 肿瘤相关的黑色素瘤[76]。2004 年，GEP 证实存在两种类型的黑色素瘤，其中 1 级（低级别）的生存率为 95%，2 级（高级别）的 8 年生存率仅为 31%[77]。DNA 和 RNA 检测的进一步改进使其具有显著的预测价值。

## 十二、系统性转移的治疗 Management of Systemic Metastasis

理想情况下，葡萄膜黑色素瘤的最佳治疗方法是在恶性眼内疾病的早期使用预防微转移的方法[5]。目前有基于细胞遗传学检测的高危患者试验。经

DNA 检测发现 3 号染色体单体或经 RNA 检测发现 2 级染色体单体的患者进入治疗试验[71-77]。在预防性苏尼替尼（sunitinib，Sutent）预防黑色素瘤转移的一项试验中，发现与观察相比，总生存率有所提高[78]。基于细胞遗传学或肿瘤标志物对预防转移进一步的研究正在进行中。

大多数葡萄膜黑色素瘤患者在诊断葡萄膜黑色素瘤时没有可检测到的全身转移的证据。然而，人们认为微转移疾病发生在黑色素瘤的早期，因此对于高危人群应考虑新辅助治疗。一旦葡萄膜黑色素瘤转移到肝脏和其他器官，患者的预后很差。如果转移灶是一个孤立的病灶，通过局部切除转移灶可以提高生存率[79]。以前的大多数常规化疗方案对黑色素瘤转移几乎没有反应。与标准化疗相比，一项使用舒美替尼（selumetinib）的试验发现，与转移性疾病的标准化疗相比，结果略有改善[80]。

通过肝动脉靶向栓塞化疗，免疫治疗和局部放射治疗为肝转移瘤的治疗提供了一定的前景[81,82]。最近的研究为化疗栓塞术和免疫栓塞术延长生存期[81,82]提供了希望，但还需要进一步的研究来确定其疗效。Buder 等通过检索 Pubmed/Web of Knowledge 数据库和美国临床肿瘤学会网站上 1980—2013 年发表的所有报道，回顾了转移性葡萄膜黑色素瘤的系统治疗，并确定了 40 项研究，共 841 名可评估患者[83]。他们发现完全或部分缓解（总有效率，ORR）较差，为 4.6%，中位总生存期为 5.2～19.0 个月。最佳反应发生在化学免疫治疗后（ORR 为 10.3%）。他们指出，应探索免疫治疗或创新治疗策略，以改善较差的 ORR。

转移性葡萄膜黑色素瘤的免疫治疗研究较少。Bol 等用自体树突状细胞疫苗治疗 14 例转移性葡萄膜黑色素瘤，发现肿瘤特异性免疫应答 4 例（29%），中位生存期 19.2 个月，比其他疗法长[84]，伊普利单抗（Ipilimumab）是一种免疫刺激药物，通过抑制细胞毒性 T 淋巴细胞相关蛋白 4（anti-CTLA-4）在 T 细胞水平上发挥作用，已被用于葡萄膜黑色素瘤的研究。Maio 等治疗了 82 例转移性葡萄膜黑色素瘤患者，这些患者之前使用伊普利单抗治疗失败，发现 5% 的患者有反应，29% 的患者病情稳定，持续 3 个月或更长时间，中位总生存期为 6 个月[85]。Luke 等报道了对 39 例葡萄膜黑色素瘤转移患者使用伊普利单抗治疗的多中心回顾性分析，发现在第 23 周有 28% 的患者有反应（肿瘤消退加病情稳定），总生存期为 9.6 个月，但 71% 的患者发生了不良事件[86]。Joshua 等研究了类似的药物 tremelimumab（抗 CTLA-4 药物），并发表了类似的中度缓解率。这些报道表明，Ipilimumab / Tremelimumab 在葡萄膜黑色素瘤治疗中的确切作用有待进一步探讨[87]。

在治疗的范围内是利用 T 细胞免疫调节来改造这些细胞来识别和裂解癌细胞[70]。这种策略用于某些类型的白血病，现在用于皮肤黑色素瘤。希望在不久的将来这将适用于葡萄膜黑色素瘤。

## 十三、患者咨询 Counseling the Patient

无论临床医师选择何种治疗方法，重要的是将所有可用的选择告知受累的患者。应向患者和家属详细解释预期结果和潜在并发症。应告知患者是否有其他熟悉葡萄膜黑色素瘤的医师的第二意见。有关管理的最终决定应由患者在其医师的指导下做出[88]。

## 十四、结论 Conclusion

本章介绍了葡萄膜后黑色素瘤治疗的一般原则的更新。无临床风险特征的后葡萄小的无症状黑色素细胞肿瘤可以在无干预的情况下定期观察。眼底摄影、光相干断层扫描、自发荧光和超声成像在保守随访中很重要。小的脉络膜黑色素瘤显示几个临床危险因素或记录生长提供治疗。

经瞳孔温热治疗用于低度恶性黑色素细胞肿瘤。放射治疗仅适用于活动性肿瘤，通过巩膜敷贴近距离放射治疗或带电粒子进行。选定的睫状体及周围脉络膜黑色素瘤可采用局部切除术治疗。局部切除术在理论上有优势，但手术时间较长，而且直接并发症可能更大。

眼球摘除手术通常适用于大多数直径大于 20mm、厚度大于 12mm 的大黑色素瘤。它通常也适用于侵犯视神经的肿瘤。眼球摘除前放射治疗似乎不能提高患者的生存率。

眼眶内容剜除术是治疗晚期葡萄膜黑色素瘤伴大范围眼外扩展的有效方法。它在处理较小程度的眼外延伸浸润方面的价值尚不确定。

葡萄膜黑色素瘤治疗的未来将集中于在肿瘤厚度可能只有 1～2mm 且易于进行微创局部治疗的部位，使用多模式成像能尽早检测肿瘤。通过细胞遗传学标记或细胞膜标记对高危患者进行全身治疗，并提供靶向化疗或免疫治疗以预防转移。旨在识别细胞膜标志物或利用 T 细胞刺激免疫系统对抗癌症的靶向治疗可以提高患者的生存率。

# 第148章

# 脉络膜黑色素瘤眼球摘除术
## Enucleation for Choroidal Melanomas

Julian D. Perry　Arun D. Singh　Rao V. Chundury　著

## 一、概述 Introduction

约 5% 的黑色素瘤发生在眼睛和周围的附件结构，85% 的黑色素瘤起源于葡萄膜[1]。葡萄膜黑色素瘤是最常见的原发性眼内恶性肿瘤[2]。根据一份报告，葡萄膜黑色素瘤的总发病率为 5.1‰，80%～90% 的葡萄膜黑色素瘤累及脉络膜[3]。40 年前，Zimmerman 研究了脉络膜黑色素瘤患者眼球摘除术的益处[4]。他观察到眼球摘除术后 2～3 年死亡率达到峰值，并认为眼球摘除术后死亡率的上升是眼球摘除术的直接结果[4]。这一争议导致了从眼球摘除到保护视力和保眼治疗的趋势。随后的研究表明，观察到的眼球摘除术后死亡率的上升是原发性肿瘤及其转移的自然史的反映，而不是眼球摘除导致医源性肿瘤播散的直接影响。转移与治疗方法无关[5]。对于原发性肿瘤的治疗，有多种治疗方法，如观察、经瞳孔温热疗法、敷贴放射治疗、局部切除、眼球摘除等[2]。在美国，最常用的两种治疗方法是敷贴放射治疗和眼球摘除[2]。眼部黑色素瘤协作研究（collaborative ocular melanoma study，COMS）显示，无论是中、大型脉络膜黑色素瘤，近距离放射治疗和眼球摘除治疗在全因死亡率方面没有统计学差异[6]。死亡率数据显示，眼球摘除术和近距离放射治疗之间没有显著差异，因此，生活质量（quality-of-life，QOL）测量在决定治疗方案时变得重要。COMS 确定了驾驶困难、近视力活动、需要立体视觉的活动、焦虑水平和抑郁水平的生活质量指标[7]。患者报告在治疗后的头 2 年内，近距离放射治疗组的驾驶和周边视觉功能高于眼球摘除治疗组，但这些差异在治疗 3～5 年后有所减少[7]。近距离放射治疗的患者在治疗后也比眼球摘除组有更多的焦虑症状[7]。在适当的环境下，摘除仍然是脉络膜黑色素瘤可行的治疗方法。

COMS 组 5 年和 10 年的累积转移率分别为 25% 和 34%[8]。一旦发生转移，中位生存期为 3.6 个月，死亡几乎总是不可避免的，因为目前没有有效的治疗方案[8, 9]。

## 二、眼球摘除的目的 Purpose of Enucleation

眼球摘除术应清除边缘清晰的恶性肿瘤，并通过舒适地使用与下眼眶植入物相连的眼部假体来恢复美容。

## （一）适应证 Indications

一期眼球摘除的主要指征是肿瘤体积大、新生血管性青光眼、视神经侵犯、盲痛眼、局限性巩膜外扩张浸润和患者意愿。眼球摘除术也被认为是治疗视力低下（＜ 20/400）或视力无恢复潜力的中型脉络膜黑色素瘤的方式。另一只眼睛的功能状态和患者偏好也是决策过程中的重要考虑因素。二次眼球摘除的指征是局部治疗失败和继发于放射相关并发症的眼痛。

## （二）植入物描述 Implant Description

理想的植入物应具有体积恢复、运动传递、并发症发生率低、成本效益高等优点[10]。为了传递运动，眼外肌应直接附着于植入物或间接环绕植入物[10]。大小合适的植入物可以恢复体积[11]。目前的眼眶植入物设计分为两大类：实心球体和多孔整体植入物。实心球体包括有机硅和聚甲基丙烯酸甲酯（PMMA），而多孔植入物包括珊瑚羟基磷灰石和多孔聚乙烯[10]。生物陶瓷和其他植入物也存在[10]。多孔材料允许纤维血管的生长，这可能会诱导钻孔上皮化，以接受假体连接钉，从而提高运动性。与非固定型羟基磷灰石植入物相比，固定型羟基磷灰石植入物在主观上提高了运动能力，血管内生具有一些理论上的优势，包括降低感染率、暴露率和挤压率[10, 12]。珊瑚羟基磷灰石（HA）是一种多孔、无毒的植入物，由无机、不可再生的海洋珊瑚组成[13]。高密度多孔聚乙烯是一种多孔的合成植入物，可以被塑造成各种形状[14]。羟基磷灰石具有脆性，因此无法直接缝合在植入物表面[15]。孔隙大小和连通性各不相同，可能影响血管形成[16]。一些外科医师在多孔植入物上钻孔，以便于整合[17]。多孔材料的使用增加了植入物、包裹材料和成像研究的额外成本，并且具有更高的并发症发生率[18]。一些外科医师包裹多孔植入物，以保护前部组织免受羟基磷灰石骨针的伤害，并促进肌肉附着和植入。然而，人们所感知的好处尚未得到证实[15]。包裹材料包括供者巩膜、自体筋膜或聚乙醇酸网片。当一些外科医师包裹多孔聚乙烯植入物时，眼外肌可以直接缝合到聚乙烯上[19, 20]。包裹材料可能会造成感染风险，降低血管生成率[17]。1995 年进行调查时，美

国眼科整形和重建外科医师协会（American Society of Ophthalmic Plastic and Reconstructive Surgeons，ASOPRS）的大多数人（56%）在眼球摘除术中首选羟基磷灰石植入物和人供者巩膜包裹[21]。当 2002 年再次调查时，绝大多数（43%）的 ASOPRS 外科医师更喜欢多孔聚乙烯，只有 27% 的人更喜欢羟基磷灰石[18]。在随后的调查中，大多数植入物（60%）没有被包裹，只有 25% 的植入物被人巩膜包裹[18]。大多数（92%）的植入物未经包裹[18]。2007 年，一项来自英国的调查支持了这些趋势，显示 55% 的外科医师使用多孔植入物，57% 的外科医师包裹植入物（自体巩膜最受欢迎；20%），只有 7% 的外科医师固定植入物[22]。Custer[23] 显示，未包裹的羟基磷灰石和固体植入物之间的运动能力没有显著差异，Harbour 等[24] 显示，接受巩膜包裹羟基磷灰石和聚乙烯眼眶植入物的患者之间的并发症发生率没有显著差异。使用多孔植入物和包装材料的潜在优势应与风险、发病率和额外成本相权衡[20]。如果外科医师不打算固定，如果患者有全身疾病或可能限制纤维血管生长的因素，或者如果多孔植入物不能改善患者的生活质量，外科医师应该考虑固体植入物。

## （三）植入物尺寸 Implant Sizing

适当的植入物大小是美容，体积恢复，并尽量减少挤压，暴露和缝合畸形必不可少的。大多数成人患者需要至少 20mm 的植入物。传统上，外科医师使用一组尺寸球来个性化植入物大小，并使用标准体积表来最大限度地恢复体积。或者，眼眶植入物的尺寸可以使用对侧眼轴长度测量值减去 2mm，或者远视测量值减去 3mm 来确定[11]。另一种算法是用理想的 24mm 眼睛的体积减去巩膜的体积和 2ml 来确定植入物的体积[25]。

## 三、眼球摘除技术 Enucleation Technique

眼球摘除技术各不相同，但都有一定的原则。眼球摘除通常在全身麻醉下进行。然而，局部麻醉和监测麻醉护理也可以与眶上神经、眶下神经和改良 van Lint 阻滞联合使用。在任何一种情况下，都可以通过球后或球周阻滞来实现镇痛和改善止血

效果，该阻滞由 3～4ml 1% 利多卡因、1∶10 万肾上腺素和 8.4% 碳酸氢钠组成，比例为 1∶10，每10ml 透明质酸酶 50U。再在结膜下注入 1ml 相同的溶液。手术医师避免针头穿透或刺穿眼睛。

手术技术如下：用钝性 Westcott 剪刀进行 360° 打开球结膜。用 Stevens 剪刀从下方巩膜分离结膜和 Tenon 囊（图 148-1）。Stevens 剪刀在每个斜象限（图 148-2）进行直视下钝性分离四条直肌。附着在直肌上的 Tenon 囊被剥离，肌肉通过插入物固定在双针 6-0 聚乳酸 910 缝线上。使用钝器 Westcott 剪刀或 Abley 剪刀（图 148-3）将每一块

肌肉从眼球上离断。

下斜肌止点在颞下象限用肌肉钩识别和分离。尽量减少出血，切断前烧灼下斜肌。然后在内上象限识别上斜肌并离断。

用斜视钩环扫眼球，以确定是否残存任何需要解除的附着组织，并使用 Stevens 剪刀在后 Tenon 囊产生一个空间。为了维持止血效果，视神经可以用长弯止血钳夹持。止血钳插入时，刀片闭合，在夹持前触诊并敲击视神经。第二个止血钳或锁齿钳放置在内侧直肌残端上方，以协助提升眼球。用眼球摘除剪刀切断视神经，用止血钳或钳子切除眼球直肌内侧残端。视神经残端用双极烧灼器烧灼，在可延展牵开器的直视化下烧灼。

眼眶植入物使用注射器或骨膜升降器放置，后部压力适中。如果植入物被包裹，那么在直肌附着端的正后方创建四个窗口。如果不使用包裹材料，肌肉直接缝合到植入物上或其上方。垂直直肌之间的直接连接可导致穿窿功能不全。我们使用 4-0 聚乳酸 910 缝合线将每个直肌缝合到相邻的直肌缝线上，以在植入物上形成直径约为 10mm 的眼外肌生理性附着（图 148-4）。使用 4-0 聚乳酸 910 缝合线闭合前 Tenon 囊层（图 148-5）。最后，结膜用 6-0 普通肠线缝合（图 148-6）。

抗生素软膏和一个小塑料成型器被放进眼窝，眼睑用 6-0Prolene 缝线缝合。压力贴片放置 1 周。

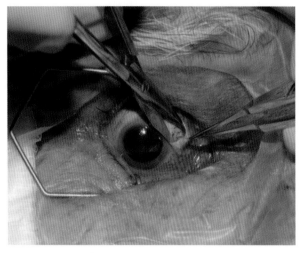

▲ 图 148-1　使用钝性 Westcott 剪刀行 360° 结膜切开术

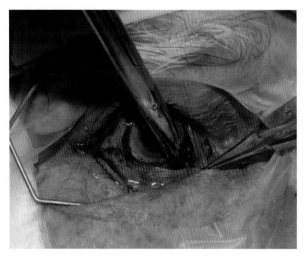

▲ 图 148-2　用 Stevens 剪刀直接解剖每个斜象限

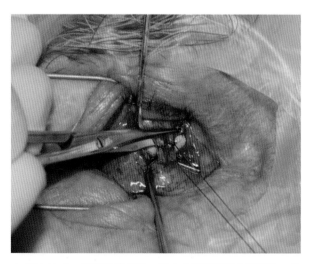

▲ 图 148-3　分离四条直肌，用 6-0 聚乳酸缝合线固定，并用钝的 Westcott 剪刀或 Abley 剪刀离断肌肉

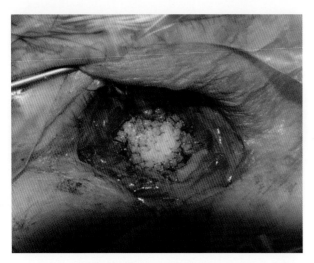

▲ 图 148-4　使用注射器或骨膜提升器放置合适尺寸的植入物，并将肌肉附着点缝合到植入物上

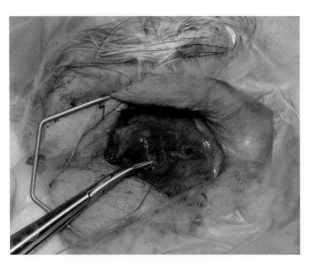

▲ 图 148-5　Tenon 囊以连续方式闭合

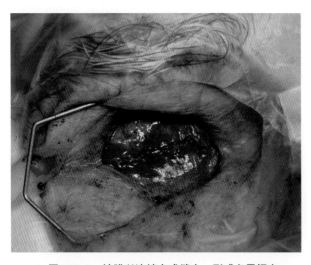

▲ 图 148-6　结膜以连续方式缝合，形成多层闭合

### 特别注意事项 Special Considerations

**1. 视神经侵犯及限局巩膜外扩张浸润 Optic Nerve Invasion and Limited Extrascleral Extension**

总的来说，脉络膜黑色素瘤很少侵犯视神经[26]。在 1527 只眼中，COMS 显示巩膜外扩张仅占 8.2%[27]。有限的巩膜外扩张并不意味着眼球摘除。然而，如果有证据表明巩膜外扩张有限，则视神经处理的方法可能必须加以改进。根据超声或放射学成像，可能怀疑巩膜外扩张[28]。建议采用与巩膜外延长相对的象限引入剜除剪刀，以避免切断巩膜外延长部位。在某些情况下，通过外侧眼眶切开术切断视神经并整体切除巩膜外延伸部分，获得更大的进入后眼眶的通路[29, 30]。

**2. 并发症 Complications**

眼球摘除术的并发症很少见，包括化脓性肉芽肿、结膜包涵体囊肿形成、结膜伤口裂开导致暴露或挤压、植入物移位或异位、感染、眼眶出血、眼窝挛缩和上睑下垂[18, 31]。在 COMS 的大肿瘤试验中，接受眼球摘除前放疗的患者总的并发症发生率为 8%，未接受放疗的患者总的并发症发生率为 4%[31]。钉住植入物的其他并发症包括销钉位置不正、销钉断裂和可听到销钉咔嗒声[18]。关于多孔和无孔植入物及有钉和无钉植入物的总体并发症率的报道差异很大。然而，各种植入物选择之间存在着一般的趋势。

Nunery 等证明 HA 的暴露率高于硅胶植入物。由于纤维血管内向生长，暴露的多孔植入物可能不会像固体植入物那样经常挤出，但几乎所有的暴露最终都需要修复[32]。多孔植入物的暴露率为 0%～33.3%[13, 34-40]。美国眼科整形与重建外科学会（Asoprastic Plastic and Reconstructive Surgery，ASOPRS）的调查显示，大多数（82 例中的 81 例）事件发生在多孔植入物而非固体植入物上，暴露率仅为 3%[18]。所有植入物暴露率的 Meta 分析显示，硅胶组为 1.3%（2/153 例），珊瑚羟基磷灰石组为 4.9%（96/1959 例），多孔聚乙烯组为 8.1%（41/507 例）[35]。对于 peg 植入物，所有并发症的发生率都更高，包括化脓性肉芽肿形成（14%）、暴露（6%）、感染（5%）和 peg 错位（5%）[18]。Fay 等对 435 例眼球摘除术后预防性应用抗生素的必要性和有效性进行了评价，发现使用抗生素者与未使用抗生素者术后感染率无统计学差异[41]。

## 四、结论 Conclusion

对于大肿瘤、限局巩膜外浸润扩张、视神经侵犯和继发于新生血管性青光眼或放射后效应的盲痛眼，眼球摘除是首选的治疗选择。眼球摘除术也被用于治疗视力低下（＜ 20/400）或视力无恢复潜力的中型脉络膜黑色素瘤。另一只眼睛的功能状态和患者偏好也是重要的考虑因素。眼球摘除后有多种植入选择。多孔植入物具有理论上的优势，但并没有达到预期的效果。目前，尽管多孔性植入物的发病率较高，但大多数外科医师选择无钉植入物。无孔植入物是一种安全和经济的选择。

# 脉络膜黑色素瘤的巩膜外敷贴放射治疗
## Brachytherapy for Choroidal Melanoma

H. Culver Boldt    Samuel K. Houston    Arnold M. Markoe    Timothy G. Murray    著

第 149 章

## 一、概述 Introduction

近距离放射治疗（brachytherapy）是在与表面接触的很短距离内应用同位素辐射。眼近距离放射治疗的目的是向肿瘤提供治疗剂量的辐射，同时给正常眼结构提供最小的辐射剂量。

近距离放射治疗脉络膜黑色素瘤于 1930 年首次报道 [1]。Moore 利用氡粒子进行的这些早期研究为在世界各地的临床中心使用其他形式的辐射铺平了道路，包括 $^{60}$Co [2-5]、$^{106}$Ru [6-8]、$^{198}$Au [9]、$^{125}$I [10-18] 和 $^{103}$Pb [19-21]。$^{125}$I 是目前美国脉络膜黑色素瘤近距离治疗中最常用的同位素，而 $^{106}$Ru 和 $^{103}$Pb 在一些中心仍然很受欢迎。在脉络膜黑色素瘤的治疗中，近距离放射治疗提供了一种替代眼球摘除的方法，使

得在保留眼球的同时，维持有用视力成为可能。眼部黑色素瘤协作研究（collaborative ocular melanoma study，COMS）是一项前瞻性随机研究，为临床医师提供了支持使用放射治疗脉络膜黑色素瘤的统计上的可靠证据。这项研究调查了 1300 多名中型黑色素瘤患者，并随机分为 $^{125}$I 近距离放射治疗或眼球摘除手术 [22]。经过 12 年的随访，这两种治疗方式在死亡率方面没有统计学上的显著差异 [22, 23]。虽然敷贴治疗的治疗方案和肿瘤的选择必须是个体化的，并且在不同的临床中心之间有所不同，但是敷贴近距离治疗通常可接受的适应证包括下列情况：①选择表现为生长或恶性转化的小脉络膜黑色素瘤；②中等大小的脉络膜和睫状体黑色素瘤，眼睛有视觉潜能；③直径 16mm、厚度 8～10mm 的大型

黑色素瘤；④较大的黑色素瘤，尤其是单眼患者。然而，尽管成功地避免了眼球摘除术，但辐射对周围视网膜和视神经有着深远的影响，视力受到由此产生的辐射性视网膜病变和视神经病变的限制[24-28]。这些并发症对生活质量有着深远的影响，来自 COMS 的 209 名患者报告，敷贴近距离放射治疗与眼球摘除治疗后 3～5 年的视觉功能无显著差异[29]。需要继续研究和调查，以确定这些普遍存在的与辐射有关的并发症的有效补充疗法。

尽管脉络膜黑色素瘤仍然可以考虑眼球摘除手术，但 COMS 研究通过提供敷贴近距离放射治疗有效性的证据，为采用眼球挽救治疗模式奠定了框架。因此，临床医师可以自信地向患者推荐放射治疗，提供一种拯救眼睛的治疗方法，同时也有机会保持一些有用的视力。然而，尽管两种治疗方法在生存率上没有差异，转移性死亡仍然在相当比例的患者中发生。需要进一步的研究来发展辅助疗法来改变这一令人不安的统计数字。

## 二、剂量学 Dosimetry

葡萄膜黑色素瘤的最佳杀瘤剂量仍不确定[30, 31]，但剂量范围在 50～100Gy，小于 50Gy 的剂量与严重的治疗失败相关[30]。Kindy Degnan 等[32]使用氦离子辐射，并报道了 50～80Gy 的肿瘤尖端剂量，表明无论使用 50Gy、60Gy、70Gy 或 80Gy，在肿瘤消退、生存率、并发症或视觉结果方面均无差异。最初，COMS 决定以 50～125cGy/h 的传输速率将 100Gy 传输到肿瘤顶点（高度小于 5mm 的肿瘤按照 5mm 厚的肿瘤来治疗）[33]。然而，在 1996 年，根据最新的剂量学测量和美国医学物理学家协会（AAPM）的建议，COMS 修改了处方剂量，以 43～105cGy/h 的输送速率将 85Gy 的剂量传递到肿瘤顶点[34]。根据这些修改，采用 AAPM 推荐的计算方法和修改后的处方剂量，实际输送到肿瘤的剂量是相同的。因此，在分析 1986 年以前使用 [125]I 的研究时，肿瘤的实际剂量为规定剂量的 85%。此外，美国近距离放射治疗协会（America Brachytherapy Society）提出了 COMS 剂量建议作为脉络膜黑色素瘤治疗的指南[35]。随着对所使用的一些假设的更精确估计和更好的计算算法的可用，剂量测定已进一步细化和重新计算，包括各向异性、线源近似、硅橡胶和金屏蔽衰减。对于不同大小的敷贴器，给出了肿瘤顶端和各种其他眼部结构的剂量表[36]。平均而言，肿瘤顶点的剂量似乎是采用 AAPM 形式所假定的 85Gy 的 89%[36]。近距离放射治疗的物理学已经在一些出版物中进行了综述[36-38]。

## 三、同位素选择 Isotope Selection

辐射分布在离表面较短的距离内或靶组织内。表 149-1 显示了近距离放射治疗中常用同位素的物理特性。该表将同位素分为两大类：①发射伽马（γ）射线或 X 线的同位素；②发射 β 粒子（电子）的同位素。表 149-1 脚注解释了一些简化术语。窄光束在水中的半数值（HVL）有助于比较同位素辐射在组织中的穿透情况。宽束导线中的第十值层（TVL）可用于评估屏蔽材料的穿透力。

最常用的近距离放射源是 [125]I、[103]Pd 和 [106]Ru，它们在很大程度上取代了 [192]Ir、[137]Cs、[226]Ra、[222]Rn 和 [60]Co。半衰期将决定同位素是否可实际使用，是否可用于商业生产，或是否可重复使用。[198]Au 和 [222]Rn 等同位素的半衰期很短，不适合常规使用。

γ 射线或 X 线的能量与它们以复杂的方式穿透物质有关。高能射线穿透的程度越大，屏蔽起来就越困难，这两个因素在表 149-1 的最后两列中讨论。

水中的 HVL 是辐射能量在水（或组织）中吸收程度的指数。在短距离内，对于眼睛局部肿瘤的应用很重要，平方反比定律在很大程度上控制了组织中的辐射穿透。图 149-1 显示了 [125]I、[192]Ir 和 [60]Co 的深度 - 剂量曲线。由于所治疗肿瘤的高度很小（高约 1cm），因此在确定肿瘤顶点的给定剂量的巩膜（或脉络膜血管）剂量时，此平方反比定律更为重要。剂量率在靠近放射源处下降得比远离放射源处更快。因此，只要在源巩膜和巩膜之间引入一个空间，就可以减少相对于肿瘤顶点处剂量的巩膜剂量。在眼眶内，只有尺寸限制了空间的大小，用于眼近距离放射治疗的敷贴器最大为 1mm。随着距离的增加和能量的减少，组织吸收开始发挥更重要的作用。对于 β 发射体，组织中的吸收是复杂的，必需测量组织中的吸收，且与 β 粒子的能量有关。

铅的 TVL 是屏蔽的一个指标，必须在放射源

表 149-1　近距离放疗常用同位素的物理特性 [a]

| 核　素 | 半衰期 | 能量（MeV） | HVL[b]（cm） | TVL[c]（cm） | 暴露速率常数 [R/（cm²·mCi·h）] |
|---|---|---|---|---|---|
| **γ 射线或 X 线发射器** | | | | | |
| [60]Co | 5.3 年 | 1.25dV | 10.8 | 4.6 | 13.1 |
| [103]Pd | 17.0d | 0.02 | ~2.0 | ~0.003 | 1.5 |
| [125]I | 60.2d | 0.03[e] | ~3.0 | ~0.01 | 1.4 |
| [137]Cs | 30.0 年 | 0.60[e] | 8.2 | 2.2 | 3.3 |
| [182]Ta | 115.0d | 0.67[e] | 10 | 3.9 | 7.8 |
| [192]Ir | 74.2d | 0.38[e] | 6.3 | 1.2 | 4.7 |
| [198]Au | 2.7d | 0.41[e] | 7 | 1 | 2.4 |
| [222]Rn | 3.8d | 0.83[e] | 10.6 | 4.2 | 10.2 |
| **β 发射器** | | | | | |
| [90]Sr[f] | 28.0 年 | 2.27 | 1.5 | 0.04 | — |
| [106]Ru[f] | 368.0d | 3.54 | 2.4 | 0.07 | 1.7 |

a. 数据来自文献 [7, 38-41]
b. HVL，半值层：减少核素暴露（剂量）至 50% 所需的水厚度（窄束）
c. TVL，第十价值层：减少核素暴露（剂量）至 10% 所需的铅厚度（宽束）
d. 曝露速率常数测量在距离 1mCi 核素样品 1cm 处的曝露速率（r/h）
e. 平均 γ 射线或 X 线能量
f. 同位素平衡

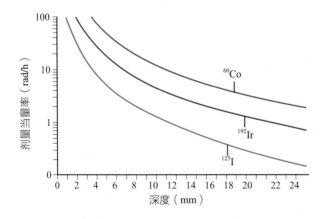

▲ 图 149-1　计算机生成的曲线，识别来自三种不同辐射源的组织在不同距离处的辐射剂量。使用每种放射性同位素的单个粒子（**1.0 mCi；37 MBq**）

经许可引自 Earle J, Kline RW, Robertson DM. Selection of iodine-125 for the Collaborative Ocular Melanoma Study. Arch Ophthalmol 1987; 105:763-4. ©1987, American Medical Association 版权所有

周围使用，以保护人员或正常邻近组织。除 [125]I 和 [103]Pd 外，所有 γ 射线或 X 线发射器的值均大于 1cm。1976 年，Sealy 等[42] 首次报道了 [125]I 在黑色素瘤治疗中的应用。选择这种同位素的一个原因是，辐射几乎可以被一层薄的（0.4mm）铅或金完全屏蔽。

暴露率常数是与规定量同位素的标准距离处的剂量率的表达式。低常数同位素的更多原子可能达到与高常数同位素相同的剂量率，其他特征相同。不同同位素的剂量率 - 组织深度曲线几乎可以通过调整每种同位素的量与暴露率常数的比例成反比来叠加（图 149-2）[43]。β 发射体，如 [106]Ru，已被证明在中小型肿瘤的肿瘤控制中是成功的，当单独使用计算的顶点剂量时，其直径可能高达 16mm，厚度可能高达 8mm，或在顶点剂量不足时与经瞳孔温热治疗（transpupillary thermotherapy，TTT）相结合[44]。这些低剂量辐射源的假定优点是降低了邻

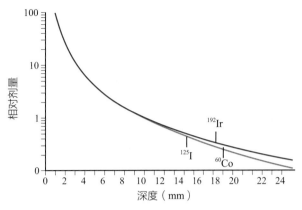

▲ 图 149-2　标准化曲线（在 1cm 处使用一个放射性同位素粒子）表明，深度 - 剂量的辐射与 3 个辐射源几乎相同，直到超过 15mm，$^{125}$I 的辐射开始下降

经许可，引自 Earle J, Kline RW, Robertson DM. Selection of iodine-125 for the Collaborative Ocular Melanoma Study. Arch Ophthalmol 1987；105:763-4. ©1987, American Medical Association 版权所有

近结构的潜在风险，并降低了辐射性视网膜病变的风险[45, 46]。然而，研究并未显示治疗相关的视力下降[44]，因为人们认为剂量仍然高于视网膜、血管和视神经的最大耐受量。

最后一个考虑因素是具有一系列活动的良好包装、校准、质量控制源的商业可用性。COMS 选择 $^{125}$I 作为一种方便易得的同位素，具有良好的半衰期、屏蔽、组织渗透和物理形态。因此，$^{125}$I 是美国最常用的同位素。然而，由于放射性视网膜病变和视觉发病率较高，世界各地的其他中心正在研究使用其他同位素，即 $^{103}$Pd 和 $^{106}$Ru，以尽量减少与治疗相关的不良反应，同时保持同等的肿瘤控制率。

## 四、敷贴器设计 Plaque Design

COMS 中使用的 $^{125}$I 敷贴器设计由 Rotman 等[47] 和 Robertson 等[17] 使用的敷贴器演变而来，由大约 0.4mm 厚的金敷贴器组成，其周边有一个类似于光滑瓶盖的唇部（图 149-3）[43]。屏蔽装置减少了辐射的横向扩散，产生准直的辐射束。敷贴器可定制金缘切口或凹痕，以允许邻近视神经鞘放置于视乳头旁肿瘤。带切迹的敷贴器试图将继发于视神经鞘旁位置的敷贴器倾斜的可能性降至最低，因为这种倾斜可能导致对视神经的过度辐射，同时降低对肿瘤顶点的剂量。其他独特的敷贴器设计和概念包括刻槽敷贴器[48]，它可能有助于治疗视乳头旁肿

瘤，包括视乳头周围肿瘤，这些肿瘤很难治疗。在金敷贴器内是一个柔韧的塑料（硅橡胶）粒子载体插入物，具有均匀分布的槽，接受 $^{125}$I 粒子。载体的设计使粒子与黄金相邻。粒子载体的厚度将粒子从巩膜表面分离 1mm。孔眼有助于用缝线将敷贴器固定在巩膜上。事实证明，孔眼的放置对于最小化敷贴器倾斜的可能性非常重要，具有环形孔眼的患者倾斜的可能性降低。与特定放射性敷贴相关的相对剂量分布在很大程度上取决于敷贴器中粒子的排列（分布）。如图 149-3 所示，敷贴器内粒子的剂量分布如图 149-4 所示。通过在敷贴区域分布碘粒子，并且在粒子和巩膜之间有一个 1mm 的间隔，$^{125}$I 敷贴器输送的巩膜剂量与 $^{60}$Co 敷贴器输送的剂量大致相同。Chiu Tsao 等[49] 的 Monte Carlo 计算表明，对于点源模型，$^{125}$I 的巩膜剂量低于 $^{60}$Co。用于治疗葡萄膜黑色素瘤的敷贴器被设计为向整个肿瘤提供处方剂量或更大剂量的辐射。眼部黑色素瘤协作研究（COMS）使用定制设计的敷贴器来创建包含肿瘤的均匀等剂量曲线。其他人已经开发了一个软件来改善对靶组织的辐射分布，同时尽量减少对周围正常组织的辐射，并报道了他们的结果[50]。未来，随着三维建模软件的发展，辐射传输可能会得到进一步改善。

## 五、治疗适应证 Indications for Treatment

### （一）中型肿瘤 Medium Tumors

眼部黑色素瘤协作研究（collaborative ocular melanoma study，COMS）是一项由美国国家眼科研究所（National Eye Institue，NEI）资助的前瞻性随机研究，比较了随机接受近距离放射治疗或眼球摘除的中型肿瘤患者的生存率[32]。Robertson 在 1989

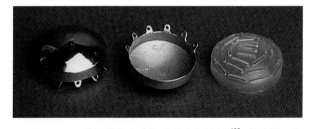

▲ 图 149-3　眼部黑色素瘤协助研究设计的 $^{125}$I 敷贴器，由金外壳和粒子载体插入物组成

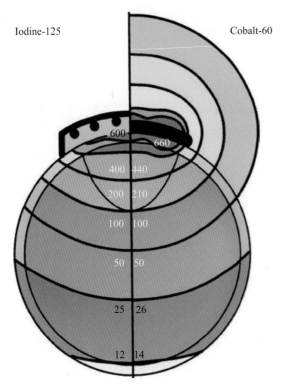

Iodine-125　　　　　　Cobalt-60

▲ 图 149-4　示出了 $^{125}$I（左）和 $^{60}$Co（右）敷贴治疗的等剂量线，它们都向 7mm 厚的肿瘤顶端输送 100Gy。一个 1mm 的间隔器将 $^{125}$I 粒子与巩膜分离

经许可，引自 Earle J, Kline RW, Robertson DM. Selection of iodine–125 for the Collaborative Ocular Melanoma Study. Arch Ophthalmol 1987；105:763–4. ©1987, American Medical Association 版权所有

年概述了这项研究的基本原则[51]。COMS 中型肿瘤试验的结果于 2001 年公布[21]。中等大小肿瘤的定义是厚度在 2.5～10mm，最大基底径≤ 16mm 的肿瘤。采用严格的纳入和排除标准，包括患者相关因素，如既往癌症史、可能影响生存的共病、免疫抑制治疗和肿瘤特征，如视乳头旁肿瘤（距视神经 1mm 范围内的肿瘤）、弥漫性（环状）黑色素瘤及原发性睫状体位置的黑色素瘤。在中等大小肿瘤 COMS 研究中，1317 名患者被随机分为眼球摘除和 $^{125}$I 近距离放射治疗，5 年死亡率无统计学差异。这项试验有超过 80% 的能力得出结论，两种治疗方法相互之间的死亡率变化都不超过 25%。COMS 研究小组改进了生存率，纳入了 12 年的数据[22]。总的来说，无论是采用眼球摘除术还是敷贴器放射治疗的患者在 12 年内的累积全因死亡率分别为 41% 和 43%。对于黑色素瘤特异性死亡率，$^{125}$I 近距离放疗的 5 年、10 年和 12 年死亡率分别为 10%、18% 和

21%。对于接受首次眼球摘除术的患者，黑色素瘤的死亡率分别为 11%、17% 和 17%。这些统计数据强调，即使在长期随访中，$^{125}$I 敷贴近距离放射治疗和眼球摘除术治疗的存活率也没有统计学上的显著差异。

利用 $^{125}$I 以外的敷贴器治疗进行的长期研究表明，脉络膜黑色素瘤的治疗是成功的。对于 $^{103}$Pd，Finger 等[52] 报道了 400 名接受敷贴近距离放射治疗的患者，平均随访 51 个月。转移率为 6%，估计 5 年和 10 年转移风险分别为 7.3% 和 13.4%。对于 $^{106}$Ru 敷贴器，Verschueren 等[44] 报道了 425 名接受敷贴近距离治疗的患者，无论是否进行 TTT，平均随访 50 个月。局部肿瘤控制失败率为 3.9%，5 年和 10 年转移率分别为 24.5% 和 30.9%，总生存率分别为 79.6% 和 68.2%。使用 $^{106}$Ru 敷贴器治疗的研究者已经表明，大于 5mm 的肿瘤增加了局部复发的风险[53]。因此，对于大于 5mm 的肿瘤或对肿瘤顶端剂量不足的肿瘤，建议采用辅助 TTT[44, 53]。因此，对于厚度达 8mm、直径达 16mm 的肿瘤可能用 $^{106}$Ru 治疗[44]。包括 12 年死亡率的扩展 COMS 报道也评估了转移和死亡的预后因素，报道了与基线时的高龄及较大的肿瘤最大基底径的相关性。Shields 等[54] 对肿瘤大小和转移风险进行了深入分析，报道了逐毫米的转移风险。在 8033 例睫状脉络膜黑色素瘤患者中，肿瘤大小与转移率显著相关。对于高度为 0～3.0mm 的小黑色素瘤，5 年、10 年和 20 年的转移率分别为 6%、12% 和 20%。中等黑色素瘤（高度 3.1～8.0mm）5 年、10 年和 20 年的转移率分别为 35%、49% 和 67%。大肿瘤（高度＞ 8.0mm）的发生率分别为 25%、49% 和 67%。值得注意的是，晚期基线年龄和肿瘤大小增加，以及睫状体的位置和临床表现，如褐色肿瘤、视网膜下液和眼外浸润扩张，被确认为转移性疾病的危险因素。

（二）小肿瘤 Small Tumors

1978 年，Curtin 等[55] 报道了在一个以摘除为金标准的时代，通过连续系列观察对小脉络膜黑色素瘤的治疗。对 46 例小黑素瘤患者进行了连续系列观察，直到记录到生长情况，然后进行眼球摘除手术。14 年来，46 例患者中有 20 例接受了眼球摘

除术。黑素瘤特异性死亡率为 6.5%。其他作者也报道了接受及时治疗或延迟治疗的肿瘤与黑色素瘤相关的死亡率相似 [56, 57]。COMS 在一项非随机前瞻性随访研究中纳入了 204 名小黑色素瘤患者 [58, 59]。COMS 将小黑素瘤归类为顶端高 1～3mm，最大基底径 5～16mm 的肿瘤。在研究登记后，16 名患者（8%）接受了治疗，67 名患者（33%）在随访时需要治疗。在 2 年、5 年和 7 年时，对小黑色素瘤治疗需求的估计分别为 21%、33% 和 38%。总的来说，有 27 例死亡，其中 6 例与黑色素瘤有关。5 年和 8 年黑色素瘤特异性死亡率分别为 1% 和 3.7%。重要的是，研究确定了预测肿瘤生长的危险因素，包括初始肿瘤厚度、橙色色素的存在、drusen 的缺失及肿瘤周围没有 RPE 改变（没有晕）。小黑色素瘤恶性转化的其他危险因素包括视网膜下液、患者症状、靠近视神经的边缘和超声挖空现象 [54, 60]。值得注意的是，小肿瘤的治疗已经成为一种趋势，在这项观察研究中的许多病变将在今天得到治疗。

Sobrin 等最近的一系列报道了 154 例小脉络膜黑色素瘤患者，他们被观察到有恶性转化的迹象（肿瘤生长或存在橙色色素）。共观察到 45 例（29%）患者需要治疗，平均治疗间隔 4.1 年。所有观察到转化的患者均接受术中超声定位的 125I 敷贴近距离治疗。在接受治疗的患者中，4.5% 发生转移，随访期间仅 1 例死亡。此外，1 例（2%）有局部肿瘤复发需要摘除。值得注意的是，对于那些平均持续观察 8.1 年的小黑素瘤患者，没有患者发生转移或继发于黑色素瘤死亡。基线视力为 20/25，接受观察的患者的最终视力为 20/30，接受敷贴近距离放射治疗的患者的最终视力在 2 年时为 20/50。在 56% 和 31% 的患者中分别观察到放射性视网膜病变和视神经病变。

眼球摘除或近距离放射治疗对视觉功能有明显的损害。根据目前的证据表明，小脉络膜黑色素瘤的死亡率较低，且治疗的潜在发病率较高；因此与每位患者进行开放、个性化的谈话是必要的。尽管没有长期的、随机的临床试验来解决这个问题，及时或延迟治疗似乎是治疗小脉络膜黑色素瘤的合理策略。

最后，经瞳孔温热治疗（transpupillary thermotherapy，TTT）被提出用于治疗肿瘤高度 < 4mm 的小脉络膜黑色素瘤。许多作者报道了这些病变的 TTT，肿瘤复发率为 8%～56%，没有标准的纳入标准 [38, 62-69]。Singh 等 [70] 对文献的系统回顾报道，平均随访 37 个月，局部肿瘤复发率为 17%，其中 7% 为巩膜外扩张。虽然 TTT 在小脉络膜黑色素瘤的治疗中可降低视力发病率，但单独使用这种治疗有可能导致高复发率，这已被证明与转移风险增加有关 [71]。因此，单独应用 TTT 治疗小脉络膜黑色素瘤应慎重考虑。

### （三）大肿瘤 Large Tumors

随着 COMS 确立了敷贴近距离治疗在中等大小脉络膜黑色素瘤中的广泛应用，大多数眼睛得到了挽救，但并非没有因辐射对眼睛的影响而导致严重的视力疾病。目前尚不能确定能在不引起严重放射并发症的情况下，有效治疗的最大肿瘤大小。Gragoudas [72] 建议，对于患有肿瘤的眼睛，其肿瘤累及 30% 的眼，通常可以治疗和在辐射后进行治疗和挽救。Char 等 [73] 报道的信息表明，接受放射治疗的肿瘤的上限。近 50% 的肿瘤厚度大于 10mm 的眼在用氦粒子治疗后最终需要摘除。COMS 报告表明，对于厚度更大、基底尺寸更大的肿瘤，眼球摘除手术更为常见，尽管没有给出百分比 [71]。美国近距离放射治疗协会眼科肿瘤工作组（America Brachytherapy Society Ophthalmic Oncology Task Force）最近公布了一致的近距离放射治疗建议，该建议不是描述适合治疗的黑色素瘤大小或位置的特定范围，而是推荐的排除标准，该标准包括严重（T4e 或 > 5mm）眼外延伸的肿瘤，没有光感的眼睛，以及失明、痛苦的眼睛 [74]。

根据 COMS 的定义，大黑色素瘤是指厚度大于 10mm 或厚度大于 2mm、基底直径大于 16mm 的肿瘤。COMS 研究了大脉络膜黑色素瘤的放射预眼球摘除术和首次眼球摘除术。在 10 年时，生存率没有显示出统计学上的显著差异，摘除术的黑色素瘤特异性死亡率为 40%，而摘除术前接受放疗的患者为 45% [75]。尽管 COMS 只关注中等大小肿瘤的近距离治疗，但有几项研究已经调查了大黑色素瘤的近距离治疗作为眼球摘除的替代方法 [76-78]。Wilson 等报道了 124 例睫状体和脉络膜大肿瘤的 125I 近距离放射治疗，并得出结论肿瘤厚度＞8mm（高度）或最大基底径 16mm 可以有效地治疗，有利于挽救眼球，但视力保护有限。Puusaari 等[77] 基于 96 只眼脉络膜大黑色素瘤也得出了类似的结论。作者发现，他们有一个相当大的机会可以挽救眼球，并保存有用的视力 1～2 年。Shields 等[78] 报道了 354 例大脉络膜黑色素瘤（厚度大于 8mm），采用敷贴近距离治疗。估计 5 年和 10 年时局部肿瘤控制失败率分别为 9% 和 13%，5 年和 10 年时分别有 24% 和 34% 的肿瘤需要摘除。黑色素瘤的转移在 5 年和 10 年时分别为 30% 和 55%。值得注意的是，15 年时视力不良（20/200 或更差）的估计为 97%。最近有报道称，在一小部分大肿瘤患者中使用 [103]Pd 也有类似的结果[79]。[106]Ru 也被用于治疗大脉络膜黑色素瘤，但巩膜的高剂量限制了可治疗肿瘤的厚度。Kaiserman 等[80] 报道了用 [106]Ru 治疗的 63 例大肿瘤。平均随访 69.6 个月，平均肿瘤厚度 9.29mm，23.8% 的患者局部肿瘤控制失败。5 年和 10 年的估计转移率分别为 22.5% 和 48.1%，黑色素瘤特异性死亡率分别为 20.5% 和 46.2%。有趣的是，70.8% 的患者视力保持在 20/200 以上。与 [125]I 治疗的肿瘤相比，[106]Ru 治疗的大肿瘤有更高的局部肿瘤复发风险[78]。其他研究者建议在 [106]Ru 治疗肿瘤的病例中使用辅助 TTT[81, 82]。研究人员已经证明，大肿瘤可以通过近距离放射治疗得到有效的治疗，但视觉发病率高，继发于大量的放射治疗，以获得有效的肿瘤控制。

### （四）视乳头旁肿瘤 Juxtapapillary Tumors

视乳头旁肿瘤的治疗（接触或位于视神经 1mm 以内）呈现一种独特的情况，即在尽量减少对视神经的暴露的同时，向肿瘤顶端提供适当的放射剂量。在过去，这些肿瘤大多是被摘除的，与其他部位的肿瘤相比，治疗视乳头旁肿瘤眼的研究具有更高的局部肿瘤复发率[83]。术中超声检查显示在视神经鞘附近的敷贴器经常倾斜。值得注意的是，视盘旁肿瘤被排除在 COMS 中等大小肿瘤试验之外，导致 9% 的其他合格肿瘤被排除在外。先进的敷贴器设计开辟了使用敷贴近距离治疗成为对这类肿瘤的一种保眼替代治疗。

带切迹的敷贴器的设计是在敷贴器边缘有一个凹痕，以允许与视神经鞘相邻的位置齐平。此外，在敷贴器上加一个槽的新颖设计可以成功地治疗视乳头旁甚至视乳头周围的肿瘤[48]。1994 年，De Potter 等报道了 127 例经眼球摘除或敷贴近距离治疗的视乳头旁黑色素瘤患者。尽管这是一项非随机的回顾性研究，只有一小部分患者接受了敷贴近距离治疗（28%），但作者发现，这种治疗方式并不影响转移的风险。Sagoo 等[83] 报道了切迹 [125]I 敷贴在视乳头周围肿瘤（环绕视神经的肿瘤）治疗中的应用。复发率为 14%，转移率为 4%，平均随访 52 个月，未观察到黑色素瘤特异性死亡。视力保存较差，视力低于 20/200 者占 60% 以上。Hui 等[85] 强调了切迹敷贴在术中超声定位确认中的重要性，报道了切迹敷贴在 30 个月时的控制率为 100%，而非切迹敷贴器在 25 个月时的控制率为 89%。Sagoo 等[86] 报道了 650 例经切迹敷贴近距离放射治疗联合或不联合 TTT 治疗的视乳头旁肿瘤，平均随访 52 个月。肿瘤复发率为 11%，转移率为 10%，黑色素瘤特异性死亡率为 3%。Kaplan-Meier 估计 10 年后肿瘤复发率为 21%，转移率和死亡率分别为 24% 和 9%。Finger 等[87] 最近报道了 24 例肿瘤位于视盘附近，接触视盘或视盘周围患者的 100% 局部肿瘤控制，采用定制的 8mm 宽开槽切迹敷贴设计进行治疗，平均随访 23 个月。

为了解决视乳头旁黑色素瘤局部复发率高的问题，TTT 被用作辅助治疗。在 Sagoo 等先前的研究中，有 56% 的眼使用了[88]TTT 作为辅助治疗。总的来说，TTT 组肿瘤复发率为 9%（而无 TTT 组为 14%），转移率为 9%（无 10%），死亡率为 2%（无 5%）。然而，当 TTT 作为视乳头旁肿瘤的辅助治疗时，复发和转移的差异无统计学意义。

总之，视乳头旁肿瘤可采用敷贴近距离放射治疗，切迹敷贴和术中超声有助于成功治疗。质子束照射（proton beam irradiation，PBI）在治疗视乳头周围和视乳头旁黑色素瘤[89]中也被证明是有效的，相比之下，治疗近视盘的肿瘤的切迹敷贴是有效的[90]。TTT 可作为一种辅助治疗，但疗效不确定。然而，由于靠近黄斑和视神经，视力损害率很高，大多数患者视力下降到＜20/200。

## 六、敷贴器放置技术 Plaque Placement Technique

敷贴器放置的第一步也是最重要的一步是确定肿瘤基底和高度的准确临床估计值。这允许正确确定敷贴器大小，并且这些信息必须准确地传达给放射肿瘤学家和放射物理学家。肿瘤大小的估计利用了许多技术，包括摄影、有或无测量网格的间接检眼镜、超声波和透照。术中定位采用间接检眼镜、超声波和光纤光源透照。

随着眼科摄影技术的进步，包括广角摄影技术，肿瘤更经常被作为单幅或蒙太奇图像的形式被完整地拍摄下来。肿瘤的大小可以通过将肿瘤的基本直径近似为视盘直径（使用视盘的水平直径为 1.5mm）或使用卡尺来估计。广角摄影已被证明在测量某些眼睛的基底直径方面比超声波更精确，因为它有可能捕捉到由于缺乏高度而无法通过超声波确定的边缘或色素沉着[91, 92]。

超声医生必须围绕肿瘤中心旋转 B 超探头以确定肿瘤的最长直径是很重要的，因为这可能与通常获得的纵向和横向图像不一致。超声（定量 A 超或 B 超）通常用于确定肿瘤厚度和评估是否存在眼外延伸。对于无法通过照片完全捕获的肿瘤，可以使用 Hilton[93] 首次描述的技术测量基本尺寸，在 20D 透镜上放置一个网格，每个正方形代表 1 个视盘直径。肿瘤通过网格单目观察，可以近似计算基底直径。术前肿瘤估计值被用来制造敷贴器。选择敷贴器大小是为了确保敷贴器覆盖整个肿瘤基底部，以及超过瘤体边缘 2~3mm 的周长。例如，基底直径为 12mm 的肿瘤用直径为 16mm 的敷贴器治疗。

对于大肿瘤或位于赤道前的肿瘤，估计肿瘤的直径可能很困难，因此了解几个距离近似值很有用。在正视眼中，赤道和锯齿缘之间的距离在垂直子午线约为 5mm，在鼻侧子午线约为 5.5mm，在颞侧子午线约为 6mm。此外，考虑到 COMS 认为大于 16mm 的肿瘤太大，不适合进行敷贴近距离治疗，因此可以方便地记住，赤道处的 3 个钟点和锯齿缘处的 4 个钟点分别相当于约 16mm 的弦长。麻醉的选择由外科医师决定。打开适当范围的球结膜后，暴露与肿瘤相对应的巩膜表面。如果在假性包

裹病灶内观察到眼外延伸 ≤ 2mm 厚，则进行有限的球结膜环状切开术（如果病灶在前方）和肌腱部分切除术，并小心地将敷贴器放置在肿瘤基底部和延伸部分上。因为小于 2mm 的眼外延伸可能不会恶化生存预后[94]，因此按预期进行近距离治疗是合理的。作为一种替代方案，可以在延伸部分放置一块不带金屏蔽的 $^{125}$I 敷贴器，以允许可见延伸部分附近的眼眶组织受到辐射。超音波可发现超过 2mm 眼外肿瘤延伸，但这种大小的延伸很少发生[95]。因此，在手术中很少发现较大的眼外延伸（> 2mm）。例如，在 COMS 中摘除的眼球，几乎没有这样的例子。

在手术中，肿瘤基底部用视网膜裂孔或透照（或两者兼有）的标准的定位技术定位。对于色素沉着甚微的前部肿瘤，当用光纤光源通过角膜透照眼球时，肿瘤的阴影通常可以在巩膜上勾勒出来（图 149-5B）。外科医师需要谨慎，因为一些用于非眼部手术的光纤光源可能太亮，无法用于眼部透照，可能导致角膜灼伤或视网膜损伤。肿瘤直径可以用卡尺测量和记录，然后估计肿瘤边界外 2mm 的周长。直径等于治疗敷贴直径的透明丙烯酸模拟敷贴可用于促进不透明治疗敷贴的定位和随后的放置。模拟敷贴器放置在巩膜上，覆盖识别肿瘤周长的巩膜标记。模拟敷贴器必须完全覆盖肿瘤的底部及 2mm 或更大的无瘤周长（图 149-5C）。在巩膜上标记模拟敷贴器的周长后，将其移除，并将治疗敷贴器置于巩膜标记环内，并用两个或三个巩膜内缝线固定（图 149-5D 和 F）。如果治疗敷贴器的大小与巩膜上标记的肿瘤基底部边界相同或更小，则终止手术，并准备一个较大的敷贴器，稍后放置在眼睛上。

放射性敷贴器的位置可以通过间接检眼镜和沿敷贴器周长的巩膜压陷的传统技术来确认。B 超检查通常可以确定敷贴器与肿瘤的位置关系[96-98]。Harbour 等[96] 表明，在 21% 的患者中，定位敷贴器位置的标准技术并不理想，主要是在后部或相邻位置的肿瘤中。术中超声可以识别错位的敷贴器，提供了在手术室中重新定位敷贴器的机会。然而，尽管术中定位成功，倾斜可能会在术后恶化。Almony 等[99] 发现，虽然只有 9% 的患者在插入时敷贴器倾

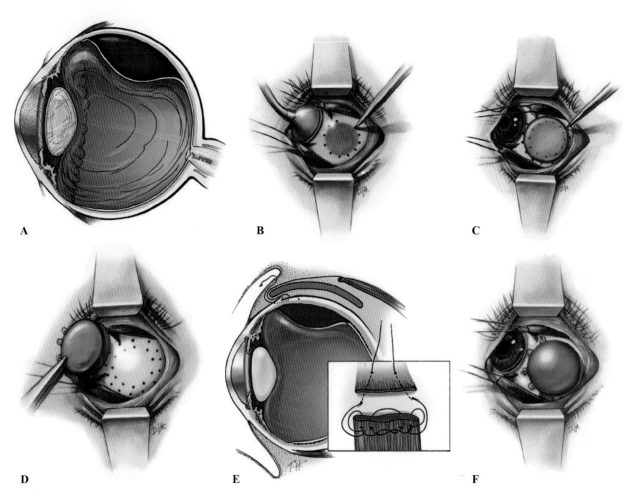

▲ 图 149-5　**A.** 眼底中周部黑色素瘤的横截面示意图；**B.** 在角膜上放置了一个光纤光源，在暴露的巩膜上可以看到肿瘤的影子。一支记号笔勾勒出肿瘤的轮廓；**C.** 直径比肿瘤基底部估计直径大 **4mm** 的透明模型敷贴器位于肿瘤基底区域的中心。在模型敷贴器周围做了第二排标记，以便于放置不透明的治疗敷贴器，这将使肿瘤边界每侧重叠 **2mm**；**D.** 金背 $^{125}$I 敷贴器正在准备放置；**E.** 当直肌因肿瘤前位而必须分离时，可使用双臂褥式缝合线固定横断肌肉的末端，然后允许肌肉收缩。缝线的每一个臂都是在巩膜内穿过，正好在止端的后面。当敷贴被去除时，缝合线会被拉紧并打结，从而将肌肉拉到止端处，使肌肉的中心稍微向后下垂；**F.** 治疗性敷贴器用三条 5-0 尼龙巩膜内垫缝线固定到位

斜 > 1mm，但大约 53% 的敷贴器在移除时倾斜 > 1mm。使用间接检眼镜或透照法无法检测到的敷贴器倾斜，与肿瘤顶端的辐射剂量降低有关。敷贴器倾斜最常见于视神经旁的敷贴器，也可由巩膜上血肿或下斜肌移位引起。因此，术中超声应考虑与其他定位技术结合使用，以确保充分的敷贴器放置，并识别不理想或倾斜的敷贴器，以便立即重新定位。术后几天进行的超声检查也可以确定术中没有出现的倾斜，或在放置敷贴器后发生的肿瘤水肿或出血。可以调整近距离放射治疗的持续时间，以确保整个肿瘤接受规定剂量的辐射，或者在去除敷贴器时对接受低于预期剂量辐射的肿瘤进行 TTT。在改变治疗计划之前，外科医师应与放射肿瘤学家沟通眼部状况，并共同制订最佳治疗策略。虽然没有长期的研究报道，术中超声可以将局部治疗失败的风险降到最低。

关于敷贴器放置的学习曲线有很多争论，包括是否需要有经验的眼科肿瘤学家进行超声确认。Shah 等进行的一项研究分析了 20 年来葡萄膜炎黑色素瘤敷贴器位置相关的学习曲线。作者发现，最初，21% 的敷贴器需要重新定位。这一比例在 10 年后下降到 12%，在大约 20 年后进一步下降到 4%。研究估计，需要 1275 个敷贴器病例才能获得 90% 的准确率。

边缘靠近视神经的肿瘤在敷贴器放置方面呈现出独特的情况。虽然视神经巩膜内部分的直径为 1.5mm，但视神经和球后周围鞘的直径增加到 4~6mm[101]。因此，对于距离视神经 2mm 以内的肿瘤，不可能在巩膜上应用一个有 2mm 无瘤边缘领接的敷贴器。另一种方法是在视神经周围设计有凹痕或切迹的敷贴器。此外，可以在视神经附近的区域去除敷贴器边缘，以允许辐射的横向扩散来治疗无法被敷贴器覆盖的边缘。然而，后一种选择使视神经暴露在更高剂量的辐射下，增加了明显的视觉疾病的可能性。

直肌可以分离，以便于敷贴器的放置，并尽量减少对眼球的压力，因为肌肉的横断可能导致血肿和敷贴器倾斜，这可能会增加局部失败的可能性。下斜肌的止端可以被烧灼和部分切除，以便在黄斑下放置敷贴器。

另一种定位技术利用光纤光源，使用类似于 Robertson 等描述的技术[102]。一个有角度光纤探针结合间接检眼镜可用于提供敷贴器边界周围的经巩膜透照。当探针沿着敷贴器移动时，可以在脉络膜中看到光，并且可以很容易地看到它相对于肿瘤基底部的位置。对于位于前方的肿瘤，由于标准的 B 超难以识别眼前段结构，因此在敷贴器边界周围的经巩膜透照试验通常是令人满意的。然而，超声生物显微镜（UBM）和眼前节光相干断层扫描等新技术可能为眼前节图像采集开辟新的途径[103]。

放置敷贴器后，直肌可以缝合到原来的止端，或者固定在敷贴器的侧面或敷贴器的前面。如果肌肉在近距离放射治疗期间必须保持分离，则在放置敷贴器时放置可调节缝线可能更可取，因为这将有助于在去除敷贴器时肌肉的再附着。肌肉通常在止端后用双针可吸收缝线缝合，并离断。双针缝合线的末端刚好在肌肉止端后通过，并用蝴蝶结松散地绑在一起，以便在去除敷贴器后重新复位（图 149-5E）。

由于视神经鞘、下斜肌、睫状后血管和神经周围的任何巩膜上组织都可能增加敷贴器与肿瘤的距离，因此必须强调对敷贴器置的组织区域的密切评估[104-108]。在完成敷贴器放置后，结膜用缝线缝合在敷贴器上，尽管对于位于前部的肿瘤，如果结膜不能完全闭合在敷贴器上，或者如果结膜在术后收缩，并发症的风险很低。

根据国家辐射安全协议，辐射板放置 3~7 天，患者通常在治疗过程中作为住院患者。在敷贴治疗结束后，敷贴器的清除通常是在局部麻醉下进行的。去除敷贴器后，通过将肌肉两侧近似于原始止端位置，使中央部分向后悬垂，重新连接已切断的肌肉（一般来说，肌肉略微后退约 1.5mm 可补偿，缩短的再连接肌肉导致过度活动的趋势）。对于预置缝线，肌肉被拉至缝线的位置并固定。

在脉络膜黑色素瘤的敷贴近距离放射治疗中，早期使用热释光环剂量测量法来确定在放置敷贴器期间暴露于外科医师手部的辐射风险。然而，发现[109] 最低辐射暴露，并停止使用这些辐射探测装置。

术后连续随访至结膜愈合。超声检查在最初几个月很难解释，因为即使成功治疗的肿瘤也会表现出早期肿胀、稳定或萎缩。肿瘤边缘在最初几个月通常是稳定的，所以在这段时间通常不需要摄影成像。

## 七、局部肿瘤反应 Local Tumor Response

大多数脉络膜黑色素瘤经近距离放射治疗后显示出缩小的迹象，几乎 50% 的肿瘤比治疗前厚度减少了 50%。在最初几个月可能没有观察到萎缩，但通常在 6 个月时观察到萎缩，并在 2~3 年内进展，然后保持稳定。退化为扁平瘢痕是罕见的。随着肿瘤的消退，超声表现同时改变，显示内反射增加，同时肿瘤内血管减少。脉络膜黑色素瘤突破 Bruch 膜，形成一个领扣结构，具有明显的消退模式[110]。这些肿瘤的主体往往会缩小，而领扣部分变得更加突出和黑暗，并可能会将色素碎屑脱落到玻璃体腔。组织病理学上，这些碎片通常由富含色素的巨噬细胞、黑色素瘤细胞或两者的组合组成。

术后初期愈合后，脉络膜黑色素瘤患者应定期评估是否有生长迹象。大多数中心每隔 3~6 个月对患者进行随访。此间隔可根据继发并发症的可能性进行调整。对于稳定的患者，一些中心在大约 5 年后增加间隔时间。如果肿瘤厚度增加 300μm，或任何肿瘤边界向前推进 250μm，则高度怀疑肿瘤扩张。应更频繁地观察这些肿瘤，如果观察到持续生长（厚度增加 300μm 或任何边界增加 250μm），则认为敷贴近距离放射治疗失败，建议进一步治疗。尽管有几个研究者报道了近距离放射治疗的成功再治疗导致局部肿瘤控制[8, 12, 111]，但明确的眼球摘除应该被讨论。敷贴近距离放疗后复发的肿瘤可能有更大的转移可能性（见下文），因此，最大限度地提高首次治疗反应是必要的。

## 八、复发 Recurrences

根据治疗机构、同位素和随访时间的长短，敷贴近距离治疗后未能控制肿瘤生长的比例为 1.7%～16%[12, 105, 112-114]。Wilson 和 Hungerford[115] 观察到 $^{125}$I 的复发率仅为 4%，而 PBI 为 5%，$^{106}$Ru 为 11%。此外，Fontanesi 等[116] 报道了 144 名接受 $^{125}$I 治疗的患者的复发率为 2.3%。在怀疑或有记录的肿瘤复发后，COMS 摘除了 10% 的眼[71]。最近，117 例脉络膜黑色素瘤患者应用 $^{125}$I 敷贴近距离放射治疗，复发率为 1.7%[114]。这项研究强调了在手术时应用术中超声确定恰当敷贴位置的重要性。来自其他敷贴器，$^{106}$Ru 和 $^{103}$Pd 的数据也显示局部肿瘤失败率较低，分别为 3.9%[44] 和 3%[52]。

努力降低敷贴近距离治疗后的复发率非常重要，因为局部复发的肿瘤患者尽管接受了眼球摘除手术，但转移的风险增加。Gragoudas 等[72] 报道，在接受 PBI 治疗的患者中，风险比为 2.44。Vrabec 等[113] 报道，在接受 $^{60}$Co 治疗的患者中，估计的 5 年死亡率（42% vs. 13%）高出近 3 倍。Harbour 等[117] 报道，局部复发的 5 年复发率为 10%，转移发生在 19% 的水平（边缘）复发患者中（相对风险为 2.2），如果复发是垂直和弥漫的（相对风险为 5.1），则增加到 49%。在 COMS 中，局部复发的肿瘤转移的计算风险比为 1.5。

## 九、视力和放射并发症 Visual Outcomes and Radiation Complications

1968 年 Stallard[5] 的早期近距离放射治疗报道显示，在 100 名接受 $^{60}$Co 治疗的患者中，5 年生存率令人满意。然而，其他早期研究发现严重的视力丧失和眼部并发症非常普遍。尽管使用了低能同位素和具有屏蔽功能的现代敷贴器设计，以尽量减少对重要结构的辐射暴露，但与辐射相关的并发症仍然常见，因此有必要对其治疗进行进一步的研究。最早的变化表现为黄斑水肿，继发于内皮支持不良的毛细血管渗漏。放射性视网膜病变的临床发病年龄在 1～2 年。Horgan 等[118] 报道，光相干断层扫描（OCT）在放射性黄斑病变临床发作前平均 5 个月检测到由放射性视网膜病变引起的黄斑水肿。值得注意的是，当 OCT 显示黄斑水肿时，只有 38% 的患者有放射性视网膜病变的临床症状，并且中位视力仍保持在 20/40。辐射导致视力受损的后期表现包括黄斑毛细血管不灌注、伴有玻璃体出血的增殖性视网膜病变和视神经病变。其中一些变化是由于辐射对血管内皮细胞的直接影响，另一些变化可能是由于黑色素瘤或其血管供应间接作用 [ 所谓的"毒性肿瘤综合征"（toxic tumor syndrome）]。

放射性黄斑病变和视神经病变的并发症分别取决于照射到黄斑和视神经的总辐射量。这些结构所接受的合成剂量取决于肿瘤的大小和位置，随着肿瘤的高度和基底直径的增加，其风险增加，并且位于靠近中心凹和视神经的位置。其他因素，如同时使用化疗药物和糖尿病，可能降低发生辐射损伤的阈值。生物变异性也可能是另一个因素。组织病理学研究显示血管内皮细胞的丢失，导致毛细血管脱落、微动脉瘤和其他类似于糖尿病视网膜病变的改变[40]。患者可能出现黄斑水肿、微动脉瘤、毛细血管扩张、荧光素血管造影显示的毛细血管不灌注、新生血管、玻璃体积血或视盘水肿[24, 41]。

Brown 等[23, 24] 指出，通常引起黄斑视网膜病变的最低辐射剂量为 $^{60}$Co 45Gy 和外照射 36Gy。观察到 $^{60}$Co 低至 35Gy 和外照射低至 36Gy 的剂量会导致视神经病变。当中心凹或视神经辐射超过 50Gy 时，视力预后较差[26]。同一组[26] 报道表明，中心凹的辐射剂量低至 21Gy、23Gy 和 30Gy，造成严重视力丧失，强调了治疗后生物反应的可变性。这些病例表现为非增殖性放射性视网膜病变或渗出性视网膜脱离引起的视力丧失。

Garretson 等[11] 的研究发现，接受 $^{125}$I 治疗的 26 名患者 54% 的视力保持在 2 行 Snellen 视力线以内。在发生辐射变化的患者中，平均发病时间约为

32 个月。虽然 [125]I 的支持者们曾希望较低的能量发射，加上放射源和巩膜之间更大的空间和侧面的屏蔽，能够延迟或降低放射并发症的发生率，但长期的结果却令人失望，5 年近 50% 接受近距离放射治疗的眼睛视力损失持续下降到 ≤ 20/200。对于接受 [125]I 治疗且中位随访时间至少为 3 年的患者，放射性黄斑病变的发生率在 13%～52% [108, 119-123]，而视神经病变的发生率在 0%～46% [11, 108, 111, 116, 119-124]。根据 COMS 标准，大肿瘤中显示了辐射并发症的上限 [123]。Krohn 等 [119] 发现，放射性黄斑病变患者黄斑的中位剂量为 49Gy，而 Stack 等 [120] 发现，黄斑剂量 > 90Gy 的患者黄斑病变的风险为 63%。视盘旁黑色素瘤与其他肿瘤相比，视觉预后较差，放射并发症较多。近距离放射治疗 650 例视盘旁黑色素瘤中，54% 和 87% 的患者在 5 年和 10 年时视力为 20/200 或更差，其中视盘病变（61% 和 77%）、黄斑病变（56% 和 65%）和继发性眼球摘除（16% 和 26%）[86] 的发生率较高。尽管已知辐射对视网膜有显著影响，Boldt 等 [125] 记录到，在 COMS 中等肿瘤试验中，49.2% 的患者在敷贴治疗前后极有异常，治疗后 5 年和 8 年的发病率增加到 > 90%。5 年时，5.2% 的患者出现增殖性放射性视网膜病变，而视神经病变的发生率为 27.4%。这些观察结果表明，除了敷贴近距离放射治疗的效果外，肿瘤的炎症和血管生成因子可能与视网膜病变有关。

[125]I 治疗眼的视力结果与其他形式的放射治疗（氦粒子，53%，20/200 或更少 [126]，PBI 42%，20/200 或更少 [127]）的结果相似，表明应继续研究减少或治疗放射并发症的方法。COMS 估计，近 50% 的 [125]I 治疗的患者在 3 年内会丧失大量视力（视力丧失 ≥ 6 行），43% 的患者视力低于 20/200 [21]。其他最近的研究，至少有 3 年的随访报道显示，42%～74% 的接受敷贴近距离放射治疗的患者失去了 ≥ 2 行视力 [119-121, 128]。在一项对 95 名厚度为 1.5～5.0mm 的黑色素瘤患者进行的小型研究中，将小于 50mm 的肿瘤的辐射剂量从 5.0mm 处方点（COMS 协议标准）降低到肿瘤顶端高度，可减少较小病灶的辐射并发症，并具有良好的局部肿瘤控制 [129]。COMS 提供了 209 名接受眼球摘除或近距

离放射治疗的患者的生活质量数据 [28]。2 年后，接受近距离放射治疗的患者的周边视力和驾驶视力明显优于接受眼球摘除治疗的患者。然而，随访 3～5 年，这些发现并没有显著差异。该时间对应于近距离放射治疗后继发于放射性视网膜病变并发症的眼所观察到的视力下降。

其他同位素已成功用于治疗眼部黑色素瘤。虽然某些同位素的物理特性可能允许更好地屏蔽肿瘤尖端和巩膜之间的较大差异辐射剂量，但 γ 射线、X 线和 β 粒子仍然必须遵守物理定律，这可能会限制潜在的益处。除 [125]I 外，敷贴近距离治疗最常用的两种同位素是 [103]Pd 和 [106]Ru。[106]Ru 是一种 β 发射体，1974 年 Lommatzsch 首次报道对 11 例黑色素瘤有效 [130]。在随后的一系列 309 名患者接受 [106]Ru 治疗，平均随访 6.7 年，结果显示 70% 的眼有治疗效果，23% 的患者保持视力 6/12 或更好 [131]。在用 [106]Ru 治疗的一小部分视乳头旁黑色素瘤患者中，Lommatzsch 等结果显示，5 年和 10 年时发生完全性放射视神经病变的概率分别为 23% 和 53%。另外，在 5 年和 10 年时，保持 20/40 视力的概率分别为 38% 和 26%。Verschueren 等 [44] 报道了 425 例中小型脉络膜黑色素瘤患者使用 [106]Ru 治疗。作者发现放射并发症（黄斑病变、视网膜病变和视神经病变）的发生率在 2 年和 5 年分别为 40% 和 65%。此外，近 38% 的人视力下降到 ≤ 20/200。

对于 [103]Pd，用于脉络膜黑色素瘤的 [103]Pd 研究组 [52] 报道了 400 名接受敷贴近距离放射治疗的患者。在视力方面，79% 和 69% 的患者在 5 年和 10 年时视力分别为 20/200 或更好。Finger 等 [132] 还将 384 名接受 [103]Pd 治疗的患者的放射性黄斑病变的发生率与肿瘤位置、肿瘤高度和辐射剂量相关。与后部肿瘤相比，前部肿瘤更不易表现为黄斑病变（7% vs. 41%）。此外，与小于 35Gy 的中心凹辐射剂量相比，35～70Gy 的辐射剂量有 1.74 的黄斑病变风险，而大于 70Gy 的辐射剂量有 2.43 的风险。这项研究与 [125]I 近距离放射治疗后黄斑病变的发生率进行了类似的比较。Semenova [133] 最近报道了 72 例根尖高度 ≥ 1.5 且 ≤ 2.4mm 的黑色素瘤患者，采用 [103]Pd 近距离放射治疗。平均随访 54 个月，肿瘤局

部控制率达 100%，平均视力由术前的 20/32 下降到期末检查的 20/63。与 $^{125}$I 相比，$^{103}$Pd 发出的光子能量更低，从而导致辐射更容易被肿瘤吸收，而被敷贴附近的组织吸收较少[134-136]。与 $^{125}$I 相比，$^{103}$Pd 的缺点包括直接位于敷贴下方的巩膜剂量增加（治疗中心凹处或非常接近中心凹处肿瘤的缺点）、相对较短的半衰期（17 天 vs. 60 天）及 $^{103}$Pd 剂量测定的可用信息较少。

当前研究的重点是通过考虑降低辐射剂量（替代同位素，降低计划剂量传递[137]，较小的治疗边缘和增强定位，偏心放置敷贴以仅覆盖后肿瘤的后边缘[138]，辐射屏蔽剂）来降低治疗发病率，联合治疗应用（补充激光、抗血管内皮生长因子、玻璃体切除术）和个性化药物（利用肿瘤分子遗传标记）。减少对正常组织的辐射剂量有可能改善视力，但不应以减少局部肿瘤控制为代价。

一种减少放射并发症的新方法是在体外用硅油、全氟化碳和其他玻璃体替代物替换玻璃体，以减弱放射，潜在地将对重要眼睛结构的影响降至最低[139, 140]。McCannel 和 McCannel[141] 最近报道了一个 1：1 配对病例 – 对照系列，20 名患者接受玻璃体切除术和硅油玻璃体切除术治疗，对照组仅接受近距离放射治疗。平均随访 22 个月，接受硅油治疗的患者视力无明显改善趋势。此外，在接受硅油治疗的患者中，黄斑厚度和白内障手术的次数也明显减少。虽然围手术期并发症有限，但需要进一步的研究和更长的随访，以确定这种治疗方法是否对特定的黑色素瘤患者的治疗发挥作用。

## 十、放射相关并发症的处理 Management of Radiation-Related Complications

视网膜和视神经放射并发症的治疗方案包括抗 VEGF 药物、皮质类固醇和激光光凝。

### （一）抗 VEGF Anti-VEGF

血管内皮生长因子（VEGF）在脉络膜黑色素瘤患者中升高，在接受放射治疗的眼中发现的水平最高[142, 143]。VEGF 是一种有效的血管通透性因子，可能导致黄斑水肿，并被认为在放射性黄斑病变中发挥作用[118]。额外的细胞因子也可能影响视网膜对放射毒性的反应。抗血管内皮生长因子药物通常在放射性黄斑病变引起视力损害后作为一种治疗手段使用。黄斑水肿和视网膜新生血管通常会减少，但并非所有研究都显示视力改善[144-148]。Shah 和 Houston 等[149] 报道了一项回顾性研究，对 159 例黑色素瘤患者进行了近距离放射治疗，这些患者在治疗后每隔 2~4 个月进行评估，并在光谱域 OCT 上首次出现黄斑水肿时使用贝伐单抗治疗。患者在 18 个月内平均接受了 5 次贝伐单抗注射。51% 的患者在 3 年的中位随访中保持 20/50 或更好的视力，明显优于 COMS 研究的结果。2014 年，Shah 和 Shields 等[150] 报道了一项非随机研究，研究对象为近距离放射治疗后每 4 个月注射一次贝伐单抗，持续 2 年，敷贴组与观察组（注射组 292 例，对照组 126 例）相比。在敷贴取出后，放射性视网膜病变发生前立即开始注射。与对照组相比，接受贝伐单抗治疗的患者在 2 年内表现出 OCT 明显的黄斑水肿、临床明显的放射状视网膜病变、中度视力丧失和视力低下。临床上明显的放射性视乳头病变无统计学差异。这些研究为用抗 VEGF 药物治疗放射性黄斑病变的前瞻性研究奠定了基础。抗血管内皮生长因子治疗在放射视神经病变的治疗中可能发挥一定的作用。Finger 和 Chin[147] 报道了 14 例玻璃体腔注射贝伐单抗治疗近距离放射治疗所致放射视神经病变的临床资料。他们注意到所有患者的视盘水肿和出血减少，而 14 名患者中有 9 名视力稳定或改善。

### （二）皮质类固醇 Corticosteroids

Horgan 等[151] 报道了 108 名患者在放置敷贴时使用眼周曲安奈德，随后在 4 个月和 8 个月重复给药，发现在 18 个月时黄斑水肿的风险显著降低，中至重度视力丧失的风险从 48% 降至 31%。不良反应包括眼压升高和白内障进展。在 31 例单中心系列患者中，单次玻璃体腔注射曲安奈德可使 91% 的患者视力稳定或改善，但效果并不持久[152]。玻璃体腔注射曲安奈德联合贝伐单抗治疗严重放射性视网膜病变，视力总体稳定，365 例患者视力提高到 20/50 或更好[153]。最近，Baillif 等[154] 报道了 5 例脉络膜黑色素瘤经质子束治疗后出现放射性黄斑水肿的患者，用 0.7mg 地塞米松玻璃体腔植入治疗。5 例患者中 4 例黄斑水肿有明显改善。3 例患者的视力提高（+4、+9 和 +15 个字母），2 例保持不变，有效期长达 5 个月。Shields 等[155] 报道了 9 例用玻璃体腔曲安奈德治疗放射性视神经病变的患者，玻璃体腔内皮质类固醇和抗 VEGF 药物也可能在放射性视神经病变的治疗中发挥作用。他们注意到视盘水肿和充血迅速改善，视力略有改善。需要更长期随访的进一步研究来评估 VEGF 抑制剂、皮质类固醇或两者结合对黄斑病变和视神经病变的影响，重点是 OCT 的早期识别，并在视力明显下降之前进行早期治疗。

### （三）激光光凝 Laser Photocoagulation

激光光凝治疗放射性视网膜病变也被研究。19 例患者的局部激光治疗显示在 6 个月时视力和放射相关囊样黄斑水肿（CME）得到改善，但在 12 个月和 24 个月时，治疗眼和未治疗眼之间没有显著差异[156]。在另一项平均随访 39 个月的研究中，12 名患者接受了局部激光治疗辐射相关 CME，结果 67% 的患者视力得到改善，50% 的患者 CME 消退[157]。平均随访 109 个月，38 例 CME 患者接受了局部激光治疗，结果显示，尽管治疗组和未治疗组在敷贴治疗后视力下降，但激光治疗组的最终视力较好[158]。

在另一种使用激光光凝的治疗策略中，Finger 和 Kurli 治疗了 45 名在敷贴近距离放射治疗后出现放射性视网膜病变的患者，在肿瘤表面和 2~3mm 的边缘进行扇形激光光凝[159]。平均随访 48 个月，约 65% 的患者放射性视网膜病变消退，47% 的患者黄斑病变消退。然而，近 47% 的患者视力丧失 ≥ 3 行。有趣的是，当 16 个肿瘤在发生放射性视网膜病变或黄斑病变之前接受治疗时，只有 3 例患者出现放射并发症，并随着额外的激光照射而消退。值得注意的是，与视网膜病变发生后接受治疗的组相比，预防性激光治疗的没有（0%）患者视力丧失 > 3 行。激光光凝可能在放射性视网膜病变的治疗和预防中发挥作用，本研究强调早期发现和治疗放射并发症的重要性。需要对更多患者进行更大规模的研究，以确定激光治疗放射性视网膜病变的疗效。

### 十一、辅助治疗 Adjuvant Therapy

为了增加脉络膜黑色素瘤在治疗过程中无法存活的肿瘤细胞的数量，减少不必要的放射治疗并发症，一些研究者建议使用辅助治疗，包括热疗、化疗和抗血管生成药物。经瞳孔温热治疗（transpupillary thermotherapy，TTT）使用半导体激光和近红外辐射来提高肿瘤内部的温度。TTT 可诱导深度达 3mm 的肿瘤细胞坏死，已被研究作为小黑色素瘤的主要治疗方法[62]。然而，22% 的患者在 3 年内局部肿瘤控制失败，有些病例有眼外扩张的迹象[160]。因此，TTT 作为一种辅助疗法的应用越来越广泛。作者建议，辅助性 TTT 可以允许使用较低的辐射剂量，以降低辐射并发症的风险，治疗较大的黑色素瘤，以及治疗边缘靠近视神经的视乳头旁肿瘤，这些边缘敷贴无法充分覆盖。此外，TTT 还可用于局部控制失败的肿瘤。Shields 等[161] 报道了 270 例联合敷贴近距离放疗和 TTT 的患者，显示在 2 年和 5 年时，局部控制失败分别为 2% 和 3%。在敷贴近距离治疗后的三个疗程中，每隔 4 个月应用 TTT。其他作者报道了联合治疗[44, 162, 163] 的疗效，对于应用辅助性 TTT 治疗的患者，有轻微的提高视力的趋势[44]。此外，如上所述，辅助性 TTT 结合敷贴近距离放射治疗可能有益于视乳头旁肿瘤[88]。

脉络膜黑色素瘤具有独特的血管系统空间分布，成熟的血管分布于肿瘤的基底部，不成熟的新生血管在顶部和周围。血管成熟也被证明与预后不良的组织病理学预测因子有关。然而，随着这些肿瘤血管系统的丰富，抗血管生成药物的治疗被提出[164]。此外，脉络膜黑色素瘤细胞系已显示分泌 VEGF[165]，而其他细胞系则显示脉络膜黑色素瘤患者玻璃体中 VEGF 浓度增加[143]。Missotten 等[142] 报道，脉络膜黑色素瘤患者的眼睛中 VEGF 的浓度比对照组高，与肿瘤高度和基底径的增加有显著相关性。有趣的是，血管内皮生长因子浓度在敷贴近距离治疗后更高。作为脉络膜黑色素瘤的主要治疗方法，一个小的病例系列报道了抗血管生成药物单独使用不能有效延缓肿瘤进展[166]。不良反应轻微，包括高血压，没有心脏病发作、脑卒中或死亡。一些研究者建议用玻璃体腔贝伐单抗联合敷贴近距离放射治疗脉络膜黑色素瘤。然而，时机可能被证明是这种治疗效果的一个重要因素。虽然在放置敷贴之前进行治疗可能会导致肿瘤体积缩小，但这种策略可能与肿瘤血管关闭和肿瘤细胞缺氧有关。缺氧细胞已被证明对放射治疗和化疗有抵抗力。其他研究显示，当黑色素瘤在去除敷贴器后用玻璃体腔注射贝伐单抗治疗时，肿瘤大小和渗出性视网膜脱离的吸收都有所减少[167, 168]。为了确定抗血管生成抑制剂治疗脉络膜黑色素瘤的有效性和安全性，还需要更多患者和更长时间的随访。

## 十二、结论 Conclusion

放射治疗，包括敷贴近距离放射治疗和质子束放射治疗，在局部肿瘤控制、生存 / 转移和眼球挽救方面都具有可比性[169-180]。然而，不管治疗类型如何，导致视力丧失的放射并发症的发生率仍然很高。COMS 中型肿瘤试验确定了 $^{125}$I 敷贴近距离放射治疗作为脉络膜黑色素瘤的主要眼球挽救治疗。敷贴近距离放射治疗和眼球摘除术的黑色素瘤特异性死亡率相似。此外，敷贴近距离放射疗法成功地治疗了小、大和临邻视乳头的肿瘤。术中超声提供了关于敷贴放置的有价值的信息。超声检查可允许对倾斜、移位或位置不准确的敷贴进行重新定位。术中超声提供了一个有价值的工具，有助于敷贴的放置，并最大限度地提高局部肿瘤控制的可能性。尽管保留了眼球，但视觉发病率仍然很高，继发于放射相关并发症，包括放射性黄斑病变和视神经病变。已经研究了不同的替代放射性同位素，以尽量减少治疗相关的影响，而不会显著减少视觉损失。因此，需要更好地理解放射损伤的机制，同时制订治疗这些视觉破坏性并发症的策略。目前的研究为早期发现和治疗放射性视网膜病变提供了希望，可能有助于保持有用的视力。

# 第150章

# 荷电粒子照射治疗葡萄膜黑色素瘤
## Charged–Particle Irradiation of Uveal Melanoma

Evangelos S. Gragoudas    Anne Marie Lane    Ivana K. Kim    著

## 一、概述 Introduction

放射治疗是目前治疗眼内黑色素瘤最广泛的方法，已取代眼球摘除作为大多数肿瘤的标准治疗。它在许多情况下提供了挽救眼睛和保持视力的优势，尽管生存优势尚未得到证实[1]。治疗葡萄膜黑色素瘤有两种主要的放射治疗技术：巩膜上肿瘤区域缝合的放射性敷贴器[2,3]和外照射，包括使用质子[4]和氦离子[5]等带电粒子及立体定向光子放射治疗[6,7]。带电粒子辐照的优点是基于粒子的物理特性，这使得高度局部化的剂量分布成为可能[8-10]，并提供高度吸引人的深度剂量分布模式[11]。尽管氦离子辐照虽然有效，但由于其成本高，已不再使用。在接受立体定向放射治疗的大系列患者（$n$=212）中[6]，93%的患者在治疗10年后观察到局部控制，但在治疗5年后，约2/3的患者出现放射性视网膜病变[7]。在最近一项比较质子治疗和立体定向放射外科[12]的研究中，观察到相似的局部控制率，但是接受质子治疗的组比接受立体定向治疗的组有更好的视觉效果。

质子是正的、带单电荷粒子，具有最小的散射和一个明确的、有限的、能量依赖的组织范围。由于质子束流末端固有的Bragg峰，质子束可以被准直以在一个锐聚焦的局部体积中提供最大的电离密度。Bragg峰可以扩大到覆盖任何深度的肿瘤（图150-1）。照射到整个肿瘤的均匀辐射剂量和治疗区域外剂量的急剧减少，使得位于关键结构附近的肿瘤能够在保持视力的情况下接受治疗。较大的肿瘤可以治疗，因为总的照射量减少了。这些特性可以提高局部控制与并发症的治疗率。

早期在猴眼的实验工作，以及随后在人类的临床和组织病理学研究，为质子的有利性质提供了证据。小直径准直光束的Bragg峰被立体定向放射线定位在眼底，产生局限于预定辐射场的损伤[13]。质

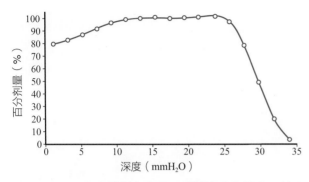

▲ 图 150-1　在水模型中使用二极管测量的深度 - 剂量曲线。在本例中，质子能量被调制以在距离 5mm（从 18～23mm 的深度）提供相对均匀的剂量

子治疗 3.5 年后，在受照猴眼中可以看到距辐射诱发病变边缘 1mm 处可见正常的视网膜结构[14]。关于人类的类似数据证实了质子获得的良好效果。利用眼底照片、计算机治疗计划和视野的数学叠加，建立了视觉损失模式与辐射等剂量计算之间的相关性[15, 16]。放射肿瘤的组织学检查显示，肿瘤上覆视网膜的血管血栓形成，肿瘤下方和上方脉络膜血管系统和视网膜色素上皮减少或缺失，但与肿瘤相邻的组织完整[18]。全世界已有数万名葡萄膜黑色素瘤患者接受质子辐射治疗。在美国，几个质子中心已经开放，使质子照射成为更多葡萄膜黑色素瘤患者的可行治疗选择。

## 二、治疗 Treatment

### （一）患者选择 Patient Selection

直径 28mm、高度 14mm 的葡萄膜黑色素瘤患者可接受带电粒子照射治疗。一般来说，位于周边眼底的较大肿瘤患者可以接受治疗并保持视力，因为光束可以在肿瘤区域直接进入眼睛，而不需要穿过更多未受累的眼部结构。我们的经验表明，在目前使用的剂量下，眼睛可以耐受高达其体积 30% 的辐射。小的巩膜外延伸的肿瘤和累及黄斑、视盘或两者的肿瘤均可接受放射治疗。

### （二）手术技巧 Operative Technique

切开并分离球结膜，肿瘤通过透照、间接检眼镜或两者同时进行定位。仔细检查肿瘤区域的巩膜外组织，寻找巩膜外延伸的证据。肿瘤边缘用手术标记笔标记，并将 4 个直径 2.5mm 的钽环缝合在

肿瘤边缘的巩膜上。测量环到边缘的距离以及环之间的距离。高度升高的肿瘤在透照过程中会投射出一个不同的阴影，这取决于照射的角度，这可能会导致对肿瘤尺寸的高估。因此，必须仔细选择最精确阴影中的照明角度。对于延伸至睫状体和虹膜的肿瘤，在肿瘤后缘放置钽环，并精确测量钽环到病变前缘的距离。如果肿瘤与视神经接触，则只在病变的前边缘和侧边缘放置钽环，根据眼底照片估计钽环到后缘的距离。缝合钽环后再次透照肿瘤（图 150-2），测量钽环到肿瘤边缘的距离，并仔细绘制肿瘤边缘与钽环的关系图。局限于睫状体的病变不需要手术。肿瘤边缘与虹膜和结膜的解剖标志物的关系通过眼表面的透照来确定。

### （三）治疗计划 Treatment Planning

交互式三维治疗计划计算机程序（EYEPLAN, Martin Sheen, Clatterbridge Centre for Oncology, Bebington, UK）有助于选择合适的固定角度，以尽量减少对晶状体、视盘和中心凹的照射[19]。这样的程序有助于选择相对于质子束线的最佳凝视方向，设计定义光圈的场的形状，确定包围目标体积所需的质子射程调制，确定光束中包含（或排除）重要结构的范围，并指出肿瘤定义钽环、光束孔径和十字准线的相对位置，当患者正确对准时，应在

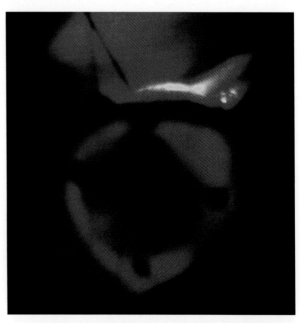

▲ 图 150-2　透照观察肿瘤边缘巩膜上缝合的钽环

对准胶片中观察到这些位置。治疗计划程序创建一个球形球体模型，该模型根据超声波确定的患者眼睛长度和先前缝合到巩膜的钽环位置进行缩放，由患者在治疗位置（注视三个不同方向）拍摄的正交 X 线片确定。模型中加入了眼部结构，包括超声测量的前房深度和晶状体厚度。然后，该程序基于眼底图像和超声图像在这个球体上叠加一个肿瘤的三维模型。眼底照片对于非常后部的肿瘤和毗邻视神经的肿瘤尤其有用，因为肿瘤周围不可能有标记钽环。如果需要，可以创建两个肿瘤，例如，如果存在形状不规则的肿瘤。虹膜或睫状体肿瘤是从临床和超声信息中提取的，不需要放置标记钽环。

计算机程序允许患者在眼睛旋转的任何方向上观看眼睛，同时眼睛跟随用户控制的注视点。该程序提高了选择眼睛相对于最能覆盖肿瘤的光束的方向的能力，同时排除了敏感的正常结构，即晶状体、角膜、黄斑和视神经。

程序会自动设计一个在肿瘤周围形成 3mm 边缘的光圈，在这个光圈下，剂量会降到 50%。对于边缘处的肿瘤边界，此边缘可此边缘可减小至 2.5mm，对于无手术标记的患者，此边缘可以增大至 4mm。该程序计算肿瘤的最大和最小深度，并允许用户选择近端和远端边缘，以提供所需的波束范围和调制。该程序计算广角眼底照片（图 150-3）的几何图形中显示的眼底和通过眼睛的任何平面（图 150-4）上的剂量分布。它还计算肿瘤和许多眼

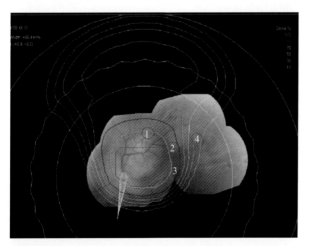

▲ 图 150-3 根据治疗计划程序叠加在眼睛模型上的广角眼底照片和等剂量曲线。4 个钽环以洋红色显示，编号为 1～4。肿瘤的轮廓为绿色，90% 的剂量曲线为深蓝色

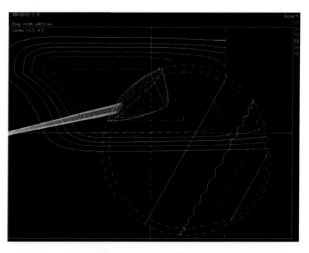

▲ 图 150-4 对于图 150-3 所示的情况，穿过眼睛的垂直平面上的等剂量曲线与光束方向平行。肿瘤显示为红色，黄色锥体代表视神经。最里面的洋红线对应于接受 100% 剂量（70 CGE）的区域，最外层的黄线对应于接受 10% 剂量（7CGE）的区域

部结构的剂量 - 体积直方图。

## （四）治疗技术 Treatment Techniques

通过使用附在质子束准直器上的头托，可实现患者定位的高精度。头部固定器允许头部围绕两个相互垂直的轴进行控制旋转，这两个轴在准直器轴上精确定位的点处相交。

患者坐在一张特别设计的椅子上，患者头部被一个由牙科印模化合物制成的咬块固定住，并固定在头托上。安装在框架中的单独轮廓塑料面罩也用于固定头部（图 150-5）。通过将待治疗的眼（另一只眼被遮盖）自愿固定在与准直器相连的小光上，确定患者眼的方向。如果要治疗的眼视力差，可以用另一只眼协助定位。眼睑用开睑器保持张开。

用高倍闭路电视系统监视眼，有效观察点位于光束轴上。该系统提供的放大图像是患者眼大小的 10 倍，并允许在整个手术过程中持续监测眼睛的位置。质子束的对准是用正交 X 射线实现的。由不透射线的钽环在空间上定义的病变，可以通过移动头部支架来定位，直到其位于相对于光束轴的所需位置。对于未经手术定位的肿瘤，在治疗过程中使用与质子束中心轴同轴的光束来定位肿瘤相对于光束的位置 [8, 20, 21]。定位是通过一个透视系统来实现的，该透视系统提供了一个保存在图像存储设备上

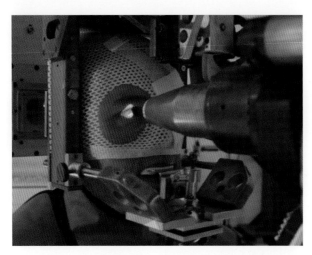

▲ 图 150-5　患者戴着塑料面罩和咬合块坐在头托上。光代表眼睛表面入口点处的辐射场。在开始治疗之前，取下保护盖

的实时图像。该系统可加速校准，并有助于在治疗期间确认眼睛的固定。校准过程大约持续 15min。患者被要求固定，并在控制区的电视监视器上观察眼睛的位置。使用光束模拟场光检查治疗场，如果位置和固定满意，则开始治疗。如果观察到眼球运动超过 0.5mm，则立即停止治疗。每次治疗需要 1～2min，大部分不间断。

### （五）辐射剂量 Radiation Dose

大多数肿瘤的标准剂量为 70Gy（RBE），5 天内分为五等分进行 [63.6 质子 Gy 乘以 1.1 相对生物有效性等于 70Gy（RBE）]。剂量分级增加了肿瘤组织的放射敏感性，因为缺氧肿瘤细胞的氧合增加发生在分级之间。我们根据在皮肤黑色素瘤患者中使用少量相对较大剂量的分型[10, 22]所证明的良好临床结果来选择大剂量分型。在规定的 70Gy（RBE）剂量下，我们估计当肿瘤距离这些视觉结构小于 1mm 时，视神经和黄斑接受全部剂量；当肿瘤位于距离这些结构 3mm 时，接受一半剂量 [35Gy（RBE）]；当肿瘤位于外周（9mm 以上）时，接受小剂量 [≤ 15Gy（RBE）]。作为确定剂量减少安全性和有效性的随机临床试验的一部分[94]，患者接受了 50Gy（RBE）的低剂量[23]。在肿瘤控制和眼部并发症方面，接受标准剂量和低剂量治疗的患者之间没有显著差异。因此，尚未确定实现肿瘤控制和降低眼部发病率的最佳剂量水平。然而，在选择的患者中，即那些位于视神经或中心凹附近的中小型肿瘤患者，选择 50Gy（RBE）的剂量以减少威胁视力的治疗并发症。在欧洲的一些设施中，总剂量为 60 CGE（钴灰当量）在 4 天内分为四等分给予[24-26]。

### （六）随访 Follow-Up

治疗后 6 周进行随访检查，前 5 年每 6 个月进行一次，此后每年进行一次。在不同的时间间隔进行眼底摄影和超声检查，以记录肿瘤的消退。建议每年进行一次肝功能检查，如有需要，可进行腹部扫描。对所有接受葡萄膜黑色素瘤登记的患者进行终生随访，通过这些随访工作获得的数据已用于评估质子疗法在视觉和生存终点方面的疗效和安全性。

### （七）接受治疗患者的临床表现 Clinical Findings in Treated Patients

迄今为止，已有 4000 多名葡萄膜黑色素瘤患者在马萨诸塞州眼耳医院和马萨诸塞州总医院接受治疗。双侧受累和巩膜外浸润扩张很少见（分别少于 1% 和 4%），仅虹膜黑色素瘤的治疗也是如此（少于 1% 的患者）。脉络膜或睫状体肿瘤患者诊断时的平均年龄为 61 岁。40 岁以前的诊断是不常见的，占治疗患者的 11%。治疗患者的中位基底径为 13.0mm（范围 5.0～28.0mm），肿瘤中位高度为 4.0mm（范围 0.6～20.1mm）。使用 TNM 肿瘤大小分类法（美国癌症联合委员会，2010 年第 7 版），几乎相同数量的患者被分为 $T_1$ 肿瘤或 $T_2$ 肿瘤（每组约 1/3）。确诊为 $T_3$ 和 $T_4$ 肿瘤的患者较少（分别为 23% 和 14%）。超过 2/3 的肿瘤位于距视神经或黄斑的 3mm 以内。约 25% 的患者在就诊时的视力为 20/20 或更好，只有不到 10% 的患者具有数指或更差的视力。

## 三、结果 Results

### （一）肿瘤消退 Tumor Regression

大多数接受治疗的肿瘤在治疗的第一个 6 个月后出现一定程度的消退，通常范围在 1～24 个月[27]。15% 的眼观察到病变消失或扁平瘢痕。继发性浆液性视网膜脱离的消退通常是最早的发现。在治疗后的最初几个月，脱离可以暂时增加，但大多数最终会消失。肿瘤在数年内持续消退是常见的。肿瘤消退主要是由于放疗直接杀死肿瘤细胞，其次是放疗对肿瘤血管系统的影响。辐射导致的细胞死亡是由染色体 DNA 损伤引起的，随后会丧失增殖潜能。当细胞进入有丝分裂时，对 DNA 的损伤是致命的。在一些受照肿瘤中观察到的延迟消退，可能是由于黑色素瘤细胞的间歇期延长所致。质子治疗后不同时间眼球摘除肿瘤的组织学研究支持了这种肿瘤消退的长期模式，结果显示，随着照射和眼球摘除之间的时间的延长，有丝分裂图形的下降幅度更大。照射后 30 个月以上摘除的肿瘤无核分裂象[28]。在质子照射[29]和敷贴治疗[30]的患者中，肿瘤的快速消退与更高的转移率相关，这表明由于细胞分裂更快，更具侵袭性的肿瘤更具放射敏感性。

在放射并发症眼摘除术后检查黑色素瘤中，存在一些有丝分裂象，并不表明放射未能杀灭肿瘤。形态学上完整的细胞的存在并不能证明这些细胞是活的，因为它们可能在下一个有丝分裂周期被程序性破坏。这些细胞很可能无法分裂，唯一能证明照射后细胞存活的证据就是治疗后肿瘤的局部复发。

### （二）视力结果 Visual Outcomes

质子束照射后的视力取决于肿瘤的大小及其相对于中心凹和视神经的位置[31]（图 150-6）。在距离这些结构超过 3mm 的肿瘤的眼中，肿瘤破坏通常发生在没有明显功能性放射血管病的情况下[32]。对 558 例接受质子治疗的视神经或黄斑部 4 个视盘直径（DD）内的中小型肿瘤患者的研究表明，视力下降至 20/200 以下的 5 年率为 68%。视力下降的危险因素包括黄斑剂量、肿瘤高度、基线视力差和糖尿病病史[33]。在一个多元回归模型[34]中，肿瘤距视神经和黄斑的距离、肿瘤高度、基线视力、视网膜脱离程度、糖尿病病史和肿瘤直径与视力下降相关。从这个模型得到的系数被用来计算风险分数，然后用于估计视力丧失的概率。质子治疗后 10 年发生严重视力丧失（低于 20/200）的概率在"低风险"组（图 150-7）患者的 16% 到"高风险"组患者的 99% 之间变化。

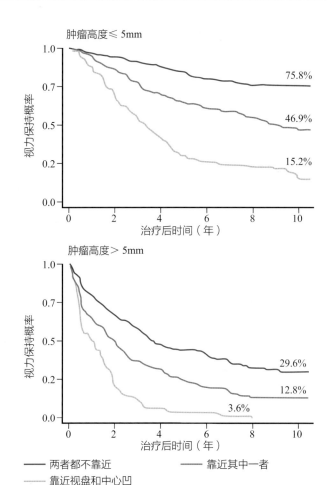

▲ 图 150-6　基线视力为 20/100 或更高的患者的视力保持率（至少 20/200）的 Kaplan-Meier 估计值，按高度（≤ 5mm vs. > 5mm）和到视盘和黄斑的距离（≤ 2 个视盘直径 vs. > 2 个视盘直径）

图片经 Elsevier 许可，改编自 Gragoudas ES, Lane AM, Collier JM. Charged particle irradiation of uveal melanoma. In: Albert DM, Miller JW, editors. Albert and Jakobiec's principles and practice of ophthalmology. 3rd edition. Philadelphia: Elsevier; 2008. p. 4892.

视力丧失的最大风险是那些肿瘤位于对视觉功能至关重要的结构附近的患者。大型肿瘤与一些可损害视觉功能的因素有关，如渗出性视网膜脱离 [ 约 3/4 的患者在马萨诸塞州眼耳医院（MEEI）出现大型肿瘤时有视网膜脱离 ] 和肿瘤坏死引起的炎症。此外，许多大肿瘤靠近视神经和（或）黄斑（图 150-8）。例如，在我们的质子辐照大肿瘤系列中 [ 高度 ≥ 10mm（或 ≥ 8mm，视神经受累时）或高度 ≥ 2mm 且直径 > 16mm]，近一半（46.7%）位于视神经 1DD 内。尽管肿瘤较大，但超过 1/3 的患者的照射前视力为 20/40 或更好。然而，在治疗 5

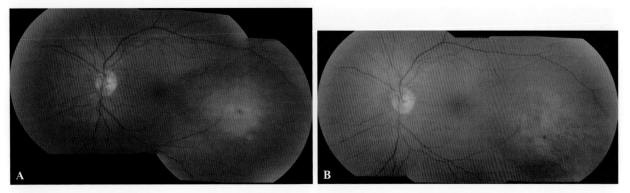

▲ 图 150-7 A. 黄斑肿瘤患者，高度 1.4mm，位于距中心凹 12 个视盘直径处。质子照射前视力为 20/20。B. 放疗后 39 个月，肿瘤消退至 1.2mm，视力保持 20/25

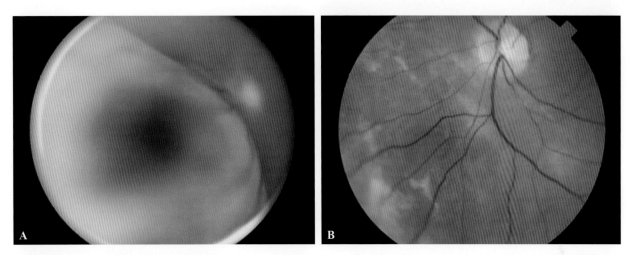

▲ 图 150-8 A. 大肿瘤患者（最大肿瘤直径 21mm，高度 10.5mm）。质子辐照前视力为 20/200。B. 治疗 8 个月后肿瘤消退（高度 5.0mm），视力 20/400

年后，大多数患者出现了严重的视力下降（84% 的患者视力低于 20/200，69% 的患者视力低于数指）。

质子照射后视乳头周围及视乳头旁肿瘤患者视力预后差，5 年视力下降率达 20/200 以上者占 80%。另一方面，56% 的患者在这个时间点[35] 仍能保持数指或更好的视力，这表明质子照射是这些肿瘤行眼球摘除术的一种可行的替代方法，而这些肿瘤通常不适合进行敷贴放射治疗（图 150-9）。

黄斑部肿瘤患者视力丧失的风险也较高，少数患者（35.5%）在质子照射后 5 年内至少保持 20/200 的视力。中小型肿瘤患者的视力预后较好；在接受 50Gy（RBE）治疗的患者中，视力为 20/200 的 5 年视力保持率为 70%，接受 70Gy（RBE）治疗的患者中为 44%[36]。

## （三）并发症 Complications

缝合钽环的手术并发症相对较少。只有少数患者在术后几周内观察到短暂性复视，因为不需要离断眼外肌。在大肿瘤患者中，由于手术操作，偶尔会发生肿瘤内出血。眼睑不能完全脱离照射野者，可发生眼睑皮炎、睑下垂和泪点阻塞性溢泪。角膜上皮病在少数大型睫状脉络膜黑色素瘤患者中发展，通常对人工泪液有反应。虹膜红变和新生血管性青光眼（NVG）是最严重的并发症，因为它们可能导致眼球摘除，在大约 16% 的治疗眼被观察到，通常与肿瘤体积大有关。在 704 名接受质子治疗葡萄膜黑色素瘤患者队列中，5 年内 NVG 的发生率为 12.7%，4.9% 的患者随后需要眼球摘除[37]。在另一项研究中，127 名患者接受质子照射，因为肿瘤太

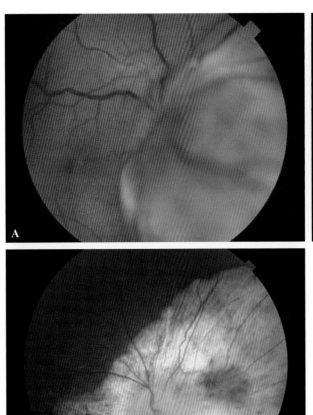
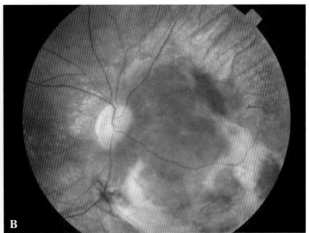

▲ 图 150-9　**A.** 有视乳头旁黑色素瘤触及视盘的患者。质子照射前视力为 **20/40**。**B.** 治疗 2 年半后，肿瘤消退，但视力下降（**20/125**）。**C.** 质子照射后 24 年，肿瘤消退（< **1.0mm**），视力稳定（**20/100**）

大无法进行敷贴放射治疗，34% 的患者在 36 个月的中位随访期内出现虹膜红变[38]。在 MEEI，近一半（45.9%）需要手术的大肿瘤患者中，新生血管性青光眼是眼球摘除的主要原因。

　　放射性血管病变，包括毛细血管闭合、毛细血管扩张、微血管瘤形成、出血、渗出物和血管鞘，通常在辐射区观察到。在黄斑和黄斑旁黑色素瘤（距中心凹 < 3mm）中，放射性黄斑病变和视神经病变可能导致视力丧失[9, 32, 39]。在黄斑部和（或）视神经 4 个 DD 内的肿瘤患者中，黄斑病变和视乳头病变的 5 年累积发生率分别为 64% 和 35%，这些并发症的风险增加与关键结构的剂量增加有关[33]。视神经 1DD 内肿瘤经质子治疗 5 年后，视乳头病变发生率为 56.8%[35]。

　　在一项评估放射性视神经病变自然史的研究中，93 例视乳头旁黑色素瘤患者进行了随访（在视神经 1 DD 范围内，中心凹至少 2 DD）。质子治疗后 5 年，81% 的病例发生放射性视神经病变，其中黑色素瘤邻接视神经的 67% 的病例中黑色素瘤与视神经的距离为 0.1～1 DD。在发生视神经病变的患者中，42% 的患者保留了数指或以上的视力，31%（n=13）的患者在最初丧失视力后视力恢复[40]。这些发现挑战了这样一种观点，即视神经照射必然导致视神经病变和视力完全丧失。

　　在睫状体受累的患者或高度升高的脉络膜黑色素瘤（晶状体受到大量照射）的患者中，可能会发生严重的白内障[41]。在对 2000 多名接受质子治疗 20 年的患者进行的分析中，后囊下白内障（PSC）的 5 年和 10 年累积发生率分别为 30% 和 35%。发生率取决于晶状体的剂量，在治疗后 5 年，53% 的患者在接受 > 50% 的晶状体照射时发生白内障，而在 < 10% 的晶状体照射时为 19%。对视觉潜力较好的眼，可行白内障摘除联合人工晶状体植入术。大约 50% 的脉络膜黑色素瘤质子束照射后白内障摘

除术患者术后视力为 20/200 或更好[42]。没有证据表明白内障摘除增加了转移的风险。当视力没有改善的可能性时，为了更好地观察肿瘤而摘除白内障通常是不必要的，这通常是由于潜在的辐射性黄斑病变或视乳头病变，因为这些肿瘤可以通过超声来追踪。

为了降低质子治疗引起的眼部发病率，特别是当肿瘤位于关键结构附近时，完成了一项随机、双盲剂量减少试验[23]。试验选择的实验剂量为 50CGE。符合试验条件的患者由于肿瘤位于视乳头或黄斑附近，因此他们有患放射性视神经病变和黄斑病变的高风险。质子治疗 5 年后，放射性血管病和视力丧失的发生率较低。50CGE 剂量组观察到的视野缺损和放射性视乳头病变发生率较低，提示降低剂量有一定的有益作用。对于放射性视乳头病变，这种效应仅在位于视盘 1 DD 范围内的肿瘤患者亚组中观察到。然而，这项试验在检测亚组效应方面的能力不足。研究对象的长期随访（入组后 10 年）未显示两个剂量组之间出现任何后期差异。这种剂量降低水平（28%）可能不足以产生明显的功能改善，但进一步降低可能影响肿瘤控制。2004 年 5 月，我们中心对位于视神经或中心凹附近的中小型肿瘤患者进行了标准的低剂量放射治疗。目前这一较大的患者队列正在进行进一步的研究，以确定剂量减少对整体和特定亚组患者可能产生的有益影响。

### （四）复发 Recurrence

在 2%～5% 的患者中观察到带电粒子照射后的局部复发[24-26, 43]。在一项研究中[34]，在 2069 名连续接受质子束照射的患者中，45 个肿瘤（2.9%）表现出明确的肿瘤生长，最早出现在照射后 5 个月，最晚出现在照射后 11 年。仅有 23 例为边缘复发，在累及睫状体的前部肿瘤中，边缘复发可能是因为肿瘤的色素边缘可能很难与周围的基质区分开。复发 6 例为环状黑色素瘤，8 例累及巩膜外延伸，9 例呈垂直生长。另有 15 只眼因怀疑肿瘤生长而在其他中心被摘除。基于确诊和疑似复发合并的 15 年局部肿瘤控制率（n=60）为 95%（95%CI 93%～96%）。在瑞士洛桑治疗的另一大系列患者（n=2435）中也报告了类似的控制率[24]。据报道，

近距离放疗后 5 年的控制率在 92%～87%[44-46]。在某些情况下，有局部复发的眼可以通过重复质子照射[47]或对于复发边缘和平坦的情况进行激光光凝成功复治。质子照射也被有效地用于治疗。最初通过其他方法（如近距离放疗，经瞳孔治疗）治疗的肿瘤复发患者[48]。

对接受 $^{125}I$ 敷贴和氦离子照射的患者进行比较，发现接受近距离放射治疗的患者的复发率是接受重粒子照射患者的 3 倍以上（12 年累积率分别为 19% 和 5%）[49]。位于后部的肿瘤敷贴位置的受限可能是这些较差结果的一个解释[50]。质子照射可能是治疗后位肿瘤的较好选择。最近一项对邻近视神经肿瘤（1DD 内）质子照射后长期预后的研究显示，5 年肿瘤复发率为 3.3%，与同期远离视神经肿瘤患者的复发率几乎相同[35]。相比之下，10% 的患者因突出视盘的肿瘤接受了近距离放射治疗，报告肿瘤复发[51]。在这些病例中，带有切迹的敷贴器的使用和敷贴器设计的其他进展可能会改善肿瘤的控制[51-53]。

肿瘤控制尤其重要，因为局部复发已被证明会增加转移的风险[24, 26, 54]。局部复发患者的生存率较低，肿瘤控制患者的 10 年生存率为 72.6%，肿瘤再生患者的 10 年生存率为 47.5%[24]。最近在对 1102 例接受质子照射的患者的肿瘤复发危险因素的分析中报告了相似的生存率[55]。然而，目前尚不清楚复发本身是否真的是转移的危险因素，也不清楚复发是否只是更具侵袭性的肿瘤的指标，而肿瘤更容易转移。

### （五）眼球摘除 Enucleation

质子照射 2 年后保留眼球的概率为 95%，5 年后保留眼球的概率为 90%[56]。在 1541 例接受质子治疗并平均随访 8 年的患者中，10 年的眼球保持率为 89%[54]；137 例患者在放疗后因并发症（n=103）或肿瘤再生长（n=34）行眼球摘除术。最有可能导致眼球摘除的并发症是新生血管性青光眼。眼球摘除的主要危险因素是肿瘤高度[34, 56]、肿瘤与关键结构（黄斑、中心凹[56]、视神经）的距离、肿瘤直径、肿瘤色素沉着和肿瘤形状[34]。大肿瘤患者可能会出现并发症，如新生血管性青光眼和渗出性视网膜脱离，通常需要眼球摘除。在 MEEI 接受质子照射治疗的一系列大肿瘤（高度＞8mm，直径＞16mm）

患者中，大约 20% 的患者在治疗 5 年后接受眼球摘除。位于视神经或中心凹附近的肿瘤（一个或两个）的眼球摘除率较高（23.8%），而远离两个结构的肿瘤的眼球摘除率较低（9.8%）。

## （六）转移与生存 Metastasis and Survival

与黑素瘤相关的年死亡率在放疗后 3～6 年最高，但患者在确诊后许多年仍处于危险之中。最近一项关于黑色素瘤长期死亡风险的研究表明，质子照射治疗 14 年后，年死亡率才降到 1% 以下[57]。质子照射后 5 年发生转移的累积概率约为 20%[26, 58]。质子治疗后 15 年转移性死亡的概率，使用个体风险评分来估计发生率，最低风险特征的患者为 5%，最高风险特征的患者为 63%[34]。90% 的转移患者主要累及肝脏[58]。在 145 例质子照射后发生转移的患者中，转移的中位时间为照射后 2.4 年，大多数患者在诊断前有症状[59]。目前尚不清楚转移性葡萄膜黑色素瘤的早期诊断是否对生存率有影响。最近的一项研究将质子意外照射或常规监测后确诊为葡萄膜转移性黑色素瘤的患者与出现症状后确诊的患者进行了比较。两组从原发性肿瘤诊断到转移性死亡的中位时间没有差异，这表明早期诊断对生存率无有利影响[60]。

初次治疗后辅助干扰素治疗未能成功降低转移瘤的发生率，对内脏转移性黑色素瘤的治疗效果较差。只有不到 15% 的患者在发现转移后存活 1 年[59]。在对接受任何一种初级眼科治疗后出现转移的患者的研究中，中位生存期为 2～9 个月[59, 62, 63]。年轻患者的生存期（从诊断转移时起）显著延长[59]。转移性疾病的治疗大多是无效的，而且大多数治疗的评估都是在非随机的环境下进行的。肝栓塞化疗和白细胞介素 -2 免疫治疗、单独或与其他化疗药物联合应用，均未达到缓解作用，且毒性高[62, 64, 65]。接受肝内动脉灌注的患者有一些更好的结果[66]，目前正在进行一项多中心Ⅲ期试验（NCT 编号 1785316），以比较孤立性肝转移患者的孤立性肝内灌注和最佳替代治疗[67]。已完成的对照随机试验的结果令人失望[68-70]。一项关于塞洛美替尼（selumetinib）与化疗（替莫唑胺或达卡巴嗪）疗效的初步研究产生了有希望的结果[70]，但随后

的Ⅲ期随机、安慰剂对照、双盲研究表明，塞洛美替尼（selumetinib）联合达卡巴嗪与单用达卡巴嗪的双盲研究显示，治疗组之间无进展生存率无差异（http://www.astrazeneca.com/Media/Press-releases/Article/20150722-astrazeneca-provides-update-on-selumetinib）。

比较质子束照射[71]和其他放射疗法[72]治疗葡萄膜黑色素瘤患者的生存率和摘除术后的生存率的非随机研究结果表明，治疗选择对生存率几乎没有影响。COMS 的结果显示，随机接受眼球摘除术的患者与接受 $^{125}$I 近距离放射治疗的患者，因组织病理学证实的转移性黑色素瘤而导致的 5 年死亡率没有差异（分别为 11% 和 9%）[1]。

## 四、结论 Conclusion

葡萄膜黑色素瘤的质子照射在实现局部肿瘤控制方面是相当成功的。剂量分布特别有利于治疗大型肿瘤和位于视盘或中心凹附近的肿瘤，许多患者在治疗后仍保持视觉功能。然而，此类病例的治疗可能会导致严重的眼部并发症。全身皮质类固醇和抗凝治疗放射并发症后的结果令人失望[73, 74]，但玻璃体腔注射曲安奈德[75]、贝伐单抗[76-78]及与这些化合物的联合治疗[79]的初步报道显示放射性黄斑病变和视乳头病变有一定疗效。已报道预防性贝伐单抗在质子辐射后减少虹膜红变的结果令人鼓舞[80]。在一些正在进行的评价药物减少放射并发症的试验中，有一项随机试验评价了质子照射治疗的视乳头旁或黄斑旁肿瘤患者的两种剂量的玻璃体腔注射雷珠单抗的疗效。

另一个尚未解决的问题是最佳分割方案和治疗剂量。剂量分级对优化肿瘤和正常组织对辐射的相对反应具有重要意义。我们目前使用 70Gy（RBE）治疗大多数病例，50Gy（RBE）治疗选择靠近关键结构的中小型肿瘤患者，在 5～10 天的时间内分 5 次给药。然而，能以最低的眼部发病率控制黑色素瘤的最佳辐射剂量尚不清楚。

目前的结果表明，初次治疗的选择对葡萄膜黑色素瘤患者的总体生存率影响不大。微转移很可能发生在任何类型的眼部治疗开始之前。因此，必须继续努力开发有效的辅助疗法。

# 脉络膜黑色素瘤的手术切除
## Surgical Resection of Choroidal Melanoma

Bertil E. Damato　　Jay M. Stewart　　Armin R. Afshar　　Carl Groenewald　　Wallace S. Foulds　著

## 一、概述 Introduction

脉络膜黑色素瘤可以通过整体切除、巩膜开窗["外切除"（exoresection）]或玻璃体切除术["内切除"（endoresecion）]切除。这种手术可以作为主要治疗，也可以作为另一种治疗方式后的补救措施。

脉络膜黑色素瘤的外切除术并不广泛，尤其是因为担心其安全性。Stallard在1966年报道了两个病例，并主张将部分脉络膜切除术仅作为放射治疗后肿瘤未消退或对侧视力差的患者的最后手段[1]。1973年，Foulds挑战了关于根治性手术的主流教条，开始进行一期外切除术，而不管对侧眼状况如

何[2]。从那以后，我们对葡萄膜后黑色素瘤进行了630多例外切除和120例内切除[3-9]。其他国家也采用了这些手术过程[10-17]。本章介绍我们的手术技术，总结结果，并讨论与其他形式保守治疗相关的适应证。

## 二、外切除手术 Exoresection

### （一）适应证和禁忌证 Indications and Contraindications

我们为那些不太可能通过其他形式的保守治疗（如经瞳孔温热疗法、钌或碘-敷贴近距离放射治疗和质子束放射治疗）取得良好疗效的患者保留外切除术。

厚度小于 6mm 的肿瘤对敷贴或质子束放射治疗有满意的反应，除非它们侵入视网膜或延伸到视盘附近。更大体积肿瘤的放射治疗伴随着显著的并发症发生率，随着时间的推移，尤其是当肿瘤向前或向后延伸很远，或有广泛的视网膜脱离时[18-20]。相反，位于前部的大肿瘤，和渗出性视网膜脱离的存在，使得外切除变得不那么困难。两项配对研究报道，对于大肿瘤，外切除术后的结果优于碘 - 敷贴放疗后的结果[21, 22]。局部切除的相对禁忌证包括以下方面：①肿瘤直径＞ 18mm；②肿瘤延伸至视盘边缘的视盘直径（DD）以内；③视网膜广泛侵犯或任何视网膜穿孔；④眼外浸润蔓延；⑤睫状体或房角受累超过 2 个钟点；⑥一般健康排除的低血压麻醉。但是，如果患者的对侧眼视力不佳，或者如果拒绝眼球摘除，则可以进行局部切除，并采取特殊措施处理增加的手术困难。绝对禁忌证包括弥漫性黑色素瘤和视神经侵犯。老年本身并不是禁忌证，因为与年轻受试者相比，出血会在血压较高的情况下停止，因此不需要深度低血压。儿童行外切除术是可能的[23]。

## （二）术前检查 Preoperative Workup

必须确定不利因素，如肿瘤侵犯视网膜、肿瘤边缘模糊及低血压麻醉的任何系统禁忌证，包括缺血性心脏病、脑血管功能不全和严重的肾或呼吸功能损害。与患者讨论局部切除相对于其他形式治疗的优缺点，所有患者都将收到这段对话的录音。

## （三）外科技术 Surgical Technique

### 1. 准备 Preparation

与其他眼内手术一样，用消毒液（如聚维酮碘）清洗皮肤和结膜，药物扩瞳。

### 2. 暴露 Exposure

睫毛用消毒带固定在远离眼睛的地方。眼睑用开睑器和牵引缝线张开暴露眼球。用 1.5% 甲基纤维素溶液保持眼表湿润。进行 180° 角膜缘结膜切开术。被用 15 号 Bard Parker 巩膜刀切除巩膜外层。切除范围所涉及的眼外肌可离断，留下一个 1mm 的肌腱残端以再次缝合。两条巩膜牵引缝线（即 5-0 编织聚酯）在角膜缘后 4mm 处穿过，并用止血钳夹持（图 151-1A）。通过透照试验确定肿瘤边缘，并用画线笔在巩膜上标记（图 151-1B）。

### 3. 板层巩膜剥离术 Lamellar Scleral Dissection

设计后方铰链式板层巩膜瓣，即一个梯形瓣，而不是圆形的，以便在闭合过程中促进切口边缘良好的密闭（图 151-1C）。巩膜瓣应超过肿瘤边缘约 5mm（图 151-1G）。通过使皮瓣后方拓宽，有可能减少外侧切口的长度，便于闭合。巩膜瓣厚度应为巩膜厚度的 80% 左右。浅层巩膜瓣的任何不小心造成的穿孔，要立即用 8-0 尼龙线缝合。深层巩膜的任何切口都要缝合，以防止脉络膜或肿瘤脱出。

该巩膜瓣是用羽毛刀制作的，用于初始巩膜切口，Desmarres 刀用于板层巩膜剥离（图 151-1D）。

为了避免麻烦的出血，任何覆盖在巩膜瓣上的涡静脉在分离前都要烧灼，在尽可能多地小心暴露血管后，在眼外（图 151-1E）和巩膜内部分应用双极透热（图 151-1F）电凝止血。覆盖在巩膜瓣上的睫状长血管也遵循类似的处理。对邻近视神经的一些睫状短血管进行温和的双极电凝烧灼，可进一步减少出血。

### 4. 眼部减压 Ocular Decompression

通过进行部分的平坦部玻璃体切除术，达到局限性眼球减压，有助于通过巩膜窗时减少视网膜膨出，顺利进入眼内和后部葡萄膜，从而促进局部切除。玻璃体切除术可以在巩膜瓣剥离术之前、期间和（或）之后进行。

如果巩膜瓣准备好后再进行玻璃体切除术，则不必进行三切口玻璃体切除术，可以通过一个切口，使用手术显微镜的照明和玻璃体切除接触镜（图 151-1H）进行玻璃体切除术。

在玻璃体切除术的巩膜切口的制作过程中，后节始终保持在视野中，避免损伤覆盖在肿瘤上的视网膜。

应保留玻璃体皮质，以便在肿瘤切除后，视网膜就可以通过向玻璃体腔内注入液体来重新复位；否则，在存在大巩膜开口和平坦部缺损的情况下，肿瘤切除后可能很难使视网膜变平。

### 5. 巩膜深层切口 Deep Scleral Incision

在肿瘤前外侧浅巩膜切口内约 2mm 的深层巩膜上做两个小的巩膜切口（图 151-1I）。为了避免

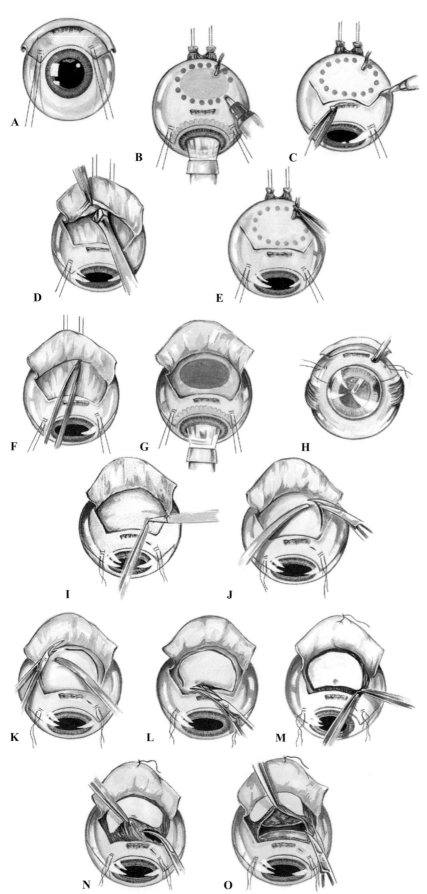

◀ 图 151-1　外切除技术

A. 结膜切开并放置缝线；B. 经瞳孔透照，用记号笔标定肿瘤边缘；C. 部分厚度巩膜切口用于形成巩膜瓣；D. 巩膜板层剥离术；E. 用透热法封闭眼后涡静脉；F. 透热电凝封闭巩膜切口内涡静脉；G. 经瞳孔透照证实巩膜瓣的充分性；H. 眼部减压；I. 肿瘤旁的巩膜扣眼；J. 肿瘤外侧巩膜切口；K. 肿瘤后巩膜切口；L. 巩膜前切口；M. 脉络膜开口；N. 肿瘤前脉络膜切口；O. 肿瘤外侧脉络膜切口

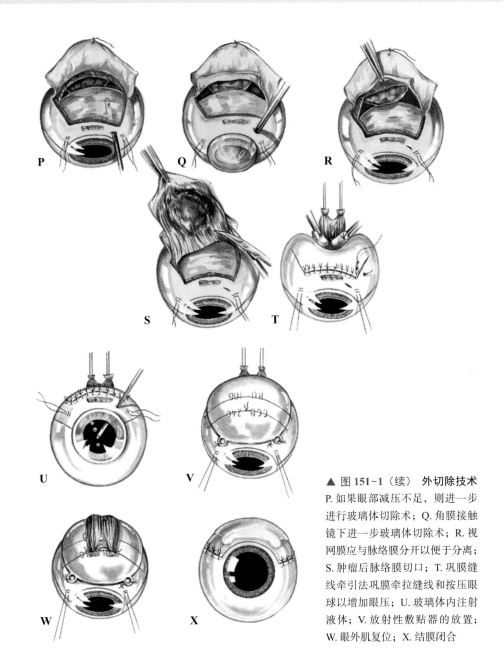

▲ 图 151-1（续） 外切除技术
P. 如果眼部减压不足，则进一步进行玻璃体切除术；Q. 角膜接触镜下进一步玻璃体切除术；R. 视网膜应与脉络膜分开以便于分离；S. 肿瘤后脉络膜切口；T. 巩膜缝线牵引法巩膜牵拉缝线和按压眼球以增加眼压；U. 玻璃体内注射液体；V. 放射性敷贴器的放置；W. 眼外肌复位；X. 结膜闭合

损伤脉络膜，巩膜被细齿纤维镊挤压形成一个褶皱，然后用刀刮除，直到发生穿孔。这个巩膜切口用钝头的角巩膜剪刀将巩膜切口延伸至肿瘤周围（图 151-1J 和 K）。深巩膜切口保持在浅巩膜切口内2mm，以形成阶梯状伤口边缘，便于闭合（图 151-1L）。为了防止眼内内容物过度膨胀，在做前切口之前，先完成巩膜侧切口和巩膜后部切口。

肿瘤与正常的脉络膜不同，因此可以通过直接检查确定其边缘。一旦完成深层巩膜切口，深层巩膜片的前边缘用切口标记，以便病理学家定位切除的标本的方向。

### 6. 肿瘤切除术 Tumor Excision

肿瘤切除术在确保眼睛柔软后开始，必要时从玻璃体腔抽吸更多液体，并从牵引缝线上松开止血钳。无须佩戴 Flieringa 环。肿瘤周围脉络膜的双极烧灼可以减少出血，但必须非常温和，因为它可能会削弱下方的视网膜，增加破裂的风险。

首选在视网膜脱离的位置进入视网膜下空间（图 151-1M）。这是通过用无齿（非齿状）的纤维镊固定脉络膜，并将它们从葡萄膜组织上分离来完成的。

肿瘤的前部是用有齿镊从视网膜下提起，有

齿镊固定在深层巩膜片上，而深层巩膜片通常保持与肿瘤的牢固黏附。如果巩膜与肿瘤分离，则用组织胶将巩膜重新附着到肿瘤上，避免了冷冻提取的繁琐。

通常，脉络膜在肿瘤前面（图 151-1N）、侧面（图 151-1O），最后是在后面，使用钝头的角巩膜剪刀分离。如果视网膜过度隆起，则进行进一步的玻璃体切除术，通过视网膜（图 151-1P）或瞳孔（图 151-1Q）观察玻璃体切割头。如果眼部减压足够，视网膜应脱离肿瘤，使得视网膜和肿瘤边缘周围的正常脉络膜之间出现间隙（图 151-1R）。这使得肿瘤后面的葡萄膜组织可以用角巩膜剪进行分离（图 151-1S）。尽管有全身性低血压，但通常还是会有一些出血，在血栓形成之前必须将其清除，因为这些出血很难清除。

一旦肿瘤被切除，这些器械就会被换成一套新的器械，防止肿瘤播散。在早期，玻璃体腔内的压力会增加，直到巩膜窗内的视网膜略微隆起，这样就没有形成视网膜下血肿的潜在空间。这是通过对缝合线施加牵引力，并在巩膜窗后的眼球后方放置海绵压迫眼球来实现的（图 151-1T）。

### 7. 关闭巩膜切口 Scleral Closure

首先缝合巩膜瓣的两个角，再缝合前缘，最后缝外侧缘。8-0 尼龙缝合线间断缝合，间隔约 2mm。巩膜瓣缝合完成后，立即进行玻璃体内注射平衡盐溶液（如果有灌注管，则使用三通头）或通过连接在注射器上的 25 号针头（图 151-1U）恢复眼球形态。气体填充不再被认为是有用的，但当注射液体时，注射器中会保留 2ml 空气，因为其可压缩性可防止眼压突然升高，这可能会重新打开伤口。

### 8. 辅助性敷贴近距离治疗 Adjunctive Brachytherapy

常规应用辅助性敷贴放射治疗，剂量约为 100Gy，深度为 1~2mm。由于 β 射线照射范围有限，半衰期长，植入物形状薄，便于在切除肿瘤部位定位，有研究者更喜欢 25mm 钉敷贴（图 151-1V）。如果浅表巩膜瓣无意中形成穿孔，或者做了环行切除术，则近距离敷贴治疗将延迟 1 个月。

### 9. 眼球闭合 Eye Closure

用 5-0 编织聚乙醇酸缝合线（图 151-1W）将

眼外肌恢复到原来的止端位置。当肌肉止端位于巩膜瓣上时，肌肉残端留长，以避免将缝线置于巩膜内。为了补偿任何肌肉缩短，在分开肌腱之前以及在重新缝合肌止端时测量缝合结到角膜缘的距离，以便在必要时使用悬吊。

结膜用 7-0 编织聚乳酸缝合线闭合（图 151-1X）。抗生素 / 散瞳药和类固醇常规给予。整个过程通常需要 2~3h。

### （四）技术上的变化 Variations in Technique

#### 1. 睫状体受累 Ciliary Body Involvement

如果脉络膜肿瘤累及睫状体，则将浅层巩膜瓣的前缘位于边缘后 1mm 处。然后在深层巩膜上做一个半厚的切口，在浅层切口后约 2mm 处，通过板层剥离将深层巩膜分成另外两层，板层剥离向前延伸进入角膜。这一巩膜步骤确保切口前缘是水密的。如果使用辅助性敷贴放射治疗，这一点尤其重要。

保留尽可能多的睫状上皮，可大大减少视网膜脱离的发生。这是通过穿透锯齿缘后的脉络膜，然后使用闭合的钝头剪刀，在用剪刀切割葡萄膜组织之前，通过钝性剥离将睫状上皮与葡萄膜分离来实现的。

#### 2. 视网膜粘连 Retinal Adhesion

肿瘤和视网膜之间异常的粘连在较厚的肿瘤中更为常见[8]。用 15 号 Bard-Parker 手术刀对肿瘤表面进行钝性切割，通常可以将粘连的视网膜与肿瘤分离，手术刀距离视网膜黏附线 1~2mm，以分离连接视网膜与肿瘤的不可见组织束。如果失败，肿瘤很可能已经侵入视网膜。在这种情况下，我们首选的方法是用手术刀对肿瘤进行顶部切片，将内层视网膜部分保留在原位，然后进行放射治疗。另一种选择是完全切除肿瘤，连同被侵犯的视网膜，在关闭巩膜后处理视网膜缺损。任何视网膜缺损都可以通过完全平坦部玻璃体切除术、视网膜下出血抽吸术、眼内激光光凝术和硅油填充术来治疗，这些操作最好在用平衡盐溶液重建眼球后立即进行。我们的结果表明，这些措施在预防视网膜脱离方面非常成功[8]。

#### 3. 眼外浸润蔓延 Extraocular Extension

以前，如果一个小的肿瘤结节经巩膜延伸，它与眼内肿瘤和全层巩膜一起被切除，用同一只眼的板层巩膜移植封闭缺损。今天，我们将更方便地用双极透热电凝烧灼眼外肿瘤，或用一层薄薄的浅层巩膜将其整体切除，依靠近距离放射治疗来消灭任何存活的肿瘤。

**4. 无深度低血压麻醉的外切除术 Exoresection Without Profound Hypotensive Anesthesia**

我们在没有深度系统性低血压的情况下进行外切除的经验是有限的。如果手术是在常压麻醉下进行的，巩膜出血点一旦出现，应立即进行细致的双极电灼术。如果可能，在关闭任何涡静脉之前，应先烧灼睫状后短动脉和睫状后长动脉，以防止在一个患者身上出现严重的脉络膜充血和可能的排出性出血，尽管进行了多次玻璃体切除术，但仍有明显的视网膜通过巩膜窗隆起。除双极电灼术外，冷水和肾上腺素滴注可减少脉络膜出血，应用时应尽量减少能量，以免损伤视网膜。抽汲可能不足以控制出血，因此在肿瘤切除过程中，当血液在视网膜下空间聚集时，应提供一个微型抽吸装置来抽吸血液。

## 三、术后管理 Postoperative Management

在术后即刻，患者的体位使缺损区位于黄斑下方，从而防止视网膜下出血向中心凹转移。术前渗出性视网膜脱离残留的视网膜下液通常在几天内自然吸收。

常规药物包括局部抗生素、类固醇和散瞳药。全身抗生素可作为术中或术后用药。口服类固醇似乎可以减少术后葡萄膜炎，但尚未以随机方式进行评估。

患者在去除敷贴后 1 天出院回家，通常是在局部切除后 1 或 2 天。它们在 1 周和 4 周后重新评估，然后和其他治疗一样进行随访。

## 四、麻醉 Anesthesia

深度低压麻醉可减少术中出血[24]。这会将收缩压降低至 40~50mmHg，持续约 60min，从进行眼部减压到巩膜瓣关闭后通过玻璃体腔注射增加眼压。

通过连续脑电图监测脑功能。血压通过桡动脉内的动脉线连续测量。执行标准程序，如脉搏血氧饱和度和心电图监测。术后使用抗血栓长袜，鼓励早期活动。与全身性低血压相关的并发症是罕见的。

## 五、结果 Outcomes

### （一）视力 Visual Acuity

2011 年，作者审计了过去 10 年中进行的 112 例外切除术（未公布的数据）。肿瘤的中位直径为 15.3mm（范围为 8.9~22.4），中位厚度为 8.5mm，其中 41% 累及睫状体，16% 延伸至视盘或中心凹 3mm 以内。成功的手术包括几个具有挑战性的病例，例如一名患者在没有任何低血压麻醉的情况下进行手术（因为她患有珠蛋白生成障碍性贫血），另一名患者患有晚期肿瘤，全漏斗视网膜脱离接触晶状体，眼压 44mmHg。在研究结束时，88% 的眼球得以保留，58% 的眼视力为 20/200 或更好，30% 的眼睛视力为 20/40 或更好（图 151-2）。在先前的研究中，我们发现预测良好视力保持（20/40 或更好）的最重要术前因素是内侧肿瘤位置（$P=0.002$）和肿瘤与视盘或中心凹之间的距离超过 1DD（$P=0.01$）[4]。

### （二）肿瘤局部控制 Local Tumor Control

在我们 2011 年的审计中，没有患者在手术结束时有可见的残留肿瘤。复发性肿瘤 12 例，中位时间 2.4 年（范围 0.6~3.8）。辅助近距离放疗似能有效地防止照射野局部肿瘤复发，然而在非照射区，也就是说，在葡萄膜的远处，或是由于肿瘤形状不规则，或是由于敷贴器不能充分覆盖切除区，仍有少数肿瘤复发延伸到视盘附近，或是因为敷贴器不够大，不足以治疗明显健康的脉络膜周围足够宽的区域。我们现在使用 25mm 的敷贴器而不是 20mm 的敷贴器。在先前的 286 例肿瘤切除术的研究中，我们用 Cox 多变量分析显示肿瘤复发的预测因素是肿瘤向后延伸至视盘或中心凹 1DD 范围内（$P=0.002$），上皮样细胞的存在（$P=0.002$），肿瘤直径 ≥ 16mm（$P=0.019$）。清除边缘的组织学检查不可靠[6]。局部肿瘤复发可出现在手术结缺损区边缘，呈模糊的灰色、棕色或白色肿胀。由于视网膜内或巩膜内肿瘤的侵袭，肿瘤很少在缺损区内复发。例外的是，在脉络膜的远处出现了一个卫星病变[25]。敷贴放射治疗后也出现非连续性复发[26]。残留和复发的肿瘤需要区别于反应性色素上皮增生和组织性视网膜下血肿。序贯眼底摄影和光相干断层扫描对于鉴别肿瘤和其他疾病是非常有价值的。如果对诊断有任何疑问，应采用经瞳孔温热疗法消融可疑病灶作为预防措施。

明确残留或复发的肿瘤最好用敷贴或质子束放射治疗，除非非常小或靠近视盘或中心凹，在这种情况下，可以尝试经瞳孔温热治疗（图 151-3）。如果不能有效地发现和治疗复发性肿瘤，可能导致眼外肿瘤扩展或视盘受累，因此必须进行眼球摘除。

### （三）视网膜脱离 Retinal Detachment

在眼压减压术之前，肿瘤切除术中有时会因视网膜脱垂而导致视网膜撕裂。今天，视网膜撕裂几乎完全发生在试图将肿瘤与黏附的视网膜分离时。

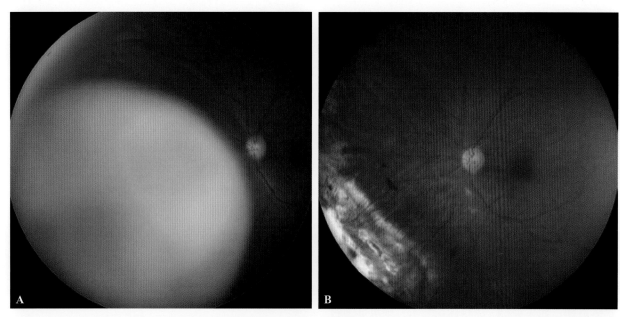

▲ 图 151-2　一位 45 岁男性左眼鼻下脉络膜黑色素瘤，其最大基底直径为 15mm，厚度为 11mm，在外切术前用辅助近距离放射治疗（A）和术后 6 个月，视力为 20/40（B）。之所以选择这个手术，是因为任何形式的放疗都可能导致持续性渗出性视网膜脱离和眼睑损伤并伴有永久性溢泪。肿瘤为梭形细胞型，无 3 号染色体丢失，生存率高

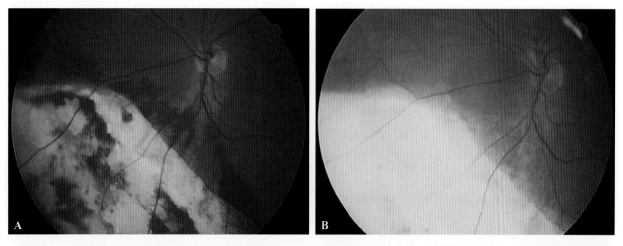

▲ 图 151-3　一位 67 岁女性左眼底（A）在外切术后不久，于 1989 年明显完全切除，及 9 个月后（B），显示显微镜下局部肿瘤复发。手术清除的组织学评估是不可靠的，因此辅助放疗现在被常规应用

如果及时进行适当的玻璃体视网膜手术，通常可以立即发现视网膜破裂，很少导致视网膜脱离。Wills 眼科 2011 年的审计显示视网膜脱离率为 9%，与先前证实视网膜脱离与肿瘤厚度相关[7]。

术后玻璃体积血表明有视网膜撕裂，因此有很高的视网膜脱离风险，因此在增殖性玻璃体视网膜病变发生之前，应立即进行适当的玻璃体视网膜手术。

虽然术前应用视网膜固定术似乎是有用的，但由于肿瘤体积较大或广泛的浆液性视网膜脱离，这几乎不可能。

### （四）其他并发症 Other Complications

除非肿瘤直接累及黄斑中心凹或术前视网膜脱离，否则黄斑功能通常保留。如果切除线靠近中心凹，或者由于切除过程中对肿瘤过度牵引而导致脉络膜撕裂，视力可能会降低。黄斑盘状病变可发生于手术缺损区边缘的脉络膜新生血管，如果其延伸到更远的后方。白内障是不常见的，除非它是在术前出现，例如，由于睫状体肿瘤；它往往只发生在存在长期视网膜脱离或使用眼内硅油后。术后复视通常会自行解决，很少需要眼外肌手术。

辅助性近距离放射治疗可导致伤口裂开，可通过使用不可吸收缝线来预防；也可导致低眼压睫状体离断，如果进行了睫状体切除术，则可能通过延迟放射治疗一个月来预防。视神经病变和放射性黄斑病变可以通过不将敷贴器靠近视盘或黄斑来避免。辅助性近距离放射治疗减少了以前因手术切除范围过大而引起的并发症，而这种手术切除边缘不再必要。这种最小手术清除的最大影响是睫状脉络膜肿瘤，现在不需要广泛的虹膜切除术就可以切除。

### （五）转移性死亡 Metastatic Death

非随机对照组研究表明，葡萄膜黑色素瘤局部切除后的转移性疾病发生率与眼球摘除[3]或敷贴近距离治疗后的转移性疾病发生率无显著差异[27]。

在 1996 年以前经巩膜局部切除的 332 例患者中，我们发现转移性死亡的可能性与上皮样细胞和大肿瘤直径有关[5]。尽管这些相关性在统计学上具有高度显著性，但临床相关性很小，因为就单个患者而言，它们仅提供了大致的预后指标。1996 年，Prescher 等发现葡萄膜黑色素瘤细胞内的 3 号染色体（即单体 3）缺失高度预测转移性疾病和死亡[28]。因此，自 1999 年以来，我们将 3 号染色体确定作为常规服务，首先使用荧光原位杂交（FISH）[29]，然后通过多重连接依赖探针扩增来确定 3 号染色体的状态[30]。在加州大学旧金山分校，我们现在进行二代测序，它提供了 500 多个选定基因的信息。我们开发并验证了一个根据临床分期、组织学分级和 3 号染色体缺失预测生存率的在线工具，同时考虑患者的年龄和性别（www.ocularmelanmaonline.org）[31]。这些基因研究使我们能够让那些预后良好的患者放心，同时将高危患者转介给肿瘤专家进行专门治疗。局部切除术为预后研究提供了大量标本，将来可能有助于选择全身治疗或开发疫苗或其他形式的靶向治疗。

由于转移性疾病几乎只发生在显示 3 号染色体缺失的黑色素瘤上，而且几乎所有此类肿瘤都被证明是致命的，所以在进行局部切除时，患者的生存预后似乎已经确定。如果局部切除术对生存率的影响比之前认为的要小，那么任何关于手术操作诱发或激活转移扩散的直觉上的担忧都可能被夸大了。还需要进一步的研究，这些将需要肿瘤的分子特征。

## 六、眼内肿瘤切除 Endoresection

脉络膜黑色素瘤首次眼内切除治疗的主要目的是避免放射治疗后的视神经病变和黄斑病变[32, 33]，以及经瞳孔温热治疗后的局部肿瘤复发和眼外扩张[34]。

### （一）适应证和禁忌证 Indications and Contraindications

目前，只有在以下情况下，我们才将此手术作为首次治疗的选择：①放疗不太可能保留有用的视力，因为肿瘤已经穿透视网膜或延伸至视盘附近；②患者强烈希望保留视力，并理解此手术的争议性质。

### （二）外科技术 Surgical Technique

简单地说，这项技术包括以下步骤：①用 20G 或 23G 玻璃体切割器进行平坦部玻璃体切除术；

②在肿瘤上方建立视网膜切开术；③分段切除肿瘤；④在缺损区缘进行眼内激光；⑤注射全氟化碳液体使视网膜变平；⑥眼内激光视网膜固定术将视网膜固定在缺损区周围；⑦对整个巩膜床进行腔内激光光凝，以破坏任何残留肿瘤；⑧全氟化碳 – 硅油交换，以保持视网膜平坦并防止术后出血；⑨ 360° 巩膜顶压，并对任何部位的裂孔进行冷冻治疗；⑩巩膜外冷冻治疗，以防未识别的肿瘤种植[9]。根据一份报道指出，眼内肿瘤切除手术中发生致命的空气栓塞后，我们进行了直接的液体重硅油交换，避免了液体空气交换[35]。最近的发展包括在一些病例中使用内窥镜玻璃体切除术，以及使用枝形吊顶灯内照射的双手操作手术。如果组织学或遗传学研究显示恶性程度高，可以在所有病例中或在以后的选定病例中进行钌 – 敷贴辅助放射治疗。

### （三）结果 Outcomes

自 1998 年首次发表以来，眼内肿瘤切除技术已经有所改进[8]。结果在很大程度上取决于肿瘤的位置（图 151-4 和图 151-5）。作者最近分析了 1996—2010 年进行 71 次手术后的结果[9]。随访的中位数为 4.1 年，49% 的患者超过 4 年。肿瘤平均基底径 9.5mm，平均厚度 4.4mm，与视盘毗邻者占

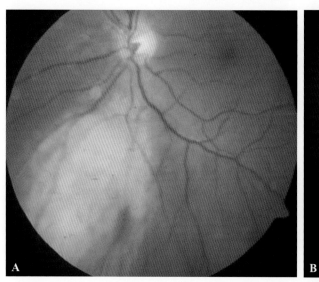
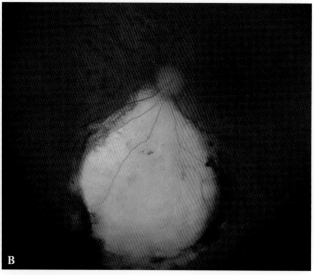

▲ 图 151-4　一位 37 岁的女性接受了眼内切除治疗

A. 治疗前左眼，视力 20/20，黑色素瘤 10.1mm×6.5mm×2.8mm，近视盘；B.10 年后眼底，视力 20/30。患者身体健康，没有复发的迹象

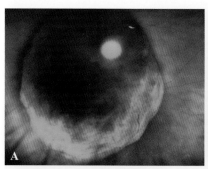
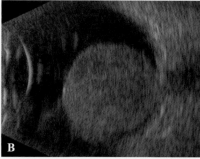
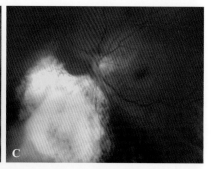

▲ 图 151-5　44 岁男性左眼一个巨大的视乳头旁脉络膜黑色素瘤的眼内肿瘤切除，使用全氟化碳液体代替空气使视网膜变平，并在屈光介质变得不透明时进行内窥镜检查

A. 术前彩色照片显示肿瘤悬于视盘；B. 超声扫描显示肿瘤厚度为 13.5mm，但基底径只有 6mm×9mm；C. 术后照片显示手术区域视网膜缺损和正常黄斑。术后 17 个月未见局部肿瘤复发，视力 20/30

34%，延伸至视盘 2DD 以内者占 31%。保留的 68 只眼视力 13% 优于 20/40，31% 优于 20/100。22% 的眼发生孔源性视网膜脱离，2 例（3%）缺损区边缘局部肿瘤复发。没有患者出现种植。

眼内切除术后死亡率与其他治疗方式相似。需要进行大规模的随机研究来揭示任何差异，而这些在实际上是不可能的。外切除部分讨论的考虑因素适用于眼内切除（见上文）。

与其他治疗方式一样，内切除术后的局部复发往往发生在邻近脉络膜和巩膜的未经治疗的残留肿瘤上，如果不及时治疗，复发肿瘤可扩展到眼外[36]。到目前为止，我们还没有看到术中肿瘤种植，术后广泛的眼内复发。在一名患者中，未经治疗的边缘复发通过视网膜缺损扩散至玻璃体腔[37]。这位患者住在离我们中心很远的地方，已经出院回到她的视网膜外科医生那里，因为白内障，她无法监控眼底。如果在眼底镜检查不再可行时立即摘除眼球，这种扩散就不会发生，这是我们在所有类型的保守治疗后一直遵循的政策。另一名患者出现结膜下种植，这是我们在肿瘤活检中也看到的并发症[38]。几位作者在内切除之前加放疗降低医源性肿瘤种植的风险[13, 14]。我们的印象是，这种植入是罕见的，至少在患有小黑色素瘤的患者中是如此，因此许多患者必然会出现不必要的辐射诱发并发症。

似乎还有进行随机研究的余地。

当肿瘤延伸到中心凹附近时，如果缺损区边缘的纤维化使视网膜扭曲，则可能发生视力丧失。内切除术的其他可能并发症包括硅油引起的并发症、入口处撕裂、黄斑下出血和眼内炎。尽管进行了较大的视网膜切开术，但除非发生孔源性视网膜脱离，否则增殖性玻璃体视网膜病变不会发生。

## 七、放射治疗后"毒性肿瘤"的二期局部切除 Secondary Local Resection for "Toxic Tumor" After Radiotherapy

新生血管性青光眼（neovascular glaucoma，NNG）是葡萄膜黑色素瘤放射治疗后的常见问题，尤其是大的肿瘤。有人认为这种并发症是由于健康眼组织的广泛照射所致[39]。然而，作者认为，这种并发症至少部分是由于大量放射后肿瘤的存在引起的，要么是因为它缺血，要么是因为它引起广泛的视网膜脱离，要么两者兼而有之 [ 即"毒性肿瘤综合征"（toxic tumor syndrome）]。已经成功地通过对毒性肿瘤进行外切除或内切除术，成功治疗了一些患者的这种并发症[40]。图 151-6 所示为一名 75 岁男子的左眼，他的脉络膜黑色素瘤直径为 13.2mm×10.5mm，厚度为 9.3mm。由于右眼弱视，视力为 20/100，患者渴望保留眼睛。他接受质子束

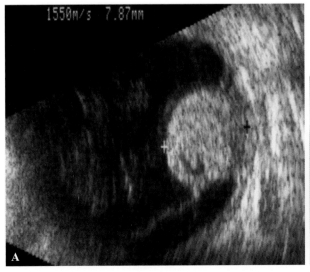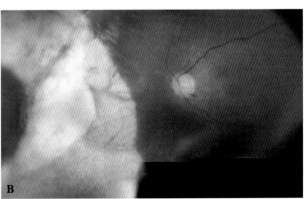

▲ 图 151-6 脉络膜黑色素瘤二次外切术后"毒性肿瘤综合征"的处理

A. 质子束放疗后 15 个月，眼球出现视力丧失、渗出性视网膜脱离、新生血管性青光眼，眼压为 46mmHg；B. 二次外切术后的眼底外观，视网膜脱离和新生血管性青光眼得以缓解

放射治疗，因为他正在抗凝治疗心律失常。放射眼出现渗出性视网膜脱离，视力下降至 20/100，新生血管性青光眼眼压 46mmHg。在最小低压麻醉下进行外切除。视网膜脱离在 1 天内消退。虹膜新生血管 1 个月内消退，术后 24 个月眼压正常，无须局部用药。手术后 8 年左右，患者情况良好，当用 LogMAR 图表进行测试时，患眼能看到 66 个字母，对侧眼能看到 60 个字母（图 151-6）。

局部切除对于其他治疗方式后复发的肿瘤同样有效，对于前部的前肿瘤选择外切除，对于小的后肿瘤选择内切除（图 151-7）。

### 八、结论 Conclusions

当其他形式的治疗不可能保留有用的视力时，外切除和内切除作为脉络膜黑色素瘤的主要治疗，也可作为其他方法失败时的补救治疗。因此，如果手术切除被纳入大型肿瘤中心的治疗计划中是理想的。局部切除术所提供的肿瘤组织在提高预后和制订患者护理计划方面已经很有用。将来，如果像其他癌症一样需要大肿瘤样本进行个体化的系统治疗，这种组织可能会变得更有价值。

来自分子生物学的见解表明，对医源性肿瘤传播到身体其他部位的担忧被夸大了。近年来，外科和麻醉技术有了长足的进步，因此，有经验的外科医师现在取得了良好的效果。由于这些原因，仍然阻碍更多局部切除的最大障碍是此类复杂手术所需的外科专业和知识。我们希望本章能使脉络膜黑色素瘤的局部切除更容易被广泛采用。

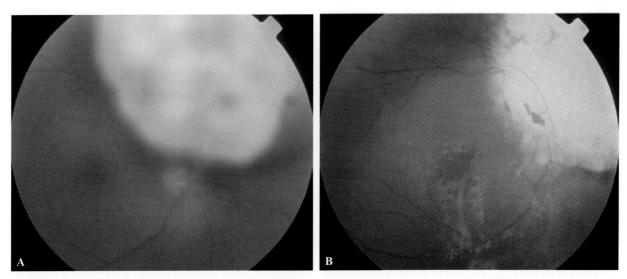

▲ 图 151-7　**52 岁女性右眼脉络膜黑色素瘤在另一中心接受敷贴放疗后复发。视力 20/40。左眼此前在一次事故后被摘除**
A. 术前照片显示肿瘤（16mm×16mm×10mm）悬于视盘；B. 术后 4 个月眼底外观，视力 20/60。患者在死于转移性疾病之前一直保持着有用的视力。复发肿瘤可见上皮样细胞和 3 号染色体缺失

# 脉络膜黑色素瘤的激光治疗
## Laser Treatment of Choroidal Melanoma

Norbert Bornfeld 著

## 一、概述 Introduction

光凝术（photocoagulation），1949 年由 Meyer Schwickerath 提出[1]，是第一种治疗脉络膜黑色素瘤的眼部挽救治疗方法，也是第一种使用光源的治疗方法。从那时起，脉络膜黑色素瘤的眼部抢救治疗模式的设备已经显著扩大，包括放射技术（近距离放射治疗、质子远程治疗、光子立体定向适形放射治疗）和手术切除（经巩膜或经视网膜切除），激光治疗脉络膜黑色素瘤的技术和光源也是如此。1992 年 Journée-de Korver 和 Oosterhuis[2] 引入了利用红外线激光在亚凝固水平上进行经瞳孔温热治疗（transpupillary thermotherapy，TTT），并用于小葡萄膜黑色素瘤的初级治疗。其他激光技术，如光动力治疗葡萄膜黑色素瘤进行了实验和小病例系列评价[3]。本章讨论激光治疗在脉络膜黑色素瘤治疗中的作用，以及目前可用的替代治疗方法。

## 二、激光技术在眼内肿瘤治疗中的应用 Laser Techniques Available for the Treatment of Intraocular Tumors

与其他眼科领域一样，激光可用于治疗葡萄膜黑色素瘤的热（凝固或非凝固）和非热治疗技术。

按照惯例，光凝被认为是在超过 75℃的温度水平下进行的激光治疗。光凝试图用高强度光源（最初不是激光而是氙弧光）的光来破坏葡萄膜肿瘤[4]。非凝聚性激光治疗技术包括利用常规氩蓝绿激光或红外激光的低功率长曝光治疗技术。根据所用激光的波长，当使用红外或近红外激光时，病变位于脉络膜的深处，氩蓝绿激光造成的病变的大小不超过 1mm，而红外激光可能导致肿瘤坏死的深度达数毫米[5]。非热激光技术包括眼内肿瘤的光动力治疗（photodynamic treatment，PDT），利用光敏剂在特定波长的可见光激发下对单线态氧自由基的细胞毒性作用。PDT 最终导致病理血管光血栓形成。光动力疗法最初用于治疗年龄相关性黄斑变性的脉络膜新生血管，目前已被有效地应用于脉络膜血管瘤的治疗。

## 三、光凝 Photocoagulation

光凝治疗是通过对肿瘤周围进行密集的激光光凝损伤，通过高强度烧伤直接治疗肿瘤，导致随后出现萎缩性瘢痕，包括破坏肿瘤组织，偶尔在靶组织内出现气泡。正如所料，这项技术可能导致许多与治疗相关的视网膜并发症，包括视网膜裂孔、视网膜前膜形成、血管阻塞和牵引性视网膜脱离。只有小肿瘤可以治疗，即使在这类小肿瘤中，光凝治疗后葡萄膜黑色素瘤的复发率也相对较高。特别是，黑色素瘤可能发生巩膜外延伸，生长在肿瘤残余物上的纤维瘢痕下方。因此，光凝治疗作为葡萄膜黑色素瘤的唯一治疗方法已被大多数中心放弃[6]。

## 四、经瞳孔温热治疗 Transpupillary Thermotherapy

### （一）技术 Technique

Journée-de Korver[2] 引入了术语"经瞳孔温热治疗"（transpupillary thermotherapy，TTT）用于描述一种使用近红外或红外光源长期曝光激光治疗葡萄膜黑色素瘤的技术。文献中对"热疗"（thermotherapy）一词是否合适，或该治疗技术是否应被视为使用长波光源的长曝光阈下光凝存在争议，因为建议在手术结束时，靶组织呈灰白

色变色[7]。正如 Journée-de Korver 所发表的，热疗不同于高温治疗，热疗的定义是将肿瘤加热到 42～44℃，以增强电离辐射对肿瘤细胞的细胞毒性作用。在 TTT 中，肿瘤内的温度为 45～60℃，具有不可逆的细胞毒性作用，因此可能不需要额外的放射治疗[7]。红外光或近红外光比氩蓝绿光更能穿透脉络膜组织，理论上避免了视网膜的不良凝固效应。与其他波长相比，眼部介质对红外线的吸收非常低（4%～7%）。缺点包括实际激光束的不可见性，导致需要瞄准光束，以及由于激光的深度穿透而增加脉络膜出血的风险。市售多种基于半导体二极管激光器的光源，可用于 TTT。

在临床实践中，TTT 是在球后麻醉中使用裂隙灯和接触镜进行的。使用光斑尺寸为 3mm、最大功率密度为 12W/cm² 的激光束。在至少 1min 的暴露时间的后半段，应能看到肿瘤组织的灰色变色，表明目标组织的温度为 60～65℃。理想情况下，视网膜血管不应阻塞，覆盖的视网膜不应出现凝固效应。需要 3～4 个疗程，这将导致一个萎缩的瘢痕，中心色素和治疗部位可见巩膜。TTT 仅限于厚度不超过 3.5mm、最大肿瘤直径不超过 10mm 的肿瘤[8]。

TTT 的潜在并发症包括前段和后段的意外烧伤，包括黄斑皱褶、视网膜分支静脉阻塞、黄斑水肿、玻璃体和（或）视网膜出血、视网膜分支动脉阻塞、视网膜脱离和视网膜新生血管。这些并发症中至少有一种可能发生在 78% 的患者中[9]。玻璃体黄斑牵引是后玻璃体牵引的结果，可能由 TTT 引起，需要进行玻璃体视网膜手术[10]。

实验数据证明，在 TTT 前立即全身给药如吲哚菁绿的发色团，特别是在无色素性肿瘤中，能增强对热量的吸收[11]。尽管一项前瞻性随机试验没有发现在脉络膜黑色素瘤的 TTT 中补充使用吲哚菁绿有任何有益的效果，但其他作者确实发现[12]，当吲哚菁绿与 TTT 联合使用时，可增强局部肿瘤控制[13]。

### （二）TTT 作为脉络膜黑色素瘤的主要治疗方法 TTT as Primary Treatment of Choroidal Melanoma

当 TTT 用于脉络膜黑色素瘤的治疗时，短期随

访数据显示，在适当的病例中，90% 以上的患者可以实现肿瘤消退。被认为适合 TTT 的肿瘤包括最大肿瘤直径小于 12mm 且厚度不超过 4mm 的黑色素瘤，位于赤道后方，临床诊断为恶性黑色素瘤[14]。

然而，最初的热情受到抑制，此前有报道显示，传统的光凝和 TTT 可能没有之前想象的那么不同[15]。视乳头旁肿瘤，特别是当肿瘤位于视盘附近或突出视盘时，肿瘤控制需要 3 次以上的治疗，更容易发生肿瘤复发[16-24]（图 152-1）。TTT 术后摘除的 7 只眼中有 5 只眼的组织病理学检查发现肿瘤的外侧生长和巩膜外延伸，而超声检查仅发现 1 例[25]。其他学者也报道 TTT 后巩膜外延伸[25-27]。在连续的吲哚菁绿血管造影中，进行性脉络膜血管重构和视网膜脉络膜吻合可能表明 TTT 后肿瘤复发，提示 TTT 后血管闭塞不完全[28, 29]。

TTT 作为脉络膜黑色素瘤唯一治疗方法的有争议的方面已经被一组眼科肿瘤学家所综述[15]。他们发现复发率高达 56%[19]。此外，在最近的一项研究中，Shields 及其同事分析了 391 例脉络膜黑色素瘤患者接受首次 TTT 治疗。在 1995—2000 年治疗的患者中，Kaplan-Meier 估计 10 年后复发率为 42%。2001—2012 年接受治疗的患者在 10 年内复发率较低，为 15%，但肿瘤较薄（2.2mm vs. 2.7mm），与

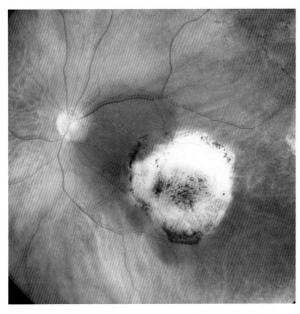

▲ 图 152-1　经瞳孔温热治疗（TTT）18 个月后极部脉络膜黑色素瘤边缘复发

1995—2000 年系列相比，肿瘤距视盘和黄斑的距离更远。作者确定了复发的危险因素，包括症状的发生、靠近视盘的位置和视网膜下液体的存在、TTT 治疗与 TTT 后复发，以及较高的眼外肿瘤扩展风险。治疗结束后 44% 的患者视力下降。

### （三）TTT 辅助治疗脉络膜黑色素瘤 TTT as Ancillary Treatment of Choroidal Melanoma

主要是因为复发率高，对转移有潜在影响，脉络膜黑色素瘤的单独治疗只能在没有其他治疗选择的眼（如老年患者）中进行[30]。然而，TTT 作为辅助治疗提供了有希望的治疗选择[9, 31]。

TTT 可在治疗前、治疗期间或完成近距离放疗治疗后应用。Leiden 小组最初建议同时使用 TTT 和（局部）近距离治疗葡萄膜黑色素瘤，作为"三明治疗法"（sandwich therapy）（肿瘤基底部近距离治疗和肿瘤顶端 TTT），因为这两种治疗方式可能具有协同作用。"三明治疗法"的基本原理是增强辐射的细胞毒性效应，并在热疗和辐射结合时降低辐射剂量[32]。

自从介绍以来，几位作者对脉络膜黑色素瘤的"三明治疗法"进行了评价。早期报道在局部肿瘤控制和视觉功能保存方面显示出显著的优势[33-35]。然而，最近的研究只发现"三明治疗法"相对于近距离治疗的微小优势[36, 37]，因为在"三明治疗法"组中更糟糕的结果是视觉功能恶化[38]。

由于单独 TTT 和联合 TTT 及近距离治疗尚未证明优于单独近距离治疗，TTT 作为脉络膜黑色素瘤近距离治疗后的辅助治疗成为关注的焦点。最近的几项研究表明，这种方法在某些脉络膜黑色素瘤病例中具有明显的优势。尤其是在突出或环绕视盘的肿瘤中，联合治疗组患者可能更多地保留眼球[39]。然而，在治疗后的前 5 年，TTT 的计划应用似乎可以预防新生血管性青光眼和继发性眼球摘除[40]（图 152-2 和图 152-3）。

由于敷贴器位置不当或敷贴器倾斜，定位失误可能会使后脉络膜黑色素瘤的放射治疗复杂化。超声检测敷贴器倾斜可以在近距离放疗后补充 TTT，使复发率降至 3.6%[31]。当肿瘤突出或部分包绕在视盘边缘时，可能不可避免地会发生定位失误。在

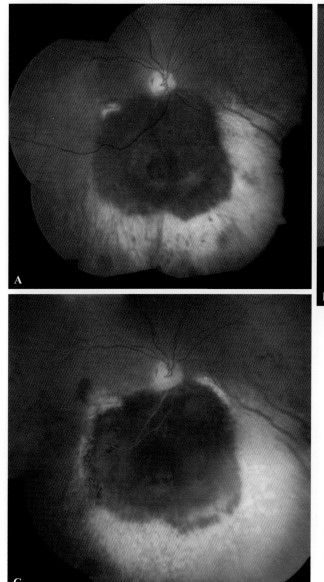

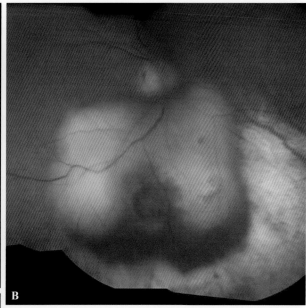

▲ 图 152-2　A. 经 β 射线近距离敷贴放射治疗后，肿瘤中心边缘放射瘢痕不足的视乳头旁脉络膜黑色素瘤；B. 在肿瘤残余立即进行辅助经瞳孔温热治疗（TTT）；C. 辅助 TTT 术后 3 个月，肿瘤中心边缘有脉络膜视网膜瘢痕，但肿瘤周围血管阻塞和视网膜出血

这些情况下，补充 TTT 可以提高保眼率[41]，尽管潜在的益处有争议[36, 39, 42]。此外，TTT 可用于经巩膜或经视网膜手术切除术后，以防止缺损边缘区肿瘤复发。有趣的是，单体 3 是脉络膜黑色素瘤转移的一个非常重要的标志物，在联合近距离放疗和 TTT 后，也与更快的肿瘤消退相关[43]。

TTT 作为辅助治疗在放射治疗模式中进行评估，而非近距离放疗，如质子辐射[44]。在这个系列中，7～15mm 厚的大葡萄膜黑色素瘤被随机分为质子治疗组和联合治疗组，后者在放疗后进行三次 TTT 治疗，二次眼球摘除率显著降低，渗出性视网膜脱离较少。

## 五、激光光凝辅助治疗葡萄膜黑色素瘤
Laser Photocoagulation as Ancillary Treatment for Uveal Melanoma

### （一）放射性视网膜病变，放射性视神经病变 Radiation Retinopathy, Radiation-Induced Optic Neuropathy

在葡萄膜黑色素瘤的眼部抢救治疗中，放射治疗技术已经很成熟，但可能会因放射相关并发症（如放射视网膜病变和放射视神经病变）而变得复杂。这些并发症的发生率和严重程度与所使用的辐射剂量、辐射源（β 射线敷贴、γ 射线敷贴或质子束等外照射源）的剂量分布及肿瘤的位置（赤道后方

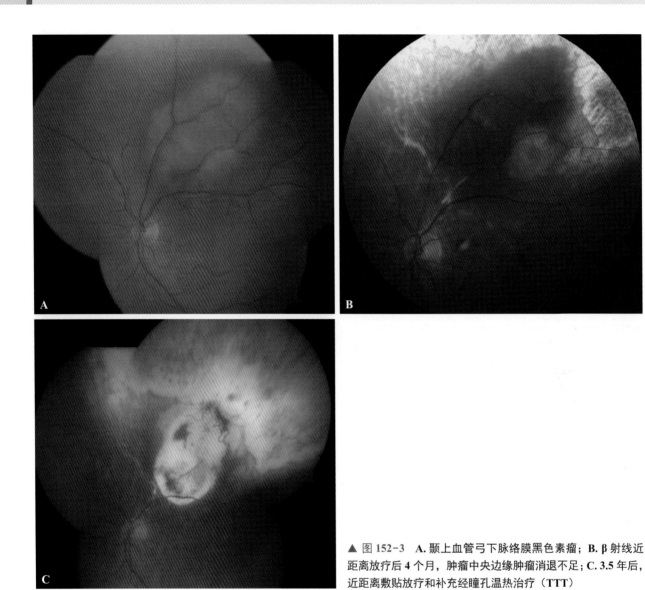

▲ 图 152-3　A. 颞上血管弓下脉络膜黑色素瘤；B. β 射线近距离放疗后 4 个月，肿瘤中央边缘肿瘤消退不足；C. 3.5 年后，近距离敷贴放疗和补充经瞳孔温热治疗（TTT）

或前方）有关。放射性视网膜病变是一种由于视网膜血管结构和通透性改变而引起的缓慢进行性、迟发性视网膜血管疾病[45]。特征性临床表现为黄斑水肿、毛细血管无灌注、棉絮斑、毛细血管扩张、视网膜新生血管、微动脉瘤、视网膜出血、视网膜内渗出及神经改变，如视盘水肿、视盘苍白、视神经萎缩和视盘新生血管[46, 47]。

如若增殖性视网膜病变仍未得到治疗，则可能发生虹膜红变和继发性新生血管性青光眼。目前还没有有效的治疗方法来治疗放射性视网膜病变引起的视力下降。然而，全视网膜光凝在预防与辐射性眼缺血相关的并发症方面是有效的[46, 48]。黄斑水肿是葡萄膜黑色素瘤放射治疗的常见并发症，尤其是

在放射治疗前出现黄斑水肿。局灶性激光治疗可能有益于放射性黄斑水肿[49]。新的治疗方案包括玻璃体腔内 VEGF 抑制剂，类似于糖尿病黄斑水肿的治疗或两者的结合[48]。近距离放射治疗后早期扇形光凝可预防黄斑水肿[50, 51]。

### （二）葡萄膜黑色素瘤切除术 Resection of Uveal Melanoma

在葡萄膜黑色素瘤手术切除前进行光凝治疗的益处尚不清楚，并且是一个有争议的讨论话题。TTT 或常规光凝可有效降低手术切除后肿瘤持续或复发的风险。Damato 和他的同事建议在缺损区边缘进行光凝，作为经巩膜局部切除术后患者常规治疗的一部分[52]。在内切除术中，由于肿瘤组织不完全

切除的风险很高，必须对肿瘤部位，尤其是肿瘤边缘进行眼内激光凝固。

### （三）渗出性视网膜脱离 Exudative Retinal Detachment

脉络膜黑色素瘤常与肿瘤相关血管渗漏引起的渗出性视网膜脱离有关。此外，广泛的渗出性视网膜脱离是葡萄膜黑色素瘤近距离治疗的一个众所周知的并发症，可能导致视力下降，最终导致眼球摘除[53]。一些学者报道，肿瘤表面的散在光凝可能对黑色素瘤相关视网膜脱离有效，可与玻璃体视网膜手术、视网膜下液体引流和液 – 气交换相结合。在葡萄膜炎黑色素瘤的带电粒子治疗中，辅助使用激光热疗可显著降低放射治疗后渗出性视网膜脱离的发生率和持续时间[54]。阈下经瞳孔温热疗法可能是治疗小脉络膜黑色素瘤的有效方法[55]。

## 六、葡萄膜黑色素瘤的光动力治疗
### Photodynamic Therapy of Uveal Melanomas

光动力疗法（photodynamic therapy，PDT）[光辐射（photoradiation）]的作用是基于光敏剂暴露于可见光时单线态氧自由基的细胞毒性作用。第一代光敏剂是血卟啉衍生物（HpD）[56]。然而，基于 HpD 的光动力疗法有许多缺点，包括复发率高（可能与 630nm 激光对肿瘤组织渗透性差有关）、继发性青光眼和严重的全身性不良反应[57]，为治疗年龄相关性黄斑变性的脉络膜新生血管膜而研制的苯并

卟啉类光敏制 [ 如维替泊芬（verteporfin）] 已在实验和临床上用于治疗脉络膜黑色素瘤[58]。维替泊芬具有许多优点，包括更好的组织渗透性和较少的皮肤毒性的全身不良反应，并已被证明是有效的治疗脉络膜血管瘤[59, 60]。在一系列有意在眼球摘除术前使用维替泊芬 PDT 患者的数据表明，使用维替泊芬 PDT 100J/cm$^2$ 的光剂量基本上能够破坏脉络膜黑色素瘤。在这个系列中，使用≥ 100J/cm$^2$ 的光剂量在 2.5mm 的深度诱导肿瘤坏死，显示了 PDT 和 Verteporfin 诱导肿瘤坏死的潜力[61]。迄今为止，已有 6 例报道，其中 38 例患者使用维替泊芬 PDT 作为脉络膜黑色素瘤的一线治疗[62]。8 例肿瘤复发。肿瘤色素沉着阻止激光穿透组织而不破坏肿瘤[63]，这表明在大多数脉络膜黑色素瘤的临床病例中，用维替泊芬光动力疗法是不够的。

## 七、实验技术 Experimental Techniques

迄今为止，仅在动物模型中报道了眼黑色素瘤的光消融[64]。这项技术使用眼内 15W 氩蓝绿色激光和玻璃体切割机，同时用于清除游离的肿瘤碎片。荷兰的一个研究小组在一个动物模型上展示了用红外二极管激光对脉络膜黑色素瘤进行经巩膜激光热疗后的实验结果，这种激光能够破坏肿瘤并保持巩膜的稳定性[65]。迄今为止，还没有发表任何临床结果。治疗实验性眼内黑色素瘤的新激光源包括 Nd:Y–La– 氟化物激光（1047nm）的聚焦光栅扫描光束[66]。

# 转移性葡萄膜黑色素瘤的系统评价与治疗
# Systemic Evaluation and Management of Patients With Metastatic Uveal Melanoma

Anna C. Pavlick    Paul T. Finger    著

## 一、概述 Introduction

在发达国家，转移性葡萄膜黑色素瘤患者很少出现典型的"腹胀和人工眼"。这一变化反映了局部治疗后向改善系统性监测的转变[1]。当使用（每6个月一次）腹部放射学显像发现转移时，大多数是无症状的。也就是说，早期发现既可以进行姑息治疗，也可以参与临床试验，还有更多的时间来计划未来的医疗和个人护理。

诊断时肿瘤负担最低的患者的生存期从 2.5 个月延长到 14 个月。Eskelin 及其同事发现转移的最大肿瘤体积可能与患者的中位生存率相关[2-4]。因此，定期筛查旨在发现更小，数量更少甚至是单发的转移瘤，治疗有机会延长或改善转移性葡萄膜黑色素瘤患者的生命。

肝脏是最常见的受累器官[4]。因此，定期腹部影像学检查是目前最广泛推荐的早期发现转移的方法。尽管 90% 以上的病例累及肝脏，但常见的转移部位还包括骨骼和皮肤。关于转移性葡萄膜黑色素瘤的分期和筛查，很少有公开的实践指南[1,5]。

## 二、体格检查 Physical Examination

视网膜学家和眼癌专家不会给患者脱去衣服进行检查。然而，在患者的周期性互动中，他们仍然可以发挥不可或缺的"监督"作用。例如，有体重下降史、皮下结节或腹痛，都会引起转移性葡萄膜黑色素瘤的怀疑。专家应确保协调系统的患者护理，包括定期体检和临床测试。视网膜专家应使用最近验证的美国癌症联合委员会（AJCC）葡萄膜黑色素瘤分期系统来确定转移风险[3,6,7]（图 153-1）。

葡萄膜黑色素瘤患者受益于与肿瘤内科医师的联合治疗。转诊允许在转移性疾病之前建立关系，并参与以诊断和治疗为重点的临床试验。

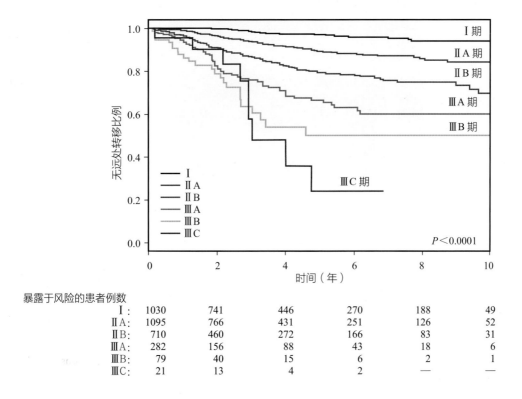

▲ 图 153-1　AJCC 验证研究：基于 T 分期的转移 Kaplan-Meier 曲线[6]

引自 International Validation of the American Joint Committee on Cancer's 7th Edition Classification of Uveal Melanoma. AJCC Ophthalmic Oncology Task Force. JAMA Ophthalmol 2015; 133(4): 376–83.

## （一）血清学：肝功能检查 Serology: Liver Function Tests

肝功能检查（liver function test，LFT）包括 γ-谷氨酰转肽酶、乳酸脱氢酶、碱性磷酸酶、氨基转移酶和胆红素[8]。对个体而言，LFT 对转移检测的敏感性在 0.27～0.67[8]。然而，在 2320 名参与眼部黑色素瘤协作研究（COMS）的患者中，他们得出结论，在诊断转移性疾病之前，至少有一种 LFT 异常相关的敏感性、特异性、阳性预测值和阴性预测值分别为 14.7%、92.3%、45.7% 和 71.0%[8]。因此，与定期影像学检查相比，LTF 筛查对肝转移诊断的敏感性和特异性较低。

## （二）肝转移癌的影像学筛查 Radiologic Screening for Liver Metastasis

肝脏很容易通过影像学表现出来。计算机断层扫描（CT）、磁共振成像（MRI）和超声检查（US）广泛可用。在发现转移灶方面，超声优于 LFT 是公认的[9]。三维 CT 表现出良好的敏感性，但由于良性病变的影像学表现，其阳性预测值较低[10]。对比增强（钆酸二钠、钆）磁共振成像是最敏感的肝脏成像工具[11, 12]（图 153-2，上图）。然而，人们对钆相关的肾毒性存在担忧，并且它是金属植入物患者的禁忌证[13]。通常，成像的选择很大程度上取决于偏好、成本和辐射照射。

## （三）正电子发射断层扫描／计算机断层扫描 Positron Emission Tomography/Computed Tomography (PET/CT)

PET/CT 是第一个将 PET 功能与 CT 形式结合在同一诊断页上（图 153-2，下图）。与前面提到的放射成像方式不同，解剖生理成像改善了炎性、感染性和肿瘤性肿瘤之间的区别[4, 14, 15]。与腹部 CT、MRI 或 US 不同，PET/CT 可以扫描全身，从而进行全身分期和再分期。Freton 等发现全身 PET/CT 对葡萄膜转移性黑色素瘤的诊断具有很高的阳性预测价值[4]。PET/CT 也被用来检测同步性非眼部癌，作为确定葡萄膜黑色素瘤转移风险的生物标志物，

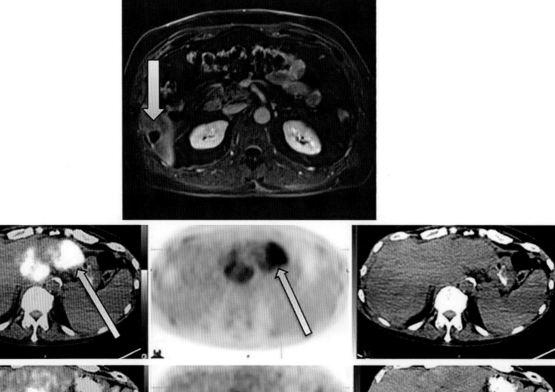

▲ 图 153-2 （上图）增强 $T_2$ 加权磁共振成像显示原发性葡萄膜黑色素瘤的孤立性转移（箭）。（下图）一系列显示计算机断层扫描（CT）的图像（右），显示生理葡萄糖摄取的 18- 氟脱氧葡萄糖正电子发射断层扫描（PET）显示生理葡萄糖摄取（中间），PET/CT 允许在同一图像中评估 CT 形式和 PET 功能。注意转移灶（箭）

用于评估放射后肿瘤生存能力，以及澄清可疑的 CT 或 MRI 发现[4, 16-18]。由于辐射风险和金钱成本，PET/CT 筛查的这些好处被低估了。然而，转移性葡萄膜黑色素瘤的高危患者（AJCC-$T_3$、AJCC-$T_4$ 肿瘤、巩膜外延伸肿瘤、睫状体延伸肿瘤和局部复发患者）是最有可能受益于初始 PET/CT 分期和随后 PET/CT 监测的亚组[4]。

## 三、病理学、遗传学和分子生物学
## Pathology, Genetics, and Molecular Biology

原发性葡萄膜黑色素瘤的组织病理学特征（细胞亚型、细胞外血管基质模式和有丝分裂指数）已被研究作为转移风险的生物标志物[1]。此外，肿瘤内的细胞遗传学变化（如 3 号染色体缺失、基因表达谱分析）似乎是影响转移扩散的相关遗传危险因素[19-21]。此外，8q 染色体的获得增加了传播的风险，而 6p 染色体的获得似乎是保护性的[1]。近年来，在原发性眼部黑色素瘤中发现了基因突变，这可能为治疗提供潜在的治疗靶点。

首先，GNAQ/GNA11 基因突变是肿瘤发生的早期事件，可能是也可能不是肿瘤分期或转移扩散的预后因素[22]。相反，BRCA1 相关蛋白 -1，BAP1 的突变与转移性扩散和患者生存率低密切相关[20]。BAP1 的失活通常是通过一个等位基因突变和随后丢失 3 号染色体的整个拷贝（单体 3）来揭开突变拷贝的面纱[23]。研究正在检查临床、组织病理学、细胞遗传学和生物标志物表达谱，以了解黑色素瘤细胞在肿瘤发展过程中如何获得转移能力。显然，称为转移的生理过程是复杂的（图 153-3）。

## 四、筛查与活检的伦理思考 Ethical Considerations of Screening and Biopsy

同意进行转移性检查的患者应该从更有利的结果中获益。虽然 LFT 和腹部超声检查相对无创，

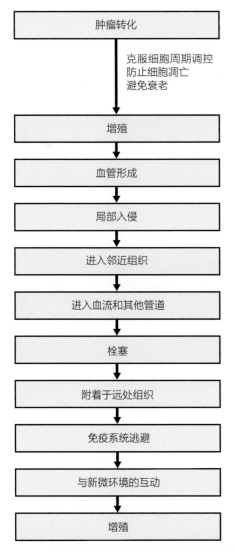

▲ 图 153-3　虽然黑色素瘤细胞是由突变的基因事件发展而来，但这仅仅是个开始。癌细胞必须克服细胞对肿瘤转化的保护。如果成功，肿瘤通常会遇到有限的空间，缺乏营养和氧气，选择进一步的基因突变，使肿瘤获得血液供应，侵入其他组织，并扩散到遥远的地方（建立新的肿瘤集落）。当然，这个被称为"转移"的过程取决于许多因素
图片经许可转载自 Survey of Ophthalmology,volume 47, number 1, Jan-Feb 2002, pp. 1-16.

CT、MRI 和 PET/CT 具有上述不良反应的健康风险。

眼内活检近年来随着基因肿瘤分析的发展而越来越流行。在这里，眼内活检的低风险（出血、感染、视网膜脱离、肿瘤扩散）必须与组织病理学诊断的价值和转移潜能的信息相平衡。后者被用于选择高风险患者进行强化监测和临床试验。

此外，组织病理学和基因肿瘤分析也可以从转移瘤获得。虽然这种方法不允许预先选择治疗假定的亚临床疾病，但它确实允许定向治疗。

## 五、转移性疾病的治疗 Treatment of Metastatic Disease

### （一）肝转移 Liver Metastases

肝脏是转移扩散最常见的起始部位[1]。然而，大多数患者发现多灶性肝或多器官转移无法通过外科转移切除术治疗[4, 9, 11]。初次治疗肝脏单发病变后转移 5 年以上的患者无病间隔最长[24]。肝转移癌的局部控制或缓解可通过多种手术（肝动脉化疗栓塞、肝灌注或射频消融）来实现[25]。根据肝脏疾病的程度、肿瘤的位置、患者的表现状况和机构的介入能力来选择手术。不能局部治疗的多灶性肝转移癌和多脏器疾病应在临床研究中加以治疗。

### （二）全身转移 Systemic Metastases

治疗葡萄膜黑色素瘤弥漫性转移性疾病的金标准是纳入临床试验[26]。不幸的是，传统的化疗和免疫疗法未能显示出显著的疗效。最近，关于生物标志物、肿瘤细胞表达的基因靶点及抗血管生成药物的新见解正在引领创新的治疗策略。然而，对于多器官转移的患者，目前还没有已知的治疗干预措施可以治愈。

随着时间的推移，结合肿瘤的基因分型、对转移的病理生理学的理解及宿主的免疫能力，医师将能够确定高风险和低风险患者。高危患者将接受初级治疗和辅助临床试验（针对预先估计的亚临床转移性疾病）[2, 6, 19, 27]。低风险患者将继续需要治疗和（或许强度较小）系统监测。辅助治疗试验将集中于基因、分子和生理指标。目前的项目有针对性的方法来增强患者的免疫系统和阻止肿瘤扩散。这些策略旨在使转移性葡萄膜黑色素瘤成为一种更易控制、可预防或慢性的疾病。

# 第154章

# 眼部黑色素瘤协作研究
## Collaborative Ocular Melanoma Study

Barbara S. Hawkins　Andrew P. Schachat　著

## 一、概述 Introduction

本文引用了大量有关眼黑色素瘤治疗的优秀临床研究。眼部黑色素瘤协作研究（collaborative ocular melanoma study，COMS）是第一组随机临床试验，设计和实施具有足够的能力来比较两种或两种以上治疗方案对原发性眼癌的生存结果，具有高度的可信度。

## 二、背景 Background

脉络膜黑色素瘤的治疗选择在 20 世纪 80 年代初引起争议，当时设计并启动了 COMS，对于小体积的肿瘤仍然有争议。没有将眼球摘除术或任何其他治疗与自然病史进行比较的数据，然而，大多数眼科医师和肿瘤学家不愿意进行一个随机试验，其中观察是治疗手段之一。对于无转移的大脉络膜黑色素瘤传统上是通过摘除患眼来治疗的。有人提供眼球摘除前的放射治疗是为了在眼球摘除时尽量减少眼球摘除时存活肿瘤细胞扩散的可能性[1-8]。其他的辅助治疗也被提出，包括眼球摘除后的放射治疗、眼球摘除前的冷冻治疗和化疗。

人们一致认为，生长中的中等大小脉络膜黑色素瘤 ["中等"（medium）] 应该得到治疗。然而，目前尚不清楚如何选择治疗、眼球摘除或某种放射疗法来避免失去眼睛和保留部分视力。在设计 COMS 时，在美国和加拿大相对较少的中心提供放射治疗，选择放射治疗的患者被转诊到这些中心。对诊断准确性的担忧，特别是对于小脉络膜黑色素瘤，说服了大多数眼科医师在治疗前观察小肿瘤的生长情况。

脉络膜黑色素瘤诊断后的生存期长短是相当多变的。1966—1988 年发表的一项关于眼球摘除术后存活率的荟萃分析显示，大脉络膜黑色素瘤的 5 年生存率为 50%，中等脉络膜黑色素瘤为 70%，小脉络膜黑色素瘤为 85%[9]，但很少有研究报道按肿瘤大小划分的存活率或死亡率。人们普遍认为，肿瘤细胞类型是最重要的生存预测因子。然而，由于担心并发症和细针穿刺活检时取样不足，脉络膜黑色素瘤可能无法进行活检。因此，直到眼球摘除或患者死亡，细胞类型才为人所知。此外，细胞类型可能随时间而改变。

## 三、眼部黑色素瘤协作研究的设计
## Design of the Collaborative Ocular Melanoma Study (COMS)

COMS 是由美国和加拿大的一组研究人员设计的一组脉络膜黑色素瘤治疗临床试验。COMS 设计和启动的事件已在很多地方进行了总结[10]。最初，进行了三项独立的研究，两项随机临床试验和一项观察研究[11]。1985 年，通过与国家眼科研究所、国家卫生研究所、美国卫生和公共服务部的合作协议提供了初步资金；从 1991 年开始，国家癌症研究所也为开展这项研究提供了资金。

### （一）放射治疗随机试验 Randomized Trials of Radiotherapy

就 COMS 而言，脉络膜黑色素瘤按大小大致分

类。表 154-1 总结了肿瘤大小标准，其他合格标准见参考文献[12]，并已公布[13, 14]。

COMS 随机临床试验旨在比较单纯眼球摘除术与 125I 近距离放射治疗"中等大小"（medium）脉络膜黑色素瘤患者的生存率，这些患者被认为是大多数新诊断病例。从剂量测定的标准化和监测放射治疗方案依从性的能力来看，近距离放射治疗被选为最可行的黑色素瘤放射治疗方法。125I 之所以被选为同位素，是因为它有能力通过使用金壳保护外科医师和眼眶的其他组织免受辐射损伤，并且由于同位素的半衰期[15]。在眼球摘除术和 125I 近距离放射治疗之间以相同的概率随机分配符合条件的同意患者。所有患者均需随访至少 5 年或直至死亡。基

**表 154-1　眼部黑色素瘤协助研究脉络膜黑色素瘤大小分类**

| 大　　小 | 参　数 | | |
| --- | --- | --- | --- |
| | 顶高（mm） | 肿瘤最大基底直径（mm） | 距视盘的距离（mm） |
| **1986 年 11 月至 1990 年 11 月** | | | |
| 大 | | | |
| 亚组 1 | ＞ 8 | — | — |
| 亚组 2 | ≥ 2 | ＞ 16 | — |
| 中 | 3.1～8 | ≤ 16 | ≥ 2 |
| 小 | | | |
| 亚组 1 | ≤ 3 | — | — |
| 亚组 2 | ＜ 2 | ＞ 16 | — |
| **1990 年 11 月以后** | | | |
| 大 | | | |
| 亚组 1 | ＞ 10 | — | — |
| 亚组 2 | ≥ 2 | ＞ 16 | — |
| 亚组 3 | ＞ 8 | — | ＜ 2 |
| 中 | 2.5～10 | ≤ 16 | ≥ 2 |
| 小 | | | |
| 亚组 1 | ＜ 2.5 | ＜ 16 | — |
| 亚组 2 | ＜ 2 | ＞ 16 | — |

—. 无限制

于传统 I 型和 II 型误差分别为 0.05 和 0.20 的治疗组总生存率比较，先验目标最小样本量为 1250 名患者。预先确定了 2400 名患者的期望样本量，以便更精确地估计总体生存率估计值和患者亚组内生存率估计值，并评估次要结果[11, 12]。所需样本量分别基于 0.01 和 0.10 的 I 型和 II 型误差。

"大"（large）（转移和死亡的高风险）脉络膜黑色素瘤的临床试验旨在比较单纯眼球摘除和眼球摘除前放射治疗（PERT）。选择眼球摘除前放射治疗与单纯眼球摘除治疗进行比较，因为类似的方法已被证明在其他类型和部位的癌症手术治疗中是有效的。此外，外部辐射在美国和加拿大可以广泛获得。患者以相同的概率随机分配到两个治疗组，并至少随访 5 年或直至死亡。样本量是根据总生存率估计的。考虑到可能的随访丢失、治疗交叉和治疗拒绝，根据 I 型和 II 型误差分别为 0.01 和 0.10 的先验值，确定了 1000 名患者的目标样本量[11-13]。1994 年开始了一项关于中脉络膜黑色素瘤 125I 近距离放射治疗随机试验患者生活质量的平行研究[16]。这项平行研究的目的是利用几个标准访谈工具的分数，比较治疗组在总体健康、视觉相关功能、焦虑和抑郁方面随时间的变化。这项研究有两个组成部分：①一个前瞻性随机组成部分，由 209 名 125I 近距离放射治疗试验的参与者组成，他们在随机分配治疗任务前、治疗后 6 个月以及每年的注册周年纪念日接受采访，时间长达 8 年；②由 645 名在生命质量研究开始前参加随机试验的额外患者组成的横断面组成，这些患者在计划的随访期间至少接受过一次访谈。这 854 名患者代表了 90% 符合生命质量研究条件的患者和 65% 参与 125I 近距离放疗试验的患者。

### （二）观察性研究 Observational Study

一项关于小脉络膜黑色素瘤的非随机观察研究被纳入最初的 COMS 设计，目的是为设计治疗小肿瘤的随机临床试验提供足够的信息。主要目的是评估可纳入随机试验的小脉络膜黑色素瘤患者的数量、COMS 研究人员最广泛使用的治疗小脉络膜黑色素瘤的方法，以及在短期患者随访的小规模试点研究中可行的程度，肿瘤生长率和患者死亡率。

## 四、方法 Methods

COMS 设计和许多方法已经发布，COMS 程序手册可获得[12]。在美国和加拿大的 43 个不同的临床中心接受资格评估、登记和治疗，其中 41 个在美国，两个在加拿大。为了收集数据，遵循了临床检查的标准时间表。COMS 设计的一个不寻常的特点是，参与的眼科医师报告了在患者累积期间检查的所有脉络膜黑色素瘤病例的基本人口统计学信息（年龄、性别、人种或种族）和肿瘤体积，无论肿瘤大小、是否符合 COMS 的资格，或符合条件的患者是否愿意加入 COMS。

随机分配治疗、数据收集、数据管理和数据分析的任务分配给位于马里兰州巴尔的摩的 COMS 协调中心。该中心还主要负责监控参与中心提供的数据的质量。其他主要负责质量保证和监测的资源中心包括一个超声成像中心（佛罗里达州迈阿密，后来的北卡罗来纳州火星山），在那里肿瘤高度的测量独立于光回波图；一个照片读取中心（爱荷华城），评估并记录随访期间基线和照射后视网膜肿瘤特征的变化；病理中心（马萨诸塞州波士顿；后来的威斯康星州麦迪逊），在这里肿瘤大小和诊断通过眼球摘除得到证实；放射物理中心（得克萨斯州休斯顿），该中心对放射治疗方案的遵守情况进行监测。COMS 主席办公室（马里兰州巴尔的摩，后来的宾尼法尼亚洲费城）负责 COMS 小组的总体领导责任。

由国家眼科研究所所长任命的一个独立数据和安全性监测委员会是唯一一个能够从治疗组随机临床试验中获得生存数据的小组，直到该委员会判断每个单独试验的目标已经实现。该小组有责任确保 COMS 试验以科学有效和合乎道德的方式进行。COMS 的科学领导由执行委员会提供，其成员包括资源中心和参与临床中心的代表。病理审查委员会由 3 名眼科病理学家组成，他们审查了 COMS 患者的每一只眼球，以确定脉络膜黑色素瘤的临床诊断是否正确。质量保证委员会制订了质量保证和监测机制，监督数据收集和遵守议定书的所有方面。死因分类是死亡率编码委员会的责任，其成员不负责 COMS 患者的医疗护理。自 COMS 完成以来，

COMS 档案委员会负责审查和批准研究人员获取
COMS 原始数据的申请，以及审查使用 COMS 数据
的手稿。

## 五、COMS 年表 Chronology of the COMS

大脉络膜黑色素瘤摘除前放射治疗（pre-enucleation radiation，PERT）随机试验的患者累积始于 1986 年 11 月，于 1994 年 12 月结束，共有 1003 名患者入选。所有存活患者的生命状况、转移和第二次癌症发生率及并发症的定期临床随访一直持续到 2000 年 7 月 31 日。1998 年公布了强调 5 年结果的中期死亡率调查结果和相关信息[13, 17, 18]。2004 年公布了 10 年死亡率调查结果和预后因素[19]。中等脉络膜黑色素瘤 [125]I 近距离放射治疗随机试验患者的累积始于 1987 年 1 月，结束于 1998 年 7 月，根据数据和安全监测委员会的建议，共登记 1317 名患者。所有存活患者的临床和生命状况以及生活质量的定期临床随访分别持续到 2003 年 7 月 31 日和 2003 年 10 月 31 日。2001 年公布了中期死亡率调查结果[14]。2006 年公布了登记后 12 年的死亡率调查结果和亚组调查结果[20]。关于并发症的信息[21-23]和相关信息[24]也已公布[14]。小脉络膜黑色素瘤的非随机研究始于 1987 年，结束于 1989 年，共有 204 名患者入选。由于经费限制，1991 年停止了年度后续检查。1993—1994 年和 1995—1996 年，对所有未失访的患者的生命状况和治疗状况进行了重新评估。这项研究的结果已经发表[25, 26]。COMS 数据库、COMS 集团所有出版物的副本和 COMS 程序手册于 2008 年 8 月存放在约翰斯·霍普金斯大学的 Alan Mason Chesney 医学档案馆。一个匿名的公共使用数据集，包含基线特征和生存结果、COMS 手册和所有 COMS 出版物的副本，可通过应用程序提供给医疗档案馆（http://www. medicalarchives.jhmi.edu）。向 COMS 档案委员会提出申请的合格研究人员可以访问更广泛的数据，包括在 COMS 协调中心收到的原始数据表格的图像（通过 schacha@ccf.org 网站或 bhawkins@jhmi.edu），由 COMS 档案委员会和医疗档案机构审查委员会批准。

## 六、[125]I 近距离治疗中等大小脉络膜黑色素瘤 COMS 试验结果 Findings From the Coms Trial of [125]I Brachytherapy for Medium Choroidal Melanoma

### （一）参与者 Participants

截至 1998 年 7 月，COMS 调查人员共报告了 8712 例脉络膜黑色素瘤患者；根据 COMS 标准（表 153-1），5046 例被归类为中型。2882 名符合 [125]I 近距离放射治疗与标准眼球摘除术随机试验条件的患者中，1317 名患者签署同意书，入选，并随机分配到治疗组：660 名患者进行标准眼球摘除术，657 名患者进行 [125]I 近距离放射治疗。治疗组平衡良好，对 COMS 方案的遵守非常好[14]。除 21 例患者外，其余所有患者（近距离放射治疗组 7 名，眼球摘除术组 14 名）均按照规定及时接受治疗。3 例接受近距离放射治疗的患者转为眼球摘除术，7 例接受近距离放射治疗，2 例接受质子束照射作为初始治疗。在 2003 年临床随访结束时，1313 名患者（99.7%）在入组 5 年后的生命状态为已知，即除 4 名患者外，其余均为眼球摘除术臂患者。在 799 名符合 10 年随访条件的患者中，791 名患者（99.0%）知道 10 年时的生命状况，即除了 1 名近距离放射治疗患者和 7 名眼球摘除患者外，其余患者都已知。

### （二）生存评估 Survival Estimates

截至 2000 年 9 月 30 日，所有患者生命状态随访 2 年或 2 年以上，其中 1274 例随访 3 年或 3 年以上，1072 例符合 5 年随访条件。在眼球摘除组的患者中，188 例（28%）死亡，而近距离放射治疗组的死亡人数为 176 例（27%）。估计的 5 年生存率和 95% CI 在眼球摘除组为 81%（95%CI 77%~84%），在近距离放疗组为 82%（95%CI 79%~85%）。364 名死者中，159 人在死亡时被判定有黑色素瘤转移。各治疗组之间全因死亡率和组织病理学证实的黑色素瘤转移死亡率均无差异。对死亡时间独立且具有统计学意义的预测因素（基线年龄、肿瘤大小、肿瘤位置、肿瘤形状、吸烟史和共存的医疗条件）的死亡率进行调整后，估计风险比从 0.93（未经调整；95%CI 0.76~1.14）变为 0.99（经调整；95%

CI 0.80～1.22 ）。

　　125I 近距离放射治疗的临床随访于 2003 年 7 月 31 日结束，所有患者随访至少 5 年，最多 15 年。五年生存率与 2001 年公布的相似，即每个治疗组 81%，95% CI 为 79%～83%。两组患者的 10 年生存率也相同：65%（95% CI 62%～68%）。图 154-1 显示了治疗组所有原因和黑色素瘤转移的死亡率。

年龄和最大基底肿瘤直径是早期死亡的主要预测因素[20]。汇总数据用于总结 12 年来的死亡率[27]，黑素瘤转移的诊断[28]，第二原发癌[20]（图 154-2 ）。

### （三）并发症 Complications

　　据 2002 年报道[21]，650 名接受近距离放射治疗的患者中，有 69 名在初次治疗后的前 5 年内眼球摘除，5 年的摘除率为 12%（95% CI 10%～16%）；

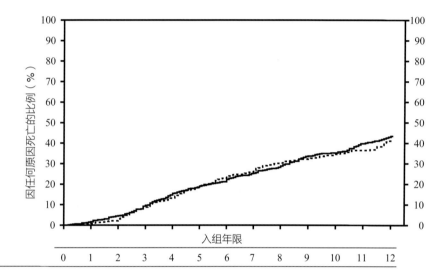

| 有死亡风险的患者人数 | 0 | 1 | 2 | 3 | 4 | 5 | 6 | 7 | 8 | 9 | 10 | 11 | 12 |
|---|---|---|---|---|---|---|---|---|---|---|---|---|---|
| 眼球摘除 | 660 | 655 | 640 | 602 | 572 | 533 | 476 | 414 | 354 | 298 | 246 | 191 | 135 |
| 125I | 657 | 646 | 627 | 593 | 555 | 532 | 481 | 429 | 366 | 305 | 250 | 196 | 140 |
| 审查的人数 | | | | | | | | | | | | | |
| 眼球摘除 | 0 | 0 | 0 | 0 | 0 | 31 | 42 | 40 | 46 | 43 | 48 | 44 | — |
| 125I | 0 | 0 | 0 | 0 | 0 | 30 | 34 | 44 | 37 | 48 | 38 | 46 | — |

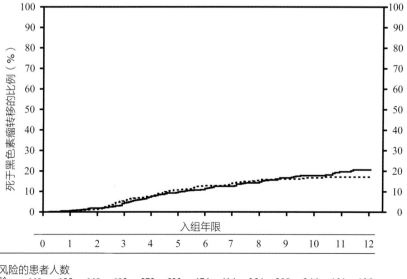

| 有死亡风险的患者人数 | 0 | 1 | 2 | 3 | 4 | 5 | 6 | 7 | 8 | 9 | 10 | 11 | 12 |
|---|---|---|---|---|---|---|---|---|---|---|---|---|---|
| 眼球摘除 | 660 | 655 | 640 | 602 | 572 | 533 | 476 | 414 | 354 | 298 | 246 | 191 | 135 |
| 125I | 657 | 646 | 627 | 593 | 555 | 532 | 481 | 429 | 366 | 305 | 250 | 196 | 140 |
| 审查的人数 | | | | | | | | | | | | | |
| 眼球摘除 | 2 | 9 | 12 | 17 | 19 | 45 | 56 | 54 | 53 | 50 | 54 | 56 | — |
| 125I | 7 | 11 | 18 | 18 | 11 | 41 | 46 | 53 | 53 | 51 | 49 | 54 | — |

◀ 图 154-1 （上图）中等脉络膜黑色素瘤 125I 近距离放射治疗 COMS 试验中，登记后死亡的患者累计百分比。实线：分配给近距离放射治疗的患者。虚线：被分配眼球摘除的患者。根据登记日期，在每年的登记周年纪念日按治疗分配给出有死亡风险的患者人数和审查的人数。事件是任何原因造成的死亡。（下图）在 COMS 随机试验 125I 近距离放射中，入组后指定时间内死于转移性黑素瘤的患者的累积百分比。实线：接受近距离放射治疗的患者。虚线：被分配眼球摘除的患者。根据入组日期，在每年的登记周年纪念日通过随机治疗分配给出有死亡风险的患者人数和审查的人数。事件是组织学证实的转移性黑素瘤死亡

引自 Collaborative Ocular Melanoma Study Group. Arch Ophthalmol 2006；124:1684-93. © 2001, American Medical Association.

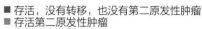

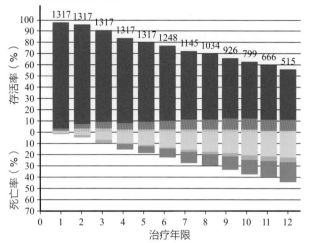

▲ 图 154-2　眼部黑色素瘤协助研究随机试验中，在每年随访结束时，合并治疗组的 $^{125}$I 近距离放射治疗处于指定状态的患者百分比。在相应的条形图顶部显示了提前登记并随访到指定年份末的患者数量

引自 Collaborative Ocular Melanoma Study Group. Arch Ophthalmol 2006; 124:1684–93.© 2001, American Medical Association. 版权所有

同期有 57 只眼报道了局部治疗失败，5 年累积率为 10%（95% CI 8%～13%）。69 例眼球摘除术中，39 例为局部治疗失败。自基线检查时起，6 行或 6 行以上视力线的 3 年累计丧失率为 49%（95%CI 44%～53%），3 年累计丧失视力至 20/200 或更低者为 43%（95%CI 38%～48%）[22]。在 532 只眼接受 $^{125}$I 近距离放射治疗的患者中，基线检查时有晶状体眼且无白内障病史的 5 年白内障估计为 83%（95%CI 79%～87%）[23]。

### （四）生活质量 Quality of Life

在生活质量的平行研究中，209 名患者中有 206 名登记并按指定的方式接受治疗（103 名接受眼球摘除或 $^{125}$I 近距离放射治疗）提供了 5 年的生活质量调查结果[29]。接受近距离放射治疗的患者在治疗后的 2 年内，其周边视力和驾驶能力明显优于眼球摘除治疗的患者。治疗臂之间的差异在治疗后随着近距离放射治疗眼视力的下降而减少。近距离放射治疗的患者在 5 年内出现的焦虑症状多于眼球摘除治疗的患者[29]。

## 七、大脉络膜黑色素瘤摘除前放射治疗 COMS 试验结果 Findings From the Coms Trial of Preenucleation Radiation for Large Choroidal Melanoma

### （一）参与者 Participants

1986 年 11 月—1994 年 12 月，COMS 研究人员报道了 6078 例脉络膜黑色素瘤患者。其中，1860 例根据 COMS 标准被归类为大肿瘤（使用的定义见表 154-1）。在被归类为大的患者中，1302 人被判定有资格入组，1003 人签署同意书，入组，并被随机分配到单纯眼球摘除或眼球摘除前放射治疗。两个治疗组在患者、眼睛和肿瘤的许多特征方面都很平衡[13]。遵守 COMS 协议以及诊断准确率都非常好[13, 30]。只有 9 名患者在登记时未按规定接受治疗，其中 3 名接受标准眼球摘除，6 名接受眼球摘除前放射治疗。2000 年临床随访结束时，998 名患者（99.5%）在入组 5 年后的生命状态为已知，即除 3 名患者外，所有患者均为单纯眼球摘除组，2 名患者眼球摘除前放射组。

### （二）生存评估 Survival Estimates

到 1997 年 7 月 31 日，登记后 3 年的生命状态可用于除 26 名在过去几个月内登记的患者以外的所有患者。在所有入选的患者中，801 名患者（80%）的 5 年生命状况是已知的：238 名患者（47%）单独眼球摘除，219 名接受眼球摘除术前放疗的患者（44%）死亡。单独行眼球摘除术的患者的估计 5 年累积生存率和 95% CI 分别为 57%（95%CI 52%～62%）和 62%（95%CI 57%～66%）。治疗组之间 5 年生存率和入组后前 8 年生存率均无统计学或临床显著性差异[13]。图 154-3 总结了 2000 年 7 月临床随访结束时按治疗组和按入组时间划分的死亡率。5 年生存率与先前报道的相同，两组患者的 10 年生存率相似，合并估计为 39%（95% CI35%～42%）[19]。在患者、眼睛和肿瘤作为潜在预后因素的基线特征中，只有患者治疗时的年龄和最长肿瘤基底径对总生存时间有统计学意义[19]。根据死亡编码委员会对 457 例死亡病例中 435 例的回顾，在仅行眼球摘除术的患者中，130 例（26%）在登

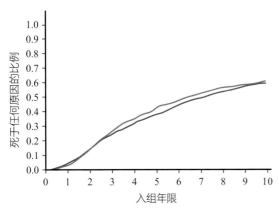

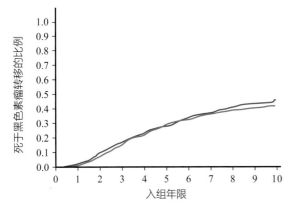

有死亡风险的患者人数
标准摘除  506  489  429  370  327  285  249  194  156  123  87
PERT      497  472  421  374  335  305  262  211  164  121  83

审查的人数
标准摘除  -    0    0    0    0    0    13   35   21   27   30
PERT      -    0    0    0    0    0    11   30   31   30   29

有死亡风险的患者人数
标准摘除  506  489  429  370  327  285  249  194  156  123  87
PERT      497  472  421  374  335  305  262  211  164  121  83

审查的人数
标准摘除  -    10   30   22   16   12   27   42   30   30   34
PERT      -    12   15   15   10   13   19   39   36   37   34

▲ 图 154-3  眼部黑色素瘤协助研究（COMS）。试验中大脉络膜黑色素瘤摘除前放射治疗（PERT）患者在登记后指定时间内死亡的累计百分比

蓝线：分配到 PERT 的患者。红线：患者被指定单独眼球摘除。根据登记日期，在每年的登记周年纪念日按治疗分配给出有死亡风险的患者人数和审查的人数。事件是任何原因造成的死亡。（下图）在 COMS 随机试验中，自登记以来在指定时间内死于转移性黑色素瘤的患者的累积百分比。蓝线：分配到 PERT 的患者。红线：患者被指定单独眼球摘除。根据入组日期，在每年的登记周年纪念日通过随机治疗分配给出有死亡风险的患者人数和审查的人数。事件是组织学证实的转移性黑色素瘤死亡（引自 Collaborative Ocular Melanoma Study Group. Am J Ophthalmol 2004; 138: 936-57.）

记后 5 年内死于经组织学证实的转移性黑色素瘤，而接受摘除前放疗的患者为 139 例（28%）[31, 32]。组织学证实的转移性黑色素瘤死亡时间如图 154-3 所示。肝脏是黑素瘤转移最常见的部位[31]。图 154-4 总结了治疗组收集的死亡率、黑色素瘤转移诊断和第二原发癌的 10 年研究结果。

### （三）并发症 Complications

在初次治疗时，仅 17 例单独行眼球摘除术，19 例患者行眼球摘除术前放射治疗，在初次治疗时有手术或麻醉并发症[18]。在最初 5 年的随访中，报道了 6 例单纯眼球摘除术患者和 1 例单纯眼球摘除术前放疗患者的眼眶肿瘤复发。单眼球摘除术患者的严重上睑下垂发病率几乎是单眼球摘除术前放疗患者 5 年发病率的 2 倍[18]。

## 八、小脉络膜黑色素瘤的 COMS 非随机前瞻性研究结果 Findings From the COMS Nonrandomized Prospective Study of Small Choroidal Melanoma

在 1986 年 12 月—1989 年 8 月报道的 300 例

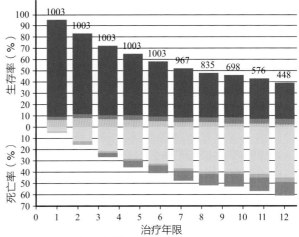

▲ 图 154-4  眼球摘除术前放疗（PERT）随机试验中，在每年随访结束时，接受联合治疗的患者百分比。在相应的条形图顶部显示了提前登记并随访到指定年份末的患者数量
引自 Collaborative Ocular Melanoma Study Group. Am J Ophthalmol 2004; 138: 936-57.

小脉络膜黑色素瘤（按 COMS 初始标准）患者中，220 例被判定符合 COMS 观察亚研究的资格，204 例签署同意书并登记。大多数患者在脉络膜黑色素瘤初步诊断后 1 年内登记[25]。没有试图为治疗的时机或类型（如果有的话）建立统一的标准，患者和他们的眼科医师做出了这些决定。

共有 16 名患者在入组后不久接受治疗，另外 20 名患者在黑色素瘤发展到中或大（COMS 标准）后接受治疗，这些患者被纳入一项 COMS 随机试验。截至 1996 年[6]，另有 47 名患者在随访期间接受治疗[25, 26]。到 1996 年 6 月 30 日，已有 27 名患者死亡。图 154-5 总结了存活结果。估计 5 年全因死亡率为 6%（95% CI 3%～9%）[25]。根据 COMS 标准，在 188 名未接受治疗的患者中，到 1997 年 2 月，44 名患者的肿瘤已经发展到中大型。最初生长的小肿瘤的估计 5 年比例为 31%（95%CI 23%～39%）[25]。

## 九、眼球摘除的组织病理学表现 Histopathologic Findings From Enucleated Eyes

COMS 组的诊断准确率是有史以来最高的[30, 33]。截至 1996 年 6 月，在 1532 只眼中，994 只眼来自大脉络膜黑色素瘤随机试验，536 只眼来自中脉络膜黑色素瘤试验，1527 只眼（99.7%）经

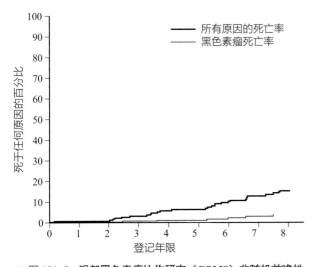

▲ 图 154-5　眼部黑色素瘤协作研究（COMS）非随机前瞻性小脉络膜黑色素瘤研究中自登记以来死亡的患者累计百分比
引自 Collaborative Ocular Melanoma Study Group. Arch Ophthalmol 1997; 115: 1537–44.©1997, American Medical Association. 版权所有

病理学检查委员会确诊为脉络膜黑色素瘤[30, 33]。已经公布了 1527 例确诊病例特征的详细说明[33]。主要发现包括记录局部肿瘤浸润：88% 的眼出现 Bruch 膜破裂，55% 的眼出现导水管侵犯，49% 的眼出现视网膜侵犯，25% 的眼出现玻璃体肿瘤细胞，14% 的眼出现肿瘤血管侵犯，22% 的眼出现旋涡静脉侵犯，56% 的眼出现巩膜侵犯，8% 出现巩膜外延伸。组织病理学检查证实眼球摘除前辐射显著降低了有丝分裂活性[13]。在其他已发表的 COMS 患者眼球摘除的组织病理学研究中，银染核仁组成区评分被评估为晚期转移的预测因子[34]，采用透照和组织学测量比较肿瘤大小[35]，并且一种脉络膜黑色素瘤的透明细胞变体已经被确认[36]。

## 十、其他公布的调查结果 Other Published Findings

COMS 的多中心组织促进了 COMS 临床中心对来自美国大部分地区和加拿大东部大部分地区的脉络膜黑色素瘤病例的转诊。对大量经 COMS 筛查并判定为脉络膜黑色素瘤的患者（截至 1998 年 7 月 31 日，累计 8712 例，权责发生停止时）提供了该诊断中最大的一组患者，根据一个共同的方案，在提交报告时系统地收集了数据。脉络膜黑色素瘤的大小和治疗随时间的变化趋势已经发表[37]。COMS 小组报告了美洲原住民脉络膜黑色素瘤的第一例发表病例[38]。这个庞大的数据库可以比较不同种族亚组之间进行筛查和诊断时的肿瘤特征。这些信息可能为脉络膜黑色素瘤的流行病学和遗传学研究提供线索。

COMS 小组还公布了因脉络膜黑色素瘤而眼球摘除的最大组患者的手术和术后并发症的信息，这些患者按照共同的随访方案进行了检查[18]，记录了这种情况下眼球摘除后严重并发症的低发生率。评估肝功能试验和其他转移检查的重要性，这些发现发表在肿瘤学文献中[39]。此外，还报道了 COMS 随机试验中登记的患者的对侧眼的 10 年视力变化[40]。在基线[41]处黑色素瘤的超声特征和近距离治疗后在荧光素血管造影和立体照片[42]上观察到的变化已经发表。除了来自 COMS 小组的具有重要临床信息的出版物外，还发表了一些关于研究方法的

文章[43-48]。

## 十一、结论 Conclusion

COMS 组成功地登记了足够数量的合格脉络膜黑色素瘤患者，以便对死亡率和其他重要临床结果进行有效的比较，并且在中等肿瘤的试验中，也对重要患者报告的（"生活质量"）结果进行有效的比较。两个随机试验的方案依从性和数据质量都非常好。关于主要和次要结果的研究结果已经发表。图 154-2 和图 154-4 可用于患者咨询。COMS 档案委员会继续接收和审查访问 COMS 存档数据的请求。

# 脉络膜转移癌
## Choroidal Metastases

Kristin J. Redmond    Moody D. Wharam Jr.    Andrew P. Schachat    著

**第 155 章**

## 一、概述 Introduction

脉络膜转移癌是成人眼内最常见的肿瘤[1, 2]。尸检显示大约 10% 的癌症患者有眼部转移，最常见的是脉络膜[1, 3]。乳腺癌等病理学与更高的发病率相关，在发病后期接近 40%[4]。其中 20%～40% 为双侧，约 20% 的病例出现单眼多灶性受累[5]。右眼和左眼转移的频率没有差别[6]。

## 二、症状及临床表现 Symptoms and Clinical Findings

眼内转移可能无症状。当有症状时，脉络膜转移引起黄斑区或视乳头周围视网膜的无痛性视力丧失，或由于相关的，通常是渗出性的视网膜脱离[6, 7]。视网膜脱离可能导致视觉缺陷、漂浮物和闪光。较大的视网膜脱离可能与周边视野缺损有关。位于前方的肿瘤可能使晶状体倾斜，从而导致视力丧失。很少情况下，这些患者会因为新生血管性青光眼或转移性虹膜炎而有痛性视力丧失。

在对 70 例脉络膜转移患者的回顾中，80% 的患者表现为视物模糊；疼痛占 14%；13% 的人有闪光感；红眼和飞蚊症占 7%；视野缺损占 3%；畏光占 1%；6% 的患者无症状[8]。脉络膜转移最常见的部位是眼球的后极。据报道，多达 40% 的病变位于黄斑部[9]。其原因可能是由于该区域的血流不均匀，尽管黄斑转移也更可能有症状，因此增加了诊断的可能性。

与脉络膜黑色素瘤（通常为暗色素沉着）不同，脉络膜转移瘤通常表现为黄色或白色病灶（图 155-1）。对于基底面积相当的病变，脉络膜转移通常比脉络膜黑色素瘤平坦。浆液性视网膜脱离通常与肿瘤大小有关，且常常不成比例[8, 10]。

## 三、原发癌部位发生率 Frequency of Primary Cancer Site

脉络膜转移患者原发癌灶的相对频率因性别而异。来自 Wills Eye 医院的一系列 500 多名患者[11]显示，女性的主要部位如下：乳腺 68%，肺部 12%，未知 12%，胃肠道 2%，皮肤 1%，肾脏 < 1%，其他 4%。男性的主要部位如下：肺部 40%，未知 29%，胃肠道 9%，前列腺 6%，肾脏 6%，皮肤 4%，乳腺 1%，其他 4%。

## 四、诊断性评价 Diagnostic Evaluation

### （一）鉴别诊断 Differential Diagnosis

双侧或多灶性病变是诊断的重要线索，因为许多模拟性病变往往是单侧和单灶性的。单侧病变较难诊断。一个非常重要的诊断线索（如果存在的话），是一个已知的原发性肿瘤的病史。许多病变可能与脉络膜转移相混淆，如脉络膜黑色素瘤、脉络膜骨瘤、脉络膜血管瘤、伴有盘状瘢痕的脉络膜新生血管、后巩膜炎和其他罕见病变。

转移性肿瘤通常呈乳黄色外观，单纯无色素性病变更可能代表无色素性脉络膜黑色素瘤。转移性病灶通常较平坦，很少表现出常见的蘑菇状形态。脉络膜转移瘤通常也位于后极。赤道前的转移性病

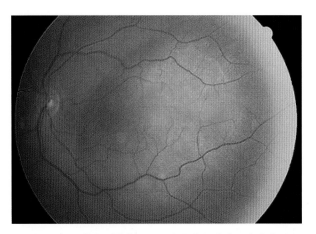

▲ 图 155-1 黄斑区隆起 3mm 的乳黄色病变。患者有已知的乳腺癌病史。周围有浆液性视网膜脱离

变和累及睫状体的转移并不常见，因此在这些部位更容易诊断为无色素性脉络膜黑色素瘤。双侧或多灶性病变更容易转移、感染或葡萄膜炎。联合 B 超和 A 超对原发性脉络膜黑色素瘤和转移瘤的鉴别诊断具有重要价值。脉络膜黑色素瘤通常具有低到中等的内反射，而转移性病变通常具有较高的内反射[12, 13]。最近，光相干断层扫描在脉络膜肿瘤的鉴别诊断中变得非常有用[14]。脉络膜骨瘤可能是双侧的，颜色可能与转移瘤相似。骨瘤很少明显升高，脉络膜新生血管在脉络膜骨瘤患者中比转移患者更常见。超声检查[15]和 CT 扫描对这些患者是非常有价值的诊断工具，因为脉络膜的骨质改变在超声检查中表现出很高的反射率，并且可以通过 CT 扫描确认骨密度[16]。光相干断层扫描可以显示上覆光感受器细胞的变化[17]。局限性脉络膜血管瘤几乎都是单侧和单灶性的。它们特有的红橙色是一个重要的诊断线索。荧光素血管造影显示早期脉络膜充盈比转移性病变更明显[16]。血管瘤的 OCT 特征也有报道[18]。虽然有些炎症可能与脉络膜转移有关，炎症通常不隆起，但可以看到，有时与脉络膜脱离有关[19]。一些炎性疾病应该可以区分，包括原田病、葡萄膜渗漏综合征、后巩膜炎和类似的病变[16]。在这些患者中，常可见相关的玻璃体炎症，脉络膜弥漫性增厚通常可在超声检查中表现出来。

大的盘状瘢痕或视网膜下出血的患者很少呈现令人困惑的图像。通常有与脉络膜新生血管相关的视力丧失史，而系统性癌症史则不太常见。Drusen

通常在其对侧眼很明显。回声图可能难以解释，由于误诊为脉络膜黑色素瘤，眼球偶尔会被摘除[20]。脉络膜转移瘤的黄白色通常与这些病灶的深色外观有很大不同，混合血是其显著特征。

### （二）眼科评价及辅助检查 Ophthalmic Evaluation and Ancillary Tests

眼科评估应该从良好的病史开始，因为大多数患者已经有明确的原发性癌症诊断。完整的眼部检查，包括散瞳眼底检查，是必不可少的。尽管一只眼睛可能有明显的病变，但必须注意仔细检查另一只眼睛，因为 20%～40% 的患者是双侧病变。

预期放射治疗可能是推荐的，并且可能导致白内障，因此应该仔细评估晶状体的状态[21]。如果患者患有糖尿病或视网膜微血管病变，则应注意这一点，因为放射治疗会加剧先前存在的视网膜血管疾病（见第 61 章，放射性视网膜病变）。应获取记录性眼底照片，与以后的检查进行比较，以评估生长或治疗反应。

### （三）荧光素血管造影 Fluorescein Angiography

荧光素血管造影（FA）在鉴别诊断转移性脉络膜肿瘤中很少有用，因为它不能明确鉴别假性转移性病变，如脉络膜血管瘤或黑色素瘤。血管造影更有助于评估病变的大小。脉络膜浸润相对平坦的区域在临床上很难识别，但其上覆的色素上皮几乎总是有一些改变，这在血管造影上常被强调。

转移性脉络膜肿瘤在研究的早期通常是低荧光的，而在晚期则逐渐变成高荧光（图 155-2 和图 155-3）。所谓的双循环模式（double circulation pattern），被认为是脉络膜黑色素瘤突破 Bruch 膜的特征，在转移性肿瘤中很罕见[22]。早期脉络膜明显

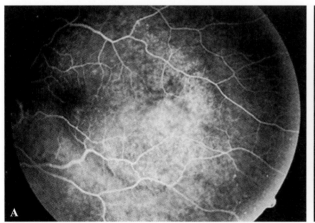
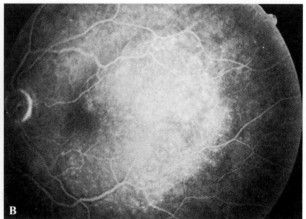

▲ 图 155-2　A 和 B. 图 155-1 中病变的荧光素血管造影图像

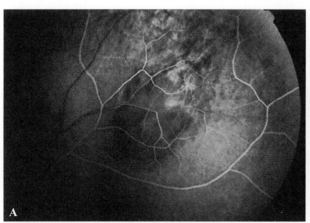
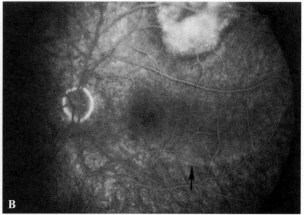

▲ 图 155-3　A. 原发性前列腺癌沿颞上血管弓转移的早期静脉期血管造影。大部分病灶的荧光相对较低；B. 在晚期血管造影中，肿瘤呈高荧光。视力下降是由于浆液性黄斑脱离（箭）

充盈是局限性脉络膜血管瘤较典型的特征[16]。

### （四）A 超和 B 超 A-and B-Scan Ultrasonography

当怀疑脉络膜病变但看不清时，B 超对诊断介质混浊或大疱性视网膜脱离有价值。B 超显示视网膜下回声性肿块，边界不清，弥漫性。上覆性视网膜脱离是常见的，病变处的声衰减通常是中等的[13]。在不寻常的情况下，可以看到脉络膜脱离[19]。A 超图通常显示中等到高的内反射。血管化不明显，均匀一致低高反射[12, 13]。超声检查有助于确定转移瘤的高度，以便在治疗后记录病灶的缩小情况。第 11 章，诊断性眼科超声和标准文本对脉络膜转移癌的超声特征进行了更全面的讨论[15]。磁共振成像和光谱学也可能被证明是有价值的鉴别诊断辅助手段[23, 24]。

### （五）光相干层析成像 Optical Coherence Tomography

OCT 成像，特别是 Spaide 等广泛应用的脉络膜强化深度成像（enhanced depth imaging, EDI）有助于鉴别诊断。Torres 及其同事最近总结了各种脉络膜肿瘤的 EDI 特征[25]。

### （六）细针抽吸活检 Fine-Needle Aspiration Biopsy

眼内肿瘤的诊断性细针抽吸活检（fine-needle aspiration biopsy，FNAB）仅在特殊情况下才可考虑[26]。这项技术可能适用于一个典型的转移性肿瘤患者，尽管进行了广泛的系统评价，但仍然无法找到原发病灶。Augsburger 和 Shields[26] 将其作为一个额外的适应证，在一些未经病理组织学检查而拒绝治疗的患者（罕见）或存在主要诊断不确定的病变的患者中使用该技术。

一般来说，肿瘤学家在开始治疗非眼部部位之前需要进行组织学诊断。由于对视力的潜在威胁，在治疗前对眼内病变进行活检并不是常规的手术。有用的报道提供了 FNAB 和脉络膜肿瘤的最新情况[27-29]。

### 五、系统评价 Systemic Evaluation

2/3 的脉络膜转移是在有恶性肿瘤病史的患者中诊断出来的[11]。在剩余的患者中，约有 50% 的

患者发现了恶性肿瘤的原发部位，其中约 70% 的患者是肺癌。肺原发癌的高发病率可能是由于肺癌相对于其他恶性肿瘤更倾向于出现脑 / 眼转移。一般来说，已知恶性肿瘤患者的检查将根据原发肿瘤的位置和状态及既往转移疾病的病史而有所不同。分期评估应该包括脑部磁共振成像，因为研究表明，近 30% 的患者可能会发生中枢神经系统转移[5]。此外，它通常包括实验室数据，包括血清化学、肝功能测试、碱性磷酸酶、胸部计算机断层扫描和骨扫描。

#### 未知的原发部位 Unknown Primary Site

没有已知恶性肿瘤病史的患者必须进行全身检查，以尝试定位原发性肿瘤。因为女性最常见的原发部位是乳腺，男性最常见的原发部位是肺，所以乳腺成像和胸部计算机断层扫描非常重要。包括血清化学成分在内的血液检查可能有助于评估需要进一步评估或成像的转移性疾病的其他部位。如果原发性肿瘤被确认，原发性肿瘤的病理证实是至关重要的。对原发性肿瘤的治疗应进行评估，包括化疗、放疗或激素治疗。

如果脉络膜病变在系统评估后仍然是唯一的病变部位，则必须就脉络膜病变活检的安全性做出决定[30, 31]。病理诊断有助于确定疾病的原发部位。

### 六、治疗 Management

脉络膜转移患者的治疗受益于多学科协作和对多因素的仔细评估，包括眼内部位、视觉症状、原发肿瘤组织学和部位、其他转移的存在和状态以及系统治疗方案的预期疗效。对于视网膜周围的小转移瘤，如果不会迅速扩大或导致视觉症状，可以考虑进行密切观察[5]。同样，对全身治疗的快速或完全反应，特别是在乳腺癌或肺癌患者中，可能允许延迟或避免对脉络膜转移的局部治疗。有病例报告表明，在 ALK 突变的非小细胞肺癌中，克里佐替尼具有潜在的益处[32, 33]。相反，引起视觉症状或侵犯视盘或黄斑的病变通常需要局部治疗。一些报道显示，局部和全身联合治疗可以改善疗效[34]。尽管以前人们对贝伐单抗作为一种潜在的治疗方法感兴趣，但最近的一份报告显示，进展的患者数量高得

令人无法接受[35]。下一节讨论脉络膜转移的放射治疗选择。

### （一）常规外照射疗法 Conventional External Beam Radiation Therapy

以往，脉络膜转移瘤的传统局部治疗方法是使用兆伏光子的外照射疗法。现代外照射治疗计划从 CT 模拟开始，以描绘靶区及邻近正常组织。患者以仰卧姿势躺在一张平板上，面部和肩部戴着面罩，以便固定。治疗范围取决于肿瘤的位置和几何结构。现代的外照射治疗一般采用强化放射治疗（intensity modulated radiation therapy，IMRT）技术，其中逆规划和多叶准直器用于向肿瘤输送规定剂量，同时限制对邻近正常组织的照射。目前，适形技术更可取，应被视为护理标准。但是，如果由于症状进展而认为劳动密集型治疗计划和质量保证措施导致的治疗延迟是不适当的，则可以使用常规治疗计划。由于大约 80% 的肿瘤位于葡萄膜的后段[36, 37]，因此通常可以使用 D 形视野覆盖眼球后部、骨顶、眼眶底部和部分视神经，但遮挡角膜和晶状体（图 155-4）。如果转移灶位于赤道前，就不可能遮蔽晶状体。对于单侧转移癌，只有一根同侧光束可以达到足够的覆盖率。对侧眼球的最小出口剂量并不妨碍对侧转移癌的后续治疗。只要对侧眼眶的剂量在初始场是有限的，以后根据需要治疗对

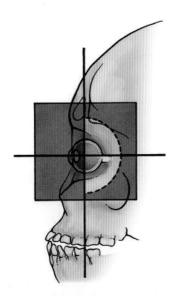

▲ 图 155-4　传统的 D 形视野用于治疗眼球后极部的脉络膜转移癌，但保护晶状体和角膜。基于 CT 的规划用于目标设定

侧眼眶就相对简单。共有 20%～40% 的患者有双侧脉络膜转移癌，需要同时治疗[8, 10]。通常用于缓解的剂量为 3000cGy，每次 300cGy，每周 5 天，共 10 次治疗。如果预期生存期延长，则给予更高剂量的辐射治疗，以改善长期的局部控制。已报告剂量为 4500～5000cGy，分为 200～250cGy[38-43]。这些方案的局部控制效果很好。

### （二）敷贴近距离放射治疗 Brachytherapy Plaques

脉络膜转移癌的另一种局部治疗方法是敷贴近距离放射治疗，放射性同位素如 $^{125}$I、$^{106}$Ru 或 $^{103}$Pb，通过外科手术暂时放置在病变附近，以覆盖肿瘤加 2～3mm 的边缘。这些治疗通常持续 3 天左右，然后去除敷贴器。支持敷贴近距离治疗的数据可以从脉络膜黑色素瘤中推断出来，在脉络膜黑色素瘤中，该技术被认为具有与眼球摘除术相当的生存率[44]。Wills 眼科医院共报道 650 例黑色素瘤病例[45]。5 年局部复发率为 14%，10 年局部复发率为 24% 敷贴近距离放射治疗只能用于孤立性脉络膜转移患者。此外，他们必须有与黄斑和中心凹相关的适当大小、深度和位置的病变。这种方法的一个主要缺点是它需要住院治疗和两个外科手术来放置和移除近距离治疗的敷贴器。（有关黑色素瘤相关近距离治疗的更多信息，见第 149 章，脉络膜黑色素瘤的巩膜外敷贴放射治疗。）

### （三）立体定向外放射治疗 Stereotactic Radiosurgery

立体定向外放射治疗（stereotactic radiosurgery，SRS）利用多个精确聚焦的小辐射束和高剂量的有限数量的分割。这项技术将消融剂量的辐射控制在一个小的体积内，从而最大限度地实现局部控制，同时保留重要的邻近正常组织。有多种技术可用于提供 SRS，包括基于直线加速器的方法或伽马刀。当使用适形放射技术时，精确和可重复的眼球固定是至关重要的。目前存在几种技术，例如，眼睛凝视可以通过要求患者在设定的位置看到闪光灯来引导，投射到巩膜上的光场可用于确保治疗计划期间的凝视与治疗设置相匹配，然后由眼科医师验证定位[46]。

来自中国的一系列研究回顾了伽马刀治疗眼眶肿瘤的疗效[47]。202 例中，18 例恶性脉络膜肿瘤，129 例患者视力保持，72 例视力改善，18 例视力下降。

伽马刀放射外科在准直器中使用 201 个单独的 $^{60}$Co 放射源，患者通过侵入性框架固定在准直器上。辐射光束由不同尺寸的准直器聚焦，准直器由一个程序控制，该程序允许快速切换。伽马刀非常精确，可用于治疗小病灶（图 155-5）。

另一种技术是基于直线加速器的放射外科，包括使用多弧和特殊准直器聚焦光束或使用微型多叶准直器传输辐射。现代图像引导放射治疗（ontemporary image-guided radiation therapy，IGRT），其中治疗机具有机载千伏或兆伏成像能力，可以确认病变定位。

### （四）带电粒子治疗 Charged Particle Therapy

脉络膜转移癌的最后一种治疗方法是质子束或带电粒子照射，其中带电粒子在剂量急剧下降的情况下被用来进行放射治疗，与传统放射治疗相比，在视力保护方面有潜在的改善。和放射外科一样，它通常比传统的放射疗法允许更少的治疗。Harvard[47] 的回顾性研究包括 63 例接受质子治疗的脉络膜转移患者。84% 的患者有肿瘤消退的记录，14% 的患者有稳定的疾病报告。82% 的患者报告视网膜脱离消退。58% 的患者在最后一次随访时视力

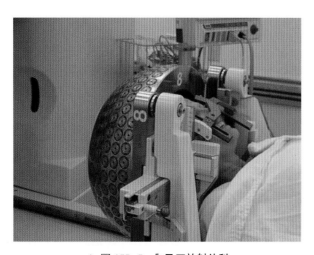

▲ 图 155-5 伽马刀放射外科

一个框架被侵入性地附在患者的头骨上，用于精确的立体定向规划。治疗头盔包含 201 个单独的 $^{60}$Co 源

达到 20/200 或更好。加利福尼亚大学旧金山分校最近进行的一项前瞻性研究将脉络膜或睫状体黑色素瘤患者随机分为敷贴近距离放射治疗和带电粒子治疗[48]。在超过 12 年的中位随访中，他们报告了接受带电粒子治疗的患者在局部控制方面的显著益处。特别是 5 年时，带电粒子和敷贴近距离治疗的局部控制率分别为 100% 和 84%，12 年为 98% 和 79%。虽然这些数据与脉络膜转移没有直接关系，但它们表明带电粒子治疗比近距离治疗有潜在的益处，值得考虑。（关于质子束治疗的更多细节，请参见第 150 章，荷电粒子照射治疗葡萄膜黑色素瘤。）

### 七、毒性 Toxicity

#### （一）眼部毒性 Ocular Toxicity

眼部放射治疗耐受性良好，急性毒性最小[43, 49]，包括干眼症、溢泪或刺激性症状。这些症状可以用人工泪液或润滑软膏来治疗。局部使用抗生素可能会导致上皮损伤。长期眼毒性包括白内障形成，在一个系列中有 3% 的患者报道有白内障形成[50]。如果晶状体没有被遮挡，并且治疗后有一段合理的生存期，那么白内障的形成是可以预料的。视网膜和视神经损伤是导致视力下降的主要毒性因素。由于对关键结构（视神经和黄斑）的剂量低于已知的辐射耐受性，并且由于脉络膜转移患者的预后相对较差，许多患者无法存活下来发展为辐射性视网膜病变[51]，其中位发病时间为 18 个月至 2 年[2, 8, 52]。采用常规放射治疗的一个大系列报道了 2% 的患者的视网膜病变和视神经病变[50]。

#### （二）非眼部毒性 Nonocular Toxicity

非眼部毒性一般很小，但可能包括红斑、皮肤干燥或睫毛或眉毛脱落。接受外照射治疗的儿童面部骨骼和肌肉生长可能受到影响，但成人不应受到影响。应避免与放线菌素 D 或阿霉素等药物同时使用某些化疗药物，因为它们会增加毒性风险。

### 八、预后 Prognosis

脉络膜转移癌的发展通常代表晚期全身疾病[53]，治愈的可能性有限。研究表明中位生存期约为 16 个月[42, 47, 54, 55]，生存期因原发肿瘤类型和有效

全身化疗方案的可用性而不同。

　　大多数脉络膜转移瘤对局部治疗有反应，在某些系列中有大约 80% 的反应率[49, 56]。局部反应通常与肿瘤变平（图 155-6）和色素增生有关。缓解率的提高与以下因素相关：①放射治疗开始前＜ 49 天的症状；②小肿瘤范围小于象限的一半，视网膜脱离极少或没有[49]。

　　大多数患者都有可能保存眼球，25%～50% 的患者报告视力症状完全消失[5, 8, 10]。视力症状改善的时间从放射治疗开始后的几天到 10 周，通常持续

到患者的余生[38]。

## 九、结论 Conclusion

　　脉络膜转移瘤是最常见的眼眶内肿瘤，乳腺癌和肺癌等恶性肿瘤是最常见的原发部位。症状性或进展性病变的初级治疗需要放射治疗以保持视力。有多种放射技术与高局部控制率和低毒性风险相关。脉络膜转移患者的预后较差，因为大多数患者会死于广泛播散的全身性疾病。

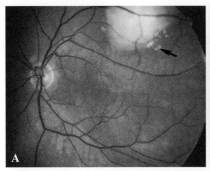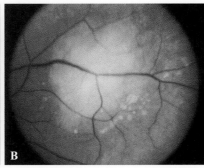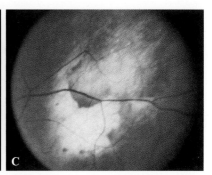

▲ 图 155-6　**A.** 治疗前转移癌的眼底表现。图 151-3 所示为该患者的血管造影图。小肿瘤沉积物（箭）出现在肿瘤下部周围的视网膜下液中。**B.** 高倍视图。**C.** 外照射 1 个月后肿瘤完全变平

# 第156章 脉络膜骨瘤
## Choroidal Osteoma

Carol L. Shields　Gary C. Brown　Sanjay Sharma　Jerry A. Shields　著

## 一、一般状况 General Considerations

眼睛内存在骨骼是不寻常的，可以在多种临床环境下发生[1]。钙化可以发生在可接触体液的组织中，当存在丰富的血液供应以输送成骨细胞来组织 Haversian 系统的结构时，骨化过程发生[2, 3]。脉络膜和视网膜色素上皮是眼内最常见的骨形成部位。眼内骨化最常作为一种营养不良过程与眼球痨相关[2-5]。脉络膜骨瘤（choroidal osteoma）是一种罕见的良性眼内骨化[1, 6-12]。与其他类型的眼内骨化不同的是，这种肿瘤在其他健康的眼中发现。在一位26 岁的女性被认为是无色素性脉络膜黑色素瘤，经

组织病理学证实为脉络膜骨瘤后，人们对该肿瘤的兴趣被激发[8]。1978 年，Gass 和同事描述了 4 例脉络膜骨瘤的临床和血管造影特征[9]。后来，Gass[10]、Aylward 等[11] 和 Shields 等[12] 对脉络膜骨瘤的三个相对较大的系列阐明了该肿瘤的临床和影像学特征以及预期的结果。40 多年来，文献中出现了大量脉络膜骨瘤的临床病例描述[11-52]。

## 二、定义与发病率 Definition and Incidence

脉络膜骨瘤是由成熟骨构成的良性肿瘤。通常在健康的年轻女性中发现，于她们 10—20 岁

或 20—30 岁[1, 10-12]（图 156-1）。然而，一些男性[10, 16, 35, 37, 46]、年轻儿童[21, 23, 24, 34, 38, 40]及 30 岁以上的成人[12, 15, 21, 32, 46, 50]都发现患有脉络膜骨瘤。其对种族没有偏好。大多数报道的这种病变的患者是白种人，但有一些非裔美国人[24, 31]和东方裔[26, 32, 34, 38, 46, 50, 51]患者已经被描述。肿瘤一般偶发，但也有家族性脉络膜骨瘤的病例[21, 23, 40]。报道的一个家族性病例描述为一对母女[21]、一对兄妹[40]和三个兄妹[30]。在 Wills 眼科的肿瘤学实践中，在过去 40 年中，我们看到大约 18 000 名葡萄膜黑色素瘤患者，只有大约 120 名脉络膜骨瘤患者。因此，脉络膜骨瘤是非常罕见的。

## 三、临床特征 Clinical Features

脉络膜骨瘤患者通常无症状。症状包括视觉表失、变形和与肿瘤位置相对应的视野缺损[1, 10-12]。在一份报告中，发现一名年轻女孩患有双侧脉络膜骨瘤，双眼完全失明[43]。脉络膜骨瘤约 75% 为单侧性[1]。在双侧病例中，肿瘤可在不同的发育、生长或脱钙阶段出现对称或不对称（图 156-2）[10-12]。在一例随访 45 年的病例中，双侧脉络膜骨瘤导致不同的结果，一只眼视力差，另一只眼视力保持[52]。很少有单侧脉络膜骨瘤患者可以发展为双侧疾病[30]。脉络膜骨瘤倾向于位于视乳头旁或视乳头周围，通常延伸至黄斑（图 156-1）。很少情况下，这种肿瘤仅局限于黄斑区，不累及视乳头旁区[10-12, 16, 32, 35]。脉络膜骨瘤很少出现在眼睛的其他部位，据我们所知，它并是发生在视网膜血管弓前的孤立病变。脉络膜骨瘤常与特发性巩膜脉络膜钙化（idiopathic sclerochoroidal calcification）混淆，这是一种良性、

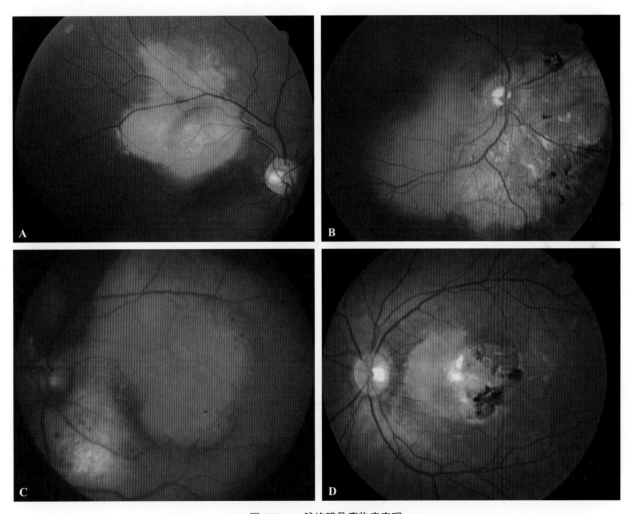

▲ 图 156-1　脉络膜骨瘤临床表现
A. 年轻女性单侧骨瘤；B. 青年男性单侧骨瘤；C. 黄斑部钙化性脉络膜骨瘤伴骨凹陷；D. 年轻女性黄斑部脉络膜骨瘤伴脱钙

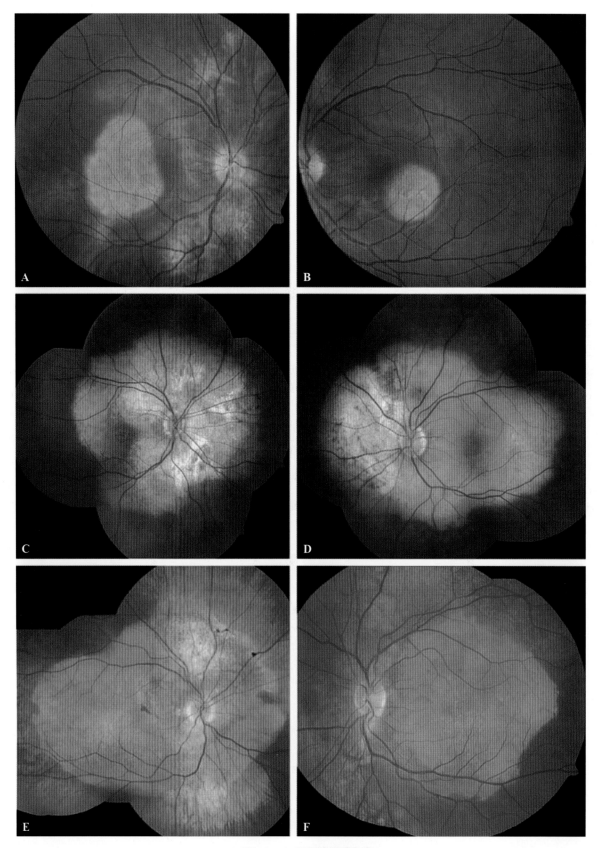

▲ 图 156-2　双侧脉络膜骨瘤

A 和 B. 青年男性黄斑区小骨瘤；C 和 D. 年轻女性较大的部分钙化骨瘤；E 和 F. 年轻女性右眼部分脱钙脉络膜骨瘤伴视网膜下出血，左眼完全钙化骨瘤常为多灶性的双侧病变，通常发生在视网膜血管弓前、靠近眼睛赤道处[53, 54]。脉络膜骨瘤呈黄色–橙色，特别是当肿瘤完全钙化时。随着时间的推移，随着脱钙的发生，肿瘤变得越来越淡黄色，上覆的视网膜色素上皮变薄并聚集。脉络膜骨瘤的大小范围基底径为 2～22mm，高度为 0.5～2.5mm[1, 10-12, 52]。在某些情况下，骨肿瘤表面不规则地被凹陷（图 156-1）或升高。肿瘤形状一般为椭圆形或圆形，有明显的扇形或地理边缘特征。边缘有伪足状突起。在某些情况下，肿瘤可以由两个巨大的斑块结合在一起形成双叶状，中间为峡部[10, 30]。脉络膜骨瘤内的血管系统通常可见一簇短分支血管，这些血管起源于肿瘤的深处并出现在肿瘤表面。在肿瘤的淡黄色部分，视网膜色素上皮变薄和脱色最为明显[9]。这些大口径血管不是新生血管组织，与视网膜下渗出或出血无关[1, 10]。上覆的视网膜血管和视盘不受骨肿瘤的影响，没有相关的玻璃体或前段异常。

许多脉络膜骨瘤在几个月到几年的时间里显示出基底径轻微增大的迹象[38, 41, 44, 48, 52, 55]（图 156-3）。Aylward 及其同事在平均 10 年的随访中发现 22 例患者中有 41% 的肿瘤生长[11]。Shields 及其同事发现 74 例脉络膜骨瘤的肿瘤生长率分别为 5 年 22% 和 10 年 51%[12]。在某些情况下，肿瘤的大小增加了 1 倍[10, 41]。其他学者观察到在先前未受影响的眼中出现了新的脉络膜骨瘤[1, 10]。

Trimble、Schatz 和 Schneider 报道了一例 23 岁女性脉络膜骨瘤，其肿瘤在 5 年内缓慢增大[47]。她出现脉络膜新生血管，经光凝治疗后，肿瘤在 18 个月后肿瘤脱钙，留下一个萎缩的基底床。脉络膜骨瘤部分或完全脱钙发生率为 28%（5 年）和 46%（10 年）[12]。肿瘤颜色、表面色素沉着和表面轮廓也有细微的逐渐变化。

脉络膜骨瘤可以产生浆液性视网膜下液。视网膜下液通常发生在骨瘤的黄斑部。检眼镜、荧光素血管造影、吲哚菁绿血管造影、光相干断层扫描均可检查脉络膜新生血管膜（choroidal neovascular membrane，CNVM）[10-12]。脉络膜骨瘤上发现 CNVM5 年为 31%，10 年为 31%～47%，20 年为 46%～56%（图 156-4 和表 156-1）。CNVM 通常与视网膜下液体或出血有关，但在血管渗漏之前，它可以作为一种轻微升高的灰绿色视网膜下组织被检测到[15, 37]。预测 CNVM 发展的因素包括不规则的肿瘤表面和视网膜下出血[12]（表 156-2）。如果 CNVM 位于黄斑中心凹外，可以用抗血管内皮生长因子药物、激光光凝或光动力疗法治疗[11, 12]。如果 CNVM 位于中心凹，则有可能导致中心凹出血和盘状瘢痕常导致视力不良[12, 23]。对于中心凹下（和大多数中心凹外）的 CNVM，更多的学者更喜欢每月抗 VEGF 治疗以消退 NV 膜，然后用激光或光动力

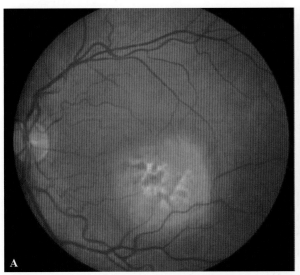
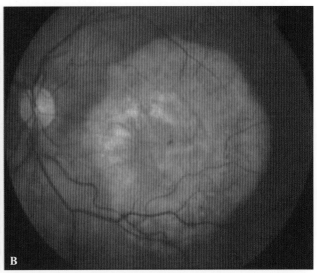

▲ 图 156-3　显示脉络膜骨瘤在 6 年内增大

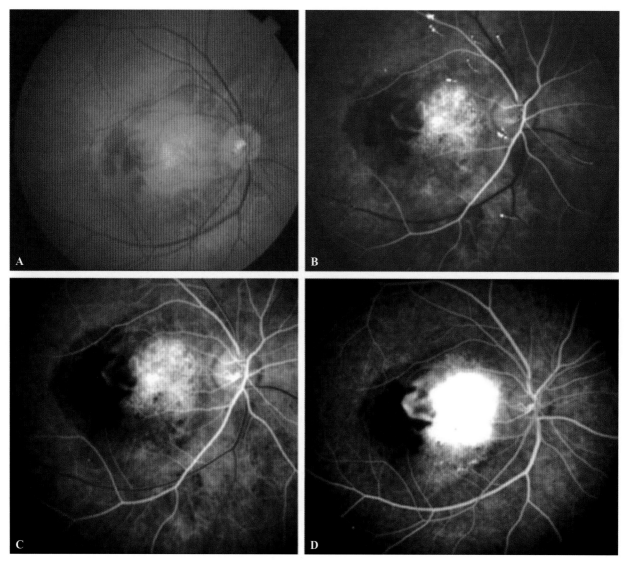

▲ 图 156-4　**A.** 脉络膜骨瘤伴脉络膜新生血管；**B 至 D.** 血管造影显示荧光增强

**表 156-1　脉络膜骨瘤生长、脱钙、脉络膜新生血管膜、视力下降和视力下降的风险**

|  | 1 年 | 5 年 | 10 年 | 20 年 |
|---|---|---|---|---|
| 肿瘤生长 | 2% | 22% | 51% | 71% |
| 肿瘤脱钙 | 21% | 28% | 46% | 91% |
| CNVM | 21% | 31% | 31% | 46% |
| 视力损失 ≥ 3 行 | 3% | 26% | 45% | 59% |
| VA ≤ 20/200 | 14% | 45% | 56% | 62% |

CNVM. 脉络膜新生血管膜；VA. 视力

改编自 Shields, Sun, Demirci 等[12]

疗法巩固中心凹外 CNVM。

　　CNVM 应与肿瘤内表面可见的分支血管簇相区别。后者与视网膜下积液、出血或盘状瘢痕无关，血管造影上不渗漏荧光素。脉络膜骨瘤患者发生 CNVM 的原因尚不清楚。据推测，覆盖在脉络膜骨瘤上变薄、退化的 RPE-Bruch 膜复合体发生断裂后，脉络膜新生血管在感觉层视网膜下生长[27]。

## 四、鉴别诊断 Differential Diagnosis

　　脉络膜骨瘤的眼底镜特征通常是典型的，但小病灶可被误认为脉络膜肉芽肿、痣、黑色素瘤或转移癌。鉴别诊断的其他病变包括局限性脉络膜血

表 156-2 预测脉络膜骨瘤肿瘤生长、脱钙、脉络膜新生血管膜、视力下降和视力下降的因素

| 临床因素多因素分析 | RR（95% 置信区间） | P 值 |
|---|---|---|
| 肿瘤生长 | 无显著因素 | NA |
| 肿瘤脱钙<br>肿瘤表面不规则（vs. 表面光滑） | 9.2（2.0～43.7） | 0.005 |
| CNVM<br>肿瘤表面不规则（vs. 表面光滑） | 10.6（1.1～98.6） | 0.04 |
| 存在肿瘤出血（vs. 无症状） | 15.1（2.4～93.2） | 0.003 |
| 视力损失 ≥ 3 行 | 无显著因素 | NA |
| VA ≤ 20/200<br>有症状（vs. 无症状） | 8.3（1.7～40.8） | 0.009 |
| 脱钙（vs. 无症状） | 3.6（1.2～11.2） | 0.03 |

CNVM. 脉络膜新生血管膜；VA. 视力；NA. 不适用

改编自 Shields, Sun, Demirci 等[12]

管瘤、盘状黄斑变性、后巩膜炎、巩膜脉络膜钙化和器质性痣综合征的脉络膜软骨[1, 53-60]。无色素性脉络膜黑色素瘤不同于脉络膜骨瘤，它的颜色为黄棕色，肿瘤更高，边缘不太清。无色素性脉络膜痣可以像脉络膜骨瘤一样呈相对平坦的外观，但痣边缘不明显，表面可有 drusen。脉络膜转移癌往往有模糊的边缘，通常与浆液性视网膜脱离有关，且与肿瘤的大小不成比例[57]。此外，转移癌通常发生在有恶性肿瘤病史的中年或老年患者（尤其是乳腺癌）。脉络膜转移癌可能类似于脉络膜骨瘤，因为放疗后转移癌呈扁平、表面萎缩和缺乏视网膜下液体。脉络膜血管瘤偶尔会有类似骨瘤的纤维和骨化生[58]。然而，脉络膜血管瘤是典型的圆顶状，边缘光滑规则，伴有视网膜囊样变性及浆液性液视网膜脱离。

黄斑变性通常见于老年患者，其发生在与年龄相关的黄斑变性谱中，或与其他炎性、外伤性或营养不良的眼底发现合并发生时，需要进行相关鉴别诊断的思考。老年黄斑变性通常见于老年患者。病灶通常以黄斑区为中心，较少发生在视乳头周围部位。后巩膜炎病灶边缘模糊，呈典型的橙色 - 棕色外观[17]。患者有明显的眼部疼痛症状，有葡萄膜

炎、脉络膜皱褶、视网膜下积液，以及存在巩膜增厚伴球后水肿典型的超声"T"征表现，有助于诊断。

巩膜脉络膜钙化临床表现为脉络膜或巩膜内不规则钙化斑块[53-54]（图 156-5）。上覆的视网膜及玻璃体正常。这些发现类似于脉络膜骨瘤，但巩膜脉络膜钙化并不典型的是视乳头旁的，更常发生在视网膜血管弓上，呈多灶性，并可发生在甲状旁腺功能亢进患者中[54]。线状皮脂腺痣综合征（linear nevus sebaceous syndrome）可表现为以巩膜软骨或骨化为典型表现的钙化脉络膜病变[59, 60]。

## 五、病理与发病机制 Pathology and Pathogenesis

脉络膜骨瘤的组织病理学特征于 1978 年首次观察，Williams 等[8] 和 Gass 等 2 次报道[9]。肿瘤由致密的骨小梁组成，骨小梁内有内皮内衬的大的海绵状间隙和小的毛细血管。存在成骨细胞、骨细胞和破骨细胞。骨小梁间隙含有疏松的纤维血管成分、肥大细胞和泡沫状空泡间充质细胞。受累的脉络膜毛细血管在大部分区域变细或消失。脉络膜黑色素细胞向内移向脉络膜毛细血管，向外移向巩膜。在某些区域，上覆的视网膜色素上皮局部脱色且扁平，而在其他区域，黑色素噬菌体内的黑色素颗粒团块沿着 Bruch 膜可见。

脉络膜骨瘤的发病机制尚不清楚。推测的发病机制包括可能的迷芽瘤、炎症、创伤、激素、代谢、环境或遗传病因[1]。Noble 认为，其可能是先

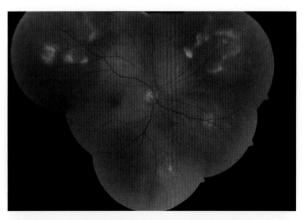

▲ 图 156-5 巩膜脉络膜钙化显示一名老年女性的多灶性赤道部钙化性脉络膜病变。这种情况与脉络膜骨瘤不同

天性的，可能是遗传性的视乳头旁脉络膜异常，使患者容易发展成该肿瘤[40]。脉络膜骨瘤在组织成分上类似于迷芽瘤，起病于年轻人以及没有其他先前的眼部疾病过程。众所周知，骨性迷芽瘤（osseous choristomas）发生在眼球表面[61]。视神经头部胚胎发育复杂，在该区发现了几种先天性错构瘤，如星形细胞错构瘤、视网膜 – 视网膜色素上皮联合错构瘤、视网膜毛细血管瘤等。该肿瘤不典型的特征是女性多发和在以前正常组织中很少发生新的肿瘤。成年后全身骨骼不断重塑，因此脉络膜骨瘤的大小变化并不排除潜在的迷芽瘤病因。

众所周知，眼内炎症可导致眼内营养不良性钙化和骨化[62]。局灶性视乳头周围脉络膜炎可能导致营养不良的钙沉积，并最终导致骨瘤[48]。有报道儿童脉络膜骨瘤可继发于嗜酸性肉芽肿[35]、巩膜炎伴视神经水肿[48]、眼眶炎性假瘤[31]。尽管这三个病例都有很好的记录，但绝大多数脉络膜骨瘤发生在临床上的正常眼。

有几篇报道发生脉络膜骨瘤前有眼部外伤史[10, 30]。在这些病例中，可能发生了视网膜色素上皮的骨化生。然而，与外伤的关系是推测性的。

这种肿瘤主要发生在年轻的成年女性，可能与激素的影响有关[1, 10-12]。大多数女性患者是在青春期后被诊断出来的，但有几个青春期前女孩的病例也有报道[10, 24, 31]。也有几个男性患者被报道[14, 15, 35, 37, 46, 50]。内分泌和代谢检查一直没有异常发现。脉络膜骨瘤患者的血清钙、磷或碱性磷酸酶水平没有持续异常。Katz 和 Gass[31] 报道 1 例短暂性轻度继发性甲状旁腺功能减退（血清钙降低，血清磷升高，碱性磷酸酶升高）和多发性脉络膜骨瘤，但典型的甲状旁腺异常导致巩膜脉络膜钙化[54]，而非脉络膜骨瘤。

脉络膜骨瘤在早期文献中未被发现。最近的环境毒素、暴露或药物也可能对肿瘤的发生产生影响。尚未发现特殊药物使用或地理位置对该肿瘤的影响。脉络膜骨瘤在一本著名的教科书《眼部肿瘤》（*Tumors of the Eye*）中被误诊，1947 年一个"骨化脉络膜血管瘤"（ossified choroidal hemangioma）的插图在后来的回顾中被证明是脉络膜骨瘤[8, 63]。在 1978 年描述脉络膜骨瘤之前，可能有几例在早期文献中被误诊。

Cunha 在 1984 年报道了一个家族性脉络膜骨瘤病例，见于一位 37 岁的母亲和她 5 岁的女儿[21]。这位母亲从 11 岁起视力就很差。1992 年，Eting 和 Savier 报道了一个 5 岁男孩和他 7 岁的姐姐的不典型的双侧脉络膜骨瘤的发生过程，两个姐弟都出现了严重的双侧视力丧失[23]。1990 年 Noble 报道了 9 岁双胞胎兄弟和他们 11 岁姐姐的双侧脉络膜骨瘤[40]。母亲的眼底呈现黄色斑驳状，但没有明显的骨瘤迹象。对于这种罕见的肿瘤，这三种情况似乎是非常巧合的，可能表明遗传或环境因素在脉络膜骨瘤的发病中有一定的作用。

## 六、诊断方法 Diagnostic Approaches

### （一）荧光素血管造影 Fluorescein Angiography

脉络膜骨瘤的荧光素血管造影显示肿瘤的早期轻度斑片状高荧光，演变为弥漫性强晚期染色（图 156-4）。肿瘤早期可见血管簇高荧光，无渗漏[1, 7, 10-12]。这种荧光在血管造影的晚期会稍微减弱。

上覆的脉络膜新生血管早期呈花边状高荧光，早期有染料渗漏，周围组织染色较晚。偶尔，骨瘤有多个与新生血管无关的针尖样渗漏部位。持续性低荧光区对应于视网膜下出血或视网膜色素上皮增生。视盘及视网膜血管荧光素血管造影未见异常。

### （二）吲哚菁绿血管造影 Indocyanine Green Angiography

吲哚菁绿血管造影显示脉络膜肿瘤早期呈低荧光[36, 51, 64]。大口径脉络膜血管可以穿过骨瘤的周围，甚至横切一个假足。在研究开始的 2min 内可以看到肿块的细微弥散荧光，并且似乎是从肿块区域内不明确的多焦点发出的，可能与肿瘤的精细穿孔血管有关。后期荧光逐渐融合，几乎为等荧光。

### （三）超声 Ultrasonography

超声检查有助于鉴别脉络膜骨瘤与其他临床相似病变。A 超显示肿瘤内表面出现高强度回声峰，肿瘤后眼眶软组织回声振幅降低。B 超显示脉络膜肿块稍高，呈高反射，在其他软组织回声消失后，仍保持较低的扫描灵敏度。眼眶的声波阴影发生在脉络膜肿块的正方后，表现为假性视神经[1, 7]。

## （四）光相干层析成像 Optical Coherence Tomography

时域光相干断层扫描（time domain optical coherence tomography，TD-OCT）显示脉络膜骨瘤是一个密度高、起伏大、阴影深的病变。上覆脉络膜新生血管，有视网膜下液、视网膜水肿、视网膜变薄和光感受器丧失，特别是在脱钙区域[26, 65]（图 156-6）。光谱域 OCT（spectral domain OCT）显示了脉络膜骨瘤的更多细节[66-72]。Pellegrini 等[68] 和 Shields 等[69] 独立地观察了肿瘤内骨板的存在和骨的海绵状外观（图 156-7）。

## （五）自发荧光 Autofluorescence

自发荧光在新鲜视网膜下液或视网膜色素上皮病变处呈非特异性高自发荧光[73-75]。在伴有脱钙和视网膜色素上皮丢失的慢性病例中，可观察到低自发荧光。

## （六）放射线检查 Roentgenography

眼眶的 X 线片并不常见，但骨瘤在眼球后部表现为一个薄的放射性高密度斑块[10, 30]。由于这种模式已被计算机断层扫描所取代，因此很少为了诊断目的而进行放射学检查。

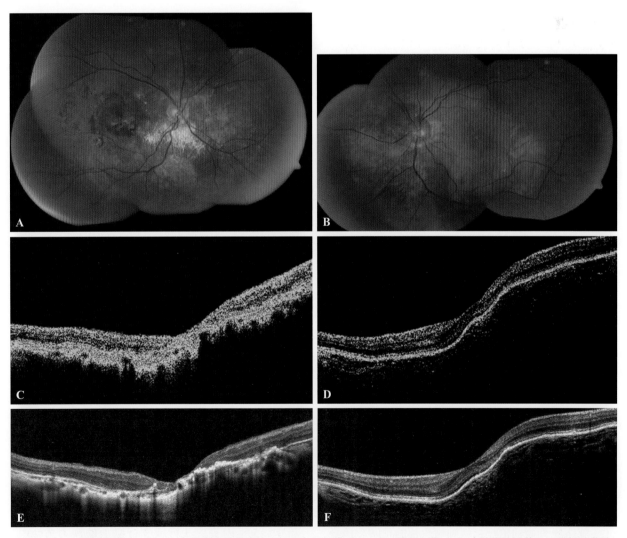

▲ 图 156-6 双侧肿瘤（A 和 B）患者脉络膜骨瘤的光相干断层扫描（OCT），显示右眼（A）中的显著的黄斑下脱钙和萎缩，左眼（B）保持钙化 / 骨化。在相对低分辨率时域 OCT（C 和 D）和高分辨率光谱域 OCT（E 和 F）上，右眼肿瘤表面的不规则性明显多于左眼

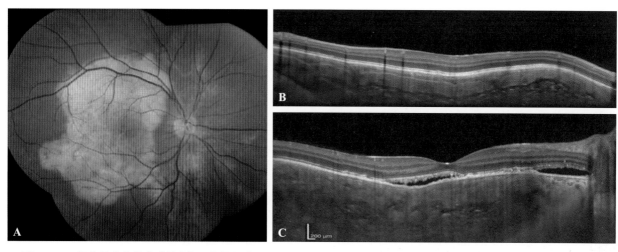

▲ 图 156-7　钙化骨瘤上的光谱域光相干断层扫描（A）显示通过肿块的水平切面，显示骨瘤的波状表面（B）具有固有的线性薄片（白色水平线）和可能的血管通道（黑色的透明管状区域）。请注意视网膜下液体上覆蓬松的光感受器（C）

### （七）计算机断层扫描 Computed Tomography

脉络膜骨瘤的计算机断层扫描显示了受影响脉络膜水平特征性高骨密度的不透光斑块[1, 7]（图 156-8）。

### （八）磁共振成像 Magnetic Resonance Imaging

脉络膜骨瘤的磁共振成像在 $T_1$ 加权像上显示明亮的信号，在 $T_2$ 加权像上显示相对低的信号强度（图 156-8）。对比 $T_1$ 加权扫描显示肿瘤有强化[22]。

### （九）放射性磷摄取 Radioactive Phosphorus Uptake

放射性磷摄取（$^{32}P$）试验一般不用于眼内肿瘤，在过去曾应用。在一些已经实施的病例中，其结果呈强阳性[8]，因为肿瘤中的骨骼积累了磷并将其整合到肿瘤的组织结构中。

### （十）实验室研究 Laboratory Studies

脉络膜骨瘤患者的全血计数、血液化学（包括血清钙、磷和碱性磷酸酶）和尿液分析均未发现一致的异常[1, 10-12]。

## 七、治疗 Management

脉络膜骨瘤的治疗包括肿瘤生长的预防、诱导肿瘤脱钙和治疗脉络膜新生血管。目前还没有已知的全身代谢或激素方法来改变脉络膜骨瘤的生长。

对于位于中心凹下区的脉络膜骨瘤，其目的是维持肿块钙化，使外层视网膜结构保持完整[54, 65]。根据 OCT 研究，与视网膜色素上皮萎缩和上覆光感受器收缩的脱钙脉络膜骨瘤眼相比，维持骨化状态的脉络膜骨瘤眼通常表现出完整的光感受器层和相对较好的视力[65, 69]。在这些情况下，一些权威机构提倡口服钙补充剂，但目前尚未有确证性研究。对于中心凹外区的脉络膜骨瘤，其目的是脱钙，使肿块不能向中心凹生长。脱钙后的骨瘤一般不沿脱钙方向生长。脱钙可通过激光光凝烧灼或光动力疗法来实现[1, 10-12, 76]。Wills 眼科目前首选的治疗中心凹外骨瘤的方法是光动力疗法[76]。相关视网膜下液或 CNVM 的治疗包括每月以"治疗和延迟"（treat and extend）策略使用抗 VEGF 药物[77-80]。此前有报道激光光凝和手术切除 CNVM，但视力恢复并不令人满意[14, 19, 25, 27, 29, 39]。用维替泊芬光动力疗法治疗骨肿瘤中心凹外 CNVM 是成功的（图 156-9）[16, 65]。

## 八、预后 Prognosis

视觉预后是多种多样和不可预测的。大多数中心凹外脉络膜骨瘤患者能保持良好的视力。一些中心凹下脉络膜骨瘤的患者可以在数月至数年内保持良好的视力。在对 74 只脉络膜骨瘤患眼的分析中，5 年内丧失 3 行或 3 行以上的视力为 26%，10 年内 45%，20 年内 59%。视力为 20/200 或更差者，在 1 岁时占 14%，5 岁时 45%，10 岁为 56%

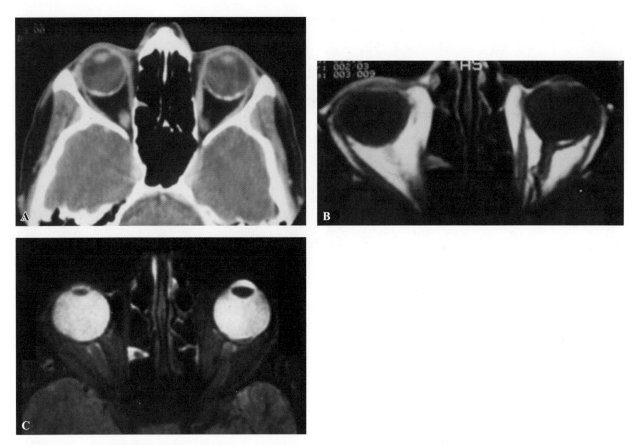

▲ 图 156-8　脉络膜骨瘤的计算机断层扫描（A）显示双眼钙化斑块。$T_1$ 加权（B）和 $T_2$ 加权（C）磁共振图像显示扁平斑块 $T_1$ 亮，$T_2$ 暗

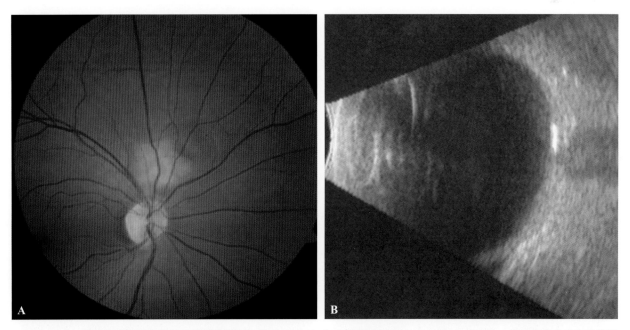

▲ 图 156-9　光动力疗法治疗的伴有脉络膜新生血管膜（CNVM）和视网膜下出血（A 和 B）的小的、钙化的视乳头旁脉络膜骨瘤。经临床及超声检查肿瘤脱钙，CNVM 消失（C 和 D）

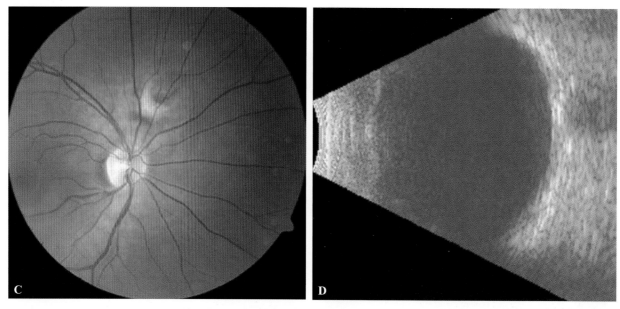

▲ 图 156-9（续） 光动力疗法治疗的伴有脉络膜新生血管膜（CNVM）和视网膜下出血（A 和 B）的小的、钙化的视乳头旁脉络膜骨瘤。经临床及超声检查肿瘤脱钙，CNVM 消失（C 和 D）

（表 156-1）。视力丧失的原因包括视网膜下液、视网膜下出血、视网膜色素上皮萎缩或斑点、光感受器细胞萎缩，特别是重度脱钙性脉络膜骨瘤。统计学上对预测视力不良的因素包括症状和脱钙[12]（表 156-2）。脉络膜骨瘤患者的生活预后与普通人群无差异[1, 10-12]。

## 九、结论 Conclusions

脉络膜骨瘤是一种良性脉络膜骨化肿瘤，典型地见于 10—20 岁或 20—30 岁的健康年轻女性。据报道，它也发生在于男性和儿童中。75% 脉络膜骨瘤为单侧性，位于视乳头旁区，基底径 2～22mm。

瘤体轻度升高，可能伴有视网膜下液和脉络膜新生血管。

脉络膜骨瘤应与脉络膜黑色素瘤、脉络膜痣、脉络膜转移癌、脉络膜血管瘤和巩膜脉络膜钙化鉴别。超声能显示病灶内有钙化。荧光素血管造影可显示脉络膜新生血管。光相干断层扫描可以勾画出肿块内的骨板层和海绵组织，并提供视觉预后信息。

脉络膜骨瘤的发病机制尚不清楚，也没有已知的全身性治疗有助于肿瘤的消退。相关脉络膜新生血管的治疗通常采用抗 VEGF 治疗和光动力疗法。视力预后不一，但全身预后良好。

# 孤立性脉络膜血管瘤
## Circumscribed Choroidal Hemangioma

Michael I. Seider　Shelley Day　Prithvi Mruthyunjaya　著

第<br>157<br>章

## 一、概述 Introduction

脉络膜血管瘤（choroidal hemangiomas）是良性血管错构瘤，有两种表现形式：局限性和弥漫性。局限型通常是一个孤立的肿瘤，无系统性关联，而弥漫型通常与 Sturge-Weber 综合征有关（见第 136 章，斑痣性错构瘤病）。在 Sturge-Weber 综合征患者中很少有局限性脉络膜血管瘤的报道[1, 2]。1868 年 Leber 发表了第 1 例经组织学证实的脉络膜血管瘤病例[3]。这种疾病的发病率很难估计，因为大多数局限性脉络膜血管瘤只有在患者出现症状或在常规检查中偶然发现时才会引起医疗注意。然而，这种疾病被认为是相对罕见的，4500 只眼组织学检查发现 5 例[4]。超过 90% 的报道病例发生在白种人患者身上（尽管已经有黑人、西班牙裔和亚裔患者的报道病例），男性和女性之间的分布相对均匀[5, 6]。两个最大病例组的平均诊断年龄为 38.7—47 岁，高于慢性脉络膜血管瘤的平均诊断年龄，而弥漫性脉络膜血管瘤的平均诊断年龄通常是在 10 岁以前[5, 6]。

## 二、临床特征 Clinical Features

局限性脉络膜血管瘤通常是在赤道后发现的橙红色肿块（图 157-1 至图 157-5）。肿瘤的颜色也被描述为"鲑鱼色"[7]、"黄白色"[8] 和"灰粉色"[6]。脉络膜增厚在彩色照片上可能难以辨别，在临床检

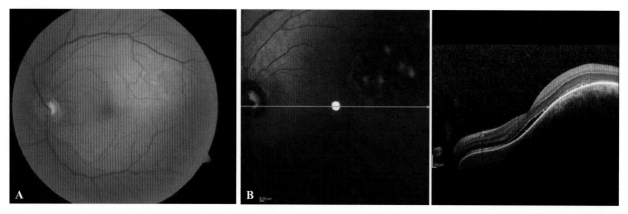

▲ 图 157-1　A. 一名 54 岁男性左眼局限性脉络膜血管瘤，主诉视物变形 2 个月，视力为 20/64。注意病变的橙红色与周围正常脉络膜相似。还应注意病灶上的细微 drusen 和特征性色素改变。B. 光谱域光相干层析成像（右）和共焦扫描激光检眼镜（SLO，左）（Heidelberg Engineering GmbH, Heidelberg, Germany）图像。注意 SLO 图像如何比彩色照片更清楚地显示血管瘤的边界。OCT 显示一个倾斜的脉络膜肿块使视网膜升高，伴有轻度的中心凹下积液，这可能是视力中度下降的原因

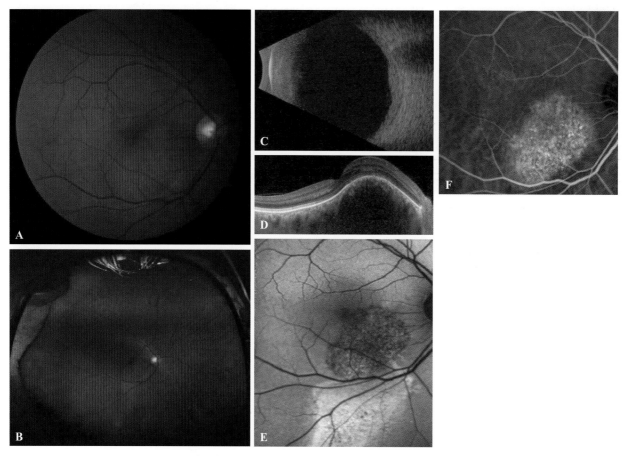

▲ 图 157-2　A. 无症状 66 岁男性脉络膜血管瘤的眼底彩色照片，视力 20/32。注意病变的红色，与图 157-1 相比，其颜色与周围脉络膜颜色略有不同。B. 与 A 图相同病变的广角彩色图像（Optos plc., Dunfermline, Scotland）。请注意，由 Optos 提供的伪彩色如何产生不同的外观，使肿瘤难以识别。C. 增强深度成像光谱域光相干断层成像显示脉络膜肿块，无视网膜下积液。血管瘤主要位于中心凹鼻侧，正常脉络膜细节模糊。肿瘤顶端附近可见外层视网膜部细微改变和视网膜内液体。D. B 超显示病变厚度小（0.8mm），内部反射率高（与附近正常脉络膜相似）。E. 眼底自发荧光显示病变处有不同程度的高自发荧光和低自发荧光，并显示下方高自发荧光区，继发于视网膜色素上皮改变与慢性微量视网膜下液有关。F. 荧光素血管造影 1min 显示早期弥漫性高荧光持续到后期（低于 3.5min）。观察该病变并发现其随时间稳定

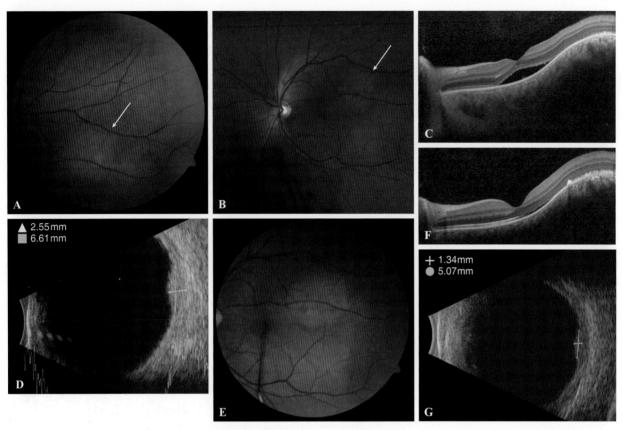

▲ 图 157-3　A. 36 岁患者左眼局限性脉络膜血管瘤彩色照片，主诉视力减退及鼻下暗点 1 个月。B. 与 A 图中的照片相比，Optos 黄斑照片提供了更多关于病变位置的透视图，但颜色错误。C. 光谱域光相干断层扫描（SD-OCT）显示脉络膜肿块和视网膜下液体。D. B 超显示一个半球形病变，内部高反射率，横径 6.61mm，厚 2.55mm。E. 一次光动力疗法（PDT）后 3 个月拍摄的照片显示肿瘤早期色素改变，但与基线照片相比整体外观稳定。视力提高到 20/20，症状接近缓解。F. PDT 术后 3 个月的 SD-OCT 图像显示脉络膜肿块厚度减少，视网膜下液体接近吸收，外层视网膜改变持续。G. PDT 后 3 个月 B 超显示肿瘤厚度（1.34mm）和横向宽度（5.07mm）减小

查中可能更为明显。在肿瘤表面或肿瘤边缘有环状色素沉着也有报道[6]。在荧光素血管造影[9]或眼底自发荧光最容易看到的病变上可能有脂褐素色素（橙色色素）的积聚[10]。在 Shields 等公布的 200 例最大系列脉络膜血管瘤研究中，67% 的局限性脉络膜血管瘤位于黄斑，34% 位于黄斑和赤道之间，赤道前无肿瘤发生[5]。在第二大病例系列中，Witschel 和 Font 报道的 45 例肿瘤患者瘤体均位于赤道后方[6]。Shields 系列肿瘤平均直径 6.7mm，平均厚度 3.1mm[5]。虽然双侧脉络膜血管瘤已有报道，但病变通常是单发或单侧的[7]。伴发的视网膜下液或浆液性视网膜脱离是一个常见的发现，在 Witschel 系列[6]中 47% 的患者和 Shields 系列（图 157-3）[5]中 81% 的患者中存在，尽管这些样本大多是有症状患者组成的偏倚样本。囊样黄斑水肿也是一个常见的

发现，出现在多达 17% 的患者中。相关的渗出物、视网膜前膜和视网膜出血也有报道[5]。相关的渗出并不常见。脉络膜新生血管是罕见的，但已在少数病例中有相关报道[5, 11-13]。在 3 只眼局限性脉络膜血管瘤中也有视网膜新生血管的报道[14]。继发于局限性脉络膜血管瘤的全视网膜脱离患者也可能出现虹膜和角部新生血管和新生血管性青光眼[5]。

局限性脉络膜血管瘤通常不生长，尽管有逐渐增大的报道[15, 16]。报道在 5 例患者中，平均随访 52 个月，平均基底径仅有轻度扩大到约 1.6mm×1.5mm，厚度增长约 0.9mm[15]。在另一个肿瘤明显增大的病例中，由于怀疑有脉络膜黑色素瘤的可能，而进行了眼球摘除，病理检查显示，肿瘤大小的增加很可能是由于肿瘤血管的充血、肿瘤血管的管径和数量的增加[16]。还有一个病例报道，

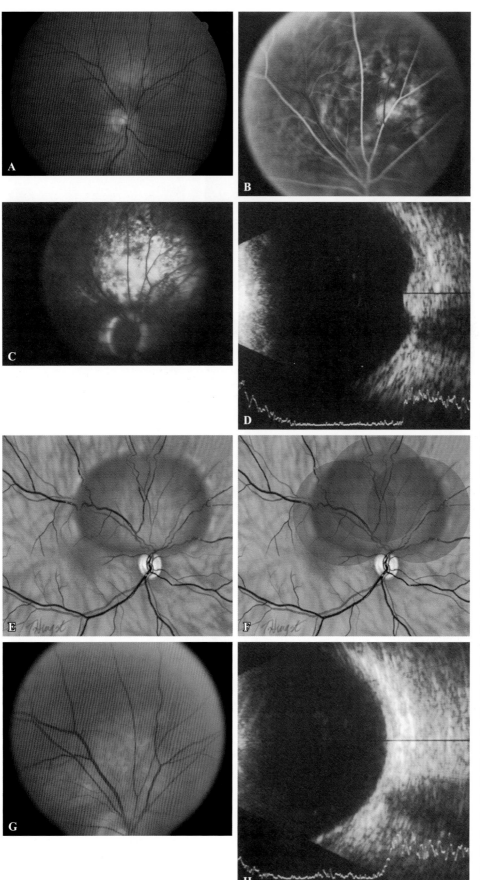

◀ 图 157-4　A. 位于视盘上方的红 - 橙色脉络膜血管瘤，浆液性脱离进入黄斑。肿瘤厚度 2.8mm。B. 静脉荧光素血管造影显示动脉血流时呈斑片状高荧光。C. 肿瘤晚期斑片状染色，部分染料渗漏到视网膜下间隙。D. B 超显示肿瘤为实性穹窿状病变，A 超为高内反射。E. 视网膜下积液延伸至黄斑部的肿瘤示意图。F. 重叠的圆圈显示了注射维替泊芬后激光应用的分布。G. 光动力治疗后 3 个月的肿瘤外观。肿瘤呈扁平，视网膜色素上皮有些稀疏，视网膜下纤维化的细微迹象。H. 治疗 3 个月后的超声检查显示肿瘤没有可测量的肿瘤高度

图片经许可转载自 Robertson DM. Phot-odynamic therapy for chor-oidal hemangioma associated with serous retinal detachm-ent. Arch Ophthalmol 2002; 120:1155-61. ©2002, Amer-ican Medical Association 版权所有

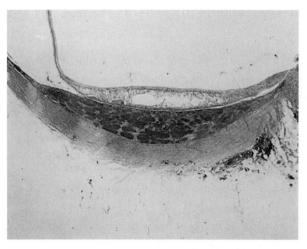

▲ 图 157-5　视乳头旁脉络膜孤立性血管瘤位于颞侧。上覆视网膜有广泛的微囊变性改变（HE 染色，11×）

在为质子束外照射做准备时放置钽夹后，脉络膜血管瘤从红橙色变为深灰色[17]。血管瘤在术后 2 周（质子束照射前）恢复到原来的红 - 橙颜色，因此作者推测暂时的颜色变化可能是由于手术操作导致的血管外出血[17]。Bosch 和 Helbig 也报道了光动力疗法后脉络膜血管瘤变黑色（blackening）[18]。

高达 81% 的患者也是最常见的症状是视物模糊，尽管患者也注意到有视野缺损、视物变形和眼前漂浮物[5]。在 Shields 的病例系列中，24% 的眼呈现的视力范围为 20/40～20/20，34% 的眼的视力为 20/400 或更差，而在 Witschel 的病例系列中，60% 的眼是"盲"的[5, 6]。

## 三、鉴别诊断 Differential Diagnosis

局限性脉络膜血管瘤的鉴别诊断包括脉络膜痣、无色素性脉络膜黑色素瘤、脉络膜转移癌、脉络膜骨瘤和中心性浆液性脉络膜视网膜病变。在临床检查中，脉络膜血管瘤具有典型的橙红色，与脉络膜转移癌不同，脉络膜转移癌更可能是乳黄色，无色素性黑色素瘤则可能是黄褐色[5]。辅助检查有助于区分这些情况。由于病变的血管成分，超声显示脉络膜血管瘤具有高的内反射，而脉络膜黑色素瘤显示低至中等的内反射。局限性脉络膜血管瘤在吲哚菁绿血管造影上也有非常明显的表现，表现为快速充盈和"冲刷"现象，与脉络膜黑色素瘤和转移癌不同，后者充盈较慢，强度较低[5]。在磁

共振成像上，局限性脉络膜血管瘤在 $T_1$ 和 $T_2$ 加权像上均显示亮信号，而脉络膜黑色素瘤和转移癌在 $T_1$ 加权像上显示亮信号，而在 $T_2$ 加权像上显示低信号[5]。

## 四、辅助检查 Ancillary Studies

### （一）静脉荧光素血管造影 Intravenous Fluorescein Angiography

局限性脉络膜血管瘤的荧光素血管造影（fluorescein angiography，FA）通常显示肿瘤在动脉前期和动脉期出现轻微的早期花边样高荧光，随后在动静脉期出现中度高荧光，在晚期高荧光增强，并出现不同程度的渗漏（图 157-1，图 157-3 和图 157-4）[5, 19, 20]。脉络膜血管瘤的 FA 模式可能是可变的，类似于其他无色素性脉络膜肿瘤，因此 FA 在没有其他辅助检查的情况下可能无法诊断[21]。FA 也有助于观察相关的视网膜下液体和囊样黄斑水肿，这些在吲哚菁绿血管造影上并不常见[21]。

### （二）吲哚菁绿血管造影 Indocyanine Green Angiography

吲哚菁绿血管造影（ICGA）对局限性脉络膜血管瘤的诊断特别有帮助，因为它能使得脉络膜血管的可视化增强。局限性脉络膜血管瘤通常在 30s 左右出现特征性的快速高荧光，远早于其他脉络膜肿瘤[21-23]。这种荧光呈花边状，弥漫性增强模式，外围先充盈，然后是中心充盈[22]。与周围正常脉络膜相比，晚期肿瘤显示出染料消退导致低荧光，这被称为"冲刷"（washout）现象[21-23]。此外，在肿瘤的周围，晚期高荧光的边缘几乎总是存在[21-23]。ICGA 比 FA 更易见到肿瘤内血管，肿瘤下方的正常脉络膜血管系统模糊，这一特征也被认为是病理学特征之一[21, 23]。有明显视网膜色素上皮改变的慢性病变可能阻断 ICGA 荧光。

### （三）超声 Ultrasonography

局限性脉络膜血管瘤在超声上具有一致的特征性表现。在 B 超上，血管瘤表现为实性肿块，其特征与周围正常脉络膜几乎相同（图 157-2 至图 157-4）[5, 20]。肿瘤呈典型的穹顶状，但有时也可呈蘑菇状或扁平状[5]。在 A 超中，肿瘤显示出高的内反

射[5, 20]。A 超和 B 超眼底超声都有助于区分脉络膜血管瘤和脉络膜黑色素瘤，因为脉络膜黑色素瘤通常是声学中空的，具有中等到低的内反射[5]。

### （四）神经影像学 Neuroimaging

脉络膜血管瘤的磁共振成像（MRI）在 $T_1$ 加权像上表现为高强度，而在 $T_2$ 加权像上表现为高强度或等强度[5]。脉络膜血管瘤呈钆造影增强[5]。MRI 表现有助于鉴别脉络膜黑色素瘤和转移癌，后者在 $T_1$ 加权像呈亮信号，$T_2$ 加权像呈低信号[5]。临床上，应用 MRI 诊断脉络膜血管瘤的研究比较少。

### （五）光相干层析成像与增强深度成像 Optical Coherence Tomography and Enhanced Depth Imaging

在脉络膜肿瘤中，传统的时域和光谱域光相干断层扫描（SD-OCT）有助于显示视网膜和视网膜色素上皮的继发性改变[24]。在脉络膜血管瘤中，OCT 可用于显示黄斑水肿、视网膜前膜和视网膜下液（图 157-2 和图 157-3）。直到最近，波长依赖性光散射及随着零延迟位移的增加而降低的灵敏度和分辨率阻止了 OCT 对脉络膜和巩膜的详细成像[25]。Spaide 和他的同事描述了一种将 SD-OCT 放置在离患者更近的位置，有目的地对较深的层面进行成像的方法，产生了脉络膜的详细反转图像[25]。一些作者已经使用这种增强深度成像（EDI）技术来成像各种脉络膜肿瘤，包括局限性脉络膜血管瘤[26]。局限性脉络膜血管瘤表面光滑，中、大脉络膜血管扩张，上覆的脉络膜毛细血管没有压迫现象[26-29]。

### （六）自发荧光 Autofluorescence

眼底自发荧光（fundus autofluorescence，FAF）是一种成像技术，它可以显示磷光素的激发，通常来自分布在 RPE 细胞单层中的脂褐素等物质[30]。FAF 在功能失调的 RPE 中增加，在光感受器丧失的区域减少，并且在年龄相关性黄斑变性、Best 病和各种脉络膜视网膜炎性疾病中有用[30]。对 34 只眼脉络膜血管瘤（其中 27 只眼为局限性脉络膜血管瘤）的 FAF 研究发现，未经治疗的局限性脉络膜血管瘤，其内源性肿瘤 FAF 为等自发荧光（58%）或低自发荧光（42%），治疗后局限性脉络膜血管瘤

均为低自发荧光（100%）[31]。在 2 例未经治疗的局限性脉络膜血管瘤中，上覆的视网膜色素上皮的外源性 FAF 和视网膜改变显示橙色色素的自发荧光增强，RPE 增生、萎缩和纤维化生的自发荧光减弱[31]（图 157-2）。

## 五、病理学 Pathology

脉络膜血管瘤被认为是错构瘤，其定义是良性血管瘤，由通常发现于肿瘤部位的组织成分组成。脉络膜血管瘤根据肿瘤内的主要血管类型进行组织病理学分类：毛细血管瘤、海绵状血管瘤或混合血管瘤[6]。毛细血管型由松散结缔组织分隔的小血管组成（图 157-6），而海绵状血管型由相对较少结缔组织分隔的大血管组成（图 157-7）。混合型同时具有毛细血管和海绵状血管的特征。脉络膜血管瘤因血管壁成分缺乏细胞增殖而著名，因而支持了这些肿瘤是非增殖性病变的观点[6]。Witschel 和 Font 利用武装部队病理研究所（Armed Forces Institute of Pathology，AFIP）的档案，研究了 45 只眼的局限性脉络膜血管瘤[6]。发现海绵状肿瘤 20 例，混合型 22 例，毛细血管型 3 例[6]。这一发现与 Sturge-Weber 综合征相关的弥漫型脉络膜血管瘤形成对照，在后者的 17 例研究病例中均为混合型肿瘤[6]。局限

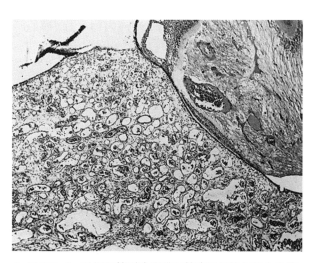

▲ 图 157-6　毛细血管型脉络膜血管瘤显示均匀的小血管，由疏松水肿的血管内基质隔开。视网膜（右上）脱离，斜穿过神经纤维（HE 染色，50×）的平面
引自 AFIP and Witschel H, Font RL. Hemangioma of the choroid. A clinicopathologic study of 71 cases and a review of the literature. Surv Ophthalmol 1976；20:415-31.

性脉络膜血管瘤将脉络膜黑素细胞推向肿瘤周边、巩膜和脉络膜毛细血管。上覆的视网膜色素上皮（RPE）的色素沉着是常见的改变，其范围从 RPE 的紊乱和增生到脉络膜内表面纤维斑块的形成（图 157-8），在其中一些肿瘤上产生灰白色外观[6, 32]。覆盖在肿瘤上的骨化可能继发于视网膜色素上皮细

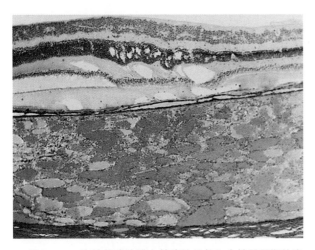

▲ 图 157-7　海绵状脉络膜血管瘤外丛状和内核层早期的囊样改变。扩张的、充满血液的空间里有一层平坦的内皮细胞，血管间质很少。视网膜色素上皮细胞增生（HE 染色，50×）
引自 AFIP and Witschel H, Font, RL. Hemangioma of the choroid. A clinicopathologic study of 71 cases and a review of the literature. Surv Ophthalmol 1976；20:415-31.

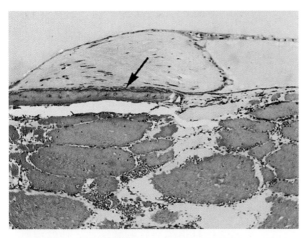

▲ 图 157-8　图示视网膜色素上皮细胞转化的纤维结节，位于脉络膜海绵状血管瘤上。纤维结节和血管瘤之间有一个薄的骨斑块（箭）。一些血管中有白细胞聚集（HE 染色，90×）
引自 AFIP and Witschel H, Font RL. Hemangioma of the choroid. A clinicopathologic study of 71 cases and a review of the literature. Surv Ophthalmol 1976；20:415-31.

胞的变性转化和增殖，可能是一种慢性的迹象[6]。覆盖在局限性脉络膜血管瘤上的视网膜改变还会发生水肿或囊性变性、光感受器 / 椭圆体带丢失、外界膜丢失、胶质增生，偶尔还有脂褐素沉积或 RPE 细胞迁移到视网膜[6, 28, 32]。组织学研究表明，局限性脉络膜血管瘤表面的橙色或橙色 – 黄色斑点是位于 RPE 和外丛状层的巨噬细胞中的脂褐素聚集[9]，尽管与脉络膜黑色素瘤相比，这种情况发生的频率较低。

除了那些严重继发性青光眼的病例，尽管发生了严重的视网膜改变，但视网膜神经节细胞和神经纤维层仍得以保留[6, 28]。浆液性视网膜脱离并非罕见。

## 六、治疗 Treatment

无症状的局限性脉络膜血管瘤可观察[5]。在某些情况下，血管瘤可能只有引起远视飘移才出现症状，而远视飘移可以仅通过屈光矫正治疗。对于导致远视性弱视的中心凹下肿瘤，也可以进行观察[5]。对有症状的局限性脉络膜血管瘤伴渗出性视网膜脱离或囊样黄斑水肿，可采用多种治疗方式。

### （一）激光 Laser

**光动力治疗 Photodynamic Therapy**

光动力治疗（PDT）于 2000 年[33]首次用于治疗有症状的局限性脉络膜血管瘤，目前被认为是有症状的合并渗出性视网膜脱离或视网膜内液的脉络膜血管瘤的首选治疗方法（图 157-3 和图 157-4）[34]。局限性脉络膜血管瘤对 PDT 的疗效反应较好，因为 verteporfin 优先聚集在管径大的异常血管中。与激光光凝、放射疗法和经瞳孔温热疗法相比，PDT 可以相对选择性地靶向治疗脉络膜肿瘤血管，导致肿瘤消退，对上覆的视网膜的损伤最小[35]，但是也有在局限性脉络膜血管瘤的 PDT 后发生视网膜分支动脉阻塞的报道[36]。因此，PDT 也适用于治疗中心凹下脉络膜血管瘤[37]。与 PDT 相比，激光光凝不能穿透肿瘤表面[38]。外照射治疗可能会导致肿瘤消退，但会带来额外风险（如白内障、视神经病变、辐射性视网膜病变），通常需要进行侵入性手术，如放置钽夹进行质子束照射、敷贴近距

离放射治疗的敷贴器的放置和移除（见下文）[39-42]。PDT 通常在开始输注后 5～15min 内，用 689nm、690nm 或 692nm 的激光波长、600mW/cm² 的强度进行治疗前，以 6mg/m² 的剂量静脉注射维替泊芬，持续时间为 83～166s（50～100J/cm²）[43-49]。光动力疗法治疗年龄相关性黄斑变性试验（TAP）[50]的眼部和全身安全性的研究及其他相关研究已有文献报道。

应用 PDT 治疗局限性脉络膜血管瘤的病例有很多。表 157-1 总结了 10 名或 10 名以上患者的研究结果，其中回顾了 201 名患者的 PDT 治疗结果，不包括在较小病例组中接受治疗的人数。PDT 越来越多地被选为有症状的局限性脉络膜血管瘤的主要治疗方法[43, 45]。除了两例外，大多数患者接受一次 PDT 治疗[37, 38, 43-45, 47]。Schmidt Erfurth 等和 Porrini 等的研究的两个病例系列，绝大多数患者需要不止一次 PDT 治疗。治疗目标是肿瘤的完全消退，而不仅仅是视网膜下和视网膜内液体的消退[48, 51]。11 项研究随访期为 1～80 个月[37, 38, 43-45, 47-49, 51-53]。治疗方案和效果因研究而异。大多数患者的视力稳定或改善，视网膜内和视网膜下液体减少，肿瘤消退。虽然 Schmidt-Erfurth 等和 Porrini 等认为治疗的目的是消除视网膜下积液和肿瘤消退，但大多数其他作者认为，肿瘤消退不是最终目的，只有持续性或复发性渗出或视力丧失才需要再治疗[37, 44, 48]。高剂量或高强度的 PDT 治疗可能增加脉络膜萎缩和神经感觉性视网膜变性的风险[49, 51]。PDT 治疗的数量也被证明与视力改善呈负相关。这是否是因为较大的肿瘤更可能需要更多的 PDT 治疗，或者这是否反映了 PDT 治疗的不良反应尚不清楚[37]。据报道，PDT 后视网膜下积液复发，通常在数月或数年后，有些患者需要多次治疗[54]。

## （二）激光光凝 Laser Photocoagulation

激光光凝或氙弧或氩激光"热激光"（thermal laser）治疗局限性脉络膜血管瘤是 PDT 发展之前早期的主要治疗方法之一[5]。在 Shields 的 86 例接受氩激光光凝治疗的患者中，62% 的患者视网膜下液体完全吸收，71% 的患者视力稳定或改善[5]。Anand 等 1989 年的一个早期病例系列中，42 名患

者接受氩或氪激光治疗，显示初始视力和视网膜下液体改善率为 79.2%，但初始治疗后视网膜下液体复发率为 40%[55]。所有患者在随访期结束时均经再次治疗后视网膜下液消失[55]。Madrelela 等的另一个系列报道了 13 名接受激光光凝治疗的患者，其中 38% 的患者视力优于 6/12，46% 的患者在 1 年内没有发生视网膜下液[56]。然而，激光光凝不能用于治疗中心凹下病变，激光光凝不能使肿瘤缩小，因此复发渗出率较高[34]。应该格栅样光凝治疗脉络膜血管瘤的单个病例也已报道[57]。激光光凝治疗失败的患者往往需要后续的放射治疗或 PDT 治疗。

## （三）经瞳孔温热治疗 Transpupillary Thermotherapy

与激光光凝不同的是，经瞳孔温热治疗（TTT）利用相对长的脉冲和低能量的激光来提高治疗肿瘤组织内的温度，诱导血管管道发生热硬化，最终导致肿瘤消退和视网膜下液的吸收[58]。TTT 在技术上不同于激光光凝，其目标是最佳的热穿透而不是热凝固，并且已经被更成功地用于脉络膜肿瘤的治疗[59]。TTT 被认为最适合于赤道后伴有浅层视网膜下液的局限性脉络膜血管瘤，肿瘤基底 < 10mm，肿瘤厚度 < 4mm[58]。如果肿瘤大于这些尺寸，或者如果有大量的视网膜下液存在，肿瘤的可视化可能会很困难，并阻止激光束的精确聚焦[58]。TTT 在治疗肿瘤边缘与视盘接触的病例中可能不理想，据报道，80 只眼中有 2 只眼视乳头旁脉络膜黑色素瘤应用 TTT 治疗，有发生热性视乳头炎（thermal papillitis）的风险[60]。在许多情况下，TTT 对中心凹下肿瘤的应用可能不是最佳治疗方式，因为 TTT 对异常或脉络膜组织不具有选择性，可能对正常视网膜有不良影响[58]。

Gunduz 在 2004 年发表了一篇对 38 例（10 例由作者管理，28 例来自已发表的文献）主要应用 TTT 治疗局限性脉络膜血管瘤的综述。他发现所有的肿瘤在 TTT 后，随着视网膜下液的消退而停止渗漏[58]。其中 42% 的肿瘤显示完全消退，53% 的肿瘤显示至少 10% 的部分消退，5% 的肿瘤厚度没有变化[58]。排除 12 例治疗前视力低于 20/400 的患者后，77% 的患者视力提高了 2 行或更多的 Snellen

表 157-1　光动力疗法治疗的有症状的局限性脉络膜血管瘤

| 作者（年） | 眼的数量 | 接受 PDT 作为主要治疗的眼 | 治疗次数 | 治疗方案 | 随访时间 | 肿瘤平均厚度 |
|---|---|---|---|---|---|---|
| Su 等(2014)[52] | 22 | 22 | 1 | 强度为 600mW/cm² 的 689nm 激光。重叠点方案（14 例患者）：每个点 83s(50J/cm²)；单点方案（8 名患者）：166s（100J/cm²） | 重叠点：平均 28.5 个月（15~38 个月）；单点：平均 27 个月（17~34 个月） | 重叠点：2.7mm；单点：2.5mm |
| Elizalde 等(2012)[53] | 13 | 9 | 7 例单次治疗，5 例 2 次治疗，1 例 5 次治疗，最终外照射放疗 | 强度为 600mW/cm²（6mg/m² BSA 维替泊芬）的 692nm 激光，每个 83s（50J/cm²） | 平均 26 个月（6~67 个月） | 3.4mm |
| Pilotto 等(2011)[49] | 20 | 18 | 1 | 强度为 600mW/cm² 的 689nm 激光。标准组在输注后 15min 治疗 83s(50J/cm2)。"丸注"组 5min 治疗 166s（100J/cm²） | 平均 58 个月（36~80 个月） | 标准剂量：2.45mm；丸注剂量：2.38mm |
| Blasi 等(2010)[43] | 25 | 25 | 22 例患者需要 1 次治疗；3 例患者需要 2 次治疗 | 前 3 名患者使用强度为 600mW/cm² 的 689nm 激光，持续 83s（50J/cm²），随后的患者使用 100J/cm² 的 166s 激光 | 60 个月（由所有患者填写完成） | 中位厚度 3.3mm（平均值不可用） |
| Zhang 等(2010)[45] | 25 | 25 | 23 例患者需要 1 次治疗；2 例患者需要 2 次治疗 | 中心凹病变：强度为 600mW/cm² 的 689nm 激光，持续 83s（50J/cm²）；中心凹外病变：75J/cm²，曝光时间 125s | 平均 35.5 个月（±15 个月） | 3.2mm |
| Boixadera 等(2009)[44] | 纳入 31 只眼（随后排除 2 只眼，对 29 只眼进行分析） | 初步治疗 22 只眼；7 只接受过治疗的眼睛（3 只激光，2 只激光和 TTT，2 只 TTT） | 24 例患者需要 1 次治疗；4 例患者需要 2 次治疗；1 例患者需要 3 次治疗 | 强度为 600mW/cm² 的 689nm 激光，持续 83s（50J/cm²） | 12 个月（由所有患者填写完成） | 3.0mm |
| Singh 等(2004)[47] | 10 | 初步治疗 7 只眼；3 只接受过治疗的眼睛（2 只 TTT，1 只外照射放疗） | 8 只患者需要 1 次治疗；2 名患者需要 2 次治疗 | 强度为 600mW/cm² 的 690nm 激光，持续 83s（50J/cm²） | 中位数 7 个月（1~13 个月） | 2.9mm |

（续表）

| 作者（年） | 眼的数量 | 接受 PDT 作为主要治疗的眼 | 治疗次数 | 治疗方案 | 随访时间 | 肿瘤平均厚度 |
|---|---|---|---|---|---|---|
| Jurklies 等（2003）[37] | 19 | 初步治疗 15 只眼；4 只接受过治疗的眼睛（2 只辐射治疗，1 只激光＋辐射治疗） | 7 例患者需要 1 次治疗；5 例患者需要 2 次治疗；7 例患者需要 3 次或 3 次以上治疗 | 强度为 600mW/cm² 的 689nm 激光，持续 166s（100J/cm²） | 10.6 个月 | 2.6mm |
| Verbraak 等（2003）[38] | 13 | 初步治疗 10 只眼；2 只接受过放射治疗，1 只接受过 PDT 治疗 | 8 例患者需要 1 次治疗；5 例患者需要 2 次治疗 | 前 3 名患者使用强度为 600mW/cm² 的 692nm 激光，持续 166s（100J/cm²）；随后的 10 名患者使用 83s（50J/cm²） | 3~22 个月 | 3.1mm |
| Porrini 等（2003）[48] | 10 | 初步治疗 7 只眼；3 只接受过治疗的眼睛（2 只激光，1 只质子束辐照） | 1 例患者需要 1 次治疗；5 例患者需要 2 次治疗；4 例患者需要 3 次治疗 | 对于小于 2mm 的病变：强度为 600mW/cm² 的 689nm 激光 125s（75J/cm²）；对于大于 2mm 的病变：186s（100J/cm²） | 7~16 个月 | 2.9mm |
| SchmidtErfurth 等（2002）[51] | 15 | 初步治疗 15 只眼 | 2 例患者需要 1 次治疗，6 例患者需要 2 次治疗，6 例患者需要 3 种治疗，1 例患者需要 4 次治疗 | 强度为 600mW/cm² 的 692nm 激光，持续 166~168s（100J/cm²） | 平均 19 个月（12~50 个月） | 3.8mm |

| 基线视力 | 最终视力 | 视觉改善 | 视网膜内和视网膜下液体的解剖吸收率 | 肿瘤消退 | 不良事件 |
|---|---|---|---|---|---|
| 重叠点：平均值 0.08（十进制）单点：平均值 0.09（十进制） | 重叠点：平均值 0.33（十进制）单点：平均值 0.29（十进制） | 重叠点：64.3% 单点：25% | 重叠点：42.9% 单点：25% | 两组肿瘤消退率均为 100%；重叠点组肿瘤完全消退率为 25.9%；单点组肿瘤完全消退率为 12.5% | 无 |
| 31% 优于 20/40，低于 20/40 | 85% 优于 20/40，15% 低于 20/40 | 作者未讨论过 | 85% | 作者未讨论过 | 无 |

（续表）

| 基线视力 | 最终视力 | 视觉改善 | 视网膜内和视网膜下液体的解剖消退即吸收率 | 肿瘤消退 | 不良事件 |
|---|---|---|---|---|---|
| 标准剂量：63个ETDRS字母；丸注剂量：69个ETDRS字母 | 未描述 | 标准剂量：40%提高，60%稳定（±1线）；丸注剂量：50%提高，20%稳定（±1线），30%降低 | 100% | 100% | 50%的丸注治疗患者有视网膜和RPE变化，视网膜下纤维化或黄斑化黄斑皱褶，而只有10%的标准治疗患者有RPE变化且无其他并发症。与标准剂量组相比，视网膜剂量敏感度降低 |
| 平均20/57 | 平均20/23 | 76%的人≥2行视力改善 | 100% | 肿瘤消退率100%；完全消退率28% | 4只眼RPE增生（16%） |
| 平均20/222 | 平均20/65 | 44%的人>4行视力改善 | 100% | 肿瘤消退率100%；完全消退率28% | 无 |
| 平均20/60 | 平均20/35 | 69%的患者有"VA恢复"（作者未定义）；27.5%的患者保持稳定；1例患者VA下降 | 93% | 肿瘤消退率100%；完全消退率7% | 无 |
| 中位数20/30（20/400~20/30） | 中位数20/30（20/200~20/20） | 40%的患者VA改善；40%的患者病情稳定，20%的患者VA下降 | 100% | 肿瘤消退率100%；完全消退率80% | 2例患者脉络膜萎缩 |
| 20/4000~20/25 | 20/20~20/1000 | 73.3%的患者视力至少提高1行；42.1%的患者视力至少提高了2行；21.1%的患者病情稳定，5.2%的患者VA下降 | 94.8% | 肿瘤消退率100%；完全消退率21% | PDT后观察到RPE和脉络膜局灶性萎缩 |
| 20/25到LP | 20/20到LP | 62%的人≥2行视力改善 | 100% | 肿瘤完全消退率100% | 100J/cm²剂量下的RPE增生 |
| 20/250~20/25 | 20/80~20/20 | 100%的患者至少有1行视力改善 | 100% | 肿瘤消退率100%；完全消退率60% | 无 |
| 平均20/125 | 平均20/80 | 87%的患者VA有所改善 | 100% | 肿瘤完全消退率100% | 先天性脉络膜萎缩≥3种治疗方法 |

LP. 光感；PDT. 光动力治疗；RPE. 视网膜色素上皮；TTT. 经瞳孔温热治疗；VA. 视敏度

线，其余 23% 的患者视力保持不变，并发症包括视网膜分支静脉阻塞 1 只眼，囊样黄斑水肿 3 只眼，视网膜前纤维化 2 只眼，局灶性虹膜萎缩 3 只眼[58]。尽管 Gunduz 回顾的所有病例的肿瘤厚度均 < 4mm，肿瘤直径均 < 10mm，但 Rishi 等报道了 1 例高度为 6mm，直径为 14mm 的巨大中心凹局限性脉络膜血管瘤伴近完全渗出性视网膜脱离，TTT 后显示视网膜下液体吸收[58, 61]。6 个月时，视力从光感提高到 10/200[61]。Kamal 等也有一份报道，在 TTT 前注入吲哚菁绿染料以增强激光摄取[62]。

### （四）经巩膜二极管睫状体光凝术 Transscleral Diode Cyclophotocoagulation

Feng 等的一份报道表明，这种方法治疗局限性脉络膜血管瘤可能取得良好的效果，尽管可能会导致明显的瘢痕和 RPE 改变。与 PDT 相比，经巩膜二极管睫状体光凝的优点在于其显著降低了成本[63]。

### （五）放射治疗 Radiotherapy

脉络膜血管瘤对放射极为敏感。然而，放射治疗通常是伴有广泛性视网膜脱离患者的治疗选择，这些患者不能用热激光或 PDT 治疗或对热激光或 PDT 治疗无效。在这些患者中，放射治疗通常会导致视网膜复位和肿瘤消退，尽管这可能伴随着辐射引起的不良反应，如白内障、辐射性视网膜病变和视神经病变[64]。然而，注意到治疗局限性脉络膜血管瘤所需的较低剂量，放射并发症的风险通常小于治疗其他脉络膜肿瘤，包括后极部葡萄膜黑色素瘤。放射治疗也曾用于不易接受激光光凝治疗的中心凹下脉络膜血管瘤患者，尽管这种作用已被 PDT 所取代。

#### 1. 常规外照射 Conventional External Beam Radiotherapy

保留晶状体的常规伽马射线外照射已用于治疗局限性脉络膜血管瘤。最大的一个系列由 Schilling 等于 1997 年报道，其中 36 只眼接受了 20Gy 的剂量治疗[65]。共有 63.8% 的患者发现视网膜下液吸收，78% 的患者视力稳定或改善[65]。报道了 4 例视网膜下纤维化导致最终视力下降的病例，但在平均 4.5 年的随访期内未发现辐射性视网膜病变或白内障等辐射性不良反应的报道[65]。Ritland 等用 20～24Gy 治疗 9 只眼局限性脉络膜血管瘤，结果

视网膜下液体吸收，视力稳定或提高，所有病例肿瘤消退[66]。在 3.6 年的平均随访时间内，未观察到放射性不良反应[66]。Shields 等报道了两名接受外照射放射治疗的患者，他们的视力都稳定或提高[5]。Madrepella 等还报道了两名接受保留晶状体的外照射放疗的患者，其中一名患者的视网膜下液体吸收[56]。

#### 2. 敷贴近距离放射治疗 Plaque Brachytherapy

$^{103}$Pd、$^{60}$Co、$^{106}$Ru 和 $^{125}$I 敷贴近距离治疗局限性脉络膜血管瘤均已报道[5, 56, 67-70]。与外照射相比，敷贴近距离放射治疗能更局部地将辐射传递到肿瘤本身，将辐射引起的不良反应减至最低[67]。敷贴近距离放射治疗的缺点是需要两次手术来放置和去除敷贴器，以及对肿瘤底部和顶部的非均匀辐射剂量。Zografos 等报道了 39 例局限性脉络膜血管瘤患者中，用 $^{60}$Co 敷贴距离放射治疗的最大一组患者，有 100% 视网膜复位率[70]。并发症包括色素转移到治疗区，视网膜下纤维化和乳晕萎缩性瘢痕[70]。Shields 等报道了第二大系列的 15 名接受敷贴放射治疗的患者，所有患者视网膜下液体的吸收，其中 53% 的患者视力稳定或改善[5]。Lopez-Caballero 等还对 8 名患者进行了 $^{125}$I 敷贴近距离放射治疗，所有患者视网膜下液体均吸收，肿瘤厚度有所下降，其中 75% 的患者视力稳定[69]。3 例发生放射性视网膜病变，1 例发生视网膜下纤维化[70]。Madrepella 等用 $^{125}$I 治疗了 2 例患者，用 $^{106}$Ru 敷贴距离放射治疗了 6 例患者，所有患者视网膜下液体均吸收，其中 75% 的患者的最终视力优于 6/12[56]。Aizman 等用 $^{103}$Pb 敷贴近距离放射疗法治疗了 5 名患者——所有 5 名患者都有视网膜下液体吸收，伴有一定程度的肿瘤消退，3 名患者的视力有所改善[67]。Chao 等还报道了一个病例，在没有光感视力、完全视网膜脱离和虹膜新生血管的患者中，使用 $^{125}$I 敷贴近距离放射治疗作为眼球摘除术的替代方案，治疗后视力仍然没有光感，但视网膜脱离和虹膜新生血管消退[68]。

#### 3. 立体定向放射治疗 Stereotactic Radiotherapy

立体定向放射治疗是一种外照射伽马射线治疗，它利用多种治疗角度，为靶组织提供更均匀的辐射剂量，减少对健康组织的辐射相关影响。"立体定向放射手术""伽马刀"和"赛博刀"是用来

描述不同形式立体定向放射治疗的术语。两个不同的韩国小组报道了使用伽马刀放射治疗脉络膜血管瘤 [71-73]。Kim 等报道了使用 Leksell 伽马刀治疗 7 例有症状的脉络膜血管瘤，其中 3 例为局限型 [72]。在 3 例局限性脉络膜血管瘤患者中，边缘剂量 10Gy，渗出性视网膜脱离在 3 个月内完全消失，视力均得到改善 [72]。Song 等还发表了伽马刀放射治疗伴有渗出性视网膜脱离的脉络膜血管瘤的结果，其中两例为局限性，他们发现 2 例视网膜脱离均得到了吸收，然而，1 例视力恶化，另 1 例视力稳定 [71]。该系列的边缘剂量为 26.7Gy [71]。Kivela 等还发表了一系列的 5 例患者，他们都是用 20Gy 的立体定向放射治疗，其中包括中心小凹周围和视乳头周围局限性脉络膜血管瘤 [74]。渗出性视网膜脱离 4 只眼在 6 个月内消退，5 只眼在 20 个月内消退，5 只眼中有 4 只眼视力改善或保持稳定 [74]。

### 4. 质子束放射治疗 Proton Beam Radiotherapy

质子束放射治疗是一种非立体定向的外照射形式，与传统的伽马射线相比，具有一定的优势。最重要的是，与外部伽马辐射相比，质子的"Bragg 峰"现象可能允许更为精确和均匀的治疗区域和更少的附带辐射损伤 [75]。然而，与外照射相比，质子的一个缺点是钽夹需要外科手术放置，以便在治疗过程中进行肿瘤定位。

最大的一个系列是由 Levy-Gabriel 等在 2009 年报道的 [76]，71 例患者接受质子束治疗。应用 20 个钴灰当量（CGE）治疗后，100% 的患者视网膜复位，91.5% 的患者肿瘤消退，52% 的患者视力提高 2 行或 2 行以上 [76]。并发症包括 28% 的白内障和 8% 的放射性黄斑病变 [76]。2004 年，Frau 等报道了一系列 17 例局限性脉络膜血管瘤伴浆液性视网膜脱离的患者，主要采用 20CGE 的低剂量质子治疗 [64]。在 2 年的随访中，94% 的患者有两行或更多行的视力改善，65% 的患者有完全肿瘤消退 [64]。2014 年，Zeisberg 等 [75] 对 50 例同时接受 20CGE 质子束放射治疗的局限性脉络膜血管瘤患者进行了相对长期的研究（平均随访 55.4 个月）。在这一系列中，82% 的患者采用放射治疗作为主要治疗，其他患者则接受了先前的光动力疗法。58.8% 的患者视力改善 2 行或以上，但 46% 的患者在平均 14.5 个

月后出现放射性视网膜病变，部分患者出现玻璃体积血、干眼症和放射性视神经病变。早期系列报道了高剂量辐射的结果。Hannouche 等报道了 13 例伴有浆液性视网膜脱离的局限性脉络膜血管瘤患者，他们接受了总剂量为 30CGE 的质子治疗 [77]。所有患者视网膜下液均得到吸收，62% 的患者视力提高 2 行或 2 行以上 [77]。Zografos 等治疗局限性脉络膜血管瘤 48 只眼，随访 6 个月至 9 年，均获得渗出性视网膜脱离的消退 [78]。放射剂量 16.4~27.3Gy，3 例 27.3Gy 患者均出现视神经病变 [78]。最后，Chan 等最近的一个报道中，他们使用了非手术光场技术，在 15~30 CGE 剂量下没有手术肿瘤定位，取得了良好的效果 [79]。

### （六）玻璃体内药物治疗 Intravitreal Pharmacologic Therapy

#### 1. 玻璃体腔注射抗血管内皮生长因子 Intravitreal Anti-VEGF Injection

有研究报道了玻璃体腔注射贝伐单抗治疗局限性脉络膜血管瘤的病例 [80-83]。在这些病例系列中，大多数患者在 PDT、TTT 或激光光凝等更成熟的治疗后接受玻璃体腔注射贝伐单抗治疗持续性视网膜内或视网膜下液，并显示出不同的反应。少数病例采用玻璃体腔注射贝伐单抗作为无辅助治疗症状性局限性脉络膜血管瘤的主要治疗方法。Mandal 等描述了一名患者，他通过两次玻璃体腔注射贝伐单抗获得视网膜内和视网膜下液的吸收，但视力没有改善 [81]。Kwon 等报道了 4 例局限性脉络膜血管瘤伴浆液性视网膜脱离的患者，他们接受了一次或两次玻璃体腔注射贝伐单抗的初步治疗。其中 3 例视网膜下积液持续改善，但随访时间有限（平均 6 个月）。Kwon 等反映，虽然贝伐单抗最初可能对减少液体有效，但其治疗时间可能有限 [83]。报道 1 例玻璃体腔注射雷珠单抗无效的脉络膜血管瘤 [84]。此外，还报道了 1 例玻璃体内注射雷珠单抗有效治疗局限性脉络膜血管瘤 PDT 继发脉络膜新生血管的病例 [13]。

#### 2. 玻璃体内糖皮质激素治疗 Intravitreal Glucocorticoid Therapy

关于使用玻璃体内糖皮质激素治疗局限性脉络

膜血管瘤的文献很少。报道了玻璃体腔注射曲安奈德成功治疗多例局限性脉络膜血管瘤相关新生血管的病例，多数病例需要重复注射曲安奈德[85]。此外，最近发表了一篇关于联合 PDT 和玻璃体腔地塞米松植入治疗视网膜下液合并局限性脉络膜血管瘤的报道，但对该患者的治疗是初步尝试性的，可能仅对 PDT 有反应[86]。

## 七、结论 Conclusions

局限性脉络膜血管瘤是一种良性血管错构瘤，无全身相关性，不需要全身检查或治疗。对于有症状的病变，PDT 已成为治疗的首选，肿瘤和视网膜下积液消退率高，并发症少。对于 PDT 不可用的中心，TTT 或激光光凝仍然是合理的选择，尽管不推荐用于中心凹下病变。放射治疗通常是针对有广泛性大疱性视网膜脱离的较大血管瘤患者，由于放射治疗在技术上更为复杂，可能导致放射相关并发症和（或）可能需要前往专门的治疗中心，因此不适合 PDT、TTT 或光凝治疗。有限的数据表明，玻璃体腔注射贝伐单抗可以减少某些局限性脉络膜血管瘤的渗出，并且在先前成功的消融治疗后复发性渗出的情况下可能更有效，尽管任何效果的持续时间可能有限。

# 第三篇　血液和其他肿瘤
# Hematologic and Miscellaneous Tumors

## 其他葡萄膜肿瘤
## Miscellaneous Uveal Tumors

### 第158章

Alison Skalet　David Wilson　著

## 一、概述 Introduction

很多原发性肿瘤发生在葡萄膜。其中，罕见的肿瘤很难在临床上诊断，因为它们往往没有足够的特征来区别于更常见的肿瘤。然而，对一些罕见肿瘤的流行病学因素、临床特征和自然史的了解可能引起临床医师足够的怀疑。因为这些肿瘤中有许多是良性的，术前识别可以预防或减少手术干预。本章将详细介绍这些罕见肿瘤中较为常见的几种，并强调其独特之处。

## 二、睫状体上皮性肿瘤：先天性 Epithelial Tumors of the Ciliary Body: Congenital

### （一）髓上皮瘤 Medulloepithelioma

髓上皮瘤 [diktyoma，畸胎瘤（teratoneuroma）] 是一种罕见的先天性肿瘤，最常见于儿童，一般认为起源于髓质管上皮。这种肿瘤通常起源于睫状体上皮，但视网膜和视神经的髓上皮瘤也会发生。由 Verhoeff 第一个详细描述这种肿瘤的组织学[1]，他称之为畸胎瘤，尽管并没有畸胎瘤的特征。Fuchs[2] 报道了他对髓上皮瘤的观察结果，并创造了 diktyoma 这个词，因为构成肿瘤的细胞呈网状。Grinker[3] 首次使用术语 "medulloepothelioma"（髓上皮瘤），因为它指出了肿瘤的正确的起源细胞，所以成为公认的名称。

有学者报道了几个大的髓上皮瘤的病例系列[4-7]，为我们了解该肿瘤的临床特征提供了大量的知识。在 Broughton 和 Zimmerman 的病例系列[5] 中，出现初始症状的中位年龄为 3.8 岁，范围为 6 个月至 41 岁。Andersen[4] 报道，良性髓上皮瘤摘除时的平均年龄为 4.5 岁，恶性肿瘤为 7 岁。在 Canning 等[6] 系列中，诊断时的中位年龄为 3 岁。在这三个系列中，所有肿瘤都是单眼和单侧的，没有种族或遗传倾向。Kaliki 等最近的一个病例系列描述了 41 例中位年龄为 5 岁的病例，78% 的病例发生在 10 岁以前[7]。这种肿瘤在 20 岁以上的成年人中极为罕见。

表 158-1 和表 158-2 总结了 Broughton 和 Zimm-erman[5] 报道的 56 例患者的症状和体征。

髓上皮瘤的一个显著特征是经常出现囊肿，囊

**表 158-1　髓上皮瘤 - 症状和体征**

| 临床发现 | 病例数（n） |
|---|---|
| 视力差（或失明） | 22 |
| 疼痛 | 17 |
| 虹膜或睫状体肿块 | 10 |
| 白瞳症 | 10 |
| 其他瞳孔异常 | 2 |
| 眼球突出（或眼眶肿块） | 4 |
| 眼球变大 | 4 |
| 斜视 | 3 |
| 溢泪 | 2 |
| 眼睛颜色的变化 | 2 |
| 前房积血 | 1 |

引自 Broughton WL, Zimmerman LE. A clinicopathologic study of 56 cases of intraocular medulloepitheliomas. Am J Ophthalmol 1978; 85: 407-18.

**表 158-2　髓上皮瘤 - 初步检查的临床结果**

| 临床发现 | 病例数（n） |
|---|---|
| 虹膜、前房或睫状体囊肿或肿块 | 30 |
| 眼球突出或眼眶肿块 | 8 |
| 视网膜肿块 | 2 |
| 青光眼 | 26 |
| 白内障 | 14 |
| 牛眼症 | 6 |
| 虹膜炎 | 4 |
| 虹膜红变 | 3 |
| 视网膜脱离 | 3 |
| 斜视 | 3 |
| 玻璃体积血 | 1 |
| 前房积血 | 1 |

引自 Broughton WL, Zimmerman LE. A clinicopathologic study of 56 cases of intraocular medulloepitheliomas. Am J Ophthalmol 1978; 85: 407-18.

肿是由上皮细胞产生黏多糖形成的。这些囊肿可能存在于肿瘤体内，但也可能在前房或后房和玻璃体中自由漂浮（图 158-1 至图 158-4）。玻璃体或前房囊肿的存在应提醒临床医师考虑诊断髓上皮瘤的可能性，尽管玻璃体囊肿也曾被描述为恶性黑色素瘤[8]。

髓上皮瘤的另一个值得注意的特征是在诊断时眼压经常升高（表 158-2）。这可能是由于睫状体肿块继发性房角关闭、虹膜新生血管或肿瘤细胞在小梁网的生长所致。髓上皮瘤也有一个不寻常的倾向，在晶状体后形成一个从肿瘤延伸的肿瘤细胞睫状膜，并被推测这代表了组织迁移到前部玻璃样体[7]。髓上皮瘤通常包含低分化神经上皮组织的片状和索状组织，作为其最重要的组成部分。细胞索可能排列在充满酸性黏多糖的囊腔中。Homer

Wright 和 Flexner-Wintersteiner 玫瑰花环可能存在，但更常见的是髓上皮瘤中的玫瑰花环大于视网膜母细胞瘤的花环状细胞排列。通常，玫瑰花环的管腔被多个细胞层包围，这些细胞层类似于原始的睫状

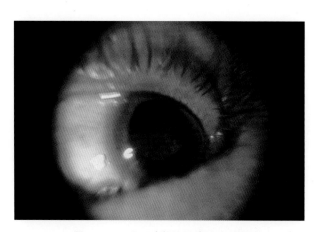

▲ 图 158-1 显示睫状体肿瘤的外眼照片
病例由 Milton Boniuk，Verhoeff Society，1997 提供

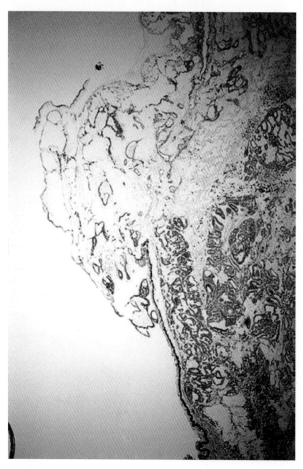

▲ 图 158-3 病理组织学显示肿瘤的上皮性质，囊肿由黏液多糖填充的间隙周围的上皮形成（HE 染色，100×）

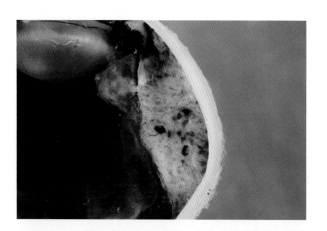

▲ 图 158-2 髓上皮瘤的大体表现，显示睫状体肿块和后房囊肿
病例由 Milton Boniuk，Verhoeff Society，1997 提供

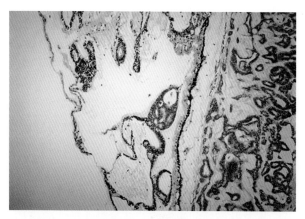

▲ 图 158-4 组织病理学显示睫状体上皮上方有囊性间隙（HE 染色，400×）

上皮，而不是光感受器细胞。

除神经上皮组织外，髓上皮瘤还可能含有异型组织，这种情况下称为畸胎样髓上皮瘤。透明软骨、横纹肌、未分化间充质细胞和类似于大脑的神经组织都在畸胎样髓上皮瘤中被描述。

髓上皮瘤可能是良性或恶性的。Broughton 和 Zimmerman[5] 认为 66% 的肿瘤是恶性的。Andersen[4] 采用更严格的标准，将 26% 的肿瘤归为恶性。从实践的角度来看，即使是细胞学上良性的髓上皮瘤也可能是局部浸润性的，延伸到虹膜、角膜、巩膜或眼眶。因此，根据 Andersen 的建议，所有髓母细胞上皮瘤都应被视为潜在的恶性肿瘤[4]。大多数病例的初始治疗是手术——虹膜切除术、虹膜睫状体切除术、部分巩膜切除术或眼球摘除术——肿瘤全切除术，预后良好。放射治疗的治疗成功也有报道[9, 10]。Canning 等[6] 强调了仅在小肿瘤患者中尝试局部切除（即虹膜睫状体切除）的重要性。在接受虹膜睫状体切除术治疗的 4 名患者中，所有患者最终都进行了眼球摘除手术。Broughton 和 Zimmerman 系列共有 45 名患者（80%）在虹膜睫状体切除术后需要眼球摘除。

在 Broughton 及 Zimmerman[5] 和 Anderson[4] 系列患者中，最重要的预后因素似乎是肿瘤蔓延进入眼眶。在 Broughton 和 Zimmerman 系列中[5] 11 例患者有眼外扩张，其中 4 例死于肿瘤相关原因。肿瘤的颅内扩散是常见的死亡原因，尽管有一名患者死于纵隔淋巴管扩散。目前还没有确定单独进行或联合眼球摘除术、放射治疗或化疗治疗眼外浸润蔓延扩张的有效性。由于这类患者与肿瘤相关的发病率和死亡率较高，因此在巩膜外浸润扩张的病例中应考虑采用这种方法。

### （二）神经胶质瘤 Glioneuroma

胶质瘤是一种由视杯前部髓质上皮细胞引起的迷芽瘤样畸形。它们极为罕见，目前只报道了少数病例[11-15]。神经胶质瘤通常表现为累及周边虹膜和睫状体的肿块，通常在出生后 6 个月内明显。肿瘤可能累及脉络膜和视网膜，并有眼外延伸的描述。相关的眼部异常经常出现，包括同侧或对侧眼的持续增生性原始玻璃体、虹膜和睫状体缺损。肿瘤进

行性增大可导致角膜混浊、白内障或青光眼。

这些肿瘤由分化良好的神经组织组成，包括神经元和星形胶质细胞。所有报道的病例[11-15] 由于肿瘤扩大或疑似恶性肿瘤的并发症最终都进行眼球摘除。因为这是一个良性肿瘤，它可以通过局部切除来治疗。

### （三）星形细胞瘤 Astrocytoma

目前仅报道 3 例睫状体星形细胞瘤[16-18]。患者分别为 24 岁、52 岁和 29 岁。三位患者都有睫状体实体瘤，其中一位患者的星形细胞瘤与新生血管性青光眼有关。这些肿瘤可能是视杯前部的迷芽瘤。2 例由毛细胞星形胶质细胞组成，另一个由纤维状星形胶质细胞组成。所有肿瘤均行局部切除。有趣的是，在新生血管性青光眼患者中，观察到肿瘤切除后虹膜红变消退。

## 三、睫状体上皮性肿瘤：获得性 Epithelial Tumors of the Ciliary Body: Acquired

### （一）假性腺瘤样增生：反应性 Pseudoadenomatous Hyperplasia: Reactive

睫状上皮增生可能是创伤或炎症的非特异性反应。增生组织主要由无色素的睫状体上皮组成，但也可能含有色素性睫状体上皮和血管。在少见的情况下，反应性增生可导致肿块，可与睫状体肿瘤混淆。更常见的是，增生组织以片状或睫状膜的形式形成。

### （二）老年性增生 Senile Hyperplasia

老年性增生 [Fuchs 腺瘤（Fuchs adenoma）] 是一种良性疾病。这些病变通常为白色，位于睫状体平坦部皱襞部。它们由增生的无色素睫状体上皮的薄片和小管组成，具有类似基底膜的交替区域。Fuchs 腺瘤的出现频率随年龄增长而增加，大约 20% 的尸检眼可以发现这种肿瘤。这些病变是有意义的，因为当通过角镜、睫状体镜或超声检查发现时，它们可能与恶性病变混淆[19, 20]。Fuchs 腺瘤可导致节段性白内障[19]。这些病变的大小几乎总是小于 2mm，很少会变大。有研究者最近对一名 52 岁男子进行了虹膜睫状体切除术，切除的色素性睫状体肿瘤厚度接近 3mm，怀疑是一个小的黑色素瘤，但发现它是一个 Fuchs 腺瘤（未发表的观察结果）。

在诊断不确定和担心黑色素瘤的特殊情况下，可以进行虹膜睫状体切除术，Fuchs 腺瘤不需要治疗。

### （三）腺瘤和腺癌 Adenomas and Adenocarcinomas

腺瘤和腺癌有不同的名称，包括良性和恶性上皮瘤和成人髓上皮瘤[21]。睫状上皮腺瘤和腺癌表现为睫状体实性肿瘤。在 Andersen 对其中 30 例进行的回顾中，9 例出现明显肿块，8 例视力下降[4]。其他表现包括青光眼、白内障、疼痛和眼球突出。腺瘤摘除时的平均年龄为 43 岁。对于腺癌患者，摘除时的平均年龄为 55 岁。值得注意的是，有几例报道的腺癌出现在有外伤史的盲眼中，提示腺癌可能是睫状上皮反应性增生的恶性转化。

这些肿瘤的病理基础在其他地方已经有了更详细的描述[7]。简言之，腺瘤由立方或柱状细胞组成，类似于无色素或色素睫状上皮。这些细胞可能有管状或乳头状排列，可能紧密地排列在黏液物质中[22]。恶性病变可能分化良好，在这种情况下与腺瘤相似，但具有更多的恶性细胞学特征。低分化病变更具多形性，可能类似于转移性腺癌甚至肉瘤[21, 23]。因为这些病变不能可靠地与黑色素瘤鉴别，所以通常采用眼球摘除或近距离放射治疗。可见眼外扩张是影响预后的重要因素[4, 23]。Andersen 报道 2 例腺癌，在眼球摘除时已扩展到眼球以外[4]。2 例患者都发展成肿瘤的颅内扩展。Laver 等报道了 12 例睫状上皮多形性腺瘤，其中 9 例发生于眼球痨眼。死亡病例仅发生于眼外延伸的肿瘤。他们指出，在长期失明的情况下，在成人发展为眼球前部肿块和（或）眼球突出的长期失明眼，应考虑腺癌的可能[23]。眼球摘除术、放疗或化疗在眼外扩张病例中的作用尚未明确。

## 四、黑色素细胞肿瘤 Melanocytic Tumors

### （一）黑色素细胞瘤 Melanocytoma

黑色素细胞瘤一词最早由 Zimmerman 和 Garron[24] 用来描述视神经的良性色素瘤。其他被用来指代这种病变的名称包括大细胞痣和良性黑色素瘤。视神经和视乳头周围脉络膜黑色素细胞瘤见第 140 章（先天性视网膜色素上皮肥大）。因此这里只讨论局限于葡萄膜的黑色素细胞瘤。

葡萄膜黑色素细胞瘤表现为脉络膜、睫状体或虹膜的深色色素瘤（图 158-5）。虽然它们很可能是先天性病变，但出现时的年龄范围与恶性黑色素瘤的年龄范围并没有足够的差异，无法用于鉴别诊断。在对睫状体黑色素细胞瘤的综述中，Frangieh 等[25] 发现，大多数报道的病例都是白种人。因此，与视神经黑色素细胞瘤不同，葡萄膜黑色素细胞瘤并不主要发生在色素沉着的个体。由于黑色素细胞瘤生长缓慢，区分良性肿瘤和恶性黑色素瘤变得更加复杂。这种缓慢的生长可能导致肿瘤通过巩膜延伸到巩膜表层。此外，黑色素细胞瘤可能发生坏死，导致色素播散、葡萄膜炎和黑色素溶解性青光眼（melanomalytic glaucoma）[26]。Kathil 等描述了前葡萄膜黑色素细胞瘤的临床特征，这可能有助于区分眼前段黑色素细胞瘤和黑色素瘤[27]。黑色素细胞瘤是由丰满的多面体细胞组成，色素浓密，有小的偏心排列的细胞核，缺乏突出的核仁（图 158-6 和图 158-7）。这些细胞与 Naumann 等[28] 所描述的丰满多面体细胞（约 10% 的脉络膜痣中的唯一成分）无法区分。恶性黑色素瘤可能由葡萄膜黑色素细胞瘤发展而来的证据，来自于黑色素瘤存在且与黑色素细胞瘤难以区分的相邻病变的病例[29-31]。黑色素细胞瘤不需要治疗，除了继发性并发症。因为这些肿瘤可能具有恶性转化的潜力，因此应随访这些肿瘤提示恶性变化的记录。在这种情况下，超声生物显微镜检查通常会有所帮助。然而，在非侵入性研究的基础上，将黑色素瘤与扩大的黑色素细胞瘤区分开来可能是不可能的，因此一些黑色素细胞瘤不

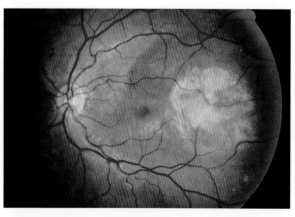

▲ 图 158-5　脉络膜黑色素细胞瘤的眼底照片

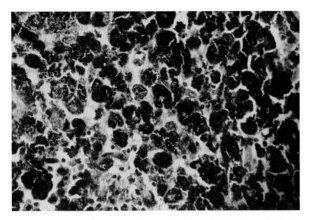

▲ 图 158-6　黑色素细胞瘤：细胞呈典型的深色（HE 染色，400×）

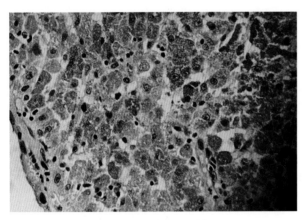

▲ 图 158-7　漂白切片显示了典型的黑色素细胞瘤边缘细胞核（漂白切片，400×）

可避免地要进行手术治疗。

### （二）双侧葡萄膜弥漫性黑色素细胞增殖与系统性恶性肿瘤 Bilateral Diffuse Uveal Melanocytic Proliferation (BDUMP) Associated With Systemic Malignant Neoplasms

1982 年，Barr 等[32] 描述了一种以非眼部恶性肿瘤患者双侧葡萄膜弥漫性黑色素细胞瘤为特征的综合征。这种情况最初由 Machemer[33] 报道，最近由 Satio 等审查[34]。Gass 等[35] 总结了该综合征的临床特征，即：①在后极眼底视网膜色素上皮水平有多个圆形或椭圆形的红棕色斑块；②与这些斑块对应的早期强荧光的显著荧光素血管造影模式；③发生多灶性、隆起的葡萄膜黑色素细胞瘤和葡萄膜束弥漫性增厚；④渗出性视网膜脱离；⑤白内障的快速进展。

该综合征患者有多种非眼部恶性肿瘤，包括胆囊、卵巢、结肠或胰腺腺癌，以及肺和宫颈鳞状细胞癌。大多数患者在确诊后 12～24 个月内死亡，但据报道存在长期存活的病例。

该综合征患者的葡萄膜组织病理学研究显示葡萄膜黑色素细胞瘤。肿瘤的细胞学特征是多变的，大多数细胞具有良性细胞学特征。然而，恶性肿瘤的细胞学特征在一些病例中已经出现[32, 36]，尽管没有转移性疾病的记录。最近，Miles 等发现 BDUMP 患者的血清中含有一种促进黑素细胞增殖的因子，这可能是良性黑素细胞增殖的病因，而良性黑素细胞增殖正是这种疾病的标志[37]。

## 五、神经源性肿瘤 Neurogenic Tumors

### （一）神经鞘瘤 Schwannomas (Neurilemmomas)

脉络膜和睫状体神经鞘瘤是一种罕见的良性肿瘤，可被误认为无色素性葡萄膜黑色素瘤[38-40]。这些肿瘤大多是孤立性的，但可能与多系统疾病有关，如神经纤维瘤病和黏液瘤（carney complex）[40]。这些肿瘤的临床表现为实性睫状体或脉络膜肿瘤。虽然在细胞学上是良性的，但它们可能以与脉络膜黑色素瘤相似或大于脉络膜黑色素瘤的速度进行性增大。在 Shields 等研究的病例中[38]，术前超声显示有声学空腔、脉络膜凹陷和低内反射。这些发现与脉络膜黑色素瘤相同。在随后报道的 2 例前葡萄膜神经鞘瘤中，发现肿瘤透照试验呈阳性[41, 42]。这可能是一个有用的临床发现，因为前葡萄膜黑色素瘤透照试验阳性是不常见的。随着怀疑的增加，细针活检和局部切除可能被考虑。

神经鞘瘤起源于葡萄膜内的睫状神经，是由单纯 Schwann 细胞增殖而成的包膜肿瘤。这些肿瘤中的细胞特征性地排列成固体细胞片（Antoni A 型）或黏液背景下的星状至卵球形细胞（Antoni B 型）。

因为这些肿瘤在细胞学上是良性的，所以它们只需要治疗来防止由于肿瘤的进行性增大而导致的视觉损失。不幸的是，和许多原发性葡萄膜肿瘤一样，很难区分神经鞘瘤和无色素性恶性黑色素瘤。

在 Shields 等[38] 报道的病例中，没有临床或组织学证据表明肿瘤对放射治疗有反应。Damato 等主张对光滑的无色素性肿瘤进行诊断性活检，对确诊的神经鞘瘤病例可选择局部切除。光动力疗法可能是不可切除病灶的一种选择[40]。

### （二）神经纤维瘤 Neurofibroma

与神经鞘瘤不同，葡萄膜神经纤维瘤与神经纤维瘤病高度相关。脉络膜神经纤维瘤是弥漫性病变，表现为脉络膜弥漫性增厚，有时伴有上覆的感觉性视网膜脱离[43]。神经纤维瘤是由 Schwann 细胞、轴突和成纤维细胞组成的非包膜性病变。树突状葡萄膜黑素细胞的数量可能增加，类似先天性眼部黑色素增多症。除了治疗有视力威胁的并发症外，无须任何治疗。（关于神经纤维瘤的其他资料，见第 138 章，癌症对视网膜的远程影响。）

### （三）颗粒细胞瘤 Granular Cell Tumor

颗粒细胞瘤起源的细胞类型尚不明确，这些肿瘤具有暗示肌源性或神经外胚层起源的特征。报道 1 例 24 岁女性虹膜和睫状体颗粒细胞瘤[44]。肿瘤部分切除，但治疗 1 年后，未发现剩余肿瘤扩大。其他眼内颗粒细胞瘤尚未报道。

## 六、肌源性肿瘤 Myogenic Tumors

### （一）平滑肌瘤 Leiomyoma

平滑肌瘤是一种罕见的眼内肿瘤，表现为睫状体或脉络膜的实性肿块（图 158-8）。与这些部位的其他实体瘤一样，它们可能导致继发性白内障、青光眼和视网膜脱离。这些肿瘤发生在年轻患者，表现出女性的偏好[45]。平滑肌瘤起源于睫状体的平滑

肌。在脉络膜中，它们可能来自脉络膜血管的平滑肌或周细胞。它们由密集的、无色素的、纺锤形细胞和卵圆形细胞核组成（图 158-9）。这种组织学特征与这些病变的 A 超所见的极低内反射有关（图 158-10）。仅凭光镜特征很难将这些肿瘤与无色素梭形黑素瘤区分开来。免疫组化染色和超微结构评估（图 158-10）是做出这种区分的关键。

临床上，平滑肌瘤和恶性黑色素瘤很难鉴别。因此，平滑肌瘤通常在临床上被诊断为恶性黑色素瘤。Shields 小组注意到睫状体平滑肌瘤的透照试验阳性，与神经鞘瘤相似[46]。这一特点可能允许临床上区分这种肿瘤与睫状体黑素瘤，后者通常透照试验呈阴性。如果诊断是临床确定的（如通过细针穿刺活组织检查），治疗应包括处理良性肿瘤的继发性并发症。

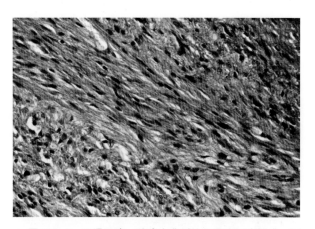

▲ 图 158-9　平滑肌瘤：肿瘤由典型的平滑肌细胞组成，细胞边界不清，细胞核呈梭形（HE 染色，400×）

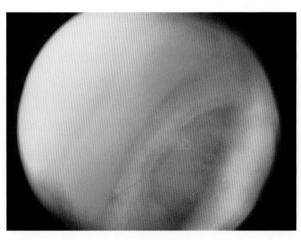

▲ 图 158-8　睫状体平滑肌瘤临床照片

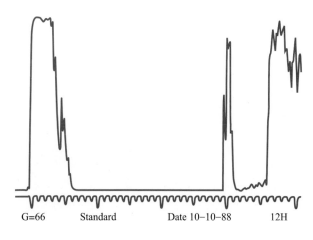

▲ 图 158-10　A 超显示肿瘤的反射率很低

### （二）中胚层平滑肌瘤 Mesectodermal Leiomyoma

中胚层平滑肌瘤被用来描述睫状体的良性肿瘤，具有平滑肌和神经组织的组织学和超微结构特征（图 158-11）[46-48]。这种肿瘤特征的特殊结合可以用神经嵴睫状体平滑肌的胚胎起源来解释。中胚层平滑肌瘤的名称应保留给有神经源性肿瘤的光镜或电镜证据的肿瘤。

## 七、其他 Miscellaneous

### （一）反应性淋巴增生与淋巴瘤 Reactive Lymphoid Hyperplasia and Lymphoma

淋巴细胞肿瘤可能以多种方式累及眼睛。反应性淋巴组织增生和淋巴瘤都可能表现为脉络膜肿瘤（图 158-12 和图 158-13）。由于淋巴细胞浸润而导致的脉络膜肿瘤往往比典型的黑色素细胞或脉络膜神

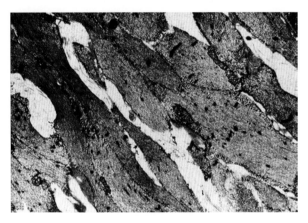

▲ 图 158-11 透射电镜显示了平滑肌的典型 Z 带

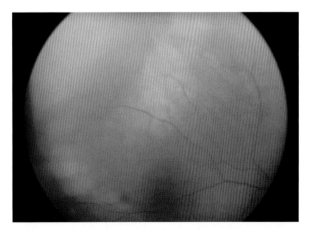

▲ 图 158-12 葡萄膜淋巴瘤：临床表现为脉络膜脱离的周边脉络膜肿块

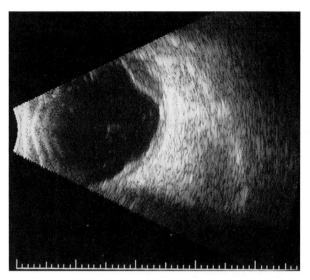

▲ 图 158-13 B 超显示肿瘤是实性的

经源性肿瘤的基底部轮廓更不规则，并且通常以更周向的方式延伸。在某些情况下会同时累及眼眶或眼附件。以这种方式出现的淋巴细胞肿瘤可以代表孤立的结外淋巴瘤（原发性葡萄膜淋巴瘤）或与其他部位的淋巴瘤（继发性淋巴瘤）相关。增强深度光相干断层扫描有助于诊断，脉络膜淋巴瘤表现出特征性的"盘状、波浪状或船状"表面，与肿瘤厚度增加相关[49]。明确诊断需要组织活检（图 158-14），但如果全身检查显示有眼外受累，可以更容易地活检以确定系统性淋巴瘤的诊断，则可能不需要再进行活检。淋巴瘤患者应根据淋巴瘤的类型和范围进行分期和治疗。

### （二）青少年黄色肉芽肿 Juvenile Xanthogranuloma

青少年性黄色肉芽肿是一种良性皮肤病，通常影响幼儿。Zimmerman 将青少年黄色肉芽肿的眼部受累特征描述如下：①无症状的局限性或弥漫性虹膜肿瘤；②单侧青光眼；③自发性前房积血；④伴有葡萄膜炎症状的红眼；⑤先天性或获得性虹膜异色[50]。虹膜和睫状体是最常见的眼内受累部位，但也有病例报告描述脉络膜、视网膜和视神经的突出受累[51, 52]。

### （三）朗格汉斯细胞组织细胞增生症 Langerhans Cell Histiocytosis

很少情况下，朗格汉斯细胞组织细胞增生症[53]

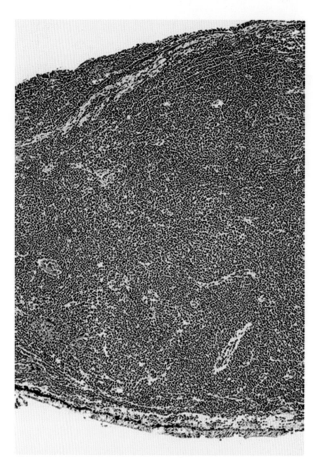

▲ 图 158-14　睫状体活检显示成熟的小淋巴细胞弥漫性浸润（HE 染色，200×）

可表现为脉络膜肿块，无其他眼眶或全身受累[54]。朗格汉斯细胞组织细胞增生是朗格汉斯细胞克隆性扩张的结果。这种单核细胞类型是一种抗原递呈细胞，目前尚不清楚为什么这种细胞类型的克隆性扩增可能发生在脉络膜。眼眶、骨骼或肺部受累更为常见。

### （四）血管外皮细胞瘤 Hemangiopericytoma

葡萄膜血管外皮细胞瘤是一种极为罕见的肿瘤[55-57]。这些肿瘤的临床特征与葡萄膜黑色素瘤相似，包括睫状体血管外皮细胞瘤中常出现前哨血管（sentinel vessel）。报道的 1 例血管外皮细胞瘤的磁共振信号特征与脉络膜黑色素瘤不同[19]。作者认为，磁共振成像可能提供了一个机制，以区别这种罕见的肿瘤和葡萄膜黑色素瘤。

血管外皮细胞瘤可能是良性或恶性的。在这两种情况下，完全手术切除是治疗的选择。

### （五）横纹肌肉瘤 Rhabdomyosarcoma

有作者报道了 1 例 12 岁男孩睫状体横纹肌肉瘤[58]。这个病例有可能代表畸胎瘤样髓头细胞瘤沿横纹肌肉瘤线的单侧或完全分化。在最后一次报告的随访检查中（眼球摘除术后 2 年），该儿童存活，没有转移或局部复发的迹象。另外 3 例原发性虹膜横纹肌肉瘤已被报道[58-61]。

## 八、葡萄膜肿瘤的诊断性活检 The Role of Diagnostic Biopsy for Uveal Tumors

鉴于葡萄膜炎中出现的各种罕见病变，通常伪装成更常见的临床病变，考虑何时活检可能有助于诊断。Lim 等报道了活检技术和适应证[62]。简而言之，前葡萄膜肿瘤可以考虑活检，特别是如果他们不能阻断透照。目前或过去有脉络膜肿瘤相关全身疾病病史的患者也应考虑进行活检。非典型无色素性脉络膜病变也可考虑进行诊断性活检。睫状体和（或）脉络膜活检可从外部入路进行，脉络膜病变也可使用玻璃体切除技术进行活检。细针穿刺活检在许多情况下足以诊断，但可能需要切除活检。这种活检通常可以获得最低发病率。在儿童中，由于存在眼眶种植肿瘤的风险，在眼内肿块活检前必须排除视网膜母细胞瘤的诊断可能性。在成人中，细针抽吸活检现在很普通，在葡萄膜黑色素瘤的病例中，疾病的眼眶扩散风险很低，但最好由眼内肿瘤护理专家进行[63]。

## 九、结论 Conclusion

多种病变，包括良性和恶性病变，都可能表现为睫状体和脉络膜肿瘤。临床上通常很难区分良恶性肿瘤，但对肿瘤生长的记录可能会阻止一些良性肿瘤的不必要治疗，如 Fuchs 腺瘤和星形细胞瘤。对眼部和全身相关疾病的了解也有助于识别其中一些肿瘤，包括髓上皮瘤、神经胶质瘤、反应性假腺瘤增生和神经纤维瘤。尽管如此，这些罕见的肿瘤并没有足够的流行病学或临床特征无法在术前与恶性黑色素瘤区分开来。细针活检作为鉴别诊断的辅助手段，其安全性和有效性近年来已得到证实，在确定治疗方案之前，可以对一些肿瘤进行定性诊断[64-67]。

# 白血病和淋巴瘤
## Leukemias and Lymphomas

Diana V. Do    Ranjit S. Dhaliwal    Andrew P. Schachat    著

## 一、概述 Introduction

白血病（leukemias）和淋巴瘤（lymphomas）是可能影响眼睛的骨髓增生性疾病。偶尔，眼部症状和发现可能是系统性疾病的最初表现[1, 2]。据估计，眼内白血病的发病率高达 90%[1, 3]。虽然黑色素瘤是成人最常见的原发性眼内肿瘤，视网膜母细胞瘤是儿童最常见的原发性眼内肿瘤，但考虑到继发性或转移性眼内肿瘤，由于骨髓增生性疾病在普通人群中的患病率较高，血液系统恶性肿瘤的眼内表现更为常见。

Liebreich 第一次描述白血病视网膜病变是在 19 世纪 60 年代。从那时起，有报道称几乎所有的眼内结构都可能参与其中。据报道，患者的视神经、脉络膜、视网膜、虹膜、睫状体和前房有白血病浸润。此外，白血病可能表现为浆液性视网膜脱离[4]。图 159-1 所示为患有白血病前房积脓的儿童。中心性浆液性脉络膜视网膜病变覆盖脉络膜浸润区，视网膜血管鞘、结膜下出血、前房积血、视网膜内出血和玻璃体腔内出血也有报道[5]。视网膜改变可能与肿瘤细胞直接侵入组织有关，与贫血、血小板减少或高黏滞状态等相关血液学异常的表现有关，与机会性感染有关，或是无关的偶然发现。

眼内浸润似乎与相关的中枢神经系统受累和生存率下降有关。白血病的眼内表现千变万化，临床上仅凭眼底镜的表现往往无法鉴别各种白血病和淋巴瘤[6]。

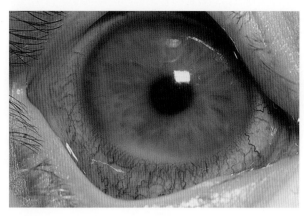

▲ 图 159-1　急性淋巴细胞白血病儿童的白血病虹膜浸润。注意下方前房积脓

## 二、白血病和淋巴瘤的系统分类 Systemic Classification of Leukemia and Lymphoma

一般来说，白血病和淋巴瘤可以根据其来源细胞进行分类。B 细胞起源的肿瘤包括慢性淋巴细胞白血病、小细胞（高分化）淋巴细胞淋巴瘤、Burkitt 淋巴瘤和急性淋巴细胞白血病。似乎有 T 细胞起源的肿瘤包括慢性淋巴细胞白血病、蕈样肉芽肿、T 细胞白血病和血管中心淋巴瘤。网状细胞或组织细胞源性肿瘤包括恶性组织细胞增生、各种单核细胞白血病和霍奇金病。

急性白血病最常见的全身表现为贫血、出血、感染或与器官浸润有关的体征和症状。急性淋巴细胞性白血病是儿童的主要白血病类型，其中 50% 以上的患者可以治愈。在成人中，急性髓性白血病是主要的骨髓增生性疾病，成人的存活率低于儿童[1]。

慢性白血病通常首先以惰性的方式出现，症状可能很模糊。这些疾病通常见于老年人。尽管相关的感染或其他并发症经常得到积极的治疗，但许多患者并没有接受治疗，因为治疗并不能肯定地延长生存期。一些慢性白血病退化为"暴发"（blast）（急性）阶段，在这种情况下，症状和体征类似于急性白血病[1]。

淋巴瘤通常最初表现为与淋巴结受累有关的症状。出血和器官肿大的症状和体征是常见的。关于淋巴瘤系统方面的更多信息将在本章后面部分介绍。

## 三、白血病 Leukemia

### （一）患病率和发病率 Prevalence and Incidence

关于诊断时眼部发现的前瞻性系列患者的数据有限[7-9]。大多数临床系列包含在疾病过程中早期和晚期患者的横断面。尸检系列可能显示了最高的患病率，往往夸大了临床疾病的发现频率。

4 个尸检系列显示了不同的患病率数据。Allen 和 Straatsma[6] 发现，76 名患者中有 38 名（50%）的眼部受累或可直接归因于肿瘤性疾病的病理变化的影响。Nelson 等[10] 发现，117 名不同类型白血病患者中有 33 例（28%）在死亡时有眼部转移。Leonardy 等[11] 发现 135 名患者中 42 名（31.1%）眼睛有白血病浸润，其中脉络膜是最常累及的部位。表 159-1 总结了 Kincaid 和 Green[1] 的数据，其中 75% 的慢性白血病患者、82% 的急性白血病患者和 80% 的受影响患者在死亡时有眼内受累。

临床病例系列显示高度可变的患病率。Karesh 等[7] 报道了一个小的前瞻性系列，他们检查了 56 名新诊断、未经治疗的急性髓细胞白血病患者的眼底检查结果。他们发现 56 例患者中有 28 例（50%）在初次检查时有视网膜病变，没有白血病浸润。Schachat 等[8] 报道了在确诊后几天内检查的新诊断白血病患者的最大系列。在 120 名接受检查的患者中（65 例急性髓细胞白血病，51 例急性淋巴细胞白血病，4 例其他白血病），62% 的患者由于潜在的骨髓增生性疾病而出现眼部异常。此外，Reddy 及其同事在开始化疗前的 2 天内对 127 名急性白血病患者进行了检查，这些研究人员发现 49% 的患者有视网膜病变[9]。

### （二）临床表现 Clinical Manifestations

白血病的眼部表现可分为直接表现（白血病浸润）、可能的直接表现（如白芯的视网膜出血）、白血病并发症（主要是贫血、血小板减少和高黏滞状态）、机会性感染以及与药物治疗有关的表现。

Reddy 等报道了 127 例急性白血病诊断后和化疗开始前接受检查的患者。在所有检查的患者中，近一半的患者发现视网膜异常[9]。最常见的视网膜

表 159-1　白血病患者的眼睛（Wilmer Ophthalmological Institute，1923—1980）

| 间　隔 | 所有白血病 | | 急性白血病 | | 慢性白血病 | |
| --- | --- | --- | --- | --- | --- | --- |
| | *n* | (%) | *n* | (%) | *n* | (%) |
| 1923—1947 | 38/41 | 93 | 17/19 | 89 | 19/20 | 95 |
| 1948—1960 | 57/72 | 79 | 40/46 | 87 | 17/24 | 71 |
| 1961—1970 | 31/38 | 82 | 25/31 | 81 | 6/7 | 86 |
| 1971—1975 | 71/96 | 74 | 49/67 | 73 | 17/23 | 74 |
| 1976—1980 | 87/100 | 79 | 59/70 | 84 | 14/23 | 61 |
| 总计 | 284/357 | 80 | 190/233 | 82 | 73/97 | 75 |

数据引自 Kincaid MC, Green WR. Ocular and orbital involvement in leukemia. Surv Ophthalmol 1983; 27: 211-32.

病变是视网膜内出血（42%）。Reddy 及其同事还报道了 288 例新诊断的成人和儿童白血病的眼部表现。临床症状出现率为 10%，眼部症状出现率为 35.4%。成人（49%）的眼部表现比儿童（16%）更常见，髓系白血病（41%）比淋巴系白血病（29.2%）更常见[12]。Russo 等评估了 180 名儿童急性白血病患儿，发现 66% 的儿童急性髓系白血病患儿和 11.5% 的急性淋巴细胞白血病患儿有眼部表现[13]。来自多份报道的数据表明，所有新诊断的急性白血病患者，无论是否有症状，都需要进行常规眼科检查。其他研究者也注意到，慢性淋巴细胞白血病的眼部受累率似乎很低，在诊断时对这些患者进行常规筛查似乎没有必要[14]。在我们的 120 例确诊病例中，4 例（3%）有白血病浸润。此外，29 例（24%）出现视网膜内出血，13 例（11%）出现白芯的视网膜出血，3 例（2%）出现玻璃体积血，19 例（16%）出现棉絮斑。在 20% 的病例中出现了可能与白血病无关的其他发现[8]。本组白血病浸润率较低，与尸检结果不同。发病率较低的一个潜在原因是检测白血病脉络膜浸润的能力，这在尸检系列中很常见，但临床上很难诊断。

### （三）白血病浸润 Leukemic Infiltrates

#### 1. 视网膜或视网膜前浸润 Retinal or Preretinal Infiltrates

一些研究者已经描述了白血病浸润。Kuwabara 和 Aiello[15] 报道了 1 例慢性粒细胞白血病患者，

视网膜上有大小不等的灰白色结节[15]。他们认为这一发现是一个不祥的预后标志，一般来说，与高血细胞计数、暴发性疾病和早期死亡有关[16]。Merle 及其同事描述了一例成人 T 细胞白血病患者的视网膜下浸润伴静脉血管炎[17]。随着眼部病变的进展，尽管接受了化疗，患者的总体健康状况还是持续下降。另一个白血病浸润患者如图 159-2 所示。在我们的前瞻性研究中，2%～3% 的患者出现了这种类型的眼底病变[8]。视神经浸润可能是急性白血病的最初眼部表现，若不治疗可导致严重的视力丧失[18]。此外，复发性系统性淋巴瘤也可能伴有眼部浸润，诊断性玻璃体切除术可能有助于确定活动性疾病的存在[19]。

血管沿线的灰白色条纹可能是局部血管周围白血病浸润所致。Kim 等[20] 报道了 1 例弥漫性单侧视网膜血管病，类似于霜样分支脉管炎，对局部放射和鞘内化疗有反应。该病例为一名 18 岁男性复发性急性淋巴母细胞白血病的唯一表现，也累及同一只眼的视神经浸润。

#### 2. 脉络膜浸润 Choroidal Infiltrates

白血病也可能浸润脉络膜，然而，脉络膜受累的临床症状通常很轻微，除非上覆的视网膜或视网膜色素上皮（RPE）的变化引起注意。浆液性视网膜脱离下方的脉络膜浸润[21] 或扁平的脉络膜肿块是重要线索[22]。一名成人 T 细胞白血病患者报道了脉络膜浸润的组织病理学证据[23]。Kincaid 等[24] 报道了一位 71 岁的女性患者，她患有渗出性视网膜

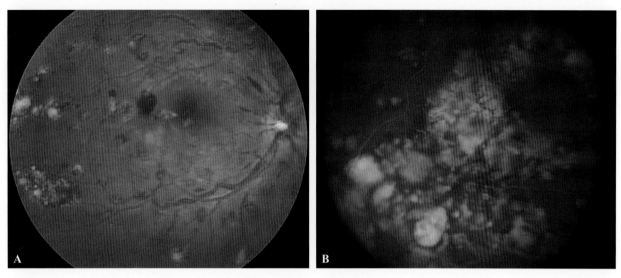

▲ 图 159-2 A 和 B. 一名 19 岁男性白血病性视网膜病变患者的右眼底照片，伴有急性髓性白血病的广泛视网膜中周部和视网膜前白血病浸润。患者在 72h 内死亡

图片由 Oksana M. Demediuk，MD 提供

脱离、视网膜下液移位、弥漫性针尖荧光素高荧光区，染料渗漏入视网膜下间隙。该患者有一种特征不明显且不寻常的白血病。组织病理学研究显示脉络膜因弥漫性细胞浸润而轻度膨胀，并伴有上覆浆液性视网膜脱离。RPE 表现为色素脱失和增殖区域。有一些小面积的色素上皮脱落[24]。Gass[25] 描述了一位粒单核细胞白血病患者，他有一个离散的脉络膜肿块，上覆浆液性视网膜脱离。血管造影显示肿块上覆区域出现针尖样高荧光（图 159-3）。

Burns 等[26] 报道了一名 37 岁的急性淋巴细胞白血病患者，该患者似乎患有"双侧黄斑水肿"。

该患者在假设脉络膜存在潜在白血病浸润的情况下接受了眼部放射治疗，尸检证实了这一点。慢性淋巴细胞性白血病、急性淋巴细胞性白血病、慢性粒细胞性白血病和急性粒细胞性白血病患者的脉络膜浸润区上覆有浆液性视网膜脱离[1, 27]。在急性淋巴细胞白血病患者中也有浆液性 RPE 脱离的报道[28]。渗出性视网膜脱离和 RPE 脱离可能是白血病的主要表现[29]。最后，随着液体和脱离的吸收，粗糙的 RPE 团块可以被观察到[21, 28]。在视网膜浸润消退后，也可看到明显的色素上皮改变。Jakobiec 和 Behrens[30] 报道了一名 3 岁的急性白血病患者，他

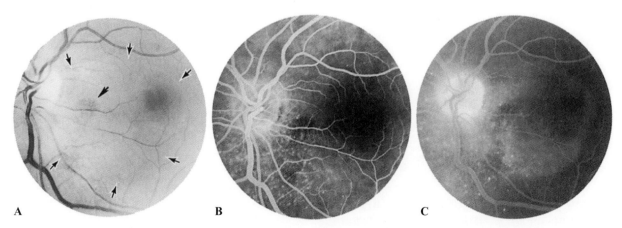

▲ 图 159-3 A. 59 岁白人白血病女性黄斑浆液性脱离。有少量血液（黑箭）；B 和 C. 假定脉络膜浸润区有多个小的渗漏点

引自 Gass JDM.Stereoscopic atlas of macular diseases: diagnosis and treatment. 4th ed. St. Louis: Mosby; 1997.

被发现有视网膜前出血，有些有白色中心。最突出的是在后极部可见大量的黑色斑点。视网膜周边出现白色软斑。作者认为这些斑块是黑斑的先兆病变。他们推测这些斑点代表色素上皮细胞的增殖或小的色素上皮的脱离[30]。Clayman 等[21]报道了 1 例急性淋巴细胞白血病患儿，其有大量类似豹纹的色素变化，最明显的是在后极（图 159-4）。尸检发现视网膜和脉络膜有不典型的未成熟淋巴细胞浸润。存在 RPE 增生区域，包括围绕白血病细胞堆积的大量色素上皮。

### 3. 玻璃体浸润 Vitreous Infiltrates

玻璃体混浊可能是眼内恶性肿瘤的表现。垂死患者可能在玻璃体中发现大量的肿瘤细胞，但大多数玻璃体内出血的患者在玻璃体中有肿瘤细胞，这仅仅是因为他们的外周血中含有肿瘤细胞（图 159-5）。这些细胞似乎没有优先在玻璃体腔内复制。Swartz 和 Schumann[5]描述了一位急性淋巴细胞白血病患者，其有致密的玻璃体细胞浸润。诊断性玻璃体抽吸证实了该过程的肿瘤性质。脑脊液检查也

呈阳性。当时，外周血肿瘤呈阴性。患者接受全身和鞘内化疗及 1200cGy 颅内放射治疗。治疗后玻璃体浸润清除[5]。

Belmont 等[31]报道了一名 72 岁的慢性单侧葡萄膜炎患者。为排除网状细胞肉瘤，在玻璃体平坦部玻璃体切除术时，在虹膜和整个玻璃体中发现白血病细胞。据报道，慢性粒细胞性白血病可出现孤立的伴有白血病性前房积脓的眼部危象[32]。玻璃体细胞和白血病视网膜病变在 1 例毛细胞白血病（一类罕见的，发病率不到 2% 的成人白血病）中有报道[33]。Dhar Munshi 等报道了 1 例 T 细胞前淋巴细胞白血病患者的伪装综合征，主要表现为眼部泛葡萄膜炎[34]。Kincaid 和 Green[1] 及 Rothova 等也引用了玻璃体参与白血病的其他病例[35]。在视盘新生血管患者的玻璃体中发现了白血病细胞。Delaney 和 Kinsella[36]报道了 1 例慢性髓细胞性白血病和视盘新生血管患者，其外周灌注良好，尽管黄斑确实显示出非灌注区。De Juan 等[37]描述了一名 3 岁的急性淋巴细胞白血病患者，有视盘新生血管、玻璃体

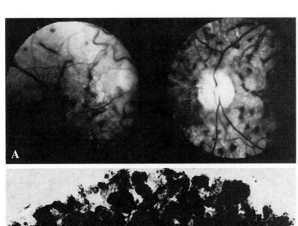

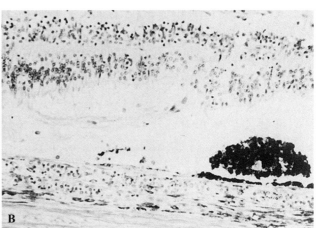

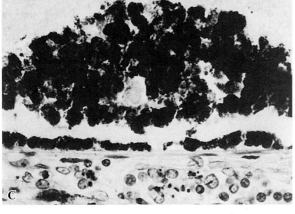

▲ 图 159-4　**A.** 眼底照片显示视网膜色素上皮（**RPE**）明显聚集；**B.** 在嗜酸性物质和白血病细胞周围堆积了大量的 **RPE**；**C.** 高倍镜下可见色素上皮结节，脉络膜和视网膜有白血病细胞浸润
图片 A 和 B 由 John T.Flynn 提供；图片 C 经许可引自 Clayman HM,Flynn JT, Koch K, 等提供 Retinal pigment epithelial abnormalities in leukemic disease. Am J Ophthalmol 1972; 74:416-9.

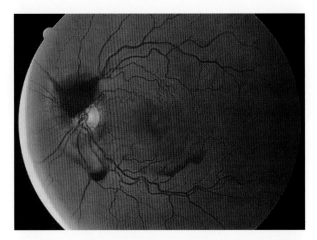

▲ 图 159-5　伴有血小板减少症合并蛛网膜下腔和玻璃体积血（Terson 综合征）的白血病患者。因为患者的外周血细胞计数很高，所以可以肯定的是，白血病细胞存在于玻璃体血液中

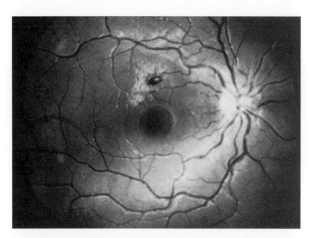

▲ 图 159-6　黄斑中心上方可见白色中心的视网膜出血。这个患者患有急性淋巴细胞白血病

积血和玻璃体浸润。这个病例是不寻常的，因为细胞计数和血小板计数都没有显著升高。

Hattenhauer 和 Pach[38] 报道了 1 例慢性淋巴细胞白血病患者的眼部 B 细胞淋巴瘤。慢性淋巴细胞白血病患者中弥漫性大细胞淋巴瘤的发生被称为 Richter 综合征。Richter 综合征估计发生在 3%～10% 的慢性淋巴细胞白血病患者中。它预示着健康状况的突然恶化，并且预后不佳。

在网织细胞肉瘤、Burkitt 淋巴瘤、多发性骨髓瘤和霍奇金病患者尸检时也可见玻璃体受累（见下文）。

4. 可能发生的白血病浸润 Possible Leukemic Infiltrates

Duane 等[39] 回顾了白芯的视网膜出血的原因（图 159-6），并描述了可能的病理生理机制。作者认为，由于白细胞聚集在白芯出血的中心，这些病变应被归类为白血病直接眼内表现的可疑病变[40, 41]。然而，值得注意的是，有白芯的视网膜出血可由纤维蛋白 - 血小板聚集物组成，不一定是肿瘤形成的明确标志。

（四）贫血和血小板减少症的表现 Manifestations of Anemia and Thrombocytopenia

白血病视网膜病变（lenkemic retinopathy）是最常用的术语，指白血病患者贫血、血小板减少和血液黏度增加的眼底表现。一般来说，该术语不一定指白血病的扩散。"白血病视网膜病变"的改变

在急性白血病中可能更为常见，但其发生的频率尚未得到充分的研究以确定。虽然血管周围的鞘层可能是由于血管周围浸润所致，视网膜静脉的迂曲扩张可能不是。由于贫血和白细胞增多，静脉和动脉可能呈现淡黄色[1]。视网膜出血可能发生，通常发生在后极，可能是视网膜下、深部、浅部或视网膜前出血，有可能穿透性出血进入玻璃体腔。出血可能有斑点状、火焰状，或有白色中心（图 159-7 和图 159-8）[39]。棉绒斑可能是导致白血病诊断的系统评价的异常表现[42]。棉绒斑可能是由局部因素引起的，如异常大的细胞或阻塞视网膜小动脉的细胞簇，可能与整个外周血成分无关。一般来说，血液学参数与棉绒斑的存在无关[43]。慢性白血病患者棉绒斑和出血可自行吸收[5]。

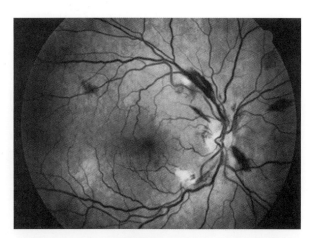

▲ 图 159-7　白血病视网膜病变伴棉絮斑、神经纤维层出血和视网膜深层出血。患者患有急性髓性白血病

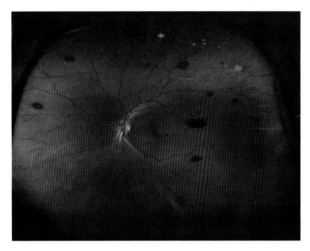

▲ 图 159-8 急性髓性白血病和视网膜出血的眼底广角照片

### （五）高黏血症表现 Manifestations of Hyperviscosity

全血高黏血症可导致静脉阻塞性疾病、微动脉瘤形成、视网膜出血和视网膜新生血管形成。最常见的表现可能是较度或"高渗透性"（hyperpermeable）视网膜中央静脉轻度阻塞（图 159-9）。同时双侧视网膜静脉阻塞患者应怀疑系统性高黏滞状态。此外，非常高的白细胞计数可能导致高黏状态，导致脑脊液吸收不良，造成类似良性颅内高压伴双侧视盘肿胀的临床表现[44]。

白血病患者的周边视网膜微动脉瘤最初由 Duke 等[45] 描述，随后由 Jampol 等描述[46]。Duke 等[45] 发现 50% 的慢性白血病患者有外周微动脉瘤。急性

白血病患者中未见这种情况。9 例慢性粒细胞白血病患者中有 7 例和 10 例慢性淋巴细胞白血病患者中有 3 例有此发现，但在 21 例急性白血病患者中无此发现[45]。Kincaid 和 Green[1] 在他们的大系列中只发现了一个案例。他们指出，视网膜的胰蛋白酶消化是必要的，否则在组织病理学检查中会忽略这种变化。

慢性粒细胞白血病患者外周视网膜新生血管与外周毛细血管不灌注有关。大多数病例伴有极度白细胞增多或血小板增多[47-50]。据推测，高黏滞状态导致周边不灌注和随后的视网膜新生血管形成，如增殖性镰状视网膜病变患者。

Morse 和 McCready[50] 报道了一位 32 岁的慢性粒细胞白血病和视网膜新生血管患者。外周血白细胞计数为 $340.5 \times 10^9$/L，随后升至 $524 \times 10^9$/L，空腹血糖正常，血红蛋白电泳结果正常。不存在副蛋白。荧光素研究显示有多个海扇，末梢小动脉明显闭塞。Frank 和 Ryan[47] 描述了一名 30 岁的患者，有内界膜下出血和玻璃体积血，其白细胞计数为 $250 \times 10^9$/L，与慢性粒细胞白血病有关。大量的海扇是明显的，葡萄糖耐量试验和血红蛋白和血清蛋白电泳研究均为阴性[50]。与 Morse 和 McCready[50] 一样，Frank 和 Ryan[47] 认为其发病机制与血液黏度增加有关，如 Waldenström 巨球蛋白血症或红细胞增多症的并发症。然而，Kincaid 和 Green[1] 在他们的系列中没有发现任何周边视网膜新生血管的病例。

Levielle 和 Morse[48] 描述了一名慢性粒细胞白

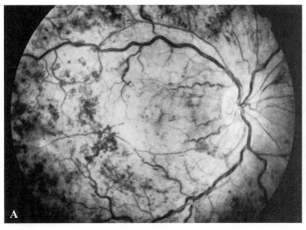
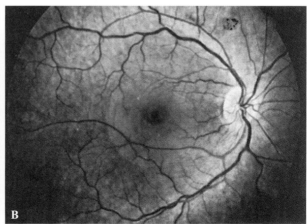

▲ 图 159-9 A. 全身高黏血症患者视网膜中央静脉阻塞。结果是双侧对称的；B. 血液黏度降低后，眼底外观恢复正常

血病患者，其白细胞计数相对较低（33.7×10⁹/L）。一般来说，只有当白细胞数大于 50×10⁹/L 时，血液黏度才开始显著增加[51]。在 Levielle 的病例报道中，患者血小板计数升高了 988×10⁹/L，而外周新生血管的形成与此有关。然而，作者并没有强调他们的患者也有 11 年的糖尿病病史，因此糖尿病视网膜病变也可能导致视网膜毛细血管不灌注和周边新生血管的形成[51]。Melberg 等[52]描述了 16 岁女孩急性淋巴细胞白血病对轻度糖尿病视网膜病变进展的影响。患者出现双侧虹膜红变，在激光和玻璃体切除术后，由于黄斑缺血，她的视力下降到双侧 20/200。糖尿病视网膜病变的加速进程与伴随白血病的贫血及其治疗密切相关。

Wiznia 等[53]报道了一名 18 岁急性淋巴细胞白血病患者接受治疗后并发视盘和视网膜新生血管。他们描述了由放射性视网膜病变和化疗的附加效应引起的新生血管的进展，导致黄斑牵引性脱离。作者推测，与单纯急性淋巴细胞白血病相比，化疗联合放射治疗的毒性效应可能导致更严重的缺血性视网膜血管病[53]。

白血病患者视网膜出血的机制尚不清楚。出血可能是由贫血或血小板减少引起的。尽管通常与严重白细胞增多有关，但无论白细胞增多的程度如何，都可能出现白细胞中心的出血[54]。

一些作者认为血小板计数比红细胞压积更能预测是否有视网膜出血[55]。Kincaid 和 Green[1]在 1983 年总结了这个问题，并写道视网膜受累程度与红细胞、白细胞或血小板水平之间没有密切关系。我们在诊断后的几天内对 120 例患者的一系列检查中，前瞻性地将眼部表现与血液学检查结果相关联[56]。我们发现低血小板计数与视网膜内出血有很强的相关性。急性淋巴细胞白血病合并出血患者的血小板平均数为 26.9×10⁹/L，而无出血患者的血小板平均数为 116.2×10⁹/L（P ≤ 0.0001）；血小板 < 15×10⁹/L 的急性髓细胞白血病患者比没有血小板计数的患者更易发生视网膜内出血（55% vs. 29%）。此外，红细胞压积（出血组平均为 20.3ml/dl，无出血组平均为 26.2ml/dl）也存在统计学差异。然而，红细胞压积的 2 点或 3 点差异并不具有临床意义。我们认为血小板计数在判断视网膜内出血的

存在与否方面起着更重要的作用[56]。此外，在临床表现上，血液学值未发现与棉絮斑的存在相关。

Jackson 等[57]报道了白血病视网膜病变的视网膜特异性表现以及随后发生颅内出血的风险。他们报道了黄斑出血患者发生颅内出血的相对风险是未发生颅内出血患者的 5 倍。非黄斑部视网膜内出血、白色中心出血或棉絮样斑的存在不会增加颅内出血的风险。因此，黄斑出血患者可能需要密切监测颅内出血的可能发展，如果发生颅内出血，这些患者可能需要输注血小板。

### （六）机会性感染 Opportunistic Infections

机会性感染在免疫抑制患者中很常见。巨细胞病毒（CMV）是免疫状态改变患者感染性视网膜炎最常见的原因之一（图 159-10）[58]。HTLV-1 相关的成人 T 细胞白血病也可出现坏死性视网膜血管炎[59]。各种疱疹病毒也能引起感染性视网膜炎[60]。1 例急性淋巴细胞白血病患者罕见的腮腺炎葡萄膜炎被报道[61]。Lewis 等报道了 1 例 15 岁男性急性髓细胞性白血病骨髓移植后发生进行性外层视网膜坏死（progressive outer retinal necrosis，PORN）的病例[62]。感染过程非常迅速，抗病毒治疗无法挽救患者的视力。

在寄生虫感染中，眼弓形虫病最为常见。真菌

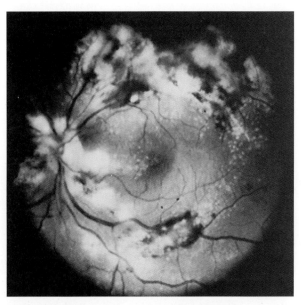

▲ 图 159-10 巨细胞病毒性视网膜炎
图片由 James P. Dunn 提供

性眼内受累是一个常见而严重的问题[63]。在免疫缺陷患者中，即使在没有玻璃体炎的情况下，也应考虑机会性感染作为视网膜浸润的原因[64]。如果诊断上有困难，23G 或 25G 玻璃体切除术的玻璃体活检可能有助于确定感染的病因[65,66]。据报道，血液系统恶性肿瘤是眼内真菌感染的一个常见诱因，眼科医师在检查骨髓增生性疾病患者时应高度怀疑[67,68]。

### （七）预后 Prognosis

白血病性视网膜病变通常在患者复发时出现，并与共存的贫血有关[22]。许多作者以前曾观察到，眼底的改变似乎并不具有预后意义。然而，Abu el-Asrar 等对 54 名患者的白血病视网膜病变与患者生存率的关系进行了前瞻性评估[70]。在 35% 的白血病视网膜病变患者中，有棉絮斑患者的平均生存率明显低于无棉絮斑患者（169 天 vs. 609 天）。有棉絮斑患者在随访期死亡的概率是无棉絮斑患者的 8 倍，可能是因为严重的骨髓功能障碍。Ohkoshi 和 Tsiaras 对 63 例儿童白血病患者白血病视网膜病变的预后意义进行了评价[71]。白血病视网膜病变组 5 年生存率明显低于无眼部病变患者（21.4% vs. 45.7%）。这两项研究表明，临床白血病视网膜病变患者可能有更严重的全身疾病，可能导致更差的预后。

虽然外周血计数、视网膜出血和渗出液似乎不是系统性复发或死亡的预测因素，但视网膜浸润被定义为视网膜血管附近或周围的白色不规则斑块，与预后较差的白血病有关。如图 159-2 所示，在垂死的患者中发现了严重的白血病浸润。

### （八）治疗 Treatment

白血病的眼内表现通常不直接治疗。相反，全身化疗是为了控制潜在的全身问题[72,73]。此外，最近的研究表明，中枢神经系统白血病患者可以从静脉和鞘内化疗中获益，而无须头部照射[74]。一般支持措施（如输血）也可推荐用于严重贫血或血小板减少症患者。

目前尚不清楚大多数全身性化疗药物是否能进入眼睛。眼睛似乎已经超出鞘内化疗的范围[75]。当明确的白血病浸润对全身或鞘内化疗没有及时反应时，可推荐眼部放射治疗。已经使用了不同

的剂量[1]，咨询有经验的放射肿瘤学家是必要的。Hoover 等报道了他们对 82 名白血病幸存者的随访，他们在他们的机构治疗，发现只有最低的眼部发病率（后囊下白内障 52%）[76]。Lopez 等描述了在骨髓移植的背景下接受大剂量化疗的 8 名白血病患者中，5 名患者在接受小剂量远程治疗后出现放射性视网膜病变[77]。他们认为，在其他安全的辐射剂量下，大剂量化疗可能会增加辐射性视网膜病变的易感性。Webster 等报道了一个类似的缺血性视网膜病变合并骨髓移植的病例，该病例与 campath-1G（用于抑制移植物抗宿主病）联合应用[78]。因此，颅骨或眼眶放射治疗可能导致放射性视网膜病变，有必要进行随访评估，以发现这种潜在的并发症。高白细胞视网膜病变可以通过白细胞清除术来治疗。Mehta 等报道了 3 名出血和渗出的患者，其模式与严重高黏血症状态一致[79]。他们注意到视网膜静脉扩张、散在出血和视盘水肿，表现为轻度视网膜中央静脉阻塞。患者外周血白细胞计数分别为 $129 \times 10^9/L$、$379 \times 10^9/L$ 和 $1043 \times 10^9/L$。两名患者在白细胞去除术后迅速好转。此外，作者还列举了一些其他成功使用该程序的案例[79]。

## 四、淋巴瘤 Lymphomas

淋巴瘤分为霍奇金淋巴瘤和非霍奇金淋巴瘤。恶性淋巴瘤又分为原发性眼内淋巴瘤和继发性眼内淋巴瘤。原发性眼内淋巴瘤涉及原发性中枢神经系统淋巴瘤，而继发性眼内淋巴瘤涉及原发性内脏淋巴瘤的转移。淋巴瘤患者眼内受累的发病率可能远低于各种白血病患者。葡萄膜的淋巴浸润，正式称为反应性淋巴增生（reactive lymphoid hyperplasia），是罕见的，通常与全身疾病无关[80]。

### （一）非霍奇金淋巴瘤 Non-Hodgkin Lymphoma

非霍奇金淋巴瘤约占美国所有新诊断癌症的 5%。它们主要来源于 B 细胞性淋巴细胞，尽管有些可能来自 T 细胞[81]。该疾病的眼部表现有两种不同的情况，系统性非霍奇金淋巴瘤和原发性中枢神经系统非霍奇金淋巴瘤[82]。系统性非霍奇金淋巴瘤通常累及眼部内部结构，通过脉络膜组织进入[83-86]。眼部受累通常是不对称的，最常见于 60 岁及以上

的个体（尽管有一例 15 岁男孩的病例报道[85]）。

直到最近，原发性眼部淋巴瘤一直是慢性玻璃体炎的罕见病因，是多发性原发性中枢神经系统淋巴瘤（primary central nervous system lymphoma，PCNSL）的几个部位之一，也被称为中枢神经系统非霍奇金淋巴瘤（non-Hodgkin lymphoma of the central nervous system，NHL-CNS）[87]。在多达一半的 PCNSL 病例中，眼睛是疾病的起始部位，而且常常是双侧的[82, 85]。在 221 例 PCNSL 患者的大型回顾性研究中，诊断的中位年龄为 60 岁，眼部病变和行为 / 认知改变是最常见的症状[88]。正确的诊断往往要到病程晚期才能确定，因为这种情况往往伪装成慢性葡萄膜炎，尽管没有炎症的外部迹象[35]。在足够长的随访期间，60%～80% 的患者在出现眼部淋巴瘤后发展为脑淋巴瘤[83]。PCNSL 在 CNS 外的转移仅见于 8% 的尸检序列。在过去的 10 年里，原发性眼内淋巴瘤的报道频率逐年增加[89]。在免疫功能低下的患者（AIDS 患者和器官移植患者）和免疫功能正常的患者中，PCNSL 的发病率都有所增加[85, 90]。据推测，免疫功能低下的患者表现为对 EB 病毒的异常反应，通过发展单克隆 B 细胞增殖所致[91]。眼部淋巴瘤和 PCNSL 仅限于中枢神经系统，不是全身淋巴瘤转移的结果。

与贫血或血小板减少有关的视网膜出血和棉絮斑在非霍奇金淋巴瘤患者中很常见，但系统性淋巴瘤患者视网膜直接受累极为罕见。Lewis 和 Clark[92]描述了一例有大量静脉周围浸润的高分化淋巴细胞淋巴瘤患者（图 159-11）。患者接受 3000cGy 外照射治疗，出现部分反应。作者认为最可能的原因是淋巴瘤浸润，尽管没有进行病理检查[92]。视网膜的外观与霜样分支脉管炎（frosted-branch angiitis）相似[93]。Topilow 等描述了 1 例淋巴瘤样视网膜浸润，表现为进行性外层视网膜坏死[94]。在鉴别诊断视网膜血管炎或坏死性视网膜炎时，应考虑眼部淋巴瘤[81, 86, 95]。Gass 等描述了两名患者，在出现全身性非霍奇金淋巴瘤症状和体征之前，他们在 1 个月内出现了视网膜斑点状的症状，类似于眼底黄色斑点症[96]。Shah 等报道在外层视网膜水平上存在多个类似于多发性一过性白点综合征的白点状改变[97]。Marmor 等报道了 1 例低分化淋巴细胞性淋巴瘤患

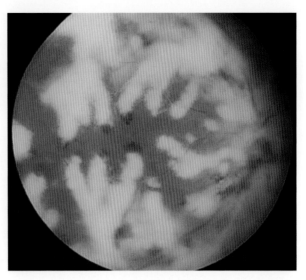

▲ 图 159-11　高分化淋巴细胞淋巴瘤患者血管周围大量浸润

图片经许可转载自 Lewis RA, Clark RB. Infiltrative retinopathy in systemic lym-phoma.Am J Ophthalmol 1975；79:48-52.

者，随后发展为组织细胞性淋巴瘤[98]。虽然病理研究显示视神经存在巨细胞病毒（CMV），但该患者被认为有视神经的淋巴瘤[98]。Fredrick 等描述了一个大的视乳头周围脉络膜淋巴瘤样肿块作为系统性淋巴瘤的表现[99]。此外，Jensen 等报道了一个眼内 T 细胞淋巴瘤，它类似于环状黑色素瘤，作为系统性淋巴瘤的首发表现[100]。我们检查了一位非霍奇金淋巴瘤患者，有明显的视盘浸润，随后出现视网膜中央动脉阻塞（图 159-12）[101]。

在某些眼部淋巴瘤病例中，可出现特征性的淡黄色板状 RPE 剥离，恶性细胞位于玻璃体、视网膜以及 RPE 和 Bruch 膜之间[102]。Liu 和他的同事已经证明，光谱域光相干断层成像（OCT）可以显示原发性中枢神经系统淋巴瘤患者视网膜内和视网膜下色素上皮间隙中的高反射物质积聚[103]。OCT 的发现可能有助于眼内淋巴瘤的诊断，而且这种成像方式也可能有助于监测视网膜病变的进展或消退。这些肿瘤性 RPE 脱离可自发消退，形成盘状瘢痕或乳晕萎缩。系统性淋巴瘤对眼睛的间接影响也有报道。Cohen 等描述了一名 11 岁女孩，患有视网膜中央动脉阻塞，并伴有全身性 T 细胞淋巴瘤[104]。他们推测是副肿瘤性高凝血症引起的，尽管他们不能排除神经后有病变的可能性。Das 等报道了一名 19 岁男性因非霍奇金淋巴瘤累及肾脏引起的高血压性

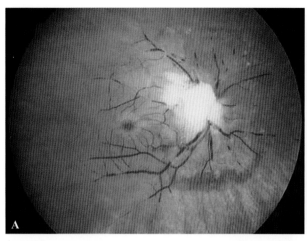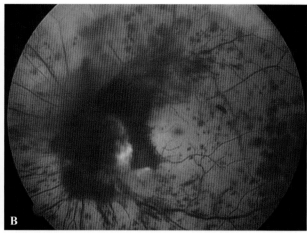

▲ 图 159-12　非霍奇金淋巴瘤和视盘浸润患者的右眼（A）和左眼（B）。左眼视网膜中央动脉阻塞
图片由 David Guyer，MD 提供

视网膜病变[105]。

玻璃体活检细胞学检查是眼内淋巴瘤的诊断标准[86, 87, 94, 106-112]。诊断性玻璃体切除术和迅速而仔细的细胞修复技术对于淋巴瘤细胞的检测是必不可少的。淋巴瘤细胞通常是正常淋巴细胞的 2～4 倍，显示出高的核 / 质比、显著的核仁、核多形性和粗糙的染色质模式[106, 112, 113]。病理学家解释标本的技能和经验对于结合流式细胞术确定细胞起源进行诊断至关重要。通过聚合酶链反应（PCR）对 B 细胞进行单克隆增殖已被用于提高疑似 B 细胞淋巴瘤患者玻璃体活检的敏感性[114]。此外，玻璃体中白细胞介素 -10 和白细胞介素 -6 的浓度可能与临床活动性和恶性细胞数量有关[115-117]。因此，白细胞介素 -10 的升高应提醒病理学家玻璃体标本中存在恶性细胞[112, 117]。

组织活检的其他途径包括视网膜下穿刺活检[118, 119]、细针穿刺活检[120, 121]和经巩膜脉络膜视网膜活检[122]。在某些情况下，同时进行的玻璃体活检可能在细胞学上是阴性的，并且只能通过视网膜下组织活检进行诊断（图 159-13）。

神经影像学对鉴别眼内淋巴瘤与葡萄膜炎或黑色素瘤的敏感性较低[123]。超声检查有助于记录

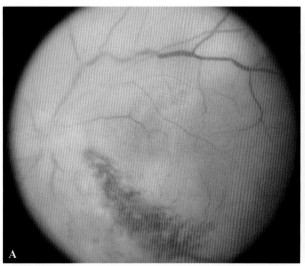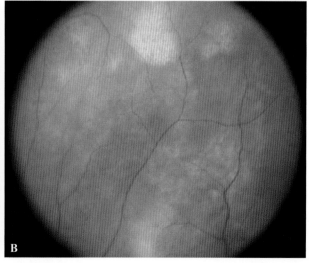

▲ 图 159-13　A. 中年男性视网膜和玻璃体非霍奇金淋巴瘤。玻璃体活检免疫细胞学分析为阴性；B 和 C. 对同一患者的一个孤立的中周部病变同时进行视网膜下抽吸活检，结果显示为非霍奇金淋巴瘤细胞
图片由 Daniel Martin，MD 提供

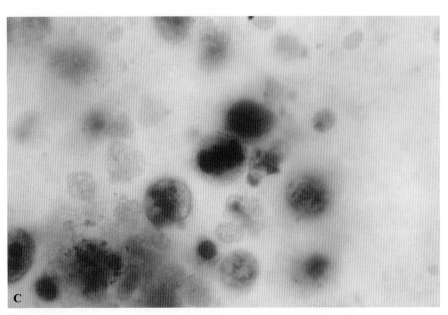

▲ 图 159-13（续）　**A.** 中年男性视网膜和玻璃体非霍奇金淋巴瘤。玻璃体活检免疫细胞学分析为阴性；**B** 和 **C.** 对同一患者的一个孤立的中周部病变同时进行视网膜下抽吸活检，结果显示为非霍奇金淋巴瘤细胞
图片由 Daniel Martin，MD 提供

治疗前后段受累的程度，可能有助于评估治疗反应[124]。所有玻璃体活检阳性者均应行脑脊液细胞学检查。

在 1 例非霍奇金系统性淋巴瘤患者中，报道了双侧弥漫性葡萄膜黑色素细胞增殖的副肿瘤综合征[125]。

### （二）霍奇金淋巴瘤 Hodgkin Lymphoma

霍奇金病是一种表现多样的恶性淋巴瘤。该病的特征是淋巴结无痛性肿胀，组织病理学检查可见 Reed-Sternberg 细胞。Barr 和 Joondeph[84] 描述了一名霍奇金病的初始表现为静脉周围炎、局灶性脉络膜视网膜炎、玻璃炎和视盘水肿的患者（图 159-14）。经 4000cGy 放射治疗后，视网膜炎和玻璃体炎得到缓解[84]。作者总结了以前关于霍奇金病的眼部表现的一些报道，包括双侧渗出性视网膜脱离、伴有视网膜出血的棉絮斑和坏死性视网膜炎。据报道，有"视网膜周边大量白色沉积物"、脉络膜视网膜炎、Roth 斑和血管周围视网膜炎的患者[43, 84]。在霍奇金病患者中，棉絮斑的组织病理学证据已被报道[126]。

在霍奇金病患者中，眼部组织中肿瘤细胞的直接显示是罕见的。Primbs 等描述了一位主要表现为前葡萄膜炎的患者，其玻璃体中没有恶性细胞。前房和小梁网可见 Reed-Sternberg 细胞[127]。Mosteller 等报道了 1 例前葡萄膜炎和后葡萄膜炎、扁平部渗出物、血管周围鞘、小的圆形离散白色视网膜病变和囊样黄斑水肿的患者。玻璃体切除标本仅显示急性和慢性炎症细胞，未见肿瘤细胞[128]。

在一篇已发表的报道中，一名霍奇金病患者的视网膜广泛严重破坏，这被认为是药物毒性的表现[129]。然而，患者也有伴发的播散性带状疱疹感染，这种类型的病毒性视网膜炎已知发生在免疫功能低下的宿主中[130]。这种关联表明，许多先前诊断为眼内霍奇金病的病例可能代表继发性病毒性视网膜炎。Diddie 等报道了 1 例霍奇金淋巴瘤患者的组织病理学发现，该患者有疱疹病毒感染[131]。Toy 和 Knowlden 总结了 1 例 CMV 视网膜炎患者的发现，该患者被误诊为霍奇金淋巴瘤沉积[132]。机会感染在霍奇金淋巴瘤患者中很常见。弓形虫性葡萄膜炎和脉络膜视网膜炎[133]、诺卡菌感染[134] 与几乎所有疱疹家族的病毒感染以前都有报道[43]。

### （三）淋巴瘤的治疗 Treatment of Lymphoma

非霍奇金淋巴瘤和霍奇金淋巴瘤眼受累的治疗包括全身和（或）鞘内化疗，以及对难治性中枢神

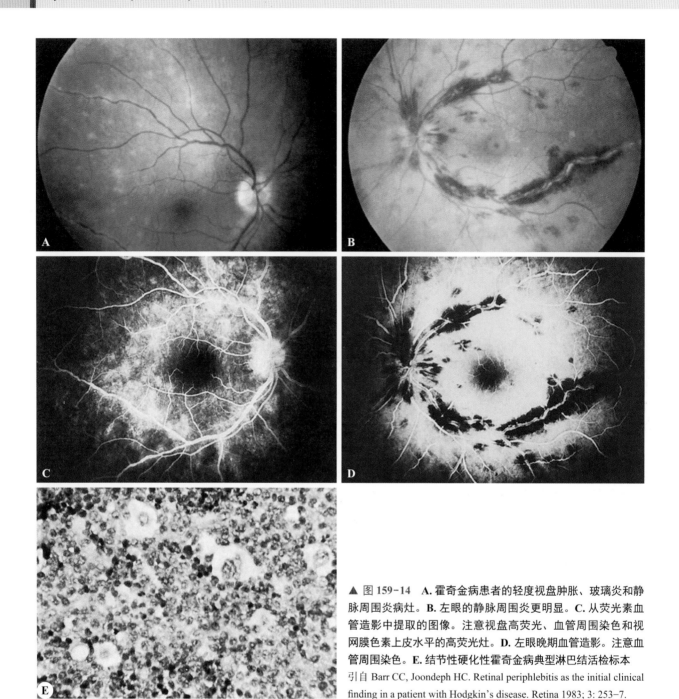

▲ 图 159-14 **A.** 霍奇金病患者的轻度视盘肿胀、玻璃炎和静脉周围炎病灶。**B.** 左眼的静脉周围炎更明显。**C.** 从荧光素血管造影中提取的图像。注意视盘高荧光、血管周围染色和视网膜色素上皮水平的高荧光灶。**D.** 左眼晚期血管造影。注意血管周围染色。**E.** 结节性硬化性霍奇金病典型淋巴结活检标本
引自 Barr CC, Joondeph HC. Retinal periphlebitis as the initial clinical finding in a patient with Hodgkin's disease. Retina 1983; 3: 253-7.

经系统疾病进行放射治疗[112]。最常用的全身药物包括甲氨蝶呤、阿糖胞苷、长春新碱、利妥昔单抗、环磷酰胺和类固醇。PCNSL 的最佳治疗方法仍有争议。

在过去的几年里，眼科医师使用玻璃体腔注射化疗药物作为眼外照射的替代方法。有报道显示玻璃体腔注射甲氨蝶呤和利妥昔单抗（rituximab）是成功的[135, 136]。未经治疗的疾病的预后较差，但早期积极的治疗可以改善预后[83]。即使采用积极的现代疗法，中位生存期预计为 3 年左右[137, 138]。

（四）蕈样肉芽肿 Mycosis Fungoides

蕈样肉芽肿是一种皮肤恶性 T 细胞淋巴瘤。该病有三个阶段：①霉菌前期 / 湿疹性皮肤病变的延长期；②以浸润性斑块病变为特征的阶段；③弗兰克皮肤肿瘤的最后阶段。组织病理学上，蕈样肉芽肿的特征是真皮中非典型淋巴样细胞 [Pautrier 微脓

肿（Pautrier's microabscesses）的细胞浸润]，非典型淋巴细胞簇和具有大的、不规则的、有深凹陷的"大脑状"（cerebriform）细胞核的蕈样细胞/淋巴细胞浸润[139]。全身性受累发生在疾病的晚期，可能包括几乎所有的器官系统[140]。通常，这些皮肤外受累部位包括淋巴结、肝脏、脾脏和中枢神经系统。大多数受影响的人在 40—50 岁内发展或这种疾病，许多人在广泛受累之前死于无关的原因。

1/3 的蕈样肉芽肿累及眼部，且外眼和附件比眼内结构更容易受累[139]。只有少数眼内受累的病例被报道过。Keltner 等看到一名患者患有视乳头肿胀和黄斑水肿。视盘肿胀可能与视乳头水肿有关，可以观察到嗜睡、意识混乱及局灶性神经症状[139]。患者最初对放射治疗、类固醇和鞘内甲氨蝶呤有反应，但随后出现视盘肿胀和苍白，视网膜和玻璃体浸润。组织病理学检查可见玻璃体内有非典型细胞、淋巴细胞及多形核细胞。类似的非典型细胞浸润视网膜，并注意到血管周围淋巴细胞浸润。Rossi 报道了一位患有双侧视乳头水肿、静脉淤滞、视网膜水肿和视网膜出血的患者[141]。Gartner 描述了一位脉络膜受累的患者，主要以血管周围肉芽肿为特征[142]。Foerster 报道了一位有弥漫性视网膜下色素上皮浸润的失明、疼痛眼患者的组织病理学结果[143]。玻璃体中也可见坏死的肿瘤细胞。一名 16 岁女孩死于内脏蕈样肉芽肿，眼睛或双侧视盘肿胀均无光感。恶性细胞浸润周围的毛细血管周围视网膜。

眼科文献报道的蕈样肉芽肿患者最多的是 Stenson 和 Ramsay[144]。连续 30 例蕈样肉芽肿患者接受了检查，11 例有与蕈样肉芽肿相关的阳性结果，但只有 4 例出现后段改变（3 例出现视神经萎缩，1 例复发性全葡萄膜炎）。Erny 等报道了一名 48 岁男性的临床和组织病理学表现，他患有玻璃炎和视网膜下病变，证实视网膜和玻璃体及视网膜色素上皮和 Bruch 膜之间存在恶性 T 细胞浸润[145]。Leitch 等在一名 61 岁女性的玻璃体活检的帮助下确诊[146]。其中一些报道显示眼内浸润是皮肤外疾病的早期表现[139, 145, 146]。

### （五）Burkitt 淋巴瘤 Burkitt Lymphoma

Burkitt 淋巴瘤最初于 1958 年在乌干达坎帕拉一个系列病例的回顾中被描述[147]。它是一种低分化的淋巴细胞性淋巴瘤，具有独特的临床和组织学特征。Burkitt 淋巴瘤是非洲最常见的儿童肿瘤，但在美国很少发生[148]。Karp 等[148]描述了 1 例脉络膜和眼球内部弥漫性浸润肿瘤的病例。Burkitt 淋巴瘤通常累及眼眶结构，作者不排除眼眶浸润性肿瘤继发累及眼内结构的可能性。Feman 等[149]描述了一个在视盘上有一个白色斑块并伴有许多视网膜小出血的患者。组织病理学检查显示视盘及视乳头周围视网膜弥漫性肿瘤浸润。浸润含有分散的组织细胞（图 159-15）。脉络膜未受累，但玻璃体中有散在细胞。明确的原发性眼内 Burkitt 淋巴瘤非常罕见。

### （六）多发性骨髓瘤与 Waldenström 巨球蛋白血症 Multiple Myeloma and Waldenström Macroglobulinemia

多发性骨髓瘤是一种浆细胞肿瘤，可表现出广泛的全身和眼部症状和体征[150]。睫状体平坦部囊肿是常见的，可能是一个引人注目的眼科表现[150]。Bronstein 报道葡萄膜受累[151]。最常见的视网膜表现包括贫血和血小板减少，如火焰状或白色中心的出血和神经纤维层梗死[152]。在一份报道中，22 例多发性骨髓瘤患者中有 8 例出现了这些发现[40]。微动脉瘤的形成可能是明显的，最常见于视网膜周边和中周部视网膜[153, 154]。这种变化的原因尚不确定。它可能与高黏血症[155]有关，尽管单纯高黏血症在多发性骨髓瘤患者中不如在 Waldenström 巨球蛋白

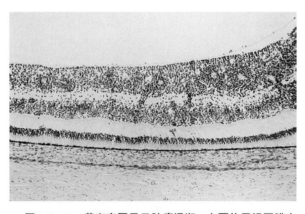

▲ 图 159-15　黄斑旁区显示肿瘤浸润，主要位于视网膜内侧，且未累及脉络膜。注意肿瘤浸润的"星空"外观
图片由 Foos RY 提供，引自 Feman SS, Niwayama G, Hepler R, et al. "Burkitt tumor" with intraocular involvement. Surv Ophthalmol 1969; 14: 106–11.

血症患者中常见。如果高黏血症是严重的，视网膜的变化类似于 Waldenström 巨球蛋白血症 [156]。多发性骨髓瘤合并浆液性和渗出性视网膜脱离也有报道 [60, 157]。Kanpp 等对多发性骨髓瘤及其眼部表现进行了临床病理学回顾 [150]。在本报道中，视网膜病变患者的红细胞压积和血小板计数低于无视网膜病变患者。在许多患者中，视网膜病变通过治疗得以清除。视网膜改变的存在似乎没有改变预后。

Waldenström 巨球蛋白血症患者血浆蛋白 IgM 分数异常升高。视网膜主要表现为系统性高黏血症，但也可表现为贫血或血小板减少。临床上，患者可能出现双侧静脉扩张，这与视网膜中央静脉阻塞的表现很难区分 [158]。除了静脉阻塞的图像外，还可能存在与周边视网膜新生血管相关的微动脉瘤。视网膜周围毛细血管不灌注也有报道 [159]。病例报道也记录了浆液性视网膜脱离的形成 [160]。当高黏滞状态正常化时，这些发现可能是可逆的（图 159-9）。有视觉症状的患者可以从血浆置换中获益 [153]。

# 原发性玻璃体视网膜淋巴瘤
## Primary Vitreoretinal Lymphoma

Mary E. Aronow    Andrew P. Schachat    David M. Peereboom    Arun D. Singh    著

第160章

## 一、概述 Introduction

原发性玻璃体视网膜淋巴瘤（primary vitreoretinal lymphoma，PVRL）是原发性中枢神经系统淋巴瘤（primary central nervous system lymphoma，PCNSL）的眼部亚型，是一种罕见的结外非霍奇金淋巴瘤，生存率低。PVRL 是一种典型的侵袭性弥漫性大 B 细胞淋巴瘤，虽然罕见的 T 细胞淋巴瘤发生，通常继发于人类 T 细胞淋巴瘤病毒 1 型（HTLV-1）或转移性 T 细胞淋巴瘤[1, 2]。PCNSL 起源于脑实质、脊髓、软脑膜和眼部[3]。

由于玻璃体视网膜表现占优势，PVRL 是目前首选的术语。以前的描述如"网状细胞肉瘤"（reticulum cell sarcoma）和"小神经胶质瘤病"（microgliomatosis）等形容词误导性地暗示了网状细胞或小胶质细胞的恶性转化[4, 5]。其他术语，包括原发性眼内淋巴瘤（primary intraocular lymphoma，

PIOL 或 PCNSL-O）也被使用。区分侵袭性 PVRL 和更惰性的眼附件和葡萄膜淋巴瘤是很重要的。后者绝大多数是结外边缘区淋巴瘤（extranodal marginal zone lymphoma，EMZL），其临床过程与全身低度恶性淋巴瘤相似[6]。

## 二、流行病学 Epidemiology

PCNSL 占所有结外淋巴瘤的 1%～2%，占原发性中枢神经系统肿瘤的 3%～5%[7]。1973—1997 年，由于人类免疫缺陷病毒（HIV）病例的增加，PCNSL 的发病率增加了 3 倍[8]。PCNSL 在高达 6% 的获得性免疫缺陷综合征（AIDS）患者中发展[9]。对最近的监测、流行病学和最终结果数据的分析表明，PCNSL 的发病率在 1995 年达到高峰，此后在 65 岁以下的人群中发病率有所下降，而在 65—74 岁的人群中发病率继续上升[10]。美国经年龄调整的 PCNSL 发病率为每百万人口 4.8 例[8]。PCNSL 在美

国每年影响不到 2000 人 [3]。

虽然 PVRL 在 PCNSL 中常见，但由于病例少，其发病率尚不清楚。1999—2002 年，美国报道了约 100 例 PVRL 新病例 [11]。PVRL 与 PCNSL 之间的关联是可变的，中枢神经系统疾病表现在眼部表现出现之前、之后或同时出现。将近 25% 的 PCNSL 患者在诊断 CNS 时会伴有玻璃体视网膜淋巴瘤 [12]。相反，56%～90% 的 PVRL 患者在 8～29 个月的随访中最终会发展为中枢神经系统受累 [13, 14]。在免疫能力强的个体中，PVRL 的发病高峰发生在 50—70 岁。在免疫功能低下的人群中，PVRL 发生在年轻人中 [15]。没有已知的种族或族裔关联。研究表明存在性别偏好，女性比男性（2：1）更易受累 [16]。

## 三、病因病机 Etiology and Pathogenesis

PCNSL 被认为起源于晚期生发或发生后中心淋巴细胞，然而，这些细胞定位于中枢神经系统的嗜神经机制仍不清楚 [17]。据推测，淋巴瘤细胞从大脑向眼睛的转移，以及从大脑到眼睛的转运，都涉及视神经的直接侵犯，通过共用静脉引流或这些器官的共同整合素表达播撒 [17]。

动物模型提高了我们对 PVRL 发病机制的认识 [18]。早期小鼠模型采用腹腔或玻璃体腔注射小鼠 T 细胞淋巴瘤 [19-21]。最近的小鼠模型使用 B 细胞淋巴瘤来模拟人类疾病 [22]。在严重联合免疫缺陷（SCID）小鼠体内注射人 B 细胞淋巴瘤（细胞系 CA46），然后在连续时间点处死，显示肿瘤在视网膜表面浸润，随后通过视网膜迁移，在视网膜下间隙内进展，最终扩散到脉络膜。还观察到中枢神经系统内的淋巴瘤 [22]。将人 CD20 转染的小鼠 B 淋巴瘤细胞（38C13 CD20+）接种于免疫活性同系小鼠的玻璃体腔和尾状核，发现淋巴瘤分布于玻璃体、视网膜下间隙、前房和眼眶。仅在接种到尾状核的小鼠才观察到中枢神经系统的受累 [23]。

感染因子可能在淋巴损伤中起作用。EB 病毒（EBV）在缺乏 T 抑制淋巴细胞的情况下感染 B 淋巴细胞，导致淋巴细胞增殖失控。有趣的是，EBV 在 PCNSL 的 AIDS 患者中经常被检测到，并且该疾病通常具有更为严重的病程 [24]。然而，在 PVRL 的免疫活性个体中没有观察到同样的关联 [25]。

## 四、临床表现 Clinical Findings

### （一）眼科表现 Ophthalmic Findings

PVRL 的诊断具有挑战性，因为其临床表现可能是非特异性的，类似于炎症和感染性葡萄膜炎。个体可能无症状，然而，超过一半的患者表现为无痛、视力下降或漂浮物 [26]。许多是在 PCNSL 设置的眼科检查中诊断的。80% 的人的发现是双侧的，但通常是不对称的 [22]。

PVRL 的特征是玻璃体细胞和（或）视网膜下色素上皮（RPE）浸润聚集的淋巴瘤细胞（图 160-1）[27]。当出现时，这些 RPE 下病变是病理性的（图 160-2）[28]。眼前节表现（角膜后沉淀物、虹膜结节、房水细胞和闪辉）是常见的，但无特异性。其他不常见的关联包括血管炎（图 160-3）、视网膜动脉阻塞、渗出性视网膜脱离、视网膜色素上皮水平的多灶萎缩性病变和视神经萎缩 [29-31]。

### （二）中枢神经系统表现 Central Nervous System Findings

PCNSL 是一种侵袭性恶性肿瘤，因此通常在症状出现的几个月内就能确诊。相反，PVRL 的诊断常常被延迟，有时长达数年。PVRL 被误诊为后葡萄膜炎或更常见的伪装疾病并不少见。在 PCNSL 中，人格的改变是常见的表现，因为额叶是大脑最常见的受累区域。癫痫是这种疾病的一个罕见特征。

PCNSL 的病变往往位于脑室周围，因此可以进入脑脊液（CSF）和软脑膜。大约 40% 的病例有软脑膜受累 [32]。很少有 PCNSL 局限于脊髓 [33]。病变通常是多灶性的，尤其是免疫功能低下的个体。

## 五、诊断 Diagnosis

对于有典型临床特征或"特发性"复发性葡萄膜炎，尤其是对类固醇无反应的中年人、老年人或免疫功能低下者，应怀疑 PVRL 的诊断。评估应包括全面的病史，探讨不仅与眼部症状，而且与认知功能改变、神经功能缺损、免疫抑制的危险因素有关的问题。为了评估疾病的程度和确定其偏侧性，必须对前节和后节进行详细的眼科检查。在现有的

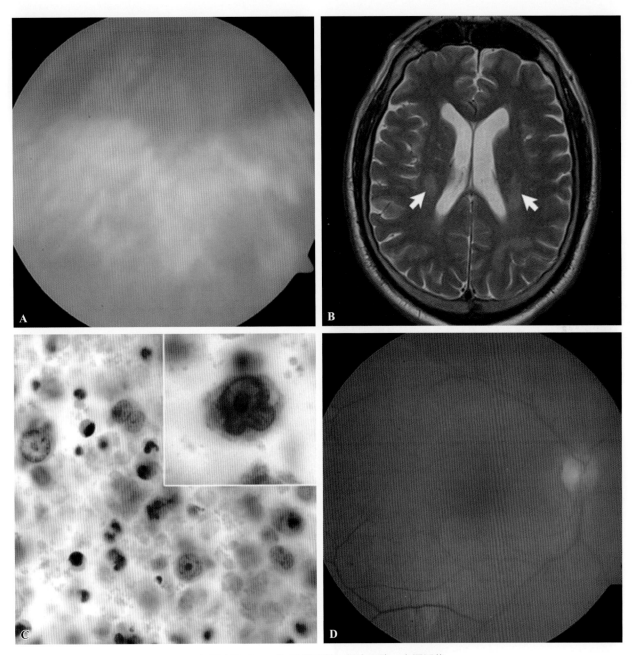

▲ 图 160-1　一名 56 岁男性，视力下降，有漂浮物

A. 扩张眼底检查可见玻璃体混浊及玻璃体细胞凝聚。B. 脑部磁共振成像显示，脑室周围的 $T_2$ 信号强度（箭）呈散在增强，与伴有玻璃体视网膜受累的原发性中枢神经系统淋巴瘤一致。C. 玻璃体切除标本显示大的非典型淋巴细胞、坏死的淋巴细胞和核碎片。插图显示典型的核膜突起和突出的核仁（微孔滤过器；HE 染色，250×）。D. 全身大剂量甲氨蝶呤和玻璃体内注射甲氨蝶呤后，玻璃体细胞的程度显著降低（图片 C 由 RC Eagle Jr, MD 提供，经许可转载自 Singh AD, Lewis H, Schachat AP. Primary lymphoma of the central nervous system. Ophthalmol Clin North Am 2005; 18:199−207.）

PCNSL 的背景下，PVRL 的诊断是直接的，如果临床发现是一致的，则无须对眼科部位进行活检。

　　在没有中枢神经系统疾病的情况下，PVRL 的诊断是基于组织病理学和细胞学特征。由于淋巴瘤对皮质类固醇有反应，在进行组织活检之前，这些药物应该停止使用。大多数病例进行玻璃体活检。一种常见的方法是进行 23G 或 25G 的平坦部玻璃体切除术。正确的手术技术和处理是至关重要的，因为吸出物的细胞密度通常较低，而脆弱的淋巴瘤细胞在采集样本时容易溶解。在玻璃体切除术

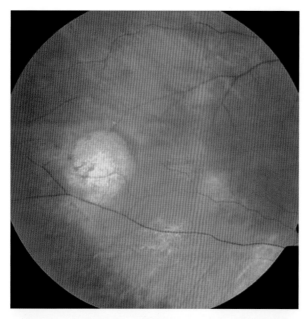

▲ 图 160-2 一位 58 岁女性原发性中枢神经系统淋巴瘤，视物模糊。右眼的眼底检查显示轻度的玻璃炎，散在的萎缩性脉络膜视网膜病变伴视网膜色素上皮增生，黄斑部有白色的穹顶状视网膜下浸润

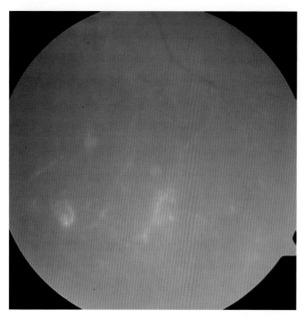

▲ 图 160-3 一位 39 岁的非裔美国女性最初被认为患有结节病，这是由于玻璃体细胞浓缩和周边血管炎对眼内类固醇有反应。随后的神经影像学和脑脊液检查显示恶性细胞呈阳性，与玻璃体视网膜受累的原发性中枢神经系统淋巴瘤一致

中开始灌注生理盐水之前，收集未稀释的玻璃体样本（1～2ml）[34, 35]。接下来，开始灌注液体，并在单独的注射器中收集使用温和玻璃体切除的第二管

稀释玻璃体样本[36]。也可提交玻璃体集液盒里的液体[37]。

样本应在手术后 1h 内送到实验室，无须固定[35]。经常需要重复的玻璃体活检来确定诊断。最近，为了提高患者的舒适度和减少手术时间，已经转向使用 25G 无缝线玻璃体切除术[37]。当存在视网膜或视网膜下病变时，首选视网膜或视网膜下活检。本文介绍了一种采用标准三切口玻璃体切除术的视网膜下活检技术[38]。首先进行核心玻璃体切除术，诱导后玻璃体脱离，在活检部位进行彻底玻璃体切除术。在覆盖的视网膜上做一个切口，然后通过视网膜切除术插入抽吸管，从而获得多个样本。视网膜下抽吸物应放置在温和的细胞固定剂中，如疱疹－谷氨酸缓冲液介导的有机溶剂保护作用（HOPE）固定剂或 CytoLyt® 固定剂（Cytyc 公司）[35]。在 84 例玻璃体切除术患者中，有 3 例在玻璃体切除术后未确诊的情况下，对 3 例患者进行了附加的脉络膜视网膜活组织检查，包括扩展免疫组织化学和聚合酶链反应（PCR）基因重排研究。这项技术对每一例 PVRL 都获得明确的诊断[39]。

细胞学仍是诊断的金标准。在 221 例组织学诊断为 PCNSL 合并眼部受累的患者中，亚型为弥漫性大 B 细胞占 73%，T 细胞占 2%，25% 未明确诊断[40]。PVRL 细胞通常比正常淋巴细胞大 2～4 倍，多形性，细胞质稀少[41]。细胞核可以是圆形、椭圆形或锯齿状，核膜明显，偶尔有指状突起，核仁多、突出、偏心。有丝分裂经常被观察到。电镜下可见核内包涵体、胞质晶体、胞质伪足延伸、细胞小体和自噬空泡[42]。

免疫组化等辅助技术可用于识别白细胞（CD45）、B 细胞（CD20、CD79a、PAX-5）、T 细胞（CD45RO）和巨噬细胞（CD68）的标志物[35]。克隆性可以通过使用针对 κ 和 λ 轻链的抗体来建立[41]。流式细胞术可定量评估特定样本中显示这些标志物的细胞比例。PCR 基因重排研究可以检测到重链变量（V）、多样性（D）和连接免疫球蛋白（J）基因片段的单克隆性，但大多数玻璃体样本不足以进行 PCR[43, 44]。通过 PCR 评估基因重排在组织活检标本中最为成功，其中 DNA 已通过激光捕获显微切割分离[43]。在房水或玻璃体液中检测 IL-6

和 IL-10 也有助于诊断。IL-10/IL-6 比值升高有助于诊断，然而，单凭这一发现并不是 PVRL 的特异性[45, 46]。最近，MYD88 突变在 PVRL 中频繁出现，其检测可提高玻璃体切除术标本的诊断率[47]。

### 中枢神经系统受累 Central Nervous System Involvement

由于 PVRL 和 PCNSL 之间的高度相关性，与神经肿瘤学家的合作可以加强患者的护理。这应该包括神经影像学和脑脊液研究。脑磁共振成像（MRI）是对怀疑 PCNSL 患者的首选成像研究。高容量（＞10ml）腰椎穿刺用于蛋白质、葡萄糖、细胞学和流式细胞术尤其重要，因为多达 40% 的 PCNSL 患者存在软脑膜受累[32]。脑脊液可表现为淋巴细胞增多，蛋白浓度升高，血糖水平低或正常。脑脊液中的恶性细胞是诊断性的。流式细胞术是中枢神经系统淋巴瘤最敏感、特异的标志物[48]。其他诊断性检查应包括胸部、腹部和骨盆的计算机断层扫描（CT）、老年男性的睾丸超声和 HIV 检测。

## 六、鉴别诊断 Differential Diagnosis

由于非特异性的眼部表现，PVRL 的诊断延迟是常见的。在一组 32 例经组织学证实的 PVRL 患者中，症状出现与诊断的平均间隔为 21 个月[49]。鉴别诊断包括慢性前葡萄膜炎和后葡萄膜炎，包括结节病、梅毒、结核病、鸟枪弹样视网膜脉络膜病变、多灶性脉络膜视网膜炎、急性后多灶性盘状色素上皮病变、副行性脉络膜炎和点状内层脉络膜病变[50]。

当存在视网膜下病变时，应考虑脉络膜转移和无色素性黑色素瘤。免疫功能低下的非中枢神经系统淋巴瘤患者发生视网膜浸润比 PVRL 更可能发生病毒性或真菌性视网膜炎。在免疫功能低下的个体中，应考虑感染性疾病，如急性视网膜坏死、巨细胞病毒、弓形体和卡氏肺孢子虫（P. jirovci）脉络膜炎。

Whipple 病是由 whipplei 细菌引起的多器官感染，可以模拟 PVRL。美国和欧洲的中年白种人受累最为多见[51]。Whipple 病有相关的全身症状，包括体重减轻、腹泻、多关节痛和腹痛。可发生慢性葡萄膜炎。最终诊断基于玻璃体样本的 PCR。

## 七、治疗 Treatment

PVRL 和 PCNSL 治疗的共识指南尚未建立。有一个普遍的共识是，含有大剂量甲氨蝶呤（high-dose methotrexate，HD-MTX）的方案，加上或不加全脑放射治疗（whole-brain radiation therapy，WBRT），比不含 HD-MTX 的方案产生更好的结果。

### （一）眼科治疗 Ophthalmic Treatment

当疾病仅限于眼部时，可采用玻璃体腔内化疗和（或）放射治疗。玻璃体内治疗（甲氨蝶呤或利妥昔单抗）已被证明是有效的[52-55]。1997 年首次报道 4 例 7 只眼采用甲氨蝶呤玻璃体腔给药，所有病例均达到完全缓解（complete response，CR）[56]。在两个中心的 16 例 26 只眼采用甲氨蝶呤玻璃体腔给药（400μg/0.1ml 生理盐水），每周 2 次，诱导 4 周，然后在一个中心每周注射 1 个月，在另一个中心每周注射 2 个月，作为巩固，然后每月注射 1 次，维持 1 年。所有的眼睛在最多 12 次注射后都得到了缓解。在 18.5 个月的中位随访中，来自第一中心的三名患者出现复发性 PVRL，并按照相同方案进行治疗，完全缓解[53]。在 26 名接受相同诱导 - 巩固 - 维持（induction-consolidation-maintenance）方案治疗的患者中，44 只眼在平均 6.4 次注射后获得临床缓解（CR），95% 的眼需要 13 次或更少的注射才能获得 CR[57]。随访 41～107 个月，无复发[57]。玻璃体内甲氨蝶呤的眼部不良反应包括眼压升高、白内障、结膜充血和一过性角膜病变[53, 57]。早期的证据表明，利妥昔单抗可能有较少的不良反应，需要较少的注射能达到缓解[52, 55]。在一个前瞻性、介入性系列研究中，13 例 PVRL 患者中的 20 只眼接受每周 1mg/0.1ml 生理盐水的玻璃体腔注射利妥昔单抗 4 周[54]。在平均（24.7±6.3）个月的随访中，角膜后沉淀物、前部和玻璃体细胞及视网膜下浸润得到改善；然而，55% 的眼出现复发。眼部不良反应包括 60% 的患者出现短暂性眼压升高，35% 的眼出现虹膜睫状体炎[57]。虽然利妥昔单抗单独或联合甲氨蝶呤治疗 PVRL 可能是一种有前途的治疗方法，但还需要进一步的研究。

在玻璃体腔内化疗之前，外照射放射治疗

（external beam radiotherapy，EBRT）被广泛应用。对于双侧受累、不能耐受玻璃体腔内化疗以及不能多次注射的患者，EBRT 仍是一种重要的治疗方法（图 160-4）。由于双侧受累的发生率较高，通常对双眼进行 EBRT；然而，在单侧病例中，首选对受累眼进行 EBRT。剂量范围为 30～50Gy，平均剂量为 40Gy，以 1.5～2.0Gy 的分数表示[16, 58, 59]。在接受 EBRT 治疗的 19 只眼中，有 9 只眼达到 CR，但有 2 只眼复发。在另一组接受 EBRT 治疗的 13 例患者中，有 3 例出现部分缓解（partial response，PR），2 例出现复发[59]。在 12 例 21 眼中，初期治疗包括 EBRT 和全身化疗（6 例）、单纯全身化疗（4 例）、单纯 EBRT（1 例）和不治疗（1 例）。接受 EBRT 的患者未观察到眼部复发。两名未接受 EBRT 治疗的患者眼部复发[16]。辐射相关的不良反应包括视神经病变、视网膜病变、结膜炎、干眼症、白内障和青光眼[60]。

由于许多 PVRL 患者随后发展为中枢神经系统受累，全身化疗是同时治疗眼部和显微镜下中枢神经系统疾病的一个有吸引力的选择。在 9 例接受 8g/m² 的 HD-MTX 治疗的 PVRL 患者中，大多数患者的房水和玻璃体样本中检测到潜在的细胞毒性甲

氨蝶呤的微摩尔水平[61]。7 例患者出现眼内反应，其中 6 例患者出现 CR，1 例患者出现 PR。联合全身化疗治疗 PVRL 经验有限。据报道，14 例患者（5 例眼内受累）应用 HD-MTX、长春新碱、硫替哌及鞘内甲氨蝶呤、阿糖胞苷治疗的有效率为 100%（11 例 CR，3 例 PR）。虽然观察到高初始反应，但持续时间有限，复发时需要额外治疗[62]。大剂量化疗后干细胞移植也有报道[63]。虽然眼部反应是有希望的，但高复发率和毒性使该疗法目前处于研究阶段。全身化疗并没有被证明能防止随后的中枢神经系统受累，与局部治疗相比，可能会产生更多的不良反应[64]。

（二）中枢神经系统治疗 Central Nervous System Treatment

历史上，WBRT 是 PCNSL 患者的一线治疗。WBRT 使中位生存期从 4 个月提高到 12～18 个月[65]。20 世纪 90 年代，HD-MTX 联合 WBRT 被证明能将中位生存期提高到 40 个月[65]。WBRT 和化疗联合应用与老年人的神经毒性有关[66]。因此，60 岁以上的患者单独使用化疗[65]。HD-MTX，无论是作为单一药物还是作为联合方案的一部分，都

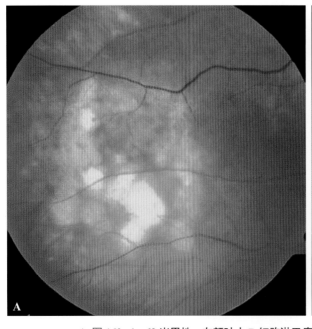
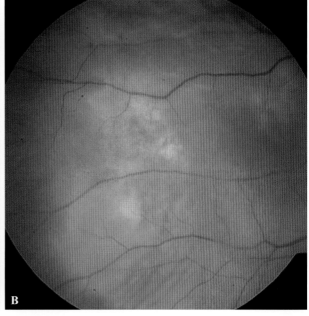

▲ 图 160-4　69 岁男性，左额叶大 B 细胞淋巴瘤，视物模糊。扩张眼底检查显示双侧玻璃体细胞
A. 在右眼黄斑部可见黄色视网膜下浸润；B. 双侧外照射后 1 个月，视网膜下浸润明显改善

是最常用的。高剂量（3~8g/m²）需要达到脑脊液中的细胞毒性浓度，并治疗隐匿性软脑膜疾病[7]。其他治疗方案包括大剂量阿糖胞苷（HDAC）和异环磷酰胺[40]。另一种给药方法是动脉内化疗，并使用甘露醇输注阻断血脑屏障（BBBD）[65]。在 149 例新诊断的 PCNSL 患者（既往无 WBRT）中，应用 BBBD 和动脉内甲氨蝶呤治疗，总有效率为 82%（58% CR，24%PR），中位无进展生存期和总生存期分别为 1.8 年和 3.1 年[67]。黄斑病变是一种与 BBBD 相关的并发症[7]。对于脑脊液细胞学检查阳性的患者，鞘内甲氨蝶呤应纳入治疗方案。最近，含有 HD-MTX 的多药方案已被作为 PCNSL 的首选治疗方案。鉴于标准剂量 WBRT 的晚期神经毒性作用的显著风险，WBRT 的时间和剂量仍不确定。根据最近的数据显示低剂量 WBRT 可以保持认知，一项正在进行的合作组研究（NCT01399372）正在评估低剂量 WBRT 在 PCNSL 前期治疗中的作用[68]。

## 八、预后 Prognosis

大多数 PVRL 患者（56%~90%）会发展为中枢神经系统疾病。在一项多中心、回顾性研究中，221 例累及玻璃体视网膜的中枢神经系统淋巴瘤患者的中位无进展生存期和总生存期分别为 18 个月和 31 个月[40]。年龄小于 60 岁和高初始性能状态被认为是有利的预后因素[69]。脑干和软脑膜受累提示预后不良[69]。玻璃体视网膜受累在中枢神经系统疾病中的存在似乎不是一个影响因素[69]。虽然回顾性研究表明，眼科治疗可以改善疾病控制，但没有证据表明眼科治疗可以提高患者的生存率[40]。